Hospitalist

ホスピタリストのための
内科診療
フローチャート

専門的対応が求められる疾患の
診療の流れとエビデンス

第2版

監修　**清田雅智**　飯塚病院 総合診療科

編集　**上田剛士**　洛和会丸太町病院 救急・総合診療科

著　**髙岸勝繁**　京都岡本記念病院 総合診療科

Signe

ホスピタリストのための内科診療フローチャート 第2版
協力者一覧

■ 監修：

清田雅智（飯塚病院 総合診療科）

■ 編集：

上田剛士（洛和会丸太町病院 救急・総合診療科）

■ 著：

高岸勝繁（京都岡本記念病院 総合診療科）

■ 執筆協力：

今宿晋作（宇治徳洲会病院 血液内科）　H章 血液

大岩　寛（広島市立広島市民病院 リウマチ・膠原病科）　I章 自己免疫・炎症性疾患

川上将司（飯塚病院 循環器内科）　A章 心血管

倉原　優（国立病院機構近畿中央呼吸器センター 呼吸器内科）　B章 呼吸器

（50音順．所属は刊行時のもの．）

第 2 版　監修の言葉

　あっという間に 3 年の月日が経った．今でも日本専門医機構ではさまざまな議論が行われているが，ホスピタリストという存在をどのように育てていくかという議論は依然として道半ばである．国内でホスピタリスト（病院総合診療医：これは専門資格を指すのではなく，役割を指している）を目指す若い医師の勢力が，これからの高齢者医療を支える中心になるはずだが，現在はその方向性が見えていない五里霧の中にある．

　米国では，1996 年から始まったホスピタリストという活動は，現在は内科の入院管理の主流となっており益々隆盛と仄聞する．国内を顧みると，領域を絞った専門医を目指すこれまでの傾向を反映してか，元々の専門家志向の隆盛からか，ホスピタリストを育成する仕組みが構築される動きは乏しい印象である．飯塚病院は約 25 年の年月をかけ，Hospitalist-Community Health Care を実践できる医師の育成システムを整備しており，この領域に足を踏み入れる医師が増えてきた．いよいよ最終の準備を行う段階にあると思っているが，これまた道半ばである．

　2025 年問題があと 6 年に迫ってきた．団塊の世代約 800 万人が後期高齢者に入り，個人の健康問題が複雑化し，終末期の問題も増えていくなか，専門外のことはコンサルトすればよいという診療スタイルでは対応できなくなる懸念が指摘されている．医療システムをいかに変革するかが重要になるであろう．専門医が自らの診療範囲を広げていく診療スタイルの変換が起きればよいのだが，それは本来の専門医としての仕事と逆行しているように見えないだろうか？　これをサポートするのは，本来はホスピタリストにほかならないはずだが，現場にはまだ居ないところが多いだろう．患者の抱える多くの問題に対して，機能的ミスマッチによる相対的人手不足のために，専門医も専門外の問題を自らケアせざるを得なくなるだろう．そこで登場するのが本書である．

　ホスピタリストがいないとき，診療の相談相手としてこの本を読めば，ある程度非専門分野の対応ができるであろう．現場から逃げずに頑張る医師にとって頼りになる相棒になるのではないか．ホスピタリストとは役割であり，医師はだれでもその提供者になりうる．本書はすべての医師にとって，病棟診療での悩みに対する指南書であり，表層的なマニュアルではない，2025 年に向けての救国の書になっているのではないだろうか．

　本書は基本的には髙岸先生によって書かれているが，改訂に際してはより専門的な視点をもった 4 人の気鋭の先生方に協力要請されている．さらに総合診療の世界では有名で，私も尊敬している上田剛士先生が編集にも参画されているので，鬼に金棒とはこのことであろう．前回にも増して質の高いレビューが行われたことを監修者として確認させていただいた．錚々たる面々の優れた仕事の中で埋もれないようにと，私も監修者としてできるだけの協力をしたつもりである．この質を担保するのには多大な時間を要し，協力された先生方もさぞかし大変であったと察するが，この協力体制により質の高い本が完成した喜びに安堵しているところである．これもひとえに，髙岸勝繁という稀代の医師の，あらゆる領域に興味をもち，医学を深く追求する姿勢によるということは，改めて強調しておきたい．

2019 年 6 月

清田雅智

第2版 編集の言葉

『ホスピタリストのための内科診療フローチャート』は，好評を博した初版から 3 年足らずで，改訂版発刊に至ることになった．その事実だけで，本書がいかに多くの臨床医の助けになっていたかが伺える．このような大著に対し，編者として関われたことは大きな喜びである．

編集に際して改めて感じたことは，診断から治療まで診療の一連の流れがフローチャートにより一目でわかるように工夫されており，読者が知りたいことがすぐわかる書籍であることだ．その基本スタイルは変わらずに，改訂版ではホスピタリスト（病院総合診療医）が遭遇しうる疾病に対するカバーをさらに強固にしつつ，最新のエビデンスを「これでもか！」と言わんばかりに詰め込んだ．その一方で，情報がただ羅列されるわけではなく，丁寧に整理されているために，生きた情報として読者の診療に広がりと深みを与える 1 冊となっている．

ホスピタリストが自分の診療範囲を広げるために，診療で困ったときのガイドとして，幅広い分野の知識のアップデートに，専門医との有意義な議論のために本書をお役立て頂けると期待している．

また本書は「ホスピタリストのための……」と銘打っているものの，其の実，初版ではホスピタリスト以外の読者も多かったと聞く．自分の受け持ち患者の専門外の併存症のことをいち早く知りたい場合，他科にコンサルトする前にその疾病の診療について知識をアップデートしたい場合などにも本書は大いに役立つ．

改訂版の編集に当たっては，知識を深めるだけの医学書ではなく，さまざまな医師の日常診療に即した臨床実践的な書籍を目指し，文脈上やむを得ない場合を除き保険収載に配慮した記載を心がけた．また URL 参照部位にはアクセスを容易にするため QR コードを付記した．

本書が全国で頑張っているホスピタリストやそれ以外の医師の診療の一助を担うことができれば，編者としては望外の喜びである．

2019 年 6 月

上田剛士

第 2 版 序

　2016 年 10 月に初版を出版し，ようやくひと段落ついたと思ったのだが，大した休養期間もなく 2017 年秋頃より改訂の話が出てきた．医学の進歩は早く，新薬は次々と開発され，すぐに新しいガイドラインが発表される．正直に言えば，情報を常にアップデートし，噛み砕き臨床に応用するということに個人的な限界も感じた．

　そこで本改訂では，新たに上田剛士先生に編集に加わっていただき，さらに病院総合診療を理解され，かつ専門診療にも優れておられる川上将司先生，倉原優先生，今宿晋作先生，大岩寛先生にアドバイザーとして参加していただき，原稿の校正をしていただいた．この校正は私自身にとっても非常に勉強になり，大変ありがたかった．この場を借りて御礼申し上げたい．

　さて，2018 年度より総合診療科の専門医プログラムが始まった．（病院）総合診療医を名乗る者としてうれしく思う一方，どちらかというとこのプログラムは家庭医療寄りのものであり，われわれ病院総合診療医（ホスピタリスト）とはやや毛色が異なるように感じている．ホスピタリストからの声もあまり聞こえてこない．この国にはホスピタリストは少ないのだろうか？　根付かないのだろうか？

　私は，実は，この国にはホスピタリストは多いと思っている．しかしながら，ホスピタリストは器用貧乏で，飛び抜けたものもなく，病院の売り上げにも貢献せず，目立っていないだけと思っている．しかし病院を，専門医を，縁の下で支え，ただ愚直に臨床をしている医師は多い．本書が少しでもそれらの先生方の支えに，力になれればうれしく思う．

　2019 年 6 月

　　　　　　　　　　　　　　　　　　　　　　　　　　　　　高岸勝繁

初版　推薦の言葉

　人気のサイトなので，髙岸勝繁先生のブログ「Hospitalist 〜病院総合診療医〜」を日常診療で頻回に参照している若手医師は多いだろう．私もよく利用している．先日も回転性めまいを訴える患者が来院したとき，前庭機能異常の診断に重要な Head Impulse Test（HIT）の意義とその解釈について学んだ．日本語の記述であることが嬉しい．様々な論文を根拠に重要ポイントが抜粋されていて，図や写真もふんだんである．表を用いたまとめは秀逸だ．視覚的にも非常に理解しやすい作りとなっている．ブログの冒頭にはこんな言葉が書かれている．

　昨今の流行である"病歴と身体所見から診断精度を高める"のみならず，診断〜治療，フォローまでが病院総合診療医の仕事．その範囲は限りなく広く，深さは限りなく深く．

　取り上げられるテーマは非常に大切な症候や疾患ばかりだ．誰もが疑問を持ち，調べたいなとの気持ちに駆り立てられる事柄だ．どうやったら，こんなにたくさんの論文を読み込み，わかりやすくまとめることができるのだろうといつも不思議に思う．臨床にどっぷりと浸かり，診断や治療について真剣に悩んだ人でなければ書くことはできないだろう．この点でも日常診療にとって大変実践的なのである．

　これまで多くの初期研修医や専攻医にこのブログを読むことを推薦してきた．これらが一つにまとまり，エッセンスが凝集され出版されることは多くの臨床医にとって大変楽しみなことである．アナログ人間である私にとって出版は大歓迎だ．パラパラとページをめくり必要なところだけを斜め読みすることも可能だ．ラインマーカーで色付けして，その横にコメントを書き加えることだって簡単にできる．

　情報社会では情報の信憑性に対し不安になることがある．ネット上の情報は必ずしも信頼性が担保されていない．世界中でよく読まれている医学書は信頼できるかもしれないが，内容が少し古くなっているのではないかと心配になる．毎日洪水のように新しい情報が加わっているからだ．患者ケアに明け暮れている若手医師は，重要論文を検索する時間を見つけるのは大変だろう．

　これからは信頼に値する情報をいかに効率よく探しだすかが重要である．知識を単純に記憶すること，パターン認識で判断する技能は人工知能に取って代わられるだろう．ビッグデータを瞬時に処理し，深層学習（deep learning）を手にしたコンピューターには敵わない．彼らが疲れ知らずの点も，とても人間の及ぶところではない．医療従事者がしなければならないことは，目の前の患者さんの希望と社会背景を理解し，医学的なエビデンスをあてはめることが妥当かどうか決断することだ．「巨大な知」と「患者の心」を結び付けることなのである．

　この本の使い方であるが，最初から最後まで通読しようとすると，膨大な情報量に圧倒されてしまうかもしれない．臨床で疑問が生じた時，さらにくわしくその疾患への理解を深めるために読むのが最良であろう．このことを習慣にして1年間繰り返せば，臨床能力がかなり上がることは間違いない．さあ患者の心をつかむ「アートの医療」への準備は整った．

2016 年 6 月

諏訪中央病院 総合内科　山中克郎

(第 2 版刊行時の所属は，福島県立医科大学 会津医療センター 総合内科)

初版　監修の言葉

　私が 20 年前に医師になった頃に比べると，総合診療医がこれからの高齢社会の医療を支えるのに必要な存在であることが，徐々に世間からも認められてきたようである．しかし，医師の立場からみると総合診療医に求められる能力は実にわかりにくい．それは各々の立脚する診療圏の医療資源に差があり，役割も変わるためである．私は大学病院クラスの病院で診療しているため，比較的専門家に相談しやすい環境で診療をしている．

　髙岸先生が 3 年次の時に，飯塚病院総合診療科の後期研修医として 1 年間だけ一緒に診療をした．当時から，文献を読むとパワーポイントにコンパクトにそのエッセンスをまとめて，自分の学習兼，即席のレクチャースライドとして活用していることを傍目にみていた．その医学知識への貪欲な姿勢は，数多いる歴代の当院の研修医の中でも群を抜いていた．当院を去った後も，いろいろな場所で一緒に教育回診をするなど，個人的な縁は今でも続いている．

　彼は飯塚病院以外では，常に中規模から小規模の病院の多忙な臨床現場の第一線に身を置いていた．敢えてコンサルトができない環境に身を置き，自らの臨床の疑問を解決するために果敢に文献と格闘をしてきたのだろう．長い年月を経て，私自身が学ばなかった領域を彼は独学で開拓したことがよくわかった．文献や教科書を読んで知識をまとめたのではなく，**自らの視座で臨床の実地から学問を眺めてみた，そういった趣のある本である．**どの病院でも悩むような疾患を，櫛状に（つまり網羅的ではなく）まとめている．私のように，どの科にもコンサルト可能な環境にいない総合診療医にとって，いつもではないが困った時に必要になる情報が書かれていると監修をして感じた．ちょうど感染症を学ぶ人が Sanford を参考にしながら診療するように，読めばコンパクトに知識が埋め込まれており，また深く学ぶために参考文献も引かれている構成である．

　2013 年に彼の自宅に招かれた時，意外なものを見せてもらった．それは私自身のサインが書かれた Sanford 英語版であった．2007 年に飯塚病院で行った IDATEN のセミナーに際し，当時の学生に Sanford 日本語版を無料で配った．しかし参加者が予想を超え一人分不足した．ホストの私は責任を感じ，白衣の中にあった Sanford 英語版にサインしその学生に渡し，この年は前年版 Sanford で診療した．その学生は，この本の著者となったのである．いずれは私を超える医師になるであろう．刮目して読むべき内容である．

2016 年 5 月

清田雅智

初版　序

　　総合診療医はここ数年で広く周知され，2018年度から開始される予定の新専門医制度において「総合診療専門医」が基本領域の1つにもなるほどであるが，その役割は病院や環境によりさまざまである．家庭医療を担う役割，初診患者を専門医に振り分けるためのゲートキーパーの役割，専門医不在の領域をカバーする役割，専門医と共に病棟管理を引き受ける役割……など多岐に渡り，環境により総合診療医に必要とされる知識や技能も異なる．筆者自身は専門医が少ない環境で臨床を行っており，相談したくてもなかなか相談ができず，さまざまな領域の疾患を自分たちで診療（必要があれば迅速に紹介，ただし閾値は高くなってしまう）している総合診療医である．

　　近年，総合診療医のための外来診療，臨床推論，身体所見や検査についての参考書は非常に優れたものが多くあるが，実際に疾患を疑い，それを診断し，治療，そしてフォローするところまでまとめられた参考書はあまりない．総合診療医の診療する領域は広いため，疑った疾患毎にガイドラインや成書を調べ，問題点を解決していくのが常であるが，それもなかなか時間と手間がかかってしまう．

　　そこで本書では，本来専門医が診ることが望ましい疾患ではあるが，リソースが限られているため，我われ総合診療医や，非専門医が診療せねばならない疾患を抽出し，フローチャート方式でまとめた．疾患を疑うために必要な情報，除外が必要な疾患，実際の臨床の流れがわかるフローチャートを示し，それに対応したエビデンスや情報を解説している．日常診療の合間にすぐに調べられ，そして教育にも使用できるように構成した．

　　初期研修医で内科をローテートする医師をはじめ，内科専門医や総合診療医を目指す若手～中堅医師の基礎知識固めから，中堅～ベテラン医師の知識の整理，さらなるスキルアップのために本書は有用と信じている．

　　本書はあくまでも臨床に即したガイドブックであり，疾患のくわしい説明や病態生理は省いているため，よりくわしく学びたい場合は，「ハリソン内科学」や「朝倉内科学」などの成書を併用してほしい．

　　最後となったが，本書の監修を快く引き受けていただいた清田雅智先生，お忙しいなか推薦の言葉を下さった山中克郎先生，そして医師としても人としてもまだまだ未熟である筆者に出版の機会を与えてくださったシーニュの関係者の方々にこの場を借りて感謝を申し上げたい．

2016年8月

髙岸勝繁

本書の使い方

Step 1 フローチャートを見て，大まかな診療の流れを認識する．

各項目の主に冒頭で，診断の流れをフローチャート化して提示している．項目によっては，最初に疾患の解説があり，その後にフローチャートを載せているもの，診断と治療が別々のフローチャートとなっているものがある．また，フローチャートがないものもある．

Step 2 くわしく内容を知りたい場合は，フローチャートに割り振られた数字に対応した本文の記載を確認する．

数字が割り振られていない場合はその上流のフローチャートの数字部分を確認する．

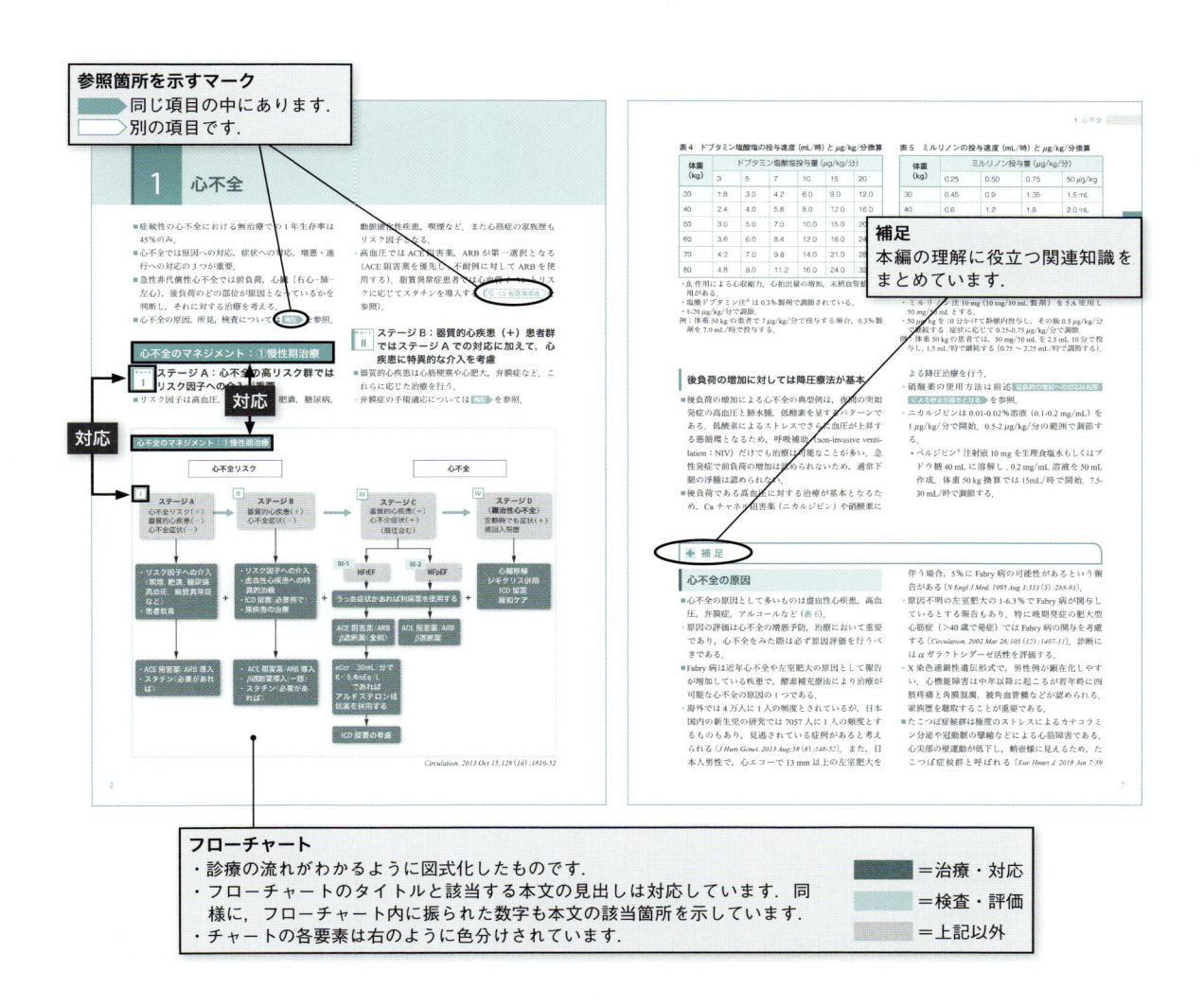

参照箇所を示すマーク
■ 同じ項目の中にあります．
□ 別の項目です．

補足
本編の理解に役立つ関連知識をまとめています．

フローチャート
・診療の流れがわかるように図式化したものです．
・フローチャートのタイトルと該当する本文の見出しは対応しています．同様に，フローチャート内に振られた数字も本文の該当箇所を示しています．
・チャートの各要素は右のように色分けされています．

■ ＝治療・対応
■ ＝検査・評価
■ ＝上記以外

ホスピタリストのための内科診療フローチャート 第2版　目次

■ **本書の EBM 情報で使われている略語**

AD ＝ Absolute Difference（絶対値差分）
HR ＝ Hazard Ratio（ハザード比）
LR ＝ Likelihood Ratio（尤度比）
NA ＝ Not Applicable（該当なし）
NC ＝ Not Calculated（算出せず）
NNH ＝ Number Needed to Harm（有害必要数）
NNT ＝ Number Needed to Treat（治療必要数）
NPV ＝ Negative Predictive Value（陰性的中率）
NS ＝ Not Significant（非有意）
OR ＝ Odds Ratio（オッズ比）
PPV ＝ Positive Predictive Value（陽性的中率）
RD ＝ Risk Difference（リスク差）
RR ＝ Relative Risk（相対危険度）

注）特に断りがない限り，［数字 - 数字］の記載は 95% 信頼区間を示している．

謹告

本書で示す治療法例はひとつの基準，参考として示したものであり，画一的な治療を推奨するものではありません．薬剤の投与に当たっては，対象となる患者の状態，エビデンスとなる文献，日本の添付文書，最新安全性情報等を確認し慎重に投与してください．薬剤によっては，日本の保険で未承認，適用外の投与量，投与方法を記していることもありますのでご注意ください．

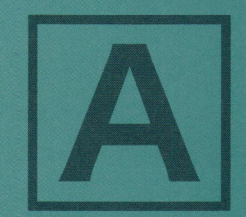

心血管

1　心不全

- ■症候性の心不全における無治療での 1 年生存率は 45％のみ.
- ■心不全では原因への対応，症状への対応，増悪・進行への対応の 3 つが重要.
- ■急性非代償性心不全では前負荷，心臓（右心−肺−左心），後負荷のどの部位が原因となっているかを判断し，それに対する治療を考える.
- ■心不全の原因，所見，検査については 補足 を参照.

心不全のマネジメント：①慢性期治療

チャート I　ステージ A：心不全の高リスク群ではリスク因子への介入が重要

- ■リスク因子は高血圧，脂質異常症，肥満，糖尿病，動脈硬化性疾患，喫煙など. また心筋症の家族歴もリスク因子となる.
- ■高血圧では ACE 阻害薬，ARB が第一選択となる（ACE 阻害薬を優先し，不耐例に対して ARB を使用する）. 脂質異常症患者では心血管イベントリスクに応じてスタチンを導入する（ G -13 脂質異常症 を参照）.

チャート II　ステージ B：器質的心疾患（＋）患者群ではステージ A での対応に加えて，心疾患に特異的な介入を考慮

- ■器質的心疾患は心筋梗塞や心肥大，弁膜症など. これらに応じた治療を行う.
- ■弁膜症の手術適応については 補足 を参照.

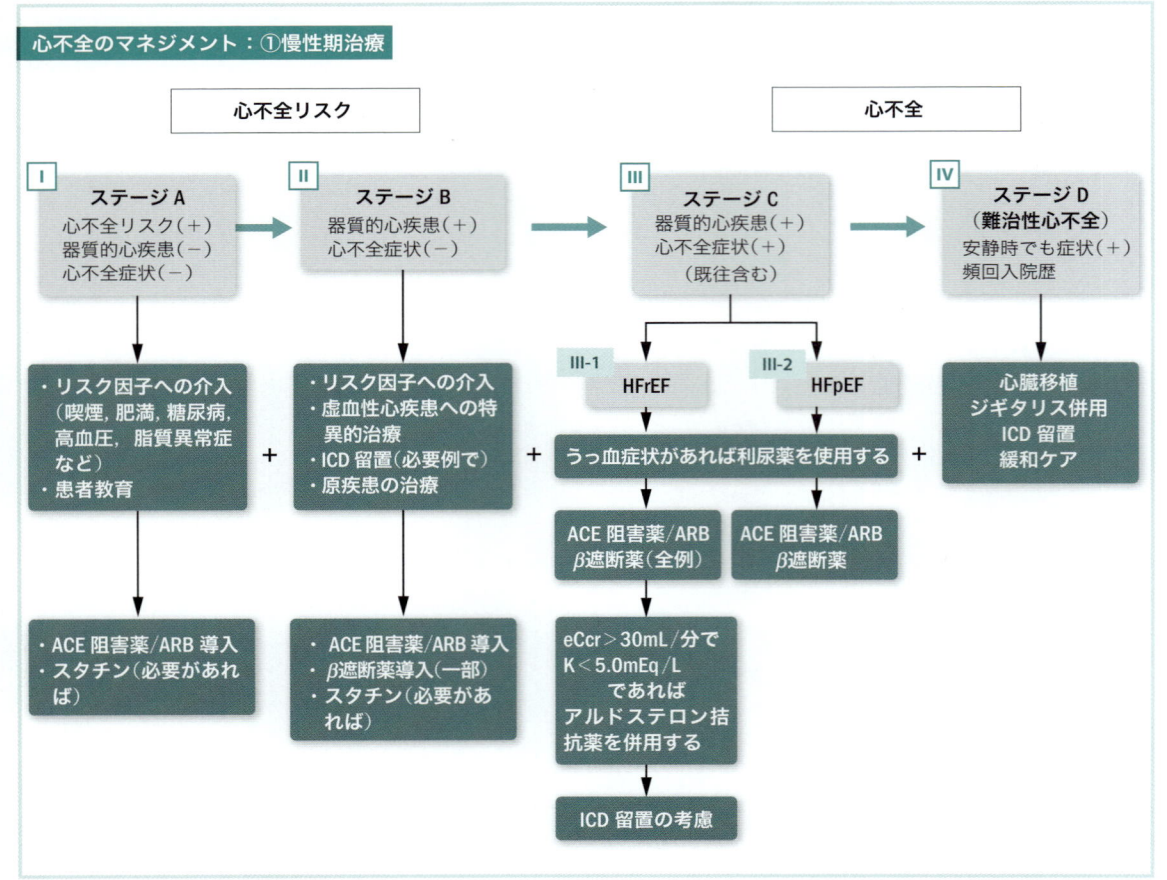

Circulation. 2013 Oct 15;128（16）:1810-52

表1 ループ利尿薬＋トルバプタン

	半減期	投与量	特徴
フロセミド（ラシックス®）	1.5-2 時間	10-80 mg/日	経口吸収率はさまざまで個人差が大きい（10-100%） 静注薬もあり急性心不全では使用しやすい
ブメタニド（ルネトロン®）	1 時間	1-2 mg/日	静注薬あり 1 mg がフロセミド 40 mg に相当 経口吸収率が良好，安定（80-100%）
トラセミド（ルプラック®）	3-4 時間	4-8 mg/日	吸収率が良好，安定（80-100%） 外来で使用しやすい
ピレタニド（アレリックス®）	1.5 時間	3-12 mg/日	
アゾセミド（ダイアート®）	2.5-3 時間	60 mg/日	
トルバプタン（サムスカ®）	4-8 時間	15 mg/日	バソプレシン V_2 受容体拮抗薬 Na 排泄を上昇させず，自由水のみを排泄する

- 必要があれば β 遮断薬も導入．

チャート III ステージ C：心不全症状がある場合はステージ A，B の対応に加えて，左室駆出率（LVEF）に応じた治療を考慮する

- LVEF＞50 % の心不全は heart failure with preserved ejection fraction（HFpEF）と呼ばれ，拡張障害による心不全である．LVEF＜40 % の心不全は heart failure with reduced ejection fraction（HFrEF）と呼ばれ，収縮障害による心不全である．LVEF 40-50% では heart failure with midrange ejection fraction（HFmrEF）と呼び，HFpEF，HFrEF の境界型と判断する．HFmrEF の臨床的意義については今後の研究が待たれる．
- HFrEF に対しては ACE 阻害薬/ARB（ACE 阻害薬を優先），β 遮断薬，アルドステロン拮抗薬の使用が推奨される．HFpEF では HFrEF ほど効果的な薬剤はなく，リスク因子への介入と対症療法が基本となる．メタアナリシスでは β 遮断薬による死亡リスク軽減効果が認められている〔Heart. 2018 Mar;104 (5):407-15〕．HFmrEF では明確な治療方針は決まっていない．病態に応じて判断する．
- うっ血症状があれば利尿薬を使用する（表1）．ループ利尿薬を使用することが多い．他にトルバプタンを使用することもある．
  - トルバプタンの併用では心不全増悪による入院リスクの軽減効果が期待できる〔J Am Coll Cardiol. 2007 Jun 5;49 (22):2151-9〕．副作用として頻尿，口渇感，口腔内乾燥が多く，高 Na 血症リスクもあるため，ADL の低下した患者では避けたほうがよい．
  - 2 型糖尿病患者であれば SGLT2 阻害薬を用いることで心不全入院率を減らせる可能性があるが，予後改善効果は不明である〔N Engl J Med. 2015 Nov 26;373 (22):2117-28〕．

チャート III-1 HFrEF に対する治療

- HFrEF では全例で ACE 阻害薬/ARB の使用が推奨される．
- ACE 阻害薬/ARB は HFrEF に対して心血管死亡リスクや入院リスクの軽減効果が認められる〔Lancet. 2003 Sep 6;362 (9386):759-66〕．ACE 阻害薬と ARB の併用では副作用リスクが上昇するため，基本的には単剤で用いる〔Arch Intern Med. 2007 Oct 8;167 (18): 1930-6〕．
- 基本的に ACE 阻害薬を優先し，不耐例に対して ARB を使用する．
- HFrEF では全例で β 遮断薬の使用が推奨される．
- β 遮断薬も HFrEF 患者群において有意に死亡リスク，心不全増悪リスクを低下させる〔JAMA. 2003 Feb 12;289 (6):712-8〕．カルベジロール（アーチスト®），ビソプロロール（メインテート®）で特に効果は変わらない〔BMJ. 2013 Jan 16;346:f55〕．
- β 遮断薬の予後改善効果は高用量ほど良いわけではなく，心拍数の低下が死亡リスク軽減効果との相関性がある（安静時心拍数－5 回/分毎に HR0.82 [0.71-0.94]）〔Ann Intern Med. 2009 Jun 2;150 (11):784-94〕．
- 徐脈リスクや副作用リスクを考慮しつつ，75 歳以上であれば目標心拍数 68 回/分前後，75 歳未満であれば 60 回/分未満を目標とするとよいとする後ろ向き研究がある〔Mayo Clin Proc. 2015 Jun;90 (6):765-72〕．
- HFrEF で高 K 血症リスクがなければアルドステロン拮抗薬を使用する．
  - アルドステロン拮抗薬（スピロノラクトン，エプレレノン）は HFrEF 患者に対して死亡リスク，入院

表2 HFrEF 症例における ICD 留置の適応（ACCF/AHA の心不全ガイドライン 2013）

推奨度	I	IIa	IIb
NYHA クラス I			LVEF≦30% QRS≧150 ミリ秒 LBBB 虚血性心筋症
NYHA クラス II	LVEF≦35% QRS≧150 ミリ秒 LBBB 洞調律	LVEF≦35% QRS 120-149 ミリ秒 LBBB 洞調律	LVEF≦35% QRS≧150 ミリ秒 非 LBBB 洞調律
NYHA クラス III, IV	LVEF≦35% QRS≧150 ミリ秒 LBBB 洞調律	LVEF≦35% QRS 120-149 ミリ秒 LBBB 洞調律	LVEF≦35% QRS 120-149 ミリ秒 非 LBBB 洞調律
		LVEF≦35% QRS≧150 ミリ秒 非 LBBB 洞調律	

推奨 I：行うべき治療（ベネフィット＞＞＞リスク），IIa：行ったほうがよい治療（ベネフィット＞＞リスク），IIb：行ってもよいかもしれない治療（ベネフィット≧リスク）.
LBBB：左脚ブロック

Circulation. 2013 Oct 15;128（16）:1810-52

リスクの改善効果が認められる〔*N Engl J Med. 1999 Sep 2;341（10）:709-17*〕〔*N Engl J Med. 2011 Jan 6;364（1）:11-21*〕. しかしながら高 K 血症リスクも上昇するため，Ccr＜30 mL/分の腎不全合併例や血清 K＞5.0 mEq/L の患者では投与を避ける〔*N Engl J Med. 2004 Aug 5;351（6）:543-51*〕.
- スピロノラクトン（アルダクトン A®），エプレレノン（セララ®）の心不全に対する死亡リスク軽減効果はほぼ同等．高 K 血症リスクも同等であるが，エプレレノンでは女性化乳房リスクは認められない〔*Am J Med. 2012 Aug;125（8）:817-25*〕.
- 直接的レニン阻害薬であるアリスキレン（ラジレス®）も心不全に対して使用されることがあるが，ACE 阻害薬よりも良好な心血管死亡リスクや心不全増悪リスクの軽減改善効果は証明されていない〔*JAMA. 2013 Mar 20;309（11）:1125-35*〕〔*N Engl J Med. 2016 Apr 21;374（16）:1521-32*〕.
- ACE 阻害薬との併用にて低血圧や高 K 血症のリスクが上昇するため，使用する必要性は乏しい薬剤と言える．
- HFrEF に対する植込み型除細動器（ICD）留置：
- LVEF＜35%の心不全症例に対する予防的 ICD 留置は有意に死亡リスクの低下効果が認められる（HR 0.72-0.83）〔*JAMA. 2014 Jun 4;311（21）:2209-15*〕.
- American College of Cardiology Foundation/American Heart Association（ACCF/AHA）の心不全ガイドライン（2013）における適応は**表2**のとおり.

チャートIII-2 **HFpEF に対する治療**
- HFpEF に対する薬物治療の効果は HFrEF よりも期待できない．HFrEF 症例よりも薬剤治療の優先順位は落ちる．リスク因子への介入がより重要となる．
- メタアナリシスでは，HFpEF に対する β 遮断薬は死亡リスクの低下効果（HR 0.78［0.65-0.94］）が認められる．ACE 阻害薬や ARB，アルドステロン拮抗薬は死亡リスクを有意には下げないが，心不全による入院リスクは低下する（HR 0.90［0.82-0.99］）．〔*N Engl J Med. 2014 Apr 10;370（15）:1383-92*〕〔*Heart. 2018 Mar;104（5）:407-15*〕.

チャート IV **ステージ D：難治性心不全ではステージ A〜C の治療に加えて心臓移植や対症療法，緩和ケアを考慮する**
- ジゴキシンは死亡リスクの改善効果は認められないが，心不全症状や心不全増悪による入院リスクは軽減させる〔*N Engl J Med. 1997 Feb 20;336（8）:525-33*〕〔*Am J Med. 2014 Jan;127（1）:61-70*〕.
- 使用する場合は腎機能や血中濃度のモニタリングが必要であり，ジゴキシンの血中濃度は 0.5-0.8 ng/mL 程度で調節する．高濃度では死亡リスクが上昇する可能性がある〔*JAMA. 2003 Feb 19;289（7）:871-8*〕.

その他：心不全に対する治療（貧血への対応）
- 貧血は心不全増悪，死亡リスク因子となる．
- エリスロポエチン製剤を使用する場合，目標 Hb 値

表3 急性心不全の評価とそれに対する対応

異常部位	病歴，所見	対応
前負荷の増加	・体重増加，塩分摂取増加の病歴，薬剤（NSAIDs，ステロイド），怠薬 ・浮腫，腹水 ・徐々に増悪する経過が多い	ループ利尿薬，トルバプタン 硝酸薬，モルヒネ（保険適用外） カルペリチド 腎不全患者では透析
心機能低下	・心筋梗塞，心筋炎，肺血栓塞栓症，たこつぼ心筋症の発症 ・肺高血圧症の既往，TR-PG＞36 mmHg ・LVEF 低下，E/A＞1，E/E′＞15 ・血圧低下，末梢冷感	強心薬の使用（ドブタミン，ミルリノン） デバイスの使用（IABP，PCPS，IMPELLA）
後負荷の増加	・高血圧あり，浮腫が認められない ・急性発症，降圧薬の怠薬	降圧薬（硝酸薬，Ca チャネル阻害薬） ストレスの軽減（呼吸管理）

E/A，E/E′ については 補足 を参照．
IABP：大動脈内バルーンパンピング，PCPS：経皮的心肺補助装置，IMPELLA：補助循環用ポンプカテーテル

A 心血管

は 9-12 g/dL とする．

- 9-12 g/dL 群と 13-14.5 g/dL を目標としてダルベポエチンアルファを使用する群で比較したランダム化比較試験では，両者で死亡，心不全増悪，入院リスクには有意差は認められない〔N Engl J Med. 2013 Mar 28; 368（13）:1210-9〕．
- 輸血の閾値は Hb 7-8 g/dL とする〔Ann Intern Med. 2013 Dec 3;159（11）:746-57〕が，現時点で心不全患者に対する輸血を正当化するガイドラインはない．
- 鉄欠乏の合併がある心不全患者への鉄剤の投与は，貧血の有無にかかわらず，症状改善効果が期待できる〔N Engl J Med. 2009 Dec 17;361（25）:2436-48〕〔Eur Heart J. 2015 Mar 14;36（11）:657-68〕．

心不全のマネジメント：②急性心不全の治療（非代償性心不全）

- 急性心不全は前負荷，心臓の拍出能，後負荷のバランスが崩れることで生じる．病歴，経過，身体所見，エコー所見で迅速に病態を把握し，対応することが重要（表3）．

前負荷の増加への対応は利尿による除水が基本となる

- 前負荷の増加による急性心不全では 30 日前より徐々に体重増加が認められているとする報告があり，急性よりは亜急性経過で増悪することが多い〔Circulation. 2007 Oct 2;116（14）:1549-54〕．外来における体重測定や脳性 Na 利尿ペプチド（BNP）測定により早期発見，早期対応することも可能．
- 対応は利尿による除水が基本．末期腎不全患者では透析を行い，利尿薬による効果出現までのつなぎとして硝酸薬（ニトログリセリン：ミリスロール®，

硝酸イソソルビド：ニトロール®）を用いて症状の緩和を行う．

- ニトログリセリンは 0.05-0.1 μg/kg/分より開始し，5-15 分毎に 0.1-0.2 μg/kg/分増量する．
  - ミリスロール注®25 mg/50 mL を用いて体重 50 kg 換算では 0.3-0.6 mL/時で開始し，0.6-1.2 mL/時増量する．
- 硝酸イソソルビドは 1.5-8 mg/時で持続投与する．最大 10 mg/時まで．
  - ニトロール® 持続静注 25 mg シリンジ（25 mg/50 mL）を用いて，3-16 mL/時で調節する．
- 硝酸薬は症状緩和効果のみであり，生命予後改善効果はない〔Am J Emerg Med. 2015 Feb;33（2）:133-41〕．
- 重症の大動脈弁狭窄症患者では硝酸薬の使用で遷延性の低血圧を来すリスクがあるとされているが，それを証明した臨床研究は未だない．カナダの後向きコホート研究では中等度〜重症の大動脈弁狭窄症に対して硝酸薬を使用しても臨床的に関連のある低血圧リスクにはならなかった〔Ann Emerg Med. 2015 Oct;66（4）:355-62.e1〕．使用する場合は注意して少量から開始する．
  - 重症大動脈弁狭窄症で，LVEF が低下した心不全患者において，ニトロプルシドの持続投与により有意に心係数の改善，肺動脈楔入圧の低下が認められる報告もある〔N Engl J Med. 2003 May 1;348（18）:1756-63〕．ただし昇圧薬が必要な患者や低血圧患者は除外されているため注意．
- 利尿薬では基本的にループ利尿薬を使用する（表1）．ループ利尿薬で効果が不十分な場合，低 Na 血症がある場合はトルバプタン（サムスカ®）の使用，併用を考慮する〔JAMA. 2007 Mar 28;297（12）:1319-31〕〔J Card Fail. 2011 Dec;17（12）:973-81〕〔J Clin Pharmacol. 2013 Dec;53（12）:1277-85〕．

Q 利尿の指標はどのようにすればよいのでしょうか？

A 何を指標として利尿薬を調節するかは決まっていません．症状の改善を基準としていることが多いかもしれませんが，その場合1/4が再入院となった報告もあり，十分な指標とも言い切れません〔*Am J Med. 2014 Dec;127（12）:1154-9*〕.

利尿によりHtが3％以上増加した群では，一過性に腎機能は増悪するものの，その後の再入院リスク，死亡リスクは低下した報告もあります〔*Am J Med. 2014 Dec;127（12）:1154-9*〕．同様にHt 5％増加達成群では全死亡リスクの低下（HR0.81［0.70-0.95］，心血管死亡，心不全再入院リスクの低下（HR 0.73［0.71-0.76］）効果が認められるとする報告もあります〔*Eur J Heart Fail. 2013 Dec;15（12）:1401-11*〕．これらの報告より血液濃縮を1つの指標とするのもよいかもしれません．

個人的には症状，エコー所見，血液濃縮を指標として利尿を行っています．高齢者では急激な利尿は心房細動や脱水を引き起こすことが多いため，症状が改善した時点で利尿薬の経静脈投与は終了し，その後はエコー所見や血液濃縮をみつつ内服で調節する方法をとっています．

また最近，ループ利尿薬の経静脈投与後1時間もしくは2時間後の随時尿中Na濃度，Cr濃度を評価することで，利尿薬によるNa排泄量を予測する計算式が提唱されました〔*Circ Heart Fail. 2016 Jan;9（1）:e002370*〕.

- 予測Na排泄量（mEq）＝eGFR ×（BSA/1.73）×（血清 Cr/尿中 Cr）× 60 × 2.5 ×（尿中 Na/1000）
- http://www.cardiorenalresearch.net. で計算可能．
- 予測Na排泄量は利尿薬投与後6時間での総排泄量を予測．
- ブメタニドの経静脈投与をモデルに計算．
- eGFRは Chronic Kidney Disease Epidemiology Collaboration 式を用いて計算．
- BSAは体表面積で，DuBois 式を用いて計算．
- 尿中Crは利尿薬投与後，1時間もしくは2時間後の随時尿で評価．

この予測式と利尿薬投与後6時間の総Na排泄量との相関性は高く，利尿薬の投与量を調節するのに有用と考えられます．

予測Na排泄量＜50 mEqは利尿薬への反応不十分と判断します．この場合，1日に2回利尿薬を使用してもNa排泄量は＜100 mEqとなり，Naの体内の蓄積が生じるためです（心不全患者における食塩の摂取量の推奨は6 g/日［Naとして約100 mEq］）.

ブメタニドを使用している理由は，経静脈投与が可能な点と，経口投与における吸収率が80％以上と良好であるため，この予測式で評価した後，経口に切り替えやすいためです．しかし残念ながら日本では静注薬は市販されていません．

- 慢性腎臓病が背景にあり，ループ利尿薬投与でも反応が乏しい場合は早期にトルバプタンを併用することで尿量の増加，症状の早期緩和効果が期待できる．またトルバプタンでは腎障害の増悪を来さずに体液量を減らすことが可能〔*Heart Lung Circ. 2018 Aug;27（8）:928-39*〕.
- カルペリチド（ハンプ®）は静脈拡張作用と利尿作用の双方を有する薬剤．他薬剤と比較して特に優れているところはなく，少なくとも予後改善効果は確認されていないことは知っておく必要がある〔*N Engl J Med. 2011 Jul 7;365（1）:32-43*〕〔*JAMA. 2013 Dec 18;310（23）:2533-43*〕.
- もともとの予測GRF＜60 mL/分で，さらにカルペリチド開始後12時間以内に収縮期血圧＜90 mmHgとなる症例の22.6％で腎障害増悪が認められるため使用には注意．低血圧のリスク因子は基礎の収縮期血圧≦110 mmHgである〔*Circ J. 2016;80（2）:418-25*〕.

- 高齢者や慢性腎臓病患者，血圧が低い患者では注意して使用したほうがよい．

心機能低下による急性心不全への対応

- 急激な心機能低下による急性心不全は虚血性心疾患やたこつぼ心筋症，全身疾患に伴う心抑制，心筋炎で多い．
- 強心薬（ミルリノン：ミルリーラ®，ドブタミン：ドブポン®），前負荷軽減作用のある薬剤を使用しつつ対応するが，薬剤でコントロール困難な場合は大動脈内バルーンパンピング（IABP），経皮的心肺補助装置（PCPS）といったデバイスが必要となる例も多い．
- ドブタミンとミルリノンの比較では心拍出量への効果は両者で有意差は認められない〔*Clin Cardiol. 1996 Jan;19（1）:21-30*〕〔*Am Heart J. 2003 Feb;145（2）:324-9*〕.
- 両薬剤の投与量計算表は（**表4，5**）を参照．

表4 ドブタミン塩酸塩の投与速度（mL/時）と μg/kg/分換算

体重 (kg)	ドブタミン塩酸塩投与量（μg/kg/分）					
	3	5	7	10	15	20
30	1.8	3.0	4.2	6.0	9.0	12.0
40	2.4	4.0	5.6	8.0	12.0	16.0
50	3.0	5.0	7.0	10.0	15.0	20.0
60	3.6	6.0	8.4	12.0	18.0	24.0
70	4.2	7.0	9.8	14.0	21.0	28.0
80	4.8	8.0	11.2	16.0	24.0	32.0

- β_1 作用による心収縮力，心拍出量の増加，末梢血管拡張作用がある．
- 塩酸ドブタミン注® は 0.3％製剤で調節されている．
- 1-20 μg/kg/分で調節．
- 例：体重 50 kg の患者で 7 μg/kg/分で投与する場合，0.3％製剤を 7.0 mL/時で投与する．

表5 ミルリノンの投与速度（mL/時）と μg/kg/分換算

体重 (kg)	ミルリノン投与量（μg/kg/分）			
	0.25	0.50	0.75	50 μg/kg
30	0.45	0.9	1.35	1.5 mL
40	0.6	1.2	1.8	2.0 mL
50	0.75	1.5	2.25	2.5 mL
60	0.9	1.8	2.7	3.0 mL
70	1.05	2.1	3.15	3.5 mL
80	1.2	2.4	3.6	4.0 mL

- PDE 阻害薬であり，心収縮力，心拍出量増加効果，末梢血管拡張作用がある．
- ミルリノン注 10 mg（10 mg/10 mL 製剤）を 5 A 使用し 50 mg/50 mL とする．
- 50 μg/kg を 10 分かけて静脈内投与し，その後 0.5 μg/kg/分で継続する．症状に応じて 0.25-0.75 μg/kg/分で調節．
- 例：体重 50 kg の患者では，50 mg/50 mL を 2.5 mL 10 分で投与し，1.5 mL/時で継続する（0.75 ～ 2.25 mL/時で調節する）．

後負荷の増加に対しては降圧療法が基本

- 後負荷の増加による心不全の典型例は，夜間の突如発症の高血圧と肺水腫，低酸素を呈するパターンである．低酸素によるストレスでさらに血圧が上昇する悪循環となるため，呼吸補助（non-invasive ventilation：NIV）だけでも治療は可能なことが多い．急性発症で前負荷の増加は認められないため，通常下腿の浮腫は認められない．
- 後負荷である高血圧に対する治療が基本となるため，Ca チャネル阻害薬（ニカルジピン）や硝酸薬による降圧治療を行う．
- 硝酸薬の使用方法は前述 前負荷の増加への対応は利尿による除水が基本となる を参照．
- ニカルジピンは 0.01-0.02％溶液（0.1-0.2 mg/mL）を 1 μg/kg/分で開始．0.5-2 μg/kg/分の範囲で調節する．
  - ペルジピン® 注射液 10 mg を生理食塩水もしくはブドウ糖 40 mL に溶解し，0.2 mg/mL 溶液を 50 mL 作成．体重 50 kg 換算では 15mL/時で開始．7.5-30 mL/時で調節する．

＋ 補 足

心不全の原因

- 心不全の原因として多いものは虚血性心疾患，高血圧，弁膜症，アルコールなど（表6）．
- 原因の評価は心不全の増悪予防，治療において重要であり，心不全をみた際は必ず原因評価を行うべきである．
- Fabry 病は近年心不全や左室肥大の原因として報告が増加している疾患で，酵素補充療法により治療が可能な心不全の原因の 1 つである．
- 海外では 4 万人に 1 人の頻度とされているが，日本国内の新生児の研究では 7057 人に 1 人の頻度とするものもあり，見逃されている症例があると考えられる〔J Hum Genet. 2013 Aug;58（8）:548-52〕．また，日本人男性で，心エコーで 13 mm 以上の左室肥大を伴う場合，5％に Fabry 病の可能性があるという報告がある〔N Engl J Med. 1995 Aug 3;333（5）:288-93〕．
- 原因不明の左室肥大の 1-6.3％で Fabry 病が関与しているとする報告もあり，特に晩期発症の肥大型心筋症（＞40 歳で発症）では Fabry 病の関与を考慮する〔Circulation. 2002 Mar 26;105（12）:1407-11〕．診断には α ガラクトシダーゼ活性を評価する．
- X 染色連鎖性遺伝形式で，男性例が顕在化しやすい．心機能障害は中年以降に起こるが若年時に四肢疼痛と角膜混濁，被角血管腫などが認められる．家族歴を聴取することが重要である．
- たこつぼ症候群は極度のストレスによるカテコラミン分泌や冠動脈の攣縮などによる心筋障害である．心尖部の壁運動が低下し，蛸壺様に見えるため，たこつぼ症候群と呼ばれる〔Eur Heart J. 2018 Jun 7;39

表6 心不全の原因

心不全の原因	頻度
虚血性心疾患	40%
高血圧	18%
弁膜症	13%
アルコール	12%
糖尿病	11%
全身疾患	10%
拡張型心筋症	9%
感染症	6%
肥大型心筋症	6%
不明	15%

その他：肺性心，薬剤性，心膜疾患，心筋炎，縦隔放射線治療，他の心筋症，Fabry 病，アミロイドーシス，ヘモクロマトーシス，HIV，ビタミン B$_1$ 欠乏，脚気（ビタミン B$_1$ 欠乏症），たこつぼ症候群

Am Heart J. 1993 Sep;126 (3 Pt 1) :632-40 を参考に作成

(22) :2032-46〕.

- 高齢女性で多い（60-70 歳代で好発．女性例が 7-9 割）．
- 典型的なのは心尖部の壁運動低下であるが（75-80%），心基部の壁運動が障害されるパターンや（5%），その中間部の壁運動低下パターン（10-15%），局所的，びまん性の壁運動低下，右室の壁運動低下パターン（〜1.5%）もある〔*N Engl J Med. 2015 Sep 3;373 (10) :929-38*〕〔*Indian Heart J. 2018 Jan-Feb;70 (1) :165-74*〕.
- 発症のトリガーは精神的ストレス（離別，言い争い，事故など），身体的ストレス（重症疾患，外科手術後，甲状腺機能亢進症など），薬剤（カテコラミン，

アルコール離脱，オピオイド離脱，抗うつ薬，化学療法）がある〔*J Cardiovasc Pharmacol Ther. 2017 Nov;22 (6) :552-63*〕〔*Indian Heart J. 2018 Jan - Feb;70 (1) :165-74*〕.

- 急性経過の胸痛（7-8 割），呼吸苦（5 割）で発症し，心電図では陰性 T 波が認められる．急性冠動脈疾患や心筋炎との鑑別が重要．たこつぼ症候群と急性冠動脈疾患，急性心筋炎との鑑別点を表7 にまとめる.
  - たこつぼ症候群では，急性冠動脈疾患と比較して，トロポニン値の上昇が軽度である一方で LVEF の低下や BNP 上昇が高度となる傾向が強い〔*Int J Cardiol. 2012 Feb 9;154 (3) :328-32*〕〔*Int J Cardiol. 2016 Sep 15;219:417-20*〕.
- 脚気心（ビタミン B$_1$ 欠乏）は忘れがちではあるが重要な心不全の原因.
- ビタミン B$_1$ 欠乏では末梢血管抵抗の低下による高拍出性心不全（脚気心）を来すが，すでに心不全を背景とする患者において，ビタミン B$_1$ 欠乏が合併することで心不全の増悪を来す可能性がある〔*Congest Heart Fail. 2013 Jul-Aug;19 (4) :214-22*〕.
  - 高拍出性心不全のみではなく，肺高血圧や腎血流を低下させることで腎不全のリスクとなることも知られている〔*Br Heart J. 1960 Sep;22 (4) :483-501*〕〔*Intern Med. 1994 Jun;33 (6) :363-5*〕〔*Postgrad Med J. 1995 May;71 (835) :293-4*〕.
- 利尿薬は水溶性ビタミンの尿中排泄を促進させるため，高齢で慢性的に利尿薬を使用し，さらに食事摂取量が低下している患者ではビタミン B$_1$ 欠乏の合併リスクが高い〔*J Nutr Sci Vitaminol (Tokyo). 2018;64 (3) :209-14*〕.
- 心不全患者に対して，ビタミン B$_1$ を併用することで EF の改善効果や，尿量の増加効果が期待できるとする報告もある〔*Ochsner J. 2013 Winter;13 (4) :495-9*〕.

表7 たこつぼ症候群と急性冠動脈疾患，急性心筋炎の比較

	たこつぼ症候群	急性冠動脈疾患	急性心筋炎
年齢	>50 歳	全年齢	若年で多い
性別	女性が 75-80% 以上	どちらも	どちらも
誘因	70% で認める	±	ウイルス感染症
トロポニン値	軽度上昇	高度上昇	軽度上昇
BNP，NT-proBNP	高度上昇	上昇	上昇
心エコー	・心尖部の壁運動低下．血管支配領域に関係しない壁運動低下 ・EF 30-45%	・血管枝領域に一致する壁運動低下 ・EF 45-60%	・EF はさまざま ・心外膜炎の合併では心嚢水貯留

±：誘因があることもある（インフルエンザやアナフィラキシー，敗血症など）．

Indian Heart J. 2018 Jan-Feb;70 (1) :165-74

心不全患者ではビタミン B_1 の補充は常に意識したほうがよい.

心不全を示唆する所見

病歴, 身体所見の感度, 特異度

- 心不全を示唆する病歴, 所見を表8に示す.
- 内頸静脈拍動高（JVH）, 末梢の浮腫, 腹水は右心充満圧の上昇を示唆し, 腹部−頸静脈逆流（AJR）, ギャロップリズムは左心充満圧の上昇を示唆する〔*Am J Med. 2011 Nov;124（11）:1051-7*〕.
- チェーン−ストークス呼吸はLVEFの低下を示唆する所見で, これを伴う心不全患者は予後が悪いとされる〔*Circulation. 1999 Mar 23;99（11）:1435-40*〕.
- LVEF＜40％では34％でチェーン−ストークス呼吸が認められる一方, LVEF 40-55％では10％, LVEF 55-70％では5％のみ. チェーン−ストークス呼吸はLVEF低下以外には高齢者で認められるため, 80歳以上の患者では診断的意義はない〔*Am J Med. 2013 Jun;126（6）:536-40*〕.

心不全に対する胸部X線, 心電図所見の感度, 特異度

- 心不全に対する胸部X線, 心電図所見の感度, 特異度を表9に示す.
- 心不全患者における胸水貯留では, 片側性が36.5％, 両側性が64.3％となる. 片側性では右側のみが24.2％, 左側のみが11.5％〔*JAMA. 2009 Jan 21;301（3）:309-17*〕.

BNP, NT−proBNPによる心不全の評価

〔*Can J Cardiol. 2015 Jan;31（1）:3-16*〕

- 心室へストレスがかかることで, 心筋細胞で前駆体であるproBNPが産生される. proBNPは代謝され, BNPと, N末端pro−BNP（NT−proBNP）に分解される. BNPはNa利尿, 水利尿作用, 平滑筋の弛緩作用（拡張期血圧の低下作用）を有する.
- 心不全患者では, 心不全の増悪によりBNP, NT−proBNPは上昇するため, これらは心不全のマーカーとして有用な可能性がある（図1）. また, BNPや同様の作用を有する心房性Na利尿ペプチド（ANP）は利尿作用, 平滑筋拡張作用により前負荷

表8 心不全を示唆する病歴, 所見

病歴, 所見	感度（%）	特異度（%）	LR＋	LR−
心不全の既往	60	90	5.8 [4.1-8.0]	0.45 [0.38-0.53]
心筋梗塞の既往	40	87	3.1 [2.0-4.9]	0.69 [0.58-0.82]
脂質異常の既往	23	87	1.7 [0.43-6.9]	0.89 [0.69-1.1]
糖尿病の既往	28	83	1.7 [1.0-2.7]	0.86 [0.73-1.0]
高血圧の既往	60	56	1.4 [1.1-1.7]	0.71 [0.55-0.93]
夜間呼吸困難	41	84	2.6 [1.5-4.5]	0.70 [0.54-0.91]
起座呼吸	50	77	2.2 [1.2-3.9]	0.65 [0.45-0.92]
浮腫	51	76	2.1 [0.92-5.0]	0.64 [0.39-1.1]
運動時呼吸苦	84	34	1.3 [1.2-1.4]	0.48 [0.35-0.67]
III音	13	99	11 [4.9-25.0]	0.88 [0.83-0.94]
IV音	5	97	1.6 [0.47-5.5]	0.98 [0.93-1.0]
心雑音	27	90	2.6 [1.7-4.1]	0.81 [0.73-0.90]
AJR[*1]	24	96	6.4 [0.81-51.0]	0.79 [0.62-1.0]
JVD[*2]	39	92	5.1 [3.2-7.9]	0.66 [0.57-0.77]
湿性ラ音	60	78	2.8 [1.9-4.1]	0.51 [0.37-0.70]
下肢の浮腫	50	78	2.3 [1.5-3.7]	0.64 [0.47-0.87]

[*1]AJR（abdominal jugular reflux）：手掌で腹部の中心を20-35 mmHgの強さで15-30秒圧迫する. 通常は, 変化がない〜内頸静脈拍動の高さが≦3 cm上昇する程度か, 内頸静脈拍動の高さが4 cm上昇するが10秒以内に元に戻る. 心不全では圧迫中, 内頸静脈拍動が4 cm以上上昇し続ける〔*JAMA. 2005 Oct 19;294（15）:1944-56*〕.

[*2]JVD（jugular venous distention）：患者は45度頭部挙上か, 座位で評価. 呼気時の内頸静脈の怒張を評価する. 内頸静脈拍動の最高点を胸骨角の高さを基準点として測定する（垂直方向の高さ）場合はJVH（height）と呼び, 中心静脈圧との相関性がある. 推定中心静脈圧はJVH＋5 cmH2Oで計算される.

JAMA. 2005 Oct 19;294（15）:1944-56

表9 心不全に対する胸部X線，心電図所見の感度，特異度

胸部X線，心電図	感度 (%)	特異度 (%)	LR＋	LR－
胸部X線				
肺静脈うっ血	54	96	12.0 [6.8-21.0]	0.48 [0.28-0.83]
間質影増強	34	97	12.0 [5.2-27.0]	0.68 [0.54-0.85]
肺胞浮腫	6	99	6.0 [2.2-16.0]	0.95 [0.93-0.97]
心拡大	74	78	3.3 [2.4-4.7]	0.33 [0.23-0.48]
胸水	26	92	3.2 [2.4-4.3]	0.81 [0.77-0.85]
浮腫（全般）	70	77	3.1 [0.60-16.0]	0.38 [0.11-1.3]
肺炎像	4	92	0.50 [0.29-0.87]	1.0 [1.0-1.1]
浸潤影	3	92	0.38 [0.20-0.69]	1.1 [1.0-1.1]
心電図				
心房細動	26	93	3.8 [1.7-8.8]	0.79 [0.65-0.96]
新しいT波の変化	24	92	3.0 [1.7-5.3]	0.83 [0.74-0.92]
異常全般	50	78	2.2 [1.6-3.1]	0.64 [0.47-0.88]
ST上昇	5	97	1.8 [0.80-4.0]	0.98 [0.94-1.0]
ST低下	11	94	1.7 [0.97-2.9]	0.95 [0.90-1.0]

JAMA. 2005 Oct 19;294 (15) :1944-56

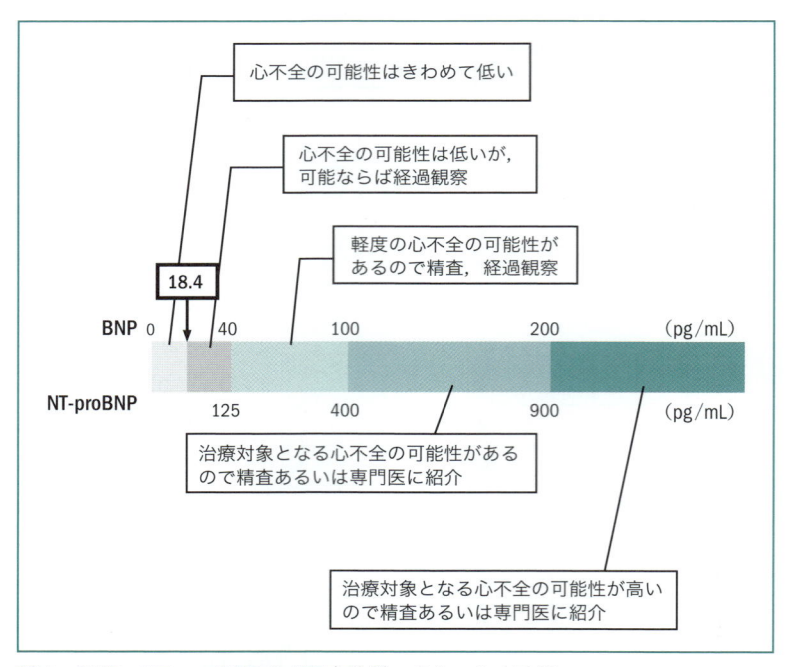

図1 BNP，NT-proBNP の心不全診断へのカットオフ値
日本心不全学会．血中 BNP や NT-proBNP 値を用いた心不全診療の留意点について．
http://www.asas.or.jp/jhfs/topics/bnp201300403.html

の軽減作用があり，急性非代償性心不全の治療薬と
しても使用される．

急性呼吸不全に対する BNP，NT-proBNP の評価
■急性呼吸不全患者における BNP，NT-proBNP の値
とその解釈は**表10**を参照．

表10 急性呼吸不全に対する BNP, NT-proBNP の評価

	年齢	心不全の可能性低	心不全の可能性はあるが他疾患の除外必要	心不全の可能性大
BNP	全年齢	<100 pg/mL	100-500	>500
NT-proBNP	<50 歳	<300 pg/mL	300-450	>450
	50-75 歳	<300 pg/mL	450-900	>900
	>75 歳	<300 pg/mL	900-1800	>1800

Can J Cardiol. 2015 Jan;31（1）:3-16

慢性期における BNP, NT-proBNP の使い方

- BNP, NT-proBNP を指標とした管理については確立されているわけではなく, あくまでも参考所見としておくほうがよい (UpToDate®. Natriuretic peptide measurement in heart failure).
- 心不全のリスクがある患者群において, BNP>100 pg/mL もしくは NT-proBNP>300 pg/mL ではより頻回にフォローし, 治療の強度を上げる.
- 安定した心不全患者において, BNP, NT-proBNP が基礎値から30%以上上昇した場合, 心不全増悪のリスクありと考えてより頻回にフォローし, 治療強度を上げる.
- 心不全にて入院し, 治療した患者で入院時の BNP から30%以上低下していた場合, 安全に退院可能な可能性が高い.

■ エコー所見の解釈（非専門医が行う場合の簡易版）

- 肺エコーについては J-5 肺エコー を参照.
- 左室収縮能の評価は左室駆出率 (LVEF) をみる.
- LVEF は M モード法や断層法 (biplane modified Simpson 法) で評価するのが一般的であるが, 経験を積めば目視で評価することも可能である. 少なくとも LVEF が低下しているかどうかは判別できるようにしておきたい〔*Int J Cardiol. 2005 May 25;101（2）:209-12*〕〔*Heart Lung Vessel. 2015;7（3）:208-16*〕.
- 拡張早期における僧帽弁前尖と中隔の距離 (mitral-valve E-point septal separation：MV EPSS) は LVEF と相関しており, LVEF＝71−1.7×EPSS で推定可能 (γ＝0.73 [0.60-0.82])〔*Am J Emerg Med. 2014 Jun;32（6）:493-7*〕.
- 左室拡張能の評価では拡張早期波 (E 波) と心房収縮波 (A 波) の流速比 (E/A) を確認. <60 歳では E/A>1 が正常. >60 歳では E/A<1 となるが, 高齢者で E/A>1 の場合は拡張障害が高度であることを示唆する.
- E 波, A 波は左心房から左心室への血流の流入波で

表11 IVC 径と呼吸性変動による右房圧の推定

IVC 最大径, 呼吸性変動率	推定 右房圧
IVC≦2.1cm, 変動 >50%	0-5 mmHg
中間	5-10 mmHg
IVC>2.1cm, 変動<50%	10-20 mmHg

J Am Soc Echocardiogr. 2010 Jul;23（7）:685-713

あり, E は左室拡張時, A は左房収縮時の波形を僧帽弁の位置で評価している.
- 若年者では左室拡張能は良好であり, E 波が大きくなる (E/A>1). 心臓壁が硬くなると左室拡張能が低下し, その分 E 波は低下, 心房収縮に依存するようになるため, A 波は上昇し, E/A は<1 となる. 60 歳を超えると E/A<1 となることが多い.
- さらに拡張障害が進むことで心房収縮による流速が低下し, 再度 E/A が>1 となる (偽正常化). 拘束性障害となると E/A>1.5 となる.
- A の代わりに E′ (イープライム) を評価する E/E′ は偽正常化の影響は考えなくてよい.
- E′ は心尖部四腔像でサンプルボリュームを心室中隔, 側壁側の僧帽弁弁輪部に置き組織ドップラーを評価したときの早期拡張波. E/A では拡張機能低下に伴い偽正常化するが, E′ は低下し続ける (E/E′ は上昇し続ける).
- E/E′<8 では左室拡張期圧はほぼ正常範囲となり, E/E′>15 ではほぼ異常のみ. 8-15 はグレーゾーンとなる〔*Circulation. 2000 Oct 10;102（15）:1788-94*〕.
- 肺動脈楔入圧 (PCWP) との相関性もあり, PCWP＝1.91＋1.24 (E/E′) という式が成り立つ〔*J Am Coll Cardiol. 1997 Nov 15;30（6）:1527-33*〕.
- 肺動脈収縮期圧は右房圧＋三尖弁逆流圧差 (TR-PG) で評価する.
- 右房圧は下大静脈 (IVC) 径と呼吸性変動より推測する (表11).
- 肺動脈収縮期圧>36 mmHg で肺高血圧症の可能性がある〔*Chest. 2013 Oct;144（4）:1346-56*〕. ただし, エ

表12　急性心不全に対する IVC 径（大動脈径との比），呼吸性変動の感度，特異度

IVC/Ao 比	感度（%）	特異度（%）	LR＋	LR－
＞0.8	84 [68-95]	52 [37-66]	1.8	0.32
＞1.0	57 [39-74]	81 [67-90]	3	0.54
＞1.2	33 [18-52]	96 [86-99]	8.3	0.69
呼吸性変動（%）	感度（%）	特異度（%）	LR＋	LR－
＜15%	37 [22-55]	96 [86-99]	10	0.65
＜33%	80 [63-91]	81 [68-90]	4.2	0.25
＜50%	94 [79-99]	59 [45-72]	2.3	0.09

IVC/Ao 比：下大静脈（IVC）と大動脈（Ao）径の比.

Am J Emerg Med. 2012 Jun;30（5）:778-83

コーによる評価ではカテーテルによる実測値との相関性は高くない（γ＝0.52）ため，注意が必要である〔*Am J Cardiol. 2010 Apr 15;105（8）:1192-7*〕.

- IVC の評価：主に急性心不全の評価で有用.
- IVC の評価では IVC 径と大動脈径との比，呼吸性変動（吸気時，呼気時の IVC 径の変動率）を評価する（表12）.
- 急性心不全に対する治療の効果，経過のフォローに有用であり，NT-proBNP によるフォローよりも鋭敏に評価可能〔*Am J Emerg Med. 2014 May;32（5）:403-7*〕.

弁膜症の手術適応
〔*弁膜疾患の非薬物治療に関するガイドライン 2012 年改訂版*〕

- 弁膜症で重要な点は高血圧や不整脈，心不全のマネジメントと，手術適応の判断である.
- 手術適応があれば速やかに専門医，専門施設への紹介が必要であり，適応基準を押さえておくことは重要.
- より細かな適応，手術方法の選択は専門医が判断する必要がある．ここでは日本循環器学会・他による「弁膜疾患の非薬物治療に関するガイドライン 2012 年改訂版」より，手術治療が選択肢となる症例（クラス I-IIb）を簡略化して紹介する．詳細はガイドラインを参照のこと.

僧帽弁狭窄症（mitral stenosis：MS）における手術治療の推奨
- 中等度以上の MS* で NYHA II-IV の症状を満たす症例（I）.
- 中等度以上の MS で症状に関係なく安静時肺動脈圧 ≧ 50 mmHg または運動負荷時 ≧ 60 mmHg の肺高血圧症を合併している症例（I）.
- 中等度以上の MS で抗凝固療法を行っても左房内血栓が残存している場合や塞栓症を繰り返す症例（I, IIa）.

  *中等度以上の MS：平均圧較差 ≧ 5 mmHg，収縮期肺動脈圧 ≧ 30 mmHg，弁口面積 ≦ 1.5 cm² のいずれかを満たす症例.

僧帽弁閉鎖不全症（mitral regurgitation：MR）における手術治療の推奨
- 高度の急性 MR* で心不全症状がある症例（I）.
- 高度の慢性 MR で NYHA II 以上の症状がある症例（I）.
- 高度の慢性 MR で LVEF＜60% の症例（I）.
- 高度の慢性 MR で心房細動を合併している症例（IIa）.
- 高度の慢性 MR で肺高血圧症（収縮期肺動脈圧＞50 mmHg［安静時］，＞60 mmHg［運動時］）を合併している症例（IIa）.
- 心臓同期療法を含む治療にかかわらず，NYHA III-IV の心不全に続発した慢性の高度二次性 MR 症例（IIb）.

  *高度の MR：心エコーにてカラードプラのジェット面積 ≧ 40%，vena contracta 幅 ≧ 0.7 cm，逆流量 ≧ 60 mL，逆流率 ≧ 50%，有効逆流弁口面積 ≧ 0.4 cm² のいずれかを満たす症例．vena contracta 幅は逆流ジェットの幅が最も狭くなる部位の幅で評価.

大動脈弁狭窄症（aortic valve stenosis：AS）の手術治療の推奨
- 高度の AS* で症状を伴う症例（I）.
- 中等度〜高度の AS で，冠動脈バイパス術や大動脈，他の弁膜症で手術を行う症例（I, IIa）.
- 高度の AS で LVEF ≦ 50% の症例（I）.

- 高度の AS で今後進行が予測される症例（IIb）．
- 弁口面積＜0.6 cm^2，平均大動脈−左室圧較差（収縮期平均圧格差）＞60 mmHg，大動脈弁通過血流速度＞5.0m/秒のいずれかが認められる症例（IIb）．

  *高度（中等度）の AS：最高血流速度≧4 m/秒（3-4 m/秒），収縮期平均圧格差≧40 mmHg（25-40 mmHg），弁口面積≦1 cm^2（1.0-1.5 cm^2）のいずれかを満たす場合．

大動脈弁閉鎖不全症（aortic regurgitation：AR）の手術推奨

- LVEF＜25％の症例（IIb）．
- LVEF≧25％で，胸痛や心不全症状を伴う症例（I）．
- LVEF 25-49％で，中等度以上の左室拡大（収縮末期径＞50 mm，拡張末期径＞70 mm）を示す症例（I，IIa）．
- LVEF≧50％で，高度の左室拡大（収縮末期径＞55 mm，拡張末期径＞75 mm）を示す症例（IIa）．
- LVEF は正常であるが，収縮機能の低下，心室拡大，運動耐容能の低下が進行性に認められる症例（IIa）．
- LVEF は正常であるが，軽度の左室拡大（収縮末期径 45-50 mm，拡張末期径 60-70 mm）を示す（IIb）．

- AR が認められ，冠動脈バイパス術や大動脈，他の弁膜症の手術を行う症例（I）．
- 感染性心内膜炎，大動脈解離，外傷などによる急性の AR 症例（I）．

三尖弁閉鎖不全症（tricuspid regurgitation：TR）の手術推奨

- 中等度〜高度の TR*で，僧帽弁の手術治療と同時に施行可能な症例（I，IIa）．
- 高度の一次性 TR で症状を伴う症例（強い右心不全がない）（I）．
- 感染性心内膜炎による TR で大きな疣贅，治療困難な感染，右心不全を伴う症例（IIa）．
- 軽度〜中等度の TR で，弁輪の拡大，肺高血圧症，右心不全を伴う場合（IIa, IIb）．
- 左心系の弁手術後の高度 TR で，症状が認められる症例（IIa）．

  *TR の重症度：心エコーにおいて，三尖弁から右房へ逆流するジェットが右房の 1/3 以内であれば軽度，2/3 までを中等度，それ以上を高度と判断．

2　静脈血栓塞栓症

■静脈血栓塞栓症（venous thromboembolism：VTE）は静脈の血栓，塞栓による病態であり，主に深部静脈血栓症（deep venous thrombosis：DVT）と肺血栓塞栓症（pulmonary embolism）が含まれる．DVTの大半は下肢であり，上肢に生じる特発性DVTをPaget-Schrötter症候群と呼ぶが，ここでは扱わない．

静脈血栓塞栓症（VTE）のマネジメント：①診断

チャートI　VTEを疑う

■DVTは下腿の浮腫や疼痛で疑う．
■肺血栓塞栓症は特異的な症状はなく，突如発症の呼吸苦（感度81％），胸痛（感度56％），失神（感度26％），血痰（感度7％）では必ず疑う（肺血栓塞栓症の94％で1つ以上の症状を呈する）〔*PLoS One. 2012;7（2）:e30891*〕．
■VTEの診断ではVTEリスク因子の評価，症状から検査前確率を見積もり，リスクに応じて検査を選択することが重要である．

VTEのリスク因子
■高齢者，VTEの家族歴，肥満，喫煙，薬剤，手術歴，悪性腫瘍，慢性静脈不全（下肢静脈瘤）などがリスク因子となる（表1）〔*Haematologica. 2003 Dec;88（12）:1410-21*〕〔*JAMA. 2018 Feb 27;319（8）:807-17*〕．
■悪性腫瘍（特に腺癌や扁平上皮癌に多い）に伴うVTEはTrousseau症候群と呼ばれる〔*Blood. 2007 Sep 15;110（6）:1723-9*〕．

チャートII　VTEの検査前確率の予測

■VTE疑いの患者では診療スコアを用いて検査前確率を予測する．診療スコアはWells criteria，Geneva scoreがあるが（表2），どちらも予測能は同等である〔*Ann Intern Med. 2011 Jun 7;154（11）:709-18*〕．

チャートIII　DVTの診断

チャートIII-1　診療スコアで低リスク群の場合
■低リスク群ではさらにDダイマーが陰性であればDVTは除外可能．
■DダイマーはDVTに対する感度＞95％，特異度40％程度であり，除外に有用．低リスク群でDダイマー陰性であれば陰性的中率99％〔*JAMA. 2006 Jan 11;295（2）:199-207*〕．
■低リスク群でDダイマーが陽性の場合は下肢静脈エコーを行いDVTを評価．
■下肢静脈エコーについては下記の DVTの下肢静脈エコー を参照．

チャートIII-2　中〜高リスク群であれば下肢静脈エコーを行う
■下肢静脈エコーが陰性でも中リスク群では0.8％，高リスク群では2.5％が3か月以内にVTEを発症するリスクがあるため，フォローしたほうがよい．低リスク群では0.3％のみである〔*JAMA. 2010 Feb 3;303（5）:438-45*〕．特にDダイマー陽性例ではフォローを行う．

表1　VTEのリスク因子

病歴・既往歴	薬剤歴
高齢者，VTE家族歴，既往歴，肥満，喫煙歴，妊婦，長時間の座位，手術歴*，体動困難な状態，慢性心不全，心筋梗塞，脳梗塞，悪性腫瘍，炎症性腸疾患，関節リウマチ，他の自己免疫疾患，抗リン脂質抗体症候群，中心静脈ルート，凝固阻害因子欠損（アンチトロンビン，プロテインC，S欠損），慢性静脈不全（下肢静脈瘤）	抗精神病薬，経口避妊薬，ホルモン補充療法，ステロイド

*手術は術後2-4週でピーク．1年程度までリスクは上昇する〔*BMJ. 2009 Dec 3;339:b4583*〕．
Haematologica. 2003 Dec;88（12）:1410-21／*Am J Med. 2008 Jun;121（6）:458-63*／*Lancet. 2012 Jan 21;379（9812）:244-9*／*JAMA. 2012 Oct 3;308（13）:1350-6*／*JAMA. 2018 Feb 27;319（8）:807-17* を参考に作成

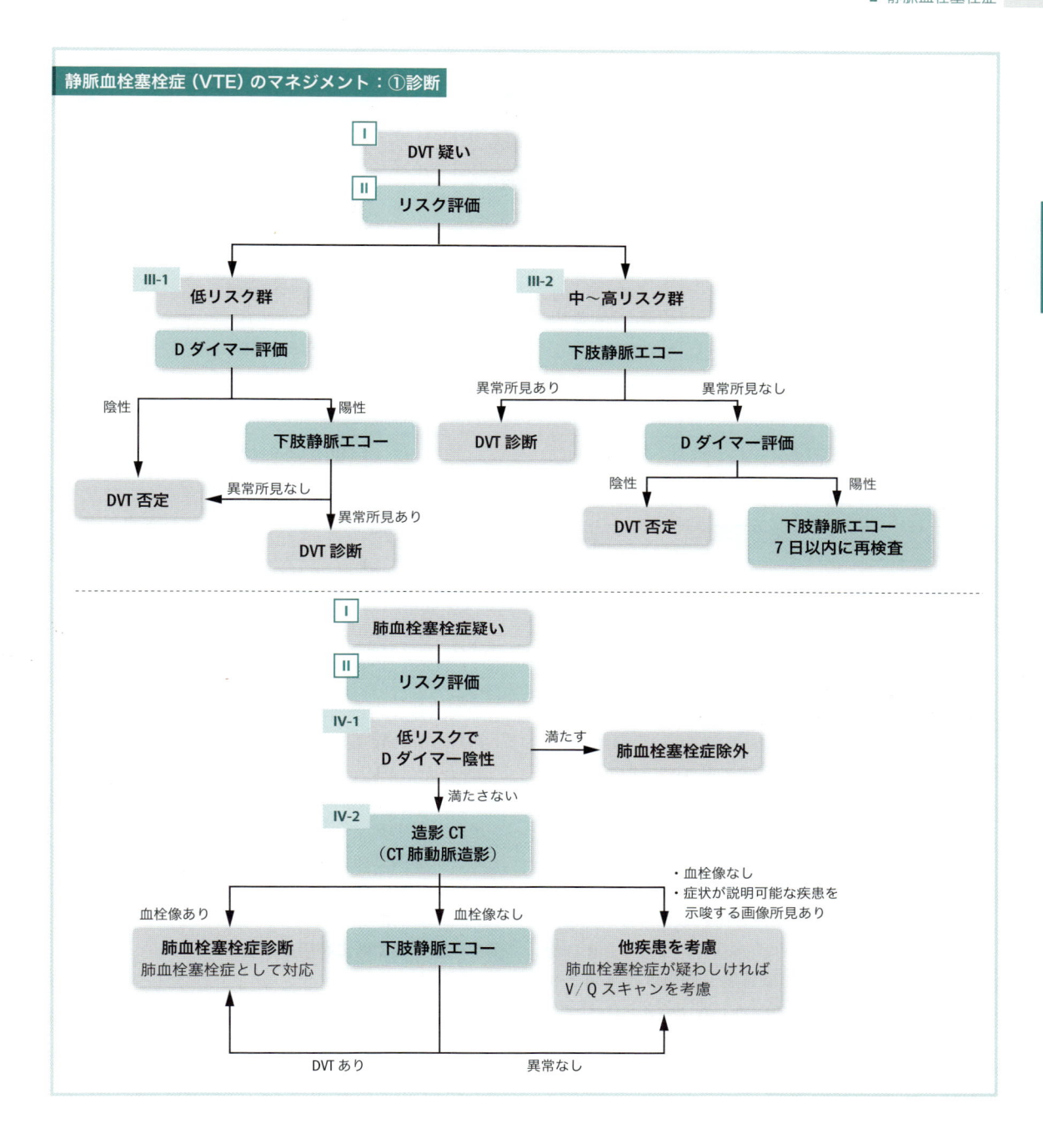

静脈血栓塞栓症（VTE）のマネジメント：①診断

I DVT 疑い

II リスク評価

III-1 低リスク群
D ダイマー評価
陰性 / 陽性

III-2 中～高リスク群
下肢静脈エコー
異常所見あり / 異常所見なし

下肢静脈エコー
異常所見なし → DVT 否定
異常所見あり → DVT 診断

DVT 診断

D ダイマー評価
陰性 → DVT 否定
陽性 → 下肢静脈エコー 7 日以内に再検査

DVT 否定

I 肺血栓塞栓症疑い

II リスク評価

IV-1 低リスクで D ダイマー陰性
満たす → 肺血栓塞栓症除外
満たさない

IV-2 造影 CT（CT 肺動脈造影）

血栓像あり → 肺血栓塞栓症診断 肺血栓塞栓症として対応

血栓像なし → 下肢静脈エコー

・血栓像なし
・症状が説明可能な疾患を示唆する画像所見あり
→ 他疾患を考慮 肺血栓塞栓症が疑わしければ V／Q スキャンを考慮

DVT あり / 異常なし

A 心血管

Q&A

QD ダイマーのカットオフ値について教えてください.

AD ダイマーのカットオフ値は 0.5 μg/mL とすることが多いですが，高齢者では D ダイマーが上昇している場合も多く，除外検査として有用ではないことも多いです．そこで D ダイマーのカットオフ値を年齢により調節する方法が提唱されました．＜50 歳では 0.5 μg/mL を用い，＞50 歳では年齢（歳）× 0.01 μg/mL とする方法です．これにより感度はほぼ変わらず，さらに除外可能な患者が 5-10％増加しました〔*BMJ. 2010 Mar 30;340:c1475*〕〔*JAMA. 2014 Mar 19;311（11）:1117-24*〕.

表2 VTE 診療スコア

Wells criteria DVT の予測 [a]	点	Wells criteria 肺血栓塞栓症の予測 [†1]	点	revised Geneva score 肺血栓塞栓症の予測 [†2]	点
活動性の悪性腫瘍	1	DVT の臨床所見あり	3	年齢＞65 歳	1
下肢の麻痺，ギプス固定歴	1	他疾患より肺血栓塞栓症を疑う	3	VTE の既往	3
3 日以上のベッド上安静もしくは 4 週以内の大手術歴	1	心拍数≧100 回/分	1.5	1 か月以内の手術治療，下肢骨折の既往	2
深部静脈分布域の局所性圧痛	1	過去 4 週間以内のベッド上安静，手術歴	1.5	活動性の悪性腫瘍	2
下肢全体の腫脹	1	VTE の既往	1.5	片側下肢の疼痛	3
ふくらはぎの腫脹	1	血痰	1	片側下肢の浮腫，把握痛	4
圧痕性浮腫	1	悪性腫瘍，6 週以内の治療歴	1	血痰	2
表在側副静脈が認められる	1			心拍数 75-94 回/分 心拍数≧95 回/分	3 5
他の疾患が考えられる	−2				
リスクと検査前確率					
高リスク（≧3 点）53% 中リスク（1-2 点）17% 低リスク（≦0 点）5%		高リスク（＞6 点）78% 中リスク（2-6 点）28% 低リスク（＜2 点）3%		高リスク（≧11 点）74% 中リスク（4-10 点）28% 低リスク（≦3 点）8%	

[†1] *JAMA. 2003 Dec 3;290 (21) :2849-58* ／ [†2] *Ann Intern Med. 2006 Feb 7;144 (3) :165-71*

DVT の下肢静脈エコー

- 2-point US：大腿，膝窩静脈の 2 か所で，静脈を描出しながらプローブで圧迫し，圧迫にて潰されない静脈，もしくは静脈内血栓があれば DVT と判断する方法.
- 簡便で迅速に施行可能. 感度 100 % ［92-100］，特異度 99.4 % ［96-100］〔*Ann Emerg Med. 2010 Dec;56 (6) : 601-10*〕. 全下肢静脈エコーと比較しても診断能は同等〔*JAMA. 2008 Oct 8;300 (14) :1653-9*〕. ただし，ICU 患者を対象とした評価では感度，特異度は劣るとする報告もある〔*J Thromb Thrombolysis. 2014 Apr;37 (3) :298-302*〕.

チャート IV 肺血栓塞栓症の診断

チャート IV-1 低リスク群で D ダイマー陰性であれば肺血栓塞栓症は否定可能

- D ダイマーは感度 99.5 % ［97-100］，特異度 30 % ［27-34］，陰性的中率 99.5 % で肺血栓塞栓症を否定可能〔*Ann Intern Med. 2011 Jun 7;154 (11) :709-18*〕.

チャート IV-2 中～高リスク群もしくは D ダイマー陽性例では造影 CT（CT 肺動脈造影）を行う

- 血栓像があれば肺血栓塞栓症と診断.
- 血栓像がない場合で他に呼吸苦，胸痛などの症状が

説明困難な場合は下肢静脈エコーを行い，DVT があれば肺血栓塞栓症として治療を開始〔*Lancet. 2008 Apr 19;371 (9621) :1343-52*〕.

- 血栓像がなく，さらに他疾患が疑われる場合は他疾患を考慮する. それでも肺血栓塞栓症の疑いが強い場合は肺換気血流シンチグラフィ（V/Q スキャン）を考慮する.

肺血栓塞栓症で他に有用な検査

- 心電図所見：
- 肺血栓塞栓症による心電図変化は 補足▶表11 を参照. 特に診断や除外に有用な所見はない. 肺血栓塞栓症でみられる心電図所見として有名な $S_1Q_3T_3$ も感度 8.5 %，特異度 97.7 % 程度〔*Ann Emerg Med. 2010 Apr;55 (4) :331-5*〕.
- 心電図変化は主肺動脈の塞栓症で頻度が高い〔*Am J Emerg Med. 2016 Feb;34 (2) :212-7*〕.
- $S_1Q_3T_3$ はショックを合併する肺血栓塞栓症で特に多い所見である（52.7 % vs 28.1 %）〔*Am J Emerg Med. 2014 Jun;32 (6) :507-10*〕.
- 心エコー所見：以下の所見が肺血栓塞栓症診断に有用.
- 右心室の拡大（感度 55 % ［49-60］，特異度 86 % ［83-89］）：右心室/左心室比≧1 となる所見〔*J Am Soc Echocardiogr. 2017 Jul;30 (7) :714-23.e4*〕.

- 三尖弁輪収縮期移動距離（tricuspid annular plane systolic excursion：TAPSE）（感度 64 %［54-73］，特異度 61 %［56-67］）：心尖部四腔断面から M モードで評価する．右心室は収縮する際，三尖弁輪も前方に偏倚するが，右室機能が低下している場合はその偏倚が少なくなる．＜17 mm を有意ととる〔*J Am Soc Echocardiogr. 2017 Jul;30（7）:714-23.e4*〕〔*Am J Emerg Med. 2018 Jul;36（7）:1145-50*〕．

- McConnell 徴候（感度 20 %［5.7-34］，特異度 100 %［97-100］）：右心室自由壁の心尖部領域の壁運動が正常〜亢進している一方，他の部位が低下している所見〔*Ann Emerg Med. 2014 Jan;63（1）:16-24*〕．原発性肺高血圧症では心尖部の壁運動も低下していることが急性肺塞栓との鑑別に役立つとされる〔*Am J Cardiol. 1996 Aug 15;78（4）:469-73*〕．

- 右心室の伸展（right ventricular［RV］strain）（感度 53 %［45-61］，特異度 83 %［74-90］）：上記 McConnell 徴候や TAPSE＜17 mm，右心室の拡大に加えて，心室中隔の平坦化など複数の所見を「右心室の伸展（RV strain）」とする．さらに中枢側の肺血栓塞栓症をアウトカムとした場合，これら右心室の伸展所見の感度は 90 % と高い（末梢側の肺血栓塞栓症に対しては感度 15.4 % と低い）〔*J Am Soc Echocardiogr. 2017 Jul;30（7）:714-23.e4*〕〔*Am J Emerg Med. 2018 Jul;36（7）:1145-50*〕．

静脈血栓塞栓症（VTE）のマネジメント：②治療

V 急性期治療（発症〜 5-10 日）

- 肺血栓塞栓症，近位部の DVT（膝から中枢側の静脈血栓症）では抗凝固療法をはじめとした治療を行う．
- 遠位部の DVT（膝以遠の静脈血栓症）では 1-2 週間あけてエコーフォローを行い，増悪時に抗凝固療法を開始する．

チャート V-1 肺血栓塞栓症において血行動態不安定，ショック，心停止となった場合，DVT で下肢切断のリスクがある場合は線溶療法を行う
〔*Am J Emerg Med. 2009 Jan;27（1）:84-95*〕

- 肺血栓塞栓症による心停止患者ではアルテプラーゼ 50 mg を静脈注射．心拍再開がなければ 15 分後に再投与を行う．
- ただしアルテプラーゼの投与は出血傾向を助長するため，体外式膜型人工肺（ECMO）を用いた心肺蘇生を行う場合はそちらを優先する．ECMO で循環

を確保したのちにカテーテル血栓除去術を行うほうがよい．アルテプラーゼ投与は，すぐに ECMO が困難な環境での対応と覚えておく．

- 心原性ショックを合併した肺血栓塞栓症ではアルテプラーゼ 10 mg を静脈注射，その後 90 mg を 2 時間で投与する．もしくは 50 mg を 2 時間で投与（5 mg 静脈注射，その後 45 mg を 2 時間で投与）でもよい〔*Chest. 2010 Feb;137（2）:254-62*〕．

- 血圧正常だが右心不全や右室圧の上昇（右室径/左室径 ≧ 0.9）のある肺血栓塞栓症患者への線溶療法では右室圧や肺高血圧症の改善効果は得られるが，生存率改善効果は認められない〔*Am J Cardiol. 2013 Jan 15;111（2）:273-7*〕〔*Circulation. 2014 Jan 28;129（4）:479-86*〕〔*N Engl J Med. 2014 Apr 10;370（15）:1402-11*〕．

- 投与量は体重 50 kg 以上ではアルテプラーゼ 50 mg，＜50 kg では 0.5 mg/kg を使用する．最初に 10 mg を 1 分間で経静脈投与し，残りを 2 時間かけて持続投与する．この投与量であれば他の出血リスク因子（血小板＜5 万/μL，2 か月以内の大出血，2 週間以内の外科手術など）がなければ安全に投与可能．右室負荷が強い患者では考慮してもよいかもしれない〔*Am J Cardiol. 2013 Jan 15;111（2）:273-7*〕．

- 肺動脈カテーテルを用いて，片肺（患側）毎にアルテプラーゼを 1 mg/時で 10-24 時間（両側であれば左右それぞれに 1 mg/時で 10-12 時間）投与する方法も同様に効果的である〔*Circulation. 2014 Jan 28;129（4）:479-86*〕〔*J Thromb Thrombolysis. 2018 Feb;45（2）:257-63*〕．

- DVT で下肢切断リスクがある重症例でも線溶療法を考慮する．
- DVT におけるアルテプラーゼ投与は血栓後症候群のリスクも軽減させる（後述）．

チャート V-2 血行動態が安定した VTE 患者で活動性の出血がある場合，出血リスクが高い場合は下大静脈フィルターの適応となる
〔*Blood Rev. 2013 Sep;27（5）:225-41*〕

- 下大静脈フィルターの適応は表3を参照．
- 肺血栓塞栓症と下肢 DVT の合併があっても，抗凝固療法ができれば下大静脈フィルターの必要はない．
- 急性肺血栓塞栓症と下肢 DVT の合併例 399 例を対象として，除去可能な下大静脈フィルターと抗凝固薬併用群，抗凝固薬単独群で比較したランダム化比較試験（PREPIC2 trial）では，両群で肺血栓塞栓症再発リスク，死亡リスクに有意差は認められない結果であった〔*JAMA. 2015 Apr 28;313（16）:1627-35*〕．

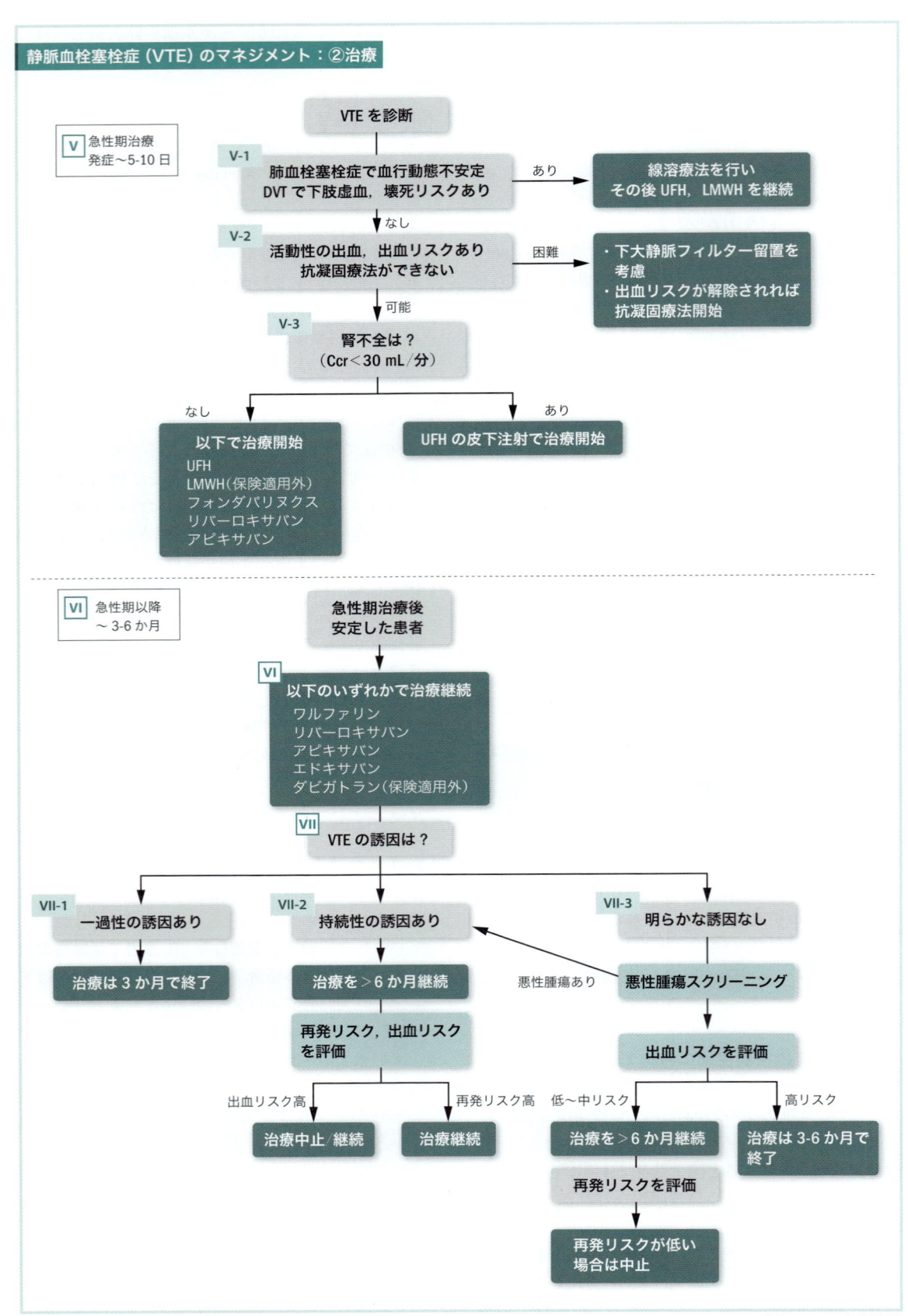

静脈血栓塞栓症（VTE）のマネジメント：②治療

VTE を診断

V 急性期治療
発症〜5-10 日

V-1 肺血栓塞栓症で血行動態不安定
DVT で下肢虚血，壊死リスクあり

あり → 線溶療法を行い
その後 UFH，LMWH を継続

なし

V-2 活動性の出血，出血リスクあり
抗凝固療法ができない

困難 → ・下大静脈フィルター留置を
考慮
・出血リスクが解除されれば
抗凝固療法開始

可能

V-3 腎不全は？
（Ccr＜30 mL／分）

なし

以下で治療開始
UFH
LMWH（保険適用外）
フォンダパリヌクス
リバーロキサバン
アピキサバン

あり

UFH の皮下注射で治療開始

VI 急性期以降
〜 3-6 か月

急性期治療後
安定した患者

VI 以下のいずれかで治療継続
ワルファリン
リバーロキサバン
アピキサバン
エドキサバン
ダビガトラン（保険適用外）

VII VTE の誘因は？

VII-1 一過性の誘因あり

VII-2 持続性の誘因あり

VII-3 明らかな誘因なし

治療は 3 か月で終了

治療を ＞6 か月継続

悪性腫瘍あり ← 悪性腫瘍スクリーニング

再発リスク，出血リスク
を評価

出血リスクを評価

出血リスク高

治療中止／継続

再発リスク高

治療継続

低〜中リスク

治療を ＞6 か月継続

高リスク

治療は 3-6 か月で
終了

再発リスクを評価

再発リスクが低い
場合は中止

JAMA. 2014 Feb 19;311（7）:717-28 より改変

表3　下大静脈フィルターの適応

絶対適応	相対適応
急性 VTE で抗凝固療法が禁忌な場合	ショック，人工呼吸管理が必要な肺血栓塞栓症
抗凝固療法でコントロール困難な VTE 症例	血栓除去や内膜切除術を行うような肺血栓塞栓症
慢性の症候性肺血栓塞栓症	漂うような血栓が描出される DVT（議論がある*）

*漂うような血栓エコーがあっても肺血栓塞栓症の発症リスクとはならないとする報告もある.

Blood Rev. 2013 Sep;27（5）:225-41

表4　VTE の治療薬剤（日本の保険適用薬剤のみ記載）

非経口抗凝固薬	投与量	腎排泄率
UFH	経静脈投与：70 U/kg 静注，15 U/kg/時で継続．APTT に応じて変更 皮下注射：333 U/kg 皮下注射，以後 250 U/kg を 12 時間毎	30%
フォンダパリヌクス（アリクストラ®）	体重＜50 kg では 5 mg 皮下注射 24 時間毎 体重 50-100 kg では 7.5 mg 皮下注射 24 時間毎 体重＞100 kg では 10 mg 皮下注射 24 時間毎	100%

JAMA. 2014 Feb 19;311（7）:717-28

経口抗凝固薬	腎排泄率	投与量（VTE）	減量基準	禁忌	術前中止時期*,†
リバーロキサバン（イグザレルト®）	33%	15 mg 1 日 2 回を 3 週間，その後 15 mg 1 日 1 回で継続	Ccr 15-49 mL/分	Ccr≦15 mL/分，中等度肝障害，感染性心内膜炎，アゾール系抗真菌薬，抗 HIV 薬併用	・24 時間以上前に中止
アピキサバン（エリキュース®）	25%	10 mg 1 日 2 回を 10 日間，その後 5 mg 1 日 2 回	80 歳以上，体重 60 kg 以下，Cr≧1.5 mg/dL のうち 2 つ以上	Ccr≦15 mL/分	・出血リスク低の手技では 24 時間以上前に中止 ・出血リスク高の手技では 48 時間以上前に中止
エドキサバン（リクシアナ®）	35%	UFH 投与後に ・体重＞60 kg 　60 mg 1 回/日 ・体重≦60 kg 　30 mg 1 回/日	80 歳以上，Ccr 30-50 mL/分	Ccr≦30 mL/分，感染性心内膜炎	・24 時間以上前に中止
ワルファリン	2%	INR で調節			・5 日前

*出血リスクについては A -8 ワルファリンの使用法 を参照.

JAMA. 2014 Feb 19;311（7）:717-28／†BMJ. 2015 Jul 14;351:h2391

- メタアナリシスでは下大静脈フィルターの留置により肺血栓塞栓症リスクは低下する（OR 0.50 ［0.33-0.75］）が，下肢 DVT リスクは上昇する（OR 1.70 ［1.17-2.48］）．また，肺血栓塞栓症に関連する死亡リスクや全死亡リスクは両者で有意差が認められなかった〔*J Am Coll Cardiol. 2017 Sep 26;70（13）:1587-97*〕.
- 近年の大規模後向きコホートの解析では，70 歳以上の高齢者や，担癌患者において下大静脈フィルターは 3 か月以内の死亡リスクを減少させる可能性が示唆されている〔*Am J Med. 2017 Mar;130（3）:356-64*〕〔*Am J Med. 2018 Apr;131（4）:442.e9-442.e12*〕.

チャート V-3　**抗凝固薬が使用可能な場合は腎機能に応じて薬剤を決める**

- Ccr＜30 mL/分では未分画ヘパリン（UFH）を使用する（UFH の使用方法 ）.
- Ccr＞30 mL/分では UFH，低分子ヘパリン（LMWH），フォンダパリヌクス，リバーロキサバン，アピキサバンを使用．LMWH は保険適用外であり注意.
- 投与方法，投与量は表4 を参照.
- 軽症例であれば 1-2 日程度の入院の後、外来フォローも可能.

表5 抗凝固療法終了後の VTE 再発リスク因子

女性例	男性例
65 歳以上	60 歳未満
BMI≧30 kg/m^2	BMI＜26 kg/m^2
D ダイマー陽性	抗リン脂質抗体
二次性 VTE の既往	Hb≧17 g/dL
下肢の色素沈着，浮腫，発赤	
入院や低活動性	
悪性腫瘍	
心肺機能低下	

これら 0-1 項目のみであれば低リスク群，2 項目以上では高リスク群と判断.
CMAJ. 2008 Aug 26;179（5）:417-26／Chest. 2016 Feb;149（2）:315-52 を参考に作成

チャート VI 急性期以降（〜 3-6 か月）の治療：①抗凝固療法の継続

- UFH を使用した患者ではワルファリンや他の直接経口抗凝固薬（DOAC）へ切り替えて継続する.
- ワルファリンと DOAC の VTE 治療効果，再発予防効果は同等から，やや DOAC のほうが良好という報告もある〔*Thromb Res. 2018 May 30;168:31-6*〕．重大な出血リスクはリバーロキサバン（HR0.55［0.38-0.81］），アピキサバン（HR0.31［0.17-0.54］）で低い〔*JAMA. 2014 Sep 17;312（11）:1122-35*〕〔*Thromb Res. 2014 Jun;133（6）:1145-51*〕.
- しかしながら腎機能低下患者（Ccr＜50 mL/分）では出血リスク軽減効果はなくなる可能性が高い〔*Am J Cardiol. 2015 Feb 1;115（3）:323-7*〕.
- ワルファリンとエドキサバンは UFH による治療後に投与を開始する必要がある一方，リバーロキサバン，アピキサバンは急性期治療から同じ薬剤を使用可能.
- 腎不全（Ccr＜30 mL/分）がある場合はワルファリンを選択する.
- 使用する薬剤は表4を参照．ワルファリンについては A -8 ワルファリンの使用法 を参照.

チャート VII 急性期以降（〜 3-6 か月）の治療：② VTE の評価と抗凝固薬の継続期間

- VTE の誘因は表1を参照.
- 誘因は一過性の誘因，持続性の誘因に分類する．明らかな誘因のない VTE も存在する.
  - 一過性の誘因：薬剤や術後，急性疾患など，除去可能なリスク因子.
  - 持続性の誘因：悪性腫瘍（表5）や先天性凝固異常症，中止できない薬剤など，除去困難なリスク因子.

チャート VII-1 一過性の誘因による VTE における抗凝固薬継続期間

- 一過性の誘因による VTE では 3 か月で抗凝固療法は終了.
- 一過性の誘因による VTE では再発率は 3.3 %［2.8-3.9］/年〔*Arch Intern Med. 2010 Oct 25;170（19）:1710-6*〕.
- 誘因が除去されれば 3 か月で抗凝固薬を終了する.

チャート VII-2 持続性の誘因による VTE における抗凝固薬継続期間

- 持続性の誘因がある VTE では，VTE 再発リスク，抗凝固療法による出血リスクを考慮して，投与期間を決める.
- 悪性腫瘍による VTE では再発リスクは 10 年間で 28.6%である〔*Blood. 2014 Jun 19;123（25）:3972-8*〕.
- 再発リスク因子があり，出血リスクが許容できれば抗凝固薬は長期間継続する.
- VTE の再発リスク因子は，入院や低活動性，悪性腫瘍，心肺機能低下，VTE による症状が強い場合，抗凝固療法終了時の D ダイマー陽性，肥満患者，高齢者（表5）〔*CMAJ. 2008 Aug 26;179（5）:417-26*〕〔*Chest. 2016 Feb;149（2）:315-52*〕.
- 出血リスクの評価は表6を参照．2 項目以上を認める場合は高リスクと判断する〔*Chest. 2016 Feb;149（2）:315-52*〕.
- 出血リスクが高く，再発リスクが低ければ，抗凝固療法は 3 か月程度で終了することを考慮.

チャート VII-3 明らかな誘因のない VTE の対応

- 明らかな誘因のない VTE では悪性腫瘍スクリーニ

表6　出血リスク因子

・年齢≧65歳	・最近の外科手術歴
・活動性の悪性腫瘍，転移性腫瘍	・出血の既往
・腎不全	・脳卒中の既往
・肝不全	・アルコール依存
・糖尿病	・NSAIDs使用
・血小板減少	・抗血小板薬の使用
・貧血	・抗凝固療法のコントロール不良

低リスク群：0項目，中リスク群：1項目，高リスク群：2項目以上

Chest. 2016 Feb;149（2）:315-52

ングを考慮する．

- 明らかな誘因のないVTEの6.1%［5.0-7.1］が発症時，10.0%［8.6-11.3］が発症後1年以内に悪性腫瘍と診断される〔*Ann Intern Med. 2008 Sep 2;149（5）:323-33*〕．一方で，誘因のあるVTEにおける1年以内の悪性腫瘍診断率は2.6%［1.6-3.6］と低頻度．
- 悪性腫瘍の原発巣，頻度は表7を参照．
- 悪性腫瘍スクリーニングは病歴，身体診察（乳癌，前立腺癌，子宮頸癌），胸部X線，血液検査で行う．
- 年齢に応じた腫瘍スクリーニングが推奨される．必要に応じて腹部エコーや胸腹部CTも考慮する．
- 腹部エコーや胸腹部CTにて悪性腫瘍の診断能は上昇するものの，最近のランダム化比較試験ではCTを加えることで悪性腫瘍の見落とし，診断率には影響しないという結果であった〔*Ann Intern Med. 2008 Sep 2;149（5）:323-33*〕〔*N Engl J Med. 2015 Aug 20;373（8）:697-704*〕．
- 通常のスクリーニングにPET/CTを追加しても，悪性腫瘍の早期発見率は上昇するものの，悪性腫瘍由来の死亡リスクには影響しない〔*Eur J Intern Med.*

2017 Jul;42:74-80〕〔*Cochrane Database Syst Rev. 2017 Aug 23;8:CD010837*〕．年齢に応じた腫瘍スクリーニングを行えばよい．

- 明らかな誘因のないVTEにおける悪性腫瘍リスクを評価するものとしてRIETE score（表8）がある〔*Chest. 2017 Mar;151（3）:564-71*〕．
- スコア≦2点では低リスク群，≧3点では高リスク群と評価する．24か月の悪性腫瘍診断率は低リスク群で2.9-3.6%，高リスク群で7-11.8%，高リスク群はOR 2.6-3.2と有意に悪性腫瘍リスクを上昇させる〔*J Thromb Haemost. 2017 Nov;15（11）:2184-7*〕〔*PLoS One. 2018 Mar 20;13（3）:e0194673*〕．
- 特に年齢と貧血が悪性腫瘍の存在に強く関わる〔*Thromb Haemost. 2018 Jul;118（7）:1270-8*〕．
- 悪性腫瘍が認められれば誘因のあるVTEとして対応する．
- 明らかな誘因のないVTEでは出血リスク，VTE再発リスク（チャートVII-2 参照）に応じて投与期間を決める．基本的に6か月以上の投与が推奨される．
- 明らかな誘因のないVTEの再発率は7.4%［6.5-8.2］/年〔*Arch Intern Med. 2010 Oct 25;170（19）:1710-6*〕．
- 抗凝固薬終了により約20%の患者でVTEの再発が生じる．抗凝固薬を使用している期間中は再発リスクを有意に軽減可能〔*JAMA. 2015 Jul 7;314（1）:31-40*〕．出血リスクが少なければ長期間使用する方法もある．一方で，80%は再発しないと考えて，一度終了し，再発症例のみ長期間継続する選択肢もある．長期間投与と短期間投与では生存率には有意差はない〔*JAMA. 2015 Jul 7;314（1）:72-3*〕．
- 抗凝固薬終了後は抗血小板薬の使用を考慮する．
- 明らかな誘因のないVTE症例で，抗凝固療法終了

表7　VTE患者において診断された悪性腫瘍

原発巣	頻度	原発巣	頻度	原発巣	頻度	原発巣	頻度
胃癌	4.9%	**肺癌**	9.2%	慢性リンパ球性白血病	0.87%	眼・鼻・喉領域の癌	2.0%
膵臓癌	7.2%	**乳癌**	4.0%	多発性骨髄腫	0.29%	血管肉腫	0.29%
大腸癌	14.2%	**腎癌**	3.5%	リンパ腫	2.9%	副腎癌	0.29%
食道癌	0.29%	**前立腺癌**	10.4%	骨髄増殖性疾患	1.7%	皮膚癌	0.87%
肝臓，胆管癌	2.0%	精巣癌	0.29%	急性リンパ球性白血病	2.6%	不明	4.0%
胆嚢癌	4.0%	**卵巣癌**	3.8%	肉腫	0.58%	未診断	17.3%
脳腫瘍	0.29%	子宮癌，子宮頸癌	2.9%				

太字は頻度が高いもの．

Ann Intern Med. 2008 Sep 2;149（5）:323-33

表8　RIETE score

項目	点
男性例	1
年齢＞70歳	2
慢性肺疾患がある	1
貧血がある	2
血小板数≧35万/μL がある	1
最近の外科手術歴がある	−2
VTE 既往がある	−1

低リスク群：≦2点，高リスク群：≧3点

表9　ヘパリンの投与量調節

APTT	調節
＜36秒	80 U/kg 静注，4 U/kg/時 増量
36-62秒	40 U/kg 静注，2 U/kg/時 増量
63-91秒	継続
92-110秒	2 U/kg/時 減量
＞110秒	1時間投与中止，3 U/kg/時 減量

表10　Villata scale で評価する11項目

下肢の疼痛
下肢のこむら返り
下肢の重い感じ
下肢の瘙痒感
下肢のしびれ
前脛骨部の浮腫
下肢の発赤
下肢の皮膚硬化
下肢の色素沈着
下肢の静脈拡張
ふくらはぎの圧痛

11項目を0点（なし）～3点（重症）で評価し，≧5点でPTS と診断する．

Ann Intern Med. 2008 Nov 18;149(10):698-707

後にアスピリン100 mg/日を開始する群 vs プラセボ群に割り付け比較した二重盲検化ランダム化比較試験（WARFASA, ASPIRE trial）において，有意差はないものの，アスピリンは VTE の発症を予防する可能性が示唆されている〔*N Engl J Med. 2012 May 24; 366(21):1959-67*〕〔*N Engl J Med. 2012 Nov 22;367(21): 1979-87*〕．

- エビデンスは弱いが，アスピリン単剤による出血リスクは高くはないため，考慮してもよい．

UFH の使用方法

- ■ヘパリン持続投与法：ヘパリン 60-70 U/kg を静注し，その後 14-15 U/kg/時で持続投与を行う方法．
- 4-6時間後に APTT を評価し，表9にしたがって投与量調節を行う．
- 投与量の変更があれば再度4-6時間後に APTT を測定．連続2回の APTT が治療域であればその後24時間毎に測定する．ヘパリン誘発性血小板減少症の評価のために投与後3，5日目には血小板を評価する．
- ■ヘパリンの皮下注法：333 U/kg を皮下注射，その後 250 U/kg を12時間毎に皮下注射する方法．
- この方法は APTT のフォローが必要なく，LMWH による治療と比較したランダム化比較試験では両者で治療効果，出血リスクに有意差が認められなかった〔*JAMA. 2006 Aug 23;296(8):935-42*〕．
- APTT フォローが必要ないため，検査が限定されている環境では有用な治療方法と言える．
- ■ヘパリンのリバース方法：
- ヘパリンによる抗凝固作用が強い場合は過去2時間に使用したヘパリン100 U につきプロタミン1 mg を3-15分かけて投与する（最大50 mg）．プロタミン投与後15分で APTT をフォローする．

血栓後症候群 (postthrombotic syndrome：PTS)

- ■PTS とは DVT 発症後，治療を行っているのにもかかわらず慢性的に症状が認められる病態．
- 症状とは疼痛や浮腫，発赤，皮膚所見など．これらの症状11項目を0点（なし）～3点（重症）で評価し，5点以上であれば PTS と診断する（Villata scale：表10）．
- ■Villata scale 5-9点は軽症，10-14点では中等症，＞14点では重症 PTS と診断する．DVT のうち，軽症 PTS は30％，中等症 PTS は10％，重症 PTS は10％で認められる．
- ■PTS では DVT 再発リスクも高い（RR 2.6［1.2-5.9］）〔*J Thromb Haemost. 2005 Dec;3(12):2671-6*〕．
- ■PTS の予防には弾性ストッキングが有用とされていたが，近年の報告では否定的な結果が多く，使用は推奨されない．
- ■弾性ストッキングによる PTS 発症予防効果は2014年の SOX trial では有意差は認められなかった〔*Lan-*

cet. 2014 Mar 8;383（9920）:880-8．またその後のメタア
ナリシスでも，弾性ストッキングによる PTS 発症
予防効果，DVT 再発リスク軽減効果は認められな
い結果であった〔*Am J Med. 2016 Apr;129（4）:447.e1-447.
e20*〕．

- ただし弾性ストッキングを 12 か月間で終了する群
と，24 か月継続する群で比較したランダム化比較
試験（OCTAVIA trial）では，長期間使用群で有意な
PTS 予防効果が認められている〔*BMJ. 2016 May 31;
353:i2691*〕．

- さらに，6 か月以上弾性ストッキングを使用した後，
合計 24 か月継続する群と症状に応じて装着期間を
決める群で比較したランダム化比較試験（IDEAL
DVT trial）では，両者で PTS 発症リスクは同等で
あった（症状に応じた使用期間の決め方は Villalta
scale≦4 点が 2 回連続で認められれば終了するとい
うもの）．24 か月もしくは症状に応じて弾性ストッ
キングを使用することで PTS リスクを軽減させる

可能性はある〔*Lancet Haematol. 2018 Jan;5（1）:e25-33*〕．
- DVT に対する経カテーテルアルテプラーゼ投与や
バルーン拡張術，血栓除去術が PTS 発症予防に効
果的．
- 症候性近位 DVT 患者 183 例において，抗凝固療法
＋経カテーテルアルテプラーゼ投与やバルーン拡
張術，血栓除去術群 vs 抗凝固療法単独群に割り付
け比較したランダム化比較試験（TORPEDO trial）で
は，30 か月における PTS 発症率は有意にカテーテ
ル群で低下する結果であった（6.8 % vs 29.6 %）．
VTE の再発リスクも低下する〔*J Endovasc Ther. 2012
Apr;19（2）:273-80*〕．
- 症候性 DVT 患者 209 例において，抗凝固療法群 vs
経カテーテルアルテプラーゼ投与併用群に割り付け
比較したランダム化比較試験（CaVenT trial）では 5
年間の PTS 発症率は有意にカテーテル群で低下する
結果であった（43 % vs 71 %）〔*Lancet Haematol. 2016
Feb;3（2）:e64-71*〕．

✚ 補足

表11 肺血栓塞栓症と心電図変化

心電図所見	全体	ショック（－）	ショック（＋）	OR
陰性 T が認められる誘導数	2.91 (2.6)	2.76 (2.6)	3.56 (2.7)	1.11 [1.02-1.21]
心房細動	20.2%	18.6%	27.2%	1.63 [0.95-2.73]
心室期外収縮	5.2%	4.9%	6.5%	1.38 [0.48-3.37]
$S_1Q_3T_3$	32.6%	28.1%	52.7%	2.85 [1.79-4.56]
V_2-V_4 で陰性 T	40.3%	37.6%	52.2%	1.81 [1.15-2.87]
III で ST 上昇	12.5%	8.8%	28.9%	4.20 [2.35-7.46]
右脚ブロック	12.6%	10.4%	22.2%	2.46 [1.34-4.42]
V_1 で qR	11.3%	8.27%	24.7%	3.63 [1.97-6.61]
V_1 で ST 上昇	23.6%	16.1%	56.7%	6.78 [4.14-11.2]
aVR で ST 上昇	36.2%	29.7%	64.8%	4.35 [2.70-7.10]
V_4-V_6 で ST 上昇	29.5%	24.5%	51.6%	3.28 [2.05-6.14]
ST index*	19.8%	15.2%	40.2%	3.73 [2.26-6.14]
V_1 で fragmented QRS	9.8%	7.6%	19.6%	2.94 [1.53-5.50]

500 例の急性肺血栓塞栓症患者における心電図変化の頻度（うち，心原性ショック 92 例を含む）．
*ST index：aVR で ST 上昇があり，さらに側壁誘導で ST 低下がある所見．

Am J Emerg Med. 2014 Jun;32（6）:507-10

表 12　Caprini score

項目	点	項目	点	項目	点
脳卒中	5	HIT	3	1 か月以内の手術歴	1
1 か月以内の脊髄損傷，麻痺	5	悪性腫瘍の既往	2	1 か月以内の分娩歴	1
1 か月以内の股関節，殿部，下肢の骨折	5	ギプス固定	2	原因不明の死産歴，3 回以上の流産歴，早産歴	1
1 か月以内の多発外傷	5	72 時間以上のベッド上安静	2	下肢静脈瘤	1
75 歳以上	3	うっ血性心不全	1	BMI>25 kg/m^2	1
61-74 歳	2	COPD，呼吸機能障害あり	1	下肢の腫脹あり	1
41-60 歳	1	炎症性腸疾患	1	中心静脈カテーテルあり	1
VTE の既往	3	重症肺疾患	1	体動困難	1
VTE の家族歴	3	急性心筋梗塞	1	ホルモン補充療法，経口避妊薬使用中	1
血栓性素因あり	3	1 か月以内の敗血症	1		

・HIT：ヘパリン誘発性血小板減少症
・0-1 点で低リスク，2 点で中リスク，3-4 点で高リスク，5 点以上で最高リスクと判断する．

Am J Med. 2016 May;129（5）:528-35

Caprini score のカットオフ値と内科入院患者における 90 日 VTE 発症率，予防的抗凝固療法の NNT

Caprini score	VTE 発症率（予防なし）	NNT
≧1 点	1.13%	1179
≧2 点	1.21%	759
≧3 点	1.35%	519
≧4 点	1.48%	511
≧5 点	1.62%	447
≧6 点	1.69%	534
≧7 点	2.03%	247
≧8 点	2.03%	199
≧9 点	2.04%	237
≧10 点	2.15%	269

Am J Med. 2016 May;129（5）:528-35

VTE の予防

VTE 予防の適応

- 内科患者における VTE 予防の適応は明確に決まってはいない．
- 中心静脈カテーテル，体動の有無，心不全，骨折，肥満，高齢者などを考慮して適応を決める〔*Ann Intern Med. 2011 Nov 1;155（9）:625-32*〕．
- 入院患者における VTE 発症リスクを評価するスコア（Caprini score）もあるが，非 ICU 患者，非周術期患者，非外傷患者ではそもそも入院中の VTE 発症率は少ないため，予防の必要もない可能性が高い〔*Am J Med. 2016 May;129（5）:528-35*〕．参考までに

Caprini score と，内科入院患者における 90 日 VTE 発症率，予防的抗凝固療法の NNT を表 12 にまとめる．

- イタリアにおいて，急性期疾患で 5 日以上入院した患者で，かつ入院時に下肢圧迫エコーで DVT が否定された 1170 例を，退院時に再度下肢圧迫エコーを行い評価した報告（AURELIO study）では，13 ± 8 日間の入院期間において近位 DVT を発症したのは 3 例（0.025%，1/5017 人 - 日）のみであった．〔*Mayo Clin Proc. 2019 Jan;94（1）:37-43*〕．
- ICU 患者，重症患者では予防が推奨されるが，死亡リスクには関連しない〔*Crit Care Med. 2013 Sep;41（9）:2088-98*〕．

- ■癌患者における VTE 予防の適応：
- ■入院中の担癌患者では出血や抗凝固療法の禁忌がなければ原則適応.
- ■外来，化学療法患者では基本的に推奨されないが〔*J Clin Oncol. 2007 Dec 1;25（34）:5490-505*〕，VTE 中等度〜高リスク（Khorana VTE スコア 2 点以上：表13）の担癌患者で新規に化学療法を開始する群において，アピキサバン（2.5 mg を 1 日 2 回）投与群とプラセボに割り付け比較した二重盲検化ランダム化比較試験（AVERT trial）では，予防群で有意に 180 日以内の VTE 発症リスクは低下した（4.2% vs 10.2%，HR0.41［0.126-0.65］）．一方で出血リスクは増大する（3.5% vs 1.8%，HR2.00［1.1-3.95］）〔*N Engl J Med. 2019 Feb 21;380（8）: 711-9*〕.
- ■外科患者における VTE 予防の適応：
- ■股関節置換術，大腿骨頸部骨折，他の整形外科手術では薬物，非薬物的予防療法の適応がある.

- ■その他の手術ではリスク因子がなければ非薬物療法のみ．リスク因子があれば薬物，非薬物療法を行う〔*BMJ. 2007 May 19;334（7602）:1053-4*〕.
- ■リスク因子は表1を参照.

VTE 予防の方法：薬物，非薬物

- ■VTE 予防に使用する薬剤を表14に示す.
- ■VTE の予防目的に抗凝固薬を使用する場合，出血のリスクも上昇する．その際の出血リスクの評価には International Medical Prevention Registry on Venous Thromboembolism（IMPROVE）の Bleeding Risk Score（BRS）が有用（表15）.
- ■IMPROVE BRS ≧7 点では 14 日間の重大な出血リスク*は 4.1-5.4%，全出血リスクは 6.5-7.9% となる．一方で<7 点では重大な出血リスク*は 0.4-1.6%，全出血リスクは 1.5-2.7%〔*Chest. 2011 Jan;139（1）:69-79*〕〔*Chest. 2016 Feb;149（2）:372-9*〕.

  *「重大な出血リスク」は，致死的な出血，Hb が 2 g/dL 以上低下する出血，4 単位以上の輸血を必要とする出血，致死的な臓器の出血（頭蓋内，後腹膜，眼球内，副腎，脊髄，心膜内）で定義される.

- ■弾性ストッキングによる下肢 DVT 予防効果は乏しく，合併症は増加する.
- ■弾性ストッキングによる近位部 DVT 予防効果は認められず，皮膚障害のみ増加する〔*Lancet. 2009 Jun 6;373（9679）:1958-65*〕.
- ■膝上までの弾性ストッキングでは近位部 DVT リスクはやや減少する可能性があるが，膝下の弾性ストッキングと比較して不快感や皮膚障害は増加する〔*Ann Intern Med. 2010 Nov 2;153（9）:553-62*〕.
- ■間欠的空気圧迫：
- ■DVT 予防効果あり（NNT28）〔*Lancet. 2013 Aug 10;382（9891）:516-24*〕.

表13　Khorana VTE score

項目	点
最高リスクの悪性腫瘍（胃癌，膵臓癌）	2
高リスクの悪性腫瘍（肺癌，悪性リンパ腫，婦人科腫瘍，膀胱癌，精巣癌）	1
血小板≧35 万/μL	1
Hb<10 g/dL もしくはエリスロポエチンの使用	1
白血球>1 万 1000/μL	1
BMI≧35	1

- ・悪性腫瘍で化学療法を行う患者における VTE リスクを評価するスコア.
- ・2.5 か月以内の VTE リスクは低リスク群（0 点）で 0.3%，中等度リスク群（1-2 点）で 2%，高リスク群（3 点以上）で 6.7%

Blood. 2008 May 15;111（10）:4902-7

表14　VTE 予防に使用する薬剤（日本の保険適用薬剤のみ記載）

	重症患者での予防	整形外科以外の手術治療を予定	膝関節，股関節置換術
UFH	5000 U 皮下注射 1 日 2-3 回	5000 U 皮下注射 1 日 2-3 回	5000 U 皮下注射 1 日 2-3 回 術後≧10-14 日継続 可能であれば 35 日まで
エノキサパリン（クレキサン®）	適応なし	2000 U 皮下注射 1 日 2 回 術後 24-36 時間後から最大で 15 日間	2000 U 皮下注射 1 日 2 回 術後 24-36 時間後から最大で 15 日間
フォンダパリヌクス（アリクストラ®）	適応なし	2.5 mg 皮下注射 1 日 1 回 術後 24 時間経過後から開始	2.5 mg 皮下注射 1 日 1 回 術後 24 時間経過後から Ccr 30-50 mL/分では 1.5 mg へ減量
エドキサバン（リクシアナ®）	適応なし	適応なし	30 mg/日 皮下注射 1 日 1 回 術後 15 日まで

UFH と LWMH で予防効果に有意差はない.

Chest. 2011 Aug;140（2）:374-81

表15 IMPROVE (International Medical Prevention Registry on Venous Thromboembolism)のBRS (Bleeding Risk Score)

項目	点
男性例	1.5
年齢：40-84 歳	2
年齢：≧85 歳	3.5
ICU/CCU 管理	2.5
中心静脈カテーテルあり	2
担癌患者	2
リウマチ性疾患あり	2
3 か月以内の出血歴	4
活動性の胃十二指腸潰瘍	4.5
腎不全：GFR 30-59 mL/分/m^2	1
腎不全：GFR＜30 mL/分/m^2	2.5
肝不全（INR＞1.5）	2.5
血小板＜5 万/μL	4

Chest. 2011 Jan;139(1):69-79

3 失神

- ■失神は，脳の一過性の血流低下により意識消失が認められ，その後完全に改善する病態である．
- ■失神は原因により主に反射性失神，起立性低血圧による失神，心原性失神に分類される．また病態により血管抵抗の低下，心抑制性に分類される〔*Eur Heart J. 2018 Jun 1;39（21）:1883-948*〕．
- ■一過性意識消失の診療では，①失神以外の疾患の除外，②失神の原因検索，③原因が不明なものについてはリスク評価を行い，さらに精査をする．

失神のマネジメント

チャート I 失神と鑑別が必要な疾患の評価

- ■一過性意識消失発作精査で紹介となった患者891例中5%が非失神性の疾患であった．最も多い疾患はてんかん発作と低血糖，低酸素，精神疾患であり，他には一過性脳虚血発作，くも膜下出血，中毒，転倒，転倒発作（Ménière病）が失神と誤診されやすい〔*Europace. 2010 Jan;12（1）: 109-18*〕〔*Eur Heart J. 2018 Jun 1;39（21）:1883-948*〕．
- ■意識障害が完全に改善しているか，神経学的異常所

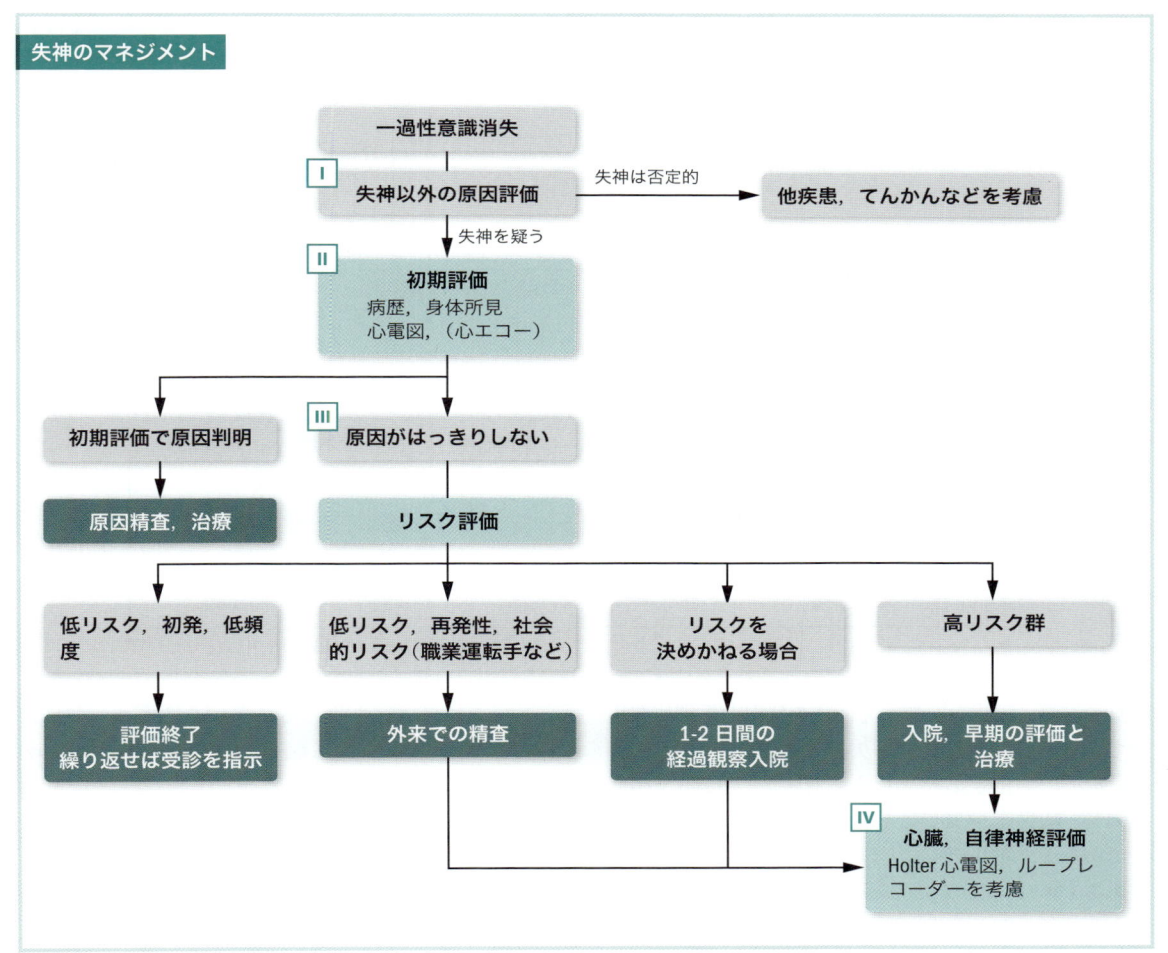

失神のマネジメント

Eur Heart J. 2009 Nov;30（21）:2631-71 を参考に作成

表1　Calgary Syncope Seizure score（てんかん発作と失神の鑑別スコア）

項目	点	項目	点
舌咬傷あり	2	発作後の混乱，錯乱	1
既視感，未視感	1	発作前後に浮動感あり	−2
意識消失に関連した精神的ストレス	1	発作前の発汗あり	−2
発作中の頭部の回旋運動	1	長時間の座位，立位での発作	−2
非同調的，不自然な姿勢，四肢の運動，発作の健忘	1		

スコア≧1 でてんかん発作を示唆．＜1 で失神を示唆する．感度・特異度94%．

J Am Coll Cardiol. 2002 Jul 3;40（1）:142-8

表2　失神の分類，原因疾患

反射性失神	機序	起立性低血圧による失神	機序	心原性失神	機序
迷走神経性 　感情ストレス（疼痛，恐怖など），起立性ストレス	CO↓ PR↓	原発性自律神経失調 　pure autonomic failure, 　MSA，Parkinson 病，DLB	PR↓	徐脈性 　洞房結節異常，房室結節ブロック，デバイス異常	CO↓
状況性失神 ・咳嗽，鼻すすり ・消化管刺激 ・排尿後，運動後，食後 ・その他（笑う，吹く，演奏，ウエイトリフティング）	CO↓ PR↓	二次性自律神経失調 　糖尿病，アミロイドーシス，尿毒症，脊髄損傷	PR↓	頻脈性 　上室性頻拍，心室性頻拍	CO↓
頸動脈洞症候群 　頸動脈洞マッサージ	CO↓ PR↓	薬剤性 　アルコール，血管拡張薬，利尿薬，フェノチアジン，抗うつ薬	CO↓ PR↓	薬剤性不整脈	CO↓
非特異的（明らかな誘因なし）	CO↓ PR↓	体液量低下 　出血，下痢，嘔吐	CO↓	心臓血管構造異常 　弁膜症，心筋梗塞，心筋症，心臓内腫瘍，心タンポナーデ，肺血栓塞栓症，大動脈解離，肺高血圧など	CO↓

CO↓：心抑制，PR↓：末梢血管抵抗低下
MSA：多系統萎縮症，DLB：Lewy 小体型認知症

Eur Heart J. 2009 Nov;30（21）:2631-71

表3　失神の原因頻度

母集団	反射性失神	起立性低血圧	心原性失神	非失神性疾患	原因不明
一般人口	21%	9.4%	9.5%	9%	37%
救急室	35-48%	4-24%	5-21%	8-20%	17-33%
＜65 歳	68.5%	0.5%	12%		19%
＞60-65 歳	25-62%	3-8.5%	11-34%	12.5%	11-41%

Eur Heart J. 2009 Nov;30（21）:2631-71

見の有無，頭痛の有無，発作時の状況が鑑別に有用である．てんかん発作と失神との鑑別では Calgary Syncope Seizure score という鑑別スコアがあり，感度94%，特異度94%でてんかん発作と失神を鑑別可能であるが，バリデーションはないため注意が必要である（表1）〔*J Am Coll Cardiol. 2002 Jul 3;40（1）:142-8*〕．

■また，てんかん発作（特に全般性強直間代性痙攣やてんかん重積）では，数時間で改善する一過性の高アンモニア血症を生じることがあるため，評価に有用かもしれない〔*Epilepsia. 2011 Nov;52（11）:2043-9*〕〔*Eur Neurol. 2010;64（1）:46-50*〕．

チャートⅡ　失神の初期評価

■失神は反射性失神（neurally-mediated syncope），起立性低血圧による失神，心原性失神の3種類に分類さ

表4 失神患者における病歴聴取，身体所見のポイント

	反射性失神	起立性低血圧	心原性失神
失神の既往	繰り返す失神で，40歳以前にも認められる		繰り返す原因不明の失神
失神発症時の状況	・不快な光景，音，におい，疼痛後の発症 ・長時間の立位後の発症 ・食事中の発症 ・排尿，排便，咳嗽後の発症 ・混雑している場所，暖かい場所での発症 ・頸部の回旋や頸部の圧迫で出現した	・立位中，立位後の発症 ・長時間の立位後の発症 ・運動後に立ち上がり発症 ・食後の低血圧がある	・運動中や臥位で発症した失神
失神時，直前の症状	自律神経症状（顔面蒼白，発汗，悪心・嘔吐）	眼前暗黒感 臥位で改善する	突如発症の動悸
所見	Tilt試験や頸静脈洞マッサージが評価に有用	Tilt試験や起立時のバイタルサイン，症状の評価が有用	徐脈，頻脈，心電図異常（表6参照）
その他	・心疾患の既往なし ・Calgary Syncope Score（表5）	・自律神経障害を来す疾患既往（糖尿病やParkinson病） ・降圧薬や利尿薬の変更後に生じることもある	・若年での突然死を来した家族がいる ・心疾患や虚血性心疾患の既往がある

Eur Heart J. 2018 Jun 1;39（21）:1883-948

れる（表2，3）．さらに血管拡張による機序，心抑制による機序でも分類される．機序による分類は反射性失神における治療方針を決める際に有用である〔*Eur Heart J. 2018 Jun 1;39（21）:1883-948*〕．

■失神の初期評価は病歴，身体所見，起立性血圧変化，血液検査，12誘導心電図，心エコーで行う．

■病歴聴取のポイントは，失神前，失神直前，発作中，失神後の状況，活動，症状を明らかにすることが重要．また基礎疾患の評価，薬剤の評価が重要．本人だけではなく，目撃者からも病歴を聴取し，状況が再現できるまでくわしく聞く〔*Eur Heart J. 2018 Jun 1;39（21）:1883-948*〕．

初期評価における原因の判断

■失神の原因評価における，病歴や所見のポイントを表4にまとめる．

■ストレスや食後，長期間の立位後，咳嗽，嘔吐などによる誘発された失神で，心疾患の既往，心臓構造異常が認められない場合では反射性失神を疑う．

■立位後，降圧薬や利尿薬変更・追加後の失神や，自律神経障害を伴う基礎疾患がある患者では起立性低血圧を考慮する．

■心疾患がある患者，突然死の家族歴がある患者，心電図異常がある場合，失神時に動悸が認められた場合は心原性失神を示唆する．

起立性のバイタルサイン変化の評価〔*Eur Heart J. 2018 Jun 1;39（21）:1883-948*〕

■10分間臥位を維持し，血圧，心拍数を評価．

■患者を立位にして，直後，3分後の血圧，心拍数，症状を評価する．

■起立性頻脈が疑われた場合はさらに5分後にも再評価．

■遅延型起立性低血圧では3-30分後に血圧が低下することがあるため，疑われる場合（立位中，徐々に血圧が低下傾向にある場合）は延長する．

■結果評価：
- 収縮期血圧20 mmHg，拡張期血圧10 mmHg以上の低下が認められる場合，収縮期血圧＜90 mmHgとなる場合は起立性低血圧と判断する．
- 高血圧患者では収縮期血圧30 mmHgの低下で起立性低血圧ありと判断する．

■立位後10分以内に心拍数30以上上昇，もしくは120回/分以上となるのは起立性頻脈．

■立位時に血圧が低下するが，心拍数の増加がない場合は自律神経障害，薬剤の関連を考慮する．

■立位直後の血圧低下はふらつき症状との関連性が強く，転倒や骨折のリスクとなるため，直後のバイタルサインの変化も気にしたほうがよい〔*JAMA Intern Med. 2017 Sep 1;177（9）:1316-323*〕．

■より詳細に評価するのであればTilt試験が有用．方法は 補足 を参照．

表5 Calgary Syncope score

for normal hearts	点	for structural heart disease	点
二束ブロック，心静止，上室性頻拍，糖尿病のうち1項目以上が認められる	−5	男性	1
発見時顔面蒼白	−4	再発性の頭痛	−2
初回発作が35歳以上	−3	初回発作が35歳以上	3
発作時のことを何かしら覚えている	−2	失神後に1分以上持続する倦怠感	−2
長時間の座位，立位時の失神	1	長時間の座位，立位時の失神	−1
発作前に発汗，熱感あり	2	ストレス時の失神	−2
疼痛，医療行為中の失神	3		

左：for normal hearts：心疾患（−）患者における迷走神経性失神の予測．
　　スコア≧−2で感度89％，特異度91％で迷走神経性失神を示唆する．
右：for structural heart disease：心疾患（＋）患者における迷走神経性失神，心室頻拍の予測．
　　スコア≧1は心室頻拍を示唆（感度71％，特異度98％）し，スコア＜1は迷走神経性失神を示唆する．
Eur Heart J. 2006 Feb;27（3）:344-50／J Cardiovasc Electrophysiol. 2010 Dec;21（12）:1358-64

スコアによる迷走神経性失神（反射性失神）の評価

■ 迷走神経性失神を評価する臨床スコアは2つあり，それぞれ基礎疾患に心疾患をもたない群，もつ群で適応される（Calgary Syncope score：表5）．これもバリデーションがされていないために注意が必要である．

チャートⅢ 原因がはっきりしない失神ではリスク評価を行い方針を決める

■ 失神の初期評価において原因が明らかではない場合，リスク（短期的な重大な合併症）に応じて入院精査の方針か，外来精査の方針かを決定する．これらを評価するスコアは San Francisco Syncope Rule（SFSR），EGSYS score などさまざまあるが，どれも感度が低く，有用性は今ひとつである〔*Am J Med. 2014 Nov;127（11）:1126.e13-25*〕．

■ European Society of Cardiology（ESC）のガイドライン（2018）より，病歴，症状，所見によるリスク評価を表6にまとめる．

■ 低リスク群で初発の失神，もしくは発作頻度が低い場合，生活に影響がないと考えられる場合は評価を終了する．

■ 低リスク群であるが，再発性の失神であり，また職業運転手や高所作業員など生活に影響が強いと考えられる場合は外来にて精査を行う．

■ 低リスクか，高リスクか決めかねる場合は1-2日間の経過観察入院を勧める．

▪ 入院後の経過，心電図モニター，身体所見のフォローを行いリスクを判定する．そのうえで高リスク群と判断すれば精査を，退院可能と判断すれば外来にて精査を行う〔*Clin Exp Emerg Med. 2017 Dec 30;4（4）:201-7*〕．

■ 高リスク群では入院とし，早期に精査を行う．

チャートⅣ 原因精査〔*Int J Cardiol. 2013 Jan 20;162（3）:149-57*〕

■ さらにくわしい検査としては Holter 心電図，頸動脈洞マッサージ，Tilt 試験，ループレコーダー，電気生理学的検査を考慮する．

■ Holter 心電図（24-48時間の心電図評価）：

▪ Holter 心電図で診断がつくのは4％程度と非常に少ない．失神の頻度が週に1回以上ある場合は Holter 心電図で評価を試みる．

■ 頸動脈洞マッサージ（方法，評価は 補足 を参照）：

▪ 頸動脈洞マッサージは頸動脈洞症候群の診断に有用．頸部血管エコーにて頸動脈狭窄の有無を確認し，動脈硬化が強い場合は血栓塞栓のリスクがあるために避けるべきである．頸動脈洞症候群は高齢者ほど頻度は高い．

■ Tilt 試験（方法，評価は 補足 を参照）：

▪ Tilt 試験により診断可能なのは11-87％と報告により差があるが，主に反射性，原因不明の失神の評価に適する．Tilt 試験にて心抑制による失神か，末梢血管抵抗の異常かを判断する．

■ ループレコーダー：

▪ 原因不明の失神の35％がループレコーダーにより診断が判明する〔*Europace. 2009 May;11（5）:671-87*〕（表7，8）．植込み型と体外型があるが，動悸や前駆症状がない場合は体外型では検出は困難である．また携帯性の問題で，発作頻度が低い場合も体外型は不向きと言える．

▪ 高リスク群では早期の診断が重要であるため，ルー

表6 失神患者におけるリスク評価

	高リスク		低リスク
	major	minor*	
失神イベント	・新規の胸部不快感，呼吸困難感，腹痛，頭痛を伴う ・運動時や臥位で発症した失神 ・失神前に突然発症の動悸を自覚	・前駆症状がないか，あっても10秒未満と短い ・若年で突然死した家族歴がある ・座位で生じた失神	・表4における反射性失神の特徴を有する
既往歴	・重度の心疾患（構造異常），冠動脈疾患既往（心不全，LVEF 低下，心筋梗塞既往）		・数年間，同じような低リスクの失神を繰り返しており，今回も同様の失神 ・心疾患（構造異常）の既往がない
身体所見	・原因が明らかではない収縮期血圧＜90 mmHg ・直腸診で消化管出血が疑われる（血便や黒色便） ・無症候性の持続性の徐脈（＜40回/分）があり，かつスポーツ心臓ではない ・未診断の収縮期雑音がある		・異常が認められない
心電図所見	・虚血性心疾患が疑われる心電図 ・Mobitz II 型 II 度 AVB，III 度 AVB ・徐脈性心房細動（＜40 回/分） ・無症候性の持続性の徐脈（＜40回/分），洞房ブロック所見，または＞3 秒のポーズがあり，かつスポーツ心臓ではない ・虚血性心疾患や心筋症を示唆する脚ブロック，心室内伝導障害，心室肥大，Q 波がある ・持続性，非持続性の心室頻拍 ・ペースメーカーや植込み型除細動器の作動不全 ・タイプ1 Brugada パターンの心電図 ・QTc＞460 ミリ秒	・Mobiz I 型 II 度 AVB，I 度 AVB で著明に PR 間隔が延長している（0.3 秒以上） ・無症候性の軽度徐脈（洞性，心房細動双方で 40-50 回/分） ・発作性上室性頻拍，心房細動 ・QRS の早期興奮（WPW 症候群） ・QTc 短縮（≦340 ミリ秒） ・非典型的 Brugada パターン ・右全胸壁誘導で陰性 T 波，ε 波（ARVC 疑い）	・正常心電図

*minor：心疾患（心臓構造の異常）や心電図異常所見がある患者で「失神イベント」を満たす場合や，病歴上不整脈による失神が疑われる患者で「心電図所見」を満たす場合に高リスク群と判別する．
LVEF：左室駆出率，AVB：房室ブロック，AVRC：不整脈原性右室心筋症

Eur Heart J. 2018 Jun 1;39（21）:1883-948

プレコーダーよりはモニタリング，電気生理学的検査が優先される．
■電気生理学的検査（electrophysiology study：EPS）：
▪EPS の適応を表9に示す．

失神の治療方針（心原性除く）

反射性失神，起立性低血圧の治療〔*Prog Cardiovasc Dis. 2013 Jan-Feb;55（4）:425-33*〕〔*J Am Soc Hypertens. 2013 Jul-Aug;7（4）:317-24*〕
■起立性低血圧は末梢血管抵抗の低下が原因で生じ，反射性失神は末梢血管抵抗の低下，もしくは心抑制，その混在で生じる．機序により患者教育，対応を決める．
■まずは非薬物治療を優先し，改善がなければ薬物治療を考慮する．
▪血管拡張作用のある薬剤，利尿薬を中止する．
▪患者教育を行い，失神が生じる状況を説明し，前駆症状が生じた際は速やかに臥位をとることを説明する．
▪水分，塩分摂取を多めにする．
▪急速な体位変換を避ける．
▪弾性ストッキングを用いる．
▪夜間就寝時に頭部を 10 度ほど挙上して眠る．
▪長時間の立位や温度の高い環境（シャワーなど）を避ける．

表7　失神におけるループレコーダー（LR）の適応

埋め込み型 LR の適応	
推奨される	繰り返す失神で以下を満たす場合は早期に適応する 　高リスク群の基準を満たさない 　レコーダーのバッテリーが切れるまでに失神を繰り返す可能性が高い患者
	高リスク群で精査しても原因がはっきりしない場合
準推奨	頻回の失神，外傷を伴う失神でペースメーカーを考慮している患者群
	一過性意識障害で原因がはっきりせず不整脈も考慮される場合（てんかん発作と考えられていたが抗てんかん薬でも改善しない場合など）
体外型 LR の適応	
準推奨	再発性の失神，前失神で以下を満たす 　発作の間隔が 4 週以内で， 　　＋不整脈が疑われる 　　＋高リスク群の基準を満たさない

高リスク群については表5を参照．

Eur Heart J. 2009 Nov;30（21）:2631-71／Eur Heart J. 2018 Jun 1;39（21）:1883-948

表8　ループレコーダー結果の解釈

分類		
タイプ1：心静止，ポーズが3秒以上	1A) 洞停止	反射性失神 洞不全症候群
	1B) 洞性徐脈＋房室ブロック	反射性失神 心原性失神
	1C) 房室ブロック，突然発症の房室ブロック	心原性失神
タイプ2：徐脈，心拍数 30%以上の低下，＜40 回/分が 10 秒以上		反射性失神
タイプ3：心拍数変動が消失．30%未満の変動，心拍数＞40 回/分		不明
タイプ4：頻脈，心拍数 30%以上の増加，＞120 回/分	4A) 進行性洞性頻脈	不明
	4B) 心房細動	心原性失神
	4C) 上室性頻拍	心原性失神
	4D) 心室頻拍	心原性失神

Eur Heart J. 2018 Jun 1;39（21）:e43-80

表9　EPS の適応

虚血性心疾患既往があり，不整脈性の失神が疑われる場合（すでに植込み型除細動器の適応がある場合を除く）
脚ブロックがある患者で，非侵襲的検査で診断がつかない場合
失神前に突然の動悸を自覚した患者，非侵襲的検査で診断がつかない場合
Brugada 症候群，不整脈原性右室心筋症，肥大型心筋症で考慮する
高リスクの職業で不整脈性の失神の除外が必要な場合
心電図で問題なく，心疾患もなく，動悸もなければ EPS は必要なし

Eur Heart J. 2018 Jun 1;39（21）:1883-948

- 起立時，足を交差して立つ．
- 起床前に 500 mL 程度の水分を飲む．
- 運動習慣をつける．

薬物治療では以下の薬剤を考慮

- 血管収縮薬：末梢血管抵抗低下に対して使用する．
  - ミドドリン（メトリジン®），アメジニウム（リズミック®），ジヒドロエルゴタミン（ジヒデルゴット®）
- ミネラルコルチコイド：体液量増加作用．末梢血管抵抗低下，心抑制性失神双方に効果あり．
  - フルドロコルチゾン（フロリネフ®）
- β遮断薬：末梢血管抵抗低下，心抑制性失神双方で使用．ただし後者では少量から開始する．保険適用

外となる.

- プロプラノロール（インデラル®），メトプロロール（セロケン®）

心抑制による反射性失神ではペースメーカーが効果的

- 過去2年以内に3回の失神を経験している患者群で，ループレコーダーにおいて3秒以上の心静止で失神が認められる症例，もしくは失神は認められないが6秒以上の心静止が認められる症例を対象とした二重盲検化ランダム化比較試験において，全例に

ペースメーカーを留置し，ペーシングON，OFF群に割り付け比較した（ISSUE-3study）．その結果24か月での失神再発率は25% vs 57%，NNT 3.1とペーシング群で良好であった〔Circulation. 2012 May 29;125 (21):2566-71〕.

- この結果より，心抑制性の反射性失神ではペースメーカー留置を考慮してもよいと考えられる．そのためにTilt試験やループレコーダーにて心抑制性失神を評価することが重要とも言える.

➕ 補足

■ Tilt 試験の方法と評価
〔Eur Heart J. 2018 Jun 1;39 (21):e43-80〕

- Tilt 試験の方法：
- 試験前2-4時間は空腹の状態で評価する.
- 静脈ルート確保がない場合は5分以上，静脈ルートを確保した場合は20分以上は仰臥位で安静を維持する.
- その後心拍数，血圧をモニタリングしながらTiltテーブルを60-70度挙上する（受動フェイズ）.
- 受動フェイズで変化がなければ（結果解釈は後述），ニトログリセリンの舌下投与か，イソプロテレノールの経静脈投与を行う（薬剤誘発フェイズ）．薬剤誘発フェイズは15-20分継続する.
  - ニトログリセリンはニトロペン®0.3 mgを用いる．上体挙上したまま舌下投与する.
  - イソプロテレノールは1 μg/分より開始，1-3 μg/分で増減し，心拍数を基礎値の20-25%上昇する程度で維持する．プロタノール®L 0.2 mgを生理食塩水もしくは5%ブドウ糖液で全量10 mLとし，3-9 mL/時で調節すればよい.
- 失神症状が出現すればその時点で試験は終了する．速やかにTiltテーブルを水平に戻す.
- Tilt 試験の結果評価：
- 正常反応：血圧，心拍数は上昇するが10%以下．この状態で失神が認められる場合は心因性失神を疑う.
- 反射性失神：挙上直後は血圧の変化は乏しく，数分経過して血圧が低下し，失神症状が出現する．血圧低下時に心拍数が不変であれば末梢血管抵抗の異常，心拍数も低下するのであれば心抑制が関連している.
- 古典的起立性低血圧：挙上中血圧は低下し続ける（3分間で収縮期血圧20 mmHg以上低下）．心拍数は

代償性に上昇するが，心抑制がある場合は上昇しない.

- 遅発性起立性低血圧：古典的起立性低血圧よりも血圧低下が緩徐（3分間で<20 mmHgの低下）．緩徐に低下し続ける経過となるため，長めに評価することが必要.
- 起立性頻脈：挙上中血圧の変動は正常であるが，心拍数が上昇する（10分間で30回/分以上の上昇がある）.

■ 頸動脈洞マッサージの方法と評価
〔Eur Heart J. 2018 Jun 1;39 (21):1883-948〕〔Eur Heart J. 2018 Jun 1;39 (21):e43-80〕

- 心電図波形，血圧をモニタリングしながら行う.
- マッサージする側の反対側へ患者の頸部を回旋させた状態で，検者は第2-4指先で下顎角～輪状軟骨の間の高さで，胸鎖乳突筋の前縁付近で最も動脈拍動が強い部位を上下に圧迫する.
- マッサージは最初は臥位で，片側10秒ずつ行う．その後上体を挙上して再度10秒ずつ行う.
- 場所を変える際は血圧，心拍数が基礎値に戻るまで時間をあける必要がある点に注意.
- マッサージにより3秒以上の心停止，50 mmHg以上の血圧低下が認められる場合は頸動脈洞過敏と判断する．これら所見や症状がなければ頸動脈洞過敏は否定される.
- 頸動脈洞過敏と判断した場合で，3秒以上の心停止がない場合は末梢血管抵抗異常が主な病態となる．3秒以上の心停止がある場合は，アトロピン0.02 mg/kg経静脈投与を行い，症状が改善すれば心抑制が主で，改善しなければ心抑制と末梢血管抵抗異常の混在型と判断する.

4 J波症候群：早期再分極症候群とBrugada症候群

■ 1953年低体温の実験でQRSとST部分のJunctionに相当する部位に異常が出ることをJ波（Osborn wave）と呼んだ〔*Am J Physiol. 1953 Dec;175 (3) :389-98*〕が，1996年にJ波の異常が致死的不整脈性と関連があることが示されて注目された〔*Circulation 1996;93:372-9*〕.

■ 早期再分極（early repolarization）は若年男性でよく認められる心電図所見であるが，その中には心室細動（VF）の原因となる早期再分極症候群（early repolarization syndrome：ERS）と呼ばれるものがあり，突然死との関連が注目されるようになった〔*N Engl J Med. 2008 May 8;358 (19) :2016-23*〕.

■ 特にVFのリスクが高いものは下壁誘導（II，III，aVF）を含む早期再分極所見である.

■ Brugada症候群も右側胸部誘導（V₁−V₂誘導）の早期再分極を伴う心電図変化があり，悪性早期再分極症候群とBrugada症候群をまとめてJ波症候群と呼ぶ.
〔*Heart Rhythm. 2010 Apr;7 (4) :549-58*〕

■ 失神患者において，Brugada型の心電図所見があればそれを見逃す人はいないであろうが，早期再分極症候群もBrugada症候群と同様，不整脈の可能性を上昇させる所見となるため，この疾患概念とその高リスク心電図所見を押さえておくことは重要である.

早期再分極症候群（ERS）

■ 心電図所見における早期再分極は若年男性で多く認められる所見であり，良性所見と言われてきた.しかしながら，特発性心室性頻拍/心室細動（VT/VF）患者とコントロール群を比較した報告では，有意に早期再分極所見が認められ（31% vs 5%），早期再分極所見はVT/VFの再発リスク因子であった（HR2.1［1.2-3.5］）〔*N Engl J Med. 2008 May 8;358 (19) :2016-23*〕.

■ その後の調査にて，下壁誘導（II，III，aVF）の早期再分極所見や，全誘導の所見，J波電位が高い所見，J波に加えてST部分が水平または下行性に上昇している早期再分極所見が不整脈のリスク因子ということが判明した〔*Mayo Clin Proc. 2012 Jul;87 (7) : 614-9*〕.

ERSのタイプと不整脈のリスク
〔*Indian Heart J. 2014 Jul-Aug;66 (4) :443-52*〕

■ 不整脈のリスクから，ERSは以下の3タイプに分

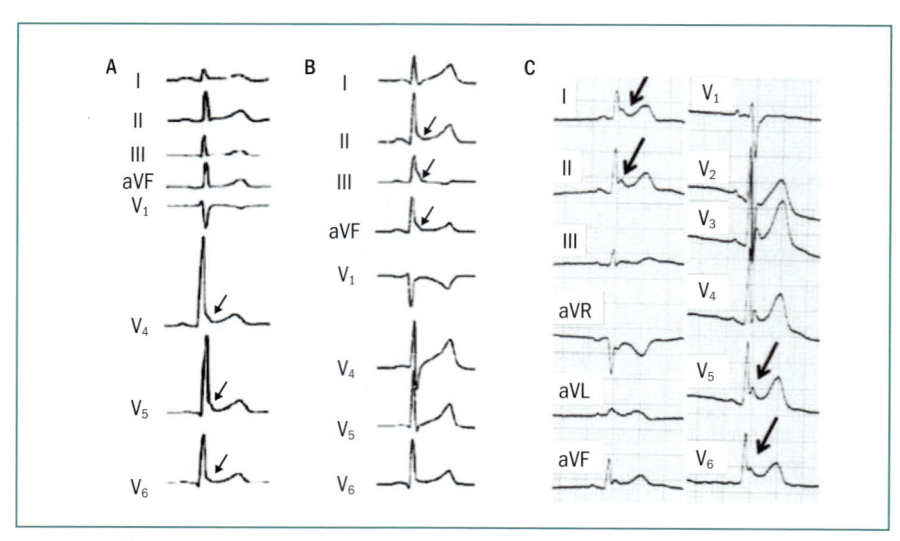

図1　ERSの心電図所見
A：ST部分は良性パターンの，ERSのタイプ1.VF/VTリスクとはならない.
B：ST部分は良性パターンの，ERSのタイプ2.VF/VTリスクはある.
C：ST部分は悪性パターンの，ERSのタイプ3.高リスク群であり要注意.
Indian Heart J. 2014 Jul-Aug;66 (4) : 443-52

類される（図 1）．

- タイプ 1：早期再分極所見が側壁誘導（V_4-V_6）で認められる．若年男性に多く認められる，最も多いパターン．VF のリスクとはならない．
- タイプ 2：早期再分極所見が下壁誘導，下壁＋側壁誘導で認められる．健常者でも認められるが，VF のリスクとなる．
- タイプ 3：早期再分極所見が下壁，側壁，右側胸部誘導すべてで認められる．VT/VF の高リスク群．
- また，ST 部分の形から，ERS は以下の 2 パターンに分類される．
- 良性パターン：J 点から急速に ST が上昇する．
- 悪性パターン：J 点から水平性，下行性に ST が変化する．
- ERS における致死的不整脈リスク因子を表 1 にまとめる．

ERS の診断スコア：Shanghai score（表 2）〔J Arrhythm. 2016 Oct;32 (5) :315-39〕

- エキスパートの経験，発表された論文・報告より作成された診断スコア．2016 年の J-wave syndrome expert consensus conference で提唱された．バリデーションは未だ不十分ではある．
- スコア ≧5 点では ERS を強く示唆する（probable/definite）．3-4.5 点では可能性あり（possible），＜3 点では否定的．

ERS の治療推奨
〔J Arrhythm. 2016 Oct;32 (5) :315-39〕

- タイプ 2，3 の ERS で治療を考慮する．
- 無症候性では，リスクが高い場合（ST 部分が悪性パターン，変動性の著明な J 波の上昇［≧0.2 mV］があり，若年での原因不明の突然死の家族歴がある）は植込み型除細動器（ICD）を考慮する．

表 1　ERS における致死的不整脈リスク因子

リスク因子	リスク因子の可能性	リスク因子ではない
J 波が広範囲の誘導にある J 波の電位＞0.2 mV ST 部分が水平/下行性 J 波の変化が大きい（心電図フォローで）	予期しない失神発作 突然死の家族歴	電気生理学的検査による不整脈誘発* Na チャネル阻害薬による心電図変化

*VF による心停止を経験した ERS 患者 81 例で電気生理学的検査を施行したところ，不整脈誘発の有無は VF の再発リスク評価には有用ではなかった．

J Am Coll Cardiol. 2015 Jan 20;65 (2) :151-9

表 2　ERS 診断：Shanghai score

項目		点
I. 病歴 （A-C のうち最も点数が高いものを選択）	A. 原因不明の心停止，VF，多源性 VT の既往 B. 不整脈性の失神疑いの既往 C. 原因不明の失神の既往	A. 3 B. 2 C. 1
II. 12 誘導心電図 （A-C のうち最も点数が高いものを選択）	A. ST 部分が悪性パターンの，≧0.2 mV の早期再分極が下壁・側壁誘導から 2 誘導以上で認められる． B. 変動性の J ポイント上昇（≧0.1 mV）が下壁・側壁誘導から 2 誘導以上で認められる C. ≧0.1mV の J ポイント上昇が下壁・側壁誘導から少なくても 2 誘導で認められる	A. 2 B. 1.5 C. 1
III. 心電図モニタリング	A. 短時間で連続する心室性期外収縮が出現し，R 波が T 波の前半部（ピークまでの部位）もしくはピークに重なる所見がある（R on T）	2
IV. 家族歴 （A-D のうち最も点数が高いものを選択）	A. 親族で早期再分極症候群の患者がいる B. 第一度近親に 2 名以上，II.A. の心電図所見が認められる人がいる C. 第一度近親に II.A. の心電図所見が認められる人がいる D. 第一，第二度近親の親族のうち，45 歳以下で原因不明の突然死，心停止を来した人がいる	A. 2 B. 2 C. 1 D. 0.5
V. 遺伝子検査	ERS に関連する遺伝子異常がある	0.5

≧5 点で probable/definite ERS，3-4.5 点で possible ERS，＜3 点では否定的．

J Arrhythm. 2016 Oct;32 (5) :315-39

- ■ 症候性の ERS の対応：
- ■ 痙攣，失神，夜間のあえぎ呼吸があり，若年での原因不明の突然死の家族歴がある場合，それが不整脈によるものと判断されるのであれば ICD の適応となる．
- ■ 心停止の既往や持続性の VT の既往がある場合，ICD が強く推奨される．
- ■ electrical storm（致死的不整脈が嵐のように多発する現象）ではイソプロテレノールを投与．この場合も ICD が強く推奨される．
- ■ 症候性で ICD 留置が困難な場合はキニジンを使用するとよいかもしれない．
- ■ 上記に当てはまらない場合は慎重に経過をフォローする．

Brugada 症候群

- ■ Brugada 症候群は，V_1–V_2 誘導の J 波所見を特徴とする心電図変化を伴う疾患である．心電図の特徴からタイプ 1-3 に分類される（表 3，図 2）．
- ■ Brugada 症候群のタイプ 1 は悪性パターンの ERS に類似しており，タイプ 2，3 は良性パターンの ERS に類似している．異なるポイントは，Brugada 症候群は J 波の電位が≧ 0.2 mV を定義としている点である．
- ■ また，Brugada 症候群と ERS では原因遺伝子異常も一部でオーバーラップしており，これらは同じ疾患群として捉えてもよいと考えられる．J 波が認められることから，J 波症候群と呼ぶ（表 4）．

Brugada 症候群様の心電図所見の頻度

- ■ 大阪府守口市での健康診断（平均年齢 58 ± 10 歳）における Brugada 型心電図の頻度は，全体で 0.70%［0.57-0.86］，男性例で 2.14%［1.70-2.66］であった．タイプ 1 は全体の 0.12%［0.07-0.20］，男性の 0.38%［0.21-0.64］で認められた〔*J Am Coll Cardiol. 2001 Sep;38 (3):771-4*〕．これらを平均 7.8 ± 1.6 年フォローしたところ，Brugada 型心電図を有する群での死亡率は 4.1%（心血管死亡 1.0%），それ以外の群では 4.4%（心血管死亡 1.0%）と有意差なく，検診で Brugada 型心電図が認められても無症候であれば死亡リスク

表 3 Brugada 症候群の心電図所見

	タイプ1	タイプ2	タイプ3
J 波電位	≧0.2 mV	≧0.2 mV	≧0.2 mV
ST 部分	coved	saddle back	saddle back
ST 終末部	下行性	軽度上昇（≧1mm）	軽度上昇（＜1mm）
T 波	陰性	陽性 or 二相性	陽性

Trends Cardiovasc Med. 2015 Jan;25 (1):24-30

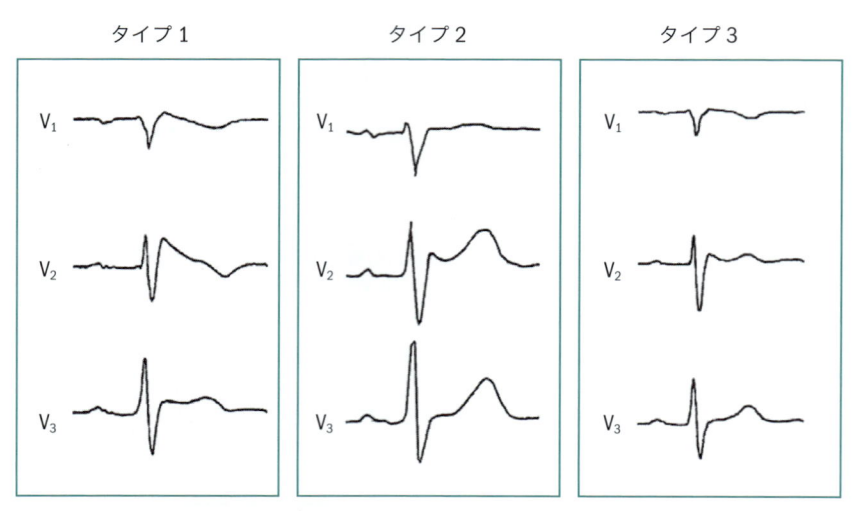

図 2 Brugada 症候群の心電図所見

Trends Cardiovasc Med. 2015 Jan;25 (1):24-30

表4　J波症候群（先天性）

	ERS タイプ1	ERS タイプ2	ERS タイプ3	Brugada 症候群
早期再分極の部位	左心室前側壁	左心室下壁	左心室，右心室	右心室
J波の部位	I，V_4–V_6	II，III，aVF	全誘導	V_1–V_2（V_3）
性差	男性に多い	男性に多い	男性に多い	男性に多い
VF リスク	まれ	あり	あり	あり
キニジンへの反応	J点の改善 VT/VF の抑制	J点の改善 VT/VF の抑制	J点の改善 VT/VF の抑制	J点の改善 VT/VF の抑制
イソプロテレノールへの反応	J点の改善 VT/VF の抑制	J点の改善 VT/VF の抑制	不明	J点の改善 VT/VF の抑制
遺伝子変異	CACNA1C, CACNB2B	KCNJ8, CACNA1C, CACNB2B	CACNA1C	SCN5A, CACNA1C, CACNB2B, GPD1-L, SCN1B, KCNE3, SCN3B, KCNJ8

Heart Rhythm. 2010 Apr;7（4）:549-58

表5　Brugada 症候群診断：Shanghai score

項目		点
I. 心電図（12誘導，モニタリング） （A-C のうち最も点数が高いものを選択）	A. Brugada 症候群タイプ1の心電図所見を通常の心電図または1肋間上げて評価した心電図で認められる B. 発熱時に A. を満たす C. 誘発作用のある薬剤*1を使用し，Burugada 症候群タイプ2もしくは3からタイプ1への心電図変化が認められる	A. 3.5 B. 3 C. 2
II. 病歴 （A-E のうち最も点数が高いものを選択）	A. 原因不明の心停止，VF，多源性 VT の既往 B. 夜間のあえぎ呼吸 C. 不整脈性の失神疑いの既往 D. 原因不明の失神の既往 E. 30歳以下で発症した心房細動，心房粗動で他に原因がない	A. 3 B. 2 C. 2 D. 1 E. 0.5
III. 家族歴 （A-D のうち最も点数が高いものを選択）	A. 第一，第二度近親で Brugada 症候群（definite）の患者がいる B. 第一，第二度近親で Brugada 症候群による突然死が疑わしい患者がいる（発熱時の突然死，夜間の突然死，不整脈のリスクとなる薬剤*2を使用中での突然死） C. 第一，第二度近親の親族のうち，45歳以下で原因不明の突然死，心停止を来した人がいる（病理解剖をされているが原因が不明）	A. 2 B. 1 C. 0.5
IV. 遺伝子検査	Brugada 症候群に関連する遺伝子異常がある	0.5

・診断には I は必ずどれかを満たさねばならない．さらに≧3.5点で probable/definite Brugada 症候群，2-3点で possible Brugada 症候群，＜2点では否定的．
*1 誘発作用のある薬剤：プロカインアミド，フレカイニド
*2 不整脈のリスクとなる薬剤：プロカインアミド，フレカイニド，リチウム，Ca チャネル阻害薬，β遮断薬，硝酸薬，三環系抗うつ薬，四環系抗うつ薬，選択的セロトニン再取り込み阻害薬，フェノチアジン系薬剤など．

J Arrhythm. 2016 Oct;32（5）:315-39.

上昇にはつながらない〔*Am J Cardiol. 2008 Sep 1;102（5）:584-7*〕．

Brugada 症候群の診断スコア：Shanghai score（表5）〔*J Arrhythm. 2016 Oct;32（5）:315-39*〕

■エキスパートの経験，発表された論文・報告より作成された診断スコア．2016年の J-wave syndrome expert consensus conference で提唱された．バリデーションは未だ不十分ではある．

■スコア≧3.5点では Brugada 症候群を強く示唆する（probable/definite）．2-3点では可能性あり（possible），＜2点では否定的．

表6 Brugada 症候群で避けるべき薬剤

	避けるべき薬剤	避けたほうがよい薬剤
抗不整脈薬	アジマリン, フレカイニド, ピルシカイニド, プロカインアミド, プロパフェノン	アミオダロン, シベンゾリン, ジソピラミド, リドカイン, プロプラノロール, ベラパミル
抗精神病薬, 抗うつ薬	アミトリプチリン, クロミプラミン, リチウム, ノルトリプチリン, オクスカルバゼピン, トリフロペラジン	カルバマゼピン, ドスレピン, イミプラミン, ラモトリギン, マプロチリン, パロキセチン, ペルフェナジン, フェニトイン
麻酔薬, 鎮痛薬	ブピバカイン, プロカイン, プロポフォール	ケタミン, トラマドール
その他	アセチルコリン, アルコール, カンナビス, コカイン, エルゴノビン	ジメンヒドリナート, ジフェンヒドラミン, エドロホニウム, インダパミド, メトクロプラミド, テルフェナジン/フェキソフェナジン

BrugadaDrugs.org. http://www.brugadadrugs.org/avoid/, http://www.brugadadrugs.org/pref_avoid/ を参考に作成

Brugada 症候群の対応 〔*Heart Rhythm. 2014 Aug;11(8):1441-5*〕〔*Trends Cardiovasc Med. 2015 Jan;25(1):24-30*〕〔*J Arrhythm. 2016 Oct;32(5):315-39*〕

- タイプ 1 の Brugada 心電図で治療を考慮する.
- 全患者で以下の生活指導を行う.
  - ST 上昇を誘発するような薬剤を避ける (表6).
  - 多量のアルコール摂取を避ける.
  - 発熱時は早期に解熱薬で熱を下げる.
- 無症候性の Brugada 心電図への対応:
  - 失神歴や突然死/不整脈の家族歴がなければ原則経過観察とする.
  - Na チャネル阻害薬により誘発されたタイプ 1 の Brugada 心電図では経過観察とする.
- 症候性の Brugada 心電図への対応:
  - 痙攣, 失神, 夜間のあえぎ呼吸がある場合, それが不整脈に伴うものと考えられれば ICD の適応となる.
  - 心停止の既往や持続性の VT の既往がある場合, ICD が強く推奨される.
  - Electrical storm ではイソプロテレノールを投与. この場合 ICD が強く推奨される.
- ICD の適応はあるが留置が困難な患者ではキニジンを使用する. また, ICD 留置後に電気的除細動が繰り返される場合もキニジンを使用する.

5　上室性頻拍

- 上室性頻拍（supraventricular tachycardia：SVT）には主に房室結節回帰性頻拍（atrioventricular node reentrant tachycardia：AVNRT）（60%），房室回帰性頻拍（atrioventricular reciprocating tachycardia：AVRT）（30%），焦点心房頻拍（focal atrial tachycardia：FAT）（10%）の 3 種類ある．
- AVNRT，AVRT のイメージは 補足 ▶図 1 を参照．中年〜高齢者では AVNRT が大半を占める．若年では AVNRT，AVRT は同数もしくは AVRT がやや多い程度〔*J Am Coll Cardiol. 2016 Apr 5;67（13）:1575-623*〕.
- このうち AVNRT と AVRT は Valsalva 法や AV ブロックを誘発する薬剤による治療が有効である．FAT は薬物治療不応性のことが多く，アブレーション治療が必要となることが多い．
- 鑑別には心電図所見，電気生理学的検査が必要であるが，治療反応性が悪ければ FAT の可能性が高いとし，専門科に紹介するのも 1 つの方法である〔*N Engl J Med. 2006 Mar 9;354（10）:1039-51*〕.

- wide QRS の上室性頻拍（SVT）の場合，脚ブロックを合併した SVT と pre-excitation（早期興奮）を合併した SVT（いわゆる偽性心室頻拍）を考える．後者は AVRT のリエントリーを介して心房から心室へ信号が伝達されている状態であり，これも治療方法が他とは異なるため注意が必要である．

上室性頻拍（SVT）の急性期マネジメント

チャート I　SVT では血行動態不安定かどうか，早期興奮の合併があるかどうかで治療を決める

チャート I-1　血行動態不安定であれば電気的除細動の適応

- 血行動態不安定の場合は narrow QRS（<120 ミリ秒），wide QRS（≧120 ミリ秒）関係なく，電気的除細動を考慮する．
- 電気的除細動は鎮静下において同期式カルジオバー

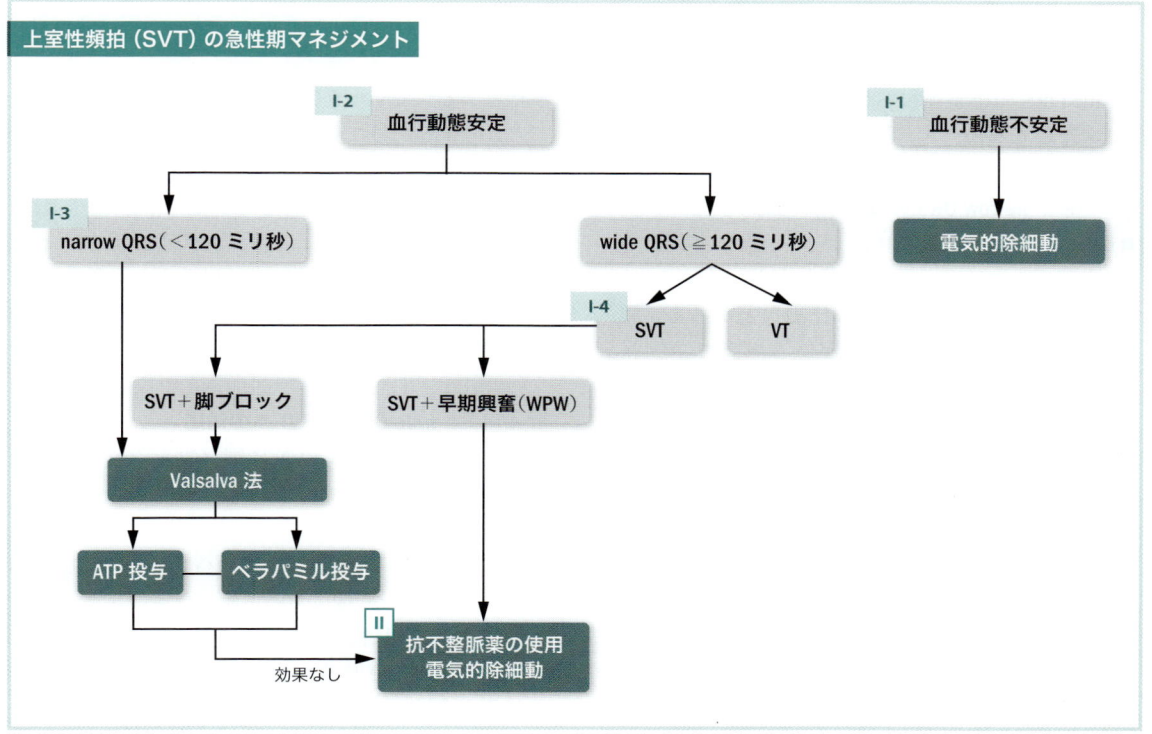

上室性頻拍（SVT）の急性期マネジメント

N Engl J Med. 2006 Mar 9;354（10）:1039-51より改変

表1

表1　ATP とベラパミルの使用方法

薬剤	商品名	投与量	副作用
ATP	アデホス® 10 mg 注	5-10 mg を急速静注 静注後生食 10-20 mL でフラッシュ必要	顔面紅潮，胸部不快感 低血圧，気管攣縮
ベラパミル	ワソラン® 5 mg 注	5 mg を 3-5 分かけて静注 最大 15 mg	低血圧，徐脈

表2　SVT で使用する抗不整脈薬

薬剤	商品名	投与量	副作用
プロカインアミド (Ia 群)	アミサリン® 注	20-50 mg/分で点滴静注 最大 17 mg/kg まで 維持量は 2-4 mg/分	低血圧，wide QRS，torsade de pointes 不整脈が改善，低血圧時，QRS が≧50%開大した場合は投与中止
フレカイニド (Ic 群)	タンボコール® 注	1-2 mg/kg を 10 分かけて静注 最大 150 mg まで	陰性変力作用 wide QRS

ジョン（50 J から開始し，効果乏しければ 100 J，150 J へ増量）を行う.

■ 意識があり，Valsalva 法が試せる状況であれば電気的除細動前に試すのもよい.

チャートI-2　血行動態安定した SVT の場合の対応

■ narrow QRS（＜120 ミリ秒）であれば SVT として Valsalva 法，抗不整脈薬の使用を考慮する.

■ wide QRS（≧120 ミリ秒）の場合は早期興奮もしくは脚ブロックを合併した SVT か，心室頻拍（VT）かの鑑別が必要となる.

■ wide QRS の不整脈における VT との鑑別については 補足 を参照.

チャートI-3　narrow QRS の SVT への対応

■ 最初に Valsalva 法を試す.

▪ Valsalva 法には息こらえ，顔を冷水に沈める方法，頸動脈洞マッサージ，眼球圧迫などがある. 肥満患者など動脈硬化リスクがある患者で頸動脈洞マッサージを行うと血栓が飛ぶ可能性があるため避けたほうがよい. 息こらえや腹部圧迫が行いやすい.

▪ 修正 Valsalva 法* は通常の Valsalva 法と比較して有意に除細動成功率が高い. SVT 433 例を対象として，修正 Valsalva 法と通常の Valsalva 法を行ったランダム化比較試験では，除細動成功率は 43% vs 17%と有意に修正 Valsalva 法で良好であった〔*Lancet. 2015 Oct 31;386 (10005) :1747-53*〕. その後のバリデーションでも洞調律復帰率は 42.9% vs 10.7%とほぼ同様の結果〔*Am J Emerg Med. 2017 Nov;35 (11) :1662-5*〕.

*修正 Valsalva 法：45 度上体挙上（ファウラー体位）で強制呼気（40 mmHg の圧）を 15 秒行い，その後すぐに仰臥位とし，下肢を受動的に 45 度挙上させる. 下肢挙上を 15 秒継続後，元のファウラー体位に戻す方法. 40 mmHg 圧の強制呼気は 10 mL のシリンジを内筒がある状態で筒先から吹いて，内筒が動く程度の圧力をかけてもらうのでもよい. 3 回まで施行し，改善がなければ薬物治療を行う〔*Lancet. 2015 Oct 31;386 (10005) :1747-53*〕〔*Am J Emerg Med. 2017 Nov;35 (11) :1662-5*〕.

■ Valsalva 法で効果がない場合は薬物治療を行う.

▪ 薬物治療では ATP（アデホス®）とベラパミル（ワソラン®）を用いる（表1）.

▪ 代替薬としてジルチアゼム（ヘルベッサー®）0.25 mg/kg を 2 分かけて静注，効果なければ 0.35 mg/kg を 2 分かけて静注し，維持量 5-15 mg/時で管理する方法もある.

▪ ATP，ベラパミル（もしくはジルチアゼム）でも改善乏しい場合は Ia, Ic 群の抗不整脈薬を使用するか，電気的除細動を考慮する（抗不整脈薬は チャートII を参照）.

チャートI-4　wide QRS の SVT への対応

■ wide QRS の SVT は SVT に脚ブロックを合併したパターンと，SVT に早期興奮を合併したパターン（WPW 症候群）がある.

■ SVT に脚ブロックを合併したパターンでは narrow QRS の SVT と同様に対応可能（ チャートI-3 ）.

■ SVT に早期興奮が合併したパターンでは房室結節の伝導を遅延させる治療（Valsalva 法や ATP，ベラパミルの投与）により偽性 VT のリスクとなるため，電気的除細動や抗不整脈薬（ チャートII ）を使用する必

Q&A

Q ATP とベラパミルの違いは？

A アデノシンとベラパミルによる SVT 治療効果を評価したメタアナリシスでは，双方の除細動成功率は 90.8％ vs 89.9％ とほぼ同等でした．副作用はアデノシンで 16.7-76％，ベラパミルで 0-9.9％ とアデノシンでより副作用が多いのですが，低血圧はベラパミルのほうが多い（0.6％ vs 3.7％）結果でした．また，洞調律までの時間はアデノシンでは数十秒ですが，ベラパミルでは数分〜数時間かかる例が多く，アデノシンのほうが迅速と言えます〔*Eur J Emerg Med. 2011 Jun;18（3）:148-52*〕．

アデノシンの副作用は胸部不快感（83％），紅潮（39％），呼吸苦（32％），頭痛（27％），悪心（15％），死の恐怖（7％）があります〔*Am J Emerg Med. 2008 Oct;26（8）:879-82*〕．一方，ベラパミルの副作用は低血圧と徐脈のみですが，持続するため注意が必要です．

Q ATP とベラパミルはどちらを優先すべきでしょうか？

A SVT における心拍数と使用薬剤による除細動成功率には関連があり，心拍数＜173 回/分ではベラパミルのほうが効果的であり，＞173 回/分ではアデノシンのほうが効果が良好であったとする報告があります〔*Eur Heart J. 2004 Aug;25（15）:1310-7*〕．したがって心拍数で決めてもよいのですが，Bezold-Jarisch 反射の可能性を考慮して，筆者は個人的には ATP を最初に投与することを勧めています．

Bezold-Jarisch 反射〔*J Am Coll Cardiol. 1983 Jan;1（1）:90-102*〕とは，迷走神経を介した反射で，洞調律に復帰した際に末梢血管拡張と徐脈，低血圧が認められる反応です．ベラパミルの投与による末梢血管拡張作用は遷延するため，この反射が生じた際にさらに重症化する可能性があります．一方，ATP の半減期は約 10 秒程度と短く，副作用は多いですが遷延はしません．

要がある．

チャート II 抗不整脈薬の使用

■ATP，ベラパミルで効果が乏しい SVT，早期興奮が合併した SVT では電気的除細動もしくは抗不整脈薬を選択する．

▪抗不整脈薬は Ia，Ic 群を使用する（表2）．

上室性頻拍（SVT）の慢性期マネジメント

チャート III 患者のリスクに応じて予防的抗不整脈薬の投与，アブレーションの適応を決める

■この場合のリスクは不整脈が生じた場合に生命に影響する可能性があるかどうか，不整脈の急性期治療への反応性が良好かどうかで判断する．

▪表3で示すような要素があれば高リスク群と判断し，認められなければ低リスク群と判断する．

チャート IV 低リスク群への対応

チャート IV-1 初回の SVT であり，Valsalva 法が効果的な患者や薬剤投与により速やかに改善する患者では抗不整脈薬による予防の必要はない

■不整脈のリスク因子（高血圧や甲状腺機能亢進症など）への介入のみでよい（ ）．

チャート IV-2 繰り返す患者や不整脈発作時の症状が強い場合，急性期治療への反応が悪い場合は pill in the pocket や予防治療①を考慮する

■"pill in the pocket"（もともと発作性心房細動へのアプローチとして紹介された方法〔*N Engl J Med. 2004 Dec 2;351（23）:2384-91*〕：

▪pill in the pocket は再発性（年数回程度の発作）で，1 時間以上持続する SVT 患者で考慮する治療であり，ベラパミル，β遮断薬（メトプロロールやプロプラノロール），プロパフェノン，フレカイニドより 1-2 種類の薬剤を発作時に頓用する方法である．

▪ベラパミル 40-80 mg，β遮断薬（メトプロロール 20-40 mg，プロプラノロール 10-20 mg），フレカイニド 50-100 mg，プロパフェノン 150 mg 程度を用い，発作時に内服する．薬剤間での比較はなく，使い慣れたものを用いることが多い．2 剤使用する場合は，ベラパミルもしくはβ遮断薬＋抗不整脈薬（プロパフェノンもしくはフレカイニド）の組み合わせとする．

■予防治療①：

▪pill in the pocket でも十分な治療が困難な場合，発作回数が多い場合は予防治療を選択する．まず使用すべき予防薬はベラパミル，ジルチアゼム，β遮断薬，ジゴキシンであり，長期使用による副作用が懸念される抗不整脈薬は避ける（表4）．

▪予防治療①でも効果が不十分な場合，患者の希望が

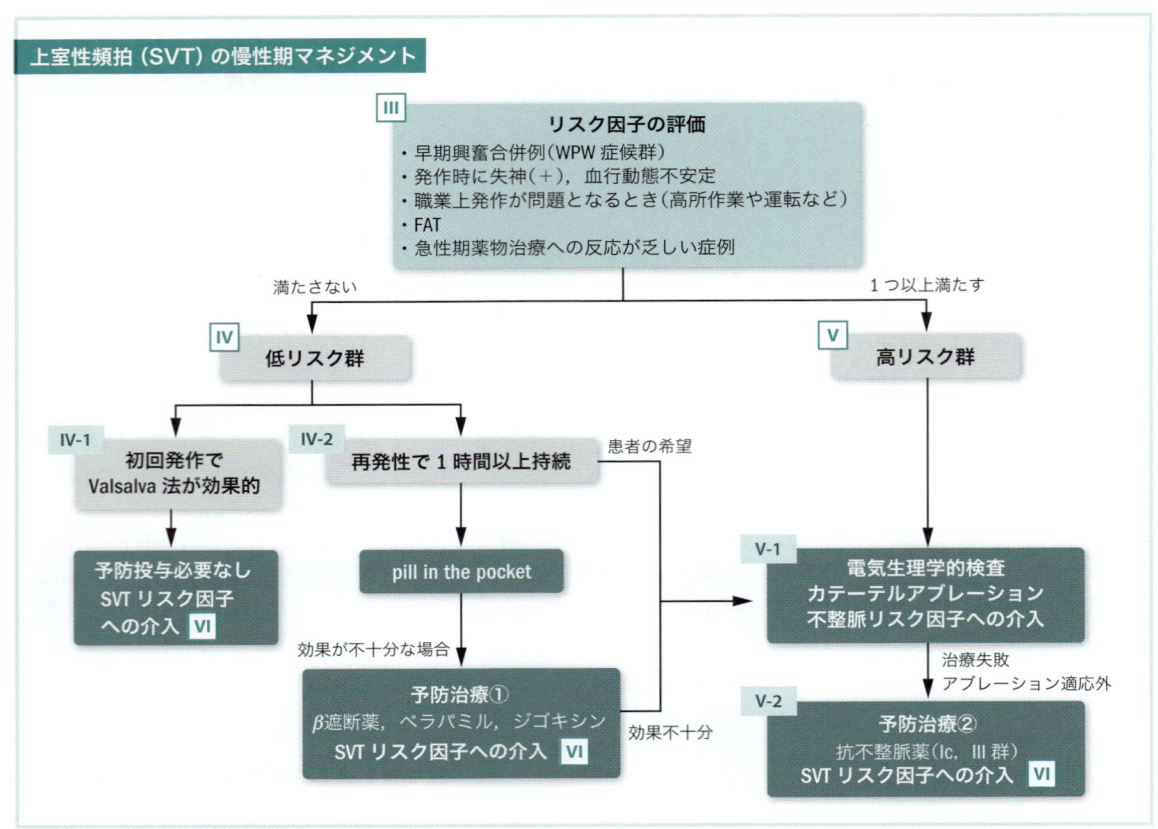

上室性頻拍（SVT）の慢性期マネジメント

III リスク因子の評価
- 早期興奮合併例（WPW 症候群）
- 発作時に失神（＋），血行動態不安定
- 職業上発作が問題となるとき（高所作業や運転など）
- FAT
- 急性期薬物治療への反応が乏しい症例

満たさない → **IV** 低リスク群

1つ以上満たす → **V** 高リスク群

IV-1 初回発作で Valsalva 法が効果的 → 予防投与必要なし SVT リスク因子への介入 **VI**

IV-2 再発性で 1 時間以上持続 → pill in the pocket → 効果が不十分な場合 → 予防治療① β遮断薬，ベラパミル，ジゴキシン SVT リスク因子への介入 **VI**

患者の希望 効果不十分

V-1 電気生理学的検査 カテーテルアブレーション 不整脈リスク因子への介入

治療失敗 アブレーション適応外

V-2 予防治療② 抗不整脈薬（Ic, III 群）SVT リスク因子への介入 **VI**

N Engl J Med. 2006 Mar 9;354(10):1039-51 より改変

表3　高リスクの SVT

早期興奮合併例（WPW 症候群）
不整脈発作時に失神や血行動態不安定のエピソードあり
職業上，発作が問題となる場合（高所作業員や職業運転手など）
FAT 症例
急性期の薬物治療への反応が乏しい場合

N Engl J Med. 2006 Mar 9;354(10):1039-51

表4　予防治療①で使用する薬剤

薬剤	商品名	投与量
Ca チャネル阻害薬		
ジルチアゼム	ヘルベッサー®	90-180 mg/日 分 3
ベラパミル	ワソラン®	120-240 mg/日 分 3
β 遮断薬		
メトプロロール	セロケン®	60-120 mg/日 分 3
ビソプロロール	メインテート®	2.5-5 mg/日 分 1
アテノロール	テノーミン®	50-100 mg/日 分 1
プロプラノロール	インデラル®	30-90 mg/日 分 3
その他		
ジゴキシン	ジゴシン®	0.125-0.25 mg/日 分 1

ある場合はアブレーション治療を考慮する（ **チャート V-1** へ）.

チャート V 高リスク群への対応

■高リスク群ではアブレーション治療による治療が推奨される．アブレーション治療でも再発する例では**予防治療②**を考慮.

チャート V-1 アブレーション治療

■SVT に対するアブレーション治療の効果は良好であり，治療成功率は 90%を超える（表5）.

■再発率は＜10%程度であるが，長期予後の評価は不十分であり，注意が必要〔*Ochsner J. 2014 Winter;14(4):586-95*〕．合併症としては完全房室ブロックが 1−1.5%程度で認められる.

■高齢者ほど再発リスクは高く，女性では症状改善効果が低下する報告もある〔*Europace. 2014 Dec;16(12):1821-7*〕

表5 SVT に対するアブレーション治療の成績

	AVNRT	AVRT	FAT
成功率	95-98%	92-98%	69-100%
再発率	4-6%	2-11%	7-8%

Ochsner J. 2014 Winter;14(4):586-95

表6 予防治療②で使用する薬剤

薬剤	商品名	投与量
フレカイニド（Ic）	タンボコール®	100-200 mg/日 分2
プロパフェノン（Ic）	プロノン®	450 mg/日 分3
アミオダロン（III）（保険適用外）	アンカロン®	200 mg/日 分1-2

〔*Heart Rhythm. 2015 Oct;12(10): 2125-31*〕.

■ 早期興奮合併例，頻脈発作時に失神が認められる例，職業運転手や高所作業を行う患者，FAT，発作時の急性期治療の反応性が悪い患者，慢性期の薬物治療でコントロール不良もしくは副作用で継続困難な場合ではアブレーション治療を考慮する．発作時の不快感，症状が強い場合は患者と相談し，アブレーション治療を考慮する．

チャートV-2　予防治療②

■ アブレーション治療でも治療できない場合，アブレーション治療が不適応の場合に抗不整脈薬による予防投与を選択する．使用薬剤は主に Ic 群と III 群（表6）.

VI SVT リスク因子の評価と介入

■ SVT は心疾患，心臓の構造異常が原因となることはまれであり，SVT 患者における心疾患の検索は必須ではない．交感神経に作用する薬剤の使用，ストレス因子や嚥下，月経，妊娠，貧血，脱水症，感染症，低酸素，内分泌疾患（甲状腺機能亢進症）が誘因となる〔*Curr Probl Cardiol. 2008 Sep;33(9):467-546*〕.

■ 高血圧や脱水症，甲状腺機能亢進症など治療可能なリスク因子があれば介入することで，再発リスクを軽減することが可能.

■ 背景に WPW 症候群がある場合は，約1割で心臓の構造異常（心室中隔欠損，Ebstein 奇形など）が認められたとする報告もあるため，心エコーなど精査が必要となる〔*Am J Cardiol. 2013 Oct 1;112(7):961-5*〕.

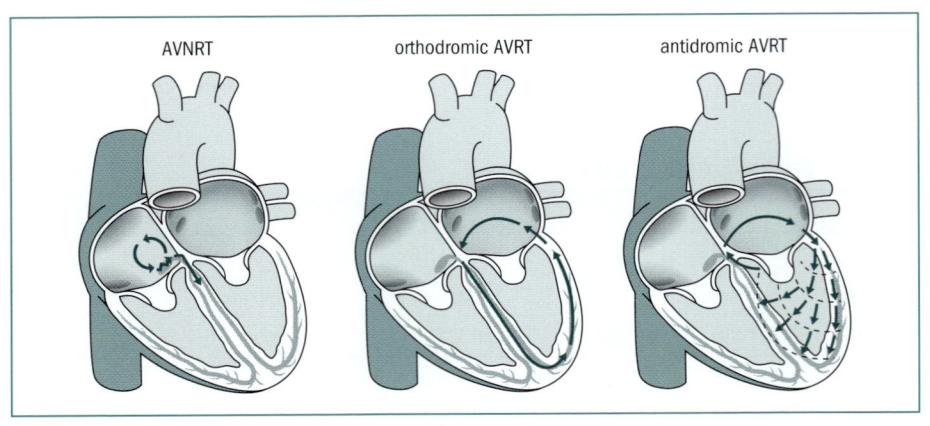

図1　AVNRT，AVRT のイメージ図
・orthodromic AVRT：正方向性 AVRT，antidromic AVRT：逆方向性 AVRT
・AVRT ではリエントリー回路を正方向性に信号が通過する正方向性房室回帰性頻拍と，逆方向性に
　通過する逆方向性房室回帰性頻拍がある．逆方向性房室回帰性頻拍は早期興奮を伴う SVT であり，
　wide QRS となる．WPW 症候群では正方向もしくは逆方向性房室回帰性頻拍を呈する．
N Engl J Med. 2006 Mar 9;354（10）:1039-51

表7　Brugada approach

①前胸部誘導で RS パターンがない
②前胸部誘導の RS パターンにて，R 波の始まり〜S 波の谷まで≧100 ミリ秒
③房室解離が認められる
④ VT に特徴的な V_1,V_6 誘導の所見が認められる*

*VT に特徴的な所見は以下のとおり．
左脚ブロックパターンにおいて：
・V_1 の R 波が40 ミリ秒以上（R 波の起始部〜S 波の頂点）
・V_1 もしくは V_2 の S 波でノッチが認められるか，なだらかな S 波が認められる．
・V_6 で Q 波，QS パターンとなる．
右脚ブロックパターンにおいて：
・V_1 で単相性の R 波もしくは qR パターン．
・三相波で Rr'，V_6 で rS となる．
Circulation. 1991 May;83（5）:1649-59

表8　Vereckei algorithm

① aVR で初期 R 波が認められる ② aVR で初期 r 波もしくは q 波の幅が＞40 ミリ秒 ③ aVR で陰性 QRS の初期下降線上にノッチが認められる ④ ventricular activation-velocity ratio（Vi/Vt）を評価

Vi/Vt は心室興奮の最初の40 ミリ秒，最後の40 ミリ秒の QRS 波の電位を評価し，比をとったもの．40 ミリ秒間に陽性と陰性の波形が含まれる場合はその絶対値の合計で計算する．
Heart Rhythm. 2008 Jan;5（1）:89-98

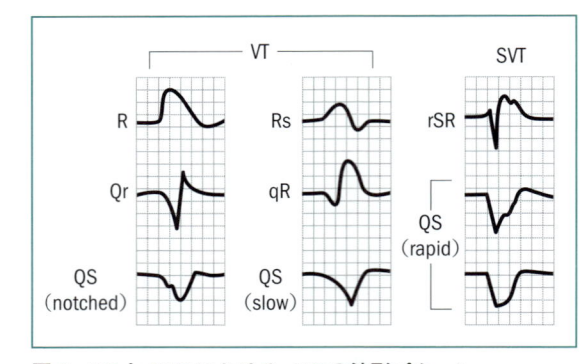

図2　VT と SVT における aVR の波形パターン
Heart Rhythm. 2008 Jan;5（1）:89-98

VT vs SVT の鑑別

- wide QRS の頻拍性不整脈では，VT と SVT の鑑別が重要となる．
- 両者の鑑別に有用なものに Brugada approach と Vereckei algorithm，RWPT criteria がある．

Brugada approach

- 表7のいずれかに当てはまれば VT と判断する．

Vereckei algorithm

- aVR 誘導において表8の①〜③のどれかが認められれば VT と判断する．すべて認められない場合は④を評価し，Vi/Vt＞1 であれば SVT，≦1 であれば VT と判断．
- このアルゴリズムを基にした，VT と SVT における aVR の波形パターンは図2のとおり．

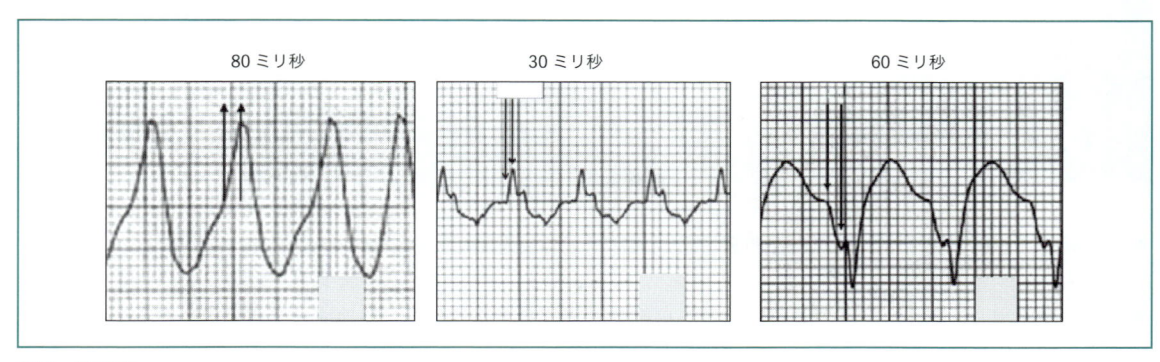

図3 RWPT

Heart Rhythm. 2010 Jul;7（7）:922-6

表9 各基準による VT，SVT 鑑別に対する感度，特異度

	スタディ	感度（%）	特異度（%）
Brugada approach	オリジナル（表7の①〜③まで）[†1]	82 [77-85]	98 [95-100]
	バリデーション[†2]	89.2 [86-92.4]	73.2 [65-81.4]
Vereckei algorithm	オリジナル[†2]	96.5 [94.6-98.4]	75 [82.9-96]
	バリデーション[†3]	92.4 [90.8-94]	64.7 [60.3-69.2]
RWPT criteria	オリジナル[†4]	93.2 [67.3-93.2]	99.3 [74.1-99.8]
	バリデーション[†3]	79.1 [76.7-81.6]	80.9 [77.2-84.6]

[†1]*Circulation. 1991 May;83（5）:1649-59*／[†2]*Heart Rhythm. 2008 Jan;5（1）:89-98*／[†3]*Acad Emerg Med. 2013 Nov;20（11）:1121-30*／
[†4]*Heart Rhythm. 2010 Jul;7（7）:922-6*

RWPT criteria

- II 誘導における R-wave peak time（RWPT）（図3）を評価する方法．RWPT ≧ 50 ミリ秒で VT を示唆する〔*Heart Rhythm. 2010 Jul;7（7）:922-6*〕．

各基準の VT 診断に対する感度，特異度（表9）

- Vereckei algorithm は感度が良好であるが，特異性が

やや劣る．一方で RWPT criteria は感度はばらつきが大きいが特異度は Vereckei algorithm よりも良好．Brugada approach は有用であるが，VT に特徴的な波形まで含めると項目が多くなってしまうのが問題点である．

- 心房細動は心房の異所性，不規則な興奮による上室性頻拍．
- 発作性に出現し，7日以内に洞調律に戻る心房細動を発作性心房細動と呼び，7日以上持続するものを持続性心房細動，12か月以上持続するものを長期持続性心房細動，洞調律に戻らない，戻すのをあきらめたものを恒久的心房細動と呼ぶ〔*Circulation. 2014 Dec 2;130（23）:2071-104*〕．

心房細動のマネジメント

- 心房細動のマネジメントを大きく分けると不整脈に対する対応と，血栓症の予防の2つがある．

不整脈に対するマネジメント：リズムコントロールと心拍数コントロール

 チャート I　心房細動のリスク因子，背景疾患

- 心房細動は高齢者，高血圧症，糖尿病，弁膜症，心

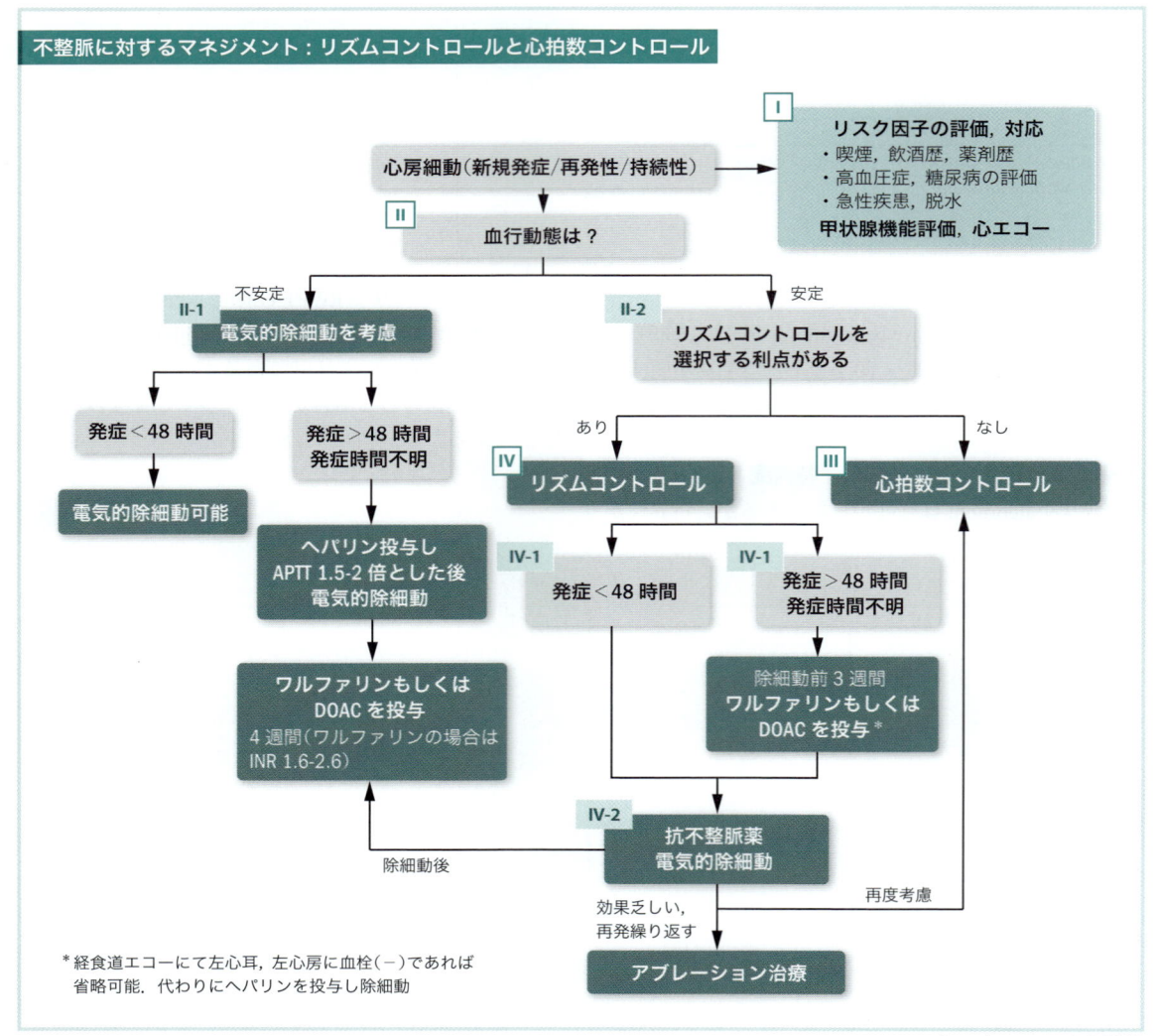

Lancet. 2012 Feb 18;379（9816）:648-61 より改変

表1　心房細動のリスク

患者側の要素	既往歴/薬剤		発作の誘因
高齢者 家族歴 喫煙 飲酒 肥満	高血圧症 糖尿病 心筋梗塞 僧帽弁狭窄症 肥大型心筋症	心不全 閉塞性睡眠時無呼吸症候群 甲状腺機能亢進症 ステロイド NSAIDs	運動 食事 カフェイン ストレス 急性疾患，脱水

Arch Intern Med. 2009 Oct 12;169(18):1677-83／Am J Cardiol. 2014 Nov 15;114(10):1523-9／Circulation. 2014 Dec 2;130(23):2071-104 を参考に作成

A 心血管

表2　心拍数コントロール，リズムコントロールが適する患者群

心拍数コントロールが適する	リズムコントロールが適する
＞80歳の高齢者	＜65歳
不整脈による症状がない，許容できる	不整脈による症状が強い 心房細動により心不全を生じる
心不全の既往歴なし	心不全がある，リスクが高い*
抗不整脈薬の禁忌，使用して失敗している	抗不整脈薬が使用可能
他に複数種類の薬剤を使用している（polypharmacy）	治療可能な原因や誘因がある心房細動（表1）
高血圧	高血圧がない
冠動脈疾患既往	新規発症の孤発性心房細動
患者の希望 除細動を好まない（電気的な感覚など）	患者の希望

*心房細動患者において，心不全を発症するリスク因子は心疾患（弁膜症，虚血性心疾患，心筋症，先天性心疾患など．OR5.7［2.9-11.2］），貧血（Hb＜11g/dL，OR3.0［1.8-5.1］），腎障害（eGFR＜60 mL/分/1.73 m²，OR2.3［1.5-3.7］），糖尿病（OR1.8［1.2-2.8］），利尿薬使用（OR2.0［1.2-3.3］）〔Am J Cardiol. 2012 Sep 1;110(5):678-82〕．
N Engl J Med. 2002 Dec 5;347(23):1825-33／Circ J. 2009 Feb;73(2):242-8／Lancet. 2016 Aug 20;388(10046):818-28 を参考に作成

疾患，甲状腺機能亢進症，薬剤などがリスクとなる（表1）．

- 初診の心房細動患者では，リスク因子や背景疾患の評価を行い，対応可能な原因があれば治療を行う（薬剤や甲状腺機能亢進症，高血圧など）．リスク因子への介入により心房細動の再発リスクを軽減することが可能〔JAMA. 2015 Jul 21;314(3):278-88〕．
- また，発作性心房細動の誘因を評価することで抗不整脈薬選択のヒントとなることがある（ チャートIV を参照）．

チャートII　心房細動の不整脈治療

チャートII-1　血行動態不安定であれば電気的除細動を考慮する

- 心房細動発症＜48時間であればそのまま除細動は可能．
- ただし，48時間以内でも血栓症のリスクはあり，

＜12時間では0.3％，12-48時間では1.1％で血栓症を合併するリスクがあるため注意〔JAMA. 2014 Aug 13;312(6):647-9〕．

- 発症12時間以上経過していれば以下の発症＞48時間の心房細動に準じて，ヘパリンを併用して電気的除細動を行ったほうがよいとする意見もある〔Lancet. 2016 Aug 20;388(10046):829-40〕．
- 心房細動発症＞48時間，もしくは発症時間不明の場合は，ヘパリンを開始し，APTTを1.5-2倍に延長させた状態で除細動を行う．その後ワルファリンもしくは直接経口抗凝固薬（DOAC）を4週間投与する．
- 電気的除細動は同期モードで行い，初回100J（直流電流）で行い，効果がない場合は200J，300Jへ増やす．
- 除細動施行時は鎮静を行う必要がある．
- 30日以上持続する心房細動では，電気的除細動に

対する反応が悪く，100 J の除細動では効果が乏しい．この場合，200 J より開始することで除細動回数を少なくすることが可能〔*J Am Coll Cardiol. 2001 Nov 1;38 (5) :1498-504*〕．

チャート II-2 **血行動態安定している場合はリズムコントロールか，心拍数コントロールを選択**

■双方とも血栓症のリスク，予後は同等であるが，リズムコントロールでは抗不整脈薬使用による副作用が懸念される．治療方針の選択に関しては**表2**を参照〔*N Engl J Med. 2002 Dec 5;347 (23) :1825-33*〕〔*Circ J. 2009 Feb;73 (2) :242-8*〕．

・特に65歳未満の患者群ではリズムコントロールのほうが有意に全死亡リスクが低下するため，65歳未満の若年者では可能であればリズムコントロールを選択すべき〔*Pacing Clin Electrophysiol. 2013 Jan;36 (1) :122-33*〕．

・日本人の心房細動患者を対象とした Fushimi AF Registry において，リズムコントロールを行った患者と心拍数コントロールを行った患者で propensity score-matched analysis を行った報告では，リズムコントロール群のほうで有意に心不全による入院リスクは低下した（1.5% vs 3.4%，p＝0.029）．死亡リスクや他の心血管イベントリスクは有意差は認められない〔*Heart Vessels. 2018 May 24. doi: 10.1007/s00380-018-1194-5.*〔*Epub ahead of print*〕〕．

チャート III **心拍数コントロール方法**

■心拍数コントロールの目標は平均心拍数≦80回/分，安静時 60-80 回/分，運動時 90-115 回/分〔*Am J Cardiol. 2008 Sep 15;102 (6) :704-8*〕．

・ただし，目標値達成と QOL，予後改善に関連性はなく，薬剤の副作用と患者の症状を基に調節するほうがよい〔*Am J Cardiol. 2004 May 15;93 (10) :1247-53*〕〔*N Engl J Med. 2010 Apr 15;362 (15) :1363-73*〕．

■使用薬剤はジゴキシン，ジヒドロピリジン系 Ca チャネル阻害薬，β遮断薬（**表3**）．

・運動時の心拍数を下げるにはβ遮断薬が有用．ジゴキシンは安静時のみ低下させる．

■β遮断薬と Ca チャネル阻害薬は血圧低下，心抑制作用があるため，急性心不全や低血圧患者ではジゴキシンが好まれる．ただし，ジゴキシンは心不全合併の有無にかかわらず死亡リスク因子となる可能性も指摘されている〔*Am J Cardiol. 2014 Aug 1;114 (3) : 401-6*〕〔*Medicine (Baltimore). 2015 Dec 1;94 (52) :e2409*〕．

・慢性心不全を合併している心房細動の第一選択は心不全の治療も兼ねてβ遮断薬とすべき〔*Am J Med. 2010 Mar;123 (3) :198-204*〕．

■敗血症の治療中に生じた心房細動ではβ遮断薬の経静脈投与による治療が予後を改善させる可能性がある．

・敗血症患者における心房細動の治療において，β遮断薬は Ca チャネル阻害薬，ジゴキシン，アミオダロンと比較して，有意の院内死亡率軽減効果が認められる（propensity score-matched analysis）．新規発症の心房細動，昇圧薬併用の有無，心不全の有無を問わず，β遮断薬では予後が改善する可能性がある〔*Chest. 2016 Jan;149 (1) :74-83*〕．

■日本国内で超短時間作用型で調節性に優れるβ遮断

Q&A

Q 低血圧を合併した心房細動患者ではジゴキシンしか選択肢がないのですか？

A 高齢者の心房細動では心不全や低血圧を合併し，心拍数コントロールの薬剤が使用しにくいことも多く経験します．その場合はジゴキシンを用いるのですが，ジゴキシンでしっかりと心拍数がコントロールできない場合，次に使う薬剤の選択にはいつも困ります．

　1つ覚えておくとよいのが，ベラパミル（ワソラン®）投与による低血圧が Ca 製剤の併用にて予防できる可能性があることです〔*Ann Pharmacother. 2000 May;34 (5) :622-9*〕．

　投与方法ですが，ベラパミル 5 mg 静注前にグルコン酸カルシウム（カルチコール® 8.5%）を 10 mL

緩徐に静注することで，その後の低血圧を予防しつつ，陰性変時作用を期待することができます．

　ベラパミルを先に投与し低血圧となった患者さんでも，後からカルチコール® 8.5% を投与すれば血圧は上昇するので覚えておくとよいかもしれません〔*Ann Pharmacother. 2000 May;34 (5) :622-9*〕．

　ただし，ショックバイタルの患者さんにはやるべきではありませんし，あくまでもこういう方法もあると覚えておくとよいでしょう．

　ショックバイタルの患者さんではアミオダロンを使用する方法もあります．アミオダロン 5 mg/kg を1時間で投与，その後 0.5-1 mg/分の持続静注で血圧を下げずに心拍数コントロールを行う方法です〔*Lancet. 2012 Feb 18;379 (9816) :648-61*〕．

表3　心拍数コントロールで主に使用する薬剤

薬剤	投与量	備考
ジゴキシン （ジゴキシン錠®）	経口：0.0625-0.25 mg/日　1日1回 経静脈：0.4-0.6 mg 静注	・安静時の心拍数コントロールに向く ・静注薬があり，急性の頻脈発作で使用しやすい ・血圧低下例では使用しやすい
ビソプロロール （メインテート®）	経口：2.5-5.0 mg/日　1日1回	・β遮断薬 ・低血圧，心抑制リスク ・心筋症や心不全患者の慢性管理に向く ・運動時の心拍数コントロールに向く ・プロプラノロールは β_1 非選択性であり，COPD 　や喘息患者では避けたほうが無難
プロプラノロール （インデラル®）	経口：30-90 mg/日　1日3回	
ナドロール （ナディック®）	経口：30-60 mg/日　1日1回	
アテノロール （テノーミン®）	経口：25-100 mg/日　1日1回	
アセブトロール （アセタノール®）	経口：300-600 mg/日　1日3回	
ベラパミル （ワソラン®）	経口：120-240 mg/日　1日3回 経静脈：1回5 mg を5分以上かけて静注	・Ca チャネル阻害薬 ・低血圧，心抑制リスク ・静注薬があり，急性の頻脈発作で使用しやすい
ジルチアゼム （ヘルベッサー®）	経口：90-180 mg/日　1日3回 経静脈：1回10 mg を3分以上かけて静注 　　　　または 0.25 mg/kg 静注, その後 5-20 mg/ 　　　　時で持続投与	

薬はエスモロール（ブレビブロック®）とランジオロール（オノアクト®）であり，そのうち周術期以外で使用可能なのはランジオロールのみ．ランジオロールは 1-10 μg/kg/分の速度で持続静注を行う．

- 左室駆出率（LVEF）25-50％の心房細動，心房粗動患者において，ランジオロールはジゴキシンよりも良好な心拍数コントロールを示し，LVEF の低下は認められなかった．ただし低血圧のリスクはある〔J-Land trial:Circ J. 2013;77（4）:908-16〕.

IV リズムコントロール方法

- リズムコントロールでは電気的除細動と薬剤による除細動，カテーテルアブレーションがある．

チャート IV-1 血行動態が安定した心房細動患者に対して電気的，薬剤除細動を行う際の抗凝固薬

- 発症＞48 時間，もしくは発症時間不明な場合は除細動前3週間，除細動後4週間はワルファリンを投与し，INR 1.6-2.6 を維持することが必要．
- もしくは除細動前に経食道エコーを行い，左心耳，左心房内血栓が認められなければ，発症から48時間を超えていてもヘパリン投与後に電気的除細動は可能．その場合，除細動後はワルファリンもしくはDOAC を4週間投与する〔N Engl J Med. 2001 May 10; 344（19）:1411-20〕.

- 発症＜48 時間では抗凝固療法なしで除細動は可能〔Circulation. 2014 Dec 2;130（23）:2071-104〕.

チャート IV-2 薬剤除細動，抗不整脈薬による洞調律維持療法 〔Lancet. 2012 Feb 18;379（9816）:648-61〕

- 抗不整脈薬を使用する場合は可能であれば専門医コンサルトが望ましい．
- 抗不整脈薬の選択では，阻害するイオンチャネル，受容体の種類，心抑制の有無，排泄経路に注目する（表4）.
- 心不全患者では心抑制作用の弱いものから選択．
- 腎不全患者では腎排泄の少ないもの，肝代謝の薬剤から選択．
- 阻害するイオンチャネル，受容体は心房細動の状況・誘因から合うものを選択する（表5）.
- 多くのチャネル，受容体阻害作用があるものほど副作用も多い．
- 発症7日以内の心房細動であれば Na チャネル阻害作用（medium 〜 slow）がある薬剤が効果的．
- Ic 群の薬剤は全体的に使用しやすい．
- 特にピルシカイニドは Na チャネル阻害作用のみで心抑制作用も少ないため使いやすい薬剤で，洞調律維持にも有用．
- 腎不全患者ではプロパフェノンを使用するか，フレカイニドを減量しつつ使用する．
- 発症48時間以上経過した心房細動ではワルファリ

表4　リズムコントロールにおいて主に使用する抗不整脈薬と特徴（Sicilian Gambit の分類より）

	薬剤	Na(F)	Na(M)	Na(S)	Ca	K	α	β	M_2	心抑制	排泄経路
Ia 群	プロカインアミド（アミサリン®）		＋＋＋			＋＋				＋	腎（50-60%）
	ジソピラミド（リスモダン®）			＋＋＋		＋＋			＋	＋	腎（50-60%）
	キニジン（硫酸キニジン®）		＋＋＋			＋＋	＋		＋		肝（70-90%）
	シベンゾリン（シベノール®）			＋＋＋	＋	＋＋			＋	＋	腎（70-80%）
	ピルメノール（ピメノール®）			＋＋＋		＋＋			＋	＋	腎（60-70%）
Ib 群	リドカイン（キシロカイン®）	＋									肝（＞95%）
	メキシレチン（メキシチール®）	＋									肝（90%）
	アプリンジン（アスペノン®）		＋＋＋		＋	＋	＋				肝
Ic 群	プロパフェノン（プロノン®）		＋＋＋					＋＋		＋	肝（90%）
	フレカイニド（タンボコール®）			＋＋＋		＋				＋	腎（50-60%）
	ピルシカイニド（サンリズム®）			＋＋＋						±	腎（95%）
III 群	アミオダロン（アンカロン®）	＋			＋	＋＋＋	＋＋	＋＋			肝
	ソタロール（ソタコール®）					＋＋		＋＋＋		＋	腎
	ニフェカラント（シンビット®）					＋＋＋					肝，腎
IV 群	ベプリジル（ベプリコール®）	＋			＋＋＋	＋＋				？	腎（50%）

＋＋＋：強い阻害作用，＋＋：中等度の阻害作用，＋：軽度の阻害作用
Na(F)：fast，Na(M)：medium，Na(S)：slow

表5　抗不整脈作用に関連するイオンチャネル，受容体

イオンチャネル，受容体	意義
Na チャネル	発作性心房細動や発症してから間もない（＜7 日）心房細動の治療に効果的 fast, medium, slow の 3 タイプあり，fast は効果の即効性，slow は洞調律の維持に関わる Na チャネル阻害作用の副作用として QRS 間隔延長がある
K チャネル	7 日以上持続した心房細動，リモデリングが進んでいる場合に K チャネル阻害作用が効果的 QT 延長に関わる
α, β 受容体	交感神経が関与する心房細動の予防に効果的
M_2（ムスカリン受容体）	副交感神経が関与する心房細動の予防に効果的（食後の発症など）

Lancet. 2012 Feb 18;379（9816）:648-61

ンによる抗凝固療法を先行させる必要があるため注意.

■ 発症 7 日以上経過した心房細動でリズムコントロールを行う場合は，K チャネル阻害作用がある薬剤を選択する.

▪ ベプリジル，ソタロール，アミオダロンなど.

▪ 心機能低下例ではアプリンジンやベプリジルは心抑制作用がないため使用しやすい.

■ 頻脈発作時の pill in the pocket も有用.

▪ プロパフェノン，もしくはフレカイニドと β 遮断薬もしくは Ca チャネル阻害薬を頻脈時に頓用させる方法.94％が 2 時間程度で頻脈症状の改善を見込める〔N Engl J Med. 2004 Dec 2;351（23）:2384-91〕.

■ 薬剤療法でコントロールができない場合はアブレーション治療を考慮する.また，心不全を合併している心房細動でもアブレーション治療を早期に考慮するほうがよいかもしれない〔N Engl J Med. 2018 Feb 1;378（5）:417-27〕.

▪ 日本のガイドラインでは，治療の第一選択にアブレーションが含まれる〔不整脈非薬物治療ガイドライン（2018 年改訂版）〕

▪ 抗不整脈薬では 65％の再発率である一方，アブレーション治療では 28％と有意に効果は高い（RR 0.40［0.31-0.52］）.ただし，手技による合併症リスクも高いため（RR 2.04［1.10-3.77］），抗不整脈薬でコントロール不良，副作用で継続困難な場合にアブレーション治療を考慮する〔Circ Arrhythm Electrophysiol. 2014 Oct; 7（5）:853-60〕.

▪ 心不全を合併した心房細動では，アブレーション治療により LVEF は有意に改善する（6.22％［0.70-11.74］）.また NYHA クラスも有意に改善が認められる〔Medicine（Baltimore）. 2016 Jul;95（30）:e4377〕.また，死亡率や心不全の悪化率が下がることも示された〔N Engl J Med. 2018 Feb 1;378（5）:417-27〕.

血栓症予防のマネジメント

■ 心房細動患者では発作性，持続性，長期持続性，恒久的心房細動に限らず血栓症リスクがある〔Stroke. 2015 Sep;46（9）:2523-8〕.したがって抗凝固薬による

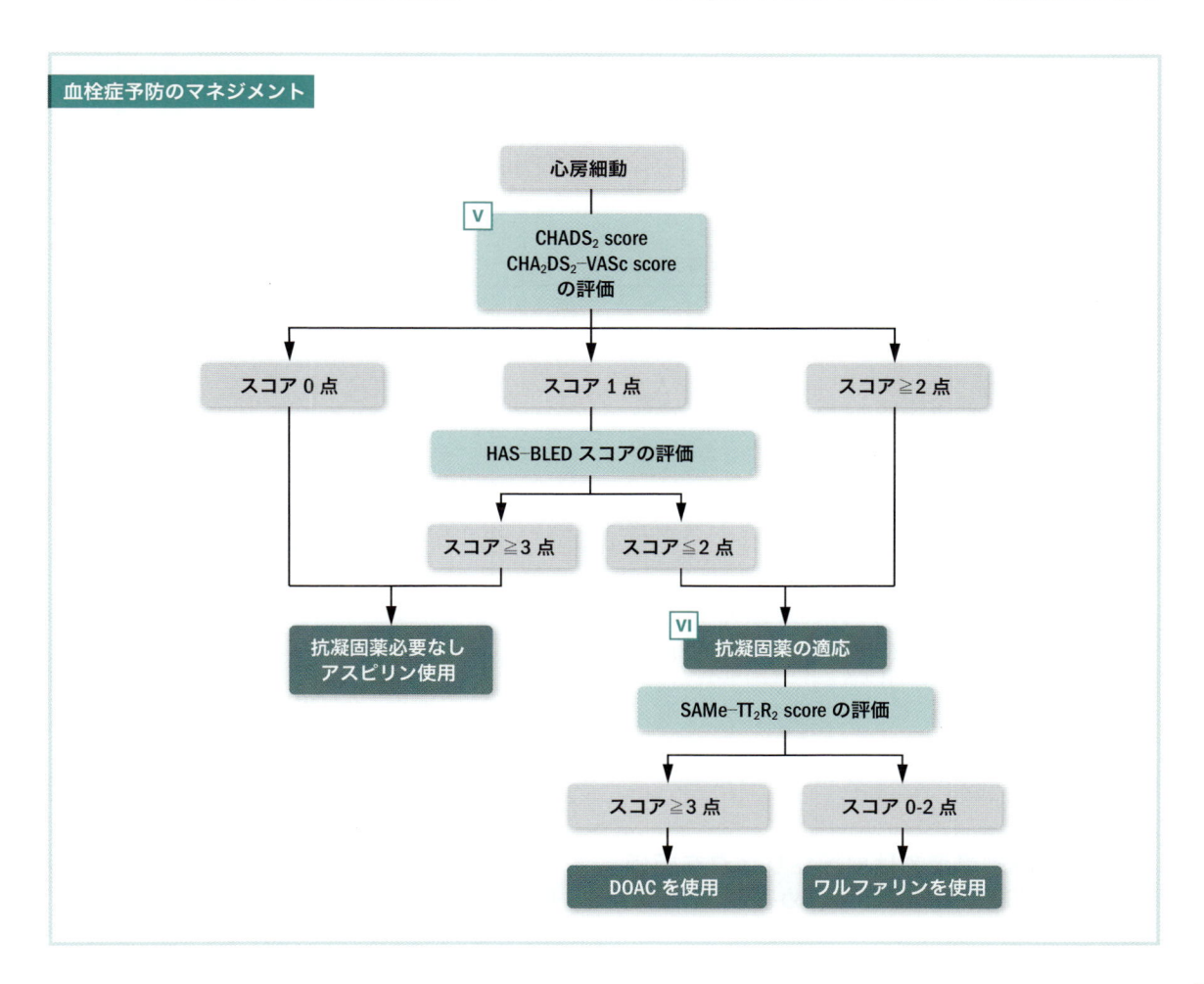

血栓症予防のマネジメント

表6　CHADS₂ score, CHA₂DS₂-VASc score

CHADS₂	点	合計点数	1年以内の脳梗塞率
うっ血性心不全	1	0	1.9%
高血圧	1	1	2.8%
75歳以上	1	2	4.0%
糖尿病	1	3	5.9%
脳梗塞・一過性脳虚血発作・塞栓症の既往	2	4	8.5%
		5	12.5%
		6	18.2%

CHA₂DS₂-VASc	点	合計点数	1年以内の脳梗塞率
うっ血性心不全	1	0	0%
高血圧	1	1	1.3%
75歳以上	2	2	2.2%
糖尿病	1	3	3.2%
脳梗塞・一過性脳虚血発作・塞栓症の既往	2	4	4.0%
血管疾患*	1	5	6.7%
年齢65-74歳	1	6	9.8%
女性	1	7	9.6%
		8	6.7%
		9	15.2%

*心筋梗塞既往，末梢動脈疾患，大動脈プラーク

Circulation. 2014 Dec 2;130 (23) :2071-104／EBioMedicine. 2016 Jan 15;4:26-39

表7　HAS-BLED score（抗凝固薬による出血リスク）

HAS-BLED	点	合計点数	1年以内の出血率
H：高血圧（収縮期≧160 mmHg）	1	0	1.13%
A：腎機能，肝機能異常*¹	各1	1	1.02%
S：脳卒中	1	2	1.88%
B：出血，出血傾向	1	3	3.74%
L：INRコントロール不良	1	4	8.74%
E：高齢者（＞65歳）	1		
D：薬剤（NSAIDs，抗血小板薬），アルコール*²	各1		

*¹透析，Cr≧2-3 mg/dL，肝硬変，総ビリルビン＞2×ULN（正常上限），AST/ALT≧3×ULN
*²NSAIDs，抗血小板薬で1点，アルコール依存で1点と計算．
スコア3点以上で出血リスク高と判断する．

Am J Med. 2011 Feb;124 (2) :111-4

予防が必要である．

 チャート **V**
心房細動患者では血栓症リスクを評価し，抗凝固薬の適応を決める

■リスク評価はCHADS₂ score〔*JAMA. 2001 Jun 13;285 (22) :2864-70*〕が用いられた時代があったが，特に低いスコアの群のリスクを過小評価していることがわかり，現在ではCHA₂DS₂-VASc score〔*Chest. 2010 Feb;137 (2) :263-72*〕を用いる（表6）．

■いずれかのスコア≧2点では抗凝固療法の適応．

- 0点ではアスピリンで代用可能.
- 1点で出血リスクが低い（HAS-BLED score ≦ 2点）（表7）場合は抗凝固療法を行う.
- 抗凝固薬による出血リスクは HAS-BLED score を評価し，≧ 3点では出血リスク高と判断する〔*Am J Med. 2011 Feb;124（2）:111-4*〕.

- 心房粗動症例における抗凝固療法の適応も同様に判断するが〔*Am J Cardiol. 2012 Feb 15;109（4）:550-5*〕，心房粗動では心房細動よりも脳梗塞リスクは低く，分けて考えるべきであるとする報告もある〔*JAMA Network Open. 2018 Aug 3;1（4）:e180941*〕.
- 台湾において，心房細動患者 18 万 8811 例，心房粗動患者 6121 例，コントロール群を比較したコホート研究では，脳梗塞リスクは心房細動で最も高く（100 人年当たり 3.08［3.03-3.13］），心房粗動群（100 人年当たり 1.45［1.28-1.62］）とコントロール群（100 人年当たり 0.97［0.92-1.03］）ではほぼ同等程度．CHA$_2$DS$_2$-VASc score 別の評価では，心房粗動群とコントロール群で差が生じ始めるのが 5-9 点である〔*JAMA Network Open. 2018 Aug 3;1（4）:e180941*〕.
- したがって，心房粗動では CHA$_2$DS$_2$-VASc score ≧ 4 点程度をカットオフ値とする考え方もある．今後心房粗動におけるカットオフ値については再考される可能性があるため注意.

- 肝硬変患者における心房細動症例では，そもそも出血リスクが高いため，特に Child-Pugh B, C の肝硬変では抗凝固療法には注意が必要.
- Child-Pugh A の肝硬変であれば抗凝固療法による血栓症予防効果が出血リスクを上回るが，Child-Pugh B, C の肝硬変では予防効果よりも出血リスクが重大となる可能性がある〔*Int J Cardiol. 2015 Feb 1;180:185-91*〕.
- Child-Pugh については D-8 肝硬変患者への対応 を参照.

- 維持透析中の患者における心房細動症例では，ワルファリンの投与は推奨されない.
- 維持透析中の心房細動症例におけるワルファリンの効果を評価したメタアナリシスでは，ワルファリンによる脳梗塞リスク低下効果は認められず（HR 0.95［0.66-1.35］），出血リスクは上昇するという結果であった（HR 1.27［1.04-1.54］）．また死亡リスクには影響しない（HR 1.03［0.96-1.11］）〔*Medicine（Baltimore）. 2015 Dec;94（50）:e2233*〕．ただし，ランダム化比較試験は未だない〔*Can J Cardiol. 2017 Jun;33（6）:737-46*〕.
- 透析の必要のない慢性腎臓病患者では，ワルファリン投与による血栓症予防効果や死亡リスク低下効果が期待できる〔*Chest. 2016 Apr;149（4）:951-9*〕.
- 糖尿病性腎症による透析導入となった患者では，血

管病変リスクも高く，ワルファリンの使用を考慮することもあるが，この場合は専門医に相談すべき.

チャートVI 抗凝固薬の選択（使用する抗凝固薬は表8を参照）

- 血栓症の予防効果はどの薬剤も同等.
- 重大な出血リスクは，ワルファリンと比較して DOAC は低い傾向がある〔*BMJ Open. 2014 Jun 2;4（6）:e004301*〕．しかしながら消化管出血リスクは双方で変わらない〔*Dig Liver Dis. 2015 May;47（5）:429-31*〕.
- ワルファリンを用いるか，DOAC とするかは SAMe-TT$_2$R$_2$ score（表9）が有用.
- SAMe-TT$_2$R$_2$ score ≧ 3 点であれば DOAC を，0-2 点であればワルファリンでコントロールする.
- このスコアはワルファリンの血中動態の安定性を評価するスコアであり，0-2 点であれば比較的安定することが予測され，INR の変動は少なく，出血リスクも低い〔*Am J Med. 2012 Nov;125（11）:1095-102*〕〔*Chest. 2013 Nov;144（5）:1555-63*〕〔*JAMA. 2015 May 19;313（19）:1950-62*〕.
- 白人以外の人種である時点で 2 点となってしまうため，アジア人の心房細動患者の大半が SAMe-TT$_2$R$_2$ score ≧ 3 点を満たす．そもそもアジア人ではワルファリンよりも DOAC のほうが全塞栓症予防効果は良好であり，さらに出血リスクも低い〔*Int J Cardiol. 2015 Feb 1;180:246-54*〕〔*Stroke. 2015 Sep;46（9）:2555-61*〕．ただし塞栓症予防 NNT は 80-222，大出血リスク軽減 NNT は 51-103 であることから，全例で DOAC を選択することはせず，塞栓症予防効果よりも出血リスクを考慮して DOAC の使用を決めたほうがよい〔*Int J Cardiol. 2015 Feb 1;180:246-54*〕.

- ワルファリンの INR 目標値は 1.6-2.6〔*Intern Med. 2001 Dec;40（12）:1183-8*〕.
- ワルファリンの投与方法は A-8 ワルファリンの使用法 を参照.

- 腎不全患者では DOAC よりワルファリンのほうが適する.
- リバーロキサバンとアピキサバンは Ccr 15-30 mL/分でも使用は可能.
- 人工弁置換後の患者での心房細動では DOAC よりもワルファリンによるコントロールを行う.
- ダビガトランとワルファリンを比較したランダム化比較試験では，ダビガトラン群で有意に出血，塞栓リスクが上昇する結果であった〔*N Engl J Med. 2013 Sep 26;369（13）:1206-14*〕.
- 上記以外に患者背景と適する DOAC の組み合わせを表 10 に示す.

表8 心房細動の血栓症予防に使用する抗凝固薬

	吸収率 腎排泄率 蛋白結合率	半減期	投与量	減量基準	禁忌	術前 中止時期*	費用 (/日)
ダビガトラン (プラザキサ®)	6% 80% 35%	12-17 時間	150 mg 2 回/日 110 mg 2 回/日	Ccr 30-50 mL /分, ベラパ ミル, アミオ ダロン併用, 70 歳以上, 消 化管出血既往	Ccr≦30 mL/ 分, イトラコ ナゾール併用	出血リスク低 ・Ccr≧50 mL/ 分：24 時間 ・30-50 mL/分： 2 日 ・<30 mL/分： 2-4 日 出血リスク高 ・Ccr≧50 mL/ 分：2-3 日 ・30-50 mL/分： 2-3 日 ・<30 mL/分： >5 日	545.6 円 478.6 円
リバーロキサバン (イグザレルト®)	100% 30-40% ≧90%	5-9 時間	15 mg 1 回/日 10 mg 1 回/日	Ccr 15-49 mL /分	Ccr≦15 mL/ 分, 中等度肝 障害, 感染性 心内膜炎, ア ゾール系抗真 菌薬, 抗 HIV 薬併用	24 時間以上前	545.6 円 383 円
アピキサバン (エリキュース®)	50% 27% 87%	12 時間	5 mg 2 回/日 2.5 mg 2 回/日	80 歳以上, 体 重 60 kg 以下, Cr≧1.5 mg/ dL のうち 2 つ 以上	Ccr≦15 mL/ 分	出血リスク低の 手技では 24 時 間以上前 出血リスク高の 手技では 48 時 間以上前	545.6 円 298 円
エドキサバン (リクシアナ®)	50% 35% 55%	9-11 時間	60 mg 1 回/日 30 mg 1 回/日	80 歳以上, Ccr 30-50 mL /分	Ccr≦30 mL/ 分, 感染性心 内膜炎	24 時間以上前	758.1 円 748.1 円
ワルファリン		55-133 時間	INR で調節			5 日前	9.6 円/ 1 mg

*出血リスクについては A -8 ワルファリンの使用法 を参照.

BMJ. 2015 Jul 14;351:h2391

表9 SAMe-TT$_2$R$_2$ score

	点
S：Sex (性別：女性)	1
A：Age (年齢<60 歳)	1
Me：Medical history (病歴*)	1
T：Treatment (治療：リズムコントロール)	1
T：Tobacco (喫煙：2 年以内の喫煙歴)	2
R：Race (白人以外の人種)	2

*「病歴」は次の病歴より>2 を満たす：高血圧, 糖尿病, 冠
動脈疾患/心筋梗塞, 末梢動脈疾患, うっ血性心不全, 脳卒
中, 肺疾患, 肝疾患, 腎疾患.

Chest. 2013 Nov;144 (5) :1555-63

表 10　患者背景とそれに適した DOAC の選択

患者背景	薬剤	備考
1日1回投与がよいという希望	リバーロキサバン，エドキサバン	
年齢≧80歳	ダビガトラン 110 mg，アピキサバン，リバーロキサバン，エドキサバン	ダビガトラン 150 mg は出血リスク増加するため避ける
脳卒中の既往歴	アピキサバン，リバーロキサバン	アピキサバンは脳卒中リスクを最も下げる可能性がある
上部消化管出血既往歴	アピキサバン	ワルファリンと比較して唯一消化管出血リスクの低下効果がある
脳梗塞リスク高，出血リスク低	ダビガトラン 150 mg	ダビガトラン 150 mg が最も脳梗塞リスク低下作用がある
脳梗塞リスク高，出血リスク高	ダビガトラン 110 mg，アピキサバン，エドキサバン	ワルファリンよりも出血リスクが低い
冠動脈疾患の合併あり	DOAC 全般	急性冠動脈症候群後の死亡リスクを低下させる
腎疾患の合併あり	アピキサバン，リバーロキサバン，エドキサバン	それぞれ腎排泄率が 25％，35％，50％と低い　維持透析中の患者では抗凝固薬は推奨されない[†1]
電気的除細動の予定あり	リバーロキサバン	唯一この患者群でワルファリンと比較した前向き研究がある[†2]

Lancet. 2015 Jul 18;386（9990）:303-10／J Am Coll Cardiol. 2018 Jul 3;72（1）:17-26／[†1]*Medicine（Baltimore）. 2015 Dec;94（50）:e2233*
／[†2]*Eur Heart J. 2014 Dec 14;35（47）:3346-55*

7 アミオダロンの副作用と注意点

- アミオダロンは頻脈性不整脈全般に効果的な薬剤であり，特に心房細動に対して使用される．洞調律維持効果は NNT 3 と良好である一方，副作用も多いため注意が必要である（NNH 11）〔*Expert Opin Drug Saf. 2012 Mar;11（2）:191-214*〕.
- 高用量ほどリスクも高いため，安定している患者では減量も検討する．
- 副作用は甲状腺障害，心血管障害，呼吸器障害の他，皮膚，肝臓，神経，眼などさまざまな臓器障害がある（表 1）.特に甲状腺異常は問題となりやすく，定期的なフォローが必要となる．

アミオダロン使用中の患者における検査フォロー

- アミオダロンを使用している患者では定期的な肝機能検査，甲状腺機能検査，胸部画像検査が必要とな

る．また，呼吸器症状や視覚症状の確認も重要である（表 2）.

アミオダロンによる甲状腺障害

- アミオダロンで最も多い臓器障害は甲状腺障害である〔*Am J Med. 2005 Jul;118（7）:706-14*〕.
- アミオダロンにはヨードが多量に含まれており（200 mg の錠剤に 75 mg の有機ヨードを含む），そのヨードの過剰摂取に伴う機序と，薬剤そのものが甲状腺組織を障害する機序がある．
- 甲状腺機能低下症，甲状腺中毒症の双方を来す．日本国内でアミオダロンを使用している 131 例の報告では，薬剤による甲状腺中毒症が 18 %，甲状腺機能低下症が 12 % で認められた〔*Circ J. 2015;79（8）:1828-34*〕.

表 1　アミオダロンによる副作用

臓器障害	症状・症候	頻度	対応
肺	薬剤性肺炎	2%	薬剤の中止．遷延する場合や重症例ではステロイド投与
消化管	悪心・嘔吐，便秘	30%	減量で症状軽快が見込める
	肝酵素上昇	15-30%	肝炎が疑われる場合は中止
	肝炎，肝硬変	<3%	薬剤中止
甲状腺	甲状腺機能低下症	4-22%	G -7 甲状腺機能低下症 に準じて対応
	甲状腺中毒症	2-12%	ステロイド，抗甲状腺薬の使用を考慮
皮膚	青色色素沈着	<10%	経過観察，減量を考慮
	日光過敏症	25-75%	日光曝露を避ける．日焼け止めの使用，減量を考慮
中枢神経	失調，感覚障害，末梢神経障害，不眠，記憶力の低下，振戦	3-30%	用量依存性に生じる．投与量調節により改善が見込める
眼	夜間に Halo が目立つ	<5%	経過観察
	視神経症	≦1%	薬剤の中止と専門医コンサルト
	羞明，霧視，角膜の微細沈着物	>90%	角膜の微細沈着物がある場合は薬剤の減量を考慮
心臓	房室ブロックを伴う徐脈	5%	ペースメーカーが必要となる場合もある
	心室性不整脈	<1%	薬剤の中止
泌尿生殖器	精巣上体炎，勃起障害	<1%	疼痛は自然に改善することもある

Am J Med. 2016 May;129（5）:468-75

表2　アミオダロン使用患者における定期フォロー

フォロー	タイミング
肝酵素，肝機能	開始時と 6 か月毎にフォロー
甲状腺機能	TSH，FT_4，FT_3 を開始時と 6 か月毎にフォロー
胸部 X 線撮影	開始時と 1 年毎にフォロー
眼科診察	視覚症状があれば評価
呼吸機能（DL_{CO} 含む）	開始時に評価．以後は原因不明の咳嗽や呼吸器症状出現時，画像検査や診察にて間質性肺疾患（薬剤性肺炎）が疑われた場合に評価
胸部 CT	薬剤性肺炎が疑われた場合に評価
心電図	開始時と不整脈を疑う症状・所見がある場合に評価

Am J Med. 2016 May;129 (5) :468-75

表3　アミオダロンによる甲状腺中毒症

	1 型	2 型
背景の甲状腺疾患	あり．潜在性甲状腺機能亢進症や結節性甲状腺腫	なし
甲状腺触診所見	腫大	正常．軽度圧痛があることも
甲状腺エコー所見	腫大，多発性の結節	正常，軽度腫大
アミオダロン開始〜発症までの期間	1-2 年間	＞2 年間
甲状腺自己抗体	認められず．抗 TPO 抗体陽性例もあり．	認められず
フォロー中の甲状腺機能低下症の出現	なし	しばしばあり

Am J Med. 2005 Jul;118 (7) :706-14／Eur J Endocrinol. 2014 Sep;171 (3) :363-8

- 投与開始〜発症までは甲状腺中毒症で 39 か月［範囲 18-110］，甲状腺機能低下症で 10 か月［範囲 3-80］と幅広い．
- ■ アミオダロンによる甲状腺機能低下症への対応は甲状腺機能低下症と同様（ G -7 甲状腺機能低下症 ）〔*Am J Med. 2005 Jul;118 (7) :706-14*〕．
  - ▪ 薬剤の中止により 2-4 か月で改善する可能性があり，改善するまではチロキシンを使用し，その後は減量を試みる．中止できない場合はチロキシンを継続する．
  - ▪ 抗甲状腺ペルオキシダーゼ抗体（抗 TPO 抗体）陽性例では改善した後に再燃する可能性があり，フォローが必要である．
- ■ アミオダロンによる甲状腺中毒症には 1 型と 2 型があり，それぞれで対応が異なる〔*Am J Med. 2005 Jul;118 (7) :706-14*〕．
  - ▪ 1 型はヨード過剰摂取により生じ，2 型は薬剤による甲状腺組織の破壊により生じる．1 型はヨード摂取量が少ない地域で多く，日本国内では 2 型が主

となる．
- ▪ 1 型と 2 型の比較を表 3 にまとめる．両者の鑑別にはアミオダロン開始〜発症までの期間と甲状腺のエコー所見が有用である．
- ▪ 双方とも症状や臨床経過は同様．アミオダロン自体に β 阻害作用があるため，頻脈や動悸は少ない．また，甲状腺眼症も通常は合併しない．
- ▪ 1 型の治療はアミオダロンを中止する．中止困難な場合は抗甲状腺薬を使用する（ G -7 甲状腺機能低下症 ）．
- ▪ 2 型の治療はステロイドを使用する．
  - ・軽度の甲状腺炎では経過観察のみでもよい．
  - ・ステロイドは PSL 40-60 mg／日を 1-2 週間使用し，その後は減量する．
  - ・アミオダロンは中止したほうがよいが，必須とは言えず，中止せずともステロイド投与で治療可能なこともある．
  - ・治療後，甲状腺中毒症の再燃リスクや，甲状腺機能低下症の発症リスクがあるため，フォローを行う．

A
心血管

ワルファリンの調節方法

- ■ワルファリンは INR 1.6-2.6 を目標に投与量を調節する.
- ▪日本人では，INR 1.6-2.1，2.1-3.0 で一過性脳虚血発作（TIA）の二次予防効果は変わらず，INR＞2.6 で有意に出血リスクが増加し，INR＜1.6 では塞栓症リスクが増加するとした報告があり，INR の目標値は 1.6-2.6 が望ましい〔Intern Med. 2001 Dec;40(12):1183-8〕.
- ▪日本人の 70 歳以上の高齢者での効果を評価した J−RHYTHM のサブ解析でも INR 1.6-2.59 の間でコントロールすることが望ましいとされている〔Circ J. 2015;79(11):2345-52〕.
- ■投与方法は初回から維持量を投与する方法（2-5 mg/日），ノモグラムを使用して早期に目標値を達成する方法がある.
- ▪ただし，ワルファリンの効果は遺伝的に規定される薬物代謝による個体差が大きく〔Mayo Clin Proc. 2009 Dec;84(12):1079-94〕，ノモグラムが完全に使えるものではないことを留意する必要がある．日本人では VKORC1，CYP2C9，CFP4F2，GGCX 遺伝子多型によりワルファリンの効果が変わることが示されている〔Mol Diagn Ther. 2016 Aug;20(4):393-400〕.
- ■ワルファリン 5 mg/日で開始する際のノモグラム（表1）：
- ▪初日，2 日目はワルファリン 5 mg/日を使用し，3 日目より INR を評価し，INR 値に応じて投与量を調節する方法.
- ▪6 日で 80％，8 日で 90％が INR 目標値を達成可能〔Ann Intern Med. 2003 May 6;138(9):714-9〕.
- ■高齢者向けのノモグラム（表2）：
- ▪ワルファリン 4 mg/日より開始し，初日，2 日目に投与．3 日目以降は連日 INR を評価し，INR 値に応じて投与量を調節する方法.
- ▪目標達成期間は 6 日［5.0-7.7］〔Am J Med. 2005 Feb; 118(2):137-42〕.
- ■INR が目標に達すれば最初の 1-2 週間は週に 2-3 回 INR をフォローし，INR 安定後は 4-6 週間毎の評価でよい.
- ■新規薬剤を開始時，抗菌薬開始時は INR をフォロー

表1　ワルファリン 5 mg/日で開始する際のノモグラム（海外でのデータであり使用の際には注意）

	INR 測定値	ワルファリン投与量
1 日目	測定なし	5 mg/日
2 日目	測定なし	5 mg
3 日目	INR＜1.5 INR 1.5-1.9 INR 2.0-3.0 INR＞3.0	10 mg 5 mg 2.5 mg 0
4 日目	INR＜1.5 INR 1.5-1.9 INR 2.0-3.0 INR＞3.0	10 mg 7.5 mg 5 mg 0
5 日目	INR＜2.0 INR 2.0-3.0 INR＞3.0	10 mg 5 mg 0
6 日目	INR＜1.5 INR 1.5-1.9 INR 2.0-3.0 INR＞3.0	12.5 mg 10 mg 7.5 mg 0

Ann Intern Med. 2003 May 6;138(9):714-9

表2　高齢者向けのノモグラム（海外でのデータであり使用の際には注意）

	INR 測定値	ワルファリン投与量
1-2 日	測定なし	4 mg/日
3 日目 （以降連日 評価）	INR＜1.3 INR 1.3-1.4 INR 1.5-1.6 INR 1.7-1.8 INR 1.9-2.4 INR≧2.5	5 mg 4 mg 3 mg 2 mg 1 mg *

*INR＜2.5 となるまで中止し，その後 1 mg/日で継続する.
Am J Med. 2005 Feb; 118(2):137-42

し，投与量を再調節する.
- ▪抗菌薬使用時（腸内細菌叢に影響する），ワルファリン代謝に影響する薬剤使用時（CYP 2C9，CYP 3A4，CYP 1A2，CYP 2C19 に影響する薬剤），ビタミン K サイクルの阻害作用がある薬剤（アセトアミノフェン）使用時にはその都度 INR を評価し，投与量を調節する必要がある.
- ▪数多くの薬剤が含まれるため，基本的に新規薬剤を使用時は必ず相互作用をチェックし，INR をフォローする習慣をもったほうがよい.
- ■ワルファリン使用患者では食事では納豆，クロレ

ラ，青汁などビタミン K を含む食品の摂取は禁止する必要がある．

ワルファリンのリバース方法

- 急性出血や INR の過延長ではワルファリンの休薬やリバースを考慮する．
- 出血の有無，INR に応じた対応は表3 を参照．
- リバースで使用する薬剤は表4 を参照．
- ワルファリンのリバースにおいて保険適用内で使用可能なのはビタミン K，FFP（新鮮凍結血漿），プロトロンビン複合体濃縮製剤（PCC：ケイセントラ®）である．
- ビタミン K は作用発現まで経静脈投与で 6 時間程度，経口投与で 12 時間程度要する〔*Arch Intern Med. 2003 Nov 10;163（20）:2469-73*〕．
- FFP も作用発現まで 12-24 時間かかり，さらに血液型の評価，解凍時間も必要であり，投与速度も制限される〔*Ann Emerg Med. 2013 Dec;62（6）:616-626.e8*〕．両者ともに緊急にリバースが必要となる出血では向かない．
- 早急なリバースが必要な場合はプロトロンビン複合体濃縮製剤を用いる．

- プロトロンビン複合体濃縮製剤では，ケイセントラ®，ファイバ®，PPSB®-HT「ニチヤク」があり，ワルファリンリバースで保険適用があるのはケイセントラ® のみ．他には rFVIIa（ノボセブン®）もリバースに有用だが，保険適用はないので注意．
- プロトロンビン複合体濃縮製剤（PCC）は 4F-PCC とも呼ばれ，第 II，VII，IX，X 因子の 4 因子が含有されている．4F-PCC の投与量は体重，INR に応じて，第 IX 因子量で計算されるが，ファイバ® は 1000 単位当たり血漿蛋白 400-1200 mg 分の凝固因子が含有されているため，正確な第 IX 因子量の評価が困難．
- 一方，PPSB®-HT「ニチヤク」では製剤 500 単位当たり，4 因子すべて 500 単位含有されているため，計算がしやすいが，日本国内における研究では，PPSB®-HT「ニチヤク」500-1000 単位で大半の症例がリバース可能との報告があり〔*Thromb Res. 2005;115（6）:455-9*〕〔*自治医科大学紀要. 2012;35:71-5*〕，費用の面から 500-1000 単位の使用でよいと考えられる．
- ケイセントラ® は 2017 年に保険適用となった薬剤．INR に応じて投与量を調節する（表4）．製品の単位数は第 IX 因子量を反映している．
- rFVIIa（ノボセブン®）は 1 mg の投与で迅速に INR

表3 出血時，INR 延長時の対応

非出血時	対応
INR が治療域以上，4.5 未満	ワルファリンの減量 治療域の 10%程度の上昇であれば経過観察も可能
INR 4.5-10.0	ワルファリンの休薬と INR 延長の原因精査 改善あれば減量して再開
出血リスク高*	ワルファリンの休薬と INR 延長の原因精査 ビタミン K 1-2 mg 経口，もしくは 0.5-1.0 mg 静注，24 時間後再検査 改善あれば減量して再開
INR＞10.0	ワルファリン休薬と INR 延長の原因精査 ビタミン K 3-5 mg 経口，静注，12-24 時間後再検査 改善あれば減量して再開
出血リスク高*	ビタミン K 5-10 mg 静注 FFP，凝固因子製剤の考慮
出血時	**対応**
INR≧1.5 で致命的な出血 （頭蓋内出血含む）	ワルファリン中断 ビタミン K 5-10 mg 静注 凝固因子製剤の使用もしくは FFP の使用
INR≧2.0 で著明な出血 （非致死的）	ワルファリン中断 ビタミン K 5-10 mg 静注 凝固因子製剤の使用もしくは FFP の使用
軽度の出血時 （INR は問わず）	ワルファリンの中止，INR のフォロー 出血リスクが高い場合*，INR＞4.5 では非出血時に準じてビタミン K を使用

*4 週以内の著明な出血，2 週以内の大手術，血小板減少（＜5 万/μL），肝疾患既往，抗血小板治療の併用．

Med J Aust. 2013 Mar 4;198（4）:198-9

表4 ワルファリンのリバースで使用する薬剤

薬剤	作用	投与量	作用出現までの時間	費用
ビタミン K (ケイツー®N 静注)	内因性凝固因子の産生を保つ	5-10 mg ≦1 mg/分の速度	4-6 時間	84 円/10 mg
FFP	全凝固因子の補充	15-30 mL/kg	13-48 時間	約1万 8000 円/240 mL(2 U)
rFVIIa (ノボセブン®)	VII 因子の補充	1 mg	≦15 分	約 10 万円/1 mg (保険適用外)
4F-PCC (ファイバ®)	II, VII, IX, X 因子の補充	25-50 U/kg (IX 因子量で計算)	≦15 分	約 19 万円/1000 単位 (保険適用外)
4F-PCC (PPSB®-HT「ニチヤク」)	II, VII, IX, X 因子の補充	25-50 U/kg もしくは 500-1000 U	≦15 分	約3万 8000 円/500 単位 (保険適用外)
4F-PCC (ケイセントラ®)	II, VII, IX, X 因子の補充	注釈参照*	≦15 分	約3万 5000 円/500 単位 約6万 5000 円/1000 単位 (保険適用あり)

*ケイセントラ® の投与量

投与前の INR	投与量(最大量)
2-<4	25 IU/kg (2500 IU)
4-6	35 IU/kg (3500 IU)
>6	50 IU/kg (5000 IU)

rFVIIa:遺伝子組換え活性型第 VII 因子製剤, 4F-PCC:4 因子含有プロトロンビン複合体濃縮製剤
Thromb Res. 2005;115(6):455-9／Ann Emerg Med. 2013 Dec;62(6):616-26.e8 を参考に作成

をリバース可能であるが, 4F-PCC と比較すると効果持続時間が短い可能性がある〔*Ann Emerg Med. 2013 Dec;62(6):616-26.e8*〕.

- DOAC もリバースは可能であるが, 2018 年で使用可能なのはダビガトランに対するイダルシズマブのみ.
- ダビガトランはイダルシズマブ(プリズバインド®)でリバース可能. 1 回 5 mg を経静脈投与する. 投与後数分でリバース可能である〔*N Engl J Med. 2017 Aug 3;377(5):431-41*〕.
- アピキサバンやリバーロキサバン, エドキサバンのリバースには抗 Xa 薬中和剤であるアンデキサネットが有用であるが, 日本国内ではまだ使用できない〔*N Engl J Med. 2016 Sep 22;375(12):1131-41*〕.

術前の抗凝固薬の中止時期

- 抗凝固薬使用中の患者において, 待機的手術や侵襲的な処置が行われる場合, 抗凝固薬の中断が必要.
- 各薬剤における中断の時期は表5 を参照.

ブリッジング療法について

- ワルファリンを侵襲的処置 5 日前に中止し, 術後再開するまで, 半減期の短いヘパリンにて抗凝固療法を代用する方法をブリッジング療法と呼ぶ.
- 直接経口抗凝固薬(DOAC)は半減期が短く, 基本的にブリッジングの必要性は低い. ワルファリンで考慮すべき治療となる.
- ただし, 心房細動患者を対象として, ブリッジング療法の効果を比較した二重盲検化ランダム化比較試験(BRIDGE trial)では, ブリッジング療法による血栓症予防効果はなく, 術後の出血リスクを増加させるのみとの結果であった〔*N Engl J Med. 2015 Aug 27;373(9):823-33*〕. メタアナリシスでも同様の結果である〔*BMJ. 2015 Jul 14;351:h2391*〕.
- したがって, 全例でブリッジング療法の必要はなく, 血栓症リスク(表6)に応じて適応を考慮する〔*BMJ. 2015 Jul 14;351:h2391*〕.
- 低リスク群におけるブリッジング療法:
- 低リスク群ではブリッジングの必要はない. 侵襲的処置の 5 日前に中断し, 処置後 12-24 時間後からワルファリンを再開する.
- 中リスク群におけるブリッジング療法:

表5　抗凝固薬の中断のタイミング

薬剤	中断のタイミング
ダビガトラン（プラザキサ®）	出血リスク低*の手技 　Ccr≧50 mL/分：24 時間，30-50 mL/分：2 日，＜30 mL/分：2-4 日 出血リスク高*の手技 　Ccr≧50 mL/分：2-3 日，30-50 mL/分：2-3 日，＜30 mL/分：＞5 日
リバーロキサバン（イグザレルト®）	24 時間以上前
アピキサバン（エリキュース®）	出血リスク低*の手技では 24 時間以上前 出血リスク高*の手技では 48 時間以上前
エドキサバン（リクシアナ®）	24 時間以上前
ワルファリン	5 日前

BMJ. 2015 Jul 14;351:h2391

*侵襲的処置と出血リスク

出血リスク高（2-4%）	出血リスク低（0-2%）
・心臓外科：心臓弁置換術，冠動脈再建術，腹部大動脈置換術 ・腫瘍外科：神経，泌尿器，頭頸部，腹部，乳房の腫瘍摘出術 ・整形外科：両側の膝関節置換術，椎弓切除術 ・泌尿器科：経尿道的前立腺切除術，腎生検 ・内視鏡治療：ポリペクトミー，食道静脈瘤治療，胆管括約筋切開術，胃瘻造設術，内視鏡的針生検 ・歯科：複数箇所の抜歯 ・血管外科，一般外科手術全般 ・他に＞45 分かかる全身麻酔手術	・胆嚢摘出術 ・子宮摘出術 ・内視鏡（生検の有無にかかわらず） ・気管支鏡（生検の有無にかかわらず） ・単一箇所の抜歯， ・手根管開放術，膝関節・股関節置換術，肩・足・手関節の手術，関節鏡 ・拡張術，掻爬術全般 ・皮膚癌の切除術 ・腹部ヘルニア整復術 ・痔核結紮切除術 ・腋窩リンパ節切除術 ・睾丸瘤切除術 ・白内障などの眼科手術 ・冠動脈以外の血管造影 ・中心静脈カテーテル抜去 ・皮膚・膀胱・前立腺・甲状腺・乳房・リンパ節生検

BMJ. 2015 Jul 14;351:h2391

■中リスク群ではブリッジング療法を考慮する．ワルファリン中止後，INR が目標値を下回ったタイミングでヘパリンを開始し，侵襲的処置の 4-6 時間前までヘパリンを継続する．

■処置後 12-24 時間後にワルファリンを再開．

■また，出血リスク低の処置の場合，処置後 24 時間後よりヘパリンを再開．出血リスク高の処置の場合，48-72 時間後よりヘパリンを再開し，ワルファリン投与により INR が目標値を達成するまでヘパリンは併用する．

■高リスク群におけるブリッジング療法：

■高リスク群ではブリッジング療法が推奨される．方法は中リスク群と同様．

表 6 血栓症のリスク評価

リスク	血栓症リスク (%/年)	心房細動患者群	静脈血栓塞栓症 (VTE) 患者群	人工弁患者群
高リスク群	＞10%	・CHADS$_2$ score 5-6 点 ・リウマチ熱による弁膜症 ・3 か月以内の脳梗塞，TIA	・3 か月以内の VTE イベント ・重度の血栓性素因がある	・僧帽弁の人工弁 ・caged-ball 型，tilting disc 型の大動脈人工弁 ・6 か月以内の脳梗塞，TIA
中リスク群	5-10%	・CHADS$_2$ score 3-4 点	・3-12 か月以内の VTE イベント ・再発性の VTE ・血栓性素因 ・活動性の悪性腫瘍（6 か月以内の治療歴，緩和ケア）	大動脈弁が二葉弁で置換され，以下の 1 つ以上を満たす ・心房細動 ・脳梗塞，TIA の既往 ・高血圧 ・糖尿病 ・うっ血性心不全 ・75 歳以上
低リスク群	＜5%	・非弁膜症性心房細動で CHADS$_2$ score が 0-2 点	・上記因子なし	・上記因子なし

CHADS$_2$ score については A -6 心房細動 を参照．

BMJ. 2015 Jul 14;351:h2391

- 慢性静脈不全は下肢静脈における静脈壁の脆弱化，内径の拡大，弁破壊により静脈瘤やクモ状血管腫が生じる病態．
- 成人の有病率は CEAP（Clinical, Etiology, Anatomy, Pathology）分類（表1）で，C1 の血管拡張（spider vein を含む）が最大 80%，C2 の静脈瘤が 20〜65%，C3-C6 は 5%，終末期（C5＋6）が 1-2% と推定されている〔*Eur J Vasc Endovasc Surg. 2015 Jun;49 (6) :678-737*〕．比較的コモンな病気であるが，症状が出ないと見逃されている可能性が高い．
- 男女比は 1：2 で女性に多い．加齢とともに頻度は増加するが，症状が出るのは女性に多い〔*Eur J Vasc Endovasc Surg. 2015 Sep;50 (3) :360-7*〕．
- 下肢静脈には表在静脈，深部静脈とそれらをつなぐ穿通静脈があり，どの静脈が侵襲されるかで症状も異なる．大腿膝窩静脈弁の障害では最も重症となる〔*N Engl J Med. 2009 May 28;360 (22) :2319-27*〕．

- 症状は下肢の疼痛，腫脹，浮腫，皮膚変化，蜂窩織炎，潰瘍形成，むずむず脚症候群，夜間のこむら返りなど〔*JAMA. 2012 Dec 26;308 (24) :2612-21*〕．CEAP 分類 C2-6 で，下腿の重い感じ，圧迫感，腫脹，かゆみとの相関があり，歩行時痛は C3-6，こむら返りは C3-4 に認められやすい〔*Eur J Vasc Endovasc Surg. 2015 Sep;50 (3) :360-7*〕．足関節の内顆部に起こりやすい冠状静脈拡張は慢性静脈不全が進行しているサインである〔*J Vasc Surg. 2005 Dec;42 (6) :1163-8*〕．
- 深部静脈血栓症のリスクにもなる（HR5.3［5.1-5.6］）〔*JAMA. 2018 Feb 27;319 (8) :807-17*〕．

慢性静脈不全のマネジメント

チャート I 慢性静脈不全の症状

- 慢性静脈不全の受診時の症状で多いものは静脈瘤

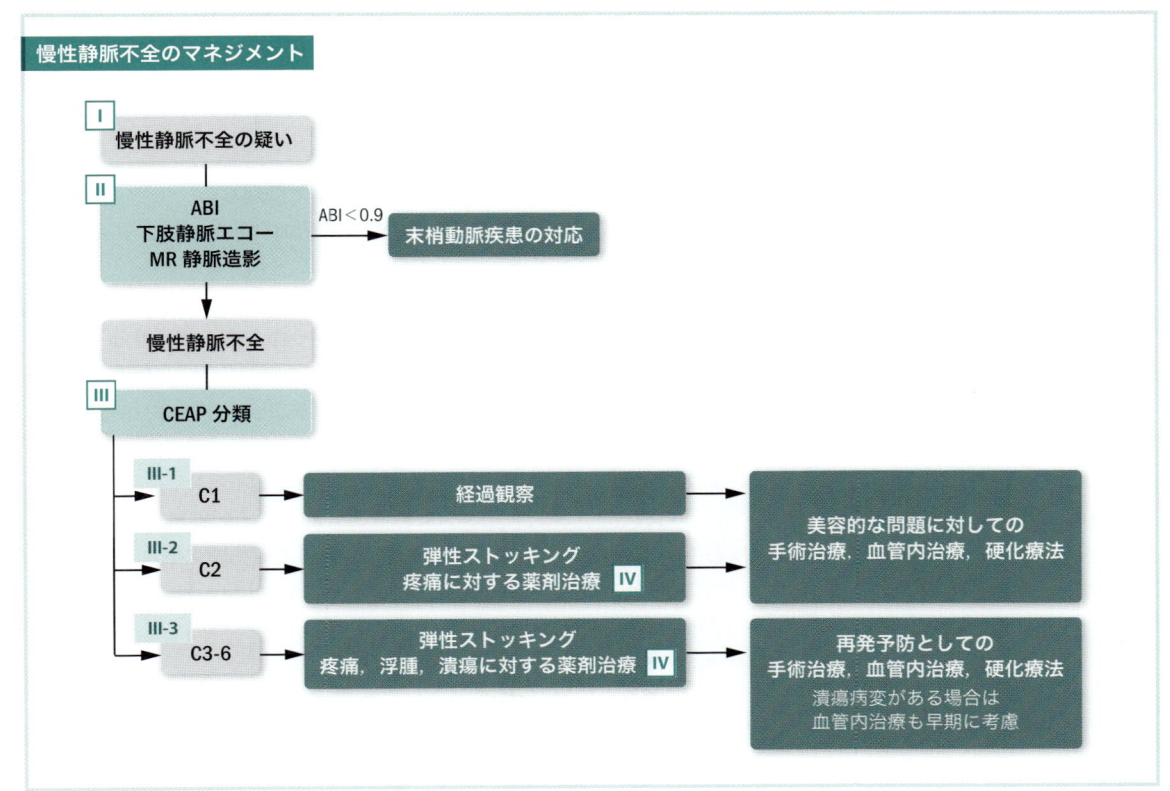

慢性静脈不全のマネジメント

- Ⅰ 慢性静脈不全の疑い
- Ⅱ ABI／下肢静脈エコー／MR 静脈造影 — ABI＜0.9 → 末梢動脈疾患の対応
- 慢性静脈不全
- Ⅲ CEAP 分類
  - Ⅲ-1 C1 → 経過観察 → 美容的な問題に対しての手術治療，血管内治療，硬化療法
  - Ⅲ-2 C2 → 弾性ストッキング／疼痛に対する薬剤治療 Ⅳ
  - Ⅲ-3 C3-6 → 弾性ストッキング／疼痛，浮腫，潰瘍に対する薬剤治療 Ⅳ → 再発予防としての手術治療，血管内治療，硬化療法／潰瘍病変がある場合は血管内治療も早期に考慮

ABI：Ankle-brachial Index

表1 CEAP 分類

Clinical（臨床所見）	Etiology（原因）	Anatomy（解剖）	Pathology（病理）
C0：なし	Ec：先天性	As：表在静脈	Pr：逆流性
C1：クモ状血管腫	Ep：原発性	Ad：深部静脈	Po：閉塞性
C2：静脈瘤形成	Es：二次性	Ap：穿通静脈	Pr,o：逆流，閉塞性
C3：浮腫を伴う静脈瘤			
C4：皮膚病変（C4a：色素沈着・湿疹，C4b：脂肪皮膚硬化・白色萎縮）			
C5：治癒した潰瘍			
C6：活動性潰瘍			

表記方法の例：C5EpAdPr,o

JAMA. 2012 Dec 26;308（24）:2612-21

（42%），次いで下肢痛（35%），下肢の腫脹（18%），血栓形成（7%），美容的問題（6%）である〔*J Vasc Surg. 2008 Aug;48（2）:394-9*〕.

- これら以外に皮膚の変化や色素沈着，むずむず脚症候群，潰瘍形成で受診する例もある．潰瘍や皮膚炎，色素沈着は下腿の下 1/3 で生じることが多い〔*N Engl J Med. 2009 May 28;360（22）:2319-27*〕.

〔チャート II〕 慢性静脈不全の検査，診断

- 下腿の疼痛や潰瘍形成では末梢動脈疾患の鑑別は重要であり，足関節上腕血圧比（ABI）は評価する．弾性ストッキングを勧める際に末梢動脈疾患が重度であると推奨できないため，必ず動脈拍動はチェックする．
- 慢性の下腿潰瘍のうち，48% は慢性静脈不全が原因であるが，末梢動脈疾患は 15%，両者の合併が 18% を占める．他には血管炎や外傷，壊疽性膿皮症，感染症，悪性腫瘍などが原因となる〔*J Dtsch Dermatol Ges. 2011 Feb;9（2）:116-21*〕.
- 末梢動脈疾患を疑う要素があれば ABI は評価し，ABI ≦ 0.9 では末梢動脈疾患を考慮する（ A -10 末梢動脈疾患 ）.
- 両下肢の浮腫では，心不全を見逃さないように注意〔*Clin Cardiol. 2006 Jan;29（1）:31-5*〕.
- 高齢者の両下肢浮腫の鑑別で重要なのは心不全である．心不全では労作時呼吸苦を伴うことが多いが，高齢で活動性が低下している患者では浮腫以外に症状が認められないこともある〔*Z Gerontol Geriatr. 2015 Jan;48（1）:49-51*〕.
- 高血圧や肥満は慢性静脈不全のリスク因子でもあるが，同時に心不全のリスク因子でもある．心不全のリスク因子（ A -1 心不全 を参照）がある場合は必

ず評価する．
- 慢性静脈不全と鑑別が必要な疾患は表2を参照．
- 下肢静脈瘤の診断には下肢静脈エコーが有用．罹患静脈の範囲，逆流の有無，下肢静脈血栓症の有無も評価可能．
- 他の検査として CT 静脈造影，MR 静脈造影も有用〔*JAMA. 2012 Dec 26;308（24）:2612-21*〕.

〔チャート III〕 慢性静脈不全の分類と治療方針

- 慢性静脈不全の臨床分類は CEAP 分類を使用（表1）.
- 治療方針を決める際は「Clinical（臨床所見）」が重要となる．

〔チャート III-1〕 C1 は経過観察で問題なし

- 軽度の色素沈着やクモ状血管腫などによる美容的な問題で治療希望があることもある．

〔チャート III-2〕 C2 は弾性ストッキングを使用する

- 弾性ストッキングは膝下までのタイプで，着圧は 20-30 mmHg が効果的（表3）.
- 静脈瘤による疼痛，軽度の色素沈着などの症状は弾性ストッキングで改善が見込める．
- ただし，30-65% でストッキング着用を継続できないため，その場合は外科手術や硬化療法，アブレーション治療を考慮する〔*J Vasc Surg. 2011 May;53（5 Suppl）: 2S-48S*〕.

〔チャート III-3〕 C3-6 でも第一選択は弾性ストッキング．潰瘍形成例では血管内治療も考慮する．

- 弾性ストッキングは膝下までのタイプで，着圧は 30-40 mmHg が効果的（表3）.

表2 慢性静脈不全の鑑別疾患

症状	疾患
下肢痛	末梢動脈疾患，坐骨神経痛，神経根症状，脊柱管狭窄症
下肢腫脹	慢性心不全，腎不全，甲状腺機能低下症，リンパ浮腫
色素沈着	黒色表皮腫，ヘモジデローシス
うっ滞性皮膚炎	乾癬，結節性多発動脈炎，アレルギー性皮膚炎，その他
皮膚潰瘍	虚血性潰瘍，リウマチ性疾患，壊疽性膿皮症，皮膚癌

N Engl J Med. 2009 May 28;360（22）:2319-27

表3 弾性ストッキングの着圧の参考

CEAP 分類	着圧（mmHg）	着圧（hPa）	デニール
C2	20-30 mmHg	26-39 hPa	70-140
C3-6	30-40 mmHg	39-52 hPa	140-280

■潰瘍形成例では圧迫療法と外科治療効果は同等だが，血管内治療（アブレーション）では潰瘍治癒率，治癒までの期間の短縮効果が認められる．

▪潰瘍形成例に対して圧迫療法のみで治療した群と，表在静脈瘤の外科治療を併用した群との比較（ESCHAR trial）では，潰瘍治癒率に有意差は認められなかった（3年で93% vs 89%）．ただし，圧迫療法単独では潰瘍再発率が有意に高い（3年で56% vs 31%）〔*ESCHAR trial: Lancet. 2004 Jun 5;363（9424）:1854-9*〕〔*ESCHAR の長期予後 : BMJ. 2007 Jul 14;335（7610）:83*〕．

▪潰瘍形成例に対して圧迫療法のみで治療した群と，早期の表在静脈アブレーション治療併用群で比較したランダム化比較試験（EVRA trial）では，早期アブレーション群で有意に治癒率の改善（HR 1.38 [1.13-1.68]），治癒までの期間の短縮効果（56 日 [49-66] vs 86 日 [69-92]）が認められた〔*EVRA trial: N Engl J Med. 2018 May 31;378（22）:2105-14*〕．

■基本的には弾性ストッキングによる圧迫療法を行うが，潰瘍の経過が悪い場合は早期にアブレーション治療を考慮することは重要．また繰り返す場合はアブレーション治療や外科治療を考慮すべきである．

チャートIV 慢性静脈不全に効果的な薬剤，サプリメント

■潰瘍形成例ではアスピリンの使用で改善までの期間が短縮．

▪慢性静脈不全による潰瘍形成が認められた 51 例を対象としたランダム化比較試験において，アスピリン 300 mg 併用群と非併用群の比較を行った結果，潰瘍改善までの期間は平均 12 週間 vs 22 週間と有意に短縮した〔*Ann Vasc Surg. 2012 Jul;26（5）:620-9*〕．

■サポニンが含まれたサプリメントは慢性静脈不全による疼痛の改善効果，下肢腫脹の改善効果が認められる〔*Cochrane Database Syst Rev. 2012 Nov 14;11:CD003230*〕．

▪セイヨウトチノキ（horse chestnut）の種子から抽出したエキスに含まれる．サプリとして購入可能（1 か月当たり 1000 円前後）．

■ジオスミン，ヘスペリジンは慢性静脈不全によるむずむず脚症候群の緩和，潰瘍治癒，疼痛緩和効果が期待できる〔*Cochrane Database Syst Rev. 2005 Jul 20;（3）: CD003229*〕．

▪ジオスミン，ヘスペリジン合剤のサプリメントとして購入可能（1 か月当たり 2000 円程度）．

■末梢動脈疾患（peripheral artery disease：PAD）は動脈硬化に関連する心血管疾患の1つ．下肢動脈の狭窄による間欠性跛行，虚血症状が認められる．

■加齢に伴い頻度は増加し，60歳代では10％，80歳代では15％でPADが認められる〔*Lancet. 2013 Oct 19; 382（9901）:1329-40*〕．

■動脈硬化に関連する因子がそのままPADのリスク

となる（表1）〔*Lancet. 2013 Oct 19;382（9901）:1329-40*〕．

■PADによる間欠性跛行が認められる患者では，5年間で70-80％が状態安定，20-30％が増悪，1-3％が下肢虚血を生じる．また，心筋梗塞，脳梗塞は20％で認められる〔*J Am Coll Cardiol. 2006 Mar 21;47（6）: 1239-312*〕．

表1　PADのリスク因子

リスク因子	OR
年齢（10歳増加毎）	1.75 [1.64-1.87]
男性	1.43 [1.18-1.73]
現在の喫煙	2.72 [2.39-3.09]
過去の喫煙歴	2.03 [1.71-2.41]
高血圧	1.55 [1.42-1.71]
糖尿病	1.88 [1.66-2.14]
高コレステロール血症	1.19 [1.07-1.33]
BMI（1増加毎）	0.96 [0.84-1.10]

Lancet. 2013 Oct 19;382（9901）:1329-40

末梢動脈疾患（PAD）のマネジメント：①診断

チャート I　PADの症状，所見

■末梢動脈疾患で多い症状は間欠性跛行，皮膚変化，下肢痛，筋力低下などである．下肢の創傷が治りにくい場合も疑う．皮膚変化では色調の変化や冷感などが認められる．身体所見では血管雑音や脈触知異常があれば疑わしい（表2）〔*Eur J Vasc Endovasc Surg. 2018 Mar;55（3）:305-68*〕．

■症状や所見が乏しくても否定はできない〔*JAMA. 2006 Feb 1;295（5）:536-46*〕．

■無症候性でも以下の患者ではスクリーニングとして

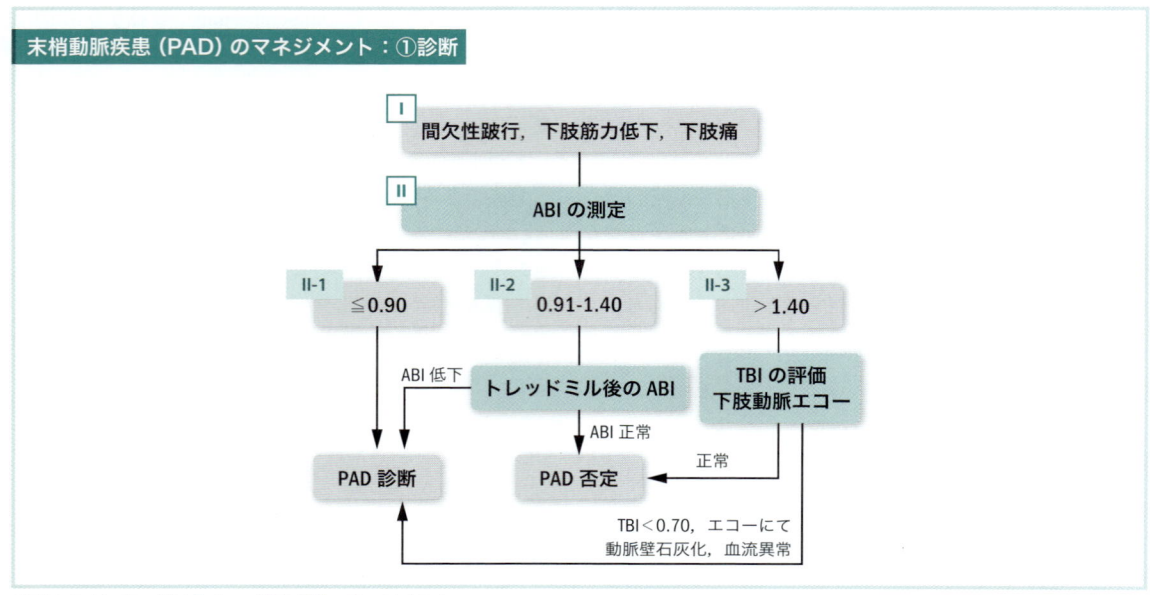

末梢動脈疾患（PAD）のマネジメント：①診断

ABI：Ankle-Brachial Index，　TBI：Toe-Brachial Index

N Engl J Med. 2016 Mar 3;374（9）:861-71

表2　PADにおける症状，所見

症状，所見	LR＋	LR－
間欠性跛行	3.3 [2.3-4.8]	0.9 [0.8-1.0]
皮膚冷感	5.9 [4.1-8.6]	0.9 [0.9-0.95]
皮膚の障害	5.9 [2.6-13.4]	1.0 [0.97-1.0]
皮膚色調変化	2.8 [2.4-3.3]	0.7 [0.7-0.8]
下肢動脈血管雑音	5.6 [4.7-6.7]	0.4 [0.3-0.5]
下肢動脈 脈触知異常	4.7 [2.2-9.9]	0.4 [0.2-0.6]

JAMA. 2006 Feb 1;295(5):536-46

Ａ 心血管

Q&A ①

Q 神経性間欠性跛行と血管性間欠性跛行の鑑別点はありますか？

A 間欠性跛行を呈する疾患として有名なのは腰部脊柱管狭窄症と末梢動脈疾患で，腰部脊柱管狭窄症による間欠性跛行を神経性間欠性跛行，末梢動脈疾患による間欠性跛行を血管性間欠性跛行と呼びます.

両者の鑑別点は，立位で出現し，座位にならないと改善しない大腿部の疼痛で，前傾姿勢で軽快する間欠性跛行は神経性を，立位でも改善する下腿（ふくらはぎ）の痛みは血管性間欠性跛行を示唆します（表3）〔*Can J Surg. 2013 Dec;56(6):372-7*〕.

表3　間欠性跛行の鑑別に有用な情報

神経性間欠性跛行を示唆する情報

	感度(%)	特異度(%)	LR＋	LR－
立位で疼痛誘発	97 [81-100]	70 [47-86]	3.2 [1.7-5.9]	0.04 [0.01-0.34]
座位で疼痛改善	83 [65-94]	78 [56-92]	3.8 [1.7-8.5]	0.21 [0.08-0.44]
shopping cart sign陽性	80 [61-92]	52 [31-73]	1.7 [1.1-2.7]	0.38 [0.17-0.85]
疼痛部位が膝よりも上位	80 [61-92]	65 [43-83]	2.3 [1.3-4.1]	0.31 [0.14-0.66]
上記すべて	57 [38-74]	96 [76-100]	13.0 [1.9-91]	0.45 [0.30-0.68]

shopping cart sign：買い物カートに肘をついて前傾姿勢で押しているような姿勢で歩く所見.

Can J Surg. 2013 Dec;56(6):372-7

血管性間欠性跛行を示唆する情報

	感度(%)	特異度(%)	LR＋	LR－
歩行→立位で疼痛が軽減する	78 [56-92]	90 [72-97]	7.8 [2.6-23]	0.24 [0.11-0.53]
疼痛部位が下腿	78 [56-92]	73 [54-87]	2.9 [1.6-5.5]	0.30 [0.13-0.66]
上記すべて	65 [43-83]	97 [81-100]	20.0 [2.8-140]	0.36 [0.21-0.63]

Can J Surg. 2013 Dec;56(6):372-7

PADの評価を考慮する〔*Eur J Vasc Endovasc Surg. 2018 Mar;55(3):305-68*〕.

- 動脈硬化性疾患（冠動脈疾患など），腹部大動脈瘤，慢性腎臓病，心不全患者.
- ＞65歳の高齢者，＜65歳でも心血管疾患リスクが高い患者，＞50歳でPADの家族歴がある患者.
- スクリーニングについては Q&A② も参照のこと.
- 無症候性患者に対するABI評価の感度が著しく低いことには注意が必要である（感度15-20％，特異度

99％）〔*Arterioscler Thromb Vasc Biol. 2005 Nov;25(11):2368-75*〕.

チャート II　PADの評価はABIで行う
〔*N Engl J Med. 2016 Mar 3;374(9):861-71*〕

- 足関節上腕血圧比（ABI）：ドップラーエコーを使用して，上腕と下腿の収縮期血圧を評価し，両者の比で求める.

Ｑ PAD のスクリーニングは必要？

Ａ ABI による PAD のスクリーニングについては，推奨しているガイドラインもあれば，エビデンス不十分としているガイドラインもあります〔Am J Med. 2012 Feb;125 (2) :198-208.e3〕〔Ann Intern Med. 2013 Sep 3;159 (5) :342-8〕〔Eur J Vasc Endovasc Surg. 2018 Mar;55 (3) :305-68〕．

スクリーニングを行う利点としては，早期からリスク因子への介入が可能である点，ABI 値自体が心血管イベントリスク因子となるため，リスク評価に使用可能な点が挙げられます．糖尿病患者では間欠性跛行や下肢痛の出現がなく，無症候性から足壊疽に至る例もあります〔J Vasc Surg. 2015 Mar;61 (3 Suppl) :2S-41S〕．

一方で，無症候性の PAD 自体に対する治療はなく，診断する必要がないとの意見もあります〔Ann Intern Med. 2013 Sep 3;159 (5) :333-41〕．後述のとおり無症候性の PAD では抗血小板薬の一次予防効果もな

く，特別な対応は必要ありません．リスク因子への介入は PAD の有無にかかわらず行うため，わざわざスクリーニングを行い診断する意義は乏しいとの意見です．2018 年の US. Preventive Services Task Force では，スクリーニングについてはエビデンス不十分との結論となっています〔JAMA. 2018 July 11;320 (2) :177-83〕．

スクリーニングの対象として推奨されている群は，以下のとおりです (European Society for Vascular Surgery ガイドライン〔2017〕より)〔Eur J Vasc Endovasc Surg. 2018 Mar;55 (3) :305-68〕．

- 動脈硬化性疾患を診断された患者（冠動脈疾患や他の末梢血管疾患）
- 腹部大動脈瘤や慢性腎臓病，心不全患者
- ＞65 歳の高齢者
- ＜65 歳でも心血管イベントリスクがある患者（特に喫煙歴，糖尿病）
- ＞50 歳で PAD の家族歴がある患者

チャート II-1 ABI≦0.90 で PAD と診断

- さらに ABI 0.71-0.90 では軽症，0.41-0.70 では中等症，≦0.40 では重症と評価する．
- ABI＜0.50 で安静時の下肢痛が認められ，＜0.20 で下肢の虚血，壊疽が生じる〔N Engl J Med. 2007 Jul 19;357 (3) :217-27〕．

チャート II-2 ABI 0.91-1.40 は正常範囲であるが，間欠性跛行といった PAD 症状やリスク因子が認められ，PAD が疑わしい場合はトレッドミル後に再度評価する

- トレッドミル後に ABI 20％以上の低下もしくは ABI≦0.90 となれば PAD と診断．変化なければ PAD は否定し，他疾患を評価する．

チャート II-3 ABI＞1.40 では下肢血管の石灰化や高度の動脈硬化により血圧カフで動脈が圧迫されていない可能性がある

- 下肢動脈エコーを評価し，動脈，血流を評価する．異常があれば PAD と診断する〔N Engl J Med. 2001 May 24;344 (21) :1608-21〕．
- 足趾上腕血圧比（TBI）を測定してみるのも 1 つの方法であるが，この場合のカットオフ値は＜0.70 が妥当とする見解がある．TBI で異常があり ABI で正常という例は 14-27％あるとされている〔J Vasc

Surg. 2013 Jul;58 (1) :231-8〕．

末梢動脈疾患（PAD）のマネジメント：②治療

チャート III 下肢虚血のない PAD の治療〔Eur J Vasc Endovasc Surg. 2018 Mar;55 (3) :305-68〕

- 症候性，無症候性にかかわらず，リスク因子への介入は PAD の進行予防，他の動脈硬化性疾患の予防として重要である．
- 禁煙，ダイエット・運動指導，脂質異常症・糖尿病・高血圧への介入．
- 禁煙は有意に死亡リスクの低下，下肢切断リスクの低下効果がある〔J Vasc Surg. 2014 Dec;60 (6) :1565-71〕．
- PAD 患者の脂質異常症に対してはスタチンを開始する．
- PAD 患者では LDL コレステロール＜70 mg/dL を目標とする．基礎値が 70-135 mg/dL の患者群ではそれよりも 50％以上減少させることを目標とする．
- スタチン自体に疼痛や歩行距離の改善効果が期待できる〔J Vasc Surg. 2015 Mar;61 (3 Suppl) :2S-41S〕．
- 糖尿病では足壊疽リスクが上昇するため，患者教育が重要．血糖コントロールへの介入に予後改善効果があるかどうかは不明〔J Vasc Surg. 2015 Mar;61 (3 Suppl) :2S-41S〕．

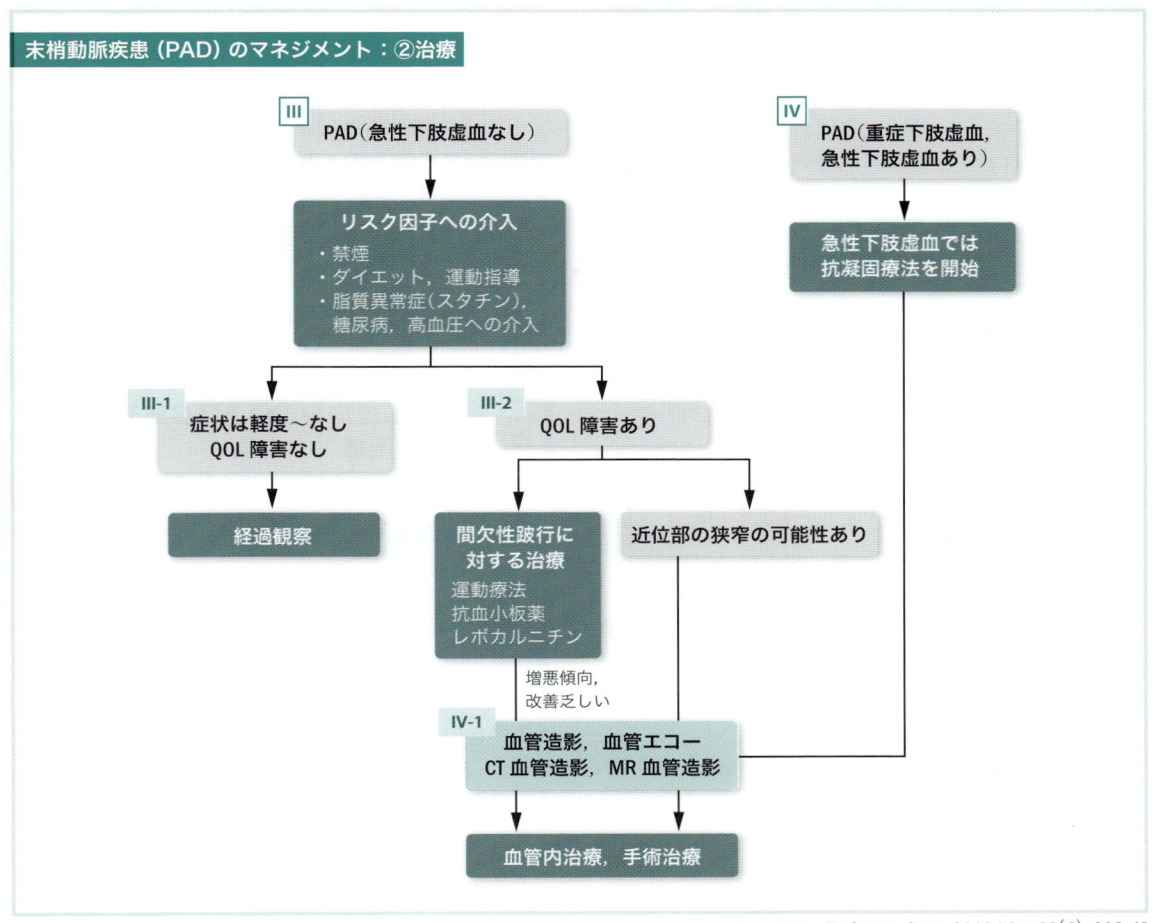

末梢動脈疾患（PAD）のマネジメント：②治療

Ⅲ　PAD（急性下肢虚血なし）

Ⅳ　PAD（重症下肢虚血，急性下肢虚血あり）

リスク因子への介入
・禁煙
・ダイエット，運動指導
・脂質異常症(スタチン)，糖尿病，高血圧への介入

急性下肢虚血では抗凝固療法を開始

Ⅲ-1　症状は軽度〜なし　QOL障害なし

Ⅲ-2　QOL障害あり

経過観察

間欠性跛行に対する治療
運動療法
抗血小板薬
レボカルニチン

近位部の狭窄の可能性あり

増悪傾向，改善乏しい

Ⅳ-1　血管造影，血管エコー　CT血管造影，MR血管造影

血管内治療，手術治療

Eur J Vasc Endovasc Surg. 2018 Mar;55（3）:305-68

- 高血圧では ACE 阻害薬，ARB が第一選択となる．ACE 阻害薬は歩行距離の改善効果あり〔*JAMA. 2013 Feb 6;309（5）:453-60*〕．

チャートⅢ-1　無症候性，QOL の障害のない PAD の治療
- 無症候性の PAD ではリスク因子の介入のみ．
- 無症候性の PAD 患者 3350 例を対象とした，アスピリンの効果を評価した二重盲検化ランダム化比較試験では，アスピリン投与による心血管イベントリスク，死亡リスクの改善効果は認められなかった〔*JAMA. 2010 Mar 3;303（9）:841-8*〕．
- 症状もないため，症状に対する治療の必要もない．
- リスク因子への介入が主となる（上記 チャートⅢ を参照）．
- したがって無症候性患者で PAD を診断する意義もないのかもしれない．

チャートⅢ-2　間欠性跛行や下肢痛を伴う PAD の治療
〔*Eur J Vasc Endovasc Surg. 2018 Mar;55（3）:305-68*〕
- 間欠性跛行や下肢痛を伴う PAD ではリスク因子への介入と抗血小板薬の開始，症状の緩和を行う．
- リスク因子への介入は上記 チャートⅢ を参照．
- 症候性の PAD では抗血小板薬を使用する．主にアスピリンとクロピドグレルを使用する．シロスタゾールも使用されるが，注意が必要（後述）．
- 抗血小板薬は死亡リスクの低下（RR 0.76 [0.60-0.98]），心血管死亡リスクの低下（RR 0.54 [0.32-0.93]），下肢再灌流療法適応例の減少（RR 0.65 [0.43-0.97]）効果が期待できる．アスピリンよりもクロピドグレルのほうが効果は良好〔*Cochrane Database Syst Rev. 2011 Nov 9;（11）:CD001272*〕．
- シロスタゾール 100-200 mg/ 日分 2 投与で疼痛が出現するまでの歩行距離が有意に延長する〔*Cochrane Database Syst Rev. 2014 Oct 31;10:CD003748*〕．ただし，シロスタゾールの使用では，出血や心血管系の有害事象リスクに懸念があるとし，Europena Medicine

Agency より以下の勧告がある（EMA/98571/2013）.

- 不安定狭心症や 6 か月以内の心筋梗塞既往, 重度の頻脈性不整脈の既往がある患者では使用を避ける.
- PAD に対しては 3 か月間使用し, 改善が乏しい場合は中止する
- CYP3A4 阻害薬（エリスロマイシン, イトラコナゾール, シメチジン, ジルチアゼム, グレープフルーツジュース）や CYP2C19 阻害薬（オメプラゾール）を使用中の患者では減量する.

■ 抗血小板薬の使用推奨：

▪ もともと抗凝固療法を使用していない患者群における抗血小板薬は,
- 基本的に単剤で治療を行う.
- 血管内治療後では 1 か月間は 2 剤併用療法（dual antiplatelet therapy）を行い, その後は 1 剤のみに減量する.
- 外科手術による再灌流療法後では抗血小板薬 1 剤＋抗凝固療法を併用する（抗凝固療法を支持するエビデンスは弱く, 出血リスクを考慮して併用を決める）.

▪ もともと抗凝固療法を行っている患者は,
- 症候性 PAD, 外科手術による再灌流療法後では抗血小板薬は不要. 抗凝固療法のみでよい.
- 血管内治療後の患者で出血リスクが低い場合は, 1 か月間は抗凝固療法に抗血小板薬 1 剤を併用し, その後は抗凝固療法単独, もしくはそのまま併用を継続する.
- 血管内治療後の患者で出血リスクが高い場合は, 術後から抗凝固療法単独で治療する.

■ 症状（間欠性跛行, 下肢痛）の緩和では抗血小板薬以外に運動療法とレボカルニチンが有用.

■ 運動療法は歩行距離, 歩行可能時間の延長効果が有意に認められる〔JAMA. 2009 Jan 14;301（2）:165-74〕〔Cir-culation. 2012 Jan 3;125（1）:130-9〕.

- 運動療法は週 3 回以上, 1 回当たり 30 分以上のウォーキングを行い, 間欠性跛行の疼痛が最大となるまで運動強度と時間を調節する. 運動療法の期間は半年以上続けることが必要.

■ 薬物治療では抗血小板薬以外にレボカルニチン（エルカルチン®）で歩行距離の改善効果が期待できる.

▪ レボカルニチン 1.8-3.6 g/日 分 3 投与も歩行距離の改善が見込める〔J Vasc Surg. 2015 Mar;61（3 Suppl）:2S-41S〕.

〔チャートIV〕急性下肢虚血や重症下肢虚血を伴う PAD の治療

■ 急性下肢虚血や重症下肢虚血を伴う場合は抗凝固療法を開始し, 早急に血管内治療, 手術治療を考慮する.

〔チャートIV-1〕血管内治療, 外科手術を考慮する場合

■ 血管内治療, 外科手術は以下の場合に考慮する.

▪ 内科的治療で改善が乏しい.

▪ 近位部の狭窄で血管内治療, 外科手術により症状や血流の改善が見込める.

▪ 下肢虚血症状が出現している.

▪ 急性下肢虚血が生じている.

■ 血管内治療, 手術治療を行う前に下肢動脈エコー, 動脈造影, CT 血管造影, MR 血管造影など画像検査を行う.

▪ PAD の診断自体には画像検査の必要はなく, 血管内治療や外科手術を考慮する場合にこれらの画像検査を行う. どの検査も感度, 特異度は良好であり, CT 血管造影と MR 血管造影は動脈造影とほぼ同等の診断能を示す（感度・特異度＞90％）〔JAMA. 2009 Jan 28;301（4）:415-24〕.

11 大動脈瘤

- 大動脈瘤の大半が画像検査で偶発的に発見される.
- 内科的治療としては β 遮断薬や ACE 阻害薬, ARB, スタチンなどが試されるが, 動脈瘤進行予防として効果が高い薬剤は未だない. 根本的治療は外科手術, 血管内治療であり, 総合診療医としてできることは破裂のリスクを評価し, 適切なタイミングで専門医へ紹介することである.

胸部大動脈瘤

〔*J Am Coll Cardiol. 2010 Mar 2;55(9):841-57*〕〔*Am Heart J. 2011 Jul;162(1):38-46.e1*〕〔*Can J Cardiol. 2016 Jan;32(1):124-30*〕

- 胸部大動脈瘤の大半が胸部 CT で偶発的に発見される.
- 通常の大動脈径より 50% 以上増大していれば動脈瘤と定義する. 動脈径は身長と相関があるため, 一概には決めることができないが, ほとんどの成人では >35 mm は拡張と考えられる. ただし, 高身長の人では 42 mm まで正常であることがありうる〔*Can J Cardiol. 2016 Jan;32(1):124-30*〕.

- 大動脈は上行, 弓部(～動脈管索)と下行大動脈で質が異なり, 上行大動脈～弓部は平滑で石灰化もなく, 瘤形成には遺伝要素や解剖異常が関連する. 下行大動脈はいびつで石灰化もあり, 動脈硬化が瘤形成に関連する. 表 1 に胸部大動脈瘤の原因となる要素と特徴を示す.
- 胸部大動脈瘤の拡大速度は部位, 原因により異なり, 上行大動脈瘤では >6 cm, 下行大動脈瘤では >7 cm で合併症頻度が急速に上昇する.

胸部大動脈瘤のマネジメント

- 重要なのはリスク因子への介入と適切なフォロー. 合併症リスクと大動脈拡大速度を理解して, 手術適応となった際には迅速に紹介できるようになることである.

表 1　胸部大動脈瘤の原因となる要素と特徴

要素	特徴
変性動脈瘤	加齢, 高血圧, 脂質異常症, 喫煙が関与. 最多原因
動脈硬化性	弓部, 下行大動脈では最多原因
Marfan 症候群	先天性では最多原因. *FBN1* 遺伝子変異 75% で大動脈拡張あり, 2-3 mm/年の拡大速度
Loeys-Dietz 症候群	*TGFBR1*, *TGFBR2* 遺伝子変異に関連する血管障害 血管瘤, 両眼隔離, 口蓋(垂)裂が認められる
二尖弁	一般人口の 1-2% で認められる >50% が上行大動脈瘤, 20% で Valsalva 洞を含む 進行速度は 2 mm/年
Turner 症候群	1/3 で二尖弁, 大動脈狭窄を合併
家族性胸部動脈瘤症候群	他の原因がなく, 家族歴で大動脈瘤あり
感染性大動脈瘤	梅毒, サルモネラ, ブドウ球菌, 結核など （補足▶）
炎症性	巨細胞性血管炎, 高安動脈炎(大動脈炎症候群), Behçet 病, Cogan 症候群など
外傷性	大動脈峡部で多い
慢性動脈解離	偽腔での圧分布差で生じる

Am Heart J. 2011 Jul;162(1):38-46.e1

表2　胸部大動脈瘤径別の拡大速度

径	拡大速度	上行，弓部	下行
4.0	1 mm/年 [0.5-1.4]	0.8 [0.3-1.2]	2.3 [0.7-3.9]
5.0	1.2 mm/年 [0.6-1.8]	1.0 [0.4-1.5]	2.8 [0.8-4.9]
6.0	1.4 mm/年 [0.7-2.1]	1.1 [0.5-1.8]	3.4 [1.0-5.9]
7.0	1.7 mm/年 [0.9-2.5]	1.3 [0.6-2.1]	4.0 [1.2-6.9]
8.0	1.9 mm/年 [1.0-2.8]	1.5 [0.6-2.1]	4.5 [1.3-7.9]

J Thorac Cardiovasc Surg. 1997 Mar;113（3）:476-91

表3　大動脈瘤の原因，大きさと手術適応

大動脈瘤の原因	起始部・上行大動脈手術適応サイズ	弓部	下行	その他 （部位にかかわらず）
胸部大動脈瘤（変性）	起始部・上行で 5.5 cm 以上	6.0 cm 以上	6.5 cm 以上	年間 0.5 cm 以上の増大
Marfan 症候群（成人）	起始部・上行で 5.0 cm 以上 挙児希望の場合は 4.0 cm 以上	5.5-6.0 cm 以上	5.5-6.0 cm 以上	年間 0.5 cm 以上の増大
Loeys-Dietz 症候群（成人）	起始部で 4.0-5.0 cm 以上，上行で 4.2-5.0 cm 以上	5.5-6.0 cm 以上	5.5-6.0 cm 以上	年間 0.5 cm 以上の増大
二尖弁	・起始部・上行で 5.0-5.5 cm 以上 ・解離の家族歴，年 0.5 cm 以上の増大がある場合は 5.0 cm 以上 ・大動脈弁狭窄症（AS），大動脈弁閉鎖不全症（AR）で手術する場合は 4.5 cm 以上で同時に手術	5.5 cm 以上	6.5 cm 以上	年間 0.5 cm 以上の増大
大動脈弁手術予定の場合	起始部・上行で 4.5 cm 以上で同時手術			

Can J Cardiol. 2014 Jun;30（6）:577-89／J Am Coll Cardiol. 2014 Oct 21;64（16）:1725-39／Can J Cardiol. 2016 Jan;32（1）:124-30

薬物治療

- 第一選択は β 遮断薬（プロプラノロールなど）：運動時心拍数＜100 回/分を達成するまで増量する．
- 第二選択は ARB，ACE 阻害薬：血圧＜130/80 mmHg を目標に増量する．
- 第三選択は Ca チャネル阻害薬，スタチン：血圧目標値は同上．LDL コレステロールの目標値については G -13 脂質異常症 参照．
- 生活指導として禁煙は必須である．

胸部大動脈瘤のフォロー

- 変性胸部大動脈瘤，Marfan 症候群，二尖弁，他の遺伝性疾患がある場合：
  - 直径 3.5-4.4 cm で年 1 回の CT もしくは MRI 評価，心エコーによる弁膜症評価が推奨される．
  - 直径 4.5-5.4 cm で年 2 回の上記評価が推奨される．
- 胸部大動脈瘤径別の拡大速度を表2 に示す．

手術適応（迅速に紹介すべきポイント）

- 症候性の大動脈瘤は手術適応であり，すぐに紹介が必要である．
- 無症候性の場合は原因と大きさ，進行速度で判断する（表3）．

破裂リスクの評価

- 上行大動脈瘤では径 6 cm を超えると急激に合併症リスクが上昇する（図1A）．
- 下行大動脈瘤では径 7 cm を超えると急激に合併症リスクが上昇する（図1B）．
- 合併症とは破裂，解離，死亡である．解離は大動脈瘤が小さくても生じる．その理由は大きさよりも血管の弾性のほうが要素として重要であるためである〔*J Am Coll Cardiol. 2014 Oct 21;64（16）:1725-39*〕．

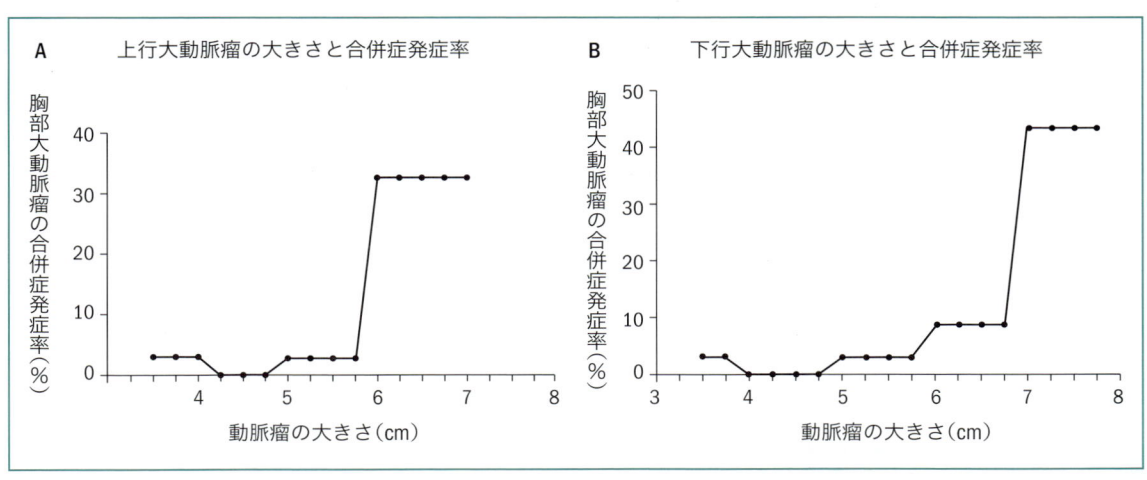

図1　胸部大動脈瘤の大きさと合併症発症率

J Am Coll Cardiol. 2014 Oct 21;64（16）:1725-39

ASI による合併症リスクの評価

- 大動脈径は体格により異なるため合併症リスクもそれを踏まえて考慮する必要がある.
- 大動脈瘤径（cm）/体表面積（m²）を aortic size index（ASI）と定義し，ASI と合併症リスクを評価した報告では，ASI<2.75 cm/m² では年間<4%，2.75-4.25 では<8%，>4.25 では年間 20-25% であった〔*Ann Thorac Surg. 2006 Jan;81（1）:169-77*〕.
- 大動脈瘤の形態も重要であり，紡錘状よりも嚢状のほうが破裂リスクは高い.

腹部大動脈瘤

- 50 歳以上では 3-10% で腹部大動脈瘤が認められる.男性が 3-10%，女性が 1% 程度である〔*JAMA. 2009 Nov 11;302（18）:2015-22*〕.
- アジア人は白人に比べると発生率が低いとされ，日本では剖検から推定されている発症率は 2.7%〔*大動脈瘤・大動脈解離診療ガイドライン 2011 年改訂版*〕.
- 腹部大動脈瘤は破裂まで無症候性であることが多い.
- 高血圧や喫煙，動脈硬化がリスクとなる〔*Am J Emerg Med. 2008 Oct;26（8）:883-7*〕.

腹部大動脈瘤のスクリーニング

〔*J Vasc Surg. 2009 Oct;50（4）:880-96*〕〔*Ann Intern Med. 2014 Aug 19;161（4）:281-90*〕

- Council of the Society for Vascular Surgery（2009）では，以下の患者群でのスクリーニングを推奨している.
  - すべての男性では 65 歳時に 1 回スクリーニングを行う.
  - 腹部大動脈瘤の家族歴がある場合，55 歳時にスクリーニングを行う.
  - 喫煙歴がある女性では 65 歳時にスクリーニングをすべき.
- U.S. Preventive Services Task Force Recommendation（2014）では，以下の患者群でのスクリーニングを推奨している.
  - 喫煙者では 65-75 歳時に 1 回のみ腹部エコーによるスクリーニングを推奨.
  - 非喫煙者では 65-75 歳時に主治医の判断でスクリーニングを考慮する.
  - 非喫煙者の女性ではスクリーニングの必要なし.
- スクリーニングにより腹部大動脈瘤の早期発見は増加し，手術件数は増加するものの，死亡リスクの低下効果は認められていない.破裂予防効果も低く，スクリーニングの意義については未だ議論がある.
- 65 歳以上の高齢者で，エコーによるスクリーニングを行う群 vs 非施行群で比較した 4 つのランダム化比較試験のメタアナリシスでは，スクリーニング施行群では早期発見が増加し，手術の頻度が約 2 倍に増加した.腹部大動脈瘤による死亡リスクは低下するものの，全死亡リスクは有意差がなかった〔*Ann Intern Med. 2014 Mar 4;160（5）:321-9*〕.
- オーストラリアにおける 64-83 歳の高齢者を対象としたスクリーニングの意義を評価したランダム化比較試験では，12.8 年のフォローにおいて動脈瘤関連死亡，全死亡リスクは有意差なし〔*JAMA Intern Med. 2016 Dec 1;176（12）:1761-7*〕.
- スウェーデンにおける 65 歳以上でスクリーニングを行った群，非施行群を比較した報告では，6 年間のフォローにおいて大動脈発見率は 0.49%［0.25-0.73］

上昇（NNS 204），手術治療件数は 0.30%［0.14-0.45］増加するが，死亡リスクは有意差なし．破裂リスクは 0.10%［0.02-0.19］減少する（NNS1000）．つまり overtreatment（不要な手術治療）は 0.19%［0.01-0.37］増加する試算となる（526 人に 1 人）〔Lancet. 2018 Jun 16;391 (10138) :2441-7〕.

- カナダのガイドラインでは，80 歳以上でのスクリーニングは推奨しないとしている〔CMAJ. 2017 Sep 11;189 (36) :E1137-45〕.
- スクリーニングの是非については未だ明確な結論は得られていない．

腹部大動脈瘤のマネジメント

- 腹部大動脈瘤も胸部大動脈瘤と同様，リスク因子への介入と適切なフォロー，外科手術の適応を判断し，必要時に迅速に専門医へ紹介する．

薬物治療

- 動脈硬化のリスク因子である高血圧，脂質異常症，喫煙習慣の改善が重要である．
- 降圧薬の優先順位はない．コクラン・ライブラリでは β 遮断薬のプロプラノロールには腹部大動脈瘤の増悪予防（MD -0.08 mm［-0.25-0.10］），手術適応例の減少効果（OR 0.74［0.52-1.05］）は認められなかった〔Cochrane Database Syst Rev. 2012 Sep 12;9:CD009536〕.
- 上記薬剤以外，スタチンや抗血小板薬，他の降圧薬でも腹部大動脈瘤の増悪予防効果は認められていない〔Eur J Vasc Endovasc Surg. 2015 Dec;50 (6) :702-13〕.

腹部大動脈瘤のフォロー
〔J Vasc Surg. 2009 Oct;50 (4) :880-96〕
- 大動脈瘤径 2.5-2.9 cm では，その後 5 年で 5 cm を

超えるのは 0-2.4% と少ない．この群ではその後のフォローアップ期間は定められていない．
- 3.0-3.4 cm では 3 年毎の画像評価を行う．
- 3.5-4.4 cm では毎年評価する．
- 4.5-5.4 cm では半年毎のフォローを行う．
- フォロー方法は腹部エコーか腹部 CT を選択する．
- 動脈瘤径が大きいほど進行速度も増大する．径 3-4 cm では＜10%/年の速度で増大する．径＞4 cm では 10%/年の速度で増大する．

手術適応，紹介のタイミング

- 径＞5.5 cm の腹部大動脈瘤は手術適応，紹介となる．
- 無症候性の径 4.0-5.5 cm の腹部大動脈瘤に対する外科手術，血管内治療では長期的な生存率改善効果は認められない〔Cochrane Database Syst Rev. 2015 Feb 8; (2) :CD001835〕.
- 径 4.0-5.5 cm で年間 1 cm 以上増大する例は手術適応となる．

破裂リスク

- 動脈瘤径と破裂率は以下のとおり〔N Engl J Med. 2014 Nov 27;371 (22) :2101-8〕.
- ＜5.5 cm は≦1.0%/年
- 5.5-5.9 cm は 9.4%/年
- 6.0-6.9 cm は 10.2%/年
- ≧7.0 cm は 32.5%/年
- 女性例（HR 3.00［1.99-4.53］），高血圧（HR 1.02［1.00-1.03］/1 mmHg 上昇）ではさらにリスクが増加する．
- 大動脈瘤の形態も重要であり，紡錘状よりも嚢状のほうが破裂リスクは高い．

✚ 補 足

感染性動脈瘤

- 腹部大動脈瘤の 1-3% を感染性動脈瘤が占める．急速に発症し，破裂リスクも通常の動脈瘤よりも高い〔Surgery. 1996 Feb;119 (2) :129-32〕.
- 感染性動脈瘤の原因頻度を表 4 に示す．

炎症性大動脈瘤
〔Cardiovasc Pathol. 2015 Sep-Oct;24 (5) :267-78〕
- 大動脈の炎症性疾患も大動脈瘤の原因として重要である．
- 原因疾患は高安動脈炎，巨細胞性動脈炎，ANCA 関連血管炎，関節リウマチ，SLE，再発性多発軟骨炎，Cogan 症候群，強直性脊椎炎，Behçet 病，IgG4 関連疾患，サルコイドーシスがある．
- まれだが，動脈硬化性の大動脈瘤で好中球浸潤を伴

表4　感染性動脈瘤の原因頻度

	台湾[†1]	ロンドン[†2]	ドイツ[†3]	中国[†4]	計
N	17	15	33	48	113
感染性動脈瘤が占める割合	2.3%		1.31%		
Salmonella spp	7	3	6	35	51（45%）
Staphylococcus aureus	4	3	8	3	18（15.9%）
Staphylococcus epidermidis			3		3（2.65%）
Klebsiella pneumoniae	1				1（0.88%）
Streptococcus pneumoniae	1				1（0.88%）
Streptococcus spp		1	4	2	7（6.2%）
Enterococcus spp			4		4（3.5%）
Escherichia coli			3	3	6（5.3%）
Coliform bacteria		1			1（0.88%）
Bacteroides spp			2	1	3（2.65%）
Treponema pallidum		1			1（0.88%）
Aspergillus			1		1（0.88%）
結核				2	2（1.77%）
陰性	4	6	5	2	17（15.0%）

[†1]*J Chin Med Assoc. 2005 Jun;68（6）:265-71*／[†2]*Eur J Vasc Endovasc Surg. 2004 Jun;27（6）:585-9*／[†3]*J Vasc Surg. 2001 Jan;33（1）:106-13*／[†4]*J Vasc Surg. 2004 Jul;40（1）:30-5*

う大動脈壁の炎症所見が認められる（atherosclerosis with excessive inflammation）．

- atherosclerosis with excessive inflammation には2つの病態が含まれる．
  - excessive neutrophilic inflammation：動脈硬化プラークの周囲に多数の好中球浸潤を伴うタイプ．プラークの破裂や内腔の血栓形成を伴うことが多い．鑑別診断で重要なのは感染性大動脈炎・瘤で，感染性では広範囲に壊死組織が認められる一方，この病態では動脈硬化病変の中心でのみ壊死組織が認められる点が異なる．
  - inflammatory atherosclerotic aneurysm：動脈硬化病変と外膜の炎症所見が認められる．炎症所見はリンパ球や形質細胞浸潤を伴うことが多い．大動脈周囲炎やIgG4関連疾患との鑑別が重要となる．
- 他の全身症状，臓器症状があれば鑑別のヒントとなるが，組織所見の評価は重要な情報となる．組織所見では肉芽腫形成/巨細胞パターン，リンパ球/形質細胞浸潤パターン，混合性炎症パターン，化膿性で分類する．
- 肉芽腫形成/巨細胞パターン：類上皮細胞（マクロファージ）の集塊が認められる．巨細胞や肉芽腫を伴うこともある．ANCA関連血管炎，関節リウマチ，高安動脈炎，サルコイドーシス，結核・非結核性抗酸菌症，真菌感染症．
- リンパ形質細胞浸潤パターン：リンパ球や形質細胞浸潤が認められ，肉芽腫形成が認められない．IgG4関連疾患，SLE，強直性脊椎炎，梅毒性血管炎の他，上記「肉芽腫形成/巨細胞パターン」で検体不良の場合もこのパターンとなることがある．
- 混合性炎症パターン：さまざまな炎症細胞浸潤が認められ，肉芽腫形成が認められない．Cogan病，Behçet病，再発性多発軟骨炎．
- 化膿性：上記（感染性動脈瘤）を参照．

12　本態性高血圧症

- 高血圧は収縮期血圧 ≥ 130 mmHg，拡張期血圧 ≥ 80 mmHg で定義される．動脈硬化リスク因子となるため，高血圧症患者ではリスクを評価し，生活指導，薬物治療を行うことが重要〔*Hypertension. 2018 Jun;71（6）:e13-115*〕．
- 血圧 120-129/80 mmHg の前高血圧症でも脳梗塞リスクにはなるため，生活指導は必要〔*Neurology. 2014 Apr 1;82（13）:1153-61*〕〔*Hypertension. 2018 Jun;71（6）:e13-115*〕．

で測定した血圧は −10/−5 mmHg 低くなる〔*BMJ. 2010 Apr 14;340:c1104*〕．
- 診察室での血圧 140/90 mmHg は院外で測定した血圧 135/85 mmHg に等しい．
- 持続血圧計で評価した血圧（＞135/85 mmHg）をリファレンス・スタンダードとした場合の外来，自宅で測定した血圧の感度，特異度は**表 1**を参照．外来血圧や自宅血圧で ≥ 140/90 mmHg であれば高血圧の定義を満たしている可能性が高い．
- 自動血圧計による血圧測定は厚さ 4 mm 程度の衣服ならばその上から測定することも可能〔*CMAJ. 2008 Feb 26;178（5）:585-9*〕．

本態性高血圧症のマネジメント
〔*Hypertension. 2018 Jun;71（6）:e13-115*〕

チャート I　血圧の評価

- 血圧は測定する環境により異なる．
- 専門スタッフが測定した血圧を基準とすると，診察室で医師が測定した血圧は 9/7 mmHg 高く，院外

チャート II　高血圧症患者のリスク評価

- 高血圧症患者では高血圧の程度，他の動脈硬化性疾患のリスク因子より 10 年間の心血管イベントリスクを評価し，治療介入の方針を決める．

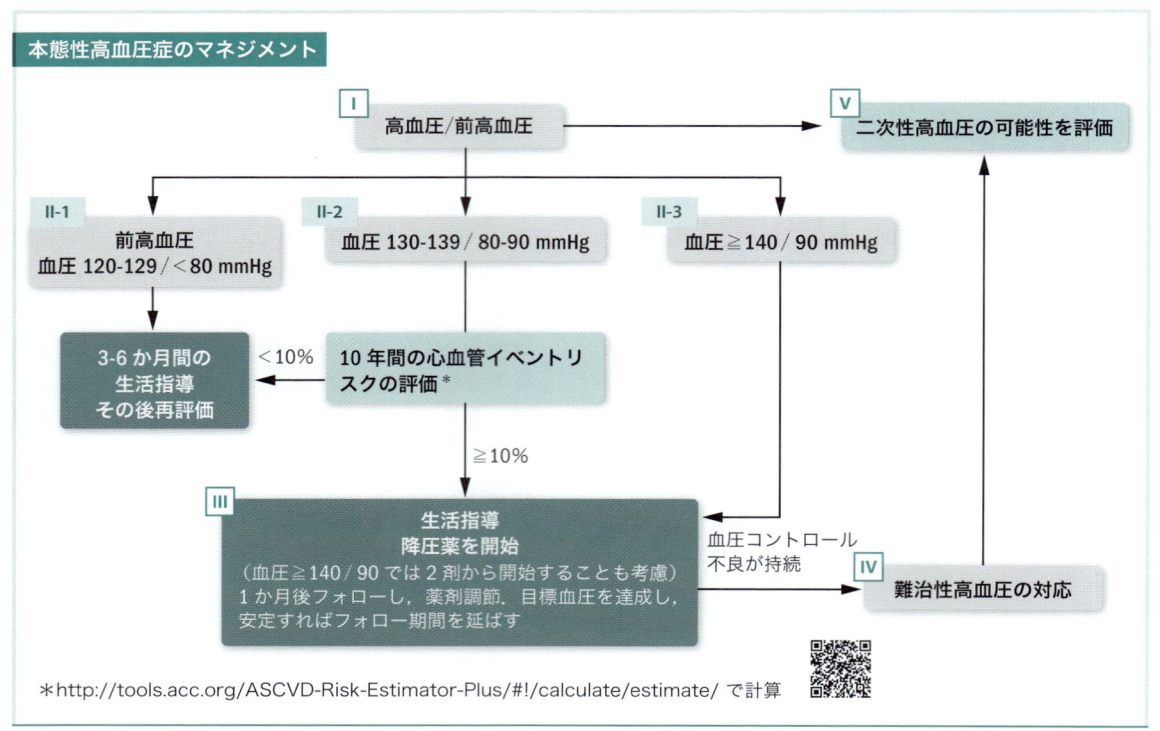

* http://tools.acc.org/ASCVD-Risk-Estimator-Plus/#!/calculate/estimate/ で計算

Hypertension. 2018 Jun;71（6）:e13-115 を参考に作成

表1　外来，自宅で評価した血圧の感度，特異度

外来血圧	感度 (%)	特異度 (%)
140/90 mmHg	74.7 [61.7-84.4]	74.8 [49.8-89.8]
150/90 mmHg	66.3 [28.3-90.8]	86.2 [24.8-99.2]

自宅血圧	感度 (%)	特異度 (%)
140/90 mmHg	52.6 [34.7-69.8]	80.3 [67.9-88.7]
135/85 mmHg	83.2 [76.1-88.5]	56.7 [46.4-66.4]
130/80 mmHg	91.8 [84.4-95.8]	41.4 [30.1-53.5]

リファレンス・スタンダードは持続血圧計における血圧＞135/85 mmHg.

BMJ. 2011 Jun 24;342:d3621

- 10 年間の心血管イベントリスクは，http://tools.acc. org/ASCVD-Risk-Estimator-Plus/#!/calculate/estimate/（チャート 内に QR コードあり）より評価する．スマートフォン用アプリもある．日本人ではやや過大評価となる可能性もあり，注意が必要.

チャートII-1　血圧 120-129/＜80 mmHg の前高血圧患者では生活指導を行い，3-6 か月後に再評価する〔*Hypertension. 2018 Jun;71（6）:e13-115*〕.

- 指導するポイントは以下のとおり.
- 減塩指導：塩分制限 6 g/日.
- 食事指導：野菜，果物の摂取，脂質摂取制限，魚介類の積極的摂取.
- 体重適正化：BMI＜25 を目標とする.
- 運動習慣：週 3 日以上，1 回 30 分以上の運動習慣.
- 節酒指導：エタノール換算で男性では 20-30 g/日，女性では 10-20 g/日以下（ビール 500 mL 程度）.
- 禁煙指導.
- これらを指導し，3-6 か月毎にフォローする〔*J Hypertens. 2013 Jul;31（7）:1281-357*〕.

チャートII-2　血圧 130-139/80-90 mmHg では 10 年間の心血管イベントリスクを評価し，対応を決める〔*Hypertension. 2018 Jun;71（6）:e13-115*〕

- 心血管イベントリスク＜10％では生活指導を行い，3-6 か月後に再評価する．それでも高血圧が持続していれば降圧薬開始を検討する.
- 心血管イベントリスク≧10％では生活指導に加えて降圧薬を開始する．目標血圧，降圧薬選択はチャートIIIを参照.

チャートII-3　血圧≧140/90 mmHg では生活指導に加えて降圧薬を開始する〔*Hypertension. 2018 Jun;71（6）:e13-115*〕

- 降圧薬は 2 剤から開始することも考慮する．目標血圧，降圧薬選択はチャートIIIを参照.

チャートIII　目標血圧，降圧薬の選択
〔*Hypertension. 2018 Jun;71（6）:e13-115*〕〔*J Hypertens. 2018 Oct;36（10）:1953-2041*〕

- 降圧は＜130/80 mmHg を目標とし，降圧薬の選択は背景疾患に応じて決める（表2）.
- 過度な降圧（＜110/70 mmHg）は心血管イベントリスクや死亡リスクを増大させる可能性があるため避けるべき〔*Lancet. 2017 Jun 3;389（10085）:2226-37*〕.
- また，高齢者（≧65 歳）において，降圧薬の使用により起立性低血圧やふらつき，失神など副作用が問題となる場合は収縮期血圧 130-139 mmHg を目標とすることも考慮する〔*J Hypertens. 2018 Oct;36（10）:1953-2041*〕.
- 糖尿病，慢性腎臓病患者における降圧薬選択：
- 糖尿病や慢性腎臓病患者において，Alb 尿（≧300 mg/日，≧300 mg/g Cr）が認められる場合は ACE 阻害薬を第一選択とする．副作用などで継続できない場合は ARB を選択する.
- 糖尿病患者で経口血糖降下薬である SGLT2 阻害薬を使用する場合，サイアザイド系利尿薬様の作用が期待できる〔*Lancet Diabetes Endocrinol. 2016 Mar;4（3）:211-20*〕．この場合，サイアザイド系利尿薬を併用しても降圧作用の増加は期待できない.
- 慢性腎臓病合併例では，収縮期血圧＜120 mmHg では死亡，末期腎不全リスクが上昇する可能性があり注意が必要〔*J Am Coll Cardiol. 2014 Aug 12;64（6）:588-97*〕〔*JAMA Intern Med. 2014 Sep;174（9）:1442-9*〕．120-130 mmHg を目標とする.
- 虚血性心疾患既往のある安定した患者では，β遮断薬，ACE 阻害薬，ARB を優先して使用する．狭心症既往があり，心機能が保たれている場合は Ca チャネル阻害薬も選択肢となる.
- 心不全患者では利尿薬，β遮断薬，ACE 阻害薬，

表 2　基礎疾患，合併症と推奨降圧薬

心血管疾患	推奨降圧薬	その他	推奨降圧薬
脳卒中既往	なんでもよい	Alb 尿 腎障害 末期腎不全/蛋白尿	ACE 阻害薬，ARB
心筋梗塞既往	β 遮断薬，ACE 阻害薬，ARB	メタボリック症候群	ACE 阻害薬，ARB，Ca チャネル阻害薬
狭心症	β 遮断薬，Ca チャネル阻害薬	糖尿病	ACE 阻害薬，ARB
心不全	利尿薬，β 遮断薬，ACE 阻害薬，ARB，アルドステロン拮抗薬	妊婦	メチルドパ，β 遮断薬，Ca チャネル阻害薬
大動脈瘤	β 遮断薬	難治性高血圧	アルドステロン拮抗薬，α 遮断薬
心房細動（予防）	ARB，ACE 阻害薬，β 遮断薬		
心房細動 （心拍数コントロール）	β 遮断薬，非ジヒドロピリジン系 Ca チャネル阻害薬		
末梢血管疾患	ACE 阻害薬，Ca チャネル阻害薬		
左心肥大	ACE 阻害薬，Ca チャネル阻害薬，ARB		
大動脈弁閉鎖不全症	β 遮断薬は避ける		

J Hypertens. 2013 Jul;31（7）:1281-357／Hypertension. 2018 Jun;71（6）:e13-e115

ARB を優先する．血清 K 値が許容範囲内であればアルドステロン拮抗薬も追加する（ A -1 心不全 ）．

- 心房細動患者では心拍数コントロールを兼ねて β 遮断薬を使用するか，発作性心房細動では ARB が心房細動発症予防効果を示すため選択肢となる．
- 弁膜症では大動脈弁狭窄症，大動脈弁閉鎖不全症において，降圧薬による血行動態増悪に注意する．
- 大動脈弁狭窄症では急激に血圧を下げることで心不全を来すため，降圧薬は少量から開始，調節する．重症例では安易な降圧薬投与は避け，専門医への紹介を行うべき．
- 大動脈弁閉鎖不全症では β 遮断薬など心拍数を低下させる薬剤は避ける．
- 大動脈疾患（大動脈瘤や解離）では β 遮断薬を使用する
- 高齢者（≧75 歳）でも目標血圧は＜130/80 mmHg が推奨されるものの，ADL や余命，薬剤の副作用を考慮して目標血圧を決める．
- 糖尿病，慢性腎臓病の合併がなく，心血管イベントリスクが低い高齢患者では，＜140-150/90 mmHg を目標とするのも許容される
- 日本国内における，65-70 歳以上の高齢者で糖尿病や慢性腎臓病，心血管イベントリスクが認められない高血圧症患者群を対象としたランダム化比較試験では，収縮期血圧の目標値＜140 mmHg 群と 140-160 mmHg 群で心血管イベント，死亡リスクすべてにおいて有意差は認められなかった〔*Hypertens*

Res.2008 Dec;31（12）:2115-27〕〔*Hypertension. 2010 Aug;56（2）:196-202*〕．

- 70 歳以上の高齢者では，収縮期血圧 130-150 mmHg，拡張期血圧 70-80 mmHg としている群で最も心血管イベントリスク，死亡リスクが低く，それ以下では上昇する傾向がある〔*Am J Med. 2010 Aug;123（8）:719-26*〕．
- 血圧コントロールと認知症の増悪を比較した報告では，収縮期血圧≦128 mmHg の群で有意に認知機能テスト（MMSE）の増悪が進むとする報告もある〔*JAMA Intern Med. 2015 Apr;175（4）:578-85*〕．ただし，目標血圧＜120 mmHg 群と＜140 mmHg を比較した SPRINT trial の解析では，両群で認知症（probable dementia）のリスクは有意差なく（HR 0.83 ［0.67-1.04］），軽度の認知機能の低下はむしろ＜120 mmHg を目標とする群で低い結果であった（HR0.81 ［0.69-0.95］）〔*JAMA. 2019 Feb 12;321（6）:553-61*〕．

降圧薬使用で押さえておきたいこと

- 降圧薬は少なくとも 1 剤は夕食後投与とする．
- 夕食後，眠前に降圧薬を使用することで夜間の生理的 dip（深夜の生理的な血圧低下）を作る．
- 慢性腎臓病，2 型糖尿病を合併した高血圧患者において，すべての降圧薬を朝に内服する群と，1 剤以上を夕に移動させる群で比較したランダム化比較試験では，夕食後内服群のほうが全死亡リスク，

Q&A

Q 目標血圧はどのように考えればよいでしょうか

A 目標血圧を考えるには，まず2015年に発表されたSPRINT trial〔*N Engl J Med. 2015 Nov 26;373(22):2103-16*〕という報告を押さえる必要があります．これは糖尿病のない心血管リスクを有する高血圧患者9361例を対象とし，目標収縮期血圧＜120 mmHgとした群と＜140 mmHgとした群で比較したランダム化比較試験です．心血管リスクは，脳卒中以外の心血管疾患既往，慢性腎臓病，Framingham riskスコアで10年間心血管イベントリスク≧15％を満たす群，75歳以上の高齢者で定義されました．この報告では収縮期血圧＜120 mmHg目標群（実際の数値は120-125 mmHg程度）で有意に死亡リスクの低下（HR 0.73［0.60-0.90］，NNT 270/年），心不全リスクの低下（HR 0.62［0.45-0.84］，NNT 385/年）が認められました．

また，慢性腎臓病患者を対象とし，積極的降圧群（収縮期血圧132 mmHg）と非積極的降圧群（収縮期血圧140 mmHg）を比較したメタアナリシスでは，死亡リスクは有意に積極的降圧群で低下する結果でした〔*JAMA Intern Med. 2017 Oct 1;177(10):1498-505*〕．

これらの結果から，心血管イベントリスクや死亡リスクを軽減させるには血圧の目標値を＜130/80 mmHgとすることがよいと考えられます．しかしながら，過度な降圧は逆に有害の可能性があり，降圧の程度と心血管イベント，心不全増悪，脳卒中，腎障害増悪，死亡リスクを比較した報告では，収縮期血圧120-140 mmHg，拡張期血圧70-80 mmHgを底としたU字カーブを描く結果でした〔*Lancet. 2017 Jun 3;389(10085):2226-37*〕．

また，高血圧と認知症がある高齢者を対象としたコホート研究では，収縮期血圧≦128 mmHgの群で有意にMMSEが増悪する報告もあり，降圧し過ぎには注意したほうがよいでしょう〔*JAMA Intern Med. 2015 Apr;175(4):578-85*〕．

ヨーロッパのガイドライン（ESC/ESH guideline 2018）では，高齢者に対しては考え方を分けており，治療目標はすべての65歳以上では収縮期で130-139 mmHgを目標とし，さらに治療が耐えられる人では＜130 mmHgを目指すべきと推奨しています〔*J Hypertens. 2018 Oct;36(10):1953-2041*〕．また80歳以上では治療に耐えられる人なら収縮期で130-139 mmHgを目指すべきと推奨しています．拡張期血圧に関しては，合併症やリスクに関係なく全員＜80 mmHgを目標としています．

米国のガイドライン（ACC/AHA/AAPA/ABC/ACPM/AGS/APhA/ASH/ASPC/NMA/PCNA guideline 2017）でも，高齢者では起立性低血圧や臥床時の低血圧が特にParkinson病の患者などでみられるとするも，年齢で目標血圧を変えてはいません〔*Hypertension. 2018 Jun;71(6):e13-115*〕．副作用がなければ＜130/80 mmHgを目標とし，高齢者や降圧薬による副作用が認められる患者では130-139 mmHgを目指す（80歳以上では140 mmHg台も許容），という認識でよいと思います．

チャート V を参照．

脳血管イベントリスクの低下効果が認められた（NNT 29/年）〔*Diabetes Care. 2011 Jun;34(6):1270-6*〕〔*J Am Soc Nephrol. 2011 Dec;22(12):2313-21*〕．

- 単剤で増量するよりは併用したほうが血圧の低下効果は高い．
- 血圧≧140/90 mmHgや10年間心血管イベントリスクが高く早期に血圧コントロールが必要とされる患者では早めに併用を開始する．
- ARB単剤で血圧コントロール不良の高血圧症患者を対象としたランダム化比較試験において，ARB増量よりもARBにCaチャネル阻害薬を加えたほうがより血圧コントロールが良好であった〔*Am J Med. 2012 Oct;125(10):981-90*〕．
- ACE阻害薬とARBの併用はより血圧は低下するものの，高K血症リスクや腎障害リスクがあるため，基本的には併用はしない〔*Arch Intern Med. 2007 Oct 8;167(18):1930-6*〕．

チャート IV 難治性高血圧への対応

- 難治性高血圧は3種類以上の降圧薬を使用しても血圧が目標値に到達しない病態で定義される．
- 高血圧の10-20％は難治性高血圧である〔*Bratisl Lek Listy. 2014;115(5):280-6*〕．
- 難治性高血圧では白衣高血圧，アドヒアランス，塩分摂取過剰，腎不全による体液量増加，薬剤性，二次性高血圧を評価する．
- 薬剤ではステロイド，NSAIDs，経口避妊薬，三環系抗うつ薬，モノアミン酸化酵素阻害薬が原因となる．
- 二次性高血圧症を疑う状況，原因疾患は チャート V を参照．
- 難治性高血圧では原因にかかわらず，スピロノラクトンの使用でさらに血圧低下が見込める．
- 高K血症患者，腎不全（Cr＞2 mg/dL）では投与を避ける必要があるが，難治性高血圧患者において，

表3　二次性高血圧症の原因疾患

原因疾患	頻度	関連する症状, 所見	スクリーニング検査
閉塞性睡眠時無呼吸	5-10%	いびき, 肥満, 早朝の頭痛, 日中の眠気	ポリソムノグラフィー, Epworth Sleepiness Scale*
腎実質疾患	2-10%	無症候性のことが多い. 糖尿病, 血尿, 蛋白尿, 夜間尿, 貧血, 腎臓の腫瘤（多嚢胞性腎）	血清 Cr, 電解質, 尿検査, 腎エコー
腎血管疾患 ・動脈硬化性腎血管疾患 ・線維筋性形成異常	1-10%	・成人～高齢者：他の動脈硬化性疾患の合併, 糖尿病, 喫煙, 繰り返す急性肺水腫, 腹部血管雑音 ・若年者：特に女性に多い. 腹部血管雑音	腎血管エコー, CT 血管造影, MR 血管造影
原発性アルドステロン症	5-15%	無症候性のことが多い. まれに筋力低下が認められる	血清アルドステロン, レニン活性, 電解質の評価（ G -10 原発性アルドステロン症 ）
褐色細胞腫	<1%	発作性の症状（高血圧, 拍動性頭痛, 発汗, 動悸, 蒼白）, 変動性の血圧, 薬剤投与で急速な血圧上昇が認められる（β遮断薬, メトクロプラミド, 交感神経作用薬, オピオイド, 三環系抗うつ薬）	24 時間尿中メタネフリン, 血清遊離メタネフリン（ G -6 副腎偶発腫瘍の評価 ）も参照）
Cushing 症候群	<1%	満月様顔貌, 中心性肥満, 皮膚萎縮, 皮膚線条, 皮下出血, 糖尿病, 長期間のステロイド使用歴	24 時間尿中コルチゾール, 低用量デキサメタゾン抑制試験（ G -6 副腎偶発腫瘍の評価 ）も参照）
甲状腺疾患（甲状腺機能亢進症・低下症）	1-2%	G -7 甲状腺機能低下症 ）, G -8 甲状腺機能亢進症/甲状腺中毒症 ）を参照	
副甲状腺機能亢進症	<1%	高 Ca 血症, 低リン血症	副甲状腺ホルモンの評価（ G -9 原発性副甲状腺機能亢進症 ））
大動脈縮窄症	<1%	小児期での診断が大半. 上下肢の血圧差（≧20/10 mmHg）, 左右上肢の血圧差が認められる. 橈骨動脈拍動と大腿動脈拍動のズレ, 足関節上腕血圧比（ABI）の低下, 肩甲骨間の駆出性雑音, 胸部 X 線にて肋骨のノッチが認められる.	心エコー
薬剤, アルコール	不明	Na 含有薬剤・輸液, カフェイン, ニコチン（喫煙）, アルコール, NSAIDs, 経口避妊薬, シクロスポリン, タクロリムス, 充血除去薬, 漢方（甘草）, 抗精神病薬, 覚醒剤, コカインの使用	病歴, 内服薬の評価, 交感神経症状（振戦, 発汗, 頻脈）

その他, 先天性副腎過形成, 鉱質コルチコイド過剰症候群, 末端肥大症も原因となる.
* Epworth Sleepiness Scale（ESS）：日中の眠気を評価するスケール. 以下の 8 項目を, 0-3 点（うとうとする可能性はない：0 点, 少しある：1 点, 半々くらい：2 点, 高い：3 点）で評価し, 合計点数を算出する. 日本語版 ESS では 13 点以上（オリジナルでは 11 点以上）で病的な日中の眠気と判断する.
(1) 座って何かを読んでいる時, (2) 座ってテレビを見ている時, (3) 会議, 映画館, 劇場などで静かに座っている時, (4) 乗客として 1 時間続けて自動車に乗っている時, (5) 午後に横になって休息をとっている時, (6) 座って人と話をしている時, (7) 昼食後, 静かに座っている時, (8) 座って手紙や書類などを書いている時
日本語版 ESS：https://www.sf-36.jp/qol/ess.html

J Hypertens. 2018 Oct;36（10）:1953-2041／Hypertension. 2018 Jun;71（6）:e13-115 より一部改変

スピロノラクトンの使用はさらに血圧低下効果が認められる〔*ASPIRANT-EXT trial: Medicine（Baltimore）. 2014 Dec;93（27）:e162*〕.

- ACE 阻害薬/ARB, Ca チャネル阻害薬, 利尿薬の 3 剤を使用しても降圧が不十分な難治性高血圧患者（二次性高血圧症例は除外されている）において,

スピロノラクトンは β 遮断薬や α 遮断薬よりも降圧効果が良好である〔*PATHWAY-2 trial: Lancet. 2015 Nov 21;386（10008）:2059-68*〕.

- カテーテルによる腎除神経術（percutaneous renal denervation）では収縮期血圧 20-30 mmHg, 拡張期血圧 7-15 mmHg 程度の低下効果が見込める〔*Am J Car-*

diol. 2014 Sep 15;114（6）:856-61〕〔Lancet. 2014 Feb 15;383（9917）:622-9〕〔Lancet. 2018 Jun 9;391（10137）:2346-55〕.

- ラジオ波焼灼の他，超音波による除神経術もある〔Lancet. 2018 Jun 9;391（10137）:2335-45〕.
- 可能な施設が限られ，まだ一般的な手技ではないため注意が必要である.

 ## 二次性高血圧の評価

〔Hypertension. 2018 Jun;71（6）:e13-115〕

- 二次性高血圧は以下の場合に考慮する.
- 難治性高血圧.
- 突如発症の高血圧（前年までは正常だったが，今年から出現したなど）.
- 30歳未満で発症した高血圧.
- 65歳以上で発症した拡張期高血圧.
- コントロール良好だった血圧が増悪している場合.
- 高血圧の程度と臓器障害（脳血管障害，網膜症，左心肥大，心不全，冠動脈疾患，慢性腎臓病，Alb尿，末梢動脈疾患など）の程度に乖離がある.
- 悪性高血圧が認められる場合.
- 特に誘因のない低K血症.
- これらの要素が認められる場合は（表3）を参照し，二次性高血圧の評価を行う.

Ａ 心血管

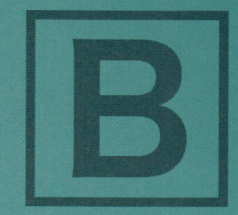

呼吸器

1 気胸（外傷性，緊張性気胸を除く）

- 気胸は原発性自然気胸（primary spontaneous pneumothorax：PSP）と続発性自然気胸（secondary spontaneous pneumothorax：SSP）に分かれる．
- PSPはブラが原因で生じる気胸で，SSPはCOPDや喘息，肺線維症など肺の基礎疾患がある患者での気胸である（表1）．両者で治療方針は異なる〔N Engl J Med. 2000 Mar 23;342（12）:868-74〕．
- PSPもSSPも初回気胸後の再発率は3-5割程度．PSPの再発率はメタアナリシスにおいて32.1%〔27.0-37.2〕，特に最初の1年間で29%〔20.9-37.0〕と高い〔Eur Respir J. 2018 Sep 6;52（3）. pii: 1800864〕．再発性の気胸の再発率は62-83%とさらに高リスクとなるため，繰り返す気胸では手術治療が勧められる〔Thorax. 2010 Aug;65 Suppl 2:ii18-31〕．
- 気胸の診断は胸部X線検査，胸部CT検査，肺エコーが有用．特にCTとエコーは感度，特異度共に高く有用である．胸部X線検査は虚脱率の評価，穿刺適応となるかどうかの判断の際に使用する．肺エコーは J -5 肺エコー を参照．
  - 胸部X線検査における臥位での撮影時には，空気が胸腔の腹側の横隔膜周辺に貯留するため，肋骨横隔膜角（CP angle）が深く見える"deep sulcus sign"〔Radiology1980;136:25-7〕が有用である．立位での撮影時には，血気胸の可能性を考慮して横隔膜下の胸水の存在を必ず確認する．

気胸のマネジメント：初療

気胸の評価

- 肺疾患の既往，COPDのリスクとなるような喫煙歴，画像検査で気胸の原因となる肺疾患の所見があればSSPと判断する．それ以外ではPSPとして対応する．
- 気胸は虚脱率と，胸膜から肺辺縁までの距離で評価する（図1）．
  - 英国のガイドラインでは肺門の高さにおける距離で評価し，米国のガイドラインでは肺尖部の距離で評価する．これは穿刺やドレナージの際に肺損傷を合併するリスク評価として重要であり，>2cmであれば穿刺を行う．<1cmでは穿刺は行わない〔Thorax. 2010 Aug;65 Suppl 2:ii18-31〕．
  - 虚脱率>20%で穿刺，ドレナージを考慮する．さらに虚脱率≧40%は単回の穿刺吸引において治療失敗リスク因子となる（OR 8.9）〔J Emerg Med. 2008 Feb;34（2）:131-8〕．この場合は穿刺吸引（ チャートII-2 ， III-2 ）を行わず，ドレナージを第一選択とするのもよい．

PSPの治療

- 画像所見で胸膜から肺辺縁までの距離を評価し，穿刺吸引の適応を決める．

チャートII-1 胸膜から肺辺縁まで<2cmで症状がなければ処置の必要はなく，経過観察とする

- 病状が安定していれば外来でフォローすることも可能．

チャートII-2 胸膜から肺辺縁まで>2cm，もしくは呼吸苦など症状がある場合は穿刺吸引を行う

- 穿刺吸引は16-18Gの留置針を用いる．方法はさまざまであるが，10-15cmH$_2$Oの陰圧をかけて水封式ドレナージで30分吸引，その後抜去し胸部X線でフォローする．

表1　SSPの原疾患

気道疾患	間質疾患	膠原病
COPD，囊胞性線維症，喘息	特発性肺線維症，Langerhans細胞組織球症，リンパ脈管筋腫症，結節性硬化症	関節リウマチ，脊椎関節炎，多発性筋炎，皮膚筋炎，全身性硬化症
肺感染症 　カリニ肺炎，壊死性肺炎	腫瘍性 　肉腫，肺癌	その他 　胸部子宮内膜症，Marfan症候群，Ehlers-Danlos症候群

N Engl J Med. 2000 Mar 23;342（12）:868-74

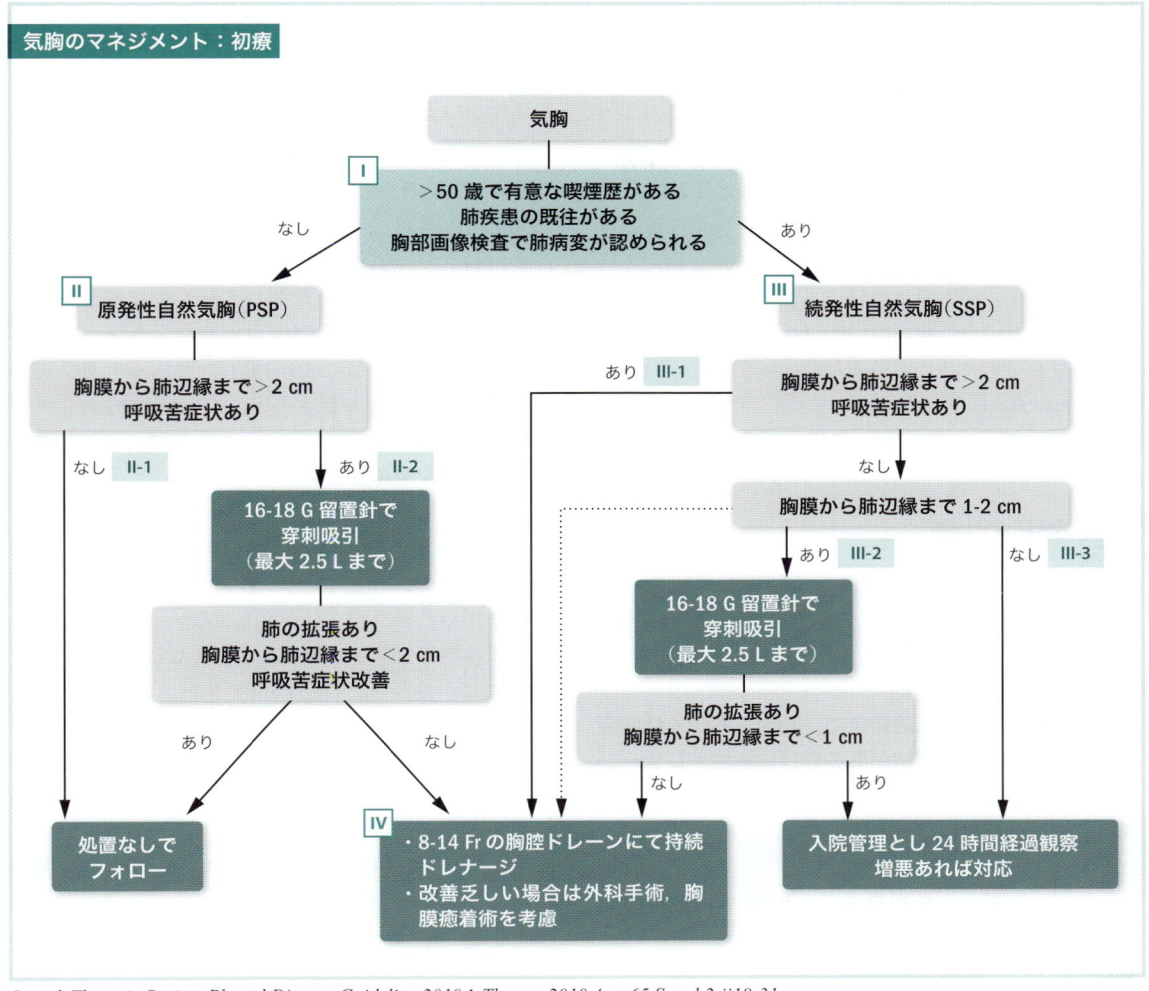

気胸のマネジメント：初療

British Thoracic Society Pleural Disease Guideline 2010：Thorax. 2010 Aug;65 Suppl 2:ii18-31

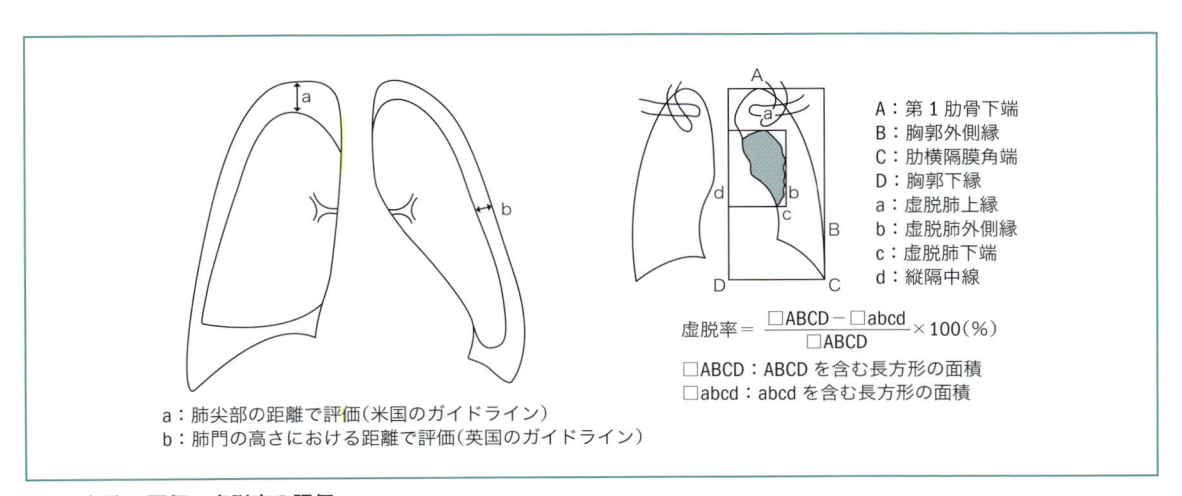

a：肺尖部の距離で評価（米国のガイドライン）
b：肺門の高さにおける距離で評価（英国のガイドライン）

A：第 1 肋骨下端
B：胸郭外側縁
C：肋横隔膜角端
D：胸郭下縁
a：虚脱肺上縁
b：虚脱肺外側縁
c：虚脱肺下端
d：縦隔中線

$$虚脱率 = \frac{\square ABCD - \square abcd}{\square ABCD} \times 100（\%）$$

□ABCD：ABCD を含む長方形の面積
□abcd：abcd を含む長方形の面積

図 1　気胸の評価，虚脱率の評価

Thorax. 2010 Aug;65 Suppl 2:ii18-31

- 肺の拡張があり，胸膜から肺辺縁まで＜2 cm，症状の改善があればそのままフォローする．
- 上記を満たさない場合は再度繰り返すか，ドレナージを行う〔*Eur Respir J. 2006 Mar;27（3）:477-82*〕．
- 穿刺吸引による治療成功率は 32-83 ％であり，初発の PSP 患者ではドレナージ群と効果は変わらない〔*PLoS One. 2017 Jun 22;12（6）:e0178802*〕．治療失敗のリスク因子は，50 歳以上，吸引量が 2.5 L を超える場合，虚脱率≧40％の 3 項目であり，画像検査で虚脱率≧40％の場合は穿刺吸引ではなく，最初からドレナージを選択するのも選択肢の 1 つである〔*J Emerg Med. 2008 Feb;34（2）:131-8*〕．
- 胸腔ドレナージは チャートⅣ 参照．

チャートⅢ SSP の治療

- SSP でも PSP と同様，胸膜から肺辺縁までの距離を評価し，穿刺吸引，ドレナージの適応を考慮する．

チャートⅢ-1 胸膜から肺辺縁まで＞2 cm，もしくは呼吸苦などの症状がある場合は胸腔ドレナージを行う

- 胸腔ドレナージは チャートⅣ 参照．

チャートⅢ-2 胸膜から肺辺縁まで 1-2 cm の場合は穿刺吸引を試みる

- 方法は PSP の治療（ チャートⅡ-2 ）を参照．
- 穿刺吸引にて肺の拡張が認められ，胸膜から肺辺縁まで＜1 cm となれば入院管理とし 24 時間経過観察する．
- SSP では胸腔ドレナージのほうが穿刺吸引よりも初期治療成功率は良好であり， チャートⅢ-2 を省略して胸腔ドレナージを考慮してもよい〔*PLoS One. 2017 Jun 22;12（6）:e0178802*〕． チャートⅡ-2 で示した失敗リスク因子がある場合も同様である．
- 穿刺吸引後，増悪なければ外来フォローとする．
- 増悪が認められる場合，上記を達成できない場合は胸腔ドレナージを行う．

チャートⅢ-3 胸膜から肺辺縁まで＜1 cm の場合は入院管理とし，24 時間の経過観察とする

- 増悪がなければ外来フォローとする．
- 増悪が認められれば上記 チャートⅢ にしたがい胸腔ドレナージを行う〔*Thorax. 2010 Aug;65 Suppl 2:ii18-31*〕．

チャートⅣ 胸腔ドレナージ，外科手術，胸膜癒着術

- 胸腔ドレナージは 8-14 Fr のドレナージチューブやピッグテールカテーテルを使用し，水封式ドレナージを行う．
- 8 Fr または 12 Fr のアスピレーションキットを用いることが多い．
- 8-14 Fr のピッグテールカテーテルと 16-32 Fr のチェストチューブを用いたドレナージを比較したメタアナリシスでは，治療成功率や再発リスクは同等であった〔*Chest. 2018 May;153（5）:1201-12*〕．挿入時の侵襲や合併症を考慮すると，8 Fr か 12 Fr のアスピレーションキットまたは 8-14 Fr のピッグテールカテーテルを用いるほうがよい．
- 自己血を用いたブラッドパッチ（胸膜癒着術）を行う可能性がある場合は，細い径では詰まる可能性があるため，16 Fr 以上のダブルルーメンカテーテルを用いたほうがよいかもしれない．
- 陰圧は再膨張性肺水腫のリスクとなるため，ルーチンにはかけない．48 時間以上リークが持続した際，皮下気腫が増悪する際に行うが，エビデンスがあるわけではない〔*Thorax. 2010 Aug;65 Suppl 2:ii18-31*〕．陰圧をかける場合は−5 〜−10 cmH$_2$O 程度，あるいは皮下気腫が広がらない程度とする．
- ドレナージ 7 日間で PSP の 75 ％，SSP の 61 ％でリークの消失が認められ，さらに 15 日間で PSP の 100％，SSP の 79％でリークが消失する〔*Eur J Emerg Med. 2006 Apr;13（2）:88-91*〕．
- ドレナージにより肺が拡張し，24 時間リークが認められなければドレーンは抜去可能．
- ドレナージ 5-7 日行ってもリークが持続している場合は外科手術を考慮する．
- 5-7 日の数字に根拠はなく，15 日間のドレナージでも改善する見込みがあるため，患者，リソースに応じて外科手術を考慮したほうがよい．外科手術自体の合併症リスクは少ないため，胸部外科がある施設であれば 3-5 日程度で外科手術を考慮することが推奨される〔*Thorax. 2010 Aug;65 Suppl 2:ii18-31*〕．
- また，表 2 が認められる場合はさらに外科手術を考慮したほうがよい．
- 胸膜癒着術は気胸の治療，再発予防に有用であるが，外科手術のほうが効果は高いため，まずは外科手術を優先する〔*Respir Med. 2018 Apr;137:152-66*〕．
- 患者の状態や希望，リソースの問題で外科手術が困難な場合に胸膜癒着術を考慮する．
- 胸膜癒着術の方法は B -2 胸膜癒着術 を参照．
- 外科手術の難しい患者に対しては，Endobronchial

表 2　気胸患者において外科手術を考慮すべき要素

同側で 2 回目の気胸
同時期の両側性の気胸
パイロットやダイバー，登山家
反対側の気胸の既往
特発性血気胸（補足▶）
妊婦

Watanabe Spigot（EWS）を用いた気管支充填術も選択肢に入る．
- EWS は気管支鏡を用いて留置する気管支用充填剤で，責任気管支に充填することでエアリークを消失させる．処置が可能な専門医，施設への紹介が必要．

B 呼吸器

気胸患者への指導

- PSP の再発率は約 30％と高く，初発後 6 か月から 2 年以内が最も高いため，注意が必要である〔*N Engl J Med. 2000 Mar 23;342（12）:868-74*〕．
- 再発例ではさらに 62-83％の再発率があるため，再発例では原則外科手術を勧める．
- SSP でも同等以上の再発リスクがある．
- 喫煙は再発リスク因子として重要であり，禁煙指導は必須である．
- 肺が完全に拡張するまでは，飛行機に乗ること，高山の登山は禁止する〔*Thorax. 2010 Aug;65 Suppl 2:ii18-31*〕．
- 飛行機に乗ることで再発リスクが増加するわけではないが，再発した場合に重症化する可能性が高い．
- 1 年以上再発がなければリスクは低下するため，問題はないと言われている．
- 潜水は両側肺の手術治療を行うまでは禁止である．

✚ 補 足

特発性血気胸

- 特発性血気胸は自然気胸の 1-12％で合併し，男性例で多い．
- 臓側，壁側胸膜間の癒着や先天性の異常血管があり，気胸発症時に血管損傷が生じ，持続的な出血を来す〔*Curr Opin Pulm Med. 2006 Jul;12（4）:273-7*〕．
- 出血量は 600-1200 mL と多く，13-46％が出血性ショックとなり，64-100％が輸血を必要とするため，迅速に胸部外科に紹介，転院する必要がある病態と言える〔*Curr Opin Pulm Med. 2006 Jul;12（4）:273-7*〕．
- 外科手術が必要となる例は 88％．そのうち 66％は発症同日に緊急手術となる〔*Ann Thorac Surg. 2005 Nov;80（5）:1859-63*〕．

2 胸膜癒着術

- 胸膜癒着術は臓側胸膜と壁側胸膜に炎症を起こすことで癒着させる方法である.
- 癌性胸膜炎でコントロール不良な胸水貯留が認められる場合,気胸患者において外科手術が困難な場合は胸膜癒着術を行う.

胸膜癒着術の方法（一例）

- 胸腔ドレナージを行い,肺を拡張させる.
- 臓側胸膜と壁側胸膜を密着させることが重要.
- 気胸であれば 8-14 Fr のドレナージチューブを用いる.
- 癌性胸膜炎ではトロッカーカテーテルを留置し,できるだけ胸水をドレナージしておく.
  - 癌性胸膜炎では 24Fr と 12Fr のドレナージチューブで癒着術の成功率は変わらないとするランダム化比較試験（TIME I trial）がある〔*JAMA. 2015 Dec 22/29;214（24）: 2641-53*〕.
- 肺が拡張しない場合,trapped lung[*1] や lung entrapment[*2] の場合は癒着ができない.臓側と壁側胸膜の接触部のみ癒着は期待できる.
- 1% リドカイン 20 mL 以上をシリンジで胸腔内投与する.
- リドカインの投与量は多ければその分疼痛緩和効果が期待できる〔*Thorax. 2010 Aug;65 Suppl 2:ii18-31*〕.
- 炎症を誘発させる薬液を胸腔内に注入（表 1）.
- その後ドレナージチューブをクランプ,もしくは高位に保ち,体位変換を行う.
- 体位変換は 10-30 分毎に仰臥位,右側臥位,腹臥位,左側臥位とし,その後チューブを開放する.
- 成功するまで繰り返す,もしくは薬剤を変更して繰り返す.
- ステロイド投与中の患者では癒着成功率が下がるとする報告がある〔*World J Surg. 2004 Aug;28（8）:749-53*〕.
- 癒着術後には胸膜痛,発熱などが認められるため,事前に患者に説明しておく必要がある.
- 疼痛に対する鎮痛剤はアセトアミノフェン,NSAIDs もしくはオピオイドを使用する.NSAIDs を使用しても癒着成功率を低下させることはない〔*JAMA. 2015 Dec 22/29;214（24）:2641-53*〕.
- 70 歳未満（OR2.97［1.10-8.00]）,NSAIDs 未使用（OR4.21［1.47-12.04]）は有意な胸痛リスクとなる〔*Intern Med. 2018 Jun 15;57（12）:1697-702*〕.

[*1]trapped lung：胸膜炎により臓側胸膜に高度な肥厚が生じ,その部位が拡張しなくなる病態.壁側胸膜と拡張しない臓側胸膜間にスペースが生じ,胸水貯留を来す.ドレナージを行っても肺は拡張しない.

[*2]lung entrapment：胸膜炎による部分的な臓側胸膜の拡張障害や気道狭窄により,trapped lung ほどではないが,肺の拡張が障害される病態.

胸膜癒着術で使用する薬剤（表 1）

- タルクは ARDS のリスクがあるものの,癒着効果は良好であり,癌性胸膜炎で保険適用がある〔*Chest. 1992 Jan;101（1）:64-6*〕.
- 胸腔鏡下での散布のほうが懸濁液よりも効果は高い〔*PLoS One. 2014 Jan 27;9（1）:e87060*〕.
- 高齢と間質性肺疾患が ARDS のリスクとなる〔*Respirology. 2018 Jan;23（1）:55-9*〕.
- ミノサイクリンは効果はやや劣るが,最も安価で施行可能.胸痛が多い傾向がある.
- 投与量は 300-500 mg でよく,それ以上増やしても疼痛が増強するのみである〔*Thorax. 2010 Aug;65 Suppl 2:ii18-31*〕.
- ピシバニールも効果は良好であり,胸痛や発熱も軽度であるため,使用しやすい薬剤と言えるが,間質性肺炎の発症・急性増悪リスクがある点に注意〔*J Formos Med Assoc. 2013 Dec;112（12）:749-55*〕.
- 国内でピシバニールを用いて胸膜癒着を施行された 84 例中,13 例（15.5%）で間質性肺炎を発症した.発症リスクは＞67 歳（OR 6.9［1.51-31.38]）,EGFR-TKI（上皮成長因子受容体チロシンキナーゼ阻害薬）治療を受けている患者（OR 5.54［1.39-22.12]）であった〔*Intern Med. 2017;56（14）:1791-7*〕.
- また,間質性肺炎患者の気胸に対してピシバニールを使用した 39 例（46 回施行）の報告では,間質性肺炎の急性増悪は 4 例で認められた〔*Respir Investig. 2018 Sep;56（5）:410-7*〕.
- 50% ブドウ糖液は日本国内で多く報告されている方法で,50% ブドウ糖液 200-500 mL を胸腔内投与する.
- 使用するのはブドウ糖のみであり,安全に投与可能

表1　胸膜癒着術で使用する薬剤

薬剤	値段	使用方法	副作用
タルク (ユニタルク® 4 g)	7112 円	4 g を生理食塩水 50 mL に懸濁して胸腔内投与．投与後，生理食塩水 50 mL で後押しする	胸痛（7-15.6%），発熱（1.6-63.2%），呼吸苦（57.9%），まれに ARDS
ミノサイクリン (ミノマイシン®)	144-182 円/100 mg	300-500 mg を生理食塩水 30-50 mL に溶解して胸腔内投与	胸痛（44.6-83.5%），発熱（1-4.1%）
ピシバニール (ピシバニール® 注射用)	7215 円/5 KE	5-10 KE を生理食塩水 100 mL に溶解して胸腔内投与	胸痛，発熱（21%） 間質性肺炎発症・急性増悪のリスクあり
50%ブドウ糖液	97 円/20 mL	200-500 mL を胸腔内投与	胸痛，発熱，高血糖
自己血 (ブラッドパッチ)	なし	自己血を 50 mL 採血し，胸腔内投与	膿胸（5-9.4%），発熱（10-12.5%）
ポビドンヨード		消毒用 10%ポビドンヨード 20 mL を生理食塩水 40 mL と混合し，30 分かけて胸腔内投与	胸痛（13%），発熱（6.1-33%），膿胸，創部感染症

Chest. 1992 Jan;101（1）:64-6／Thorax. 2010 Aug;65 Suppl 2:ii18-31／J Formos Med Assoc. 2013 Dec;112（12）:749-55／Ann Thorac Cardiovasc Surg. 2013;19（5）:358-63／日呼外会誌．2013;27（6）:670-4／Intern Med. 2017;56（14）:1791-7／Indian J Palliat Care. 2017 Jan-Mar; 23（1）: 53-6／Respir Investig. 2018 Sep;56（5）:410-7 を参考に作成

と考えられるが，高血糖のリスクがあるため，糖尿病，ステロイド治療中の患者では 1 時間毎の血糖チェック，インスリンの併用が必要となる可能性がある．効果はピシバニールにはやや劣る可能性があるが安価で施行可能〔*Ann Thorac Cardiovasc Surg. 2013;19（5）:358-63*〕〔*日呼外会誌. 2013;27（6）:670-4*〕．

■自己血（ブラッドパッチ）は胸痛や発熱のリスクが少ない．

▫気胸で試される治療法であり，85%でリークが改善する．

▫リークが持続していても凝血塊でリークを止められる可能性がある〔*Chest. 1992 Jan;101（1）:64-6*〕．抗凝固薬使用中の患者では不可．

■上記以外の薬剤：

▫抗癌剤であるシスプラチンやカルボプラチンを投与する方法もあり，特に癌性胸膜炎で行われることがあるが，それぞれ 1 回投与する度に 2 万～ 6 万円近く費用がかかってしまう．また，他と比べて効果が優れているわけでもない〔*Chest. 1992 Jan;101（1）:64-6*〕．

▫消毒薬である 10%ポビドンヨードを使用する方法もあり，タルクと同等の効果を示す〔*J Thorac Dis. 2013 Apr;5（2）:141-4*〕〔*PLoS One. 2014 Jan 27;9（1）:e87060*〕．

3　喘息

- 喘息の治療目標は，日中・夜間を問わず症状を改善させること，日常生活の障害となる症状を緩和すること，肺機能を維持すること，発作を予防すること，リリーバーの使用を最小限にすること，そして喘息死を回避することである．
- 日本のガイドライン（喘息予防・管理ガイドライン），米国の Expert Panel Report 3（EPR-3），国際的な Global Initiative for Asthma（GINA）のガイドラインがあり，それぞれで微妙に重症度分類基準，治療方針が異なるが，基本的な方針は「重症度の判定」→「治療」→「治療効果判定」→「治療の調節」を繰り返すことで統一されている．

喘息のマネジメント：コントロール

喘息の診断

- 喘息は発作性の呼吸困難，喘鳴，咳嗽を反復し，可逆性気流制限が認められる病態である．
- 気流制限は $FEV_1/FVC<0.75$-0.80 で定義される．可逆性気流制限は，呼吸機能検査でピークフロー（PEF）値の日内変動が$>10\%$，短時間作用性 β_2 刺激薬（SABA）により1秒率（FEV_1）が12％以上，絶対値で 200 mL 以上増加することで定義される〔2018 GINA Report, Global Strategy for Asthma Management and Prevention〕．
- 呼吸機能検査は診断時以外にも治療開始して症状が

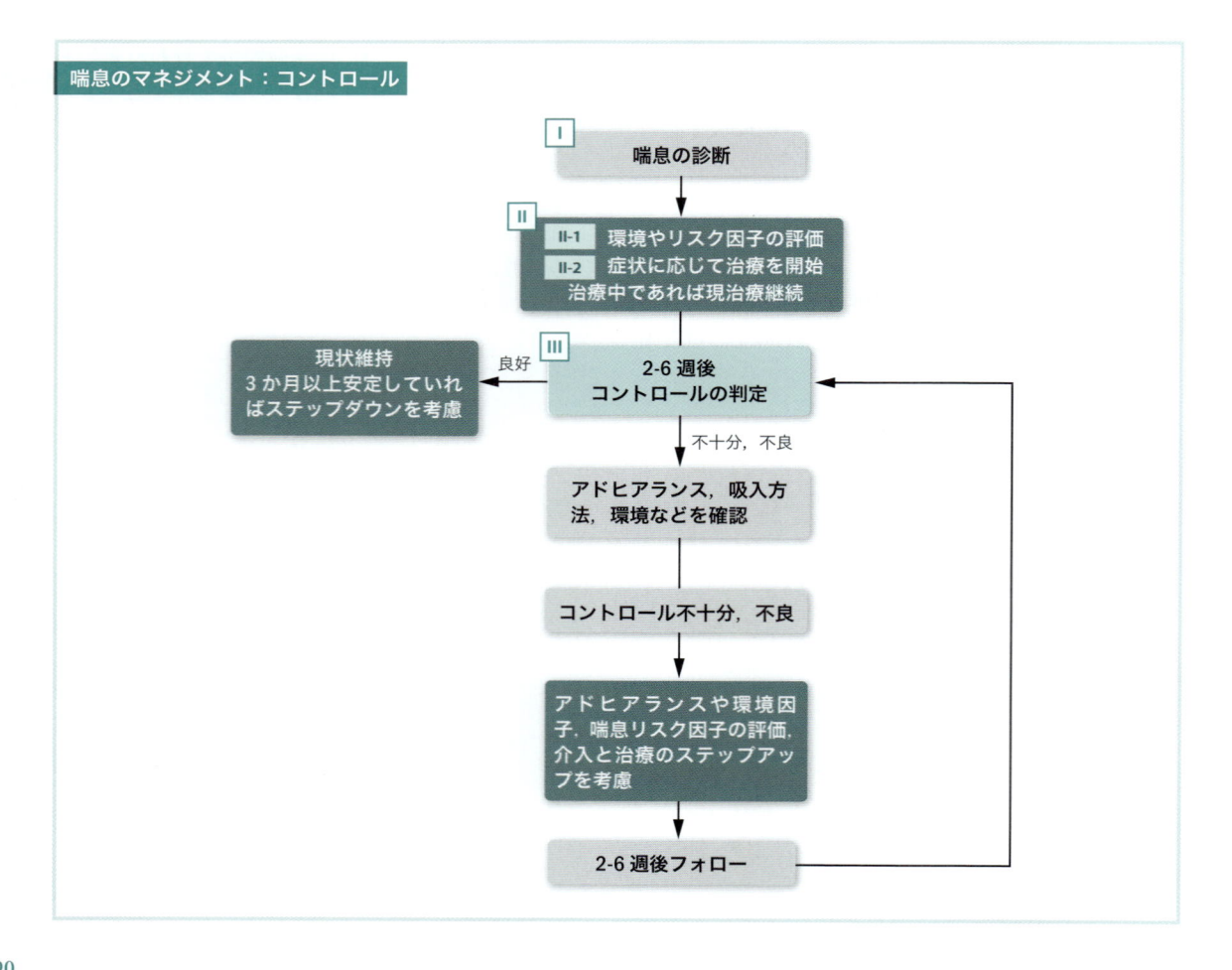

表1　喘息と鑑別が必要な疾患

小児，若年で多い	双方で多い	成人，高齢者で多い
・気管支肺形成症 ・嚢胞性線維症	・誤嚥，嚥下障害 ・うっ血性心不全 ・上気道咳嗽症候群（後鼻漏） ・感染後咳嗽 ・慢性鼻炎・副鼻腔炎 ・気管軟化症，EDAC* ・声帯機能障害 ・過換気症候群 ・気管支拡張症 ・アレルギー性気管支肺アスペルギルス症 ・肺結核 ・肥満または体調不良による身体調節機能異常	・胃食道逆流性疾患 ・好酸球性気管支炎 ・慢性閉塞性肺疾患 ・咳喘息，アトピー咳嗽 ・α_1 アンチトリプシン欠損症 ・肺血栓塞栓症 ・肺高血圧症 ・間質性肺疾患（好酸球性肺炎） ・サルコイドーシス ・再発性多発軟骨炎 ・肺癌 ・薬剤性咳嗽 ・廃用症候群

*EDAC：excessive dynamic airway collapse

JAMA. 2017 Jan 17;317（3）:269-79／Lancet. 2018 Feb 24;391（10122）:783-800 を参考に作成

表2　喘息の環境要因，リスク因子

環境要因，リスク因子	対応など
自宅，住環境	築年数が経過していると湿度調節が難しくなる
使用しているヒーター	電気ヒーターは喘息を増悪させる
ペットの有無	いれば抗原の皮膚テストを行い，陽性であればペットを引き離す
マットレスの使用，カーペット，じゅうたんの使用	ハウスダスト，ダニに対するアレルギーがあればマットレスなどを除去する
室内のカビの有無，カビ臭の有無	あれば掃除，ブリーチによる洗浄，ハウスクリーニングなどを勧める
喫煙者の有無	同居者や周囲の禁煙を指示 本人が喫煙者であれば禁煙の徹底
職場環境	粉塵や化学薬品吸入のリスクがあれば配置換えを勧める

CMAJ. 2009 Dec 8;181（12）:915-22 を参考に作成

安定した後（3-6か月後）や増悪時にも実施する．経過が安定していても1-2年毎に評価するとよい．

■成人で診断された喘息の1/3は喘息ではない〔*JAMA. 2017 Jan 17;317（3）:269-79*〕．

▪カナダで行われた前向きコホート研究において，過去5年間で喘息と診断された患者群を再度評価した結果，29.5％［25.9-33.1］で喘息は否定された．

▪診断時に呼吸機能検査を受けた症例や，救急医や呼吸器内科医により診断された症例は真の喘息のことが多く，呼吸機能検査を受けたことがない症例や，実際に喘息発作を目撃されたことがない症例における「喘息」の診断は懐疑的にとらえたほうがよい．

■喘息と鑑別が必要な疾患を表1にまとめる．

 チャート II　喘息の治療

チャート II-1　環境やリスク因子の評価

■喘息では環境要因が重要であり，環境や喘息リスク因子を初期に評価，対応する．リスク因子についての患者教育も重要である．

▪環境要因，リスク因子は表2参照．

チャート II-2　症状に応じて治療を開始

■喘息の治療は症状に応じて段階的（表3）に行う．

▪症状は喘息症状の頻度，夜間の喘息発作（目が覚めるような），リスク因子，喘息発作の頻度から評価する．

■以下を満たす場合は低用量の吸入ステロイド薬（ICS）より開始する（ステップ2）．これらを満たさ

表3 喘息治療のステップ

ステップ	リリーバー	コントローラー	他のオプション
1	・SABA（コントローラーなしでICS/ホルモテロールのリリーバーのみでの管理もあり）・ICSを使用中の患者では4倍量吸入を行うことで喘息発作頻度を低下させうる[*1]	なし	低用量ICS
2		低用量ICS	LTRA，テオフィリン
3	・SABAまたは低用量ICS/ホルモテロール[*2]・ICSを使用中の患者では4倍量吸入を行うことで喘息発作頻度を低下させうる[*1]	低用量ICS/LABA 低用量ICS/LAMA	中用量〜高用量ICS 低用量ICS＋LTRA
4		中用量〜高用量ICS/LABA 中用量〜高用量ICS/LAMA	中用量〜高用量ICS＋LTRA併用（ICS/LABA/LAMAも考慮）
5		生物学的製剤，その他の治療	少量経口ステロイド

[*1]4倍量のICS吸入については 補足 を参照.
[*2]SMART療法．主にシムビコート®を使用することが多い．SMART療法については 補足 を参照.
　N Engl J Med. 2004 Aug 26;351（9）:902-10／2018 GINA Report, Global Strategy for Asthma Management and Prevention を参考に作成

表4 喘息発作のリスク因子

・FEV_1が低い．特に＜60%（予測値）
・気管支拡張薬吸入による可逆性変化が強い
・精神疾患の合併，社会経済的な問題がある
・喫煙やアレルゲンへの曝露がある
・肥満，慢性鼻炎・副鼻腔炎，食物アレルギーがある
・喀痰や血中の好酸球が多い
・妊婦
・過去に喘息発作でICU管理，挿管管理されたことがある
・12か月以内に重度の喘息発作を起こしたことがある

2018 GINA Report, Global Strategy for Asthma Management and Prevention

ない場合は必要時の短時間作用性β_2刺激薬（SABA）吸入のみで対応する（ステップ1）.

- ・1か月に＞2回の喘息症状，もしくは，夜間に＞1回の喘息症状で目が覚める.
- ・喘息症状＋喘息発作のリスク因子（表4）が認められる.
- ・1年以内に喘息発作を起こしたことがある.

■軽症例でも早期より低用量ICSを使用するほうが，喘息発作頻度が有意に低下し，呼吸機能維持効果も期待できる〔*Lancet. 2003 Mar 29;361（9363）:1071-6*〕.

■低用量ICSを開始する群，低用量ICS/ホルモテロールをリリーバー（発作治療薬）として使用する群，SABAをリリーバーとして使用する群の3群を比較した二重盲検化ランダム化比較試験では，喘息発作リスクは低用量ICS継続，低用量ICS/ホルモテロール群で有意に低下した．喘息症状もこの2群で有意に改善するものの，最も改善が良好なのは低用量ICS継続群であった〔*SYGMA 1: N Engl J Med. 2018 May 17;378（20）:1865-76*〕〔*N Engl J Med. 2019 May 23;380（21）:2020-30*〕.

■喘息症状頻度が高い場合，週1回以上夜間に喘息症状で目が覚める場合は低用量ICS/長時間作用性β_2刺激薬（LABA）より開始する（ステップ3）.

■喘息発作で受診した場合は，初期に経口ステロイドを開始した後にステップ3より治療を開始する.

■LABAの代わりに長時間作用性抗コリン薬（LAMA）を用いても喘息症状，呼吸機能，喘息発作頻度は同程度に改善する〔*N Engl J Med. 2010 Oct 28;363（18）:1715-26*〕〔*Lancet Respir Med. 2015 May;3（5）:367-76*〕.

- ・LAMAであるチオトロピウム（スピリーバ®）の吸入を，ICSとLABAの併用療法に追加することで，呼吸機能の改善，喘息発作予防効果が認められている〔*Chest. 2015 Feb;147（2）:388-96*〕が，メタアナリシスでは3剤の併用による喘息発作リスク軽減効果は認められない〔*JAMA. 2018 Apr 10;319（14）:1473-84*〕.

■ロイコトリエン受容体拮抗薬（LTRA）は，メタアナリシスでは喘息発作予防効果が認められる（RR 0.59［0.49-0.71］）が，ICSと比較すると効果は弱いという結果である〔*JAMA. 2004 Jul 21;292（3）:367-76*〕．しかしながら，初期治療としてICSとLTRAを比較し，またICSへの追加療法としてLABAとLTRAを比較した非盲検化ランダム化比較試験では，LTRAはICS単独療法やLABA追加療法と比較して効果は同等であった〔*N Engl J Med. 2011 May 5;364（18）:1695-707*〕.

■中用量ICSと高用量ICS間ではあまり効果は変わらず，この間でのステロイド増量の意義は乏しい〔*Thorax. 2004 Jan;59（1）:16-20*〕〔*Thorax. 2005 Sep;60（9）:730-4*〕.

■ICSの投与量については 補足 表8を参照.

表5　治療効果の評価

項目	判定
・日中の喘息症状が＞2回/週ある ・喘息症状により夜間目が覚めることがある ・リリーバーを＞2回/週使用する ・喘息により活動の障害がある	・該当なし：良好 ・1-2項目該当：不十分 ・3-4項目該当：不良

2018 GINA Report, Global Strategy for Asthma Management and Prevention

表6　コントロール不十分，不良のリスク因子

環境因子	患者因子	医師因子
・受動喫煙 ・交通量の多い場所 ・アレルゲンの曝露（ペット，ハウスダスト，花粉など）	・ストレス，うつ病 ・併発症（副鼻腔炎，GERD，閉塞性睡眠時無呼吸，アレルギー性気管支肺アスペルギルス症，鼻炎） ・喫煙 ・アドヒアランス不良 ・高齢者 ・薬剤（NSAIDs，β遮断薬） ・肥満	・薬剤投与が不十分 ・診断が違う ・患者教育が不十分

Am J Med. 2014 Nov;127（11）:1049-59

■1つのICS/LABA合剤を使用し，効果不十分の場合は他のICS/LABAへの切り替えも考慮に入れる．

▪プライマリケアの喘息治療において，フルチカゾンフランカルボン酸エステル/ビランテロール（レルベア® エリプタ®）に変更する群と治療継続群を比較したランダム化比較試験（Asthma Salford Lung Study）において，基礎治療としてフルチカゾンプロピオン酸エステル/サルメテロール（アドエア®）使用中の喘息患者群で解析した報告では，薬剤変更群で有意に臨床症状，発作頻度の改善が認められた〔*J Asthma. 2018 Oct 16:1-10 a*〕．

▪上記の要因として，薬剤自体の影響や吸入器の関連が考えられる．

■運動誘発性気管攣縮（exercise induced bronchoconstriction：EIB）は個別に考える．

▪EIBはどの重症度の喘息でも合併しうるもので，運動後に喘鳴や呼吸苦，咳嗽が認められる病態である．EIBがある場合，運動参画が障害される可能性があるため，積極的にコントロールを行う．また，頻回で重度なEIBがある場合，それだけでも治療のステップアップの適応となる．

▪EIBは運動前のSABA吸入により80％予防が可能である．SABA吸入後2-3時間は効果があるが，連日の使用で効果は短くなる．LTRAも予防に有用であるが，効果発現までに数時間を要する．運動前に身体を徐々にウォームアップしたり，冷刺激によるEIBではマスクをしたりすることで予防可能

なこともある〔*J Allergy Clin Immunol. 2007 Nov;120（5 Suppl）:S94-138*〕．

▪EIBの鑑別疾患には以下のものがある〔*J Allergy Clin Immunol. 2016 Nov;138（5）:1292-5.e36*〕．

・運動誘発性喉頭機能異常（vocal cord dysfunctionなど）
・運動誘発性過呼吸/呼吸苦（肥満で多い）
・閉塞性/拘束性肺疾患
・肥満，骨格の欠損，横隔膜麻痺，間質性線維症
・運動誘発性アナフィラキシー
・心血管，肺，消化管の機序による運動時の息切れ
・運動誘発性の年齢相応な呼吸困難
・運動性の胃食道逆流症（GERD）
・ミトコンドリア酵素欠損症
・心理的な原因

チャート III　治療効果の評価と対応

■治療を開始，もしくは変更した場合は2-6週間フォローし，治療効果の評価を行う．評価は症状，リリーバーの使用，日常生活への影響から行い，コントロール良好，不十分，不良の3段階で判断する（表5）〔*2018 GINA Report, Global Strategy for Asthma Management and Prevention*〕．

■コントロール良好であればそのまま治療を継続する．3か月以上安定していれば注意しつつステップダウンを考慮する．

表7 ステップ5における生物学的製剤

薬剤	機序	投与量	適応疾患	備考
オマリズマブ（ゾレア®）	抗IgEモノクローナル抗体	血清IgE値，体重に応じて決める*	・コントロール不良の喘息 ・慢性蕁麻疹	
メポリズマブ（ヌーカラ®）	抗IL-5モノクローナル抗体	100 mgを4週間毎に皮下注射	・コントロール不良の喘息 ・好酸球性多発血管炎性肉芽腫症	末梢血好酸球数が多いほど効果も良好
ベンラリズマブ（ファセンラ®）	抗IL-5受容体αモノクローナル抗体	30 mgを0，4，8週に皮下注射．以後は8週間毎	・コントロール不良の喘息	末梢血好酸球数が多いほど効果も良好
デュピルマブ（デュピクセント®）	抗IL-4/13受容体モノクローナル抗体	初回600 mg，以後は2週間毎に300 mgを皮下注射	・コントロール不良の喘息 ・アトピー性皮膚炎	末梢血好酸球数が多いほど効果も良好

*複雑であるため，添付文書を確認のこと．

Lancet Respir Med. 2016 Jul;4（7）:585-92／Am J Med. 2018 May;131（5）:484-91

■コントロール不十分，不良であれば治療のステップアップ以外にアドヒアランスや環境因子，GERDなど喘息のリスク因子の評価，介入も行う（表6）〔Am J Med. 2014 Nov;127（11）:1049-59〕．

■コントロール不十分であれば介入を行ったうえで，治療を1段階ステップアップするか，同ステップ内で変更し，さらに2-6週後にフォローする．改善が乏しいようであればステップアップする．

■コントロール不良であれば介入を行いつつ，治療を1段階ステップアップし，さらに2-6週後にフォローする．

■ステップアップしてもコントロール不良の場合，オマリズマブやメポリズマブ，ベンラリズマブ，デュピルマブの使用や気管支サーモプラスティを考慮する場合は専門医紹介が望ましい（ステップ5）（表7）〔Mayo Clin Proc. 2009 Aug;84（8）:707-17〕．

■オマリズマブはヒト化抗ヒトIgEモノクローナル抗体であり，IgEを介した喘息に対して喘息発作抑制効果や症状改善が見込める〔Allergy. 2005 Mar;60（3）:302-8〕〔Ann Intern Med. 2011 May 3;154（9）:573-82〕．

■メポリズマブはヒト化抗IL-5モノクローナル抗体であり，好酸球性の炎症を伴う喘息に対して喘息発作抑制効果が見込める〔Lancet. 2012 Aug 18;380（9842）:651-9〕〔N Engl J Med. 2014 Sep 25;371（13）:1198-207〕．末梢血中好酸球>150/μLを満たす喘息患者で有用であり，好酸球数が高いほど効果も期待できる〔Lancet Repir Med 2016 Jul;4（7）:549-56〕．ステロイド全身性投与を行っている重症好酸球性喘息患者では，メポリズマブを併用することで，ステロイドの減量が可能〔N Engl J Med. 2014 Sep 25;371（13）:1189-97〕．

■ベンラリズマブはヒト化抗IL-5受容体αモノクローナル抗体であり，コントロール不良な喘息患者において有意に喘息発作リスクの低下効果が期待できる．末梢血好酸球数≧300/μLの群で特にリスク軽減効果は良好で，この群では呼吸機能改善効果も認められた〔Lancet. 2016 Oct 29;388（10056）:2128-41〕〔Lancet. 2016 Oct 29;388（10056）:2115-27〕．

■デュピルマブはIL-4受容体αサブユニットに結合することで，IL-4, 13のシグナル伝達を阻害する作用を示す．中等症〜重症のコントロール不良の喘息症例において，有意に喘息発作リスク，呼吸機能検査を改善させる．末梢血好酸球数が多いほど効果も期待できる〔N Engl J Med. 2018 Jun 28;378（26）:2486-96〕．経口ステロイドが必要な喘息症例では，有意にステロイド投与量を減量させることが可能〔N Engl J Med. 2018 Jun 28;378（26）:2475-85〕．

■気管支サーモプラスティは気管支鏡を用いて専用カテーテルを挿入し，65℃の温度で気管支壁を温めることで，肥大した気管支平滑筋を縮小させる効果が期待できる〔Lancet Respir Med 2016 Jul;4（7）:585-92〕．リモデリングが進行し，慢性経過の閉塞性障害を呈した喘息で有効な治療となる．効果はおおむね5年間持続する．施行可能な施設は限られるものの，喘息発作頻度の減少効果，呼吸機能，自覚症状の改善効果が見込める〔N Engl J Med. 2007 Mar 29;356（13）:1327-37〕〔Am J Respir Crit Care Med. 2010 Jan 15;181（2）:116-24〕．施行には入院が合計3回必要となる．

急性喘息発作の治療

- 喘息発作時の重症度評価もガイドラインにより異なる．EPR-3 や GINA では％ PEF（予測もしくは自己ベスト）の値で重症度を分類しており，日本のガイドラインでは自覚症状，血液ガス所見も含めて判定している．また治療にアミノフィリンを使用している点も特徴的である〔*Allergol Int. 2014 Sep;63（3）:293-333*〕．EPR-3 では FEV_1，PEF＜40％が重症，GINAでは＜60％を重症としており，それぞれ＞70％，＞60％まで改善すれば帰宅可能としている〔*J Allergy Clin Immunol. 2007 Nov;120（5 Suppl）:S94-138*〕〔*2018 GINA Report, Global Strategy for Asthma Management and Prevention*〕．
- 喘息発作では速やかに病歴聴取，診察を行い，PEF値と所見に応じて治療を選択する．そして PEF 値で経過をフォローしていく．フローチャート 喘息発作時のマネジメントでは 2018 GINA ガイドラインの急性喘息発作治療の内容を参考として作成しているが，ガイドラインにより FEV_1，PEF のカットオフ値も異なるため，厳密に重症度を分類する必要はなく，あくまでも参考としてほしい．

喘息発作時のマネジメント
〔*2018 GINA Report, Global Strategy for Asthma Management and Prevention*〕

チャート IV 喘息発作時の重症度評価

- 喘息発作時は病歴，姿勢，会話可能かどうか，バイタルサイン，身体所見（呼吸補助筋使用の有無），PEF もしくは FEV_1，SpO_2 を迅速に評価し，重症度を評価する．
  - 評価に時間をかけすぎないように注意する．治療しつつ評価してもよい．
  - 酸素投与は SpO_2 93-95％を維持するように調節する．
- 胸部 X 線検査にて気胸や肺炎の評価も行う．
- 意識障害や呼吸不全，呼吸停止，呼吸筋疲労にて呼吸停止に瀕している患者ではすぐに挿管，人工呼吸器管理を行う．閉塞性肺疾患における人工呼吸器設定は B-5 慢性閉塞性肺疾患の急性増悪治療 を参照．
- 以下が認められれば重症と判断，それ以外は軽症〜中等症と判断する．
  - 単語でしか話せない
  - 前屈みの姿勢で座っている
  - 興奮状態

- 呼吸回数＞30 回/分
- 呼吸補助筋を使用している
- 心拍数＞120 回/分
- 室内気における SpO_2＜90％
- PEF ≦ 50％（予測もしくは自己ベスト）
- 重症喘息発作のリスクとなる病歴は可能であれば評価する．
- ステロイド全身性投与中の発作，過去 1 年以内の喘息による入院・救急受診歴，喘息に対する気管挿管施行歴，SABA の過剰な使用の病歴がある場合は重症喘息のリスクとなる．

チャート V 喘息発作の治療
〔*J Allergy Clin Immunol. 2007 Nov;120（5 Suppl）:S94-138*〕
- 酸素は SpO_2≧93-95％を維持するように投与する．

チャート V-1 軽症〜中等症例の対応

- SABA をネブライザーもしくは定量噴霧式吸入器（MDI）＋吸入補助器（スペーサー）を用いて，20 分毎に 3 回吸入する．
  - SABA はサルブタモールを使用する．サルタノール® インヘラー 100 μg 吸入か，ベネトリン® 吸入液 5 mg/mL を 0.3-0.5 mL＋生理食塩水 4 mL を混合してネブライザーで吸入する．
  - サルタノール® インヘラーを使用する場合は 1 回につき 2 パフを吸入補助器（スペーサー）を用いて吸入する．
- 普段より全身性ステロイドを使用している患者や SABA 吸入にて迅速に反応がない患者では全身性ステロイド投与を併用する．
  - ステロイドはプレドニゾロン換算で 1 mg/kg/日，最大量 50 mg/日を投与する．経口と静注で効果は変わらない〔*Am J Med. 2009 Nov;122（11）:977-91*〕．

チャート V-2 重症例の対応

- SABA とイプラトロピウム（アトロベント® エロゾル 20 μg）をネブライザーもしくは MDI＋スペーサーを用いて，20 分毎に 3 回吸入する．ステロイド投与も並行して行う．
  - SABA 吸入，ステロイド投与量は チャート V-1 参照．内服が困難な患者では経静脈投与を用いる．
  - 吸入力が弱い患者では SABA 吸入の代わりにアドレナリン 0.1％を 0.3 mL 皮下注射する．
  - イプラトロピウム（アトロベント® エロゾル 20 μg）は 1 回 2 噴霧（40 μg）を用いる．
- マグネシウム静脈投与は，わずかな自覚症状の改善効果と，入院率の低下効果が期待できるが，優先し

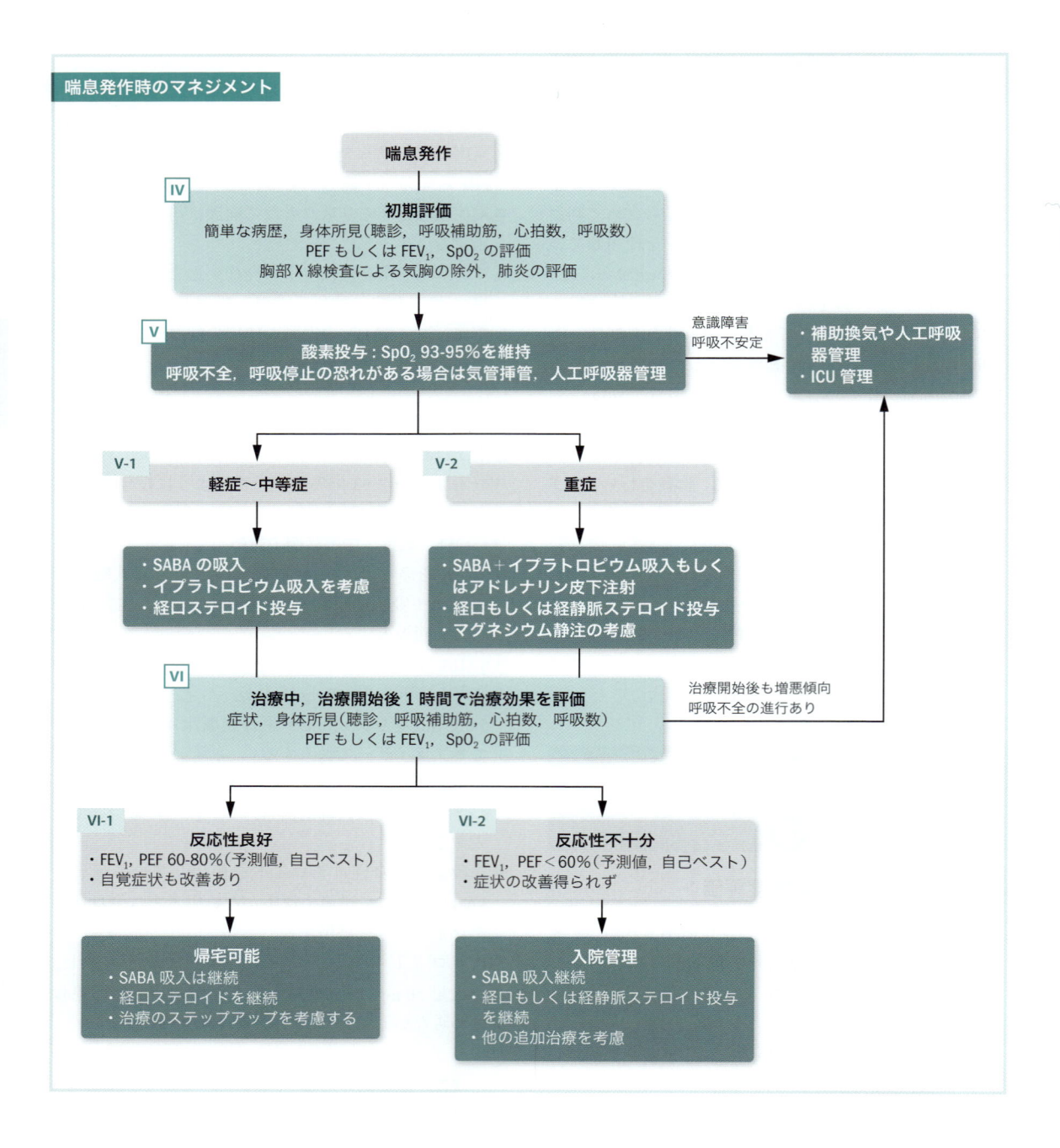

喘息発作時のマネジメント

喘息発作

IV　初期評価
簡単な病歴，身体所見（聴診，呼吸補助筋，心拍数，呼吸数）
PEF もしくは FEV_1, SpO_2 の評価
胸部 X 線検査による気胸の除外，肺炎の評価

V　酸素投与：SpO_2 93-95％を維持
呼吸不全，呼吸停止の恐れがある場合は気管挿管，人工呼吸器管理

意識障害
呼吸不安定 → ・補助換気や人工呼吸器管理 ・ICU 管理

V-1　軽症～中等症
・SABA の吸入
・イプラトロピウム吸入を考慮
・経口ステロイド投与

V-2　重症
・SABA＋イプラトロピウム吸入もしくはアドレナリン皮下注射
・経口もしくは経静脈ステロイド投与
・マグネシウム静注の考慮

VI　治療中，治療開始後 1 時間で治療効果を評価
症状，身体所見（聴診，呼吸補助筋，心拍数，呼吸数）
PEF もしくは FEV_1, SpO_2 の評価

治療開始後も増悪傾向
呼吸不全の進行あり

VI-1　反応性良好
・FEV_1, PEF 60-80％（予測値，自己ベスト）
・自覚症状も改善あり

VI-2　反応性不十分
・FEV_1, PEF＜60％（予測値，自己ベスト）
・症状の改善得られず

帰宅可能
・SABA 吸入は継続
・経口ステロイドを継続
・治療のステップアップを考慮する

入院管理
・SABA 吸入継続
・経口もしくは経静脈ステロイド投与を継続
・他の追加治療を考慮

て行うべき治療ではない．

■ 重症の喘息発作で救急受診した 1109 例を対象とし，通常治療に加えて，硫酸マグネシウムの経静脈投与群，硫酸マグネシウムの吸入治療群，プラセボ群に割り付け比較した二重盲検化ランダム化比較試験（3Mg trial）では，どの群も入院リスク，呼吸機能，症状の変化に有意差は認められなかった〔*Lancet Respir Med. 2013 Jun;1（4）:293-300*〕．2014 年に Cochrane review より成人の喘息発作症例における硫酸マグネシウム経静脈投与のメタアナリシスが発表されてい

るが，それでは入院リスクの低下効果が有意に認められた（OR 0.75〔0.60-0.92〕，100 人治療して 7 人〔2-13〕減少）．その一方で，呼吸機能や入院期間，ICU 入室リスクには有意差が認められなかった〔*Cochrane Database Syst Rev. 2014 May 28;（5）:CD010909*〕．

■ 優先して行うべき治療ではないため，あくまでも補助としてとらえておくべきである．使用する場合は硫酸マグネシウム水和物 2 g（2 バイアル）を 20-30 分程度で経静脈投与する．腎不全患者や心疾患がある患者では投与すべきではない．

Q&A

Q 喘息発作時のステロイド全身性投与について, もう少しくわしく教えてください.

A 喘息患者へのステロイドの全身性投与は入院率や症状, 重症度を改善させる効果が期待できます. 投与量は高用量と通常量 (プレドニゾロン換算で<100 mg) で特に効果は変わらないとされており, 喘息発作で使用する場合は 40-80 mg/日程度でよいと考えられます. 筆者は個人的には体格が小さければ 30 mg 程度を使用することが多いです. 投与経路は経静脈でも経口でも効果は変わりません. 経静脈で使用する場合は, コハク酸エステル化されているステロイド製剤 (サクシゾン®, ソル・コー

テフ®, 水溶性プレドニン®, ソル・メドロール®) はアスピリン誘発性呼吸器疾患において喘息を誘発する可能性があるため, 注意する必要があります. デカドロン® やリンデロン® ではリン酸エステル化されているため, 投与は可能です (アスピリン誘発性呼吸器疾患については 補足 を参照).

投与期間については 5 日, 10 日, 17 日間投与を比較した報告では有意差はなく, 5 日程度で問題ないとされています. ただし, この研究は人工呼吸器管理となった患者は除外されているため, 人工呼吸器管理の患者では病状が改善するまで使用すべきと考えられます〔Am J Med. 2009 Nov;122 (11): 977-91〕.

チャート VI 初期治療の効果判定と対応

- 治療中は症状や身体所見, SpO_2 を適宜フォローする. 治療開始後 1 時間で, それに加えて PEF または FEV_1 をフォローする.
- 治療開始後も症状, 所見が増悪傾向にある場合や, 呼吸不全や意識障害の増悪があれば補助換気, 人工呼吸器管理を行う.

チャート VI-1 反応性良好の場合 (FEV₁, PEF 60-80% [予測値, 自己ベスト], 自覚症状の改善あり)

- SABA 吸入, ステロイド投与は継続 (発作時の治療でステロイド使用していた場合) しつつ, 帰宅可能と判断する.

- ステロイドの投与期間は Q & A を参照.
- コントロール治療のステップアップを考慮する.

チャート VI-2 反応性不十分の場合 (FEV₁, PEF<60% [予測値, 自己ベスト], 症状の改善が得られない)

- 入院管理とし, SABA 吸入, イプラトロピウム吸入を症状に応じて 1-4 時間毎に継続する. ステロイドも継続する. また, 必要があれば他の薬剤治療を考慮する.
- 他の薬剤治療には, マグネシウム静注, アミノフィリンの点滴治療がある.
- 挿管管理となった患者で気道内圧が高い場合, アドレナリンの気管内投与も有効なことがある.

➕ 補足

喘息で使用する吸入ステロイド薬 (ICS) (表8)

- 吸入薬の剤形には metered-dose inhaler (MDI) と dry powder inhaler (DPI) の 2 種類がある.
- MDI では薬剤と噴霧ガスが混合し, エアロゾル化するため, 噴霧に合わせてゆっくり吸入し, 吸入後 5-10 秒の息止めが必要. 残量確認ができない. 使用前に容器を振って懸濁させる (不必要なものもある). 噴霧と同期して吸入できない場合はスペーサーを用いるとよい.
- DPI では粉末状の薬剤を吸入するため, 同期の必要がない. ただし, 60-90L/分の吸気量が必要とされ

ており高齢者や重症喘息患者には向かない. また薬剤が湿気を帯びると吸入できない可能性もある.

SMART 療法

- SMART 療法(Single combination budesonide-formoterol inhaler Maintenance and Reliever Therapy) とは, ブデソニド/ホルモテロール合剤 (シムビコート®) でコントロールを行い, 急性増悪時に同薬剤をリリーバーとして用いる治療のことをいう. ホルモテロールは rapid onset LABA (即効型長時間作用性 β_2 刺激薬) であり, 吸入して速やかに β 刺激作用が認められる.
- ブデソニド/ホルモテロール合剤をコントローラー

表8　ICS の投与量（ICS と ICS/LABA 合剤）

薬剤（一般名/商品名）	低用量（1 日量）	中用量（1 日量）	高用量（1 日量）	MDI	DPI
ICS					
ベクロメタゾンプロピオン酸エステル ・キュバール 50，100 エアゾール	100-200 µg	400 µg	*1	○	
フルチカゾンプロピオン酸エステル ・フルタイド 50，100，200 ロタディスク ・同 50，100，200 ディスカス ・同 50 µg エアゾール 120 吸入用 ・同 100 µg エアゾール 60 吸入用	100-200 µg	400 µg	*1	○	○
フルチカゾンフランカルボン酸エステル ・アニュイティ 100 µg エリプタ 14 吸入用 ・同 100 µg エリプタ 30 吸入用 ・同 200 µg エリプタ 14 吸入用 ・同 200 µg エリプタ 30 吸入用	100 µg	100-200 µg	*1		○
ブデソニド ・パルミコート 100 µg タービュヘイラー 112 吸入 ・同 200 µg タービュヘイラー 56, 112 吸入	200-400 µg	800 µg	*1		○
シクレソニド ・オルベスコ 50 µg インヘラー 112 吸入用 ・同 100 µg インヘラー 56 吸入用 ・同 100 µg インヘラー 112 吸入用 ・同 200 µg インヘラー 56 吸入用	100-200 µg	400 µg	*1	○	
モメタゾンフランカルボン酸エステル ・アズマネックスツイストヘラー 100 µg 60 吸入 ・同 200 µg 60 吸入	100-200 µg	400 µg	*1		○
ICS/LABA 合剤					
フルチカゾンプロピオン酸エステル/サルメテロールキシナホ酸塩 ・アドエア 100，250，500 ディスカス 28，60 吸入用 ・同 50，125，250 エアゾール 120 吸入用	100 µg 1 回吸入 1 日 2 回 （200 µg/100 µg）	250 µg 1 回吸入 1 日 2 回 （500 µg/100 µg）	500 µg 1 吸入 1 日 2 回 （1000 µg/100 µg）	○	○
ブデソニド/ホルモテロールフマル酸塩水和物 ・シムビコートタービュヘイラー 30, 60 吸入用 *2	1 吸入 1 日 2 回 （320 µg/9 µg）	2 吸入 1 日 2 回 （640 µg/18 µg）	4 吸入 1 日 2 回 （1280 µg/36 µg）		○
フルチカゾンプロピオン酸エステル/ホルモテロールフマル酸塩水和物 ・フルティフォーム 50 エアゾール 56, 120 吸入用 ・同 125 エアゾール 56, 120 吸入用	50 µg 2 回吸入 1 日 2 回 （200 µg/20 µg）	125 µg 2 吸入 1 日 2 回 （500 µg/20 µg）	125 µg 4 吸入 1 日 2 回 （1000 µg/40 µg）	○	
フルチカゾンフランカルボン酸エステル/ビランテロールトリフェニル酢酸塩 ・レルベア 100 エリプタ 14 吸入用 ・同 100 エリプタ 30 吸入用 ・同 200 エリプタ 14 吸入用 ・同 200 エリプタ 30 吸入用	100 µg 1 吸入 1 日 1 回 （100 µg/25 µg）	低用量か高用量	200 µg 1 吸入 1 日 1 回 （200 µg/25 µg）		○

*1 ICS では高用量は単独で使用することはないため省略している．
*2 シムビコートタービュヘイラーでは SMART 療法が可能（ SMART 療法の方法 ）．

Allergol Int. 2014 Sep;63（3）:293-333

として使用している患者において，急性増悪時に SABA を使用する群，ホルモテロールのみ使用する群，ブデソニド/ホルモテロール合剤を使用する群に割り付け比較した二重盲検化ランダム化比較試験では，喘息の発作回数，入院，救急受診リスクすべ

てがブデソニド/ホルモテロール合剤を使用した患者群で良好であった〔*Lancet. 2006 Aug 26;368（9537）:744-53*〕．

■ メタアナリシスでは，SMART 療法は同量の ICS/LABA の維持療法群と比較して，有意に喘息発作リ

表9 AERD/NERD の初発症状の頻度

症状	頻度
呼吸苦	88%
鼻閉，鼻汁	42%
皮膚症状	20%
眼瞼結膜所見	15%
血管浮腫	8%
アナフィラキシーショック	6%

Eur Respir J. 2000 Sep;16（3）:432-6

表10 AERD/NERD を考慮すべき喘息患者

重症の喘息患者
嗅覚の完全消失が認められる患者
画像所見で汎副鼻腔炎が認められる患者
手術治療でも完治しない鼻茸が認められる患者
喘息の発症年齢が 30-40 歳代
抗菌薬やステロイド投与でも改善が乏しい喘息患者
アスピリンや NSAIDs 使用で呼吸器症状が認められる患者（鼻炎症状も含む）

J Allergy Clin Immunol. 2014 Jan;133（1）:286-7.e1-9

スクを軽減させる（RR 0.68 [0.58-0.80]，NNT 15.6 [9.8-38.5]）．また，より高用量の ICS/LABA の維持療法群と比較しても，有意な喘息発作リスク軽減効果がある（RR 0.77 [0.60-0.98]，NNT 19.2-333.3）〔*JAMA. 2018 Apr 10;319（14）:1485-96*〕．ステップ3と4の間に SMART 療法を試すのもよいかもしれない．

- 患者にとっても，同じ薬剤がコントローラー，リリーバーとして使用できるために携帯や管理がしやすい利点がある．

SMART 療法の方法

- ブデソニド/ホルモテロール合剤（シムビコート®）をコントローラーとして1日2回，1回1–2吸入を行っている患者群で SMART 療法が可能（高用量では不可）．
- 1回の発作（症状）に対して使用する回数は最大6吸入まで．維持投与分から続いて使用する場合は維持投与分を合わせて6吸入とする．
- 1日の最大吸入量は合計8吸入まで．一時的に12吸入まで可とする．8吸入を超える場合は医療機関の受診を行うことを患者に説明する．

4倍量の ICS 吸入について

- 喘息の症状が増悪した患者において，通常のリリーバーの使用に加えて，ICS を4倍量吸入することで，重症喘息発作頻度，全身性ステロイド使用頻度，病院受診頻度を有意に低減させることが示されている〔*N Engl J Med. 2018 Mar 8;378（10）:902-10*〕．
- 12か月以内に喘息発作歴がある，コントローラーとして ICS を使用中の患者1922例を対象としたランダム化比較試験において，喘息症状増悪時（リリーバーの使用頻度が上昇する場合，喘息症状で夜間睡眠が障害される場合，PEF が通常の80%未満の場合）に，SABA 吸入に加えて，ICS を4倍に増量して継続する群と通常の使用量を継続する群に割り付け，比較したところ，重症の喘息発作を発症した頻度は 45% vs 52%，HR 0.81 [0.71-0.92]，NNT 14，全身性ステロイド投与頻度は 33% vs 40%，HR 0.82 [0.70-0.96]，予定外の受診は 41% vs 47%，incidence rate ratio（IRR）0.86 [0.75-0.99] と，発作頻度やステロイド使用頻度が有意に改善した．
- ICS と LABA の合剤を使用している患者は，合剤で使用されている ICS を別個に処方され，それを使用して ICS を増量した．
- ICS 増量は症状改善，PEF 改善まで継続する（最大14日間）．

アスピリン/NSAIDs 誘発性呼吸器疾患（aspirin/NSAIDs-exacerbated respiratory disease: AERD/NERD）

- 喘息患者の 5-10% がアスピリンや NSAIDs に過敏性を示し，曝露により喘息発作が誘発される．特に重症喘息患者では多く，15% で過敏性を示す〔*J Allergy Clin Immunol. 2015 Mar;135（3）:676-81.e1*〕．
- アスピリン，NSAIDs の COX-1 阻害作用により，ロイコトリエン産生が亢進することで気管支収縮が生じる〔*Chest. 2000 Nov;118（5）:1470-6*〕．

AERD/NERD 患者の特徴

- 典型例では20代後半〜30代前半の女性で鼻炎や鼻閉で発症し，その2年後に喘息発作が，4年後にアスピリンや NSAIDs に対する過敏反応が出現する〔*Eur Respir J. 2000 Sep;16（3）:432-6*〕．
- 初発症状は呼吸苦，鼻閉，鼻汁が多い（表9）．
- 鼻茸は 60% で合併する．
- 約 6% で AERD/NERD の家族歴がある〔*Eur Respir J.*

表 11　病歴，所見と経口アスピリン負荷試験陽性率

病歴，所見	経口アスピリン負荷試験陽性率
喘息であり，X線検査で副鼻腔透過性低下がある患者において……	
NSAIDs 使用後 90 分以内に呼吸器症状を自覚したことが過去に 1 回ある	80%
1 もしくは 2 種類の NSAIDs 使用後 90 分以内に呼吸器症状を自覚したことが 2 回以上ある.	89%
ネブライザーや抗ヒスタミン薬で治療された軽度の呼吸器症状がある	80%
外来受診や救急受診を行うような中等度の呼吸器症状がある	84%
入院が必要な重度の呼吸器症状がある	100%
NSAIDs 使用歴がない喘息と副鼻腔疾患	42%
心血管疾患予防目的でアスピリンを使用している	可能性低い
追加病歴や検査による AERD の可能性への影響	
喘息はあるが，CT で副鼻腔疾患がない	可能性は著しく低い
喘息がなく，鼻ポリープや汎副鼻腔炎所見が画像で認められる	可能性低い
アルコール摂取後に喘息発作がある	可能性高い
鼻ポリープによる嗅覚障害（完全脱失）が認められる	可能性高い
鼻ポリープ切除後，急速に再発が認められる	可能性高い
小児期の鼻ポリープと喘息	可能性は著しく低い

N Engl J Med 2018 Sep 13;379（11）:1060-70

表 12　ステロイド経静脈投与製剤

ステロイドの種類	コハク酸エステル	リン酸エステル
ヒドロコルチゾン	サクシゾン®，ソルコーテフ®	水溶性ハイドロコートン®
PSL	水溶性プレドニン®	コーデルゾール®
mPSL	ソル・メドロール®	
デキサメタゾン		デカドロン®
ベタメタゾン		リンデロン®

2000 Sep;16（3）:432-6〕

- ■ 重症の喘息や鼻茸や慢性副鼻腔炎を合併している症例，30-40 歳代で発症する喘息では AERD/NERD を考慮する（表 10）.
- ▪ 病歴や所見と経口アスピリン負荷試験陽性率を表 11 にまとめる.

AERD/NERD への対応

- ■ AERD/NERD における喘息発作への対応は通常の喘息発作と同様．ただし，コハク酸エステル化されたステロイドを避ける必要がある点が異なるため注意する.
- ▪ ロイコトリエンが発作に関連しているため，ロイコトリエン受容体拮抗薬が有効.
- ■ ステロイドの経静脈投与ではリン酸エステル化された製剤を選択する.
- ▪ コハク酸エステル化された製剤では交差反応が生じる可能性があるため，避ける（表 12）.
- ▪ ステロイドは水難溶性のため，静注製剤では OH 基をエステル化することが多い．したがって，経口内服のステロイド使用は問題ない.
- ■ 生物学的製剤ではオマリズマブ，メポリズマブ，ベンラリズマブは AERD/NERD に対する効果が期待できる〔*Lancet Respir Med. 2016 Jul;4（7）:585-92*〕.

表 13　AERD/NERD 患者において使用可能な薬剤（交差反応少ない），避けるべき薬剤（交差反応あり）

交差反応が少ない薬剤	交差反応がある薬剤
セレコキシブ（セレコックス®）	アスピリン（バイアスピリン®，バファリン®）
アセトアミノフェン（カロナール®）	イブプロフェン（ブルフェン®）
メロキシカム（モービック®）	ナブメトン（レリフェン®）
	ジクロフェナク（ボルタレン®）
	インドメタシン（インテバン®）
	ナプロキセン（ナイキサン®）
	ケトプロフェン（エパテック® ゲル・クリーム・ローション 3%，モーラス® パップ 30/60 mg，ミルタックス® パップ 30 mg など）
	ピロキシカム（バキソ®）
	エトドラク（ハイペン®，オステラック®）
	スリンダク（クリノリル®）
	フルルビプロフェン（フロベン®）

J Allergy Clin Immunol. 2014 Jan;133（1）:286-7.e1-9

AERD/NERD 患者へ投与可能な鎮痛薬

■ COX−1 阻害作用が呼吸器症状に関連するため，AERD/NERD 患者では選択的 NSAIDs（メロキシカム）もしくは COX−2 阻害薬（セレコキシブ），またはアセトアミノフェンを使用する（表 13）．

■ アセトアミノフェン（カロナール®）：

▪ アセトアミノフェンは COX−3 阻害作用がある薬剤．少ないが COX−1 阻害作用もある．

▪ 150-600 mg の使用では喘息発作を生じるのは AERD/NERD 患者の 6.5%［0-16.4］のみであるが，1000 mg，1500 mg 使用すると 24%，32% とリスクは上昇する〔*BMJ. 2004 Feb 21;328（7437）:434*〕．

▪ したがって AERD/NERD 患者でアセトアミノフェンを使用する場合は 1 回当たり 500 mg 程度までとしたほうがよい．

■ セレコキシブ（セレコックス®）：

▪ 選択的 COX−2 阻害薬であり，AERD/NERD 患者群への投与ではアセトアミノフェンよりも交差反応リスクは少ない（8.7%）〔*Allergy Asthma Immunol Res. 2014 Mar;6（2）:156-62*〕．

▪ AERD/NERD 患者への COX−2 阻害薬投与群とプラセボ投与群を比較したメタアナリシスでは，両者とも呼吸器症状，FEV_1 低下には有意差が認められなかった〔*J Allergy Clin Immunol. 2014 Jul;134（1）:40-5*〕．

■ メロキシカム（モービック®）：

▪ 選択的 NSAIDs であり，COX−2 阻害作用が強く，COX−1 阻害作用は少ない薬剤．

▪ AERD/NERD 患者への選択的 NSAIDs 投与群とプラセボ投与群を比較したメタアナリシスでは，選択的 NSAIDs で軽度の呼吸器症状増悪が認められた（NNH 13）が，FEV_1 低下には有意差が認められなかった〔*J Allergy Clin Immunol. 2014 Jul;134（1）:40-5*〕．

4 慢性閉塞性肺疾患の慢性期治療

■ 慢性閉塞性肺疾患（chronic obstructive pulmonary disease：COPD）は，喫煙や大気汚染，慢性呼吸器感染症により肺構造が破壊され，閉塞性肺障害を来す病態である．

■ 喫煙が主な原因であるが，非喫煙者の COPD もある．非喫煙者の COPD の原因は木材，石炭，植物性燃料，家畜の糞，バイオ燃料，化学薬品や結核などの慢性感染症によるものである〔*Lancet. 2009 Aug 29;374（9691）:733-43*〕.

■ 喫煙は 20 pack-years（1 日 1 箱［20 本］の喫煙を 20 年間）以上でリスクとなる〔*JAMA. 1995 Jan 25;273（4）:313-9*〕.

■ 治療で最も重要なことは禁煙であり，禁煙後には呼吸機能はある程度改善が見込める〔*Lancet. 2009 Aug 29;374（9691）:733-43*〕.

■ 喘息と COPD 双方の特徴をもつ asthma-COPD overlap（ACO）という病態もある．この場合吸入ステロイドが治療においては重要となる（ 補足 ▶ ）.

慢性閉塞性肺疾患（COPD）の マネジメント
〔*Global Strategy for the Diagnosis, Management, and Prevention of Chronic Obstructive Pulmonary Disease updated 2018*〕

COPD のスクリーニング

■ COPD は早期発見し，リスク因子の除去，患者教育により増悪を予防することが重要である．特に 45 歳までに禁煙できればその後の肺機能は改善する見込みがある．

■ スクリーニングはスパイロメトリーで行う．気管支拡張薬吸入後の FEV_1/FVC を評価し，持続性の気流障害がある（<0.70）ことを証明する．

■ 後述する ACO（ 補足 ▶ ）の評価も兼ねて，COPD においても気管支拡張薬吸入前後で評価するほうがよいと考えられる．

■ 気管支拡張薬は短時間作用性吸入 β_2 刺激薬（SABA）を使用する．400 μg 吸入後（サルタノール® インヘラー 100 μg を 4 吸入），10-15 分経過してから評価する．イプラトロピウムを使用する方法もあるが，その場合は 160 μg を使用し，30-45 分後に評価する．

スクリーニングの適応：明確に決まってはいない

■ 20 pack-years 以上の喫煙歴がある 35 歳以上の患者群.

■ 喫煙歴があり，COPD を示唆する呼吸器症状がある患者群.

■ 20-31.5 pack-years の喫煙歴がある 35-40 歳以上の外来患者に対してスパイロメトリーを行った報告では，COPD と診断されたのは 10.1-34.8 ％．また，そのうち呼吸器症状が認められていたのは 32.7 ％のみであった〔*CMAJ. 2010 Apr 20;182（7）:673-8*〕.

■ 平均 23.38 pack-years の喫煙者で評価した報告では COPD と診断されたのは 10.1-13.3 ％．COPD に関連する症状は咳嗽，呼吸苦，喘鳴であった〔*Respir Med. 2013 Apr;107（4）:580-6*〕.

■ 平均 31.5 pack-years の喫煙者，1 つ以上の呼吸器症状が認められる患者群では 34.8 ％で COPD と診断された〔*Int J Chron Obstruct Pulmon Dis. 2011;6:123-7*〕.

■ 喫煙歴がなくても，受動喫煙や慢性経過の呼吸苦や喀痰，咳嗽患者では COPD を疑い評価する.

■ 日本国内の肺癌スクリーニングにおいて，画像，スパイロメトリーで COPD も併せて評価した結果，喫煙歴＋慢性気道症状がある群では 13.1 ％が COPD と診断された．受動喫煙＋慢性気道症状群では 6.7 ％であった．この両群で COPD リスクは有意差なく（HR 0.90［0.31-2.60］），喫煙歴がなくても慢性気道症状があれば COPD は疑ったほうがよい〔*Int J Chron Obstruct Pulmon Dis. 2014 Jun 23;9:647-56*〕.

■ 上記より，症状がなくても喫煙歴が 20 pack-years 以上ある場合，喫煙歴や受動喫煙，粉塵，化学薬品などの曝露歴があり，呼吸器症状が持続している患者に対しては積極的にスパイロメトリーを行い，早期に介入するほうがよいと考えられる.

■ COPD を示唆する病歴，所見については 補足 ▶ 表 5 を参照.

COPD の重症度分類

■ COPD では自覚症状（COPD Assessment Test，修正 MRC 質問票：表 1，2），中等度～重度の急性増悪頻度で A-D の 4 つに分類される（図 1）.

■ A：急性増悪低リスク，低症状群

表1　COPD Assessment Test（CAT）

	点	
咳はしたことがない	0　1　2　3　4　5	常に咳をしている
喀痰はまったくない	0　1　2　3　4　5	喀痰が非常に多い
胸部の苦しさはない	0　1　2　3　4　5	非常に胸が苦しい
階段を1階程度上がっても大丈夫	0　1　2　3　4　5	階段を1階程度上がると苦しい
特にADLの障害はない	0　1　2　3　4　5	ADLがひどく障害されている
呼吸の状態にかかわらず，外出できる	0　1　2　3　4　5	呼吸のせいで外出ができない
しっかりと睡眠がとれている	0　1　2　3　4　5	睡眠がとれていない
エネルギーに満ちあふれている	0　1　2　3　4　5	エネルギーが枯渇している

8項目を0-5点で評価．合計0-40点．

表2　修正MRC質問票（mMRC）

グレード	内容
0	負荷のかかる運動のときのみに呼吸苦がある
1	高所へ上るときや平面を急ぐときに呼吸苦がある
2	呼吸苦で同世代の人よりもゆっくりにしか動けない
3	数分の歩行や100m程度の歩行で息切れして休んでしまう
4	呼吸苦で家から出られない．着替えでも呼吸苦がある

MRC：Medical Research Council

- B：急性増悪低リスク，高症状群
- C：急性増悪高リスク，低症状群
- D：急性増悪高リスク，高症状群

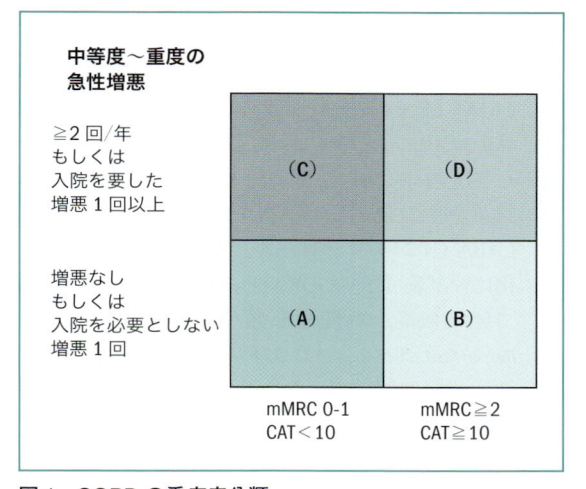

図1　COPDの重症度分類
Global Strategy for the Diagnosis, Management, and Prevention of Chronic Obstructive Pulmonary Disease updated 2018

COPDの治療

- ■COPDの治療は禁煙指導，感染予防のワクチン接種，病期に合わせた吸入薬が基本となる．他に抗菌薬による感染予防，呼吸リハビリテーション，酸素療法も押さえておく．

禁煙：治療の基本であり最も重要
- ■45歳までに禁煙できればその後は非喫煙者と同等の呼吸機能まで改善する．65歳での禁煙でも生命予後を改善させる〔*Lancet. 2009 Aug 29;374（9691）:733-43*〕．

ワクチン接種
- ■肺炎球菌ワクチン，インフルエンザワクチンは全例で推奨される．
- ■インフルエンザワクチンはCOPD患者における急

性増悪リスクを減少させる（MD -0.37 ［-0.64 〜-0.11］）．特にインフルエンザ感染後3-4週後に生じる晩期急性増悪の予防効果が期待できる〔*Cochrane Database Syst Rev. 2018 Jun 26;6:CD002733*〕．

- ■＜65歳でFEV₁＜40％（予測値）のCOPD患者において，23価肺炎球菌莢膜ポリサッカライドワクチン（ニューモバックス®）は市中肺炎リスクを低下させる〔*Thorax. 2006 Mar;61（3）:189-95*〕．

薬剤治療は症状の緩和，肺機能の維持，急性増悪の予防を目的とする
- ■COPD重症度分類A群では症状に応じて短時間作用性気管支拡張薬（SABA，SAMA），長時間作用性気管支拡張薬（LABA，LAMA）を用いる．
- ■中国において，早期のCOPD症例841例（重症度分類A群が7-9割を占める）を対象とし，LAMA導入群とプラセボ群を比較したランダム化比較試験

では，LAMA を使用したほうが急性増悪リスクや入院リスク，呼吸機能は有意に改善する結果であった〔*N Engl J Med. 2017 Sep 7;377（10）:923-35*〕．

- COPD 重症度分類 B 群では LAMA または LABA の定期吸入を行う．
  - 単剤で開始し，効果不十分であれば併用する．併用後も変化なければ単剤に戻す．
  - 症状が強い場合は最初から併用も可．
- COPD 重症度分類 C 群では LAMA を優先的に使用する．
  - LABA よりも LAMA のほうが急性増悪予防効果は良好．
    - 1 年以内に急性増悪が認められた COPD 症例 7376 例を対象とし，LAMA（チオトロピウム）と LABA（サルメテロール）を比較した二重盲検化ランダム化比較試験では，急性増悪頻度は有意に LAMA 群で低い（HR 0.89［0.83-0.96］）〔*N Engl J Med. 2011 Mar 24;364（12）:1093-103*〕．
    - 1 年以内に急性増悪が認められた COPD 症例 3444 例を対象とし，LAMA（チオトロピウム）と LABA（インダカテロール）を比較したランダム化比較試験（INVIGORATE trial）では，LAMA 群で呼吸機能，急性増悪頻度が改善した〔*Lancet Respir Med. 2013 Sep;1（7）:524-33*〕．
  - 急性増悪の抑制が不十分な場合は LABA＋LAMA，LABA＋吸入ステロイド薬（ICS）の併用を行う．ただし，ICS の使用により肺炎リスクが上昇する可能性があるため注意する．
    - Cochrane review では，ICS の使用は有意な肺炎リスクとされている．フルチカゾンでは OR 1.78［1.50-2.12］（18 か月の使用で 1.8％増加），ブデソニドでは OR 1.62［1.00-2.62］（9 か月の使用で 0.9％増加）〔*Cochrane Database Syst Rev. 2014 Mar 10;（3）: CD010115*〕．
- COPD 重症度分類 D 群では LABA＋ICS よりも LABA＋LAMA の併用から開始する．
  - D 群では LABA＋LAMA のほうが LABA＋ICS よりも急性増悪リスクは低い〔*FLAME trial: N Engl J Med. 2016 Jun 9;374（23）:2222-34*〕．
  - 喘息を合併した COPD（ACO）や好酸球≧2％を満たす場合は LABA＋ICS を優先してもよい．
  - LABA＋LAMA でも急性増悪の抑制が不十分な場合，LABA＋LAMA＋ICS の 3 剤療法または LABA＋ICS への変更を試す．
    - COPD 重症度分類 D 群の患者における 3 剤療法は LABA＋ICS 群，LABA＋LAMA 群と比較して有意に呼吸機能，急性増悪リスクを改善する（急

性増悪 RR: vs LABA＋ICS で 0.77［0.65-0.92］，vs LABA＋LAMA で 0.85［0.72-0.99］）〔*TRILOGY trial: Lancet. 2016 Sep 3;388（10048）:963-73*〕〔*TRIBUTE trial: Lancet. 2018 Mar 17;391（10125）:1076-84*〕．

    - 3 剤の合剤ではテリルジー®100 エリプタが 2019 年に承認された（フルチカゾン，ウメクリジニウム，ビランテロールの合剤）．3 剤の合剤も 2 剤の合剤（LABA/ICS，LABA/LAMA）と比較して，有意に急性増悪リスクを低下させる（急性増悪 RR: vs LABA/ICS で 0.85［0.80-0.90］，vs LABA/LAMA で 0.75［0.70-0.81］）〔*IMPACT trial: N Engl J Med. 2018 May 3;378（18）:1671-80*〕．
  - それでも急性増悪を繰り返す場合は後述する抗菌薬の予防投与を考慮する．あるいは FEV_1＜50％（予測値）の場合はロフルミラストを追加する（2018 年時点では承認されていない）．
- LAMA＋LABA＋ICS の 3 剤療法を行っている患者で安定していれば，ICS の減量，中止を考慮してもよい．
  - ICS の減量，中止で急性増悪リスクの上昇は認められない．ただし FEV_1 の低下リスクはある〔*WISDOM trial: N Engl J Med. 2014 Oct 2;371（14）:1285-94*〕．血中好酸球≧4％もしくは≧$300/\mu L$ の群では ICS 中止により急性増悪リスクが上昇するため注意〔*Lancet Respir Med 2016 May; 4（5）:390-8*〕〔*Am J Respir Crit Care Med. 2018 Aug 1;198（3）:329-39*〕．
  - また ACO では中止しないほうがよい（ACO については 補足 参照）．
- 日本国内で使用可能な薬剤については 補足 表 6 を参照．

急性増悪予防目的の抗菌薬投与

- 急性増悪を繰り返す患者においては，抗菌薬による予防投与も考慮する．ただし，どの患者群で行うべきかという明確な指標はない．
- 予防投与の推奨を表 3 にまとめる．
- 予防投与の薬剤はアジスロマイシン（保険適用外）．
- 投与方法は 250 mg/日の連日投与か，250-500 mg を週 3 回（月，水，金）投与でもよい．
- 3 か月毎に肝酵素，聴覚障害，下痢，心電図をフォローする．
- アジスロマイシンによる急性増悪予防効果は NNT2.86 と良好である〔*N Engl J Med. 2011 Aug 25;365（8）:689-98*〕．
- ニューキノロン系抗菌薬による予防投与も有効ではあるが NNT 28 とアジスロマイシンには劣る．ただしアジスロマイシンと異なり，連日ではなく 8 週

表3 COPD 急性増悪の予防投与の推奨（すべてを満たす）

1 年間で 2 回以上の急性増悪あり
COPD の薬剤を正しく使用している
安静時の心拍数＜100 回/分
QTc 延長（QTc＜450 ミリ秒）
AST，ALT＜3×ULN
QTc 延長を来す薬剤や CYP3A4 を阻害する薬剤の使用がない
聴覚検査にて難聴なし
マクロライド系抗菌薬に対するアレルギーなし
喀痰培養でマイコバクテリアが陰性
心血管イベントリスクが高リスク群ではない

ULN：正常上限

N Engl J Med. 2012 Jul 26;367（4）:340-7

間毎に 5 日間投与する方法でよい〔*Respir Res. 2010 Jan 28;11:10*〕．
- Cochrane review による予防的抗菌薬のメタアナリシスでは，抗菌薬により急性増悪リスクは有意に低下する（OR 0.55［0.39-0.77］，NNT 8［5-18］）．ただし，死亡リスクや入院リスク，呼吸機能は有意差が認められず，抗菌薬による副作用は増加する．アジスロマイシンでは聴覚障害が，モキシフロキサシンでは消化管症状が有意に増加する〔*Cochrane Database Syst Rev. 2013 Nov 28;（11）:CD009764*〕．

他の薬剤治療
- カルボシステイン（ムコダイン®）：
- 500 mg 1 日 3 回投与にてプラセボと比較して急性増悪予防効果が認められる（RR 0.75［0.62-0.92］）〔*Lancet. 2008 Jun 14;371（9629）:2013-8*〕．
- メタアナリシスでは，急性増悪頻度を減少させる（−0.43［−0.53 〜−0.29］）．1 回以上の急性増悪 HR 0.86［0.78-0.95］，NNT 12 と良好〔*Int J Chron Obstruct Pulmon Dis. 2017 Aug 2;12:2277-83*〕．
- N アセチルシステイン（サプリメントとして販売）：
- 抗酸化作用，抗炎症作用を示す．N アセチルシステイン 600 mg とプラセボを比較した二重盲検化ランダム化比較試験では，呼吸機能の改善効果，急性増悪予防効果が認められた〔*Chest. 2013 Jul;144（1）:119-27*〕〔*Lancet Respir Med. 2014 Mar;2（3）:187-94*〕．
- サプリメントとして 100 錠 2000 円前後であり，毎月 1200 円の負担で使用可能である．

呼吸リハビリテーションは症状緩和に有用である
- 気管支拡張薬の開始と同時期（B，C，D 群）にリハ

ビリテーションを開始する〔*Am J Med. 2008 Jul;121（7 Suppl）:S25-32*〕．
- 肺組織や呼吸機能の改善効果はないが，急性増悪や運動耐用能の改善，QOL の改善，感情ストレスの軽減効果が期待できる〔*Cochrane Database Syst Rev. 2015 Feb 23;（2）:CD003793*〕．
- リハビリテーションではセルフマネジメント，運動，精神，栄養への介入を行う．

酸素療法〔*Chest. 2010 Jul;138（1）:179-87*〕
- 安静時では，PaO_2＜55 mmHg または PaO_2＜88％で導入する．あるいは PaO_2 55-60 mmHg，SpO_2 88％で肺高血圧を示唆する所見やうっ血性心不全，多血症を合併している患者で在宅酸素療法を導入する．
- 上記患者群において死亡率の改善，ADL の改善が証明されている．
- 安静時 SpO_2 89-93％または運動時 SpO_2 80-90％の COPD 症例を対象とし，酸素療法導入群 vs 非導入群で比較したランダム化比較試験（LOTT trial）では，COPD 急性増悪リスク，COPD 関連入院リスクに有意差なし．QOL や肺機能，6 分間歩行距離も両者で有意差は認められなかった〔*N Engl J Med. 2016 Oct 27;375（17）:1617-27*〕．
- 運動時では低酸素血症がある患者で適応となる．
- 運動時の SpO_2 ≦ 80％以下となる例で導入する．
- 睡眠時では，明確な基準はない．
- 睡眠時に重度の低酸素となることがあり，その場合は酸素療法を考慮する．
- 生存率改善については有意差ないものの，睡眠の質を改善させる可能性はある．
- 肺高血圧を伴う場合は酸素療法により肺動脈圧が低下する可能性があり，適応となる．
- 酸素流量は SpO_2 ≧90％を維持するように調節する．
- 導入後 60-90 日後に，酸素投与の継続が必要かどうかを再評価する．

COPD 患者の肺癌リスク，肺癌の評価
- COPD，肺気腫患者における肺癌リスクは約 2 倍となる（OR 2.11［1.10-4.04］）〔*Lung Cancer. 2012 Jul;77（1）:58-63*〕．
- 年 1 回の胸部 CT による肺癌のスクリーニングにより，有意に肺癌由来の死亡率の減少効果が認められるものの，どの患者群でスクリーニングを行うべきかどうかは結論が得られていない〔*Respir Med. 2013 May;107（5）:702-7*〕．
- 日本 CT 検診学会の「肺がん CT 検診ガイドライン

「2013」では，55-74 歳の重喫煙者（30 pack-year 以上で，過去喫煙者の場合は禁煙から 15 年未満）で，肺癌が発見された場合に，安全に手術ができると考えられる症例で CT によるスクリーニングを考慮するとしている．

■COPD 患者における肺癌のリスクスコア（COPD-LUCSS，表4）において，≦6点では低リスク群，≧7点では高リスク群と判断する〔*Am J Respir Crit Care Med. 2015 Feb 1;191（3）:285-91*〕．

・低リスク群では 10 年間の肺癌リスクは＜10%，高リスク群では＞10%，HR 3.5［1.7-7.1］となる．

表4　COPD-LUCSS（lung cancer screening score）

項目	HR	点
年齢＞60 歳	2.3［1.5-2.3］	3
BMI＜25	1.2［0.9-1.8］	1
喫煙＞60 pack-years	1.5［1.1-2.2］	2
画像にて肺気腫所見	2.7［1.7-4.3］	4

Am J Respir Crit Care Med. 2015 Feb 1;191（3）:285-91

■高リスク群では胸部 CT によるフォローを毎年行うことは考慮してもよいかもしれない．

✚ 補足

■COPD の診断に有用な身体所見を表5に，努力呼気時間のカットオフ値を表7に記す．

asthma-COPD overlap（ACO）について

■喘息と COPD 双方の特徴をもつ病態〔*J Am Board Fam Med. 2013 Jul-Aug;26（4）:470-7*〕．

・喘息の特徴：SABA 吸入で FEV_1 が改善，喀痰中の好酸球や IgE の上昇，アトピー性皮膚炎との合併．
・COPD の特徴：不可逆性の閉塞性障害，慢性的な呼吸器症状，肺気腫所見，喫煙歴，40 歳以上で

表5　COPD を示唆する病歴，所見

病歴，所見	感度（%）	特異度（%）	LR＋	LR−
＞40 pack-years 20-40 pack-years ＜20 pack-years			12［2.7-50］ 0.8［0.4-1.6］ 0.5［0.3-0.9］	
Wheezing	51	84	3.8	0.66
咳嗽	51	71	1.8	0.69
呼吸苦	82	33	1.2	0.55
喘鳴	15	99.6	4.4［1.6-12］	0.88［0.84-0.92］
樽状胸郭	10	99	10	0.90
胸骨角〜喉頭までの高さ ≦4 cm	36	90	3.6-4.2［2.3-7.9］	0.7［0.5-0.9］
心濁音界の狭小化	13	99	10	0.88
マッチ試験*	61	91	7.1	0.43
Rhonchi	8	99	5.9	0.95
打診上，共鳴亢進	32	94	4.8	0.73
剣状突起下に心尖拍動を触れる	8	98	4.6	0.94
奇脈	45	88	3.7	0.62
呼吸音減弱	37	90	2.6［1.9-3.6］	0.66［0.49-0.69］
呼吸補助筋の使用	24	100		0.70
鎖骨上窩の陥凹	31	100		0.69
Hoover 徴候	58	86	4.2	0.5

*マッチ試験：口元より 10-15 cm 離れたマッチの炎を口を開けた状態で呼気して消せるかどうかを評価する．
JAMA. 1995 Jan 25;273（4）:313-9／Clin Mol Allergy. 2008 Sep 5;6:8

表6 日本国内で使用可能な吸入薬剤

	薬剤	商品名	用量
SAMA	イプラトロピウム臭化物水和物	アトロベントエロゾル 20 μg	1-2 噴射（20-40 μg）を必要に応じて 6 時間毎
LAMA	チオトロピウム臭化物水和物	スピリーバ吸入用カプセル 18 μg 同 2.5 μg レスピマット 60 吸入 同 1.25 μg レスピマット 60 吸入	1 カプセルを 1 日 1 回 レスピマットは 1 回 2 吸入 スピリーバ 1.25 μg は喘息で使用
	グリコピロニウム臭化物	シーブリ吸入用カプセル 50 μg	1 カプセルを 1 日 1 回
	アクリジニウム臭化物	エクリラ 400 μg ジェヌエア 30，60 吸入用	1 回 1 吸入（400 μg）を 1 日 2 回
	ウメクリジニウム臭化物	エンクラッセ 62.5 μg エリプタ 7，30 吸入用	1 回 1 吸入（62.5 μg）を 1 日 1 回
SABA	サルブタモール硫酸塩	サルタノールインヘラー 100 μg	1 回 2 吸入（200 μg）を必要に応じて 6 時間毎
	プロカテロール塩酸塩水和物	メプチンエアー 10 μg	1 回 2 吸入（20 μg）を必要に応じて 6 時間毎
		メプチンスイングヘラー 10 μg	1 回 2 吸入（20 μg）を必要に応じて 6 時間毎
	フェノテロール臭化水素酸塩	ベロテックエロゾル 100	1 回 2 吸入を必要に応じて使用．効果不十分であれば 2-5 分あけて再投与可
LABA	ホルモテロールフマル酸塩水和物	オーキシス 9 μg タービュヘイラー 28，60 吸入	1 回 1 吸入を 1 日 2 回
	インダカテロールマレイン酸塩	オンブレス吸入用カプセル 150 μg	1 カプセルを 1 日 1 回
	サルメテロールキシナホ酸塩	セレベント 25 ロタディスク 同 50 ロタディスク 同 50 ディスカス	1 回 50 μg を 1 日 2 回
LAMA/ LABA	グリコピロニウム臭化物/インダカテロールマレイン酸塩	ウルティブロ吸入用カプセル	1 カプセルを 1 日 1 回
	ウメクリジニウム臭化物/ビランテロールトリフェニル酢酸塩	アノーロエリプタ 7，30 吸入用	1 回 1 吸入を 1 日 1 回
	チオトロピウム臭化物水和物/オロダテロール塩酸塩	スピオルト レスピマット 28，60 吸入	1 回 2 吸入を 1 日 1 回
ICS	ベクロメタゾンプロピオン酸エステル	キュバール 50 エアゾール 同 100 エアゾール	100 μg を 1 日 2 回最大 800 μg/日
	フルチカゾンプロピオン酸エステル	フルタイド 50 ロタディスク 同 100 ロタディスク 同 200 ロタディスク 同 50 ディスカス 同 100 ディスカス 同 200 ディスカス 同 50 μg エアゾール 120 吸入用 同 100 μg エアゾール 60 吸入用	100 μg を 1 日 2 回最大 800 μg/日
	ブデソニド	パルミコート 100 μg タービュヘイラー 112 吸入 同 200 μg タービュヘイラー 56, 112 吸入	100-400 μg を 1 日 2 回 最大 1600 μg/日

（つづく）

Ⓑ 呼吸器

表6 日本国内で使用可能な吸入薬剤（つづき）

	薬剤	商品名	用量
ICS	シクレソニド	オルベスコ 50 µg インヘラー 112 吸入用 同 100 µg インヘラー 56，112 吸入用 同 200 µg インヘラー 56 吸入用	100-400 µg を 1 日 1 回 最大 800 µg/日（400 µg×2 回）
	モメタゾンフランカルボン酸エステル	アズマネックスツイストヘラー 100 µg 60 吸入 同 200 µg 60 吸入	100-200 µg を 1 日 2 回 最大 800 µg/日
ICS/ LABA	サルメテロールキシナホ酸塩/フルチカゾンプロピオン酸エステル	アドエア 100 ディスカス 28，60 吸入用 同 250 ディスカス 28，60 吸入用 同 500 ディスカス 28，60 吸入用 同 50 エアゾール 120 吸入用 同 125 エアゾール 120 吸入用 同 250 エアゾール 120 吸入用	ディスカスは 1 回 1 吸入，1 日 2 回 エアゾールは 1 回 2 吸入，1 日 2 回
	ブデソニド/ホルモテロールフマル酸塩水和物	シムビコートタービュヘイラー 30，60 吸入	1 回 1-2 吸入，1 日 2 回
	フルチカゾンフランカルボン酸エステル/ビランテロールトリフェニル酢酸塩	レルベア 100 エリプタ 14，30 吸入用 同 200 エリプタ 14，30 吸入用 （レルベア 100 のみ COPD に保険適用あり，他は喘息のみ保険適用）	（喘息）100，200 エリプタを 1 回 1 吸入，1 日 1 回
	フルチカゾンプロピオン酸エステル/ホルモテロールフマル酸塩水和物	フルティフォーム 50 エアゾール 56，120 吸入用 同 125 エアゾール 56，120 吸入用 （両製剤とも喘息のみ保険適用）	50 エアゾールを 1 回 2 吸入，1 日 2 回まで 125 エアゾールを 1 回 2-4 吸入，1 日 2 回まで
ICS/ LABA/ LAMA	フルチカゾンフランカルボン酸エステル/ウメクリジニウム臭化物/ビランテロールトリフェニル酢酸塩	テリルジー 100 エリプタ 14，30 吸入用	1 回 1 吸入，1 日 1 回

表7 努力呼気時間のカットオフ値と COPD 診断に対する尤度比

努力呼気時間	LR	年齢調整努力呼気時間	LR
≧9 秒	6.7 [2.1-21]	≧6 秒，年齢 ≧60 歳	3.4 [2.2-5.2]
6-9 秒	1.8 [0.77-4.0]	≧6 秒，年齢 <60 歳	2.1 [1.3-3.5]
<6 秒	0.6 [0.5-0.8]	<6 秒，年齢 ≧60 歳	0.33 [0.23-0.47]
		<6 秒，年齢 <60 歳	0.57 [0.34-0.95]

努力呼気時間とは，胸骨柄付近に聴診器のベル側を置き，患者に強制呼気をしてもらい，呼気開始から気流音消失までの時間を測定したもの.

JAMA. 1995 Jan 25;273（4）:313-9/Clin Mol Allergy. 2008 Sep 5;6:8

の発症.
- もともと喘息をもつ患者が COPD を合併し ACO となる場合もあれば，COPD 患者が喘息様症状を呈し ACO となる場合もある〔*N Engl J Med. 2015 Sep 24;373（13）:1241-9*〕.
- ACO では COPD と比較してより急性増悪や肺炎合併リスクが高い〔*Medicine（Baltimore）. 2015 May;94（17）:e755*〕.
- ■ ACO は喘息，COPD 双方の特徴を有する場合に診断する（表8）.
- それぞれの特徴を 3 つ以上満たせば喘息または COPD と判断するが，双方の特徴を同等に有する場合は ACO と判断する.
- ■ ACO の治療の基本は ICS となる〔*Clin Chest Med. 2014 Mar;35（1）:143-56*〕.
- COPD では LAMA や LABA が優先されるが，ACO では早期に ICS を導入することが重要. また安定していても ICS は継続したほうがよいと考えられる.

表 8 喘息，COPD の特徴，検査所見

項目	喘息	COPD
発症年齢	20 歳未満	40 歳以上
症状のパターン	・分，時，日単位で変動 ・夜間や早朝に増悪 ・運動や感情の変化，ホコリやアレルゲン曝露で増悪する	・治療を行っても症状は持続する ・数日単位で変動する．労作時の呼吸苦がある ・呼吸苦増悪前に慢性咳嗽，喀痰の増量・増悪が認められる．喘息で認められる誘因は関連しない
呼吸機能	変動性の気流障害が認められる	持続性の気流障害が認められる（気管支拡張薬吸入後の $FEV_1/FVC < 0.7$）
発作間欠期での呼吸機能	正常	異常
既往歴，家族歴	・喘息の既往 ・喘息やアレルギー性疾患（アレルギー性鼻炎や湿疹）の家族歴	・COPD，慢性気管支炎，肺気腫の既往 ・リスク因子への濃厚な曝露歴（喫煙，バイオマス）
経過	・症状の経時的な増悪傾向は認められず，季節や年により症状が変動する ・自然に改善することもある．気管支拡張薬の吸入で迅速に改善する．また，ICS により数週間かけて改善する	・緩徐な増悪傾向が認められる ・気管支拡張薬の使用では部分的な改善しか得られない
胸部 X 線撮影	正常のことが多い	重度の過膨張所見

Global Strategy for Asthma Management and Prevention, 2018

B 呼吸器

5 慢性閉塞性肺疾患の急性増悪治療

- 急性の気道症状の増悪により薬剤治療の変更を必要とする状態が急性増悪と定義される.
- 慢性閉塞性肺疾患（chronic obstructive pulmonary disease：COPD）重症度分類 A，B 群では年間 0.82-1.17 回，C，D 群では年間 1.61-2.01 回の急性増悪が認められる〔Lancet. 2012 Apr 7;379（9823）:1341-51〕.
- 急性増悪の原因はウイルス感染症，細菌感染症が半数以上を占め，他には花粉，粉塵など環境因子が 15-20％ である．誤嚥も急性増悪のリスクとなる．肺血栓塞栓症も COPD 患者の急性経過における呼吸状態増悪の原因の 1 つであり，注意が必要（**Q&A①**）〔Chest. 2017 Mar;151（3）:544-54〕.
- 急性増悪の原因となる細菌，ウイルスの種類とその頻度は**表 1** を参照〔N Engl J Med. 2008 Nov 27;359（22）:2355-65〕.
- COPD における急性増悪では心筋梗塞や脳梗塞リスクも上昇する（急性増悪後 5 日以内の心筋梗塞リスク RR 2.27［1.1-4.7]）〔Chest. 2010 May;137（5）:1091-7〕.

慢性閉塞性肺疾患（COPD）急性増悪時のマネジメント

チャート I ABC（airway, breathing, circulation）の評価, 対応

- 低酸素血症があれば SpO_2 は 88-92％ を目標に酸素投与を行う.
- 以下の場合は非侵襲的換気療法（non-invasive ventilation：NIV）や高流量鼻カニュラ酸素療法（high-flow nasal cannula：HFNC）を考慮する〔Global Strategy for the Diagnosis, Management, and Prevention of Chronic Obstructive Pulmonary Disease updated 2018〕.
- 急性呼吸性アシドーシスが認められる（pH ≦ 7.35，pCO_2＞45 mmHg）.
- 呼吸筋疲労，シーソー呼吸，吸気時に肋間の陥凹が認められる.
- NIV の使用は挿管の必要性の減少（RR 0.35［0.26-0.47]），入院期間の短縮効果が期待できる（1.94 日［0.01-3.87］の短縮）〔Chest. 2008 Mar;133（3）:756-66〕.
- HFNC の使用により挿管の必要性や死亡率が下がる可能性が，低酸素を伴う呼吸不全の患者で示されている〔Ann Transl Med. 2017 Jul;5（14）:297〕.

- 以下の場合は気管挿管，人工呼吸器管理を考慮する〔Global Strategy for the Diagnosis, Management, and Prevention of Chronic Obstructive Pulmonary Disease updated 2018〕.
- NIV や HFNC での管理がうまく行かない.
- 心停止，呼吸停止.
- 意識障害があり，呼吸抑制が認められる.
- 気道分泌物多量や意識障害にて気道確保が困難.
- 徐脈（心拍数＜50 回/分）で意識低下がある.
- 低血圧，ショック，血行動態が不安定.
- 重度の心室性不整脈がある.
- 致命的な低酸素で NIV ではコントロール困難.
- COPD における人工呼吸器の初期設定は **補足** を参照.

チャート II COPD 急性増悪の治療

- 急性増悪の治療は短時間作用性 β_2 刺激薬（SABA），短時間作用性抗コリン薬（SAMA）の吸入，全身性ステロイド，抗菌薬投与が基本.

チャート II-1 SABA, SAMA 吸入

- 薬剤名，投与量は **B-4 慢性閉塞性肺疾患の慢性期治療** を参照．急性増悪時では 1 回換気量は低下しているため，ネブライザーを用いるか，スペーサーを用いて使用する.

Q&A ①

Q COPD 患者の呼吸状態増悪の原因に肺血栓塞栓症があるのですか？

A メタアナリシスでは，明らかな誘因のない COPD 急性増悪の 16.1％［8.3-25.8］に肺血栓塞栓症が，10％［4-19］に深部静脈血栓症が認められました．血栓閉塞部位は主肺動脈が 1/3 を占めます〔Chest. 2017 Mar;151（3）:544-54〕．明らかな原因が認められない COPD 患者の呼吸状態の増悪では肺血栓塞栓症の可能性も念頭に置き，心エコーや下肢静脈エコーも行っておくとよいと思います.

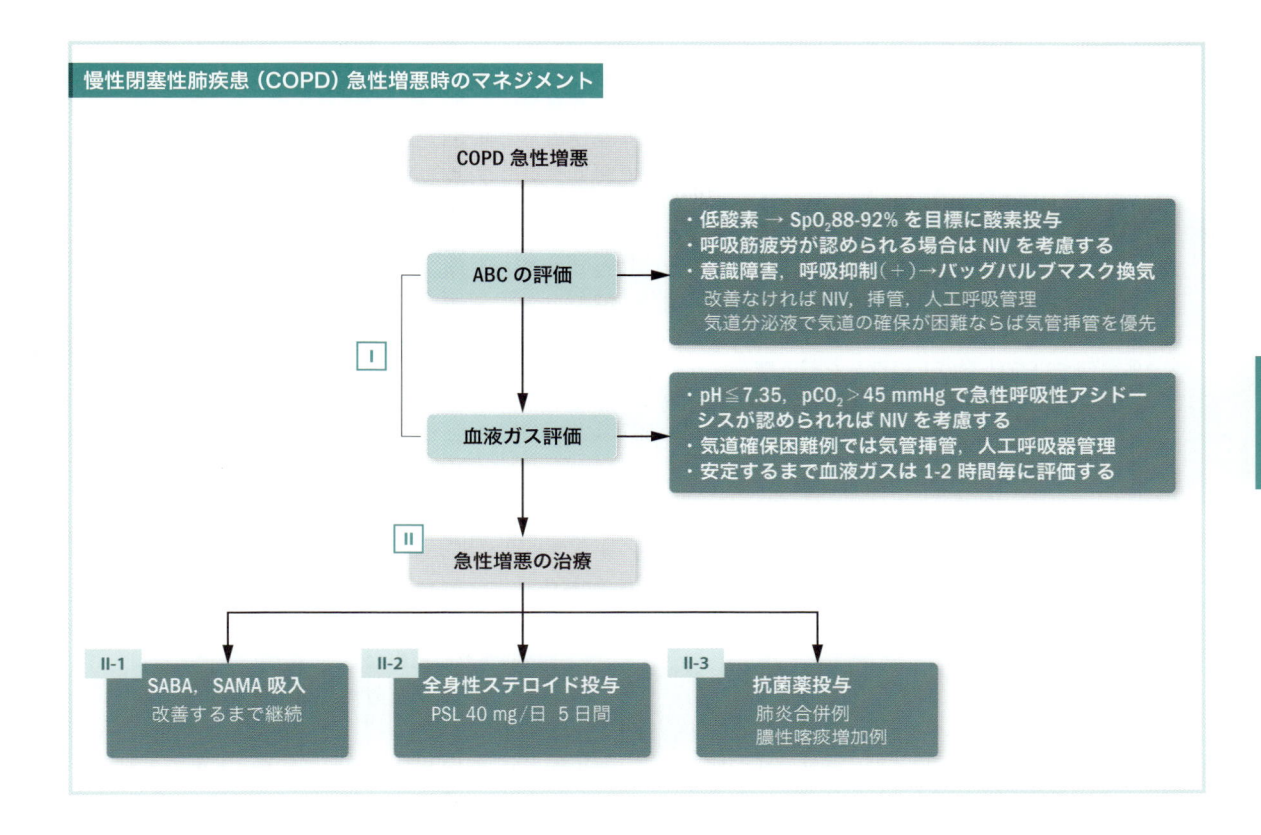

慢性閉塞性肺疾患（COPD）急性増悪時のマネジメント

COPD 急性増悪

ABC の評価
- 低酸素 → SpO_2 88-92% を目標に酸素投与
- 呼吸筋疲労が認められる場合は NIV を考慮する
- 意識障害，呼吸抑制（＋）→バッグバルブマスク換気
  改善なければ NIV，挿管，人工呼吸管理
  気道分泌液で気道の確保が困難ならば気管挿管を優先

I

血液ガス評価
- pH ≦ 7.35，pCO_2 ＞ 45 mmHg で急性呼吸性アシドーシスが認められれば NIV を考慮する
- 気道確保困難例では気管挿管，人工呼吸器管理
- 安定するまで血液ガスは 1-2 時間毎に評価する

II

急性増悪の治療

II-1 **SABA，SAMA 吸入**
改善するまで継続

II-2 **全身性ステロイド投与**
PSL 40 mg/日 5 日間

II-3 **抗菌薬投与**
肺炎合併例
膿性喀痰増加例

表 1　急性増悪の原因となる細菌，ウイルス感染症

細菌	頻度	ウイルス	頻度
インフルエンザ桿菌	20-30%	ライノウイルス	20-25%
肺炎球菌	10-15%	パラインフルエンザ	5-10%
Moraxella catarrhalis	10-15%	インフルエンザ	5-10%
緑膿菌	5-10%	RS ウイルス	5-10%
その他*		コロナウイルス	5-10%
		アデノウイルス	3-5%
		ヒトメタニューモウイルス	3-5%

*その他 : Enterobacter が重症例で検出されることがある.

N Engl J Med. 2008 Nov 27;359（22）:2355-65

チャートII-2　全身性ステロイド投与

- 喘息と異なり，COPD におけるステロイド治療は第一選択ではなく，急性増悪のような重篤な病態に陥る患者における ”shotgun therapy”〔*Ann Intern Med. 2001 Apr 3;134（7）:600-20*〕の一環で使用された経緯がある. ステロイドによる悪化を防ぐ効果は 10％程度の患者にしか得られないため必須とはされておらず，GOLD ガイドラインでも吸入薬＋抗菌薬の治療のオプションという位置づけの治療であることに留意.
- ステロイドはプレドニゾロン換算 40 mg/日を 5 日間投与，投与経路は経口でも静脈投与でも可.
- COPD 急性増悪に対するステロイド投与は治療失敗リスクの軽減効果（RR 0.54［0.41-0.71］），入院期間の短縮効果（1.42 日［0.65-2.18］）が期待できる〔*Chest. 2008 Mar;133（3）:756-66*〕. また人工呼吸器，NIV 管理となった患者群では呼吸器管理期間の短縮，NIV 失敗率の低下効果が期待できる〔*Arch Intern Med. 2011 Nov 28;171（21）:1939-46*〕.
- 注意すべき点はステロイド性高血糖であり，特に糖尿病患者では血糖コントロールは必須である.
- 投与期間については，以前は 7-14 日間が推奨され

Q ステロイドは全例で投与すると考えてよいのでしょうか？

A 基本的には全例で投与が推奨されますが，末梢血の好酸球で適応を評価する方法を評価したランダム化比較試験もあります．これは急性増悪例 166 例を全例で抗菌薬，PSL 30 mg を併用する群と，末梢血好酸球＞2％の例では抗菌薬と PSL を併用し，≦2％の例では抗菌薬のみの投与を行う群とで比較したものです．結果は双方で治療失敗，症状経過

ていたが，PSL 40 mg を 5 日間と 14 日間で比較した二重盲検化ランダム化比較試験では，両者で治療失敗，再増悪頻度に有意差なく，副作用の観点からも 5 日間で問題ない〔*JAMA. 2013 Jun 5;309 (21) : 2223-31*〕．

に有意差はなく，さらに末梢血好酸球≦2％で PSL を使用した群では症状の改善が遅くなるという結果でした．ちなみに，この研究の患者群において末梢血好酸球≦2％は 49％であり，この方法をとると純粋にステロイド使用頻度を半減できる計算になります〔*Am J Respir Crit Care Med. 2012 Jul 1;186 (1) : 48-55*〕．

筆者は，糖尿病合併例などでステロイドを使用しにくい患者さんにこの方法を適応することがあります．

チャート II-3　抗菌薬投与

- 抗菌薬は肺炎を合併している例，膿性喀痰が増加している例で適応．
- COPD 急性増悪に対する抗菌薬投与は入院患者における治療失敗リスクの軽減効果（RR 0.34 [0.20-0.56]），院内死亡リスクの低下効果（RR 0.22 [0.08-0.62]）が認められるが，外来で加療可能な患者群では有意差は認められない〔*Chest. 2008 Mar;133 (3) : 756-66*〕．
- 膿性喀痰が増加しており，CRP＞4 mg/dL の場合，抗菌薬なしでの治療失敗率は 64％であり，特に膿性喀痰の増加は抗菌薬投与に関して重要な情報となる．これらが認められない場合は抗菌薬の投与がなくても 95％は治療可能である〔*Chest. 2013 Nov;144 (5) :1571-7*〕．

- 抗菌薬は喀痰の Gram 染色所見，もしくは患者背景に応じて選択する〔*N Engl J Med. 2008 Nov 27;359 (22) : 2355-65*〕．
- 年齢＜65 歳，FEV_1 予測値＞50％，1 年で 3 回未満の急性増悪，心疾患なし．
  - →マクロライド系抗菌薬，セファロスポリン，ドキシサイクリン
- 年齢≧65 歳，FEV_1 予測値≦50％，1 年で 3 回以上の急性増悪，心疾患あり．
  - →ニューキノロン系抗菌薬，アンピシリン/スルバクタム
- 緑膿菌リスクがある場合，ニューキノロン系抗菌薬，ピペラシリン/タゾバクタムなど．
- 治療期間は 5-7 日間程度を推奨している〔*Int J Antimicrob Agents. 2001 Dec;18 (6) :503-12*〕．
- 緑膿菌のリスク因子としては，FEV_1 予測値＜35％，抗菌薬使用歴，長期経口ステロイド使用，入院歴あり，以前の喀痰培養で緑膿菌が検出，インフルエンザのワクチン未接種などが挙げられる〔*Lancet. 2012 Apr 7;379 (9823) :1341-51*〕．

➕ 補足

閉塞性肺疾患における人工呼吸器初期設定
〔*Ann Emerg Med. 2016 Nov;68 (5) :614-7*〕

- 喘息や COPD など閉塞性肺疾患患者における人工呼吸器設定は表 2 より開始する．
- autoPEEP をなくすため，十分な呼気時間を確保する（呼吸回数を少なくする）ことがポイントである．自発呼吸があるとうまくいかないことが多く，しっかりとした鎮静，鎮痛を行う．それでもだめなら筋弛緩も考慮する．

- 原疾患への治療も並行して行う．

初期設定と調節方法
- 呼吸器管理初期には鎮静を深くし，鎮痛（フェンタニルなど）もしっかりと使用する．
- A/C モードで volume control（従量式）を選択する．
- 1 回換気量（VT）は 8 mL/kg（予想体重）で開始する．
- 吸気時流量は 60-80 L/分とする．
- 呼吸回数は 8-10 回/分とし，十分に呼気ができる範

表2　閉塞性肺疾患患者における人工呼吸器初期設定

項目	内容
モード	A/C モード，従量式で設定
1 回換気量（VT）	8 mL/kg（予想体重）
吸気時流量	60-80L/分
呼吸回数	10 回/分で開始．呼気が十分にできるように調節
PEEP	0 cmH$_2$O で開始，あるいは≦5 cm H$_2$O
FiO$_2$	40％で開始．SpO$_2$ ≧88％を維持
チェックポイント	プラトー圧≧30 cmH$_2$O，あるいは流量−時間曲線で autoPEEP が認められれば呼吸回数を減らす

Ann Emerg Med. 2016 Nov;68（5）:614-7

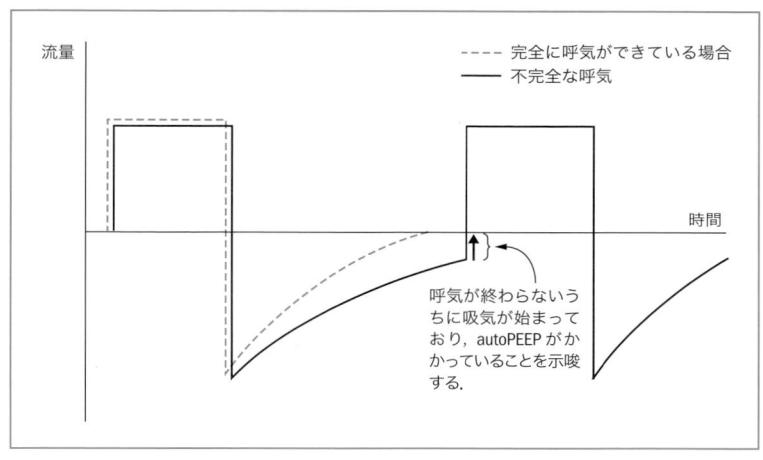

図1　流量−時間曲線

囲で調節する．呼吸回数が少ないことによる PaCO$_2$ の上昇は許容する．

- FiO$_2$ は SpO$_2$ ≧ 88 ％を維持するように調節，PEEP は 0-5 cmH$_2$O 程度で固定する．
- ピーク圧アラームの閾値設定を上げて，換気が中断しないようにする．閾値設定が低い場合，気道内圧上昇により換気を中断してしまう．

設定後のチェック項目

■適切な呼気時間が確保されているかが重要である．autoPEEP があると判断した場合は呼吸回数を減らして対応する．患者が安定すれば慎重に呼吸回数を増やす．

■autoPEEP の評価には以下の方法が有用である．

- 人工呼吸器の流量−時間曲線で評価する方法：呼気終末のフローがベースラインに戻っているかどう

かを確認する（図1）．

- ベースラインより下方にある場合，呼気の途中で吸気が開始されており，autoPEEP があると判断する．

- プラトー圧で評価する方法：プラトー圧を評価（評価方法は前述）し，≧ 30 cmH$_2$O であれば autoPEEP があると判断する．

- 閉塞性肺障害患者でプラトー圧が高い場合，VT が多いのではなく，十分に呼気できていないためと判断する．

- 聴診で判断する方法：聴診で wheeze が続いている状態で吸気が始まる場合は autoPEEP があると判断する．この方法はバッグバルブマスク換気中やモニタリングができない簡易的な呼吸器を使用しているときに有用である．

6 間質性肺疾患

- ■間質性肺疾患は肺の間質組織に炎症，線維化を生じる疾患の総称．
- ■間質性肺疾患には，感染症，薬剤性，膠原病関連，過敏性肺臓炎などさまざまな原因がある．明らかな原因が認められないものを特発性間質性肺炎と呼び，8 疾患が含まれる（表 1）〔*Eur Respir Rev. 2014 Mar 1;23（131）:40-54*〕．

間質性肺疾患のマネジメント

間質性肺疾患の評価

- ■間質性肺疾患を疑う患者では，まず治療可能な二次性の原因を評価する．鑑別が必要な疾患は感染症，薬剤性肺炎，過敏性肺臓炎（亜急性，慢性），サルコイドーシス，好酸球性肺炎（慢性），膠原病肺，びまん性肺胞出血が挙げられる．

チャートI-1　二次性の評価（膠原病肺以外）
- ■感染症による間質性肺炎：
- ▪急性経過ではウイルス性肺炎，非定型肺炎の鑑別が重要．感染症によるびまん性肺胞出血もある（補足▶）．
- ▪亜急性経過〜慢性経過ではニューモシスチス肺炎，真菌感染症，抗酸菌感染症の評価を行う．
- ▪急性経過では Gram 染色や喀痰培養，抗菌薬投与による反応性を評価し，効果が乏しい場合，増悪傾向がある場合は他疾患を考慮する．
- ▪ニューモシスチス肺炎や真菌感染症では気管支肺胞

洗浄（BAL）や誘発喀痰の細胞診（Giemsa 染色，Papanicolaou 染色，Grocott 染色），血清 β-D-グルカン値の上昇が有用〔*Arch Pathol Lab Med. 2004 Sep;128（9）:1023-7*〕〔*Chest. 2007 Apr;131（4）:1173-80*〕．
- ■薬剤性肺炎の評価，対応：
- ▪薬剤性肺炎の原因となる薬剤は表 2 を参照．多くの薬剤が薬剤性肺炎の原因となる．肺障害を来す薬剤をまとめたサイト PNEUMOTOX®（www.pneumotox.com）で使用中の薬剤を確認する．
- ▪直接経口抗凝固薬（DOAC）は薬剤性肺炎の原因として最近報告が増加しているが，同時に肺胞出血の原因にもなりうるため注意する（補足▶）．
- ▪可能性があれば薬剤を中止する．薬剤中止後も改善がない場合や，増悪傾向がある場合，アミオダロン，メトトレキサート，シクロホスファミドなどの薬剤性肺炎ではステロイドによる治療を考慮する〔*Br J Cancer. 2004 Aug;91 Suppl 2:S18-23*〕．
- ■過敏性肺臓炎の鑑別（対応は B -8 過敏性肺臓炎 を参照）：
- ▪亜急性過敏性肺臓炎では特発性器質化肺炎（COP）と類似した画像所見となり，慢性過敏性肺臓炎では非特異性間質性肺炎（NSIP）や特発性肺線維症（IPF）と類似した画像所見となるため，特発性間質性肺炎と過敏性肺臓炎との鑑別は重要〔*AJR Am J Roentgenol. 2007 Feb;188（2）:334-44*〕．
- ▪病歴による抗原曝露歴の評価と CT 画像所見から鑑別する（表 3）．広範囲に認められるモザイク状の透過性低下所見や air trapping（部分的に含気が増加し，

表1　間質性肺疾患の分類，疾患

原因が明らかなもの	肉芽腫性疾患	その他	特発性間質性肺炎
薬剤性 膠原病関連 過敏性肺臓炎 遺伝性	サルコイドーシス 真菌感染症 抗酸菌感染症 ベリリウム肺など	肺胞蛋白症 Langerhans 細胞組織球症 好酸球性肺炎 リンパ脈管筋腫症 肺毛細血管症 ウイルス性肺炎 ニューモシスチス肺炎	特発性肺線維症（IPF） 特発性非特異性間質性肺炎（idiopathic NSIP） 呼吸細気管支炎を伴う間質性肺疾患（RB-ILD） 剥離性間質性肺炎（DIP） 特発性器質化肺炎（COP） 急性間質性肺炎（AIP） 特発性リンパ球性間質性肺炎（idiopathic LIP） 特発性上葉優位型肺線維症（idiopathic PPFE）

IPF：idiopathic pulmonary fibrosis, NSIP：nonspecific interstitial pneumonia, RB-ILD：respiratory bronchiolitis-associated interstitial lung disease, DIP：desquamative interstitial pneumonia, COP：cryptogenic organizing pneumonia, AIP：acute interstitial pneumonia, LIP：lymphoid interstitial pneumonia, PPFE：pleuroparenchymal fibroelastosis

Lancet. 2012 Aug 18;380（9842）:689-98／Eur Respir Rev. 2014 Mar 1;23（131）:40-54

間質性肺疾患のマネジメント

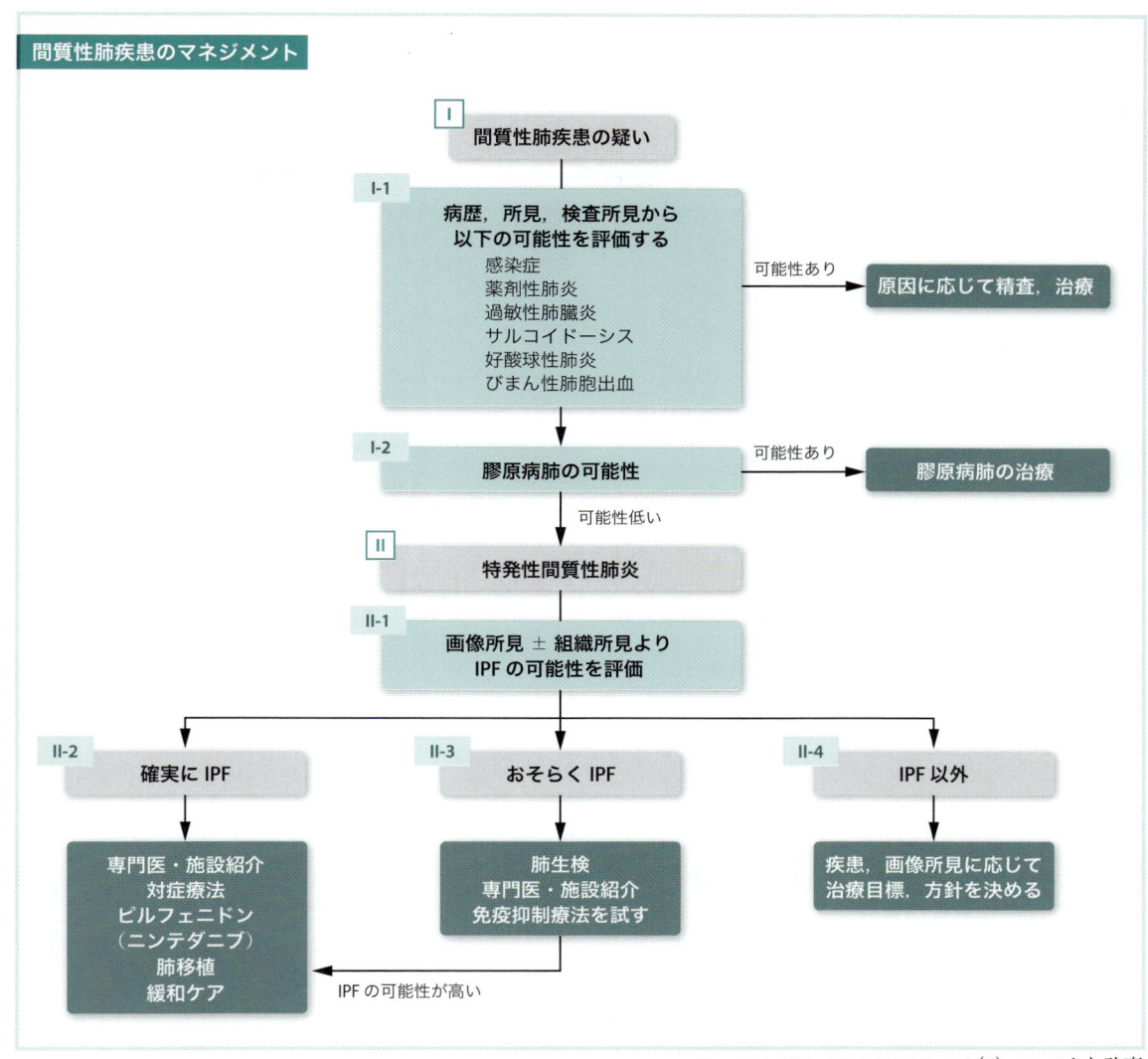

Curr Opin Pulm Med. 2014 Sep;20（5）:442-8 より改変

表2 薬剤性肺炎の原因となる代表的な薬剤

抗菌薬	化学療法	生物学的製剤
セファロスポリン ミノサイクリン ダプトマイシン	トランスレチノイン酸 抗胸腺細胞グロブリン ブレオマイシン ブスルファン シクロホスファミド クロラムブシル ドセタキセル EGFR-TKI ゲムシタビン　など	TNF阻害薬 レフルノミド
DMARDs	**心血管系**	**その他，漢方**
メトトレキサート シクロホスファミド スルファサラジン アザチオプリン NSAIDs	アミオダロン ACE阻害薬 スタチン DOAC	アセトアミノフェン フェニトイン オウゴンを含有した漢方（小柴胡湯） 甘草を含有した漢方 総合感冒薬

EGFR-TKI：上皮成長因子受容体チロシンキナーゼ阻害薬

Br J Cancer. 2004 Aug;91 Suppl 2:S18-23／Chest. 2008 Oct;134（4）:824-30

表3　慢性過敏性肺臓炎，サルコイドーシス，IPF の鑑別点

項目	慢性過敏性肺臓炎	サルコイドーシス	IPF
疫学	さまざま	30 歳代で多い	＞50 歳の高齢者
肺機能検査	拘束性障害 DLco 低下	拘束性障害 DLco 低下	拘束性障害 DLco 低下
臨床所見	・進行性の呼吸苦，慢性咳嗽 ・全身症状	・非特異的な全身性症状 ・肺外病変（リンパ節腫大，皮膚病変，眼病変など）	・慢性咳嗽，緩徐進行性 ・急性増悪あり
治療	抗原曝露の回避 ステロイド	ステロイド	対症療法 抗線維化薬 制酸薬
高分解能 CT [HRCT] 所見	小葉内間質肥厚，不均一な小葉間隔壁肥厚，牽引性気管支拡張，蜂巣肺	線状陰影，牽引性気管支拡張，肺構造の破壊，線維性嚢胞，ブラ，蜂窩肺様の嚢胞性病変，微小結節	小葉内の線状陰影，蜂窩肺胸膜下と肺底部優位の分布
IPF との鑑別点	・広範囲に渡りモザイク状に小葉の低吸収域が認められる ・air trapping が認められる ・diffuse axial distribution が認められる ・小葉中心性陰影がある ・下肺優位の分布ではない	・蜂窩肺様の嚢胞性病変が中〜上肺の胸膜下に認められる ・下肺は保たれることが多い	

Semin Ultrasound CT MR. 2014 Feb;35（1）:47-58／Respirology. 2016 Jan;21（1）:51-6／Chest. 2018 Jun;153（6）:1405-15／Eur Respir J. 2018 Aug 16;52（2）. pii:1800443／Eur Respir J. 2019 Jun 4. pii:1900531 を参考に作成

透過性が亢進する所見）は，慢性過敏性肺臓炎を示唆する所見であり，網状陰影よりも多く認められればさらに慢性過敏性肺臓炎を疑う（OR 6.20［3.53-10.90]）．また，diffuse axial distribution（気管支に沿って病変が分布する所見）も慢性過敏性肺臓炎を示唆する（OR 2.33［1.31-4.16]）．〔*Eur Respir J. 2018 Aug 16;52（2）. pii: 1800443*〕．小葉中心性陰影も慢性過敏性肝臓炎を疑う所見となる〔*Am J Respir Crit Care Med. 2018 Apr 15; 197（8）:1036-44*〕．

- 過敏性肺臓炎の BAL 所見ではリンパ球優位となるが，特発性間質性肺炎（特に NSIP）でもリンパ球は増加するため鑑別点とはならない〔*Allergy. 2009 Mar;64（3）:322-34*〕．また，過敏性肺臓炎でも鳥関連，夏型，家屋に関連した過敏性肺臓炎（イソシアネートを除く）では BAL 中リンパ球の上昇が認められないこともあるため注意する〔*Respir Investig. 2013 Sep;51（3）:191-9*〕．
- 間質性肺疾患における BAL は感染症の評価，除外目的に行う．
- サルコイドーシスの鑑別（対応は Ⅰ-15 サイコイドーシス を参照）：
- 線維化が認められる肺サルコイドーシスでは NSIP や IPF に類似した画像所見を呈し，また急性増悪を繰り返すため，特発性間質性肺炎との鑑別が困難

なことがある〔*Semin Ultrasound CT MR. 2014 Feb;35（1）: 47-58*〕．
- 画像所見による鑑別点は表3を参照．
- 他のサルコイドーシスの身体所見，画像所見が有用であることが多い（ Ⅰ-15 サイコイドーシス ）．
- 慢性好酸球性肺炎との鑑別（対応は B-7 好酸球性肺疾患 を参照）：
- 慢性好酸球性肺炎の画像所見は COP に類似し，鑑別が困難なことがある〔*AJR Am J Roentgenol. 2001 Apr;176（4）:1053-8*〕．
- 慢性好酸球性肺炎の 95.2％で末梢血好酸球＞1000/μL，平均 30％となるため，鑑別点となりえる〔*Immunol Allergy Clin North Am. 2012 Nov;32（4）:557-86*〕．
- COP と慢性好酸球性肺炎は合併することもある．

チャートI-2　**膠原病肺の評価，対応**
- 間質性肺疾患のうち半数が膠原病や自己免疫疾患に由来するものである〔*Chest. 2011 Nov;140（5）:1292-9*〕．
- 原因不明の間質性肺疾患と判断されたうちの 15％に膠原病が隠れていたとする報告もあり，初期評価で明らかな膠原病が認められなくても後から発症することがあるため注意する〔*J Clin Rheumatol. 2009 Mar;15（2）:95-9*〕．
- 間質性肺疾患を合併する頻度の高い膠原病は全身性

表4 間質性肺疾患を合併する頻度の高い膠原病とその画像パターン

画像パターン	SSc	RA	PM/DM	SS	SLE	MCTD
合併率	45%～	20-30%	20-50%	～25%	2-8%	20-60%
UIPパターン	++	++	+	+	+	+
NSIPパターン	++++	+	++	+	+	++
COPパターン	+	++	++	+	+	+
肺高血圧	++				+	
気管支拡張		++		++		

・画像パターンは 補足 表 12 を参照.
・UIP：usual interstitial pneumonia
・SSc：全身性硬化症，RA：関節リウマチ，PM/DM：多発筋炎/皮膚筋炎，SS：Sjögren 症候群，SLE：全身性エリテマトーデ
ス，MCTD：混合性結合組織病

J Thorac Imaging. 2009 Nov;24 (4) :299-309 / Arthritis Res Ther. 2010;12 (4) :213 を参考に作成

表5 間質性肺疾患患者でチェックすべき膠原病の所見

想定する疾患	病歴, 所見	検査
膠原病全般	皮疹, 全身症状	抗核抗体, ESR, CRP
全身性硬化症	Raynaud現象, nail-fold capillary所見異常, 指・顔面皮膚硬化, 手指潰瘍, 胸やけ	抗Scl-70抗体, 抗セントロメア抗体
Sjögren症候群	眼や口腔内の乾燥症状	抗SS-A抗体, 抗SS-B抗体
自己免疫性筋炎	近位筋の症状/所見, 機械工の手 (mechanic's hand), Gottron徴候, ヘリオトロープ疹	抗Jo-1抗体, 抗ARS抗体, 抗MDA5抗体 (抗CADM140抗体), 抗Mi-2抗体, 抗TIF1抗体, 抗SRP抗体, CPK, アルドラーゼ
SLE	口腔内潰瘍, 関節炎, 皮疹など	抗ds-DNA抗体, 抗RNP抗体, 抗Sm抗体
関節リウマチ	関節炎, 滑膜炎, 皮下結節	リウマトイド因子, 抗CCP抗体
MCTD		抗U1-RNP抗体
ANCA関連血管炎	腎障害, 皮疹	MPO-ANCA, PR3-ANCA

Chest. 2013 Mar;143 (3) :814-24 を参考に作成

硬化症, 関節リウマチ, 多発筋炎/皮膚筋炎, Sjögren 症候群など（表 4). 無症候性も多い（*Arthritis Res Ther. 2010;12 (4) :213*).

関節リウマチでは DMARDs や TNF 阻害薬による薬剤性間質性肺炎の可能性もあるため注意する〔*Chest. 2013 Mar;143 (3) :814-24*〕.

■ 自己抗体が陽性で, 症状も認められるが, 膠原病の診断基準を満たさない場合は undetermined connective tissue disease (UCTD) に伴う間質性肺疾患, または AIF-ILD (autoimmune-featured), または interstitial pneumonia with autoimmune features (IPAF) と呼び, IPF 並みに予後不良である〔*Chest. 2011 Nov;140 (5) : 1292-9*〕.

■ 間質性肺疾患では必ず表 5 で挙げる膠原病の病歴,

所見はチェックする.

■ nail-fold capillary 所見の異常は, 全身性硬化症由来の間質性肺疾患では高頻度 (74%) で認められる〔*J Rheumatol. 2004 Feb;31 (2) :286-94*〕. ただし, 特発性間質性肺炎 (IPF や NSIP) でもねじれや蛇行などが一部で認められるため, 特異性については十分とは言える〔*Tuberk Toraks. 2015;63 (1) :22-30*〕.

■ 抗 ARS 抗体や抗 MDA5 抗体陽性の皮膚筋炎は間質性肺疾患合併の高リスク群となる〔*Lupus. 2005; 14 (7) : 534-42*〕〔*J Rheumatol. 2007 May;34 (5) :1012-8*〕. 間質性肺疾患においてこれら抗体が陽性の場合は皮膚筋炎関連間質性肺疾患として積極的な免疫抑制療法を考慮する〔*Clin Med Insights Circ Respir Pulm Med. 2015 Jul 23; 9 (Suppl 1) :9-17*〕（ Ⅰ -8 特発性炎症性筋炎 ）.

表6 特発性間質性肺炎，膠原病肺の治療に使用する薬剤

薬剤	投与量	適応疾患	備考
PSL	0.5-1.0 mg/kg/日	SSc，RA，PM/DM，SS，ANCA 関連血管炎，特発性間質性肺炎	8-12 週継続し，その後減量
mPSL	1 g/日 3 日間	急性増悪例，特発性間質性肺炎	PSL 後療法を考慮
アザチオプリン（イムラン®，アザニン®）	1-2 mg/kg/日	SSc，RA，PM/DM，SS，ANCA 関連血管炎，特発性間質性肺炎	
シクロホスファミド（エンドキサン®）	1-2 mg/kg/日 500-1000 mg/月	SSc，RA，ANCA 関連血管炎，PM/DM，特発性間質性肺炎	
ミコフェノール酸モフェチル（セルセプト®）	2-3 g/日 1 日 2 回	SSc，RA，PM/DM，特発性間質性肺炎	保険適用外使用
タクロリムス（プログラフ®）	0.075 mg/kg/日 1 日 2 回	PM/DM，特発性間質性肺炎	トラフ値 5-10 ng/mL
シクロスポリン（サンディミュン®，ネオーラル®）	2-4 mg/kg/日	PM/DM，特発性間質性肺炎	トラフ値 100-250 ng/mL

J Rheumatol. 2005 Sep;32（9）:1719-26／Chest. 2013 Mar;143（3）:814-24／Clin Med Insights Circ Respir Pulm Med. 2015 Jul 23;9（Suppl 1）:9-17 を参考に作成

表7 画像所見

A）IPF に典型的（以下のすべてを満たす）	B）IPF に典型的とは言えないが可能性はある（以下のすべてを満たす）	C）IPF とは言えない（以下のいずれかを満たす）
・胸膜下，肺底部優位の分布 ・網状の異常陰影 ・蜂窩肺±牽引性気管支拡張 ・C）は認められない	・胸膜下，肺底部優位の分布 ・網状の異常陰影 ・C）は認められない	・上肺，中肺優位の分布 ・気管支，血管周囲優位の分布 ・すりガラス陰影が網状陰影よりも目立つ ・微小結節が多く認められる（上肺優位） ・孤発性の囊胞病変が認められる ・びまん性，モザイク状の低吸収域（air-trapping 領域） ・気管支配領域に一致した浸潤影

Eur Respir Rev. 2014 Jun;23（132）:193-214

■膠原病肺の治療〔*Lancet. 2012 Aug 18;380（9842）:689-98*〕：
▪無症候性や病状が安定している場合は経過観察．
▪症候性，進行性では治療を考慮する．
▪画像所見が IPF に典型的であれば後述の IPF の治療に準じて治療を行う．
▪IPF に非典型的，IPF 以外では免疫抑制療法を行う（表6）．

チャート II 特発性間質性肺炎の治療

■特発性間質性肺炎は明らかな二次性間質性肺疾患の可能性を除外した後に診断する．しかしながら，完全に二次性を除外することは困難であることは念頭に置いておく．経過中に二次性の原因が明らかとなる可能性もある．
■特発性間質性肺炎のさらに細かい診断は画像所見や

生検により行われるが，実際には肺生検が困難な環境，症例も多い．その場合は画像所見から 3 パターンに分けて対応，治療を考える．

チャート II-1 特発性間質性肺炎の治療は画像所見から 3 パターンに分けて考える

〔*Curr Opin Pulm Med. 2014 Sep;20（5）:442-8*〕
■確実に IPF と言える症例（チャート II-2 へ）：
▪胸部 CT 画像にて典型的な IPF と判断できる間質性肺炎（表7 の A を満たす）．
■おそらく IPF であろうと言える症例（チャート II-3 へ）：
▪画像所見が IPF に典型的とは言えないが可能性はある間質性肺炎（表7 の B を満たす）．
■IPF 以外の症例（チャート II-4 へ）：
▪画像上 IPF とは言えない間質性肺炎（表7 の C を満たす）．

表8　GAP score

項目	点
Gender：性別	男性 1 点
Age：年齢	≦60 歳 0 点 61-65 歳 1 点 ＞65 歳 2 点
Physiology：FVC	＞75％ 0 点 50-75％ 1 点 ＜50％ 2 点
Physiology：DLco	＞55％ 0 点 36-55％ 1 点 ≦35％ 2 点 検査施行できず 3 点

FVC：努力性肺活量

Ann Intern Med. 2012 May 15;156（10）:684-91

GAP score と死亡率

アウトカム	ステージ	予測死亡率	死亡率[*1]	死亡率[*2]
1 年死亡率	I（0-3 点）	5.6%	4.8%	2.5%
	II（4-5 点）	16.2%	17.2%	21.9%
	III（6-8 点）	39.2%	40.5%	21.1%
3 年死亡率	I（0-3 点）	16.3%	21.0%	16.6%
	II（4-5 点）	42.1%	47.7%	50.7%
	III（6-8 点）	76.8%	74.2%	52.6%

[*1] カリフォルニア，サンフランシスコ，メイヨークリニックにおける 558 例での評価．
[*2] 韓国における 268 例での評価．

Ann Intern Med. 2012 May 15;156（10）:684-91／Chest. 2015 Feb;147（2）:430-7

チャートⅡ-2　確実に IPF と言える症例に対する治療方針

■ この場合，診断からの平均余命は 3 年間と予後不良となる．ステロイドや免疫抑制薬の効果は乏しく，抗線維化薬（ピルフェニドン［ピレスパ®］，ニンテダニブ［オフェブ®］），制酸剤による進行予防と緩和ケア，肺移植を考慮する〔*Curr Opin Pulm Med. 2014 Sep;20（5）: 442-8*〕．

■ 専門医，専門施設への紹介を検討すべきである．

■ IPF における死亡リスクを評価する GAP score（表8）がある．緩和治療や肺移植を考慮する際に参考となる〔*Ann Intern Med. 2012 May 15;156（10）:684-91*〕．

・Stage I（0-3 点）では 1 年死亡率は〜5％程度であり，抗線維化薬や対症療法を行い，定期的にフォローする．

・Stage II（4-5 点）では 1 年死亡率は 15-20％．患者の希望に応じて肺移植のリスト登録や緩和治療も考慮する．終末期医療についての患者・家族教育も重要である．

・Stage III（6-8 点）では 1 年死亡率は 20-40％．肺移植希望があればリスト登録をすぐに行う．移植

非適応であれば緩和治療へ切り替える．終末期医療を開始する．

■ 抗線維化薬にはピルフェニドン，ニンテダニブがある．双方とも FVC を維持する効果は認められるが，生命予後延長については議論がある〔*Chest. 2016 Mar;149（3）:756-66*〕〔*J Manag Care Spec Pharm. 2017 Mar;23 （3-b Suppl）:S5-16*〕．

■ FVC を維持するために使用する薬剤であり，IPF と診断されれば早期に導入するほうがよい．

・IPF を診療している医師 169 名の調査では，81.7％が IPF と診断されればすぐに抗線維化薬を開始しているとの回答であった〔*http://www.raredr. com/news/pulmonologists-favor-antifibrotic-treatment-imme-diately-after-ipf-diagnosis*〕．

・副作用には注意が必要である．

■ ピルフェニドン（ピレスパ®）600 mg/日 1 日 3 回より開始し，最大 1800 mg/日まで増量可能．

・線維化を抑制する薬剤であり，IPF へ使用することで FVC の低下速度を緩和でき，IPF 由来死亡リスクも低下させるが，全死亡リスクは変わらな

表9　IPF 以外の特発性間質性肺炎のカテゴリーと対応疾患，治療の目標

カテゴリー	特発性間質性肺炎	治療目標	治療方法
可逆性で自然に改善	RB-ILD の多く	誘因の除去 （喫煙，薬剤など）	誘因の除去 （喫煙，薬剤など）
可逆性だが増悪リスクあり	cellular NSIP，一部の fNSIP，DIP，COP	完全，部分寛解 寛解維持	経過観察 免疫抑制療法
安定で持続する	一部の fNSIP	状態を維持する	経過観察 免疫抑制療法
増悪傾向で不可逆性 安定する可能性もあり	PPFE，一部の fNSIP	状態を安定化する	免疫抑制療法
増悪傾向で不可逆性 治療でも増悪する	PPFE，一部の fNSIP，IPF	増悪を緩徐にする	免疫抑制療法 IPF に準じた治療

fNSIP（fibrotic NSIP）：画像上の線維化所見が主な NSIP．小葉内線維化所見が認められることが多い．進行すれば蜂巣肺となる．
cNSIP（cellular NSIP）：細胞性の炎症所見が主な NSIP．画像ではすりガラス陰影が主となる．

Curr Opin Pulm Med. 2014 Sep;20（5）:442-8

い．日光過敏症が 12% で認められる〔*Lancet. 2011 May 21;377（9779）:1760-9*〕〔*N Engl J Med. 2014 May 29;370（22）:2083-92*〕．

- ピルフェニドンを使用することで，平均余命を 2.47 年［1.26-4.17］延長させることが可能との報告もある〔*J Manag Care Spec Pharm. 2017 Mar;23（3-b Suppl）:S17-24*〕．

■ ニンテダニブ（オフェブ®）200-300 mg/日 1 日 2 回に分けて投与．

- チロシンキナーゼ阻害薬であり，300 mg/日 1 日 2 回の使用で有意に FVC の低下速度を緩和可能．下痢や嘔吐など消化管症状が副作用として多い〔*N Engl J Med. 2014 May 29;370（22）:2071-82*〕．

■ 制酸剤の使用も FVC 低下速度の抑制効果が得られる可能性が示唆されている〔*Lancet Respir Med. 2013 Jul;1（5）:369-76*〕．メタアナリシスでは，IPF 由来の死亡リスクを有意に軽減させる（HR 0.45［0.24-0.84］）が，全死亡リスクは有意差なし．また，大半が後ろ向きの観察研究である〔*Chest. 2018 Jun;153（6）:1405-15*〕．

■ N アセチルシステイン，PSL，アザチオプリンの効果は期待できない．

■ N アセチルシステイン，プレゾニゾロン，アザチオプリンの 3 剤併用療法では呼吸機能を改善しないどころか，死亡リスクを上昇させる〔*N Engl J Med. 2012 May 24;366（21）:1968-77*〕．

■ N アセチルシステイン単剤では呼吸機能に影響を及ぼさない〔*N Engl J Med. 2014 May 29;370（22）:2093-101*〕．

チャート II-3　おそらく IPF であろうと言える症例に対する治療方針

■ この場合は可能であれば肺生検を行うことが推奨さ

れるが，環境，患者要因により施行困難なことも多い．また，複数の医師の意見を取り入れて検討する必要があるため，専門医や専門施設への紹介も検討すべきである〔*Respirology. 2016 Jan;21（1）:51-6*〕．

■ 治療方針としては，可逆性の可能性がある fibrosing NSIP（fNSIP）や不明な抗原曝露による慢性過敏性肺臓炎を考慮して免疫抑制薬を使用するか，IPF に準じて治療（チャート II-2 参照）を行うかを選択する必要がある．

■ どの患者群でどちらを選択するかを評価したエビデンスはなく，BAL 所見や画像所見，年齢などから判断するしかない〔*Curr Opin Pulm Med. 2014 Sep;20（5）:442-8*〕．

■ 短期間のステロイド治療を行い，反応を評価する方法も考えられる．

チャート II-4　IPF 以外の症例に対する治療方針

■ IPF 以外の特発性間質性肺炎では表9の 5 つのカテゴリーに分類し，治療目標を決定する．

■ 特発性間質性肺炎の各疾患の説明は 補足 表10 を参照．

■ RB-ILD は喫煙に強く関連しており，禁煙により自然に改善する可能性がある〔*Adv Anat Pathol. 2010 Jul;17（4）:270-6*〕．

■ DIP も喫煙との関連が強く，90% は喫煙者で発症する．禁煙で改善する可能性もあるが，ステロイドが使用されることが多い〔*Radiographics. 2008 Sep-Oct;28（5）:1383-96*〕．

■ 免疫抑制療法は低用量ステロイドとシクロホスファミド，アザチオプリン，ミコフェノール酸モフェチルを使用する．

■ ステロイド単独で治療する場合は PSL 0.5-1.0 mg/

kg/日を使用し，免疫抑制薬との併用を行う場合は PSL 20 mg 隔日投与で治療を開始することが多い〔*Curr Opin Pulm Med. 2003 Sep;9（5）:411-7*〕．

- 免疫抑制薬については表6を参照．
- ステロイド減量とともに再燃する場合は免疫抑制薬を併用し，ステロイド減量を進める．
- ■急性経過や炎症が強い場合は高用量ステロイド（PSL 0.75-1 mg/kg/日）を使用．
- 劇症経過では mPSL 1 g/日 3日間のパルス療法を行う．
- ■病状のフォローには身体所見，画像所見に加えて，KL-6 や SP-D などの血清学的マーカーも有用．
- KL-6（Krebs von den Lungen-6）は肺の線維芽細胞に関連し，SP-D（surfactant protein-D）は肺胞サーファクタントに関連する．

- KL-6 は間質病変の範囲に関連して変動し，SP-D は炎症所見（すりガラス陰影）に関連して変動する〔*Respiration. 2012;83（3）:190-7*〕．
- これらは特発性間質性肺炎以外にサルコイドーシスや過敏性肺臓炎，COPD，加齢や喫煙などさまざまな要因で変動するため，間質性肺疾患の診断には使用しにくいものの，数値の変動をフォローすることで疾患のフォロー，再増悪の評価に有用〔*BMC Pulm Med. 2011 May 11;11:22*〕〔*Respiration. 2012;83（3）:190-7*〕．
- また，膠原病患者における間質性肺疾患合併，増悪の検出目的にも使用可能．膠原病患者において KL-6 509 U/mL 以上は感度79％，特異度93％で間質性肺疾患の合併を示唆し，KL-6 1051-1060 U/mL 以上は活動性間質性肺疾患の存在を示唆する〔*Intern Med. 2011;50（23）:2889-92*〕．

B 呼吸器

✚ 補 足

びまん性肺胞出血（DAH）

■急性・亜急性経過の血痰，呼吸困難，発熱が認められ，肺にびまん性の浸潤影やすりガラス陰影が認められる場合は，びまん性肺胞出血（diffuse alveolar hemorrhage：DAH）も考慮する．

表10 特発性間質性肺炎のパターン

特発性間質性肺炎	画像所見	組織所見
IPF	・胸膜下と肺底部優位の網状陰影，蜂窩肺，牽引性気管支拡張，肺構造の捻れ ・局所のすりガラス陰影がまれに認められる	・小葉間隔壁肥厚，線維組織の増生，蜂窩肺
NSIP	・胸膜下，肺底部優位で左右対称性の分布．胸膜直下は保たれる ・下肺の容積低下，牽引性気管支拡張，不整な線状陰影 ・cellular NSIP：すりガラス陰影が主でまれに浸潤影 ・fibrosing NSIP：小葉内隔壁の肥厚，網状陰影が主	・均一な肺胞壁肥厚，線維化，炎症性変化
COP	・胸膜下，気管支周囲の分布 ・斑状の浸潤影，すりガラス陰影，結節影	・肺胞気管支，肺胞での肉芽組織の増生 ・BOOP と呼ばれる呼吸細気管支での肉芽組織形成
AIP	・びまん性，両側性のすりガラス陰影，浸潤影	・さまざま
RB-ILD	・上肺野優位の分布 ・細気管支壁肥厚，小葉中心性陰影，斑状のすりガラス陰影	・細気管支周囲のマクロファージの浸潤 ・マクロファージは色素沈着を伴う ・細気管支の線維化
DIP	・中肺～下肺のびまん性のすりガラス陰影 ・網状陰影，小葉中心性の気腫病変	・肺胞にびまん性にマクロファージが浸潤
LIP	・小葉中心性陰影，すりガラス陰影，気管支血管束の肥厚と隔壁肥厚，薄い壁の囊胞病変	・肺胞隔壁へのリンパ形質細胞浸潤
PPFE	・胸膜下，上肺優位の胸膜肥厚と網状陰影	・肺胞隔壁の線維化と弾性線維の増生 ・胸膜肥厚と胸膜下の線維化，弾性線維の増生

Radiographics. 2008 Sep-Oct;28（5）:1383-96／J Thorac Imaging. 2009 Nov;24（4）:260-73／BMC Pulm Med. 2012 Dec 5;12:72／Radiol Clin North Am. 2014 Jan;52（1）:105-20 を参考に作成

表11　DAHの原因

分類	原因
自己免疫疾患・炎症性疾患	ANCA関連血管炎（多発血管炎性肉芽腫症［GPA］，顕微鏡的多発血管炎［MPA］で多く，好酸球性多発血管炎性肉芽腫症［EGPA］では少ない），SLE，抗リン脂質抗体症候群，抗GBM病，クリオグロブリン血症，Behçet病，IgA血管炎，多発筋炎，関節リウマチなど
感染症	免疫不全患者：CMV，アデノウイルス，侵襲性アスペルギルス症，*Mycoplasma*，*Legionella*，ストロンギロイデス
	免疫正常患者：インフルエンザ（H1N1），デング熱，レプトスピラ症，マラリア，黄色ブドウ球菌感染症
薬剤・毒素性	ワルファリン，DOAC，血栓溶解薬（t-PA），クロピドグレル，アスピリン，プロピルチオウラシル，フェニトイン，カルバマゼピン，メトトレキサート，化学療法
	造影剤，コカイン，イソシアネート，撥水スプレー，洗剤噴霧吸入後
その他	肺アミロイドーシス，放射線療法後，心不全

Nihon Kokyuki Gakkai Zasshi. 2001 Sep;39（9）:694-8／South Med J. 2011 Apr;104（4）:269-74／Lung. 2013 Feb;191（1）:9-18／Springerplus. 2015 Jun 17;4:270／Curr Opin Infect Dis. 2015 Aug;28（4）:337-42／Curr Rheumatol Rep. 2017 May;19（5）:27 を参考に作成

- 肺の微小血管からの出血が原因であり，感染症，薬剤性，自己免疫疾患（主にはANCA関連血管炎，SLE，抗糸球体基底膜抗体病［抗GBM病］）が原因となる（表11）〔*South Med J. 2011 Apr;104（4）:269-74*〕.
- 症状は血痰，呼吸困難，発熱が主だが，初期には1/3で血痰が認められないため注意する．無症候性もある〔*Curr Probl Diagn Radiol. 2014 May-Jun;43（3）:128-39*〕〔*Case Rep Rheumatol. 2016;2016:1658126*〕.
- **画像所見の特徴**：画像所見は非特異的だが，以下の特徴がある〔*Curr Probl Diagn Radiol. 2014 May-Jun;43（3）:128-39*〕.
- 発症直後では20-50％で胸部X線検査は正常．異常がある場合は肺門部に重力依存性の浸潤影が認められ，肋骨横隔膜角は保たれる．このとき胸部CTでは斑状のすりガラス陰影が認められる.
- 発症48時間以内に小葉間隔壁や小葉内隔壁の肥厚が認められる．すりガラス陰影とこの隔壁肥厚が合併するとcrazy-paving pattern*と呼ばれる所見が認められる.
- 画像の分布は胸膜直下が保たれる中枢優位や重力に依存したパターンとなることが多い．また，モザイク状のすりガラス陰影もある〔*Clin Imaging. 2013 Jul-Aug;37（4）:680-6*〕.
- DAHが一過性であれば2週間程度で所見は改善するが，慢性経過や再発を繰り返す場合は肺線維化が出現，進行する.

表12　自己免疫性のDAHを予測するスコア

項目	点
呼吸器症状出現から11日以上経過	2
倦怠感，体重減少（1か月に5%以上，あるいは著しいいるいそう）	2
関節痛/関節炎	3
蛋白尿≧0.1 g/dL	3

Respiration. 2010;80（4）:313-20

*crazy-paving pattern：不ぞろいな敷石様所見．すりガラス陰影の中に網状の隔壁肥厚を伴う所見であり，肺胞蛋白症で有名だが，ILD全般，肺水腫などさまざまな疾患で認められる.

- 自己免疫疾患が関連したDAHでは早期の免疫抑制療法が予後に関連する.
- mPSLパルス療法，シクロホスファミドなどを用いる（ANCA関連血管炎に準じる）.
- 自己免疫機序のDAHを示唆する情報として表12のスコアがある．4点以上では感度80-100%，特異度90%程度で自己免疫機序のDAHを示唆する〔*Respiration. 2010;80（4）:313-20*〕〔*Lung. 2013 Oct;191（5）:559-63*〕〔*Respir Med. 2017 Aug;129:59-62*〕．しかしながら小規模研究でしか評価されておらず，信頼し過ぎないほうがよい．今後のさらなる追試に期待したい.

7　好酸球性肺疾患

■好酸球性肺疾患は肺組織検査，気管支肺胞洗浄（BAL）にて好酸球浸潤が認められる肺疾患群であり，表1の疾患が含まれる．一般にBAL中の好酸球は＜2％とされるため，気管支肺胞洗浄液（BALF）中好酸球＞5％で有意と捉えるが，5-25％程度の上昇はさまざまな疾患で見られうるため，＞25％の場合は好酸球性肺疾患をより強く示唆する〔*Semin Respir Crit Care Med. 2006 Apr;27 (2):142-7*〕．

■原発性（特発性）と，原因が明らかな続発性に分類される（表2）．

単純性肺好酸球症（simple pulmonary eosinophilia：SPE）
〔*J Bras Pneumol. 2009 Jun;35 (6):561-73*〕

■遊走性の肺浸潤影で，呼吸器症状はほぼ認められない．

■浸潤影は胸膜直下に多く分布する．

■薬剤性，寄生虫（回虫症）が原因として多く，2/3を占める．1/3は特発性．

■予後は良好であり，ステロイド治療なしで30日程度で改善する．

慢性好酸球性肺炎（chronic eosinophilic pneumonia：CEP）

■2-4週間以上の経過で増悪する呼吸器症状，末梢血好酸球増多が認められる疾患であり，間質性肺疾患の3％を占める．

■平均発症年齢は45歳，男女比は1：2で女性がやや多く，90％が非喫煙者で生じる．

■症状は乾性咳嗽93.4％，呼吸苦91.9％，発熱77.4％，喘息88.3％，体重減少75％．喘息やアレルギー性鼻炎，アトピーは50-60％で認められ，CEP発症の数年前より認められる〔*South Med J. 2007 Jan;100 (1):49-53*〕〔*J Bras Pneumol. 2009 Jun;35 (6):561-73*〕．

■CEPの95.2％で末梢血好酸球＞1000/μL，平均5000-6000/μLとなる．

■気管支肺胞洗浄では好酸球12-95％（平均58％）となる〔*Immunol Allergy Clin North Am. 2012 Nov;32 (4):557-86*〕．

■CT画像では器質化肺炎（cryptogenic organizing pneumonia：COP）と類似しており，鑑別が問題となる．

CEPの診断

■CEPの診断基準を表3に示す．

■CEPと画像所見で類似している疾患としてCOPが

表1　好酸球性肺疾患

単純性肺好酸球症
慢性好酸球性肺炎
急性好酸球性肺炎
アレルギー性気管支肺アスペルギルス症
全身性疾患に伴う肺好酸球症（EGPA，HES）

EGPA：好酸球性多発血管炎性肉芽腫症，HES：好酸球増多症
J Bras Pneumol. 2009 Jun;35 (6):561-73

表2　続発性好酸球性肺疾患の原因

原因	備考
薬剤性	原因薬物は 補定 表9 参照
寄生虫	回虫症で多い
毒素性，放射線治療	
真菌，マイコバクテリア感染症	
他疾患による好酸球浸潤	特発性好酸球性肺臓炎，過敏性肺臓炎，サルコイドーシス，Langerhans細胞組織球症，白血病，リンパ腫，肺癌，関節リウマチ，Sjögren症候群

J Bras Pneumol. 2009 Jun;35 (6):561-73

表3 CEP の診断基準（すべてを満たす）

びまん性の肺胞浸潤影，気管支透亮像，すりガラス陰影が末梢優位に認められる
BAL にて好酸球増多（≧40％），もしくは末梢血好酸球≧1000/μL
呼吸器症状が少なくとも 2-4 週間以上持続している
他の好酸球性肺疾患の可能性がない（特に薬剤性*）

*原因となる薬剤は 補足 表9 を参照.
Immunol Allergy Clin North Am. 2012 Nov;32 (4) :557-86

重要．また，末梢血好酸球増多を伴う肺病変を呈する疾患として好酸球性多発血管炎性肉芽腫症（EGPA）との鑑別が重要となる．

CEP と COP との鑑別

■CEP と COP の画像所見は類似しており，放射線科医師でも正確に鑑別できるのは 7 割程度の症例のみである〔*AJR Am J Roentgenol. 2001 Apr;176 (4) :1053-8*〕．

■CEP を示唆する所見は末梢血好酸球増多と小葉間隔壁肥厚であり，COP を示唆する所見は気管支周囲の浸潤影，結節陰影，線状影/網状陰影，気管支拡張像（表4）．

▪BAL にて好酸球＞25％であれば CEP を強く示唆する所見となり，リンパ球＞好酸球であれば COP を示唆する〔*AJR Am J Roentgenol. 2001 Apr;176 (4) :1053-8*〕〔*South Med J. 2007 Jan;100 (1) :49-53*〕．

▪CEP と COP は合併することもある．

EGPA による肺病変との鑑別

■EGPA と CEP では双方とも好酸球増多を伴い，肺組織への好酸球浸潤も認められる．他の血管炎所見があれば EGPA を考慮するが，それらが明らかではない場合に両者の鑑別が困難な可能性がある．

■EGPA による肺病変像と CEP の肺 CT 画像所見は表5 のとおり．

■EGPA では肺中枢での病変，すりガラス陰影内の結節影（小葉中心性陰影），気管支壁肥厚が多いという特徴がある〔*J Comput Assist Tomogr. 2010 Jan;34 (1) :19-22*〕．

CEP の治療〔*South Med J. 2007 Jan;100 (1) :49-53*〕〔*Immunol Allergy Clin North Am. 2012 Nov;32 (4) : 557-86*〕

■ステロイド投与により 24-48 時間で著明な改善が認められる．

▪画像所見が改善するのには 1 週間前後かかる．

▪ステロイドなしで自然寛解するのは＜10％のみ．

▪ステロイドは PSL 0.5 mg/kg/日を 2 週間投与，その後 3-6 か月以上かけて減量する．

▪日本の非盲検化ランダム化比較試験では PSL を 3 か月で終了する群と 6 か月で終了する群でその後 2 年間の再発率には有意差が認められなかった（52.1％ vs 61.9％）〔*Eur Respir J. 2015 Jun;45 (6) :1624-31*〕．

■再発率は高く，10 年間のフォローでは 83％で再発するため，増悪時のステロイド投与，少量ステロイドによる維持療法も考慮される．

表4 CEP と COP の比較

	CEP	COP
発症形式	徐々に増悪	徐々に増悪
症状	軽度の呼吸苦，微熱，胸痛 咳嗽，喘息の既往	徐々に増悪する呼吸苦，乾性咳嗽
末梢血所見	好酸球＞10％	非特異的
画像所見	両側性，遊走性，末梢優位の浸潤影 上葉優位のモザイクパターン **CEP＞COP となる所見** ・小葉間隔壁肥厚（72.1％ vs 39.5％）	片側性，両側性の斑状の浸潤影 下葉優位の reversed halo sign **COP＞CEP となる所見** ・気管支周囲の浸潤影（28.9％ vs 9.3％） ・結節影（31.6％ vs 4.7％） ・線状影/網状陰影（44.7％ vs 9.3％） ・気管支拡張像（57.9％ vs 25.6％）
BAL	好酸球＞25％	非特異的，リンパ球＞好酸球
肺生検	間質への好酸球浸潤	細気管支，肺胞気管支の肉芽組織形成
治療反応性	抗菌薬への反応性なし ステロイドが著効	抗菌薬への反応性なし ステロイドが著効

AJR Am J Roentgenol. 2001 Apr;176 (4) :1053-8／South Med J. 2007 Jan;100 (1) :49-53／Int J Tuberc Lung Dis. 2017 Nov 1;21 (11) :1181-6 を参考に作成

表5 EGPA と CEP の肺 CT 画像所見の比較

画像所見	EGPA	CEP
すりガラス陰影，浸潤影の分布		
胸膜下	75%	94%
中枢性	44%	12%
すりガラス陰影	100%	100%
浸潤影	75%	79%
すりガラス陰影内に結節影	56%	18%
牽引性気管支拡張	25%	74%
気管支壁肥厚	100%	44%
リンパ節腫脹	50%	32%
胸水貯留	19%	12%

太字は有意差が認められる項目．

J Comput Assist Tomogr. 2010 Jan;34（1）:19-22

表6 特発性 AEP の診断基準（すべてを満たす）

急性経過の発熱を伴う症状（通常 7 日以内，定義は 1 か月以内）
両側性の浸潤影
$PaO_2 \leqq 60$ mmHg，$PaO_2/FiO_2 \leqq 300$ mmHg，$SaO_2 < 90\%$（すべて室内気）
BAL にて好酸球 $\geqq 25\%$
他に好酸球性肺疾患を来す原因がない 最近の喫煙歴や誘因となる吸入抗原への曝露がある

Immunol Allergy Clin North Am. 2012 Nov;32（4）:557-86

表7 AEP の誘因（薬剤を除く）

吸入抗原	感染症
喫煙 　初回の喫煙，喫煙量の増加，タバコの種類の変更，喫煙の再開，受動喫煙，電子タバコ，非燃焼・加熱式タバコ，加香系葉巻，タバコ農家	寄生虫感染 　回虫症，ハエウジ症，トキソカラ症
吸入薬剤 　コカイン，アンフェタミン，マリファナ，ヘロイン	真菌感染 　*Aspergillus niger*，*Candida albicans*，*Coccidioidomycosis*
その他 　花火，洞窟探検，細かい粉塵，建物解体，ガソリンタンクの掃除，植物の植え替えなど	ウイルス感染 　HIV，インフルエンザ，インフルエンザワクチン

Am J Respir Crit Care Med. 2018 Mar 15;197（6）:728-36

- 呼吸機能の低下（% FVC，FEV_1/FVC の低下）が CEP の再発リスクとなるため，CEP 診断時の呼吸機能検査が正常であれば 3 か月間，異常であれば 6 か月間の治療を行うという考え方もある〔*Allergol Int. 2018 Jul;67（3）:334-40*〕．この報告では，再発時には再度 3-6 か月間のステロイド治療を行い，それでも再発を繰り返すのであればステロイドの維持投与を推奨している．

- 吸入ステロイドは喘息合併例，喘息発作で効果が認められる．喘息がない患者での使用は推奨されない．

急性好酸球性肺炎（acute eosinophilic pneumonia：AEP）

〔*J Bras Pneumol. 2009 Jun;35（6）:561-73*〕〔*Immunol Allergy Clin North Am. 2012 Nov;32（4）:557-86*〕

- 急性の呼吸不全，びまん性肺浸潤影が認められ，BAL や肺組織より好酸球増多が証明される病態．

- 発症から増悪まで 7 日以内であり，発症初期は末梢血の好酸球数は正常範囲内のことが多い．

- 平均発症年齢は 30 歳，男性でやや多い．

- CEP と異なり，2/3 が喫煙者．喫煙が誘因となり発症する例もある．

- 急性発症であるため，細菌性肺炎との鑑別が重要．

AEP の診断

- AEP は 1989 年に報告された概念であり〔*N Engl J Med. 1989 Aug 31;321（9）:569-74*〕，あらゆる年齢層で起こってよいものの，若年者に多い（平均 29 歳）．約 40% で喫煙の病歴があり，特に最近吸い始めたというエピソードとの関わりが強い疾患であるが，9.1 人/10 万人年とまれな疾患である〔*Semin Respir Crit Care Med. 2006 Apr;27（2）:142-7*〕．

- AEP の診断基準を表6に示す．

- AEP の誘因となるものを表7にまとめる．薬剤は 補足 表9を参照．

- AEP の初期では末梢血好酸球増多は認められない

表8　AEP と細菌性肺炎の比較

項目	AEP	細菌性肺炎
発症形式	急性経過	急性経過
症状	発熱，咳嗽，呼吸苦，胸痛	発熱，咳嗽，呼吸苦，胸痛
末梢血所見	好酸球増多（初期には認められない）	好中球増多
画像所見	びまん性・両側性のすりガラス陰影，浸潤影	片側性の浸潤影
BAL	好酸球≧25％	好中球，細菌が認められる
肺生検	びまん性肺胞損傷，浮腫，好酸球浸潤	
治療反応性	ステロイドが著効	ステロイドへの反応性なし

South Med J. 2007 Jan;100 (1) :49-53

ことも多く，細菌性肺炎との鑑別が重要．

- 初診時に末梢血好酸球増多が認められるのは半数程度．喫煙を契機とした AEP では初診時の好酸球増多は少なく（36％），より重症となりやすく，入院率や ICU 入室率が高い〔*Chest. 2017 Aug;152 (2) :379-85*〕．

AEP と細菌性肺炎の比較

- AEP と細菌性肺炎は双方とも急性経過の呼吸器症状を伴う．
- 両者の比較は表8を参照．
- 両側性のすりガラス陰影，浸潤影に末梢血好酸球増多が認められれば AEP の可能性が高いが，病初期には好酸球増多は認められない〔*Immunol Allergy Clin North Am. 2012 Nov;32 (4) :557-86*〕．
- 急性肺炎において，抗菌薬に反応しない肺炎，経過中に好酸球増多が認められる場合は急性好酸球性肺炎を考慮する．その場合は抗菌薬に伴う薬剤性

好酸球増多の可能性も考慮する必要がある．

AEP の治療

- ステロイドが著効し，投与開始から3日以内に改善が認められる．完全に症状が改善するまでは1週間程度．2週間あれば9割で画像所見も改善する〔*Eur Respir J. 2013 Feb;41 (2) :402-9*〕．
- ステロイドは PSL 1 mg/kg/日で開始．2-4週間継続し，その後徐々に減量する．
- 重症例では mPSL 1 g/日，3日間投与や，extracorporeal membrane oxygeneration（ECMO）の使用も考慮〔*Immunol Allergy Clin North Am. 2012 Nov;32 (4) :557-86*〕．
- 通常再発はないが，喫煙や抗原による AEP では再曝露にて再発する可能性があるため，誘因の評価，患者教育は重要となる．
- 自然軽快する症例も 6/22 例に見られている〔*Am J Respir Crit Care Med. 2002 Nov 1;166 (9) :1235-9*〕．

✚ **補 足**

表9 AEP，CEPの原因となる薬剤（1990-2017年に発表された症例報告の調査より）

抗菌薬 　ダプトマイシン（32），ミノサイクリン（17），アジスロマイシン（3），ジアフェニルスルホン（3），スルフォナミド（2），エタンブトール（2），アンピシリン，イミペネム，イソニアジド，ピペラシリン/タゾバクタム，セファクロル，クラリスロマイシン，テトラサイクリン系抗菌薬	抗てんかん薬 　レベチラセタム（3），バルプロ酸（3），フェニトイン（3），カルバマゼピン	心血管系薬 　アミオダロン（4），メキシレチン，ジルチアゼム
抗マラリア薬 　メフロキン，アトバコン	降圧薬 　カプトプリル，イフェンプロジル	脂質降下薬 　シンバスタチン
化学療法薬 　ゲムシタビン（2），テガフール・ウラシル，フルダラビン，シスプラチン	抗炎症薬 　メサラミン（32），スルファサラジン（13），イブプロフェン（2），ピロキシカム（2），ジクロフェナク（2），ベンズブロマロン，ブシラミン，ナプロキセン	その他 　アセトアミノフェン（3），プロゲステロン（2），ダビガトラン，カモスタットメシル，ラニチジン
向精神薬 　アミトリプチリン（4），ベンラファキシン（3），リスペリドン（2），クロザピン（2），トラゾドン（2），パロキセチン，デュロキセチン，セルトラリン	免疫調整・抑制薬 　メトトレキサート（3），ウステキヌマブ（2），インターフェロンα（2），インフリキシマブ，アバタセプト	

カッコ内は報告件数．記載がないものは1件のみ．日本国内で承認されていない薬剤は除外している．AEPで最も報告が多いものはダプトマイシン，CEPではメサラミンであった．

Medicine（Baltimore）. 2018 Jan;97（4）:e9688

B 呼吸器

8　過敏性肺臓炎

- 過敏性肺臓炎（hypersensitivity pneumonitis：HP）は吸入抗原により肺胞の炎症を来す疾患で，間質性肺疾患の2%を占める原因.
- 吸入抗原はカビや干草，鳥，木片，化学薬品などさまざまである〔*Allergy. 2009 Mar;64（3）:322-34*〕.
- 経過から急性，亜急性，慢性に分類される.

過敏性肺臓炎（HP）のマネジメント

チャート I　HP の評価

- 間質性肺疾患の診療では必ず HP の評価を行う.
- HP は間質性肺疾患の 10-15％を占める原因である. 慢性 HP は線維性の変化を来し，特発性肺線維症（IPF）や線維化を伴う非特異性間質性肺炎（fibrotic NSIP）との鑑別が重要となる. 亜急性 HP は器質化肺炎（COP）や慢性好酸球性肺炎との鑑別が重要と

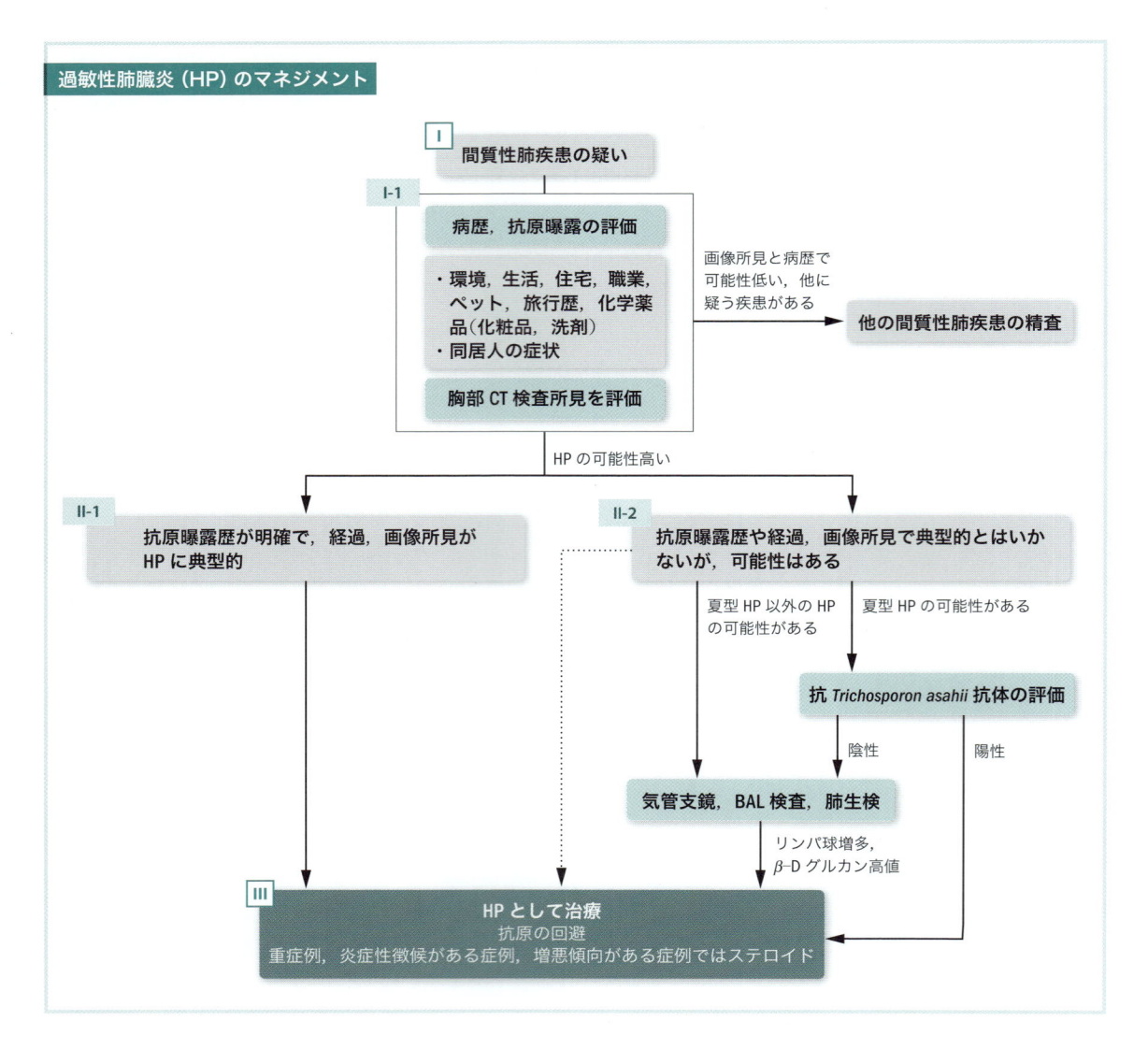

過敏性肺臓炎（HP）のマネジメント

- **I　間質性肺疾患の疑い**

- **I-1　病歴，抗原曝露の評価**
  - ・環境，生活，住宅，職業，ペット，旅行歴，化学薬品（化粧品，洗剤）
  - ・同居人の症状
  - 胸部 CT 検査所見を評価

  → 画像所見と病歴で可能性低い，他に疑う疾患がある → **他の間質性肺疾患の精査**

  ↓ HP の可能性高い

- **II-1　抗原曝露歴が明確で，経過，画像所見が HP に典型的**

- **II-2　抗原曝露歴や経過，画像所見で典型的とはいかないが，可能性はある**
  - 夏型 HP 以外の HP の可能性がある
  - 夏型 HP の可能性がある → **抗 *Trichosporon asahii* 抗体の評価**
    - 陰性 / 陽性

  → **気管支鏡，BAL 検査，肺生検**
    - リンパ球増多，β-D グルカン高値

- **III　HP として治療**
  抗原の回避
  重症例，炎症性徴候がある症例，増悪傾向がある症例ではステロイド

表1　HPの分類

分類	経過	検査所見	原因頻度
急性	・抗原曝露後 2-9 時間で感冒症状が出現 ・抗原の回避により 48 時間以内に改善が認められる	・好中球増多，炎症反応亢進，抗原に対する IgG が陽性となる ・CT では両側性のすりガラス陰影，小葉中心性陰影，網状陰影	夏型 74.4%[†1] 農夫肺 8.1% 呼吸器肺炎 4.3% 鳥関連抗原 4.1% その他 2.3%
亜急性	・少量の抗原に繰り返し曝露することにより数日～数週かけて増悪する呼吸器症状を呈する ・抗原の回避にて 24 時間以内に改善が認められる	・CT では BOOP 様の air trapping，粒状影	急性と同様
慢性	・持続的な抗原曝露により数か月の経過で進行する呼吸器症状 ・体重減少や倦怠感もあり ・肺線維化，肺高血圧を呈し，抗原回避後も障害は残存する	・CT では肺線維化，蜂窩肺，肺気腫像	鳥関連抗原 60.4%[†2] 夏型 14.9% 家屋関連 11.3% 農夫肺 1.8% イソシアネート 1.4% その他 10.4%

BOOP：器質化肺炎を伴う細気管支炎
Curr Opin Pulm Med. 2004 Sep;10(5):401-11／Allergy. 2009 Mar;64(3):322-34／[†1]*J Allergy Clin Immunol. 1991 May;87(5):1002-9／*[†2]*Respir Investig. 2013 Sep;51(3):191-9 を参考に作成*

なる〔*J Asthma Allergy. 2016 Sep 21;9:171-81*〕.
■ 治療は抗原曝露の回避と免疫抑制となり，難治性の IPF や fibrotic NSIP と異なり治療ができる可能性があるため，鑑別は重要である.
■ 評価で重要な点は吸入抗原の曝露の有無と画像所見，経過である.
■ 画像所見については B -6 間質性肺疾患 を参照.

チャートI-1　疾患の経過と抗原曝露の評価
■ HP は経過により急性，亜急性，慢性の 3 種類に分類される（表1）.
■ 急性 HP では抗原曝露より数時間で症状が出現し，曝露回避により 48 時間以内に改善する. 亜急性 HP でも抗原回避後速やかに症状は改善するため，入院後の経過も重要.
■ 来院時の判断を過信せず，経過を追いながら過敏性肺臓炎の可能性を評価する姿勢も重要となる.
■ 抗原は無数にあるが，主にカビ，植物性蛋白，動物性蛋白，化学薬品が原因となる. カビや微生物は干草や植物，食品，木造建築，温水，加湿器に関連したものが原因となる（表2）.
■ ペットや旅行，移住など明らかな環境変化，抗原曝露があればわかりやすいが，長期間常用している物（吹奏楽器など）や，長期間住んでいる環境，職場が抗原の発生源となることもあり，その場合は患者本人が認識できていない可能性もある. 細かく聴取することが重要であり，場合によっては住環境の調査も行う.

■ 住環境が原因である場合，同居人に同様の症状があるかどうかもポイントとなる.
■ 夏型 HP* の 20-25％に家族内発症が認められる報告もある〔*BMC Res Notes. 2013 Sep 13;6:371*〕.
　*夏型 HP：夏型 HP は日本国内の急性 HP の 3/4 を占める原因であり，*Trichosporon* が抗原となる〔*BMC Res Notes. 2013 Sep 13;6:371*〕.
■ 日本国内の慢性 HP 症例の調査では，鳥関連 HP が 60％と最も多い. 次いで夏型 HP が 15％，家屋関連が 11％，農夫肺やイソシアネートが数例，その他 10％という頻度である〔*Respir Investig. 2013 Sep;51(3):191-9*〕.

チャートII　HP の診断
■ HP の診断にはさまざまな基準があるが，どれもバリデーションされていないのが問題点である.
■ どの基準も吸入抗原の曝露歴，矛盾しない画像所見を重要視している. 補助診断として気管支肺胞洗浄（BAL）や肺生検所見を用いているものもある〔*Allergy. 2009 Mar;64(3):322-34*〕.
■ HP を示唆する病歴，所見は表3 を参照.
■ 2017 年に間質性肺疾患のエキスパートたちが慢性 HP の診断に寄与する情報を Delphi survey で検討した報告では，以下の情報が診断に有用との結論であった. カッコ内の数字は平均ランクで，これが小さいほど重要と位置づけた医師が多いことを意味する〔*Am J Respir Crit Care Med. 2018 Apr 15; 197(8):1036-*

表2　吸入抗原の一例

抗原	発生源
Saccharopolyspora rectivirgula	カビの付着した干草（農夫肺）
鳥由来の蛋白	羽毛や鳥の糞
Thermoactinomyces sacchari	サトウキビのカス
アメーバ（*Naegleria gruberi*）	加湿器や循環風呂
Bacillus subtilis 蛋白	汚染された木屑
Penicillium casei	チーズカビ
Aspergillus clavatus	汚染された大麦
Mycobacterium avium intracellulare	風呂
Trichosporon asahii，*T. mucoides* など	日本の木造建築（夏型 HP）
齧歯類由来の蛋白	齧歯類のふけ
大豆の外皮蛋白	家畜の餌としての大豆
コーヒー豆	コーヒー豆のガラ
小麦ゾウムシの蛋白	汚染された小麦
無水物	プラスチック含有物
イソシアネート	塗料
除虫菊	蚊取り線香など
その他	キノコ栽培，楽器（吹奏楽），防水スプレーなど

J Allergy Clin Immunol. 2001 Nov;108（5）:661-70／Curr Opin Pulm Med. 2004 Sep;10（5）:401-11

表3　HP を示唆する病歴，所見

病歴，所見	OR
吸入抗原への曝露	38.8 [11.6-129.6]
特定の抗原に対する凝集反応陽性	5.3 [2.7-10.4]
再発性の症状	3.3 [1.5-7.5]
吸気時ラ音	4.5 [1.8-11.7]
曝露後 4-8 時間後の症状出現	7.2 [1.8-28.6]
体重減少	2.0 [1.0-3.9]

Am J Respir Crit Care Med. 2003 Oct 15;168（8）:952-8

44].
- 病歴・経過：抗原となりうる物質への曝露歴（3.01），曝露と病状の時間的一致性（6.28），曝露の回避により臨床的に改善が認められる（6.95），MDT meeting（multidisciplinary team：集学的チームによる会議）での診断（8.68）.
- 画像所見：肺 CT 検査におけるモザイク状の浸潤影（4.80），小葉中心性陰影（7.53）.
- BAL 所見：リンパ球＞40％（10.13）.
- 病理所見：形成が不十分な壊死性肉芽腫（6.30），慢性の気管支を中心とした炎症像（8.55）.

- 356 例の間質性肺疾患（このうち HP は 33.9％）の CT 所見において，HP を示唆する所見を抽出してスコア化，さらに 438 例の間質性肺疾患症例でバリデーションを行った報告では，モザイク状の透過性低下所見や air trapping はより HP を示唆する所見であり，網状陰影よりも多く認められればより HP が疑われる（OR 6.20［3.53-10.90］）とされた（①）. また，diffuse axial distribution（気管支に沿って病変が分布する所見）も HP を示唆する（OR 2.33［1.31-4.16］）（②）〔*Eur Respir J. 2018 Aug 16;52（2）. pii:1800443*〕.
- ①を 2 点，②を 1 点とし，その合計点と HP に対する感度，特異度を計算すると以下のようになる（バリデーションコホートにおける感度，特異度）.
  - ＞0 点：感度 53.0％［41.0-65.1］，特異度 80.4％［76.3-84.6］
  - ＞1 点：感度 33.3％［22.0-44.7］，特異度 91.9％［89.1-94.7］
  - ＞2 点：感度 18.2％［8.9-27.5］，特異度 95.8％［93.7-97.9］

表4　BALF 中のリンパ球，CD4 陽性/CD8 陽性細胞比

項目	リンパ球	CD4 陽性/CD8 陽性細胞比
健常者	8 ± 3%	1.8 ± 0.7
抗原曝露後 2 日以内の HP	66 ± 20%	0.9 ± 0.3
抗原曝露後 5 日以後の HP	74 ± 13%	1.3 ± 0.4
サルコイドーシス	54 ± 22%	1.8 ± 1.0

Chest. 1984 Apr;85（4）:514-22

チャートII-1　抗原曝露歴が明確で典型的な経過，画像所見があれば HP として対応する

チャートII-2　上記を満たさない場合は追加検査を行う

- 夏型 HP を疑う状況では，抗 *Trichosporon asahii* 抗体を評価する．
  - 夏型 HP では抗 *Trichosporon* 抗体が 90％で陽性となる．日本国内で抗 *T. asahii* 抗体が測定可能であり，診断に有用かもしれないが，特異抗原陽性者の 1-15％のみが HP を発症するため特異性は低い可能性がある〔*J Allergy Clin Immunol. 1991 May;87（5）:1002-9*〕〔*BMC Res Notes. 2013 Sep 13;6:371*〕．
  - あくまでも夏型 HP を疑う場合に使用する検査と位置付ける．
  - *Trichosporon* 属は気温 25-28 度，湿度 80 ％前後の湿った木材で生育しやすい真菌であり，夏季の日本家屋はまさに好条件の環境となる．また太平洋，瀬戸内海の沿岸部で発症例が多く，日本海側や，東北では発症例は少ない〔*BMC Res Notes. 2013 Sep 13;6:371*〕．
- 夏型 HP 以外，もしくは抗 *T. asahii* 抗体陰性の場合，気管支肺胞洗浄液（BALF）を考慮する．BALF 中のリンパ球は HP の評価に有用．
  - HP では BALF 中のリンパ球が異常高値となる（Ly 60-90％）．ただし，他の間質性肺疾患でもリンパ球は増加するため，異常高値のみを有意と判断したほうがよい．
  - 反対にリンパ球が正常～低下していれば HP は否定的であるが，鳥関連，夏型，家屋に関連した HP（イソシアネートを除く）では BAL 中リンパ球の上昇が認められないこともあるため注意する〔*Allergy. 2009 Mar;64（3）:322-34*〕〔*Respir Investig. 2013 Sep;51（3）:191-9*〕．
  - また，HP では BALF 中の CD8 陽性 T 細胞が高値，CD4 陽性/CD8 陽性細胞比＜1 となり，その点でサルコイドーシスと鑑別可能とされていたが，表4 のとおり評価の時期によっても異なるため注意が必要である．

- BALF 中の β-D グルカンはカビを吸入抗原とする HP で上昇する．
  - 夏型 HP や農夫肺では BALF 中の β-D グルカン値が異常高値となる報告があり，診断に有用な可能性がある〔*Respiration. 2008;75（2）:182-8*〕．
  - ただし真菌感染症やニューモシスチス肺炎，急性好酸球性肺炎でも上昇するため注意が必要である〔*Respiration. 2008;75（2）:182-8*〕．喫煙者でも上昇する可能性がある〔*Chest. 2003 Apr;123（4）:1302-7*〕．
- 最終的な診断は肺生検となる．
  - 抗原回避でも改善が乏しい症例や，他疾患との鑑別がどうしても必要な場合は生検を考慮する．経気管支鏡による生検よりは外科的肺生検のほうが診断能は良好〔*Allergy. 2009 Mar;64（3）:322-34*〕．
- BAL や肺生検を行わずとも，疑わしい抗原曝露の回避で改善が認められる場合は，HP と診断することも実際は多い．

チャートIII　HP の治療

- 最も重要な治療は抗原の回避．
  - 職業上回避が困難な場合は換気装置の設置や職場変更などを考慮する．
- 急性，亜急性 HP では抗原の回避のみで自然に改善する．
  - 症状が重度の場合は PSL 40-60 mg/日を 1-2 週間投与，その後 4-6 週間かけて減量する．
- 慢性 HP では不可逆的な肺障害が認められるものの，抗原の回避である程度の画像所見，呼吸機能の改善が認められる．
  - 炎症性徴候が認められる慢性 HP や抗原曝露回避後も病状が進行する場合はステロイドを使用する．
    - 炎症性徴候は，すりガラス陰影や BAL 中のリンパ球が上昇している所見，組織所見にて炎症性細胞の浸潤が認められる所見から判断する．
    - PSL 0.5-1 mg/kg/日で開始し，3 か月程度で 20 mg/日まで減量する．その後は呼吸機能をフォローしつつ，減量を進める．呼吸機能検査は 3-4

か月毎，胸部 CT 検査は 3-6 か月毎にフォローする．

- ステロイドの減量とともに増悪する場合は，他の免疫抑制療法を考慮する（ B -6 間質性肺疾患 で使用する薬剤を参照）．
- 炎症性徴候が認められない慢性 HP では，基本的に抗原の回避と経過観察となる．増悪傾向がある場合は免疫抑制療法を試すが，3 か月程度の治療で効果が乏しければ継続はせず，他の免疫抑制療法も行わないほうがよい〔*Am J Respir Crit Care Med. 2017 Sep 15;196 (6) :690-9*〕．

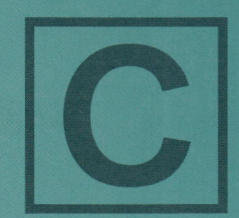

消化器

1 胃食道逆流症

■ 胃食道逆流症（gastroesophageal reflux disease：GERD）は胃酸逆流に伴う症状を呈する疾患群である．食道炎を伴うものを逆流性食道炎もしくはびらん性食道炎（erosive esophagitis）と呼ぶ．食道炎所見を伴わないものは非びらん性胃食道逆流症（non-erosive reflux disease：NERD）と呼ばれる．

■ NERD はもともと，消化管内視鏡所見で粘膜の異常がないが典型的な GERD の症状があるものとして

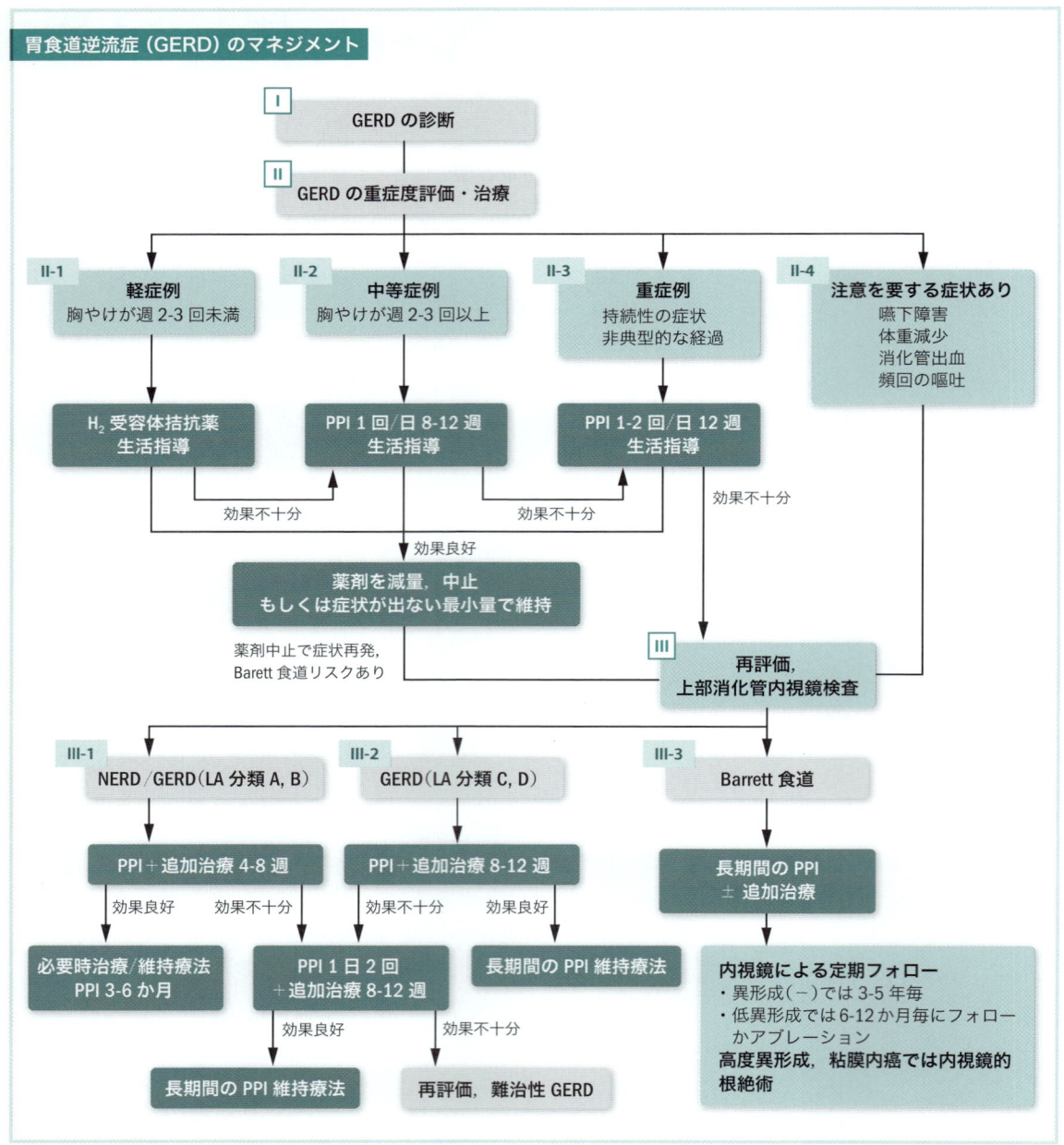

胃食道逆流症（GERD）のマネジメント

I GERD の診断

II GERD の重症度評価・治療

| II-1 軽症例 胸やけが週 2-3 回未満 | II-2 中等症例 胸やけが週 2-3 回以上 | II-3 重症例 持続性の症状 非典型的な経過 | II-4 注意を要する症状あり 嚥下障害 体重減少 消化管出血 頻回の嘔吐 |

- H₂ 受容体拮抗薬 生活指導
- PPI 1 回／日 8-12 週 生活指導
- PPI 1-2 回／日 12 週 生活指導

効果不十分／効果不十分／効果不十分

効果良好

薬剤を減量，中止 もしくは症状が出ない最小量で維持

薬剤中止で症状再発，Barett 食道リスクあり

III 再評価，上部消化管内視鏡検査

| III-1 NERD／GERD（LA 分類 A, B） | III-2 GERD（LA 分類 C, D） | III-3 Barrett 食道 |

- PPI ＋追加治療 4-8 週
- PPI ＋追加治療 8-12 週
- 長期間の PPI ± 追加治療

効果良好／効果不十分　効果不十分／効果良好

- 必要時治療／維持療法 PPI 3-6 か月
- PPI 1 日 2 回 ＋追加治療 8-12 週
- 長期間の PPI 維持療法
- 内視鏡による定期フォロー
  ・異形成（−）では 3-5 年毎
  ・低異形成では 6-12 か月毎にフォローかアブレーション
  高度異形成，粘膜内癌では内視鏡的根絶術

効果良好／効果不十分

- 長期間の PPI 維持療法
- 再評価，難治性 GERD

Aliment Pharmacol Ther. 2008 Feb 1;27（3）:249-56／Trop Gastroenterol. 2012 Jan-Mar;33（1）:21-32／N Engl J Med. 2014 Aug 28;371（9）:836-45 を参考に作成

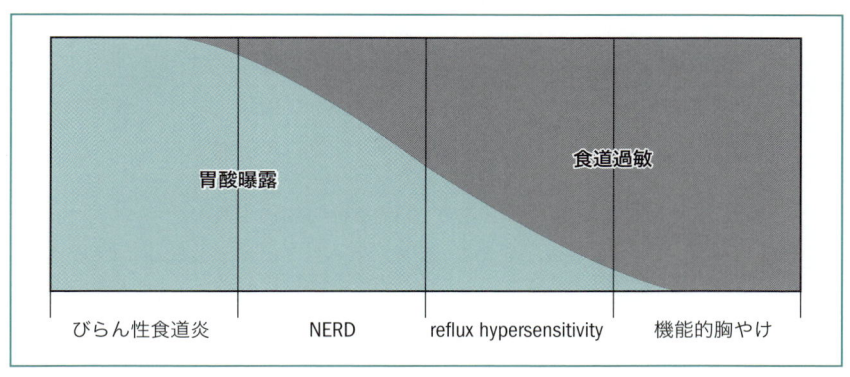

図1 機能的食道障害

Gastroenterology 2016 Feb 15;150:1368-79

定義された〔*Am J Gastroenterol. 2001 Feb;96 (2) :303-14*〕．その後，NERD は胃酸曝露と食道の過敏反応の混在により起こると考えられ，GERD と機能的胸焼けの中間的な位置づけとする概念が出てきている．

■ 機能的胸焼けは厳密には内視鏡的な異常が肉眼的になく，生検により好酸球性食道炎などの病変も除外された状況で，プロトンポンプ阻害薬（PPI）などの薬剤中止後の外来食道 pH モニターも正常な場合に診断される．

■ 一方，NERD と似ているが，酸分泌の要素が乏しく，食道の過敏反応の要素が強いものとして reflux hypersensitivity という概念も提唱されており，PPI での反応性が乏しいことにより臨床的に区別される（図1）〔*Gastroenterology 2016 Feb 15;150:1368-79*〕．

■ GERD は頻度が高く外来でよくみられる疾患であり，マネジメントで重要なことは症状のコントロールと食道炎の治療である．食道炎は長期間経過すると Barrett 食道や食道腺癌のリスクとなる〔*Best Pract Res Clin Gastroenterol. 2013 Jun;27 (3) :387-400*〕．

胃食道逆流症（GERD）のマネジメント

 I GERD の診断について

■ GERD の典型的な症状には，胸やけや胃酸逆流感（口腔内に苦いものが上がってくる症状），胃酸逆流に反応して唾液が大量に分泌される water brash と呼ばれる症状，嚥下困難感がある．症状は食後や臥位時に増悪する．

■ GERD の診断は，典型的な病歴があり，PPI 投与で改善すれば診断可能と言われている〔*N Engl J Med. 2008 Oct 16;359 (16) :1700-7*〕．しかしながら典型的な病歴は GERD の診断に対して LR（＋）1.7，LR（−）0.6，PPI による症状改善の病歴は LR（＋）1.7，LR

表1 GERD 様の症状を呈する疾患，病態

機能性ディスペプシア（機能性胃腸症）
Helicobacter pylori 感染症
胃，食道癌
胃不全麻痺（gastroparesis）
胆石症，胆嚢癌
アカシジア
好酸球性食道炎
薬剤性（NSAIDs，鉄剤，Ca チャネル阻害薬，ACE 阻害薬，ステロイド）

N Engl J Med. 2015 Nov 5;373 (19) :1853-63／*N Engl J Med. 2008 Oct 16;359 (16) :1700-7* を参考に作成

（−）0.4 と確定診断や除外に有用とは言えない〔*Ann Intern Med. 2004 Apr 6;140 (7) :518-27*〕〔*Gut. 2010 Jun;59 (6) :714-21*〕．

■ だからといって全例で上部消化管内視鏡や下部食道括約筋圧の測定，食道内 pH 測定を行う必要はなく，疑い例では GERD と判断し対応する．そしてフォロー中は常に他の疾患がある可能性を念頭に置きながら診察することが重要である．

■ GERD と同様の症状を呈する疾患は表1を参照．機能性ディスペプシアと好酸球性食道炎については 補足 を参照のこと．

 II GERD の重症度評価，治療

■ GERD の重症度は胸やけの頻度で軽症〜重症に分類される〔*Aliment Pharmacol Ther. 2008 Feb 1;27 (3) :249-56*〕．治療には生活指導（表2）と薬物治療（表3）があり，症状の緩和と食道炎所見の改善を目標とする．

表2　GERD 患者への生活指導

	生活改善	目的	備考
体位への介入	頭位を挙上する	逆流症状の改善効果	夜間症状がある患者で有用
	左側臥位で寝る	右側臥位では LES 圧低下 物理的に LES 圧を上げる	
	食後 2-3 時間はもたれかかるような姿勢を避ける	胃内容物の排出を促進	
食事内容への介入	脂質が多い食事を避ける	胃内容物の排出を促進	食事内容への介入は，その食事が症状に関連している可能性がある場合に行う ルーチンには必要ない
	柑橘系の食事を避ける	pH を上げる	
	トマト系の食事を避ける	pH を上げる	
	スパイシーな食事を避ける	粘膜障害を避ける	
	コーヒー，チョコレートを避ける	逆流を軽減（LES 圧に関与）	
体重減少	ダイエット	腹圧を下げて逆流を軽減	BMI＞25 では強く推奨
習慣の改善	アルコール摂取を避ける	逆流を軽減（LES 圧に関与）	症状緩和効果はあまりない
	禁煙	逆流を軽減（LES 圧に関与）	
薬剤への介入	Ca チャネル阻害薬，抗コリン薬，β_2 刺激薬，亜硝酸薬	LES 圧を低下させる薬剤	

LES：下部食道括約筋

Best Pract Res Clin Gastroenterol. 2013 Jun;27（3）:387-400

チャート II-1　軽症例の場合（胸やけが週に 2-3 回未満）
- 生活指導と H_2 受容体拮抗薬で治療を開始する．
  - 効果が乏しい場合は中等症（チャート II-2）に準じて治療を考慮する．

チャート II-2　中等症例の場合（胸やけが週に 2-3 回以上）
- 生活指導と PPI 1 回/日で治療を開始する．保険上，1 日 2 回使用できるのはラベプラゾールのみ．
  - 効果良好であれば 8-12 週間継続し，終了．
  - 効果が乏しい場合は重症例（チャート II-3）に準じて治療を考慮する．

チャート II-3　重症例の場合（持続性の症状，非典型的な経過）
- 生活指導と PPI 1-2 回/日で治療を開始する．
  - 効果良好であれば 12 週程度継続し，終了．
  - 効果が乏しい場合は上部消化管内視鏡検査を考慮する．

チャート II-4　嚥下障害，体重減少，消化管出血，頻回の嘔吐がある場合は早期の内視鏡検査を行う（チャート III）

生活指導のポイント（表2）
- 生活指導は全患者に対して行う．
  - 食事内容への介入については，食生活が GERD の誘因となっている病歴がある場合に指導を行う．
  - 肥満患者や最近体重が増加している患者群ではダイエットを指導する．
  - 夜間症状が強い場合は頭部挙上を行うように，眠前 2-3 時間は食事摂取を避けるように指導する．

薬物治療のポイント（表3）
- GERD 症状がある患者では全例で H_2 受容体拮抗薬，もしくは PPI を使用する．
- 夜間の症状が強い場合は，通常量の PPI に，眠前の H_2 受容体拮抗薬を追加する．ただし，両者の併用は保険上認められていないため，注意．
- 改善が認められれば薬剤を中止，もしくは減量する．PPI は 8 週間で終了する．減量や終了に伴い症状が再増悪する場合は，症状が改善する最低量（隔日投与や頓用使用）で維持する．
  - PPI の長期投与では副作用が懸念されるため，可能であれば中断したほうがよい．PPI の副作用については Q&A を参照．
  - PPI の頓用使用群は継続使用群と比較して，症状の再増悪リスクが有意に上昇（RR 1.71［1.31 ～ 2.21］）するものの，使用 PPI 量は有意に低下する（週当たり−3.79 錠［−4.73 ～−2.84］）〔*Cochrane Database Syst Rev. 2017 Mar 16;3:CD011969*〕．頓用使用では患者満足度は低下するが，PPI の長期投与量を減らすためにも説明と理解を得ることは重要と考えられる．

表 3　GERD の薬物治療

カテゴリー（効果）	薬剤	投与量	特徴	用途
胃酸中和（20%）	酸化マグネシウム（マグミット®）	250-330 mg 3 回/日	中和のみ 副作用として下痢	即効性の症状緩和
	乾燥水酸化アルミニウムゲル（アルミゲル®）	0.3-1 g 3 回/日	副作用として便秘 腎不全では投与不可	
	水酸化マグネシウム＋乾燥水酸化アルミニウムゲル（マーロックス®）	1.6 g 3 回/日	腎不全では投与不可	
粘膜保護（20%）	スクラルファート（アルサルミン®）	細粒 1-1.2 g 3 回/日 液 10 mL3 回/日 錠 4 錠 3 回/日	空腹時に使用 腎不全では投与不可 妊婦でも投与可能	
H_2 受容体拮抗薬（60%）	シメチジン（タガメット®）	400-800 mg 2 回/日	効果発現まではやや時間がかかる 粘膜改善効果は 60% 腎不全では投与量調節必要	軽度の食道炎，夜間の GERD 症状例で用いる
	ラニチジン（ザンタック®）	75-150 mg 2 回/日		
	ファモチジン（ガスター®）	10-20 mg 2 回/日		
	ニザチジン（アシノン®）	75-150 mg 2 回/日		
PPI（80-100%）	オメプラゾール（オメプラール®）	10-20 mg 1 回/日	効果が高いが，長期使用で副作用多い（骨粗鬆症，誤嚥性肺炎，腸管びらん，*Clostridium difficile* 感染症，間質性腎炎，下痢，吸収不良など）	食道炎，GERD 症状例で用いる
	ランソプラゾール（タケプロン®）	15-30 mg 1 回/日		
	ラベプラゾール（パリエット®）	10-20 mg 1 回/日 難治性 20 mg 2 回/日		
	エソメプラゾール（ネキシウム®）	10-20 mg 1 回/日		
P-CAB	ボノプラザン（タケキャブ® 錠）	10-20 mg 1 回/日	PPI よりも投与後 2-8 週における粘膜治癒率は良好	PPI で改善が乏しい場合に考慮
蠕動促進薬	メトクロプラミド（プリンペラン®）	5-10 mg 3 回/日	ジスキネジアなど錐体外路症状あり	消化管蠕動低下がある場合に使用する
	ドンペリドン（ナウゼリン®）	10-20 mg 3 回/日		
	モサプリド（ガスモチン®）	5 mg 3 回/日		
	イトプリド（ガナトン®）	50 mg 3 回/日		
TLESR reducer（40%）	バクロフェン（リオレサール®）	10-20 mg 4 回/日	LES 圧を上昇させ胃内容排出を促進	難治性で追加（保険適用なく投与量も通常より多い）

P-CAB：カリウムイオン競合型アシッドブロッカー，TLESR：一過性 LES 弛緩
Best Pract Res Clin Gastroenterol. 2013 Jun;27（3）:387-400／Aliment Pharmacol Ther. 2015 Sep;42（6）:685-95／Aliment Pharmacol Ther. 2016;43:240-51 を参考に作成

■薬物治療により改善が認められない場合は，H_2 受容体拮抗薬より PPI へ変更，もしくは PPI の種類を変更するか投与量の増量，P-CAB への変更を考慮する．

■PPI 不応性とされる GERD の中には，実際には内服のアドヒアランスの問題や，使用量の問題が多く，実際に不応とされるのは 20% 程度とする報告もある〔*Aliment Pharmacol Ther. 2018 Nov;48（10）:1074-81*〕．

- P-CAB はカリウムイオン競合型アシッドブロッカーという機序の胃酸抑制剤であり，従来の PPI よりも良好な胃酸抑制作用を有する〔*Aliment Pharmacol Ther. 2015 Sep;42 (6) :719-30*〕．日本国内ではボノプラザン（タケキャブ® 錠）が使用可能．
- 逆流性食道炎に対して，ボノプラザン 20 mg/日とランソプラゾール 30 mg/日を比較した二重盲検化ランダム化比較試験では，投与開始後 2-8 週間における粘膜治癒率はボノプラザンでより良好であった（2 週間での治癒率 96.6 % vs 92.5 %，8 週間での治癒率 99.0 % vs 95.5 %）〔*Aliment Pharmacol Ther. 2016;43:240-51*〕．
- 特に内視鏡所見において，逆流性食道炎のロサンゼルス（LA）分類（表 4）C-D を満たす群では，よりボノプラザンで治癒率が良好となる（4 週間での治癒率 87.0% vs 100%）〔*Aliment Pharmacol Ther. 2015 Sep;42 (6) : 685-95*〕．

チャート III 上部消化管内視鏡検査の適応

- GERD において，全例で上部消化管内視鏡検査を行

表 4　逆流性食道炎における LA 分類

分類	内視鏡所見
A	5 mm を超えない粘膜障害で，粘膜ひだに限局されるもの
B	5 mm 以上の粘膜障害で粘膜ひだに限局されるもの
C	全周の 75% を超えない粘膜障害
D	全周の 75% を超える粘膜障害

Gut. 1999 Aug;45 (2) :172-80

う必要はない．

- 内視鏡検査は，体重減少や消化管出血，頻回の嘔吐，嚥下障害といった注意を要する症状がある患者に対しては行うべきである〔*Am J Gastroenterol. 2013 Mar;108 (3) :308-28*〕．
- 治療反応性の悪い患者や非典型的な経過を辿る患者，Barrett 食道のリスクがある患者に対しては内視鏡検査が推奨される．
- Barrett 食道，粘膜内癌の評価目的としての上部消化管内視鏡検査の適応は，慢性の GERD 症状があり，かつ 1 つ以上の食道癌リスク因子（50 歳以上，

Q&A

Q PPI の副作用にはどのようなものがあるのでしょうか？

A PPI は制酸剤として優れており，副作用も少ないため長期間にわたって投与されがちな薬剤です．しかしながら PPI の長期使用による副作用の報告が近年増加してきており，問題となっています〔*Am J Med. 2009 Oct;122 (10) :896-903*〕．以下に PPI の長期投与による弊害をまとめますので参考にしてください．

PPI による栄養障害
- PPI は胃酸分泌抑制作用によりさまざまな栄養素の吸収障害を引き起こす〔*Am J Med. 2009 Oct;122 (10) :896-903*〕．
- ビタミン B_{12} 吸収障害： H-3 巨赤芽球性貧血 を参照．

Ca 吸収障害による骨粗鬆症
- PPI の長期使用では大腿骨頸部骨折，椎体骨折，他の骨折リスクが上昇する〔*Am J Med. 2011 Jun;124 (6) :519-26*〕．

感染症のリスク〔*Am J Med. 2009 Oct;122 (10) :896-903*〕
- PPI は *Clostridium difficile* 感染症のリスク因子となる（OR 1.96 [1.28-3.00]）．

- また，他の腸管感染症のリスクにもなりうる（OR 3.33 [1.84-6.02]）．
- 肺炎リスクも上昇（OR 1.89）．

腎障害のリスク
- PPI は間質性腎炎の主要な原因薬剤の 1 つ〔*Am J Kidney Dis. 2014 Oct;64 (4) :558-66*〕．特に高齢者で多い〔*Kidney Int. 2015 Feb;87 (2) :458-64*〕．
- 慢性腎臓病患者における PPI の長期使用は腎不全増悪リスク因子〔*Medicine (Baltimore). 2016 Apr;95 (15) :e3363*〕．

その他
- PPI は認知症のリスク因子となる可能性が示唆されている（OR 1.44 [1.36-1.52]）〔*JAMA Neurol. 2016 Apr 1;73 (4) :410-6*〕．
- PPI の使用により，肝硬変患者では肝性脳症（HR1.36 [1.01-1.84]）や特発性細菌性腹膜炎リスク（HR 1.72 [1.10-2.69]）が上昇する〔*Hepatology. 2016 Oct;64 (4) :1265-72*〕．
- NSAIDs と PPI の併用では胃粘膜障害の予防効果はあるものの，小腸粘膜障害リスクを上昇させる可能性がある〔*BMC Gastroenterol. 2013 May 14;13:85*〕．PPI による細菌過増殖が影響している可能性が示唆されている．

男性，食道裂孔ヘルニア，肥満，腹腔内脂肪，喫煙，高濃度のアルコール常飲，食道癌の家族歴）がある場合に推奨される〔N Engl J Med. 2014 Aug 28;371 (9):836-45〕〔Dig Dis Sci. 2018 Aug;63(8):2122-28〕.

■内視鏡検査による逆流性食道炎の所見は LA 分類で評価する（表4）.

チャートⅢ-1 **NERD，粘膜ひだに限局した粘膜障害（LA 分類 A, B）が認められる場合**

■PPI を 4-8 週間継続する.

▪効果良好であれば終了し，必要時再治療，もしくは 3-6 か月間の維持療法を行う.

▪効果不十分であれば増量（2回/日の投与）し，さらに 8-12 週間継続する.

▪ 薬物治療のポイント も参照.

チャートⅢ-2 **粘膜ひだを超える粘膜障害（LA 分類 C, D）が認められる場合**

■PPI を 8-12 週間使用する.

▪効果良好であれば長期間の PPI 維持療法を行う.

▪効果不十分であれば増量（2回/日の投与）し，さらに 8-12 週間継続，もしくは P-CAB への変更を考慮する．改善すれば長期間の維持療法を行う.

▪ 薬物治療のポイント も参照.

チャートⅢ-3 **Barrett 食道への対応，フォロー**

■Barrett 食道が認められた場合，長期間の PPI 維持療法を行う.

▪Barrett 食道の発癌リスクは年間 0.25%，高度異形成がある場合は 6% と高リスクとなる〔JAMA. 2013 Aug 14;310(6):627-36〕.

▪Barrett 食道に対する PPI 投与は有意に癌化リスクを低下させるため，PPI の維持投与を行う〔N Engl J Med. 2014 Aug 28;371(9):836-45〕.

■内視鏡治療やフォローは異形性に応じて決める.

▪異形成が認められない Barrett 食道は 3-5 年毎の内視鏡フォローとなる.

▪高度異形成が認められた場合は，内視鏡的治療の適応となる.

▪低異形成が認められた場合は，6-12 か月毎の内視鏡フォローとなるが，低異形成が認められる Barrett 食道に対する内視鏡的ラジオ波焼灼術は有意に高度異形成，悪性腫瘍発症率を低下させる（NNT 4.0 [2.8-7.1]）結果であり，考慮してもよい〔JAMA. 2014 Mar 26;311(12):1209-17〕.

➕ **補　足**

機能性ディスペプシア（FD）のマネジメント

機能性ディスペプシア（機能性胃腸症）とは
〔N Engl J Med. 2015 Nov 5;373(19):1853-63〕

■胸やけや腹満感，易満腹感が慢性的に認められるものの，器質的な原因が認められない病態を機能性ディスペプシア（functional dyspepsia：FD）と呼ぶ.

▪一般人口の 5-11% で認められる.

▪症状は慢性経過で，寛解と増悪を繰り返す．週1回以上認められ，6か月以上持続することが診断に必要.

▪不安や精神的ストレス，感染症，喫煙が関連している可能性がある.

▪食物に対する胃，十二指腸の反射の障害，胃壁の伸展に対する過敏反応が機序として考えられている.

チャート IV **慢性経過の胸やけ，腹満感，易満腹感が認められる患者において，red flags 項目（表5）を伴う場合は器質的疾患を疑い精査を行う**
〔N Engl J Med. 2015 Nov 5;373(19):1853-63〕

■red flags 項目が認められる場合は上部消化管内視鏡検査や腹部 CT 検査を行い，器質的疾患を評価する.

表5　胸やけ，腹満感，易満腹感が認められる患者の red flags

発症年齢＞55 歳
吐血，下血，黒色便が認められる
進行性の嚥下障害や嚥下痛が認められる
持続する嘔吐が認められる
意図していない体重減少がある
胃癌，食道癌の家族歴がある
腹部の触診にて腫瘤を触れる，リンパ節腫大が認められる
鉄欠乏性貧血を伴う

N Engl J Med. 2015 Nov 5;373(19):1853-63

C 消化器

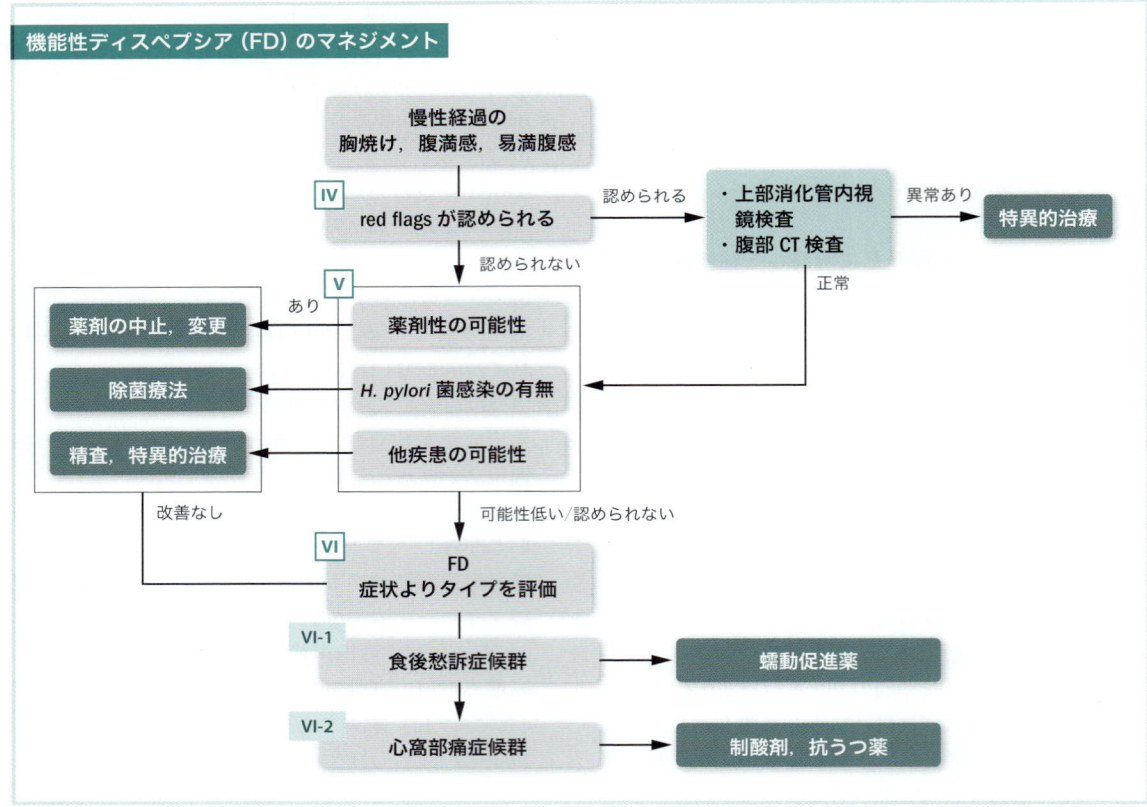

機能性ディスペプシア（FD）のマネジメント

慢性経過の
胸焼け，腹満感，易満腹感

IV red flags が認められる → 認められる → ・上部消化管内視鏡検査 ・腹部 CT 検査 → 異常あり → 特異的治療

認められない ｜ 正常

V 薬剤性の可能性 → あり → 薬剤の中止，変更

H. pylori 菌感染の有無 → 除菌療法

他疾患の可能性 → 精査，特異的治療

改善なし ｜ 可能性低い/認められない

VI FD 症状よりタイプを評価

VI-1 食後愁訴症候群 → 蠕動促進薬

VI-2 心窩部痛症候群 → 制酸剤，抗うつ薬

N Engl J Med. 2015 Nov 5;373(19):1853-63 を参考に作成

- 診断がつけば特異的な治療が優先される．

チャート V FD と鑑別が必要な疾患を評価
〔*N Engl J Med. 2015 Nov 5;373（19）:1853-63*〕

- FD との鑑別が必要な疾患は表 6 のとおり．
- 原因となる薬剤があれば変更や中止を考慮する．
- 日本人は *Helicobacter pylori* 菌感染率が高いため，*H. pylori* 菌の評価が必要．陽性であれば除菌することで症状の改善が期待できる（NNT 15）（ C -3 *Helicobacter pylori* 菌の検査と除菌療法 ＞を参照）．
- 器質的疾患が否定的であれば FD と診断する．

チャート VI FD では症状に応じて治療を考慮する
〔*N Engl J Med. 2015 Nov 5;373（19）:1853-63*〕

- FD は症状により大きく 2 つに分類される．
- 食後愁訴症候群（postprandial distress syndrome）：通常の量の食事を摂取するとすぐに腹満感や易満腹感を生じる（51.8%）．
- 心窩部痛症候群（epigastric pain syndrome）：胸やけ症状が主となる（32.4%）．
- 上記 2 つがオーバーラップするタイプもある（15.8%）．

表 6　FD と鑑別が必要な疾患

逆流性食道炎
Helicobacter pylori 感染症
胃，食道癌
胃不全麻痺（gastroparesis）
胆石症，胆嚢癌
慢性膵炎，膵癌
肝細胞癌
慢性腸管虚血
Crohn 病
寄生虫感染症
アカシジア
好酸球性食道炎
薬剤性（NSAIDs，鉄剤，Ca チャネル阻害薬，ACE 阻害薬，ステロイド）

N Engl J Med. 2008 Oct 16;359（16）:1700-7／N Engl J Med. 2015 Nov 5;373（19）:1853-63 を参考に作成

チャート VI-1　食後愁訴症候群の治療

- 腹満感や易満腹感には蠕動促進薬が有用．

- メトクロプラミド（プリンペラン®），ドンペリドン（ナウゼリン®）が使用されるが，長期間の使用による副作用に注意が必要．
- アコチアミド（アコファイド®）はアセチルコリンエステラーゼ阻害作用があり，胃の蠕動運動を改善させる．日本人を対象とした二重盲検化ランダム化比較試験において，アコチアミド300 mg/日，1日3回投与は有意に腹満感や易満腹感を改善させる結果であった（改善率52.2% vs 34.8%）〔Gut. 2012 Jun;61（6）:821-8〕．
- 抗不安薬であるタンドスピロン（セディール®）は胃壁の緊張を緩和することで腹満感や易満腹感を改善させる効果が期待できる（改善率31.5% vs 12.7%）〔Am J Gastroenterol. 2009 Nov;104（11）:2779-87〕．
- 三環系抗うつ薬であるイミプラミン（トフラニール®）は難治性のFDにおいて，腹満感や食後の症状の緩和効果が期待できる．25-50 mgを夜間に使用する〔Lancet Gastroenterol Hepatol. 2018 Dec;3（12）: 837-44〕
- 他に三環系抗うつ薬（アミトリプチリン：トリプタノール®），SSRI（セルトラリン：ジェイゾロフト®，パロキセチン：パキシル®），トラゾドン（レスリン®），SNRI（ベンラファキシン：イフェクサー®）なども試される〔Gastroenterology 2016 Feb 15;150;1368-79〕．PPI不応性のGERD症状の改善に考慮してもよいかもしれない（私見）．

チャートVI-2　心窩部痛症候群の治療
- 胸やけ症状には制酸剤が効果的．
- PPIとH$_2$受容体拮抗薬双方とも胸やけ症状の改善効果が認められる（それぞれNNT 10，7）．ただし，腹満感や易満腹感には効果は期待できない．
- 抗うつ薬はセロトニン再取り込み阻害薬（SSRI）や三環系抗うつ薬（TCA）が試されているが，TCAのほうが症状緩和効果は期待できる．副作用もあるため，制酸剤で反応しない症例で考慮する〔N Engl J Med. 2015 Nov 5;373（19）:1853-63〕．

好酸球性食道炎のマネジメント

好酸球性食道炎とは
- 好酸球性食道炎は食道粘膜への好酸球浸潤による食道炎で，GERDに類似した症状を呈するが制酸剤で改善しない病態である．
- 食道粘膜への好酸球浸潤が認められるが，PPI投与で改善する病態もあり，その場合はPPI反応性食道

好酸球症（PPI-responsive esophageal eosinophilia：PPI-REE）と呼ばれ，区別されるが〔J Clin Gastroenterol. 2016 Feb;50（2）:99-110〕，PPI-REEと好酸球性食道炎の区別が厳密には難しく共通することも多いことがわかっており〔Gastroenterology. 2018 Oct;155（4）:1022-1033. e10〕．欧州のガイドラインではPPI-REEは好酸球性食道炎の亜型と提唱されている〔United European Gastroenterol J. 2017 Apr;5（3）:335-58〕．
- 免疫や食物に対するアレルギー反応が原因として多い．まれであるが，寄生虫感染やアレルギー性血管炎，食道平滑筋腫，Crohn病も原因となることがある．
- アレルギー性疾患（喘息，アレルギー性鼻炎，アトピー性皮膚炎，食物アレルギー）の合併がほぼ全例で認められる〔World J Gastroenterol. 2015 Jul 21;21（27）: 8433-40〕．

好酸球性食道炎の診断
- 好酸球性食道炎は，食道炎症状（胸やけ，嚥下障害，食物の通過障害）があり，GERDが除外され，さらに食道粘膜への好酸球浸潤（≧15細胞/HPF）が認められれば診断される〔N Engl J Med. 2015 Oct 22;373（17）:1640-8〕．
- 内視鏡所見も特徴的であり，white specksと呼ばれる白いシミ（好酸球からの滲出物）やcrepe-paper esophagusと呼ばれる食道粘膜がちりめん紙のように見える所見，esophageal ringと呼ばれる食道に円形の襞が認められ気管内腔のように見える所見がある〔N Engl J Med. 2015 Oct 22;373（17）:1640-8〕．
  - ただし，内視鏡所見が認められない症例もあり，一見正常でも除外はできないため注意．
- 好酸球性食道炎の確定診断のためには，PPI-REEの除外のためにPPIを8週間投与し，その後再度内視鏡，食道粘膜生検を行う必要がある．内視鏡所見では両者の鑑別は困難である〔Am J Gastroenterol. 2013 Dec;108（12）:1854-60〕．
- 末梢血の好酸球増多は33%で認められるが，軽度のみ．好酸球>1000/μLとなるのはまれ〔World J Gastroenterol. 2015 Jul 21;21（27）:8433-40〕．

好酸球性食道炎の治療
- 最初に行うことはPPIを開始し，PPI-REEを除外すること．
- 8週間継続し，再度食道粘膜所見を評価する．好酸球浸潤が改善していればPPI-REEと判断し，PPIを

継続する．改善がない場合は好酸球性食道炎と診断する〔*J Clin Gastroenterol. 2016 Feb;50(2):99-110*〕．

- 好酸球性食道炎の治療は抗原の除去が基本となる．
- 皮膚プリック試験や radioallergosorbent test（RAST）において抗原を評価し，抗原が判明すればそれが含まれた食事を回避する．
- 抗原が判明しない場合は，頻度の高い6抗原（牛乳，大豆，小麦，卵，ピーナッツ，魚介類）を除去する6 food elimination diet（6FED）も有効．
  - 牛乳，小麦，卵，大豆の4項目を除去した4FEDもある．
  - 4FED，6FED で改善すれば1週間毎に食物を追加しつつ，症状や内視鏡所見，粘膜所見をフォローし，原因食物を判断する〔*Gastroenterol Clin North Am. 2008 Jun;37(2):333-48*〕．
- 抗原除去が困難な場合，改善が乏しい場合はステロイドを使用する〔*Current Management of Eosinophilic Esophagitis 2015. J Clin Gastroenterol 2015*〕．
- ステロイドは全身性投与と外用がある．副作用の観点から外用が優先されるが，日本国内では保険適用はない．また費用も全身性投与に比べて高くなるのが問題となる．
- 食道への外用ステロイドの使用方法：
  - フルチカゾンエアゾール（フルタイド® 100 μg エアゾール）を息を止めた状態で口腔内に噴霧し，それを空気ごと飲み込む．内服後 30-60 分は飲食禁止．小児では 88-440 μg/日，成人では 880-1760 μg/日を 2-3 回に分けて使用すると効果が期待できる．
  - ブデソニド（パルミコート® 吸入液 0.5 mg）を蜂蜜やシロップに混ぜて内服する．小児では 1 mg/日，成人では 2 mg/日を 1 日 2 回に分けて使用する．
- ステロイドの全身性投与では投与量は決まっていない．PSL 0.5-1 mg/kg/日もしくは 20-40 mg/日より開始することが多い．1か月程度継続し，症状に応じて減量する．
- ステロイド減量に伴い再燃する場合はアザチオプリンの併用も考慮する．ただし，ステロイド全身性投与もアザチオプリンも副作用が問題となりやすい．

2 上部消化管出血

- 上部消化管出血では上部消化管内視鏡検査が診断にも治療にも重要であるが，常に対応可能な施設は限られる．
- 重要な点は上部消化管内視鏡検査の適応を判断することと，いつそれを行うべきかを判断することである．
- ここでは上部消化管内視鏡検査の適応の判断とそれ以外に行うべき治療について説明する．

上部消化管出血のマネジメント

チャート I 上部消化管出血の初期対応

- 他の重症出血性疾患と同様，ABC（airway, breathing,

circulation）の評価，安定化は重要．循環不全徴候の評価も行う（J-1 敗血症の初療）．バイタルサインは出血量の推定にも有用である（表1）．また，起立性の心拍数変化や Shock Index（J-1 敗血症の初療）も出血量推定に有用であり，臥位から立位へ体位変換した際に重度のふらつきが認められる，心拍数 30 回/分以上増加する，起立時の Shock Index ≧ 0.8 の場合では 400-600 mL 以上の出血を示唆する〔*JAMA. 1999 Mar 17;281（11）: 1022-9*〕〔*Am J Emerg Med. 2017 Apr;35（4）:637-39*〕．

チャート I-1 バイタルサインが不安定であり，蘇生治療への反応が乏しい場合，一度反応したが再

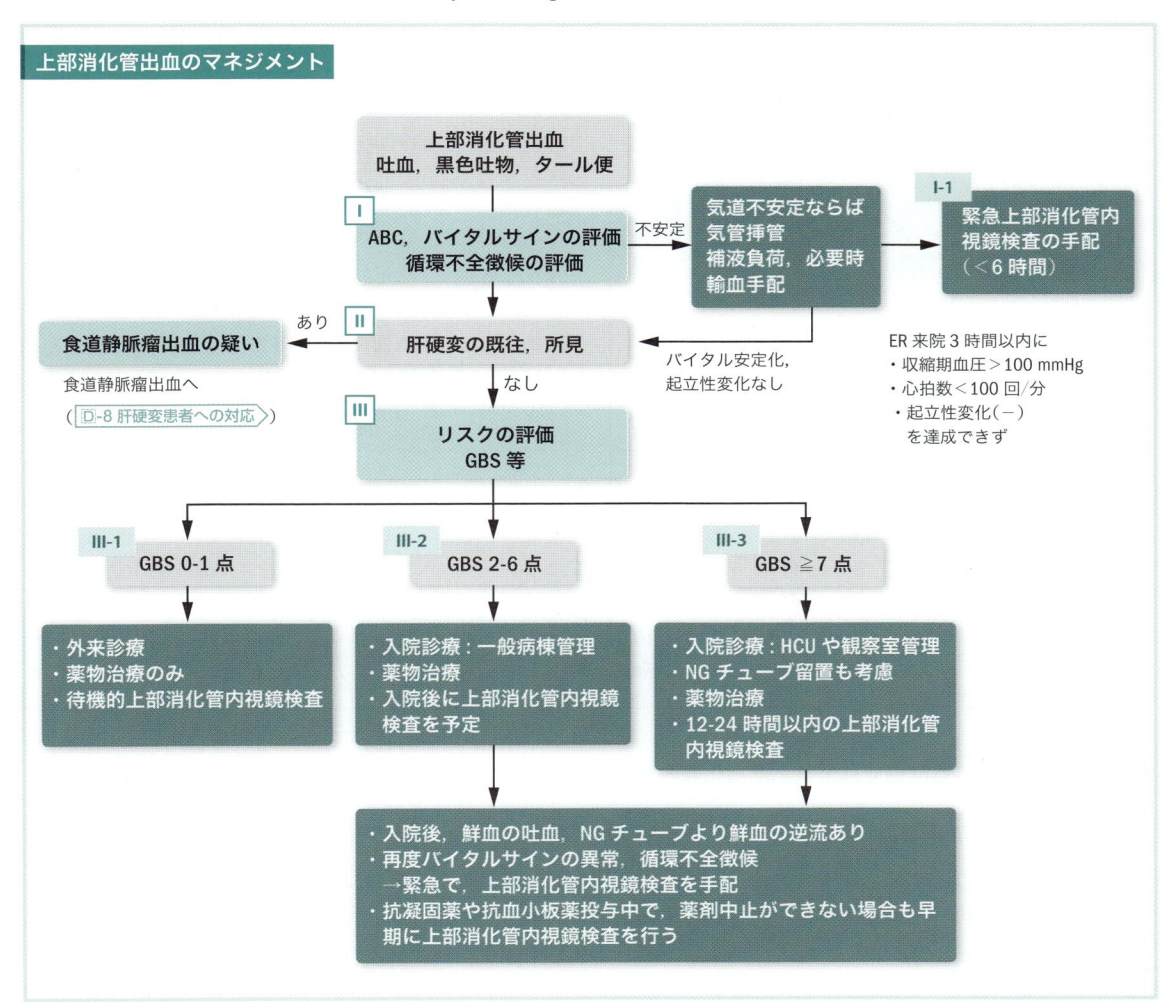

上部消化管出血のマネジメント

```
上部消化管出血
吐血，黒色吐物，タール便
        │
   I  ABC，バイタルサインの評価    ──不安定──▶  気道不安定ならば         ──▶  I-1 緊急上部消化管内
      循環不全徴候の評価                        気管挿管                      視鏡検査の手配
                                               補液負荷，必要時                （＜6時間）
                                               輸血手配
                                                   │
   あり                                       バイタル安定化，
食道静脈瘤出血の疑い ◀──  II 肝硬変の既往，所見 ◀──  起立性変化なし
                                                   │なし
食道静脈瘤出血へ                                          ER 来院 3 時間以内に
（D-8 肝硬変患者への対応）                III  リスクの評価             ・収縮期血圧＞100 mmHg
                                          GBS 等                 ・心拍数＜100 回/分
                                            │                   ・起立性変化（－）
                                                                  を達成できず
        ┌───────────────┼───────────────┐
    III-1            III-2              III-3
  GBS 0-1 点       GBS 2-6 点          GBS ≧7 点
        │                │                 │
・外来診療        ・入院診療：一般病棟管理    ・入院診療：HCU や観察室管理
・薬物治療のみ     ・薬物治療              ・NG チューブ留置も考慮
・待機的上部消化管   ・入院後に上部消化管内視鏡  ・薬物治療
  内視鏡検査         検査を予定            ・12-24 時間以内の上部消化管
                                         内視鏡検査
                        └────────┬────────┘
                    ・入院後，鮮血の吐血，NG チューブより鮮血の逆流あり
                    ・再度バイタルサインの異常，循環不全徴候
                      →緊急で，上部消化管内視鏡検査を手配
                    ・抗凝固薬や抗血小板薬投与中で，薬剤中止ができない場合も早
                      期に上部消化管内視鏡検査を行う
```

表 1　出血量とバイタルサインの変動（外傷性出血患者での評価）

	クラス 1	クラス 2	クラス 3	クラス 4
出血量	＜750 mL	750-1500 mL	1500-2000 mL	＞2000 mL
心拍数（回/分）	＜100	100-120	120-140	＞140
血圧	正常	正常	低下	低下
脈圧	正常/増加	低下	低下	低下
呼吸数（回/分）	14-20	20-30	30-40	＞40
尿量（mL/時）	＞30	20-30	5-15	なし
意識	軽度の不安	中等度の不安	不安，混乱	意識障害

Crit Care. 2007;11（1）:R17

Q&A

Q 体位変換時のバイタルサインの変化と出血量について教えてください.

A 出血が疑われる患者さんでは，臥位でのバイタルサインが正常でも多量に出血している場合があります．その可能性をみるために起立性のバイタルサインの変化を評価することは重要です．

健常者のボランティアで評価した報告では，臥位から立位とした際，心拍数が 30 回/分以上増加するか，重度のふらつき症状がある場合，感度 97 %［91-100］，特異度 98 %［97-99］で 630-1150 mL の血液喪失を示唆するという結果でした．しかしながら 450-630 mL の血液喪失の場合，上記所見の感度は 22 %［6-48］のみと感度は低いことに注意が必要です〔*JAMA. 1999 Mar 17;281（11）:1022-9*〕.

また，同様にボランティアにおいて 450 mL の献血を行い，献血前後のバイタルサインを評価した報告では，献血後に臥位から立位としたときのバイタルサインで変化が大きいのは心拍数と Shock Index（SI）でした（表2）〔*Am J Emerg Med. 2017 Apr;35（4）:637-9*〕．特に 65 歳以上の高齢者では，立位時の心拍数の変化は若年と比較すると軽度であり，SI で評価したほうがよいと考えられます．450 mL の血液喪失に対する，立位時の SI カットオフ値別の感度，特異度を表3 に示します．

表 2　450 mL の献血前後のバイタルサインの変化

患者群	指標		臥位時	立位時
65歳未満	心拍数	献血前	70.5 ± 10.4	80.2 ± 12.3
		献血後	69.7 ± 9.8	88.3 ± 14.0
	収縮期血圧	献血前	127 ± 13	122 ± 15.1
		献血後	125 ± 13	118 ± 14.4
	SI	献血前	0.56 ± 0.09	0.67 ± 0.13
		献血後	0.56 ± 0.09	0.76 ± 0.16
65歳以上	心拍数	献血前	73.8 ± 9.9	77.7 ± 10.7
		献血後	73.8 ± 9.9	82.9 ± 12.5
	収縮期血圧	献血前	138 ± 14	130 ± 18.3
		献血後	136 ± 17	123 ± 18.8
	SI	献血前	0.50 ± 0.08	0.61 ± 0.12
		献血後	0.51 ± 0.09	0.69 ± 0.15

Am J Emerg Med. 2017 Apr;35（4）:637-9

表 3　450 mL の血液喪失に対する SI のカットオフ値と感度，特異度

SIカットオフ値	感度（%）	特異度（%）	LR＋	LR－
≧0.5	96	9	1.1 [1.0-1.1]	0.4 [0.3-0.7]
≧0.6	84	35	1.3 [1.2-1.4]	0.5 [0.4-0.6]
≧0.7	61	61	1.6 [1.3-1.8]	0.6 [0.6-0.7]
≧0.8	36	88	2.9 [2.1-4.0]	0.7 [0.7-0.8]
≧0.9	13	97	4.1 [2.2-7.8]	0.9 [0.9-0.9]
≧1.0	6	99	4.0 [1.5-11]	1.0 [0.9-1.0]

Am J Emerg Med. 2017 Apr;35（4）:637-9

度増悪する経過では緊急上部消化管内視鏡検査を行う

■ER 受診 3 時間以内に収縮期血圧＞100 mmHg，心拍数＜100 回/分，起立性バイタルサインの変化（−）を達成できない場合は緊急内視鏡を行うべきである〔*Gastrointest Endosc. 2004 Jul;60（1）:1-8*〕.

■積極的な輸液治療では ARDS や多臓器不全リスクとなる報告もあり，収縮期血圧 80-90 mmHg 程度，中心静脈圧 5-12 cmH$_2$O 程度で補液を制限すべきとの意見もある〔*Cell Biochem Biophys. 2015 Jun;72（2）:461-3*〕．血圧のみにとらわれず，Shock Index や他の循環不全徴候（ J -1 敗血症の初療 ）をフォローしつつ，輸液量を調節するとよい.

表4　Glasgow Blatchford Score（GBS）

BUN（mg/dL）	点	Hb（g/dL）（女性の数値）	点	収縮期血圧（mmHg）	点	その他	点
18.2-22.3	2	12-13（10-12）	1	100-109	1	心拍数＞100 回/分	1
22.4-27.9	3	10-12	3	90-99	2	黒色便（＋）	1
28.0-69	4	＜10（＜10）	6	＜90	3	失神（＋）	2
＞70	6					肝不全（＋）	2
						心不全（＋）	2

Lancet. 2000 Oct 14;356（9238）:1318-21

表5　Simple score

項目（各1点）
BUN/Cr ≧30
Shock Index≧1
普段 PPI の使用なし

Dig Liver Dis. 2016 Oct;48（10）:1180-6.

表6　緊急・準緊急内視鏡検査を必要とする上部消化管出血に対する各所見の感度，特異度

所見，スコア	感度（%）	特異度（%）	LR＋	LR－
GBS 0 点[†1]	99.6% [99.0-100]	15% [5-25]	1.2 [1.0-1.3]	0.02 [0-0.05]
GBS ≧2 点[†2,4]	97-100%	13-30.7%	1.11-1.44	0-0.23
GBS ≧7 点[†2,3,4]	79-81%	57-69%	1.89-2.61	0.28-0.34
Simple score 1 点[†5]	100%	12.8%	1.15	0
Simple score 2 点[†5]	82.0%	57.1%	1.91	0.32
Simple score 3 点[†5]	30.4%	92.9%	4.28	0.75
NG チューブより鮮血，黒色物[†1]	81% [67-89]	55% [19-87]	2.0 [1.0-4.0]	0.40 [0.20-0.81]

[†1]*JAMA. 2012 Mar 14;307（10）:1072-9*／[†2]*Am J Emerg Med. 2012 Jun;30（5）:673-9*／[†3]*BMJ. 2017 Jan 4;356:i6432*／[†4]*Clin Med（Lond）. 2018 Mar;18（2）:118-22*／[†5]*Dig Liver Dis. 2016 Oct;48（10）:1180-6.*

チャートII 肝硬変の既往，所見があれば食道静脈瘤出血を疑う

- 肝硬変患者の上部消化管出血では，その 60％が胃食道静脈瘤からの出血であるため，肝硬変の既往，所見の有無の評価は重要である〔*Gut. 1976 Jan;17（1）:37-40*〕．

- 肝硬変既往がある場合，静脈瘤出血に対する陽性尤度比は 4.5-26.3 と高く，肝硬変の既往があれば否定されるまで静脈瘤出血として対応する D-8 肝硬変患者への対応 を参照〔*World J Gastroenterol. 2009 Mar 7;15（9）:1099-104*〕．

- 食道静脈瘤出血が疑われる場合，バイタルサイン，血行動態が安定していても 12 時間以内に上部消化管内視鏡検査，治療を行う〔*Hepatology. 2017 Jan;65（1）:310-35*〕．

チャートIII 上部消化管出血の重症度，再出血リスクを評価し，入院適応，上部消化管内視鏡検査のタイミングを決める

- 上部消化管出血では，死亡リスク，再出血リスクを評価し入院適応，入院病棟の選択（一般病棟，HCU など），上部消化管内視鏡検査のタイミングを決め

る．

- リスク評価には Glasgow Blatchford Score（GBS），Rockall score, AIMS65, C-WATCH などさまざまなスコアが提唱されているが，GBS をまず押さえておくことが重要（表4，6）．〔*Gastrointest Endosc. 2016 Jun;83（6）:1151-60*〕〔*Acad Emerg Med. 2016 Nov;23（11）:1218-27*〕〔*Am J Emerg Med. 2018 Jan;36（1）:27-32*〕．

- また，日本国内の前向きコホート研究より，3 項目で評価する Simple score もあり（表5，6），緊急内視鏡適応の際に参考にするとよい〔*Dig Liver Dis. 2016 Oct;48（10）:1180-6*〕．

- NG チューブによる胃内容物の評価では，新鮮血，黒色胃内容物が認められた場合は上部消化管内視鏡検査をより考慮すべきと言えるが，それらが認められなくても上部消化管内視鏡検査が必要ないとは言えない（表6）〔*JAMA.2012 Mar 14;307（10）:1072-9*〕．

- NG チューブ留置はルーチンで行う必要はなく，経過観察時に持続的出血の評価や再出血評価目的に留置するとよい〔*Endoscopy. 2015 Oct;47（10）:a1-46*〕．

- ただし，入院適応や上部消化管内視鏡検査の適応は，施設や専門科，専門病院へのアクセスにより異なるため，自施設の方針に従うべきである．環境の

問題や休日・夜間などで，すぐに専門科の対応が困難な場合に参考としていただきたい．

チャートⅢ-1 **GBS 0-1 点では経過観察とし，後日上部消化管内視鏡検査を予定する．外来診療も可**

- 薬物治療のみで経過観察とする．後日，待機的上部消化管内視鏡検査を行う．
- GBS 0 点の上部消化管出血では入院管理や緊急内視鏡検査の必要はなく，外来での管理，待機的内視鏡検査としても予後は悪くならない〔*Lancet. 2009 Jan 3;373（9657）:42-7*〕．
- GBS 1 点でも緊急・準緊急内視鏡検査の必要性は低く，生命予後も良好であり，外来診療も許容される．ただし，状態が悪くなれば早期に再診させるように指導したほうがよい．
- 薬物治療については後述（上部消化管出血の薬物治療）．

チャートⅢ-2 **GBS 2-6 点では一般病棟での入院診療とし，待機的に上部消化管内視鏡検査を行う**

- 入院後は一般病棟管理とし，モニター，バイタルサインのフォローを行う．
- 入院後鮮血の吐血が認められる場合や，バイタルサインの異常，循環不全徴候が認められれば緊急内視鏡検査を手配する．
- また，抗凝固薬や抗血小板薬を使用しており，原疾患のために薬剤の中止，リバースが困難の場合も，早期に内視鏡治療を行うべき．
- 上部消化管内視鏡検査は安定していれば待機的に行う．多くは入院翌日に行われる．
- 薬物治療については後述（上部消化管出血の薬物治療）．

チャートⅢ-3 **GBS ≧ 7 点では HCU や観察室での入院診療とし，12-24 時間以内の上部消化管内視鏡検査を予定する**

- 入院後は HCU や観察室で経過観察を行う．モニター管理，バイタルサインのフォローに加えて，NG チューブを留置し持続的な出血や再出血のモニタリングを行うことも考慮する．
- 入院後鮮血の吐血が認められる場合や，バイタルサインの異常，循環不全徴候が認められれば緊急上部消化管内視鏡検査を手配する．
- また，抗凝固薬や抗血小板薬を使用しており，原疾患のために薬剤の中止，リバースが困難の場合も早期に内視鏡治療を行うべき．
- 上部消化管内視鏡検査は安定していれば 12-24 時間以内に行う．
- 急性上部消化管出血において，12 時間以内の内視鏡施行群と 12 時間以降の施行群で予後は変わらない〔*Ann Intern Med. 2010 Jan 19;152（2）:101-13*〕．
- 薬物治療については後述（上部消化管出血の薬物治療）．

上部消化管内視鏡検査前の蠕動促進薬

- エリスロマイシン 125-250 mg を 5-30 分で，もしくは 3 mg/kg を 30 分で点滴静注．
- メトクロプラミド 10 mg を静注．
- これらを内視鏡施行前に投与することで胃内容物が減少し，より観察がしやすくなる．
- エリスロマイシンでは内視鏡観察不十分となるリスクは有意に低下するが，メトクロプラミドでは有意差は認められない〔*Gastrointest Endosc. 2010 Dec;72（6）:1138-45*〕．
- 副作用を考慮して全例では行わず，出血が多い患者，食後の患者などで検討すべきである．

上部消化管内視鏡検査の 2nd look の必要性

- 内視鏡治療後，状態が安定していても 24 時間以内に再度内視鏡検査を行うことを 2nd look と呼ぶ．
- 2nd look により再出血リスクは有意に低下（OR 0.55［0.37-0.81］）し，外科手術適応例も有意に減少する（OR 0.43［0.19-0.96］）が，死亡リスクに有意差はない〔*Gastrointest Endosc. 2012 Aug;76（2）:283-92*〕．
- しかしながら，エピネフリン以外の止血法を使用した場合や，止血後に高用量プロトンポンプ阻害薬（PPI）を使用した論文に絞ると上記有意差はなく，現在の止血技術の発達，高用量 PPI を使用するマネジメント下では 2nd look の有用性は不明である〔*Gut. 2018 Oct;67（10）:1757-68*〕．
- 抗凝固薬や抗血小板薬を使用中の患者では，再開を考慮する際に 2nd look の内視鏡所見を参考とすることがある〔*Endoscopy. 2015 Oct;47（10）:a1-46*〕．

上部消化管出血の薬物治療

- PPI：オメプラゾール（オメプラール®）：
- 上部消化管出血と判明し次第投与する．上部消化管内視鏡検査による治療の必要性，出血所見を有意に改善させる（それぞれ NNT 32, 11）〔*Cochrane Database Syst Rev. 2010 Jul 7;（7）:CD005415*〕．
- 高用量の持続投与のほうが間欠投与よりも再出血リスクは低い可能性がある．オメプラゾール 80 mg 静脈注射，その後 8 mg/時を 72 時間投与する（再出血リスク低下 NNT38）〔*JAMA Intern Med. 2014 Nov;174（11）:1755-62*〕．ただし保険適用外となる．
- トラネキサム酸（トランサミン®）：

- メタアナリシスでは死亡リスクの低下効果が認められる（RR0.60［0.42-0.87］）が，再出血リスクに有意差は認められなかった（RR 0.72［0.50-1.03］）．手術移行例の減少効果，輸血必要例の低下効果も認められなかった〔*Cochrane Database Syst Rev. 2014 Nov 21;（11）:CD006640*〕．
- 現在1万人規模の急性上部消化管出血に対するトラネキサム酸の効果を評価するランダム化比較試験が進行中である（HALT-IT．結果は2019年4月以降）〔*Trials. 2014 Nov 19;15:450*〕．
- これらの研究におけるトラネキサム酸の投与量は4-8 g/日を4-6回に分けて投与と，日本国内の投与量と比べてかなり多いため，注意が必要（日本国内では500-1000 mgを1日1-2回）．

上部消化管出血の治療：その他

- 輸血閾値はHb＜7-8 g/dL，目標Hbは7-9 g/dLを目安とするが，絶対的な基準ではなく状況に応じて判断する〔*Endosc Int Open. 2018 Oct;6（10）:E1256-63*〕（ H -9 輸血閾値と輸血による合併症 ）．
- 上部消化管出血において，Hb＜9 g/dLで輸血し，目標Hb 9-11 g/dLとした群と，Hb＜7 g/dLで輸血し，7-9 g/dLを目標とした群との比較では死亡リスク，再出血リスクは輸血閾値Hb＜7 g/dL群のほうが有意に少ない結果であった〔*N Engl J Med. 2013 Jan 3;368（1）:11-21*〕．また，肝硬変の患者を対象としたサブクラス解析でも，輸血制限群のほうが再出血率と死亡率が特にChild-Pugh A，Bでは低いことが示されている〔*Hepatology. 2017 Jan;65（1）:310-35*〕．
  - Child-Pughについては D -8 肝硬変患者への対応 を参

照．
- 輸血閾値をHb＜8 g/dLとする群とHb＜10 g/dLとする群で比較したクラスターランダム化比較試験では，両者で死亡リスク，再出血リスク，血栓症リスクは有意差が認められず，輸血閾値をHb＜7-8 g/dLとしても問題ないと考えられる〔*Lancet. 2015 Jul 11;386（9989）:137-44*〕．
- ただし，これらの報告はショックを伴うような大量出血症例は除外されているため，大量出血症例ではHb値にかかわらず，迅速に輸血を手配すべきと言える．また，心血管疾患の合併がある患者において，輸血を制限することの安全性は十分に確認されていない〔*Transfus Med. 2018 Apr;28（2）:132-9*〕．
- 上部消化管出血患者では *Helicobacter pylori* 菌の検査は必ず行うべきである．
- ただし，出血時はウレアーゼ試験，組織検査，培養検査の感度は低いため，陰性でも否定はできず再検査が推奨される．便中抗原，血清学的検査は，感度は良好なものの特異度が低い．詳細は C -3 *Helicobacter pylori* 菌の検査と除菌療法 を参照．
- 食事の再開時期は内視鏡所見に応じて決める〔*N Engl J Med. 2016 Jun 16;374（24）:2367-76*〕．
- 活動性出血，露出血管，凝血塊があり内視鏡的止血術を施行した患者では，2日間は絶食とし，その後水分摂取，食事を再開する．
- 平坦な色素沈着のみで，止血処置の必要がなかった場合は1日あけて飲水，食事を再開する．
- 上部消化管検査にて胃，十二指腸に出血，露出血管，色素沈着が認められない場合は検査後に飲水，食事再開可能．

C 消化器

✚ 補足

消化管出血患者における抗血小板薬，抗凝固薬

- 抗血小板薬や抗凝固薬は上部消化管出血リスクを上昇させるものの，継続が必要な薬剤でもあるため，扱いに困ることが多い．

抗血小板薬中止による影響

- アスピリン中止により心血管イベントリスクは3倍となる（RR 3.14［1.75-5.61］）．特に冠動脈ステント留置群では高リスクであり，RR 90［30-270］と著明

にリスクは上昇する〔*Eur Heart J. 2006 Nov;27（22）:2667-74*〕．
- 心血管イベントの10％が直前にアスピリン中止歴があり，アスピリン中止～イベント発症までの期間は，急性冠動脈疾患が8.5±3.6日，脳血管疾患が14.3±11.3日，末梢血管疾患が25.8±18.1日と，冠動脈疾患はアスピリン中止してから短期間で発症しうるため注意が必要である〔*J Intern Med. 2005 May;257（5）:399-414*〕．

表7　各ガイドラインによる抗血小板薬，抗凝固薬の中止，再開のタイミングの推奨

ガイドライン	急性出血時は抗凝固薬，抗血小板薬はどうするか	止血後のアスピリン再開	止血後のクロピドグレル再開
DSGH	中止すべき	止血後 24 時間後より可能　高用量 PPI を併用	止血後 3 日経過して再開
ACG	中止すべき	止血後 1-7 日後より	言及なし
ICG	中止すべき	止血後可能な限り早く	言及なし
BSG	中止すべき	言及なし	止血後 5 日経過して再開

DSGH : Danish Society of Gastroenterology and Hepatology〔*Dan Med J. 2012 Jul;59（7）:C4473*〕
ACG : American College of Gastroenterology〔*Am J Gastroenterol. 2012 Mar;107（3）:345-60*〕
ICG : International Consensus Guidelines〔*Ann Intern Med. 2010 Jan 19;152（2）:101-13*〕
BSG : British Society of Gastroenterology〔*Gut. 2008 Sep;57（9）:1322-9*〕

表8　抗血小板薬使用患者，上部消化管出血リスクのある患者に対する潰瘍予防の推奨

状況	推奨
アスピリン＋NSAIDs もしくは COX-2 阻害薬併用	予防投与を推奨
アスピリン投与の慢性期	アスピリンは 81-100 mg/日とすべき　他にリスク因子があれば予防投与を行う
抗血小板薬と抗凝固薬の併用	PPI による予防投与を行う
アスピリン＋上部消化管出血既往（＋）	PPI による予防投与を行う　クロピドグレルに変更するよりは PPI を併用したほうが出血リスクは低い
アスピリンもしくは NSAIDs 潰瘍患者	PPI を併用
消化性潰瘍の既往あり	アスピリン長期投与前に *H. pylori* 菌のチェックを行い，陽性であれば除菌を行う　NSAIDs の使用は避ける．必要時は COX-2 阻害薬と PPI の併用を推奨

JAMA. 2011 Dec 7;306（21）:2367-74／*Gastroenterol Clin North Am. 2014 Dec;43（4）:677-705* を参考に作成

上部消化管出血患者における抗血小板薬の中止，再開のタイミング

- アスピリン使用中に上部消化管出血を生じた 156 例を対象としたランダム化比較試験において，内視鏡止血後すぐにアスピリン再開する群と 8 週間中止継続群で比較した結果，アスピリン再開群で再出血リスクは上昇するものの，全死亡リスクは再開群のほうが低かった〔*Ann Intern Med. 2010 Jan 5;152（1）:1-9*〕．
- 心房細動患者における上部消化管出血症例を対象としたコホート研究では，抗凝固薬や抗血小板薬を再開した群のほうが全死亡リスク，血栓症リスクが有意に低下する〔*BMJ. 2015 Nov 16;351:h5876*〕．
- 抗凝固薬再開群では全死亡 HR 0.39［0.34-0.46］，血栓症 HR 0.41［0.31-0.54］とリスク低下効果が期待できる．リスク低下効果は再開のタイミング（30-120 日後）にかかわらず認められるため，血行動態が改善し，再出血リスクが低いと判断でき次第再開することが望ましい．
- 一方で全出血リスクは再開群で上昇する（HR 1.37［1.06-1.77］）ものの，消化管出血再発リスクは有意差は認められない（HR 1.22［0.84-1.77］）．
- 抗凝固薬では INR を＜1.5-1.8 程度で維持するほうが良いとする報告もある〔*JAMA. 2011 Dec 7;306（21）: 2367-74*〕．
- 各ガイドラインによる抗血小板薬，抗凝固薬の中止，再開のタイミングの推奨は表7 を参照．
- 2015 年の European Society of Gastrointestinal Endoscopy（ESGE）のガイドラインでは，内視鏡所見に応じて方針を決めるように推奨している〔*Endoscopy. 2015 Oct;47（10）:a1-46*〕．
- 再出血リスクが高い場合（噴出性の出血，染み出すような出血，露出血管を伴う潰瘍，凝血塊が付着した潰瘍）：
  - 一次予防としての抗血小板薬は中止し，リスク-ベネフィットを考慮して再開を決める．
  - 二次予防としてのアスピリンは 3 日後に再開を考

表9　非 ICU 患者における院内潰瘍合併リスクスコアと制酸剤による予防効果（NNT）

リスク因子	点	リスク因子	点	スコア	NNT
年齢＞60 歳	2	敗血症	2	≧6 点	500
男性	2	予防的抗凝固薬	2	≧8 点	179
急性腎障害	2	凝固障害*	3	≧10 点	95
肝疾患	2	内科入院	3	≧12 点	48

*血小板＜5 万/μL，INR＞1.5，APTT＞2 倍

J Gen Intern Med. 2013 May;28（5）:683-90

慮．その際 2nd look を行い判断することも推奨される．抗血小板薬 2 剤併用療法（dual anti-platelet therapy：DAPT）の場合はアスピリンのみ継続し，2nd look 所見と心血管イベントリスクを考慮して再開を決める．

- 再出血リスクが低い場合（平坦な色素沈着が認められる潰瘍や，潰瘍底がきれいな潰瘍）：
  - 一次予防としての抗血小板薬は中止し，リスク－ベネフィットを考慮して再開を決める．
  - 二次予防としてのアスピリンや DAPT は継続する．

抗血小板薬使用患者，上部消化管出血リスクがある患者に対する潰瘍予防の推奨

- アスピリン，NSAIDs，COX-2 阻害薬，抗血小板薬，抗凝固薬の使用や，上部消化管出血，潰瘍既往がある場合は予防的 PPI の投与を考慮する．推奨は表8 を参照．

入院患者におけるストレス潰瘍の予防

非重症患者（非 ICU 患者）におけるストレス潰瘍予防はリスクを考えて行う

- 非 ICU 入院患者 7 万 8394 例のコホートでは，制酸剤による予防投与で消化管出血リスクは低下するものの（OR 0.63［0.42-0.91］），母集団における消化管出血合併率は 0.29％と低く，NNT は 770 と臨床的に意義がある予防効果とは言えない〔*Arch Intern Med. 2011 Jun 13;171（11）:991-7*〕．
- また，他の 7 万 5723 例のコホート（院内出血リスク 0.27％）より，消化管出血合併リスク因子を評価，スコアを作成し，スコア別の予防効果を評価（表9）した研究では，スコア≧10 点では制酸剤による潰瘍予防効果 NNT 95 となり，リスクに応じて予防投与を行うことが推奨される．ただしこの研究はバリデーションが行われていないので注意〔*J Gen Intern Med. 2013 May;28（5）:683-90*〕．

ICU 患者におけるストレス潰瘍予防

- ICU 患者におけるストレス潰瘍予防はルーチンで行われる治療である．
- 血行動態不安定，カテコラミンの使用，急性疾患，デバイスの使用，抗凝固療法などが重症患者における消化管出血のリスクとなる〔*N Engl J Med. 2018 Jun 28;378（26）:2506-16*〕．
- 急性疾患で ICU 管理となった 3298 例を対象とし，PPI によるストレス潰瘍予防群とプラセボ群に割り付け比較したランダム化比較試験（SUP-ICU trial）では，両群で全死亡リスクや感染症（肺炎，*Clostridium difficile* 感染症）リスクに有意差は認められないものの，臨床的に重要な消化管出血リスクは予防群で有意に低下する結果であった（RR 0.58［0.40-0.86］，NNT 59）〔*N Engl J Med. 2018 Dec 6;379（23）:2199-208*〕．
- メタアナリシスでは PPI のほうが H_2 受容体拮抗薬よりも予防効果は良好であるが，出版バイアスがあり，実際のところ H_2 受容体拮抗薬でも予防効果は良好である可能性が高い〔*Crit Care Med. 2013 Mar;41（3）:693-705*〕〔*N Engl J Med. 2018 Jun 28;378（26）:2506-16*〕．
- 費用面，誤嚥性肺炎リスク，*Clostridium difficile* 関連下痢症リスクを考慮すると，H_2 受容体拮抗薬のほうが良い可能性もある〔*JAMA Intern Med. 2014 Apr;174（4）:564-74*〕．
- ストレス潰瘍予防の制酸剤投与は血行動態が安定し，経管栄養が開始されるまでと覚えておく．
- 経管栄養中の ICU 患者における，薬剤によるストレス潰瘍予防効果を評価したメタアナリシスでは，PPI，H_2 受容体拮抗薬の投与には消化管出血リスク軽減効果は認められない結果であった〔*Crit Care. 2018 Jan 28;22（1）:20*〕．
- ICU 退室後や退院後も漫然と PPI 投与が継続されている例も多く，注意すべきである〔*N Engl J Med. 2018 Jun 28;378（26）:250616*〕．

3 *Helicobacter pylori* 菌の検査と除菌療法

- 日本人における *Helicobacter pylori* 菌の抗体陽性率は高齢者ほど高い.
- 30歳代では18%, 40歳代では23%, 50歳代では37%, 60歳代では46%, 70歳代では68%〔*J Gastroenterol Hepatol. 2014 Dec;29 Suppl 4:16-9*〕.
- *H. pylori* 菌感染は胃潰瘍や胃癌, MALTリンパ腫などさまざまな疾患との関連が指摘されている (表1)〔*BMJ. 2008 Sep 15;337:a1454*〕.
- ここでは *H. pylori* 菌の検査, 治療適応, 治療法, 除菌確認について説明する.

H. pylori 菌の検査

- 実施頻度が高い検査はウレアーゼ試験, 尿素呼気試験, 血清学的検査 (IgG抗体), 便中抗原検査である (表2). ポイントは, 血清学的検査は特異度が低く, ウレアーゼ試験や便中抗原検査は上部消化管出血時, 制酸剤使用時に検査の感度が低下する点である.
- プロトンポンプ阻害薬 (PPI) 使用中の場合は検査2週間前に, H_2 受容体拮抗薬使用中の場合は検査24-48時間前に中止する.
- 尿素呼気試験陽性患者にPPIを28日間内服させた結果, 陽性率は67%まで低下した. PPI中止後7日目には97%まで改善したが, 全例で再度陽性となるのは14日後であった〔*Ann Intern Med. 1998 Oct 1;129 (7):547-50*〕.
- H_2 受容体拮抗薬はPPIほど呼気テストへの影響が少

表1 *H. pylori* 菌が関わっている, もしくはその可能性がある疾患

胃十二指腸疾患 　胃癌, 胃炎, MALTリンパ腫, 消化性潰瘍	肝・胆道系疾患 　胆管細胞癌, 胆石症, 肝細胞癌
心血管系疾患 　冠動脈炎, 原発性頭痛, Raynaud現象, 脳梗塞	小腸疾患 　炎症性腸疾患, 他
皮膚疾患 　円形脱毛症, アトピー性皮膚炎, Behçet病, 慢性蕁麻疹, 自己免疫性血小板減少症, 扁平苔癬, 全身性強皮症, 慢性多形性痒疹, 結節性痒疹, 瘙痒症, 乾癬, 再発性アフタ性口内炎, 酒さ様皮膚炎, アレルギー性紫斑病, Sjögren症候群, Sweet病	神経疾患 　Alzheimer病
肺疾患 　喘息, 気管支拡張症, 肺癌, 他	その他 　胃外MALTリンパ腫, 成長発達障害, 鉄欠乏性貧血

Eur J Dermatol. 2009 Sep-Oct;19(5):431-44

表2 *H. pylori* 菌の検査方法と感度, 特異度

	感度 (%)	特異度 (%)	LR+	LR−
ウレアーゼ試験	90	>90	9.0	0.11
上部消化管出血時[†]	67 [64-70]	93 [90-96]	9.6 [5.1-18.1]	0.31 [0.22-0.44]
血清学的検査 (IgG抗体)	85	79	4.0	0.19
上部消化管出血時[†]	88 [85-90]	69 [62-75]	2.5 [1.6-4.1]	0.25 [0.19-0.33]
尿素呼気試験	95	95	19.0	0.05
上部消化管出血時[†]	93 [90-95]	92 [87-96]	9.5 [3.9-23.3]	0.11 [0.07-0.16]
便中抗原検査	91	80	4.6	0.11
上部消化管出血時[†]	87 [82-91]	70 [62-78]	2.3 [1.4-4]	0.2 [0.13-0.3]

BMJ. 2008 Sep 15;337:a1454／Clin Infect Dis. 2010 Feb 1;50(3):323-8／[†]*Am J Gastroenterol. 2006 Apr;101(4):848-63* を参考に作成

ないという報告もあり，スクラルファート（アルサルミン®），テプレノン（セルベックス®），エカベトナトリウム水和物（ガストロノーム®），レバミピド（ムコスタ®），ポラプレジンク（プロマック®），テプレノン（セルベックス®）は検査に影響がなかったという報告がある〔*J Gastroenterol. 2003;38（10）:937-41*〕.

■除菌判定時も PPI や H_2 受容体拮抗薬は中止してから評価することを忘れないようにする.

■除菌判定は治療終了後，1-2 か月以上あけてから行う.

除菌療法の適応

■除菌療法の適応を表3 に示す.

除菌療法レジメン

■除菌療法のレジメンを表4 に示す.

■近年の日本国内からの報告では，初回治療としてクラリスロマイシン（CAM）を用いる群よりもメトロ

表3　除菌療法の適応

対象	エビデンスレベル[*]	保険適用
胃潰瘍，十二指腸潰瘍	I	あり
胃 MALT リンパ腫	III	あり
特発性自己免疫性血小板減少症	I	あり
早期胃癌に対する内視鏡治療後	II	あり
萎縮性胃炎（*Helicobacter pylori* 感染胃炎）	I	あり
胃過形成ポリープ	II	
機能性ディスペプシア	I	
逆流性食道炎	II	
鉄欠乏性貧血	III	
慢性蕁麻疹	III	

[*]I：システマティックレビュー/メタ解析あり，II：ランダム化比較試験（RCT）あり，III：non-RCT
日本ヘリコバクター学会誌 . 2009;10:104-28／Gut. 2015 Sep;64（9）:1353-67

表4　除菌療法のレジメン

除菌療法	レジメン	備考
一次除菌療法（保険適用あり）	PPI もしくは P-CAB＋AMPC＋CAM 7 日間投与	P-CAB 使用のほうが除菌成功率は高い
二次除菌療法（保険適用あり）	PPI もしくは P-CAB＋AMPC＋MNZ 7 日間投与	P-CAB 使用のほうが除菌成功率は高い
三次以降の除菌療法（保険適用なし）	PPI もしくは P-CAB＋AMPC＋STFX 7 日間投与	PPI に LPZ を使用した報告では，除菌成功率は54.3%
	PPI もしくは P-CAB＋AMPC＋LVFX 7 日間投与	PPI に LPZ を使用した報告では，除菌成功率は43.1%

薬剤の投与量

薬剤	略称	投与量
PPI	OPZ	オメプラゾール 1 回 20 mg 1 日 2 回
	LPZ	ランソプラゾール 1 回 30 mg 1 日 2 回
	RPZ	ラベプラゾール 1 回 10 mg 1 日 2 回
	EPZ	エソメプラゾール 1 回 20 mg 1 日 2 回
P-CAB	VPZ	ボノプラザン 1 回 20 mg 1 日 2 回
抗菌薬	AMPC	アモキシシリン 1 回 750 mg 1 日 2 回
	CAM	クラリスロマイシン 1 回 200 mg もしくは 400 mg 1 日 2 回
	MNZ	メトロニダゾール 1 回 500 mg 1 日 2 回
	LVFX	レボフロキサシン 1 回 300 mg 1 日 2 回
	STFX	シタフロキサシン 1 回 100 mg 1 日 2 回

P-CAB：potassium-competitive acid blocker（カリウムイオン競合型酸分泌抑制薬）
日本ヘリコバクター学会誌 2009;10:104-28／J Gastroenterol. 2013 Oct;48（10）:1128-35／Aliment Pharmacol Ther. 2017 Jul;46（2）:106-14

Q 三次除菌でも失敗してしまう場合はどうしたらよいでしょうか？

A 三次除菌でも失敗した場合は除菌をあきらめて PPI や H$_2$ 受容体拮抗薬を長期投与するか，それでも患者さんが除菌を希望する場合は，sequential therapy と呼ばれる複数の抗菌薬をローテーションする方法や，AMPC，CAM，MNZ，PPI の 4 剤すべてを併用する方法があります（保険適用はありません）．

2010-2011 年の日本国内のサーベイランスによると，*H. pylori* 菌全体での CAM 耐性率は 31.0 %，MNZ 耐性率は 2.8 % ですが，一次/二次除菌に失敗した群では CAM 耐性率 86.2 %/80.2 %，MNZ 耐性率 5.5 %/68.7 % となります〔*Helicobacter Research. 2014;18 (2) : 118-25*〕．最近の報告に基づく日本国内の *H. pylori* の抗菌薬耐性率は本文に記載したとおりです．

同様に，薬剤耐性率が高いネパール，イタリア，スペインにおける上記 4 剤併用 14 日間のレジメンでは，CAM，MNZ 双方もしくは片方に耐性をもつ 24 例全例で除菌が成功しました．また，最初 7 日間は PPI と AMPC を併用し，最後 7 日間はさらに CAM，MNZ を併用して 4 剤とする方法も同様に効果的な可能性があります（19/24 例で除菌成功）〔*Gastroenterology. 2013 Jul;145 (1) :121-128.e1*〕．

ニダゾール（MNZ）を用いる群のほうが除菌成功率は良好（65-73 % vs 94-97 %）〔*J Infect Chemother. 2018 Jul;24 (7) :592-5*〕〔*Oncology. 2017;93 Suppl 1:15-9*〕．

■ アジア太平洋地域での *H. pylori* の抗菌薬感受性を評価した報告では，全体で CMA 耐性は 17 %［15-18］，MNZ 耐性は 44 %［39-48］である一方，日本では CAM 耐性 19 %［16-22］，MNZ 耐性 10 %［7-13］と MNZ 耐性菌が少ない〔*Lancet Gastroenterol Hepatol. 2017 Oct;2 (10) :707-15*〕．したがって MNZ を用いたレジメンでより除菌効果は上がる可能性がある．ちなみに他の抗菌薬の感受性は，レボフロキサシン（LVFX）耐性は全体 18 %［15-22］，日本 36 %［15-60］，アモキシシリン耐性は全体 3 %［2-5］，日本 3 %［0-7］，テトラサイクリン耐性は全体 4 %［2-5］，日本 2 %［0-7］と日本では LVFX 耐性が著しく多い．

■ 制酸剤は PPI よりも P-CAB（ボノプラザン）を使用したほうが除菌成功率は良好となる．

■ 消化性潰瘍で *H. pylori* 陽性であった 650 例を対象とし，ボノプラザン＋アモキシシリン＋クラリスロマイシン投与群とランソプラゾールを使用した群を比較した二重盲検化ランダム化比較試験では，除菌成功率は 92.6 %［89.2-95.2］vs 75.9 %［70.9-80.5］と有意にボノプラザン使用群で良好な結果で

あった〔*Gut. 2016 Sep;65 (9) :1439-46*〕．

■ メタアナリシスでもボノプラザンを用いたレジメンでは，PPI を用いたレジメンと比較して，有意に除菌成功率は良好であった（87.9 % vs 72.8 %，RR 1.19［1.15-1.24］）〔*Aliment Pharmacol Ther. 2017 Jul;46 (2) :106-14*〕．

■ 保険適用となるレジメンが限られているため，より成功率が高い P-CAB を用いて除菌を行うほうがよいと考えられる（少なくとも二次除菌では）．

■ 整腸薬の併用は除菌成功率を上昇させ，抗菌薬による副作用も軽減させる．

■ 除菌療法を行う患者 804 例を対象とした二重盲検化ランダム化比較試験において，*Lactobacillus rhamnosus*（LGG），*Bifidobacterium*（BB-12）を 10^8-10^{10} 含むカプセルを，抗菌薬投与の 2 時間前～投与後のいずれかのタイミングで 1 日 2 回，14 日間内服させることで除菌成功率は 87.4 %（vs 72.6 %，NNT 7）に改善した．また抗菌薬投与に伴う消化管症状も有意に整腸薬使用群で減少した〔*Medicine (Baltimore). 2015 May;94 (17) :e685*〕．

■ 除菌後の再感染は 7.6 % で認められる（除菌後 1.5 年以内に 2.3 %，3.5 年以内に 5.3 %）〔*Helicobacter. 2005 Oct;10 (5) :379-84*〕．

4 下部消化管出血

- Treitz 靭帯より肛門側からの出血を下部消化管出血と呼ぶ.
- 全消化管出血のうち，下部消化管出血が占める割合は 20% 以下〔*Am J Gastroenterol. 2016 Apr;111(4):459-74*〕.
- 上部消化管出血と比較して，ショックを伴う頻度は低く（19% vs 35%），輸血の必要性も少ない（36% vs 64%）．80-85% は自然に止血するため，緊急内視鏡検査の必要性は上部消化管出血ほど高くはない〔*Best Pract Res Clin Gastroenterol. 2008;22(2):295-312*〕.

下部消化管出血のマネジメント

チャート I 下部消化管出血を疑う

- 下部消化管出血の主訴と頻度を表1に示す.
- 新鮮血や赤褐色の下血では下部消化管出血を疑うが，17% で黒色便となる．また上部消化管出血でも大量出血では新鮮血の下血となるため，注意が必要（新鮮血，赤褐色の下血の 15% が上部由来）

下部消化管出血のマネジメント

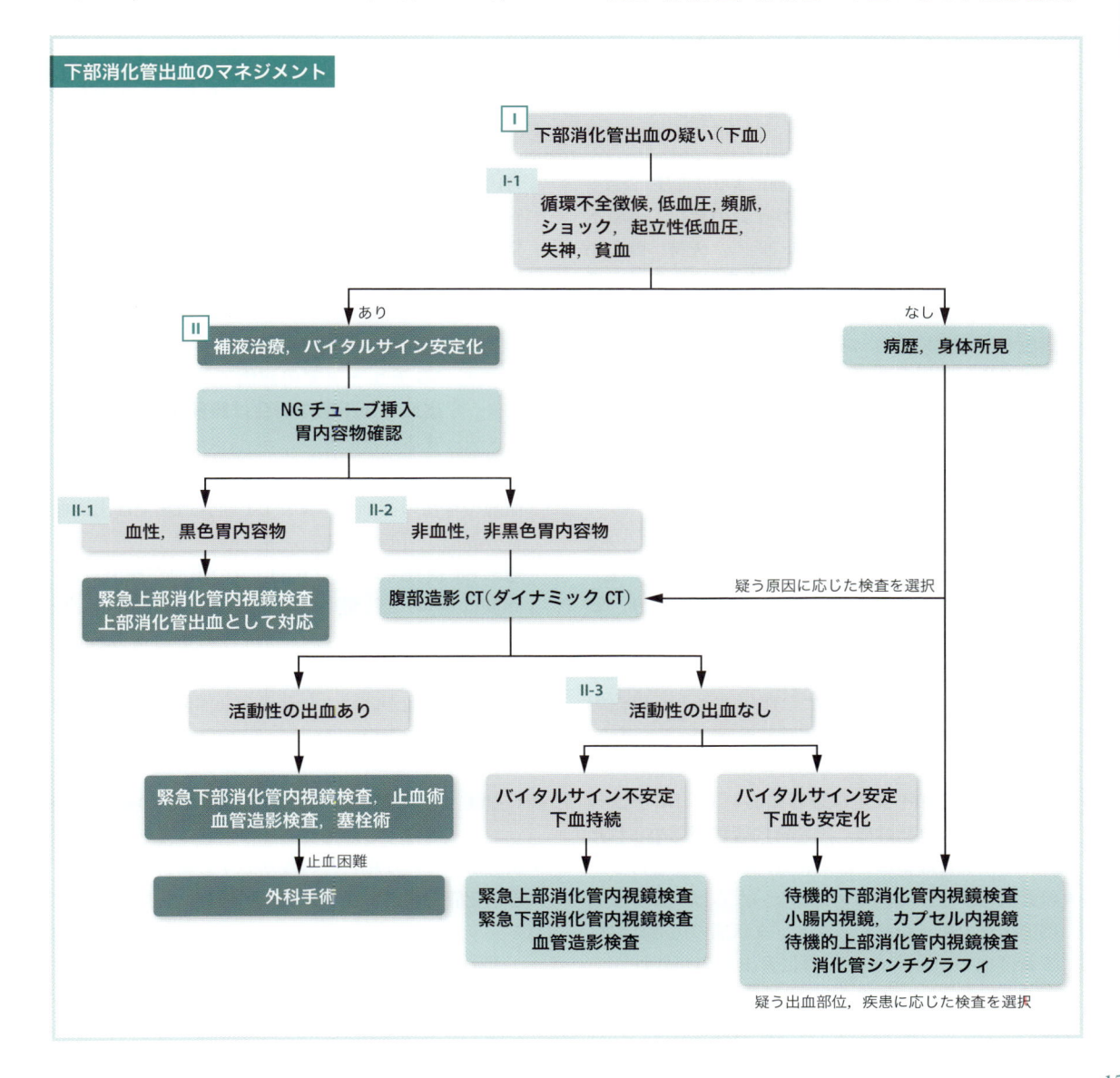

I 下部消化管出血の疑い（下血）

I-1 循環不全徴候, 低血圧, 頻脈, ショック, 起立性低血圧, 失神, 貧血

あり → II 補液治療, バイタルサイン安定化

なし → 病歴, 身体所見

II NG チューブ挿入 胃内容物確認

II-1 血性, 黒色胃内容物 → 緊急上部消化管内視鏡検査 上部消化管出血として対応

II-2 非血性, 非黒色胃内容物 → 腹部造影 CT（ダイナミック CT）← 疑う原因に応じた検査を選択

活動性の出血あり → 緊急下部消化管内視鏡検査, 止血術 血管造影検査, 塞栓術 → 止血困難 → 外科手術

II-3 活動性の出血なし
- バイタルサイン不安定 下血持続 → 緊急上部消化管内視鏡検査 緊急下部消化管内視鏡検査 血管造影検査
- バイタルサイン安定 下血も安定化 → 待機的下部消化管内視鏡検査 小腸内視鏡, カプセル内視鏡 待機的上部消化管内視鏡検査 消化管シンチグラフィ

疑う出血部位, 疾患に応じた検査を選択

表1 下部消化管出血の主訴

主訴	頻度
新鮮血の下血	68%
赤褐色便	43%
黒色便	17%
失神	10%
腹痛	12%
倦怠感	14%
起立性低血圧	30%

Best Pract Res Clin Gastroenterol. 2001 Feb;15(1):135-53

表2 下部消化管出血の原因疾患

疾患	頻度
憩室出血	30-65%
虚血性大腸炎	5-20%
痔核出血	5-20%
大腸ポリープ，悪性腫瘍	2-15%
毛細血管拡張	5-10%
ポリペクトミー後出血	2-7%
炎症性腸疾患	3-5%
感染性大腸炎	2-5%
宿便性潰瘍	0-5%
結腸直腸静脈瘤	0-3%
放射性直腸炎	0-2%
NSAIDs 大腸炎	0-2%
Dieulafoy 潰瘍	まれ

N Engl J Med. 2017 Mar 16;376(11):1054-63

〔*Am J Gastroenterol. 2010 Dec;105(12):2636-41*〕．

- 少量の出血では下部消化管出血で黒色便にはなりにくいが，400 mL 程度の出血であれば黒色便になることがある〔*Gut. 1964 Feb;5:77-9*〕．一方，上部消化管では 50-80 mL 程度の出血でも黒色便になりうる〔*JAMA. 1939 Dec 16;113(25):2232*〕

チャートI-1 活動性の出血，大量出血により低血圧，ショック，起立性バイタルサインの変化，循環不全徴候（J-1 敗血症の初療），失神，貧血がある場合（状態不安定な患者）は，まず全身状態を安定化させることが重要（チャートII）

- 状態が安定していれば病歴より出血リスクの評価，出血部位，原因疾患の評価を行い，それに応じた検査を予定する．

チャートII 状態不安定な患者の対応

- 状態が不安定な患者では補液，バイタルサインの安定化，全身管理を行いつつ，出血源の評価を行う．
- 上部消化管出血による下血のほうが重症であり，緊急処置を必要とすることも多いため，状態が不安定な患者では下部消化管出血と上部消化管出血の鑑別は重要である．鑑別には便の評価と，胃内容物の評価が有用である．

チャートII-1 状態が不安定な患者において，NG チューブより新鮮血，黒色胃内容物が認められた場合は緊急上部消化管内視鏡検査を行う

- 新鮮血の下血で，ショックでないならば 98.2％で下部消化管出血．ただし，ショック状態の患者における新鮮血の下血では上部消化管出血の可能性がある．
- NG チューブによる胃内容物の評価において，黒色

胃内容物，新鮮血，潜血反応陽性であれば上部消化管出血の可能性は 79-93％．ただし，胃内容物が正常でも上部消化管出血の除外はできないので注意する〔*Best Pract Res Clin Gastroenterol. 2001 Feb;15(1):135-53*〕．

チャートII-2 NG チューブでの評価で問題がない場合，出血源が不明な場合は腹部造影 CT を考慮する

- 腹部造影 CT（ダイナミック CT）では活動性の出血，血腫の存在の評価が，また CT 血管造影では出血血管の評価が可能である．
- 造影 CT 検査では 0.5-1.0 mL/分の出血が検出可能．感度は 30-47％程度．CT 血管造影では＜0.4 mL/分の出血も検出可能である〔*Best Pract Res Clin Gastroenterol. 2008;22(2):295-312*〕．
- 活動性の出血が認められた場合は部位に応じた追加検査，治療を考慮する．

チャートII-3 腹部造影 CT で活動性出血が認められない場合でも活動性出血の否定はできない

- 状態が不安定な場合，再度増悪する場合は緊急上下部消化管内視鏡，血管造影など検査，治療を考慮する．
- 下部消化管内視鏡では 48-90％で病変の確認が可能であり，止血術は 12％で行われる．
- 状態が安定した場合，疑う出血部位に応じて，待機

的上下部消化管内視鏡検査，小腸内視鏡検査，カプセル内視鏡検査，消化管シンチグラフィを考慮する．

- 状態が安定していれば下部消化管内視鏡検査は待機的に行う．下部消化管出血における緊急下部消化管内視鏡検査と待機的下部消化管内視鏡検査を比較した報告では，両者で死亡リスクや再出血リスクに有意差は認められない〔Clin Gastroenterol Hepatol. 2016 Apr;14（4）:558-64〕〔Am J Med Sci. 2017 Mar;353（3）:298-306〕．
- 核医学検査（消化管シンチグラフィ）では 0.1 mL/分の出血でも感知可能であり，感度が最も高いが特異度が低い．^{99m}Tc-RBC（赤血球），^{99m}Tc-HSA-D（人血清アルブミンジエチレントリアミン五酢酸）がある．
- 下部消化管出血の原因疾患を表2に示す．

下部消化管出血の予後予測因子

- 下部消化管出血の死亡率は 2.4 % と低いが，入院後に再出血が認められる群では 23.1 % と高い〔Best Pract Res Clin Gastroenterol. 2008;22（2）:295-312〕．
- 入院後の再出血リスク，輸血リスク，外科的止血術

表3 入院後の下部消化管出血における再出血，輸血リスク，外科治療リスク因子

因子	OR
1）心拍数≧100/分	3.7 [1.8-7.6]
2）収縮期血圧≦115 mmHg	3.5 [1.5-7.7]
3）失神	2.8 [1.1-7.5]
4）腹部所見で圧痛なし	2.4 [1.2-4.9]
5）受診後4時間以内に下血が認められる	2.3 [1.3-4.2]
6）アスピリンの使用	2.1 [1.1-3.8]
7）併存症が3つ以上	1.9 [1.1-3.4]
ポリープ切除術後の出血[†]	6.3 [1.4-28.0]

Arch Intern Med. 2003 Apr 14;163（7）:838-43／[†] Gastrointest Endosc. 2005 Jan;61（1）:46-52

リスクに関連する因子を表3にまとめる．1）〜7）の7項目のうち該当するのが0項目（低リスク群）の場合は，入院後の輸血リスク，再出血リスク，Ht 20 % 以上の低下となるリスクは 6-9 %，1-3 項目（中リスク群）では 43 %，>3 項目（高リスク群）では 79-84 % である〔Arch Intern Med. 2003 Apr 14;163（7）:838-43〕〔Am J Gastroenterol. 2005 Aug;100（8）:1821-7〕．

- リスク因子が認められる群では原則入院となる．

➕ 補足

下部消化管出血を来す代表的な疾患

憩室出血

- 大腸憩室を有する患者群の 3-5 % で出血を合併する．NSAIDs の使用は大腸憩室出血リスク因子となる（OR3.4）．
- 大腸憩室出血では腹痛や腹部所見は認められず，突如発症の下血となる〔Best Pract Res Clin Gastroenterol. 2001 Feb;15（1）:135-53〕．大量下血は有意に右半結腸で多い（55 % vs 23 %）〔Dis Colon Rectum. 1997 Mar;40（3）:344-8〕．
- 90 % が自然に止血されるため，状態が安定していれば保存的に加療し，待機的下部消化管内視鏡検査を行う．状態不安定な場合，造影 CT で活動性出血がある場合は，緊急下部消化管内視鏡検査，血管造影検査にて止血を試みる．止血後も長期的には 22-38 % で再発する〔Best Pract Res Clin Gastroenterol. 2001 Feb;15（1）:135-53〕．
- 憩室出血で自然止血した患者群を対象としたランダム化比較試験において，バリウム注腸は有意に1年

以内の再出血リスクを低下させる（14.8 % vs 42.5 %，HR 0.34[0.12-0.98]）〔Ann Surg. 2015 Feb;261（2）:269-75〕．ただし，使用されたバリウムは 200 g/100 mL の高濃度製剤であり，日本国内では保険適用外となるため注意．

血管異形成

- 血管異形成は剖検例，大腸内視鏡を行った患者群の 1-2 % で認められ，拡張した血管と菲薄化した粘膜組織が特徴．大量出血を来す可能性がある．
- また重度の大動脈弁狭窄症があると von Willebrand factor（VWF）が消費され，腸管の血管異形成より繰り返し出血することがあり，この病態を Heyde 症候群と呼ぶ．大動脈弁狭窄症に対する治療により出血も改善する可能性がある〔Age Ageing. 2009 May;38（3）:267-70〕．

腫瘍性

- 腫瘍性の下部消化管出血は全体の 2-26 % を占める．悪性腫瘍によるものは 21 %，結腸ポリープは

5-11％と言われている.

- ■ポリープ切除術後の出血は 0.2-0.6％と少ないが, 大量出血となるリスクがある. ポリープ切除術後すぐに出血が持続する急性と, ポリープ切除術後数日経過して出血する遅発性（〜 15 日）がある. 遅発性は血栓が剥がれたことによる出血と考えられている〔Gastrointest Endosc. 1999 Feb;49（2）:228-38〕.

炎症性・感染性腸炎

- ■炎症性・感染性腸炎による出血は下部消化管出血全体の 6-30％を占める. 炎症性腸疾患, 感染性腸炎, 放射性腸炎, 特発性潰瘍が含まれる. 潰瘍性大腸炎では大量出血が認められることがあり, その場合は大腸切除の適応となる. Crohn 病では 0.6-1.3％で下血が認められる. Ⓒ-8 炎症性腸疾患 を参照.
- ■放射性腸炎は放射線療法後数か月から数年後に生じる.
- ■慢性便秘は糞便による直腸潰瘍や, 虚血性腸炎のリスクとなる〔Gastrointest Endosc. 1999 Feb;49（2）:228-38〕.

虚血性腸炎

- ■虚血性腸炎は結腸への血流が不十分となることで生じる腸炎であり, 大腸炎の中で最も多い疾患である〔Dis Colon Rectum. 2007 Feb;50（2）:232-8〕.
- ■左側腹部〜下腹部痛, 同部位の圧痛と下血を伴うことが多いが, 腹痛が認められない例も 4 割程度ある〔Dis Colon Rectum. 2010 Sep;53（9）:1287-94〕.
- ■下部消化管出血患者において, 虚血性腸炎の可能性を示唆する因子は＞60 歳（OR5.7）, 透析患者（OR5.0）, 高血圧（OR4.9）, 低 Alb 血症（OR3.5）, 糖尿病（OR3.4）, 便秘を誘発する薬剤の使用（OR2.8）である〔Dis Colon Rectum. 2007 Feb;50（2）:232-8〕.
- ■虚血性腸炎では絶食, 安静, 補液, 腸管虚血のリスク因子・誘因への対応が基本となる. 24-48 時間で改善がない場合は再度画像検査を含めた評価を行う〔Clin Colon Rectal Surg. 2012 Dec;25（4）:228-35〕.
- ■白血球上昇, LDH 上昇, エコーにて腸管壁の血流が認められない患者では外科手術が必要となる可能性が高い〔AJR Am J Roentgenol. 2000 Oct;175（4）:1151-4〕.

急性出血性直腸潰瘍

- ■急性出血性直腸潰瘍は急性発症, 無痛性の直腸潰瘍で大量出血を来す. 日本, アジアでの報告例が多く, 高齢者, 寝たきり, 便秘, 急性疾患, NSAIDs 使用がリスクとなる〔J Clin Gastroenterol. 2001 Sep;33（3）:226-8〕.
- ■台湾における急性大量下血の 2.8％が急性出血性直腸潰瘍によるものであり, 平均年齢は 71.2 ± 10.1 歳. 潰瘍の部位は歯状線から 1-7 cm 頭側, 平均 4.7 ± 1.5 cm の位置にある. 多発潰瘍が 6 割程度で認められた〔Dis Colon Rectum. 2004 Jun;47（6）:895-903〕.

Meckel 憩室

- ■先天性の腸管奇形の 1 つで, 一般人口の 2％で認められる. 男女比は 2：1. 回盲弁（Bauhin 弁）から 61 cm 以内に多い. 無症候性で経過し, 手術中に偶発的に発見されることが多い〔South Med J. 2004 Nov；97（11）:1038-41〕. 偶発発見例のフォローでは 16％が症候性となった.
- ■症状は出血, 腸閉塞, 憩室炎がそれぞれ 1/3 程度, 他には腸穿孔や腸重積, 捻転などである. 症候性は小児例で多いがどの年齢でも生じうる〔Ann Surg. 2005 Mar;241（3）:529-33〕.
- ■下血の原因となる Meckel 憩室では異所性胃粘膜を含むことが多く, その場合 Meckel 憩室シンチグラフィ（^{99m}TcO4）が評価に有用となる. 81-95％で Meckel 憩室を診断可能である〔South Med J. 2004 Nov；97（11）:1038-41〕.

痔核

- ■痔核は急性下部消化管出血の 2-9％を占める. HIV 患者ではさらに頻度が上昇する.

その他, まれな疾患

- ■その他, まれながら下部消化管出血の原因となる疾患を表 4 に示す.

表4　まれに下部消化管出血の原因となる疾患

腸管血管炎
大動脈−腸管瘻
HIV 患者（痔核, CMV 腸炎, 大腸潰瘍など）
孤立性直腸潰瘍症候群
門脈性結腸症
結腸静脈瘤
異所性子宮内膜症
結腸の Dieulafoy 潰瘍
appendiceal orifice bleeding（虫垂開口部出血）

Gastrointest Endosc. 1999 Feb;49（2）:228-38

5 急性虫垂炎

■虫垂炎は糞石や寄生虫，人工物，腫瘍性病変などによる虫垂の閉塞，もしくは卵管炎，憩室炎，腸炎の波及による虫垂の炎症，ウイルス感染症が原因となる〔*World J Gastroenterol. 2013 Jul 7;19（25）:3942-50*〕〔*J Invest Surg. 2016 Apr;29（2）:74-9*〕．まれながら血管炎（結節性多発動脈炎，アレルギー性紫斑病，SLE，Behçet病）が原因となる例も報告されている〔*J R Soc Med. 2004 Sep;97（9）:439-40*〕．

※生涯有病率は 7-14 %〔*N Engl J Med. 2015 May 14;372（20）:1937-43*〕．

■1 年以内のバリウム検査も虫垂炎のリスクとなる．特に検査後 2 か月以内は高リスク（HR 9.7［4.7-20.3］）であるため，病歴聴取時には注意〔*Am J Med.*

2017 Jan;130（1）:54-60.e5〕．

■総合診療医にとって虫垂炎診療で重要なポイントは診断と外科への紹介のタイミングである．以前は緊急手術の代名詞であったが，近年抗菌薬による内科的治療も選択肢となっている．

急性虫垂炎のマネジメント

チャート I 急性虫垂炎の診断

病歴，所見から

■虫垂炎では虫垂が閉塞を起こし，内圧が上昇することで内臓痛（Th8-10）が出現する．この時は限局し

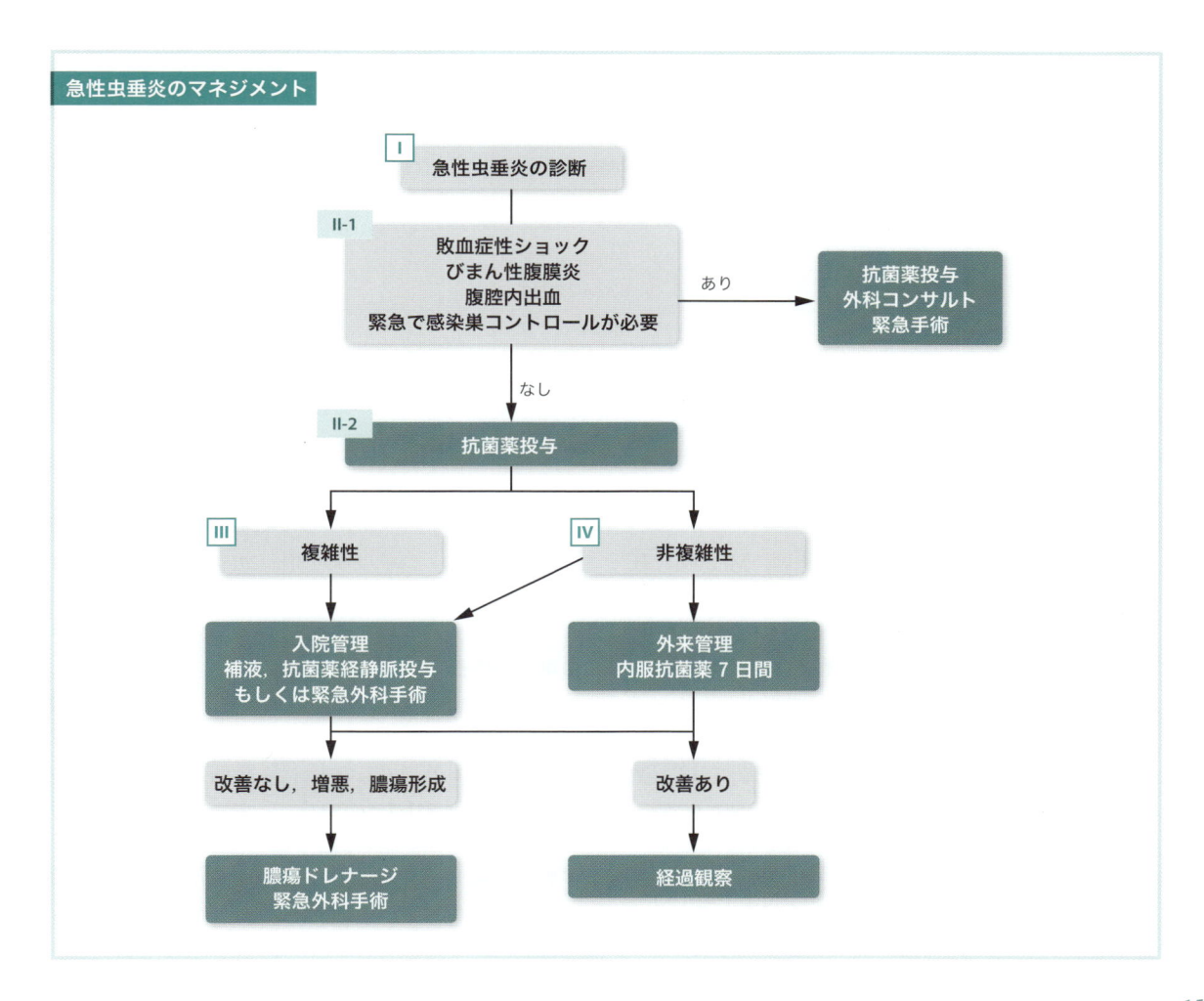

急性虫垂炎のマネジメント

- I 急性虫垂炎の診断
- II-1 敗血症性ショック／びまん性腹膜炎／腹腔内出血／緊急で感染巣コントロールが必要 → あり → 抗菌薬投与／外科コンサルト／緊急手術
- なし → II-2 抗菌薬投与
- III 複雑性 → 入院管理／補液，抗菌薬経静脈投与／もしくは緊急外科手術 → 改善なし，増悪，膿瘍形成 → 膿瘍ドレナージ／緊急外科手術
- IV 非複雑性 → 外来管理／内服抗菌薬 7 日間 → 改善あり → 経過観察

表1　Alvarado (MANTRELS) score

評価		点
Migration	心窩部, 臍部痛から右下腹部痛へ	1
Anorexia	食欲低下	1
Nausea	悪心・嘔吐	1
Tenderness	右下腹部痛	1
Rebound	反跳痛	2
Elevated temperature	発熱>37.3℃	1
Leukocytosis	白血球>1万/μL	2
Shift of WBC	白血球の左方移動	1

	感度 (%)	特異度 (%)	LR+	LR−
スコア>5	36 [23-50]	88 [83-92]	3.0	0.7
スコア>4	55 [40-68]	76 [70-82]	2.3	0.6
スコア>3	72 [58-83]	54 [47-61]	1.6	0.5
臨床判断[*1]	79 [66-89]	68 [61-74]	2.5	0.3
臨床判断[*2]	93 [82-98]	33 [27-40]	1.4	0.2

[*1] 最も疑う疾患が虫垂炎.
[*2] 最も疑う疾患と次に疑う疾患のどちらかが虫垂炎.

Ann Emerg Med. 2013 Aug;62 (2) :126-31

表2　各画像検査の感度, 特異度

	感度 (%)	特異度 (%)	LR+	LR−
腹部エコーのみ	77	94	12	0.25
腹部エコー → 造影 CT	97	91	11	0.03
腹部エコー → MRI	98	88	8	0.02
MRI のみ	97	93	15	0.04
単純 CT のみ[†]	92.7	96.1	23	0.08

Radiology. 2013 Jul;268 (1) :135-43／[†] Ann Emerg Med. 2010 Jan;55 (1) :51-9.e1

ない腹痛となる. その後炎症が腹膜に波及すると体性痛となり右下腹部痛が生じる.

■ 右下腹部痛, 移動する疼痛, 板状硬, McBurney 圧痛点陽性は急性虫垂炎の診断に有用である. また, 嘔吐の前に腹痛を生じる病歴は感度 100％であり, 除外に有用な所見となる可能性がある. 直腸診での診断は感度 49％, 特異度 61％で必ずしもルーチンの検査である必要はない〔*PLoS One. 2015; 10 (9) : e0136996*〕. 病歴, 身体所見の感度, 特異度は 補足▶ 表3 を参照〔*The Rational Clinical Examination: Evidence-Based Clinical Diagnosis. McGraw-Hill Professional, 2008*〕.

■ 診断スコアでは Alvarado (MANTRELS) score がよく使用される (表1). ただしスコアが低くても除外は困難であり, 臨床判断のほうがより高感度である 〔*Ann Emerg Med. 2013 Aug;62 (2) :126-31*〕. また特異度も不十分であり, 虫垂炎を疑えば画像検査で評価するほうがよい〔*Am J Emerg Med. 2015 Feb;33 (2) :266-70*〕〔*World J Emerg Surg. 2016 Jul 18;11:34*〕.

虫垂炎の検査

■ 虫垂炎の画像検査では腹部エコー, 腹部 CT, 腹部 MRI が有用である (表2).

■ 腹部 CT は単純 CT でも十分評価可能〔*Ann Emerg Med. 2010 Jan;55 (1) :51-59.e1*〕.

■ 妊婦など放射線曝露を避けたい場合は腹部エコーと腹部 MRI が有用である〔*Radiology. 2013 Jul;268 (1) :135-43*〕. MRI は単純 MRI でよく, 妊婦の虫垂炎において, MRI は CT 検査とほぼ同等の診断能をもつ〔*Ob-*

stet Gynecol Surv. 2009 Jul;64（7）:481-8; quiz 499）.

- 腹部エコーの所見と感度，特異度は 補足▶表 4 を参照.

虫垂炎の治療

- 治療は抗菌薬治療と虫垂切除が基本となる.
- 非複雑性（カタル性，非穿孔性）虫垂炎であれば緊急（12-24 時間以内）の腹腔鏡下虫垂切除術を行うか，抗菌薬で保存的加療を行う.
- 複雑性（膿瘍形成，穿孔性，蜂窩織炎性）では抗菌薬治療を優先する．各施設，術者の判断にて緊急手術治療を選択することもある〔*World J Emerg Surg. 2016 Jul 18;11:34*〕.

チャートII-1 敗血症性ショック，腹腔内出血，びまん性腹膜炎，他に感染巣コントロールが迅速に必要な場合はすぐに外科コンサルトをし，抗菌薬投与（ チャートII-2 ），緊急手術を行う

チャートII-2 虫垂炎と診断がつけば抗菌薬を開始

- 抗菌薬投与前に血液培養は 2 セット採取する.
- 抗菌薬選択は腸内細菌群，嫌気性菌をカバーするアンピシリン/スルバクタム，第三世代セフェム＋メトロニダゾールを選択．入院歴，抗菌薬曝露歴があればピペラシリン/タゾバクタムを選択する.

チャートIII 複雑性虫垂炎（穿孔性，膿瘍形成，蜂窩織炎性虫垂炎）の治療

- 入院加療とし，抗菌薬の経静脈投与，疼痛コントロールを行う.
- 術者の経験が豊富で合併症リスクが低いと判断される場合は緊急外科手術も考慮する.
- 腹腔内炎症が改善するまで抗菌薬は継続する.
- 膿瘍形成がある場合は経皮的ドレナージを考慮する.
- 炎症がコントロールできない場合，増悪傾向がある場合は外科手術を行う.
- 複雑性虫垂炎における内科的治療群と緊急外科手術群を比較したメタアナリシスでは，内科的治療群では治療失敗率は 7.2%［4.0-10.5］，膿瘍ドレナージ施行率は 19.7%［11.0-28.3］であった．緊急手術群では治療失敗や再発リスクは低下するものの，

治療における合併症率が 35.6%［26.9-44.2］と内科的治療群と比較して OR3.3［1.9-5.6］と有意に増加する結果であった〔*Ann Surg. 2007 Nov;246（5）:741-8*〕.これより，複雑性虫垂炎では抗菌薬による内科的治療を優先させるが，術者の経験が豊富で，合併症リスクが低いと考えられる場合は緊急外科手術も考慮してよい〔*World J Emerg Surg. 2016 Jul 18;11:34*〕.

- 初期に内科的治療を行い，改善後に待機的虫垂切除を行う場合も合併症発症率は 10.4%［3.4-17.6］と高い．一方で内科的治療後の再発率は 12.4%［0-25.5］であることを考慮すると，改善後の待機的虫垂切除をルーチンで行う必要性は低い〔*Am Surg. 2016 Jan;82（1）:11-5*〕.

チャートIV 非複雑性虫垂炎（カタル性，非穿孔性）の治療

- 以下の方法がある.
  ①緊急手術を行う.
  ②抗菌薬治療のみで治療する.
  ③抗菌薬治療後に待機的手術を予定する.
- 非複雑性虫垂炎では急性期でも腹腔鏡下虫垂切除術が可能なことが多い.
- 非複雑性虫垂炎の場合，合併症発症リスクも低いため，早期の外科手術が推奨される.
- 外科手術を行う場合は 12-24 時間以内に行う〔*World J Emerg Surg. 2016 Jul 18;11:34*〕.
- 抗菌薬による治療群と外科手術治療群では，治療成功率は外科手術のほうが良好である．ただし，抗菌薬治療群において，治療開始後 24-48 時間で改善が認められない症例で手術治療に切り替えるプロトコールであれば，抗菌薬治療群も十分な治療成功率（ほぼ 100%）が見込める〔*BMJ. 2012 Apr 5;344:e2156*〕.
- 抗菌薬による保存的加療を選択した非複雑性虫垂炎症例では，7 日以内の治療失敗率は 11.9% でその全例が外科手術を施行．治療成功例でも 6 か月以内の再発率は 10.7%，1 年以内では 12.6%，2 年以内では 13.8% と最初の 1 年間の再発率が高い〔*Ann Surg. 2014 Jul;260（1）:109-17*〕．1 年以内の再発率 29% と高い報告もある〔*Lancet. 2011 May 7;377（9777）:1573-9*〕.近年の報告では 1 年以内に 34.0%，5 年以内に 39.1% が再発したという報告がある〔*JAMA. 2018 Sep 25;320（12）:1259-1265*〕．再発リスクについては十分な説明が必須となる.

C 消化器

Q 非複雑性虫垂炎には結局どのように対応すべきでしょうか？

A 非複雑性の虫垂炎ではさまざまな治療選択肢があります．

緊急手術を行う利点は，再発リスクが少なく，早期退院が可能な点ですが，DPC 制度の関係で5日間の入院が必要となります（入院時に腹部 CT を撮影した場合）．また緊急で行う場合は腹腔鏡下虫垂切除術から開腹術へ移行するリスクも高くなります．

抗菌薬による保存的加療の場合は，悪心・嘔吐，腹痛がコントロール可能であれば外来での内服抗菌薬治療（アモキシシリン/クラブラン酸）が可能です．仕事や生活の都合で入院ができない場合は良い選択肢となるかもしれませんが，外来フォローとしても増悪する可能性があること，その場合は再度受診する必要があることは患者さんに十分に説明しておきます．落ち着くまで外来フォローは数日毎に行いましょう．

保存的加療で入院を選択した場合はあまり利点がなく，同じ入院するなら手術治療を選択したほうがよいかもしれません．ただ，専門科へのアクセスが悪い環境では，経過観察目的に入院管理とし増悪傾向があれば早期に転院を考慮する意味で有用な選択肢かもしれません．

抗菌薬治療のみで終了する選択肢もありますが，虫垂炎再発率が高いこと（10-30％）と，まれながら虫垂炎の原因として虫垂癌や回盲部癌もあることから，原則として待機的虫垂切除も考慮したほうがよいかもしれません．

各選択の利点，欠点をよく説明し，患者さんと相談して方針を決めるとよいでしょう．

✚ 補 足

表3 虫垂炎に対する病歴，身体所見の感度，特異度

症状，所見	感度（%）	特異度（%）	LR＋	LR−
右下腹部痛	84	90	7.3-8.5	0-0.28
以前に同様の疼痛（−）	86	40	1.50 [1.46-1.7]	0.32 [0.25-0.42]
移動する疼痛	64	82	3.2 [2.4-4.2]	0.50 [0.42-0.59]
嘔吐の前に疼痛	100	64	2.8 [1.9-3.9]	NA
食欲低下	68	36	1.3 [1.2-1.4]	0.64 [0.54-0.75]
悪心	58	37	0.69-1.2	0.70-0.84
嘔吐	51	45	0.92 [0.82-1.0]	1.1 [0.95-1.3]
板状硬	20	89	3.8 [3.0-4.8]	0.82 [0.79-0.85]
右下腹部圧痛	65-100	1-92	1.8	0.3
McBurney 圧痛点	50-94	75-86	3.4	0.4
Psoas 徴候	16	95	2.4 [1.2-4.7]	0.90 [0.83-0.98]
Obturator 徴候	8	94	NS	NS
発熱	67	79	1.9 [1.6-2.3]	0.58 [0.51-0.67]
反跳痛	63	69	1.1-6.3	0-0.86
筋性防御	73	52	1.7-1.8	0-0.54
直腸圧痛	41	77	0.83-5.3	0.36-1.1
Rovsing 徴候	68	58	2.3	0.8

The Rational Clinical Examination: Evidence-Based Clinical Diagnosis. McGraw-Hill Professional, 2008

表 4　腹部エコーの所見と虫垂炎に対する感度，特異度

腹部エコーの所見	感度（%）	特異度（%）
虫垂の直径≧6 mm	98 [95-100]	98 [95-100]
虫垂が圧迫にて潰されない	96 [94-100]	96 [94-100]
虫垂粘膜内水分貯留	53 [43-63]	92 [87-97]
Doppler で虫垂壁に血流あり	52 [43-61]	96 [94-100]
虫垂周囲脂肪組織の炎症変化	91 [86-96]	76 [69-83]
盲腸壁肥厚	25 [17-33]	88 [82-94]
回腸周囲リンパ節腫大	32 [24-40]	62 [53-71]
腹水	51 [42-60]	71 [63-79]

Radiology. 2004 Feb;230（2）:472-8

C 消化器

6 大腸憩室炎

■ 日本人の憩室保有率は欧米人と比較すると少ないものの，食生活の変化とともに年々頻度は増加傾向にある〔*Aliment Pharmacol Ther. 2004 Apr 1;19（7）:765-9*〕.

■ 食事の影響は western diet（赤肉の摂取，精製された穀物，高脂肪の乳製品）が prudent diet（果物が多い，野菜，全粒の穀物）に比べて憩室炎のリスクを高めることが示された〔*Gastroenterology. 2017 Apr;152（5）:1023-30.e2*〕.

■ 日本人における憩室疾患の部位は，盲腸（26.9％），上行結腸（49.8％），横行結腸（3.6％），下行結腸（4.1％），S 状結腸（15.6％），直腸（0.04％）である．右側病変は若年で，左側病変は高齢者でより比率が高くなる傾向がある〔*PLoS One. 2015; 10（4）: e0123688*〕.

■ 重症度により，外来で治療可能な症例からドレナージ，手術治療を必要とする症例まであるため，それぞれの適応を押さえておくことが重要.

大腸憩室炎のマネジメント

チャート I 大腸憩室炎の評価

■ 大腸憩室炎は急性経過の腹痛で発症することが多い〔*J Gastrointestin Liver Dis. 2014 Dec;23（4）:379-8*〕.

■ 腹痛の部位は憩室炎の部位により異なる．右下腹部や左下腹部であることが多いが，10-15％は腹部全体の疼痛を訴える.

■ 他の消化管症状としては，悪心・嘔吐 10-40％，下痢 20-30％，便秘 10-20％，下血 5-10％程度とさま

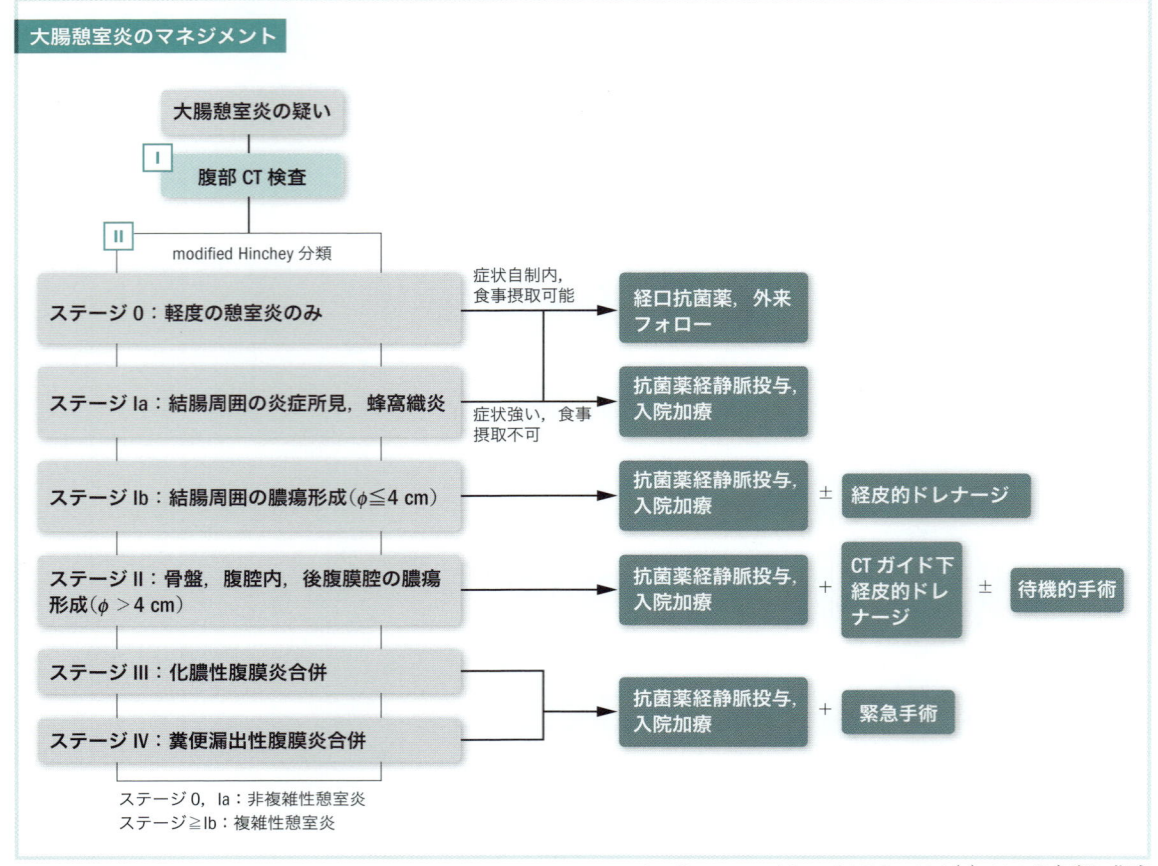

大腸憩室炎のマネジメント

Ann Gastroenterol Surg. 2017 Sep 28;2（1）:22-7 を参考に作成

表1　憩室炎の重症度分類（modified Hinchey分類）

ステージ	特徴	感度（%）	特異度（%）
0	軽度の憩室炎のみ		
Ia	結腸周囲の炎症所見，蜂窩織炎		
Ib	結腸周囲の膿瘍形成	76	86
II	骨盤，腹腔内，後腹膜腔の膿瘍形成	90	83
III	化膿性腹膜炎	42	95
IV	糞便漏出性腹膜炎	100	91

感度，特異度は外科手術所見をリファレンス・スタンダードとしたときのCT検査の診断能.
Hinchey分類はIaとIbが分かれていない.

Tech Coloproctol. 2012 Oct;16（5）:363-8

表2　推奨される抗菌薬と投与量

経口抗菌薬	投与量
メトロニダゾール（フラジール®）＋シプロフロキサシン（シプロキサン®）	メトロニダゾール1500 mg/日 朝昼夕 シプロフロキサシン600 mg/日 朝昼夕
メトロニダゾール＋ST合剤（バクタ®）	ST合剤4錠/日 朝夕
アモキシシリン/クラブラン酸（オーグメンチン®）＋アモキシシリン（サワシリン®）	アモキシシリン/クラブラン酸750 mg/日 朝昼夕 アモキシシリン750 mg/日 朝昼夕

経静脈抗菌薬	投与量
アンピシリン/スルバクタム（ユナシン®）	3 g 6時間毎
メトロニダゾール（アネメトロ®）＋セフトリアキソン（セフィローム®）	メトロニダゾール500 mg 8時間毎 セフトリアキソン1 g 24時間毎

N Engl J Med. 2007 Nov 15;357（20）:2057-66 より改変

ざま.

- 診断はエコーやCTなど画像検査で行う．画像検査は治療方針を決めるためにも重要な検査と言える〔*Ann Surg Treat Res. 2018 Jun;94（6）:322-9*〕.
- 大腸憩室炎の診断は腹部CTで行う.
- 腹部CTでは感度93-97％，特異度100％で憩室炎を診断可能であり，さらに造影CTを行うことで他に鑑別が必要な疾患の除外も可能となる.
- 大腸憩室炎のCT所見で評価するポイントは憩室の存在，腸管周囲脂肪織の混濁，腸管壁の肥厚（>4 mm），憩室周囲の膿瘍形成である〔*N Engl J Med. 2007 Nov 15;357（20）:2057-66*〕.

チャート II　大腸憩室炎のステージ分類と治療

- 腹部CT所見にて憩室炎のステージングを行い，それに応じて治療方針を決める．ただし，CT所見と外科手術所見には軽度乖離も認められており，CT所見による判断を過信しないほうがよい．入院中に経過を追うことが重要であり，治療開始後2-3日経過しても改善が認められない場合は再度CT検査にてフォローする〔*N Engl J Med. 2007 Nov 15;357（20）:2057-66*〕.

- ステージングとCT検査による感度，特異度は表1を参照.

ステージ0, Ia　抗菌薬のみで治療する．症状が自制内であれば外来治療も可能

〔*N Engl J Med. 2007 Nov 15;357（20）:2057-66*〕

- 軽症例（ステージ0とIa）で免疫不全ではなく，さらに経口摂取が可能であれば外来で治療は可能である.
- 抗菌薬は嫌気性菌を含めた腸内細菌をカバーするものを選択する（表2）.
- 膿瘍，腹膜炎の合併がない憩室炎（非複雑性憩室炎）患者で外来加療された97％がそのまま外来で治療可能であった〔*Int J Colorectal Dis. 2014 Jul;29（7）:775-81*〕.
- 経口摂取不可，腹痛コントロールが困難，膿瘍，腹膜炎合併例（複雑性憩室炎），外来フォローとした

Ⓒ消化器

が症状のコントロールがつかない症例では入院管理とし，抗菌薬の経静脈投与を開始する．

■経口摂取困難な場合，症状が強い場合は入院加療とし，抗菌薬の経静脈投与を行う．

ステージ Ib, II　入院とし抗菌薬の経静脈投与を行う．また＞4 cm の膿瘍があればドレナージを行う

■膿瘍径≦4 cm で腹膜炎の合併がなければ（ステージIb），ドレナージをしなくても抗菌薬と絶食で治療は可能である．この場合，治療に反応しないとき，増悪するときにドレナージや待機的手術治療を考慮する．

■膿瘍径＞4 cm であれば CT ガイド下経皮的ドレナージを行う〔*N Engl J Med. 2007 Nov 15;357（20）:2057-66*〕．

ステージ III, IV　手術治療（腹腔鏡もしくは開腹術）を考慮する

■ステージ III，IV で以下が認められる場合は手術治療を考慮する．
・びまん性の腹膜炎合併
・コントロール不良の敗血症
・腸管穿孔合併
・経皮的ドレナージが困難な膿瘍形成
・抗菌薬投与後 3 日経過しても改善が認められない症例
■ステージ III では腹腔鏡下洗浄法のほうが再手術リスクは少ない．
・ステージ III の憩室炎を対象として，腹腔鏡下洗浄法と Hartmann 法を比較したランダム化比較試験では，腹腔鏡下洗浄法で有意に再手術リスクは低い結果であった（RR 0.40［0.21-0.76］，NNT 2.9/12 か月間）〔*Ann Intern Med. 2016 Feb 2;164（3）:137-45*〕．

大腸憩室炎治療後のフォロー

治療後の大腸内視鏡検査は複雑性憩室炎例で特に推奨される

■ガイドラインでは大腸憩室炎後の大腸内視鏡検査を

Q&A

Q 非複雑性憩室炎（ステージ 0，Ia）では抗菌薬も必要ないという話を聞きました．

A 非複雑性憩室炎患者 623 例を対象とした非盲検化ランダム化比較試験（AVOD trial）において，抗菌薬投与群と非投与群を比較した結果，入院中の穿孔，膿瘍合併率，手術適応例の増加は両者で有意差が認められませんでした〔*Br J Surg. 2012 Apr;99（4）:532-9*〕．さらに，左側の非複雑性憩室炎患者 526 例を対象とし，抗菌薬投与群と非投与群を比較したランダム化比較試験（DIAB-OLO trial）では，改善率や再入院リスク，合併症リスクに有意差は認められず，改善までの期間や腹痛の経過も両者で同じでした〔*Br J Surg. 2017 Jan;104（1）:52-61*〕．これらの結果より，ステージ 0，Ia 程度の軽症の憩室炎では抗菌薬なしでフォローする選択肢もあると考えられます．

推奨しているものが多い〔*Ann Surg. 2014 Feb;259（2）:263-72*〕．大腸憩室炎で内科的治療を受けた患者群と，大腸癌の家族歴があり大腸内視鏡によるスクリーニングを受けた患者群では，両者でポリープ，腺腫，大腸癌のリスクは同等であった〔*United European Gastroenterol J. 2014 Aug;2（4）:301-6*〕．また，急性憩室炎後に大腸内視鏡検査を行った研究のメタアナリシスでは，大腸憩室炎患者における大腸癌の頻度は 1.6%，非複雑性憩室炎群では 0.7%，複雑性憩室炎群では 10.8% であり，複雑性憩室炎患者では大腸内視鏡検査によるフォローは重要である〔*Ann Surg. 2014 Feb;259（2）:263-72*〕．

大腸憩室炎の再発リスク

■大腸憩室炎の再発リスク因子は，過去の憩室炎の既往，膿瘍形成の有無，ステロイド使用の 3 項目がある（表 3）〔*Medicine（Baltimore）. 2015 Feb;94（8）:e557*〕．

表3 憩室炎の再発リスク因子と5年再発率

非複雑性憩室炎の再発リスク	HR	複雑性憩室炎の再発リスク	HR
1-2回の憩室炎既往	1.6 [1.1-2.5]	過去の憩室炎既往	3.3 [1.3-8.6]
3回以上の憩室炎既往	3.2 [1.9-5.5]	CTで膿瘍形成あり	6.2 [2.5-15.7]
		ステロイドの使用	16.1 [5.4-48.0]

5年間の再発率

	非複雑性憩室炎の再発	複雑性憩室炎の再発
全患者群	35%	5%
憩室炎既往（－）群	30%	4%
3回以上の憩室炎既往あり群	77%	6%
低リスク群（0-2点）*	35%	3%
高リスク群（≧3点）*	36%	43%

*過去の憩室炎既往を1点，CTで膿瘍形成ありを2点，ステロイドの使用を3点として計算．

Medicine（Baltimore）. 2015 Feb;94（8）:e557

C 消化器

■小腸閉塞は腹痛で救急受診した患者の 2％を占める疾患である〔Acad Emerg Med. 2013 Jun;20（6）:528-44〕.

■小腸閉塞の原因の 60-80％が腹部外科手術後の癒着. 他にはヘルニアが 15％, 腫瘍性閉塞が 15％程度である. まれな原因として炎症性, Crohn 病, 胆石, 糞便, 異物による閉塞などがある〔Acad Emerg Med. 2013 Jun;20（6）:528-44〕.

■最も多い癒着性小腸閉塞の 80％が保存的加療で治療可能であるが, 20％で手術治療が必要となる.

■入院管理においては, 腸閉塞の原因鑑別, 緊急手術適応の判断, 腸閉塞に伴う合併症の予防が重要〔World J Emerg Surg. 2018 Jun 19;13:24〕.

■成人の大腸閉塞では 95％以上は 3 つの疾患（大腸癌:60-80％, 大腸捻転：11-15％, 憩室炎:4-10％）が原因となる. 5％以下のまれな原因として, ヘルニア, 炎症性腸疾患, 腸管外からの圧迫（膿瘍, 腫瘍）, 糞便嵌頓, 腸管内異物などが挙げられる〔Radiology. 2015 Jun;275（3）:651-63〕.

腸閉塞のマネジメント

チャート I 腸閉塞の診断

病歴, 所見から

■腸閉塞を示唆する病歴, 所見の感度, 特異度は 補足▶表 4 を参照.

▪病歴では腹部手術歴, 腹部全体の疼痛, 便秘, 嘔吐後の症状改善があれば腸閉塞を疑うきっかけとなる.

▪身体所見では感度は低いが, 腹壁から腸蠕動が視認できる所見があれば LR＋21 とほぼ腸閉塞を診断可能. 腹部膨隆と腹部全体の圧痛も有用な所見である〔Eur J Surg. 1998 Oct;164（10）:777-84〕.

■食事内容も重要であり, 根菜類（ゴボウなど）, 海藻類（ワカメなど）, キノコ類の摂取があると腸閉塞となりやすい. 日本では他にお餅や寿司なども腸閉塞の誘発因子として多い. また咀嚼機能の低下により食物を細かくできないことも原因となるため, これらの食事内容, 歯牙, 咀嚼機能の評価は再発予防としても重要である.

画像検査から

■画像検査では腹部エコー, 腹部 CT, MRI 検査が有用な検査となる.

▪腹部単純 X 線検査は感度, 特異度共に不十分（表 1）〔Acad Emerg Med. 2013 Jun;20（6）: 528-44〕.

▪救急では腹部エコーで腸閉塞のスクリーニングを行い, 疑えば腹部造影 CT を行うのが最も迅速に評価可能である.

■腹部エコー検査は腸管蠕動も評価可能であり, イレウスか腸閉塞かの鑑別にも有用である.

▪腹部エコーでは腸管の拡張を評価し, 十二指腸で＞25 mm, 空腸で＞15 mm の腸管拡張があれば LR 15.1 で腸閉塞を示唆する. また結腸の虚脱所見も有用である（表 2）〔Eur J Emerg Med. 2010 Oct;17（5）:260-4〕.

▪腸閉塞の診断での腹部エコーの検査精度を検証したメタアナリシスの結果では, 感度が 92.4％（95％信頼区間 89.0-94.7）, 特異度 96.6％（95％信頼区間 88.4-99.1）, LR（＋）27.5, LR（－）0.08 とされ, 超音波検査でほぼ診断も除外も可能である〔Am J Emerg Med. 2018 Feb;36（2）:234-42〕.

表 1　各画像検査の感度, 特異度

	感度 (%)	特異度 (%)	LR＋	LR－
腹部 X 線	75 [68-80]	66 [55-76]	1.6 [1.1-2.5]	0.43 [0.24-0.79]
腹部エコー（検査室）	90 [86-93]	96 [91-99]	14.1 [3.6-55.6]	0.13 [0.08-0.20]
腹部エコー（救急室）	97 [92-99]	90 [84-95]	9.5 [2.1-42.2]	0.04 [0.01-0.13]
腹部造影 CT（5-10 mm 幅）	87 [83-90]	81 [74-87]	3.6 [2.3-5.4]	0.18 [0.09-0.35]
腹部造影 CT（0.75 mm 幅）	96	100	∞	0.04
腹部 MRI	92 [80-98]	89 [65-99]	6.7 [2.1-21.5]	0.11 [0.04-0.26]

Acad Emerg Med. 2013 Jun;20（6）:528-44

腸閉塞のマネジメント

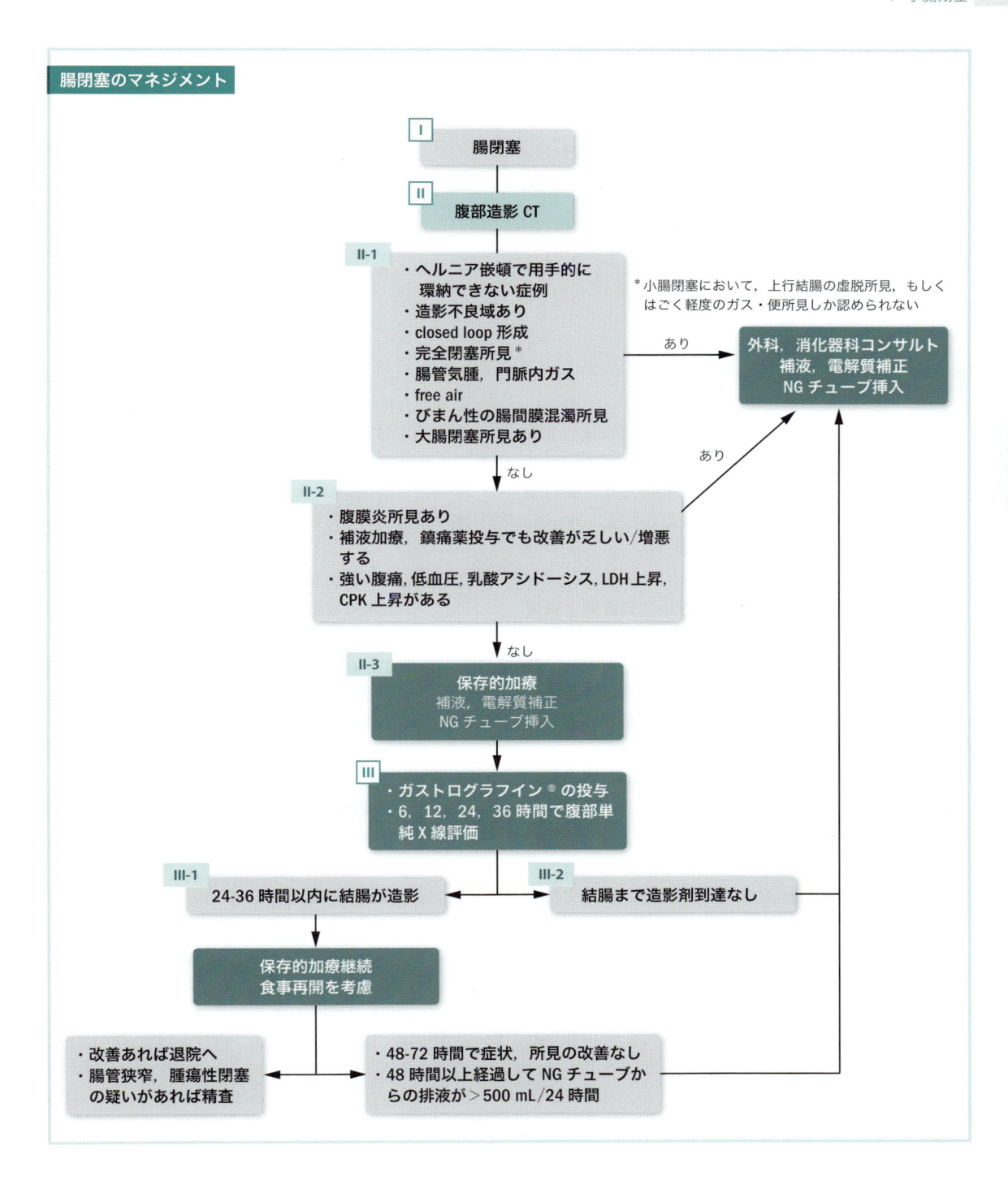

I 腸閉塞

II 腹部造影 CT

II-1
・ヘルニア嵌頓で用手的に環納できない症例
・造影不良域あり
・closed loop 形成
・完全閉塞所見 *
・腸管気腫，門脈内ガス
・free air
・びまん性の腸間膜混濁所見
・大腸閉塞所見あり

＊小腸閉塞において，上行結腸の虚脱所見，もしくはごく軽度のガス・便所見しか認められない

あり → 外科，消化器科コンサルト 補液，電解質補正 NG チューブ挿入

なし

II-2
・腹膜炎所見あり
・補液加療，鎮痛薬投与でも改善が乏しい/増悪する
・強い腹痛, 低血圧, 乳酸アシドーシス, LDH 上昇, CPK 上昇がある

あり

なし

II-3 保存的加療 補液，電解質補正 NG チューブ挿入

III
・ガストログラフイン® の投与
・6，12，24，36 時間で腹部単純 X 線評価

III-1 24-36 時間以内に結腸が造影

III-2 結腸まで造影剤到達なし

保存的加療継続 食事再開を考慮

・改善あれば退院へ
・腸管狭窄，腫瘍性閉塞の疑いがあれば精査

・48-72 時間で症状，所見の改善なし
・48 時間以上経過して NG チューブからの排液が＞500 mL/24 時間

表2　腹部エコーの所見

エコー所見	感度（%）	特異度（%）	LR＋
小腸径が十二指腸で＞25 mm，空腸で＞15 mm	94.2 [89.2-99.1]	93.8 [88.5-99.0]	15.1 [6.44-35.3]
消化管蠕動運動の亢進	72.1 [62.6-81.6]	36.3 [25.7-46.8]	1.1
結腸の虚脱	84.9 [77.3-92.5]	71.3 [61.3-81.2]	2.9 [2.1-4.2]

Eur J Emerg Med. 2010 Oct;17（5）:260-4

表3　腸管虚血, 絞扼を示唆するCT所見

CT所見	感度%	特異度%	LR＋	LR−
腹水貯留	69[53-81]	61[41-78]	1.8[1.3-2.5]	0.50[0.38-0.66]
腸管壁造影不良	53[39-67]	95[75-99]	11.1[2.3-53.9]	0.48[0.37-0.63]
腸間膜の混濁	72[52-85]	55[41-68]	1.6[1.2-2.2]	0.50[0.28-0.88]
腸間膜体液貯留*	89[75-96]	61[51-69]	2.3[1.9-2.8]	0.16[0.07-0.39]
腸管壁肥厚	48[41-54]	83[74-89]	2.8[1.8-4.4]	0.62[0.53-0.72]

*腸間膜に覆われた部位での腹水貯留所見.

Eur Radiol. 2015 Jun;25(6):1823-35

チャート II　腸閉塞の治療

■ 腸閉塞患者で虚血の可能性を考慮する場合は, 全例腹部造影CTによる評価が推奨される. 腎不全患者で造影困難な場合は単純CTで代用するが, 腸管壊死の評価が不十分となるため注意が必要〔*J Trauma Acute Care Surg. 2012 Nov;73(5 Suppl 4):S362-9*〕.

チャートII-1　腹部造影CTにおいてヘルニア嵌頓, 腸管虚血所見（造影不良域）, closed loop, 完全閉塞, 腸管気腫, 門脈内ガス, free air, びまん性の腸間膜混濁所見, 大腸閉塞所見が認められる場合は外科, 消化器科コンサルトを行う

■ これら所見がある場合は緊急手術や処置を必要とする可能性が高い.

▪ 癒着性小腸閉塞症例256例において, 造影CT検査所見と絞扼性腸閉塞合併の関連を評価した報告では, 腸管壁造影不良（OR 7.8[2.6-23.5]）, びまん性の腸間膜混濁所見（OR 6.1[2.5-15.2]）, closed-loop形成（OR 6.5[2.8-15.5]）が有意に絞扼性腸閉塞と関連していた. 2項目を満たせばLR 14.7[7.1-30.4], 3項目すべてを満たすとLR 43.8[14.2-135.2]で絞扼性腸閉塞を示唆する〔*Radiology. 2017 Dec;285(3):798-808*〕.

▪ 癒着性小腸閉塞において腸管虚血, 絞扼を示唆するCT所見を評価したメタアナリシスでは, 腸管壁造影不良が最も虚血を示唆する所見（LR＋11.1）であり, 腸間膜の体液貯留（−）は虚血, 絞扼の可能性を下げる所見（LR−0.16）と言える（表3）〔*Eur Radiol. 2015 Jun;25(6):1823-35*〕.

▪ 腹水貯留所見は虚血や絞扼を示唆する所見とも, 除外する所見とも言い難い. 腹水を評価するのであれば腸間膜に覆われた部位での貯留を意識して評価する（腸間膜体液貯留）.

■ 完全閉塞は小腸閉塞において, 上行結腸の虚脱所見, もしくはごく軽度のガス, 便所見しか認められない場合に判断する.

■ 大腸閉塞は大腸癌とS状結腸捻転が原因の大半を占めるため, 原則専門医コンサルトが望ましい〔*Ann Afr Med. 2011 Jan-Mar;10(1):45-50*〕. 他に糞便による閉塞や腸管癒着も原因となる.

チャートII-2　身体所見において腹膜炎所見（筋性防御）がある場合, 強い腹痛, 発熱や頻脈, 血圧低下, 乳酸アシドーシス, LDH上昇, CPK上昇があり, 補液加療や鎮痛薬投与にて改善が乏しい場合も早期に外科コンサルトを行うべきである

チャートII-3　これらの所見が認められない場合は補液, 電解質補正, 鎮痛, NGチューブによる胃内容物のドレナージを行い, 保存的に加療する

■ 腸閉塞では腸液として体液が排出されるため, 脱水, 電解質異常を伴うことが多い. 大量補液と電解質補正が重要となる. インアウトバランスは尿量のみではなく, NGチューブからの排液も考慮することを忘れてはならない.

■ 保存的加療中も頻回に腹部所見は評価し, 腹膜炎所見の出現, 腹部所見の増悪, 症状の増悪があれば再度血液検査, CT検査をフォローする. フォロー中に チャートII-1, 2 の所見が出現すれば早急に対応, コンサルトを行うべきである.

チャート III　保存的加療となる例ではガストログラフイン® 50-100 mL 投与を行う

■ 胃内容物を十分にドレナージした後にガストログラフイン® 50-100 mL＋水 50-100 mL 程度をNGチューブより投与する（浸透圧が高いために, 腸管蠕動を刺激する効果とともに腸管の造影に役立つが, 粘膜病変の描出は希釈による影響で鮮明な画像にならず, バリウム検査に劣る. あくまで通過を評価する

のに適している検査である）.

- 投与後 6，12，24，36 時間で腹部単純 X 線を評価し，24-36 時間以内に結腸まで造影剤が到達していれば完全閉塞は否定可能であり，感度 99 ％〔98-100〕，特異度 93 ％〔88-99〕，LR＋15.1〔6.5-35.2〕，LR－0.01〔0.00-0.03〕で手術適応となる腸閉塞を評価可能である〔*Am J Surg. 2016 Jun;211（6）:1114-25*〕.
- また，ガストログラフイン® により入院期間の短縮や手術適応症例を減少させる効果も認められるとする報告もあるが，近年のランダム化比較試験ではそのような効果は否定的であり，議論の余地がある.〔*Br J Surg. 2007 Apr;94（4）:404-11*〕〔*Indian J Surg. 2013 Jun;75（3）:195-9*〕〔*Am J Surg. 2016 Jun;211（6）:1114-25*〕〔*Surgery. 2017 May;161（5）:1315-25*〕.
- ガストログラフイン® 投与はヨードアレルギー患者には禁忌になっている．また，誤嚥により致死的な ARDS を来した症例の報告もあり〔*South Med J. 1992 Dec;85（12）:1255-6*〕，嘔吐による誤嚥リスクが高い高齢者，小児，意識障害患者での使用には注意が必要.

チャート III-1 **ガストログラフイン® 投与後 24-36 時間以内に結腸まで到達した場合，部分閉塞と判断し保存的加療を継続．経口摂取の再開も考慮する**〔*World J Emerg Surg. 2018 Jun 19;13:24*〕

- 保存的加療を 48-72 時間継続しても症状，所見の改善が乏しい場合，増悪する場合，胃管からの排液が＞500 mL/24 時間となる場合は外科コンサルトが必要.
- 非複雑性の癒着性小腸閉塞患者で最終的に手術治療となった患者群の解析では，外科手術まで 3 日以上経過した症例では全死亡リスクの上昇が認められた〔*J Trauma Acute Care Surg. 2014 Jun;76（6）:1367-72*〕.
- 改善が認められても狭窄が残存している患者，腫瘍性の閉塞が疑われる患者では原因の精査，治療が必要となる.
- 腫瘍性閉塞では卵巣癌や大腸癌の転移，腹部腫瘍以外であれば乳癌やメラノーマによるものが多い.
- Crohn 病による腸閉塞には 2 パターンあり，腸炎急性期では腸管の攣縮による腸閉塞を来し，慢性期

Q イレウス管と NG チューブはどちらが良いのでしょうか？

A 癒着性小腸閉塞 186 例を対象としたランダム化比較試験において，内視鏡にて挿入したイレウス管と NG チューブを比較したところ，腹部症状，外科手術移行率は有意にイレウス管群で改善する結果でした〔*World J Gastroenterol. 2012 Apr 28;18（16）:1968-74*〕．この試験では外科手術治療となったのがイレウス管群で 10.4 ％，一方で NG チューブ群では 53.3 ％ と，癒着性小腸閉塞にしては外科手術適応となる例が多い印象があります．一般的な癒着性イレウスよりは重症例が多く含まれている可能性があり，また現時点でランダム化比較試験は 1 つのみであるため，どの患者群でイレウス管を用いるべきか，今後の追試にも期待したいところです.

どちらが良いかという質問への回答は，「外科手術適応例が 50 ％ を超える重症気味な癒着性腸閉塞群ではイレウス管のほうが良い．ただし，ガストログラフイン® 投与も併用した場合の評価や，軽症例における評価はまだわからない」となります．個人的にはイレウス管はあまり使用していません.

では炎症性瘢痕による狭窄を来す．前者では Crohn 病急性期の治療で改善するが，後者では手術治療が必要となる〔*Adv Surg. 2011;45:1-29*〕.

- 小腸閉塞の誘因として食事（根菜類，海藻類，きのこ類，寿司，お餅），咀嚼機能の問題があるのであれば患者本人や家族への教育を行う．これらを食べるのであれば刻んで食べるように指導することが再発予防として大切である.

チャート III-2 **ガストログラフイン® 投与後 24-36 時間以内に結腸まで到達しない場合，完全閉塞と判断し，外科コンサルトが必要**〔*World J Emerg Surg. 2018 Jun 19;13:24*〕

Ⓒ 消化器

表4　腸閉塞を示唆する病歴，身体所見

病歴，身体所見	感度（%）	特異度（%）	LR＋	LR−
嘔吐後に症状軽快	27.1	93.7	4.3	0.78
腹部全体の腹痛	22.9	93.1	3.32	0.83
疝痛	31.2	89.4	2.94	0.77
便秘の病歴	43.8	95	8.76	0.59
食事で腹痛増悪	16.7	94	2.78	0.89
腹部手術歴	68.8	74	2.65	0.42
年齢＞50歳	60.4	73.1	2.25	0.54
嘔吐	75	65.3	2.16	0.38
肉眼的腸蠕動	6.3	99.7	21	0.94
腹部膨隆	62.5	89.7	6.07	0.42
腹部全体の圧痛	35.4	93.1	5.13	0.69
腸蠕動音亢進	39.6	88.6	3.47	0.68
腸蠕動音低下	22.9	92.8	3.18	0.83
診察で腹部全体の痛みあり	25	92.1	3.16	0.81
腹壁運動低下	27	90.7	2.9	0.8
板状硬	14.6	94.6	2.7	0.9
腹部腫瘤	18.8	91.4	2.19	0.89

Eur J Surg. 1998 Oct;164（10）:777-84

- 日本では潰瘍性大腸炎（UC）の有病率は 100/10 万人，Crohn 病（CD）は 27/10 万人と推測されている．30-40 歳代で発症ピークが認められるが，＞60 歳の高齢発症例も多い〔J Gastroenterol. 2009;44（7）:659-65〕〔J Gastroenterol. 2018 Mar;53（3）:305-53〕．
- 潰瘍性大腸炎は大腸に限局した原因不明の非特異的な炎症であり，直腸からの連続性病変が認められる．粘膜病変が主であり，びらんや潰瘍を生じる．瘻孔や狭窄を合併することはまれである．主訴も腹痛や下血が多い〔JAMA. 2013 May 22;309（20）:2150-8〕〔J Gastroenterol. 2018 Mar;53（3）:305-53〕．
- 一方で，Crohn 病は消化管のさまざまな部位で生じる非連続性病変となる．粘膜固有層まで至る炎症，肉芽腫形成が認められ，瘻孔や狭窄の合併リスクも高い．回盲部病変が 50％ で認められ，20％ が大腸に限局，30％ が小腸に限局した腸炎を呈する〔JAMA. 2013 May 22;309（20）:2150-8〕〔J Gastroenterol. 2018 Mar;53（3）:305-53〕．
- 潰瘍性大腸炎，Crohn 病共に環境因子，遺伝因子などさまざまな誘因があるが，特に喫煙への関連性が強い〔JAMA. 2013 May 22;309（20）:2150-8〕．
- 炎症性腸疾患では慢性経過の腸炎以外にさまざまな腸管外病変や自己免疫疾患を合併する．腸炎症状以外での発症もあるため注意が必要である．

炎症性腸疾患の腸管外病変

- 炎症性腸疾患の腸管外病変では，関節炎（単・多関節，脊椎炎），皮膚病変が多い（表 1）．原発性硬化性胆管炎では潰瘍性大腸炎の合併が多いので必ず評価する．関節炎としては脊椎関節炎の 1 つに炎症性腸疾患に付随する脊椎関節炎がある（Ⅰ-7 脊椎関節炎 を参照）．皮膚病変は結節性紅斑，壊死性膿皮症が有名であるが，非特異的紅斑，膿疱形成などさまざまな皮膚病変がある〔Medicine（Baltimore）. 1976 Sep;55（5）:401-12〕．結膜炎や上強膜炎もある〔Radiographics. 2017 Jul-Aug;37（4）:1135-60〕．

炎症性腸疾患の診断

- 慢性経過の腸炎症状，下血，不明熱，体重減少，痔

瘻，前述のような腸管外症状が認められる場合は炎症性腸疾患を考慮する．
- 炎症性腸疾患との鑑別で重要となる疾患は細菌性腸炎，腸結核，アメーバ性大腸炎，虚血性腸炎である〔Digestion. 2014;89（1）:88-103〕．
- 海外渡航歴，HIV リスクの評価は忘れずに行う．
- 抗菌薬曝露歴があれば Clostridium difficile 関連下痢症，骨盤内臓器の放射線療法歴があれば放射線性腸炎の鑑別も重要となる．
- 炎症性腸疾患と細菌性腸炎との鑑別に有用な所見は 補足 表 7 を参照．
- 便中カルプロテクチンは感度 93％，特異度 96％ で炎症性腸疾患の鑑別に有用であり，不要な下部消化管内視鏡検査を 67％ 減らすことが可能．日本でも 2017 年に保険適用された〔BMJ. 2010 Jul 15;341:c3369〕．
- カルプロテクチンは好中球に含まれる蛋白質であり，腸管粘膜の炎症により好中球が増加し，便中濃度が上昇する．炎症性腸疾患の診断を目的として使用する場合，カットオフ値は 50-150 μg/g 以上で有意ととる．
- 炎症性腸疾患以外にも，感染性腸炎，消化管悪性腫瘍，NSAIDs やプロトンポンプ阻害薬（PPI）の使用，食物アレルギー，胃食道逆流症（GERD），憩室疾患，蛋白漏出性胃腸症，自己免疫性腸症，顕微鏡的大腸炎，肝硬変でもカルプロテクチンが上昇する報告がある．あくまでも補助診断として用いる．
- 便中カルプロテクチンは炎症性腸疾患の活動性を評価する指標としても有用．便中カルプロテクチン ＜100 μg/g では活動性は低いと判断でき，＞250 μg/g では活動性ありと判断する．100-250 μg/g では他の指標を踏まえて判断すべき〔Inflamm Bowel Dis. 2016 Mar;22（3）:623-30〕〔Dig Dis Sci. 2017 Feb;62（2）:465-72〕．
- 寛解導入後のフォローでも便中カルプロテクチンは指標として有用であり，2 回連続で上昇している場合，症状が認められなくても再燃の可能性を疑うべき．
- 血清学的検査では pANCA，anti-Saccharomyces cerevisiae antibody（ASCA）が有用．
- pANCA は潰瘍性大腸炎の診断に有用（感度 55.3％，特異度 88.5％）である．ASCA は Crohn 病で陽性と

表1　炎症性腸疾患における腸管外病変

	UC	CD	備考
関節炎	5-10%	10-20%	type 1：大関節の急性炎症で5関節未満のことが多い．5週間程度で改善し，IBD活動性と関連あり．再発も25-40%で認められる．持続性となることもある type 2：左右対称性の小関節の炎症で，5関節以上のことが多い．IBD活動性との関連はなく，数か月持続する
軸関節炎	1-26%		仙腸関節炎が多い．男性＞女性 評価にはX線よりもMRIが有用
強直性脊椎炎	1-6%		強直性脊椎炎の経過は特発性強直性脊椎炎と同様 Ⅰ-7 脊椎関節炎 を参照
孤発性仙腸関節炎			大半が無症候性であり，検査方法により発見率は異なる X線では18%，CTでは32%，シンチグラフィでは52%
ぶどう膜炎，上強膜炎	0.5-3%		女性に多い．IBD活動性との関連あり
壊疽性膿皮症	0.5-2%		壊疽性膿皮症の36-50%はIBD関連
結節性紅斑	2-4%	15%	女性で多い．眼・関節病変があるIBDで多い[†1]
口腔内潰瘍	≧10%	20-30%	
原発性硬化性胆管炎	3%	4%	原発性硬化性胆管炎のうち60-80%はIBDを合併する．北欧で多く，アジアや南欧では30-50%程度とやや低い[†2]
骨粗鬆症	15%		高齢者でさらに多い
胆石症		25%	回腸末端での胆汁吸収障害
急性膵炎	1-1.5%		
静脈血栓塞栓症	0.2-0.3%		
喘息	30-40%		
気管支肺胞洗浄で肺胞炎が認められる	50-70%	50%	呼吸器症状が認められないIBDの42%で呼吸機能異常がある

IBD：炎症性腸疾患，UC：潰瘍性大腸炎，CD：Crohn's disease
World J Gastroenterol. 2006 Aug 14;12（30）:4819-31／[†1]*Medicine（Baltimore）. 2008 Sep;87（5）:281-93*／[†2]*Lancet. 2013 Nov 9;382（9904）:1587-99* を参考に作成

なり，両者の鑑別に有用（pANCA陽性，ASCA陰性は感度70.3％，特異度93.4％で潰瘍性大腸炎を診断可能）であるが，日本国内では自費検査となる〔*Am J Gastroenterol. 2006 Oct;101（10）:2410-22*〕．

- ■炎症性腸疾患を疑えば下部消化管内視鏡検査による評価，形態所見の評価を行う．
  - ▪潰瘍性大腸炎では結腸病変が主となる．
  - ▪Crohn病では小腸病変が認められるため，小腸病変の精査が必要であるが，その場合はCT検査，MRI検査による腸管造影が低侵襲であり有用である〔*Saudi J Gastroenterol. 2014 Mar-Apr;20（2）:81-101*〕．ただし，腸粘膜の軽度な病変の精査には小腸内視鏡やカプセル内視鏡のほうが向いている．狭窄，膿瘍，瘻孔の評価ではMR小腸造影が有用である〔*Radiol Clin North Am. 2014 Jul;52（4）:799-810*〕．
- ■治療が免疫抑制薬となるため，再燃時には*Clostridium difficile*関連下痢症，感染性腸炎，腸結核，サイトメガロウイルス（CMV）腸炎，アメーバ赤痢の除外，評価が必要である．渡航歴（アメーバ赤痢の場合には10年以上前でもリスクになる）がある場合，免疫抑制状態である場合は便中寄生虫卵も評価しておく．

潰瘍性大腸炎のマネジメント

I 潰瘍性大腸炎の重症度評価（UC-DAI）

- ■潰瘍性大腸炎では重症度に応じて治療を選択する．
  - ▪重症度評価は日本のガイドラインによる重症度評価（表2）とUC-DAI（表3）を参考に判断．
- ■使用薬剤名，投与量は 補足 表8 を参照．

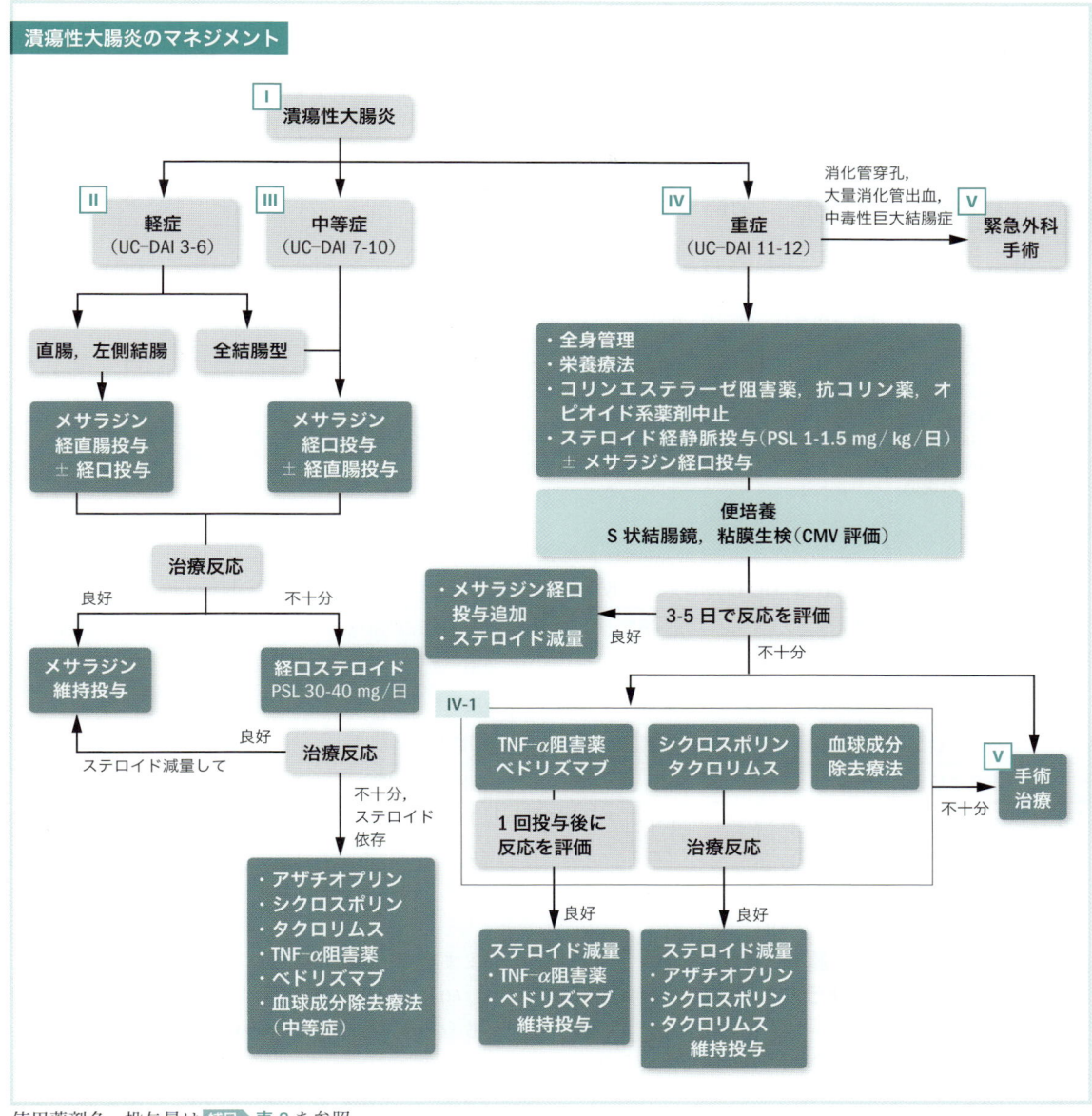

潰瘍性大腸炎のマネジメント

使用薬剤名，投与量は 補足 表 8 を参照．

Lancet. 2012 Nov 3;380(9853):1606-19 より改変

チャート II 軽症潰瘍性大腸炎（UC−DAI 3-6 点）では直腸型，左側結腸型，全結腸型で治療を決める

- ■直腸型，左側結腸型であればメサラジン（ペンタサ®，アサコール®）の経直腸投与を行う．
- ■効果が不十分であればメサラジンの経口投与も追加する．
- ■全結腸型であればメサラジンの経口投与 ± 経直腸投与を行う．
- ■治療反応性が良好（寛解達成）であればメサラジンの維持投与を行う．

- ■治療反応性が不十分であれば経口ステロイド（PSL 30-40 mg/日）を併用する．
- ■ステロイド投与でも効果が不十分な場合，ステロイド減量中に増悪する場合はアザチオプリン，シクロスポリン，タクロリムス，TNF−α 阻害薬，ベドリズマブを併用する．
- ■中等症症例では血球成分除去療法も考慮（チャート IV-1 ）．

表2 炎症性腸疾患（IBD）診療ガイドライン 2016 における重症度評価

項目	重症	中等症	軽症
1）下痢の回数（回/日）	≧6	軽症と重症の中間	≦4
2）血便	＋＋＋		−〜＋
3）発熱	≧37.5℃		なし
4）心拍数	≧90 回/分		−
5）貧血	Hb≦10 g/dL		−
6）ESR	≧30 mm/時		正常

重症は 1），2）双方を満たし，3），4）のどちらか 1 つ以上を満たし，合計で 4/6 以上を満たす場合に定義．軽症は 6 項目すべてを満たす場合．
さらに，以下の 5 項目を満たす場合に劇症型と判断する：
・重症の基準を満たす．
・血便が 15 回/日以上，連日認められる．
・≧ 38℃の発熱が持続．
・白血球数≧ 1 万/μL．
・重度の腹痛．

J Gastroenterol. 2018 Mar;53（3）:305-53

表3 潰瘍性大腸炎の重症度評価（UC disease activity index：UC−DAI）

点	排便回数	下血	粘膜所見	医師の全般的な評価
0	正常	なし	正常	正常
1	正常より 1-2 回/日多い	わずかに血液混入	軽度*	軽症
2	正常より 3-4 回/日多い	明らかに血液混入	著明*	中等症（生活に影響）
3	正常より＞4 回/日多い	ほぼ血液	潰瘍，自然出血	重症（入院必要）

各項目を 0-3 点で評価し合計 0-12 点で評価．寛解（0-2 点），軽症（3-6 点），中等症（7-10 点），重症（11-12 点）．
*血管透見像の消失，粘膜顆粒像，易出血性病変

Am J Gastroenterol. 2010 Oct;105（10）:2218-27

中等症潰瘍性大腸炎（UC−DAI 7-10 点）であればメサラジンの経口投与 ± 経直腸投与を行う

- 治療内容は軽症例の全結腸型潰瘍性大腸炎と同様（チャートII）．

重症潰瘍性大腸炎（UC−DAI 11-12 点）は入院管理とし，全身管理，栄養療法を行い，腸炎の増悪因子となる薬剤（コリンエステラーゼ阻害薬，抗コリン薬，オピオイドなど）を中止する

〔*N Engl J Med. 2011 Nov 3;365（18）:1713-25*〕〔*Lancet. 2012 Nov 3;380（9853）:1606-19*〕

- 感染性腸炎の可能性がある場合は便培養を提出する．難治性，重症例では CMV の評価も行う（補足）を参照）．
- 重症例における第一選択はステロイド経静脈投与（PSL 1-1.5 mg/kg/日）とメサラジン経口投与．
- 治療開始後 3-5 日で効果を評価し，効果があればそのまま継続し徐々にステロイドを減量．
- PSL 60 mg/日 5 日間投与にて 64％は反応が認められる〔*Lancet. 2012 Dec 1;380（9857）:1909-15*〕．

チャートIV-1 効果が乏しい場合は TNF−α 阻害薬，ベドリズマブ，シクロスポリン，タクロリムス，血球成分除去療法を考慮する

- シクロスポリンやタクロリムスとインフリキシマブの効果は同等である〔*Lancet. 2012 Dec 1;380（9857）:1909-15*〕〔*Medicine（Baltimore）. 2018 Aug;97（32）:e11440*〕．
- TNF−α 阻害薬はインフリキシマブ（レミケード®）とアダリムマブ（ヒュミラ®），ゴリムマブ（シンポニー®）が使用可能であるが，メタアナリシスではインフリキシマブのほうがアダリムマブよりも効果は良好な可能性が高い．ゴリムマブは他の 2 剤と同等の効果〔*Ann Intern Med. 2014 May 20;160（10）:704-11*〕．
- ベドリズマブは T 細胞の接着に関連する α4β7 インテグリンを特異的に障害するモノクローナル抗体〔*Medicine（Baltimore）. 2014 Dec;93（28）:e326*〕．潰瘍性大

表4 入院時，ステロイド開始後 3 日目における所見と手術適応の可能性

入院時	手術適応率	ステロイド開始後 3 日	手術適応率
画像検査で大腸径>6 cm	85%	排便回数>8 回/日	85%
画像検査で島状粘膜	75%	排便回数 3-8 回/日＋CRP>4.5 mg/dL	85%
Alb<3 g/dL	42%	Edinburgh index*>5	85%
S 状結腸鏡で深い潰瘍あり	93%		

*Edinburgh index（潰瘍性大腸炎における手術適応を予測するスコア）

評価項目	点	評価項目	点
平均排便回数<4 回/日	0	大腸の拡張	4
平均排便回数 4-6 回/日	1	Alb<3 g/dL	1
平均排便回数 6-9 回/日	2		
平均排便回数>9 回/日	4		

≧4 点で感度 85%，特異度 75%で手術適応を予測〔*Aliment Pharmacol Ther. 2004 May 15;19（10）:1079-87*〕.

Gut. 2011 Jan;60（1）:3-9

腸炎，Crohn 病双方で効果が期待できる.
- 効果があればステロイドを減量し，維持療法を行う.
  - 維持療法としてはシクロスポリン，タクロリムスによる効果は不明であり，アザチオプリンを使用する〔*Mayo Clin Proc. 2014 Nov;89（11）:1553-63*〕.
- 血球成分除去療法は中等症～重症の潰瘍性大腸炎症例に対して有意に寛解導入（OR 2.04［1.36-3.07］），臨床的改善（OR 2.88［1.60-5.18］），ステロイド投与の回避効果（OR 10.49［3.44-31.93］）が期待できる〔メタアナリシス：*Int J Colorectal Dis. 2011 Aug;26（8）:999-1007*〕.
  - ただし，小規模研究のみであり，最も導入患者数が多い二重盲検化ランダム化比較試験（n＝215）では，血球成分除去療法で寛解導入や臨床的改善は有意差が認められない結果であった〔*Gastroenterology. 2008 Aug;135（2）:400-9*〕
  - 中等症～重症の潰瘍性大腸炎で通常の治療や生物製剤でも効果不十分，副作用で継続困難となったステロイド依存性の症例 86 例で血球成分除去療法を施行した報告では，12 週間の時点で 39.3%で寛解を達成し，56%で臨床的改善が認められた（Adacolumn を使用し，週 1 回施行を 5 回以上継続）〔*J Crohns Colitis. 2016 Jul;10（7）:812-20*〕.
- 治療による効果が認められない場合は手術治療を考慮する.
- 整腸薬（プロバイオティクス）の使用は寛解維持に有用な可能性がある〔*Am J Gastroenterol. 2010 Oct;105（10）:2218-27*〕.

チャート V 重症潰瘍性大腸炎の手術治療適応

- 潰瘍性大腸炎の 5-20%が手術治療を必要とする. 内科治療でコントロール不良な症例，劇症型潰瘍性大腸炎，中毒性巨大結腸症，腸管穿孔，コントロール不良な出血があれば手術治療を考慮する〔*N Engl J Med. 2011 Nov 3;365（18）:1713-25*〕.
- 入院時，ステロイド開始後 3 日目において認められる所見と手術適応となる可能性を表4 に記す.

Crohn 病のマネジメント

チャート VI Crohn 病の重症度評価（CDAI）

- Crohn 病は重症度に応じて治療を選択する. 重症度評価は表5 を参照.
- Crohn 病の治療目標は臨床症状の改善と粘膜所見の改善を，治療薬の副作用をできるだけ少なくしつつ達成することである. まずは臨床所見の改善（CDAI <150 点）を目標とし，可能であれば粘膜所見の改善も達成することが重要である. 粘膜所見の改善は Crohn 病の再燃リスク，合併症リスク，入院リスク，外科手術適応リスクを軽減する〔*JAMA. 2013 May 22;309（20）:2150-8*〕.
  - CDAI に加えて，CRP（<0.5 mg/dL），便中カルプロテクチン（<250 µg/g）を用いて活動性のフォローを行うことでより良好な疾患コントロールが得られる〔*Lancet. 2017 Dec 23;390（10114）:2779-89*〕.
- 使用薬剤名，投与量は 補足 表8 を参照.

Crohn 病のマネジメント

```
                        VI  Crohn 病

    VII  軽症例                      VIII  中等症～重症例              ・劇症例や重症例で早期に炎
         (CDAI 150-220)                   (CDAI＞220)                  症を抑えたい場合は高用量
                                                                       ステロイド経静脈投与，抗
                                                                       菌薬投与
    メサラジン（ペンタサ®）                                           ・腸管壊死や中毒性巨大結腸
                          寛解達成    ステロイド経口，静注  TNF-α阻害薬  症，重度の消化管出血，消
    寛解達成               できず         ＋               ＋          化管穿孔，膿瘍形成があれ
    (CDAI＜150)         メサラジン    アザチオプリン     ステロイド     ば外科コンサルト
                        中止        メルカプトプリン

                                                                   TNF-α阻害薬
    メサラジン維持投与                                               ベドリズマブ
                                         寛解達成          寛解達成    ウステキヌマブ
                                      ・CDAI＜150          できず        ＋
                                      ・便中カルプロテクチン           アザチオプリン
                                        ＜250 μg/g                  メルカプトプリン
                                      ・CRP＜0.5 mg/dL                   ±
                                                                     ステロイド

                                          寛解達成

                            ステロイド減量      ステロイド減量         寛解達成
                            ・アザチオプリン     ・TNF-α阻害薬         ・CDAI＜150
                            ・メルカプトプリン    ・ベドリズマブ        ・便中カルプロテクチン
                              維持投与          ・ウステキヌマブ         ＜250 μg/g
                                               維持投与              ・CRP＜0.5 mg/dL

                                                                   ステロイド減量
                                                                   他薬剤は維持投与
```

使用薬剤名，投与量は 補足 ▶表 8 を参照.

Lancet. 2012 Nov 3;380（9853）:1606-19 より改変

チャート VII 軽症例の Crohn 病（CDAI 150-220 点）では先ずメサラジン（ペンタサ®）を使用する

■ 5-ASA（メサラジン，サラゾスルファピリジン）は潰瘍性大腸炎には効果的であるが Crohn 病では寛解導入，維持効果はほぼない〔*Am J Gastroenterol. 2011 Apr;106（4）:617-29*〕.

■ しかしながら高齢者の軽症 Crohn 病では 5-ASA でコントロール可能なことが多く，また副作用も他の薬剤と比較して少ないことから，Crohn 病では軽症例でのみ試してみてもよい.

■ 早期に病状コントロールを得たい場合はステロイド投与を開始する.

■ 効果が認められない場合はチオプリン製剤（アザチオプリン，メルカプトプリン）を使用するが，5-

ASA と併用するとチオプリン製剤の代謝が阻害され，毒性が増すために併用はしない〔*Clin Geriatr Med. 2014 Feb;30（1）:67-78*〕.

■ チオプリン製剤の使用は下記 チャート VIII を参照.

チャート VIII 中等症，重症例（CDAI＞220 点）ではチオプリン製剤，もしくは TNF-α 阻害薬を使用する

■ 劇症例や重症例で早期に炎症を抑えたい場合は高用量ステロイド経静脈投与（PSL 0.5-1.0 mg/kg/日や mPSL パルス療法），抗菌薬投与を検討.

■ 腸管壊死や中毒性巨大結腸症，重度の消化管出血，消化管穿孔，膿瘍形成があれば外科コンサルトを行う.

■ それ以外では，チオプリン製剤を軸に治療するか，

表5　Crohn 病の重症度評価（CD activity index：CDAI）

項目	判断方法	定数
水様便，軟便の回数	7 日間の合計	X 2
過去 1 週間の腹痛（0：なし，1：軽度，2：中等度，3：重度）		X 5
過去 1 週間の全身状態（0：良好，1：軽度不良，2：不良，3：重症，4：劇症）		X 7
腸管外症状の数： ①関節炎/関節痛 ②虹彩炎/ぶどう膜炎 ③結節性紅斑/壊疽性膿皮症/アフタ性口内炎 ④痔瘻/裂肛/肛門周囲膿瘍 ⑤その他の腸管瘻 ⑥発熱（過去 1 週間で＞37.8℃）	①〜⑥で有する項目の数（最大 6 項目）	X 20
止痢薬の使用（1：Yes，0：No）		X 30
腹部腫瘤（0：なし，2：不明瞭，5：認められる）		X 10
男性：47-Ht，女性：42-Ht		X 6
体重：100×（1−体重/標準体重）		X 1

1 週間の症状の評価，診察にて判定する．スコアは 0-750 点で評価，寛解（＜150 点），軽症（150-220 点），中等症（220-450 点），重症（＞450 点）．

Gastroenterology. 1979 Oct;77（4 Pt 2）:843-6

TNF-α 阻害薬を軸に治療を開始．

- チオプリン製剤を使用する際は効果発現までに時間がかかるため，ステロイドを併用する．
- 軽症，中等症の Crohn 病に対して，経口ステロイドであるブデソニド（ゼンタコート®）が使用可能である．ゼンタコート® はブデソニドの腸溶性徐放顆粒を充填したカプセル剤であり，小腸・結腸近位部で作用するステロイドである．9 mg を朝に経口投与する．
- TNF-α 阻害薬ではステロイドは併用してもしなくてもよい．患者の状況に応じて決定する．
- チオプリン製剤，TNF-α 阻害薬でも寛解が達成できない場合は両者の併用でさらに効果は良好となる．
- 中等症〜重症の Crohn 病患者 508 例を対象とした二重盲検化ランダム化比較試験（SONIC trial）において，インフリキシマブとアザチオプリンの併用療法はそれぞれの単独療法と比較して有意に寛解率，粘膜所見の改善効果が良好であった〔*N Engl J Med. 2010 Apr 15;362（15）:1383-95*〕．
- 効果は併用療法＞インフリキシマブ単独＞アザチオプリン単独療法となる．
- ステロイド使用にて寛解導入が困難，もしくはステロイド減量で再燃した Crohn 病において，早期より TNF-α 阻害薬とアザチオプリンの併用治療を行う early combined immunosuppression は，寛解導入率には有意差は認められないが，長期的な合併症，手術治療を必要とするリスクの軽減効果が認められる

〔*REACT trial: Lancet. 2015 Nov 7;386（10006）:1825-34*〕．

- 難治性の Crohn 病に対して，TNF-α 阻害薬以外の生物製剤としてウステキヌマブが 2017 年に，ベドリズマブが 2018 年に保険適用となった．
- ウステキヌマブ（ステラーラ®）はインターロイキン-12,23 の p40 サブユニットに対するモノクローナル抗体．TNF-α 阻害薬やアザチオプリンに反応しない Crohn 病で用いる（補足▶表8）．
- 治療反応性があり，寛解達成できればその治療薬のまま，ステロイドを減量し維持療法へ移行する．
- 病状のフォローは CDAI だけでなく，CRP，便中カルプロテクチンを用いてフォローする．CDAI＜150，CRP＜0.5 mg/dL，便中カルプロテクチン＜250 μg/g 達成を目標とする tight control 群と CDAI のみを指標とする clinical management 群を比較したランダム化比較試験（CALM trial）では，tight control 群で有意に 48 週間後の粘膜病変寛解率が良好であった〔*Lancet. 2017 Dec 23;390（10114）:2779-89*〕．

炎症性腸疾患の悪性腫瘍リスク，フォロー

- 潰瘍性大腸炎では年間 0.1-0.12％で，Crohn 病では年間 0.07％で大腸癌を発症する．長期間，広範囲の腸炎では大腸癌発症リスクも高い〔*N Engl J Med. 2015 Apr 9;372（15）:1441-52*〕．

C 消化器

表6　悪性腫瘍リスクに応じたフォロー間隔

リスク	所見	下部消化管内視鏡検査の間隔
低リスク群	・全結腸型 UC で内視鏡，組織所見的に活動性病変が認められない ・左側結腸型 UC ・CD で結腸の＜50％の罹患	5 年毎
中リスク群	全結腸型 UC で以下のいずれかを満たす ・内視鏡，組織所見的に軽度の活動性病変 ・炎症後ポリープが認められる ・第一度近親に大腸癌の家族歴（＞50 歳で発症）	3 年毎
高リスク群	全結腸型で以下のいずれかを満たす ・内視鏡，組織所見的に中等度以上の活動性病変 ・5 年以内の腸管狭窄歴 ・5 年以内の異形成所見 ・原発性胆汁性硬化症の合併，治療歴 ・第一度近親に大腸癌の家族歴（＜50 歳で発症）	1 年毎

UC：潰瘍性大腸炎，CD：Crohn 病

World J Gastroenterol. 2012 Aug 7;18（29）:3839-48

大腸癌発症のリスク因子

〔*World J Gastroenterol. 2012 Aug 7;18（29）:3839-48*〕

- 長期間の罹患，若年からの罹患（＜15 歳の発症でリスクは 4 倍）
- 広範囲の腸炎（潰瘍性大腸炎において肝彎曲部まで病変があればリスクは大きい）
- 原発性硬化性胆管炎との合併（潰瘍性大腸炎では 20 年で 33％，30 年で 40％に大腸癌合併）
- 結腸，直腸癌の家族歴
- 炎症が高度
- 逆流性回腸炎

炎症性腸疾患における大腸癌のスクリーニング

〔*N Engl J Med. 2015 Apr 9;372（15）:1441-52*〕

- 潰瘍性大腸炎，Crohn 病診断時には全例で大腸内視鏡を行う．
- 初回内視鏡での所見，炎症性腸疾患の状態，合併症の有無より悪性腫瘍リスクを評価し，その後のフォロー間隔を決定する（表 6）．
- 初回内視鏡時に評価困難な異形成が認められた場合は 6-12 か月後に再検査を行う．
- 初回内視鏡時に低悪性度～高悪性度の異形成が認められた場合の対応は以下のとおり．
  - 単一～少数の異形成で内視鏡的切除術が可能であれば切除を行い，6 か月後に再検査．
  - 複数の異形成，内視鏡切除術が困難な低悪性度異形成では 6 か月後に再検査．
  - 複数の異形成，内視鏡切除術が困難な高悪性度異形成では大腸切除術を行う．
- 6 か月後の内視鏡再検査にて再度異形成が認められた場合は大腸切除術を考慮する．
- 6 か月後の内視鏡再検査にて異形成が認められなかった場合は以後 1-2 年毎にフォロー．
- 初回内視鏡時に進行性癌が認められた場合は大腸切除術を行う．

➕ 補足

表7　炎症性腸疾患と細菌性腸炎の鑑別（炎症性腸疾患を示唆する病歴，所見）

	感度 (%)	特異度 (%)	LR＋	LR－
潜行発症	56 [41-69]	97 [82-100]	18 [2.6-125]	0.46 [0.34-0.62]
急性増悪	17 [9-30]	97 [82-100]	5.5 [0.74-41.7]	0.85 [0.75-0.97]
発熱 (－)	52 [38-65]	88 [70-96]	4.2 [1.6-10.8]	0.55 [0.41-0.73]
肉眼的血便	89 [76-95]	50 [32-68]	1.8 [1.2-2.5]	0.23 [0.11-0.51]
24 時間以内の急性発症	8 [3-19]	19 [8-37]	0.09 [0.04-0.25]	4.9 [4.0-6.1]
重度な腹痛	6 [2-17]	78 [60-90]	0.26 [0.07-0.95]	1.2 [1.1-1.3]
嘔吐	12 [5-24]	66 [47-81]	0.34 [0.14-0.82]	1.4 [1.2-1.5]
海外旅行	21 [12-35]	53 [35-71]	0.45 [0.24-0.86]	1.5 [1.3-1.8]
発症後 1 週してから発熱＞38℃	31 [19-45]	91 [74-98]	3.3 [1.0-10.4]	0.76 [0.64-0.92]
発症後 1 週以内の発熱＞38℃	6 [2-17]	25 [12-44]	0.08 [0.03-0.23]	3.8 [3.2-4.4]
発症時排便＜4/日	48 [34-62]	97 [82-100]	15 [2.2-108]	0.54 [0.41-0.7]
発症時排便 4-6/日	37 [24-51]	91 [74-98]	3.9 [1.2-12.1]	0.7 [0.57-0.86]
発症時排便 10-12/日	10 [4-22]	63 [44-78]	0.26 [0.1-0.66]	1.5 [1.3-1.6]
発症時排便＞12/日	0 [0-9]	63 [44-78]	0	1.6 [1.6-1.6]

Scand J Gastroenterol. 1994 Mar;29（3）:265-74

Ｃ消化器

重症炎症性腸疾患における CMV の評価，治療

- 炎症性腸疾患，特に潰瘍性大腸炎の経過中に CMV が陽性となることがある．炎症性腸疾患の再燃で入院した 875 例中，4.3％で CMV が陽性となった（組織検査，CMV 抗原，DNA）〔*Eur J Gastroenterol Hepatol. 2014 Oct;26（10）:1146-51*〕．

- CMV 再活性化は治療抵抗性に関与する可能性があるが，重症患者では炎症性腸疾患に関係なく CMV の再活性化が認められるとする報告もあり，CMV が治療抵抗性，重症化に関与しているかどうか，CMV の治療が炎症性腸疾患のコントロールに有用かどうかは未だはっきりしていない〔*World J Gastroenterol. 2014 Jan 14;20（2）:509-17*〕．

- メタアナリシスでは，CMV 陽性群の 62.8％でステ

ロイド抵抗性を示し，一方で CMV 陰性群では 29.2％と，CMV 陽性は有意にステロイド不応リスク因子となる（RR 2.34［1.72-3.20］）〔*Ir J Med Sci. 2018 Nov;187（4）:935-42*〕．

- 炎症性腸疾患における CMV の検査は組織中の CMV DNA 検出が最も感度，特異度共に良好である．よく行われている CMV IgG，CMV IgM，アンチゲネミア，pp67 mRNA は特異性が劣る〔*Dig Liver Dis. 2012 Jul;44（7）:541-8*〕．

- ステロイド不応性の潰瘍性大腸炎において，CMV IgG，組織中の CMV DNA を評価し，＞250 copies/mg であればガンシクロビルと TNF-α 阻害薬を併用し，＜250 copies/mg であればガンシクロビルを併用する必要はないとする報告もある〔*Dig Liver Dis. 2012 Jul;44（7）:541-8*〕．

表 8　潰瘍性大腸炎，Crohn 病で使用する薬剤

薬剤		投与量	注意
5-ASA	スルファサラジン（サラゾピリン®）	経口投与：2-4 g/日を 4-6 回に分けて内服 病初期は 1 日 8 g まで可 坐薬：1 回 0.5-1 g，1 日 2 回	・チオプリン製剤との併用で骨髄抑制リスク上昇．間質性腎炎のリスクあり ・Crohn 病にはペンタサ® のみ保険適用あり
	メサラジン（ペンタサ®）	経口投与：1500 mg/日を 3 回に分けて内服 最大 2250 mg/日 活動期は 2000 mg を 1 日 2 回投与可 （Crohn 病では 1000 mg 3 回/日 可） 注腸液，坐薬：1 日 1 回 1 g 投与	
	メサラジン（アサコール®）	経口投与：2400 mg/日を 3 回に分けて内服 活動期は 3600 mg/日	
ステロイド注腸	ベタメタゾン（ステロネマ®）	1 回 1.5-6 mg を注腸	・潰瘍性大腸炎，直腸，左側結腸型急性期治療で使用する
	PSL（プレドネマ®）	1 回 20 mg を注腸	
	ブデソニド注腸（レクタブル®2 mg 注腸フォーム）	1 回 1 プッシュ（2 mg），1 日 2 回	
チオプリン	アザチオプリン（イムラン®，アザニン®）	経口投与：1-2 mg/kg/日	・副作用として肝障害，感染症，血球減少，間質性肺疾患など
	メルカプトプリン（ロイケリン®）	経口投与：1-1.5 mg/kg/日	
カルシニューリン阻害薬	シクロスポリン（サンディミュン®，ネオーラル®）	経口投与：2-4 mg/kg/日 トラフ値 200-400 ng/mL	・副作用として高血圧，多毛症，腎毒性，高 K 血症，感染症，リンパ腫，皮膚癌，肝炎，痙攣，糖尿病
	タクロリムス（プログラフ®）	経口投与：0.05 mg/kg/日 2 回に分けて投与 トラフ値 10-15 ng/mL 服用開始 2 週以後はトラフ値 5-10 ng/mL	
TNF-α 阻害薬	インフリキシマブ（レミケード®）	・1 回 5 mg/kg を 0，2，6 週に投与．その後 8 週毎に投与 ・6 週以後，効果減弱時は 10 mg/kg に増量可 ・1 V（250 mg）当たり生食 250 mL に溶解し，2 時間で点滴静注する	・ Ⅱ -2 関節リウマチ を参照
	アダリムマブ（ヒュミラ®）	・初回 160 mg 皮下注射．2 週後に 80 mg を皮下注射．以後は 2 週毎に 40 mg を皮下注射	
	ゴリムマブ（シンポニー®）	・初回投与時に 200 mg，2 週後に 100 mg を皮下注射．初回投与後 6 週目以降は 100 mg を 4 週毎に皮下注射する	・ゴリムマブは潰瘍性大腸炎のみで保険適用
他の生物製剤	ウステキヌマブ（ステラーラ® 点滴静注 130 mg，ステラーラ® 皮下注 45 mg）	・初回静注製剤を用いて，体重 55 kg 以下では 260 mg，55-85 kg では 390 mg，>85 kg では 520 mg を 1 回点滴静注する ・初回投与 8 週後，皮下注製剤 90 mg 皮下注射し，以降は 12 週毎に 90 mg 皮下注射する．効果が不十分，減弱した場合は 8 週毎に短縮可	・インターロイキン -12,23 の p40 サブユニットに対するモノクローナル抗体 ・難治性の Crohn 病のみ適応．副作用として感染症，間質性肺炎，鼻咽頭炎，頭痛，下痢，蕁麻疹，関節痛など
	ベドリズマブ（エンタイビオ® 点滴静注用 300 mg）	・初回，2 週後，6 週後に 300 mg を点滴静注し，以後は 8 週毎に点滴静注	・α4β7 インテグリンに対するモノクローナル抗体 ・潰瘍性大腸炎，Crohn 病双方に有効

メサラジンにはペンタサ® とアサコール® がある．アサコール® は pH 依存性の溶解コーティングがなされており，pH≧7 で放出される．つまり回腸〜大腸で放出されるため，大腸病変が主である潰瘍性大腸炎に有用である．一方ペンタサ® は時間依存性の放出であり，小腸，大腸全体で放出される．小腸病変を有する Crohn 病ではペンタサ® を使用する．

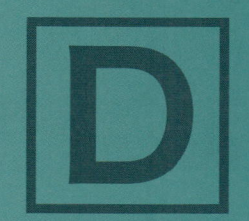

肝・胆・膵

- AST，ALT が 1000 IU/L を超える病態では急性肝炎（ウイルス性肝炎，自己免疫性肝炎の一部），薬物性肝障害，中毒性肝障害，hypoxic hepatitis（低酸素性肝炎）を考慮する．
- hypoxic hepatitis は全身疾患に伴う肝障害であり，原疾患への対応が重要となる．
- 急性肝炎，薬物性肝障害では基本的に対症療法となる．劇症化した場合は生体肝移植が必要であり，専門医へのコンサルトが必要である．
- 総合診療医としては急性肝炎，薬物性肝障害では劇症化のリスク評価，家族への病状説明（劇症化した場合には生体肝移植が必要ということの説明）を行い，劇症肝炎となった際は速やかに移植可能な専門施設への紹介，転送を行う．また，hypoxic hepatitis では全身管理がそのまま治療につながるため，ICU 管理で対応可能なことが多い．したがって，これらの疾患の鑑別は重要である．
- hypoxic hepatitis は肝酵素のパターンで鑑別可能なことが多く，そのためには肝胆道系酵素についての基礎知識が必要である．ここでは肝胆道系酵素についての基礎知識をまとめ，さらに hypoxic hepatitis について解説する．

肝胆道系酵素の基礎知識

- 数値上昇のパターンから病態を予測するためには各酵素の半減期，関連する臓器の知識が必要である．肝胆道系酵素上昇を評価するためには AST，ALT，γ-GTP，ALP 以外に LDH の知識が必要となる（表1-3）．また，凝固因子の知識があるとなおよい．

AST，ALT 上昇時のポイント

その1：肝細胞障害では AST/ALT 1.5-2 の比率で上昇する

- 門脈側か肝静脈側かで比率は異なるものの，平均して肝細胞には AST/ALT 1.5-2 の比率で酵素が存在しているため，急性の肝細胞障害では AST＞ALT

表1　肝胆道系酵素の分布，半減期

酵素	分布	半減期
AST	心筋，肝，骨格筋＞＞腎，膵臓，赤血球	18 時間
ALT	肝臓＞＞腎，心筋，骨格筋	48 時間
γ-GTP	胆管，近位尿細管，脳，前立腺，膵臓	7-10 日
ALP	胆管上皮，骨，胎盤，小腸，腫瘍性	7-10 日，アルコール摂取で≧28 日に延長

Jacques Wallach. (2007) Interpretation of diagnostic test 8th edition. Lippincott Williams & Wilkins

表2　ALP のアイソザイム

ALP	臓器	%
ALP-1	肝臓	0-2%
ALP-2	肝臓	22-63%
ALP-3	骨	31-71%
ALP-4	胎盤	
ALP-5	小腸	0-20%

Jacques Wallach. (2007) Interpretation of diagnostic test 8th edition. Lippincott Williams & Wilkins

表3　LDH のアイソザイム

LDH	半減期	心臓	肝臓	腎臓	大脳	骨格筋	肺	脾臓	赤血球	皮膚
LDH-1	79 時間	**60%**	0.2%	**28%**	**28%**	3%	10%	5%	**40%**	0%
LDH-2	75 時間	**30%**	0.8%	**34%**	**34%**	4%	18%	15%	**30%**	0%
LDH-3	31 時間	5%	1%	**21%**	19%	8%	**28%**	**31%**	15%	4%
LDH-4	15 時間	3%	4%	11%	16%	9%	**23%**	**31%**	10%	17%
LDH-5	9 時間	2%	**94%**	6%	5%	**76%**	**21%**	18%	5%	**79%**

太字は含有率の高いアイソザイム．

Jacques Wallach. (2007) Interpretation of diagnostic test 8th edition. Lippincott Williams & Wilkins

表4 凝固因子の半減期

	凝固因子	半減期		凝固因子	半減期
I	fibrinogen	4-6 日	IX		18-24 時間
II	prothrombin	3-4 日	X	Stuart-Prower	1-2 日
V	proaccelerin	15-20 時間	XI		2-3 日
VII	proconvertin	1.5-5 時間	XII	Hageman	40-60 時間
VIII	antihemophilic	8-12 時間	XIII	fibrin-stabilizing	4.5-7 時間

Jacques Wallach. (2007) Interpretation of diagnostic test 8th edition. Lippincott Williams & Wilkins

のバランスを保ちつつ上昇する.

- AST が ALT の 2-3 倍以上上昇している場合は,アルコール性肝炎か,肝細胞障害以外の要素で AST が上昇していることを考慮する〔*Clin Biochem Rev. 2013 Nov;34 (3) :117-30*〕.心筋や骨格筋の障害,血球破壊の影響を考慮する.アルコール性肝炎では AST は 300-400 U/L を超えない.
- また,総ビリルビン値の上昇(間接ビリルビン優位),INR の延長,低血糖,低 Alb 血症,血中アンモニア上昇が認められればさらに肝細胞障害の可能性は高い.
- 肝障害における凝固能は APTT よりも INR のほうが延長しやすい.その理由は凝固因子のうち第 VII 因子が最も半減期が短い(1.5-5 時間)ため(表4).

その2:肝細胞障害から数日経過すると AST<ALT となる

- 半減期が AST 18 時間,ALT 48 時間と ALT のほうが長いため,肝細胞障害が生じて 2-3 日経過すると ALT が AST よりも高値となる.つまり AST<ALT であれば数日経過した肝細胞障害と考えられる.

その3:肝細胞障害では常に AST, ALT>LDH となる

- 肝細胞障害では LDH は決して AST,ALT を超えることはない.
- 肝細胞に含まれる LDH は AST,ALT よりも少なく,さらに肝細胞に含まれる LDH はアイソザイム 5 型であり,半減期は 9 時間と AST,ALT よりも短い.
- 上記その 1-3 より,AST,ALT 上昇において AST/ALT<1.5-2,かつ AST,ALT>LDH であれば肝細胞障害と判断する.これに当てはまらない場合は他の細胞崩壊が関与していると考える.例外的に hypoxic hepatitis では LDH>AST,ALT となる肝細胞障害を呈する(hypoxic hepatitis と急性肝炎との鑑別).

その4:骨格筋崩壊による AST,ALT 上昇では,CPK>LDH>AST,ALT となる

- 運動後の細胞逸脱酵素の上昇パターンを見ると,AST,CPK,LDH は運動後翌日から上昇し始め,3-5 日後にピークとなる.
- CPK は>1 万 IU/L となる例もある.
- ALT はやや遅れ,2 日後から上昇し始め,4-6 日でピークとなる.
- 経過中は AST/ALT>1 となり,最大で 5 倍の差となる.1 週間以上経過すると逆転もある.
- 筋逸脱酵素は 7 日後にも上昇が認められ,10-12 日経過するとほぼ正常化する.
- 同様に横紋筋融解症でも急性期は AST/ALT>3 となる〔*Hepatology. 2005 Feb;41 (2) :380-2*〕.

まとめ:AST, ALT 上昇時のアセスメント

1) まず AST/ALT のバランス,総ビリルビン(間接ビリルビンも評価),INR,血糖,Alb,アンモニアをチェックする(間接ビリルビンは総ビリルビン−直接ビリルビンで計算).
   - AST/ALT ≦ 2 であれば肝細胞障害.さらに AST<ALT であれば数日経過している.
   - AST/ALT>2 で,他の肝機能障害を示唆する検査異常があれば,肝細胞障害+α があると考える.もしくはアルコール性肝炎(この場合 AST は 300-400 U/L を超えない).
   - AST/ALT>2 で,他の肝機能障害を示唆する検査異常がなければ,肝細胞障害以外による上昇と考える.多いのは CPK 上昇や溶血に伴うもの.
2) 肝細胞障害が疑われた患者では,AST,ALT と CPK,LDH のバランスをチェックする.
   - CPK 正常〜軽度上昇,LDH<AST であれば肝細胞障害単独.

D 肝・胆・膵

183

- CPK 正常～軽度上昇，LDH＞AST，LDH＞CPK であれば hypoxic hepatitis．
- CPK 高度上昇，LDH 軽度上昇（CPK＞LDH）であれば横紋筋融解症，心筋虚血の合併を考慮．

3) 肝細胞障害パターンでは，AST/ALT の値，バランスから，肝細胞障害の原因を推測する．
- AST，ALT＞1000 U/L では，急性肝炎，薬物性・中毒性肝障害，hypoxic hepatitis を考慮する．
- LDH＞AST となる肝細胞障害では，hypoxic hepatitis を強く考慮する〔*Medicine（Baltimore）．2003 Nov;82（6）:392-406*〕．
- AST/ALT＞2 となる肝細胞障害では，アルコール性肝炎を考える．アルコール性肝炎では AST は 300-400 U/L を超えない程度の上昇となる〔*Am J Gastroenterol. 1999 Apr;94（4）:1018-22*〕〔*N Engl J Med. 2009 Jun 25;360（26）:2758-69*〕．
- ただし，数値のみで原因を特定していくのには限界があるため，やはり病歴は非常に重要ということを忘れてはならない．

ALP，γ-GTP 上昇時のポイント

- ALP，γ-GTP 上昇の場合は，AST，ALT ほどパターンに分けて考えることはできない．数値である程度予測できるが，それも参考程度と考えるべきである（表 5）．
- γ-GTP の単独上昇ではアルコールの影響を考慮する．アルコール摂取にて γ-GTP の半減期は延長するため，上昇することが多い．
- AST/ALT＞3 でなおかつ γ-GTP/ALP＞5（正常上限

比による計算）ではアルコール性肝炎を疑う〔*Jacques Wallach.（2007）Interpretation of diagnostic test 8th edition. Lippincott Williams & Wilkins*〕．

hypoxic hepatitis（低酸素性肝炎）

- hypoxic hepatitis は肝臓への酸素供給が低下することで生じる肝障害であり，ischemic hepatitis（虚血肝），shock liver（ショック肝）などさまざまな呼び方がある．ここでは hypoxic hepatitis で統一する．
- 急性肝不全の原因の 4.4％を占める〔*Dig Dis Sci. 2012 Mar;57（3）:777-85*〕．
- 入院患者の 0.3％，ICU 患者の 1-4％で認められる〔*Mayo Clin Proc. 2006 Sep;81（9）:1232-6*〕〔*J Crit Care. 2017 Oct;41:9-15*〕．
- 急激な循環不全（うっ血性心不全，肺血栓塞栓症，心筋梗塞），呼吸不全が原因となる．
- 基礎に慢性心不全や肝うっ血がある患者では肝細胞がより容易に低酸素環境下に晒されるため，軽度な低酸素血症や循環不全で肝障害が誘発されることがある〔*Clin Liver Dis. 2011 Feb;15（1）:1-20*〕．

hypoxic hepatitis と急性肝炎との鑑別

- 臨床所見で鑑別することは難しい．hypoxic hepatitis では約半数で肝圧痛が認められ，肝性脳症も認められる（ただしこれは原疾患による意識障害の可能性もある）〔*Medicine（Baltimore）．2003 Nov;82（6）:392-406*〕〔*Dig Dis Sci. 2012 Mar;57（3）:777-85*〕．
- 肝酵素上昇パターンと経過から判断する．
- 低酸素，低血圧，低心拍出量の患者において，ALT＞3000 IU/L，AST＞ALT，ALT＜LDH を満たす患者では hypoxic hepatitis と診断可能である．

表 5　ALP，γ-GTP の値と考慮すべき疾患

ALP，γ-GTP の上昇	考慮すべき疾患
1.5-3 倍	アミロイドなど浸潤性病変，肝腫瘍性病変，肝膿瘍，うっ血肝
3-10 倍	胆汁うっ滞，肝硬変，慢性肝炎，伝染性単核症
＞10 倍	膵頭部癌，胆管結石，薬剤性胆汁うっ滞型肝障害，原発性胆汁性胆管炎，転移性腫瘍

表 6　急性肝障害における ALT/LDH，AST/LDH（IU/L で計算）

	急性ウイルス性肝炎	hypoxic hepatitis	アセトアミノフェン中毒
ALT/LDH	4.65 [1.0-11.1]	0.87 [0.17-2.89]	1.46 [0.11-8.26]
AST/LDH	2.47 [0.11-7.53]	0.81 [0.24-1.71]	1.46 [0.11-7.34]

J Clin Gastroenterol. 1994 Sep;19（2）:118-21

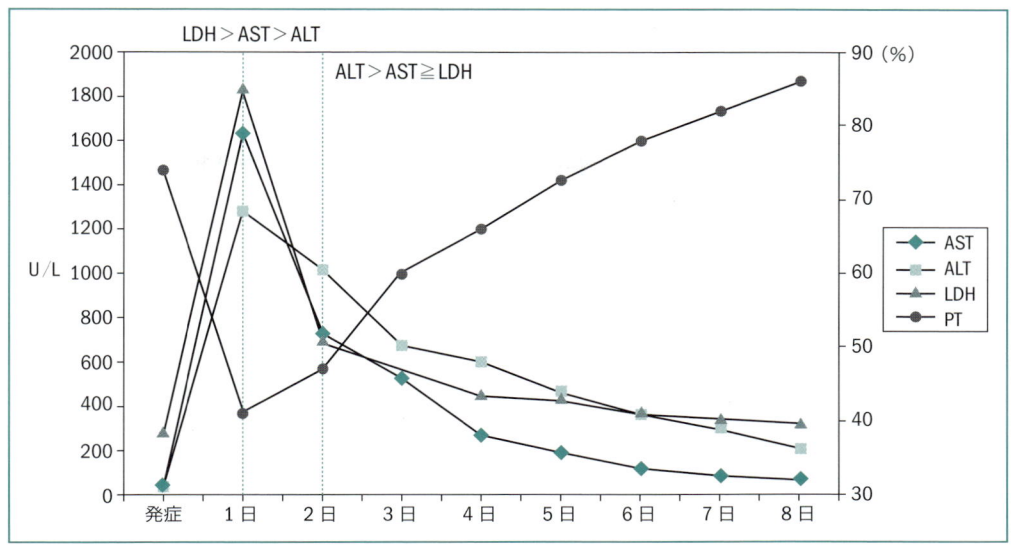

図1　hypoxic hepatitis における肝酵素の変化

Medicine（Baltimore）. 2003 Nov;82（6）:392-406

- ALT＞3000 IU/L となる病態の 52％が hypoxic hepatitis，13％が中毒，薬物性肝障害，7％が急性ウイルス性肝炎である〔*Clin Liver Dis. 2011 Feb;15（1）:1-20*〕.
- また，急性ウイルス性肝炎，アセトアミノフェン中毒，hypoxic hepatitis 患者における AST/LDH，ALT/LDH を評価すると，hypoxic hepatitis では＜1 となる（表6）.
- 急性肝障害において，ALT/LDH＞1.5 はウイルス性肝炎を感度 94％，特異度 84％で示唆する所見となる〔*J Clin Gastroenterol. 1994 Sep;19（2）:118-21*〕.
- hypoxic hepatitis では，血行動態が安定すれば翌日には肝酵素上昇は著明に改善する.
- hypoxic hepatitis における肝酵素の変化を図1に示す．肝酵素上昇ピーク時は LDH＞AST＞ALT となり，原因が改善すれば翌日には肝酵素は著明に改善が認められ，その際は ALT＞AST ≧ LDH となる〔*Medicine（Baltimore）. 2003 Nov;82（6）:392-406*〕．ALT＞AST となるのは 2 日目であることが多い〔*J Crit Care. 2017 Oct;41:9-15*〕.
- 他の酵素の動態：
- hypoxic hepatitis ではビリルビンも軽度上昇する．ビリルビンは AST，ALT が低下し始めたころに上昇し始め，しばらく上昇が持続する．大半の症例が総ビリルビン 5 mg/dL までの上昇であり，＞5 mg/dL となるのは 16％，＞10 mg/dL となるのは 3.5％のみである〔*Medicine（Baltimore）. 2003 Nov;82（6）:392-406*〕.

✚ 補 足

劇症肝炎のタイプ，原因

- 劇症肝炎は初発症状から 8 週間以内に II 度以上の肝性昏睡出現，もしくはプロトロンビン時間（PT）＜40％となった急性肝炎で定義され，さらに肝性昏睡出現まで 10 日以内であれば急性型，11 日から 8 週間で出現した例を亜急性型に分類される．8-24 週間かかる例は遅発性肝不全と呼ぶ．遅発性肝不全は劇症肝炎の類縁疾患であり，劇症肝炎とは分けて考える.
- 2004-2009 年に日本国内で報告された劇症肝炎（遅発性肝不全を含む）488 例の報告では，急性型 227 例，亜急性型 233 例，遅発性肝不全 28 例であった．劇症肝炎のタイプ，予後，原因疾患の頻度を表7に示す〔*Hepatol Res. 2013 Feb;43（2）: 97-105*〕.
- 劇症肝炎，遅発性肝不全における死亡率は 50％を超えており，肝移植を行わない場合はさらに予後不良となる．亜急性型の劇症肝炎，遅発性肝不全は急性劇症肝炎よりも予後が悪い．肝移植施行群では生存率は 80％と明らかに予後の改善効果が見込める.
- 日本国内の肝移植適応は，劇症肝炎の定義を満たし，さらに表8の 5 項目中 2 項目以上を満たす場合である〔*Liver Transpl. 2012 Sep;18（9）:1069-77*〕．ただし，ドナーの不足により実際には 20％しか移植はされていない〔*Hepatol Res. 2016 Jan;46（1）:10-2*〕.
- 急性肝炎患者において劇症化の基準を満たした場合は，移植が可能な専門施設での管理が必要と考えるべきである.

表7　日本国内の劇症肝炎（遅発性肝不全を含む）488 例の報告

	全体	急性 (227)	亜急性 (233)	遅発性 (28)
年齢（歳）	51.1 ± 17.0	48.8 ± 16.9	53.4 ± 16.7	58.0 ± 14.4
HBV キャリア（%）	13.1%	10.5%	15.3%	22.2%
生存率	47.4%	54.2%	40.8%	28.6%
肝移植（−）生存率	37.5%	48.7%	24.2%	13.0%
肝移植（＋）生存率	79.6%	83.3%	77.8%	100%
ウイルス感染症	46.1%	62.6%	30.0%	32.1%
A 型肝炎	3.0%	5.7%	0.4%	0
B 型肝炎	40.2%	54.2%	26.6%	32.1%
一過性感染	19.6%	35.2%	4.3%	3.6%
急性増悪	14.1%	7.9%	20.2%	25.0%
不明	6.5%	11.0%	6.9%	3.6%
C 型肝炎	1.1%	0.9%	1.3%	0
E 型肝炎	0.9%	0.9%	0.9%	0
他のウイルス	0.9%	0.9%	0.9%	0
自己免疫性肝炎	8.3%	2.2%	14.2%	32.1%
薬剤性肝炎	14.6%	13.7%	15.5%	17.9%
不明	29.6%	19.4%	39.5%	17.9%
分類不能	1.5%	2.2%	0.9%	0

Hepatol Res. 2013 Feb;43（2）:97-105

表8　肝移植の適応

45 歳以上
発症から II 度以上の肝性昏睡までの期間が 11 日以上
PT＜10%
血清ビリルビン≧18 mg/dL
間接ビリルビン/総ビリルビン＜0.67

5 項目中 2 項目で肝移植の適応.

Liver Transpl. 2012 Sep;18（9）:1069-77

2 非アルコール性脂肪性肝疾患/非アルコール性脂肪肝炎（NAFLD/NASH）

- 非アルコール性脂肪性肝疾患（non-alcoholic fatty liver disease：NAFLD）は，アルコールに起因しない脂肪性肝疾患で，予後良好な単純性脂肪肝と進行性の非アルコール性脂肪肝炎（non-alcoholic fatty hepatitis：NASH），肝線維化・肝硬変が含まれる．

- 肥満やメタボリック症候群，糖尿病患者で多く認められる．日本国内の検診では 30％（男性 41％，女性 18％）で認められる．2 型糖尿病患者では 60-70％で NAFLD を合併する〔*BMJ. 2014 Jul 29;349:g4596*〕．

- NASH は，肝臓の脂肪沈着と炎症性細胞浸潤が認められる病態であり，肝硬変や肝細胞癌のリスクとなる．検診患者の 1％程度と予測される〔*World J Gastroenterol. 2014 Jan 14;20（2）:475-85*〕．

- NASH では 20-30％が肝硬変に移行し，肝細胞癌リスクは年間 2.6％，5-7 年の経過で半数が肝不全となる〔*Frontline Gastroenterol. 2014 Jul;5（3）:211-8*〕．

- NASH や肝線維化では積極的な治療と肝硬変，肝細胞癌のフォローが必要となるが，単純性脂肪肝と NASH・肝線維化の鑑別には肝生検が必要となる．NAFLD 全例に肝生検を行うわけにもいかないため，どの症例で評価を行うかが重要である．

- 非アルコール性とは男性で＜30 g/日，女性で＜20 g/日のアルコール摂取量で定義される．

非アルコール性脂肪性肝疾患（NAFLD）のマネジメント

チャート I　NAFLD の診断

- NAFLD の診断には画像所見が有用であるが，画像所見では除外は困難である．

- NAFLD の評価は腹部エコー，腹部 CT による肝脾コントラスト比（＜0.9）が有用であるが，画像所見が正常でも除外ができないことに注意すべきである〔*World J Gastroenterol. 2014 Jan 14;20（2）:475-85*〕．

- リスク因子がある患者では脂肪肝はあるものだと思ったほうがよい．NAFLD の除外には後述する NAFLD fibrosis score（表 1）が有用な可能性がある．

- NAFLD は高齢男性，メタボリック症候群（脂質異常症，糖尿病），肥満患者で高頻度に合併する．糖尿病や肥満は NASH のリスク因子でもある〔*Hepatol-*

ogy. 2012 Jan;55（1）:77-85〕〔*Frontline Gastroenterol. 2014 Jul;5（3）:211-8*〕．

- 無症候性の 2 型糖尿病患者の 30％で，肝生検において NAFLD 所見が認められており，さらに NAFLD fibrosis score＞−1.455 を満たす群では半数以上が NAFLD であった〔*QJM. 2014 Jan;107（1）:33-41*〕．

- NAFLD と鑑別が必要な疾患，病態を表 1 にまとめる．

チャート II　NASH・肝線維化のリスク評価，肝生検の適応

- NASH の予測には NAFIC score，NAFLD fibrosis score，FIB-4 index などが有用である（表 2）．

- これらのスコアで使用されているリスク因子はフェリチン値，耐糖能障害，4 型コラーゲン 7S，年齢，BMI，血小板数，Alb 値である．

- NAFIC score はフェリチン値，空腹時インスリン，4 型コラーゲン 7S の 3 項目で評価され，日本でバリデーションされている．NAFLD fibrosis score は前述したとおり NAFLD 除外目的としても有用である〔*World J Gastroenterol. 2014 Jan 14;20（2）:475-85*〕〔*Frontline Gastroenterol. 2014 Jul;5（3）:211-8*〕．

- NAFIC score ≧ 2 点，NAFLD fibrosis score＞0.675（＞65 歳では＞0.12），FIB-4 index＞3.25（＞65 歳では＞2.0）では NASH・肝線維化のリスクが高く，肝生検を考慮する（チャート III）．

表 1　NAFLD と鑑別が必要な疾患，病態

疾患，病態	鑑別点
アルコール性肝障害	飲酒歴の確認
薬剤性肝障害	バルプロ酸，エストロゲン，タモキシフェン，ステロイド，テトラサイクリン系抗菌薬，アミオダロン，メトトレキサートなど
ウイルス性肝炎	HBs 抗原，HCV 抗体の評価
ヘモクロマトーシス	血清フェリチン値＞1000 ng/mL，トランスフェリン飽和度＞45％
自己免疫性肝炎	D -6 自己免疫性肝炎 を参照
Wilson 病	セルロプラスミン低値
その他	低栄養，急性の体重減少

BMJ. 2018 Jul 12;362:k2734

D・肝・胆・膵

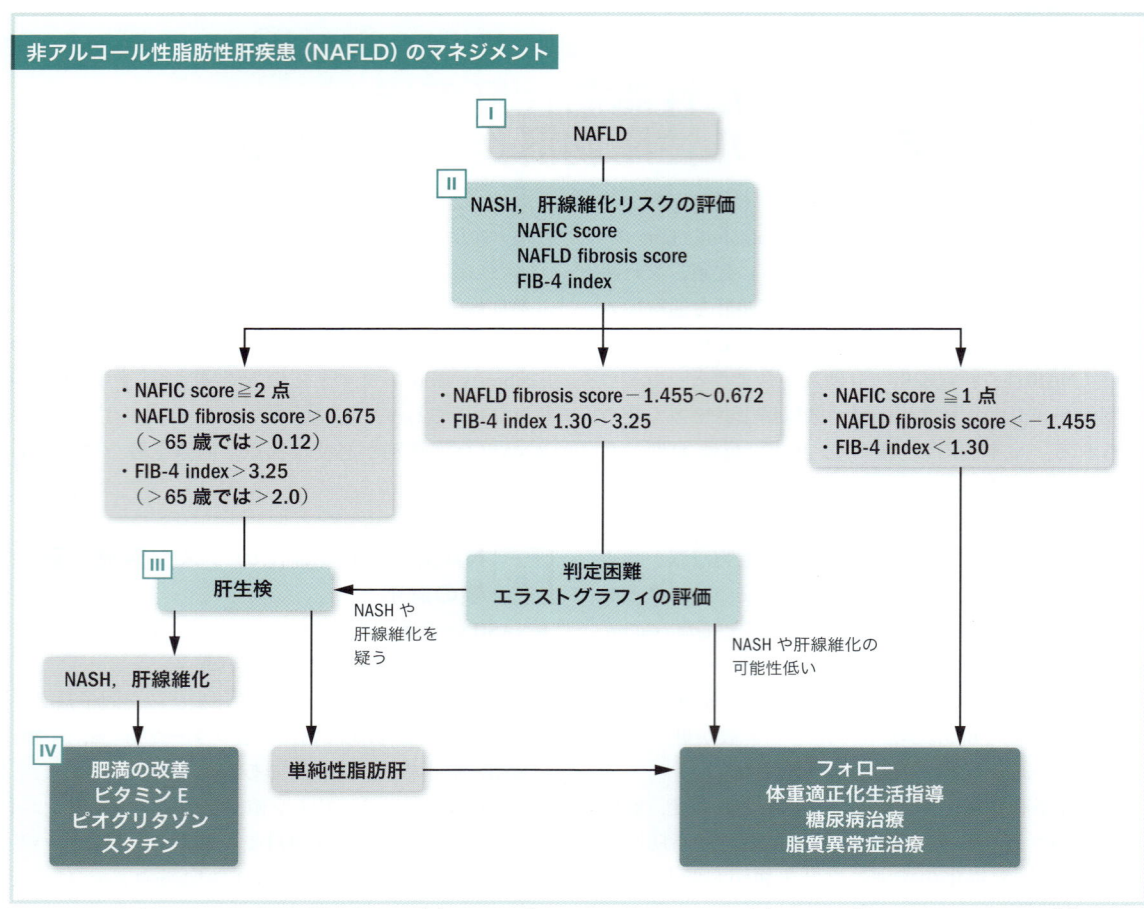

非アルコール性脂肪性肝疾患（NAFLD）のマネジメント

I NAFLD

II NASH，肝線維化リスクの評価
NAFIC score
NAFLD fibrosis score
FIB-4 index

- ・NAFIC score ≧2点
  ・NAFLD fibrosis score＞0.675
  （＞65歳では＞0.12）
  ・FIB-4 index＞3.25
  （＞65歳では＞2.0）

- ・NAFLD fibrosis score－1.455～0.672
  ・FIB-4 index 1.30～3.25

- ・NAFIC score ≦1点
  ・NAFLD fibrosis score＜－1.455
  ・FIB-4 index＜1.30

III 肝生検

判定困難
エラストグラフィの評価

NASH や肝線維化を疑う

NASH や肝線維化の可能性低い

NASH，肝線維化

IV 肥満の改善
ビタミンE
ピオグリタゾン
スタチン

単純性脂肪肝

フォロー
体重適正化生活指導
糖尿病治療
脂質異常症治療

World J Gastroenterol. 2014 Jan 14;20（2）:475-85／Hepatol Res. 2016 Aug;46（9）:862-70／J Hepatol. 2018 Feb;68（2）:305-15

■NAFIC score ≦1点，NAFLD fibrosis score＜－1.455，FIB-4 index＜1.30 では NASH・肝線維化のリスクは低く，定期的なフォロー，NAFLD リスク因子・合併症への介入を行う（肥満，糖尿病治療，脂質異常症）.

■上記に当てはまらない症例（特に NAFLD fibrosis score，FIB-4 index）では判定保留．大体30％が判定保留となる.

■この場合，さらに詳細な血液検査を行い NASH・肝線維化の評価（FibroTest®，HepaScore®，FibroMeter® など）を行うことがあるが，日本国内では一般的には困難．海外にはコマーシャルベースでの製品がある〔*J Hepatol. 2018 Feb;68（2）:305-15*〕.

■画像検査では腹部超音波検査や MRI によるエラストグラフィが有用〔*Clin Gastroenterol Hepatol. 2015 Mar;13（3）:440-51.e6*〕〔*Aliment Pharmacol Ther. 2015 Jun;41（12）:1271-80*〕〔*Hepatology. 2017 Nov;66（5）:1486-501*〕．保険収載もされており，検査可能な施設や専門医への紹介を考慮する.

■また NASH では，線維化が進行し肝硬変になるほど

AST／ALT 比が上昇する．線維化が認められない NAFLD では AST／ALT 0.7±0.1 であるが，軽度の線維化が認められると 0.9±0.1，肝硬変では 1.4±0.2 となり，参考所見としたい〔*Am J Gastroenterol. 1999 Apr;94（4）:1018-22*〕.

チャート III 肝生検結果の評価

■肝生検は NAFLD activity score（NAS）で評価する（表3）.

■NAS 1-4点であれば単純性脂肪肝，5-8点であれば NASH と判断する〔*JAMA. 2012 Aug 8;308（6）:608-16*〕.

チャート IV NASH の治療

■運動療法と食事制限は単純性脂肪肝/NASH にかかわらず推奨される.

■1500 kcal/日のカロリー制限と週3回の運動（週に175分間），7％以上の体重低下を目標とする〔*World J Gastroenterol. 2014 Feb 21;20（7）:1712-23*〕.

2 非アルコール性脂肪性肝疾患/非アルコール性脂肪肝炎（NAFLD/NASH）

表2 NASH のリスク評価を行うスコアリングシステムとその感度, 特異度

NAFIC score

項目	点
フェリチン≧200（女性）, ≧300 ng/mL（男性）	1
空腹時インスリン≧10 μU/mL	1
4型コラーゲン7S≧5 ng/mL	2

BARD score

項目	点
BMI≧28	1
AST/ALT比≧0.8	2
2型糖尿病あり	1

NAFLD fibrosis score

$$-1.675+0.037\times年齢（y）+0.094\times BMI（kg/m^2）+1.13\times（耐糖能障害：あり1, なし0）+0.99\times AST/ALT比-0.013\times血小板（\times10^9/L）-0.66\times Alb（g/dL）$$

FIB-4 index

$$FIB\text{-}4\ score=\frac{年齢（y）\times AST（IU/L）}{血小板数（\times10^9/L）}\times\sqrt{ALT（IU/L）}$$

	カットオフ値	感度（%）	特異度（%）	LR+	LR−
NAFIC score[†1]	1	88-94	43-48	-	-
	2	60-66	87-91	-	-
NAFLD fibrosis score[†2]	−1.455	77 [69-84]	70 [67-73]	3.14 [1.90-5.20]	0.32 [0.12-0.88]
	0.676	27 [19-35]	98 [96-98]	11.55 [5.85-22.80]	0.77 [0.65-0.92]
FIB-4 index[†2]	1.30	84.4 [77.2-90.1]	68.5 [65.4-71.6]	2.95 [2.03-4.30]	0.24 [0.12-0.48]
	3.25	38 [30-47]	96 [95-98]	10.81 [5.62-20.79]	0.68 [0.54-0.84]

[†1] *World J Gastroenterol. 2014 Jan 14;20 (2) :475-85* / [†2] *Hepatol Res. 2016 Aug;46 (9) :862-70*

■NASH ではビタミンEとピオグリタゾンが推奨される. 糖尿病がないNASH患者においてビタミンE 800 IU/日（ユベラ®800 mg/日）, ピオグリタゾン（アクトス®）30 mg/日は有意に肝組織所見を改善させる [*N Engl J Med. 2010 May 6;362 (18) :1675-85*]. ただし, ユベラ®800 mg/日は保険適用量の2倍以上の投与量である（保険適用量は 100-300 mg/日）. ビタミンEは肝臓の炎症所見の改善が期待でき, ピオグリタゾンは肝臓の炎症所見, 線維化所見の改善効果が期待できる [*JAMA Intern Med. 2017 May 1;177 (5) :633-40*] [*N Engl J Med. 2017 Nov 23;377 (21) :2063-72*]. メトホルミンも肝組織所見改善効果が認められるものの, 軽度のみである [*JAMA. 2011 Apr 27;305 (16) :1659-68*]. ピオグリタゾンには膀胱癌リスクの上昇がある点が難点であるが, メタアナリシスでは RR1.22 [1.07-1.39] と軽度のみであり, リスクーベネフィットを考慮して投与を決める [*CMAJ. 2012 Sep 4;184 (12) :E675-83*].

■GLP-1アナログのリラグルチド（ビクトーザ®）はNASHの組織所見の改善効果が認められる. リラグルチド 1.8 mg/日の皮下注射群とプラセボ群を比較した二重盲検化ランダム化比較試験では, 48週後の肝組織所見が有意に改善する結果であった [*LEAN trial: Lancet 2016 Feb 13;387 (10019) :679-90*]. N＝56であり第二相の小規模研究であるものの, 糖尿病を合併したNASH患者ではGLP-1アナログを試す価値はあるかもしれない.

■スタチンは肝障害改善よりは脂質異常症治療薬として使用する.

■Cochrane reviewでは未だスタチン投与による肝組織所見の改善については評価されていない. エコー所見や肝酵素は若干改善する傾向にあるが, これもまだ確立された知見ではない [*Cochrane Database Syst Rev. 2013 Dec 27;12:CD008623*].

表3　NAS (NAFLD activity score)

項目		点
肝実質の脂質変性の程度	＜5%	0
	5-33%	1
	33-66%	2
	＞66%	3
肝細胞の空胞変性	なし	0
	数個	1
	多数あり	2
肝小葉の炎症	炎症巣なし	0
	200 倍視野で＜2 か所の炎症巣	1
	200 倍視野で 2-4 か所	2
	200 倍視野で＞4 か所	3
線維化の評価 (ステージ)	0：なし 1：類洞に線維化あり 2：類洞と門脈, 門脈周囲の線維化 3：門脈−肝静脈までの線維化 4：肝硬変所見	

スコア 1-4 が単純性脂肪肝，5-8 が NASH と診断．線維化は別に評価する．

JAMA. 2012 Aug 8;308 (6) :608-16

- NAFLD 患者の 8-9 割以上が脂質異常症を合併しているため，スタチンはすでに導入されていることが多い．

3　アルコール性肝障害

- アルコール性肝障害は女性で 12-22 g/日以上，男性で 24-46 g/日以上のアルコール摂取で生じる．実際は人種や環境因子，薬剤，ウイルス性肝炎などさまざまな因子が関与する〔*World J Gastroenterol. 2014 Mar 7;20 (9) :2143-58*〕．
- アルコール性肝障害の 90％が脂肪肝，25％が肝炎，15％が肝硬変，10％が肝細胞癌となる．アルコール摂取量に関連し，30-60 g/日の摂取患者群では肝硬変は 1％程度であるが，120 g/日以上の摂取患者群

では 5.7％である〔*N Engl J Med. 2009 Jun 25;360 (26) : 2758-69*〕．

アルコール性肝障害のマネジメント

アルコール性肝障害の診断

- 長期間のアルコール摂取歴（男性＞30 g/日，女性＞20 g/日）があり，ウイルス性肝疾患（HBV，HCV），

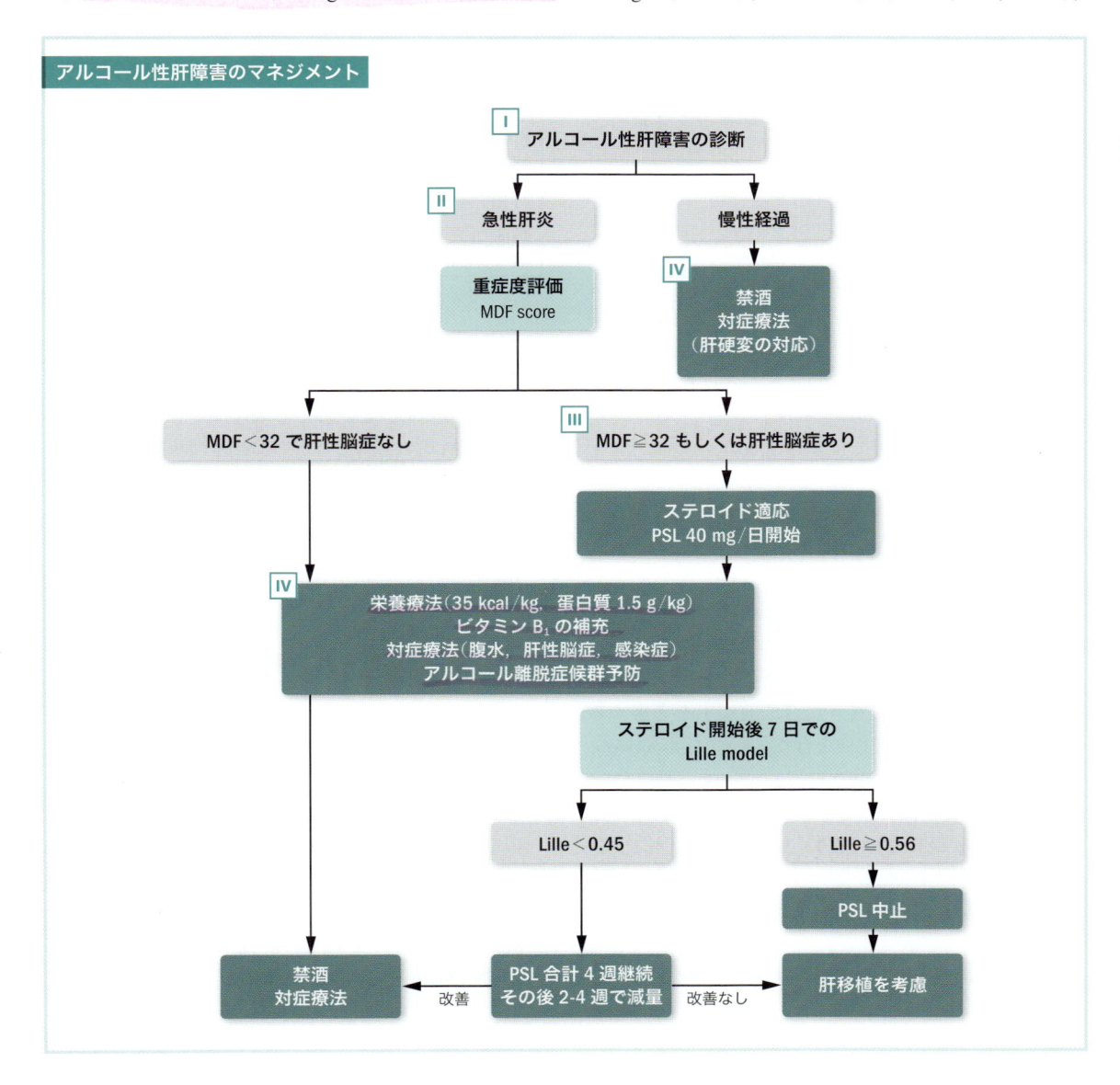

アルコール性肝障害のマネジメント

- Ⅰ アルコール性肝障害の診断
  - Ⅱ 急性肝炎
    - 重症度評価 MDF score
      - MDF＜32 で肝性脳症なし
      - Ⅲ MDF≧32 もしくは肝性脳症あり
        - ステロイド適応 PSL 40 mg/日開始
  - 慢性経過
    - Ⅳ 禁酒 対症療法（肝硬変の対応）
- Ⅳ 栄養療法（35 kcal/kg，蛋白質 1.5 g/kg） ビタミン B₁ の補充 対症療法（腹水，肝性脳症，感染症） アルコール離脱症候群予防
  - ステロイド開始後 7 日での Lille model
    - Lille＜0.45
      - PSL 合計 4 週継続 その後 2-4 週で減量
    - Lille≧0.56
      - PSL 中止
      - 肝移植を考慮
- 禁酒 対症療法（改善）
- 肝移植を考慮（改善なし）

表1 AHHS (Alcoholic Hepatitis Histologic Score)

所見		点
線維化	線維化なし，門脈域線維化 拡大した線維化 門脈域〜肝静脈の線維化，肝硬変	0 0 +3
胆汁うっ滞	なし 肝細胞のみ 細管 細管と肝細胞	0 0 +1 +2
多核球浸潤	なし/軽度	+2
巨大ミトコンドリア	なし	+2

軽症：0-3 点，90 日死亡率 3％
中等症：4-5 点，90 日死亡率 19％
重症：6-9 点，90 日死亡率 51％

Gastroenterology. 2014 May;146(5):1231-9.e1-6

自己免疫性肝炎，薬剤性肝炎が否定的であればアルコール性肝障害と診断する．

- 日本のガイドラインでは男性で＞60 g/日，女性で＞40 g/日のアルコール摂取が 5 年以上ある場合と定義されている．
- 非アルコール性脂肪性肝疾患（NAFLD）との鑑別に有用なのは AST/ALT 比．
- NAFLD では AST/ALT 比 0.7 [0.3-2.8]，アルコール性肝障害では AST/ALT 比 2.0 [1.1-11.2] となり，AST/ALT ≧2 はアルコール性肝障害を強く示唆する〔*Am J Gastroenterol. 1999 Apr;94(4):1018-22*〕．また，AST は通常 300 IU/mL を超えることはない〔*N Engl J Med. 2009 Jun 25;360(26):2758-69*〕．
- アルコール性肝障害では 1 万 5000-1 万 8000/μL 程度の白血球増多が認められることがある．
- 4-5 万/μL 以上まで上昇する類白血病反応もまれながらあるが，その場合は予後不良因子となる〔*Scand J Gastroenterol. 2002 Sep;37(9):1111-3*〕．
- 脂肪肝か肝炎かの判断には肝生検が必要．
- NAFLD 同様，脂肪肝か肝炎かの判断には肝生検が必要であるが，必須とまでは言えない．アルコール性肝障害の診断に迷う場合，他疾患を考慮する必要がある場合に肝生検を行う〔*World J Gastroenterol. 2013 Nov 28;19(44):7825-9*〕．
- 組織所見から予後を推定する Alcoholic Hepatitis Histologic Score (AHHS)（表1）もあるが，臨床スコア（急性アルコール性肝炎の評価）よりも有用かどうかは未だ不明である〔*Gastroenterology. 2014 May;146(5):1231-9.e1-6*〕．
- アルコール性肝炎の臨床診断基準を（表2）にまとめる．
- この基準は臨床的な使用よりも研究におけるアル

表2 アルコール性肝炎の診断基準

5 年以上，男性で 1 日 3 杯，女性で 1 日 2 杯以上の飲酒習慣がある
少なくとも受診の 8 週間前まで飲酒している
1 か月以内に増悪した黄疸
他の肝疾患，閉塞性黄疸，肝細胞癌が除外される
血液所見：T-Bil＞3 mg/dL，AST 50-500IU/L，AST/ALT≧1.5

Gastroenterology. 2016 Apr;150(4):785-90

コール性肝炎の定義化を目的として作成されたものであるため，こだわる必要性は乏しい．

- 臨床診断基準を満たせば準確診と判断．確定診断には肝生検が必要となる．診断時に肝生検を行うことの臨床的意義については未確定．今後の研究に期待したい〔*Gastroenterology. 2016 Apr;150(4):785-90*〕〔*J Hepatol. 2018 Aug;69(2):534-43*〕．

チャート II　急性アルコール性肝炎の評価

- 急性経過のアルコール性肝炎では，予後の推定とステロイドの適応を評価する目的で臨床スコアによる重症度評価を行う．
- よく使用されるスコアは Maddrey's Discriminant Function (MDF) score, Model for End-stage Liver Disease (MELD) score, Glasgow Alcoholic Hepatitis Score (GAHS) である（表3）．
- MDF はステロイド適応の評価にも有用のため，基本的に MDF を計算するとよい．
- また，MELD＋Lille スコア（後述）の組み合わせが，MDF＋Lille スコアの組み合わせよりも 6 か月後の

表3　急性アルコール性肝炎の重症度評価

MDF（Maddrey's Discriminant Function）score

$4.6 \times$［患者 PT－コントロール PT（秒）］＋T-Bil（mg/dL）

PT：プロトロンビン時間
MDF ≧ 32 では 65-68% の死亡率，MDF ＜ 32 では 10-17% の死亡率.

World J Hepatol. 2012 Dec 27;4（12）:335-41

MELD（Model for End-stage Liver Disease）score

$[3.8 \times \log \text{Bil} \, (\text{mg/dL})] + [11.2 \times \log \text{INR}] + [9.6 \times \log \text{Cr} \, (\text{mg/dL})] + 6.4$

MELD ＞ 21 で 90 日死亡率 20%，≦ 11 で 4%（30 日死亡率）.

Clin Liver Dis. 2012 Nov;16（4）:717-36

GAHS（Glasgow Alcoholic Hepatitis Score）

項目	1点	2点	3点
年齢	＜50 歳	≧50 歳	
白血球（/μL）	＜1 万 5000	≧1 万 5000	
BUN（mg/dL）	＜14	≧14	
INR	＜1.5	1.5-2.0	＞2.0
総ビリルビン（mg/dL）	＜7.3	7.4-14.6	＞14.6

GAHS ＞ 8 は予後不良因子.

J Gastrointestin Liver Dis. 2013 Jun;22（2）:189-97

予後予測が正確であることが報告されている．6 か月後の死亡率は，MELD（15-45）＋Lille ≦ 0.16 で 8.5-49.7%，MELD（15-45）＋Lille 0.45 で 16.4-75.2% であった〔*Gastroenterology. 2015 Aug;149（2）:398-406*〕.

チャート III　重症例（MDF ≧ 32 or 肝性脳症［＋］）ではステロイドを投与する

■ ステロイドは PSL 40 mg/日を 7 日間投与する.
■ MDF ≧ 32 の肝炎群へのステロイド使用により 28 日生存率は 85% vs 65% と有意に改善を示す（NNT 5）．MDF ＜ 32 の群ではそもそもの死亡リスクが低いため，ステロイドによる予後改善効果は認められない〔*Clin Liver Dis. 2012 Nov;16（4）:717-36*〕.
▪ 重症のアルコール性急性肝炎患者 1103 例を対象として，PSL 40 mg/日とプラセボ群，ペントキシフィリンとプラセボ群を比較した 2x2 factorial design の二重盲検化ランダム化比較試験（STOPAH trial）では，どの群でも 28 日，90 日，1 年の死亡リスクは有意差が認められなかったが，PSL 群では 28 日死亡リスクは低下する傾向が認められた（OR 0.72［0.52-1.01]）〔*N Engl J Med. 2015 Apr 23;372（17）:1619-28*〕.
▪ この STOPAH trial を含むメタアナリシスでは，ステロイド投与により，28 日死亡リスクは有意に改善が認められ（OR 0.55［0.34-0.90]），特に肝不全由来の死亡リスクが低下する結果であった（OR 0.46［0.24-0.87]）．また感染症リスクの上昇は認められない（OR 0.98［0.49-1.94]）〔*Liver Int. 2016 May;36（5）:721-8*〕.
■ MDF を指標として投与を決定することが多いが，GAHS ≧ 9，MELD ≧ 21 の肝炎でも予後改善効果が認められている〔*Gut. 2007 Dec;56（12）:1743-6*〕．GAHS，MELD のカットオフ値は報告により GAHS ≧ 8，MELD ≧ 18 としているものもあり，定まっていないため，MDF を指標とするほうがよい〔*J Gastrointestin Liver Dis. 2013 Jun;22（2）:189-97*〕.
■ ステロイド投与後 7 日目で Lille model を評価（表4）し，ステロイド反応性を判断する.
▪ 7 日後に Lille model を評価し，Lille ＜ 0.45 では反応性あり，≦ 0.16 では完全に反応ありと判断し，ステロイドを合計 4 週間継続する．その後 2–4 週間かけて減量する．Lille ≧ 0.56 ではステロイドへの反応性なしと判断し，ステロイドをその時点で中止する（表4）〔*Gut. 2011 Feb;60（2）:255-60*〕〔*Clin Liver Dis. 2012 Nov;16（4）:717-36*〕．Lille 0.45-0.56 では一部反応ありと判断．状況に応じてステロイド継続か肝移植かについて検討する〔*J Hepatol. 2018 Aug;69（2）:534-43*〕.
▪ Lille ≧ 0.56 群では生存率は約 50% のみであり，肝移植を考慮する〔*Gut. 2011 Feb;60（2）:255-60*〕.

チャート IV　ステロイド治療以外のアルコール性肝障害治療（慢性経過，急性経過）

■ 禁酒が最も重要で基本的な治療となる.

表4 Lille model

3.19－［0.101×年齢（y）］＋［0.147×Day 0 での Alb（g/L）］＋［0.0282×Day 1 と Day 7 の ΔT-Bil（mg/dL）］－［0.206×腎不全の有無（あり 1，なし 0）］－［0.111×Day 0 の T-Bil（mg/dL）］－（0.0096×INR）

- MDF ≧ 32 のアルコール性肝炎でステロイドを使用した患者群における評価で，Lille model ≧ 0.45 では 6 か月生存率 25%，＜0.45 では 85%〔*Hepatology. 2007 Jun;45（6）:1348-54*〕.
- メタアナリシスでは Lille model ≧ 0.56 で生存率 53%，0.16-0.56 で 79%，≦ 0.16 で 91% であり，ステロイド中止基準として ≧ 0.56 を推奨している〔*Gut. 2011 Feb;60（2）:255-60*〕.
- www.lillemodel.com で計算可.

Hepatology. 2007 Jun;45（6）:1348-54

■ 栄養療法ではカロリーを 35-40 kcal/kg/日，蛋白量を 1.2-1.5 g/kg/日とする.

▪ アルコール性肝障害の患者は低栄養であることが多いため，栄養療法は重要である．ただし，メタアナリシスでは栄養療法による生存率改善効果は認められず，肝性脳症でのみ改善が認められた（OR 0.24［0.06-0.93］）〔*Can J Gastroenterol. 2012 Jul;26（7）:463-7*〕.

■ アルコール依存患者ではビタミン B_1 欠乏リスクもあるため，ビタミン B_1 の補充も重要.

■ 腹水や肝性脳症の対応は D -8 肝硬変患者への対応 を参照．アルコール離脱症候群の予防は E -17 アルコール離脱症候群 を参照.

■ N アセチルシステイン（NAC）やペントキシフィリンは急性肝障害においてステロイドと併用することがあるが，日本国内では販売されていない〔*N Engl J Med. 2011 Nov 10;365（19）:1781-9*〕.

▪ NAC は日本国内では経口製剤のみ使用可能であり，急性肝障害患者への投与には向かない.

▪ ペントキシフィリンと同様に TNF 阻害作用をもつインフリキシマブ，エタネルセプトでは予後改善効果は認められず，死亡率が上昇する〔*Clin Liver Dis. 2012 Nov;16（4）:717-36*〕.

- 薬物性肝障害は薬剤やサプリメント，漢方薬による肝障害で，無症候性から劇症肝炎までさまざまな肝障害を呈する．
- 急性肝炎による肝移植適応例の15％は薬物性である〔*Semin Liver Dis. 2009 Nov;29（4）:337-47*〕．
- サプリメントや漢方薬も原因として重要であり，日本国内での薬物性肝障害の10％がサプリメント，7.1％が漢方薬によるもの〔*Hepatol Res. 2009 May;39（5）: 427-31*〕．
- 原因薬剤はアセトアミノフェン，抗菌薬，抗うつ薬，抗てんかん薬，抗精神病薬などが多い．
- アセトアミノフェンによる肝障害については アセトアミノフェンによる肝障害 で記載する．
- 日本国内（PMDA）に上げられた報告例では，2008年以降，抗腫瘍薬ソラフェニブが最多，次いでメルファラン，抗てんかん薬ラモトリギンが3番目に多く，カルバマゼピンが5番目に多かった．また化学療法薬（抗菌薬，抗結核薬），糖尿病用薬（DPP-4阻害薬），消化性潰瘍用薬（プロトンポンプ阻害薬，H_2受容体拮抗薬），免疫抑制薬（シクロスポリン）などが上位を占めている．これらについては特に考慮が必要である〔*Bull Natl Inst Health Sci 2012;130:66-77*〕．

薬物性肝障害のマネジメント

チャート I　薬物性肝障害の診断

- 薬物性肝障害の診断には3か月以内の新規薬剤開始歴，リスク因子の評価，他の肝疾患の除外が重要．疑わしければ薬剤を中止し，その後の ALT 変化をフォローすることも診断に寄与する．
- 薬剤開始〜肝障害発症までは1週間以内が25％，1週間〜1か月が34％，1〜3か月が21％と3か月以内が大半を占めるが，3か月〜1年も12％ある〔*Hepatol Res. 2009 May;39（5）: 427-31*〕．
- 薬物性肝障害のリスク因子は表1を参照．
- 薬物性肝障害の診断基準として Council for International Organizations of Medical Sciences/Roussel Uclaf Causality Assessment Method（CIOMS/RUCAM）の基準，Naranjo scale，Digestive Disease Week Japan（DDW -J）2004 の基準などがあるが，感度，特異度は不十

表1　薬物性肝障害のリスク因子

高齢者
慢性肝疾患既往
肥満，中心性肥満
妊娠
飲酒習慣あり
遺伝性（HLA-B*5701）
男性の若年者，女性の高齢者
肝移植後の患者，原発性硬化性胆管炎の病歴あり

Clin Liver Dis. 2013 Nov;17（4）:565-73

分であり，実際は臨床的に判断している例が半数以上である〔*World J Gastroenterol. 2008 Nov 28;14（44）:6774-85*〕．

- 日本で提唱された DDW-J は，CIOMS/RUCAM にリンパ球刺激試験（DLST），好酸球数結果を加えた診断基準であり，参考として記載する（表2）〔*肝臓 2005;46:85-90*〕．
  - 薬物性肝障害において，DLST の陽性率は30-40％，好酸球増多は 20-30％程度で認められる〔*Hepatol Res. 2009 May;39（5）: 427-31*〕．
- 3か月以内の新規薬剤開始歴があり，他の肝障害の原因疾患が否定的であり，薬物中断後8日程度で ALT の改善が認められれば薬物性肝障害の可能性が高い．さらに皮疹や好酸球増多を伴う場合，リスク因子がある場合はより可能性は高まる〔*World J Gastroenterol. 2008 Nov 28;14（44）:6774-85*〕．
- 非薬物性肝障害では HBV，HCV（D-5）自己免疫性肝炎（D-6），原発性胆汁性胆管炎（PBC）・原発性硬化性胆管炎（PSC）（D-7），アルコール性肝障害（D-3），非アルコール性脂肪性肝疾患/非アルコール性脂肪肝炎（NAFLD/NASH）（D-2）など考慮．
- まれな原因としては α_1-アンチトリプシン欠損症や Wilson 病などもある．
- 薬物性肝障害では他の原因の可能性を念頭に置きつつ，マネジメントを行う．
- アセトアミノフェンの過量服薬歴，慢性的な使用歴があればアセトアミノフェンによる肝障害を疑う（アセトアミノフェンによる肝障害）．

D 肝・胆・膵

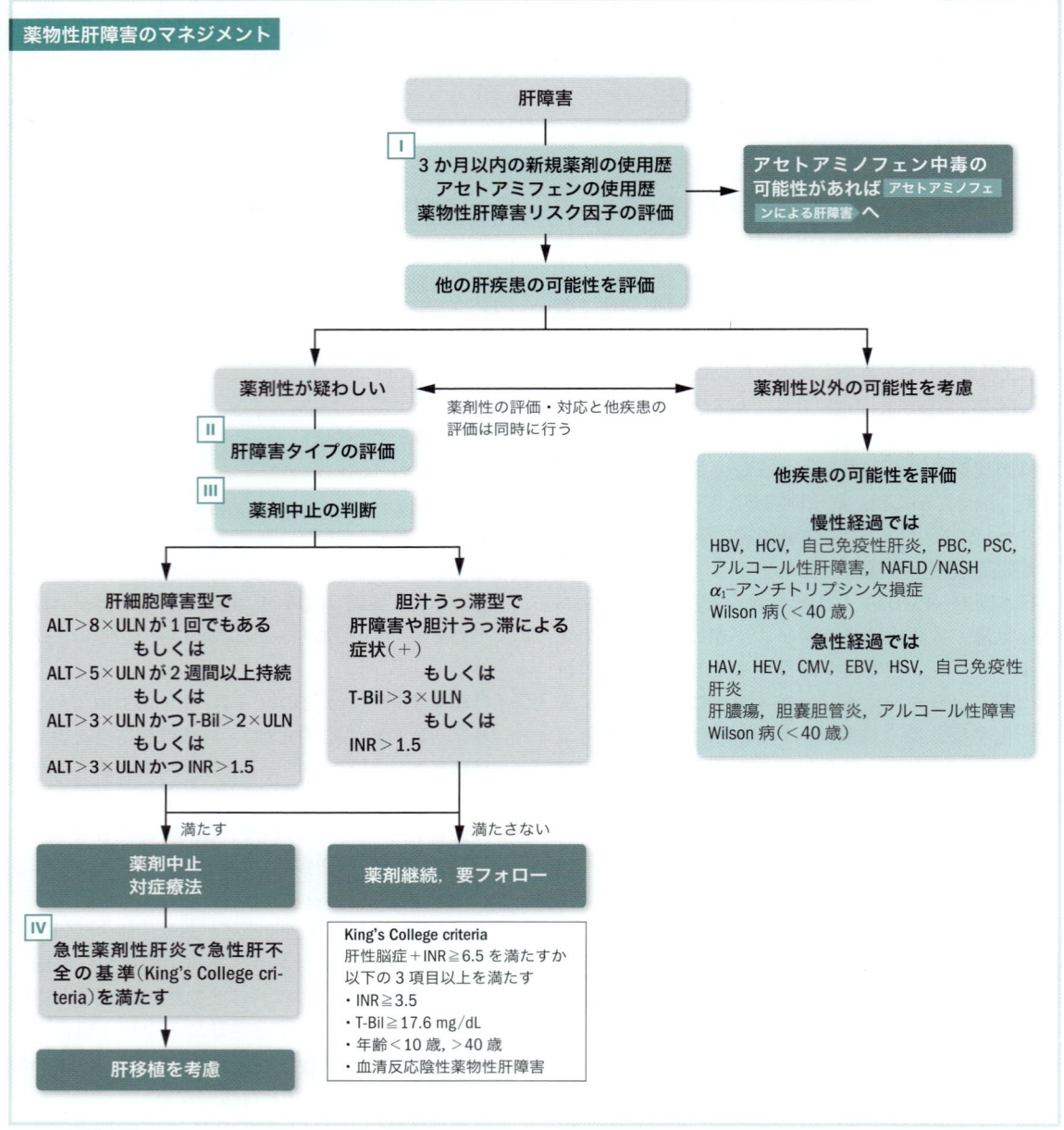

薬物性肝障害のマネジメント

肝障害

Ⅰ
3か月以内の新規薬剤の使用歴
アセトアミフェンの使用歴
薬物性肝障害リスク因子の評価

→ アセトアミノフェン中毒の可能性があれば アセトアミノフェンによる肝障害 へ

他の肝疾患の可能性を評価

薬剤性が疑わしい ← 薬剤性の評価・対応と他疾患の評価は同時に行う → 薬剤性以外の可能性を考慮

Ⅱ 肝障害タイプの評価

Ⅲ 薬剤中止の判断

他疾患の可能性を評価

慢性経過では
HBV, HCV, 自己免疫性肝炎, PBC, PSC, アルコール性肝障害, NAFLD/NASH
α_1-アンチトリプシン欠損症
Wilson 病（＜40 歳）

急性経過では
HAV, HEV, CMV, EBV, HSV, 自己免疫性肝炎
肝膿瘍, 胆嚢胆管炎, アルコール性障害
Wilson 病（＜40 歳）

肝細胞障害型で
ALT＞8×ULN が 1 回でもある
もしくは
ALT＞5×ULN が 2 週間以上持続
もしくは
ALT＞3×ULN かつ T-Bil＞2×ULN
もしくは
ALT＞3×ULN かつ INR＞1.5

胆汁うっ滞型で
肝障害や胆汁うっ滞による症状（＋）
もしくは
T-Bil＞3×ULN
もしくは
INR＞1.5

満たす ← → 満たさない

**薬剤中止
対症療法**

薬剤継続，要フォロー

Ⅳ 急性薬剤性肝炎で急性肝不全の基準（King's College criteria）を満たす

King's College criteria
肝性脳症＋INR≧6.5 を満たすか
以下の 3 項目以上を満たす
・INR≧3.5
・T-Bil≧17.6 mg/dL
・年齢＜10 歳，＞40 歳
・血清反応陰性薬物性肝障害

肝移植を考慮

ULN：正常上限

チャート Ⅱ 薬物性肝障害の分類：肝細胞障害型，胆汁うっ滞型，混合型

■肝障害のタイプにより，肝細胞障害型，胆汁うっ滞型，混合型に分類される（表 3）.

■タイプの分類は原因薬剤の推定に役立つが，評価時期により異なるため，タイプにとらわれすぎないほうがよい．たとえば 192 例の薬物性肝障害の解析では，診断初期と晩期では分類が肝細胞障害型が 57％→ 45％，胆汁うっ滞型が 22％→ 37％，混合型が 21％→ 17％へと変化する〔*Mayo Clin Proc. 2014 Jan;89(1):95-106*〕.

■女性のほうが肝細胞障害型になりやすい〔*Aliment Pharmacol Ther. 2006 Oct 15;24(8):1187-95*〕.

薬剤開始から症状出現，改善までの期間

■肝細胞障害型では原因薬剤開始から障害出現まで 42 日［7-72］，中止から改善まで 60 日［30-60］かかる．胆汁うっ滞型では出現まで 15 日［8-83］，改善までは 60 日［35-120］と肝細胞障害型と同等．混合型では出現まで 19 日［5-30］，改善まで 21 日［10-30］と他よりも短い傾向がある〔*Aliment Pharmacol Ther. 2006 Oct 15;24(8):1187-95*〕.

表2 DDW-J 2004 薬物性肝障害ワークショップのスコアリング

	肝細胞障害型	胆汁うっ滞、混合型	点
発症までの期間：投与中の発症	初回投与 5-90日 ／ <5日、>90日 再投与 1-15日 ／ >15日	初回投与 5-90日 ／ <5日、>90日 再投与 1-90日 ／ >90日	+2 +1
発症までの期間：投与中止後の発症	初回投与 15日以内 ／ >15日 再投与 15日以内 ／ >15日	初回投与 30日以内 ／ >30日 再投与 30日以内 ／ >30日	+1 0
投与中止後の評価（投与継続および不明では0点）	ALT増加分が 8日以内に50%以上減少 30日以内に50%以上減少 不明、30日以内に50%未満の減少 30日以後も50%未満の減少か、再上昇	ALT増加分が 180日以内に50%以上減少 180日以内に50%未満減少 不変、上昇、不明	 +3 +2 +1 0 -2
リスク因子	飲酒あり 飲酒なし	飲酒または妊娠 飲酒、妊娠なし	+1 0
薬物以外の原因*	①、②すべて除外 ①で6項目すべて除外 ①で4-5項目除外 ①の除外が3つ以下 薬物以外の原因が濃厚		+2 +1 0 -2 -3
被疑薬の肝障害報告	あり、添付文書であり なし		+1 0
好酸球増多（≧6%）	あり なし		+1 0
DLST	陽性 擬陽性 陰性、未施行		+2 +1 0
偶然の再投与時の反応	・単独再投与：ALT倍増 ・初回併用薬と共に再投与：ALT倍増 ・初回の肝障害時と同じ状況での再投与：ALT倍増するも正常域	・ALT（T-Bil）倍増 ・ALT（T-Bil）倍増 ・ALT（T-Bil）倍増するも正常域	+3 +1 -2

スコア≦2点：可能性低、3-4点：可能性あり、≧5点：可能性高と判断。
* 薬物以外の原因①：HAV、HBV、HCV、胆道疾患、アルコール、hypoxic hepatitis
　　　　　　　　原因②：CMV、EBV
上記の評価はIgM HA抗体、HBs抗原、HCV抗体、IgM CMV抗体、IgM EB VCA抗体で判断。

肝臓. 2005;46:85-90

チャート III 薬物性肝障害での薬剤中止基準

■ 急性経過の肝障害であれば薬剤は中止したほうがよい。

■ 急性経過ではない場合、薬物性肝障害では表4を満たすときは劇症肝炎のリスクがあるため、薬剤を中止する。

　■ それ以外の劇症肝炎のリスク因子として、女性（OR 25 [4.1-151]）、肝細胞障害型（OR 7.9 [1.6-37]）、ビリルビン上昇（OR 1.15 [1.09-1.22]）がある（Gastroenterology. 2005 Aug;129(2):512-21）。女性例では特に注意したほうがよい。

チャート IV 薬物性肝障害の急性肝不全の基準（King's College criteria）

■ 薬物性肝障害に限らず、急性肝障害における劇症化の判定には King's College criteria が使用されてる（表5）。また肝移植の適応基準と捉えてもよい [Curr Opin Crit Care. 2014 Apr;20(2):202-9].

アセトアミノフェンによる肝障害

■ 致死的な薬物性肝障害の原因薬剤で最も多いのがアセトアミノフェンである [World J Gastroenterol. 2008 Nov 28;14(44):6774-85].

■ アセトアミノフェンは90%がグルクロン酸抱合にて代謝され、5%がCYP450 2E1にて N-acetyl-p-benzo-

表3　肝障害パターンと原因薬剤

パターン	肝胆道系酵素	原因薬剤
肝細胞障害型	ALT≧3×ULN and R ratio≧5 もしくは ALT＞5×ULN and T-Bil＞2×ULN	・抗菌薬：シプロフロキサシン，テトラサイクリン，ST 合剤，イソニアジド，リファンピシン ・抗うつ薬：パロキセチン ・抗炎症薬：アセトアミノフェン，ジクロフェナク，イブプロフェン，ナプロキセン ・心血管系薬剤：アミオダロン，リシノプリル，スタチン ・抗精神病薬：メチルドパ，リスペリドン，セルトラリン，トラゾドン，バルプロ酸 ・その他：アカルボース，アロプリノール，シメチジン，ケトコナゾール，オメプラゾール，ピラジナミド，逆転写酵素阻害薬，イマチニブ，メトトレキサート
胆汁うっ滞型	ALP≧2×ULN and R ratio≦2	・抗菌薬：アモキシシリン/クラブラン酸，エリスロマイシン，ST 合剤 ・抗炎症薬：スリンダク ・心血管系薬剤：クロピドグレル，ACE 阻害薬 ・抗精神病薬：カルバマゼピン，クロルプロマジン，三環系抗うつ薬 ・その他：アザチオプリン，逆転写酵素阻害薬
混合型	ALT≧3×ULN and ALP≧2×ULN and R ratio 2-5	・抗菌薬：クリンダマイシン，スルフォナミド，アモキシシリン/クラブラン酸 ・心血管系薬剤：ACE 阻害薬，スタチン，ベラパミル ・抗精神病薬：フェニトイン，アミトリプチリン，カルバマゼピン ・その他：アザチオプリン，逆転写酵素阻害薬
脂肪肝		・アミオダロン，タモキシフェン

R ratio：ALT（ULN）／ALP（ULN）

Clin Liver Dis. 2013 Nov;17（4）:565-73／Mayo Clin Proc. 2014 Jan;89（1）:95-106

表4　薬剤中止基準

肝細胞障害型	胆汁うっ滞型
ALT＞8×ULN が1回でもある	黄疸や肝障害による症状がある
ALT＞5×ULN が2週間以上持続	T-Bil＞3×ULN
ALT＞3×ULN かつ T-Bil＞2×ULN もしくは ALT＞3×ULN かつ INR＞1.5	INR＞1.5

Curr Opin Gastroenterol. 2008 May;24（3）:287-97／World J Gastroenterol. 2008 Nov 28;14（44）:6774-85

表5　アセトアミノフェン以外の急性肝障害における急性肝不全の基準（King's College criteria より）

①重症度を問わない肝性脳症と INR≧6.5 が認められる
②以下から3項目以上を満たす ・年齢＜10 歳，＞40 歳 ・肝障害の原因：非 A・B 型肝炎，薬剤性肝障害 ・T-Bil＞17 mg/dL ・黄疸出現～脳症まで＞7 日間かかっている ・INR＞3.5

①または②を満たす場合に診断．

Curr Opin Crit Care. 2014 Apr;20（2）:202-9

quinone imine（NAPQI）へ代謝される．その NAPQI が肝毒性を示すが，通常グルタチオンと結合して無毒化される．一度の過量服薬や，連日の高用量の内服でグルタチオンが欠乏すると肝障害が生じる〔*N Engl J Med. 2008 Jul 17;359（3）:285-92*〕．

■治療薬である N アセチルシステインはグルタチオンを合成することで治療効果を示す．したがって早期に投与することが重要．

アセトアミノフェンによる肝障害の経過

■過量服薬による肝障害は I-IV 期に分かれる（表6）

〔*Clin Liver Dis. 2013 Nov;17（4）:587-607*〕．ステージ I で治療が開始できればほぼ全例で救命可能である．ステージ III での死亡率は 20-40％ に及ぶ〔*N Engl J Med. 2008 Jul 17;359（3）:285-92*〕．

アセトアミノフェン肝障害のリスク因子

■アセトアミノフェンの代謝を遅延させる状態（慢性肝障害，アルコール摂取），CYP2E1 を誘導する薬剤（イソニアジド，リファンピシン，フェノバルビタールなど），グルタチオンが欠乏する状態（低栄養）がリスク因子となる（表7）〔*Clin Liver Dis. 2013*

表6　アセトアミノフェンによる肝障害の経過

病期	時間	
ステージ I	最初の 24 時間	悪心・嘔吐，悪寒，倦怠感，発汗など．無症候のこともある AST/ALT は正常．8-12 時間で上昇し始める
ステージ II	24-72 時間	ステージ I の症状は改善するが，AST/ALT は上昇する 重症例では右上腹部痛，肝圧痛，肝腫大，黄疸，PT 延長 腎障害も出現する
ステージ III	72-96 時間	ステージ I の症状が再度出現 AST/ALT 上昇あり．72-96 時間でピークとなり，>3000 IU/L となる 黄疸，脳症，PT 延長，乳酸アシドーシス 急性腎障害が 10-50%，急性膵炎が 0.3-5% 死亡例はこの時期に多い
ステージ IV	96 時間 -2 週間	ステージ III の生存者が回復期に入る 組織的改善は 3 か月程度かかる 回復期になれば慢性化はしない

Clin Liver Dis. 2013 Nov;17（4）:587-607

表7　アセトアミノフェン肝障害のリスク因子

慢性の飲酒歴
薬剤：CYP2E1 の誘導 イソニアジド，リファンピシン，フェノバルビタール
薬剤：グルクロン酸抱合の阻害作用 ST 合剤，ジドブジン
Gilbert 症候群
低栄養
空腹状態
高齢者
妊娠

Nov;17（4）:587-607．

- アセトアミノフェンの半減期は 2-2.5 時間であるが，慢性肝炎や肝障害があると 4 時間以上となる〔*Clin Liver Dis. 2013 Nov;17（4）:587-607*〕．

アセトアミノフェン肝障害の治療

- N アセチルシステインの適応を表8に示す．
- N アセチルシステインの適応は過量服薬と慢性の高用量内服患者で異なる．急性の過量服薬患者では Rumack−Matthew nomogram（図1）が N アセチルシステイン投与の基準となるが，慢性の高用量内服患者では血中濃度は正常であり，肝酵素上昇があれば N アセチルシステインの適応となる．
- アセトアミノフェン 4 g/日を 14 日間使用すると，40％で ALT>3×ULN となるが，この場合アセトアミノフェン濃度は正常範囲である〔*Clin Liver Dis. 2013 Nov;17（4）:587-607*〕．
- N アセチルシステイン（アセチルシステイン内用液 17.6%®）を 140 mg/kg 初回投与，その後 70 mg/kg を 4 時間毎に 3 日間継続する．
- アセトアミノフェン肝障害の急性肝不全の基準（King's College criteria）（表9）を満たす場合は肝移植を考慮する．

表8　N アセチルシステイン（NAC）の適応

急性の過量服薬での NAC の適応
・アセトアミノフェンの血中濃度が Rumack−Matthew nomogram の治療ライン（図 1 の色線）を上回る ・8 時間以内に血中濃度が判明しない場合は結果が出るまで NAC を投与し，血中濃度に応じて継続，中止の判断を行う．
慢性の高用量内服患者での NAC の適応
・アセトアミノフェン血中濃度<10 μg/mL で AST，ALT が正常であれば NAC は必要なし
・AST，ALT が高値，アセトアミノフェン濃度≧10 μg/mL では NAC を投与する ・AST，ALT がピークを越えて改善が認められ，アセトアミノフェン濃度<10 μg/mL，肝障害の所見が改善（INR≦1.3）すれば NAC は中止可能

Crit Care Clin. 2012 Oct;28（4）:499-516

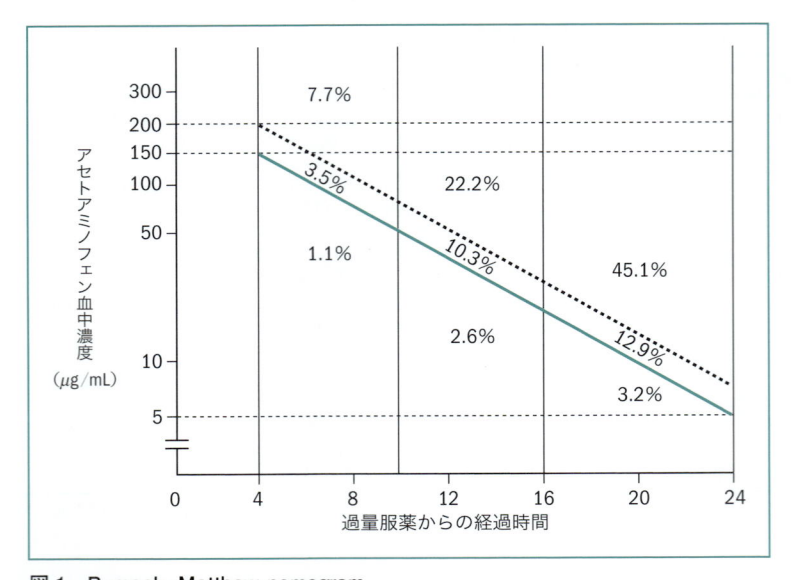

図1　Rumack-Matthew nomogram
%は AST＞1000 IU/L となる割合を示す．色線は治療ライン．
Clin Liver Dis. 2013 Nov;17（4）:587-607

▪ King's College criteria を満たした場合，肝移植なし
では死亡率80-90％となる〔*Clin Liver Dis. 2013 Nov;17
（4）:587-607*〕．

**表9　アセトアミノフェン肝障害における急性肝不全の基準
（King's College criteria より）**

①動脈血 pH＜7.3
②以下の3つを満たす ・3，4度の肝性脳症（ ID -8 肝硬変患者への対応 ） ・プロトロンビン時間＞100 秒（もしくは INR＞6.5） ・血清 Cr＞3.4 mg/dL
③治療後4時間における動脈血乳酸値＞3.5 mmol/L
④治療後 12 時間における動脈血乳酸値＞3 mmol/L

①〜④のいずれかを満たす場合に診断．
Clin Liver Dis. 2013 Nov;17（4）:587-607

5　ウイルス性慢性肝炎

- ■ウイルス性慢性肝炎では B 型肝炎と C 型肝炎が重要である．双方とも治療適応を把握しておき，適応を満たせば専門医紹介を行う．
- ■B 型肝炎ではスクリーニングに使用する検査，また化学療法や免疫抑制薬使用時のスクリーニングとフォローについても押さえておく．
- ■B 型肝炎ウイルス，C 型肝炎ウイルス共に肝炎，肝硬変以外に免疫系にも影響が及び，さまざまな肝外疾患を来すことも重要〔*Gastroenterol Hepatol（NY）. 2013 Feb;9（2）:123-6*〕〔*Infect Agent Cancer. 2016 May 23;11;29*〕．

B 型肝炎

B 型肝炎の肝外症状

- ■B 型肝炎の肝外症状には以下のようなものがある〔*Gastroenterol Hepatol（NY）. 2013 Feb;9（2）:123-6*〕〔*Infect Agent Cancer. 2016 May 23;11;29*〕．
  - ■血清病様症候群：発熱，紅斑，皮疹，筋痛，関節痛，倦怠感/悪寒
  - ■糸球体腎炎：膜性糸球体腎炎，膜性増殖性糸球体腎炎，IgA 腎症
  - ■多発関節炎：急性，左右対称性の関節炎．朝のこわばり
  - ■結節性多発動脈炎
  - ■皮膚病変：水疱性類天疱瘡，扁平苔癬，Gianotti 症候群（生後 3 か月〜15 歳に発症する四肢の外側，殿部，顔面の左右対称性の小丘疹）
  - ■クリオグロブリン血症
  - ■神経症，精神症状：Guillain–Barre 症候群，意識障害，抑うつ症状，精神症状

B 型肝炎のスクリーニング検査

- ■B 型肝炎のスクリーニング検査では HBs 抗原と HBc 抗体 ± HBs 抗体で評価する．
- ■B 型肝炎の状態と各抗体の結果を表 1 に示す．
- ■潜在性 HBV 感染とは，HBV DNA が肝組織内に認められるが HBs 抗原が陰性となる病態であり，肝組織内にウイルス遺伝子が存在している状態である．
  - ■高感度の DNA 検査法が開発されるに伴い明らかになってきた病態で，この状態でも感染性をもち，さらに肝硬変や肝細胞癌のリスク因子となる．免疫抑制薬や化学療法の使用により再活性化するリスクもある〔*J Hepatol. 2007 Jan;46（1）:160-70*〕．
  - ■潜在性 HBV 感染の 8 割で HBs 抗体，HBc 抗体が陽性となるため，B 型肝炎のスクリーニングでは HBs 抗原に加えて，HBc 抗体と HBs 抗体を評価すべきと言える〔*J Cancer. 2013 Jul 11;4（6）:473-80*〕．医療保険の関係で検査可能な抗体が限定される場合は，HBs 抗原と HBs 抗体のみではワクチン接種後との鑑別がつきにくいため，HBc 抗体を優先したい．また 2 割は HBc 抗体，HBs 抗体陰性の潜在性 HBV 感染であることにも注意しておきたいところである．

表 1　B 型肝炎の状態と各抗体の結果

	HBs 抗原	HBe 抗原	HBs 抗体	HBe 抗体	HBc 抗体	肝酵素	DNA
免疫寛容	+	+	−	−	+	正常	上昇
慢性肝炎 HBe 抗原陽性	+	+	−	−	+	上昇	上昇
慢性肝炎 HBe 抗原陰性	+	−	−	+	+	上昇	上昇
無症候性キャリア	+	±	−	+	+	正常	±
既感染	−	−	+	±	+	正常	−
潜在性 HBV 感染	−	−	±	±	±	正常	±
ワクチン接種後	−	−	+	−	−	正常	−

J Cancer. 2013 Jul 11;4（6）:473-80 を参考に作成

D 肝・胆・膵

201

慢性 B 型肝炎の治療適応
〔B 型肝炎治療ガイドライン第 3 版［2017］〕

- 日本のガイドラインより，慢性 B 型肝炎と肝硬変例の治療適応を以下に示す．
- 慢性 B 型肝炎では，HBV DNA ≧ 2000 IU/mL（3.3 Log IU/mL）かつ ALT ≧ 31 U/L．
  - HBe 抗原の有無は問わない．DNA はリアルタイム PCR を用いて評価する．
- 肝硬変では，HBV DNA が陽性であれば治療適応となる．
  - ALT 値，HBe 抗原の有無は問わない．
- 上記に当てはまらない例，HBe 抗原陽性，陰性例の無症候性キャリアでは治療適応はないが，ALT が間欠的に増悪する患者，肝機能低下が進行する患者，画像上で線維化が進展する患者は治療適応となる可能性があるため，専門医紹介とするほうがよい．

免疫抑制薬，化学療法時の B 型肝炎評価，再活性化の予防

- B 型感染の再活性化には増幅期，肝炎期，回復期の 3 つの段階がある．増幅期では肝酵素上昇は認められず，ウイルス DNA が増幅される．その 2-3 週後に肝炎期が生じ，肝酵素上昇や非特異的症状が出現する．治療や化学療法の中断により肝炎ウイルスが鎮静化すると回復期となる．
- 免疫抑制薬や化学療法を使用する患者では B 型肝炎再活性化リスクを評価し，HBV DNA 定量検査でフォローを行う．増幅期を検出し，肝炎期に移行しないように核酸アナログの予防投与を行うことが重要となる〔*Rev Esp Enferm Dig. 2010 Sep;102（9）:542-52*〕．

チャート I 免疫抑制薬，化学療法時の B 型肝炎スクリーニング

- 投与前に B 型肝炎のスクリーニングが必要な薬剤を表 2 に示す．
- 免疫抑制薬，長期間のステロイド投与，化学療法（特にリツキシマブ）でスクリーニングが必要．
- 固形癌に対する化学療法も，免疫抑制薬と同等の B 型肝炎再活性化リスクがあるため，スクリーニングは行ったほうがよいと考えられる〔*Ann Intern Med. 2016 Jan 5;164（1）:30-40*〕．
- スクリーニングでは HBs 抗原，HBs 抗体，HBc 抗体を評価する．

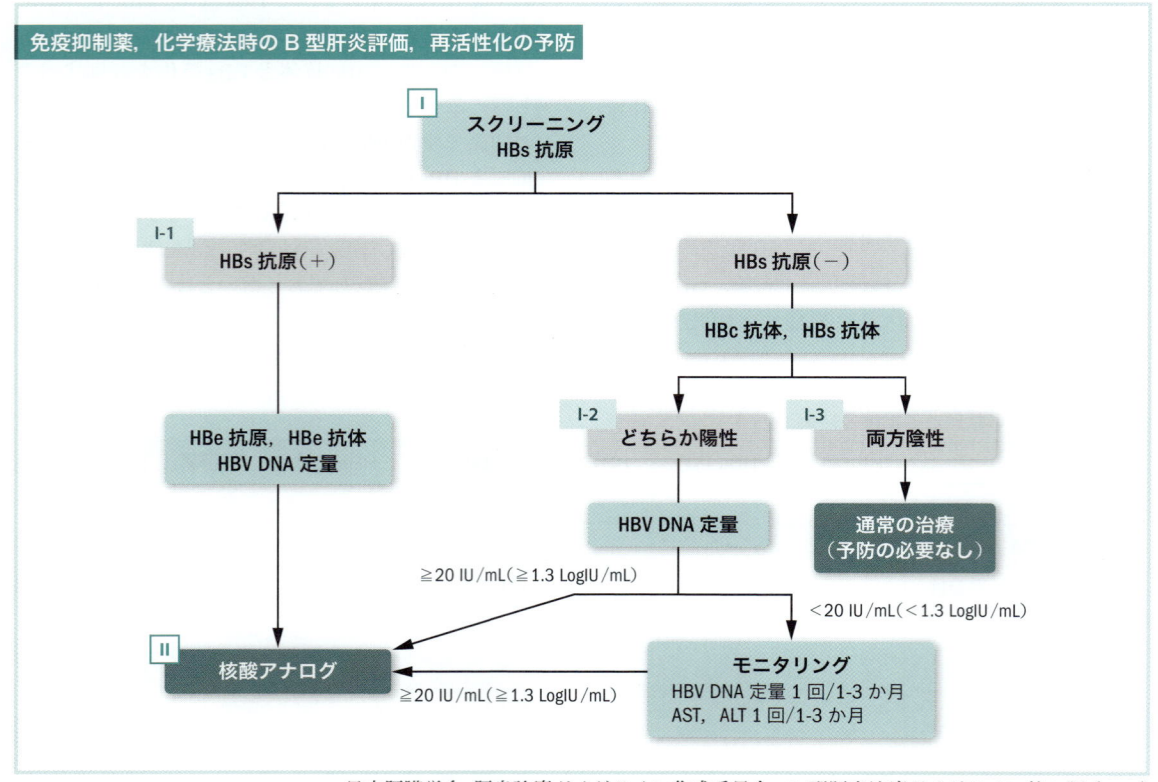

日本肝臓学会 肝炎診療ガイドライン作成委員会．*B 型肝炎治療ガイドライン第 3 版*（2017）

表2　投与前のB型肝炎スクリーニング，フォローが必要となる薬剤

免疫抑制薬	抗癌剤	抗リウマチ薬
・アザチオプリン ・エベロリムス ・シクロスポリン ・タクロリムス ・ミコフェノール酸モフェチル ・ミゾリビン ・抗ヒト胸腺細胞ウサギ免疫グロブリン ・グスペリムス ・バシリキシマブ ・副腎皮質ステロイド全般	・エベロリムス ・オファツムマブ ・テガフール・ギメラシル・オテラシルカリウム ・テムシロリムス ・テモゾロミド ・フルダラビン ・ベンダムスチン ・ボルテゾミブ ・メトトレキサート ・モガムリズマブ ・リツキサン	・アダリムマブ ・アバタセプト ・レフルノミド ・インフリキシマブ ・エタネルセプト ・ゴリムマブ ・セルトリズマブ ・トファシチニブ ・トシリズマブ ・メトトレキサート

日本肝臓学会 肝炎診療ガイドライン作成委員会，B型肝炎治療ガイドライン第3版（2017）

チャートI-1　HBs抗原が陽性であれば予防的核酸アナログを使用する

チャートI-2　HBc抗体，HBs抗体どちらかが陽性の場合

- HBc抗体陽性であればHBV DNA定量（リアルタイムPCR）を行い，ウイルスDNA量≧20 IU/mL（≧1.3 Log IU/mL）であれば予防的核酸アナログを使用する．
- HBs抗原陰性，HBc抗体陽性例では，リツキシマブを含む化学療法において再活性化リスクが10％を上回るため，近年の海外ガイドライン（American Gastroenterology Association［2015］，American Society of Clinical Oncology［2015］）ではこの患者群でも予防投与を推奨している〔*World J Gastroenterol. 2016 Jul 28;22（28）:6484-500*〕．
- HBc抗体陰性，HBs抗原陽性で，B型肝炎ワクチン未接種であればHBV DNA定量を行い，ウイルスDNA量≧20 IU/mL（≧1.3 Log IU/mL）で予防的核酸アナログを使用する．
- 上記以外であれば1-3か月毎にHBV DNA定量検査，肝酵素の評価を行い，ウイルスDNA量≧20 IU/mL（≧1.3 Log IU/mL）で予防的核酸アナログを使用する．
- フォロー期間はリスクに応じて決める．リツキシマブを使用している場合は高リスクであり，1か月毎のフォローが必要．

チャートI-3　HBc抗体，HBs抗体双方が陰性であれば基本的に予防やフォローの必要はない

- まれながらHBs抗原，HBs抗体，HBc抗体陰性例でも潜在性HBV感染例はあるため，化学療法や免疫抑制薬使用中に肝障害が出現してきた症例においては再評価したほうがよいと考えられる．

チャートII　核酸アナログはエンテカビル（バラクルード®）0.5 mg/日を使用する

- HBs抗原陽性のR-CHOP施行患者を対象に，エンテカビルとラミブジンによるB型肝炎再活性化の予防効果を比較したランダム化比較試験では，エンテカビルで有意に肝炎予防効果，治療中断回避効果が良好であった〔*JAMA. 2014 Dec 17;312（23）:2521-30*〕．
- エンテカビルの他にはテノホビルジソプロキシルフマル酸塩やテノホビルアラフェナミドも使用可能．

C型肝炎

C型肝炎の肝外症状

- C型肝炎では肝炎，肝硬変以外に免疫系への影響も及ぼす．関節炎や神経障害，クリオグロブリン血症，自己免疫性血球減少，膜性増殖性糸球体腎炎などの原因となる（表3）〔*Medicine（Baltimore）. 2000 Jan;79（1）:47-56*〕〔*Medicine（Baltimore）. 2003 Mar;82（2）:87-96*〕．
- 悪性リンパ腫（脾臓原発B細胞性リンパ腫）もC型肝炎の関与が認められており，肝炎治療によりリンパ腫が改善した報告もある〔*PLoS One. 2013 Nov 21;8（11）:e80264*〕．

C型肝炎の治療適応
〔*C型肝炎治療ガイドライン第6版（2017年）*〕

- C型肝炎では肝硬変，肝細胞癌リスクを考慮して治療適応を決める．
- またC型肝炎によるクリオグロブリン血症（腎炎，関節炎，皮疹など），晩発性皮膚ポルフィリン症でも肝炎の治療により改善する可能性がある〔*Liver Int.*

表3　C型肝炎の肝外症状とその頻度

皮膚症状	17.1%	リウマチ性疾患，神経		その他	
紫斑	6.5%	関節痛	18.7%	クリオグロブリン血症	56.1%
Raynaud 現象	6.5%	関節炎	1.9%	血小板減少	17.2%
皮膚血管炎	5.9%	筋肉痛	9.7%	自己免疫性溶血性貧血	不明
瘙痒感	6.2%	感覚性神経障害	8.7%	抗核抗体陽性	40.7%
乾癬	1.9%	運動性神経障害	4.7%	リウマトイド因子陽性	38.2%
晩発性皮膚ポルフィリン症	0.9%	口腔内乾燥	12.5%	抗カルジオリピン抗体	26.5%
扁平苔癬	0.9%	眼球乾燥	10%	抗サイログロブリン抗体	12.5%
		ぶどう膜炎	0.6%	抗平滑筋抗体	9.4%
				悪性リンパ腫[†]	不明

Medicine（Baltimore）. 2000 Jan;79（1）:47-56／[†]Medicine（Baltimore）. 2003 Mar;82（2）:87-96

表4　日本国内における ALT 値，PLT 値別の肝癌発症率

群	3 年肝癌発症率
ALT≦30 IU/L，PLT≧15 万/μL	0%
ALT≦30 IU/L，PLT<15 万/μL	14.5%
ALT 30-40 IU/L，PLT≧15 万/μL	2.9%
ALT 30-40 IU/L，PLT<15 万/μL	5.3%

治療適応例における肝癌発症率は non-responce 群での頻度.
J Gastroenterol. 2013 Apr;48（4）:535-43

2015 Jan;35 Suppl 1:71-7〕.

■それ以外に，長期ステロイドや免疫抑制薬投与中，化学療法（リツキシマブ）中に肝炎の増悪，急性肝炎を生じた症例報告もあり注意が必要であるが，現時点で予防治療や投与前の評価，フォローについての明確な規定はない〔*Lancet. 1996 Jan 13;347（8994）:92-3*〕〔*Clin Dev Immunol. 2012;2012:945950*〕.

■非代償性肝硬変を除くすべての C 型肝炎症例が抗ウイルス治療の対象となる（エプクルーサ®［ソホスブビル/ベルパタスビル］のみ，C 型非代償性肝硬変*におけるウイルス血症の改善に対して保険適用がある）が，ALT>30 IU/L もしくは PLT<15 万/μL の C 型肝炎患者では特に良い適応となる.

▪ALT 値，PLT 値の組み合わせによる肝癌発症率（3 年発症率）を表4に示す.

▪ALT≦30 IU/L 群では肝癌発症例はまれ〔*J Viral Hepat. 2014 May;21（5）:357-65*〕.

*非代償性肝硬変：手掌紅斑，黄疸，腹水貯留，出血傾向の1つ以上を伴う肝硬変で定義.

■上記に当てはまらない患者では肝癌発症リスクを考慮して治療適応を決める.

▪具体的には男性例（HR 3.9），≧65 歳（HR 6.0）は肝癌

表5　HCV に対する IFN フリー DAA 治療薬
（2018 年時点で承認，承認申請中のもの）

分類	IFN フリー治療薬
NS3/4A セリンプロテアーゼ阻害薬	・テラプレビル（テラビック®） ・シメプレビル（ソブリアード®） ・アスナプレビル（スンベプラ®） ・バニプレビル（バニヘップ®） ・パリタプレビル（ヴィキラックス配合錠®*1） ・グラゾプレビル（グラジナ®） ・グレカプレビル（マヴィレット®*2）
NS5A プロテイン阻害薬	・ダクラタスビル（ダクルインザ®） ・レジパスビル（ハーボニー配合錠®*3） ・オムビタスビル（ヴィキラックス配合錠®*1） ・ベルパタスビル（エプクルサ®*4） ・エルバスビル（エレルサ®） ・ピブレンタスビル（マヴィレット®*2）
NS5B RNA 依存性 RNA ポリメラーゼ阻害薬	・ソホスブビル（ソバルディ®） ・ベクラブビル（ジメンシー®*5）

*1 ヴィキラックス配合錠® はパリタプレビルとオムビタスビルとリトナビル（プロテアーゼ阻害薬）の合剤.
*2 マヴィレット® はグレカプレビルとピブレンタスビルの合剤.
*3 ハーボニー配合錠® はレジパスビルとソホスブビルとの合剤.
*4 エプクルサ® はベルパタスビルとソホスブビルの合剤.
*5 ジメンシー® はダクラタスビル，アスナプレビル，ベクラブビルとの合剤.

の発症リスクとなる〔*J Viral Hepat. 2014 May;21（5）:357-65*〕.

▪C 型肝硬変患者では毎年 3% 以上で肝細胞癌が出現する．C 型肝硬変患者では ALT が低いほど肝癌リスクは高く，他には AFP 高値，血小板数低下，高

表6　各ゲノタイプに対するIFNフリーDAA治療の選択

ゲノタイプ	DAA治療薬の選択（初回治療）	
1型	第一選択：SOF/LDV（重度腎障害［eGFR＜30 mL/分/1.73 m^2］がない場合），EBR+GZR（Child-Pugh B,Cでは避ける），GLE/PIB	
	第二選択：BCV/DCV/ASV（肝障害リスクあり）	
2型	SOF＋RBV（重度腎障害がない場合），GLE/PIB（Child-Pugh B,Cでは避ける），SOF/LDV（重度腎障害がない場合）	
3-6型	第一選択：GLE/PIB	
	第二選択：SOF＋RBV	

SOF/LDV：ソホスブビル／レジパスビル配合錠
EBR+GZR：エルバスビル + グラゾプレビル併用
GLE/PIB：グレカプレビル／ピブレンタスビル配合錠
BCV/DCV/ASV：ベクラブビル／ダクラタスビル／アスナプレビル配合錠
SOF+RBV：ソホスブビル + リバビリン併用
日本肝臓学会 肝炎診療ガイドライン作成委員会．C型肝炎治療ガイドライン第6.1版（2018年）

齢がリスク因子となる〔*Gastroenterology. 2014 May;146(5): 1249-55.e1*〕．C型肝硬変患者ではALTが低値でも肝細胞癌高リスク群と考え専門医に紹介すべきである．

■悪性リンパ腫に対してリツキシマブを含む化学療法を行う場合，HCV抗体陽性であれば後述するDAA治療を検討する〔*Expert Opin Pharmacother. 2017 Mar;18(4):363-76*〕．

▪HCV感染自体が悪性リンパ腫の原因となりうるため，化学療法の必要がない低悪性度，かつ無症候性の悪性リンパ腫の場合もDAA治療を行い，悪性リンパ腫のフォローを行う（肝外症状として治療する）．

■肝外症状として，クリオグリブリン血症（血管炎，膜性増殖性糸球体腎炎），関節炎，晩発性皮膚ポルフィリン症，自己免疫性血球減少があれば治療を考慮する．

▪溶血性貧血や自己免疫性血小板減少症ではインターフェロン療法やリバビリンが使用しにくい（血球減少リスクがある）ため，まずステロイド，免疫グロブリン静注療法にて治療を行い，第二選択として抗ウイルス薬を考慮する〔*Eur J Gastroenterol Hepatol. 2009 Mar;21(3):245-53*〕．

▪膜性増殖性糸球体腎炎については F -13 ネフローゼ症候群 を参照．

▪関節炎ではクリオグロブリン血症によるもの，HCV関連関節炎，関節リウマチ合併例の可能性を考慮し，前2者であれば肝炎治療が優先，後者で

あればDMARDsと肝炎治療を考慮する〔*Arthritis Res Ther. 2012 Jun 25;14(3):215*〕．DMARDsと肝炎治療の優先順位は決まってはいないが，TNF阻害薬やステロイドによるC型肝炎増悪のリスクもあるため，可能であれば併用療法がよいと考えられる．

■IFNフリーの直接型抗ウイルス薬（direct acting antivirals：DAA）治療に使用する薬剤を表5に，各ゲノタイプに応じたIFNフリーDAA治療の推奨を表6にまとめる．

▪HCVのRNAは10個の蛋白（core, E1, E2, P7, NS2, NS3/4A, NS4B, NS5A, NS5B）をコードしている．このうちNS3/4Aセリンプロテアーゼ，NS5Aプロテイン，NS5B RNA依存性RNAポリメラーゼの3つに対する阻害薬が開発されている（表5）．

▪NS3/4AセリンプロテアーゼとNS5B RNA依存性RNAポリメラーゼはHCV RNAと共にHCV複合体を形成し，増殖に関連する．これらの阻害によりHCV増殖を抑制する効果が期待できる．NS5Aプロテインも機序は不明瞭だが，ウイルス増殖に関わっており，同蛋白の阻害によりウイルス増殖を抑制する〔*BMJ. 2014 Jul 7;3 48:g3308*〕．

▪HCVのゲノタイプ検査には保険適用がなく，日常診療ではセロタイプ検査（セログループ，グルーピング，群別検査）を用いる．セロタイプのグループ1にゲノタイプ1a，1bが含まれ，グループ2にゲノタイプ2a，2bが含まれる．ゲノタイプ3-6はセロタイプ検査では「判定保留」「判定不可」となる．この場合にゲノタイプ検査を行う．

6　自己免疫性肝炎

- 自己免疫性肝炎（autoimmune hepatitis：AIH）は女性に多い進行性の急性〜慢性経過の肝炎で，IgG 上昇，自己抗体が陽性となり，HLA-DR3，4 に関連する．男性例は 25-30％である．
- 日本国内からの報告 1682 例の検討では，診断される平均年齢は 60 ± 13.8 歳，男女比が 1:6.7 で，疾患における女性の比率は 87.1％と圧倒的に多い〔*J Gastroenterol. 2017 May;52（5）:631-40*〕．
- 診断時に 30％は肝硬変の状態である．急性肝炎で原因が判明したうちの 25％が AIH であり，まれながら劇症肝炎として発症することもある〔*World J Gastroenterol. 2015 Jan 7;21（1）:60-83*〕．
- 他の自己免疫疾患との合併が 40％で認められる（表 1）〔*Gastroenterol Clin North Am. 2008 Jun;37（2）:461-78*〕．
- 自己抗体の種類により 3 つのタイプに分類される．

AIH タイプ 2 は抗 LKM 抗体が陽性となり，小児で多く，慢性化しやすい．タイプ 1 は抗平滑筋抗体が，タイプ 3 は抗 SLA/LP 抗体が陽性となり，全年齢で生じ，高齢者での報告が増加している．病態はほぼ同じであるが，タイプ 3 では再燃リスクが高い（表 2）〔*Hepatol Int. 2010 May 19;4（2）:475-93*〕．

自己免疫性肝炎（AIH）の診断

- AIH の特徴として，IgG 高値，自己抗体，肝生検所見（インターフェイス肝炎）がある．これら所見とウイルス性肝炎，他の急性・慢性肝炎の原因疾患（表 3）の除外が診断に必要となる（表 4）〔*Lancet. 2013 Oct 26;382（9902）:1433-44*〕．
- スコアで評価する方法もある（表 5）．ただし，抗

表 1　AIH と合併する自己免疫疾患

タイプ 1,3 に合併	双方に合併	タイプ 2 に合併
潰瘍性大腸炎 Crohn 病 血管炎症候群 関節炎，関節リウマチ 自己免疫性血小板減少症 線維化肺胞炎 溶血性貧血 糸球体腎炎	甲状腺炎 糖尿病	自己免疫性腸炎 APECED 白斑 脱毛症 自己免疫性リンパ増殖症候群

APECED：autoimmune polyendocrinopathy-candidiasis-ectodermal dystrophy syndrome
Gastroenterol Clin North Am. 2008 Jun;37（2）:461-78

表 2　AIH のタイプ

	タイプ 1, 3	タイプ 2
自己抗体	・抗核抗体，抗平滑筋抗体，抗アクチン抗体（タイプ 1） ・抗 SLA/LP 抗体（タイプ 3）	・抗 LKM-1 抗体，抗 LC-1 抗体，抗 LKM-3 抗体
好発年齢	全年齢	80％が小児例
男性：女性	1：4	1：10
臨床経過	さまざま，軽症〜肝硬変	重度，進行性
治療反応性	良好	治療失敗は多い
再燃リスク	タイプ 3 では高リスク	高リスク
長期間の維持療法の必要性	さまざま	全例で必要

SLA/LP：soluble liver antigen/liver-pancreas antigen，LKM-3：liver-kidney microsome type 3，LC-1：liver-cytosol antigen type 1

Lancet. 2013 Oct 26;382（9902）:1433-44／Hepatol Int. 2010 May 19;4（2）:475-93

表3　AIH と鑑別が必要な疾患

カテゴリー	疾患
他の自己免疫性肝疾患	原発性胆汁性胆管炎，原発性硬化性胆管炎，IgG4 関連胆管炎
慢性ウイルス性肝炎	HBV, HCV
その他	HIV 感染による胆管障害，アルコール性肝障害，薬剤性肝障害（補足▶），肉芽腫性肝炎，ヘモクロマトーシス，非アルコール性脂肪性肝疾患，α_1-アンチトリプシン欠損症，Wilson 病，SLE，セリアック病

J Hepatol. 2015 Oct;63（4）:971-1004

表4　AIH の診断基準

	definite	probable
肝組織所見	インターフェイス肝炎（門脈域と肝実質辺縁の肝炎所見）が認められる 門脈−肝静脈間の肝細胞壊死所見もあってもよい 肉芽腫や他疾患を示唆する所見なし	
血液検査	AST，ALT 上昇，ALP 正常 α_1-アンチトリプシン，セルロプラスミン正常	
IgG	>1.5×ULN	>1.0×ULN
自己抗体	抗核抗体，抗平滑筋抗体，抗 LKM-1 抗体≧1：80 小児では低 titer でも可（抗 LKM-1 型抗体）	≧1：40，もしくは他の特異抗体が陽性
ウイルスマーカー	A，B，C 型肝炎のマーカー陰性	
その他	アルコール摂取量<25 g/日 肝毒性のある薬剤曝露歴なし	アルコール摂取量<50 g/日 肝毒性のある薬剤曝露歴なし

ULN：正常上限

Lancet. 2013 Oct 26;382（9902）:1433-44

表5　AIH の診断スコア（simplified criteria）

項目		カットオフ値	点
自己抗体	抗核抗体もしくは抗平滑筋抗体 抗核抗体もしくは抗平滑筋抗体 抗 LKM-1 抗体 抗 SLA/LP 抗体	1：40 ≧1：80 ≧1：40 陽性	+1 +2 +2 +2
免疫グロブリン	IgG 値	>1.0×ULN >1.1×ULN	+1 +2
組織所見	インターフェイス肝炎	AIH でもよい所見 AIH に特徴的な所見	+1 +2
ウイルスマーカー	抗 HAV-IgM，HBsAg，HBV DNA，HCV RNA	すべて陰性	+2

最大 8 点．≧6 点で感度 88％，特異度 97％，≧7 点で感度 81％，特異度 99％で AIH を示唆する．
33％が診断に肝生検結果の情報が必要となる．
抗平滑筋抗体は保険適用外，抗 SLA/LP 抗体はコマーシャルベースで測定は困難．

Aliment Pharmacol Ther. 2013 Aug;38（4）:343-64

平滑筋抗体は保険適用外，抗 SLA/LP 抗体はコマーシャルベースで測定はできない．
- 診断時，治療前の肝生検は他疾患の除外や治療適応の評価を目的として行われることが推奨される．
- 診断スコアを使用したとき，1/3 は肝生検結果が必要となるが，2/3 で肝生検結果によらず診断は可能．
- 可能であれば極力行うべきとのスタンスが推奨され

ている〔*Aliment Pharmacol Ther. 2013 Aug;38（4）:343-64*〕．
- AIH において，γ-GTP≧4×ULN，ALP≧2×ULN であれば原発性硬化性胆管炎の合併を考慮する．
- 各抗体の陽性率：
- AIH では特異抗体以外にも抗 ds-DNA 抗体や p-ANCA などさまざまな自己抗体が陽性となる（表6）．

表6　AIH における自己抗体の陽性率

抗体	陽性率
抗核抗体[†1]	80%（AIH-1）
抗平滑筋抗体[†1]	74%（AIH-1）
抗 LKM-1 抗体[†1]	北米 3-4%，西欧 14-38%（AIH-2）
抗 SLA/LP 抗体[†1]	15%（AIH-3）
抗 LC-1 抗体[†1]	まれ（AIH-2）
p-ANCA[†1]	50-92%（AIH-1），AIH-2 ではまれ
抗 CCP 抗体[†2]	9%
抗 ss-DNA 抗体（ELISA）[†3]	85%
抗 ds-DNA 抗体（ELISA）[†3]	34%

[†1]*Clin Liver Dis. 2015 Feb;19（1）:57-79*／[†2]*Hepatol Int. 2010 May 19;4（2）:475-93*／[†3]*Gastroenterol Clin North Am. 2008 Jun;37（2）:461-78*

自己免疫性肝炎（AIH）の治療

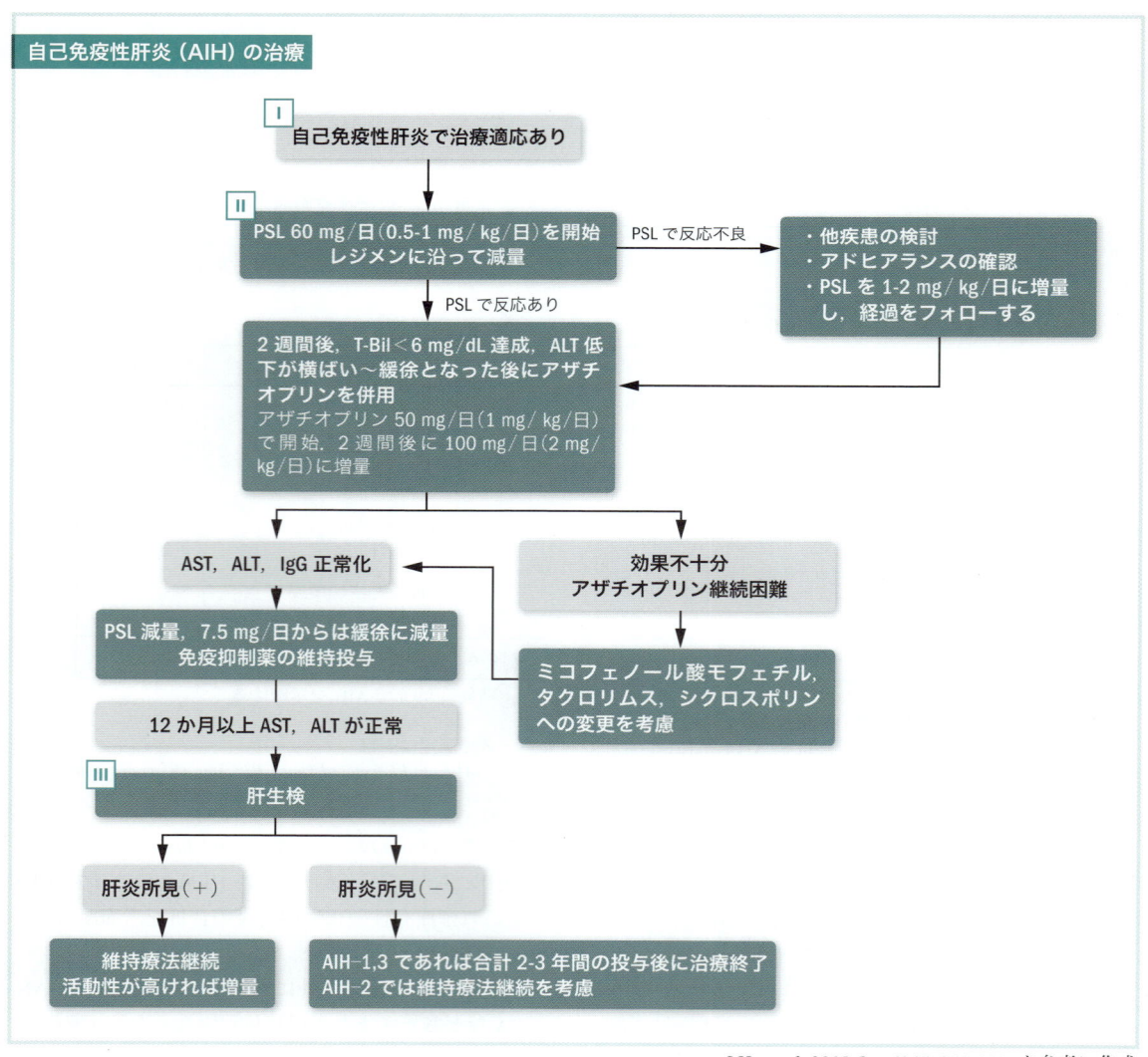

J Hepatol. 2015 Oct;63(4):971-1004 を参考に作成

表7　HAI（Histological Activity Index）

所見	評価，点数
門脈周囲，小葉隔壁周囲のインターフェイス肝炎所見	なし 0 点
	軽度（局所，門脈周囲にわずか）1 点
	軽度〜中等度（局所．門脈周囲に多数）2 点
	中等度（門脈路や小葉隔壁の＜50％に連続性にある）3 点
	高度（門脈路や小葉隔壁の＜50％に連続性にある）4 点
癒合性の壊死所見	なし 0 点
	局所的 1 点
	Zone 3 の壊死が散在 2 点
	Zone 3 の壊死が広範囲にある 3 点
	Zone 3 の壊死 + 門脈〜中心静脈の架橋形成が少数 4 点
	Zone 3 の壊死 + 門脈〜中心静脈の架橋形成が多数 5 点
	肝小葉内の壊死 6 点
局所融解性の壊死所見	なし 0 点
	10 か所の観察で≦1 病巣 1 点
	10 か所の観察で 2-4 病巣 2 点
	10 か所の観察で 5-10 病巣 3 点
	10 か所の観察で＞10 病巣 4 点
門脈の炎症所見	なし 0 点
	軽度の炎症が門脈域の一部〜全体で認められる 1 点
	中等度の炎症が門脈域の一部〜全体で認められる 2 点
	中等度〜著明な炎症所見が門脈域の全体で認められる 3 点
	著明な炎症所見が門脈域の全体で認められる 4 点

J Hepatol. 1995 Jun;22（6）:696-9

 ## I　AIH の治療適応

■ AIH では原則無症候性も治療適応と考える.

■ AIH は自然に改善する例もあるが，大半は徐々に増悪し肝硬変に移行する.

■ 無症候性の患者における治療については議論があり，明確な結論は得られていないが，無症候性患者でも肝生検において，肝炎所見や線維化は症候性と同程度に認められ，無症候性患者の 26-70％が症候性となるため，無症候性症例でも治療を行うべきという意見が多い.〔*Aliment Pharmacol Ther. 2013 Aug;38（4）:343-64*〕.

■ 2015 年 の European Association for the Study of the Liver（EASL）のガイドラインでは，以下のように治療を推奨している〔*J Hepatol. 2015 Oct;63（4）:971-1004*〕.

■ 進行した肝線維化，肝硬変では治療を行う.

■ 活動性の疾患では治療を行う（Histological Activity Index［HAI］で ≧ 4/18. 表7 参照）.

■ 軽症例（ALT＜3×ULN，HAI＜4/18）で進行した肝線維化が認められない場合は年齢や合併症，患者の希望，AIH のタイプ（タイプ 2 では進行する可能性が高い）により治療適応を判断する.

　• 治療を行わない場合は 3 か月毎に ALT，IgG をフォローし，増悪する場合は肝生検を行う.

II　AIH の治療　〔*J Hepatol. 2015 Oct;63（4）:971-1004*〕 〔*World J Gastroenterol. 2017 Sep 7;23（33）:6030-48*〕

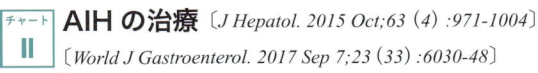

■ 初期治療は PSL 0.5-1 mg/kg/日，もしくは 60 mg/日で開始する.

■ レジメン（表8）を参考とし，最初の 1 週間は 60 mg/日，次の 1 週間は 50 mg/日を使用する.

■ PSL 開始後 2 週間経過し，T-Bil＜6 mg/dL，ALT 低下が横ばいとなればアザチオプリンを併用する.

　• アザチオプリン自体に肝障害リスクがあるため，

表8　AIH の初期治療レジメン：PSL とアザチオプリン

週	PSL mg/日	アザチオプリン mg/日
1	60	
2	50	
3	40	50*1
4	30	50
5	25	100
6	20	100
7	15	100
8-9	12.5	100
10 〜	10*2	100

*1 PSL 開始後 2 週以上経過し，T-Bil＜6 mg/dL，ALT の低下が横ばいとなった後に開始する．
*2 ALT, IgG が正常であれば 10 週以降に 7.5 mg/日まで減量し，その後は 3 か月毎に徐々に減量を進める．

J Hepatol. 2015 Oct;63 (4) :971-1004／World J Gastroenterol. 2017 Sep 7;23 (33) :6030-48

最初に PSL を先行させてから開始することが推奨される．アザチオプリンの投与量は 50 mg/日（1 mg/kg/日）より開始し，100 mg/日（2 mg/kg/日）に増量する．

- PSL 開始後も改善が乏しい場合は，他疾患の検討や薬剤アドヒアランスの確認を行う．AIH の可能性が高く，アドヒアランスに問題がなければ PSL を増量（1-2 mg/kg/日）し経過をフォローする．
- PSL+ アザチオプリンの投与にて AST，ALT，IgG の正常化が認められれば PSL を減量し，中止を考慮する．
- 10 週までの投与量は表8 を参照．以後も安定していれば 7.5 mg/日まで減量し，その後は 3 か月毎に緩徐に減らす．
- AST，ALT，IgG 値が正常範囲となる状態を 12 か月程度維持する．
- 治療中に再増悪を呈した場合は治療薬を増量．
- 元々の治療薬，投与量で再度導入療法を行う．
- アザチオプリンで効果不十分の場合や，副作用にて使用できない場合はミコフェノール酸モフェチル，タクロリムス，シクロスポリンのいずれかで代用する．
- thiopurine methyltransferase（TPMT）活性が低下している患者では，アザチオプリンによる副作用や骨髄抑制が出現しやすい．アザチオプリン投与前の TPMT 活性測定は海外のガイドラインで推奨されているが，日本国内ではコマーシャルベースで測定はできない〔*Aliment Pharmacol Ther. 2013 Aug;38 (4) :343-64*〕．

- アザチオプリンが使用できない場合にはシクロスポリン 2-5 mg/kg/日（血中トラフ値 100-300 ng/mL），タクロリムス 0.5-3 mg 2 回/日（血中トラフ値 3 ng/mL），ミコフェノール酸モフェチル 1.5-2 g/日を使用する〔*Clin Liver Dis. 2015 Feb;19 (1) :57-79*〕．リツキシマブも有用な可能性はあるが，保険適用外である〔*Therap Adv Gastroenterol. 2012 Nov;5 (6) :421-37*〕．

チャートIII 治療後の肝生検は AST，ALT，IgG 正常化が 12 か月程度維持した後に行う

- 治療により組織学的な改善を示すのは 22％である．肝酵素が正常化してから組織所見が改善するまで 3-8 か月かかるため，12 か月程度維持療法を行ったのちに肝生検を行う必要がある〔*Clin Liver Dis. 2015 Feb;19 (1) :57-79*〕．
- 肝生検において肝炎所見が認められなければ治療の終了を考慮する．
- 治療終了のタイミングについては明確な規定はない．組織的改善が認められれば再燃リスクは低下するが，長期的には 80％が再燃する．また，AIH タイプ 2 では再燃リスクが高いため維持投与を行うことが推奨される．AIH タイプ 3 も再燃リスクが高い（53-100％）ので注意する〔*Can J Gastroenterol. 2013 Sep;27 (9) :531-9*〕．終了する場合，薬剤の減量は緩徐に行う．
- EASL ガイドライン 2015 では寛解後 2-3 年間治療を継続した後に薬剤を中止することを推奨している〔*J Hepatol. 2015 Oct;63 (4) :971-1004*〕．
- 再燃は AST，ALT＞3×ULN，もしくは IgG の上昇で定義される．
- 再燃の 80％が投与終了後 12 週間以内に生じるため，その間フォローをしっかりと行う〔*Hepatol Int. 2010 May 19;4 (2) :475-93*〕．

自己免疫性肝炎（AIH）の特殊な場合

急性肝炎，劇症肝炎

- 劇症肝炎は 6％で認められ，IgG は正常範囲で診断スコアも満たさないことが多い〔*Can J Gastroenterol. 2013 Sep;27 (9) :531-9*〕．治療は高用量ステロイドを使用するが反応性も乏しく，予後も悪い．劇症肝炎の対応に準じて肝移植を考慮する必要がある〔*Ther Adv Chronic Dis. 2013 May;4 (3) :119-41*〕．

妊婦での AIH

- 低体重出生時，母体死亡のリスク因子とはなるが，そこまで強いリスク因子ではない．免疫抑制薬中止により急性増悪を来すため，薬剤は継続したほうがよく，アザチオプリンは比較的安全に使用可能である．ただし，微量ながら母乳への移行はある〔*Ther Adv Chronic Dis. 2013 May;4（3）:119-41*〕．

高齢者（＞ 60 歳）での AIH

- 高齢者では無症候性のことが多いが，肝組織では炎症，線維化が進行している．ステロイドへの反応性は若年発症（＜40 歳）よりも良く，少量の PSL で維持可能である．しかしながらステロイドによる副作用も多いため，骨粗鬆症予防やアザチオプリンの導入を行い，ステロイドをより減量することが推奨される〔*Ther Adv Chronic Dis. 2013 May;4（3）:119-41*〕．

血清反応陰性 AIH

- 原因不明の肝硬変の 10-54％が自己抗体陰性の AIH であり，AIH の 19％で特異抗体が陰性となる．特異抗体がなくとも AIH は除外できないことを認識しておくべきである〔*Ther Adv Chronic Dis. 2013 May;4（3）:119-41*〕．

✚ 補 足

薬剤性肝障害と AIH との鑑別
〔*Drugs Aging. 2018 Jul;35（7）:589-602*〕

- 急性経過の AIH と薬剤性肝障害の病態は類似しており，鑑別が難しい．
- 皮疹や好酸球増多は薬剤性肝障害の 12-28％で認められるものの，AIH でも≦18％で認められる．
- 薬剤により自己免疫機序の肝障害を呈することもあり，その場合はステロイドへの反応性も認められる．
- AIH 様の肝障害を呈する原因薬剤を**表 9** にまとめる．
- AIH と AIH に類似した薬剤性肝障害の鑑別には，双方で被疑薬を中止して PSL 0.5-1.0 mg/kg/日を開始し，肝障害改善後に PSL を減量する．その際再燃すれば AIH，そのまま改善すれば薬剤性肝障害と判断する方法もある〔*J Hepatol. 2015 Oct;63（4）:971-1004*〕．

表 9　AIH 様の肝障害を呈する薬剤，毒素

確実に関連あり
ジヒドララジン，ハロタン，メチルドパ，ミノサイクリン，ニトロフラントイン
関連している可能性が高い
アトルバスタチン，ジクロフェナク，インフリキシマブ，イソニアジド，プロピオチオウラシル，ニボルマブ，イピリムマブ
おそらく関連性あり
アダリムマブ，セファレキシン，フェノフィブラート，インドメタシン，イマチニブ，メロキシカム，メチルフェニデート，パパベリン，ペモリン，テルビナフィン
おそらく関連があるサプリメント，漢方
ブラックコホシュ（サラシナショウマ），大柴胡湯，ニガクサ，ハイドロキシカット（ダイエットサプリ），麻黄，トリクロロエチレン

Drugs Aging. 2018 Jul;35（7）:589-602

7 原発性胆汁性胆管炎 (PBC)，原発性硬化性胆管炎 (PSC)

- 自己免疫性肝胆道系疾患には自己免疫性肝炎（autoimmune hepatitis：AIH），原発性胆汁性胆管炎（primary biliary cholangitis：PBC），原発性硬化性胆管炎（primary sclerosing cholangitis：PSC）がある．PBC，PSC は胆道系の障害が主であり，最終的に肝硬変に移行する．これらの特徴は表 1 を参照．
- PBC は以前は原発性胆汁性肝硬変（primary biliary cirrhosis）と呼ばれていたが，2016 年より原発性胆汁性胆管炎に変更された．
- PBC，PSC は慢性経過の胆道系酵素（ALP，γ-GTP）の上昇，他の自己免疫疾患に合併して発見されることも多い〔*J Autoimmun. 2013 Oct;46:88-96*〕．
- AIH の 7-13％で PBC と，6-11％で PSC とオーバーラップする〔*Can J Gastroenterol. 2013 Jul;27（7）:417-23*〕．

PBC とは

- PBC は緩徐進行性の慢性的な胆汁うっ滞を呈する疾患であり，組織的に小管の肉芽腫性胆管炎，胆汁うっ滞像が認められる．
- 発症率は 32.2/100 万人年で有病率は 334.6/100 万人年．50-70 歳代に多く，87％が女性例．
- 胆道系酵素上昇以外に IgM 上昇が 46％，抗ミトコンドリア抗体（AMA）陽性例が 87％で認められる．Sjögren 症候群や関節リウマチ，慢性甲状腺炎，強皮症との合併がある〔*J Epidemiol. 2007 Nov;17（6）:210-4*〕．
- 地域性や遺伝，環境因子が発症に関与している〔*Lancet. 2011 May 7;377（9777）:1600-9*〕．
- 臨床経過は無症候性から診断時に肝硬変となっている例までさまざまである．10-20 年の経過で肝硬変が進行するパターンや，AIH との合併例では 10 年

表 1　AIH，PBC，PSC の比較

	AIH	PBC	PSC
発症年齢	全年齢（10-20 歳，40-50 歳の二峰性）	＞40 歳	全年齢
男性：女性	1：4	1：9	2：1
臨床症状	急性，慢性肝炎	瘙痒感，倦怠感，ALP 上昇	瘙痒感，胆管炎症状
免疫グロブリン	IgG 上昇	IgM 上昇	IgG 上昇，IgM は 45％で上昇
特異抗体	抗平滑筋抗体 抗 LKM-1 抗体 抗 SLA/LP 抗体	AMA	なし
他の抗体	抗核抗体 70-80％ p-ANCA 60-90％	抗核抗体 20-50％ p-ANCA 0-10％	抗核抗体 8-70％ p-ANCA 26-94％
自己免疫疾患の合併	17-40％，甲状腺炎，SLE，Sjögren 症候群，滑膜炎，炎症性腸疾患	33-55％，甲状腺炎，CREST 症候群，Raynaud 現象，SLE，Sjögren 症候群，腎尿細管性アシドーシス，Sicca 症候群	＜80％，炎症性腸疾患，Sjögren 症候群
胆道造影検査	正常	正常	多発性の狭窄
肝組織所見	インターフェイス肝炎，リンパ形質細胞浸潤	慢性非化膿性破壊性胆管炎，肉芽腫，胆管消失	胆管周囲の onion skin fibrosis，リンパ球浸潤
治療への反応性	ステロイド，アザチオプリンへの反応は良好	ウルソデオキシコール酸（UDCA）への反応は良好	治療薬は確立されていない

LKM：liver-kidney-microsome，SLA/LP：soluble-liver-antigen/liver-pancreas-antigen
Best Pract Res Clin Gastroenterol. 2013 Aug;27（4）:543-51／Clin Liver Dis. 2015 Feb;19（1）:81-97／Lancet. 2015 Oct 17;386（10003）:1565-75／Hepatol Int. 2017 Nov;11（6）:485-99 を参考に作成

程度で肝硬変へ，また5年程度で急速に進行し肝硬変となるパターンもある〔*J Hepatol. 2010 May;52（5）: 745-58*〕.

- 多い症状は倦怠感（50-78%），瘙痒感（20-70%），腹痛（17%）. 倦怠感や瘙痒感は日常生活を障害するほど高度のものもある〔*Hepatology. 2018 Aug 2. doi: 10.1002/hep.30145.〔Epub ahead of print〕*〕.
- 診断（ フローチャート ）：
- 慢性胆道系酵素上昇とAMA陽性，もしくは肝生検にて慢性非化膿性破壊性胆管炎，肉芽腫，胆管消失などの所見があれば診断可能〔*Lancet. 2011 May 7;377（9777）:1600-9*〕〔*Hepatology. 2018 Aug 2. doi: 10.1002/hep.30145.〔Epub ahead of print〕*〕.

▌ PSC とは

- PSCは慢性，進行性の肝内外胆管の炎症を呈する疾患. 大半の症例で肝内外胆管の病変が認められるが，肝内胆管のみが<27%，肝外胆管のみが<6%となる〔*Clin Liver Dis. 2013 May;17（2）:211-27*〕.
- 発症率は4.1-10/100万人年，有病率38.5-140/100万人年. 10歳代と50-60歳代に二峰性のピークを示す. 男女比は2:1とやや男性に多い.
- 自己免疫疾患との合併は炎症性腸疾患が60-80%で認められる. アジア人では30-50%とやや少ない. 潰瘍性大腸炎との合併が多く，全結腸型が8-9割で，直腸は保たれることが多い. 悪性腫瘍のリスクとなる（ PSC のマネジメント ）〔*Lancet. 2013 Nov 9;382（9904）:1587-99*〕.
- IgG4関連疾患が関与している硬化性胆管炎もある. ステロイドで治療可能であり，評価が大切である〔*Gastroenterology. 2013 Sep;145（3）:521-36*〕.
- PBCと同様，症状は無症状～肝硬変症状までさまざまである. 自己抗体はANCAが70%以上，抗核抗体が50%，抗平滑筋抗体が25%で陽性となるが，特異抗体は認められない〔*Lancet. 2013 Nov 9;382（9904）: 1587-99*〕.
- 診断（ フローチャート ）：
- MR胆管膵管撮影（MRCP）や内視鏡的逆行性胆道造影（ERC）が有用であり，胆管の内腔の不整，数珠状の狭窄が認められる. MRCPの感度86%〔80-90〕，特異度94%〔86-98〕であり，侵襲も少ないことからMRCPが好まれる. MRCPで診断がつかない場合はERCを行う〔*Clin Liver Dis. 2013 May;17（2）:211-27*〕〔*Radiology. 2010 Aug;256（2）:387-96*〕. 肝内外胆管に異常が認められず，肝生検にて小管に特異的な病理所見であるonion skinning fibrosisが認められた

場合，small duct PSCと診断される. PSCの5-10%を占める〔*J Autoimmun. 2013 Oct;46:88-96*〕.

原発性胆汁性胆管炎（PBC），原発性硬化性胆管炎（PSC）の診断

チャート I｜PBC，PSCは慢性経過の胆道系酵素上昇や胆汁うっ滞による症状（倦怠感，黄疸，瘙痒感）で疑う

- 同様の病態として，薬物性肝障害（胆汁うっ滞型肝障害），胆石症，悪性腫瘍，外科手術後，体質性黄疸の評価を行う. 急性経過であれば胆嚢胆管炎の評価が必要.

チャート I-1　上記の可能性が低いのであればMRCPによる胆管の画像検査を行う

- MRCPは感度86%〔80-90〕，特異度94%〔86-98〕，LR＋15.3〔6.2-38.1〕，LR−0.15〔0.11-0.21〕でPSCを診断可能であり，侵襲も少ないため好まれる〔*Radiology. 2010 Aug;256（2）:387-96*〕. ERCはさらに細かい評価が可能であるが，侵襲の面からMRCPで判断がつかない場合，内視鏡で胆道狭窄に対する処置が必要な場合に選択される〔*Clin Liver Dis. 2013 May;17（2）:211-27*〕.
- 胆管画像検査所見が正常の場合はPBCか，small duct PSCと呼ばれる肝組織内の小管のみに病変が認められるPSCを考慮する.

チャート I-2　画像評価と同時に自己抗体評価（抗核抗体，抗ミトコンドリア抗体〔AMA〕〔または抗ミトコンドリアM₂抗体〕，抗平滑筋抗体，ANCA），一般血液検査（AST，ALT，IgG）を行う

- AMAはPBCに特異的な検査となる.
- AMA≧1:40はPBCに対する感度，特異度共に90-95%と良好である. さらに抗ミトコンドリアM_2抗体はほぼ100%の特異度を示す〔*Hepatobiliary Pancreat Dis Int. 2003 May;2（2）:290-4*〕.
- PBC，PSCとAIHのオーバーラップもあるため，肝酵素と抗平滑筋抗体，抗LKM-1抗体の評価も行う〔*Clin Liver Dis. 2015 Feb;19（1）:81-97*〕.
- 特にPBCやPSCに肝酵素上昇やIgG上昇を伴う場合は，AIH overlap症候群を疑い評価する.
- AIHの診断基準は D-6 自己免疫性肝炎 を参照.

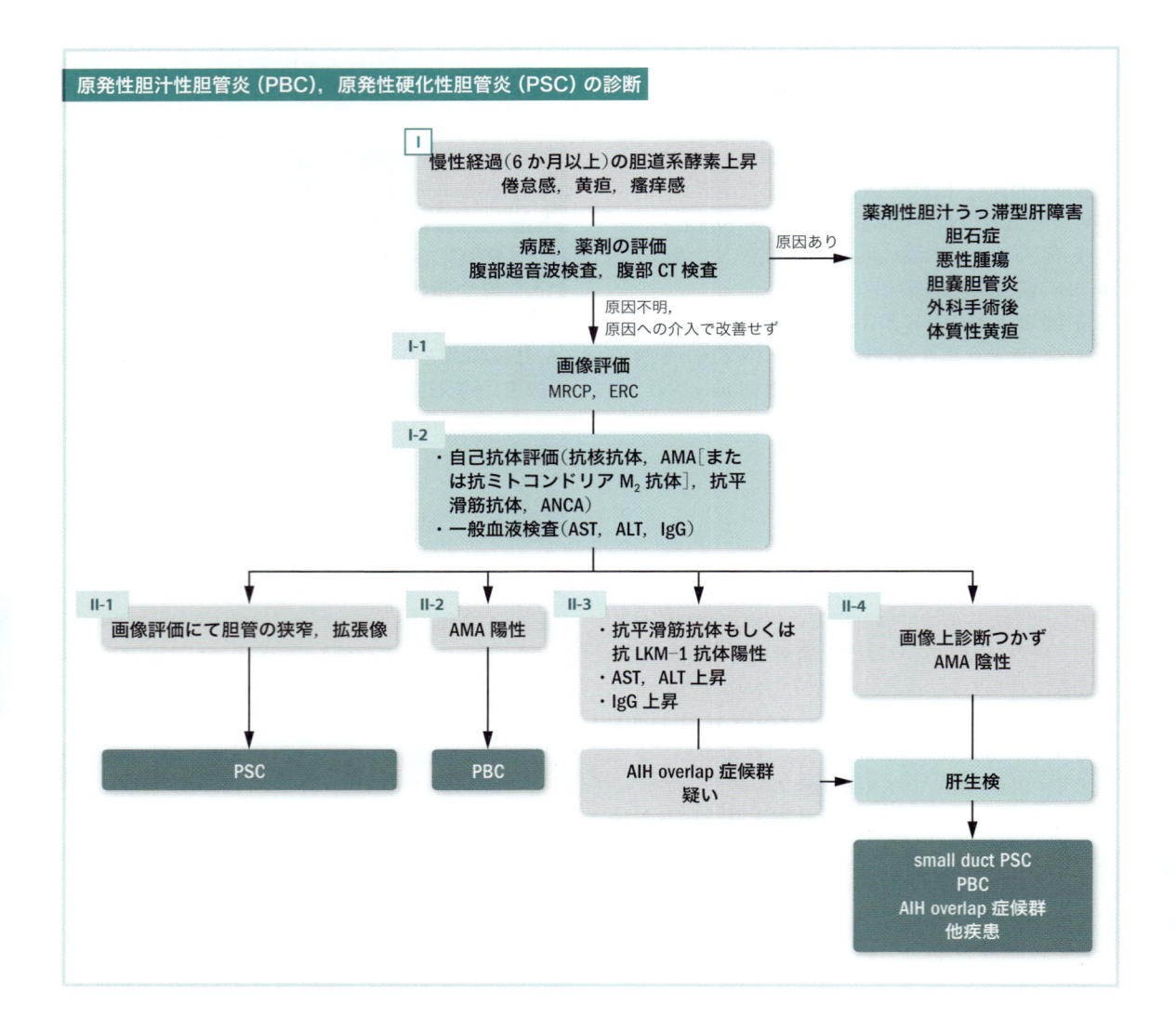

原発性胆汁性胆管炎（PBC），原発性硬化性胆管炎（PSC）の診断

I 慢性経過（6か月以上）の胆道系酵素上昇
倦怠感，黄疸，瘙痒感

病歴，薬剤の評価
腹部超音波検査，腹部CT検査

→ 原因あり → 薬剤性胆汁うっ滞型肝障害
胆石症
悪性腫瘍
胆嚢胆管炎
外科手術後
体質性黄疸

原因不明，
原因への介入で改善せず

I-1 画像評価
MRCP，ERC

I-2 ・自己抗体評価（抗核抗体，AMA［または抗ミトコンドリア M₂ 抗体］，抗平滑筋抗体，ANCA）
・一般血液検査（AST，ALT，IgG）

II-1 画像評価にて胆管の狭窄，拡張像

II-2 AMA 陽性

II-3 ・抗平滑筋抗体もしくは抗 LKM-1 抗体陽性
・AST，ALT 上昇
・IgG 上昇

II-4 画像上診断つかず
AMA 陰性

PSC

PBC

AIH overlap 症候群
疑い

→ 肝生検

small duct PSC
PBC
AIH overlap 症候群
他疾患

チャートII 検査結果の判断

チャート II-1 MRCP，ERC にて胆管の内腔の不整，数珠状の狭窄が認められれば PSC と診断

■画像所見が陰性でも small duct PSC の可能性が残るため，否定はできない．疑わしければ肝生検を行う（ チャート II-4 ）．

■炎症性腸疾患の合併も PSC 診断に寄与する．〔J Gastroenterol. 2017 Jul;52（7）:838-44〕〔J Gastroenterol. 2018 Sep;53（9）:1006-34〕．

■炎症性腸疾患があり，さらに画像所見で PSC に特徴的な像であれば診断可能（確診）．

チャート II-2 AMA，抗ミトコンドリア M₂ 抗体が陽性であれば PBC と診断

■全身性強皮症に合併する PBC では AMA 陰性例が多く（陽性率は 15% 程度のみ），抗セントロメア抗

体の陽性率が高い〔J Rheumatol. 2011 Oct;38（10）:2180-5〕．

■陰性でも除外はできないため，疑わしければ肝生検を行う（ チャート II-4 ）．

チャート II-3 抗平滑筋抗体もしくは抗 LKM-1 抗体陽性例，肝酵素（AST，ALT）上昇例，IgG 高値例では AIH overlap 症候群を疑い，肝生検を行う（ チャート II-4 ）．

■PBC もしくは PSC の診断を満たした場合でも，さらに AST，ALT の上昇，IgG の上昇，抗平滑筋抗体もしくは抗 LKM-1 抗体陽性であれば AIH overlap 症候群の可能性が高い．必要があれば肝生検を行う．

チャート II-4 画像上診断がつかず AMA 陰性の場合や，AIH overlap 症候群を疑った場合は肝生検を行う

■肝臓組織所見にて慢性非化膿性破壊性胆管炎，肉芽

表2 AIH overlap 症候群の診断基準

AIH-PBC（Paris criteria）	AIH-PSC	AIH-cholestatic syndrome
PBC criteria の 2/3 を満たす 1) ALP≧2×ULN or γ-GTP≧5×ULN 2) AMA 陽性 3) 肝生検にて非化膿性破壊性胆管炎所見	・AIH の simplified criteria*で≧7点 　（インターフェイス肝炎を含む） ・MRCP，ERC で胆管の不整，狭窄 　像が認められる場合に診断 ・他に AMA 陰性，炎症性腸疾患の合 　併があればさらに疑い濃厚	・AIH の simplified criteria で≧7点 　（インターフェイス肝炎を含む） ・AMA 陰性 ・胆管画像検査で正常 ・肝生検で胆管の破壊，消失
AIH criteria の 2/3 を満たす 1) ALT≧5×ULN 2) IgG≧2×ULN もしくは抗平滑筋抗体陽性 3) 肝生検にてインターフェイス肝炎所見		

ULN：正常上限
*AIH の simplified criteria は [D-6 自己免疫性肝炎] を参照．

Clin Liver Dis. 2015 Feb;19（1）:81-97

腫，胆管消失が認められれば PBC と診断し，胆管周囲の onion skin fibrosis が認められれば small duct PSC と診断する．
■インターフェイス肝炎があれば AIH overlap 症候群が示唆される．AIH overlap 症候群には PBC，PSC とのオーバーラップ以外に，双方の基準を満たさず胆汁うっ滞障害が認められる AIH-cholestatic syndrome もありうる〔*Clin Liver Dis. 2015 Feb;19（1）:81-97*〕．
■PBC と PSC のオーバーラップもありうるが，非常にまれである．AIH overlap 症候群の診断基準を**表2**に示す〔*Clin Liver Dis. 2015 Feb;19（1）:81-97*〕．

診断後のマネジメント

胆汁排泄障害に共通するマネジメント

■胆汁排泄が障害されることで瘙痒感，黄疸，骨粗鬆症，脂溶性ビタミンの欠乏が生じるため，これらの対応を行うことは PBC，PSC 双方で重要である〔*Clin Liver Dis. 2013 May;17（2）:211-27*〕．
■瘙痒感への対応〔*Clin Gastroenterol Hepatol. 2013 Aug;11（8）:898-907*〕：
▪胆汁酸結合剤としてコレスチラミン（クエストラン®）を使用する．ただし保険適用はない．
▪抗ヒスタミン薬の併用．
▪上記で改善乏しい場合はセルトラリン（ジェイゾロフト®），プレガバリン（リリカ®）を使用する（保険適用外）．
▪他にリファンピシン，ナロキソンが使用されることがある（保険適用外）〔*Lancet. 2011 May 7;377（9777）:1600-9*〕．
■PBC の治療で使用する UDCA で瘙痒感を生じることがあるため，薬剤性の評価も重要である．
■骨粗鬆症への対応：
▪PBC，PSC の診断時に骨密度測定を行う．特に高齢

者，炎症性腸疾患の合併例では高リスク．
▪骨密度低下例ではビスホスホネート，Ca 製剤，ビタミン D の補充を行う．
▪骨密度低下がない場合は 2-3 年毎に骨密度フォローを行う．
■脂溶性ビタミン吸収障害への対応：
▪胆汁排泄の低下ではビタミン A, D, E, K の低下が予測される．特に重症例では低下リスクが高く，補充を考慮する．
■肝硬変に対する評価，管理も併せて行うべき（[D-8 肝硬変患者への対応]）．

PBC のマネジメント〔*Hepatology. 2018 Aug 2. doi: 10.1002/hep.30145.*〔*Epub ahead of print*〕〕

■PBC では唯一，UDCA に肝硬変進行予防効果が認められている〔*Lancet. 2011 May 7;377（9777）:1600-9*〕．PBC では全例で使用する．UDCA 投与でも 1/3 は反応が不良であり，徐々に肝硬変となるが，その場合は肝移植を考慮する〔*Ther Adv Chronic Dis. 2013 May;4（3）:119-41*〕．
■UDCA（ウルソ®）13-15 mg/kg/日の投与を行う．日本の保険適用では 600-900 mg/日であり，最大投与量で使用する．
■UDCA 投与 1 年後の肝・胆道系酵素の変化が予後推定に有用．
　・UDCA 投与 1 年後の肝・胆道系酵素の反応基準は報告によりさまざまある．どれを用いてもよいが，ALP 単独で評価するもの（カットオフ値は≦1.5-2.0×ULN）や，ALP（≦1.5-3.0×ULN），AST（≦1.5-2.0×ULN），T-Bil（≦1 mg/dL）の 3 項目で評価するものが多い．
　・UDCA を使用して 1 年後に T-Bil ≦1 mg/dL，ALP ≦3×ULN，AST ≦2×ULN を達成した群では，10 年以内の肝移植回避率は 90%［81-95］であった（非達成群では 51%［38-64］）〔*Hepatology. 2008 Sep;48（3）:871-7*〕．

D 肝・胆・膵

- UDCA を使用しても効果不十分な症例で，オベチコール酸やフィブラート系薬剤を考慮する．
- オベチコール酸は半合成胆汁酸アナログで，PBC に対して ALP，T-Bil の低下効果が認められる〔*N Engl J Med. 2016 Aug 18;375（7）:631-43*〕．
  - 2018 年時点で日本国内での保険適用はない．
- フィブラート系薬剤は胆道系酵素低下作用があるが，臨床的予後についての評価は不十分である．試す価値はあるかもしれない〔*Cochrane Database Syst Rev. 2012 Jan 18;1:CD009145*〕．
- UDCA を 6 か月使用しても肝胆道系酵素の改善が不十分な患者を対象とし，ベザフィブラート 400 mg/日とプラセボ群に割り付け比較した二重盲検化ランダム化比較試験（BEZURSO trial）では，ベザフィブラート群において，1 年で 23%，2 年で 30% の患者で肝胆道系酵素の正常化が認められた〔*N Engl J Med. 2018 Jun 7;378（23）:2171-81*〕．
- PBC における肝細胞癌発症リスクは 8.5 年間のフォ

表3　IgG4 関連疾患としての硬化性胆管炎を示唆する所見

高齢者での硬化性胆管炎
病変の進行が早い
血清 IgG4＞140 mg/dL
胆管組織にて IgG4 陽性形質細胞が＞10 個/HPF 認められる
後腹膜線維症や自己免疫性膵炎，他の IgG4 関連疾患の病変が認められる
炎症性腸疾患の合併例はまれ

Gastroenterology. 2013 Sep;145（3）:521-36／Can J Gastroenterol. 2013 Sep;27（9）:523-30

表4　PSC 患者における悪性腫瘍リスクと対応

悪性腫瘍	フォロー	対応
胆管癌（160 倍のリスク）	年 1 回の MRCP，腹部エコー評価と CA19-9 値の評価	胆管狭窄の増悪や CA19-9 上昇があれば ERC を行い，胆管擦過細胞診を行う．陽性であれば肝移植を考慮．陰性であれば 3-6 か月後に再度 MRCP，ERC，CA19-9 を評価
胆嚢癌（30-40 倍のリスク）	年 1 回の MRCP，腹部エコー評価	＜0.8 cm のポリープでも可能であれば胆嚢摘出術を行う．施行困難であれば 3-6 か月後再検査
大腸癌（炎症性腸疾患合併例では 10 倍のリスク）	1-2 年毎の大腸内視鏡検査とランダム粘膜生検が推奨	異形成が認められた場合は炎症性腸疾患の推奨に則って評価（ C -8 炎症性腸疾患 ） 肝移植後でも年 1 回のフォローは必要
肝細胞癌	PSC による肝硬変では＜1.5%/年の発症率であり，PBC や他の慢性肝疾患と比較して高くない．胆嚢癌，胆管癌のスクリーニングを行う際に，ついでに評価する	
膵癌	リスク上昇するかどうかは不明 フォローは特に必要ではない	

Clin Gastroenterol Hepatol. 2013 Aug;11（8）:898-907

表5　AIH overlap 症候群の治療

	治療	アウトカム
AIH−PBC	・免疫抑制療法*＋UDCA 13-15 mg/kg/日 ・AIH の要素が軽度のみであれば UDCA のみ開始し，3 か月フォロー．その後改善が乏しければ免疫抑制療法を追加する方法も可	・肝胆道系酵素上昇はほとんどの患者で改善する ・予後は AIH に影響され，PBC 単独よりも予後は悪い
AIH−PSC	・免疫抑制療法*が基本 ・UDCA は使っても使わなくてもよい	・20-100%で肝胆道系酵素は改善．大半の患者は 10 年で肝硬変になる ・PSC 単独よりも予後は良く，AIH よりも予後は悪い
AIH−cholestatic	・免疫抑制療法* ・UDCA 13-15 mg/kg/日 ・免疫抑制療法と UDCA のどちらが優先されるかは AIH と cholestatic のどちらが前面に出ているかで決める	・肝胆道系酵素改善はまれ ・33%が肝不全に進行 ・AIH よりも予後は悪く，AIH−PSC と同じ程度

*（ D -6 自己免疫性肝炎 ）を参照．

Clin Liver Dis. 2015 Feb;19（1）:81-97

ローで 5.2%．

- 肝生検において線維化が認められている患者で特にリスクが高い（OR6.27［1.80-21.83］）〔*Intern Med. 2013;52（14）:1553-9*〕．
- 6 か月毎の画像評価（腹部エコー）が推奨される．

PSC のマネジメント

- PSC の進行を抑制する薬剤はない．唯一，IgG4 関連疾患としての硬化性胆管炎ではステロイドが著効するため，PSC では IgG4 関連疾患のスクリーニングは重要である．IgG4 関連疾患ではない場合，基本的に対症療法と悪性腫瘍スクリーニング，フォローとなり，肝不全例では肝移植を行う．
- PSC では IgG4 関連疾患の評価を行う．
- IgG4 関連疾患を示唆する所見は表 3 を参照〔*Gastro-enterology. 2013 Sep;145（3）:521-36*〕．
- IgG4 関連疾患であれば PSL 0.5-1.0 mg/kg/日で治療を

開始．治療については Ⅰ -14 IgG4 関連疾患 を参照．

- 胆管狭窄への対応〔*Clin Liver Dis. 2013 May;17（2）:211-27*〕：
- PSC 患者の半数は経過中に胆管狭窄による閉塞性黄疸や感染症，肝障害を呈する．
- 総胆管で内径＜1.5 mm，肝管で内径＜1 mm の狭窄では内視鏡治療が推奨される．
- 内視鏡での処置が困難な場合は経皮的胆道造影，ステント留置が推奨される．
- 悪性腫瘍の評価，フォロー〔*Clin Gastroenterol Hepatol. 2013 Aug;11（8）:898-907*〕：
- PSC 患者では胆管癌，胆嚢癌，肝細胞癌，大腸癌のリスクが上昇．それぞれの評価，フォローは表 4 を参照．

AIH overlap 症候群のマネジメント

- AIH overlap 症候群ではそれぞれの治療を行う（表 5）．

Ｄ 肝・胆・膵

■肝硬変患者では原疾患に対する治療と，肝不全に伴うさまざまな症状への対応が必要となる．肝移植の選択肢を提示し，希望があれば紹介することも重要である．

■ここでは主に以下への対応を解説する．

▪腹水のマネジメント
▪特発性細菌性腹膜炎のマネジメント
▪食道静脈瘤のマネジメント
▪肝性脳症のマネジメント
▪肝細胞癌のマネジメント

肝疾患患者における肝硬変の評価

■肝硬変を示唆する病歴，症状，所見は 補足 表8を参照．

■肝硬変の予測スコアには AST to Platelet Ratio Index（APRI），Bonacini Cirrhosis Discriminant Score（CDS）がある（表1）．

肝硬変の重症度評価

■肝硬変の重症度評価には Model for End-stage Liver Disease（MELD）score や MELDNa score（MELD score に血清 Na 値を加えたもの），Child-Pugh score が使用される．MELD score については D-3 アルコール性肝障害 参照．MELD は計算が複雑であり，汎用性が高いのが Child-Pugh score である（表2）〔*Med Clin North Am. 2014 Jan;98(1):119-52*〕．

肝硬変における栄養管理

■肝硬変では門脈圧亢進による吸収障害，胆汁排泄障害による脂溶性ビタミン吸収障害，肝臓における代謝機能の低下，腸管内の細菌過増殖による吸収障害

表1 肝疾患患者における肝硬変の予測スコア

APRI（AST to Platelet Ratio Index）

［AST/AST 正常上限値］×［100/血小板数（×10³/μL）］

Bonacini CDS（Bonacini Cirrhosis Discriminant Score）

血小板数	ALT：AST 比	INR	点
>340（×10³/μL）	>1.7	<1.1	0
280-340（×10³/μL）	1.2-1.7	1.1-1.4	1
220-279（×10³/μL）	0.6-1.19	>1.4	2
160-219（×10³/μL）	<0.6		3
100-159（×10³/μL）			4
40-99（×10³/μL）			5
<40（×10³/μL）			6

	カットオフ値	感度（%）	特異度（%）	LR＋	LR－
APRI	>2	44	90	4.6 [3.2-6.0]	0.62 [0.51-0.73]
	>1	76	72	2.7 [2.3-3.2]	0.33 [0.23-0.43]
Bonacini CDS	>8	25	98	13 [2.4-72]	0.77 [0.57-0.90]
	>7	39	96	9.4 [2.6-37]	0.65 [0.44-0.82]
	>3	90	32	1.4 [1.2-1.6]	0.30 [0.18-0.50]

JAMA. 2012 Feb 22;307(8):832-42

表2 Child-Pugh score と生存率

	1点	2点	3点
腹水	なし	軽度〜中等度 利尿薬で反応あり	中等度〜重度 利尿薬で反応乏しい
T-Bil (mg/dL)	<2	2-3	>3
Alb (g/dL)	>3.5	2.8-3.5	<2.8
INR	<1.7	1.7-2.3	>2.3
脳症*	なし	1-2度	3-4度

判定	点	1年生存率	2年生存率
A	5-6点	95%	90%
B	7-9点	80%	70%
C	10-15点	45%	38%

*脳症の評価は表5を参照.

Med Clin North Am. 2014 Jan;98(1):119-52

D 肝・胆・膵

などさまざまな因子があり、基本的に低栄養状態である.

- 肝性脳症がない患者では25-35 kcal/kg/日, 肝性脳症がある患者では35 kcal/kg/日を目標にカロリーを調節.
- 蛋白質は1.2-1.5 g/kg/日とする.
- 低血糖を予防するために1日4-6回に分けて摂取するとよい.
- マルチビタミンの摂取を推奨する.
- 特に脂溶性ビタミンである, A, Dの補充.
- アルコール性肝障害の患者ではビタミン B₁, 葉酸の補充も行う〔*Clin Liver Dis. 2014 Feb;18(1):179-90*〕.

腹水のマネジメント

- 腹水の85%が肝疾患に由来する〔*Hepatology. 2013 Apr;57(4):1651-3*〕.
- 10年以上経過した肝硬変患者の50%で腹水が認められる.

肝硬変による腹水検査

- 肝硬変による腹水を評価する検査では serum-ascites albumin gradient (SAAG) と腹水中蛋白濃度が有用〔*Gastroenterology 1983;85:240-4*〕.
- SAAGは血清と腹水中のAlb濃度の差であり, >1.1 g/dLは門脈圧亢進による腹水を示唆する.
- さらに腹水中蛋白量<2.5 g/dLは肝硬変かネフローゼ症候群を示唆する. >2.5 g/dLは心不全や甲状腺疾患で認められる〔*Med Clin North Am. 2014 Jan;98*

(1):119-52〕.

肝硬変による腹水貯留に対する治療

- 塩分制限5 g/日を目標 (Na量として2 g相当) とする.
- 塩分制限は最も重要な治療である. 水分制限は血清 Na濃度>120 mEq/Lであれば必要はない〔*Hepatology. 2004 Mar;39(3):841-56*〕.
- 利尿薬はスピロノラクトン100 mgにつき, フロセミド40 mgの割合で使用する.
- 肝硬変ではレニン-アンジオテンシン-アルドステロン系の亢進により腹水貯留が増悪するため, スピロノラクトン (アルダクトンA®) が治療の中心となる.
- スピロノラクトン50 mgまでは単独で使用し, 3-5日毎に増量する. 100 mgではフロセミド40 mgを併用する. その後はスピロノラクトン:フロセミド＝100:40を維持しながら, 最大投与量400 mg:160 mgまで増量する. この割合は血中K濃度を維持するのに最適とされている〔*Hepatology. 2004 Mar;39(3):841-56*〕.
- 尿細管間K勾配 (transtubular K gradient:TTKG) <3.0を目標にスピロノラクトン, フロセミドの割合を調節する方法もある〔*J Am Soc Nephrol. 2008 Mar;19(3):424-6*〕.
- 大量のAlb輸液は生存率や腹水コントロール, 感染症, 腎障害リスクを低下させる.
- 肝硬変患者でスピロノラクトン≧200 mg/日, フロセミド≧25 mg/日を使用しているが腹水貯留が残

表3 TIPS の禁忌

絶対禁忌	相対禁忌
うっ血性心不全，特に右心不全 重度の三尖弁逆流 重度の肺高血圧症 多嚢胞性肝疾患 コントロール不良の感染症 治療困難な胆道閉塞	肝静脈の完全閉塞 門脈の完全閉塞 肝細胞癌 重度の凝固障害（INR＞5） 重度の血小板減少（＜2万/μL） 再発性，重度の肝性脳症 進行した肝不全（T-Bil＞5 mg/dL，MELD＞17） 中等度の肺高血圧 心臓左室駆出率（LVEF）＜60% 心臓拡張障害 高齢者（＞69 歳）

Hepatology. 2010 Jan;51（*1*）*:306*

存している 431 例を対象とし，Alb 併用投与群と通常の治療群に割り付け比較したランダム化比較試験（ANSWER trial）では，Alb 併用群で有意に生存率の改善（HR 0.60［0.40-0.95］），腹水穿刺施行率の低下（HR 0.48［0.35-0.64］），難治性腹水合併率の低下（HR 0.43［0.29-0.62］）が認められ，さらに感染症（特発性細菌性腹膜炎を含む），腎障害リスクも低下する結果であった〔*Lancet. 2018 Jun 16;391*（*10138*）*: 2417-29*〕．

■このスタディで用いた Alb 投与量は，最初の 2 週間は 40 g を週 2 回，以後は 40 g/週で投与した．アルブミナー®25% を 1 回 3 本程度用いる（1 本当たり Alb 換算で 12.5 g）．

■医療経済，医療資源への負担や保険適用の問題でルーチンに行うことは避けるべきだが，さまざまな治療でもコントロールが困難な難治性腹水に対する奥の手として覚えておくとよい．

■腹水穿刺：

■5 L 未満の腹水穿刺であれば特に合併症なく穿刺可能である．5 L を超えるドレナージではドレナージ量 1 L 当たり Alb 8-10 g の補充を行う〔*Hepatology.*

2004 Mar;39（*3*）*:841-56*〕．

■難治性腹水ではバソプレシン V_2 受容体拮抗薬：トルバプタン（サムスカ®）を使用する．

■塩分制限，Alb 製剤投与，利尿薬使用によってもコントロール困難な腹水貯留例において，トルバプタンは 8-9 割で尿量の増加，腹囲の改善，下腿浮腫の改善効果が認められた．低 Na 血症合併例では Na 値改善効果も認められた〔*World J Gastroenterol. 2014 Aug 28;20*（*32*）*:11400-5*〕．

■上記治療でコントロール困難な腹水では経頸静脈肝内門脈大循環シャント術（transjugular intrahepatic portosystemic shunt：TIPS）を考慮する．

■TIPS の絶対禁忌，相対禁忌は表3 を参照〔*Hepatology. 2010 Jan;51*（*1*）*:306*〕．

特発性細菌性腹膜炎（SBP）のマネジメント

■特発性細菌性腹膜炎（spontaneous bacterial peritonitis：SBP）は肝硬変患者における発熱の 25% を占める原因である．肝硬変患者における発熱，炎症反応

Q&A

Q 肝硬変で胸水が貯留することはありますか？

A 肝硬変による腹水が横隔膜脆弱部を通過し，胸水貯留を来すことがあります．これを肝性胸水（hepatic hydrothorax）と呼びます．肝硬変患者の 5-12% で＞500 mL の胸水貯留が認められ，右側のみが 65.4%，左側のみが 21.1%，両側性が 13.5% と右側の片側性胸水が多いです〔*J Gastroenterol Hepatol. 2007 Sep;22*（*9*）*:1388-93*〕〔*Medicine*（*Baltimore*）*. 2014 May;93*（*3*）*:135-42*〕．胸水は基本的に漏出性ですが，

SBP のように感染を合併することもあります．

腹水貯留により腹腔内圧が上昇し，横隔膜腱様部のコラーゲン線維欠損部で水疱が形成され，その水疱が破裂することで胸腔内と交通することがわかっています〔*J Thorac Cardiovasc Surg. 2005 Jul;130*（*1*）*:141-5*〕．

この状態になるのは肝硬変末期のことが多く，肝移植を考慮します．対応は腹水貯留と同様，塩分制限，利尿薬，複数回の胸腔穿刺を行います〔*Aliment Pharmacol Ther. 2004 Aug 1;20*（*3*）*:271-9*〕．

上昇では必ず疑う.

- 原因菌の 60％がグラム陰性桿菌（*Escherichia coli*, *Klebsiella* spp.）であり，92％が単一菌種による感染症．グラム陽性菌ではレンサ球菌，肺炎球菌，腸球菌が原因菌として多い〔*Cleve Clin J Med. 2004 Jul;71 (7):569-76*〕．

SBP の診断

- 身体所見で SBP の除外は不可能と考える．肝硬変，腹水貯留に加えて，状態の変化があれば迷わず腹水穿刺を行う.
- SBP に対する病歴，身体所見の感度，特異度は 補足▶ 表 9 を参照〔*Ann Emerg Med. 2008 Sep;52(3):268-73*〕．
- 腹水中白血球 ≧ 500/μL，好中球 ≧ 250/μL で SBP と診断する.
- 腹水培養の感度は 50％程度であるが，血液培養用のボトルを用いると感度は 85％まで改善する〔*World J Gastroenterol. 2009 Mar 7;15(9):1042-9*〕．
- SBP における腹水検査については D -9 腹水検査▶ も参照.
- 腹水中好中球 < 250/μL でも腹部症状があれば SBP と診断し，治療を考慮してもよい.
- 腹水中好中球 < 250/μL であるが，腹水培養が陽性であるものを細菌保有腹水（bacterascites）と呼ぶ.
- SBP を強く疑っていない場合の bacterascites ではすぐに治療適応とはならない．再度腹水穿刺を行い，腹水中好中球 ≧ 250/μL となれば治療を開始する〔*Hepatology. 2013 Apr;57(4):1651-3*〕．臨床的に SBP を疑う状況であれば治療すべきと考える.

SBP の治療〔*Hepatology. 2013 Apr;57(4):1651-3*〕

- セフォタキシム 2 g 8 時間毎に投与，5 日間継続.
- もしくはセフトリアキソン 1 g 12 時間毎，2 g 24 時間毎投与を 5 日間でも可.
- 市中感染症で低血圧，腸閉塞，消化管出血，3 度以上の肝性脳症が認められず，Cr ≦ 3 mg/dL であれば外来にてレボフロキサシン（クラビット®）500 mg 内服 8 日間でも治療可能.
- 院内感染症であれば緑膿菌をカバーする.
- キノロンや ST 合剤による予防投与をしている患者群での SBP の場合，セフォタキシム 2 g 8 時間毎投与，5 日間が推奨.
- β ラクタム過敏症の患者ではニューキノロン系抗菌薬を使用する（シプロフロキサシン，レボフロキサシン）.

- Alb 製剤の併用は予後を改善させる.
- 肝硬変と SBP の合併患者群において，抗菌薬と Alb 製剤を併用（Alb 1.5 g/kg を初日，1 g/kg を 3 日目に投与）した群では，抗菌薬単独群と比較して腎障害，生存率が改善する〔*N Engl J Med. 1999 Aug 5;341(6):403-9*〕．
- 全例に投与するのではなく，Cr > 1 mg/dL，BUN > 30 mg/dL，T-Bil > 4 mg/dL のいずれかを満たす群での使用を推奨している〔*Med Clin North Am. 2014 Jan;98(1):119-52*〕．

SBP の予防

以下の肝硬変患者では SBP の予防が推奨される〔*Hepatology. 2013 Apr;57(4):1651-3*〕

- SBP の既往がある患者：
- この患者群では 1 年以内に 70％で再発が認められる.
- 腹水中蛋白 < 1.5 g/dL で以下のうちから 2 項目以上を満たす.
- Cr ≧ 1.2 mg/dL
- BUN ≧ 25 mg/dL
- Na ≦ 130mEq/L
- Child-Pugh score ≧ 9 ＋ T-Bil ≧ 3 mg/dL
- 上部消化管出血後の患者の急性期（7 日間のみ）：
- 上部消化管出血患者では 20％で SBP を合併する.

予防薬の選択〔*Hepatology. 2013 Apr;57(4):1651-3*〕

- SBP の長期予防では ST 合剤，シプロフロキサシン，レボフロキサシンが選択肢となる．以下のいずれかを使用する.
- ST 合剤 1 錠/日
- シプロフロキサシン 400 mg/日
- レボフロキサシン 250 mg/日
- 上部消化管出血後の予防投与では，セフトリアキソン 1 g 24 時間毎投与を 7 日間.
- 経口摂取が可能であればシプロフロキサシンやレボフロキサシンを使用してもよい.

食道静脈瘤のマネジメント

- 肝硬変患者の 40-60％で胃食道静脈瘤が認められる．出血リスクは年間 12％．静脈瘤の大きさ，形態，肝硬変の重症度が出血リスクに関与する〔*Med Clin North Am. 2014 Jan;98(1):119-52*〕．

D・肝・胆・膵

表4 食道静脈瘤予防目的の β 遮断薬の投与量

薬剤	開始量	目標
プロプラノロール（インデラル®）	20 mg 2 回/日	耐えられる最大量まで 心拍数 55 回/分となるまで
ナドロール（ナディック®）	20-40 mg 1 回/日	耐えられる最大量まで 心拍数 55 回/分となるまで
カルベジロール（アーチスト®）	6.25 mg 1 回/日	耐えられる最大量まで 心拍数 55 回/分となるまで もしくは 12.5 mg/日まで

N Engl J Med. 2010 Mar 4;362（9）:823-32

食道静脈瘤のスクリーニングと対応

〔*Med Clin North Am. 2014 Jan;98（1）:119-52*〕

- 肝硬変診断時に内視鏡検査にてスクリーニングを行う.
- 静脈瘤増悪の予防として非選択性 β 遮断薬とカルベジロールがある.
- 肝硬変患者において，すでに β 遮断薬を使用している患者では，非選択性 β 遮断薬，もしくはカルベジロールに切り替えてそのまま継続する. β 遮断薬の投与量は表4を参照.
- 一般には早期には無効であり〔*N Engl J Med. 2005 Nov 24;353（21）:2254-61*〕，中等度以上の大きさの食道静脈瘤があるときに，静脈瘤の出血の一次予防および二次予防の目的に使用される.
  - "window hypothesis" という， β 遮断薬が有効とされる時期が限られるという考え方があり，一般には進行してしまった肝硬変患者には無効とされるため，収縮期血圧が＜90 mmHg，血清 Na＜120 mmol/L，急性腎障害があるときには中止することが推奨されている〔*N Engl J Med. 2016 Aug 25;375（8）:767-77*〕.
- 食道静脈瘤が認められない場合，2-3 年毎に内視鏡フォローを行う.
- 毎年 5-10％で静脈瘤が出現する.
- 非選択的 β 遮断薬（NSBB：プロプラノロール［インデラル®］，ナドロール［ナディック®］），カルベジロール（アーチスト®）投与は推奨されない，NSBB，カルベジロールは食道静脈瘤の進行や出血を予防するが，出現を抑制する効果はない.
- 静脈瘤が認められた場合，≦5 mm の小型静脈瘤と＞5 mm の大型静脈瘤で分類する.
- 小型静脈瘤では 1-2 年毎に内視鏡フォローを行う. 非代償性肝硬変では 1 年毎.
- NSBB，カルベジロールは Child-Pugh score ≧ 7 点，静脈瘤にレッドカラーサインがある患者では導入する. 副作用が少なければ全例で導入してもよい.

- 大型静脈瘤では NSBB，カルベジロールを導入し，内視鏡的静脈瘤結紮術（endoscopic variceal ligation）を行うために専門科コンサルトとなる. 内視鏡フォローは 6-12 か月毎.

食道静脈瘤出血の対応

- 肝硬変患者における上部消化管出血の 70％が食道静脈瘤からの出血である.
- 自然に止血されるのが 40-50％であるが，6 週間以内に 30-40％が再出血を来す〔*Med Clin North Am. 2014 Jan;98（1）:119-52*〕.
- 出血時の死亡率は 15-20％と高く，1 年死亡率も 32-80％と高い〔*N Engl J Med. 2001 Aug 30;345（9）:669-81*〕.
- 食道静脈瘤出血では 12 時間以内の内視鏡検査，治療が推奨される. それが可能な施設への早期転院が必要.
- 薬物治療として，ソマトスタチンアナログ製剤やバソプレシン，感染症予防としての抗菌薬投与が推奨される.
- ソマトスタチンアナログ製剤はオクトレオチド（サンドスタチン®）50 μg 静注，その後 50 μg/時で 2-5 日間継続する〔*N Engl J Med. 2010 Mar 4;362（9）:823-32*〕. 日本国内の製剤は皮下注用であり，保険適用外となるため注意.
  - ソマトスタチンアナログ製剤は静脈瘤出血による 7 日以内死亡リスクを有意に低下させる（RR 0.76［0.57-0.95］）. また再出血リスクも有意に低下（RR 0.68［0.52-0.90］）させる〔*Aliment Pharmacol Ther. 2012 Jun;35（11）:1267-78*〕.
- バソプレシンは 20 単位を 5％ブドウ糖液 100-200 mL に混和し，0.1-0.4 単位/分の速度で持続静注を行う. 食道静脈瘤出血に対して保険適用あり.
  - 血圧が上昇するため，ニトログリセリン経静脈投与と併用する. ニトログリセリン 40 μg/分（25 mg/50 mL シリンジを用いて約 5 mL/時）で開始し，

収縮期血圧 90 mmHg 程度を維持するように調節. 最大投与量は 400 μg/ 分〔*Hepatology. 2017 Jan;65 (1):310-35*〕.

- バソプレシンは持続的な門脈圧低下作用が期待できる. バソプレシンの類似体であるテルリプレシンとプラセボ群を比較したメタアナリシスでは, 有意な死亡リスク軽減効果が認められた (RR 0.66 [0.49-0.88])〔*Cochrane Database Syst Rev. 2003; (1):CD002147*〕.
- オクトレオチドとテルリプレシンは同等の再出血予防効果が期待できる〔*Hepatol Int. 2015 Jan;9 (1):120-9*〕. バソプレシンについてはエビデンスが乏しい. また, バソプレシンは不整脈や虚血性心疾患など副作用も強いため, 使用時には注意が必要である.
- 感染症予防目的の抗菌薬投与に関しては, 前述の SBP の予防 を参照.
- 食道静脈瘤出血後の出血予防としても前述の NSBB, カルベジロールは有用であり, 出血が安定すれば投与を開始する〔*Gastrointest Endosc. 2009 Oct;70 (4):658-64.e5*〕.

肝性脳症のマネジメント

- 肝硬変, 門脈-体循環シャント, 急性肝不全による脳症を肝性脳症と呼ぶ. A～C型の3タイプあり, A型が急性肝不全, B型が肝血流シャント, C型が肝硬変に伴う肝性脳症〔*Clin Liver Dis. 2012 May;16 (2):301-20*〕.

肝性脳症の重症度

- 肝性脳症の重症度評価は表5を参照.
- 重症度 MHE と重症度1を合わせて不顕性肝性脳症 (covert hepatic encephalopathy：CHE) と呼び, 重症度 2-4 を顕性肝性脳症 (overt hepatic encephalopathy：OHE) と呼ぶ〔*Mayo Clin Proc. 2014 Feb;89(2):241-53*〕.

肝性脳症の診断

- 重度の肝障害と神経症状があり, 他の原因が否定的であれば肝性脳症と診断する.
- 血中アンモニア濃度は肝性脳症の患者では高値になることが多く, 肝性脳症0度では血中アンモニア値 75.1 ± 52.1 μg/dL, 1-2 度では 173.6 ± 66.5 μg/dL, 3-4 度では 234 ± 94.4 μg/dL であり, 意識障害が出現する肝性脳症では＞100 μg/dL となることがほとんどである〔*CJEM. 2006 Nov;8(6):433-5*〕. しかしながら, アンモニアが慢性的に高値である肝硬変の患者では, 血中濃度が症状と相関がないため診断には使えない〔*JAMA. 2014 Aug 13;312(6):643-4*〕.
- 神経症状は肝性脳症の重症度 (表5) を参照.

肝性脳症の治療

- 肝性脳症の誘因のチェック, 治療:
- 急性に増悪した肝性脳症ではその誘因を評価し, 対応する必要がある.
- 誘因としては窒素摂取量の増加 (消化管出血含む), 電解質異常, 薬剤, 感染症やストレスがある (表 6).
  - 消化管出血, 感染症, 新規薬剤 (オピオイドやべ

表5 肝性脳症の重症度

重症度	精神機能	神経筋症状, 所見
0	正常	正常
MHE	正常だが, 仕事や運転で軽度の変化が認められる	精神測定検査で異常となる
1	人格変化, 注意力低下, イライラ, 抑うつ	振戦, 協調運動障害
2	睡眠のサイクルの変化, 無気力, 気分・行動障害, 認知機能低下	羽ばたき振戦, 失調歩行, 発語障害
3	意識障害, 昏迷, 健忘	筋固縮, 眼振, クローヌス, Babinski 反射異常, 反射低下
4	昏睡	頭位眼球反射障害, 刺激に対して反応しない

MHE：minimal hepatic encephalopathy

Mayo Clin Proc. 2014 Feb;89(2):241-53

表6　肝性脳症の誘因

窒素摂取の増加	電解質異常	薬剤性	その他
消化管出血 蛋白食 便秘	低 Na 血症 低 K 血症 代謝性アシドーシス 代謝性アルカローシス 低酸素血症 低循環，脱水症	中枢神経系に作用する薬剤 麻酔薬，睡眠薬 抗不安薬 鎮静薬	感染症 外科手術後 急性肝障害 進行性肝疾患 TIPS 腎不全，尿閉 門脈閉塞 門脈血栓症

Med Sci Monit. 2011 Feb;17（2）:RA53-63

ンゾジアゼピン），便秘，下痢，脱水，アルカローシス，低 K 血症，低酸素血症は特に注意すべきで，顕性の肝性脳症では〜 80％の患者で誘因が認められる〔*Mayo Clin Proc. 2014 Feb;89（2）:241-53*〕．

- ■ ラクツロース 10-30 g を経口もしくは経管で排便があるまで 1-2 時間毎に投与する．
- ■ 排便後は 10-30 g を 2-4 回/日で継続し，軟便が 2-3 回/日となるように調節．
- ■ シロップでは 1 回当たり 10-20 mL を使用．
- ■ ゼリーでは 1 回当たり 19-38 g を使用．
- ■ ドライシロップでは 1 回当たり 6.8-13.6 g を使用．
- ■ 経口摂取が困難な場合はラクツロースシロップ 300 mL を水 1 L に混ぜて注腸する方法もあるが，保険適用外であり注意．
  - • ラクツロースなどの非吸収性二糖類の使用は有意に肝性脳症リスクを低下させる（RR 0.63［0.53-0.74］，NNT 4）．また肝不全や静脈瘤出血，重症感染症，肝腎症候群のリスクも有意に低下させる（RR 0.42［0.26-0.69］，NNT 50）〔*Hepatology. 2016 Sep;64（3）:908-22*〕．予防効果も期待できるため，肝性脳症リスクが高い患者では予防的投与を考慮する．
- ■ メトロニダゾールやリファキシミンの経口投与で腸内細菌叢の調節を行う．
- ■ ラクツロースに抗菌薬を加えることで肝性脳症改善までの期間が有意に短縮する（10 日以内に改善した割合は 76％ vs 44％）〔*Am J Gastroenterol. 2013 Sep; 108（9）:1458-63*〕．
- ■ リファキシミンはリファマイシン系の難吸収性抗菌薬であり，2016 年に肝性脳症に対する効果・効能が承認されている．
- ■ アミノ酸輸液（アミノレバン EN®，ヒカリレバン®，テルフィス®，モリヘパミン®）も肝性脳症改善までの期間が有意に短縮する〔*Gastroenterology. 1989 Oct;97（4）:1033-42*〕．
- ■ 分岐鎖アミノ酸投与も肝性脳症の改善率を上昇させ

る（59％ vs 41％）〔*J Nutr. 2005 Jun;135（6 Suppl）:1596S-601S*〕．効果については未だ議論があるが，副作用がないために投与が推奨される．

- • 分岐鎖アミノ酸の効果を評価したメタアナリシスでは，死亡リスク軽減効果は認められない（RR 0.88［0.69-1.11］）が，肝性脳症リスクは有意に低下する（RR 0.73［0.61-0.88］）．副作用としては悪心・嘔吐が増加する（RR 5.56［2.93-10.55］）〔*Cochrane Database Syst Rev. 2017 May 18;5:CD001939*〕．
- ■ ポラプレジンク（プロマック®）は肝性脳症の頻度，血中アンモニア濃度を低下させる可能性がある〔*Aliment Pharmacol Ther. 2010 Nov;32（9）:1080-90*〕〔*Nutr J. 2013 Jun 6;12:74*〕．

肝細胞癌のマネジメント

- ■ 肝細胞癌は世界で 6 番目に多い悪性腫瘍である．肝細胞癌の 80％が C 型肝炎，B 型肝炎に起因する〔*Clin Biochem Rev. 2005 Aug;26（3）:65-79*〕．
- ■ 肝細胞癌の発症率は，C 型慢性肝炎では 0-1.6％/年，C 型肝硬変では 3-5％/年，B 型肝炎ウイルスキャリアでは＜0.3％/年，B 型肝硬変では 2.2-4.3％/年，C 型と B 型肝硬変合併例では 22.4％/年〔*Am J Gastroenterol. 2000 Apr;95（4）:1036-40*〕〔*Hepatology. 2018 Aug;68（2）:723-50*〕．
- ■ 肝細胞癌の治療は専門科で行うため，肝細胞癌疑いの時点，生検が必要と判断した時点で紹介となる．

肝細胞癌のスクリーニング対象

- ■ HBV 感染患者で以下を満たす場合〔*BMJ. 2009 Dec 4;339:b5039*〕．
- ■ ＞40 歳のアジア人男性
- ■ ＞50 歳のアジア人女性
- ■ 肝硬変発症例
- ■ 肝細胞癌の家族歴

表7　腫瘍マーカーの感度，特異度

	カットオフ値	感度 (%)	特異度 (%)
AFP	200 ng/mL	13.8	97.4
	20 ng/mL	62.1	78.3
AFP−L3	15%	75-97	90-92
PIVKA−II	100mAU/mL	24.1	98.7
	60mAU/mL	41.4	90.9
AFP＋PIVKA−II	40 ng/mL，80mAU/mL	65.5	84.5

World J Gastroenterol. 2009 Mar 21;15（11）:1301-14

■以下の原因の肝硬変患者〔*BMJ. 2009 Dec 4;339:b5039*〕．
- HCV
- アルコール性肝障害
- 遺伝性ヘモクロマトーシス
- 原発性胆汁性胆管炎
- α_1−アンチトリプシン欠損症
- 非アルコール性脂肪肝炎
- 自己免疫性肝炎

肝細胞癌のスクリーニング方法
〔*N Engl J Med. 2011 Sep 22;365（12）:1118-27*〕〔*Lancet. 2018 Mar 31;391（10127）:1301-14*〕

■スクリーニングは半年毎に腹部エコーか，AFP 測定で行う．
- 腹部エコーは感度 94％と良好だが，早期の肝細胞癌では感度 63％と低い．
- AFP＞20 μg/L では感度 60％，特異度 90.6％で肝細胞癌を示唆する．
■＞2 cm の腫瘤では 1-2 種類の画像検査を行う．
- 腹部エコー，ダイナミック CT，ダイナミック MRI で肝細胞癌に特徴的であれば生検なしで診断は可能．
- 特に AFP＞200 μg/L と画像所見で典型的であれば生検の必要はなし．
■1-2 cm の腫瘤では 2 種類の画像検査を行う（腹部エコー，ダイナミック CT，ダイナミック MRI）．画像上特徴的と言えないのであれば生検を行う．
■＜1 cm の腫瘤では 3-4 か月毎にエコーフォローを行う．
- 2 年間変化なければ通常のスクリーニングに戻る．
■生検で肝細胞癌が陰性でもフォローし，増大傾向があれば再度画像検査，生検を考慮する．

腫瘍マーカーについて
■肝細胞癌のスクリーニングで使用される腫瘍マーカーは AFP と PIVKA-II である．AFP には非結合性分画 (L1)，弱結合性分画 (L2)，結合性分画 (L3) の 3 分画が存在し，非悪性腫瘍性慢性肝疾患では AFP-L1 が上昇し，肝細胞癌患者では AFP-L3 が上昇するため，より特異的に評価が可能である．
■日本国内では AFP，AFP-L3，PIVKA-II の 3 種類が評価可能である（表7）．PIVKA-II は肝細胞癌の大きさに依存するため，小型の肝細胞癌の評価は AFP のほうが有用．また，PIVKA-II はワルファリン内服患者では上昇するため注意が必要〔*World J Gastroenterol. 2009 Mar 21;15（11）:1301-14*〕．
■基本的に AFP と PIVKA-II の 2 種類以上の腫瘍マーカーでフォローする〔*肝癌診療ガイドライン 2017*〕．AFP-L3 は強く肝癌が疑われる患者でのみ保険適用がある．

肝移植を考慮するとき
〔*Med Clin North Am. 2014 Jan;98（1）:119-52*〕

■肝硬変における移植の適応は，肝硬変の予後＜移植後の平均生存期間となったときである．
- 上記を満たす時期は Child−Pugh score ≧ 7 点．
- Child−Pugh score ≧ 7 点以外にも肝肺症候群，門脈圧亢進症，肝細胞癌患者では考慮する．
■移植のための検査や準備には数週間～数か月かかるため，患者本人，家族（レシピエント）が希望すれば早期に専門施設へ紹介する．

D 肝・胆・膵

表 8　肝疾患患者における肝硬変を示唆する病歴，症状，所見

	感度（%）	特異度（%）	LR＋	LR－
糖尿病の既往	34	88	**2.8 [1.5-4.0]**	0.75 [0.58-0.91]
軽度の鼻出血，歯肉出血	25	84	1.6 [0.99-2.6]	0.89 [0.79-1.0]
アルコール摂取歴	47	66	1.5 [1.0-2.0]	**0.76 [0.52-1.0]**
上部消化管出血	22-65	7-84	0.70-1.4	0.92-4.9
倦怠感	63	51	1.3 [1.1-1.6]	0.80 [0.53-1.2]
脱力	40-80	31-64	1.1-1.2	0.64-0.94
瘙痒感	14-23	65-93	0.69-2.0	0.92-1.2
Terry 爪	43-44	97-98	**16-22**	0.57-0.58
女性化乳房	18-58	97-98	**5.8-35**	0.43-0.84
腹壁静脈の怒張	31	98	**11 [2.7-44]**	0.72 [0.57-0.91]
脳症	16	98	**10 [1.5-77]**	0.86 [0.76-0.95]
体毛の減少	36	97	**9.0 [6.4-13]**	0.65 [0.51-0.84]
腹水	35	95	**7.2 [2.9-12]**	0.69 [0.59-0.78]
顔面毛細血管拡張	73-82	88-92	**5.9-10**	**0.20-0.31**
精巣萎縮	18	97	**5.8 [2.4-14]**	0.84 [0.74-0.96]
手掌紅斑	46	91	5.0 [0.80-9.1]	0.59 [0.39-0.79]
くも状血管腫	46	89	**4.3 [2.4-6.2]**	0.61 [0.54-0.68]
黄疸	28	93	**3.8 [2.0-7.2]**	0.82 [0.77-0.88]
脾腫	34	90	**3.5 [1.8-5.2]**	0.74 [0.61-0.86]
firm liver（肝臓触診で硬）	73	81	**3.3 [2.3-4.7]**	**0.37 [0.31-0.43]**
末梢浮腫	37	90	**3.0 [1.9-4.8]**	0.71 [0.56-0.91]
肝腫大	74	69	**2.4 [1.2-3.6]**	**0.37 [0.24-0.51]**
血小板＜11 万/μL	50	95	**9.8 [2.6-17]**	0.53 [0.35-0.71]
血小板＜16 万/μL	74	88	**6.3 [4.3-8.3]**	**0.29 [0.20-0.39]**
INR 延長	48	90	**5.0 [3.2-6.9]**	0.57 [0.39-0.75]
Alb＜3.5 g/dL	45	90	**4.4 [1.5-7.3]**	0.61 [0.41-0.81]
AST＞2×ULN	65	80	**3.2 [2.1-5.0]**	0.44 [0.24-0.80]
γ-GTP＞300 U/L	49	82	2.8 [1.4-5.5]	0.62 [0.46-0.83]
T-Bil＞1.2 mg/dL	43	84	2.7 [0.85-7.9]	0.69 [0.35-1.1]
白血球＜4000/mm³	25	90	2.5 [0.72-8.7]	0.90 [0.83-0.98]
Hb＜13 g/dL	45	80	1.9 [1.3-2.7]	0.80 [0.62-1.0]
ALT＞2×ULN	53	35	0.82 [0.65-1.0]	1.3 [0.96-1.9]

ULN：正常上限
太字は特に評価に有用な所見．

JAMA. 2012 Feb 22;307（8）:832-42

表 9　SBP に対する病歴，身体所見の感度，特異度

所見	感度 (%)	特異度 (%)	LR＋	LR－
発熱	35.3 [14.2-61.7]	81.8 [73.2-87.5]	1.9 [0.9-4.2]	0.8 [0.6-1.1]
悪心・嘔吐	29.4 [10.3-56]	74.2 [65.7-81.5]	1.1 [0.5-2.5]	1.0 [0.7-1.3]
消化管出血	17.7 [3.8-43.4]	89.7 [83-94.4]	1.7 [0.5-5.4]	0.9 [0.7-1.2]
38℃を超える発熱	17.7 [3.8-43.4]	90.1 [83.3-94.8]	1.8 [0.6-5.7]	0.9 [0.7-1.2]
低体温（＜36℃）	5.9 [0.2-28.7]	93.4 [89.0-97.8]	0.9 [0.1-6.7]	1.0 [0.9-1.2]
頻脈（心拍数≧100 回/分）	56.3 [29.9-80.3]	47.9 [38.8-57.2]	1.1 [0.7-1.7]	0.9 [0.5-1.6]
低血圧（収縮期血圧＜90 mmHg）	5.9 [0.15-28.7]	93.4 [89-97.8]	0.9 [0.1-6.7]	1.0 [0.9-1.2]
意識レベル低下	11.8 [1.5-36.4]	95.3 [90-98.3]	2.5 [0.6-11.4]	0.9 [0.8-1.1]
腹痛・圧痛 なし	5.9 [0-17.1]	85.0 [78.7-91.2]	0.4 [0.1-2.7]	1.1 [1.0-1.3]
腹痛・圧痛 軽度	52.9 [29.2-76.7]	38.1 [29.6-46.6]	0.9 [0.5-1.4]	1.2 [0.7-2.1]
腹痛・圧痛 著明	41.2 [17.2-64.6]	77 [69.7-84.3]	1.8 [0.9-3.4]	0.8 [0.5-1.2]
腹痛・圧痛 全般	94.1 [82.9-100]	15.1 [8.8-21.3]	1.1 [1.0-1.3]	0.4 [0.1-2.7]

Ann Emerg Med. 2008 Sep;52（3）:268-73

9 腹水検査

■腹水は胸水とは成因が異なるため，古典的に使われてきた滲出性と漏出性という区別はせずに，門脈圧亢進に伴うものとそれ以外のものに分類する．門脈圧亢進では慢性肝疾患や心不全が原因となり，それ以外では悪性腫瘍，腹膜炎，透析，膵炎，リンパ管損傷などさまざまな原因がある．

■腹水の原因を頻度別にみると，肝硬変（84.1%），合併症を伴う肝硬変（4.7%）と肝硬変が圧倒的に多いことに留意すべきで，これ以外には心不全（2.7%），癌性腹水（2.4%），その他（5.8%）がある〔Ann Intern Med. 1992 Aug 1;117（3）:215-20〕．

■ここでは腹水検査で評価するポイントを重点的に記載する．

腹水貯留を示唆する病歴，身体所見

■腹水貯留を示唆する病歴，身体所見を表1に示す．

門脈圧亢進性かどうかの判断→ SAAG を評価

■門脈圧亢進性の腹水かどうかは serum-ascites albumin gradient（SAAG）が有用．

■SAAG＝血清－腹水 Alb 差で計算される．SAAG は実測した門脈圧との相関性が認められている〔J Lab Clin Med 1983;102:260-73〕〔Dig Dis Sci 1990;35（1）:33-7〕また，SAAG の値は Alb 投与，生食の負荷，利尿剤の影響を受けず一定の値をとる〔J Clin Invest. 1948 Jan;27（1）:145-53〕．

■SAAG≧1.1 g/dL は LR＋4.6［1.6-12.9］，LR－0.06［0.02-0.20］で門脈圧亢進性腹水を示唆する〔JAMA. 2008 Mar 12;299（10）:1166-78〕．一方，特発性細菌性腹膜炎は，門脈圧亢進症患者の合併症として考えられているが，腹水中蛋白量の増加から SAAG＜1.1 g/dL となることが多い．

■初回評価にて SAAG＜1.1 g/dL であるが明らかな原因が認められず，フォローで≧1.1 g/dL となる例もあるため，SAAG＜1.1 g/dL でも他の原因が認めら

表1 腹水を示唆する病歴，身体所見

病歴，身体所見	感度（%）	特異度（%）	LR＋	LR－
腹囲の増大	87	77	4.1 [2.3-7.4]	0.17 [0.05-0.62]
最近の体重増加	67	79	3.2 [1.7-6.2]	0.42 [0.20-0.87]
肝炎の既往	27	92	3.2	0.80
足首の浮腫	93	66	2.8 [1.8-4.3]	0.10 [0.01-0.67]
心不全の既往	47	73	2.0	0.73
アルコール依存	60	58	1.4	0.69
悪性腫瘍の既往	13	85	0.91	1.0
腹部の側面が膨隆	81 [69-93]	59 [50-68]	1.8 [1.4-2.5]	0.48 [0.28-0.83]
側腹部の打診で濁音	84 [68-100]	59 [47-71]	1.7 [1.0-2.7]	0.44 [0.20-1.0]
打診で濁音界の移動あり*1	77 [64-90]	72 [63-81]	2.1 [1.6-2.9]	0.40 [0.21-0.78]
腹部の波動を触知*2	62 [47-77]	90 [84-96]	5.3 [2.9-9.5]	0.57 [0.38-0.85]
末梢の浮腫			3.8 [2.2-6.8]	0.17 [0.05-0.50]
聴性打診			1.3 [0.85-2.0]	0.71 [0.39-1.3]

*1 仰臥位で打診を行い，その後側臥位で打診を行う．仰臥位で鼓音の部位が側臥位で濁音となれば陽性．
*2 患者の左右側腹部に手を置き，片方の手で腹部をタッピング，もしくは圧迫し，もう片方の手で波動を触知する．この時，腹壁を伝わる波動を妨げるために患者本人の手を腹部正中に置いてもらう．

JAMA. 2008 Mar 12;299（10）:1166-78

表 2　特発性細菌性腹膜炎を診断する際に有用な腹水所見

腹水中白血球	LR+	LR−
腹水中白血球＞1000/μL	9.1 [5.5-15.1]	0.25 [0.13-0.48]
腹水中白血球＞500/μL	5.9 [2.3-15.5]	0.21 [0.12-0.38]
腹水中好中球＞500/μL	10.6 [6.1-18.3]	0.16 [0.08-0.33]
腹水中好中球＞250/μL	6.4 [4.6-8.8]	0.20 [0.11-0.37]
腹水 pH	LR+	LR−
腹水 pH＜7.31	4.1 [0.4-47.7]	0.47 [0.17-1.3]
腹水 pH＜7.32	4.8 [1.7-14.0]	0.65 [0.44-0.96]
腹水 pH ≦7.32	5.8 [1.2-29.1]	0.43 [0.21-0.88]
腹水 pH＜7.35	9.0 [2.0-40.6]	0.31 [0.11-0.84]
腹水 pH＜7.40	2.5 [1.0-6.5]	0.23 [0.06-0.86]
［血液 pH］－［腹水 pH］＞0.11	4.6 [3.0-7.0]	0.47 [0.33-0.69]
［血液 pH］－［腹水 pH］＞0.10	7.1 [3.5-14.6]	0.30 [0.06-1.5]

JAMA. 2008 Mar 12;299（10）:1166-78

れない場合は再評価することも考慮する〔*Am J Gas-troenterol. 2009 Jun;104（6）:1401-5*〕.

■ 胸水でよく評価される腹水/血清 LDH＞0.6，総蛋白＞0.5 の，非門脈圧亢進性の腹水に対する感度は50％のみと腹水では有用性が低い〔*JAMA. 2008 Mar 12;299（10）:1166-78*〕.

特発性細菌性腹膜炎を診断する際に有用な項目

■ 特発性細菌性腹膜炎の診断に有用な腹水所見を表 2 に示す.

■ 特発性細菌性腹膜炎は腹水中白血球＞500/μL，好中球＞250/μL で診断される.

▪ 血液の混入がある場合は赤血球 250-500 個につき，好中球を 1 個差し引く.

・患者の血液検査結果を参考に補正してもよい. その場合，たとえば赤血球数 400 万/μL，好中球数8000/μL であれば赤血球 500 個につき好中球 1 個差し引く（400 万：0.8 万）.

■ 腹水の Gram 染色の感度は 10％［6-15］，特異度97.5％［69.7-98.3］と感度が低く，Gram 染色自体が診療方針に関わることは滅多にない〔*Ann Emerg Med. 2009 Jul;54（1）:78-82*〕.

■ 腹水の培養は血液培養ボトルのほうが高感度となる.

▪ 通常の腹水培養検査では感度 35-57％程度であるが血液培養ボトルでは感度 77-84％まで上昇する〔*J Clin Microbiol. 1989 Oct;27（10）:2145-7*〕〔*Am J Gastroenter-*

ol. 1990 Dec;85（12）:1605-8〕〔*J Clin Microbiol. 1992 Mar;30（3）:667-9*〕. 陽性率は 12-14％程度上昇する〔*Clin Microbiol Infect. 2018 Sep;24（9）:992-6*〕.

（正規の方法ではないが）尿検査試験紙を用いて特発性細菌性腹膜炎を診断する

■ 尿検査試験紙を腹水で使用し，好中球数を予測することが可能である. 試験紙により結果判定に差はあるが，多核白血球（PMN）の数によって陰性（0 PMN/μL），±（15-25 PMN/μL），＋（70-75 PMN/μL），2＋（125-250 PMN/μL），3＋（500 PMN/μL）の 5 段階で評価されることが多い.

■ ≧3＋で感度 89％［81-97］，特異度 99％［98-100］，≧2＋で感度 96％［92-100］，特異度 89％［84-94］で特発性細菌性腹膜炎を示唆するとの報告もある〔*Hepatology. 2003 Apr;37（4）:893-6*〕.

■ メタアナリシスでは，± ～＋をカットオフ値とすることが多く，その場合は感度 45-100％，特異度90-100％と良好である〔*World J Gastroenterol. 2011 Mar 7;17（9）:1091-4*〕.

■ 評価は以下のとおりに行うとよい.

▪ 陰性→特発性細菌性腹膜炎を除外.

▪ ± ～＋→可能性は低いが除外困難.

▪ ≧2＋→可能性が高く，詳細な結果が出るまで抗菌薬投与を推奨.

表3　癌性腹水に対する腹水中腫瘍マーカーの評価

	カットオフ値	感度（%）	特異度（%）	LR＋	LR−
1) 腹水 CEA	2.0 ng/mL	67	100	∞	0.33
2) 腹水 CA125	613 U/mL	80	57	1.86	0.35
3) 腹水 CA19-9	14.5 U/mL	51	100	∞	0.49
4) 腹水/血清 AFP	0.46	84	37	1.33	0.43
5) 腹水/血清 CEA	0.82	67	94	11.17	0.35
6) 腹水/血清 CA125	2.20	71	73	2.63	0.40
7) 腹水/血清 CA19-9	0.53	79	84	4.94	0.25
1＋3		72	100	∞	0.28
1＋2＋3		95	57	2.21	0.09
5＋7		85	75	3.40	0.20
4＋5＋6＋7		95	57	2.21	0.09
（CEA）1＋5		72	93	10.29	0.30
（CA125）2＋6		88	50	1.76	0.24
（CA19-9）3＋7		85	83	5.0	0.18
1＋5＋3		83	93	11.86	0.18
1-7 まですべて		98	34	1.48	0.06

Asian Pac J Cancer Prev. 2015;16（2）:719-22

癌性腹水を疑った際に評価する項目

- ■癌性腹水を疑った際は腹水中細胞診を評価する．それ以外に腹水中コレステロール，LDH，腫瘍マーカーも診断に有用である．
- ■癌性腹水の原発巣は女性であれば卵巣，子宮，男性であれば大腸，膵臓，胃癌が多い．原発巣が不明ならばこれらの臓器より評価していく〔*Cancer. 1989 Aug 1;64（3）:753-5*〕〔*Ann Surg. 1986 Jun;203（6）:644-51*〕．
- ■細胞診は初回陰性でも複数回提出することで感度は上昇する．
- ▪1 セットでの陽性率は 82.8%，2 セットでは 93.3%，3 セットでは 96.7%（1 セット当たり 50 mL）．
- ▪体液検査ではセルブロックで評価したほうが，スメアと比較して感度は 10% 上昇する〔*Ethiop J Health Sci. 2014 Apr;24（2）:125-31*〕．
- ■腹水中コレステロール≧ 70 mg/dL は感度 88%，特異度 100% で癌性腹水を示唆する〔*Med Sci Monit. 2005 Mar;11（3）:CR136-42*〕．
- ■原因が明らかではない腹水貯留において，腹水中の LDH が上昇する場合は癌性腹水と結核性腹膜炎の 2 つを考慮する〔*Proc（Bayl Univ Med Cent）. 2013 Apr;26（2）: 168-70*〕．
- ▪腹水中 LDH ≧ 200 IU/L は感度 96%，特異度 76%

で癌性腹水を示唆する〔*J Natl Med Assoc. 2005 Jan;97（1）:79-84*〕．
- ■腹水中腫瘍マーカーの評価は表3 を参照〔*Asian Pac J Cancer Prev. 2015;16（2）:719-22*〕．

結核性腹膜炎を疑った際は腹水中 ADA を評価

- ■腹水中 ADA＞39 IU/L で LR＋26.8，LR−0.038 で結核性腹膜炎を示唆する〔*J Clin Gastroenterol. 2006 Sep;40（8）:705-10*〕．
- ▪その後のメタアナリシスにて，腹水中 ADA のカットオフ値 21-41 IU/L のどの値でも感度，特異度共に良好との結果が出ている〔*Diagn Microbiol Infect Dis. 2014 May;79（1）:102-7*〕．35-40 IU/L 程度をカットオフ値とする．
- ■原因が明らかではない腹水貯留において，腹水中の LDH 上昇が認められる場合は癌性腹水と結核性腹膜炎を考慮する（癌性腹水を疑った際に評価する項目）．
- ■抗酸菌染色は感度 20-30%，抗酸菌培養は感度 50-70% 程度．

乳び腹水の原因

- ■乳び腹水はトリグリセリド（TG）を多く含む白濁し

表4 非外傷性の乳び腹水を生じる疾患

リンパ管異常 　成人のリンパ管拡張症 　小児のリンパ管拡張症 　Klippel-Trenaunay-Weber 症候群 　黄色爪症候群 　リンパ管腫	32%	リンパ脈管筋腫症	5%
		膵炎	4%
		収縮性心膜炎	3%
		左室不全	1%
悪性腫瘍	17%	線維性縦隔炎	3%
固形腫瘍 　　胃癌，食道癌，膵癌，膵島細胞癌，小腸癌， 　　肺癌，前立腺癌，精巣癌，子宮内膜癌，原 　　発巣不明癌	各1%	ネフローゼ症候群	3%
		膠原病 　Behçet 病 　SLE 　サルコイドーシス	4%
肉腫 　　組織球肉腫 (histiocytic sarcoma) 　　Kaposi 肉腫	3%	消化管障害 　腸管回転異常症 　腸捻転 　Menetrier 病	3%
神経内分泌腫瘍 　　カルチノイド	3%		
リンパ腫 　　非 Hodgkin リンパ腫 　　Hodgkin リンパ腫	6%	先天性疾患 　familial visceral myopathy 　Costello 症候群	3%
慢性リンパ球性白血病	1%	他の疾患 　Castleman 病 　甲状腺機能亢進症 　回虫症 　不明	5%
肝硬変	11%		
Mycobacterium 感染症 　肺 MAC 症 　結核	10%		

MAC：*Mycobacterium avium* complex

J Am Coll Surg. 2011 May;212（5）:899-905.e1-4

た腹水である．腹水 TG 値を＞200 mg/dL〔*Ann Intern Med 1982;96:358-64*〕と定義することが多いが，腹水 TG＞110 mg/dL とするものもある〔*Am J Gastroenterol. 2002 Aug;97（8）:1896-900*〕．外傷や外科手術後，放射線療法，悪性腫瘍でリンパ管が損傷することで生じる．これら以外にもさまざまな原因で乳び腹水を生じる（表4）〔*J Am Coll Surg. 2011 May;212（5）:899-905.e1-4*〕．

他の原因による腹水貯留

■急性膵炎に伴う腹水：
▪腹水アミラーゼが血清上限値の5倍以上では，膵炎に伴う腹水と判断できる〔*J Clin Gastroenterol. 1987 Apr;9（2）:172-4*〕．腸管穿孔でも腹水アミラーゼは上昇するため注意．
■膀胱破裂による腹水：

▪腹水 Cr は血清 Cr と一般的には同じような数値となるが〔*J Pediatr 1980;97:167-74*〕，膀胱破裂に伴う腹水貯留（urinary ascites）では腹水 − 血清 Cr＞1 mg/dL となる〔*South Med J. 1986 May;79（5）:591-4*〕．また尿中には Alb が少ないために SAAG は＞1.1 g/dL になる．

■好酸球性腹水：
▪まれな病態だが，好酸球性胃腸炎の Klein 分類のタイプⅢ（漿膜側）に起こるものとして知られている〔*Medicine（Baltimore）1970;49:299-319*〕．鑑別診断として，寄生虫（糞線虫，犬回虫，小腸アニサキス），特発性細菌性腹膜炎，結核性腹膜炎，肝包虫嚢胞の破裂，腹膜透析，慢性膵炎，血管炎（好酸球性多発血管炎性肉芽腫症），好酸球増多症，悪性腫瘍（非 Hodgkin リンパ腫，腹膜癌），Crohn 病が挙げられる〔*Gastroenterology. 2013 Jun;144（7）:1353, 1577*〕．

10　胆石

- 胆石は胆石疝痛や閉塞性黄疸，胆嚢炎，胆管炎，膵炎の原因となる.
- 上記症状，疾患に伴い発見される症候性胆石症と，腹部エコー，CT 検査で偶発的に発見される無症候性がある〔*Perm J. 2009 Spring;13（2）:50-4*〕.
- 50-70％が無症候性であり，無症候性胆石症が症候性となるリスクは年間 0.3-2.4％程度．女性，結石径＞10 mm，複数結石（＋）がリスクとなる〔*Gastroenterology. 2016 Jan;150（1）:156-167.e1*〕.

- 症候性では無症候性よりも繰り返すリスクが高いため，胆嚢摘出術の適応となる.

胆石のマネジメント

胆石の診断

- 胆石の診断には腹部エコー，CT 検査，MR 胆管膵管撮影（MRCP），内視鏡的逆行性胆道膵管造影

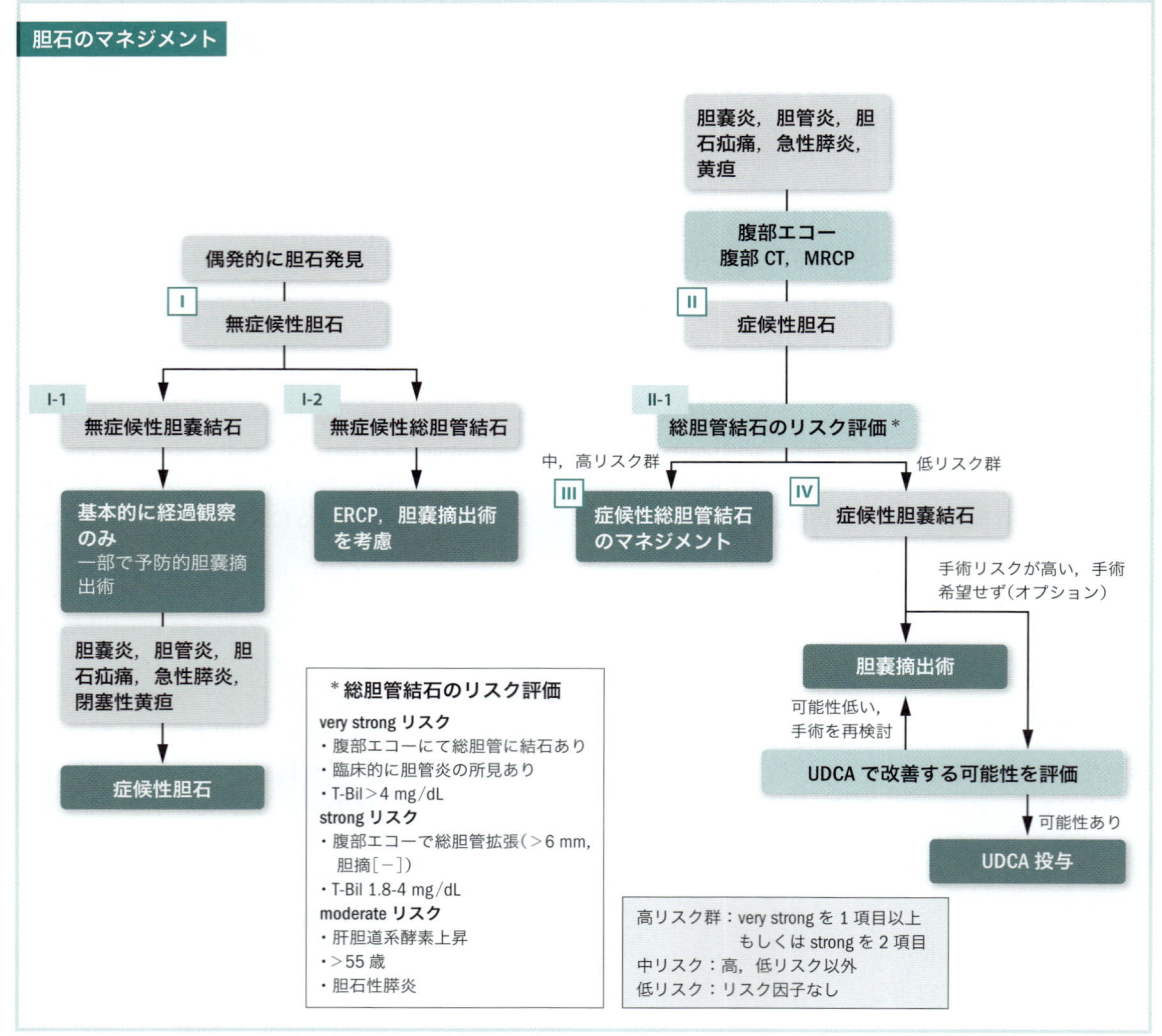

胆石のマネジメント

* 総胆管結石のリスク評価
very strong リスク
- 腹部エコーにて総胆管に結石あり
- 臨床的に胆管炎の所見あり
- T-Bil＞4 mg/dL
strong リスク
- 腹部エコーで総胆管拡張（＞6 mm，胆摘［−］）
- T-Bil 1.8-4 mg/dL
moderate リスク
- 肝胆道系酵素上昇
- ＞55 歳
- 胆石性膵炎

高リスク群：very strong を 1 項目以上
　　　　　もしくは strong を 2 項目
中リスク：高，低リスク以外
低リスク：リスク因子なし

World J Gastrointest Pharmacol Ther. 2012 Apr 6;3（2）:7-20／Internal Clinical Guidelines Team（UK）. Gallstone Disease: Diagnosis and Management of Cholelithiasis, Cholecystitis and Choledocholithiasis. National Institute for Health and Care Excellence（UK）;2014 Oct／World J Gastroenterol. 2014 Oct 7;20（37）:13382-401／J Gastroenterol. 2017 Mar;52（3）:276-300 を参考に作成

表1 胆石に対する検査の感度，特異度

検査	感度（%）	特異度（%）	利点，欠点
腹部エコー	＞98	＞95	胆嚢結石の評価には有用．胆管結石の検出能は低い
CT検査	79	100	胆泥や微細な結石に対する感度は低い
MRCP	97	98	診断能良好．低侵襲
ERCP	85-87	100	侵襲があるが，胆管結石の場合はそのまま治療もできる

Gut. 2008 Jul;57（7）:1004-21／Am Fam Physician. 2014 May 15;89（10）:795-802

表2 胆石のリスク因子

・高齢者 ・女性 ・肥満 ・低運動量 ・急速な体重減少 ・胃全摘後 ・脊髄損傷 ・感染症（マラリアなど）	・胆道狭窄 ・薬剤（エストロゲン，オクトレオチド，シクロスポリン，タクロリムス，フィブラート系，セフトリアキソン） ・経静脈栄養 ・十二指腸憩室 ・ビタミンB$_{12}$，葉酸欠乏	・膵機能不全 ・胆管炎 ・Crohn病 ・回盲部切除後 ・溶血性貧血 ・球状赤血球症

World J Gastrointest Pharmacol Ther. 2012 Apr 6;3（2）:7-20

（ERCP）が有用である（表1）．

チャート I 無症候性胆石への対応

■ 無症候性胆石では，胆嚢結石か総胆管結石かで対応が異なる．

チャート I-1 無症候性胆嚢結石の場合

■ 無症候性胆嚢結石では手術適応とはならない．リスク因子（表2）への介入のみとする．

■ 無症候性胆嚢結石患者の2/3が無症候性のまま経過する．予防的胆嚢摘出術の必要はない〔*Dig Dis Sci. 2007 May;52（5）:1313-25*〕．

■ 無症候性でも胆嚢癌リスクが高い場合，症候性となるリスクが高い場合，患者の希望がある場合は予防的胆嚢摘出術を考慮してもよい（表3）．

■ エコーやMRCPにおいて総胆管の異常がなく，肝障害も認められなければ胆嚢摘出術を選択し，エコーやMRCPで総胆管の異常が認められる場合，肝障害を伴う場合はERCP，内視鏡的乳頭切除術（EST）を行ったうえで胆嚢摘出術を選択する（チャート I-2）〔*World J Gastroenterol. 2013 Sep 21;19（35）:5877-82*〕．

■ 無症候性胆石患者が症候性となるのは年間0.3-2.4％〔*Gastroenterology. 2016 Jan;150（1）:156-167.e1*〕．

■ 症候性となるリスク因子は女性（HR 2.50［1.34-4.67］），複数の結石（HR 2.08［1.21-3.59］），＞10mm

表3 無症候性胆嚢結石における予防的胆嚢摘出術の適応

小児（症候性リスク）
3cmを超える胆石（胆嚢癌リスク）
＞1cmの胆嚢ポリープ（胆嚢癌リスク）
胆嚢石灰化（胆嚢癌リスク）
慢性溶血性疾患がある患者（症候性リスク）
微細な胆石があり，胆嚢の蠕動運動が低下している場合（膵炎のリスク）

World J Gastrointest Pharmacol Ther. 2012 Apr 6;3（2）:7-20

の結石（HR 2.62［1.56-4.40］）が挙げられる．

■ 上記3項目中，すべて満たさなければ症候性移行率は年間0.3％，1項目で0.4-0.5％，2項目で1-2％，3項目すべて満たす場合は2.4％となる．

チャート I-2 無症候性総胆管結石の場合

■ 無症候性総胆管結石ではERCP，胆嚢摘出術の適応となる．

■ 総胆管結石では症候性となるリスクが胆嚢結石よりも高いため，基本的に治療適応と考える〔*World J Gastrointest Pharmacol Ther. 2012 Apr 6;3（2）:7-20*〕．

チャート II 症候性胆石への対応

■ 胆石により生じる疾患は胆嚢炎，胆管炎，急性膵炎，胆石疝痛，閉塞性黄疸などである（D-11 急性胆

表4　症候性胆石患者における総胆管結石リスク因子

	感度 (%)	特異度 (%)	LR＋	LR−
very strong				
臨床的胆管炎合併	18.4	96.6	5.4	0.8
エコーで総胆管結石所見あり	55.9	89.9	5.5	0.5
T-Bil＞4 mg/dL	42.5	70.8	1.5	0.8
strong				
T-Bil 1.8-4 mg/dL	61.1	66.6	1.8	0.6
エコーで総胆管拡張（＞6 mm）	83.8	49.4	1.7	0.3
moderate				
肝胆道系酵素異常	89.9	21.3	1.1	0.5
年齢＞55 歳	79.3	38.2	1.3	0.5
胆石性膵炎	20.1	69.7	0.7	1.1

リスク*

高リスク群	86	56.2	2.0	0.2
中リスク群	13.9	46	0.3	1.9

*very strong 1 項目以上もしくは strong 2 項目で高リスク群，リスク因子が認められない場合は低リスク群，それ以外は中リスク群.

World J Gastrointest Endosc. 2015 Feb 16;7（2）:128-34

囊炎，急性胆管炎 ， D -13 急性膵炎 を参照）.

チャートII-1 症候性胆石では総胆管結石リスクを評価する

- 症候性胆石患者における総胆管結石のリスク因子は，腹部エコー所見，総ビリルビン，胆管炎合併，高齢者などがある．リスク因子を moderate, strong, very strong に分類し，very strong リスク因子が 1 項目以上もしくは strong リスク因子が 2 項目以上で高リスク群，リスク因子がない場合は低リスク群，それ以外を中リスク群と評価する（表4）.
- 高リスク群では感度 86％，特異度 69.7％，LR＋2.0，LR− 0.2 で総胆管結石を示唆する〔*World J Gastrointest Endosc. 2015 Feb 16;7（2）:128-34*〕.
- 高，中リスク群では総胆管結石の評価が推奨されるが，双方とも特異度は不十分である〔*World J Gastroenterol 2014 Oct 7; 20（37）: 13382-401*〕．総胆管結石の評価，マネジメントは チャートIII へ.
- 低リスク群では総胆管結石は否定的であり，症候性胆囊結石の対応を行う（ チャートIV へ）.

チャートIII 症候性総胆管結石のマネジメント

- 総胆管結石は胆囊結石が落石して生じる．症候性胆囊結石の＜20％で合併し，その半数が無症候性である．合併症リスクが高いため，症候性，無症候性にかかわらず治療の適応となる.
- 総胆管結石を疑った場合は腹部 CT，MRCP による総胆管結石評価を行う.
- 最も低侵襲で診断能が良好な検査は MRCP である．腹部 CT では CT cholangiography が MRCP と同等の診断能を有する．腹部 CT では感度 70-80％とやや劣る（表5）．ERCP は侵襲性はあるが，そのまま治療に移行することが可能である〔*World J Gastroenterol. 2014 Oct 7;20（37）:13382-401*〕.
- 総胆管結石では総胆管内の結石除去と胆囊摘出術が推奨される.
- 内視鏡にて総胆管内結石除去を行い，腹腔鏡下胆囊摘出術を行う 2 段階法が一般的であるが，術中に胆道造影を併せて行う 1 段階法もある．双方とも総胆管結石除去率，術後合併症，死亡リスクに有意差はない〔*World J Gastroenterol. 2012 Jun 28;18（24）:3156-66*〕．1 段階法では入院期間の短縮効果が見込める〔*JAMA. 2014 Jul;312（2）:137-44*〕.
- EST のみで治療を行う群と，EST 後に胆囊摘出術を行う群を比較したメタアナリシスでは，双方で死亡リスク，急性膵炎再発リスクに有意差は認められなかった（それぞれ RR 1.43［0.93-2.18］，RR 1.64［0.46-

表5　総胆管結石の画像検査

検査	感度（%）	特異度（%）
CT cholangiography	88-92	75-92
64 列 CT	72-78	96
MRCP	85-92	93-97
超音波内視鏡検査（EUS）	85	93

World J Gastroenterol. 2014 Oct 7;20（37）:13382-401

表6　症候性胆嚢結石再発のリスク

リスク因子	HR	リスク因子	HR
70-74 歳	1.02 [0.94-1.10]	急性胆嚢炎	2.48 [2.36-2.62]
75-80 歳	1.10 [1.02-1.18]	総胆管結石	2.92 [2.69-3.18]
＞80 歳	1.15 [1.07-1.18]	胆石性膵炎	6.03 [5.52-6.58]
男性（vs 女性）	1.13 [1.07-1.18]	救急受診	3.48 [3.28-3.69]

Ann Surg. 2015 Jun;261（6）:1184-90

5.81]）が，胆嚢炎や胆石疝痛再発リスク（RR 9.83 [4.28-22.60]），黄疸や胆管炎再発リスク（RR 2.16 [1.15-4.07]）は EST 単独群で有意に多い．基本的に EST で治療を行っても，胆嚢摘出術を行うべきである〔*J Clin Gastroenterol. 2018 Aug;52（7）:579-89*〕．

Ⅳ 症候性胆嚢結石のマネジメント
チャート

- 症候性胆嚢結石では胆嚢摘出術が適応となる．
- 胆石疝痛を呈する患者の 38-50％に 1 年以内に再度疝痛発作が認められ，胆嚢炎のリスクは 1-3％/年と高い〔*Am Fam Physician. 2000 Mar 15;61（6）:1673-80, 1687-8*〕．
- 65 歳以上の症候性胆嚢結石で手術治療を行わなかった患者群における胆嚢結石再発のリスク因子は，高齢者，男性，急性胆嚢炎，総胆管結石，胆石性膵炎，救急受診であった（表6）．
- 症候性胆嚢結石患者で手術治療が困難な場合はウルソデオキシコール酸（UDCA）が有効かどうかを評価する．有効であれば薬剤投与で経過観察も許容される．
- 胆嚢の機能が保たれており（蠕動運動がある），単純 X 線撮影で写らない胆石，もしくは CT 値＜60HU の胆石で，さらに直径が＜15 mm，浮動性の胆石であれば UDCA で効果が期待できる〔*J Gastroenterol. 2017 Mar;52（3）:276-300*〕．
- 他の報告では，症状が軽度のみで，＜5 mm の結石，コレステロール結石（CT 値＜100 HU），胆嚢蠕動運動が保たれている場合，UDCA の投与で 5 年間の再発リスクは 30-50％低下する〔*World J Gastrointest Pharmacol Ther. 2012 Apr 6;3（2）:7-20*〕．

D 肝・胆・膵

11 急性胆囊炎，急性胆管炎

- 胆囊炎の9割が胆石症に起因する．
- 胆囊炎初期は無菌性の炎症であるが，その後二次性に細菌感染を生じる〔*N Engl J Med. 2008 Jun 26;358（26）: 2804-11*〕．
- 胆囊炎，胆管炎の治療は抗菌薬と胆囊・胆道ドレナージ，胆囊摘出術であり，ドレナージや胆囊摘出術の適応，タイミングを押さえておくことが重要となる．

れる場合は胆囊胆管炎であり，胆管炎に準じて対応する〔*J Hepatobiliary Pancreat Sci. 2018 Jan;25（1）:41-54*〕〔*J Hepatobiliary Pancreat Sci. 2018 Jan;25（1）:31-40*〕．

急性胆囊炎，急性胆管炎の身体所見

- 胆囊炎，胆管炎では右上腹部痛，Murphy 徴候，肝叩打痛が診断に有用な所見であるが，身体所見のみで胆囊炎を否定することは難しい（表2，**Q&A**）〔*Am Fam Physician. 2014 May 15;89（10）:795-802*〕．腹痛も右上腹部のみではなく，右側腹部，左上腹部，心窩部，背部（Boas 徴候，Collins 徴候）とさまざまな部位の疼痛，放散痛があるため，腹痛患者では必ず胆囊をチェックする習慣をもったほうがよい（**Q&A**）〔*Lancet. 1972 Aug 5;2（7771）:239-41*〕．
- 特に胆管炎は胆囊炎よりも腹部症状や所見が乏しい傾向がある（黄疸を除く）〔*Curr Gerontol Geriatr Res. 2015;2015:431638*〕．

急性胆囊炎，急性胆管炎のマネジメント

チャート I 急性胆囊炎，急性胆管炎の診断

- Tokyo consensus meeting 2018（TG18）による急性胆囊炎，急性胆管炎の診断基準を表1に示す．炎症反応に加えて胆道系酵素上昇，ビリルビン上昇があれば胆管炎と診断する．それらがなく，胆囊に限局した症状であれば胆囊炎と判断する．双方が認めら

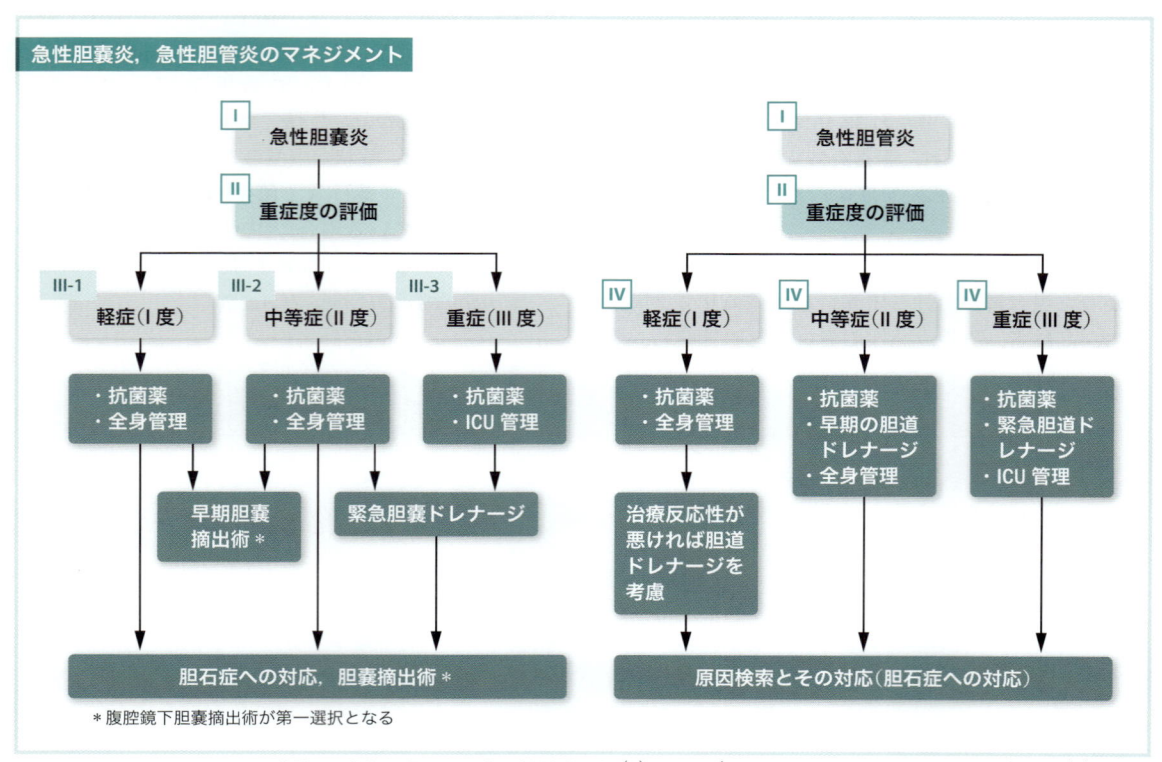

*腹腔鏡下胆囊摘出術が第一選択となる

J Hepatobiliary Pancreat Sci. 2013 Jan;20（1）:47-54／*J Hepatobiliary Pancreat Sci. 2018 Jan;25（1）:55-72*

表1　急性胆嚢炎，急性胆管炎の診断基準（TG18）

急性胆嚢炎の診断基準	急性胆管炎の診断基準
A）局所の炎症徴候 　A-1）Murphy 徴候陽性 　A-2）右上腹部の腫瘤，疼痛，圧痛あり	A）全身性の炎症徴候 　A-1）発熱（＞38℃），悪寒戦慄 　A-2）血液検査：白血球＞1万，＜4000/μL，CRP＞1 mg/dL
B）全身の炎症徴候 　B-1）発熱 　B-2）CRP 上昇 　B-3）白血球数上昇	B）胆汁うっ滞所見 　B-1）黄疸：T-Bil≧2 mg/dL 　B-2）血液検査所見：ALP・γ-GTP・AST・ALT＞1.5×ULN
C）胆嚢炎を示唆する画像所見	C）画像所見 　C-1）胆管拡張 　C-2）胆管狭窄や結石，ステントが認められる
A，B，C でそれぞれ1項目：definite A，B でそれぞれ1項目：suspected	A，B，C でそれぞれ1項目：definite A で1項目かつ B か C で1項目：suspected

ULN：正常上限

J Hepatobiliary Pancreat Sci. 2018 Jan;25（1）:41-54／J Hepatobiliary Pancreat Sci. 2018 Jan;25（1）:31-40

表2　胆嚢炎の身体所見

所見	感度（%）	特異度（%）	LR+	LR-
Murphy 徴候	65	87	5.0	0.4
Murphy 徴候（高齢者）	48	79	2.3	0.66
悪寒	13	95	2.6	0.9
右上腹部痛	81	67	2.5	0.28
右上腹部圧痛	77	54	1.7	0.43
胆嚢を触知	2	99	2.0	0.99
発熱	35	80	1.8	0.81

Am Fam Physician. 2014 May 15;89（10）:795-802

急性胆嚢炎，急性胆管炎の画像所見

- 胆嚢炎の評価には腹部エコーが簡便で有用な検査である．他には単純・造影 CT が有用である．
- 腹部エコーでは胆石の有無と US Murphy，胆嚢壁肥厚（＞3 mm），胆嚢周囲の体液貯留を評価する．各所見の感度，特異度は表3を参照．
  - 胆石（＋）と他1つ以上認められれば感度87％［66-97］，特異度82％［74-88］で胆嚢炎を示唆する〔Ann Emerg Med. 2010 Aug;56（2）:114-22〕．
  - US Murphy はエコーにて胆嚢を描出しながらプローブで圧迫し，胆嚢特異的な圧痛を評価する方法であり，感度，特異度共に良好な検査である．また，NSAIDs で除痛しても感度，特異度は変わらない〔Eur J Emerg Med. 2010 Apr;17（2）:80-3〕．
- 造影 CT は急性胆嚢炎に対する感度91.7％，特異度99.1％と良好である．
  - 壊疽性胆嚢炎に対する造影 CT の感度は29.3％と低い．CT 所見では胆嚢壁肥厚，壁の不整，胆嚢周囲体液貯留，胆嚢周囲炎症所見，胆嚢腫大，胆嚢壁内ガス貯留が胆嚢炎を示唆する．
  - 単純 CT でも造影 CT とほぼ同等に胆道系疾患を評価可能．見落とす可能性は0-10％程度はある〔Medicine（Baltimore）. 2015 Feb;94（7）:e546〕．
- 胆管炎の評価には腹部エコーは向かない．エコー検査における総胆管拡張の評価は感度23.7％［11.4-40.2］，特異度90.3％［83.3-95.0］と感度が不十分〔Am J Emerg Med. 2018 Jun;36（6）:962-6〕．胆管炎を疑う場合は腹部 CT や MR 胆管膵管撮影（MRCP）を選択すべきである．

チャートII　急性胆嚢炎，急性胆管炎の重症度評価

- TG18 による急性胆嚢炎，急性胆管炎の重症度評価を表4に示す．

Q 胆嚢炎の腹痛についてくわしく教えてください.

A 107 例の胆嚢炎患者の疼痛部位を調べた報告によると, 疼痛部位と放散痛部位の割合は図 1 のようになります. 実にさまざまな部位の腹痛があることがわかります. 放散痛も有名なものは右側肩甲骨レベルの放散痛ですが, 背部中央であったり, 左背部であったりします. 実臨床でも右上腹部痛が認められず, 心窩部痛や前胸部痛で胆嚢炎であった症例は比較的多く経験しますし, 腹痛の鑑別には必ず胆嚢炎

を考慮したほうがよいと思います〔*Lancet. 1972 Aug 5;2 (7771):239-41*〕.

右季肋部に手を置き, その上を叩打し, 疼痛の増強を評価する肝叩打痛は肝胆道系感染症に対する感度 60% [43-75], 特異度 85% [81-89] であり, 同じ集団で評価した Murphy 徴候よりも高感度でした (感度 30%, 特異度 93%). 胆嚢炎に限ると肝叩打痛の感度はほぼ 100% となります (Murphy 徴候は約 75%)〔*Curr Gerontol Geriatr Res. 2015;2015:431638*〕.

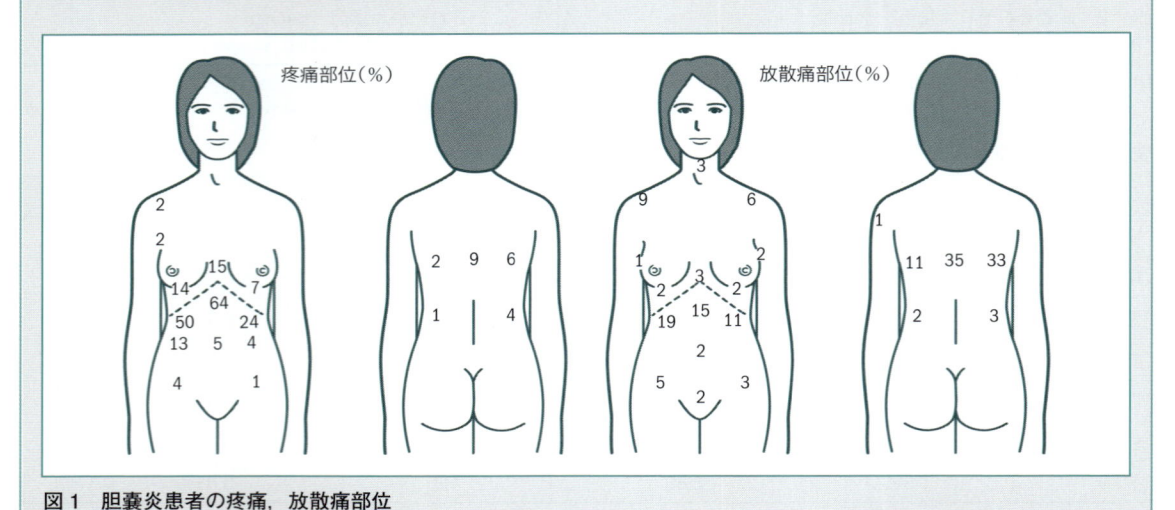

図 1　胆嚢炎患者の疼痛, 放散痛部位

Lancet. 1972 Aug 5;2(7771):239-41

表 3　胆嚢炎に対する腹部エコーの感度, 特異度

所見	感度 (%)	特異度 (%)	LR＋	LR－
US Murphy	65 [43-84]	82 [74-88]	3.5 [2.2-5.6]	0.43 [0.24-0.75]
US 胆嚢壁肥厚 (＞3 mm)	65 [43-84]	91 [85-95]	7.2 [3.9-13]	0.38 [0.22-0.67]
US 胆嚢周囲体液貯留	26 [10-48]	94 [89-98]	4.6 [1.8-12]	0.78 [0.61-1.0]
胆石＋上記 1 つ以上	87 [66-97]	82 [74-88]	4.7 [3.2-6.9]	0.16 [0.06-0.46]

Ann Emerg Med. 2010 Aug;56 (2) :114-22

 チャート III 急性胆嚢炎の治療

〔*J Hepatobiliary Pancreat Sci. 2018 Jan;25 (1) :55-72/J Hepatobiliary Pancreat Sci. 2018 Jan;25 (1) :96-100*〕

チャート III-1　軽症 (I 度) では手術に耐えられると判断されれば早期の腹腔鏡下胆嚢摘出術を行う. 耐えられないのであれば抗菌薬と全身管理を行う

- 抗菌薬選択については後述 (　急性胆嚢炎, 急性胆管炎における抗菌薬選択　).

- 手術に耐えられるかどうかは Charlson Comorbidity Index (CCI, 表 5) や American Society of Anesthesiologists Physical Status (ASA-PS, 表 6) を用いて評価する.

- CCI ≧ 6, ASA-PS ≧ III は手術に伴う合併症リスクが高く, 早期の手術治療は避けるべきである.

- 「早期」の定義は定まっていない. 報告により発症・受診・入院 72 時間以内としている報告が多い. また発症 1 週間以内としているものもある. 発症 1

表4　急性胆嚢炎，急性胆管炎の重症度評価（TG18）

	急性胆嚢炎	急性胆管炎
重症（III度）	以下の臓器障害の1つ以上を合併 ・心血管系（昇圧薬，強心薬を使用するほどの低血圧） ・神経系（意識障害） ・呼吸器系（P/F比＜300） ・腎臓（乏尿，Cr＞2 mg/dL） ・血液系（血小板＜10万/μL） ・肝臓（INR＞1.5）	
中等症（II度）	以下の1つ以上を満たす ・白血球＞1万8000/μL ・右上腹部に圧痛を伴う腫瘤あり ・72時間を超える症状 ・著明な局所の炎症所見*	以下の2つ以上を満たす ・白血球＞1万2000，＜4000/μL ・＞39℃の高熱 ・75歳以上の高齢者 ・T-Bil ≧5 mg/dL ・低Alb＜0.7×ULN
軽症（I度）	重症，中等症に当てはまらない例	

*壊疽性胆嚢炎，胆嚢周囲膿瘍，肝膿瘍，胆汁性腹膜炎，気腫性胆嚢炎
ULN：正常上限

J Hepatobiliary Pancreat Sci. 2018 Jan;25（1）:41-54／J Hepatobiliary Pancreat Sci. 2018 Jan;25（1）:31-40

表5　CCI（Charlson Comorbidity Index）

疾患	点
心筋梗塞，うっ血性心不全，末梢血管疾患，脳血管疾患，認知症，慢性肺疾患，膠原病，消化性潰瘍，軽度の肝疾患，コントロール不良な糖尿病	1
片麻痺，中等症以上の慢性腎障害，臓器障害を伴う糖尿病，固形腫瘍，白血病，悪性リンパ腫	2
中等症以上の肝疾患	3
転移性の固形腫瘍，AIDS患者	6

背景疾患毎に加算し，合計点数で評価する．

表6　ASA-PS（American Society of Anesthesiologists Physical Status）

クラス	定義	患者の例
ASA I	健常者	健康で，非喫煙者，飲酒は少量〜なし
ASA II	軽度の全身疾患	機能障害のない軽症疾患．喫煙者やアルコール飲酒者，妊婦，肥満（BMI 30-40），コントロール良好な高血圧や糖尿病，軽度肺疾患など
ASA III	重度の全身疾患	機能障害が顕著な患者．中等症〜重症疾患がある．コントロール不良な高血圧や糖尿病，COPD，著明な肥満（BMI≧40），急性肝炎，アルコール依存，ペースメーカー留置，心機能低下，末期腎不全で維持透析中，心筋梗塞や脳血管疾患既往など
ASA IV	生命の危険のある全身疾患	3か月以内の心筋梗塞，脳血管疾患既往．現在進行形の心筋虚血や重度弁膜症，重症心不全，敗血症，DIC，ARDS，末期腎不全で維持透析導入前など
ASA V	瀕死の患者で，手術治療なしでは生存困難	大動脈瘤破裂，重症外傷，頭蓋内出血，腸管虚血などで多臓器不全に陥っている場合など
ASA VI	脳死宣告された患者	

DIC：播種性血管内凝固症候群，ARDS：急性呼吸窮迫症候群

週間以内，可能であれば72時間以内と考えておくとよい．
・急性胆嚢炎における腹腔鏡下胆嚢摘出術の時期

は早期（上記参照），晩期（発症6週間以降）で合併症に有意差はない．入院期間は有意に早期群で短縮する〔*Cochrane Database Syst Rev. 2013 Jun 30;6: CD005440*〕

〔J Hepatobiliary Pancreat Sci. 2018 Jan;25（1）:55-72〕.

- 早期手術治療を行わない場合，抗菌薬投与と全身管理を行う（保存的加療）．治療後は症候性胆石に準じて胆嚢摘出術を考慮する（Ⅾ-10 胆石）．保存的加療を選択した場合でも 24 時間以内に改善傾向が得られない場合は再度外科手術や胆嚢ドレナージを考慮する．

チャートⅢ-2　中等症（Ⅱ度）でも軽症例（Ⅰ度）と同様，手術に耐えられると判断されれば早期の腹腔鏡下胆嚢摘出術を行う．耐えられないのであれば抗菌薬と全身管理を行う

- 抗菌薬選択については後述（急性胆嚢炎，急性胆管炎における抗菌薬選択）．
- 手術治療適応の判断については軽症例と同様（チャートⅢ-1）．ただし，腹腔鏡下胆嚢摘出術は処置に習熟した医師，施設で行うべきとされている．
- 早期手術治療を行わない場合，抗菌薬投与と全身管理を行う（保存的加療）．治療後は症候性胆石に準じて胆嚢摘出術を考慮する（Ⅾ-10 胆石）．
- 保存的加療を選択した場合でも 24 時間以内に改善傾向が得られない場合は再度外科手術や胆嚢ドレナージを考慮する．

チャートⅢ-3　重症（Ⅲ度）ではICU管理，抗菌薬投与と緊急胆嚢ドレナージを行う．手術可能と判断されれば緊急腹腔鏡下胆嚢摘出術を行う

- CCI ≧ 4 点，ASA-PS ≧ Ⅲ を満たす場合，意識障害，呼吸不全，T-Bil ≧ 2 mg/dL では手術治療は避けるべきであり，抗菌薬投与と ICU における全身管理，胆嚢ドレナージを優先する．
- 全身管理は敗血症性ショックに準じた加療を行う．
- 抗菌薬治療については後述（急性胆嚢炎，急性胆管炎における抗菌薬選択）．
- 改善後は胆石症の治療を行う（Ⅾ-10 胆石）．

チャート Ⅳ　急性胆管炎の治療
〔J Hepatobiliary Pancreat Sci. 2018 Jan;25（1）:31-40〕

- 急性胆管炎の治療は抗菌薬投与，全身管理と胆道ドレナージである．
- 抗菌薬選択については後述（急性胆嚢炎，急性胆管炎における抗菌薬選択）．
- 改善後は胆石症の治療を行う（Ⅾ-10 胆石）．
- 軽症（Ⅰ度）では抗菌薬と全身管理で治療を開始する．
- 治療反応性が悪い場合に胆道ドレナージを考慮する．

表7　急性胆嚢炎・胆管炎の原因菌

原因菌	胆汁培養より陽性	血液培養より陽性市中感染	血液培養より陽性院内感染
Escherichia coli	31-44%	35-62%	23%
Klebsiella spp.	9-20%	12-28%	16%
Pseudomonas spp.	0.5-19%	4-14%	17%
Enterobacter spp.	5-9%	2-7%	7%
Acinetobacter spp.		3%	7%
Citrobacter spp.		2-6%	5%
Enterococcus spp.	3-34%	10-23%	20%
Streptococcus spp.	2-10%	6-9%	5%
Staphylococcus spp.	0	2%	4%
嫌気性菌	4-20%	1%	2%
その他		17%	11%

J Hepatobiliary Pancreat Sci. 2018 Jan;25（1）:3-16

- 中等症（Ⅱ度）では抗菌薬，全身管理に加えて早期の胆道ドレナージを行う．
- 重症（Ⅲ度）では抗菌薬，全身管理に加えて緊急の胆道ドレナージを行う．

急性胆嚢炎，急性胆管炎における抗菌薬選択
〔J Hepatobiliary Pancreat Sci. 2018 Jan;25（1）:3-16〕

- 急性胆嚢炎，急性胆管炎では抗菌薬投与前に必ず血液培養を 2 セット採取する．また，胆嚢摘出，胆嚢・胆道ドレナージを行う場合はその検体のグラム染色，培養検査を行い，原因菌の評価を行うべきである．
- 急性胆嚢炎，急性胆管炎の原因菌は表7 を参照．
- 初期抗菌薬の選択：
- 第一選択はピペラシリン/タゾバクタム．
  - 重症例で生命の危険がある場合や，主な原因菌である *E. coli* や *Klebsiella* spp のピペラシリン/タゾバクタムへの耐性化率が高い地域ではメロペネムを選択することも考慮する．
- 第二選択は第三世代セフェム（主にセフォタキシム，緑膿菌カバー必要時はセフタジジム）とメトロニダゾールの併用を選択．重症例では第三世代セフェムの代わりに第四世代セフェムであるセフェピムを選択することも考慮する．ESBL 産生菌のリスクがある場合は第二世代セフェムであるセフメタゾールも良い選択となる．
- 抗菌薬の投与量は表8 を参照．
- 抗菌薬の投与期間：

表8　主な抗菌薬投与量

	Ccr >50 mL/分	Ccr 25-50 mL/分	Ccr 10-25 mL/分	Ccr <10 mL/分	維持透析	持続的 腎代替療法
PIPC/ TAZ	4.5 g 6 時間毎	3.375 g 6 時間毎	2.25 g 6 時間毎	2.25 g 6 時間毎	2.25 g 8 時間毎（透析後に 0.75 g 追加投与）	MIC≦16 では 3.375 g 6 時間毎 MIC＞16 では 4.5 g 8 時間毎
MEPM	1 g 8 時間毎	1 g 12 時間毎	0.5 g 12 時間毎	0.5 g 24 時間毎	0.5 g 24 時間毎（透析日は透析後投与）	1 g 12 時間毎
CMZ	1-2 g 12 時間毎	1 g 12-24 時間毎	1 g 12-24 時間毎	1 g 24 時間毎	0.5-1 g 24 時間毎（透析日は透析後投与）	1 g 12-24 時間毎
CTX	2 g 8-12 時間毎	2 g 12-24 時間毎	2 g 12-24 時間毎	2 g 24 時間毎	2 g 24 時間毎（透析後に 1 g 追加投与）	2 g 12-24 時間毎
CAZ	2 g 8-12 時間毎	2 g 12-24 時間毎	2 g 12-24 時間毎	2 g 24-48 時間毎	2 g 24-48 時間毎（透析後に 1 g 追加投与）	1-2 g 12-24 時間毎
CFPM	2 g 8-12 時間毎	2 g 12 時間毎	2 g 24 時間毎	1 g 24 時間毎	1 g 24 時間毎（透析後に 1 g 追加投与）	2 g 24 時間毎
MNZ	7.5 mg/kg 6 時間毎	7.5 mg/kg 6 時間毎	7.5 mg/kg 6 時間毎	7.5 mg/kg 12 時間毎	7.5 mg/kg 12 時間毎（透析日は透析後投与）	7.5 mg/kg 6 時間毎

PIPC/TAZ：ピペラシリン/タゾバクタム，MEPM：メロペネム，CMZ：セフメタゾール，CTX：セフォタキシム，CAZ：セフタジジム，CFPM：セフェピム，MNZ：メトロニダゾール
日本語版サンフォード感染症治療ガイド（アップデート版）．ライフサイエンス出版［2018 年 8 月参照］を参考に作成

- 軽症〜中等症の急性胆嚢炎：胆嚢摘出術施行後 24 時間以内に抗菌薬は終了可能．
  - ただし，穿孔や気腫性胆嚢炎，胆嚢壊死が認められた場合は術後 4-7 日間投与を継続して終了を考慮する．
- 重症急性胆嚢炎と急性胆管炎（軽症〜重症）：感染源のコントロールができれば，その後 4-7 日間の投与継続後に抗菌薬は終了可能．グラム陽性菌菌血症が認められた場合は 2 週間以上使用する．
  - 胆石や胆道閉塞が残存している場合は，閉塞が解除されるまでは抗菌薬を継続したほうがよい．肝膿瘍が合併している場合は，臨床所見・血液検査所見・画像検査所見が改善するまで抗菌薬は継続する．
- 院内感染症の場合：グラム陽性菌菌血症が認められた場合は抗菌薬は 2 週間以上使用する．
  - 胆石や胆道閉塞が残存している場合は，閉塞が解除されるまでは抗菌薬を継続したほうがよい．肝膿瘍が合併している場合は，臨床所見・血液検査所見・画像検査所見が改善するまで抗菌薬は継続する．

12 細菌性肝膿瘍

- 肝膿瘍は台湾，アジアでの報告例が多い疾患である．
- 経胆道感染，血行性播種，腹膜炎からの播種が原因となるが，侵入経路が不明なことも多い〔*Indian J Surg. 2012 Oct;74(5):385-90*〕．
- 細菌性肝膿瘍の症状は非特異的であり，腹痛も半数程度しか認められない．不明熱の原因として重要な疾患である〔*Clin Infect Dis. 2004 Dec 1;39(11):1654-9*〕．

細菌性肝膿瘍のマネジメント

 I 細菌性肝膿瘍の診断

- 不明熱患者では肝膿瘍を鑑別に入れる．
- 細菌性肝膿瘍では腹痛，右上腹部圧痛は50-80％程度で認められる，特異的な症状はない．血液検査でも ALP 上昇 67 ％，AST 上昇 46 ％，ALT 上昇 54％，LDH 上昇 17％程度と感度は低く，細菌性肝膿瘍は不明熱の鑑別疾患として重要である〔*Clin Infect Dis. 2004 Dec 1;39(11):1654-9*〕．
- 糖尿病や肝硬変，胆石症がリスク因子となるため，

そのようなリスクがある患者の発熱では肝臓の診察，腹部エコーによる評価を行う〔*Am J Med. 2011 Dec;124(12):1158-64*〕．

 II 細菌性肝膿瘍の治療

細菌性肝膿瘍の原因菌と抗菌薬選択

- 細菌性肝膿瘍はアジア人で多く，特に *Klebsiella pneumoniae* による肝膿瘍が多い．日本国内 107 例の報告では，82.3％が *K. pneumoniae* が原因菌であった．それ以外は大腸菌などの腸内細菌が原因となる（表 1）〔*Jpn J Infect Dis. 2005 Dec;58(6):366-8*〕．
- また高齢者（65 歳以上）と＜65 歳群の比較では，高齢者では複数菌による感染が多く（31.4 ％ vs 12.2％），嫌気性菌感染も増加する（18.6％ vs 7.2％）．
- 抗菌薬は腸内細菌群，嫌気性菌をカバーするものを使用する（抗菌薬の投与量は表 2 を参照）．
- 通常アンピシリン/スルバクタム，ピペラシリン/タゾバクタム，セフトリアキソン＋メトロニダゾールが用いられることが多い．重症例ではメロペネムやセフェピムが用いられる．

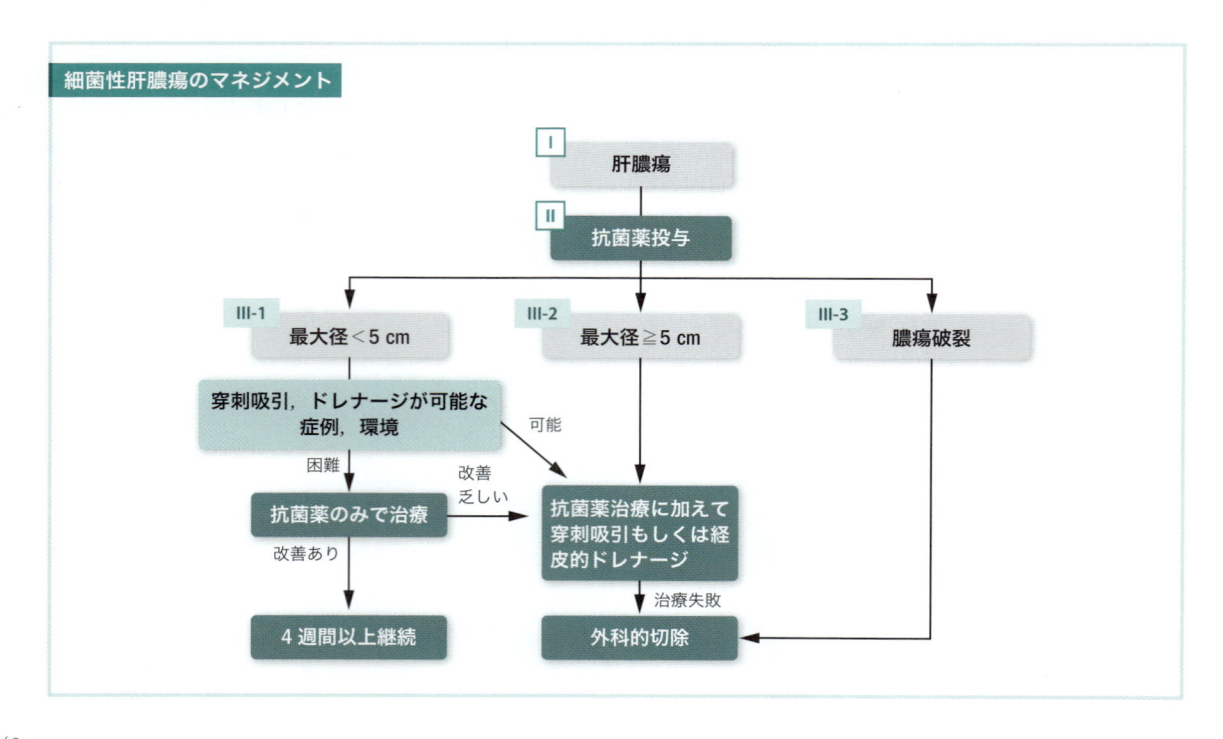

細菌性肝膿瘍のマネジメント

表1 細菌性肝腫瘍107例の原因菌

原因菌	膿瘍	原因菌	膿瘍
単一菌	92.4%	多数菌	7.6%
K. pneumoniae	82.3%	*Moraxella* and *Fusobacterium*	1.3%
Escherichia coli	2.5%	*E.coli* and *Aeromonas sobria*	1.3%
Peptostreptococcus	2.5%	*K. pneumoniae* and *Enterococcus*	1.3%
K. ozaenae	1.3%	*K. pneumoniae* and *E.coli*	1.3%
Viridans streptococci	1.3%	Viridans streptococci and *Bacteroides*	1.3%
Vibrio cholerae	1.3%	*K. pneumoniae* and *Alcaligenes xylosoxidans*	1.3%
Morganella morganii	1.3%		

膿瘍の培養検査による検出率.

Jpn J Infect Dis. 2005 Dec;58（6）:366-8

表2 肝膿瘍で使用する抗菌薬

	Ccr >50 mL/分	Ccr 25-50 mL/分	Ccr 10-25 mL/分	Ccr <10 mL/分	維持透析	持続的腎代替療法
ABPC/SBT	3 g 6 時間毎	3 g 8-12 時間毎	3 g 8-12 時間毎	3 g 24 時間毎	3 g 24 時間毎（透析日は透析後投与）	3 g 12 時間毎
PIPC/TAZ	4.5 g 6 時間毎	3.375 g 6 時間毎	2.25 g 6 時間毎	2.25 g 6 時間毎	2.25 g 8 時間毎（透析後に 0.75 g 追加）	MIC≦16 では 3.375 g 6 時間毎 MIC＞16 では 4.5 g 8 時間毎
MEPM	1 g 8 時間毎	1 g 12 時間毎	0.5 g 12 時間毎	0.5 g 24 時間毎	0.5 g 24 時間毎（透析日は透析後投与）	1 g 12 時間毎
CTRX	1-2 g 24 時間毎	1-2 g 24 時間毎	1-2 g 24 時間毎	1-2 g 24 時間毎	1-2 g 24 時間毎	1-2 g 24 時間毎
CAZ	2 g 8-12 時間毎	2 g 12-24 時間毎	2 g 12-24 時間毎	2 g 24-48 時間毎	2 g 24-48 時間毎（透析後に 1 g 追加投与）	1-2 g 12-24 時間毎
CFPM	2 g 8-12 時間毎	2 g 12 時間毎	2 g 24 時間毎	1 g 24 時間毎	1 g 24 時間毎（透析後に 1 g 追加投与）	2 g 24 時間毎
MNZ	7.5 mg/kg 6 時間毎	7.5 mg/kg 6 時間毎	7.5 mg/kg 6 時間毎	7.5 mg/kg 12 時間毎	7.5 mg/kg 12 時間毎（透析日は透析後投与）	7.5 mg/kg 6 時間毎

ABPC/SBT：アンピシリン/スルバクタム，PIPC/TAZ：ピペラシリン/タゾバクタム，MEPM：メロペネム，CTRX：セフトリアキソン，CAZ：セフタジジム，CFPM：セフェピム，MNZ：メトロニダゾール
日本語版サンフォード感染症治療ガイド（アップデート版［2018 年 8 月参照］）．ライフサイエンス出版を参考に作成

■血液培養，膿瘍培養結果がわかればそれに合わせて変更する．

細菌性肝膿瘍のドレナージ
〔*Singapore Med J. 2007 Dec;48（12）:1158-65*〕

■膿瘍最大径 ≧ 5 cm では抗菌薬投与のみではなく，膿瘍穿刺やドレナージを併用したほうがよい．< 5 cm では抗菌薬治療のみで経過をみることも許容されるが，状態が不安定，改善傾向が乏しければ早期にドレナージを行うべきである．

チャート III-1 膿瘍径＜5 cm では抗菌薬のみで半数程度は治療可能〔*Sci Rep. 2016 Oct 24;6:35890*〕. 治療反応性が悪い場合，状態不安定な場合は穿刺吸引やドレナージを考慮する

■すぐに穿刺やドレナージが可能な施設，環境，膿瘍であれば穿刺やドレナージを行うほうがよい．
■抗菌薬は 4 週間以上継続し，臨床症状・血液検査・

243

Q&A

Q なぜアジアでは細菌性肝膿瘍の原因菌として *K. pneumoniae* が多いのでしょうか？

A アジアと南アフリカに分布する *K. pneumoniae* はムコイドタイプが多くを占めています．一方で米国ではムコイドタイプは数％程度と，同じ *K. pneumoniae* でも性質が異なっています．

ムコイドタイプは貪食されにくく，毒性も強いため，肝膿瘍の原因になりやすいことがわかっています．また，*K. pneumoniae* による肝膿瘍では 8-15％で遠隔播種が認められ，髄膜炎，眼内炎，椎体炎，壊死性筋膜炎，脾膿瘍，肺の敗血症性塞栓，腸腰筋膿瘍，骨髄炎などの合併症例が報告されています．特に眼内炎の合併頻度は高く，抗菌薬の眼内投与が必要であり，視力予後も悪いため，*K. pneumoniae* による肝膿瘍では必ずチェックするようにしましょう〔*Lancet Infect Dis. 2012 Nov;12（11）:881-7*〕．

ムコイドタイプかどうかの判断には遺伝子検査が必要ですが，培養されたコロニーをすくい，粘糸が 5 mm 以上認められればムコイドタイプの可能性が高いと判断します〔*Clin Infect Dis. 2012 Jan 15;54（2）:257, 303-4*〕．

アジアの *K. pneumoniae* 感染症には要注意です．他部位の感染を評価する必要がある点では黄色ブドウ球菌や *Candida* 血症に似ていると考えています．今後 ESBL 産生株の *K. pneumoniae* が増加するとかなりの厄介者になりそうですね．

画像検査をフォローし，終了を考慮する．

チャート III-2 径 ≧ 5 cm の膿瘍のドレナージでは穿刺吸引もしくは経皮的ドレナージを行う

- 抗菌薬単独治療での治療失敗因子は ≧ 5 cm の膿瘍（OR 38），複数菌の感染（OR 5.2），抗菌薬投与期間が 4 週間未満（OR 49），アミノグリコシド系抗菌薬のみで治療（OR 12）であった〔*Clin Infect Dis. 1996 Sep;23（3）:592-603*〕．
  - 処置が困難な環境であれば転院を勧めたほうがよい．
- 多房性膿瘍でドレナージがうまく行かない場合は外科的切除も考慮する．

チャート III-3 膿瘍破裂の場合は外科的切除，腹腔洗浄を行う

肝膿瘍患者における注意点

K. pneumoniae による肝膿瘍では遠隔播種も評価する

- アジアで多いムコイドタイプの *K. pneumoniae* による肝膿瘍では 8-15％で他部位への播種が認められ，他の原因菌よりも頻度が高い（vs 3.8％）〔*Lancet Infect Dis. 2012 Nov;12（11）:881-7*〕．
  - 感染経路が不明な症例で遠隔播種が多い傾向がある〔*J Int Med Res. 2018 Sep; 46（9）: 3824-36*〕．

- 髄膜炎，眼内炎，椎体炎，椎間板炎，壊死性筋膜炎，脾膿瘍，肺膿瘍，腸腰筋膿瘍，頸部膿瘍，骨髄炎など．
- 特に眼内炎合併頻度は高く（4-11％），視力予後に関与し，早期に抗菌薬の眼内投与を考慮すべき病態であるため，眼科コンサルトは忘れずに行う．

細菌性肝膿瘍治療後に肝細胞癌，大腸癌などの評価もしておいたほうがよい

- 台湾における細菌性肝膿瘍 3 万 2454 例中，肝細胞癌の初発症状として肝膿瘍が認められた例が 2.15％あった．特に 65 歳以上の高齢者，HBV や HCV 陽性，肝硬変群では高リスクとなる〔*Am J Med. 2011 Dec;124（12）:1158-64*〕．
- また，細菌性肝膿瘍患者を年齢，性別を合わせた対照群と比較した報告では，細菌性肝膿瘍群では大腸癌，小腸癌，胆管癌，膵臓癌のリスクが高い〔*Gastroenterology. 2014 Jan;146（1）:129-37.e1*〕．
- 大腸癌が細菌の侵入門戸となり，細菌性肝膿瘍を来した症例報告も最近増加している．特に日本からの症例報告が多く，原因菌の 6 割が *K. pneumoniae* である〔*World J Gastroenterol. 2012 Jun 21;18（23）:2948-55*〕．
- 細菌性肝膿瘍患者では肝細胞癌，大腸癌などの消化器腫瘍の可能性も念頭に置いてマネジメントを行う．

✚ 補 足

アメーバ性肝膿瘍のマネジメント

アメーバ性肝膿瘍の評価

- 細菌性肝膿瘍との鑑別で重要となるものが赤痢アメーバ (*Entamoeba histolytica*) による肝膿瘍である. *E. histolytica* は熱帯地域に多い感染症で, *E. histolytica* の胞体に汚染された水, 食物を摂取することで感染する〔*South Med J. 2004 Jul;97（7）:673-82*〕. アメーバ性肝膿瘍は *E. histolytica* 感染者の 1% 未満で生じ, 18-50 歳の男性例が多い. 男女比は 10:1. HIV 感染症などの免疫不全は発症リスクとなる.
- 世界的には 10% 程度の保菌があり, 95% の患者は無症候のキャリアである. 米国では 1-5% の発生率で, 症状が出る場合には 10% が肝膿瘍, 90% は赤痢の症状である〔*Am J Gastroenterol. 1991 Jun;86（6）:704-10*〕.
- 非流行地域の患者では, 3〔2-5〕か月前に流行地域への旅行歴がある. 95% が 5 か月以内の旅行歴があるため, 病歴聴取が重要である〔*South Med J. 2004 Jul;97（7）:673-82*〕.
- アメーバ性肝膿瘍は細菌性肝膿瘍と比較して炎症は軽度な傾向があるものの, 臨床症状, 血液検査で細菌性肝膿瘍との鑑別は困難である〔*Medicine (Baltimore). 1987 Nov;66（6）:472-83*〕. 肝膿瘍患者において旅行歴があればアメーバ性肝膿瘍の可能性を考慮して精査する必要がある.

アメーバ性肝膿瘍の検査

- アメーバ性肝膿瘍の診断は, 膿瘍液中から *E. histolytica* の栄養体を証明するか, DNA（PCR）を検出するか, 抗原を検出することで確定診断となる.
- 血清学的検査では血液中の IgG を検出し, 感度は 90% 以上と良好であるが, 感染既往でも陽性となる点が問題である. 肝膿瘍発症から 7-10 日で陽性となる〔*South Med J. 2004 Jul;97（7）:673-82*〕. 血清抗体検査キットは 2018 年時点で販売中止となっており, 日本国内では施行できない.
- 便中 PCR 検査（定性）は SRL 社にて可能であり, こちらを利用することになる.
- 日本国内で可能な PCR 検査は QIAamp® DNA Stool Mini Kit（QIAGEN 社）で, 費用が 3 万円程かかる.
- 抗原検査は E. HISTOLYTICA II（TECHLAB 社）がある.
- 他に抗原検査には, Triage Micro Parasite Panel（Biosite Diagnostics 社）がある.

アメーバ性肝膿瘍の治療

- アメーバ肝膿瘍は, 通常の細菌性肝膿瘍とは異なり, 内部は壊死した黄褐色の debris で満たされており "anchovy paste" と称されるが, この部位からは原虫は検出されにくい. 実際には膿瘍病変の辺縁にしか原虫はおらず, 治療期間も短くて済む〔*Mayo Clin Proc. 2008 Oct;83（10）:1154-9*〕.
- 第一選択はメトロニダゾール 750 mg 1 日 3 回 7-10 日間〔*South Med J. 2004 Jul;97（7）:673-82*〕.
- 薬剤単独で 85% は治療可能である.
- 薬剤反応性は良好で 3-5 日で疼痛, 発熱は改善する. 細菌性肝膿瘍よりも早期に改善する.
- ドレナージは古典的にはされていたが, 現在ではほとんど行う必要はなく, 逆に内容物が漏出したり, 細菌による二次感染のリスクがある〔*Mayo Clin Proc. 2008 Oct;83（10）:1154-9*〕. 巨大膿瘍, 膿瘍破裂例で行う.
- 左葉の膿瘍では破裂リスク, 心嚢内破裂のリスクがある. 破裂リスクがある場合には穿刺したほうがよいとされる.
- 治療開始後 3-5 日で改善が認められず, 膿瘍径が > 15 cm の場合は穿刺吸引をすべき〔*David Schlossberg. (2015) Clinical Infectious Disease 2nd edition. Cambridge University Press, p.1321*〕.
- 細菌性肝膿瘍と異なり, 膿瘍径 6-10 cm でもメトロニダゾール単独で治療可能である〔*Trop Med Int Health. 2003 Nov;8（11）:1030-4*〕.
- アメーバ性肝膿瘍患者では HIV 感染症の評価も行っておく.

13 急性膵炎

- 腹痛を主訴に受診した患者の 0.9％が急性膵炎〔*J Hepatobiliary Pancreat Sci. 2010 Jan;17（1）:24-36*〕.
- 急性膵炎の成因はアルコール摂取，胆石性が大半（7-8 割）を占める．それ以外の成因として薬剤性（1.4-2％），高トリグリセリド血症（1-4％），感染症，膵腫瘍，外傷，内視鏡逆行性胆管膵管造影（ERCP）後などがある．薬剤性で成因となるものは 補足▶表7 を参照．これらの成因が明らかでない場合を特発性とするが，15-20％程度とされている〔*Lancet. 2008 Jan 12;371（9607）:143-52*〕.
- 膵炎では初期対応，重症度の評価，壊死の評価，ドレナージの適応の判断が重要．約 80％の急性膵炎は軽症で短期入院で回復するが，残りの 20％が重症化し死亡率も高い．入院から 48 時間以内が重症度やマネジメントの判断に重要な時間である〔*Lancet. 2008 Jan 12;371（9607）:143-52*〕.また胆石性では早期の ERCP，胆摘術の判断・タイミングを押さえておくことが重要である．

急性膵炎のマネジメント

チャート I 急性膵炎の診断，胆石性膵炎の評価

- 急性膵炎ではほぼ全例で腹痛が認められる．腹痛の部位は腹部中心〜心窩部にかけてが多いものの，圧痛は腹部全体で認められることが多い〔*J Hepatobiliary Pancreat Sci. 2010 Jan;17（1）:24-36*〕.
- 血液検査ではアミラーゼやリパーゼの評価が有用．急性膵炎発症 3-6 時間後より上昇し始める．正常上限の 3 倍以上の上昇を有意ととる〔*Lancet. 2008 Jan 12;371（9607）:143-52*〕.
- 救急における急性膵炎の評価スコアは（表1）を参照．急性膵炎や胆石症の既往歴，腹痛の重症度，リパーゼの値が評価に有用〔*Pancreas. 2018 Aug;47（7）:871-79*〕.疑えば腹部エコーや腹部 CT を行う．
- ≧6 点では感度 76.7％，特異度 91.5％，≧7 点では感度 61.4％，特異度 95.7％，≧8 点では感度 45％，特異度 100％で急性膵炎を示唆する．
- 腹部画像検査は膵炎の評価に加えて，胆管結石の評価も兼ねる．総胆管結石が認められる場合は胆石性膵炎を考慮する．

表1 急性膵炎診断スコア

評価項目	評価	点
急性膵炎の既往	なし	0
	1 回	1
	2 回	2
	3 回	3
	4 回以上	4
胆石症の既往	なし	0
	あり	2
2 か月以内の腹部手術歴	なし	0
	あり	−2
心窩部痛	なし	0
	あり	2
腹痛が増悪傾向にあり	なし	0
	あり	1
発症から受診までの期間	＜5 日	0
	≧5 日	−1
腹痛の程度（10 段階）	軽度：0-3	0
	中等度：4-6	2
	重度：7-10	3
リパーゼ値	3 〜＜10×ULN	0
	10 〜＜20×ULN	1
	20×ULN 〜	2

6 点：感度 76.7％，特異度 91.5％，≧7 点：感度 61.4％，特異度 95.7％，≧8 点：感度 45％，特異度 100％で急性膵炎を示唆する．
ULN：正常上限

Pancreas. 2018 Aug;47（7）:871-9

- 総胆管結石評価能は，腹部エコーは感度 50-80％，特異度 90％．腹部造影 CT は感度 60-88％，特異度 97-100％，MR 胆管膵管撮影（MRCP）は感度 81-100％，特異度 72-98％．腹部エコーは簡便・低侵襲ではあるが感度が不十分であり，初期評価では腹部 CT が行われることが多い〔*J Inflamm Res. 2018 Mar 9;11:77-85*〕.
- 胆石性膵炎では急性膵炎の治療に加えて胆管炎の治療，ERCP や胆嚢摘出術の考慮も必要となるため，胆石が関連した膵炎かどうかの判断は重要となる．

- 急性膵炎自体への対応は他の急性膵炎と同じである.
- 胆石性膵炎については後述（チャートVII）.

チャートII 膵炎の重症度評価

- 膵炎の重症度評価には Ranson criteria, CT severity index などさまざまあり, 国際的にも評価法が一致しない〔*J Hepatobiliary Pancreat Sci. 2015 Jun;22（6）:433-45*〕, ここでは改訂 Determinant-Based Classification（DBC）を使用する（表2）. 膵臓への感染の有無と臓器不全で分類され, 臓器不全は循環不全, 呼吸不全, 急性腎障害で評価する〔*Crit Care Med. 2016 May;44（5）:910-7*〕.

- 臓器不全の定義は以下のとおり. 48 時間以内を一過性, 48 時間以上持続する多臓器不全を持続性と判断する〔*Med Intensiva. 2013 Apr;37（3）:163-79*〕.
  - 循環不全：収縮期血圧＜90 mmHg もしくは通常の血圧より 40 mmHg 以上の低下が認められ, 乳酸値＞3 mmol/L もしくは $SvcO_2$＜70％を満たす.
  - 呼吸不全：PaO_2＜60 mmHg（酸素投与下）もしくは P/F＜300 を満たす（挿管されていない患者における酸素流量と FiO_2 は, 室内気：21％, 2 L/分：25％, 4 L/分：30％, 6-8 L/分：40％, 9-10 L/分：50％で計算する）.
  - 急性腎障害：Cr 値が基礎値の 2 倍に上昇もしくは尿量＜0.5 mL/kg/時が 12 時間以上持続する.
- 改訂 DBC において, クラス1では死亡率2.3％,

表2 改訂 DBC（Determinant-Based Classification）

	クラス0	クラス1	クラス2	クラス3	クラス4
膵壊死, 膵周囲壊死	なし	無菌性	感染性	無菌性	感染性
臓器不全	なし	一過性	一過性	持続性	持続性

Crit Care Med. 2016 May;44（5）:910-7

Q&A ①

Q 急性膵炎の重症度分類には, 改訂アトランタ分類や DBC, 改訂 DBC などがあります. また, 臓器不全の定義もそれぞれで異なり, 混乱してしまいます.

A 2012 年に改訂アトランタ分類, DBC が発表されました. 双方とも臓器不全の有無, 臓器不全が持続性か一過性か, 感染徴候（局所合併症）の有無で分類されています〔*Ann Surg. 2012 Dec;256（6）:875-80*〕〔*Gut. 2013 Jan;62（1）:102-11*〕. さらに改訂アトランタ分類における臓器不全は modified Marshall score で判断され, DBC における臓器不全は Sequential Organ Failure Assessment（SOFA）score で判断されています（J-1 敗血症の初療）.

これら重症度分類と改訂 DBC, 各群の死亡率を表3にまとめます. DBC で重症に入る群でも, 改訂 DBC では死亡率が低いこともあります. より正確に重症度を反映するのは改訂 DBC と言えます〔*Crit Care Med. 2016 May;44（5）:910-7*〕.

また, 臓器不全の定義も改訂アトランタ分類, DBC 双方の要素を考慮し, SEMICYUC* consensus group より, 臓器不全の定義が提唱されました〔*Med Intensiva. 2013 Apr;37（3）:163-79*〕. ここではその定義を使用しています（チャートII）.

*SEMICYUC：Sociedad Española de Medicina Intensiva Crítica y Unidades Coronarias

表3 改訂アトランタ分類, DBC, 改訂 DBC における急性膵炎の重症度分類と死亡率

臓器不全	感染徴候	改訂アトランタ分類	DBC	改訂 DBC
なし	なし	軽症	軽症	クラス0
一過性	なし	中等度重症（3.1%）	中等症（2.9%）	クラス1（2.3%）
一過性	あり		重症（40.1%）	クラス2（6.7%）
持続性	なし	重症（48.8%）		クラス3（41.5%）
持続性	あり		致命的（54.2%）	クラス4（59.1%）

カッコ内は死亡率

Crit Care Med. 2016 May;44（5）:910-7

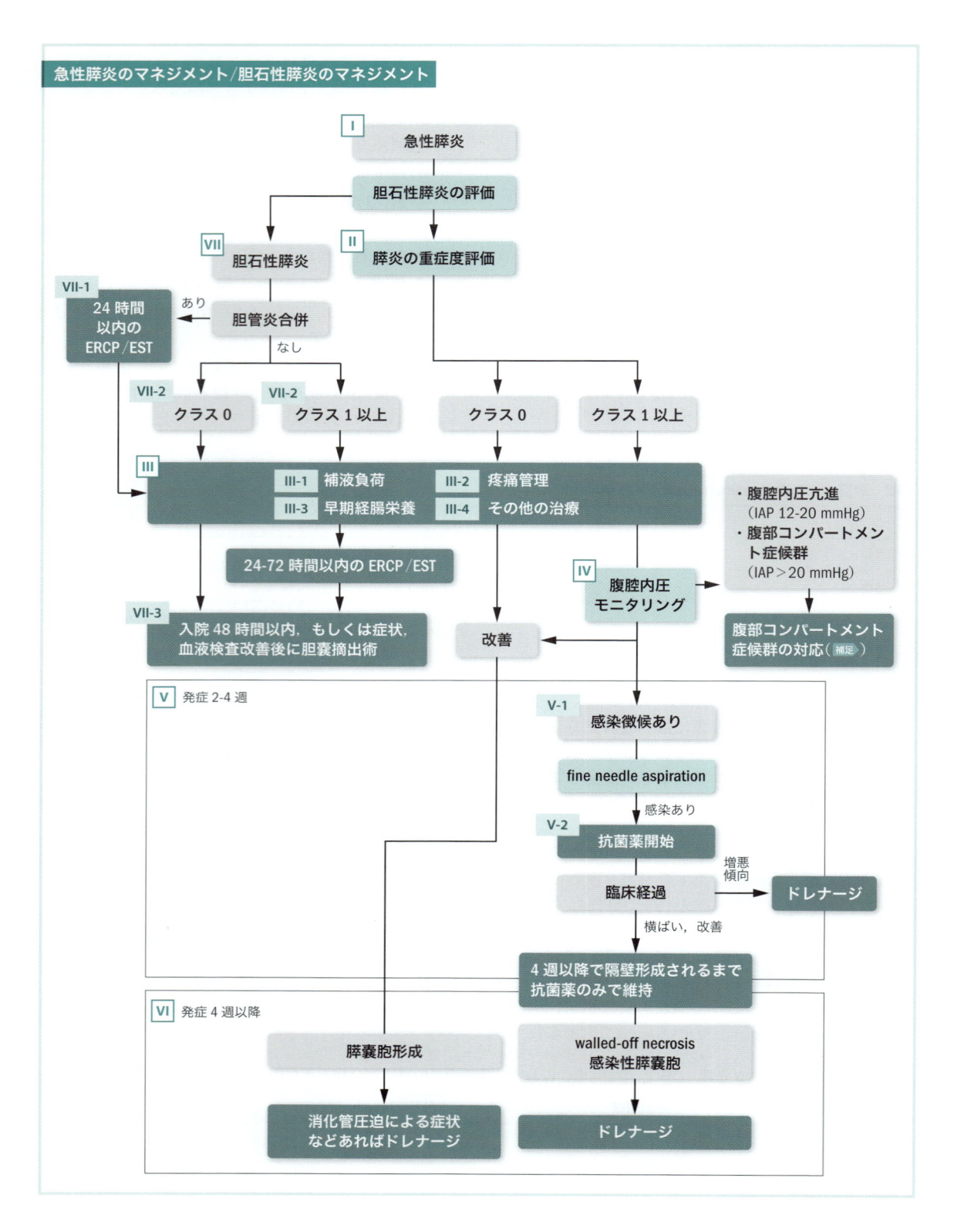

急性膵炎のマネジメント／胆石性膵炎のマネジメント

I 急性膵炎

胆石性膵炎の評価

VII 胆石性膵炎 ｜ II 膵炎の重症度評価

VII-1 24 時間以内の ERCP／EST ← あり 胆管炎合併 なし

VII-2 クラス 0 ｜ VII-2 クラス 1 以上 ｜ クラス 0 ｜ クラス 1 以上

III
| III-1 補液負荷 | III-2 疼痛管理 |
| III-3 早期経腸栄養 | III-4 その他の治療 |

・腹腔内圧亢進（IAP 12-20 mmHg）
・腹部コンパートメント症候群（IAP＞20 mmHg）

24-72 時間以内の ERCP／EST

IV 腹腔内圧モニタリング

腹部コンパートメント症候群の対応（補足）

VII-3 入院 48 時間以内，もしくは症状，血液検査改善後に胆嚢摘出術

改善

V 発症 2-4 週

V-1 感染徴候あり

fine needle aspiration

感染あり

V-2 抗菌薬開始

臨床経過 → 増悪傾向 → ドレナージ

横ばい，改善

4 週以降で隔壁形成されるまで抗菌薬のみで維持

VI 発症 4 週以降

膵嚢胞形成

walled-off necrosis 感染性膵嚢胞

消化管圧迫による症状などあればドレナージ

ドレナージ

クラス 2 では 6.7％，クラス 3 では 41.5％，クラス 4 では 59.1％と，クラス 3 以上では死亡リスクが高い〔*Crit Care Med. 2016 May;44（5）:910-7*〕.

チャート III 急性膵炎の初期対応

■重症度にかかわらず，初期対応として行うことは補液治療，鎮痛，早期経腸栄養の開始である.

■予防的抗菌薬投与はどの状態であろうが推奨されない．胆管炎や感染が認められた場合に抗菌薬は使用する．

チャートIII-1 **補液負荷**

■補液は乳酸リンゲルを使用し，最初の1時間で1Lを投与．その後は状態に応じて3-10 mL/kg/時で継続する．
■目標が達成できれば最初の24時間での補液量が＞

Q&A ②

Q 膵炎の補液についてくわしく教えてください．

A 補液の速度について

以前は，膵炎では大量の補液を行うことが推奨されていました．今でも十分量の補液が推奨されていますが，短期間で大量に入れすぎることによる弊害があることもわかってきています．中国でのランダム化比較試験によれば補液速度を10-15 mg/kg/時とする群と5-10 mg/kg/時とする群で比較したところ，死亡リスク，敗血症合併リスク，腹部コンパートメント症候群合併リスクは有意に5-10 mg/kg/時で低下する結果でした〔*Chin Med J (Engl). 2009 Jan 20;122 (2):169-73*〕．

また，膵炎加療最初の48時間以内にHt＜35％を目指す群と，48時間以降に目指す群で比較したランダム化比較試験では後者のほうが死亡リスク，敗血症合併リスクは低い結果でした〔*Chin Med J (Engl). 2010 Jul;123 (13):1639-44*〕．最初に大量の補液を行うよりも2-3日以上かけて補液を行うイメージのほうがよさそうです．

補液の目標について

補液の目標設定はHt 25-35％，尿量＞0.5 mg/kg/時，そしてBUNで行うのがよいかもしれません．中心静脈圧の指標もありますが，腹部コンパートメント症候群の影響で正確に反映できない可能性があります〔*World J Gastroenterol. 2014 Dec 28; 20 (48): 18092-103*〕．BUNは本文中で説明したように8時間毎に評価し，前値からの変動値で補液が十分かどうかを評価，フォローします．Htも患者の状態により差があるため，BUNと併せて，初期値よりも低下することを目標に補液を調節するとよいでしょう〔*Gastroenterology. 2018 Mar;154 (4):1103-39*〕．

補液の種類について

補液で電解質液を用いる場合は生理食塩水よりも乳酸リンゲルを用いたほうが状態の改善は速くなります〔*Clin Gastroenterol Hepatol. 2011 Aug;9 (8):710-7.e1*〕．乳酸リンゲルと生理食塩水を比較したメタアナリシスでは，死亡リスクは有意差が認められませんが，24時間時点での全身性炎症反応症候群（SIRS）クライテリアを満たす患者は有意に乳酸リンゲル群で低い結果でした（OR 0.38 ［0.15-0.98］）〔*J Dig Dis. 2018*

Jun;19 (6):335-41〕．

コロイド溶液（HES）を使用する場合は電解質液（生理食塩水）2-3に対してHES 1の割合で使用する方法が小規模な研究で示されています．HESを用いることでより少量の補液で目標を達成することが可能であり，また腎不全のリスク，多臓器障害のリスクも低下し，腹腔内圧抑制効果があるとしていますが，死亡率には有意差は示せていません〔*World J Gastroenterol. 2013 Apr 7;19 (13):2044-52*〕．一方，HESの使用は，以前より腎不全や凝固異常に対する懸念が指摘されてきました．特に，敗血症患者に対するHESの使用において急性腎障害のリスクとなる報告があるため，ICUでのHES使用頻度は低下している傾向があります〔*N Engl J Med. 2008 Jan 10;358 (2):125-39*〕．資源の問題がありますが，コロイド溶液を使用するのであればAlb製剤を併用するとよいのかもしれませんが，現時点では，その有用性と適応が明確にはなっていません．特に低Alb（＜2.0 g/dL）などで腹部コンパートメント症候群リスクが高い患者では併用を考慮してもよいかもしれません．

Q 実際の疼痛管理はどのようにしていますか？

A 筆者の場合は，ICU管理となる症例ではフェンタニルの持続注射でコントロールすることが多いです．一般病棟ではペンタゾシン（ソセゴン®）を使用します．ソセゴン® 15 mgを6時間毎に経静脈投与し，さらに頓用で15 mgの追加投与を1日4回まで可とします．文献では30 mgを6時間毎投与でしたので，これで多すぎることもありませんし，大半の症例でコントロールできる印象があります．

また，ブプレノルフィン（レペタン®）を使用する方法もあります．この場合0.3 mg静注し，その後2.4 mg/24時間の持続投与となります．レペタン® 1A当たり0.1 mgまたは0.2 mgで1日に12-24A使用することになり手間がかかるため，筆者は用いません〔*Scand J Gastroenterol. 2000 Dec; 35 (12): 1319-23*〕．

4 L とならないように留意する.

- 補液のモニタリングは尿量（>0.5 mL/kg/時が目標），Ht，BUN の変化で行う〔*World J Gastroenterol 2014 December 28; 20（48）: 18092-18103*〕.
- 12-24 時間後の Ht と BUN が低下することを目標として補液を調節するとよい〔*Gastroenterology. 2018 Mar;154（4）:1103-39*〕.
- 膵炎における補液に関しては Q&A② を参照.
- 補液方法の 1 例としては，最初の 1 時間で 1 L 投与し，その後 3 mL/kg/時で継続．8 時間後に BUN をフォローし，前回値よりも上昇もしくは不変であれば補液不十分と考えて再度 1 L 静注し，3 mL/kg/時で継続．前回値よりも低下していた場合，もしくは正常化している場合は 1.5 mL/kg/時に減量し，さらに 8 時間後フォローする，という方法もある〔*Clin Gastroenterol Hepatol. 2011 Aug;9（8）:710-7.e1*〕.

チャート III-2　疼痛管理

- 膵炎の疼痛管理にはペンタゾシンが使用しやすい．ICU 管理ではフェンタニルを使用することが多い.
- プロカイン 2 g/24 時間の持続静注では有意に疼痛改善効果が見込める〔*Pancreas. 2011 Jul;40（5）:673-9*〕.
- ペンタゾシンはプロカインよりも疼痛改善効果が良好〔*Pancreatology. 2013 May-Jun;13（3）:201-6*〕．ペンタゾシンを使用する際は 30 mg を 6 時間毎に静注する〔*Digestion. 2004;69（1）:5-9*〕.
- フェンタニルやモルヒネにより膵炎が増悪するリスクは考えなくてよい〔*Cochrane Database Syst Rev. 2013 Jul 26;7:CD009179*〕．フェンタニルを使用する場合は原液を 1 mL 静注後に 1-2 mL/時で継続する.

チャート III-3　早期経腸栄養

- 膵炎における経腸栄養は入院 48 時間以内に行うことが推奨される.
- 重症急性膵炎を対象とし，48 時間以内の早期経腸栄養群と晩期開始，もしくは中心静脈栄養群を比較したメタアナリシスでは，早期経腸栄養群において有意に死亡リスク（OR 0.53 [0.35-0.81]），多臓器不全リスク（OR 0.58 [0.43-0.77]），外科手術リスク（OR 0.50 [0.33-0.75]），全身感染症リスク（OR 0.75 [0.61-0.93]），局所感染症リスク（OR 0.42 [0.26-0.69]），腸管症状リスク（OR 0.84 [0.74-0.96]）の改善効果が認められる〔*Medicine（Baltimore）. 2018 Aug;97（34）:e11871*〕.
- 使用する栄養剤はエレンタール® が使いやすい.
- エレンタール® は半消化体であり脂肪含有が少ないため，急性膵炎において使用しやすい．エレンタール® 80 g を 300 mL の水で溶解し（300 kcal/300 mL），

NG チューブより投与もしくは経口投与する．腸管蠕動が不十分な場合は NG チューブより 20-30 mL/時で開始し，消化管症状や逆流を評価しつつ徐々に増量し，目標カロリーを達成する（25-35 kcal/kg/日）.

チャート III-4　その他の治療

- 抗菌薬投与は胆管炎合併，肺炎合併，尿路感染症合併など明らかな感染症がある場合に限り行う．壊死性膵炎に対する予防的抗菌薬投与は推奨されない.
- 急性膵炎に対する予防的抗菌薬投与の効果を評価したランダム化比較試験はいくつかあるものの，どれも予後改善効果は示していない〔*Gastroenterology. 2004 Apr;126（4）:997-1004*〕〔*Ann Surg. 2007 May;245（5）:674-83*〕〔*Curr Opin Crit Care. 2014 Apr;20（2）:189-95*〕．メタアナリシスでは死亡リスクに有意差は認められない（RR 0.66 [0.42-1.04]）ものの，予防的抗菌薬投与によって膵壊死組織への感染リスクは低下する結果（OR 0.56 [0.36-0.86]）〔*Gastroenterology. 2018 Mar;154（4）:1103-39*〕である.
- 抗菌薬予防投与により真菌感染が有意に増加する報告もある〔*J Gastroenterol Hepatol. 2009 May;24（5）:736-42*〕.
- 蛋白分解酵素阻害薬については Q&A③ を参照.

チャート IV　クラス 1 以上の急性膵炎治療中の腹腔内圧モニタリング

- クラス 1 以上の急性膵炎に対して大量補液を行う場合，腹腔内圧モニタリングを行うことが望ましい.
- 臨床所見をフォローし，腹腔内圧亢進の疑いがあれば測定するのでもよい.
- 腹腔内圧の亢進，腹部コンパートメント症候群の早期発見，対応が重要となる.
- モニタリング方法，腹部コンパートメント症候群については 補足 を参照.

チャート V　チャート VI　急性膵炎初期治療後の経過（図 1）

- クラス 0 の急性膵炎では初期治療後，合併症なく改善することが多いが，クラス 1 以上で膵周囲壊死，膵壊死を伴う場合，その後壊死組織が液状化し，膵臓周囲の液体貯留が生じる．これを急性壊死貯留（ANC）と呼ぶ．さらに発症から 4 週間以上経過すると被包化し，被包化壊死（WON）と呼ばれる構造を形成する．クラス 0 でも膵組織の浮腫から液体貯留が生じ，仮性膵嚢胞を形成することもある〔*Gut. 2013 Jan; 62（1）:102-11*〕.

Q&A ③

Q 蛋白分解酵素阻害薬の動注療法は効果がありますか?

A 重症膵炎に対する蛋白分解酵素阻害薬の動注療法は、ランダム化比較試験において有意に手術適応例、死亡例の減少効果が示されています（手術適応 RR 0.31 [0.11-0.86]，死亡 RR 0.22 [0.05-0.96]）〔Pancreas. 2010 Aug;39 (6) :863-7〕. しかしながらこの報告では動注療法群での脱落率が21%と高い点から、さらに大規模な研究が望まれています.

　他のランダム化比較試験には、日本国内より重症膵炎18例に対するガベキサートメシル酸塩動注療法を評価したものがあります. その報告では腹痛軽減効果、入院期間の短縮、SIRS期間の短縮効果が認められましたが、小規模研究であり、動注療法については議論の余地があるところです〔World J Gas-

troenterol. 2008 Nov 7;14 (41) :6382-7〕.

　近年、動注療法を行った膵炎症例を後ろ向きに評価した中規模の報告が日本国内よりいくつか発表されています（表4）. 結果は報告により差がありますが、重症壊死性膵炎でICU管理が必要となる症例では動注療法は予後改善効果が見込めるかもしれません. また膵壊死領域が>50%を超える症例では動注療法でデブリードマンや減圧術など外科処置のリスクも低下する可能性があります.

　動注療法の明確な基準を作成するのは現時点では困難ですが、ICU管理となるような重症膵炎、壊死領域が広い場合は考慮するのもよいと思います. また筆者個人としては、動注療法が腹部コンパートメント症候群のリスクにかかわるかどうかも是非知りたいところです.

表4　動注療法の効果を評価した中規模後ろ向き解析

概要	N	アウトカム*	備考
DPCデータを利用した後ろ向き解析. 急性膵炎で動注療法を行った患者を抽出し、propensity-score matched analysis にて比較、評価した[†1]	各群207例	・院内死亡率 7.7% vs 8.7%、OR 0.88 [0.43-1.78]	厚生労働省基準における重症膵炎は全体の3割のみと少ない
日本国内の44施設において、2009-2013年に診断、治療した重症膵炎（厚生労働省基準）を後ろ向きに解析[†2]	全体で1097例. このうち動注療法群374例	・死亡率 17.6% vs 9.5%、aOR 0.79 [0.47-1.32] ・感染症 19.0% vs 9.0%、aOR 0.97 [0.61-1.54] ・外科処置 23.5% vs 14.4%、aOR 0.76 [0.50-1.15]	壊死組織が膵臓の>50%となる群では、有意に外科処置リスクは低下する（OR 0.25 [0.07-0.85]）
DPCデータを利用した後ろ向き解析. 急性壊死性膵炎でICU管理された症例（造影CTで判定）を抽出し、動注療法群と非施行群をpropensity-score matched analysis にて比較、評価した[†3]	各群275例	・院内死亡率 13.5% vs 20.0%、aOR 0.62 [0.39-0.98] ・外科処置 5.5% vs 2.5%、aOR 2.21 [0.89-5.51]	ICU管理となった壊死性膵炎症例

*%はすべて動注療法群 vs 非施行群、aOR: adjusted OR
[†1]Crit Care. 2013 Oct 2;17 (5) :R214／[†2]Pancreas. 2017 Apr;46 (4) :510-7／[†3]J Gastroenterol. 2018 Sep;53 (9) :1098-106.

チャート V　亜急性期（発症2-4週）の対応

- 急性膵炎では発症1週頃より感染症の合併が増加し始める.
- 膵壊死を伴う例では感染リスクが高く、感染徴候があれば穿刺吸引（fine needle aspiration：FNA）による検体の評価、抗菌薬投与が必要となる.
- 壊死を伴わない例（間質浮腫性膵炎 [IEP]、急性膵

周囲液体貯留 [APFC]、仮性膵嚢胞）では感染症合併はまれである〔Radiology. 2012 Mar;262 (3) :751-64〕.
- 急性膵炎亜急性期の対応で重要なのは感染症の評価とドレナージ適応の評価となる.

チャート V-1　感染徴候があればFNAにて検体を評価（グラム染色、培養）する

- FNAはルーチンに行う必要はなく、感染徴候があ

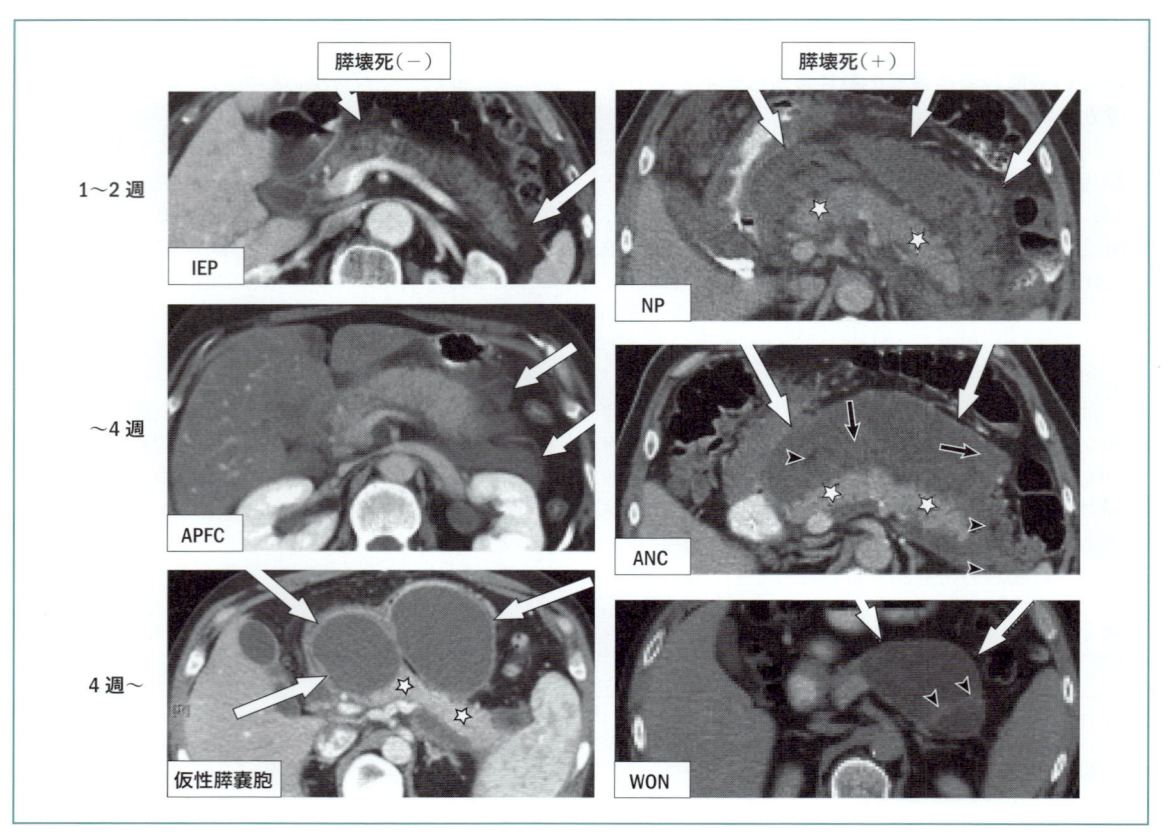

図1 急性膵炎の画像所見の経過

・IEP（interstitial edematous pancreatitis, 間質浮腫性膵炎）：膵腫大と周囲脂肪織の混濁（矢印）が認められる．造影CTで膵組織は造影される．
・APFC（acute peripancreatic fluid collection, 急性膵周囲液体貯留）：IEPで膵周囲に液体貯留（矢印）が認められるもの．
・仮性膵囊胞：IEPから生じる膵囊胞．囊胞壁が明瞭で円形，卵円形，均一な液体貯留（矢印）．
・NP（necrotizing pancreatitis, 壊死性膵炎）：膵組織，周囲組織の壊死を伴い，造影CTで造影不良域（矢印）として描出されるが，発症1週間以内は不明瞭なことがある．
・ANC（acute necrotic collection, 急性壊死性貯留）：膵臓周囲に壊死組織が液体形成（矢印）を起こしているもの．内部に固形物（黒矢印）も認められる．
・WON（walled-off necrosis, 被包化壊死）：炎症により壊死組織などが隔壁に覆われて形成される（矢印）．囊胞内に固形物（黒矢印）も認められる．
・星印は膵臓．

Gut. 2013 Jan;62（1）:102-11

り，膵臓感染が疑われた場合に行う．
■FNAが困難な場合は盲目的抗菌薬投与も許容される．

チャート V-2 膵臓の感染があればドレナージの適応となる

■ドレナージは壊死組織などが被包化されているほうが合併症が少なく施行可能であるため，患者の状態が許せば被包化される4週以降まで（WONとなるまで）抗菌薬のみで加療する．
■抗菌薬加療中に増悪する例，敗血症で迅速な感染源コントロールが必要な症例では被包化されなくてもドレナージを考慮する〔*Br J Surg. 2014 Jan;101（1）:e65-79*〕．

チャート VI 亜急性期以降（発症4週以降）の対応

■膵組織の感染が認められ，抗菌薬で安定している症例では，隔壁形成された後にドレナージを行う．
■感染がないのであれば仮性膵囊胞もWONもドレナージ適応ではない．
■ただし，囊胞により消化管が圧排されたり，腹部症状が認められたりする場合，disconnected pancreatic duct syndrome*を合併している場合はドレナージを考慮する〔*Pancreatology. 2013 Jul-Aug;13（4 Suppl 2）:e1-15*〕．
■ドレナージはできるだけ低侵襲なものから選択していく．

表5 急性膵炎の糖尿病発症リスク因子

リスク因子	HR
アルコール性膵炎（vs. 胆石性膵炎）	1.9 [1.5-2.3]
膵炎後再入院あり（1 回）	1.3 [1.1-1.6]
膵炎後再入院あり（2 回以上）	1.9 [1.5-2.4]
年齢 50-64 歳	1.2 [1.0-1.5]
年齢≧65 歳	1.4 [1.1-1.7]
女性	0.7 [0.6-0.9]

Medicine (Baltimore). 2015 Jul;94 (27) :e1123

- 最も低侵襲なものは経皮的ドレナージ，次いで経内視鏡的内瘻化術，経後腹膜腔壊死組織除去術，開腹手術の順である〔*Curr Opin Crit Care. 2014 Apr;20 (2) :189-95*〕.
- 低侵襲の処置から行うことで多臓器不全リスクは低くなる〔*N Engl J Med. 2010 Apr 22;362 (16) :1491-502*〕.

  *disconnected pancreatic duct syndrome：膵体尾部の主膵管と消化管が交通しておらず，断裂した状態．重症膵炎後の膵壊死に対するドレナージやデブリードマンなどの治療後に多く認められる．

急性膵炎後の膵分泌機能異常

- 急性膵炎後，膵内分泌機能低下により約 5%が糖尿病を発症する〔*Medicine (Baltimore). 2015 Jul;94 (27) :e1123*〕．糖尿病患者は数年間かけて徐々に増加するため，急性膵炎後の患者では定期的な耐糖能障害，糖尿病の評価が必要となる．
- 急性膵炎後，糖尿病発症のリスクとなる因子を表5に示す．

胆石性膵炎のマネジメント

チャート I 胆石性膵炎の診断

- 急性膵炎において，ALT ≧ 150 IU/L は胆石性膵炎を示唆する所見であるが，感度，特異度共に不十分である〔*J Clin Gastroenterol. 2004 Jan;38 (1) :81-3*〕．腹部

CT，MRCP による総胆管結石の評価は D -10 胆石 を参照．低侵襲で最も評価に適するのは MRCP であるが，微細な結石は見逃す可能性がある．
- 急性膵炎のマネジメント チャート I も参照．

チャート VII 胆石性膵炎の治療

- 膵炎自体の治療は非胆石性膵炎と同様．胆石性膵炎では，内視鏡的逆行性胆管膵管造影/内視鏡的乳頭切開術（ERCP/EST），胆嚢摘出術をいつ行うかの判断が重要である．胆嚢摘出を行わない場合，最大 2/3 の患者で膵炎が再発し，再発性の膵炎は重症化しやすい傾向がある〔*Surg Clin North Am. 2014 Apr;94 (2) :257-80*〕．
- 対応については D -11 急性胆嚢炎，急性胆管炎 の急性胆管炎の項目も参照．

チャート VII-1 胆管炎を合併している急性膵炎では 24 時間以内の ERCP/EST を行う

チャート VII-2 胆管炎の合併がない場合は，重症度に応じて ERCP/EST の適応を決める

- クラス 0 の胆石性膵炎では ERCP/EST の適応はなく，急性膵炎改善後に胆嚢摘出術を考慮．
- クラス 1 以上の胆石性膵炎では ERCP/EST は 24-72 時間以内に行う．
- 胆石性膵炎に対して発症＜24-72 時間での ERCP 施行群と非施行群を比較したメタアナリシスでは，両者で死亡リスクは変わらないが，施行群のほうが合併症リスクが有意に低下する．サブ解析ではクラス 0 の胆石性膵炎においては合併症，死亡リスク双方とも有意差が認められなかった〔*Gastrointest Endosc Clin N Am. 2013 Oct;23 (4) :749-68*〕．
- 胆石性膵炎における ERCP の適応を表6に示す．

D 肝・胆・膵

表6 胆石性膵炎における ERCP の適応

適応	絶対禁忌	相対禁忌
・胆管炎を合併（24-48 時間以内） ・直接ビリルビン＞5 mg/dL（24-48 時間以内） ・臨床的に増悪傾向あり ・画像検査で総胆管結石あり	・状態不良により，鎮静をかけるのにリスクがある ・ERCP が不得意な医師	・消化管術後で解剖学的に問題がある ・補正困難な凝固障害あり

N Engl J Med. 2014 Jan 9;370 (2) :150-7 / Gastrointest Endosc Clin N Am. 2013 Oct;23 (4) :749-68

- 胆石性膵炎では原則全例が胆嚢摘出術の適応となる.
- 胆嚢摘出術施行群と非施行群で2年間の胆石合併症頻度を比較すると2% vs 47%と有意に非施行群と比較して低下した〔*Ann Surg. 2006 Feb;243 (2) :154-68*〕.
- 胆嚢摘出術のタイミングは膵炎発症後48時間以内, もしくは症状, 血液検査が改善した後どちらかで行う.
- どちらのタイミングも合併症リスク, 死亡リスクに有意差はない. 早期群のほうがその分早く退院は可能〔*Cochrane Database Syst Rev. 2013 Sep 2;9:CD010326*〕.
- 発症48-72時間以降では腹腔内の炎症, 液状化が強く, 手術が行いづらくなるため, 行うのであれば早期か, 改善後かという選択となる. 重症例では特に治癒後の施行がよい〔*Ann Surg. 2006 Feb;243 (2) : 154-68*〕.

✚ 補足

表7　薬剤性膵炎の原因薬剤

クラス Ia	クラス Ib	クラス II
α-メチルドパ	全トランス型レチノイン酸	アセトアミノフェン
ベザフィブラート	アミオダロン	クロロチアジド
カンナビス	アザチオプリン	クロザピン
コデイン	クロミフェン	エリスロマイシン
シトシン	デキサメタゾン	エストロゲン
アラビノシド	イホスファミド	L アスパラギナーゼ
ダプソン	ラミブジン	プロポフォール
エナラプリル	ロサルタン	タモキシフェン
フロセミド	メルカプトプリン	
イソニアジド	ネルフィナビル	
メサラミン	オメプラゾール	
メトロニダゾール	プレマリン	
ペンタミジン	ST 合剤	
プラバスタチン		
プロカインアミド		
シンバスタチン		
スルファメトキサゾール		
スリンダク		
テトラサイクリン		
バルプロ酸		

クラス Ia：薬剤性以外の他の成因が否定された膵炎で, リチャレンジ試験で陽性であった薬剤.
クラス Ib：リチャレンジ試験で陽性であった薬剤だが, 他の膵炎の成因が除外できていない.
クラス II：4例以上の症例報告がある薬剤.

Clin Gastroenterol Hepatol. 2007 Jun;5 (6) :648-61

腹部コンパートメント症候群

〔*Crit Care Med. 2008 Apr;36 (4) :1304-10*〕〔*Crit Care Med. 2008 Apr;36 (4 Suppl) :S212-5*〕〔*Ann Intensive Care. 2012 Dec 20;2 Suppl 1:S21*〕

- 腹腔内圧が≧12 mmHg となる状態を腹腔内圧亢進 (intraabdominal hypertension) と呼び, 腹腔内圧＞20 mmHg となる状態を腹部コンパートメント症候群 (abdominal compartment syndrome) と呼ぶ (腹腔内圧の正常値は5-7 mmHg 未満).
- 腹部コンパートメント症候群では腹腔内圧上昇により下大静脈・腎静脈の圧排, 腹部臓器灌流圧の低下を生じ, 心拍出量の低下, 臓器虚血を起こす. 重症

急性膵炎の61-78%で腹腔内圧亢進を合併し, 23-56%で腹部コンパートメント症候群を合併する〔*Pancreas. 2011 Nov;40 (8) :1220-5*〕.
- 大量補液がリスク因子となるため, クラス1以上の急性膵炎では腹腔内圧をモニタリングしながら管理を行うことが推奨される.

腹腔内圧のモニタリング方法：膀胱内圧測定

- 膀胱留置カテーテルを留置し, 膀胱内圧を測定することで腹腔内圧の推定が可能. 方法は以下の2つある.
- 方法1：膀胱留置カテーテルを留置し, 測定時に

25-50 mL の生理食塩水を膀胱内に入れる.

- その後カテーテルをクランプし，カテーテルの採尿スポットに針を刺し，測定計につなぐ（中心静脈圧測定のデバイスで代用可能）.
  - 方法2：膀胱留置カテーテルを留置し，測定時に100 mL の生理食塩水を膀胱内に注入.
- その後カテーテルを持ち上げて液面形成する高さを測定し，その高さを cmH_2O で評価する.
- $cmH_2O/1.36＝mmHg$ で腹腔内圧を計算（12 mmHg ≒ 16 cmH_2O, 20 mmHg ≒ 27 cmH_2O）.

腹腔内圧亢進時の対応

- 腹腔内圧を低下させる処置としては以下のものがある．重要なのは腹腔内圧の上昇傾向を早期に察知し，予防することである.
- 30-45 度の頭位挙上.
- NG チューブによる胃内容物の除去，浣腸による排便の誘発，腹水があれば腹水穿刺を行う.
- 利尿薬や持続的血液濾過透析で体液量を減少させる（低血圧に注意）.
- コロイド溶液（HES），Alb 製剤の投与.
- 神経筋ブロック，鎮静.
- 上記対応でも効果乏しい場合は腹腔鏡や開腹による減圧術を考慮する.

D 肝・胆・膵

■頭痛では以下の 4 ステップで診療を進めるとよい.

■①緊急性の高い二次性頭痛の可能性を検討する.

■②二次性頭痛の可能性を検討する.

■③コモンな一次性頭痛（片頭痛，緊張型頭痛），薬物乱用頭痛の可能性を検討する.

■④まれな一次性頭痛を検討する.

①緊急性の高い二次性頭痛の可能性を検討する

■頭痛患者では最初に緊急性が高い疾患の可能性を検討する. 以下の病歴，症状，所見には特に注意が必要〔Can Fam Physician. 2015 Aug;61（8）:670-9〕.

・雷鳴頭痛：くも膜下出血，脳・頸部動脈解離，脳卒中，脳静脈洞血栓症

・失神，意識障害，嘔吐を伴う頭痛：くも膜下出血，脳卒中

・発熱，髄膜刺激症状，循環不全を伴う頭痛：髄膜炎や下垂体卒中

・乳頭浮腫：頭蓋内圧亢進を伴う病態

・神経局所症候，意識障害，痙攣が認められる場合：頭蓋内病変，脳卒中

・眼痛，視力障害，毛様充血，角膜混濁：急性緑内障発作

・高齢者（＞50 歳）で片側の視力障害を伴う場合：巨細胞性動脈炎（側頭動脈炎）

■上記症状，所見が認められる場合，想定される疾患に応じて頭部 CT, MRI による画像評価，腰椎穿刺，眼科診察を早急に手配し，評価，対応する.

Q&A ①

Q 雷鳴頭痛の定義や鑑別疾患を教えてください.

A 雷鳴頭痛は突然発症し，1 分以内にピークに達する頭痛で定義されます. 雷鳴頭痛はくも膜下出血で有名な頭痛ですが，それ以外にも脳静脈洞血栓症（2-10％），脳・頸部動脈解離（～20％），下垂体卒中，脳梗塞，高血圧緊急症，可逆性脳血管攣縮症候群などさまざまな疾患が原因となります〔Lancet Neurol. 2006 Jul;5（7）:621-31〕. 明らかな原因が認められない一次性雷鳴頭痛という疾患もあります.

表1　くも膜下出血に対する病歴，症状，所見の感度，特異度

病歴，症状，所見	感度 (%)	特異度 (%)	LR＋	LR－
突発性の頭痛	58 [52-64]	50 [48-52]	1.3 [1.1-1.7]	0.74 [0.50-1.1]
ピークまで 1 分未満	50 [34-66]	45 [32-58]	0.91 [0.62-1.3]	1.1 [0.74-1.7]
ピークまで 1-5 分	24 [12-39]	87 [75-94]	1.8 [0.77-4.1]	0.88 [0.72-1.1]
ピークまで 1 時間未満	100 [95-100]	12 [9-16]	1.1 [1.1-1.2]	0.06 [0-0.95]
労作時に発症	29 [24-34]	87 [86-88]	1.7 [1.4-2.1]	0.88 [0.78-0.99]
過去最悪の頭痛	89 [85-93]	26 [25-28]	1.3 [1.1-1.4]	0.24 [0.02-0.36]
意識消失を伴う	16 [12-20]	95 [94-96]	1.9 [0.72-4.9]	0.91 [0.83-1.0]
傾眠を伴う	39 [17-64]	82 [72-90]	2.2 [1.0-4.6]	0.74 [0.51-1.1]
嘔吐を伴う	65 [59-69]	72 [71-74]	1.9 [1.5-2.5]	0.52 [0.45-0.61]
肩凝りを伴う	33 [28-38]	95 [94-95]	4.1 [2.2-7.6]	0.73 [0.66-0.80]
意識障害	25 [16-35]	91 [87-93]	2.2 [1.3-3.6]	0.87 [0.78-0.98]
神経局所症候	31 [21-41]	93 [90-95]	3.3 [1.9-5.5]	0.81 [0.67-0.97]
項部硬直	29 [24-35]	96 [95-96]	6.6 [4.0-11]	0.78 [0.68-0.90]

Acad Emerg Med. 2016 Sep;23（9）:963-1003

表2　二次性頭痛を疑う状況と関連する疾患

カテゴリー	特徴，背景疾患，随伴症状	想定する病態，疾患
新規発症の頭痛	・もともとある頭痛とは異なる，新しい性状の頭痛が出現する場合	二次性頭痛の合併を考慮
	・50 歳以上で発症した頭痛	巨細胞性動脈炎，脳腫瘍，癌性髄膜炎，緑内障発作，頸性頭痛
主に頭蓋内圧亢進による機序を示唆	・体位により変動する頭痛	頭蓋内圧亢進[*1]を示唆，低髄圧症候群を示唆
	・頭痛で目が覚める場合	脳腫瘍，頭蓋内圧亢進を示唆
	・運動や咳嗽，Valsalva（息こらえ）で増悪する頭痛	頭蓋内圧亢進[*1]を示唆 1 型 chiari 奇形
	・視神経乳頭浮腫が認められる場合	頭蓋内圧亢進[*1]を示唆
主に頭蓋内病変を疑う頭痛	・5 分以内にピークに達する頭痛	くも膜下出血，脳・頸部動脈解離，脳卒中，脳静脈洞血栓症
	・神経学的所見・症状，認知機能低下を伴う頭痛	脳卒中，脳腫瘍
	・外傷に関連する頭痛	外傷後頭痛，脳挫傷，硬膜下血腫など
	・悪性腫瘍の既往がある場合	転移性脳腫瘍，癌性髄膜炎
	・HIV の既往がある場合	脳膿瘍，結核性髄膜炎など
主に顔面，頸部，頭部疾患による頭痛	・発熱，体重減少を伴う頭痛，側頭動脈の圧痛	巨細胞性動脈炎（ Ⅰ -3 リウマチ性多発筋痛症，巨細胞性動脈炎，RS3PE ）
	・頭痛時に眼痛や霧視，光の周囲に Halo が生じる ・患側が固定された頭痛	急性・亜急性閉塞隅角緑内障（ K -2 急性閉塞隅角緑内障発作の薬物治療 ）
	・鼻閉感，膿性鼻汁，慢性咳嗽，上顎洞・前頭洞の圧痛 ・患側が固定された頭痛	慢性副鼻腔炎
	・顎関節の圧痛・疼痛，咀嚼による顎関節痛，開口障害，顎関節の異音，噛み合わせの異常[*2] ・患側が固定された頭痛	顎関節症
	・頭皮神経の圧痛	頭皮神経痛
	・上位頸椎の損傷や変性，同部位の圧痛 ・患側が固定された頭痛	頸性頭痛
特殊な病態を考慮	・複視や眼球運動障害，視力障害を伴う頭痛	海綿静脈洞症候群
	・鎮痛薬，片頭痛治療薬の使用頻度が高い	薬物乱用頭痛

[*1] 頭蓋内圧亢進：脳占拠性病変，癌性髄膜炎，脳静脈洞血栓症，水頭症，特発性頭蓋内圧亢進症など．
[*2] 開口は正常 30-35 mm（前歯間），噛み合わせは上部前歯が下部前歯よりも 1-2 mm 前方となるのが正常．

Semin Neurol. 2010 Feb;30（1）:74-81／J Headache Pain. 2015;17:5 を参考に作成

■ くも膜下出血に対する病歴，症状，所見の感度，特異度を**表1**にまとめる．
■ 他にも "warning headache"（別名 sentinel headache）と呼ばれる，くも膜下出血と同じような頭痛が，くも膜下出血発症の数日～数週間前（平均 10.5 日）に生じることがある〔*N Engl J Med. 2000 Jan 6;342（1）:29-36*〕．くも膜下出血の 11-50% 程度で認められ，その半数が医療機関を受診する．
　・warning headache があると，繰り返す頭痛と認識してしまい，くも膜下出血を見逃すリスクとなる（OR 2.7）ため注意すべき〔*JAMA. 2004 Feb 18;291（7）:866-9*〕．
■ 日本国内ではくも膜下出血に 14 万人が罹患し 1 万 2000 人～ 10 万人が死亡していると推計され，誤診や診断の遅れが 11-51% 程度あるとされている〔*J Stroke Cerebrovasc Dis. 2018 Apr;27（4）:871-7*〕．くも膜下出血の除外は未だ重要な課題である．

②二次性頭痛の可能性を検討する

■ 頭痛診療では，一次性頭痛の診断の前には必ず二次性頭痛の検討が必要．

表3　片頭痛と緊張型頭痛の診断基準

一次性頭痛	診断基準
前兆を伴わない片頭痛	A. 以下のB〜Dを満たす頭痛が過去5回以上認められる B. 4-72時間持続する頭痛（無治療で） C. 以下の2項目以上を満たす頭痛 　　1. 片側性の頭痛 　　2. 拍動性の頭痛 　　3. 中等度〜重度の頭痛 　　4. 日常の活動で頭痛が増悪する，増悪を避けるために活動をしない D. 頭痛の間に以下の1項目以上が認められる 　　1. 悪心・嘔吐 　　2. 羞明および聴覚過敏
前兆を伴う片頭痛	A. B〜Cを満たす頭痛が過去2回以上認められる B. 以下の1項目以上で，完全に改善する前兆症状が認められる 　　1. 視覚症状 　　2. 感覚症状 　　3. 発語，言語症状 　　4. 運動症状 　　5. 脳幹症状 　　6. 網膜症状 C. 以下の2項目以上が認められる 　　1. 1つ以上の前兆症状が5分以上かけて出現する，もしくは2つ以上の前兆症状が連続して出現する 　　2. それぞれの前兆症状が5-60分持続する 　　3. 片側性の前兆症状が1つ以上認められる 　　4. 頭痛は前兆と同時，あるいは前兆出現後60分以内に出現
緊張型頭痛	A. B〜Dを満たす頭痛が過去10回以上認められる* B. 30分〜7日間持続する頭痛 C. 以下の2項目以上が認められる 　　1. 両側性の頭痛 　　2. 圧迫される，締め付けられるような頭痛 　　3. 軽度〜中等度の頭痛 　　4. 日常活動で増悪しない D. 以下の2項目が認められる 　　1. 悪心・嘔吐がない 　　2. 羞明や聴覚過敏のどちらか片方のみ

*希発反復性緊張型頭痛では1か月に1日未満の頻度で，過去10回以上認められることが必要．頻発反復性緊張型頭痛では1か月に1-14日の頻度で，過去10回以上認められる（過去3か月以上このペースで持続している）ことが必要．

International Classification of Headache Disorders, 3rd edition

- 二次性頭痛を疑う状況を**表2**にまとめる．これらの病歴，症状などがある場合は頭部CTやMRI，MRA，MR venography（MRV）による評価や精査を行う．
- いくつかの頭痛疾患の概要は 補足 でまとめる．

③コモンな一次性頭痛（片頭痛，緊張型頭痛），薬物乱用頭痛の可能性を検討する

- 二次性頭痛の可能性が低い場合は一次性頭痛を考慮する．
- 一次性頭痛で最も頻度が高いものは片頭痛と緊張型頭痛．65歳未満で発症した頭痛の約5割が片頭痛，約3割が緊張型頭痛であり，両者で8割を占める．
- 一方で，65歳以上で発症した頭痛では片頭痛は0.5-13%，緊張型頭痛は43-56%であり，片頭痛の診断には発症年齢が重要〔*J Neurol Neurosurg Psychiatry. 1994*

Oct;57(10):1255-7〕〔*J Clin Neurol. 2016 Oct;12(4):419-25*〕．
- 片頭痛と緊張型頭痛の診断基準は**表3**を参照．悪心や羞明を伴い，日常生活が妨げられるような頭痛を繰り返している場合は片頭痛を疑う．片頭痛らしくなく，さらに両側性の非拍動性頭痛で，行動により増悪が認められないタイプでは緊張型頭痛を考える．
  - 両者の鑑別については E-2 片頭痛 も参照のこと．
- 片頭痛や緊張型頭痛を考慮する際には，必ず鎮痛薬や片頭痛治療薬の使用歴，使用頻度を確認して薬物乱用頭痛の評価を行うことを忘れない．
- 薬物乱用頭痛は，鎮痛薬やトリプタン製剤，他の頭痛で使用される薬剤の過度な使用により生じる慢性頭痛．片頭痛から移行する例が21-65%と多く，もともと頭痛持ちの患者において頭痛が増悪する場合は常に鑑別が必要となる病態である〔*Med Clin*

④まれな一次性頭痛を検討する

■ 片頭痛と緊張型頭痛以外に押さえておくべき一次性頭痛と三叉神経・自律神経性頭痛（trigeminal autonomic cephalalgias：TACs）がある．それ以外にも一次性頭痛は多数あるが，その一部を【補足▶】にて概説する．

■ TACsは片側性の頭痛に同側の頭部，顔面の自律神経症状（結膜充血，流涙，鼻汁，眼瞼浮腫，前額・顔面の発汗，眼瞼下垂，縮瞳）を来す症候群であり，群発頭痛，発作性片側頭痛，持続性片側頭痛，SUNCTが含まれる（表5）．

■ これら4疾患で最も異なる点が疼痛の持続時間や発

Headache. 2013 Oct;53(9):1470-8

North Am. 2013 Mar;97(2):337-52）.

■ 診断基準は以下のとおり［International Classification of Headache Disorders, 3rd edition］：

・A. もともと頭痛がある患者において，1か月において，15日以上の頭痛が認められる．
・B. 頭痛に対して使用される薬剤を3か月以上過度に使用している．過度な使用とは，鎮痛薬単剤ならば1か月に15日以上，他の薬剤（エルゴタミンやトリプタン，オピオイドなど）や配合剤，複数薬剤の場合は1か月に10日間以上の使用で定義．
・C. 他の頭痛の可能性が低い．

表 5　TACs の比較

	群発頭痛	発作性片側頭痛	持続性片側頭痛	SUNCT
男女比	3：1	1：3	1：1.8	8：1
頻度	0.9%	0.02%	まれ	非常にまれ
発症年齢	28-30歳	20-40歳	20-30歳	20-50歳
疼痛の性状	拍動性，突き刺されるような疼痛	突き刺されるような疼痛	圧迫されるような疼痛	刺されるような疼痛
疼痛の強さ	非常に強い	強い	中等度	中等度～強い
疼痛部位	眼窩周囲	眼球，側頭部	片側性，側頭部	眼球，側頭部
疼痛の持続時間	15-120分	2-45分	持続，変動性	5-250秒
発作頻度	1-8回/日	1-40回/日	-	1回/日～30回/時
自律神経症状他	多い アルコールが誘因となる	多い インドメタシンが著効	あり インドメタシンが著効	あり

Pain. 2016 Dec;17(1):95）.

Q&A ②

Q 患側が固定された頭痛とはなんでしょうか

A 繰り返す頭痛で，常に同側に痛みが生じるものを「患側が固定された頭痛」"side locked headache"と呼びます．

一次性頭痛における side locked headache の割合は表4を参照してください．片頭痛や緊張型頭痛でside locked headache となるのは多くても3割程度．大半が頭痛のたびに左右，部位が異なります．side locked headache 407例の解析では，片頭痛は14%のみで，三叉神経・自律神経性頭痛（trigeminal autonomic cephalalgias：TACs）が34.7%と最多．二次性頭痛は34%を占め，頸性頭痛や顎関節障害が原因による頭痛，三叉神経痛，ヘルペス後神経痛が原因でした．頭蓋外組織由来の頭痛が高い可能性はside locked headache となる可能性が低いと言えます［J Headache Pain. 2016 Dec;17(1):95.

表 4　一次性頭痛における side locked headache の割合

一次性頭痛	side locked headache の割合
片頭痛	17-31%
緊張型頭痛	4-36%
群発頭痛	69-92%
発作性片側頭痛	85-97%
SUNCT	80-88%
持続性片側頭痛	92-100%

SUNCT：short-lasting unilateral neuralgiform headache attacks（短時間持続性片側神経痛様頭痛発作）

J Headache Pain. 2016 Dec;17(1):95

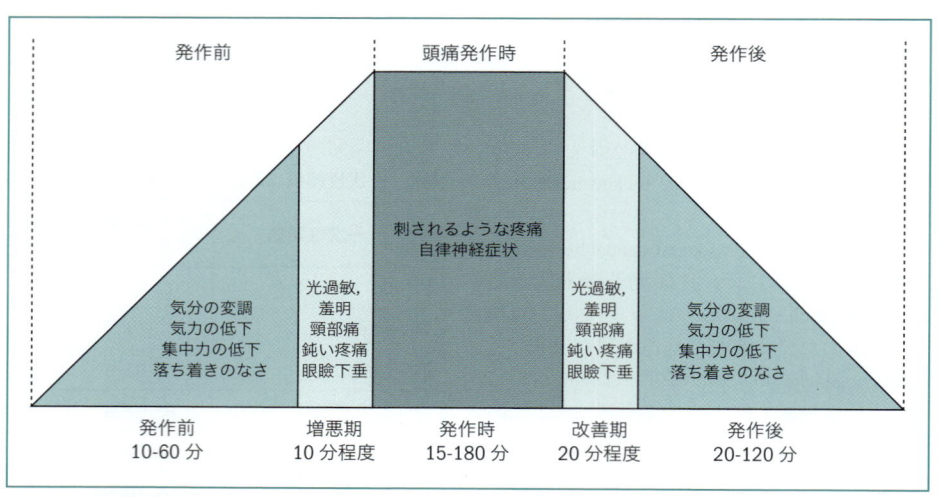

図1　群発頭痛の経過

Neurology. 2018 Aug 28;91（9）:e822-31

Q&A ③

Q 一次性頭痛でも頭部画像検査や精査を行うべきなのはどのようなときでしょうか

A 二次性頭痛が否定的で，典型的な片頭痛や緊張型頭痛であれば画像検査の必要はありません．非典型的な場合や他の一次性頭痛を疑う場合は画像検査が推奨されます．

European Headache Federation consensus より推奨されている，一次性頭痛における画像検査や血液検査などの精査の必要性を表6にまとめたので参考にしてください．

表6　一次性頭痛における精査の必要性

前兆を伴わない片頭痛	・予防治療を行わない程度の頭痛であれば精査の必要はない ・予防治療を行うとき，3種類の予防治療で効果が不十分の場合は精査を推奨．ただし，神経所見や症状が認められないのであれば不要 ・50歳以上で発症した場合や血管リスクが高い患者ではMRAや頸部血管エコーを考慮．ただし，神経所見や症状が認められないのであれば必要性は疑問 ・巨細胞性動脈炎が疑われる場合は精査必要
前兆を伴う片頭痛	・基本的にMRIによる精査を考慮すべきであるが，典型的な前兆であれば不要 ・脳底型片頭痛ではMRI，卵円孔開存の評価，脳波を考慮すべき ・50歳以上で発症した場合や血管リスクが高い患者ではMRAや頸部血管エコーを考慮．ただし，典型的な前兆，頭痛であれば必要性は疑問 ・片麻痺型片頭痛では *CACNA1A*，*ATP1A2*，*SCN1A* の遺伝子異常の評価を考慮する
緊張型頭痛	・頻度が低いのであれば精査の必要はない ・頻度が高く，予防投与を行うとき，3種類の予防治療で効果が不十分の場合は精査を考慮する ・肥満患者の場合は頭蓋内圧亢進症状の評価を行う
TACs 全般	・MRIによる下垂体，海綿静脈洞周辺の評価を行う ・3種類の予防投与で効果不十分の場合はさらにMRAや頸動脈，脳底動脈の評価を行う ・Horner徴候がある場合は肺尖部の腫瘍性病変を評価 ・難治性では下垂体機能評価も考慮すべき
群発頭痛	・TACsと同様＋いびきが強い患者ではポリソムノグラフィーを考慮する
発作性片側頭痛	・TACsと同様
SUNCT	・V₁領域の三叉神経痛との鑑別が重要 ・多発性硬化症に合併することがあるため，TACsの評価＋頭部MRIを行う
他の一次性頭痛	・基本的に頭部MRI，MRA検査，必要があればMRVにて頭蓋内病変，血管病変の評価は行っておくほうがよい

J Headache Pain. 2015;17:5

- SUNCT は秒単位の疼痛が高頻度で出現する．出現頻度が高い場合は持続的な疼痛として知覚されることもある〔*Brain. 2006 Oct;129（Pt 10）:2746-60*〕．
- 発作性片側頭痛は分単位の疼痛．
- 群発頭痛は時間単位の疼痛．
- 持続性片側頭痛は持続的な疼痛．

■ 他に群発頭痛はアルコール摂取が誘因となり，発作性片側頭痛，持続性片側頭痛はインドメタシンが著効する「インドメタシン反応性頭痛」と呼ばれており，インドメタシン 25 mg 1 日 3 回投与により開始後 4-7 時間程度で反応を示す点も鑑別に有用〔*Curr Neurol Neurosci Rep. 2015;15（2）:516*〕．

■ 群発頭痛の頭痛発作前後の症状，経過を評価した報告では，頭痛発症の 1 時間程度前より落ち着きのなさ，気分の変調，集中力の低下が認められ，その後急速に自律神経症状が出現，頭痛を発症する経過であった．頭痛発作後は倦怠感や気分の変調，集中力の低下が〜 2 時間程度残存する（図 1）〔*Neurology. 2018 Aug 28;91（9）:e822-31*〕．

- この頭痛発作前後の症状を評価することも TACs 診断に有用．

✚ 補 足

外傷後頭痛

■ 頭部外傷や軽度の脳挫傷後に頭痛を伴うことがあり，これを外傷後頭痛と呼ぶ．

■ 頭部外傷後 7 日以内に生じ，さらに 3 か月程度で改善する急性経過，3 か月以上持続する慢性経過がある〔*Handb Clin Neurol. 2015;128:567-78*〕．

■ 頭痛は片頭痛様，緊張型頭痛様，群発頭痛様，頸性頭痛様などさまざまなタイプとなる〔*Cephalalgia. 2014 Feb;34（2）:93-102*〕．

頸性頭痛
〔*J Am Osteopath Assoc. 2005 Apr;105（4 Suppl 2）:16S-22S*〕

■ 頸部の骨や軟部組織由来の疼痛が頭部へ放散することで生じる頭痛を頸性頭痛と呼ぶ．

■ 上位頸髄には三叉神経核があり，下行する三叉神経と上行する上位頸髄からの線維が交わるため，頸部の痛覚と顔面の疼痛は双方向性放散痛として生じやすい．

■ 頭痛は通常片側性で，頸部の運動や後頭部，後頸部の圧迫で増悪することが多い．

頭皮神経痛

■ 頭皮を支配する神経が表情筋や後頸部筋群で絞扼されることで生じる神経痛．

■ まれながら多発性硬化症や肥厚性硬膜炎が原因となることもある．

■ 支配領域の疼痛や感覚鈍麻があり，神経部位に圧痛が認められ，トリガーポイント注射で改善することが証明されたときに診断される〔*臨床神経 2014;54:387-94*〕．

■ 代表的な神経は大後頭神経，小後頭神経，眼窩上神経，耳介側頭神経．走行とトリガーポイントの部位は図 2 を参照〔*Headache. 2013 Mar;53（3）:437-46*〕．

海綿静脈洞症候群

■ 海綿静脈洞はトルコ鞍の両側で上眼窩裂〜側頭骨錐体の内部に及ぶ一対の硬膜静脈洞．内部には外転神経，内頸動脈が通り，外側壁には動眼神経（III），滑車神経（IV），眼神経（V_1），上顎神経（V_2），外転神経（VI）が通過する．周囲は視神経や下垂体，副鼻腔と隣接する．

■ 海綿静脈洞症候群とは海綿静脈洞に障害（炎症や腫瘍，外傷など）を生じ，その結果 III，IV，V_1，V_2，VI の神経障害を呈する病態〔*Medicine（Baltimore）. 2007 Sep;86（5）:278-81*〕．

■ 原因は腫瘍性（鼻咽喉癌，転移性腫瘍，リンパ腫，下垂体腺腫，髄膜腫など）や感染症（ムコール症，細菌性髄膜炎，蝶形骨洞炎など），血管性（動脈瘤，内頸動脈海綿動静脈瘻），外傷性，特発性（Tolosa-Hunt 症候群）がある〔*Arch Neurol. 1996 Oct;53（10）:967-71*〕〔*Medicine（Baltimore）. 2007 Sep;86（5）:278-81*〕．

他の一次性頭痛 〔*Neurol Clin. 2009 May;27（2）:557-71*〕 〔*Neurol Clin. 2014 May;32（2）:433-50*〕

■ 片頭痛や緊張型頭痛，TACs の他にも多くの一次性頭痛があるが，いくつか抜粋して解説する．

■ 一次性穿通様頭痛：

■ 片側性の超短時間（数秒〜 10 秒程度）の V_1 領域に限局した刺されるような疼痛で，器質的異常が認められない頭痛．

■ 男女比は 1：3 で女性に多く，一般人口の 1-35％で

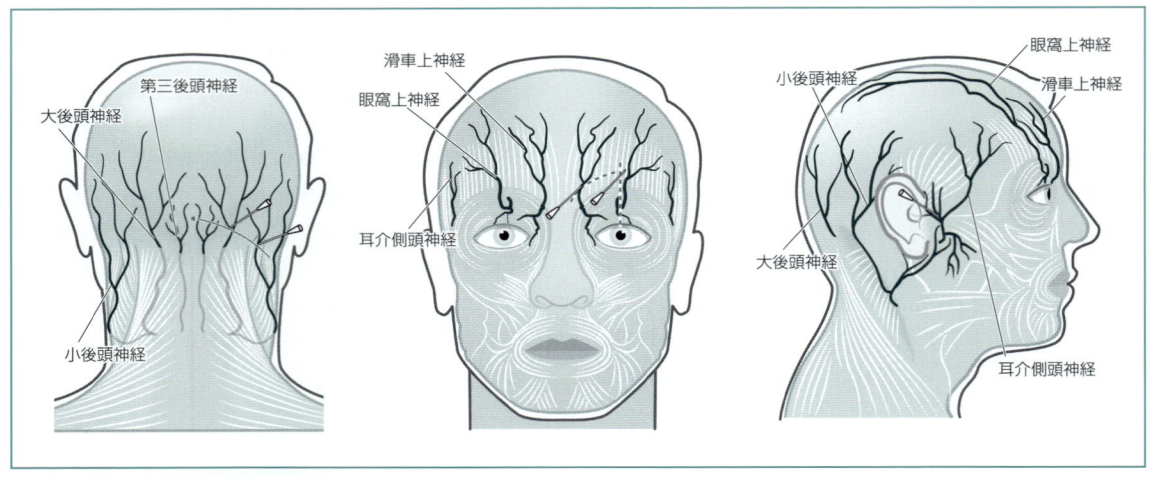

図2　主な頭皮神経とその走行，トリガーポイント注射の部位

Headache. 2013 Mar;53（3）:437-46

認められるが，疼痛は一過性で繰り返さないため，受診しないことが多い．

■一次性咳嗽性頭痛：

▪咳嗽やいきみ，Valsalva法で増悪する頭痛で頭蓋内病変が認められないもの．

▪咳嗽に伴い突然発症する両側性の痛みで，数秒から数分で改善する．

▪発症年齢は55歳（範囲37-77）で，40歳未満での発症はまれ．

▪頭蓋内圧亢進や1型Chiari奇形との鑑別が重要．

■一次性運動時頭痛：

▪身体運動により出現する頭痛で，安静時心拍数の2倍以上の心拍数となるような運動を数秒～数時間行うことで誘発される．

▪頭痛は運動を止めると軽快するが，中には2日間ほど持続する例もある．

▪発症年齢は10-48歳と若く，男性に多い．

■性行為に伴う一次性頭痛：

▪性行為により出現する頭痛．オーガズムでの頭痛も含まれる．

▪緊張型頭痛，低髄圧症候群様の体位性頭痛，オーガズムに関連する頭痛の3タイプある．

▪性行為自体が血管障害などに伴う2次性頭痛の誘因にもなるため，2次性頭痛の除外が必要になる．

■睡眠時頭痛：

▪繰り返す睡眠に関連した頭痛で，非常にまれ．

▪50歳以上で発症し（平均60歳［範囲30-83］），65%が女性例．

▪夜間の睡眠時に出現し，一定の期間毎に頭痛で目が覚める．

▪頭痛の持続時間は15-180分程度．

■一次性雷鳴頭痛：

▪突如発症の30秒程度でピークに達し，数時間持続する頭痛．くも膜下出血のような頭痛となるが，原因となる病変は認められない．

▪頭痛はびまん性，また後頭部に多く，悪心・嘔吐も伴う．

▪頭痛は数時間～数週間持続する．

▪暖かい風呂，過呼吸，性交渉などが誘因になることがある．

▪20-50歳の女性に多い．

▪約2/3の患者では2週間程度，残りは数年にわたり繰り返す．

■新規発症持続性連日性頭痛〔*Curr Treat Options Neurol. 2016 Jun;18（6）:25*〕：

▪連日の寛解しない頭痛を特徴とする．

▪発症年齢はさまざま．女性で多い（男女比1：2.5）．

▪ウイルス感染症が契機となることもある．

▪2つのサブタイプがある：治療なしで自然治癒するタイプ（自然治癒型）と治療にかかわらず数年間持続するタイプ（難治・持続型）．

- 片頭痛の有病率は12%に及び，一生のうちで女性の18.2%，男性の6.5%が片頭痛を発症する〔*Neurology. 2003;60（2）:S50-7*〕.
- 片頭痛は65歳未満における頭痛の53.2%を占める．65歳以上で発症した頭痛では0.52%のみであり，基本的に高齢発症の片頭痛はありえないと考えるべきである〔*J Neurol Neurosurg Psychiatry. 1994 Oct;57（10）: 1255-7*〕.
- 片頭痛では前兆を伴わないもの，伴うもの，脳底型片頭痛，片麻痺型片頭痛，慢性片頭痛などさまざまなタイプがある〔*Cephalalgia. 2013 Jul;33（9）:629-808*〕. ここでは一般的な前兆を伴わないもの，伴うもの，慢性片頭痛について記載する．

片頭痛のマネジメント

チャート I 片頭痛の診断

- 頭痛の原因としては片頭痛と緊張型頭痛がほぼ8割を占める（補足▶表5）.
- 片頭痛と緊張型頭痛との鑑別点は，悪心，羞明，聴覚過敏の有無，頭痛誘発因子の有無（特にチョコレートやチーズを食べた後の発症），前兆の有無が有用である〔*Arch Intern Med. 2000 Oct 9;160（18）:2729-37*〕. 各因子の感度，特異度は補足▶表6を参照.
- 片頭痛の診断基準は E-1 頭痛のアセスメント を参照.
- 診断基準では4-72時間の頭痛とされているが，実際は鎮痛薬を使用することが多く，半数が4時間未満との報告もある．1時間未満も2割程度で認められる．鳥取県大山町における調査での，片頭痛の持続時間，疼痛部位などの特徴は補足▶表7を参

E 神経

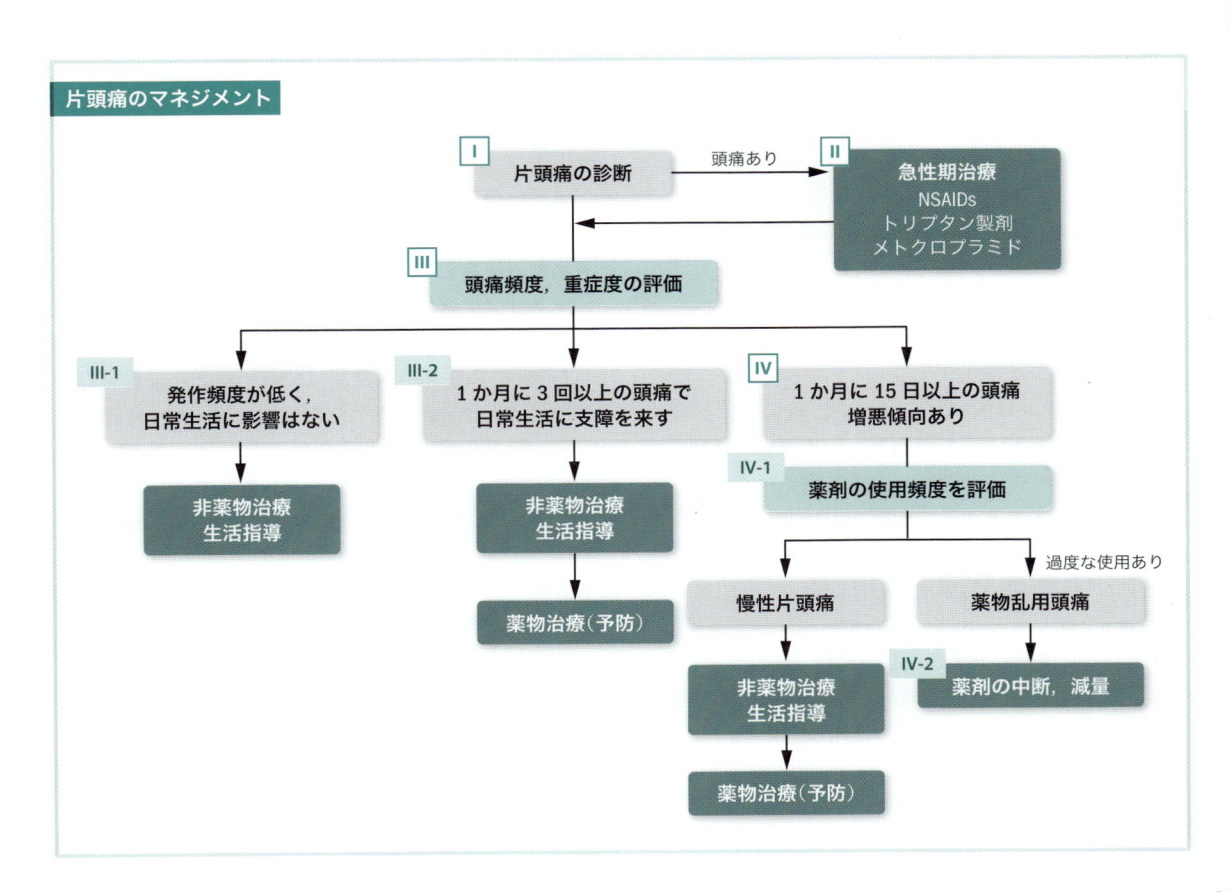

片頭痛のマネジメント

- I 片頭痛の診断 → 頭痛あり → II 急性期治療 NSAIDs トリプタン製剤 メトクロプラミド
- III 頭痛頻度，重症度の評価
  - III-1 発作頻度が低く，日常生活に影響はない → 非薬物治療 生活指導
  - III-2 1か月に3回以上の頭痛で日常生活に支障を来す → 非薬物治療 生活指導 → 薬物治療（予防）
  - IV 1か月に15日以上の頭痛 増悪傾向あり
    - IV-1 薬剤の使用頻度を評価
      - 慢性片頭痛 → 非薬物治療 生活指導 → 薬物治療（予防）
      - 過度な使用あり → 薬物乱用頭痛 → IV-2 薬剤の中断，減量

表1 トリプタン製剤一覧

薬剤名	投与経路	投与量	費用	NNT[*]
スマトリプタン（イミグラン®）	経口	50 mg 内服，2 時間後に再投与可．最大 200 mg（2 回目から 100 mg より開始可）	405 円/50 mg	6.1
	点鼻	20 mg を 1 回噴霧，2 時間後に再投与可	1073 円/20 mg	4.7
	皮下注射	1 回 3 mg，2 回まで	3525 円/3 mg	2.3
ゾルミトリプタン（ゾーミッグ®）	経口	2.5 mg 内服，2 時間あけて再投与可．最大 10 mg（2 回目から 5 mg より開始可）	960 円/2.5 mg	5.9
ナラトリプタン（アマージ®）	経口	2.5 mg 内服，4 時間あけて再投与可．最大 5 mg	918 円/2.5 mg	8.2
リザトリプタン（マクサルト®）	経口	10 mg 内服，2 時間あけて再投与可．最大 20 mg	945 円/10 mg	3.1
エレトリプタン（レルパックス®）	経口	20 mg 内服，2 時間あけて再投与可．最大 40 mg（2 回目から 40 mg より開始可）	926 円/20 mg	4.5-10

*2 時間後に疼痛改善する NNT．

Lancet. 2018 Mar 31;391（10127）:1315-30

照〔*Headache. 2004 Jan;44（1）:8-19*〕．

■繰り返しになるが，65 歳以上で発症した頭痛のうち，片頭痛は 0.52％のみであり，基本的に高齢発症の片頭痛はありえないと考えるべき〔*J Neurol Neurosurg Psychiatry. 1994 Oct;57（10）:1255-7*〕．

■高齢発症の片頭痛では，必ず亜急性閉塞隅角緑内障の鑑別を行う．くわしくは K -2 急性閉塞隅角緑内障発作の薬物治療 を参照．

■片頭痛は一般に高齢になるにつれて症状が寛解することが多いが，高齢になっても前兆だけが出現して頭痛が起こらない病態がある〔*Headache. 1999 Jun;39（6）:391-7*〕．これはあらゆる年齢層で起こってもよく，最初から頭痛を伴わず，前兆のみ生じる患者もいる〔*Cleve Clin J Med. 2005 Jun;72（6）:529-34*〕．

チャート II 片頭痛の鎮痛治療

■頭痛出現時では NSAIDs，COX-2 阻害薬，アセトアミノフェンといった鎮痛薬と，片頭痛に特異的に作用するトリプタン製剤による鎮痛を行う．

■単剤で使用する方法と，頭痛が中等度から重度であればトリプタン製剤と NSAIDs もしくはアセトアミノフェンの併用で治療する方法がある〔*BMJ. 2014 Apr 7;348:g2285*〕．

■トリプタン製剤の効果が乏しい場合，他のトリプタン製剤に変更することで効果が認められることがある．

■この場合，3 回の頭痛発作で使用し，それで効果がない場合に変更する〔*Lancet Neurol. 2010 Mar;9（3）:285-98*〕．

■エルゴタミン製剤は，血管収縮による血圧上昇や依存性の問題があり，あまり使用されない．

■メトクロプラミド静注も有用である．

■メトクロプラミド（プリンペラン®）10 mg を 15 分で点滴静注することにより，1-2 時間後の疼痛緩和効果が得られる．患者満足度も高い〔*Neurology. 2014 Mar 18;82（11）:976-83*〕．

■嘔気で内服が困難な場合はメトクロプラミド静注やスマトリプタン点鼻が有用である．

トリプタン製剤について（表1）

■トリプタン製剤は選択的 5-HT（hydroxytryptamine）受容体作動薬であり，血管平滑筋に作用し血管収縮を促し，三叉神経に作用し疼痛緩和効果を示す．

■薬剤は複数あるが，効果はそれほど変わらない．スマトリプタンは経口以外に点鼻，皮下注射製剤がある点が他と異なる．

■2 時間後の疼痛消失効果（NNT）は 20 mg 経鼻投与では 4.7，6 mg の皮下注射では 2.3，100 mg 経口投与では 4.7 と効果良好である〔*Cochrane Database Syst Rev. 2012 Feb 15;2:CD009663*〕〔*Cochrane Database Syst Rev. 2012 Feb 15;2:CD009665*〕〔*Cochrane Database Syst Rev. 2012 Feb 15;2:CD008615*〕．

■トリプタン製剤のメタアナリシスでは，疼痛緩和効果が最も高い「可能性」があるのがエレトリプタン（レルパックス®）とリザトリプタン（マクサルト®）であった〔*Cephalalgia. 2014 Apr;34（4）:258-67*〕．

チャート III 片頭痛の予防治療

■片頭痛はストレスや睡眠不足，カフェイン摂取など

表2 予防内服で用いる薬剤一覧

第一選択	第二選択	第三選択
アミトリプチリン（トリプタノール®） プロプラノロール（インデラル®） アテノロール（テノーミン®） イミプラミン（トフラニール®） ベラパミル（ワソラン®）	トピラマート（トピナ®） ガバペンチン（ガバペン®） ラモトリギン（ラミクタール®） ゾニサミド（エクセグラン®） デュロキセチン（サインバルタ®） リシノプリル（ゼストリル®） カンデサルタン（ブロプレス®） マグネシウム	バルプロ酸（デパケン®）

JAAPA. 2012 Feb;25（2）:48-52

表3 患者の併存症と推奨される予防薬剤

患者の併存症	推奨薬剤
高血圧，心血管系疾患	プロプラノロール，アテノロール，リシノプリル，カンデサルタン
入眠障害	アミトリプチリン
気分障害	デュロキセチン，アミトリプチリン
痙攣	トピラマート，バルプロ酸，ガバペンチン，ラモトリギン，ゾニサミド
妊娠中，妊娠希望	Mg 製剤
肥満	トピラマート
薬剤の副作用が多い	プロプラノロール，アテノロール，リシノプリル，カンデサルタン

CMAJ. 2010 Apr 20;182（7）:E269-76

との関連があるため，片頭痛患者ではそれらの評価，指導が必要．

- 補足 表6 における誘発因子や，睡眠不足，ストレス因子の評価が重要．コーヒー摂取を控えることも重要である．ダイエットが有効な場合もある．
- 片頭痛患者では鉄欠乏性貧血を合併する割合が高いとの報告がある〔*Pain Med. 2016 Mar;17（3）:596-605*〕．
- 片頭痛患者でさらに鉄欠乏が認められた患者群に鉄剤補充を行ったところ，有意に頭痛の程度や頻度の改善が認められた〔*Iran J Ped Hematol Oncol. 2016;6（1）:32-7*〕．
  - 若年女性では鉄欠乏状態であることが多いため，評価，補充してみるのも1つの手かもしれない．
- また，市販薬を含む片頭痛時の鎮痛薬使用頻度もフォローし，薬剤の過度な使用を予防することも重要である〔*JAAPA. 2012 Feb;25（2）:48-52*〕．

チャートIII-1 **発作頻度が低く，日常生活に影響がない場合は，上記生活指導，リスク因子への介入で経過観察とする**

チャートIII-2 **1か月に3回以上の頭痛があり，日常生活に支障を来す場合は，予防投与を考慮する**
- 予防投与では頭痛の頻度を50%低下させることを目標とする．予防薬による副作用のフォローも重要．
- 予防薬は1か月以内に効果発現することがほとんどであり，2か月経過しても効果がない場合は変更を考慮する〔*CMAJ. 2010 Apr 20;182（7）:E269-76*〕．

予防投与，慢性片頭痛で使用する薬剤
- 予防投与で使用する薬剤は抗てんかん薬，三環系抗うつ薬，セロトニン・ノルアドレナリン再取り込み阻害薬（SNRI），β遮断薬，Ca チャネル阻害薬，ACE 阻害薬，ARB がある（表2）〔*JAAPA. 2012 Feb;25（2）:48-52*〕．
- 長期間にわたって使用するため，副作用が少ないものを，もしくは表3を参考に患者の併存症に合うものを選択する〔*CMAJ. 2010 Apr 20;182（7）:E269-76*〕．
- 近年，抗 CGRP 受容体抗体（カルシトニン遺伝子関連ペプチド：CGRP）による片頭痛の頭痛強度，発作頻度の改善効果が証明されている．今後，日本国内でも承認されることが予測される．
- 薬剤はエレヌマブ，ガルカネズマブ，フレマネズマブで大規模臨床試験が行われている〔*N Engl J Med. 2017 Nov 30;377（22）:2123-32*〕〔*JAMA Neurol. 2018 Feb 1;75（2）:187-93*〕〔*JAMA. 2018 May 15;319（19）:1999-2008*〕．

E 神経

表 4　薬物乱用頭痛の診断基準

A	もともと頭痛がある患者において，1 か月に 15 日以上の頭痛が認められる
B	頭痛に対して使用される薬剤を，3 か月を超えて，過度に使用している 「過度な使用」は，鎮痛薬単剤であれば 1 か月に 15 日間以上，他の薬剤（エルゴタミンやトリプタン，オピオイドなど）や配合剤/複数薬剤の場合は 1 か月に 10 日間以上の使用で定義
C	他の頭痛の可能性が低い

International Classification of Headache Disorders, 3rd edition

チャート IV　慢性片頭痛の場合（1 か月に 15 日以上の頭痛），増悪傾向のある片頭痛の場合

- 慢性片頭痛とは 1 か月に 15 日以上の頭痛（片頭痛様でも緊張型頭痛様でも可）が認められ，かつ 8 日以上は片頭痛の診断基準を満たす頭痛や症状が認められる病態である．間欠性の片頭痛から数年の経過で徐々に慢性片頭痛に移行する．
- 移行率は年間 2.5％であり，移行リスク因子は肥満，カフェイン，片頭痛治療薬の頻用，睡眠障害，精神疾患合併，ストレスがある〔*BMJ. 2014 Mar 24;348: g1416*〕．
- 慢性片頭痛との鑑別で最も重要なものは薬物乱用頭痛であり，必ず評価をする．
- 薬物乱用頭痛の可能性が低い場合は慢性片頭痛と診断し，リスク因子への介入，生活指導，予防薬剤の使用を行う（チャートIII-2 参照）．

チャート IV-1　慢性片頭痛や増悪する間欠性片頭痛では，必ず薬物乱用頭痛（medication-overuse headache）をチェックする

- 薬物乱用頭痛は鎮痛薬（エルゴタミン，カフェイン，ベンゾジアゼピン，オピオイド，トリプタン製剤）などの過度の使用により生じる慢性的な頭痛である．片頭痛で専門医を紹介された患者の 21％が薬物乱用頭痛との報告もある〔*Lancet Neurol. 2010 Apr;9 (4) :391-401*〕．カフェイン含有薬は市販薬にもあるため，注意が必要（眠気覚ましやエナジードリンク，頭痛薬）．

- 片頭痛の治療により薬物乱用頭痛に移行する例が 21-65％，他には緊張型頭痛から移行する例もあり，片頭痛の治療中，経過中に増悪傾向がある場合は薬剤の評価を行う〔*Med Clin North Am. 2013 Mar;97 (2) :337-52*〕．薬物乱用頭痛の診断基準は表 4 を参照．

チャート IV-2　薬物乱用頭痛の対応

- 薬物乱用頭痛では薬剤を中止することが重要．
- 中止方法は急速な中断か，1-2 週間毎に 10％ずつ減量する減量療法があるが，どちらが良いかは結論が出ていない．
- オピオイド，バルビツレート，ベンゾジアゼピンを使用している場合は離脱のリスクがあるため，徐々に減量する．
- 薬剤の中止，減量に伴い，withdrawal headache（断薬離脱症状としての頭痛）が出現することがある．
- 薬剤中止後には少量の予防薬剤を開始する．完全に中止ができない場合はその時点で予防薬剤の導入を行うが，過度な使用とならないように注意する．
- SSRI を併用しつつ薬剤を減量することで頭痛の改善や再発の予防効果が期待できる〔*Medicine (Baltimore). 2018 Mar;97 (12) :e0193*〕．
- 薬物乱用頭痛の再発率は 0-49％と幅があるものの，再発リスクは高いと考えられ，患者教育，処方の制限は重要である〔*Lancet Neurol. 2010 Mar;9 (3) :285-98*〕〔*Lancet Neurol. 2010 Apr;9 (4) :391-401*〕．

✚ 補 足

表5 頭痛の原因頻度 (発症年齢別)

診断	<65 歳での発症	≧65 歳での発症
片頭痛	53.2%	0.52%*
緊張型頭痛	30.4%	43.0%*
特発性三叉神経痛	2%	18.6%*
くも膜下出血	0.94%	7.8%*
巨細胞性動脈炎	0.03%	6.2%*
頭蓋内腫瘍	0.67%	4.1%*
頸髄疾患	0.59%	3.1%*
ヘルペス後神経痛	0.03%	3.1%*
外傷後頭痛	2.6%	2.1%
眼, 鼻, 耳, 歯, 顎由来の頭痛	0.95%	2.1%
群発頭痛	2.1%	1.6%
薬剤性, 毒素性	1.2%	1%
後頭神経痛	0.32%	1%
頭蓋内血腫	0	1.0%*
その他	4.9%	4.7%

*p＜0.001
・3578 例の頭痛患者での原因評価. 65 歳以上は 5.4%.
・65 歳以上で発症した頭痛では片頭痛は 0.5%のみであり, くも膜下出血や頭蓋内腫瘍など重大な疾患が隠れている可能性があることに注意.
・太字は特に重要な疾患

J Neurol Neurosurg Psychiatry. 1994 Oct;57 (10) :1255-7

E 神経

表 6　片頭痛と緊張型頭痛の鑑別点

鑑別点		感度（%）	特異度（%）	LR＋	LR－
症状～頭痛の性状	悪心	81	96	19.2 [15.0-24.5]	0.20 [0.19-0.21]
	羞明	79	86	5.8 [5.1-6.6]	0.25 [0.24-0.26]
	聴覚過敏	67	87	5.2 [4.5-5.9]	0.38 [0.36-0.40]
	運動により増悪	81	78	3.7 [3.4-4.0]	0.24 [0.23-0.26]
	片側性	65	82	3.7 [3.4-3.9]	0.43 [0.41-0.44]
	拍動性	73	75	2.9 [2.7-3.1]	0.36 [0.34-0.37]
持続時間	4-24 時間	57	67	1.7 [1.5-2.0]	0.64 [0.58-0.71]
	24-72 時間	13	91	1.4 [1.0-2.0]	0.96 [0.92-1.0]
	＜4 時間	26	51	0.52 [0.44-0.61]	1.5 [1.3-1.6]
頭痛の誘発因子	チョコレート	33	95	7.1 [4.5-11.2]	0.70 [0.68-0.73]
	チーズ	38	92	4.9 [1.9-12.5]	0.68 [0.62-0.73]
	食事	49	86	3.6 [2.8-4.6]	0.59 [0.56-0.62]
	ストレス	60	57	1.4 [1.3-1.5]	0.70 [0.65-0.76]
	アルコール	29	77	1.3 [1.1-1.5]	0.92 [0.88-0.96]
	天気の変化	35	74	1.4 [1.1-1.6]	0.87 [0.82-0.94]
	月経	56	54	1.2 [1.0-1.4]	0.82 [0.72-0.93]
	食事を食べ損ねる	62	46	1.1 [0.89-1.8]	0.83 [0.61-1.1]
	睡眠不足	31	62	0.83 [0.73-0.94]	1.1 [1.0-1.2]
	香水，悪臭	32	44	0.58 [0.44-0.76]	1.5 [1.1-1.2]

Arch Intern Med. 2000 Oct 9;160（18）:2729-37

表7 鳥取県大山町における調査での片頭痛，緊張型頭痛の特徴

特徴		前兆（＋）片頭痛	前兆（−）片頭痛	間欠性緊張性頭痛	慢性緊張性頭痛
持続時間	＜1 時間	19.5%	26%	41.6%	29.2%
	1-4 時間	36.6%	25.7%	34.1%	25%
	4-24 時間	26.8%	34.7%	19.2%	8.3%
	24-72 時間	9.8%	7%	2.7%	7.5%
	3-7 日	2.4%	2%	1.6%	0.8%
	＞7 日	4.9%	4.7%	0.8%	29.2%
頭痛頻度	年数回	31.7%	39%	49.7%	0
	1-2/月	24.4%	33.6%	31.3%	0
	3-4/月	12.2%	13.7%	8.9%	0
	1-2/週	22%	7.2%	10.1%	14%
	3-4/週	4.9%	2.1%	0	26.9%
	毎日	4.9%	4.5%	0	59.1%
頭痛部位	片側性	39%	39.9%	29%	27%
	両側性	48.8%	48.8%	32.6%	43.4%
	全体	22%	15.6%	5.7%	19.7%
	前頭部	26.8%	12.3%	5%	8.2%
	側頭部	24.4%	27.6%	11.5%	23.8%
	頭頂部	9.8%	6%	2.3%	4.9%
	後頭部	41.5%	38.2%	30.9%	41%
	眼痛	14.6%	6.6%	2%	4.1%
	眼周囲痛	26.8%	23.9%	14.3%	19.7%
	眼深部	7.3%	6.6%	2.2%	3.3%

Headache. 2004 Jan;44（1）:8-19

非典型的な片頭痛

前庭型片頭痛

- 前庭症状を伴う片頭痛．診断基準は**表 8** を参照．
- 脳底型片頭痛の 61-63％で回転性めまいを伴うため，前庭型片頭痛は脳底型片頭痛の一部として考えられている．しかしながら回転性めまいが認められる片頭痛は多いため，両者を別物として捉える意見もある〔*Lancet Neurol. 2013 Jul;12（7）:706-15*〕．
- また通常の片頭痛の 27-42％で，繰り返す回転性めまいを合併する．一部で内耳，前庭機能が低下しているが基本的には正常であり，これを migraine-associated vertigo（MAV）と呼ぶ．MAV と前庭型片頭痛の差は明確ではなく，オーバーラップしている可能性もある〔*Otolaryngol Clin North Am. 2014 Apr;47（2）:333-41*〕．
- 前庭型片頭痛の症状頻度は**表 9** を参照．

表8 前庭型片頭痛の診断基準（以下の 4 項目を満たす）

1）中等度〜重度の 5 分〜 72 時間持続する前庭症状が 5 回以上認められる
2）片頭痛の診断基準を満たす（前兆の有無は問わない）
3）前庭症状エピソードの半分以上に以下の 2 項目以上を満たす症状が認められる 片側性，拍動性，中等度〜重度，活動で増悪する頭痛，聴覚過敏，光過敏，視覚性前兆
4）他の疾患で説明できない

Lancet Neurol. 2013 Jul;12（7）:706-15

脳底型片頭痛

- 片頭痛の前兆の責任病変が，脳幹または両側大脳半球にあると考えられるもので，脳幹症状を伴う．運動麻痺を伴うものは片麻痺性片頭痛に含まれ，前庭症状のみであれば前庭型片頭痛と判断する．
- 診断基準は**表 10** を参照．

表 9 前庭型片頭痛の症状頻度

症状	頻度
発作性めまい	85-95%
回転性めまい	75-82%
体位性めまい	39-80%
頭部運動でめまい誘発	61-84%
不安定感	66-90%
眼球運動障害，眼振あり	15-41%
めまい中に内耳症状あり	16-49%
耳鳴	10-33%
耳閉感	13-26%
難聴	12-26%
発作間欠期に内耳症状	26-77%
耳鳴	20-69%
耳閉感	3-25%
難聴	15-38%
突如発症の難聴	10-16%
めまい中の片頭痛症状	
頭痛	75-90%
光過敏	59-80%
聴覚過敏	54-77%
前兆	18-44%

Neurology. 2012 Oct 9;79 (15) :1607-14

表 10 脳底型片頭痛の診断基準

A	前兆を伴う片頭痛の診断基準を満たし，かつ B を満たす
B	以下の 1，2 を満たす前兆を伴う
1	完全に改善を認める脳幹症状（以下 a-g）のうち 2 つ以上を満たす 　a 構音障害 　b 回転性めまい 　c 耳鳴 　d 聴力障害 　e 複視 　f 感覚性ではない失調 　g 意識障害（GCS≦13）
2	運動症状（前兆），網膜症状（視覚前兆）が認められない

International Classification of Headache Disorders, 3rd edition (beta version)

表 11 片麻痺性片頭痛の診断基準

A	前兆を伴う片頭痛の診断基準を満たし，B-D を満たす
B	以下の C，D を満たす前兆を伴う
C	完全に改善する運動障害，麻痺*
D	完全に改善する視覚，感覚，構音障害，失語

*運動障害や麻痺は 72 時間以内に改善することが大半だが，一部で数週間持続するものもある．
International Classification of Headache Disorders, 3rd edition (beta version)

表 12 片麻痺性片頭痛

	家族性 1 型	家族性 2 型	家族性 3 型	家族性 その他	孤発性
遺伝子異常	*19p13* *CACNA1A*	*1q23* *ATP1A2*	*2q24* *SCN1A*		
浸透率	67-89%	63-87%	100%		
男：女	遺伝性	遺伝性	遺伝性	遺伝性	1：4.3
発症年齢	12 歳 [6-28]	11 歳 [1-20]	13 歳 [6-24]	17 歳 [1-45]	19 歳 [4-42]
発作頻度	1 回/日～生涯で 5 回までさまざま	10 回/月～生涯で 4 回までさまざま	2 回/週～生涯で 5 回までさまざま	生涯で 2-100 回以上	生涯で 2-100 回以上

Lancet Neurol. 2013 Jul;12 (7) :706-15

片麻痺性片頭痛

- 前兆として麻痺症状が認められる片頭痛．診断基準は表 11 を参照．
- 孤発性と家族性があり，家族性では *CACNA1A*，*ATP1A2*，*SCN1A* の異常があり，それぞれ家族性片麻痺性片頭痛 1-3 型と呼称される（表 12）．常染色体優性遺伝（浸透率 60-100%）となる〔*Lancet Neurol. 2011 May;10 (5) :457-70*〕．
- 前兆として運動麻痺が出現し，その後頭痛が認めら

れる．頭痛は 95% で認められるが，一部は頭痛が認められず，一過性の麻痺のみ認められる場合もある．神経症状以外に，意識障害が～ 15%，発熱 47%，髄膜刺激症状が 16% で認められる．
- 片麻痺性片頭痛の前兆症状を表 13 にまとめる．
- 一過性で麻痺は残存しないが，一部で後遺症が認められる．小脳症状が比較的多い〔*Lancet Neurol. 2011 May;10 (5) :457-70*〕．

表 13 片麻痺性片頭痛の前兆症状

	家族性	孤発性	前兆を伴う片頭痛		家族性	孤発性	前兆を伴う片頭痛
運動前兆	100%	100%	なし	感覚前兆	98%	98%	31%
片側性	100%	100%		片側性	100%	99%	84%
顔面/舌	51%/57%	45%/48%		顔面/舌	85%/83%	93%/82%	87%/62%
手/腕	98%/93%	99%/92%		手/腕	99%/95%	100%/95%	96%/78%
足/脚	59%/59%	50%/50%		足/脚	68%/67%	59%/60%	23%/23%
体幹	30%	15%		体幹	35%	28%	18%
＜5 分の前兆	10%	13%		＜5 分の前兆	9%	9%	2%
増悪時間	27 分	28 分		増悪時間	32 分	30 分	32 分
発作時間	5 時間 36 分	7 時間 5 分		発作時間	3 時間 43 分	4 時間 54 分	1 時間 12 分
視覚前兆	89%	91%	99%	失語前兆	72%	81%	18%
片側性	61%	60%	69%	錯誤，言葉が見つからない	66%	52%	75%
光のちらつき/ジグザグ線	89%/50%	81%/50%	87%/81%	運動性失語	96%	94%	72%
暗点	79%	81%	50%	感覚性失語	10%	5%	38%
＜5 分の前兆	16%	18%	3%	発作時間	3 時間 7 分	3 時間 19 分	43 分
前兆時間	16 分	22 分	25 分				
発作時間	1 時間 40 分	2 時間 4 分	33 分				
脳底系前兆	69%	72%	10%				
構音障害	73%	69%	53%				
めまい	72%	54%	61%				
耳鳴り	29%	17%	45%				
難聴	48%	20%	21%				
複視	51%	28%	45%				
両側視覚症状	53%	44%	40%				
失調，歩行失調	72%	54%	9%				
意識障害	31%	19%	21%				
対麻痺	11%	13%	24%				
発作時間			1 時間				

Lancet Neurol. 2011 May;10（5）:457-70

E 神経

3 てんかん重積の初期対応

■痙攣は筋肉収縮を伴う現象で，電解質異常や薬剤，離脱，感染症，代謝性疾患，頭蓋内腫瘍，脳卒中などさまざまな原因で生じる．

■てんかんは中枢神経が原因となる痙攣や中枢神経が過剰に発火する現象であり，脳腫瘍や脳炎，脳症などが原因となる症候性てんかんと特に誘因のないてんかんに分類される．

▪症候性てんかんの原因としては，低 Na 血症をはじめとした電解質異常，毒素や中毒性脳症，脳炎，中枢神経腫瘍，脳卒中急性期，脳挫傷急性期などがある．

▪誘因のないてんかんには，特発性てんかんや，中枢疾患既往（脳挫傷や脳卒中など）はあるが 7 日以上経過して出現したてんかん症例が含まれる．

■痙攣やてんかんを意味する英単語として convulsion，seizure，epilepsy があるが，ここでは以下のように理解することにする．

▪convulsion は痙攣．筋の収縮を伴う現象．

▪seizure はてんかん．中枢神経が原因となる痙攣や過剰に発火する現象．

▪epilepsy もてんかんであるが，慢性経過，繰り返す seizure を意味する．

■救急を受診する意識障害患者の 5% が非痙攣性てんかんであり，意識障害でも重要な鑑別疾患の 1 つと言える（ 補足 ）〔Am J Emerg Med. 2013 Nov;31(11):1578-82〕．

てんかん重積のマネジメント（初期対応）

チャート I てんかん重積の初期治療

■てんかん重積とは 5 分以上持続するてんかん発作と定義されるが，目の前で起こったてんかん発作にはすぐに対応したほうがよいと考える．

▪心停止でも痙攣やてんかんは認められることがあり，まずモニタリングとバイタルサインの評価は重要である．心停止による痙攣やてんかんでは心肺蘇生が優先される．

チャート I-1 まず行うことはベンゾジアゼピンの投与であり，これで重積患者の 6-7 割でてんかん発作の消失が認められる

〔N Engl J Med. 2012 Feb 16;366(7):591-600〕

■静脈ルートがあれば，ジアゼパム 0.15 mg/kg（5-10 mg）もしくはミダゾラム 5-10 mg，ロラゼパム 2-4 mg（2 mg/分の速度で投与）を静脈注射．

▪痙攣時にはすぐに対応が必要となるため，投与量は覚えておいたほうがよい．「高齢者や体格が小さい患者ではジアゼパム 5 mg，そうでなければ 10 mg」と覚えておく．

■静脈ルートがない場合，ミダゾラム 5-10 mg を筋肉注射．

▪静脈ルートをすぐに確保することが困難な場合，ミダゾラムの筋肉注射を用いる．ミダゾラムの筋肉注射はロラゼパムの経静脈投与と同等の効果を示す〔N Engl J Med. 2012 Feb 16;366(7):591-600〕．

■数分（4 分程度）で改善が認められない場合はベンゾジアゼピンの再投与，気管挿管による気道確保を考慮する．

▪フェニトイン投与の準備，投与自体に時間がかかるため，2 回目のベンゾジアゼピンで改善がない場合は基本的には挿管管理が望ましい．それまででも気道確保が困難な事例は適宜挿管管理を行う必要はある．

チャート I-2 フェニトイン 15-20 mg/kg を＜50 mg/分の速度で経静脈投与＝アレビアチン®（250 mg）3-4 A を生理食塩水 100 mL で溶解して，20-30 分程度で点滴静注する

■ホスフェニトイン（ホストイン®）を用いる場合は 22.5 mg/kg を 10 分程度で投与する．

▪厳密には 22.5 mg/kg を 3 mg/kg/分（もしくは 150 mg/分）を超えない速度で点滴静注する．

▪維持投与は初回投与から 12-24 時間あけて，5-7.5 mg/kg/日を 1 日 1 回点滴静注する（速度は 1 mg/kg/分［75 mg/分］以下）．

■挿管管理，人工呼吸器管理となった場合はミダゾラム，もしくはプロポフォールを使用し，鎮静する（ チャート II ）．

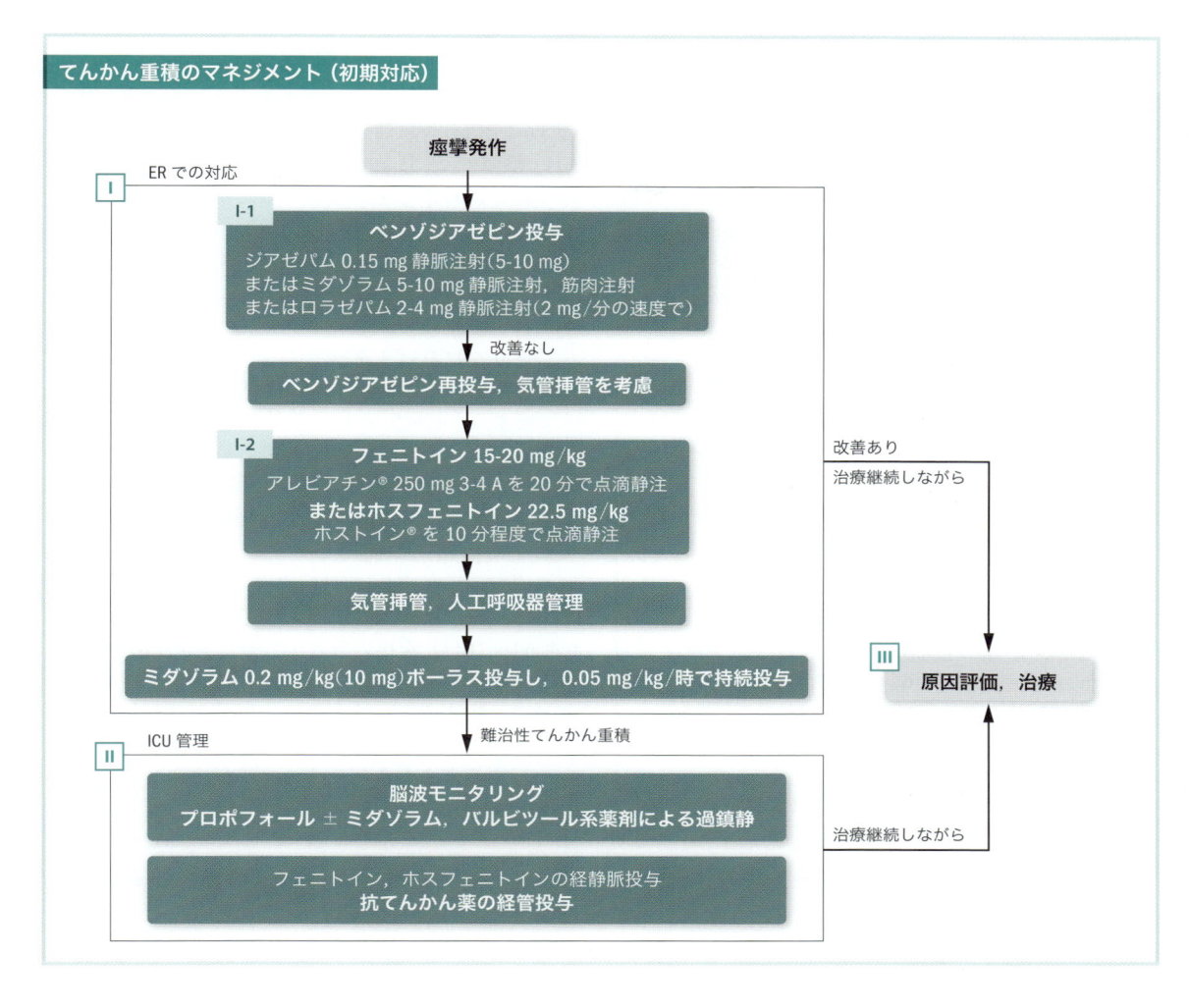

てんかん重積のマネジメント（初期対応）

痙攣発作

ER での対応 — I

I-1
ベンゾジアゼピン投与
ジアゼパム 0.15 mg 静脈注射（5-10 mg）
またはミダゾラム 5-10 mg 静脈注射，筋肉注射
またはロラゼパム 2-4 mg 静脈注射（2 mg/分の速度で）

改善なし

ベンゾジアゼピン再投与，気管挿管を考慮

I-2
フェニトイン 15-20 mg/kg
アレビアチン® 250 mg 3-4 A を 20 分で点滴静注
またはホスフェニトイン 22.5 mg/kg
ホストイン® を 10 分程度で点滴静注

気管挿管，人工呼吸器管理

ミダゾラム 0.2 mg/kg（10 mg）ボーラス投与し，0.05 mg/kg/時で持続投与

改善あり
治療継続しながら

III — **原因評価，治療**

ICU 管理 — II

難治性てんかん重積

脳波モニタリング
プロポフォール ± ミダゾラム，バルビツール系薬剤による過鎮静

フェニトイン，ホスフェニトインの経静脈投与
抗てんかん薬の経管投与

治療継続しながら

Ｅ 神経

表1 鎮静薬の推奨使用量

薬剤	海外での使用量*	日本国内での使用量（添付文書より）
ミダゾラム （ドルミカム®）	0.2 mg/kg 静注 0.2-0.6 mg/kg/時で維持	0.03-0.06 mg/kg 静注 0.03-0.18 mg/kg/時で維持
プロポフォール （1%デュプリバン®）	2 mg/kg 静注 2-5 mg/kg/時で維持（最大 10 mg/kg）	0.3-3.0 mg/kg/時で維持
チオペンタール （ラボナール®）	1-2 mg/kg 静注 1-5 mg/kg/時で維持	痙攣状態で 50-200 mg を緩徐に静注（2.5%溶液で 2-8 mL）

・ ミダゾラムは 1A 10 mg/2 mL．5 A＋生理食塩水 40 mL を混合し，50 mg/50 mL を作成．日本国内の使用量では体重 50 kg 換算で 1.5-9 mL/時となる．
・ プロポフォールは 10 mg/mL 製剤となるため，A mg/kg/時は 0.1A mL/kg/時の投与速度となる．

Lancet Neurol. 2011 Oct;10（10）:922-30

 難治性てんかん重積の治療

■ ベンゾジアゼピンと抗てんかん薬 1 剤を使用しても
コントロールがつかないてんかん重積を難治性てん
かん重積と呼び，てんかん重積の 23-43％で認めら
れる〔*Lancet Neurol. 2011 Oct;10（10）:922-30*〕．

■ この場合，脳波モニタリングをしながら GABA$_A$ 受

容体に作用する鎮静薬（ミダゾラム，プロポフォー
ル，バルビツール系薬剤）を高用量で使用しつつ，
他の抗てんかん薬を併用しながら治療を行うが，そ
の際の鎮静薬使用量は海外と日本で大きな差がある
（表1）〔*Lancet Neurol. 2011 Oct;10（10）:922-30*〕．

■ 特にミダゾラムでは投与量の差が大きいため，日本
ではプロポフォールを使用し，過鎮静状態で維持し

Q 難治性てんかん重積のコントロール方法をもう少し具体的に教えてください.

A 明確に決まってはいませんので,各施設,各個人での方法があると思います.海外の10例の難治性てんかん重積の治療を報告した論文から,コントロール方法を紹介します(表2)〔Intensive Care Med. 2006 Jul;32（7）:1075-9〕.

表2 難治性てんかん重積のコントロール方法

① ICUにおいてプロポフォール 1-2 mg/kg を静注し,臨床的な痙攣をコントロールする.その後脳波モニタリングを開始

② プロポフォール 2-3 mg/kg を静注,その後 3-5 分毎に 1-2 mg/kg を追加し続ける.これは脳波にて burst-suppression パターンを誘導するまで続ける(suppression 期間が 5-10 秒持続するまで)
その後プロポフォール 4 mg/kg/時で維持する

③ ② 達成後,維持投与中に burst-suppression パターンが維持できなくなる場合は,プロポフォールを 1 mg/kg 静注し,持続投与量を 1 mg/kg/時増量する

④ burst-suppression パターンが 12 時間維持できれば,その後 12 時間かけて減量する
上記①～④の間,他の抗てんかん薬を併用する

Intensive Care Med. 2006 Jul;32（7）:1075-9

このレジメンにおけるプロポフォールの投与量は 4.6-15.1 mg/kg/時（約 0.5-1.5 mL/kg/時,体重 50 kg 換算で 25-75 mL/時）であり,日本国内では難しいと言わざるをえません.ただここからわかることは,これだけ大量に使用し,脳活動を抑制しつつ,他の抗てんかん薬を併用することがマネジメントのポイントになるということです.

これを踏まえて,プロポフォールを高用量で投与,足りなければミダゾラムを併用しつつ,抗てんかん薬（バルプロ酸［経鼻胃管より投与］,レベチラセタム［イーケプラ®,静注製剤あり］など）を使用し,12-24 時間維持した後に鎮静薬を減量していくことが個人的には多いです.バルプロ酸,レベチラセタムは急速増量が可能であり,難治性てんかん重積には使用しやすい薬剤と言えます〔Lancet Neurol. 2011 May;10（5）: 446-56〕.

また,持続脳波モニタリングの代わりに bispectral index (BIS) を用いる方法もあります.BIS<30 は 1 分間のバースト数 ≦10 を感度 99％,特異度 98％で示唆するという報告もあり,持続脳波モニタリングが難しい場合は BIS<30 を指標にコントロールする方法もありそうです〔Epilepsia. 2010 Aug; 51（8）:1580-6〕.

つつ,抗てんかん薬を併用することが多い.プロポフォール単独でてんかん波のコントロールが困難な場合はミダゾラムやチオペンタールを併用する.
- 抗てんかん薬は経静脈投与が可能なレベチラセタム（イーケプラ®）が用いられることが多い.1回 500 mg を 1 日 2 回,15 分以上かけて投与する.
- 経鼻胃管より経口の抗てんかん薬を開始してもよい.
- 難治性てんかん重積ではてんかん重積の治療と並行して,原因精査も行う.
- 難治性てんかんの原因は チャートIII を参照.原因が判明すれば特異的治療を行う.

チャートIII てんかん患者の評価

- てんかんは,脳腫瘍や脳炎,脳症などが原因となる症候性てんかんと,特に誘因のないてんかんに分類される.
- 症候性てんかんでは代謝性,中毒・離脱,脳卒中急性期,脳腫瘍,外傷,感染症,HIV,妊娠などが誘因として挙げられ,血液検査や妊娠可能年齢の女性では妊娠反応の評価は重要である.
- てんかん重積発作の原因を表3にまとめる.
- 誘因のないてんかんには,神経変性疾患や脳出血,頭部外傷後 7 日以上経過して発症したてんかん発作,特発性てんかんが含まれる.
- 症候性てんかんでは原因の治療と抗てんかん薬の使用を,誘因が明らかではないてんかんでは抗てんかん薬の使用を考慮する.
- 画像検査による評価:
- 新規発症のてんかんの 34-56％が頭部 CT,MRI で異常所見が認められる.特に神経局所症候が認められる場合,部分発作から全般化する場合,HIV患者では異常が認められる可能性が高い〔Emerg Med Clin North Am. 2011 Feb;29（1）:41-9〕.
- 脳波検査による評価:
- 脳波所見は非痙攣性てんかんの評価としても有用であり,初回てんかん発作患者の 23％でてんかん波が検出される.てんかん波が認められた場合はてんかん発作再発のリスク因子でもあるため,評価が推奨される.
- その他の検査:

表3 てんかん重積発作の原因

カテゴリー	原因
中枢疾患	脳卒中，脳腫瘍，神経変性疾患，頭部外傷，多発性硬化症，RPLS，ADEM
炎症性	自己免疫性脳炎，橋本脳症，SLE，中枢神経系血管炎，Behçet病など
感染症	敗血症，髄膜炎（細菌性，ウイルス性，結核，クリプトコッカス），脳炎（ヘルペス脳炎など），脳膿瘍，HIV，神経梅毒，トキソプラズマ脳炎
代謝，内分泌	甲状腺機能亢進症，肝性脳症（急性），低Na血症，高Na血症，低Ca血症，高血糖高浸透圧症候群，浸透圧性脱髄症候群，ビタミンB_1欠乏症，ビタミンB_{12}欠乏症，葉酸欠乏症
薬剤，中毒	アルコール離脱，ベンゾジアゼピン離脱
	覚醒剤
	リチウム，テオフィリン
	抗うつ薬（三環系，四環系，SSRI，SNRI）
	ジフェンヒドラミン
	抗菌薬（βラクタム，キノロン系，マクロライド系，メトロニダゾール，イソニアジド，リファンピシン，リネゾリド），抗ウイルス薬（アシクロビル，バラシクロビル）
	免疫抑制療法（シクロスポリン，タクロリムス），インターフェロン，免疫グロブリン注射，化学療法（シスプラチン，シタラビンなど）
	セロトニン症候群
	抗てんかん薬の減量，休薬など
その他	心肺停止，低酸素血症，高血圧性脳症，循環不全
	血栓性血小板減少性紫斑病
	急性間欠性ポルフィリン症
特発性	

RPLS：reversible posterior leukoencephalopathy syndrome，ADEM：acute disseminated encephalomyelitis
Lancet Neurol. 2009 Nov;8（11）:1019-30／Lancet Neurol. 2015 Sep;14（9）:914-25／Neurology. 2015 Oct 13;85（15）:1332-41／Mayo Clin Proc. 2017 Jun;92（6）:899-907／Crit Care Res Pract. 2018 May 8;2018:9768949 より作成

- 腰椎穿刺は全例に必須ではなく，感染症が疑われる患者，免疫不全のある患者で考慮する〔*Ann Emerg Med. 2004 May;43（5）:605-25*〕.
- ■難治性てんかんの原因（表4）:
- 難治性てんかんの半分が原因不明であり，判明した原因のうち最多のものは自己免疫性脳炎，傍腫瘍症候群である〔*Neurology. 2015 Nov;85（18）:1604-13*〕.
- 傍腫瘍性では卵巣奇形腫，肺小細胞癌，肺腺癌，胸腺腫，子宮癌の頻度が高い.
- 原因不明の初発てんかん発作症例において，自己免疫性脳炎（自己抗体検出で定義）の可能性を評価するスコア（Antibody Prevalence in Epilepsy score：APE score）がある（表5）.
  - 自己抗体陽性例ではスコア5点［1-11］，陰性例では2点［0-12］．≧4点では自己抗体陽性 OR 21.7［6.5-72.4］となる．特に抗NMDA受容体抗体

や抗leucine-rich glioma-inactivated 1（LGI1）抗体陽性例ではスコアは高値となる〔*JAMA Neurol. 2017 Apr 1;74（4）:397-402*〕.
- 自己免疫性脳炎，傍腫瘍症候群であればステロイド，血漿交換，免疫グロブリン静注療法（IVIG）が治療法となる．効果が乏しい場合は腫瘍摘出術を行う必要もある．自己免疫性脳炎，傍腫瘍症候群による辺縁系脳炎については E-11 自己免疫性脳炎 を参照.
  - 難治性てんかんで自己免疫性脳炎が疑われる患者群において血漿交換や免疫グロブリン静注療法を施行した症例報告のレビューでは，約半数程度でてんかん発作の改善が認められた〔*Seizure. 2016 Dec;43:14-22*〕〔*Seizure. 2017 Feb;45:172-80*〕．大規模研究がない分野ではあるが，治療の選択肢として覚えておくとよい.

表4 難治性てんかんの原因（ヘルペス脳炎，細菌性髄膜炎，脳膿瘍，脳挫傷を除く）

原因	頻度	原因	頻度
自己免疫性	19%	傍腫瘍性	18%
抗 NMDA 受容体抗体	5%	抗 NMDA 受容体抗体	7%
抗 VGKC 抗体（抗 LGI1 抗体，抗 CASPR2 抗体）	4%	抗 VGKC 抗体（抗 LGI1 抗体，抗 CASPR2 抗体）	2%
SREAT	4%	抗 Hu 抗体	2%
神経ループス	3%	抗 VGCC 抗体	2%
抗 GAD65 抗体	2%	抗 CRMP5 抗体	1%
抗 striational 抗体	1%	抗 Ro 抗体	1%
感染症	8%	血清陰性	3%
EBV	2%	その他	
VZV	2%	SESA	2%
CMV	1%	軟髄膜腫瘍	2%
WNV	1%	Creutzfeldt-Jakob 病	1%
Mycoplasma pneumoniae	2%		
梅毒	1%		
Toxoplasma gondii	1%		

・ヘルペス脳炎，細菌性髄膜炎，脳膿瘍，脳挫傷を除く難治性てんかん 130 例の解析より．
・NMDA：N-methyl-D-aspartate（receptor），VGKC：voltage-gated potassium channel，LGI1：Leucine-rich glioma-inactivated 1，CASPR2：contactin-associate protein 2，SREAT：steroid-responsive encephalopathy associated with autoimmune thyroiditis，GAD65：glutamate decarboxylase 65 kDa，EBV：Epstein-Barr virus，VZV：varicella zoster virus，CMV：cytomegalovirus，WNV：West Nile virus，VGCC：voltage-gated calcium channel，CRMP5：collapsing response mediator protein 5，SESA：subacute encephalopathy with seizures in alcoholic patients

Neurology. 2015 Nov;85（18）:1604-13

表5 APE score（Antibody Prevalence in Epilepsy score）

評価・所見	点
1-6 週間の経過で急速に出現する意識変容，痙攣運動	1
神経精神所見の変化がある：興奮症状や攻撃性の性格変化，感情の不安定化など	1
自律神経障害がある：血圧や心拍数の変動，持続性の頻脈，起立性低血圧	1
ウイルス感染の前駆症状がある：鼻汁，咽頭痛，微熱（基礎に悪性腫瘍がない場合のみ加点する）	2
顔面ジスキネジアや顔面上腕のジストニー運動が認められる	2
2 種類以上の抗てんかん薬を使用しても難治性の痙攣	2
髄液所見にて炎症所見が認められる（髄液蛋白の上昇や髄液リンパ球の上昇）	2
MRI にて辺縁系脳炎に矛盾しない所見が得られる	2
背景に悪性腫瘍がある（皮膚の扁平上皮癌や基底細胞癌は除く）	2

JAMA Neurol. 2017 Apr 1;74（4）:397-402

初発の誘因のないてんかん患者における抗てんかん薬の使用

■ 初発の誘因のないてんかん発作の場合，てんかん再発リスクと副作用を考慮して抗てんかん薬の適応を決める．

■ 初発の誘因のないてんかん発作におけるてんかん再発リスクは最初の 2 年間で高く，21-45％で再発が認められる．また，脳障害の既往がある場合，脳波検査で異常所見が認められる場合，頭部画像検査で明らかな異常がある場合，夜間発症のてんかんの場合は再発リスクがさらに高くなる〔*Neurology. 2015 Apr 21;84（16）:1705-13*〕．

■ 抗てんかん薬の使用は再発リスクを有意に低下させる（NNT 25-33）が，副作用リスクも多い．そのため，抗てんかん薬は初回は使用せず，発作を繰り返す患者や，初回のてんかん発作が重症であった場合，上記再発リスク因子がある場合は考慮する〔*BMJ. 2010 Dec 7;341:c6477*〕〔*Lancet Neurol. 2011 May;10（5）:446-56*〕〔*Neurology. 2015 Apr 21;84（16）:1705-13*〕．

表6　抗てんかん薬一覧

局所てんかんと全般性てんかん発作に有効	局所てんかんに有効，全般化の有無は問わない
バルプロ酸（デパケン®） フェノバルビタール（フェノバール®） プリミドン（プリミドン®） ラモトリギン（ラミクタール®） レベチラセタム（イーケプラ®） トピラマート（トピナ®） ゾニサミド（エクセグラン®） ルフィナミド（イノベロン®） ペランパネル（フィコンパ®）	カルバマゼピン（テグレトール®） フェニトイン（アレビアチン®） ガバペンチン（ガバペン®） プレガバリン（リリカ®） ラコサミド（ビムパット®）

Lancet Neurol. 2011 May;10（5）:446-56

抗てんかん薬の選択（表6）

〔*Lancet Neurol. 2011 Jul;10（7）:609-17*〕〔*Neurology. 2014 Jan 21;82（3）:213-21*〕

- 抗てんかん薬はてんかんのタイプ（局所性，全般性）と，以下の要素を考慮して決める．
- 女性への使用：
  - バルプロ酸は多嚢胞性卵巣症候群を誘発するので避ける．オルニチントランスカルバミラーゼ欠損症では禁忌である．
  - 肝代謝酵素を誘導する薬剤（フェニトイン，カルバマゼピン，フェノバルビタール）は経口避妊薬の代謝を促進させるため注意．反対に経口避妊薬はラモトリギンの代謝を促進させるため，血中濃度が安定しない〔*N Engl J Med. 2008 Jul 10;359（2）:166-76*〕〔*Lancet Neurol. 2011 May;10（5）:446-56*〕．
  - 催奇形リスクはすべての抗てんかん薬にあるが，高用量でリスクは高くなる．ラモトリギンとレベチラセタムは低リスク．
- 高齢者では投与量に注意．
  - 副作用の頻度が高く，蓄積もしやすい．
- 肝障害では肝代謝の薬剤は減量する．
  - 特にバルプロ酸は高アンモニア血症を来すために避ける．
- 腎結石がある場合，ゾニサミドやトピラマートは避ける（結石増悪リスク）．
- 低Na血症やそのリスクがある患者ではカルバマゼピンを避ける（増悪のリスク）．
- 片頭痛がある患者では，バルプロ酸やトピラマートは片頭痛予防効果も期待できるためよいかもしれない．

初回治療に失敗した後の薬剤変更

- 薬剤副作用で中断した場合，他薬剤へ変更．
  - 薬疹の場合，他の薬剤でも同様にリスクが上昇するため，注意すべき．
- 薬剤投与でもてんかん予防ができなかった場合，他薬剤へ変更．
  - その場合は他薬剤の単剤治療が望ましい．保険適用上，併用にする必要がある薬剤もあり（レベチラセタム）．
  - 併用する場合，同じ作用の薬剤は避けるほうがよく，特にNaチャネル阻害作用がある抗てんかん薬（カルバマゼピン，フェニトイン，ラモトリギン，ルフィナミド，ラコサミド）の組み合わせは副作用を増悪させるだけであり，避ける．

抗てんかん薬中止のタイミング

- てんかん発作が2-4年間認められない場合に中止を考慮する．ただし，中止後は再発リスクが上昇するため，生活上リスクがある場合（運転や仕事）は中止しないほうがよい．
- 再発リスクは成人例では1年間で26-61%，2年間で43-65%と高い．小児例では再発リスクは成人例よりも低くなる〔*Lancet Neurol. 2011 May;10（5）:446-56*〕．
- 抗てんかん薬中止後のてんかん発作再発リスクを評価したメタアナリシスでは，てんかん発作寛解までの期間，発症年齢，熱性けいれんの既往，脳波所見などが再発リスクに関連する（図1）〔*Lancet Neurol. 2017 Jul;16（7）:523-31*〕．これらの情報を考慮し，中止の際は再発の可能性があることを患者・家族に説明し，よく相談したうえで中止を決めるべきである．

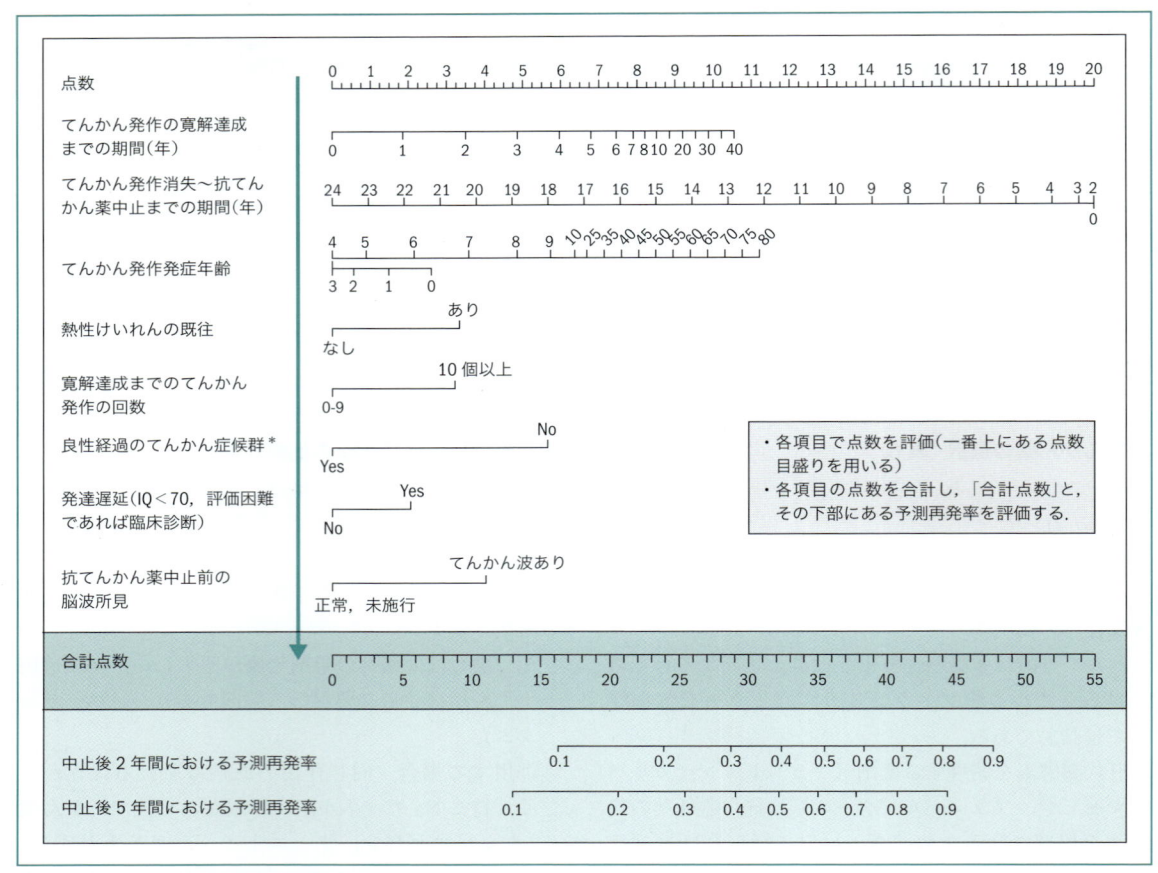

図1 抗てんかん薬中止後の再発リスク予測
*例として欠伸発作，中心・側頭部に棘波をもつ良性小児てんかん，Panayiotopoulos 症候

Lancet Neurol. 2017 Jul;16（7）:523-31

✚ 補足

非痙攣性てんかん発作

■ 非痙攣性てんかん発作（non-convulsive status epilepticus：NCSE）とは痙攣を来さないてんかん発作であり，意識障害や性格変化，異常行動，急性発症の認知症の原因として重要である（表7）．脳波を評価しないと検出ができず，また脳波も長時間評価する必要があるため，診断が難しい〔*Epilepsy Behav. 2008 May;12（4）:572-86*〕.

■ 近年，ER を受診した意識障害患者で，明らかな原因が判明した例を除外した群に対して30分間の脳波評価を行った研究では，5%が NCSE であったとする報告もある〔*Am J Emerg Med. 2013 Nov;31（11）:1578-82*〕.

■ また，高齢者ほど高頻度（10歳増加毎に OR 1.7 [1.4-2.0]）であり，総合診療医として知っておくべき疾患と言える.

表7　NCSE のタイプ

	タイプ	症状	脳波
全般性	absence status epilepticus（ASE）	さまざまな程度の意識障害，行動変化，見当識障害，自発行動の低下，発語が遅延，幻覚，リズミカルな瞬き，ミオクローヌス様の痙縮	2-3 Hz の棘徐波
	典型的 ASE	突如発症で，短時間，軽度な発作　上記 ASE の症状が認められる	発作間欠期の背景活動は正常
	非典型的 ASE	ASE の症状に加えてしかめ面や瞬きの増加が認められる	発作間欠期の背景活動が徐波
	晩期発症 ASE	典型的 ASE で高齢発症．健忘～昏迷程度の意識障害	0.5-4 Hz の棘徐波
局所性	simple partial status epilepticus	意識は保たれるが，聴覚・言語・美的意識・味覚・嗅覚・視覚障害などが認められる．行動障害もある	さまざまで局所的なスパイク，棘徐波が認められる．脳表の脳波では検出が難しい
	complex partial status epilepticus	意識障害を伴う．昏迷と異様な行動，口・手の自動症．徐々に症状が増悪する	さまざまで局所的なスパイク，棘徐波が認められる．脳表の脳波でも検出が可能
	subtle status epilepticus	意識障害を伴い，手や体幹，顔面，眼に微細な運動が認められる	全般性・局在性のスパイク，曲徐波が認められる

Lancet Neurol. 2007 Apr;6（4）:329-39

E 神経

- Bell 麻痺とは，原因不明の片側性・末梢性の顔面神経麻痺を呈する疾患である．
- 片側性顔面神経麻痺の原因のうち Bell 麻痺は 60-75％を占める〔*N Engl J Med. 2004 Sep 23;351 (13) :1323-31*〕．救急ではさらに頻度が高く，急性の末梢性顔面神経麻痺にて救急を受診した症例では 98％が Bell 麻痺との報告もある〔*Iran J Otorhinolaryngol. 2018 May;30 (98) :145-52*〕．
- Bell 麻痺と誤診される疾患としては脳血管障害，脳腫瘍，中枢神経感染症，HIV 感染症，Guillain-Barré 症候群，ライム病，中耳炎，乳突蜂巣炎，帯状疱疹，外傷，外科手術に伴う顔面神経麻痺がある〔*Ann Emerg Med. 2014 Apr;63 (4) :428-34*〕．〔*Continuum (Minneap Minn) . 2017 Apr;23 (2) :447-66*〕．Bell 麻痺以外の末梢性顔面神経麻痺の原因となる疾患を表 1 にまとめる．

Bell 麻痺のマネジメント

チャート I 　Bell 麻痺の診断

- Bell 麻痺では，顔面神経のみではなく，舌咽神経，三叉神経領域の感覚障害や，顔面の疼痛，聴覚過敏，C2 領域の感覚低下などさまざまな神経症状を合併する（表 2）〔*BMJ. 2004 Sep 4;329 (7465) :553-7*〕．
- 聴覚過敏は Bell 麻痺で認められるが，難聴が認められる場合は中耳炎や乳突蜂巣炎，真珠腫の可能性を疑う必要がある．
- 末梢性の顔面神経麻痺が認められ，二次性の原因疾患が否定されたときに Bell 麻痺と診断する．
- 末梢性の顔面神経麻痺の特徴として，額のしわ寄せが片側のみ障害される点が挙げられる．上部顔面

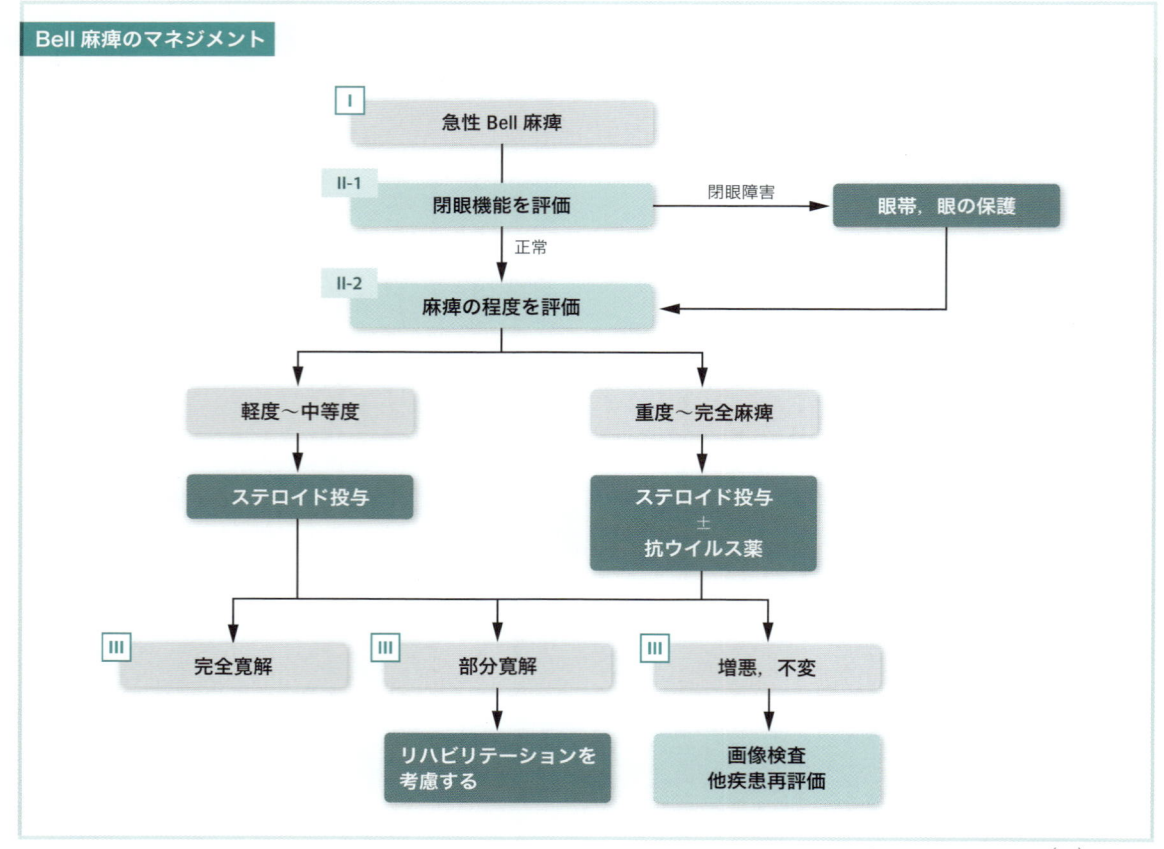

Bell 麻痺のマネジメント

- I 急性 Bell 麻痺
- II-1 閉眼機能を評価 —閉眼障害→ 眼帯，眼の保護
- 正常
- II-2 麻痺の程度を評価
  - 軽度〜中等度 → ステロイド投与
  - 重度〜完全麻痺 → ステロイド投与 ± 抗ウイルス薬
- III 完全寛解
- III 部分寛解 → リハビリテーションを考慮する
- III 増悪，不変 → 画像検査 他疾患再評価

CMAJ. 2014 Sep 2;186 (12) :917-22

表1　Bell 麻痺以外の末梢性顔面神経麻痺の鑑別疾患

中枢病変（橋病変） 　多発性硬化症，脳卒中，脳膿瘍，脳炎，脳腫瘍など	髄膜炎 　細菌性髄膜炎全般，ウイルス性髄膜炎（HIV 感染，Zika ウイルス，EB ウイルス，ポリオウイルスなど），結核性髄膜炎，Hansen 病，スピロヘータ（梅毒，ライム病），サルコイドーシス，癌性髄膜炎
先天性 　Mobius 症候群，鉗子分娩時の外傷	感染症（髄膜炎以外），炎症性 　Ramsay Hunt 症候群，Guillan-Barré 症候群，CIDP，頭蓋底の骨髄炎，中耳炎，耳下腺炎，乳様突起炎，アミロイドーシス，肉芽腫性多発血管炎，結節性多発動脈炎，Sjögren 症候群
外傷性 　頭蓋底骨折，術後合併症	その他 　特発性頭蓋内圧亢進症，Melkersson-Rosenthal 症候群，Paget 病，ビタミン B_1 欠乏（Wernicke 脳症），HNPP，エチレングリコール中毒
腫瘍性病変 　神経鞘腫，神経腫，髄膜腫，転移性脳腫瘍，中耳真珠腫，耳下腺腫瘍，顔面神経周囲の浸潤	筋症，神経筋接合部の障害 　顔面肩甲上腕型筋ジストロフィー，眼咽頭型筋ジストロフィー，筋強直性ジストロフィー，重症筋無力症

CIDP：chronic inflammatory demyelinating polyradiculoneuropathy，HNPP：hereditary neuropathy with liability to pressure palsies

Continuum（Minneap Minn）. 2017 Apr;23（2）:447-66

表2　Bell 麻痺の症状と頻度

症状	頻度
舌咽神経，三叉神経感覚枝の麻痺	80%
顔面，耳介後方の疼痛	60%
味覚障害	57%
聴覚過敏	30%
C2 領域の感覚低下	20%
迷走神経支配筋の筋力低下	20%
涙の減少	17%
三叉神経支配筋の筋力低下	3%

BMJ. 2004 Sep 4;329（7465）:553-7

表3　顔面神経麻痺における red flags

- ・徐々に進行する経過
- ・めまいや難聴，耳鳴を伴う
- ・3 か月以内に改善が認められない
- ・両側性の顔面神経麻痺
- ・他の脳神経障害の合併
- ・四肢・球麻痺症状を伴う
- ・耳下腺の腫脹が認められる
- ・中耳炎の合併
- ・外耳道や鼓膜，口咽頭に水疱を伴う
- ・頸部リンパ節腫大を伴う
- ・顔面腫脹や亀裂舌を伴う
- ・皮疹やライム病の流行地域での発症，ライム病を疑う所見，状況
- ・HIV 感染リスクがある
- ・顔面の皮膚悪性腫瘍がある
- ・担癌患者である

Continuum（Minneap Minn）. 2017 Apr;23（2）:447-66

筋は中枢神経では両側支配のため，中枢性顔面神経麻痺では額のしわ寄せは保たれる〔*N Engl J Med. 2004 Sep 23;351（13）:1323-31*〕.

- 顔面神経麻痺における red flags を表3 にまとめる．これらの所見がある場合は他疾患の可能性も念頭に置いて診療すべきである．

チャート II　Bell 麻痺の重症度評価，治療

チャート II-1　顔面神経麻痺がある患者では，必ず閉眼機能を評価する

- ■閉眼機能が障害されている場合，眼帯などによる眼の保護が必要となる．

チャート II-2　重症度の評価と治療

- ■重症度の評価は表4 を参照．
- ■Bell 麻痺の基本的な治療はステロイド投与であり，全例に推奨される．
- ▪PSL 60 mg/日を 5 日間，その後 10 mg/日ずつ減量する（合計 450 mg）〔*Lancet Neurol. 2008 Nov;7（11）:993-1000*〕.
- ▪ステロイド投与は有意に神経予後を改善させる（NNT 11 [8-25]）．特に合計投与量≧ 450 mg の高用量使用群で効果が高いため，上記投与方法を選択することが多い〔*JAMA. 2009 Sep 2;302（9）:985-93*〕.
- ■抗ウイルス薬（アシクロビル，バラシクロビル）は，単独の使用では神経予後改善効果は認められないも

表4　Bell 麻痺の重症度評価（House-Brackmann facial nerve grading system）

グレード	評価	所見
1	正常	全部位で麻痺は認められない
2	軽度	綿密な評価にて軽度な麻痺が認められる程度．額のしわ寄せは左右差なく，閉眼も可能．顔面筋は安静時は左右差なく，口角の運動や閉眼時にごくわずかに左右差が認められる
3	中等度	左右差が認められるが機能は保たれている．安静時には左右差はないが，運動時に左右差が出現するレベル．顔面の痙縮が認められるが，機能は保たれている
4	中等度〜重症	安静時には左右差なし．運動時に額のしわ寄せ，閉眼が困難，顔面の痙縮が認められる
5	重症	わずかな運動のみ可能．安静時も顔貌の左右差が認められる．口角下垂や鼻唇溝の消失．閉眼はできず，わずかな眼瞼の運動のみ可能
6	完全麻痺	筋緊張がなく，運動も不可能

Otolaryngol Head Neck Surg. 2013 Nov;149（3 Suppl）:S1-27

のの，ステロイドとの併用において，ステロイド単独と比較すると神経予後改善効果が認められる可能性が示唆されている（NNT 20［11- ∞］）〔*JAMA. 2009 Sep 2;302（9）:985-93*〕．

- したがってルーチン投与は推奨されないが，重症例や完全麻痺症例（表4）ではステロイドとの併用を考慮してもよい〔*CMAJ. 2014 Sep 2;186（12）:917-22*〕．
- 最近のメタアナリシスでは重症度にかかわらず神経予後改善効果は認められていない〔*Am J Med. 2015 Jun;128（6）:617-28*〕．
- 運動療法は急性期では効果は乏しく，病的共同運動を誘発するリスクがある．慢性期において麻痺が残存した場合に考慮する．
- 改善が乏しい場合，増悪傾向にある場合には画像検査にて脳腫瘍や他疾患の再評価を行う．

Bell 麻痺の予後

- 顔面神経麻痺は通常 2-3 週間で改善が認められ，完全に改善するには 3-4 か月かかる．
- 不全麻痺では 94％が 6 か月以内に改善するが，完全麻痺では改善するのは 70％のみ，30％は何かしらの後遺症が残存する〔*Otolaryngol Head Neck Surg. 2013 Nov;149（3 Suppl）:S1-27*〕．
- 筋電図検査は予後推定に有用であるが，発症 1-3 日では所見が認められないことが多く，発症 4-10 日目に行う．
- 神経興奮性が保たれていれば 90％が完全寛解し，消失していた場合には完全寛解は 20％のみしか期待できない．また，発症 3 週間の時点で 90％以上の軸索変性所見がある場合には 50％しか機能改善が期待できない．軸索変性所見が 90％未満であれば 80-100％で機能改善が期待できる〔*N Engl J Med. 2004 Sep 23;351（13）:1323-31*〕．

5 良性発作性頭位変換性めまい症

■ 良性発作性頭位変換性めまい症（benign paroxysmal positional vertigo：BPPV）は頭位，姿勢の変換により回転性めまいと眼振が出現する病態であり，中等度〜重度のめまい症の原因の 8% を占める.

■ 重要なのは「典型的な BPPV のめまい」かどうか，タイプに合わせた治療ができるかどうかである.

めまいこそ BPPV を強く示唆する（OR 15.5 [7.3-33.1]）〔*Otol Neurotol. 2011 Feb;32(2):284-90*〕.

■ 他に潜時があり，安静で改善し，さらに以下で説明する誘発試験において BPPV のタイプに分類できればまず BPPV で間違いない.

良性発作性頭位変換性めまい症（BPPV）のマネジメント

チャート I BPPV を示唆する病歴

■ 臥位になる際に増悪する回転性めまいが BPPV のポイント.

■ 起き上がる際にめまいがある場合に BPPV を疑うことが多いかもしれないが，すべてのめまい症は起き上がると増悪する．臥位になるときに増悪する

チャート II BPPV のタイプと誘発試験

■ 三半規管は左右にそれぞれ 3 つあるため，BPPV も左右で 3 種類ずつある．さらに複数半規管の障害もありうる．罹患半規管により所見や誘発方法，治療が異なる（表 1）〔*N Engl J Med. 2014 Mar 20;370(12):1138-47*〕.

チャート II-1　Supine Roll 試験

■ Supine Roll 試験は仰臥位の状態で頭位を右（左）方向に回旋させ，その位置で維持し，眼振誘発の有

E 神経

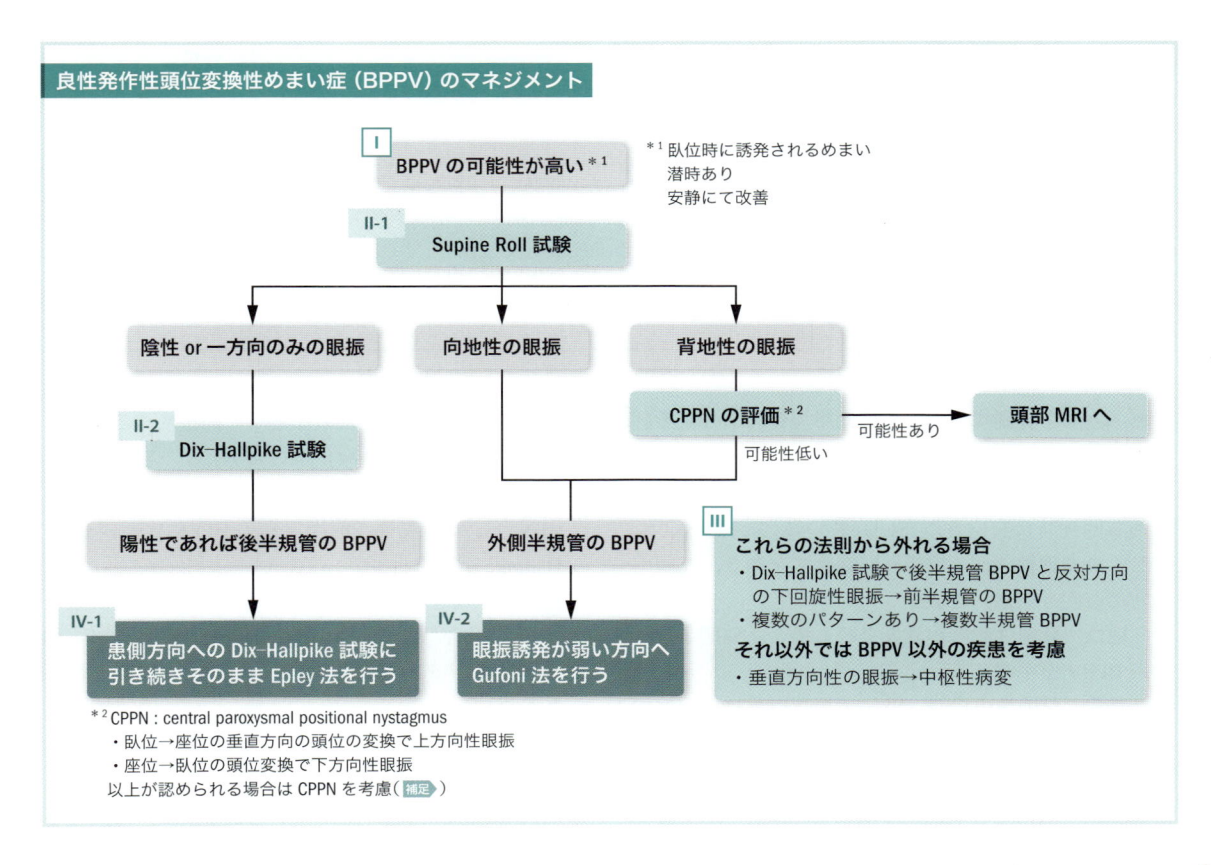

良性発作性頭位変換性めまい症（BPPV）のマネジメント

I BPPV の可能性が高い *1

*1 臥位時に誘発されるめまい
潜時あり
安静にて改善

II-1 Supine Roll 試験

陰性 or 一方向のみの眼振 ／ 向地性の眼振 ／ 背地性の眼振

II-2 Dix-Hallpike 試験

CPPN の評価 *2 → 可能性あり → 頭部 MRI へ
可能性低い

陽性であれば後半規管の BPPV ／ 外側半規管の BPPV

III これらの法則から外れる場合
・Dix-Hallpike 試験で後半規管 BPPV と反対方向の下回旋性眼振→前半規管の BPPV
・複数のパターンあり→複数半規管 BPPV
それ以外では BPPV 以外の疾患を考慮
・垂直方向性の眼振→中枢性病変

IV-1 患側方向への Dix-Hallpike 試験に引き続きそのまま Epley 法を行う

IV-2 眼振誘発が弱い方向へ Gufoni 法を行う

*2 CPPN：central paroxysmal positional nystagmus
・臥位→座位の垂直方向の頭位の変換で上方向性眼振
・座位→臥位の頭位変換で下方向性眼振
以上が認められる場合は CPPN を考慮（補足）

表1　BPPV のタイプと特徴

	後半規管	外側半規管	前半規管
頻度	60-90%	10-40%	1-3%
誘発試験	Dix-Hallpike 試験	Supine Roll 試験	Dix-Hallpike 試験
眼振の向き	患側方向 上方向回旋性眼振	向地性，背地性	患側方向 下向き回旋性眼振
治療選択	患側方向への Epley 法	Gufoni 法	Yacovino 法

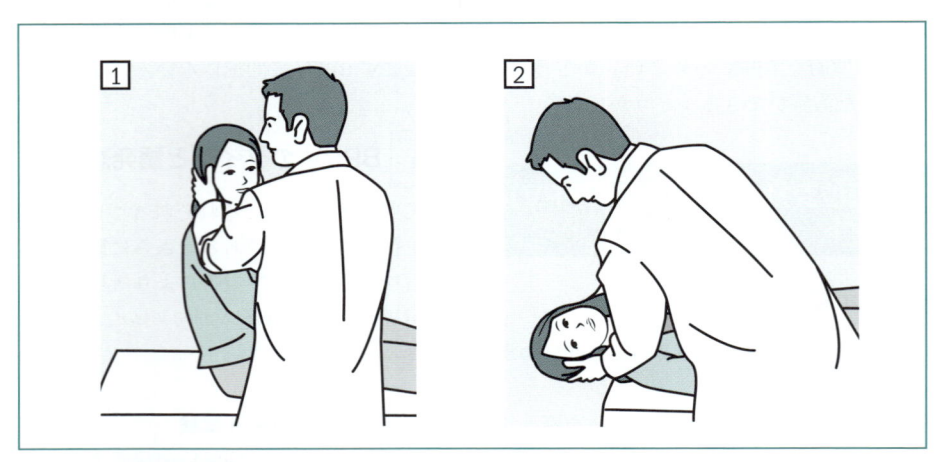

図1　Dix-Hallpike 試験

Neurology. 2008 May 27;70（22）:2067-74

表2　誘発試験への反応と BPPV のタイプ（前半規管型の BPPV はまれであり割愛）

BPPV のタイプ	Dix-Hallpike 試験	Supine Roll 試験
右（左）後半規管	頭位を右（左）回旋し臥位（懸垂頭位）とした際に右（左）方向の上回旋性眼振を生じる 左（右）回旋時には眼振誘発なし	誘発なし，もしくは一方向性の眼振（患側方向）
外側半規管（向地性）	眼振誘発が認められないか，右（左）回旋し臥位とした際に右（左）方向の水平方向性眼振が認められる	臥位にて頸部を回旋させた方向と同じ向きの眼振が認められる（右なら右，左なら左向き）
外側半規管（背地性）	眼振誘発が認められないか，右（左）回旋し臥位とした際に左（右）方向の水平方向性眼振が認められる	臥位にて頸部を回旋させた方向と逆向きの眼振が認められる（右なら左，左なら右向き）

無，方向を評価する方法．外側半規管の BPPV を評価する．

- 外側半規管の BPPV であれば眼振は向地性（例：頸部右回旋時に右向き，左回旋時に左向き眼振），もしくは背地性（例：頸部右回旋時に左向き，左回旋時に右向き眼振）となる．
- 向地性，背地性眼振が誘発される場合，外側半規管の BPPV を示唆する．
- ただし，背地性の場合，外側半規管以外に中枢性病変の可能性もあるため注意する（central paroxysmal positional nystagmus：CPPN）．CPPN の場合，臥位から座位，座位から臥位への頭位変換により垂直方向

性眼振が誘発されるため注意して観察する（補足）
〔*Neurology. 2015 June 2;84（22）:2238-46*〕．

- Supine Roll 試験にて眼振誘発がない場合，一方向性の場合は後半規管，前半規管の BPPV を疑い Dix-Hallpike 試験を行う．
- 内科外来などで患者が歩いて入室し，座位で診察している場合は，先に Dix-Hallpike 試験を行い，非典型的なパターンの場合は Supine Roll 試験を行ってもよい．

チャートII-2　Dix-Hallpike 試験（図1）

- Dix-Hallpike 試験は座位で頭位を右（左）に回旋さ

せた状態で仰臥位（懸垂位）へ体位変換を行う方法．後半規管と前半規管の BPPV を評価する．

- 誘発試験への反応と，BPPV のタイプについては**表2**を参照．

Q&A ①

Q Dix-Hallpike 試験の向きや眼振の方向などが覚えにくいのですが．

A Dix-Hallpike 試験は後半規管の位置を意識すると覚えやすいと思います．後半規管は耳介と同じ向きだと思ってください．右 45 度頭位を回旋すると，耳介はちょうど体の矢状断と同じ向きとなります．その状態で臥位となることで右後半規管内に存在している耳石を特異的に動かしているイメージになります．前半規管は後半規管とちょうど交差するように存在するため，右の Dix-Hallpike 試験施行時には左側が矢状断と同じ向きとなります．

Q 外側半規管の BPPV にはなぜ向地性と背地性があるのでしょうか？

A 外側半規管の BPPV は 2 種類あります．Supine Roll 試験において，左右を向いた際，その眼振方向が向地性（右［左］回旋時に右［左］向き）になるものと，背地性（右［左］回旋時に左［右］向き）になるもので分類されます．これは耳石が半規管の canal 部分にあるか，クプラに付着しているかで異なり，canal 部分であれば向地性，クプラに付着している場合は背地性になります．

　外側半規管の BPPV では眼振の向きにより患側がどちらかを評価することはできないため，向地性では眼振がより強く誘発される方向，背地性の場合はより弱く誘発される方向が患側と判断します．

Q&A ②

Q 前半規管 BPPV の治療である Yacovino 法とはどのような方法でしょうか？

A 前半規管の BPPV は頻度が低く，普段あまり診療する機会はありません．筆者も頭部外傷後や耳石置換術後に発症した症例くらいしか遭遇していません．しかしながら，前半規管 BPPV では中枢病変との鑑別も難しく，耳石置換術の効果が不十分なときには中枢病変を評価する必要があるため，耳石置換術の方法を知っておくことは重要です．

　前半規管 BPPV の耳石置換術では Yacovino 法を用います〔*J Otol. 2017 Dec;12（4）:165-73*〕．方法は簡単で，左右の向きは関係なく以下の①から④で行います（図2）．
①座位で 30 秒維持．
②後ろ向きに倒れて仰臥位（懸垂位）とし 30 秒維持．
③そのまま顎を胸につけるように顔のみ挙上し，30 秒維持．
④最後に座位に戻る．

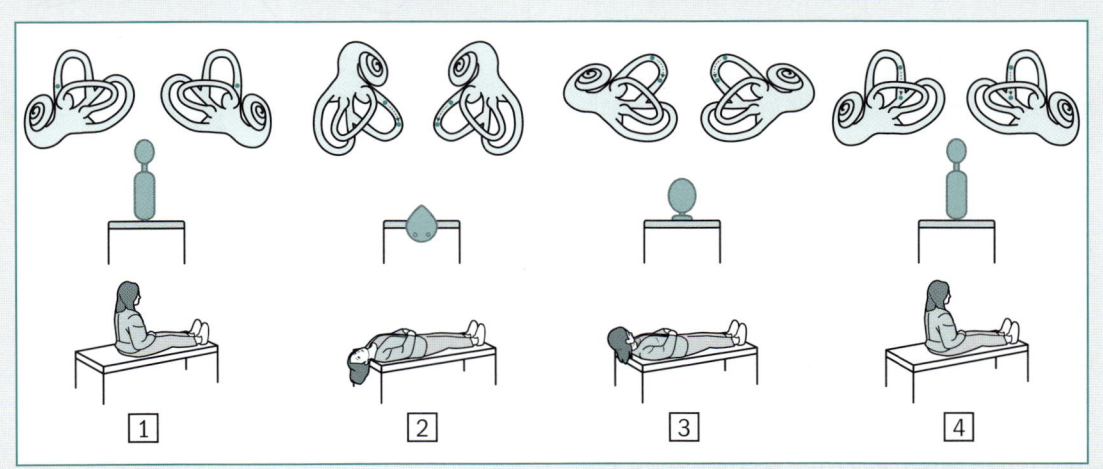

図2　Yacovino 法

J Otol. 2017 Dec;12（4）:165-73

〔E 神経〕

Ⅲ 誘発試験が上記以外の結果の場合

- Dix−Hallpike 試験で後半規管型 BPPV と反対方向の下回旋性眼振が認められた場合は，前半規管の BPPV を考える．
- 複数の眼振パターンが混在している場合は複数半規管の BPPV を考える．
- 複数半規管の BPPV では後半規管と外側半規管が原因であることが多く，頭部外傷が誘因になることが多い．
- 前半規管の BPPV も頭部外傷後や BPPV 治療後の発症が多い〔Otol Neurotol. 2011 Feb;32（2）:284-90〕．
- 垂直方向性眼振が誘発される場合は中枢性病変を考える．

Ⅳ BPPV タイプ別の耳石置換術

- 後半規管の BPPV では Epley 法が有効であり，外側半規管の BPPV では Gufoni 法が有効．さらに前半規管の BPPV では Yacovino 法（Q&A②）が試される．
- 初回の耳石置換術で改善するのは 6-7 割程度．複数回繰り返すと改善率も上昇するが，3 回目以降はあまり効果は期待できない〔Otol Neurotol. 2018 Feb;39（2）:206-11〕．
- 高齢者，外傷性，めまいの持続時間が長い症例，外側半規管や複数半規管の BPPV，再発性の症例では複数回の耳石置換術が必要となりやすい．
- 耳石置換術後にネックカラーを装着すること，頭位を変えずに保持するように指示することについて，メタアナリシスではその有用性は認められていない〔Otol Neurotol. 2018 Jul;39（6）:671-9〕．
- 耳石置換術後，眼振は改善が認められるものの，めまい症状や悪心が残存することがある〔Audiol Res. 2017 May 9;7（1）:178〕．耳石置換術の効果は誘発試験による眼振の消失を評価するほうがよい．
- 基本的に薬剤は BPPV に対して効果的とは言えない．
- めまいや悪心・嘔吐が強く，誘発試験や耳石置換術において協力が得られない患者では，H_1 阻害薬（ポララミン® など），制吐薬（プリンペラン® など）を使用することで協力が得られるようになることがある．

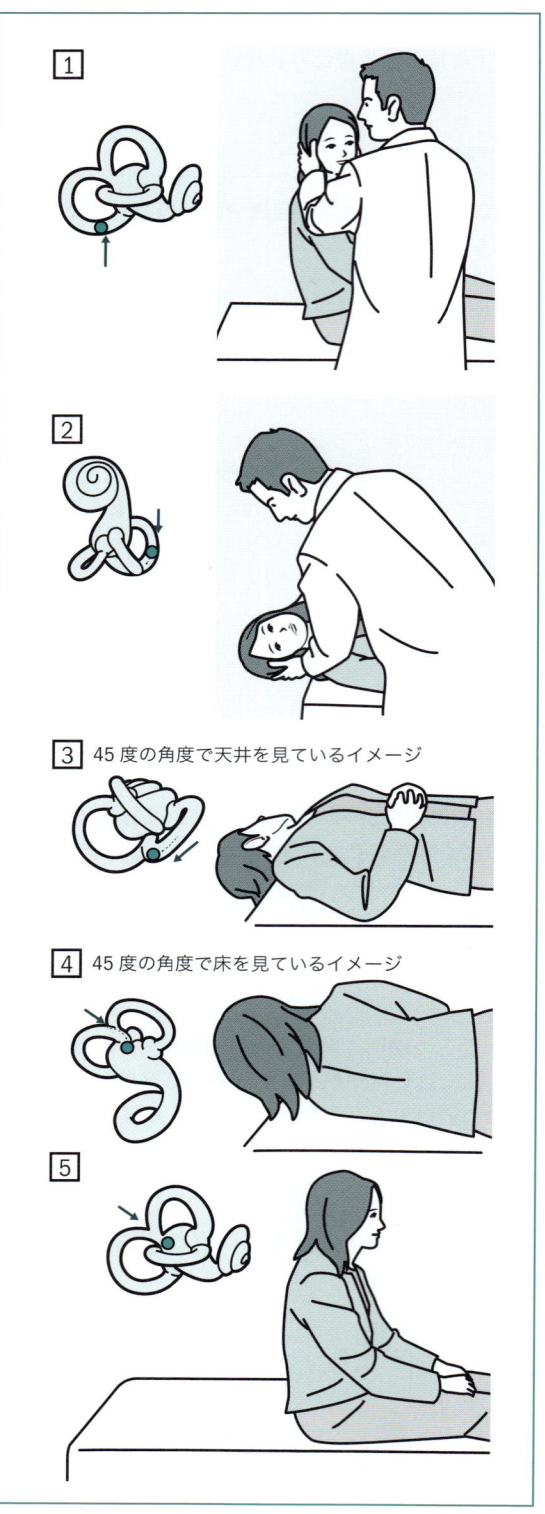

図3　Epley 法

Neurology. 2008 May 27;70（22）:2067-74

チャート Ⅳ-1　後半規管の BPPV の治療：Epley 法（図3）

〔J Clin Neurol. 2010 Jun;6（2）:51-63〕．

- 患側の後半規管を 1 周させるイメージで行う．

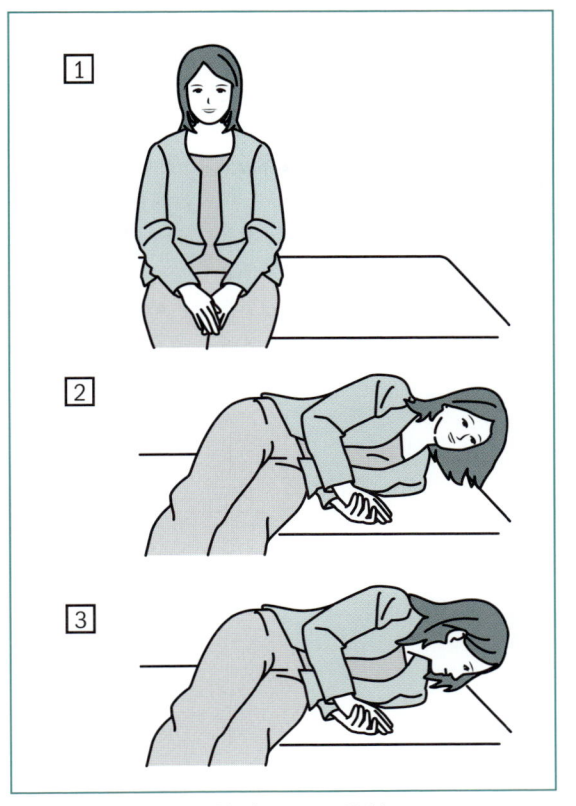

図4　Gufoni 法（向地性パターンの場合）
Neurology. 2008 May 27;70（22）:2067-74

Q&A ③

Qつまり，向地性の場合に右が左で左が……わからなくなります．

A1つ覚えておくべきポイントは，外側半規管の BPPV では，向地性，背地性にかかわらず，**眼振誘発が弱い方向で Gufoni 法を行う**ということです．
・向地性の場合，眼振誘発が強い方向が患側．Gufoni 法は健側方向で行う．
・背地性の場合，眼振誘発が弱い方向が患側．Gufoni 法も患側方向で行う．

Qそもそも，めまいがつらいために誘発試験や治療ができない人も多いのですが．

Aその際は眼振が弱い方向に頭位を回旋し，そのまま数時間（8-12 時間/日）安静にしてもらう方法（forced prolonged position）もありますが，抗ヒスタミン系薬剤（ポララミン® やアタラックス®-P），制吐薬（プリンペラン®）を点滴静注した後によく説明して行うとほとんどの患者さんが協力してくれます．

- 患側方向へ Dix-Hallpike 試験を行い 30 秒ほど保持．
- その後反対側に 90 度頭位を回旋し 30 秒保持．
- さらに健側臥位となり，90 度回旋し，30 秒保持．その後座位へ．

チャート IV-2　外側半規管の BPPV の治療：Gufoni 法（図4）
- 向地性の眼振パターンの場合は健側へ，背地性の眼振パターンの場合は患側へ行う．
- 座位の状態から側臥位となり，1 分間保持．

- その後向地性パターンの場合は地面側に，背地性パターンの場合は天井側に 45-60 度頭位を回旋させ，2 分間保持．
- 頭位はそのまま維持し，座位へ戻る．
- 外側半規管の BPPV に対する Gufoni 法の効果は，向地性パターンの場合 61%，背地性パターンの場合は 73% で施行後 1 時間以内に改善が認められる〔*Neurology. 2012 Jan 17;78（3）:159-66*〕〔*Neurology. 2012 Aug 14;79（7）:700-7*〕．

✚ 補足

BPPV 患者への説明に利用できるデータ集

- めまいの持続期間はどの程度か？（表3）
- めまいは約半数が 1 週間以内に改善が認められるが，長いもので数か月持続するものもある〔*J Neurol Neurosurg Psychiatry. 2007 Jul;78（7）:710-5*〕．
- 再発率はどの程度か？〔*Otol Neurotol. 2012 Apr;33（3）:437-43*〕
- BPPV 67 例を前向きにフォローした結果，47 か月

表3　めまいの持続期間

めまいの持続期間	割合
1 週間以内	45%
1-2 週間	11.2%
2-4 週間	12.5%
4-12 週間	18.8%
12 週間以上	12.5%

J Neurol Neurosurg Psychiatry. 2007 Jul;78（7）:710-5

E神経

間で 27％が再発した．再発の半数は最初の半年で生じる．

- 再発リスク因子は複数半規管の BPPV，前半規管の BPPV である．
- 再発の 70％は最初の罹患部位と異なる半規管で生じている．

CPPN（central paroxysmal positional nystagmus）

- CPPN は小脳虫部を含む中枢病変により，頭位変換に関連して一過性のめまい，眼振が認められる病態．
- CPPN の眼振は以下の 3 パターンが認められる．
  - Supine Roll 試験により背地性の眼振．
  - 座位→仰臥位で下方向性眼振．
  - 仰臥位→座位で上方向性眼振．
- 座位，臥位の体位変換に伴う垂直方向性眼振はほぼ全例で認められる所見であり，背地性への眼振が誘発された患者では座位↔臥位での垂直方向性眼振の評価を忘れずに行う．
- CPPN の原因は脳梗塞が約半数を占める．他には出血，腫瘍性病変，抗てんかん薬，多系統萎縮症で報告がある〔*Neurology. 2015 June 2;84（22）:2238-46*〕．

- めまいやふらつきの診療では，前庭・蝸牛症状（眼振，難聴，耳鳴り，平行感覚障害など）を伴ううめまい（急性前庭症候群）か，それ以外かに分けて考えるとよい．

- 前庭・蝸牛症状を伴わないめまい症状では，全身疾患（敗血症や心不全など）や出血，脱水，薬剤，精神疾患，機能性めまいなど，めまい症状に捉われずに広く鑑別を行う必要がある（補足）.

- めまいの訴えは時間の経過とともに変化することがあるため，「回転性めまいかどうか」や「めまいの性状」から判断すると間違える可能性がある．

  - めまいを主訴とする 872 例において，初期の問診と再度病歴聴取したときの症状表現の一致性を評価した報告では，52％は初期と2回目で症状表現が変化した（表1）．初期に回転性めまいを訴えた患者では 70％で訴えが変化し，回転性めまい以外を訴えた患者では 0-10.3％が回転性めまいという表現に変化している〔Mayo Clin Proc. 2007 Nov;82(11):1329-40〕.

- 急性前庭症候群（acute vestibular syndrome: AVS）とは，急性発症の回転性めまい，眼振，姿勢不安定，自律神経症状を伴う病態であり，末梢性の AVS（主に前庭神経炎）と中枢性の AVS（脳梗塞，出血，頭蓋内病変）に分類される．

- AVS を来す脳血管障害では脳幹，小脳の障害が主であり，ラクナ梗塞のように病変が小さい場合，発症 48 時間以内の頭部 MRI の感度は 53％のみと低い〔Neurology. 2014 Jul 8;83(2):169-73〕.

- 中枢性と末梢性の AVS の鑑別には画像検査よりも病歴，身体所見の正確性が高い〔J Neurol Sci. 2012 Oct 15;321(1-2):17-22〕.

末梢性／中枢性の急性前庭症候群（AVS）を来す疾患

- AVS は内耳，前庭神経（末梢性），橋における前庭神経線維，前庭神経核，小脳片葉，小脳小節のいずれかが障害を受けた場合に生じる．

- 前庭神経核は延髄側では後下小脳動脈（PICA），橋では前下小脳動脈（AICA）で栄養される．

- 小脳片葉，小脳小節は PICA で栄養される．

- 内耳は AICA から分岐する内耳動脈で栄養される（図1）.

- AVS の原因となる疾患は 補足 を参照．

末梢性／中枢性の AVS の比較 （表2）

- PICA 梗塞は中枢性の AVS で最も多い原因で，病変部は小脳，延髄外側となる．この場合，前庭神経機能は保たれているため，頭位眼球反射は正常となる．Head Impulse Test（HIT）と呼ばれる頭位眼球反射を評価する所見が鑑別に有用となる．PICA 梗塞では HIT は中枢パターンとなる（ HIT の評価方法 ）.

- AICA 梗塞による AVS ではそのほとんどが他の神経所見異常を伴う（特に眼球運動障害）ため，中枢性と末梢性の鑑別は難しいことではない．ただし，

表1 初期問診と2回目の問診時の症状の一致性

		2回目の問診（%）					
		V	F	U	D	L	C
初回の問診	回転性めまい（V）	30	15	10	20	20	5
	気が遠くなるような（F）	10.3	53.8	12.8	5.1	10.3	7.7
	不安定感（U）	3.4	10.3	56.9	6.9	15.5	6.9
	ふらつく（D）	2.9	8.7	10.1	33.3	36.2	8.7
	頭がフラフラ（L）	1.2	12.9	9.4	17.6	54.1	4.7
	困惑，混乱（C）	0	9.1	9.1	12.1	21.2	48.5

Mayo Clin Proc. 2007 Nov;82(11):1329-40

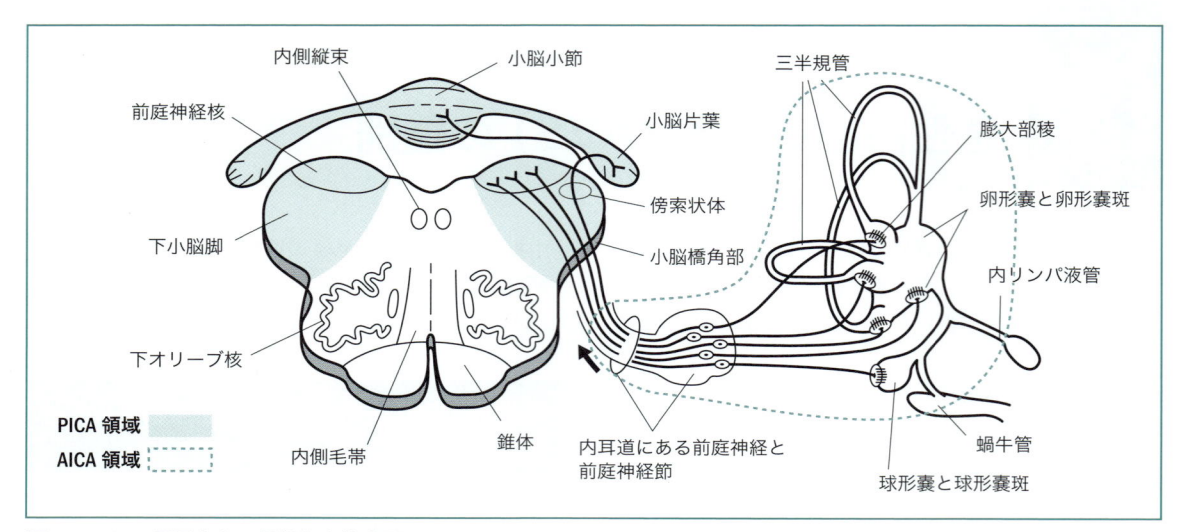

図1 AVS の原因となる解剖と血管支配

Neuroimaging Clin N Am. 2005 May;15（2）:297-324

表2 末梢性の AVS，中枢性の AVS の比較

	中枢性 AVS			末梢性 AVS
	PICA 梗塞	AICA 梗塞（内耳梗塞）	前庭神経核梗塞	前庭神経炎
回転性めまい単独	あり，多い	まれ 難聴を伴う	あり	常にあり
カロリック試験で反応低下	なし	異常	内側副核の障害があれば異常となる	異常
Head Impulse Test のパターン	中枢パターン	内耳梗塞では末梢パターン．それ以外は中枢パターン	内側副核の障害があれば末梢パターンとなる	末梢パターン
難聴	なし	多い	なし	まれ（蝸牛炎）
眼振	小脳では患側 延髄外側では患側，健側	健側方向 方向交代性	さまざま	一方向性（健側）
skew deviation	さまざま 延髄外側である	さまざま	さまざま	たまに
体幹偏倚の向き	患側＞健側	患側	患側	患側
体勢不安定	さまざま 重度	さまざま	さまざま	軽度～中等度

内耳梗塞と中小脳脚に限局した AICA 梗塞では回転性めまいと難聴以外の神経所見異常を伴わないため，末梢性との鑑別が困難となる．この場合は内耳梗塞も合併し，頭位眼球反射も障害されるため HIT は末梢パターンとなる（ HIT の評価方法 ）〔*J Clin Neurol. 2009 Jun;5（2）:65-73*〕.

- 前庭神経核梗塞は PICA 梗塞で生じる．前庭神経核に限局した梗塞は前庭神経炎と同じ症状，所見を呈するため鑑別が困難となるがまれであり，症例報告でも数える程度しかない〔*J Neurol. 2014 Jan;261（1）:121-9*〕.
- 前庭神経炎では通常難聴は伴わず，頭位眼球反

射が障害されるため，HIT が末梢パターンとなる（ HIT の評価方法 ）〔*J Neurol Sci. 2012 Oct 15;321（1-2）:17-22*〕.

急性前庭症候群（AVS）の鑑別

チャート I　良性発作性頭位変換性めまい症（benign paroxysmal positional vertigo：BPPV）に典型的な病歴であれば BPPV を評価する

- E -5 良性発作性頭位変換性めまい症 を参照.

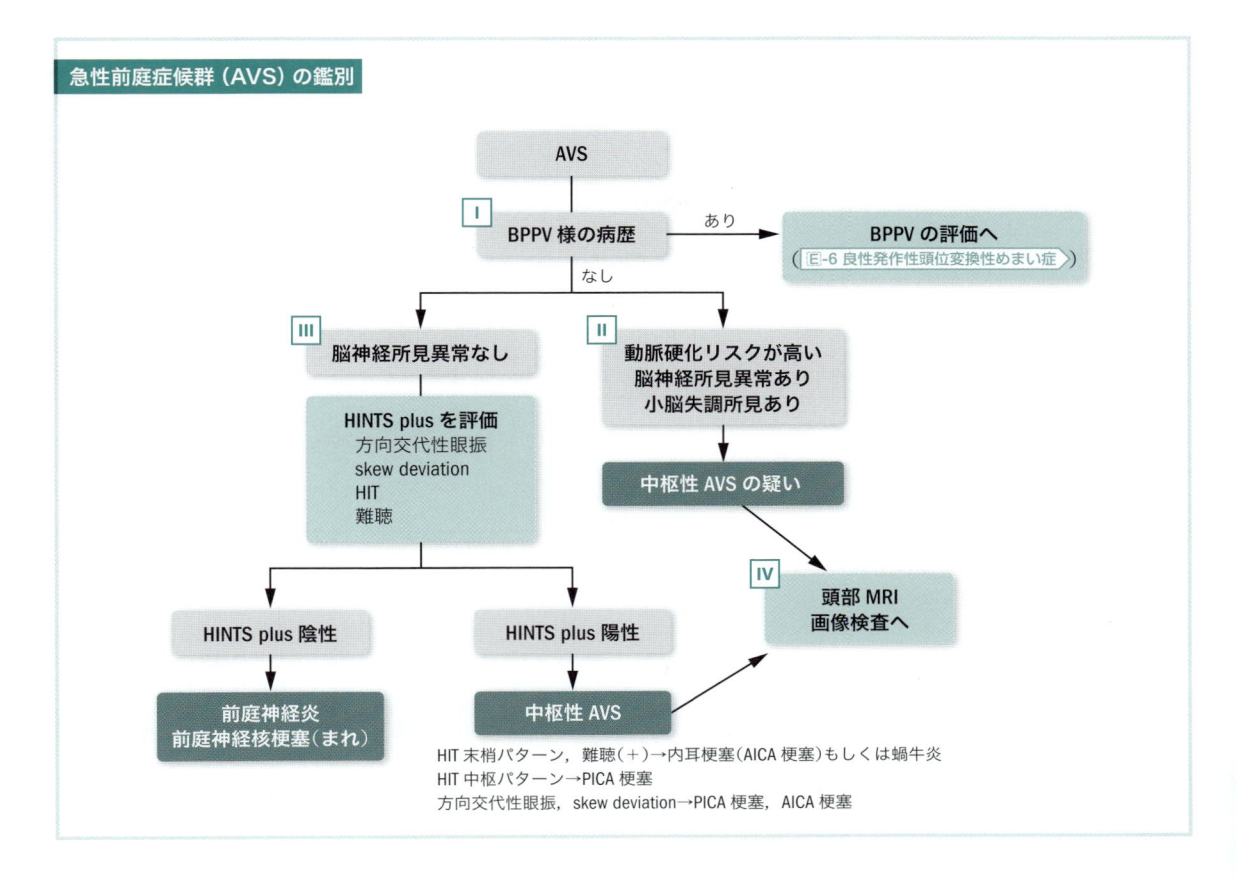

急性前庭症候群（AVS）の鑑別

図中：
- AVS
- Ⅰ BPPV 様の病歴 → あり → BPPV の評価へ（E-6 良性発作性頭位変換性めまい症）
- なし
- Ⅲ 脳神経所見異常なし → HINTS plus を評価（方向交代性眼振 / skew deviation / HIT / 難聴）
- Ⅱ 動脈硬化リスクが高い / 脳神経所見異常あり / 小脳失調所見あり → 中枢性 AVS の疑い
- HINTS plus 陰性 → 前庭神経炎 前庭神経核梗塞（まれ）
- HINTS plus 陽性 → 中枢性 AVS
- Ⅳ 頭部 MRI 画像検査へ

HIT 末梢パターン，難聴（＋）→内耳梗塞（AICA 梗塞）もしくは蝸牛炎
HIT 中枢パターン→PICA 梗塞
方向交代性眼振，skew deviation→PICA 梗塞，AICA 梗塞

E 神経

チャート Ⅱ 動脈硬化リスクが高い患者，脳神経所見異常や小脳失調所見が認められる患者では中枢性 AVS を考慮する

- 中枢性 AVS のリスク因子には年齢（OR 1.04 [1.00-1.07]），冠動脈疾患既往（OR 3.33 [1.06-10.5]），脂質異常症（OR 3.62 [1.24-10.6]），高血圧（OR 4.91 [1.46-16.5]）がある〔*Mayo Clin Proc. 2014 Feb;89（2）:173-80*〕.
  - リスク因子が多い場合は所見のみに頼らず，オーバートリアージが許容される.
- 脳神経所見異常や小脳失調所見がある場合は中枢性 AVS を考慮し，画像検査を行う.

チャート Ⅲ 脳神経所見異常，小脳失調所見が認められない患者では，HINTS plus を評価する

HINTS plus

- HINTS plus とは HIT（Head Impulse Test），方向交代性眼振（Nystagmus），Skew deviation の 3 項目（HINTS）に加えて，難聴の有無を評価する方法である. どれか 1 つ以上陽性（HIT は中枢パターン）であれば HINTS plus 陽性と判断する〔*Acad Emerg Med. 2013 Oct; 20（10）:986-96*〕.
- HIT は PICA 梗塞の診断には有用であるものの，AICA 梗塞（内耳梗塞）の診断には感度が低く，HINTS plus はその点を難聴の有無で補っている.
  - 内耳梗塞では HIT は末梢パターンとなり，難聴を伴う.
- 前庭神経炎と中枢性 AVS の鑑別における各所見の感度，特異度を示す（表 3）.

HIT の評価方法（変法）

〔*Neurology. 2008 Jun 10;70（24 Pt 2）:2378-85*〕

- HIT は頭位眼球反射を評価する方法である. ベッドサイドで評価する bHIT と，装置を用いて客観的に記録，解析するビデオ HIT（vHIT）があるが，ここでは bHIT について解説する（特に断りがない限り HIT＝bHIT として記載する）.
  - 患者は座位（仰臥位でも可）で，検者は患者の正面に位置する.
  - 患者の顔面を両手で保持し，20 度程度，右（左）に回旋させる.
  - その状態で患者に検者の鼻を見続けてもらうように指示し，素早く頭位を正中に戻す.
  - 頭位を戻した際，患者の目線がずれずに鼻を見続けていることができれば頭位眼球反射は正常と判断できる.

表3　前庭神経炎と中枢性 AVS の鑑別における各所見の感度，特異度

	感度 (%)	特異度 (%)	LR＋	LR−
HIT 中枢パターン	85 [79-91]	95 [90-100]	18.39 [6.08-55.64]	0.16 [0.11-0.23]
PICA, SCA 梗塞群における	99 [96-100]			0.01 [0.00-0.10]
AICA 梗塞群における	62 [35-88]			0.40 [0.20-0.80]
方向交代性眼振	38 [32-44]	92 [86-98]	4.51 [2.18-9.34]	0.68 [0.60-0.76]
skew deviation	30 [22-39]	98 [95-100]	19.66 [2.76-140.15]	0.71 [0.63-0.80]
HINTS[†]	97 [92-99]	99 [93-100]	63.9 [9.1-446]	0.03 [0.01-0.09]
HINTS plus[†]	99 [96-100]	97 [90-100]	33.7 [8.4-128]	0.01 [0.00-0.06]

SCA：上小脳動脈

CMAJ. 2011 Jun 14;183（9）:E571-92／[†] *Acad Emerg Med. 2013 Oct;20（10）:986-96*

Q&A ①

Q HIT の頭位運動の向きと所見についてもう少しくわしく教えてください．

A 前庭障害，前庭神経障害の場合，眼振の急速相は健側を向きます．これは患側が障害され，相対的に健側の活動性が上昇するためと説明できます．「人は右を向くときには右側の半規管が刺激され，右向き眼振が生じる（**右，右，右の法則**）」と覚え

ておくとよいでしょう．
このことから，前庭神経炎では眼振は健側方向に出現し，患側方向に頭位を回旋させる際に頭位眼球反射が遅れる，つまり HIT で末梢パターンとなります．反対に健側方向に頭位を回旋させる際には異常は生じません．HIT ではこの左右差を確認することも大切です．

- 頭位眼球反射が正常＝前庭神経機能は正常であり，AVS の原因は中枢性である可能性が示唆される．これを HIT の中枢パターンと表現する．
- 頭位眼球反射が異常＝前庭神経機能が低下しており，AVS の原因は前庭神経，前庭にあると考えられる．これを HIT の末梢パターンと表現する．
- 前庭神経炎の場合，患側方向に頸部を回旋させた際に HIT の末梢パターンを生じる．反対側では中枢パターンとなるため，左右差を確認することも重要である．
- 注意点は AICA 梗塞（内耳梗塞合併例）では HIT は末梢パターンとなる点と，内耳機能が正常で三半規管の異常刺激が原因である BPPV では HIT は中枢パターンとなる点である（したがって最初に BPPV を評価する）．また，メニエール病は末梢性 AVS であるが，HIT は中枢パターンとなることが多い．

skew deviation の評価方法

- skew deviation は両側眼位が偏倚する所見のことを意味する．中枢からの眼位調節のための信号入力に左右差が生じ，眼球の位置が左右で異なるものと説明される．眼球位置のずれを補正しようとして頭位

を傾けることもある．
- 患者の正面に立ち，患者に検者の鼻を見続けてもらうように指示する．
- 検者の手で患者の片方の眼を覆い，その後素早く覆った手を退ける．
- 退けた瞬間の眼位を評価し，偏倚しているかどうか，退けた後に正中に戻る運動があるかを評価する．両側で行う．
- 眼位のずれは注視により補正されてしまうため，片眼ずつ手で覆い，注視による補正を解除することが必要となる．覆った手を退ける瞬間にその眼位と正中に戻る運動を評価するのがポイント．Frenzel 眼鏡があればより容易に評価は可能となる．

チャート IV 中枢性の AVS を疑った場合は 2-3 mm の thin slice で脳幹部 MRI を評価する

- 脳幹部の MRI 評価は 2-3 mm の thin slice で行う．
- 中枢性の AVS を疑った場合は，頭部 MRI で頭蓋内病変精査を行う．105 例の中枢性 AVS 患者の MRI 所見では，脳梗塞の部位は延髄外側 60 %，下小脳脚 73 %，他は小脳小節，中脳であった．また，14 % は梗塞範囲が 10 mm 以下の小梗塞であった．
- 小梗塞では発症初期（48 時間以内）の MRI 評価で

脳梗塞が検出できたのはわずか53％のみであり，脳幹部の小梗塞の場合，約半数が見逃されるという結果であった．梗塞範囲が10mmを超える例では初期MRIで陰性が7.8％と少ないが，それでも見逃される例は多い〔*Neurology. 2014 Jul 8;83（2）:169-73*〕.

- したがって中枢性のAVSの評価では2-3mmのthin sliceでの評価が推奨される.

Q&A ②

Q 前庭神経炎ではステロイドを投与するのですか？

A 前庭神経炎には基本的に対症療法であり，ステロイド投与を推奨している記載はあまりありません．前庭神経炎患者141例を対象とした二重盲検化ランダム化比較試験では，mPSL投与群において，12か月後のカロリック試験で評価した前庭神経機能は有意に改善が認められました〔*N Engl J Med. 2004 Jul 22;351（4）:354-61*〕．メタアナリシスでも同様に，カロリック試験で評価した前庭神経機能は有意に改善が認められましたが，臨床的な改善効果には有意差はありませんでした〔*Otol Neurotol. 2010 Feb;31（2）:183-9*〕.

これらより，ステロイドを投与しても症状の改善は見込めませんが，神経機能は保たれる可能性がある，と理解できます．この神経機能が保たれるということがどの程度意義があるかは不明です．

投与する場合はさまざまなレジメンがありますが，PSLを1mg/kg/日（最大50-60mg），減量期間を含めて10-14日程度であることが多いようです〔*Otol Neurotol. 2010 Feb;31（2）:183-9*〕.

➕ 補足

前庭・蝸牛症状を伴うめまい・ふらつき（AVS）の鑑別

- 前庭・蝸牛症状を伴うめまい・ふらつきを呈する主な疾患を（表4）にまとめる.
- 動脈硬化リスク，発症様式，頭痛・頸部痛，神経所見，HINTS plusに加えて，繰り返しているかどうかも鑑別疾患を考える際に重要な情報となる．また，めまいを呈する薬剤の評価も重要である（表5）.

前庭・蝸牛症状を伴わないめまい・ふらつきの鑑別

- 前庭，蝸牛症状を伴わないめまい・ふらつきでは，まず全身疾患に伴う症状の可能性を考える.
- 具体的には敗血症（肺炎や尿路感染症など），脱水・出血，心筋梗塞，心不全，不整脈，電解質異常（高・低Na血症，低K血症），内分泌疾患（甲状腺機能異常や副腎不全，低血糖症，高血糖緊急症）などが挙げられる．他に診断のヒントとなる病歴，症状や所見がないかをしっかりと評価，確認し検査につなげる.

- これら全身疾患の可能性が低い場合，表4で挙げたような前庭・蝸牛症状を伴うめまい・ふらつきの原因疾患や神経変性疾患（Parkinson症候群，多系統萎縮症），深部感覚障害（ビタミンB₁・B₁₂欠乏，銅欠乏，脊髄癆，アルコール性，糖尿病性神経障害など），中枢神経障害（正常圧水頭症，脳腫瘍），筋・骨格・関節障害，薬剤性（表5）の可能性を検討する.

- 心理性のめまいも多く，phobic postural vertigo（PPV）はBPPVに次ぎ2番目に多いとされる〔*Curr Opin Neurol. 2013 Feb;26（1）:81-9*〕．近年persistent postural-perceptual dizziness（PPPV）の診断基準が示され，このようなめまいを概念化する動きがある〔*J Vestib Res. 2017;27（4）:191-208*〕.

表 4　前庭・蝸牛症状を伴うめまい・ふらつき（AVS）を呈する主な疾患

	めまいの発症，経過	めまいの再発	難聴	HIT パターン	備考
良性発作性頭位変換性めまい症	・頭位変換で発作的に出現 ・数秒〜数分	＋	－	中枢	・Dix-Hallpike 試験や supine roll 試験により誘発
前庭神経炎	・急性発症 ・数日持続	－	－ 蝸牛炎合併では＋	末梢 （9 割以上）	・HIT は高感度で末梢性パターン
Ménière 病	・急性発症 ・20 分 〜 24 時間持続	＋ 高齢になれば頻度低下	＋ 低音性，進行すると全音域で低下	中枢＞末梢	・Tumarkin 発作と呼ばれる転倒発作もある ・評価のタイミングにより眼振の向きが変化 ・両側性も 2-47％で認められる
前庭片頭痛	・急性発症 ・数分〜数日持続	＋	± 耳鳴，耳閉塞感，難聴は 1-3 割程度で認められる	中枢	・女性例が多い（5：1） ・片頭痛の既往あり（前兆を伴わないタイプで多い）
突発性難聴	・急性発症 ・めまいは短時間のみ	－ 5％で再発する報告もあり	＋ 全音域で高度低下	不明	・難聴が主症状 ・一過性のめまい・ふらつきは 28-57％で合併
聴神経腫瘍	・慢性経過のふらつきや，急性経過のめまいあり ・めまいは数分〜数時間	＋	＋	不明 （双方ありうる）	・突発性難聴様の症状を呈する患者の 2-5％で聴神経腫瘍が認められる ・慢性経過が多いが，発作的な症状もありうる
PICA 梗塞	・突如発症 ・TIA では短時間	＋ TIA 症状として，1 年以内にあり	－	中枢 前庭神経核梗塞では末梢性（まれ）	・動脈硬化リスクが関連 ・高齢者で多い
AICA 梗塞	・突如発症． ・TIA では短時間	＋ TIA 症状として，1 年以内にあり	＋ 内耳梗塞合併時	双方ある 内耳梗塞合併時は末梢	・動脈硬化リスクが関連 ・高齢者で多い

TIA：一過性脳虚血発作

Am J Otol. 1996 Nov;17（6）:883-92／Otol Neurotol. 2004 May;25（3）:245-9／Lancet. 2010 Apr 3;375（9721）:1203-11／Acta Otolaryngol. 2010 Jun;130（6）:644-51／Lancet Neurol. 2013 Jul;12（7）:706-15／Eur Arch Otorhinolaryngol. 2014 Mar;271（3）:463-72／Eur Arch Otorhinolaryngol. 2015 Apr;272（4）:839-42／Handb Clin Neurol. 2016;137:257-77／Medicine（Baltimore）. 2016 Apr;95（17）:e3557 を参考に作成

表 5　めまい・ふらつきを呈する薬剤

機序	薬剤の種類
鎮静作用	眠剤，ベンゾジアゼピン系薬剤，三環系抗うつ薬，抗精神病薬
前庭機能抑制	抗ヒスタミン薬，ベンゾジアゼピン系薬剤，抗コリン薬
耳毒性	アミノグリコシド，ミノサイクリン，抗リウマチ薬
小脳毒性	抗てんかん薬，ベンゾジアゼピン系薬剤，リチウム，メトロニダゾール，ブロムワレリル尿素（ナロンエース®，ウット®）
起立性低血圧	利尿薬，血管拡張薬（硝酸薬，ジギタリスや α 阻害薬など），降圧薬，ベラパミル，ジルチアゼム，ジギタリス，SGLT2 阻害薬，三環系抗うつ薬，コリンエステラーゼ阻害薬（ジスチグミン，ベタネコール），抗パーキンソン薬，抗凝固薬・抗血小板薬（出血による）
低血糖	血糖降下薬，β 遮断薬
その他	シロスタゾール

Continuum（Minneap Minn）. 2012 Oct;18（5 Neuro-otology）:1086-101／Am Fam Physician. 2017 Feb 1;95（3）:154-62 を参考に作成

- 一過性脳虚血発作（transient ischemic attack：TIA）は，一過性の脳，脊髄，網膜の虚血症状があり，急性梗塞が認められないものと定義される〔Stroke. 2009 Jun;40（6）:2276-93〕.

- TIA の多くは 1 時間以内に改善する．1 時間以上症状が続く場合，改善するのは 15 ％程度のみ〔Ann Emerg Med. 2008 Aug;52（2）:S7-16〕.

- TIA と診断された患者のうち〜 10 ％が 90 日以内に脳梗塞を発症し，その半数の 5 ％が 48 時間以内に発症するため，TIA と診断した場合はすぐに抗血小板薬を導入することが予防上重要である〔Emerg Med Clin North Am. 2012 Aug;30（3）:745-70〕.

- TIA，軽症脳梗塞 4789 例を対象とした前向きコホート研究では，1 年以内の脳梗塞発症率は 5.1 ％．2 日以内では 1.5 ％，7 日以内では 2.1 ％，30 日以内では 2.8 ％，90 日以内では 3.7 ％と発症早期ほどリスクが高い〔N Engl J Med. 2016 Apr 21;374（16）:1533-42〕.

- メタアナリシスでは TIA 後 2 日以内の脳梗塞発症率は 1.36 ％［1.15-1.59］，7 日以内で 2.06 ％［1.83-2.33］，30 日以内で 2.78 ％［2.47-3.12］，90 日以内で 3.42 ％［2.14-3.74］〔Cerebrovasc Dis. 2017;43（1-2）:90-8〕.

- 脳梗塞の発症リスクの評価には ABCD^2，ABCD^3 score 脳梗塞発症リスクの評価 を使用し，中等度〜高リスク群であれば入院管理が望ましい〔Emerg Med Clin North Am. 2012 Aug;30（3）: 745-70〕.

表 1　TIA mimics の頻度

疾患	頻度
片頭痛	53.0%
失神	9.2%
良性発作性頭位変換性めまい症（BPPV），前庭神経障害	7.4%
痙攣	5.3%
機能性疾患，不安障害	4.4%
一過性全健忘	3.8%
Bell 麻痺	2.7%
末梢神経障害	2.1%
起立性低血圧	2.1%
腫瘍性	1.2%
ウイルス感染症	1.2%
不整脈	0.9%
多発性硬化症	0.9%
薬剤性，低血糖，Parkinson 病，網膜・眼疾患，脊髄疾患，三叉神経痛，尿路感染症	各 0.6%
せん妄，運動ニューロン疾患，くも膜下出血，硬膜下血腫	各 0.3%
その他	0.6%

1532 例の TIA 疑い症例のうち，338 例が TIA mimics（22％）.
Intern Med J. 2013 Apr;43（4）:353-60

一過性脳虚血発作（TIA）のマネジメント

TIA もどき（TIA mimics）の評価

- TIA を疑った患者のうち，22-38％が TIA と同じような症状が認められる他疾患である．これらを TIA mimics と呼ぶ（表 1）〔Intern Med J. 2013 Apr;43（4）: 353-60〕.

- TIA では高齢者，来院時高血圧であることが多く，症状持続時間は 60 分以内であることが多い.

- 構音障害は TIA で多いが，失語は TIA mimics の可能性を上げる．また，片側性の麻痺が認められる場合は TIA の可能性が高い．頭痛や複視，記憶症状は TIA mimics を疑う（表 2）〔Cerebrovasc Dis. 2011;32（1）:57-64〕〔Iran J Neurol. 2014 Jul 4;13（3）:127-30〕.

- 一過性黒内症や四肢の震えは内頸動脈狭窄による TIA で認められることがある〔Cerebrovasc Dis. 2011;32（1）:35-40〕.

TIA の急性期治療
〔Emerg Med Clin North Am. 2012 Aug;30（3）:745-70〕

- 臥位として頭位を下げる.

- TIA の 1/3 で頭部 MRI において脳血流異常が認められる．頭位を 30 度挙上から臥位に変換すると脳血流は 20 ％上昇するため，TIA 疑い患者はまず臥位にする.

- 細胞外液の補液を行う.

- 脳血流を増加させるため，100-150 mL/時で補液を行う．患者の心機能に応じて速度は調節する.

- TIA，脳梗塞発症早期での高血圧は許容してもよい.

E 神経

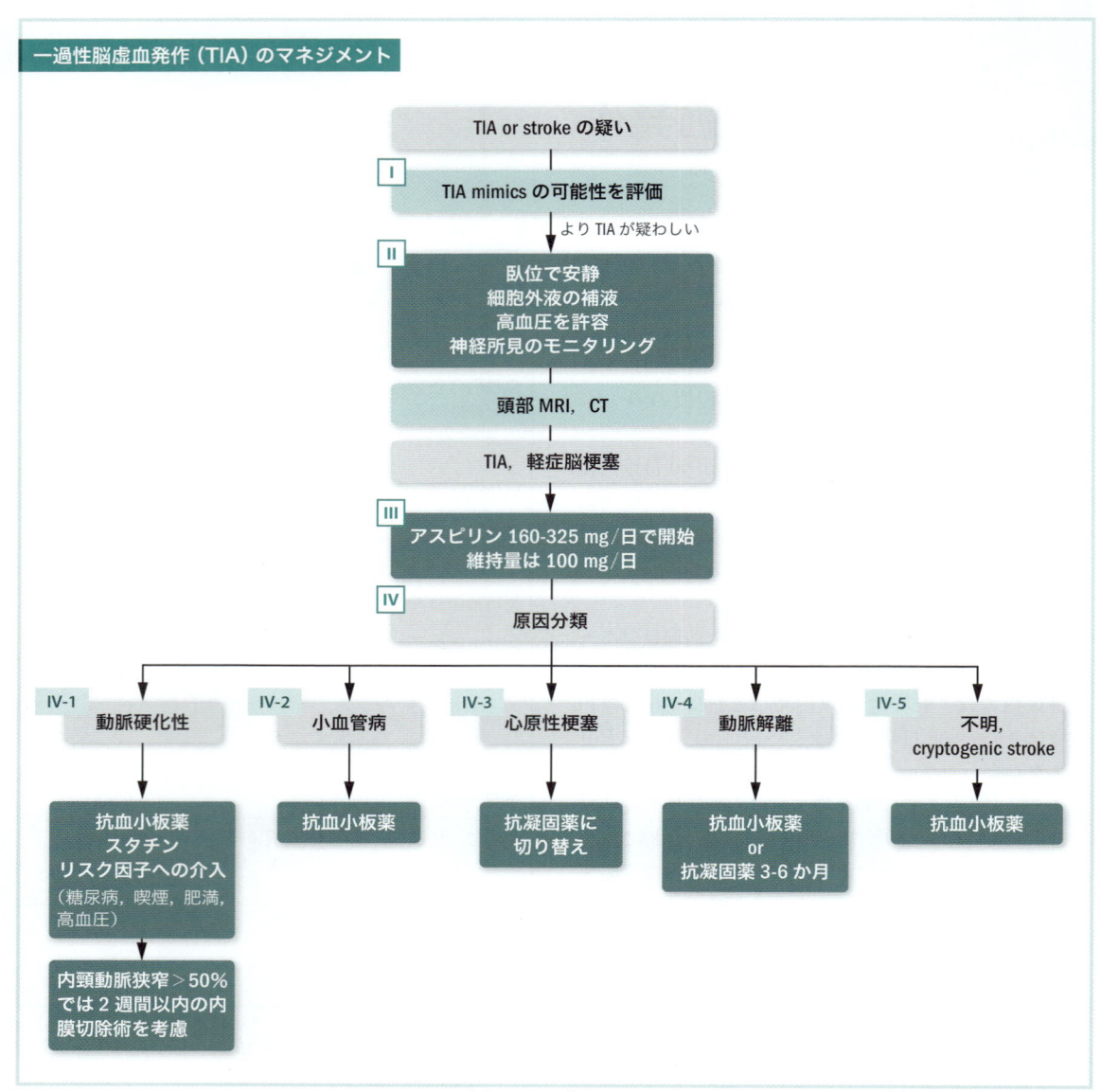

一過性脳虚血発作（TIA）のマネジメント

TIA or stroke の疑い

I TIA mimics の可能性を評価

より TIA が疑わしい

II
臥位で安静
細胞外液の補液
高血圧を許容
神経所見のモニタリング

頭部 MRI，CT

TIA，軽症脳梗塞

III
アスピリン 160-325 mg／日で開始
維持量は 100 mg／日

IV 原因分類

IV-1 動脈硬化性
抗血小板薬
スタチン
リスク因子への介入
（糖尿病，喫煙，肥満，高血圧）

内頸動脈狭窄＞50%
では 2 週間以内の内
膜切除術を考慮

IV-2 小血管病
抗血小板薬

IV-3 心原性梗塞
抗凝固薬に
切り替え

IV-4 動脈解離
抗血小板薬
or
抗凝固薬 3-6 か月

IV-5 不明，cryptogenic stroke
抗血小板薬

Ann Emerg Med. 2008 Aug;52（2）:S27-39／Emerg Med Clin North Am. 2012 Aug;30（3）:745-70 を参考に作成

表2　TIA，TIA mimics を示唆する情報

TIA を示唆する情報	TIA mimics を示唆する情報
高齢者（64.8 ± 12.0 歳 vs 50.4 ± 15.5 歳）	失語（2.1% vs 20.0%）
来院時に高血圧（67.9% vs 43.3%）	記憶障害[†]OR 9.2 [2.9-32.5]
構音障害が多い（47.1% vs 26.7%）	頭痛[†]OR 3.7 [1.1-12.8]
症状が 60 分以内（61.8% vs 36.7%）	複視[†]OR 2.5 [0.9-6.6]
片側性の麻痺[†]（OR）0.4 [0.2-0.7]	

OR は TIA mimics の可能性に対しての odds ratio.

Iran J Neurol. 2014 Jul 4;13（3）:127-30／[†]Cerebrovasc Dis. 2011;32（1）:57-64

- TIA や脳梗塞患者では脳血流調節異常が生じるため，脳血流は平均動脈圧に依存する．発症早期で降圧を行うと脳血流が低下する可能性がある．

- 血圧＞220/120 mmHg では降圧が推奨される．また発症後 24 時間病状が安定していれば降圧を開始する．

表3 動脈硬化リスク因子への介入

リスク因子	目標	ARR
高血圧	＜140/90 mmHg（糖尿病では＜130/80）	12/5 mmHg 低下毎に 6％低下
脂質異常症	LDL＜70 mg/dL（もしくは＜100 mg/dL）	脳血管リスクは 2.2％低下，心血管リスクは 3.5％低下
血糖	空腹時＜100 mg/dL	
糖尿病	HbA1c＜7％	
喫煙	禁煙	

ARR：Absolute Risk Reduction

Neurosurg Focus. 2014 Jan;36（1）:E10

- 脳梗塞症例を対象とした急性期の降圧療法を評価した近年の報告では，早期の降圧も神経所見，予後の増悪には関連しない結果であった．ただし，早期に降圧しても予後改善効果はない〔*Lancet Neurol. 2009 Jan;8（1）:48-56*〕〔*Lancet. 2011 Feb 26;377（9767）:741-50*〕〔*JAMA. 2014 Feb 5;311（5）:479-89*〕．

チャートIII TIA，軽症脳梗塞と判明すればすぐに抗血小板薬を投与する

〔*F1000Res. 2017 Oct 26;6:1893*〕

- 使用薬剤はアスピリン（160-325 mg/日），もしくはクロピドグレル（初回 300 mg，その後 75 mg/日で継続）を使用する．
- TIA 患者の 5％は発症後 48 時間以内に脳梗塞を発症するため，TIA と診断がつけばすぐに抗血小板薬を使用する．早期に使用することで 3 か月以内の脳梗塞発症率は 10％から 2.1％まで低下する〔*Lancet. 2007 Oct 20;370（9596）:1432-42*〕．また，入院期間や致

命的脳梗塞リスクも軽減する〔*Lancet Neurol. 2009 Mar;8（3）:235-43*〕．

- 軽症脳梗塞とは National Institute of Health Stroke Scale（NIHSS）≦3 点の麻痺が軽度の脳梗塞であり，TIA に準じて治療を行う（NIHSS については E-8 脳梗塞 補足 ）．

チャートIV TIA，軽症脳梗塞の原因別の治療

〔*F1000Res. 2017 Oct 26;6:1893*〕

- TIA，軽症脳梗塞の原因は動脈硬化，小血管病，心原性梗塞，動脈解離，不明（cryptogenic stroke）に分類される．原因に応じて治療を行う（原因精査については E-8 脳梗塞 ）．

チャートIV-1 動脈硬化による TIA，軽症脳梗塞では抗血小板薬投与とリスク因子への介入を行う

（表3）

- 動脈硬化による TIA，軽症脳梗塞では再発リスクが

Q&A

Q TIA や脳梗塞後の二次予防目的の抗血小板薬はどれが最も良いのでしょうか？

A 単剤療法と併用療法を比較したメタアナリシスでは，併用群（アスピリン＋クロピドグレルもしくはジピリダモール）と単独群（アスピリンもしくはクロピドグレル）で脳梗塞予防効果に有意差は認められませんでした．出血リスクはクロピドグレル単独と併用群を比較した際に併用群で有意にリスク上昇が認められました〔*Ann Intern Med. 2013 Oct 1;159（7）:463-70*〕．

　このメタアナリシス後に発表された CHANCE trial では，軽症脳梗塞，TIA 患者 5170 例を対象としてアスピリン＋クロピドグレル21 日間 vs アスピリン単独群を比較し，その結果併用群で有意に脳梗

塞再発リスクの低下が認められています（NNT29）．また出血リスクは両群で有意差はありませんでした〔*N Engl J Med. 2013 Jul 4;369（1）:11-9*〕．

　これらの結果から，筆者の印象としては，アスピリン＋クロピドグレル併用＝クロピドグレル単独≧アスピリン単独，という予防効果ではないかと思っています．また頭蓋内血管狭窄が高度にある場合はアスピリンとクロピドグレルの併用が推奨されます（ E-9 頸動脈狭窄 ）．

　シロスタゾールは日本の CSPS 2 trial においてアスピリン以上の予防効果が認められましたが，副作用による中断がアスピリン群の 10 倍ほどある点が気になります（9％ vs 1％）〔*Lancet Neurol. 2010 Oct;9（10）:959-68*〕．

表4 ABCD², ABCD³, ABCD³I score

	ABCD²	ABCD³	ABCD³I
年齢 ≧60 歳	1点	1点	1点
血圧≧140/90 mmHg	1点	1点	1点
麻痺（－）で構音障害 片側麻痺あり	1点 2点	1点 2点	1点 2点
期間：10-59 分 　　　≧60 分	1点 2点	1点 2点	1点 2点
糖尿病	1点	1点	1点
7 日以内の TIA 既往あり		2点	2点
同側内頸動脈の≧50%狭窄			2点
急性期の頭部 MRI 拡散強調画像（MRI-DWI）で高信号			2点
合計	0-7 点	0-9 点	0-13 点

点数とリスク分類，7 日以内の脳梗塞発症率

リスク	ABCD²		ABCD³		ABCD³I	
低リスク	0-3 点	0.6%	0-3 点	0%	0-3 点	0%
中リスク	4-5 点	2.5%	4-5 点	1%	4-7 点	0.8%
高リスク	6-7 点	4.3%	6-9 点	3.4%	8-13 点	4.1%

Lancet. 2007 Jan 27;369（9558）:283-92／Lancet Neurol. 2010 Nov;9（11）:1060-9

高いため注意が必要〔*N Engl J Med. 2016 Apr 21;374（16）:1533-42*〕．

- 積極的なリスク因子への介入を行う．介入についてはそれぞれの項（A -12 本態性高血圧症，G -1 2 型糖尿病，G -13 脂質異常症）を参照．
- 50 % 以上の内頸動脈狭窄（同側）がある場合は，TIA，脳梗塞発症後 2 週間以内の内膜切除術や頸動脈ステント留置術が推奨される〔*Stroke. 2014 Jul;45（7）2160-236*〕．
- 治療については E -9 頸動脈狭窄 を参照．

チャートIV-2 チャートIV-5 **小血管病，原因が不明（cryptogenic stroke）の場合は抗血小板薬を投与し，介入できるリスク因子があれば介入する**

- cryptogenic stroke は明らかな原因が不明な脳梗塞のことで，全脳梗塞の 25%，若年者の脳梗塞の 50% を占める〔*Neurology. 2009 Jul 14;73（2）:89-97*〕．E -8 脳梗塞 を参照．

チャートIV-3 **心原性梗塞が疑われる場合（心房細動，多発性脳梗塞）は抗凝固療法を開始（A -6 心房細動 を参照）**

- European Society of Cardiology のガイドライン（2016）によれば，TIA では翌日より抗凝固療法を開始する

ことが推奨されている〔*Eur Heart J. 2016 Oct 7;37（38）:2893-962*〕．

チャートIV-4 **動脈解離による TIA，脳梗塞では，抗血小板薬，もしくは抗凝固薬を使用する**

- 頸動脈解離，椎骨動脈脳底解離による脳梗塞患者を抗血小板薬と抗凝固薬で治療し比較した非ランダム化比較試験のメタアナリシスでは，両群で脳梗塞再発率，死亡リスクには有意差が認められなかった（脳梗塞 2.6% vs 1.8%，死亡 1.00% vs 0.80%）〔*Neurology. 2012 Aug 14;79（7）:686-9*〕．
- 頸動脈解離，椎骨脳底動脈解離発症 7 日以内の患者 250 例を対象としたランダム化比較試験（CADISS trial）では，抗血小板薬群と抗凝固薬群で脳梗塞，死亡リスクは同等であった．また抗凝固薬群では 1 例も膜下出血が認められた〔*Lancet Neurol. 2015;14（4）:361-7*〕．
- また血管ステント術も試されるが適応基準は明確ではない〔*J Neuroimaging. 2012 Oct;22（4）:384-93*〕．

脳梗塞発症リスクの評価：ABCD²，ABCD³ score

- TIA，軽症脳梗塞後早期の，また長期的な脳梗塞発

症リスクを評価する方法として ABCD^2，ABCD^3，ABCD^{3}I score がある（**表 4**）．ABCD^3 は ABCD^2 に TIA の既往が加わったもの，ABCD^{3}I はさらに頭部 MRI 所見，頸部血管狭窄所見を加えたものとなる．

- リスクを評価し，早期の脳梗塞リスクが中等度以上であれば入院加療が推奨される．

8 脳梗塞

- 脳梗塞は中年，高齢者で多く認められ，ADL や生命予後に大きく関わる疾患である.
- アテローム性（動脈硬化），塞栓性（心房細動など），ラクナ梗塞（穿通枝の閉塞）の 3 タイプある.
- ラクナ梗塞は＜1-1.5 cm の梗塞巣で定義される. ラクナ梗塞様にみえるが 1.5 cm を超えるものは branch atheromatous disease（BAD）と呼び，穿通枝の根幹の閉塞を示唆する. BAD はアテローム性として対応する.
- 近年，発症早期の脳梗塞に対する血栓溶解療法や血管内治療が確立されつつあり，脳梗塞急性期では早期診断と血栓溶解・血管内治療適応例の評価，迅速なコンサルトが重要となる.
- 慢性期では二次予防が重要. 若年性の脳梗塞では背景疾患の評価も必要となる.

脳梗塞のマネジメント

チャート I 脳梗塞の診断

- 脳梗塞は片麻痺や脳幹症状，同名半盲など神経局所症候を呈して来院する症例がほとんどである.

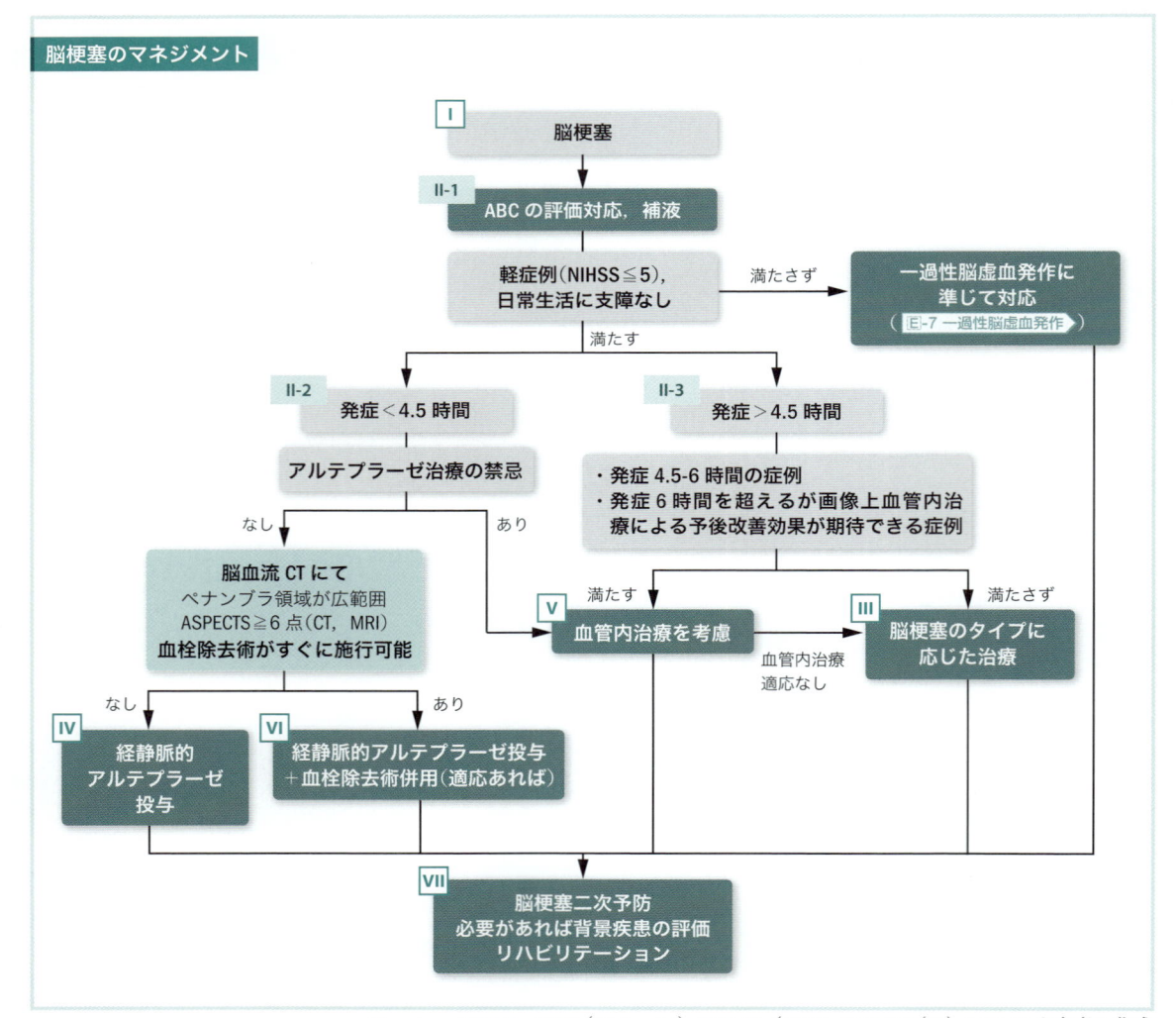

脳梗塞のマネジメント

- I 脳梗塞
- II-1 ABC の評価対応，補液
- 軽症例（NIHSS≦5），日常生活に支障なし
  - 満たさず → 一過性脳虚血発作に準じて対応（E-7 一過性脳虚血発作）
  - 満たす
- II-2 発症＜4.5 時間 → アルテプラーゼ治療の禁忌
- II-3 発症＞4.5 時間
  - ・発症 4.5-6 時間の症例
  - ・発症 6 時間を超えるが画像上血管内治療による予後改善効果が期待できる症例
- 脳血流 CT にてペナンブラ領域が広範囲 ASPECTS≧6 点（CT，MRI）血栓除去術がすぐに施行可能
- V 血管内治療を考慮
  - 満たす
  - 血管内治療適応なし
- III 脳梗塞のタイプに応じた治療
  - 満たさず
- IV 経静脈的アルテプラーゼ投与（なし）
- VI 経静脈的アルテプラーゼ投与＋血栓除去術併用（適応あれば）（あり）
- VII 脳梗塞二次予防 必要があれば背景疾患の評価 リハビリテーション

Neurology. 2012 Sep 25;79（13 Suppl 1）:S243-55／JAMA. 2015;313（14）:1451-62 を参考に作成

- 脳幹症状は構音障害，複視，嚥下障害，小脳失調など．
- 同じような片麻痺や脳幹症状を呈する疾患（stroke mimics）（表1）の鑑別は重要となる．
- 脳卒中と stroke mimics の鑑別に有用な情報を表2にまとめる．
  - 血圧は脳卒中の診断に重要な情報となる．stroke mimics では収縮期血圧＜150 mmHg となることが多い一方，脳卒中では＞150 mmHg となる〔*BMJ. 2002 Oct 12;325（7368）:800*〕〔*Neurology. 2016 Jun 7;86（23）:2146-53*〕．また，脳梗塞において収縮期血圧＜130 mmHg では，大動脈解離による脳梗塞を疑う契機となりうる．
  - 大動脈解離に伴う脳梗塞は治療方針に影響するため，常に念頭に置くべき病態である．意識障害，血圧低値（目安としては収縮期血圧が右で≦110 mmHg，左で≦140 mmHg），Dダイマー≧5 μg/mL のいずれかが認められる脳梗塞症例では大動脈解離を除外する必要がある〔*Cerebrovasc Dis. 2016;42（1-2）:110-6*〕（補足）．

- 脳梗塞において頭痛が認められる頻度は低い（7.4％）が，後方循環系の脳梗塞では頭痛を伴う頻度が高い〔*Stroke. 2013 Jul;44（7）:1852-8*〕．後頭葉の脳梗塞は頭痛のみを自覚して来院する患者もいるため注意が必要．
- 他に島皮質後部，側頭弁蓋部も頭痛に関連する〔*Cephalalgia. 2018 Feb;38（2）:283-91*〕．
- 神経局所症候が認められず，せん妄や幻覚，急性の認知症，躁状態で発症する脳梗塞も3％程度で認められる．非優位半球の前頭葉の脳梗塞でありうる〔*Lancet Neurol. 2011 Jun;10（6）:550-60*〕．
- 側頭葉上部や中心後回，上頭頂葉病変では，三叉神経の自律神経症状が出現する例もある．発汗や結膜充血，鼻汁，流涙などが認められる〔*Cephalalgia. 2018 Feb;38（2）:283-91*〕．
- 脳梗塞の診断は画像検査で行う．
- 頭部CT検査では早期CT徴候を評価する（補足 表8）．
- 頭部MRI検査では拡散強調画像（DWI）が早期脳梗塞診断に有用．ただしそれでも発症3時間未満の脳梗塞における感度は73％のみ（表3）〔*Lancet. 2007 Jan 27;369（9558）:293-8*〕．

表1　stroke mimics

低血糖，高血糖性昏睡
痙攣，てんかん発作
脳腫瘍
高血圧性脳症
片頭痛
薬剤性
急性感染症
脳炎，脳症

Lancet Neurol. 2008 Apr;7（4）:341-53

表2　脳卒中と stroke mimics の鑑別に有用な情報

脳卒中を示唆	OR	脳卒中の可能性を下げる情報	OR
発症がはっきりしている	2.59 [1.30-5.15]	認知症の既往あり	0.33 [0.14-0.76]
局所症状が明らか	7.21 [2.48-20.93]	呼吸，腹部所見に異常	0.44 [0.23-0.85]
血管疾患の既往あり	2.54 [1.28-5.07]		
NIHSS 5-10	3.14 [1.03-9.65]		
NIHSS＞10	7.23 [2.18-24.05]		

NIHSS については 補足 表7 を参照．

Am J Med. 2009 Apr;122（4 Suppl 2）:S14-20

表3　脳梗塞の経過時間と画像検査の感度

経過時間	MRI-DWI の感度	MRI-FLAIR の感度*	頭部CT の感度
全体	83% [77-88]	52.5%	16% [12-23]
＞12 時間	92% [83-97]	＞90%	16% [9-27]
3-12 時間	81% [69-90]	69.3%	20% [12-33]
＜3 時間	73% [59-84]	31.4%	12% [5-24]

Lancet. 2007 Jan 27;369（9558）:293-8／ Lancet Neurol. 2011 Nov;10（11）:978-86*

E 神経

- 特に脳幹部の小脳梗塞では感度は 50 ％程度と低い〔*Neurology. 2014 Jul 8;83（2）:169-73*〕.
- メタアナリシスでは急性期脳梗塞の 6.8 ％ ［4.9-9.3］が MRI-DWI で陰性となる. 特に後方循環系の脳梗塞で画像所見陰性となるリスクが高い〔*Neurology. 2017 Jul 18;89（3）:256-62*〕.

チャート II 脳梗塞の治療

チャート II-1 脳梗塞の初期治療

- まず行うのは ABC（airway, breathing, circulation）の評価と補液.
- 脳梗塞急性期における降圧治療は, 収縮期血圧＞220 mmHg の症例, 大動脈解離や, 高血圧脳症・心不全の合併症例, 血栓溶解薬（アルテプラーゼ）静注療法や血管内治療を予定している患者で行う.
- アルテプラーゼ静注療法や血管内治療を予定している患者では目標値≦185/110 mmHg とする. それ以外では 15 ％程度緩徐に降圧する〔*Ann Emerg Med. 2014 Sep;64（3）:248-55*〕.
- 降圧治療による神経予後の改善効果は認められないため, それ以外の内科的, 治療的理由による降圧管理を優先する〔*Lancet Neurol. 2009 Jan;8（1）:48-56*〕〔*JAMA. 2014 Feb 5;311（5）:479-89*〕.
- 補液は心不全がなければ細胞外液をまず 300-500 mL 投与し, その後 40-80 mL/時で継続. 積極的な補液, 脱水補正は脳梗塞の増悪を予防する可能性が示唆されている〔*Am J Emerg Med. 2014 Jul;32（7）:709-12*〕.

チャート II-2 発症＜4.5 時間の脳梗塞への対応

- 脳梗塞発症＜4.5 時間ではアルテプラーゼ静注療法を行う.
- アルテプラーゼ治療の禁忌（表 4）があれば血栓除去術を考慮する（ チャート V へ）.
- 脳血流 CT にてペナンブラ領域（造影ピークまで 6 秒以上かかる部位）が広範囲にある場合, ASPECTS≧6 点（ 補足 図 1）で迅速な血栓除去術が可能な場合はアルテプラーゼ静注療法と血栓除去術を併用することでさらに予後改善効果が見込める可能性がある〔*EXTEND-IA trial : N Engl J Med. 2015 Mar 12;372（11）:1009-18*〕〔*SWIFT-PRIME trial : N Engl J Med. 2015 Jun 17;372（24）:2285-95*〕〔*Lancet. 2016 Apr 23;387（10029）:1723-31*〕. アルテプラーゼ静注療法と血管内治療の併用については チャート VI へ.
- アルテプラーゼ治療の禁忌, 使用量については後述.

チャート II-3 発症＞4.5 時間の脳梗塞への対応

〔*Cardiovasc Revasc Med. 2018 Jul 11. pii: S1553-8389（18）30309-9*〕

- 脳梗塞発症＞4.5 時間ではアルテプラーゼ静注療法の適応はなく, 血管内治療の適応を評価する.
- 発症 4.5-6 時間であれば血管内治療を考慮する.
- 発症 6 時間を超える場合でも画像所見において血管内治療による効果が期待できる場合は血管内治療を考慮する.
- 血管内治療については チャート V へ.

チャート III アルテプラーゼ静注療法や血管内治療の適応がない場合

- 軽症例でアルテプラーゼ静注療法や血管内治療の必要性がない場合, アルテプラーゼ静注療法, 血管内治療の適応がない場合は脳梗塞のタイプに応じた治療を行う.
- アテローム性塞栓や, BAD ではアルガトロバン（スロンノン®, ノバスタン®）60 mg を 24 時間で持続投与, 2 日間継続, その後 10 mg を 3 時間で投与, 1 日 2 回を 5 日間継続.
- アテローム性塞栓に対するアルガトロバンは発症 48 時間以内の投与にて神経機能改善効果が認められる報告がある〔*Semin Thromb Hemost. 1997;23（6）:531-4*〕. しかしながらその後二重盲検化ランダム化比較試験（ARGIS-1 trial）にて 90 日後の神経学的予後は有意差が認められなかった〔*Stroke. 2004 Jul;35（7）:1677-82*〕.
- ラクナ梗塞ではアスピリンやオザグレルを使用する.
- オザグレル（キサンボン®, カタクロット®）80 mg を 2 時間で投与, 1 日 2 回を 2 週間継続.
- オザグレルについてはランダム化比較試験はなく, 効果も不明. アスピリンが投与可能であればアスピリンを優先すべき.
- 心原性梗塞では抗凝固療法を考慮するが, 開始するタイミングは議論がある. 2018 年現在いくつかの大規模研究が行われており, 今後明確となる可能性は高い.
- European Society of Cardiology のガイドライン（2016）によれば, 抗凝固療法の開始のタイミングは以下のとおり〔*Eur Heart J. 2016 Oct 7;37（38）:2893-962*〕.
  - 一過性脳虚血発作（TIA）では翌日より開始.
  - 軽微な脳梗塞（NIHSS＜8）では 3 日後より開始.
  - 軽症脳梗塞（NIHSS 8-15）では 6 日後に出血性梗塞を評価した後から開始.
  - 重症脳梗塞（NIHSS＞15）では 12 日後に出血性梗

表4 アルテプラーゼ静注療法，血管内治療の適応，禁忌

	アルテプラーゼ静注療法	アルテプラーゼ動注療法（血管内治療）	血栓除去術（血管内治療）
適応	・発症＜4.5時間の中等症〜重症の梗塞 ・NHISS＜25	・主要血管の閉塞 ・NIHSS 4-30	・主要血管の閉塞．NIHSS 8-30 ・CT血管造影にてMCA，ICAの閉塞がある場合 ・血流CT検査で広範囲のペナンブラ領域が認められる症例
発症時間	・薬剤投与まで発症4.5時間以内	・薬剤投与まで発症6時間以内	・発症24時間以内の内頸動脈，中大脳動脈近位部の閉塞症例で適応検討
禁忌			
頭部CT検査所見	出血性脳梗塞，頭蓋内腫瘍性病変，MCA領域の1/3を超える広範囲梗塞では禁忌		
脳出血既往	禁忌		
くも膜下出血を示唆する症状，所見	禁忌		
血圧	＞185/110 mmHg では禁忌	＞180/110 mmHg では禁忌	＞185/110 mmHg では禁忌
動静脈奇形，動脈瘤	禁忌		
大手術の病歴	14日以内では禁忌	30日以内では禁忌 （内部損傷を伴う外傷，腰椎穿刺，内臓の生検を含む）	
頭部外傷，頭蓋内/脊髄手術歴，脳卒中の既往	3か月以内では禁忌	3か月以内では禁忌 （脳卒中既往は6週以内）	3か月以内では禁忌
出血素因	禁忌		
ワルファリン使用	INR＞1.7では禁忌		INR＞3では禁忌
ヘパリン使用	APTT＞ULNでは禁忌	APTT＞1.5×ULNでは禁忌	APTT＞2×ULNでは禁忌
血小板数	＜10万/μL では禁忌		＜3万/μL では禁忌
体内での活動性出血	禁忌		禁忌ではない
7日以内の圧迫止血困難な動脈穿刺歴	禁忌	禁忌ではない	
血糖値	＜50 mg/dL では禁忌	＜50，＞400 mg/dL では禁忌	
発症時に痙攣あり	禁忌		禁忌ではない
敗血症性塞栓，心内膜炎の疑いあり	禁忌		禁忌ではない
造影剤アレルギー	禁忌ではない	禁忌	
血管の変形やねじれ，＞50％の狭窄で責任病変まで到達困難	禁忌ではない	禁忌	

NIHSS については 補足▶表7 を参照．
MCA：中大脳動脈，ICA：内頸動脈，ULN：正常上限

Neurology. 2012 Sep 25;79（13 Suppl 1）:S243-55／JAMA. 2015;313（14）:1451-62／N Engl J Med. 2018 Jan 4;378（1）:11-21

塞を評価した後から開始．

- 重症の梗塞内血腫（梗塞巣を上回るような血腫や梗塞体積の30％を超える mass effect が認められる血腫）では抗凝固療法は避ける〔*Lancet Neurol. 2019 Jan;18:117-26*〕．
  - 上記を満たさない梗塞内血腫や，梗塞巣内に点状出血を伴うタイプでは，脳梗塞と同様に抗凝固療

法を考慮する．

チャート IV アルテプラーゼ静注療法

- 発症＜4.5時間の脳梗塞で，アルテプラーゼ治療の禁忌がない場合に実施する（表4）．
- アルテプラーゼ（アクチバシン®，グルトパ®）0.6 mg

- /kg（最大 60 mg）を使用する．
- 投与量の 10％を最初の 1 分間に静注し，その後残りを 1 時間かけて静注．
- 製剤は 1 mg＝58 万単位，600 万単位当たり 10 mL の溶解液で溶解する．
- 単位変換すると，34.8 万単位/kg（0.58 mL/kg）を使用し，最初の 1 分で 0.058 mL/kg を静注（速度 3.48 mL/kg/時で 1 分間投与）し，その後 0.522/mL/kg/時で 60 分継続する計算となる．
- アルテプラーゼ投与中，投与後のフォロー：
- 投与中は 15 分毎，投与後 6 時間は 30 分毎にバイタルサインと神経学的所見を評価．その後は 1 時間毎に 16 時間は評価を継続する．
- 血圧が上昇した場合はニカルジピンの持続投与を開始し，血圧＜185/110 mmHg を維持．
- 悪心・嘔吐，頭痛増悪，血圧上昇がある場合は投与を中断し，頭部 CT 検査を行う．
- アルテプラーゼ静注療法後のアスピリン投与は 24 時間後から行う．
- アルテプラーゼ投与直後からのアスピリン使用群と 24 時間後からの投与群を比較したランダム化比較試験（ARTIS trial）では，早期群で有意に出血リスクが上昇する結果であった〔*Lancet. 2012 Aug 25;380（9843）：731-7*〕．
- アルテプラーゼ静注療法による脳出血リスク，神経予後の予測：
- アルテプラーゼ静注療法では 1.7-8.0％で症候性脳出血を合併する〔*Neurology. 2008 Oct 28;71（18）：1417-23*〕．
- 出血リスクを評価するスコアには HAT score，アルテプラーゼ静注療法後の神経予後を予測するスコアには ASPECTS がある（補足 ▶表 9，10，11）．
- 無症候性脳梗塞の存在は出血リスク因子とはならない〔*Neurology. 2011 Apr 12;76（15）：1288-95*〕．
- 脳動脈瘤がある場合はアルテプラーゼ静注療法は禁忌となるが，メタアナリシスでは未破裂脳動脈瘤はアルテプラーゼ静注療法による脳出血リスクや死亡リスクとはならない〔*Neurology. 2015 Oct 27;85（17）：1452-8*〕〔*Am J Emerg Med. 2016 Mar;34（3）：636-42*〕．

チャート V 血管内治療

- 血管内治療にはアルテプラーゼ動注療法，血栓除去デバイスを使用した血栓除去術がある．
- アルテプラーゼ動注療法（局所血栓溶解療法）は脳梗塞発症 6 時間以内が適応となるが，現在はデバイスを用いた血栓除去術が主流となっている〔*Lancet Neurol. 2007 Dec;6（12）：1086-93*〕．

- 内頸動脈（ICA）や中大脳動脈（MCA）の近位部（M1，M2）の閉塞例で適応となる．後方循環に対する血管内治療を評価した報告はまだなく，有用性は不明確であるが，行われることもある．
- 血栓除去術は発症 6 時間までの脳梗塞症例と，6 時間以上経過した症例で画像所見より可逆性の阻血部位が認められる場合に考慮する．
- 再灌流達成までの時間が短ければ短いほど，神経予後も良好となる．脳梗塞発症 6 時間以内に再灌流が達成可能であれば神経予後改善効果は期待できる〔*JAMA Neurol. 2016 Feb 1;73（2）：190-6*〕．
  - 血栓除去術を評価した主要なランダム化比較試験のメタアナリシスでは，発症～治療まで 7 時間 18 分までであれば予後改善効果が見込める結果であった〔*JAMA. 2016 Sep 27;316（12）：1279-88*〕．したがって，タイムリミットは 6-7 時間程度と考えておくとよい．
- 発症 6 時間を超えた症例における血栓除去術の効果を評価した 2 つのランダム化比較試験（DAWN trial，DEFUSE 3 trial）では，双方とも血栓除去術による神経予後改善効果が認められた（表 5）〔*DAWN trial: N Engl J Med. 2018 Jan 4;378（1）：11-21*〕〔*DEFUSE 3 trial: N Engl J Med. 2018 Feb 22;378（8）：708-18*〕．
  - これら研究における導入基準を満たす患者では 6 時間を超えても血栓除去術を考慮する価値はあると考えられる．
- 血管内治療時の管理：
- 血圧は＜185/110 mmHg を目標にコントロールを行う．
- 抗血小板薬はアルテプラーゼ動注療法では施行後 24 時間経過して開始する．血栓除去術では術後の画像検査で脳出血が認められなければ即時開始してもよい〔*Neurology. 2012 Sep 25;79（13 Suppl 1）：S182-91*〕．
- 血管内治療時の抗凝固療法：
- 決まった方法はないが，最初にヘパリンを 2000 単位静注し，その後 500-1000 単位/時で手技の間，もしくは 4 時間程度継続している報告が多い〔*Neurology. 2012 Sep 25;79（13 Suppl 1）：S182-91*〕．

チャート VI アルテプラーゼ静注療法と血管内治療の併用

- 発症 4.5 時間以内の脳梗塞でアルテプラーゼ静注療法の適応がある症例では，アルテプラーゼ静注療法を優先するが，状況によっては血栓除去術とアルテプラーゼ静注療法の併用が効果的な可能性がある．
- アルテプラーゼ静注療法とアルテプラーゼ動注療法の併用の意義は乏しい〔*SYNTHESIS trial: N Engl J Med. 2013 Mar 7;368（10）：904-13*〕．

表5 DAWN, DEFUSE 3 trial の導入基準

試験名	患者背景	画像所見	アウトカム 血管内治療 vs 内科的治療
DAWN	N=206 ICA, MCA 近位部 (M1) の閉塞 発症 6-24 時間 脳梗塞前の mRS 0-1	CT/MRI で頭蓋内出血 (−)、MCA 領域の 1/3 を超える脳梗塞が認められない 臨床症状と画像所見の乖離がある 患者： ・≧80 歳の群で、かつ NIHSS≧10 で梗塞体積が<21 mL ・<80 歳で、かつ NIHSS≧10 で梗塞体積が<31 mL ・<80 歳で、かつ NIHSS≧20 で梗塞体積が 31-51 mL (梗塞体積は MRI-DWI で評価)	90 日 mRS 0-2 達成率は 49% vs 13%、AD 36% [24-47]
DEFUSE 3	N=182 ICA, MCA 近位部 (M1) の閉塞 発症 6-16 時間 脳梗塞前の mRS 0-2	初期の梗塞体積<70 mL、perfusion imaging で[阻血体積/梗塞体積]≧1.8、可逆性の虚血体積≧15 mL を見込める患者群	90 日 mRS 0-2 達成率は 44% vs 16%、OR 2.77 [1.63-4.70]

mRS：modified Rankin Scale
DAWN trial: N Engl J Med. 2018 Jan 4;378 (1) :11-21 / DIFFUSE 3 trial: N Engl J Med. 2018 Feb 22;378 (8) :708-18 を参考に作成

■ アルテプラーゼ静注療法単独と血栓除去術の併用を比較したランダム化比較試験では有意な神経予後改善効果は認められなかった [IMS III trial: N Engl J Med. 2013 Mar 7;368 (10) :893-903]. しかしながらその後に発表された EXTEND-IA trial、SWIFT PRIME trial ではアルテプラーゼ静注療法と血栓除去術の併用群で、有意な神経予後改善効果が認められた [N Engl J Med. 2015 Mar 12;372 (11) :1009-18] [N Engl J Med. 2015 Jun 17;372 (24) :2285-95].

■ EXTEND-IA では脳血流 CT を行い、ペナンブラ領域 (造影ピークまでに 6 秒以上かかる部位) を評価している点、発症から血栓除去までの時間が約 240 分と早い点が IMS III と異なる (IMS III では 300 分).
SWIFT PRIME では脳血流 CT の有無は問わず、ASPECTS≧6 点 (CT、MRI での評価) (補足 図 1) の患者を対象とし、血栓除去までの時間は約 252 分であった。SWIFT PRIME のサブ解析では ASPECTS≧8 の群で有意差が認められており、ペナンブラ領域が広い場合も、ASPECTS≧6 点 (≧8 点であれば特に) の前方循環系の脳梗塞で、発症から再灌流までが 3-4 時間以内に達成できるのであればアルテプラーゼ静注療法と血栓除去術の併用は有用な可能性がある。

■ また、アルテプラーゼ静注療法適応となる脳梗塞において、アルテプラーゼ投与後 30 分で再灌流が得られない患者や、アルテプラーゼ投与後に NIHSS 4 点以上改善が認められない患者で血栓除去術を行う方法も神経学的予後改善効果が期待できる [RE-VASCAT trial: N Engl J Med. 2015 Jun 17; 372 (24) :2296-306]
[THRACE trial: Lancet Neurol. 2016 Oct;15 (11) :1138-47].

チャート VII
亜急性期〜慢性期の治療、対応

■ 急性期治療終了後で重要なのは脳梗塞の原因評価、リスク因子への介入、二次予防、リハビリテーションである。
■ 脳梗塞の原因は動脈硬化、小血管病、心原性梗塞、動脈解離、不明 (cryptogenic stroke) に分類される 〈E-7 一過性脳虚血発作〉も併せて参照).

脳梗塞の原因評価
■ 脳梗塞の原因評価では以下の項目をルーチンに行うべきである [N Engl J Med 2016 May 26;374:2065-74].
• MR 血管撮影 (MRA) や頸部動脈エコー→動脈硬化性、頸動脈狭窄、頭蓋内血管狭窄の評価。
• 経胸壁心エコー→弁膜症、心房中隔欠損、卵円孔開存など心原性梗塞の可能性の評価、疑わしければ経食道エコーも考慮する。
• 12 誘導心電図、Holter 心電図→不整脈の評価。
• 血算、凝固機能 (INR、APTT) →本態性血小板血症、凝固障害 (抗リン脂質抗体症候群など)、凝固亢進状態の評価。
これらいずれの検査でも原因が判明しない場合は原因不明 (cryptogenic stroke) と評価する。
■ 心原性脳梗塞の評価 [Lancet Neurol. 2015 Apr;14 (4) :377-87] :
■ 脳梗塞や TIA で発症初期から心房細動が認められ

るのは 7.7%［5.0-10.8］.

- 入院中の心電図にて心房細動が検出されるのが 5.1%［3.6-6.5］.
- 入院後の Holter 心電図で検出されるのが 10.7%［5.6-17.2］.
- その後のループレコーダーで検出されるのが 16.9%［13.0-21.2］.
- 合計で 23.7%［17.2-31.0］で心房細動が検出される.
- 脳梗塞発症時の脳性ナトリウム利尿ペプチド（BNP），D ダイマーは心原性梗塞の可能性を評価するのに有用であり，BNP＞76 pg/mL は感度 72%［66-73］，特異度 68%［64-72］で，D ダイマー＞0.96 μg/mL は感度 56%［50-63］，特異度 64%［60-69］で心原性梗塞を示唆する. BNP と D ダイマー双方を使用すれば感度 87%，特異度 85%で心原性梗塞を評価可能である〔Stroke. 2008 Aug;39（8）:2280-7〕.
- 原因不明の脳梗塞は常に心原性は疑うべきであり，心原性のリスクや，可能性があれば入院中のみならず退院後も精査を継続する必要がある.

■頸動脈狭窄の評価：
- 脳梗塞患者では頸動脈狭窄の評価は必須である. 特に高血圧や脂質異常症，糖尿病など動脈硬化リスクがある患者では重要となる.
- 脳虚血と同側の 50%以上の狭窄が認められ，頸動脈狭窄が脳虚血の原因と判断された軽症脳梗塞や TIA ではできるだけ早期（2 週間以内）の頸動脈内膜切除術，もしくはステント留置術を考慮する（ E -9 頸動脈狭窄 ）.

■原因不明の脳梗塞（cryptogenic stroke）の評価：
- cryptogenic stroke には通常の検査で検出できなかった不整脈や動脈硬化病変，塞栓症，血管炎，凝固亢進状態の関与が考えられる〔N Engl J Med 2016 May 26;374:2065-74〕.
- 若年発症の脳梗塞では，経口避妊薬，違法薬剤，アルコール中毒，喫煙，片頭・可逆性脳血管攣縮症候群（RCVS），妊娠・出産，卵円孔開存・心房中隔欠損，自己免疫疾患（SLE，血管炎），mitochondrial myopathy, encephalopathy, lactic acidosis, and stroke-like episodes（MELAS）の関連を考慮する〔Lancet Neurol. 2010 Nov;9（11）:1085-96〕〔Neurology. 2011 Jun 7;76（23）:1983-8〕.
- 特に卵円孔開存は若年者における原因不明の脳梗塞の半数に関連していると考えられているため，マイクロバブルを使用した心エコー，経食道エコーによるシャントの評価は重要となる〔N Engl J Med. 2005 Dec 1;353（22）:2361-72〕.
- まれながら，遺伝子疾患の関連もある（CADASIL*，

Fabry 病など）〔N Engl J Med 2016 May 26;374:2065-74〕.

- *CADASIL：cerebral autosomal dominant arteriopathy with subcortical infarcts and leukoencephalopathy

リスク因子への介入，二次予防
■脳梗塞の二次予防では抗血小板薬の使用とリスク因子への介入が重要.
- リスク因子は高血圧，脂質異常症，糖尿病，喫煙など.
- 脳梗塞患者における血圧目標値は収縮期血圧 120-140 mmHg〔JAMA. 2011 Nov 16;306（19）:2137-44〕.
- 脂質異常症では動脈硬化性疾患リスクに応じてスタチンを導入する. 脳梗塞患者におけるスタチンの使用は脳梗塞再発，心血管イベント予防効果が期待できる〔Neurology. 2009 Feb 24;72（8）:688-94〕〔Lancet Neurol. 2009 May;8（5）:453-63〕. 特に若年者では予防効果が高い〔Arch Intern Med. 2012 Jun 25;172（12）:909-19〕.
- 糖尿病は HbA1c 6%後半〜7%前半を目標とする（ G -1 2 型糖尿病 ）.
- 脳梗塞患者では頸動脈狭窄の有無は必ず評価する（エコー，MRA）. 対応については E -9 頸動脈狭窄 を参照.
■脳梗塞の二次予防目的の抗血小板薬の効果は，クロピドグレル（プラビックス®）単独＝アスピリン＋クロピドグレル併用≧シロスタゾール（シロステート®）単独＝アスピリン単独の順番〔Lancet Neurol. 2014 Feb;13（2）:178-94〕.
- ただしシロスタゾールは副作用による継続困難例が多い〔Lancet Neurol. 2010 Oct;9（10）:959-68〕.
- これらの薬剤間で比較した効果の差は NNT ≧100 であるため，実際はどの薬剤を使用してもあまり大きな差はない. 薬価を考慮するとアスピリンが第一選択となる〔Lancet Neurol. 2014 Feb;13（2）:178-94〕.
■ラクナ梗塞の二次予防では抗血小板薬 2 剤使用（DAPT）よりもアスピリン単剤でよい.
- 予防効果は変わらず，出血リスクは DAPT で有意に増加する〔N Engl J Med. 2012 Aug 30;367（9）:817-25〕〔Neurology. 2014 Feb 4;82（5）:382-9〕.
■心原性梗塞では前述のとおり（ チャートⅢ ），発症 7-10 日間は抗凝固薬ではなく抗血小板薬を使用する.
- 脳出血リスクが低い場合は発症 7-10 日後に抗凝固薬へ変更する. 広範囲（中大脳動脈領域＞1/3 を占める）脳梗塞やコントロール不良な高血圧がある場合はさらに遅らせたほうがよい〔Cardiovasc Drugs Ther. 2008 Oct;22（5）:419-25〕.
■脳梗塞における 90 日以内の再発率を予測するスコアとして Recurrence Risk Estimator（RRE）がある〔Neurol-

表6　RRE（Recurrence Risk Estimator）

MRI 所見あり	点	MRI 未検査	点
MRI：時期の異なる脳梗塞が複数認められる	1	脳梗塞の機序：大血管の動脈硬化性	2
MRI：他血管支配領域の急性・亜急性脳梗塞所見あり	1	脳梗塞の機序：心原性，大動脈原性の塞栓	2
MRI：多発性脳梗塞所見	1	脳梗塞の機序：小血管閉塞	0
MRI：単一の皮質梗塞所見	1	脳梗塞の機序：他の原因	3
1 か月以内の TIA，脳卒中の既往がある	1	脳梗塞の機序：機序不明	1
脳梗塞の機序*	1	1 か月以内の TIA，脳卒中の既往がある	1

*大血管の動脈硬化，他の機序（解離など）の場合に1点，他は0点で計算．

Neurology. 2010 Jan 12;74（2）:128-35

RREと90日以内の脳梗塞再発率

RRE	MRI 所見あり[*1]	MRI 所見あり[*2]	MRI 未検査[*1]
0点	0.7%[0.0-1.8]	0.8%[0.0-1.6]	1.1%[0.0-3.3]
1点	3.9%[1.5-6.3]	3.5%[1.7-5.3]	3.4%[1.5-5.3]
2点	4.2%[1.6-6.8]	5.4%[2.7-8.1]	5.9%[3.6-8.1]
3点	27.3%[17.8-36.8]	11.9%[6.0-17.8]	19.1%[11.1-27.2]
4-6点	38.8%[17.2-60.5]	25.0%[11.7-38.3]	45.3%[6.0-84.6]

[*1]オリジナルの報告より〔*Neurology. 2010 Jan 12;74（2）:128-35*〕．
[*2]米国，韓国のコホートによるバリデーション〔*JAMA Neurol. 2016 Apr 1;73（4）:396-401*〕．

ogy. 2010 Jan 12（2）:128-35〕（表6）．
- MRI 所見や脳梗塞の原因，脳卒中や TIA の既往歴の有無で計算．MRI 未検査の場合は既往歴と脳梗塞の機序のみで評価する．ウェブサイト http://www.nmr.mgh.harvard.edu/RRE/ でも計算可能である．

➕ 補足

大動脈解離に伴う脳梗塞

- 胸背部痛を伴わない急性脳梗症例の 1％前後に大動脈解離が関わっている．頻度は低いものの，生命予後や治療方針に関わるため，常に注意すべき病態だと言える〔*Cerebrovasc Dis. 2016;42（1-2）:110-6*〕〔*Circ J. 2015;79（8）:1841-5*〕．
- 大動脈解離の関連を示唆する所見として，血圧，D ダイマー値が有用〔*Cerebrovasc Dis. 2016;42（1-2）:110-6*〕．
  - 右上腕の収縮期血圧 ≦ 110 mmHg は感度 100％，特異度 95.4％，左上腕の収縮期血圧 ≦ 140 mmHg は感度 100％，特異度 74.3％，D ダイマー≧ 5.0 μg/mL は感度 100％，特異度 91.7％で大動脈解離の合併を示唆する．
- 心原性塞栓症例と比較しても，大動脈解離による脳梗塞症例では有意に D ダイマーは高値となる（≧ 6.9 μg/mL で感度 100 ％，特異度 94.8 ％）〔*Circ J. 2015;79（8）:1841-5*〕．
- 大動脈解離症例（A 型）で脳梗塞を合併する割合は 1 割程度．脳梗塞合併例では胸痛や背部痛の訴えは少なく，失神や意識障害，低血圧を伴う頻度が高い〔*Circulation. 2013 Sep 10;128（11 Suppl 1）:S175-9*〕〔*J Stroke Cerebrovasc Dis. 2016 Aug;25（8）:1901-6*〕〔*Am J Emerg Med. 2017 Dec;35（12）:1836-8*〕．
- これらより，意識障害や失神を伴う脳梗塞，血圧低値（目安としては収縮期血圧が右で ≦ 110 mmHg，左で ≦ 140 mmHg），D ダイマー高値（≧ 5.0 μg/mL）の脳梗塞症例では大動脈解離を疑い，詳細な心エコー，頸部血管エコー，腹部大動脈エコー，造影 CT などを考慮すべきである．

早期 CT 徴候

- 発症早期に認められる頭部単純 CT 所見を表 8 に示す．
- 頭部 CT 画像の window level（WL）を 35 HU，win-

表7 NIHSS（National Institute of Health Stroke Scale）

項目		評価
意識	1a）意識水準	完全覚醒（0点），簡単な刺激で覚醒（1点），繰り返しの刺激/強い刺激で覚醒（2点），無反応（3点）
	1b）意識障害（質問）：現在の月，年齢	両方正解（0点），片方正解（1点），両方不正解（2点）
	1c）意識障害（従命）：開閉眼，離握手	両方可能（0点），片方可能（1点），両方不可能（2点）
最良の注視		正常（0点），部分的注視麻痺（1点），完全注視麻痺（2点）
視野		正常（0点），部分的半盲（1点），完全半盲（2点），両側性半盲（3点）
顔面麻痺		正常（0点），軽度（1点），部分的麻痺（2点），完全麻痺（3点）
上肢運動（左右それぞれで計算）切断，関節癒合はカウントしない *仰臥位では45度挙上		90度*を10秒保持可能（0点），90度*を<10秒保持可能（1点），90度*挙上または保持不可能（2点），重力に抗した運動不可能（3点），運動認められない（4点）
下肢運動（左右それぞれで計算）切断，関節癒合はカウントしない		30度を5秒保持可能（0点），30度を<5秒保持可能（1点），重力に抗した運動がある（2点），重力に抗した運動不可能（3点），運動認められない（4点）
運動失調 切断，関節癒合はカウントしない		なし（0点），1肢で失調あり（1点），2肢で失調あり（2点）
感覚		障害なし（0点），軽度〜中等度（1点），重度〜完全麻痺（2点）
最良の言語		失語なし（0点），軽度〜中等度（1点），重度の失語（2点），無言/全失語（3点）
構音障害 挿管，身体的問題はカウントしない		障害なし（0点），軽度〜中等度（1点），重度（2点）
消去現象と注意障害		異常なし（0点），視覚・聴覚・触覚・視空間・自己身体に対する不注意，あるいは1つの感覚様式で2点同時刺激に対する消去現象が認められる（1点），重度の半側不注意/2つ以上の感覚様式に対する半側不注意（2点）

表8 早期CT徴候の所見と発症4.5時間以内の脳梗塞症例における感度

早期CT徴候	stroke window*	通常設定
中大動脈，脳底動脈の高信号	38%	14%
脳溝の不明瞭化	14%	0%
基底核，皮質下の低信号	14%	4%
皮質の灰白質境界の不明瞭化	20%	4%
上記いずれか	70%	18%

*stroke window：WL 35HU，WW 30HU．通常設定はWL 35HU，WW 100HU．

ISRN Neurosci. 2014 Mar 9;2014:654980

dow width（WW）を30HUとすると，感度は18%から70%まで上昇する（通常の頭部CTではWL35HU，WW100HU）〔*ISRN Neurosci. 2014 Mar 9;2014:654980*〕．

アルテプラーゼ静注療法による神経予後予測スコア，脳出血予測スコア

Alberta Stroke Program Early CT Score（ASPECTS）：神経予後，生命予後を評価

- MCA領域を10か所に分け，CTにて虚血が認められる部位を評価する．
- 10点が最高点で，虚血部位毎に−1点とする．
- 10領域は図1を参照．
- CT所見ではなく，MRI−DWIを使用した評価方法（ASPECTS−DWI）もある〔*Neurology. 2010 Aug 10;75（6）:555-61*〕．
- ASPECTS−DWIではさらに深部白質領域を加えて11点を最高点として評価する．
- ASPECTS，ASPECTS−DWIの評価と神経予後不良，脳出血予測に対する感度，特異度は表9，10を参照．

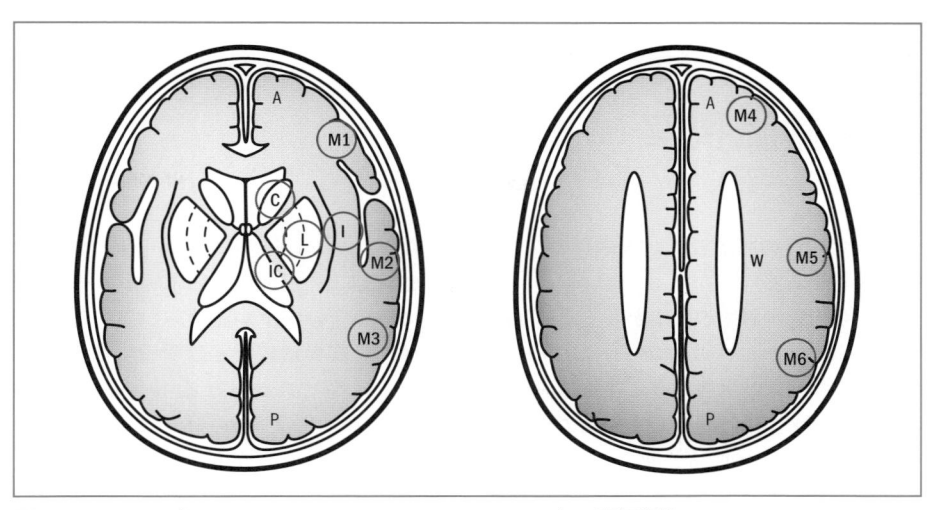

図 1　ASPECTS (Alberta Stroke Program Early CT Score) の評価部位
・C (尾状核), I (島皮質), L (レンズ核), IC (内包), M1 (MCA 前部), M2 (MCA 側方), M3 (MCA 後部), M4 (M1 の上部), M5 (M2 の上部), M6 (M3 の上部) の 10 領域で評価.
・ASPECTS-DWI では W (深部白質 [放射冠]) を含む 11 領域で評価.

Lancet. 2000 May 13;355 (9216) :1670-4

表 9　ASPECTS の評価

ASPECTS	アウトカム	感度 (%)	特異度 (%)
≦7 点	死亡, 神経予後不良	78	96
	脳出血	90	62

Lancet. 2000 May 13;355 (9216) :1670-4

表 10　ASPECTS-DWI の評価

ASPECTS-DWI	アウトカム	感度 (%)	特異度 (%)
≧7 点	神経予後良好	88	33
≦5 点	死亡	38	88
	脳出血	40	87

Neurology. 2010 Aug 10;75 (6) :555-61

表 11　HAT (Hemorrhage After Thrombolysis) score

項目	点
糖尿病もしくは血糖値＞200 mg/dL	1
治療前の NIHSS＜15 　15-20 点 　≧20 点	0 1 2
CT で低吸収域あり 　MCA 領域の 1/3 以下 　MCA 領域の 1/3 以上	1 2

スコア	脳出血合併率
0 点	6%
1 点	16%
2 点	23%
3 点	36%
＞3 点	78%

Neurology. 2008 Oct 28;71 (18) :1417-23

Hemorrhage After Thrombolysis (HAT) score：脳出血リスクを評価

■糖尿病の有無, アルテプラーゼ静注療法前の NIHSS, 画像所見でスコアを計算する (表 11).

E
神
経

9　頸動脈狭窄（頭蓋外）

- 頸動脈狭窄は無症候性の高齢者（≧75歳）の7-9%に認められる所見である．
- 総頸動脈遠位から内頸動脈での狭窄が多く，動脈硬化が原因となる〔*JAMA. 2013 Oct 16;310(15):1612-8*〕．
- 頸動脈狭窄による症状は，動脈閉塞に伴う脳虚血とプラークによる塞栓症．脳梗塞の15%がプラーク由来とされている〔*JAMA. 2008 Jul 2;300(1):81-90*〕．
- 無症候性の狭窄では，<75%の狭窄であれば脳梗塞リスクは年間1%未満，>75%の狭窄では2-5%となる．脳梗塞や一過性脳虚血発作（transient ischemic attacks：TIA）後の患者（症候性狭窄）では最初の1年間で10%，その後2-5年間で30-35%の脳梗塞リスクとなる〔*Lancet Neurol. 2009 Jun;8(6):569-80*〕．

頸動脈狭窄のマネジメント

チャート I　頸動脈狭窄の評価

- 脳梗塞やTIA，一過性黒内障が認められた患者では頸部血管の評価を行う．
- 無症候の患者における頸動脈狭窄のスクリーニングについてはエビデンスが乏しく，推奨も否定もできない〔*Ann Intern Med. 2014 Sep 2;161(5):356-62*〕．
- 65歳以上，高血圧，糖尿病がある男性患者の6.7%で>50%の狭窄が認められる．他に心血管障害既往，脂質異常症など動脈硬化性疾患がある場合にさらに高リスクとなる〔*J Korean Med Sci. 2011 Sep;26(9):1173-7*〕．したがってこのような患者群ではスクリーニングを行うことで早期発見することは可能であるが，それにより治療方針が変わるかどうか，予後改善につながるかどうかは未だ不明確である〔*JAMA Intern Med. 2016 May 1;176(5):626-33*〕．
- 頸動脈狭窄の評価で有用な検査は頸部血管エコー，CT血管造影，MRA（MR血管撮影）である〔*N Engl J Med. 2013 Sep 19;369(12):1143-50*〕．
- 頸部血管エコーは最も低侵襲で汎用性が高い．ただし，頭蓋内血管の描出は困難であり，頭蓋外血管のみの評価となる．測定値と狭窄率の関係は表1を参照．
- CT血管造影の感度，特異度は良好であるが，被曝リスクと造影剤を使用する必要がある．
- MRAは造影剤なしでは感度86-90%，特異度64%と特異度が低い．造影MRAでは感度88-97%，特異度89-96%と良好となる．

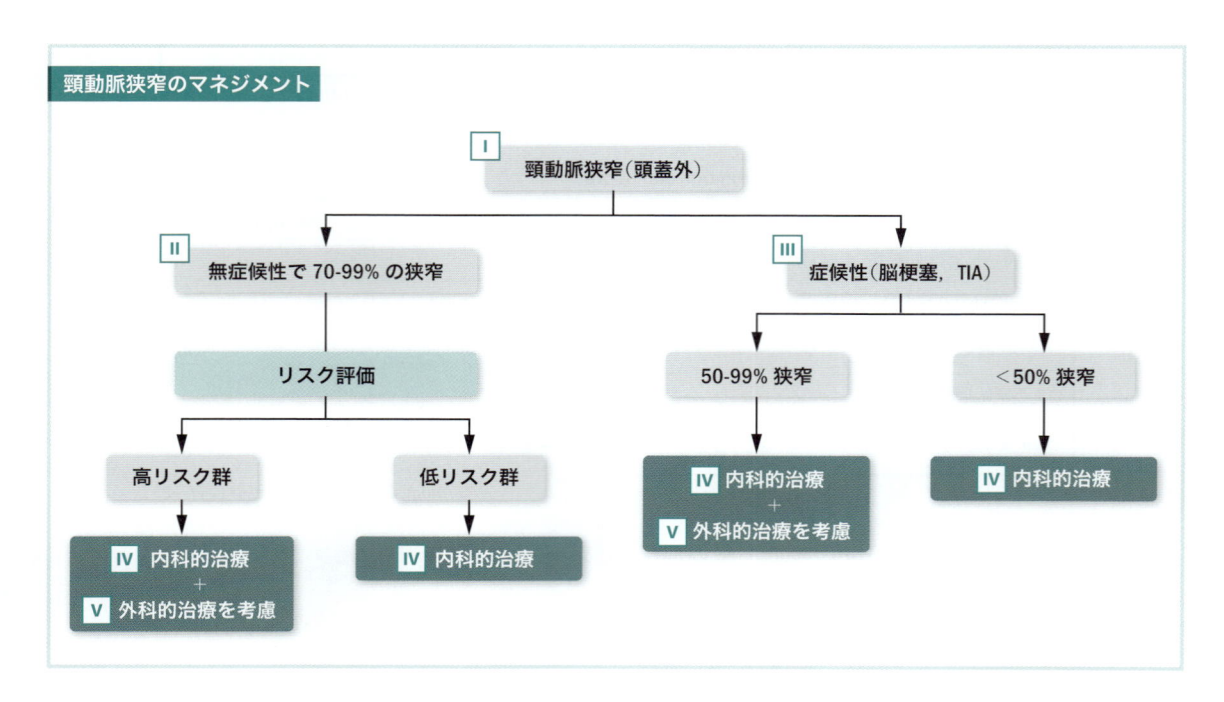

頸動脈狭窄のマネジメント

- I 頸動脈狭窄（頭蓋外）
  - II 無症候性で70-99%の狭窄
    - リスク評価
      - 高リスク群 → IV 内科的治療 ＋ V 外科的治療を考慮
      - 低リスク群 → IV 内科的治療
  - III 症候性（脳梗塞，TIA）
    - 50-99% 狭窄 → IV 内科的治療 ＋ V 外科的治療を考慮
    - <50% 狭窄 → IV 内科的治療

表1 頸部血管エコーの測定値と狭窄率の関係（NASCET criteria）

内頸動脈狭窄率	ICA PSV（m/秒）	ICA EDV（m/秒）	PSV ratio
0-29%	＜1.1	＜0.4	＜3.2
30-49%	1.1-1.3	＜0.4	＜3.2
50-59%	＞1.3-2.3	＜0.4	＜3.2
60-69%	＞1.3-2.3	0.4-1.1	3.2-4.0
70-79%	＞2.3	＞1.1-1.4	＞4.0
80-99%	＞2.3	＞1.4	＞4.0

・NASCET：North American Symptomatic Carotid Endarterectomy Trial
・ICA：内頸動脈，PSV：peak systolic velocity，EDV：end diastolic velocity，PSV ratio：内頸動脈と総頸動脈の PSV 比

Cerebrovasc Dis. 2014;38（2）:77-93

Q&A ①

Q 頸動脈雑音は狭窄の評価に有用でしょうか？

A 45-54 歳の 2.3％，75 歳の 8.2％に頸動脈雑音が認められるとする報告があります〔*Lancet. 2008 May 10;371（9624）:1587-94*〕．

頸動脈雑音の頸動脈狭窄に対する有用性を評価したメタアナリシスより，感度，特異度を表2に示します．頸動脈雑音の特異度は良好ですが，感度は 50％前後です．また，有意差は認められませんが，狭窄が高度になるにつれ，頸動脈雑音が少なくなる傾向があります〔*QJM. 2012 Dec;105（12）:1171-7*〕．

つまり頸動脈雑音があれば頸動脈狭窄の可能性が高くなりますが，認められなくても否定はできない，ということになります．

表2 頸動脈雑音の頸動脈狭窄に対する感度，特異度

狭窄率（%）	感度（%）	特異度（%）	OR
25	49.2	90	6.2 [2.6-15.0]
50	55.8	82	5.5 [4.0-7.6]
60	57.5	80	3.8 [1.7-8.4]
70	43.9	86	5.7 [2.8-11.4]
75	54	87	5.9 [3.9-9.1]
80	56	68	2.0 [0.6-6.1]
臨床的に有意な狭窄	53	83	4.3 [2.8-6.7]

QJM. 2012 Dec;105（12）:1171-7

チャートⅡ 無症候性頸動脈狭窄への対応

■ 無症候性では内科的治療が基本となる．外科的治療はリスクに応じて考慮する．

▪ 無症候性の頸動脈狭窄患者（＞60％狭窄）を対象とした内科的治療と頸動脈内膜切除術（carotid endarterectomy：CEA）を比較したランダム化比較試験（ACAS，ACST trial）では，CEA のほうが脳梗塞リスクを軽減する結果であったが，5 年間のリスク軽減効果は NNT 17-18 程度と侵襲のわりにそこまで効果が良いものとは言えない〔*JAMA. 1995 May 10;273（18）:1421-8*〕〔*Lancet. 2004 May 8;363（9420）:1491-502*〕．

▪ メタアナリシスでは，内科治療群と比較して，CEA 群では患側の脳卒中リスクは有意に低下する（OR 0.46 [0.36-0.60]）ものの，30 日脳卒中リスク（OR 3.43 [1.81-6.51]），心筋梗塞リスク（OR 9.18 [1.67-

50.52]），死亡リスク（OR 4.75 [1.55-14.58]）は有意に増加する〔*Cardiovasc Revasc Med. 2018 Jul 6. pii: S1553-8389（18）30278-1*〕．

▪ 無症候性で 70-99％の狭窄が認められた場合，CEA や頸動脈ステント留置術（carotid artery stenting：CAS）により TIA，脳梗塞リスクが低下するが，上記のとおり侵襲も大きいため，注意すべきと言える．具体的な適応基準は決まっていない．

チャートⅢ 症候性頸動脈狭窄への対応

■ TIA，脳梗塞を発症した患者で同側の≧50％の頸動脈狭窄が認められた場合，内科的治療に加えて外科的治療も推奨される．

■ 症候性の≧50％の狭窄が認められる患者では，できるだけ早期（可能であれば 2 週間以内）の外科的治療が推奨される．UpToDate では ≧70％で行うべき

Q 無症候性の患者で手術をしたほうがよい場合とは？

A 手術は TIA，脳梗塞リスクに応じて決めるべきとされていますが，ではどうやって評価するのかは規定されていないのが現状です．TIA，脳梗塞リスク因子をまとめると，**表3**のようになります．これらの情報と患者さんの希望を考慮しつつ適応を決める必要があります．

表3　無症候性患者における TIA，脳梗塞のリスク因子

リスク因子	低リスク群
・CT/MRI で無症候性脳梗塞所見あり ・狭窄部位の増悪傾向あり（エコー） ・低エコーのプラーク，GSM＜15（エコー） ・辺縁不整のプラーク（エコー，MRI） ・プラーク面積＞80 mm²（エコー） ・血管内膜近傍の低エコー領域が＞10 mm²（エコー） ・経頭蓋超音波ドップラーで塞栓子を検出 ・MRI にてプラーク内部に壊死組織，脂肪組織を含み，周囲に線維性組織を形成している ・MRI にてプラーク内出血所見 ・頭蓋内血管まで連続性に狭窄が認められる（エコー/MRI） ・同側，対側の TIA，脳梗塞の既往あり	・75 歳以上 ・狭窄の増悪なし ・GSM＞30

GSM (gray scale median)：エコー画像を取り込み，コンピューターソフトで解析する方法．
Eur J Vasc Endovasc Surg. 2014 Dec;48（6）:633-40

とし，50-70％の狭窄では患者因子（性別や背景疾患，余命）を考慮して適応を検討すべきとしている〔*Management of symptomatic carotid atherosclerotic disease. UpToDate®. 2018 年 11 月閲覧*〕．

- 虚血症状から手術治療までの期間が長くなるほど，脳梗塞予防効果は低下する（≧50％の狭窄において，2 週間以内であれば NNT 5.4/5 年間，2-4 週間であれば NNT 10.2/5 年間，4-12 週であれば 18.2/5 年間，12 週以降では有意差なし）〔*Lancet. 2004 Mar 20;363（9413）:915-24*〕．

- 症候性患者における同側の脳虚血，網膜動脈閉塞リスクは，イベント後 1 日で 2.7％，3 日で 5.3％，14 日で 11.5％，90 日で 18.8％となる〔*Neurology. 2016 Feb 9;86（6）:498-504*〕．

- ただし，再灌流に伴う脳出血リスクもあるため，広範囲の脳梗塞や出血リスクが高い患者では慎重に適応を検討する必要がある．TIA や軽症脳梗塞において早期に外科的治療を行う〔*Semin Vasc Surg. 2018 Mar;31（1）:15-20*〕．

- ＜50％の狭窄では内科的治療のみを行う．

チャート IV　内科的治療〔*Eur Neurol. 2014 Nov 7;73（1-2）:51-6*〕

- 動脈硬化リスク因子に対する介入は必須である．
- 禁煙指導，高血圧，脂質異常症，糖尿病の精査と介入を行う．
- 特に脂質異常症（LDL＞70-190 mg/dL）ではリスクに応じて中用量～高用量スタチンを導入する．
- 抗血小板薬は全患者で導入する．
- アスピリン，クロピドグレル，ジピリダモール，シロスタゾールから選択（ E -8 脳梗塞 ）．

チャート V　外科的治療：頸動脈内膜切除術（CEA）か，頸動脈ステント留置術（CAS）か

- 症候性患者における CEA と CAS を比較したメタアナリシスでは，短期的，長期的に CAS で脳梗塞リスクが上昇する結果であった（短期 OR 1.53 [1.23-1.91]，長期 OR 1.37 [1.13-1.65]）〔*Neurology. 2017 Nov 7;89（19）:1977-84*〕．CEA では周術期の心筋梗塞リスクの上昇と脳神経損傷のリスクがある〔*Stroke. 2011 Mar;42（3）:687-92*〕．したがって，合併症や基礎疾患により CEA が困難な患者では CAS が選択されるが，長期予後を考慮すると CEA のほうが好ましいと考えられる．

- CEA よりも CAS を考慮すべき患者群は**表4**のとおり〔*J Am Coll Cardiol. 2014 Aug 19;64（7）:722-31*〕．

- 周術期の脳卒中と死亡リスクを年齢別に評価したメタアナリシスでは，70 歳以上の患者群では CEA のほうが CAS と比較して，周術期の脳卒中，死亡リスクは有意に低下する結果であった．65 歳未満では，両者で差は認められなかった〔*Lancet. 2016 Mar 26;387（10025）:1305-11*〕．

- 無症候性患者では，CAS のほうが CEA よりも術後心筋梗塞リスクは有意に低い（RR 0.49 [0.26-0.91]）一方，脳卒中リスクは上昇する傾向にある（RR 1.69 [0.97-2.92]）．死亡リスクは有意差なし〔*Int Heart J.*

表4　CEA よりも CAS のほうが良いと考えられる患者群

患者の基礎疾患	解剖学的要素
NYHA III/IV の心不全	外科手術で到達困難な部位の狭窄
不安定狭心症	内頸動脈 C2 以上の部位の狭窄
冠動脈の 2 血管で≧70%の狭窄	鎖骨よりも下位の狭窄
30 日以内の心筋梗塞既往	同側頸部の放射線療法後
30 日以内に開胸心臓手術を予定	頸椎強直がある患者
心機能低下（ejection fraction ≦30%）	対側の頸動脈閉塞がある患者
重症 COPD	喉頭麻痺がある患者
重度腎不全	気管切開孔がある患者
	過去に同側の内膜切除術、頸部手術既往がある

J Am Coll Cardiol. 2014 Aug 19;64 (7) :722-31

2018 May 30;59 (3) :550-8].

■ 無症候性の 70-99%狭窄が認められる患者群を対象としたランダム化比較試験（ACT I trial）では、CEA 群も CAS 群も短期的、長期的な脳梗塞リスク、死亡リスクは同等であった [N Engl J Med 2016 Nov 17;374 (11) :1011-20]. ここでは CAS で術中の塞栓症を予防するためのデバイスを併用しており、今後技術の向上とともに周術期脳卒中リスクは低下し、CAS の利点が高まる可能性がある。

■ CEA においては術後早期での脳梗塞、出血、死亡など合併症が多いことから、周術期、術後 30 日までの合併症発症率が 3%未満の施設にて行われるべきとされている [Eur J Vasc Endovasc Surg. 2014 Dec;48 (6) :633-40].

頭蓋内血管狭窄（内頸動脈、中大脳動脈狭窄）

■ 頭蓋内血管狭窄は白人における脳梗塞の 5-10%、黒人における TIA、脳梗塞の 15-39%、アジア人における脳梗塞の 30-50%の原因を占める [Lancet Neurol. 2013 Nov;12 (11) :1106-14].

■ 頭蓋内血管狭窄は脳低灌流による脳梗塞、プラーク塞栓、branchial atheromatous disease (BAD) の原因となる。

頭蓋内血管狭窄の評価

[Neurology. 2007 Jun 12;68 (24) :2099-106]

■ 頭蓋内血管狭窄は脳梗塞評価時の MRA で発見されることが多いが、MRA における陽性的中率 (PPV) は 66% [58-73]、陰性的中率 (NPV) は 87% [85-89] であり、MRA で狭窄があっても信頼性は高くない。反対に MRA で問題なければほぼ除外可能である。

■ 造影 CT は MRA に比べると感度、特異度は良好であるが、診断するには血管造影が必要である。

頭蓋内血管狭窄に対する治療

■ 内科的治療が基本となる。血管内ステントは脳梗塞リスクを低下させない。

■ TIA、脳梗塞で 70-99%の頭蓋内血管狭窄が認められた患者を対象とし、内科的治療群と血管内ステント治療追加群を比較したランダム化比較試験（SAMMPRIS trial）では、血管内ステント群で有意に脳血管障害リスクが上昇したため、途中で打ち切りとなった [N Engl J Med. 2011 Sep 15;365 (11) :993-1003]. 長期予後の評価でも血管内ステント群で脳梗塞リスクが上昇した結果であった [Lancet. 2014 Jan 25;383 (9914) :333-41]. バルーン拡張型血管ステントを用いたランダム化比較試験（VISSIT trial）でも血管内ステント留置群で有意に脳梗塞リスクが上昇したため、途中で打ち切りとなった [JAMA. 2015 Mar 24;313 (12) :1240-8].

■ 内科的治療はリスク因子への積極的な介入と抗血小板薬の使用。

■ 狭窄率<70%であれば抗血小板薬はアスピリン単剤、70-99%であればアスピリンとクロピドグレルの併用を行う [Lancet Neurol. 2013 Nov;12 (11) :1106-14].

■ SAMMPRIS trial での内科的治療内容は表 5 のとおり。

■ ワルファリンの必要はなし。

■ 50-99%の頭蓋内血管狭窄が原因の TIA、脳梗塞患者において、アスピリンとワルファリンによる治療を比較したランダム化比較試験（WASID trial）では、脳梗

表 5　SAMMPRIS trial での内科的治療内容

抗血小板薬	アスピリン 325 mg/日
	クロピドグレル 75 mg/日を最初の 3 か月のみ併用
リスク因子への介入	収縮期血圧＜l40 mmHg（糖尿病患者では＜130 mmHg）
	LDL コレステロール＜70 mg/dL
	糖尿病では HbA1c＜7％
	禁煙
	BMI 25-27 の患者では＜25 へ，＞27 では 10％の体重減少
	中等度の運動を週 3 回，1 回 30 分

N Engl J Med. 2011 Sep 15;365（11）:993-1003

塞リスクは両者で変わらず，ワルファリン群で有意に脳出血リスク，死亡リスクが上昇したため，打ち切りとなった〔*N Engl J Med. 2005 Mar 31;352（13）:1305-16*〕.

10 急速進行性認知症

- 1-2 年以内に進行した認知機能低下を急速進行性認知症（rapidly progressive dementia：RPD）と呼ぶ．実際は数週〜数か月の経過であることが多い〔*Neurol Clin Pract. 2012 Sep;2*（3）:187-200〕．
- 神経変性疾患以外に自己免疫性脳炎，血管性，悪性腫瘍，感染症，薬剤・代謝性，孤発性 Creutzfeldt-Jakob 病（CJD）に分類できる〔*Neurologist. 2011 Mar;17*（2）:67-74〕．

急速進行性認知症（RPD）のマネジメント

RPD の原因

- RPD の鑑別に重要な疾患と頻度は表 1 を参照．
- RPD の 27％が治療可能な認知症（薬剤・代謝性，感染症，自己免疫性，血管炎，正常圧水頭症）．
- 治療可能な原因を評価することが重要．
- 進行が早く，可逆性の可能性があるものは薬剤・代謝性，自己免疫性，感染性，精神疾患によるもの

であり，進行がやや緩徐で可逆性の可能性があるものは正常圧水頭症，腫瘍性である〔*Neurodegener Dis Manag. 2014;4*（1）:41-56〕．
- これら可逆性の疾患では 3-6 か月以内の増悪を呈することが多い．同様に 3-6 か月の期間で増悪する予後不良，治療反応性不良な疾患に CJD がある〔*PLoS One. 2018 Jan 18;13*（1）:e0189832〕．
- 慢性神経変性疾患（Alzheimer 病，前頭側頭型認知症，Lewy 小体型認知症）も急性増悪を呈することがある〔*Neurologist. 2011 Mar;17*（2）:67-74〕．
- 特に前頭側頭型認知症は比較的急性経過となる．
- 変性疾患による RPD では，半年以上かけて増悪する例が多い〔*PLoS One. 2018 Jan 18;13*（1）:e0189832〕．
- これらは RPD では除外診断となる．

RPD の評価

- RPD のスクリーニングで行う検査は表 2 を参照．
- スクリーニング検査で診断がつけばそれに応じて対

E 神経

表 1　RPD の鑑別に重要な疾患と頻度（CJD を除いた頻度）

原因	疾患	頻度[†]
自己免疫性	自己免疫性脳炎，急性散在性脳脊髄炎，Behçet 病，多発性硬化症，神経ループス，サルコイドーシス，Sjögren 症候群，再発性多発性軟骨炎，ステロイド感受性脳炎，橋本脳症	31%
血管性	遺伝性脳小血管病（CADASIL），脳アミロイドアンギオパチー，中枢神経系血管炎，MELAS，脳梗塞，硬膜下血腫，脳血管性認知症	23%
薬剤・代謝性	脳腱黄色腫症，橋外ミエリン溶解症，肝不全，MELAS，NBIA，神経セロイドリポフスチン症，ビタミン B_1・B_3・B_{12} 欠乏症，葉酸欠乏症，ポルフィリア，腎不全，甲状腺機能異常，副甲状腺機能異常症，Wilson 病，重金属中毒，マンガン中毒	15%
悪性腫瘍	脳腫瘍，脳転移，CNS リンパ腫，傍腫瘍症候群（辺縁系脳炎）	11%
精神疾患	うつ病など	9%
感染性	神経梅毒，Whipple 病，ライム病，HIV，ヘルペス脳炎	7%
正常圧水頭症		4%
神経変性疾患	Alzheimer 病，多系統萎縮症，Lewy 小体型認知症，前頭側頭型認知症，運動ニューロン病，進行性核上麻痺，孤発性 CJD など	
その他	てんかん，非痙攣性てんかん重積	

CADASIL：cerebral autosomal dominant arteriopathy with subcortical infarcts and leukoencephalopathy
MELAS：mitochondrial myopathy, encephalopathy, lactic acidosis, and stroke-like episodes
NBIA：neurodegeneration with brain iron accumulation

Neurol Clin Pract. 2012 Sep;2（3）:187-200／[†]*Neurodegener Dis Manag. 2014;4*（1）:41-56 を参考に作成

表 2　RPD で行うスクリーニング検査

血液検査	脳脊髄液 (CSF) 検査	画像検査, その他
・血算, 生化学 (Ca, リン, Mg を含む) ・肝機能, 腎機能の評価 ・甲状腺の評価, 抗 TG 抗体, 抗 TPO 抗体 ・ビタミン B$_{12}$, ホモシスチン ・自己抗体 (抗核抗体, ESR, CRP, リウマトイド因子, ANCA, 抗 SS-A 抗体, 抗 SS-B 抗体) ・梅毒検査 (RPR), VDRL ・HIV 抗体	・細胞数 ・蛋白 ・グルコース ・IgG index ・オリゴクローナルバンド ・RPR, TPHA ・ヘルペス DNA 定量 (ヘルペス脳炎疑い時)	・頭部 MRI ・脳波

抗 TG 抗体：抗サイログロブリン抗体, 抗 TPO 抗体：抗甲状腺ペルオキシダーゼ抗体, RPR：迅速血漿レアギン, TPHA：梅毒血球凝集反応, VDRL：梅毒検査

応する.

■CJD を考慮した場合, 追加検査を行うため, 検体 (脳脊髄液) は多めに採取しておく.

■CJD では髄液中 14-3-3 蛋白, 神経細胞特異的エノラーゼ (NSE), タウ蛋白測定が診断に有用. NSE, タウ蛋白はコマーシャルベースで評価可能. 髄液中 14-3-3 蛋白は長崎大学で検査可能である. また確定診断である異常プリオン蛋白も長崎大学で検査を受け付けている (E -12 孤発性 Creutzfeldt-Jakob 病 を参照).

■CJD 疑い症例では腰椎穿刺, 髄液検体の取り扱いに注意が必要. すべてディスポーザブルとする必要があることに注意.

■他に診断が難しい疾患は自己免疫性脳炎 (E -11 自己免疫性脳炎), 感染性脳炎, 中枢神経系血管炎, 中枢神経リンパ腫が挙げられる.

11 自己免疫性脳炎

- 自己免疫機序の中枢神経障害には**表1**のような疾患が挙げられる。このうち、細胞内抗原や細胞表面シナプス受容体に対する抗体に起因した脳炎を自己免疫性脳炎と呼ぶ。

- 自己免疫性脳炎はまれであるが、感染性脳炎に次いで多い脳炎の原因である。特発性や悪性腫瘍に伴い出現する例や、感染症後（ヘルペス脳炎後）に合併する例がある〔*Arq Neuropsiquiatr. 2018 Jan;76（1）:41-9*〕。

- 経過は亜急性〜急性で、3か月以内に出現、進行する中枢神経症状、精神症状や、難治性てんかん発作症例で鑑別に挙げる。自己抗体の評価に対する保険適用は未だなく、自費検査で一部抗体の評価が可能な程度。疑えば治療に踏み切ることも考慮すべき。

自己免疫性脳炎のマネジメント

自己免疫性脳炎の評価

- 以下の場合は自己免疫性脳炎を鑑別に挙げる〔*Lancet Neurol. 2016 Apr;15（4）:391-404*〕。

- 3か月以内に出現・進行する認知障害、記憶障害、精神症状、意識障害。

- 新規発症のてんかん発作、難治性てんかん発作。

- 新規の神経局所症候、頭部 MRI 所見の異常、髄液の炎症所見があり、他の疾患が考えにくい場合。

  - 頭部 MRI では側頭葉内側の高信号が認められる（辺縁系脳炎）。所見が認められる頻度はさまざま（**表2**）であり、正常のことも多い〔*Brain. 2000 Jul;123 (Pt 7):1481-94*〕。

  - 髄液所見では、髄液蛋白の上昇、細胞数上昇、IgG index ≧ 0.66、オリゴクローナルバンド陽性などが認められるが、非特異的〔*Am J Med. 2018 Mar;131（3）:226-36*〕。他疾患の除外（癌性髄膜炎や

E 神経

表1　自己免疫機序の中枢神経障害

機序	T 細胞による障害	抗体による障害	肉芽腫性疾患	自己炎症性疾患	医原性
疾患	・多発性硬化症 ・ADEM ・原発性中枢神経系血管炎 ・アミロイド β 関連血管炎 ・細胞内抗原[*1] に対する抗体に関連した自己免疫性脳炎 ・Sjögren 症候群 ・IgG4 関連疾患 ・CLIPPERS	・SLE ・NMOSD ・MFS、Bickerstaff 型脳幹脳炎 ・細胞表面シナプス受容体、イオンチャネル[*2] に対する抗体が関連した自己免疫性脳炎 ・Lambert-Eaton 症候群 ・重症筋無力症	・サルコイドーシス ・巨細胞性動脈炎 ・肉芽腫性多発血管炎	・Behçet 病 ・monogenic periodic fever syndromes	・免疫チェックポイント阻害薬 ・CAR-T

*1 細胞内抗原：ANNA-1（Hu）、ANNA-2（Ri）、ANNA-3、Ma1/Ma2、CV2/CRMP5、PCA-1（Yo）、PCA-2、GFAP、amphiphysin、GAD65

*2 NMDA、AMPA、LGI1、CASPR2、GABA-A、GABA-B、glycine receptor、mGluR1、mGluR5、DR2、DPPX

・ADEM：acute disseminated encephalomyelitis、CLIPPERS：chronic lymphocytic inflammation with pontine perivascular enhancement responsive to steroids、NMOSD：neuromyelitis optica spectrum disorder、MFS：Miller-Fisher syndrome、CAR-T：chimeric antigen receptor T cells

・ANNA：anti-neuronal nuclear antibody、CV2/CRMP5：crossveinless-2/collapsing response mediated protein 5、PCA：Purkinje cell cytoplasmic antibody、GFAP：glial fibrillary acidic protein、GAD65：65-kD1 isoform of glutamate decarboxylase、NMDA：N-methyl-D-aspartate、AMPA：α-Amino-3-hydroxy-5-methyl-4-isoxazole propionic acid、LGI1：leucine-rich, glioma inactivated protein 1、CASPR2：contactin-associated protein-like 2、GABA：gamma-aminobutyric acid、DR2：dopamine receptor 2、DPPX：dipeptidyl-peptidase-like protein 6

Am J Med. 2018 Mar;131（3）:226-36

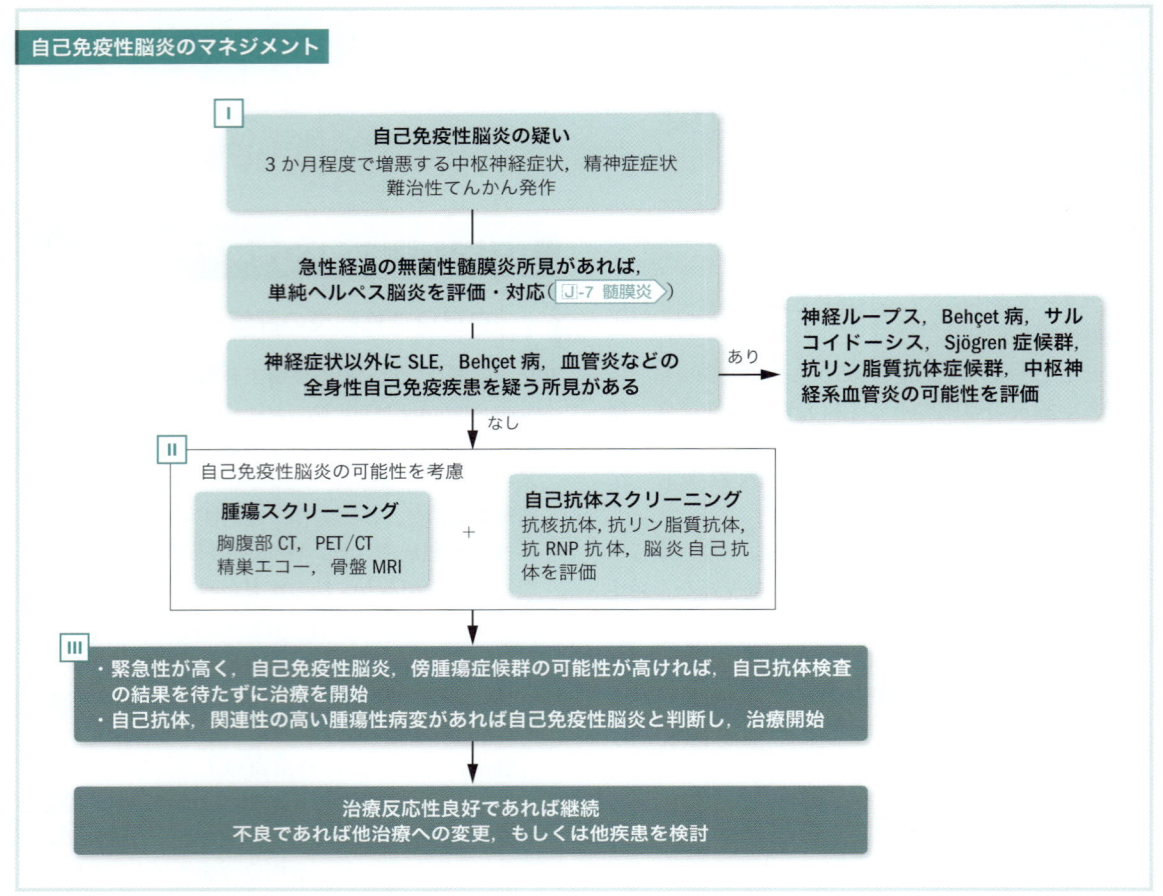

自己免疫性脳炎のマネジメント

I
自己免疫脳炎の疑い
3か月程度で増悪する中枢神経症状，精神症状
難治性てんかん発作

急性経過の無菌性髄膜炎所見があれば，単純ヘルペス脳炎を評価・対応 J-7 髄膜炎

神経症状以外に SLE，Behçet 病，血管炎などの全身性自己免疫疾患を疑う所見がある → あり → 神経ループス，Behçet 病，サルコイドーシス，Sjögren 症候群，抗リン脂質抗体症候群，中枢神経系血管炎の可能性を評価

なし

II 自己免疫性脳炎の可能性を考慮

腫瘍スクリーニング
胸腹部 CT，PET/CT
精巣エコー，骨盤 MRI

＋

自己抗体スクリーニング
抗核抗体，抗リン脂質抗体，抗 RNP 抗体，脳炎自己抗体を評価

III
・緊急性が高く，自己免疫性脳炎，傍腫瘍症候群の可能性が高ければ，自己抗体検査の結果を待たずに治療を開始
・自己抗体，関連性の高い腫瘍性病変があれば自己免疫性脳炎と判断し，治療開始

治療反応性良好であれば継続
不良であれば他治療への変更，もしくは他疾患を検討

抗 RNP 抗体：抗リボヌクレオプロテイン抗体

Curr Opin Neurol. 2003 Jun;16（3）:351-7／Brain. 2004 Aug;127（Pt 8）:1831-44／Curr Opin Oncol. 2009 Nov;21（6）:566-72／Lancet Neurol. 2013 Feb;12（2）:157-65／J Clin Neurosci. 2014 May;21（5）:722-30／Neurology. 2015 Jun 16;84（24）:2403-12 を参考に作成

リンパ腫，感染症）目的に行う．また，後述する抗 NMDAr 抗体は髄液検体にて評価するため，その分の検体も採取しておくほうがよい．

- 髄液細胞増多や MRI 所見がなくても自己免疫性脳炎の可能性はある．神経症状が認められる 60 歳以上の患者で，かつ髄液細胞増多が認められず，MRI で炎症性変化が認められない 155 例を評価した結果，22.6％で自己免疫性脳炎の自己抗体が陽性であった〔*Neurology. 2017 Oct 3;89（14）:1471-5*〕.

■ 1-2 か月以内にウイルス性脳炎（特にヘルペス脳炎）の既往がある患者の再増悪，あるいは新規中枢神経症状の出現.

- ヘルペス脳炎治癒後，数週間経過して再度脳炎を生じる例が 12-27％で報告されている．特に小児例で多く，抗 NMDAr 抗体が陽性となる例が多い〔*Neurology. 2015 Nov 17;85（20）:1736-43*〕.

- ヘルペス脳炎と診断された 51 例を前向きにフォ

ローした報告では，このうち 14 例（27％）で自己免疫性脳炎を発症．抗 NMDAr 抗体は 9/14 で陽性であった．また，発症しなかった 37 例中，11 例（30％）で自己抗体陽性であった（抗 NMDAr 抗体は 3 例）．ヘルペス脳炎〜自己免疫性脳炎発症までの期間は早くて 1 週間，1-2 か月で多いため，その期間での症状の再発，中枢神経症状の出現には要注意である〔*Lancet Neurol. 2018 Sep;17（9）:760-72*〕.

■ 鑑別疾患として重要なものを表3 にまとめる.

■ 特に急性脳症，てんかん重積発作では感染性脳炎，髄膜炎の評価が重要．髄液 HSV-PCR は必ず評価し，結果が判明するまではアシクロビルの併用を考慮すべきである（ J-7 髄膜炎 ）〔*Clin Med（Lond）. 2018 Mar;18（2）:155-9*〕.

■ SLE や Sjögren 症候群，抗リン脂質抗体症候群，Behçet 病，サルコイドーシス，血管炎などの症状，所見が認められる場合は，まず全身性自己免疫疾患

表2 自己免疫性脳炎に関連する自己抗体（主な抗体）

自己抗体	発症年齢（範囲）男女比	臨床症状	MRI 所見	悪性腫瘍の頻度 関連する悪性腫瘍
細胞表面シナプス受容体に対する自己抗体				
抗 NMDAr 抗体	21 歳（2 か月 -85 歳）1：4	痙攣，振戦，ジスキネジア，行動障害，精神症状	正常（70%），非特異的所見	年齢により異なる 18-45 歳では卵巣奇形腫が 58%
抗 AMPAr 抗体	56 歳（23-81 歳）1：2.3	昏迷，記憶障害，まれだが精神症状もある	側頭葉内側の高信号（67%）	56% SCLC，胸腺腫，乳癌
抗 GABA-Br 抗体	61 歳（16-77 歳）1.5：1	痙攣，記憶障害，昏迷	側頭葉内側の高信号（45%）	50% SCLC
抗 LGI1 抗体	64 歳（31-84 歳）2：1	記憶障害，顔面や上腕のジストニア様痙攣，低 Na 血症，CJD 様の症候となることもある	側頭葉内側の高信号（83%）	<5% 胸腺腫
抗 CASPR2 抗体	66 歳（25-77 歳）9：1	記憶障害，不眠，自律神経障害，失調，末梢神経過活動，神経性疼痛	側頭葉内側の高信号（67%）	<5 ～ 40% 腫瘍はさまざま Morvan 症候群では 40% で胸腺腫
抗 DPPX 抗体	40 歳（2 か月 -88 歳）1：1	昏迷，下痢，体重減少	正常または非特異的所見	<10% B 細胞性腫瘍
細胞内抗原に対する自己抗体				
抗 ANNA1 抗体	61 歳（22-81）2：3	痙攣，昏迷，精神症状，末梢神経障害，神経性疼痛，自律神経症状	側頭葉内側の高信号	>75% SCLC，胸腺腫
抗 Ma2 抗体	62（18-76）3：1	痙攣，複視，不眠，行動障害，歩行障害，ジストニア，精神症状，末梢神経障害	側頭葉内側の高信号，脳幹の高信号，正常	>95% 精巣腫瘍 肺癌，消化管腫瘍
抗 GAD 抗体	48-60 歳（5-80 歳）9：1（腫瘍関連では男性が多い）	stiff-person syndrome[*1]，痙攣，失調，精神症状，opsoclonus-myoclonus syndrome[*2] ～ 30% でインスリン依存性糖尿病を発症	正常～さまざま	25% 胸腺腫，SCLC

[*1]stiff-person syndrome：Q&A を参照．
[*2]opsoclonus-myoclonus syndrome：眼球クローヌスと不整な四肢のクローヌスが認められる病態で，体幹失調と構音障害を伴うことが多い．
NMDAr：N-methyl-D-aspartate receptor， AMPAr：α-amino-3-hydroxy-5-methy-4-isoxazolepropionic acid receptor， CJD：Creutzfeldt-Jakob 病， SCLC：肺小細胞癌
N Engl J Med. 1990 May 31;322（22）:1555-60／Ann Intern Med. 1999 Oct 5;131（7）:522-30／N Engl J Med. 2013 Aug 29;369（9）:840-51／JAMA Neurol. 2015 Aug;72（8）:874-81／Lancet Neurol. 2016 Apr;15（4）:391-404／Neurologia. 2018 Jan - Feb;33（1）:18-27／Neurology. 2018 Jan 9;90（2）:e103-10 を参考に作成

に伴う脳症，脳炎を疑う．

■ 全身性自己免疫疾患が否定的，可能性が低い場合は自己免疫性脳炎の可能性を考慮し，胸腹部 CT，可能であれば PET/CT にて全身の腫瘍検索を行う．また，自己免疫性脳炎に関連する自己抗体の評価を行う（ チャートⅡ へ）．

チャートⅡ 自己免疫性脳炎のスクリーニング

■ 自己免疫性脳炎を疑った場合は，全身の腫瘍スクリーニングと自己抗体の評価を行う．

■ 関連する腫瘍の原発巣は肺小細胞癌，肺非小細胞癌，精巣腫瘍，卵巣奇形腫，胸腺腫，乳癌，リンパ腫など（表4）〔*Brain. 2000 Jul;123（Pt 7）:1481-94*〕．

■ 腫瘍のスクリーニングとして全身 CT，PET/CT，精巣エコー，骨盤 MRI 検査などを行う．

表3 自己免疫性脳炎と鑑別が必要な疾患

カテゴリー	疾患
感染症	亜急性経過の感染性髄膜炎（細菌：Bartonella，Brucella，梅毒），真菌性髄膜炎（クリプトコッカス），結核性髄膜炎，ウイルス性髄膜炎・脳炎（特にヘルペス脳炎）
代謝性	ビタミン B_1・B_3・B_{12} 欠乏症，葉酸欠乏，肝性脳症，甲状腺機能低下症，副腎不全，尿毒症，Wilson 病，高 Ca 血症，低 Na 血症
腫瘍性	中枢神経リンパ腫，癌性髄膜炎
精神疾患	うつ病，統合失調症
脳・神経疾患	慢性硬膜下血腫，脳卒中，びまん性 Lewy 小体病，Creutzfeldt−Jakob 病
薬剤性	

Neurol Clin. 2007 Aug;25（3）:783-807／Am J Med. 2018 Mar;131（3）:226-36 を参考に作成

表4 傍腫瘍性自己免疫性脳炎の原発巣

腫瘍	頻度
肺小細胞癌	40-54%
肺非小細胞癌	4-10%
精巣胚細胞腫瘍	6-20%
乳癌	3-8%
Hodgkin 病	4-7%
卵巣奇形腫	3-4%
胸腺腫	2-7%
その他	8-15%
不明	4%

Brain. 2000 Jul;123（Pt 7）:1481-94

表5 自己免疫性脳炎に対する治療

治療	投与量
1st line	
ステロイド	mPSL 1 g/日を 3-5 日間で開始 PLS 1 mg/kg/日で後療法を行い，3-6 か月かけて減量 アザチオプリンやミコフェノール酸モフェチルを併用しつつ減量する
免疫グロブリン静注療法	2 g/kg を 5 日間で投与．毎月 4-6 か月間継続
血漿交換	1 日おきに 5-7 回施行
2nd line	
リツキシマブ	375 mg/m²/週を 4 週間
シクロホスファミド	750 mg/m²/月を 3-6 か月
代替療法	
トシリズマブ	4 mg/kg/月で開始し，病状に合わせて 8 mg/kg/月に増量
他の免疫抑制療法	
アザチオプリン	1-1.5 mg/kg/日で開始．目標 2-3 mg/kg/日
ミコフェノール酸モフェチル	1 g/日より開始．目標 2 g/日

Ther Adv Neurol Disord. 2017 Aug 16;11:1756285617722347

- 自己免疫性脳炎に関連する自己抗体は**表2**を参照．
- 細胞内抗原に対する自己抗体と細胞表面シナプス受容体に対する自己抗体に大きく分けられる〔*AJNR Am J Neuroradiol. 2017 Jun;38（6）:1070-8*〕．
  - 細胞内抗原に対する自己抗体陽性の自己免疫性脳炎では悪性腫瘍が関連しているものが多い．腫瘍に対する細胞障害性 T 細胞が，中枢神経にも障害を及ぼす機序が考えられている．また，免疫抑制療法への反応性が悪く，神経障害も不可逆的であることが多い．
  - 細胞表面シナプス受容体に対する自己抗体陽性の自己免疫性脳炎では，免疫抑制療法が比較的効きやすく，悪性腫瘍を背景とする割合も低い．
- 日本国内では保険適用はないが，髄液中抗 NMDAr 抗体（定性，定量）は BML.inc にて，抗 LGI1 抗体，抗 CASPR2 抗体はコスミックコーポレーションにて検査可能．
- 30 % は自己抗体陰性となる〔*Neurologist. 2007 May;13（3）:140-7*〕．

チャート III 自己免疫性脳炎の治療，対応

- 自己免疫性脳炎では，検査可能な自己抗体が限られる点，結果が出るまで時間を要する点，抗体陰性例も多いことから，結果を待つ必要性は乏しい〔*Lancet Neurol. 2016 Apr;15（4）:391-404*〕．
- 免疫抑制療法を早期に開始するほど予後も良いため，以下を満たす場合は非傍腫瘍性自己免疫性脳炎や傍腫瘍性辺縁系脳炎として治療を開始すべき

Q stiff-person syndrome（SPS）とは何でしょうか？それに関連する抗 GAD 抗体は 1 型糖尿病で認められるものと同じですか？

A SPS は慢性経過の体幹，四肢の筋硬直を特徴とする自己免疫性神経障害です．疼痛を伴うスパスム，硬直症状が，両側性の下肢，末端に生じます．まれですが，全身性もあります〔*Arch Neurol. 2012 Feb;69(2):230-8*〕．関連する自己抗体には抗 GAD65 抗体と抗 Amphiphysin 抗体があり，前者は胸腺腫や肺小細胞癌，後者は主に乳癌，一部の肺小細胞癌に関連します〔*Neurology. 2008 Dec 9;71(24):1955-8*〕．

この抗 GAD 抗体は 1 型糖尿病でも陽性になることは有名です．現に抗 GAD 抗体陽性の SPS 症例では〜30％で 1 型糖

尿病を合併するとの報告があります〔*N Engl J Med. 1990 May 31;322(22):1555-60*〕．SPS と 1 型糖尿病で陽性となる抗 GAD 抗体は同じですが，違いは抗体価と抗 GAD67 抗体陽性率です（**表6**）．これと抗体の存在部位（膵組織と髄系，中枢組織）で SPS，1 型糖尿病のリスクが決まるものと考えられています〔*J Autoimmun. 2011 Sep;37(2):79-87*〕．

表6　SPS と 1 型糖尿病患者の抗 GAD 抗体

	SPS	1 型糖尿病
抗体価	中等度〜異常高値	低値〜中等度
抗体の頻度 　抗 GAD65 抗体 　抗 GAD67 抗体	≧70％ 50-60％	60％ 12％（交差反応による陽性）
免疫染色陽性率 　膵臓組織 　脳組織	GAD65 のみ陽性 GAD65，67，他で陽性	GAD65 と他で陽性 ほぼ認められない

J Autoimmun. 2011 Sep;37(2):79-87

との意見もある．
- 3 か月以内の亜急性経過の記憶障害，精神症状，意識障害．
- 両側性の側頭葉に限局する MRI T2WI 高信号．
- 脳脊髄液中白血球増多もしくは脳波における側頭葉をフォーカスとするてんかん波．
- 他の疾患の可能性が低い（感染症，他の自己免疫疾患に付随する脳症，Creutzfeldt-Jakob 病 E-12 孤発性 Creutzfeldt-Jakob 病，Bickerstaff 型脳幹脳炎 E-15 Guillain-Barré 症候群，橋本脳症 E-13 橋本脳症，脱髄疾患など）．
- 治療はステロイドや免疫グロブリン静注療法（IVIG），血漿交換を考慮する．原因となりうる腫瘍性病変があれば切除も考慮する．
- 治療選択については**表5**にまとめる．
  - 細胞内抗原に対する自己抗体陽性の自己免疫性脳炎では免疫抑制療法への反応が乏しいため，状

態が安定すれば早期に腫瘍切除を考慮する．
  - リツキシマブは保険適用外使用となるが，難治性症例や細胞内抗原に対する自己抗体陽性の自己免疫性脳炎でも良好な効果が期待できる〔*Neurology. 2016 May 3;86(18):1683-91*〕．
- 難治性てんかん発作で自己免疫性脳炎が疑われる場合は，ヘルペス脳炎や細菌性髄膜炎治療に並行して，免疫グロブリン静注療法や血漿交換，ステロイド投与の併用も考慮してもよいかもしれない．
  - 難治性てんかんで自己免疫性脳炎が疑われる患者を対象とした症例レビューでは，免疫グロブリン静注療法による改善率は 45％，血漿交換による改善率は 50％であった〔*Seizure. 2016 Dec;43:14-22*〕〔*Seizure. 2017 Feb;45:172-80*〕．
  - 治療を行いつつ，原因が判明すれば中止，治療方針の変更を考慮することも許容される．

Rare Disease

孤発性 Creutzfeldt-Jakob 病

- 孤発性 Creutzfeldt-Jakob 病（CJD）は全世界で年間発症率が 1/100 万と非常にまれな疾患.
- 日本国内では 1999-2015 年に同定されたプリオン病 2499 例のうち 1913 例（76.6%）は孤発性 CJD である. 感染症法での第 5 類感染症に指定されていて届出義務があり, 指定難病 23 として公費助成を受けることができる（http://prion.umin.jp）.
- 60-70 歳代で脱髄, 変性が急速に進行する〔*Neurology. 2012 Oct 2;79（14）:1499-506*〕.

- 診断は MRI 画像所見や髄液検査で行われるが, 確定診断は髄液中プリオン蛋白の検出（real-time quaking-induced conversion：RT-QUIC 法）, もしくは脳生検となる.
- 日常生活での感染伝搬の問題はほぼないものの, 手技などでの感染リスクは考慮が必要であり, 感染予防のガイドラインが示されている（http://prion.umin.jp/guideline/cjd_2008all.pdf）.

孤発性 CJD の臨床症状と診断基準

- 認知機能低下, 小脳症状, 視覚症状, 全身症状で発症することが多い.
- 晩期には認知機能低下と小脳症状, 運動障害が主となり, 無動無言となる（表1）.
- ミオクローヌスは 50-100% で認められる〔*プリオン病診療ガイドライン 2017*〕.
- 孤発性 CJD の診断基準を表2に示す. 組織検査で証明されたときに確定診断となる. それ以外では臨床症状, 脳波所見, 髄液検査所見, MRI 所見で判断する.

表1 孤発性 CJD の症状

症状	初期	経過中
認知機能低下	40%	100%
小脳症状	22%	70%
全身症状	21%	不明
行動障害	20%	不明
感覚障害	9%	不明
運動障害	9%	62%
視覚症状	7%	不明

Mo Med. 2013 Sep-Oct;110（5）:422-8

表2 孤発性 CJD の診断基準

プリオン病診療ガイドライン 2017 による診断基準

I. 従来から用いられている診断基準[†]
  A. 確実例（definite）
    特徴的な病理所見, またはウエスタンブロットや免疫染色法で脳に異常プリオン蛋白を検出
  B. ほぼ確実例（probable）
    病理所見はないが, 以下の 1-3 を満たす
    1. 急速進行性認知症
    2. 次に 4 項目中 2 項目以上を満たす
      a. ミオクローヌス
      b. 視覚または小脳症状
      c. 錐体路または錐体外路症状
      d. 無動性無言
    3. 脳波上で周期性同期性放電（PSD）が認められる
  C. 疑い例（possible）
    上記の B の 1 及び 2 を満たすが, 脳波上 PSD を欠く場合

II. 拡大診断基準（WHO 1998）
  上記の診断基準の C の疑い例に入る例で, 脳波上 PSD がなくても, 脳脊髄液中に 14-3-3 蛋白が検出され臨床経過が 2 年未満の場合, ほぼ確実例（probable）とする

[†] *Ann Neurol. 1979 Feb;5（2）:177-88*

European Creutzfeldt Jakob Disease Surveillance network（EuroCJD）における診断基準

I. 臨床所見
  1. 認知症
  2. 視覚または小脳症状
  3. 錐体路または錐体外路症状
  4. 無動性無言

II. 検査所見
  1. 脳波上 PSD が認められる
  2. 脳脊髄液にて 14-3-3 蛋白が検出される（発症 2 年未満の症例において）
  3. DWI もしくは FLAIR 画像において, 尾状核と被殻に高信号が認められるか, 大脳皮質領域に 2 か所以上高信号が認められる

判定
  ・確実例（definite）：脳組織において CJD に特徴的な病理所見を証明するか, またはウェスタンブロット法か免疫組織学的検査にて異常プリオン蛋白が検出されたもの
  ・ほぼ確実例（probable）：臨床所見のうち 2 項目以上が認められ, 検査所見のうち 1 項目以上を満たす
  ・疑い例（possibe）：臨床所見のうち 2 項目以上が認められ, 発症から 2 年未満の症例

Brain. 2009 Oct;132（Pt 10）:2659-68

- プリオン病診療ガイドライン 2017 で使用されている診断基準には MRI 画像は含まれていない．一方で EuroCJD による診断基準では画像所見が含まれている．
- 治療方法がなく，予後不良の疾患であるため，同様の病態を呈する疾患との鑑別は重要である〔*Pract Neurol. 2017 Apr;17（2）:113-21*〕．
  - 鑑別疾患は E-10 急速進行性認知症 や E-11 自己免疫性脳炎 を参照．

孤発性 CJD の検査：MRI 画像

- 孤発性 CJD に対する MRI 検査の感度は 64％［58-96］，特異度は 90％［82-95］〔*Ont Health Technol Assess Ser. 2014 Feb 1;14（1）:1-64*〕．
- MRI 画像所見の特徴は灰白質が広範囲に高信号となること．
  - FLAIR よりも拡散強調画像（DWI）で高信号となる〔*BMJ Open. 2012 Jan 30;2(1):e000649*〕．
  - 所見が認められやすい部位（50％以上で認められる）は，視床後内側，被殻，尾状核，海馬傍回，前・後帯状回，角回，縁上回，楔前部，上頭頂小葉，中前頭回，上前頭回，中側頭部〔*Neurology. 2011 May*

17;76（20）:1711-9〕〔*JAMA Neurol. 2016 Jan;73（1）:76-84*〕．

孤発性 CJD の検査：髄液検査

- 髄液中 14-3-3 蛋白は感度 92％［89.8-93.6］，特異度 80％［77.4-83.0］で孤発性 CJD を示唆する〔*Neurology. 2012 Oct 2;79（14）:1499-506*〕．
  - 14-3-3 蛋白検査は以下のプリオン蛋白検査と同じく長崎大学で検体の受付を行っている．
- 髄液中のタウ蛋白も診断に有用〔*Mo Med. 2013 Sep-Oct;110（5）:422-8*〕．
  - タウ蛋白検査はエスアールエル社にて検査可能．
  - 14-3-3 蛋白が明らかに上昇している場合は，タウ蛋白を併せて評価する必要はないが，軽度上昇のみの場合（弱陽性）は，タウ蛋白を評価することで有意に特異度が上昇する（74％から 93％に上昇）〔*J Neurol. 2016 Sep;263（9）:1847-61*〕．
- 孤発性 CJD の確定診断は髄液中のプリオン蛋白の検出である．RT-QUIC 法にて行う．
  - 特異度は＞90％．
  - 検査は長崎大学医歯薬学総合研究科感染分子解析学にて受け付けている（http://www.med.nagasaki-u.ac.jp/mmi/cmb/prion/index.html#02）．

13 橋本脳症

- 橋本脳症は橋本病患者で合併するまれな脳症. ステロイドへの反応性は良好で, steroid-responsive encephalopathy associated with autoimmune thyroiditis (SREAT) とも呼ばれる〔*Psychosomatics. 2011 Mar-Apr;52 (2):99-108*〕.
- 急性から亜急性の経過で意識障害, 認知機能障害, 痙攣, ミオクローヌスなどが認められる.
- 甲状腺機能には関連せず, 抗甲状腺抗体とαエノラーゼのN末端との交差反応による機序が推測されており, αエノラーゼN末端に対する抗体 (抗NAE抗体) が診断に有用な可能性がある〔*J Neuroimmunol. 2005 May;162 (1-2):130-6*〕が抗体だけでは診断がつかない場合があり臨床診断が重要になる疾患である.

橋本脳症の症状, 所見

- 発症年齢は41-44歳で多いが, 9-78歳とさまざまな年代で報告がある.
- 男女比は1:4で女性に多い〔*J Neuroimmunol. 2005 May;162 (1-2):130-6*〕.
- 症状頻度 (表1) :
- 脳梗塞のような多発性, 再発性, 局所性の症状を呈するパターンや, 緩徐進行性の認知症, 昏迷, 幻覚で生じるパターンがある.

橋本脳症の検査 〔*Brain Nerve. 2018 Apr;70 (4):305-14*〕

- 甲状腺機能は7-8割が正常となる.
- 自己抗体が問題であり, 甲状腺機能自体は問題とはならない.
- 自己抗体は抗サイログロブリン (TG) 抗体, 抗甲状腺ペルオキシダーゼ (TPO) 抗体を確認する.
- 抗TG抗体, 抗TPO抗体双方が陽性となる例が2/3, 片方のみ陽性となる例が1/3.
- 抗NAE抗体は感度は50%程度で特異度は90%程度と推測されている.
- 脳波検査では90-98%で異常が認められるものの, 特異的な所見はなし. 高頻度にみられるのは基礎律動の徐波化である.
- 頭部MRI検査も64%が正常.

- 一部で大脳萎縮, T2強調画像で白質の高信号が認められる〔*Psychosomatics. 2011 Mar-Apr;52 (2):99-108*〕.
- SPECTでの血流低下が76%にみられる.

橋本脳症の診断基準

- 橋本脳症の診断基準は表2を参照〔*Acta Neurol Scand. 2017 Mar;135 (3):285-90*〕.

橋本脳症の治療 〔*Neurologist. 2007 May;13 (3):140-7*〕

- ステロイドに対する反応性は良好であり, PSL 1-2 mg/kg/日で90-98%が反応を示す.
- mPSL 1 g/日を3-5日間投与し, その後 PSL 1 mg/

表1 日本国内の症例の特徴 (80症例の集積結果)

臨床病型	臨床症状
急性脳症型 (辺縁系脳炎を含む) :58%	意識障害:68%
慢性精神病・認知症型:17%	幻覚・妄想:53%
進行性小脳失調型:16%	認知症:38%
CJD-mimic型:まれ	不随意運動:31%
	痙攣:29%
	小脳失調:28%
	運動麻痺, 感覚障害, 脳卒中, Parkinson症状, 自律神経障害:まれ

CJD:Creutzfeldt-Jakob病
Brain Nerve. 2018 Apr;70 (4):305-14 より引用改変

表2 橋本脳症の診断基準

臨床所見	認知障害を伴う脳症 精神症状を伴う脳症 部分発作, 全般性痙攣を伴う脳症 神経局所症候や意識障害を伴う脳症 ジストニアを伴う脳症
検査所見	抗TPO抗体が高力価で陽性
他の疾患の除外	神経感染症, 薬剤・毒素性, 代謝性疾患が除外される
治療への反応性	ステロイド投与にて症状が改善する

Acta Neurol Scand. 2017 Mar;135 (3):285-90

kg/日を 10-30 日間継続する.
- 40％が初期治療後に改善する.

- ステロイド減量で再燃する例ではアザチオプリン,
  シクロホスファミドの併用を考慮する.

- 特発性正常圧水頭症（idiopathic normal pressure hydrocephalus：iNPH）は治療可能な認知症（potentially reversible dementia）の原因の1つであり，早期に診断すれば治療が可能であるが，その大半は発見が遅く，治療しても効果が乏しいのが現状である．
- 認知症患者の1-5％がiNPHとされる．
- iNPHの症状は認知症よりも歩行障害のほうが多い．認知症が初発症状となる例もあるが，その場合は脳室腹腔シャント術（VPシャント術），腰髄腹腔シャント術（LPシャント術）での反応が悪い傾向がある．
- 歩行障害や認知症早期の時点で拾い上げることが重要であり，そのためiNPHの臨床的特徴，画像的特

徴をおさえておくことが必要となる〔*Curr Neurol Neurosci Rep. 2008 Sep;8（5）:371-6*〕．

特発性正常圧水頭症（iNPH）のマネジメント

チャート I iNPHを疑うポイント

〔*Neurologist. 2010 Jul;16（4）:238-48*〕〔*Curr Neurol Neurosci Rep. 2008 Sep;8（5）:371-6*〕

- iNPHの3徴は歩行障害，排尿障害，認知障害であるが，この中で最も顕著となるのが歩行障害である．錐体外路症状やParkinson症状のない歩行・運動障害，易転倒性がある認知症（認知症ではなくて

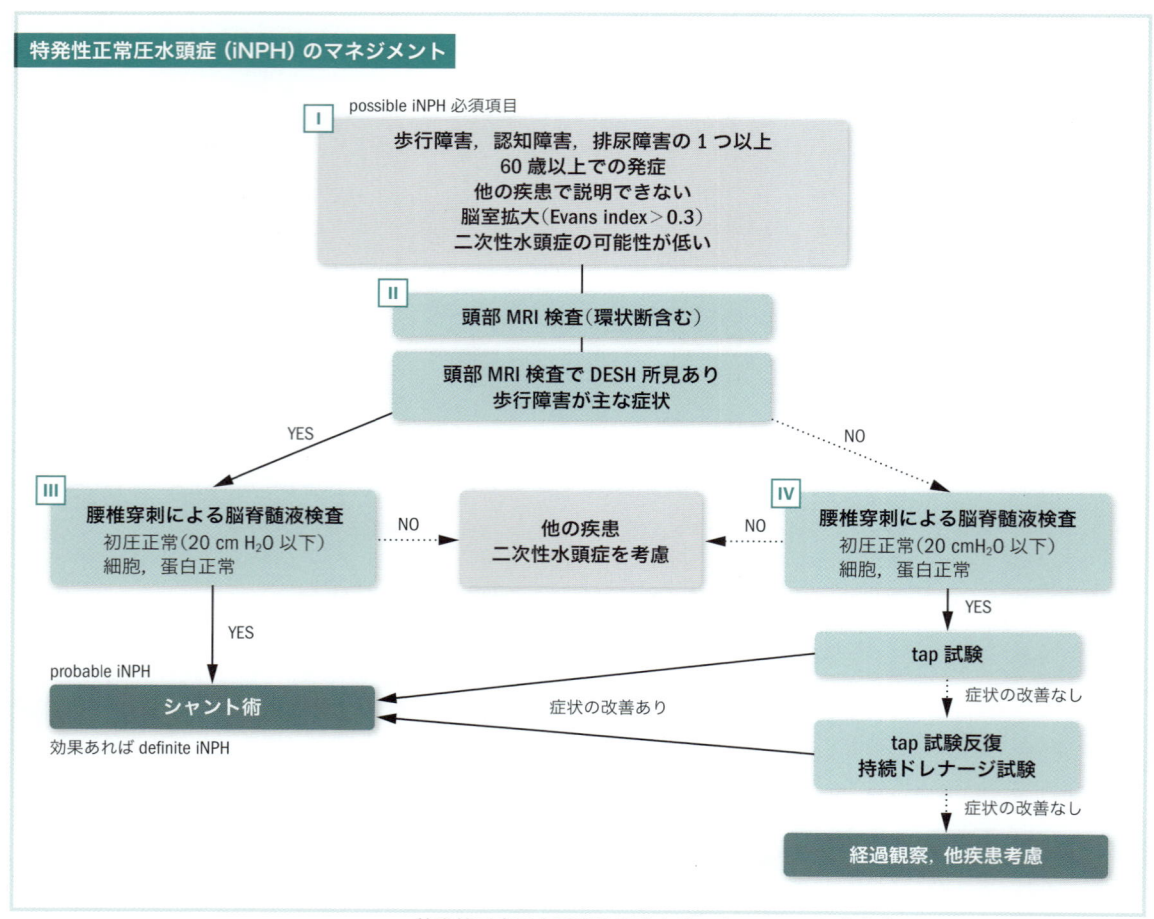

特発性正常圧水頭症（iNPH）のマネジメント

I possible iNPH 必須項目
歩行障害，認知障害，排尿障害の1つ以上
60歳以上での発症
他の疾患で説明できない
脳室拡大（Evans index＞0.3）
二次性水頭症の可能性が低い

II 頭部MRI検査（冠状断含む）

頭部MRI検査でDESH所見あり
歩行障害が主な症状

YES → III 腰椎穿刺による脳脊髄液検査
初圧正常（20 cm H_2O 以下）
細胞，蛋白正常

NO → 他の疾患
二次性水頭症を考慮

III → YES → probable iNPH
シャント術
効果あれば definite iNPH

NO → 頭部MRI検査でDESH所見なし

IV 腰椎穿刺による脳脊髄液検査
初圧正常（20 cmH₂O以下）
細胞，蛋白正常

NO → 他の疾患 二次性水頭症を考慮

IV → YES → tap試験
症状の改善あり → シャント術
症状の改善なし → tap試験反復 持続ドレナージ試験
症状の改善あり → シャント術
症状の改善なし → 経過観察，他疾患考慮

特発性正常圧水頭症診療ガイドライン 2011：日内会誌．2011; 100: 3640-8 より改変

も）では iNPH を考慮する.

- 認知機能障害は精神運動緩慢，注意力低下などが多く，明らかな認知症と気づかれない可能性もある.
- 歩行障害の特徴〔*Dtsch Arztebl Int. 2012 Jan;109（1-2）:15-25*〕〔*Arq Neuropsiquiatr. 2018 May;76（5）:324-31*〕:
- iNPH では，下肢は外転位で wide base となる.
  - wide base は左右の足の幅 ≧足長（踵～足先までの長さ）と覚えておくとよい.
  - wide base の歩行様式は治療後も残存することが多い〔*J Neurol Sci. 2018 Aug 15;391:54-60*〕.
- 歩幅は狭く（歩幅 ≦足長），動きは遅い（10 m 歩行に 10 秒以上，13 歩以上かかる）.
- 360 度のターンでは 5-6 歩以上必要となる.
- 進行すると姿勢反射障害を伴い，転倒が増加する.
- 排尿障害の特徴:
- 排尿筋の過活動が原因であり，頻尿，切迫性尿失禁が多い.
- さらに歩行障害によりトイレに行けないことが修飾因子となる.
- 認知障害の特徴:
- 前頭葉，皮質下の障害がまず出現→精神運動の緩慢化，注意力の低下，決定能力の低下が多い.
- 非対称性の静止時振戦，鉛管様固縮，幻視幻覚は Lewy 小体型認知症を示唆する.
- 失語，失行，失認は Alzheimer 病，前頭側頭型認知症，脳血管性認知症を示唆する.
- iNPH の診断基準については 補足 表3 を参照.

チャート II 画像検査：頭部 MRI 検査

- iNPH を疑った際は水平断以外に環状断も評価する.
- チェックポイントは Evans index と，くも膜下腔の不均一な拡大を伴う水頭症（disproportionately enlarged subarachnoid-space hydrocephalus：DESH）である.
- Evans index:
- Evans index は側脳室の拡大を評価する指標である．左右側脳室角の幅が最大となるスライス（水平断）で側脳室幅と同スライスの頭蓋内最大径との比を評価する．Evans index＞0.3 で脳室拡大と判断する.
- DESH:
- iNPH では Alzheimer 病，脳血管性認知症と比較して，側脳室，第三脳室，中脳水道，第四脳室，Sylvius 裂が拡張しており，円蓋上部と，Sylvius 裂よりも上部のくも膜下腔は正常～狭小化しているのが特徴的な所見となる〔*AJNR Am J Neuroradiol. 1998 Aug;19（7）:1277-84*〕.
- 脳室や Sylvius 裂の拡大に比べて，脳皮質の萎縮は

Q&A ①

Q 偶発的に DESH や，高位円蓋部が密と取れる所見を見つけたらどうすべきですか？

A iNPH 様の画像所見が認められる割合は 70 歳代で 2.4%，80 歳以上で 8.9% との報告があります．しかしながら症状が認められる例はそのうち 10 人に 1 人程度であり，症状がなければ治療適応にもなりません〔*Neurology. 2014 Apr 22;82（16）:1449-54*〕.

無症候で DESH 所見が認められた 3 例中，10 年間で iNPH 症状が認められたのは 1 例のみとする報告もあります．また，円蓋部の狭小化→脳室の拡大→有症状と進行するため，早期発見のためにフォローや患者・家族への情報提供も重要です.

軽度または認められず，さらに高位円蓋部が密であるのが iNPH の特徴的な所見である．この所見を DESH と 呼 ぶ．iNPH の 90 % が DESH を 満 た す〔*Cerebrospinal Fluid Res. 2010 Oct 31;7:18*〕.

- 典型的な DESH 所見が認められるほど，治療（VP，LP シャント術）への反応性は良好となる〔*J Neurosurg. 2017 Dec;127（6）:1436-42*〕.

チャート III 典型的な画像所見（DESH）と歩行障害があれば二次性水頭症を除外し，iNPH と診断する

- 二次性水頭症の除外には腰椎穿刺による脳脊髄液検査，髄液圧の評価を行う.
- 脳脊髄液検査が正常，かつ髄液圧初圧 ≦ 20 cm H_2O であれば二次性の可能性は低く，iNPH と診断しシャント術を考慮する.
- 二次性水頭症は脳出血，くも膜下出血，髄膜炎，頭部外傷後，脳腫瘍などが原因となる.

チャート IV 典型的な画像所見ではない場合，もしくは歩行障害が認められない場合は，二次性の原因を除外し，tap 試験を行う

- 二次性の除外は チャート III を参照.
- tap 試験:
- iNPH の診療において最も重要な点は VP シャント術，もしくは LP シャント術で改善が見込めるかどうかである．そのために行われるのが髄液排除試験（tap 試験）である．これは腰椎穿刺にて 30-50 mL の髄液を抜き，症状が改善するかを確認する

ものである．髄液が 30-50 mL まで抜けない場合は腰椎穿刺の終圧が 0 cm H_2O となるまで穿刺する．

■ 穿刺前，穿刺後 1-2 日間の認知機能テスト（Mini-Mental State Examination：MMSE），歩行速度の評価

（Timed Up and Go：TUG），歩幅の評価，iNPH grading scale（表 1）の評価を行い，改善が認められる場合に VP，LP シャント術を行う．

■ 歩行時の足挙上，180 度回転時の歩数，1 歩の歩幅，

表 1 iNPH grading scale

重症度	歩行障害	認知障害	排尿障害
0	正常	正常	正常
1	ふらつき，歩行障害の自覚のみ	注意・記憶障害の自覚	頻尿，尿意切迫
2	歩行障害はあるが，補助器具なしで歩行可能	注意・記憶障害が認められるが，見当識は良好	週 1-3 回以上の尿失禁
3	補助器具や介助を要する	見当識障害が認められる	1 日 1 回以上の尿失禁
4	歩行不可能	見当識の消失 意味のある会話ができない	膀胱機能のコントロールができない

Q&A ②

Q tap 試験の結果で VP シャント術の適応，非適応を判断してよいのでしょうか？

A tap 試験では感度，特異度が低く（表 2），VP シャント術適応の絶対的な指標となるものではありません．tap 試験以外の VP シャント反応性を予測する因子としては，歩行障害，認知症の程度・期間，画像所見そして持続ドレナージ試験が挙げられます．

歩行障害は VP シャントにより改善する可能性が高く，さらに認知障害が軽度のみ，もしくは認められない例では VP シャントへの反応が期待できるため，tap 試験の結果にかかわらず VP シャントを推奨する報告もあります．反対に認知障害が高度な場合や長期間（2-3 年以上）の認知障害がある患者さんでは，VP シャントへの反応性は低下する傾向にあります．またいったんは改善してもその後再度認知障害が増悪する例も多いようです

〔*Neurosurgery. 2013 Jan;72（1）:1-8*〕．

画像の評価では DESH，側脳室下角の拡張所見がある場合に，VP シャント反応性が良好であるとする報告や，典型的な DESH 所見が認められるほどシャント反応性が良好であるという報告があり，画像所見，症状の経過で適応を考慮してもよいかもしれません〔*AJNR Am J Neuroradiol. 2014 Dec;35（12）:2311-8*〕〔*Arq Neuropsiquiatr. 2018 May;76（5）:324-31*〕．

持続ドレナージ試験は 24-72 時間の間，髄液をドレナージし続け，臨床症状や認知機能を評価する方法です．10 mL/時の速度で，合計 500-750 mL ドレナージすることで感度 50-100％，特異度 60-100％でシャント術への反応を予測可能との報告があります〔*Neurosurgery. 2005 Sep;57（3 Suppl）:S17-28*〕．tap 試験陰性例でも持続ドレナージ試験が陽性であればシャント術による改善効果は期待できます〔*Surg Neurol Int. 2014 Jan 27;5:12*〕．

表 2 VP シャント術による症状改善をアウトカムとした場合の，tap 試験の感度，特異度

	感度（%）	特異度（%）	LR＋	LR−
歩行スコア改善	51.3	80.0	2.6	0.6
認知スコア改善	25.0	85.0	1.7	0.9
排尿スコア改善	37.5	85.0	2.5	0.7
全体スコア改善	71.3	65.0	2.0	0.4
TUG≧10%改善	34.3	73.6	1.3	0.9
MMSE≧3 改善	63.8	30.0	0.9	1.2
上記いずれか	92.5	20.0	1.2	0.4
全体スコア改善，脳脊髄液圧＞15 cm H_2O	82.5	65.0	2.4	0.3

SINPHONI trial：*Fluids Barriers CNS. 2012 Jan 13;9（1）:1*

歩行速度は tap 試験で改善が認められやすいため，特に注意して評価するとよい〔*Arq Neuropsiquiatr. 2018 May;76(5):324-31*〕．

tap 試験時の評価項目〔*特発性正常圧水頭症診療ガイドライン第2版，2011*〕

- MMSE：3点以上の改善を有意と判断する．
- TUG：
- 肘掛けのある椅子に座った状態から，立ち上がり，3 m 離れたところにある印まで行き U ターンし，再度座るまでの時間と歩数を評価する．
- スタート時の座位では，椅子の背もたれに背部をつけて，肘掛けに肘を置いておく．
- 歩行補助具を普段から使用していればそれを使用する．
- 移動は歩行で，「普段と同じように」移動するように指示する．
- tap 試験後に 10％以上改善する場合を有意と判断する．
- iNPHGS スコア（**表1**）：
- 歩行障害，認知障害，排尿障害を重症度に応じて評価する．
- tap 試験後に評価項目のいずれかが1段階以上改善すれば有意と判断する．
- tap 試験で改善が乏しい場合は再度繰り返すか，持続ドレナージ試験を行う．
- tap 試験で症状が改善すれば LP シャント術や VP シャント術による病状の改善が期待できるものの，反応が乏しくてもシャント術の意味がないとは言えない〔*Fluids Barriers CNS. 2012 Jan 13;9(1):1*〕．シャント術への反応性をアウトカムとした時の tap 試験の感度は 26-62％，特異度は 33-100％である〔*Neurosurgery. 2005 Sep;57(3 Suppl):S17-28*〕．
- 初回の tap 試験で反応がなくても，再度繰り返すか，持続ドレナージ試験を行うことで反応が認められることがある．持続ドレナージ試験の感度は 50-

100％，特異度は 60-100％〔*Neurosurgery. 2005 Sep;57(3 Suppl):S17-28*〕（**Q&A②**）．

シャント術が施行困難な場合，アセタゾラミドを考慮してもよい

- 低用量のアセタゾラミド（ダイアモックス®）125-375 mg/日を iNPH 8例に使用した報告では，脳室周囲白質病変の体積減少と歩行障害の改善が8例中5例に認められた〔*Neurology. 2014 Apr 15;82(15):1347-51*〕．長期的な評価は不明であるが，シャント術ができない患者において考慮してもよいかもしれない．

Q&A ③

Q LP シャント術について

A 海外では VP シャント術が一般的ですが，日本国内では LP シャント術を施行する施設が多く，2011年には iNPH の外科的治療として，LP シャント術の施行件数が VP シャント術を上回りました〔*World Neurosurg. 2015 Mar;83(3):387-93*〕．

また日本国内において，iNPH に対する LP シャント術施行群と経過観察群を比較したランダム化比較試験（SINPHONI-2 trial）も発表され，症状改善効果が認められています〔*Lancet Neurol. 2015 Jun;14(6):585-94*〕．この SINPHONI-2 trial と，iNPH 症例に対して VP シャントを行った SINPHONI trial におけるアウトカムを比較した報告では，双方ともアウトカムには有意差が認められませんでした．LP シャント術ではシャント周囲の血腫や起立性の頭痛が多い傾向があります〔*J Neurosurg. 2016 Dec;125(6):1483-92*〕．

長期的な予後や VP シャント術との比較は不明ですが，脳出血リスクも低いと考えられ，第一選択として行いやすい処置と言えます．

表 3　iNPH 診断基準

	必須項目	参考項目
possible iNPH	1) 60 歳代以降に発症する 2) 歩行障害，認知障害および排尿障害の 1 つ以上が認められる 3) 脳室が拡大（Evans index＞0.3） 4) 他の疾患で説明できない 5) 二次性水頭症の可能性が低い（くも膜下出血，髄膜炎，頭部外傷，先天性など）	1) 歩行は歩幅が狭く，すり足，不安定で特に方向転換時に不安定性が増大する 2) 症状は緩徐進行性が多いが，一時的な進行停止や増悪など波状経過もありうる 3) 歩行障害の頻度が最も高く，次いで認知障害，排尿障害の順である 4) 認知障害は MMSE で客観的な低下が示される 5) 他の神経変性疾患や脳血管障害の併存はあるが，軽症 6) Sylvius 裂，脳底槽の拡大 7) 脳室周囲低吸収域，脳室周囲高信号域の有無は問わない 8) 脳血流検査は他の認知症疾患との鑑別に役立つ
probable iNPH	1) possible iNPH の必須項目を満たす 2) 脳脊髄液圧が＜20 cm H_2O で脳脊髄検査が正常 3) 以下のいずれかが認められる 　①歩行障害があり，高位円蓋部および正中部の脳溝，くも膜下腔の狭小化が認められる 　② tap 試験で症状の改善 　③ドレナージテスト（tap 試験）で症状の改善	
definite iNPH	シャント術施行後，客観的に症状の改善が示される	

特発性正常圧水頭症診療ガイドライン 2011：日内会誌，2011; 100: 3640-8

15 Guillain-Barré 症候群

- Guillain-Barré 症候群（GBS）は自己免疫機序による急速進行性の末梢神経障害を特徴とする疾患．脱髄性障害，軸索障害が認められる．
- 罹患率は 1-3/10 万人年で若年と高齢者の二峰性ピークを示す〔*Am Fam Physician. 2004 May 15;69(10):2405-10*〕．
- GBS の 2/3 で前駆感染症（多くは発症 3 週間位前）があり，*Campylobacter*（32%），CMV（13%），EBV（10%），*Mycoplasma* 肺炎（5%）が多い〔*Neurology. 1998 Oct;51(4):1110-5*〕．

- GBS では典型的には両下肢の疼痛・しびれ・脱力，麻痺を呈することが多い．GBS と同様に末梢神経の脱髄性障害を呈する疾患に Miller Fisher 症候群（MFS）があり，末梢神経よりも主に脳神経障害（眼球運動障害）や失調を呈する．この 2 つにはさらにさまざまな亜型がある（表1）．

表1 GBS，MFS のタイプ，類縁疾患

GBS のタイプ	特徴	主に関連する自己抗体
AMAN （acute motor axonal neuropathy）	・運動神経の軸索障害のみで，アジアの GBS の 65% を占める（非アジアでは 3-7%） ・腱反射は減弱〜正常，亢進までさまざま ・*Campylobacter* 感染症の関連がある ・新規発症の GBS の 22%	抗 GM1 抗体，抗 GD1a 抗体
AMSAN （acute motor-sensory axonal neuropathy）	・運動・感覚神経の軸索障害型の神経障害 ・炎症や脱髄反応は軽度 ・AMAN＋感覚神経障害のパターン	抗 GM1 抗体，抗 GD1a 抗体
AIDP （acute inflammatory demyelinating polyradiculoneuropathy）	・炎症性の脱髄性障害と軸索障害を呈する ・深部腱反射は低下〜消失 ・新規発症の GBS の 40%	なし
acute panautonomic neuropathy	・最もまれなパターンで，交感神経，副交感神経が障害される ・心血管系障害，ドライアイ，発汗低下，複視など ・感覚障害も合併する	

MFS のタイプ	特徴	主に関連する自己抗体[†]
Miller Fisher 症候群	・日本では GBS の 26% を占める（米国では 5%） ・両側眼球運動障害と運動失調，深部腱反射低下が認められ，四肢麻痺は軽度（MMT 4 程度）〜認められないことが特徴 ・意識障害は認められない	抗 GQ1b 抗体，抗 GT1b 抗体
Bickerstaff 型脳幹脳炎	・両側眼球運動障害と運動失調，意識障害が認められる ・深部腱反射は正常〜亢進．四肢麻痺の有無は問わない ・日本国内の GBS の 6.8%	抗 GQ1b 抗体，抗 GT1b 抗体
PCB（Pharyngeal-Cervical-Brachial）variant	・口咽頭・頚部・上肢優位の筋力低下，上肢の深部腱反射低下が認められる ・下肢の筋力低下や深部腱反射低下は認められない ・GBS や MFS，Bickerstaff 型脳幹脳炎とオーバーラップすることもある	抗 GT1a 抗体，抗 GQ1b 抗体，抗 GD1a 抗体
acute ophthalmoparesis	・眼球運動障害のみで失調や麻痺が認められない	抗 GQ1b 抗体，抗 GT1b 抗体

*Brain. 2003 Oct;126(Pt 10):2279-90／Am Fam Physician. 2004 May 15;69(10):2405-10／Arch Neurol. 2007 Oct;64(10):1519-23／[†] N Engl J Med. 2012 Jun 14;366(24):2294-304／Lancet Neurol. 2013 Dec;12(12):1180-8／臨床神経学.2013;53:1322-4／J Neurol Neurosurg Psychiatry. 2015 Jan;86(1):110-4*を参考に作成

E 神経

Guillain-Barré 症候群（GBS），Miller Fisher 症候群（MFS）のマネジメント

Ⅰ GBS，MFS の症状，経過

- GBS の初発症状としては疼痛や四肢（下肢優位）の脱力が重要．
- 疼痛は GBS の 69％で認められ，四肢（下肢優位）で最も多い．
- 疼痛は脱力出現よりも平均 5 日［1-13］先行して生じるため，最も早期に出現する症状と言える〔*Neurology. 2010 Oct 19;75（16）:1439-47*〕．特に感覚障害を合併する GBS で疼痛が多い．
- 疼痛以外には下肢のしびれ・脱力・麻痺が左右対称性，下肢から上行性に出現する．
- GBS による麻痺症状では，初期に手指の MP，PIP，DIP 関節の伸展障害が認められることが多く，これを "finger drop sign" と呼ぶ．屈曲や手首の伸展，屈曲は保たれ，指の伸展障害のみが出現する〔*SAGE*

Open Med Case Rep. 2018 May 6;6:2050313X18773649〕．

- MFS，MFS 類縁疾患では，眼球運動障害による複視や運動失調による歩行障害，上肢のしびれ・筋力低下・麻痺（PCB variant の GBS 合併），意識障害（Bickerstaff 型脳幹脳炎のみ），脳幹症状で発症する〔*Brain. 2003 Oct;126（Pt 10）:2279-90*〕〔*Arch Neurol. 2007 Oct;64（10）:1519-23*〕．
- MFS の初発症状でも疼痛が 44％で認められる．
- GBS，MFS は双方とも発症〜症状のピークまで 12 時間から 28 日程度で急性に進行し，その後数日〜数週のプラトー期間を経て改善に向かう経過をとる．
- また発症前 3 週間前後に前駆感染症のエピソードがあればさらに GBS に典型的と言える．前駆感染症は呼吸器，消化管感染症が多く，特に *Campylobacter* 腸炎（*Campylobacter jejuni*）が 32％と多い．他に CMV 初感染（13％），EBV 感染（10％），*Mycoplasma* 肺炎（5％）が多い〔*Neurology. 1998 Oct;51（4）:1110-5*〕．他にはワクチン接種や手足口病，イン

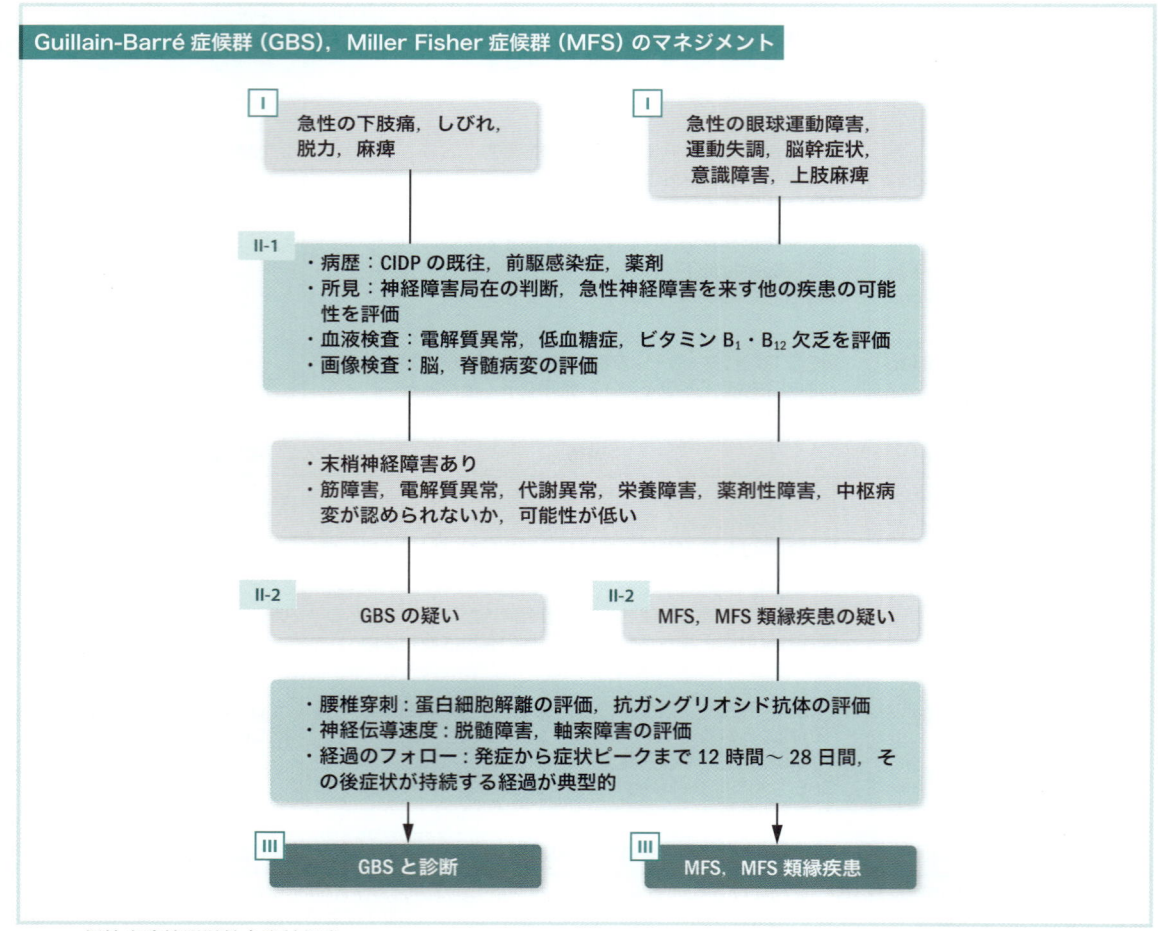

CIDP：慢性炎症性脱髄性多発神経炎

フルエンザなどウイルス感染も誘因となる．*Campylobacter* 腸炎（*C. jejuni*）から GBS を発症するのは 0.25-0.65/1000 例の頻度〔*Lancet Infect Dis. 2001 Aug;1(1):29-37*〕．

- 近年，Zika virus 感染症後の GBS の報告も増加している（1000 感染当たり 0.24 例の頻度）〔*Lancet. 2016 Apr 9;387 (10027):1531-9*〕．Zika virus 感染による GBS ではより顔面麻痺，嚥下障害，呼吸障害の頻度が高い〔*JAMA Neurol. 2018 Sep 1;75 (9):1089-97*〕．
- 他に尿路感染症や細菌性肺炎後にも発症しうるため，基本的にどのような感染症も誘因となると考えておいたほうがよい．
- 免疫チェックポイント阻害薬による GBS もある〔*J Clin Neuromuscul Dis. 2017 Dec;19 (2):80-3*〕．
- 外科手術も GBS のリスクとなる（OR 1.40 [1.12-1.73]）．特に骨手術（OR 2.78 [1.68-4.60]），消化管手術（2.36 [1.32-4.21]）は有意なリスク因子〔*Neurology. 2018 Sep 25;91 (13):e1220-7*〕．
- まれながら，傍腫瘍症候群としての GBS もある．非小細胞肺癌，腎癌，食道癌，悪性リンパ腫，リンパ増殖性疾患などが報告されている〔*J Neurol. 2004 Mar;251 (3):321-6*〕．

- 深部腱反射は基本的に消失するが，一部例外あり．
- GBS では AMAN の一部（10% 前後）で腱反射が亢進する〔*J Neurol Neurosurg Psychiatry. 1999 Aug;67 (2):180-4*〕．抗 GM1 抗体陽性例で深部腱反射亢進例が多い傾向がある〔*J Neurol. 2012 Jun;259 (6):1181-90*〕．回復期ではさらに腱反射亢進例が増加．
- MFS 類縁疾患では Bickerstaff 型脳幹脳炎の 1/3 で腱反射が亢進するが，低下する例も約 6 割で認められる〔*Brain. 2003 Oct;126 (Pt 10):2279-90*〕．

GBS，MFS の診断

- GBS，MFS の診断は基本的に，典型的な症状，経過（ チャートⅠ ），急性経過の末梢神経障害の存在，そして他疾患の除外が重要となる．

チャートⅡ-1　GBS，MFS と鑑別が必要な疾患

- GBS，MFS 以外の疾患を考慮すべき経過，所見は表2を参照．これらが認められる場合は他疾患の検索をより念入りに行う．
- GBS，MFS と鑑別が必要な疾患を表3にまとめる．
- 身体診察では神経診察による神経障害の局在の判断が重要となる．
- 血液検査では電解質異常，低血糖症，ビタミン B_1・B_{12} 欠乏の評価，抗核抗体の評価は必要．

表2　GBS 以外の疾患を考慮すべき経過，所見

左右非対称の脱力
発症時より膀胱直腸障害がある
持続する膀胱直腸障害がある
感覚障害の高位が明確（デルマトーム）
発症時より重度の呼吸機能障害を合併しており，四肢の脱力よりも高度に障害されている場合
脱力症状よりも感覚障害が高度
神経症状出現時から発熱が認められる
髄液中の単核球が増加している
髄液中の多核球増加が認められる

Presse Med. 2013 Jun;42 (6 Pt 2):e193-201

表3　GBS，MFS との鑑別が必要な疾患

機序	疾患
頭蓋内病変，脊髄病変	脳炎，髄膜炎，リンパ腫，横断性脊椎炎（SLE など），脊髄圧迫
前核細胞障害	急性灰白髄炎（ポリオ），ウエストナイルウイルス
末梢神経障害	CIDP，薬剤性，ポルフィリア，血管炎，ビタミン B_1・B_{12} 欠乏，重金属，ダニ麻痺症
神経筋接合部障害	重症筋無力症，ボツリヌス症，有機リン中毒
筋組織障害	多発筋炎，皮膚筋炎，横紋筋融解症，薬剤性，電解質異常，内分泌異常
その他	急性疾患による脱力，低血糖症

Presse Med. 2013 Jun;42 (6 Pt 2):e193-201

- 画像検査において脳，脊髄病変の評価を行う．
- 身体所見，検査所見より末梢神経障害が認められ，かつ筋障害，電解質異常，代謝異常，栄養障害，薬剤性障害，中枢神経病変が否定的であれば GBS，MFS を疑う．

チャートⅡ-2　GBS，MFS の可能性が高い場合は腰椎穿刺を行い，蛋白細胞解離の存在，抗ガングリオシド抗体を評価し，また可能であれば神経伝導速度において軸索障害，脱髄障害を評価する

- 髄液中蛋白細胞解離は初回の髄液検査では認められない可能性がある．
- 髄液中蛋白細胞解離は発症 1 週間未満では正常のことが多い．発症 2-3 週経過した頃では 90% で蛋白細胞解離が認められる〔*Lancet Neurol. 2008 Oct;7 (10):*

E 神経

939-50.

- ガングリオシドに対する自己抗体の評価.
- 日本国内のコマーシャルベースの検査では抗 GM1 抗体と抗 GQ1b 抗体の評価のみ可能.
- 近畿大学神経内科教室では GM1, GM2, GM3, GD1a, GD1b, GD3, GT1b, GQ1b, Ga1NAc-GD1a の9種類の抗ガングリオシド抗体と抗 Gal-C 抗体（IgG, IgM）の評価を受け付けている（http://www.med.kindai.ac.jp/neuro/koutousisitu/koutousisitu.html）.
- AMAN, AMSAN では抗 GM1 抗体が陽性となることが多い. 他には抗 GM1b 抗体, 抗 GD1a 抗体, 抗 Ga1NAc-GD1a 抗体が陽性となる.
- CMV 感染に伴う GBS の22％で抗 GM2 抗体が陽性.
- MFS, MFS 類縁疾患では抗 GQ1b 抗体, 抗 GD3 抗体, 抗 GT1a 抗体との関連がある〔*Lancet Neurol. 2008 Oct;7（10）:939-50*〕.

GBS, MFS の治療

- GBS, MFS の治療は, 筋力低下に対する対症療法, 全身管理と特異的治療（血漿交換, 免疫グロブリン静注療法［IVIG］）がある.

対症療法, 全身管理

- 呼吸筋麻痺に対する人工呼吸器管理：
- GBS では呼吸筋麻痺による呼吸不全を呈するリスクがある.
- 呼吸機能検査にて FVC＜20 mL/kg, 最大吸気圧＜30 cm H_2O, 最大呼気圧＜40 cm H_2O, もしくはこれらの数値で30％以上の低下が認められた場合は人工呼吸管理を考慮する〔*Arch Neurol. 2001 Jun;58（6）:893-8*〕.
- ベッドサイドで評価可能な簡便な評価方法もある. 頸部筋力低下, 呼吸＜19回/分, 球麻痺症状の3項目中, 2項目以上満たせば感度95％, 特異度97％で呼吸器管理が必要であることを示唆する〔*J Crit Care. 2014 Apr;29（2）:219-23*〕.
- 循環管理：
- 自律神経障害を伴う GBS では低血圧や不整脈リスクが上昇するため, モニタリングが必要.
- 神経性疼痛の対応：
- GBS では早期より神経性疼痛を伴うため, プレガバリン（リリカ®）, カルバマゼピン（テグレトール®）による鎮痛を考慮する.
- 深部静脈血栓症への対応：
- 下肢麻痺, 筋力低下による体動の低下により, GBS

表4 GBS disability scale

項目	点
健常	0
軽度障害, ランニング可能	1
10 m 以上歩行可能. ランニング不可	2
介助ありで 10m 歩行可能	3
寝たきり, 車椅子	4
人工呼吸器に頼ることがある	5
死亡	6

Lancet Neurol. 2008 Oct;7（10）:939-50

では深部静脈血栓症の高リスク群と判断する. ヘパリンによる予防投与を考慮する（予防方法は A-2 静脈血栓塞栓症 を参照）.

特異的治療（血漿交換, IVIG）

- GBS において治療効果が認められている治療法は血漿交換と IVIG のみ. ステロイドや免疫抑制療法の効果は認められない〔*Presse Med. 2013 Jun;42（6 Pt 2）:e193-201*〕.
- 血漿交換, IVIG は GBS disability scale ≧ 3（表4）の重症例で考慮する〔*Lancet Neurol. 2008 Oct;7（10）: 939-50*〕.
- スケール≦2の患者や MFS, MFS 類縁疾患患者における血漿交換や IVIG の治療効果は不明. 効果を評価した研究はない. MFS は自然予後も良く, 特異的治療なしでも改善が見込めるが, 状況に応じて治療を考慮してもよいと考えられる〔*Neurology. 2007 Apr 3;68（14）:1144-6*〕.
- 血漿交換と IVIG の併用は単独治療と比較して利点はない〔*Lancet. 1997 Jan 25;349（9047）:225-30*〕.
- 血漿交換と IVIG の治療効果は同等〔*Cochrane Database Syst Rev. 2014 Sep 19;9:CD002063*〕〔*J Clin Neuromuscul Dis. 2016 Sep;18（1）:1-11*〕.
- 挿管, 人工呼吸器管理症例では血漿交換のほうがより早期に抜管可能となるが（11日 vs 13日）, 神経予後に有意差はない〔*Crit Care. 2011 Jul 11;15（4）:R164*〕.
- 合併症リスクも有意差はないが, IVIG では頭痛や悪心・嘔吐が多く, 血漿交換では感染症が多い傾向がある〔*J Clin Neuromuscul Dis. 2016 Sep;18（1）:1-11*〕.
- 血漿交換は2週間で5回行う〔*Lancet Neurol. 2008 Oct;7（10）:939-50*〕.
- 軽症例では2回, 中等症例では4回程度でもよい.
- 発症4週間以内に行う必要がある. 最も効果が期待できるのは発症2週間以内に施行する場合である.

表5 TRF (treatment-related fluctuations) と A-CIDP (acute onset-CIDP) の違い

TRF を示唆	A-CIDP を示唆
脳神経障害を伴う	人工呼吸管理の必要性は低い
脱力の進行がより早い	神経伝導速度でより脱髄性障害が目立つ
脱力がより重度	2-3 回以上の増悪が認められる
再増悪は 1 回のみか，せいぜい 2 回まで	治療終了後 2 か月以降の再増悪
治療後より早期で生じる (18 日 [10-54])	

Neurology. 2010 May 25;74 (21) :1680-6

表6 mEGOS (modified Erasmus GBS outcome score) (入院 7 日後に評価)

評価項目		点
発症年齢	≦40 歳	0
	41-60 歳	1
	＞60 歳	2
下痢の前駆症状	あり	1
MRC sum score*	51-60	0
	41-50	3
	31-40	6
	0-30	9

*MRC sum score (Medical Research Council sum score)：肩関節外転，肘関節屈曲，手関節伸展，股関節屈曲，膝関節伸展，足関節背屈の 6 筋群，左右合計 12 部位で Manual Muscle Testing (MMT) を評価し，合計する.
Lancet Neurol. 2007 Jul;6 (7) :589-94

mEGOS score と 6 か月予後不良予測率

点	6 か月予後不良予測率
0-5 点	＜10%
6-7 点	10-20%
8 点	20-30%
9 点	30-40%
10 点	40-50%
11 点	50-60%
12 点	60-70%

Neurology. 2011 Mar 15;76 (11) :968-75

E 神経

- IVIG：免疫グロブリン (ベニロン®) 400 mg/kg/日を 5 日間継続する.
  - 免疫グロブリンの半減期は約 3 週間であり，効果不十分であれば 4 週間あけて再投与を行う.
  - 初回 IVIG で効果不十分であった症例で再度 IVIG を行う意義を評価した研究が進行している〔SID-GBS trial: J Peripher Nerr Syst. 2018 Dec;23 (4) :210-5〕.

治療後の再増悪：treatment-related fluctuations (TRF)

- GBS や MFS に対して IVIG を施行し，いったんは改善が認められたものの，再度増悪する現象を TRF と呼ぶ. TRF は GBS の 8-16 ％で認められる〔Neurology. 2010 May 25;74 (21) :1680-6〕.
  - TRF と鑑別が必要な疾患は acute onset-CIDP (A-CIDP) である. この 2 つは病態が類似しており，鑑別が困難なこともある. TRF と A-CIDP の違いは表5を参照.
- TRF では再度 IVIG (免疫グロブリン [ベニロン®] 400 mg/kg/日を 5 日間投与) する.
  - TRF は多くても 2 回まで. 3 回以上は起こらない〔Neurology. 2010 May 25;74 (21) :1680-6〕.

GBS の予後

- GBS の 85％が 6-12 か月の経過で完全に回復するが，7-15％は恒久的な神経障害が残存する.
- 入院 7 日後に評価した臨床所見は 6 か月後の予後不良 (自力歩行不可) を予測するのに有用である (modified EGOS score. 表6を参照)〔Neurology. 2011 Mar 15; 76 (11) :968-75〕.

16 むずむず脚症候群

■むずむず脚症候群（restless legs syndrome：RLS）は安静時に四肢の不快感を伴い，運動により軽快，消失する症状を呈する疾患．夜間に増悪し，不眠の原因となる．

■小児から高齢者までさまざまな年齢で発症する．女性が6割を占める〔*臨床神経. 2010;50:385-92*〕．

■下腿が8割を占めるが，顔面や体幹，上肢でも数%から10%程度認められる．症状の表現方法は「むずむずする」以外に「虫がはっている」「痛い」「ほてる」「かゆい」「イライラする」「だるい」「血管が詰まる」「筋肉が固まる」などさまざまである〔*臨床神経. 2010;50:385-92*〕．

■両側性が74%，一肢に限局する例が11%，移動する例が4%．また症状は皮膚表面よりは内部の不快感となる〔*臨床神経 2010;50:385-92*〕．

■睡眠時間が減少することでうつ病の合併率も上昇する〔*BMC Neurol. 2011 Feb 27;11:28*〕．

■併存症が多いほど RLS の発症リスクも高まる〔*Neurology. 2014 Jun 3;82(22):2026-33*〕．

■家族歴が半数で陽性であり，遺伝的要素の関連もある．それ以外のリスクとなる疾患は**表1**を参照．原因が明らかではないものは特発性とする〔*Mayo Clin Proc. 2013 Sep;88(9):977-86*〕．

むずむず脚症候群（RLS）のマネジメント

チャート1 RLS の診断

■RLS の診断基準は**表2**を参照．

■診断基準にはないが，RLS の家族歴，periodic limb movement in sleep（PLMS），治療への反応も RLS の可能性を高める〔*Sleep Med. 2014 Aug;15(8):860-73*〕．

　• PLMS は，睡眠中に下肢を急に屈曲させるような運動（足関節の背屈，肘関節・股関節の屈曲運動．例：授業中に寝ている時，机に膝蹴りをしてしまう）．ドパミン異常を伴う睡眠障害で認められることがある．RLS 患者の85%が PLMS を経験している〔*Neurologist. 2007 Sep;13(5):294-301*〕．

■RLS-Diagnostic Index（RLS-DI）の10項目で評価する方法がある（**表3**）〔*Sleep Med. 2009 May;10(5):515-23*〕．

■RLS-DI スコアが11点以上であれば感度93%，特異度98.9%で RLS を示唆する．

■必須項目の1-5で評価し，スコアが4点以上であれば感度94.2%，特異度81.7%．

■非必須項目の6-10で評価し，スコアが4点以上であれば感度95.3%，特異度95.7%．

表1　RLS のリスクとなる疾患

鉄欠乏
尿毒症，慢性腎臓病
妊娠
薬剤性（抗うつ薬，抗精神病薬，メトクロプラミド，抗ヒスタミン薬，抗てんかん薬）
神経疾患 　脊髄疾患，末梢神経障害，片頭痛，Parkinson 病，ALS，脊髄小脳失調症，ナルコレプシー，多発性硬化症
他内科疾患 　Crohn 病，関節リウマチ，糖尿病，緊張型頭痛
うつ病，不安神経性
カフェイン摂取

Neurotherapeutics. 2014 Jan;11(1):177-87／Medicine(Baltimore). 2015 Nov; 94(46): e2109／Ann Pharmacother. 2018 Jul;52(7):662-72 を参考に作成

表2　RLS の診断基準（1-5 すべてを満たす）

1	不快な感覚が下肢にあり，しばしば動かしたくなる
2	寝ている時や座っている時など，安静時に1の感覚が出現，増悪する
3	歩行やストレッチなど運動中に1の感覚が消失，改善する
4	1,2の症状は夕方や夜間のみに出現する，また日中よりも夕方や夜間に増悪する
5	1-4の症状の原因となるような疾患・病態*が認められない

*筋肉痛・筋症，静脈うっ滞，下肢浮腫，関節炎，こむら返り，肢位の不快感，癖による行動など．
Sleep Med. 2014 Aug;15(8):860-73

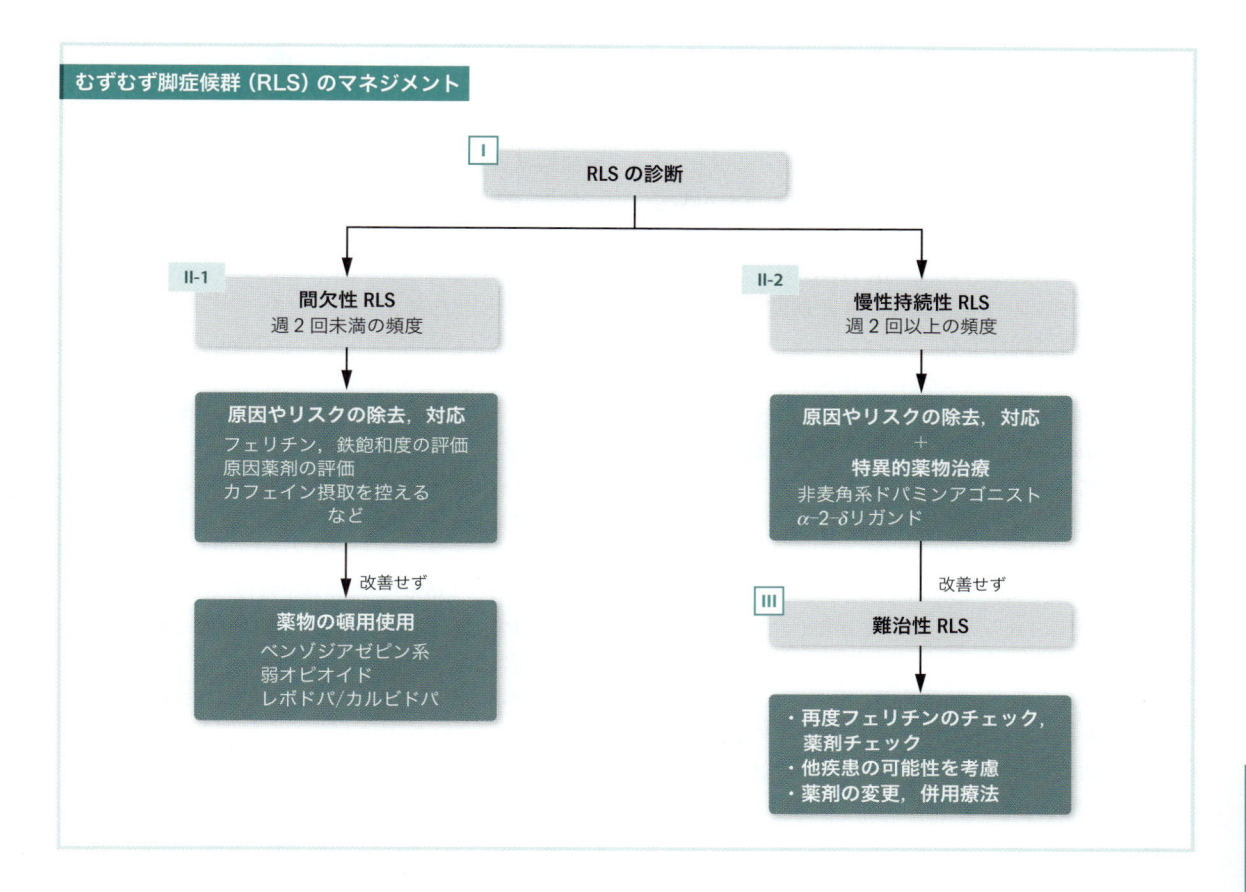

むずむず脚症候群（RLS）のマネジメント

I RLS の診断

II-1 間欠性 RLS
週 2 回未満の頻度

原因やリスクの除去，対応
フェリチン，鉄飽和度の評価
原因薬剤の評価
カフェイン摂取を控える
など

改善せず

薬物の頓用使用
ベンゾジアゼピン系
弱オピオイド
レボドパ/カルビドパ

II-2 慢性持続性 RLS
週 2 回以上の頻度

原因やリスクの除去，対応
＋
特異的薬物治療
非麦角系ドパミンアゴニスト
α-2-δ リガンド

改善せず

III 難治性 RLS

・再度フェリチンのチェック，
　薬剤チェック
・他疾患の可能性を考慮
・薬剤の変更，併用療法

E 神経

表3　RLS-Diagnostic Index

必須項目（1 週間以上持続）	週に 5 日以上	週に 4 日以下	なし	
1　動きたい衝動	2 点	1 点	−4 点	
2　不快な感覚	2 点	1 点	−1 点	
3　安静にて出現	2 点	1 点	−4 点	
4　運動で消失	2 点	1 点	−4 点	
5　午後に増悪	2 点	1 点	−1 点	
非必須項目	確実にある	どちらかといえばある	なし	未評価
6　睡眠障害	2 点	1 点	−1 点	
7　RLS の家族歴	2 点	1 点	0 点	0 点
8　ドパミン受容体作動薬に反応	2 点	1 点	−4 点	0 点
9　周期性脚運動	2 点	1 点	−2 点	0 点
10　神経所見異常	−4 点	−1 点	2 点	0 点

Sleep Med. 2009 May;10（5）:515-23

RLS の治療

■ RLS は症状の出現頻度により間欠性（週 2 回未満）と慢性持続性（週 2 回以上）に分類される．

チャート II-1　**間欠性 RLS の治療**

〔*Mayo Clin Proc. 2013 Sep;88（9）:977-86*〕

■ 間欠性の RLS では原因やリスクの除去，対応を優先し，改善がない場合に特異的薬物治療を考慮する．

■ 特異的薬物治療では頓用，もしくは眠前使用のみで

対応.

- ■原因やリスクの除去，対応：
- ■フェリチン，鉄飽和度の評価→欠乏があれば鉄剤を投与する.
  - ・フェリチン＜75 ng/mL または鉄飽和度＜20％であれば鉄剤を補うことで RLS が改善する可能性がある〔*Sleep Med. 2009 Oct;10 (9) :973-5*〕.
  - ・鉄剤はフェリチン＞75 ng/mL，鉄飽和度＞20％となるまで継続する.
  - ・鉄欠乏では亜鉛欠乏の合併頻度が高く，亜鉛欠乏が RLS に関連しているとの報告もある〔*Ann Hematol. 2016 Apr;95 (5) :751-6*〕.血清亜鉛の評価，亜鉛の補充も考慮する.
- ■カフェイン摂取を控える.
- ■喫煙も原因となるため，喫煙者には禁煙を勧める〔*Sleep Med. 2017 Aug;36:55-61*〕.
- ■RLS の原因となりうる薬剤を評価し，可能であれば中止する.
  - ・抗うつ薬全般，抗精神病薬，ドパミン受容体拮抗薬（メトクロプラミドなど），抗ヒスタミン薬.
- ■日常生活において，安静時，動かない状況ではゲームやクロスワードパズルなど気がまぎれる行為を推奨する.
- ■特異的薬物治療：頓用，もしくは眠前に使用する.
- ■レボドパ/カルビドパ合剤 100 mg/25 mg（メネシット®配合錠，ネオドパストン®，ドパコール®配合錠）を用いる.
  - ・レボドパは連日で使用するとリバウンドや増強効果が出現するため，頓用のみで用いる.使用頻度は週 3 回までとする.また，これら薬剤は効果発現まで 90-120 分かかる.
  - ・リバウンドとは薬剤の効果が切れた朝に RLS の症状が出現する現象である.
  - ・増強効果とは薬剤を使用することで，徐々にRLS の症状の出現時間が早くなり，症状も増悪してくる現象である.
- ■弱オピオイド：コデイン，トラマドール（トラマール®）50-100 mg を用いる.
- ■ベンゾジアゼピン系：ゾルピデム（マイスリー®），エスゾピクロン（ルネスタ®），クロナゼパム（リボトリール®）を用いる.

チャート II-2　慢性持続性 RLS の治療
〔*Mayo Clin Proc. 2013 Sep;88 (9) :977-86*〕〔*Pract Neurol. 2017 Dec;17 (6) :444-52*〕

- ■慢性持続性 RLS では原因やリスクの除去，対応と特異的薬物治療を併用する.原因やリスクの除去は間欠性 RLS と同様.
- ■特異的薬物治療〔*JAMA Intern Med. 2013 Apr 8;173 (7) :496-505*〕：
- ■非麦角系ドパミンアゴニスト（NNT 4.9）：プラミペキソール（ビ・シフロール®），ロピニロール（レキップ®錠：保険適用なし），ロチゴチン（ニュープロ®パッチ）を用いる.
  - ・これらの薬剤でも増強効果が認められる.増強効果はプラミペキソールでは 10 年間の使用で 40-70％と高頻度.ロチゴチンではやや頻度が低い傾向がある（36％）.増強効果は投与開始から平均 9 か月で認められるため，フォロー時に増強効果の確認は重要.
  - ・増強効果が認められた場合，投与量を増やすのではなく，投与回数を増やし，症状出現前に内服してもらう.またロチゴチンの貼付薬への変更も考慮する.
- ■α-2-δ リガンド（NNT 4.1）：ガバペンチン（レグナイト®），プレガバリン（リリカ®：保険適用なし）を用いる.
  - ・α-2-δ リガンドと非麦角系ドパミンアゴニストは以下の Q&A を参考に選択する.

チャート III　難治性 RLS の治療
〔*Mayo Clin Proc. 2013 Sep;88 (9) :977-86*〕〔*Mayo Clin Proc. 2018 Jan;93 (1) :59-67*〕

- ■慢性持続性の RLS において特異的薬物治療でも改善が乏しい，もしくは副作用により薬剤が継続できなかった場合には難治性の RLS に分類される.
- ■難治性の RLS では再度フェリチン値や原因薬剤の評価を行い，介入可能なところがあれば介入する.
- ■他の不眠を来す疾患の可能性を再評価する（睡眠時無呼吸症候群やうつ病など）.
- ■特異的薬物治療では，慢性持続性の RLS で使用する薬剤や，ベンゾジアゼピン系，弱オピオイド（トラマドール）の 2 剤併用を考慮する.
- ■夜間に症状が強い患者ではベンゾジアゼピン系の併用は効果的な可能性がある.
- ■強オピオイドの併用も考慮する（オキシコドンなど）.

Q 非麦角系ドパミンアゴニストと α-2-δ リガンドではどちらのほうが効果は高いでしょうか？

A RLS 患者 719 例を対象として，プレガバリンとプラミペキソールの効果を比較した二重盲検化ランダム化比較試験では，症状，睡眠時間，睡眠の質のすべてでプレガバリンのほうが効果良好でした〔*N Engl J Med. 2014 Feb 13;370（7）:621-31*〕．この 2 種類の薬剤の比較を表 4 にまとめます．

α-2-δ リガンドでは傾眠や体重増加の副作用があるため，日中に傾眠となる患者さんや肥満患者，メタボリックシンドロームの患者さんでは使用時に注意が必要です．反対に疼痛を伴う患者さんではガバペンチン，プレガバリンの鎮痛効果が期待できます．一方で非麦角系ドパミンアゴニストでは日中の傾眠傾向は弱いですが，増強効果があるのが難点です〔*Sleep Med. 2013 Jul;14（7）:675-84*〕．

表 4　非麦角系ドパミンアゴニストと α-2-δ リガンドの比較

	非麦角系ドパミンアゴニスト	α-2-δ リガンド
50%以上の改善 NNT	4.9	4.1
増強効果	あり（短期作用型で特に強い）	なし
効果の減少	あり（短期作用型で多い）	軽度
日中の傾眠傾向	軽度〜中等度	重度
体重増加	なし	あり
疼痛軽減効果	軽度あり	あり
妊婦への投与	避けるべき	避けるべき

JAMA Intern Med. 2013 Apr 8;173（7）:496-505／Sleep Med. 2013 Jul;14（7）:675-84

E 神経

- アルコールは GABA 受容体を刺激し，NMDA 受容体を抑制することで中枢神経機能を抑制する．慢性曝露により NMDA 受容体がアップレギュレーションを来し，アルコールの減量，中断により中枢は興奮状態となる．これが離脱症状である．
- 大量飲酒を 2 週間以上続け，その後中断すれば離脱症状は生じうる〔Am Fam Physician. 2013 Nov 1;88(9):589-95〕．
- ホモシステインも中枢興奮に関与するため，葉酸欠乏が合併している場合はさらにリスクは上昇する〔South Med J. 2012 Nov;105(11):607-12〕．

アルコール離脱症候群のマネジメント

チャート 1 アルコール離脱症候群の診断，リスク評価

- アルコール離脱症候群の診断基準は表1を参照．
- アルコール摂取の中断もしくは減量後数時間～数日で自律神経興奮症状や幻覚，痙攣が認められる場合にアルコール離脱症候群を疑う．
- アルコール中断からの時間経過と症状については 補足 表7を参照．
- 一般にアルコール中断から 4-48 時間（early withdrawal）と 48-72 時間（late withdrawal）に分けるが，後者のタイミングで振戦せん妄（delirium tremens）が起こる．アルコール離脱痙攣は 90％以上が 6-48 時間後に起こるため，48 時間以降に発症する痙攣では潜在するてんかんの存在や脳の器質的病変の確認を要する〔Acta Neurol Scand. 2017 Jan;135(1):4-16〕．
- 鑑別が必要な疾患としては甲状腺機能亢進症，抗コリン薬中毒，覚醒剤中毒，辺縁系脳炎が挙げられる〔South Med J. 2012 Nov;105(11):607-12〕．
- アルコール離脱症候群のリスク因子：
- アルコール離脱症候群はアルコール中止後数日経過してから発症することもあるため，入院時には症状が認められなくとも，入院後数日経過して出現する可能性がある．離脱症候群を発症するリスク因子は表2を参照〔Alcohol. 2014 Jun;48(4):375-90〕．日常的にアルコール摂取歴がある患者ではリスクを評価し，リスクがあればモニタリング，もしくは予防投与を考慮する．

表1 アルコール離脱症候群の診断基準（すべてを満たす）

A	アルコール摂取の減量，中止
B	A のあと数時間～数日で以下の 2 項目以上が認められる 1）自律神経興奮症状 2）手指振戦増悪 3）不眠 4）悪心・嘔吐 5）一過性の視覚，触覚，聴覚の幻覚 6）精神運動の興奮 7）不安症状 8）てんかん大発作
C	B の症状が日常生活，身体機能に障害を及ぼす
D	他の疾患で説明できない

South Med J. 2012 Nov;105(11):607-12

表2 アルコール離脱症候群（痙攣，振戦せん妄）のリスク因子（日常的にアルコール摂取歴がある患者における評価）

アルコール離脱症候群の既往
離脱痙攣の既往
振戦せん妄の既往
禁酒プログラムへの参加歴
失神，前失神の既往
精神疾患の既往
90 日以内にアルコールと他の鎮静薬を併用したことがある
90 日以内にアルコールと他の依存性薬物を併用したことがある
血中エタノール濃度＞200 mg/dL
自律神経の興奮所見がある（頻脈，振戦，発汗，焦燥感，悪心）
CAGE 質問≧2 点*

*CAGE 質問については 補足 表8を参照．
Am J Crit Care. 2013 Sep;22(5):398-406／Alcohol. 2014 Jun;48(4):375-90／JAMA. 2018 Aug 28;320(8):825-33 を参考に作成

- アルコール離脱症候群の発症予測に有用な指標として，Prediction of Alcohol Withdrawal Severity Scale（PAWSS），Luebeck Alcohol Risk Scale（LARS）-10 がある（表3）〔JAMA. 2018 Aug 28; 320(8):825-33〕．
  - PAWSS ≧4 では感度 93％［77-99］，特異度 99％［98-99］，LR（＋）174［43-696］，LR（−）0.07［0.02-

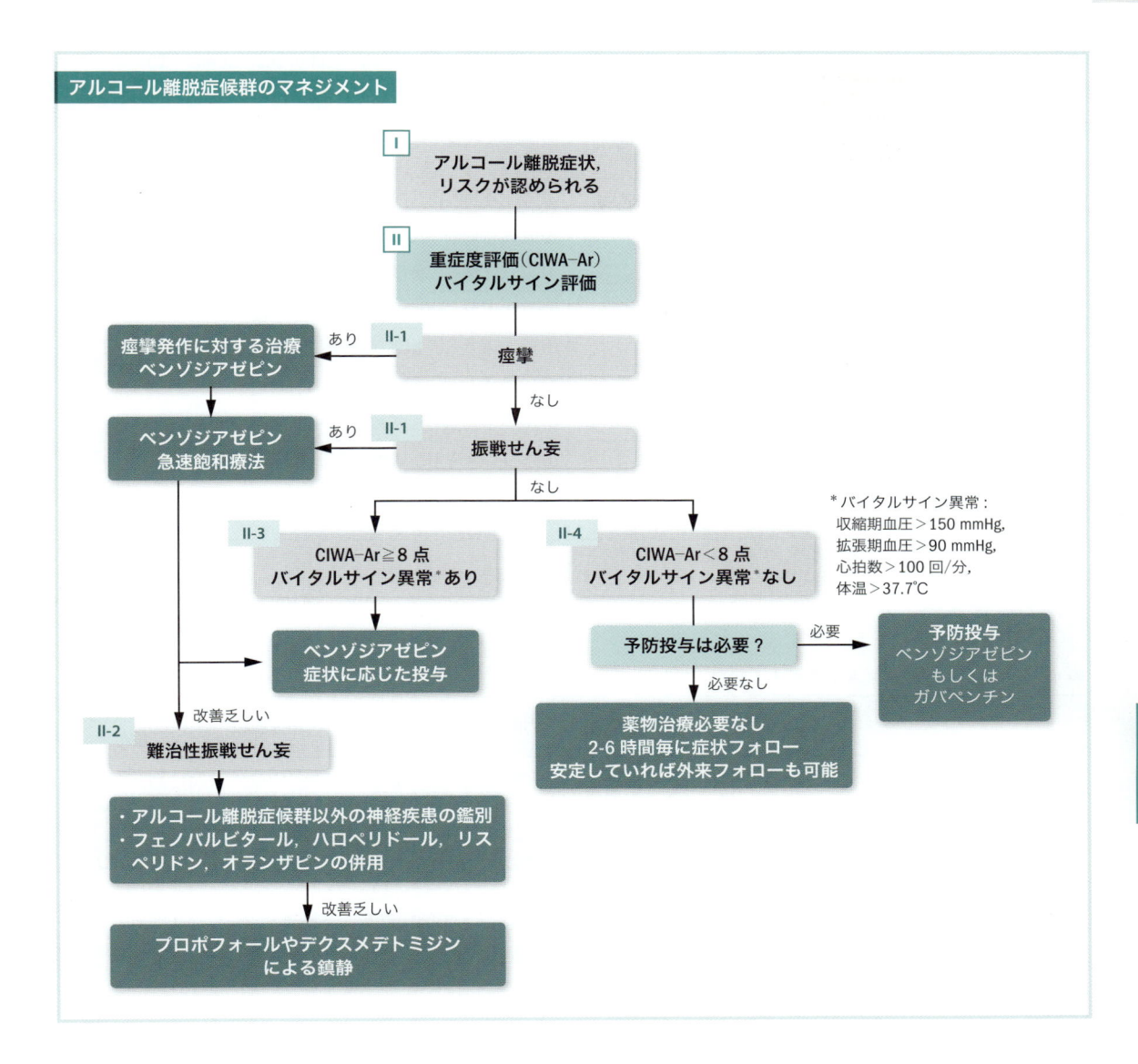

アルコール離脱症候群のマネジメント

I アルコール離脱症状，リスクが認められる

II 重症度評価（CIWA-Ar）バイタルサイン評価

II-1 痙攣 → あり → 痙攣発作に対する治療　ベンゾジアゼピン

なし

II-1 振戦せん妄 → あり → ベンゾジアゼピン急速飽和療法

なし

II-3 CIWA-Ar≧8点　バイタルサイン異常*あり

II-4 CIWA-Ar<8点　バイタルサイン異常*なし

ベンゾジアゼピン症状に応じた投与

予防投与は必要？ → 必要 → 予防投与　ベンゾジアゼピンもしくはガバペンチン

必要なし

薬物治療必要なし　2-6時間毎に症状フォロー　安定していれば外来フォローも可能

改善乏しい

II-2 難治性振戦せん妄

・アルコール離脱症候群以外の神経疾患の鑑別
・フェノバルビタール，ハロペリドール，リスペリドン，オランザピンの併用

改善乏しい

プロポフォールやデクスメデトミジンによる鎮静

* バイタルサイン異常：
収縮期血圧＞150 mmHg,
拡張期血圧＞90 mmHg,
心拍数＞100 回/分,
体温＞37.7℃

[E]神経

0.26］でアルコール離脱症候群発症を予測する．
- LARS-10 ≧ 9 では感度 95％［77-99］，特異度 93％［88-94］，LR（＋）12［5.8-27］，LR（－）0.05［0.0-0.37］でアルコール離脱症候群発症を予測する．
▪ 発症予測は予防投与を検討する際に重要となる．

チャート II アルコール離脱症候群の治療

■ アルコール離脱症候群が認められる場合は痙攣の有無，振戦せん妄の有無，Clinical Institute Withdrawal Assessment for Alcohol scale, revised（CIWA-Ar）（補足 表9）に応じて治療方針を決定する〔*Ind Psychiatry J. 2013 Jul;22（2）:100-8*〕．
■ 長期作用型のベンゾジアゼピンによる治療が中心となり，症状に応じて投与量，投与間隔を決定する

（表4）．
■ また，アルコール離脱症候群の患者では電解質異常やビタミンB群（ビタミンB₁やB₃など）欠乏のリスクが伴うため，ビタミンB₁（チアミン）の補充，電解質評価，補正（特にMg）は全例に行う．
■ チアミンは≧ 250 mg/日を 3-5 日間投与する．Wernicke 脳症が疑われる場合は 500 mg/日を 3-5 日間投与，改善傾向があれば 2 週間継続する．

チャート II-1 アルコール離脱痙攣と振戦せん妄が認められる場合の治療

■ アルコール離脱痙攣が認められる場合はベンゾジアゼピンの静注を繰り返し，痙攣を治療する．
▪ ジアゼパム（セルシン®）5-20 mg 静注を繰り返し，痙攣を止めることを目標とする．

表3 PAWSS (Prediction of Alcohol Withdrawal Severity Scale) と LARS (Luebeck Alcohol Risk Scale)-10

PAWSS	LARS-10
1) 30 日以内のアルコール摂取歴がある，もしくは来院時に血中エタノールが陽性	1) 離脱せん妄の既往がある*
2) アルコール離脱症の既往がある	2) 離脱痙攣の既往がある*
3) アルコール離脱痙攣の既往がある	3) ここ 1 週間，たびたび睡眠障害がある
4) 振戦せん妄の既往がある	4) ここ 1 週間，悪夢を見る
5) 断酒プログラムへの参加歴がある	5) 血中エタノール濃度≧100 mg/dL
6) 失神，前失神の既往がある	6) 5) を満たし，振戦が認められる
7) 90 日以内にアルコールと鎮静薬を併用したことがある	7) 5) を満たし，発汗が認められる
8) 90 日以内にアルコールと依存性薬物を併用したことがある	8) 5) を満たし，心拍数≧100 回/分
9) 血中エタノール濃度＞200 mg/dL	9) 多発神経障害が認められる
10) 交感神経興奮所見がある（心拍数＞120 回/分，振戦，発汗，焦燥感，悪心）	10) 失調が認められる

PAWSS：1) は必ず満たす必要がある．1 項目 1 点で評価する．
LARS-10：*は 1 回で 1 点，2 回で 2 点，3 回以上は 3 点で計算．合計 14 点で評価する．

JAMA. 2018 Aug 28;320（8）:825-33

表4 アルコール離脱症候群で使用する薬剤，投与量

	投与経路	半減期	力価[*1]	予防投与[*2]（保険適用外）	急速飽和[*3]	症状に応じた投与[*4]
ジアゼパム（セルシン®）	経口，経静脈	20-100 時間（36-200 時間）	10 mg	5-10 mg を 1 日 3-4 回	5-20 mg を 5-20 分毎に静注	1 回当たり 5-20 mg
ロラゼパム（ワイパックス®，ロラピタ®）	経口，経静脈	10-20 時間	1 mg	1 mg を 1 日 2-4 回	不適	1 回当たり 1-4 mg
クロルジアゼポキシド（コントール®，バランス®）	経口	5-30 時間（36-200）	25 mg	10-20 mg を 1 日 2-3 回	不適	1 回当たり 10-20 mg
ミダゾラム（ドルミカム®）	経静脈	3 時間	7.5 mg	不適	持続静注で調節	不適

「半減期」のカッコ内は活性代謝物の半減期．
[*1] 力価は等価換算．
[*2] 予防投与の使用量は決まっていない．症状とリスク，体格，年齢で調節必要．保険適用外となるため注意．
[*3] 目標は Richmond Agitation-Sedation Scale（RASS）0 〜-2 程度の鎮静状態（補足▶表10）．
[*4] CIWA-Ar≦10 点を目標とし，2-4 時間毎に経口投与．達成後は 4-12 時間毎に徐々に延長，減量し，7-10 日間かけて終了する．
Ind Psychiatry J. 2013 Jul-Dec; 22（2）: 100-108／Am Fam Physician. 2013 Nov 1;88（9）:589-95
ベンゾジアゼピンの力価，半減期は "BENZODIAZEPINE EQUIVALENCE TABLE" http://www.benzo.org.uk/bzequiv.htm を参考に作成

- ■痙攣消失後，もしくは振戦せん妄があればベンゾジアゼピン急速飽和療法を行う．
- ■軽度の鎮静状態（RASS 0 〜-2）を目標にジアゼパム 5-20 mg を 5-20 分毎に静注する（補足▶表10）．

チャートII-2 難治性振戦せん妄の治療

- ■振戦せん妄において，最初の 1 時間でジアゼパム 50 mg 以上，もしくは 3 時間で 200 mg 以上使用してもコントロール困難な症例を難治性振戦せん妄と呼び，この場合はベンゾジアゼピン以外の薬剤を併用する．
- ■アルコール離脱症候群以外の神経疾患の再評価も重要．
- ■使用薬剤はフェノバルビタール，ハロペリドール，リスペリドン，オランザピンなど．これらでもコントロール不良な場合はプロポフォールやデクスメデトミジンにて鎮静を行う．
- ■ハロペリドールを使用する場合は 0.5-5.0 mg 経静脈投与を 30-60 分毎に繰り返す〔*Arch Intern Med. 2004 Jul 12;164（13）:1405-12*〕．

表5　リスク（＋）患者におけるアルコール離脱症候群の予防投与の推奨（私案）

予防投与を考慮すべき状況
急性疾患，重症疾患，術後管理，ICU 管理の患者
アルコール離脱症候群を発症する可能性が非常に高い患者（PAWSS≧4，LARS-10≧9）
人員の問題，夜間や休日の体制により，頻回な症状フォローが困難である場合
予防投与が推奨されない状況
アルコール中止後 4-5 日経過している状況で無症状，軽症例の場合

表6　ガバペンチンを使用したアルコール離脱症候群の予防

適応患者	PAWSS≧4 や LARS-10≧9 で離脱を発症するリスクが高い患者 腎機能が保たれている患者（eGFR＞30 mL/分/1.73 m²） 体重＞50 kg
投与量*	eGFR＞60 mL/分/1.73 m² の患者群 　900 mg を 1 日 3 回投与 4 日間継続．その後600 mg 1 日 3 回を 3 日間，300 mg 1 日 3回を 2 日間投与し，終了 eGFR 30-60 mL/分/1.73 m² の患者群 　600 mg を 1 日 3 回投与 4 日間継続．その後300 mg 1 日 3 回を 3 日間，100 mg 1 日 3回を 2 日間投与し，終了
備考	断酒を希望している患者では，ガバペンチンは継続投与しつつ，断酒プログラムへの参加，カウンセリングを促す

*投与量：添付文書（ガバペン®）では初日 600 mg/日，2 日目1200 mg/日，3 日目以降 1800 mg/日，最大投与量 2400 mg/日を 1 日 3 回に分けて投与であり，注意が必要．

Psychosomatics. 2018 Sep - Oct;59（5）:496-505

- 難治性振戦せん妄の 80-90％以上で挿管，人工呼吸管理が必要となる．
- デクスメデトミジンは α_2 阻害作用があり，離脱による交感神経症状に対する効果が期待でき，さらに呼吸抑制を来さない利点がある．しかしながら，離脱症状の主体である GABA 活性に対しては影響せず，抗痙攣作用もないため，単独で治療するのは避けるべき〔*Pharmacotherapy. 2016 Jul;36（7）:797-822*〕．

チャートII-3　**急速飽和療法にて痙攣，振戦せん妄が安定した場合や，痙攣（−），振戦せん妄（−）群で CIWA-Ar≧8 点，バイタルサインに異常がある場合は症状に応じたベンゾジアゼピンの投与を行う**

- バイタルサインは収縮期血圧＞150 mmHg，拡張期血圧＞90 mmHg，体温＞37.7℃，心拍数＞100 回/分のいずれかがある場合で異常と判断する．
- ベンゾジアゼピンは CIWA-Ar ≦ 10 となるまでジアゼパム 5-20 mg 経口投与もしくは経静脈投与を 2-4時間毎に行い，その後 4，6，8，12 時間毎と徐々に間隔を延長する．

チャートII-4　**CIWA-Ar＜8 点，バイタルサインの異常がなければ経過観察（2-6 時間毎の CIWA-Arフォロー），もしくは予防投与を考慮する**

- アルコール離脱症候群やその軽症例に対する予防投与の適応については議論がある．
- ICU 患者や待機的手術患者では予防投与をすることで ICU 滞在期間の短縮効果が期待できる〔*Alcohol Clin Exp Res. 2013 Apr;37（4）:675-86*〕．また興奮やせん妄による自己抜管やカテコラミン上昇に伴う弊害を予防する利点がある．
- アルコール離脱症候群を発症する可能性が非常に高い患者（PAWSS ≧ 4，LARS-10 ≧ 9）でも予防投与

は考慮する．

- 予防投与の欠点としてはベンゾジアゼピンの使用量が増加する点，離床が遅れる点，呼吸抑制や誤嚥のリスクが上昇することが考えられる．ただし，ベンゾジアゼピンではなく，ガバペンチンを使用することで呼吸抑制や過鎮静のリスクは軽減される可能性がある．
- 小まめにフォローできる場合は予防投与の必要はない可能性が高いが，人員の問題，休日や夜間体制でそれが困難な場合は予防投与も許容される（表5）．
- ガバペンチン（ガバペン®）を使用した予防レジメンは表6を参照（ベンゾジアゼピンは表4を参照）．
- ガバペンチンは GABA 誘導体の抗てんかん薬．断酒希望のあるアルコール依存症患者へ 1800 mg/日を使用することで，有意に断酒成功率，飲酒量の減量，断酒に起因する不眠や飲酒渇望感，抑うつ症状の改善が認められる〔*JAMA Intern Med. 2014 Jan;174（1）:70-7*〕．
- アルコール離脱症候群の改善効果が期待でき，ベンゾジアセピンとの併用や代替治療として試される〔*Ann Pharmacother. 2015 Aug;49（8）:897-906*〕．
  - 依存症治療にも使用可能なため，離脱症候群に対してガバペンチンを使用し，そのまま継続して依存症治療へつなげるのも良い方法である．
- アルコール中止後 4-5 日位以上経過している状況で離脱症状が軽症の場合は，増悪するリスクは低いため予防投与の必要はない．

表7 アルコール中断からの時間経過と症状

時間経過	症状
8時間〜	軽度の振戦，不安症状，悪心，頻脈，高血圧
8時間〜数日	著明な振戦，発汗，過活動，不眠，悪夢や幻覚が認められる
12-48時間	上記に加えて全身性痙攣が認められる
3-5日間	振戦せん妄，焦燥感，過活動，昏迷，心血管，呼吸，代謝障害が認められる

Crit Care Med. 2010 Sep;38（9 Suppl）:S494-501

表8 CAGE質問

Cut down：アルコールを減量しようとしたことがあるか
Annoyed：周囲の人から飲みすぎを指摘されて，イライラしたことがあるか
Guilty：飲酒に対して罪悪感を感じたことがあるか
Eye opener：二日酔いに対して，朝起床時に向かい酒をしたことがあるか

・アルコール依存を評価するための質問であり，4項目を評価する．
・2項目以上該当する場合は感度49-69％，特異度75-95％，LR＋3.4［1.2-10］，LR−0.66［0.54-0.81］でアルコール依存症を示唆する．

David Simel, et al: The Rational Clinical Examination: Evidence-Based Clinical Diagnosis. McGraw-Hill Professioanl. 2008

表9 CIWA-Ar（Clinical Institute Withdrawal Assessment for Alcohol scale, revised）

症状	評価	症状	評価
悪心・嘔吐	0：なし 1：軽度の悪心 4：間欠的 7：頻繁	興奮	0：なし 1：軽度落ち着きがない．いつもと違う程度 4：中等度落ち着きがない，そわそわ 7：診察中落ち着きがない，多動
振戦	0：なし 1：振戦は目視できないが，触知可能な程度 4：上肢の伸展で中等度あり 7：伸展なくても認められる	見当識	0：見当識あり（日付，場所，人），直列計算可能（連続の足し算） 1：日付があいまい，直列計算不可 2：日付のズレが2日以内 3：日付のズレが2日以上 4：場所，人がわからない
発汗	0：発汗なし 4：前腕に水滴が認められるほど 7：発汗でびしょ濡れ	聴覚障害	周りの音が気になる，耳障り，音で恐怖を感じる，幻聴を感じる 0：なし 1：物音が耳障り，音で驚く 2：上記が中等度にある 3：上記が高度にある 4：軽度の幻聴 5：中等度の幻聴 6：高度の幻聴 7：持続性の幻聴
不安	0：なし 1：軽度の不安 4：中等度の不安，警戒している 7：急性のパニック状態，統合失調症様症状	視覚障害	羞明，光の色が違う，光で目が痛む，光で不安になる，幻視がある 0：なし 1：光に対して過敏 2：上記が中等度にある 3：上記が高度にある 4：軽度の幻視 5：中等度の幻視 6：高度の幻視 7：持続性の幻視
感覚障害	知覚障害：チクチクする，刺されるような・焼けるような痛み，痺れ，体に虫が這うような感覚 0：なし 1：ごく軽度の知覚障害 2：軽度の知覚障害 3：中等度の知覚障害 4：中等度〜重度の幻覚 5：重度の幻覚 6：著明な幻覚 7：持続的な幻覚	頭痛	0：なし 1：ごく軽度 2：軽度 3：中等度 4：やや高度 5：高度 6：非常に高度 7：著明に高度

各症状を評価し，合計点を計算する．β遮断薬使用中の患者では自律神経症状がマスクされる可能性がある点に注意．

South Med J. 2012 Nov;105（11）:607-12

表 10 RASS (Richmond Agitation-Sedation Scale)

スケール	評価	スケール	評価
4	好戦的，暴力的	−1	傾眠状態．呼びかけに 10 秒以上の開眼あり，アイコンタクト可能
3	非常に興奮状態．カテーテルなどの自己抜去	−2	軽い鎮静．呼びかけに 10 秒未満の開眼，アイコンタクトあり
2	興奮状態．非意図的な運動，人工呼吸器でファイティングがある	−3	中等度鎮静．呼びかけに開眼あるが，アイコンタクトなし
1	落ち着きのない不安状態．そわそわしている	−4	深い鎮静．呼びかけに無反応．身体刺激で体動もしくは開眼
0	意識清明で落ち着いている	−5	昏睡．身体刺激で反応なし

18 セロトニン症候群，悪性症候群

- セロトニン症候群と悪性症候群は薬剤誘発性高体温症の1つ．薬剤誘発性高体温症には他に抗コリン薬中毒，悪性高熱症，交感神経興奮症候群（覚醒剤中毒）が含まれる（表1）〔Eur J Emerg Med. 2003 Jun; 10 (2):149-54〕．

中等症〜重症例では意識障害，クローヌス，筋緊張の亢進，高体温が出現する．さらに重症例では横紋筋融解症や痙攣，腎不全，播種性血管内凝固症候群（DIC）を生じることがある〔Am Fam Physician. 2010 May 1;81 (9):1139-42〕．

セロトニン症候群

- セロトニン症候群は薬剤による体内のセロトニン濃度の増加に伴う症状であり，有名なのはセロトニン再取り込み阻害薬（SSRI）の過量内服に伴うものであるが，通常使用量でも起こりえる〔N Engl J Med. 2005 Mar 17;352 (11):1112-20〕．
- セロトニン前駆体，セロトニン分泌促進薬，セロトニン再取り込み阻害薬，セロトニン分解を阻害する作用のある薬剤がリスクとなる（表2）．トラマドールや，フェンタニルなども相互作用で問題が生じる可能性があり，併用時（慢性疼痛治療や緩和治療）には留意が必要〔Pain Physician. 2015 Jul-Aug;18 (4):395-400〕〔J Emerg Med. 2010 May;38 (4):477-80〕．
- 軽症例ではアカシジアや軽度の振戦程度であるが，

セロトニン症候群の症状，診断

- セロトニン症候群で認められる症状，所見は表1を参照．診断には Hunter serotonin toxicity criteria（表3）や Sternbach's criteria（表4）がある．

セロトニン症候群の治療

- 薬剤の中止と対症療法法が基本となる．中等症〜重症例では拮抗薬を考慮する．薬剤中止後 24-72 時間で大半の症例が改善する．
- 救急初療として ABC（airway, breathing, circulation）の確認，対応，バイタルサインの安定化．
- 高体温や下痢による脱水を伴っていることが多いため，補液負荷，電解質補正も行う．

表1 薬剤誘発性高体温症

	薬物	誘因から発症までの時間	バイタルサイン	瞳孔	粘膜	皮膚	腸蠕動	神経筋緊張	反射	精神
セロトニン症候群	セロトニン前駆体	＜12時間	血圧↑呼吸↑体温＞40℃	散大	唾液分泌	発汗	亢進	亢進特に下腿	反射亢進クローヌス	興奮昏睡
悪性症候群	ドパミン受容体拮抗薬	1-3日	血圧↑呼吸↑体温＞40℃	正常	唾液分泌	蒼白発汗	正常〜低下	鉛管様固縮	反射遅延	昏迷無言昏睡
抗コリン薬中毒	抗コリン薬	＜12時間	血圧↑呼吸↑体温＜38.8℃	散大	乾燥	発赤熱感乾燥	低下〜消失	正常	正常	興奮せん妄
悪性高熱症	吸入麻酔薬	30分〜24時間	血圧↑呼吸↑体温＞40℃	正常	正常	斑状皮疹発汗	低下	死後硬直様	反射低下	興奮
交感神経興奮症候群	覚醒剤	＜12時間	血圧↑呼吸↑高体温	散大		発汗	低下〜亢進*	振戦		興奮幻覚精神症状

*覚醒剤中毒では腸管虚血や下痢を生じる．
N Engl J Med. 2005 Mar 17;352 (11):1112-20／Chest. 2003 Feb;123 (2):577-92／Emerg Med Australas. 2008 Oct;20 (5):391-402 を参考に作成

表2 セロトニン症候群の原因となる薬剤

機序	薬剤
セロトニン再取り込み阻害	SSRI, SNRI, TCA，ブプロピオン，トラゾドン，フェニルピペリジン関連オピオイド（フェンタニル，デキストロメトルファン），5-HT3受容体拮抗型制吐剤（オンダンセトロン，グラニセトロン），コカイン，トラマドール，メペリジン，メサドン，MDMA，セイヨウオトギリ
セロトニン代謝阻害	MAOI，セイヨウオトギリ，リネゾリド，メチレンブルー，セレギリン
セロトニン合成の増加	Lトリプトファン
セロトニン分泌の増加	アンフェタミン，メタンフェタミン，MDMA，エタノール，コカイン，リチウム，ドパミン作動薬（L-dopa，ブロモクリプチン）
セロトニン受容体作動	抗うつ薬，トリプタン製剤，エルゴタミン，抗てんかん薬（バルプロ酸，カルバマゼピン），フェンタニル，メトクロプラミド，LSD
シナプス後部受容体の感受性増加	リチウム

SSRI：セロトニン再取り込み阻害薬，SNRI：セロトニン-ノルアドレナリン再取り込み阻害薬，TCA：三環系抗うつ薬，MDMA：メチレンジオキシメタンフェタミン，MAOI：モノアミン酸化酵素阻害薬，LSD：リゼルグ酸ジエチルアミド
Pain Physician. 2015 Jul-Aug;18（4）:395-400

表3 Hunter serotonin toxicity criteria

非誘発性クローヌス
誘発性クローヌス＋興奮，もしくは発汗
眼クローヌス＋興奮，もしくは発汗
振戦＋反射亢進
筋強直＋体温＞38℃＋眼クローヌスもしくは誘発性ミオクローヌス

セロトニン作用を亢進させる薬剤を服用している患者において1項目以上を満たす場合に診断する．
Am Fam Physician. 2010 May 1;81（9）:1139-42

表4 Sternbach's criteria

興奮状態
発汗
下痢
反射亢進
協調運動失調
昏迷
軽躁病
ミオクローヌス
悪寒戦慄
振戦

リスクがある薬剤を使用している患者において，3項目以上を満たす場合に診断する．
Am Fam Physician. 2010 May 1;81（9）:1139-42

- 原因薬剤の中止は全例で必要．
- 中等症以上では拮抗薬の使用を考慮する．
- 中等症の定義は一定していないものの，意識障害やミオクローヌス，高体温，痙攣，横紋筋融解症，DIC，腎不全があれば中等症〜重症と考える．
- 拮抗薬はシプロヘプタジン（ペリアクチン®）を初回12 mg，その後症状消失まで2時間毎に2 mgずつ投与する．維持量は8 mg/6時間．経口薬のみであり，NGチューブから投与する必要がある〔*N Engl J Med. 2005 Mar 17;352（11）:1112-20*〕．
- クロルプロマジン（ウインタミン®，コントミン®）も使用可能．筋注製剤があり，経口摂取困難な患者で考慮する．1回10-50 mgを筋肉注射〔*Ann Clin Psychiatry. 2012 Nov;24（4）:310-8*〕．
- 筋強直が強い場合はダントロレンを使用する（悪性症候群）．

悪性症候群

- 悪性症候群は抗精神病薬の投与やドパミン製剤の投与中断，減量によりドパミン作用が急激に低下し，高体温，自律神経亢進症状，錐体外路症状（筋固縮，振戦），横紋筋融解症などが生じる病態である〔*Am J Nurs. 2008 Jul;108（7）:35-8*〕．
- 原因薬剤は表5を参照．
- 遺伝の関与も指摘されており，悪性症候群の家族歴はリスク因子となる．
- 鉄欠乏も悪性症候群のリスク因子となる．鉄はチロシンヒドロキシラーゼの補因子であり，カテコラミン産生を調節する役割がある．鉄欠乏にてドパミン

E 神経

表5　悪性症候群の原因となる薬剤

機序	薬剤
テトラベナジン，リスペリドンの開始・増量	ドパミンの消耗
レボドパの中止	ドパミン前駆物質の減少
COMT阻害薬の中止	ドパミン代謝促進
アンフェタミン，コカインの開始・増量	ドパミン再取り込み亢進
抗精神病薬，制吐薬（メトクロプラミド，ドンペリドン）の開始・増量	D_2受容体拮抗作用
ブロモクリプチンの中止	シナプス後刺激減少

COMT：catechol-O-methyl transferase

Am J Nurs. 2008 Jul;108（7）:35-8

産生が低下し，悪性症候群のリスク因子となりえる〔*Ann Clin Psychiatry. 2012 May;24（2）:155-62*〕．

悪性症候群の症状，診断

- 薬剤の開始，中止，変更後数日かけて増悪する経過をとる．症状は7-10日間持続する．症状は筋固縮が91-96％で認められ，意識障害を伴うものが70-82％と頻度が高い．他の症状は**表1**を参照．
- 緊張病（カタトニア）との区別が難しいことがあるが，カタトニアではジアゼパムにより改善することが鑑別に有用だったという報告もある〔*Brain Nerve. 2011 May;63（5）:503-7*〕．
- 横紋筋融解症，腎不全，電解質異常が認められ，特に透析患者では血清K値の急激な上昇が認められるため，注意が必要である．
- 髄液検査では髄液中蛋白上昇が37％で認められる〔*Ann Clin Psychiatry. 2012 May;24（2）:155-62*〕．
- 診断にはDSM-5の診断基準（**表6**）やLevenson's criteria（**表7**）が使用される．

悪性症候群の治療

- 原因となった抗精神病薬は中止し，ドパミン受容体作動薬の中止により生じた場合は薬剤を再開する．セロトニン症候群と同様，対症療法が基本となる．
- 救急初療としてABCの確認，対応，バイタルサインの安定化．
- 高体温や下痢による脱水を伴っていることが多いため，補液負荷，電解質補正も行う．
- 透析患者，腎不全患者では血清Kの急激な上昇に注意．透析が必要となることもある．

表6　DSM-5の悪性症候群診断基準

72時間以内のドパミン受容体拮抗薬の使用歴，ドパミン受容体作動薬の中止歴がある
高体温（＞38.0℃）が持続性に認められる
筋強直が認められる
意識状態の変化が認められる
血清クレアチンキナーゼが正常上限の4倍以上上昇する
交感神経の不安定性が認められる（以下より2項目以上を満たす） ・血圧の上昇（収縮期，もしくは拡張期血圧が通常値の25％以上増加） ・血圧の変動が大きい（24時間以内に拡張期血圧≧20 mmHg もしくは収縮期血圧≧25 mmHg の変動あり） ・発汗が多い ・排尿障害が認められる
代謝亢進状態が認められる（心拍数が25％以上増加，呼吸数が50％以上増加）
感染症，中毒症，代謝性疾患，神経疾患が除外される

すべて満たす場合に判定．

American Psychiatric Association. Diagnostic and statistical manual of mental disorders. 5th ed. Arlington（VA）: American Psychiatric Association; 2013

表7　Levenson's criteria

大基準	発熱，筋固縮，CPK上昇
小基準	頻脈，血圧異常，意識障害，発熱，白血球上昇

大基準3つか，大基準2つ＋小基準4つで診断する．

Ann Clin Psychiatry. 2012 May;24（2）:155-62

Q&A

Q 薬剤の再開による再発リスクを教えてください．

A セロトニン症候群において，原因薬剤の再開と再発リスクについてのデータはありません．悪性症候群では抗精神病薬の再投与により30-50％で悪性症候群の再発が認められるとする報告があります．再発のリスク因子は若年，悪性症候群改善から薬剤再開までの期間，抗精神病薬の投与量，リチウムなど他の向精神薬の併用が挙げられます〔*Neurol Clin. 2004 May;22（2）: 389-411*〕．

　悪性症候群改善から再投与まで5日以内では63％の再発率，5日以降であれば再発率は30％であり，なるべく期間を空けること，再開時の投与量は減量すること，再開時は悪性症候群のモニタリングを行うことが大切と考えられます〔*Ann Clin Psychiatry. 2012 May;24（2）:155-62*〕．

- 原因薬剤の中止/再開は全例で必要.
- 薬物療法はブロモクリプチンとダントロレンを使用する.
- 薬剤治療により死亡率の低下効果は認められない.症状改善までの期間の短縮が期待できる.症状は7-10日間持続するため，治療は2週間程度行うことが推奨される.
- ブロモクリプチンはドパミン作用の増強効果を期待して投与する.
- ブロモクリプチン（パーロデル®）2.5-10 mg/日を14日間使用する.効果が認められるまで増量（最大投与量60 mg/日）.経口投与のみであり，NGチューブより投与する.
- ダントロレンは横紋筋融解症，筋強直高度，高体温がある場合に使用する.
- ダントロレン（ダントリウム®）50-200 mg/日を経口投与，もしくは2-3 mg/kg/日を経静脈投与（最大10 mg/kg/日）.
- 重大な副作用は肝障害.＞10 mg/kg/日の投与でさらに肝障害リスクが増大する〔*Neurol Clin. 2004 May;22 (2):389-411*〕.

19 せん妄

- せん妄は急性発症，変動性の注意力低下，見当識障害を特徴とする病態で，入院患者の 6-56％で認められる．特に高齢の入院患者や術後患者，ICU 管理中の患者でリスクが高く，在院日数の延長や死亡リスク，ADL の低下に関わる〔*N Engl J Med. 2006 Mar 16;354 (11) :1157-65*〕〔*Lancet. 2014 Mar 8;383 (9920) :911-22*〕.
- せん妄は，常に「せん妄ではないか」という視点を持って観察し，早期に対応することが重要.
- リスク因子の評価，早期発見，対応の 3 つの軸を意識する.

せん妄のリスク因子：基本的に高齢者の入院患者は高リスク

- 認知症患者，高齢者，施設入所者，術後患者，重症患者はせん妄の高リスク群と考える.
- 多数の薬剤を使用している患者（ポリファーマシー），アルコール依存患者，低栄養患者でもリスクは高いため注意.
- せん妄リスク因子（認知障害や睡眠障害，体幹抑制，視覚障害，聴覚障害，脱水，低栄養など）への対応やリスクとなる薬剤使用を避けることはせん妄発症の予防にもなる.
- せん妄のリスク因子，増悪因子を（表 1）に示す.

せん妄の症状：低活動型に注意する

- せん妄は急性発症の注意力の低下，見当識障害を特徴とする病態で，変動性の経過が特徴的である（表2）.
- せん妄の精神運動症状は活動型と低活動型，混合型に分類される〔*Indian J Med Res. 2015 Dec;142 (6) :655-62*〕.
- 活動型では興奮症状や不眠が認められ，低活動型では無気力，無為が認められる．不穏がないからといってせん妄ではないと判断してはならない.
- 頻度は活動型，低活動型，混合型どれも同程度．もともと身体活動性が低い患者や合併症が多い患者では低活動型となりやすい〔*Am J Geriatr Psychiatry. 2018 Dec;26 (12) :1204-12*〕.
- せん妄＝不穏症状というイメージで捉えられている

ことが多いが，低活動型を見逃さないことも重要．見逃すことで離床が遅れ，在院期間の延長や，ADL 低下につながる.

せん妄の評価：CAM (Confusion Assessment Method) -ICU と 3D-CAM で評価する

- ICU 患者では CAM-ICU（図 1），それ以外では 3D-CAM（図 2）を用いて評価する.
- CAM-ICU によるせん妄評価：
- ICU 患者における CAM-ICU の診断能を評価したメタアナリシスでは，感度 81％［57-93］，特異度 98％［86-100］でせん妄評価に有用であった〔*Neuropsychiatr Dis Treat. 2013;9:1359-70*〕.
- 日本語版 CAM-ICU の診断能を評価した 2 つの報告では，それぞれ感度/特異度 78％/95-97％，78-83％/95-97％とほぼ同じような結果であり，海外の報告と同様に使用可能と考えられる〔*山口医学. 2014;63 (2) :93-101*〕〔*Intensive Crit Care Nurs. 2015 Jun;31 (3) :165-70*〕.
- 3D-CAM によるせん妄評価：
- 3D-CAM は 3 分程度で実施可能なせん妄評価方法．75 歳以上の高齢者 201 例を対象に評価した報告では，評価にかかった時間は 3 分［2-5］で，感度 95％［84-100］，特異度 94％［90-97］であった．また，認知症の有無にかかわらず，評価能は良好であった〔*Ann Intern Med. 2014 Oct 21;161 (8) :554-61*〕.
- 3D-CAM のうちで最も診断能が高い評価項目を抽出すると 4 つの数字の逆唱と曜日の確認が特に評価に有用であった（表4）．これら 2 つの組み合わせでせん妄のスクリーニングが可能であり，さらに評価時間の短縮ができるかもしれない〔*J Hosp Med. 2015 Oct;10 (10) :645-50*〕.

せん妄への対応：せん妄の増悪因子を把握し，予防，対応を行う

- せん妄への対応として対症療法的に薬物療法が行われることが多いが，せん妄のリスク因子や増悪因子（表 1）を評価し，介入することが重要．それを行わずに薬物による対症療法を行うと思わぬ急変を招くこともある.

表1 せん妄のリスク因子、増悪因子

患者の背景	患者の疾患	医療介入
・高齢者（>65歳） ・男性 ・認知症 ・うつ病 ・せん妄の既往 ・視覚・聴覚障害 ・**低栄養状態、脱水** ・アルコール依存 ・経口摂取不良 ・多数の基礎疾患	・重症全身性疾患（感染症や敗血症） ・脱水症 ・便秘症 ・頻尿や夜間尿 ・低酸素血症、高 CO_2 血症 ・疼痛 ・電解質異常 ・低血糖、高血糖 ・慢性腎疾患、肝疾患 ・脳卒中、神経疾患 ・骨折、外傷 ・終末期	・体幹抑制 ・ICU 管理 ・尿道バルーン留置 ・モニター管理 ・点滴ルート留置 ・多数の薬剤を使用（抗コリン薬、オピ 　オイド、鎮静薬） ・多数の向精神薬使用 ・全身麻酔手術後

太字は介入可能なリスク因子、増悪因子

N Engl J Med. 2006 Mar 16;354 (11):1157-65

表2 せん妄の特徴、臨床症状

特徴、症状	詳細
発症	数時間～数日の急性発症
経過	24 時間以内の経過で増悪、軽快を繰り返す
注意障害	集中の継続ができない、注目することができない
混乱症状	支離滅裂な会話、非論理的な考え方
意識障害	周囲への反応性が低下する
認知障害	全体的、複数の認知機能の低下
知覚障害	幻覚（30%で認められる）
精神運動障害	活動型：興奮、不眠症状 低活動型：無気力、無為 混合型
睡眠障害	睡眠サイクルの異常、昼夜逆転
感情障害	恐怖、パラノイア、不安、抑うつ症状、イライラ、怒り、多幸感

N Engl J Med. 2006 Mar 16;354 (11):1157-65

■ 薬物療法はリスク因子、増悪因子への介入でも改善が乏しい場合、活動型せん妄で自傷や医療従事者への暴力リスクがある場合、必要な安静が保てない場合、鎮静薬やアルコール離脱症状が疑われる場合に考慮する。

せん妄の予防

■ 認知障害に対する介入：医療スタッフの名前やその日の検査、治療の予定を明確化する。時間がわかるように時計が見える環境や日光が入るような環境とする。現在の状況を議論するなど認知機能の刺激も行う。

■ 睡眠障害に対する介入：日中は覚醒するように座位を維持、夜間は騒音や睡眠を妨げる要素がないように配慮する。

■ 体幹抑制や体動困難への対応：早期リハビリテーションを開始し、体幹抑制は最小限とする。

■ 視覚障害や聴覚障害への対応：メガネや補聴器の使用、見やすいように拡大コピーをした用紙などを使用するなど。

■ 低栄養、脱水症への対応：早期発見と早期対応（補液や食事）を行う。

■ 他に表1にあるリスク因子、増悪因子が認められれば介入を行い、発症予防を図る（不要な薬剤やデバイスの除去など）。

■ ICU患者に対する予防的薬剤投与はデクスメデトミジン（DEX）が有用な可能性がある。ハロペリドールによる予防は避けたほうがよい。

■ 術後ICU管理となった高齢患者700例を対象とし、入室～翌日8時までDEX $0.1\,\mu g/kg/$時で持続投与

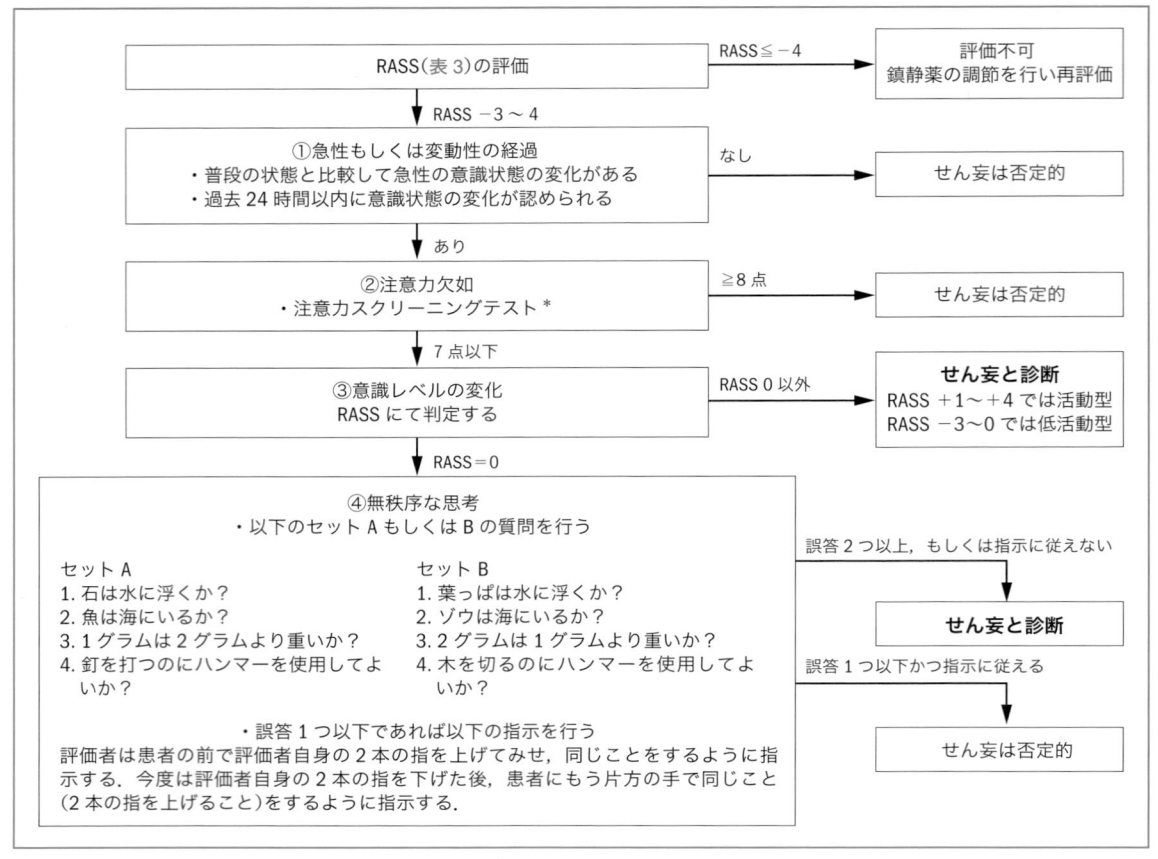

図1 CAM (Confusion Assessment Method) -ICU

*注意力スクリーニングテストは聴覚と視覚テストがあり，どちらかが8点以上であればせん妄は否定的と判断する．
・聴覚テストの方法：「今から私があなたに10個の数字を言います．1の数字を聞いたときに必ず私の手を握り締めてください」と患者に説明し，はっきりした声で1数字1秒の速さで10個の数字を読み上げる（例：「2, 3, 1, 4, 5, 1, 9, 3, 1」）．正しく指示に従えた回数が点数（1の数字で握り締めた数，他の数字で握り締めなかった数）．
・視覚テストの方法：よく知っているものの絵10枚を使用する．先に5枚の絵を3秒ずつ見せるので，覚えるように説明する．その後，見せていない5枚を加えた10枚の絵を1枚ずつ見せ，先に見せたものかどうかを答えてもらう．答えは首振りなどで判断し，メガネを普段使用している場合は装着してもらう．正しく判断できた回数が点数．

表3 RASS (Richmond Agitation-Sedation Scale)

4	好戦的，暴力的	−1	傾眠状態．呼びかけに10秒以上の開眼あり，アイコンタクト可能
3	非常に興奮状態．カテーテルなどの自己抜去	−2	軽い鎮静．呼びかけに10秒未満の開眼，アイコンタクトあり
2	興奮状態．非意図的な運動，人工呼吸器でファイティングがある	−3	中等度鎮静．呼びかけに開眼あるが，アイコンタクトなし
1	落ち着きのない不安状態．そわそわしている	−4	深い鎮静．呼びかけに無反応，身体刺激で体動もしくは開眼
0	意識清明で落ち着いている	−5	昏睡．身体刺激で反応なし

する群とプラセボ群で比較した二重盲検化ランダム化比較試験では，せん妄発症率は有意にDEX群で低い結果（9.1% vs 22.6%）であった．また，せん妄予防効果は術後3日目まで認められた〔*Lancet.* *2016 Oct 15;388（10054）:1893-902*〕．

■ せん妄が認められていないICU患者100例を対象とし，夜間のみDEXを投与する群（0.2 μg/kg/時で開始，RASS−1を目標に増減）とプラセボ群を比較

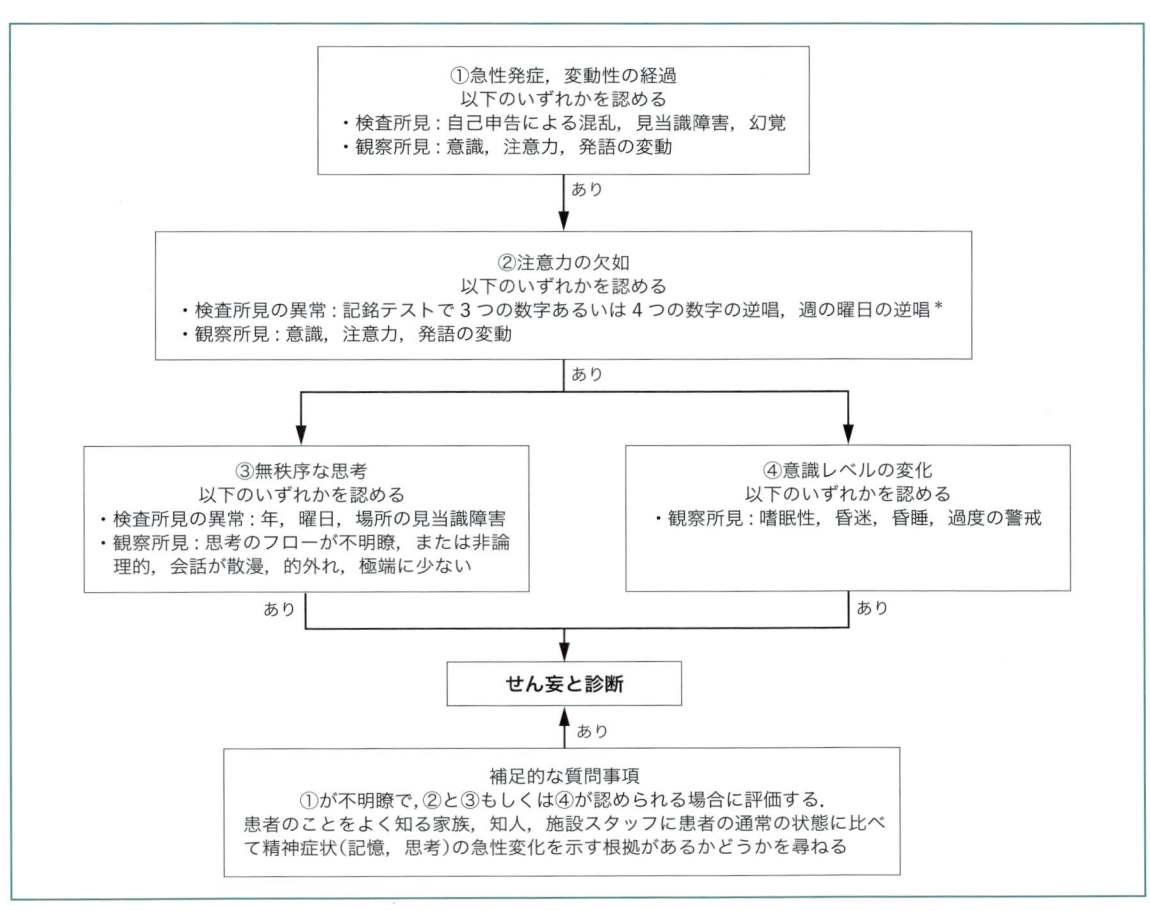

図 2　3D-CAM (3 dimensional-Confusion Assessment Method)
原文では 1 年の月を逆唱する項目も入っているが，日本語だと使用しにくいため省略．

Ann Intern Med. 2014 Oct 21;161 (8) :554-61

表 4　3D-CAM の評価項目

項目	認知症	感度 (%)	特異度 (%)	LR＋	LR－
4 つの数字の逆唱	なし	71 [42-92]	71 [62-79]	2.46	0.4
	あり	89 [72-98]	61 [41-78]	2.27	0.18
今日は何曜日？	なし	64 [35-87]	96 [91-99]	16.84	0.42
	あり	75 [55-89]	75 [55-89]	3.00	0.33
上記の組み合わせ	なし	93 [66-100]	50 [42-59]	1.87	0.14
	あり	93 [76-99]	39 [22-59]	1.53	0.18

J Hosp Med. 2015 Oct;10 (10) :645-50

した二重盲検化ランダム化比較試験では，せん妄出現リスクは有意に DEX 群で低い結果であった〔*Am J Respir Crit Care Med. 2018 May 1;197 (9) :1147-56*〕．

- ICU 患者では夜間に少量の DEX を使用することでせん妄発症リスクを軽減させられる可能性がある．一方で，ハロペリドール 1-2 mg 投与による予防については大規模ランダム化比較試験（REDUCE tri-al）においてプラセボと同等であることが示された〔*JAMA. 2018 Feb 20;319 (7) :680-90*〕．

せん妄への対応（増悪因子への対応）

- せん妄が認められる患者では，まず全身状態，バイタルサイン評価を行い，循環動態を評価する．
- 循環不全や敗血症，低酸素血症などが認められる場

E 神経

表5 せん妄に使用する薬剤

薬剤	投与量	備考
ハロペリドール（セレネース®）	0.5-1 mg を筋注もしくは静注．必要に応じて 30-60 分毎に繰り返し投与を行う	静注薬（5 mg）あり 副作用は錐体外路症状，QT 延長，肝障害，悪性症候群など
オランザピン（ジプレキサ®）	2.5-5.0 mg 経口投与 1 日 1 回	筋注製剤（10 mg）あり 副作用は錐体外路症状や QT 延長，血糖異常など
リスペリドン（リスパダール®）	0.5 mg 経口投与 1 日 2 回	内用液製剤があり，口腔粘膜から吸収される 副作用は錐体外路症状や QT 延長など
クエチアピン（セロクエル®）	12.5-25 mg 経口投与 1 日 2 回	副作用は錐体外路症状や過鎮静．血糖異常もある

Emerg Med Clin North Am. 2016 Aug;34（3）:649-65

合は早急に対応が必要．
- 冷汗や振戦は基本的にせん妄では認められないため，これらを伴うせん妄では低血糖や薬物・アルコール離脱症候群，循環不全，呼吸不全に伴う意識障害を考慮して対応する．
- 普段より各バイタルサインに変化がある場合も器質的疾患による意識障害の可能性を考慮する．
- インスリン使用中の患者，糖尿病患者では当然のこと，これらのリスクがない患者でも低血糖や高血糖の評価，対応を忘れないように行う．
- 肝不全や腎不全では肝性脳症や尿毒症の評価も重要．
- 疼痛や不快感に対する評価とその対応も行うべき．

せん妄に対する薬物療法

- 上記リスク因子，増悪因子への対応でも改善が乏しい場合，自傷や医療従事者への暴力リスクがある場合，治療に必要な安静が保てない場合などに薬物療法を考慮するが，薬剤治療によりせん妄期間の短縮効果や予後改善効果は証明されておらず，副作用のリスクは上昇する．
- オーストラリアの病院，ホスピスにおいて，緩和ケア対象の患者でせん妄を発症した 248 例を対象とし，リスペリドン内服群，ハロペリドール内服群，プラセボ群に割り付け，症状の経過を比較した二重盲検化ランダム化比較試験では，プラセボ群で最もせん妄症状の改善が良好であった．薬剤療法群ではせん妄症状の改善が遅く，さらに錐体外路症状が多い結果であった〔*JAMA Intern Med. 2017 Jan 1;177（1）:34-42*〕．

- ICU において，人工呼吸器管理中または昇圧薬投与中，大動脈内バルーンパンピング管理中の患者で，せん妄（活動性，非活動性）を合併した 566 例を対象とし，ハロペリドール，ジプラシドン（未承認），プラセボ群に割り付け比較した二重盲検化ランダム化比較試験（MIND-USA trial）では，薬剤投与によるせん妄の持続期間短縮効果，ICU 管理期間の短縮効果は認められなかった〔*N Engl J Med. 2018 Dec 27;379（26）:2506-16*〕．
- 使用する薬剤は（表5）を参照．高齢者では過鎮静リスクもあるため，少量で開始するか，分割投与を行うほうがよい．
- ハロペリドールは静注薬があるため，経口摂取困難な患者で使用しやすい．
- リスペリドンは内用液製剤があり，口腔粘膜から吸収されるため，活動型せん妄出現時の内服として使用しやすい．
- 夜間にせん妄が生じる可能性が高い場合は，夕食後にオランザピンやクエチアピン，リスペリドンを内服することで就寝時に効果を示す．就寝前やせん妄出現時に使用すると翌朝まで効果が持続し，早朝の覚醒不良を引き起こす可能性があるため注意．
- 漫然と継続投与を行うことは避けるべきで，常にリスク因子，増悪因子への介入を並行し，薬剤継続の必要性を吟味すべきである．
- アルコール離脱症候群が疑われる患者では，ベンゾジアゼピンやガバペンチンを使用する（E -17 アルコール離脱症候群）．

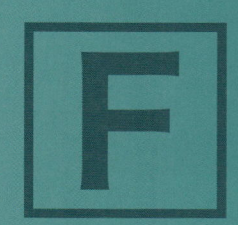

腎・泌尿器

1 ナトリウム濃度の異常

- 低 Na 血症，高 Na 血症は，常に体内の総水分量（total body water：TBW）と Na^+_e，K^+_e（e：exchangeable，交換性）のバランスで考える〔*N Engl J Med. 2015 Jan 1;372（1）:55-65*〕．
- 血清 Na の補正に伴い，脳浮腫や浸透圧性脱髄症候群が生じるリスクがあるため，慢性経過（＞48 時間）の Na 異常における補正速度は 24 時間で 4-8 mEq/L を目標とする．高リスク群では 4-6 mEq/L が無難である〔*Am J Med. 2013 Oct;126（10 Suppl 1）:S1-42*〕．

Na 異常の考え方

- 血清 Na 濃度は〔Na〕＝$(Na^+_e + K^+_e)$/TBW で規定されるため，Na 異常といっても，必ずしも Na 総量が多いわけでも，少ないわけでもない．むしろ，低 Na 血症は水の相対的過剰で，水制限や，水利尿を図る病態であり，高 Na 血症は水の相対的な欠乏で，水を付加すべき病態であるという理解が重要である．この病態の把握が原因疾患の鑑別，治療方針の決定に関わる〔*J Am Soc Nephrol. 2012 Jul;23（7）:1140-8*〕．
- 低 Na 血症，高 Na 血症のパターンと原因疾患を表 1，2 に示す．
- 病歴，身体所見により体液量を評価し，パターンに分類する．
- 高 Na 血症では尿崩症を除き，病歴や経過でほぼ鑑別が可能となることが多い．
- 低 Na 血症では循環血漿量正常低 Na 血症において甲状腺機能低下症，副腎不全症を除外した後に抗

表1 低 Na 血症

Na^+_e	K^+_e	TBW	パターン	疾患
正常	正常	上昇	循環血漿量正常低 Na 血症	SIADH，甲状腺機能低下症，副腎不全症，多飲，reset osmostat 症候群，beer potomania 症候群，MRHE
低下	低下	低下	循環血漿量減少性低 Na 血症	経口摂取低下 Na の腎外排泄：下痢，利尿薬 Na の腎排泄：鉱質コルチコイド欠乏，腎性塩分喪失症候群 3rd space 喪失：熱傷，膵炎
上昇	正常〜低下	上昇	循環血漿量増加性低 Na 血症	心不全，肝硬変，ネフローゼ症候群，腎不全

- reset osmostat 症候群：四肢麻痺や精神疾患，結核，低栄養などで抗利尿ホルモン（ADH）分泌閾値が低くなり，ADH 分泌が亢進することで生じる低 Na 血症．
- beer potomania 症候群：大量のアルコール摂取（4-5 L 以上）を行い，さらに食事などで塩分摂取を行わない場合，腎臓の希釈能力を超えた自由水が体内に貯留する．これにより希釈性の低 Na 血症が生じる．
- MRHE：mineralocorticoid-responsive hyponatremia of the elderly

JAAPA. 2014 Apr;27（4）:23-9

表2 高 Na 血症

Na^+_e	K^+_e	TBW	パターン	疾患
正常	正常	低下	循環血漿量正常高 Na 血症	飲水困難，軽度の脱水症，尿崩症
低下	低下	高度低下	循環血漿量減少性高 Na 血症	自由水の腎外排泄：発汗，熱傷，皮膚疾患，下痢，嘔吐 自由水の腎排泄：高血糖，利尿薬，尿閉後利尿 3rd space 喪失：膵炎，イレウス
上昇		正常〜上昇	循環血漿量増加性高 Na 血症	補液（医原性），海水の溺水，大量の塩分摂取（自殺企図）

J Crit Care. 2013 Apr;28（2）:216.e11-20

利尿ホルモン不適合分泌症候群（SIADH）を考慮する．SIADH の評価，診断は 補足 を参照．

低 Na 血症のマネジメント

チャート I 低 Na 血症では最初に高浸透圧性，等浸透圧性低 Na 血症を評価

■ 低 Na 血症では通常血漿浸透圧は低下する．血漿浸透圧が上昇している場合，水の移動により代償的に

血清 Na が低下している．
■ 高浸透圧性低 Na 血症では，高浸透圧性利尿薬の使用，高血糖による影響を考慮する．
　■ 血糖値が 100 mg/dL 上昇すると Na は平均で約 2 mEq/L 低下する．血糖の程度で低下率は異なり，血糖 400 mg/dL までは Na 1.6 mEq/L 低下するが，400 mg/dL 以上では Na 4.0 mEq/L と急速に低下するため留意が必要〔*Am J Med. 1999 Apr;106 (4):399-403*〕．
　■ 血漿浸透圧は 2 × ［Na］＋血糖(mg/dL)/18＋BUN(mg

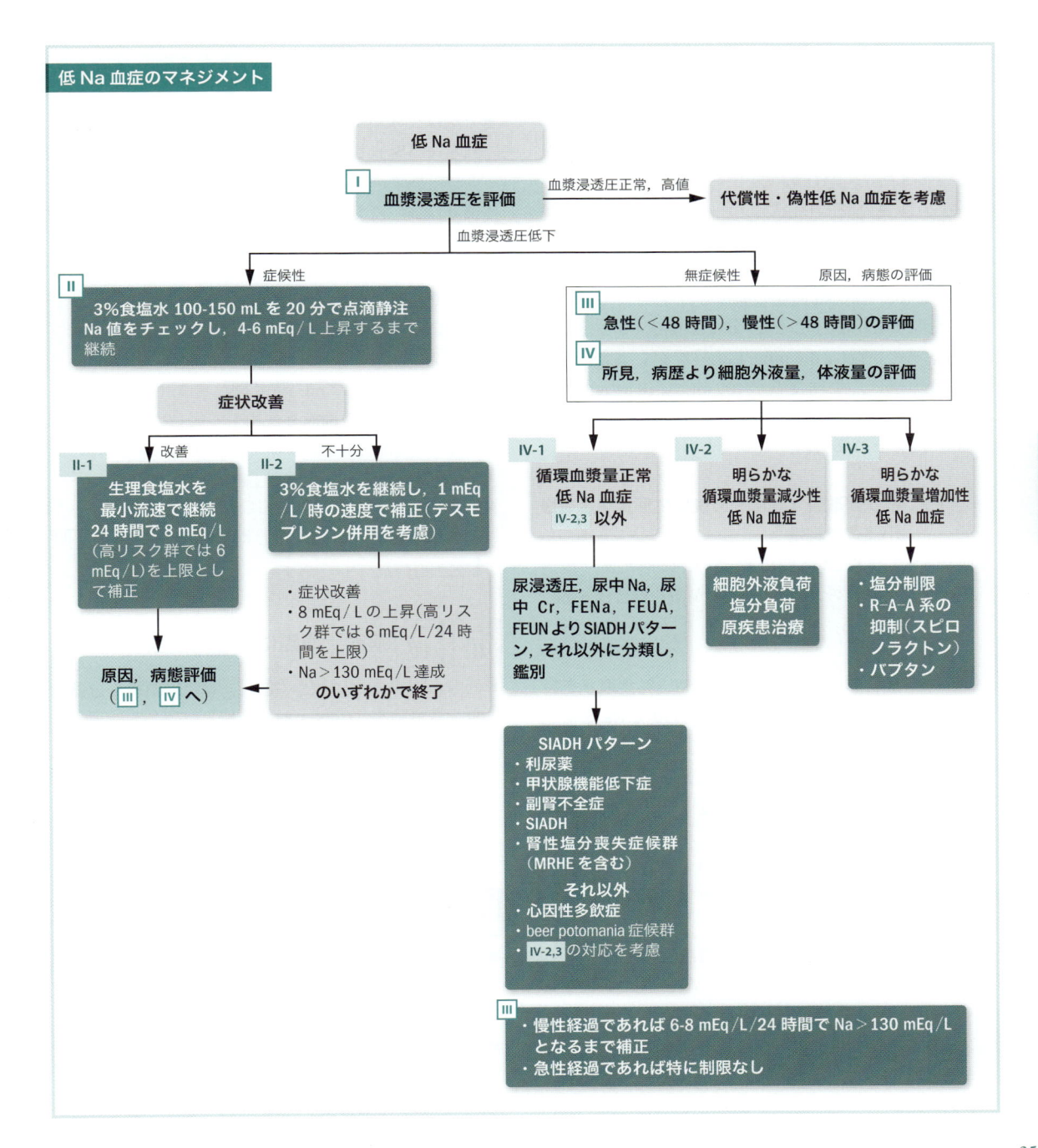

/dL)/2.8 で計算され，実測値との乖離がある場合は高浸透圧利尿薬やアルコールの影響を考慮する．

■ 等浸透圧性低 Na 血症は，著明な高蛋白血症（多発性骨髄腫など），高中性脂肪血症のみで生じ，測定原理による見かけ上の変化である．高浸透圧のものとは異なり無症状であり，測定原理による見かけ上の変化であることから偽性低 Na 血症（狭義）(pseudohyponatremia) と呼ばれる〔Arch Pathol Lab Med. 2011 Apr;135 (4) :516-9〕．

■ 血漿浸透圧が低下している低 Na 血症において，低 Na 血症の原因評価，補正を行う．

チャート II 症候性低 Na 血症の対応

〔Am J Med. 2013 Oct; 126 (10 Suppl 1) :S1-42〕〔Eur J Endocrinol. 2014 Feb 25;170 (3) :G1-47〕〔N Engl J Med. 2015 Jan 1;372 (1) :55-65〕

■ 重症の低 Na 血症の症状は悪心・嘔吐，頭痛，意識変容，意識障害（GCS ≦ 8），痙攣がある．これら低 Na 血症に起因する症状が認められる場合は原因評価に並行して低 Na 血症の補正も行う．

■ 3％食塩水 100-150 mL を 20 分で点滴静注する．投与後 Na 値を評価し，4-6 mEq/L 上昇するまで繰り返す．

▪ 3％食塩水は，生理食塩水 100 mL に 10％塩化ナトリウム 30 mL を加えて作成する（塩分量 3.9 g，Na 量 67 mEq となる）．

チャート II-1 症状が改善すればその後は生理食塩水を最小流速で継続

■ 血清 Na 上昇を 24 時間で 8 mEq/L に抑える．浸透圧性脱髄症候群のリスク（表 3）がある場合は 6 mEq/L を上限とする．

チャート II-2 症状の改善が乏しい場合は 3％食塩水を持続投与し，1 mEq/L/時の速度で Na を補正する

■ 症状改善，血清 Na 8 mEq/L の上昇（高リスク群では 6 mEq/L），血清 Na＞130 mEq/L のいずれかが認められれば補正は終了する．

■ 厳密に血清 Na の増加をコントロールしたい場合はデスモプレシンを併用する方法がよい．

デスモプレシンを併用した Na 補正方法

■ 浸透圧性脱髄症候群のリスクが高く，また症候性低 Na 血症で早期に補正が必要な場合はデスモプレシンと 3％食塩水を併用した補正方法が有用な可能性がある．

▪ 3％食塩水のみで補正すると尿量を考慮していない

表 3 浸透圧性脱髄症候群の高リスク群

血清 Na 濃度 ≦105 mEq/L
低 K 血症合併
アルコール中毒
低栄養
高度肝障害

Am J Med. 2013 Oct;126 (10 Suppl 1) :S1-42

ため，Na が上昇し過ぎるリスクがある．

▪ デスモプレシンを併用することで自由水の利尿が抑制され，より正確に補正可能となる〔Am J Kidney Dis. 2013 Apr;61 (4) :571-8〕．

■ 方法はデスモプレシン 1-2 μg を 6-8 時間毎に経静脈投与＋3％食塩水を次の補正式に基づいて投与〔J Am Soc Nephrol. 2012 Jul;23 (7) :1140-8〕．

▪ 補正式は［1 L 投与当たりの ΔNa］＝（513 － 血清 Na)/(TBW＋1)．

▪ TBW は体重 × 0.6(小児)，× 0.55(男性)，× 0.5（女性）で計算する．

▪ たとえば Na 110 mEq/L の 60 kg の女性ではデスモプレシン 1-2 μg と 3％食塩水 100 mL 投与で 1.3 mEq/L 上昇するため，77 mL/時で投与する計算となる．

■ 3％食塩水以外の補液を使用する場合の補正式（1 L 投与での Na 上昇値）は以下．表 4 も参照のこと．
$$\Delta Na＝([Na＋K]_{補液}－[Na]_{血清})/(TBW＋1)$$

■ 症候性低 Na 血症の補正後に低 Na 血症の原因，病態の評価を行い，原因に応じた対応へ進む（チャート III，チャート IV へ）．

チャート III チャート IV 病態，原因に応じた治療

■ 低 Na 血症による症状（悪心・嘔吐，頭痛，意識変容，意識障害［GCS ≦ 8］，痙攣）は認められず，急速な血清 Na 補正の必要がない場合，または急速な Na 補正による症状の改善，血清 Na 値の上昇が認められた場合は病態に応じた原因精査，治療を行う．

チャート III 急性，慢性低 Na 血症での補正速度

■ 数時間の経過では特に補正速度の上限はない．急速な Na 補正も浸透圧性脱髄症候群，脳浮腫のリスクとはなりにくい．

■ 1-2 日の経過では念のために 10 mEq/L/24 時間程度の補正に抑えておくべき．

■ 2 日以上の経過（慢性経過）や，時間経過が不明な

表4 補液の種類とデスモプレシンの併用時における血清 Na 上昇量の例

補液	[Na＋K]補液	Na 110 mEq/L, 60 kg の女性での 1 L 投与後の Na 変動値
3%食塩水	513	＋13 mEq/L
生理食塩水（0.9%食塩水）	154	＋1.4 mEq/L
生理食塩水＋塩化カリウム 30 mEq	184	＋2.4 mEq/L
乳酸リンゲル	135	＋0.8 mEq/L
0.45%食塩水	77	−1.1 mEq/L
5%ブドウ糖液	0	−3.5 mEq/L

J Am Soc Nephrol. 2012 Jul;23（7）:1140-8

場合は 8 mEq/L/24 時間程度の補正を上限とする. また, 浸透圧性脱髄症候群の高リスク群（表3）であれば 6 mEq/L/24 時間を上限とする〔*N Engl J Med. 2015 Jan 1;372（1）:55-65*〕.

- 急性経過の低 Na 血症で問題となりやすいのが水中毒やアドヒアランス不良の透析患者である. これらの患者は水制限や透析で急速に Na が上昇しやすい. 急性経過であれば問題ないが, 慢性的な多飲や透析アドヒアランスの不良がある患者, 水中毒患者ではデスモプレシンを使用し緩徐に補正する方法や, 透析患者では持続的血液透析（CHD）を実施する必要がある.

チャート IV 所見, 病歴より細胞外液量, 体液量を評価する

- 所見や病歴により表1の低 Na 血症タイプに分類する.
- 厳密に 3 パターンに分類することは困難なことも多く, 判断を誤ると鑑別疾患や対応を間違える可能性がある. したがって,「明らかな循環血漿量減少性低 Na 血症」「明らかな循環血漿量増加性低 Na 血症」「循環血漿量正常低 Na 血症, その他（チャートIV-2, 3 ではないもの）」に分類するとよい.
  - 下腿浮腫や腹水, 胸水, 心不全, 短期的な体重増加が認められれば「明らかな循環血漿量増加性低 Na 血症」と判断（チャート IV-3）.
  - 水分摂取や食事摂取低下の病歴, 短期的な体重減少, 腋窩での発汗低下, 粘膜や皮膚の乾燥所見が明確であれば循環血漿量減少性低 Na 血症」と判断（チャート IV-2）.
  - 上記以外であれば「循環血漿量正常低 Na 血症, その他（チャートIV-2, 3 ではないもの）」と判断し, 軽度の循環血漿量減少性低 Na 血症, 軽度の循環血漿量増加性低 Na 血症, 循環血漿量正常低 Na 血症が含まれる.

チャート IV-1 循環血漿量正常低 Na 血症やその他（チャート IV-2, 3 以外）の治療

- 循環血漿量正常低 Na 血症は自由水が増加する病態. 原因の評価が重要であり, 尿検査（尿浸透圧, 尿中 Na, 尿中 Cr, FENa, FEUA, FEUN）より SIADH パターンかどうかで考える.
  - FEX（%）＝（[尿中 X]/[血清 X]）×（[血清 Cr]/[尿中 Cr]）× 100
- 尿浸透圧＞100 mOsm/kg（尿比重≧1.005 で代用も可）, 尿中 Na＞30 mEq/L では SIADH パターンと判断する.
- 利尿薬投与中の患者では, 尿 Na＞30 mEq/L の特異度が低下するため, FEUA＞12％であれば SIADH パターンと判断する〔*J Clin Endocrinol Metab. 2008 Aug;93（8）:2991-7*〕.
- FEUA は SIADH と腎性塩分喪失症候群との鑑別にも有用. SIADH と腎性塩分喪失症候群は双方とも FEUA＞11％となるが, 血清 Na 補正後（補正方法は問わない）, SIADH では FEUA が正常化（＜11％）する一方で, 腎性塩分喪失症候群では亢進したまま（＞11％）となる〔*J Clin Med. 2014 Dec 8;3（4）:1373-85*〕.
- FENa, FEUN を用いた評価では, 尿中 Cr/血清 Cr＜140 では FENa≧0.5％もしくは FEUN≧55％, 尿中 Cr/血清 Cr＞140 では FENa≧0.15％もしくは FEUN≧45％であれば SIADH パターンと判断する〔*Am J Physiol. 1977 Dec;233（6）:F544-58*〕.
- SIADH パターンを呈する疾患とその特徴を表5にまとめる.
- 甲状腺機能低下症, 副腎不全症が原因の場合はそれらの治療を行う.
- SIADH も基本的には飲水制限（1 日に 1 L 未満）で対応する. SIADH の原因となる薬剤や治療可能な疾患があれば薬剤の中止, 疾患の治療も並行して行う.
- SIADH において原疾患治療, 原因薬剤の中止, 水

表5　SIADH パターンの低 Na 血症となる疾患

疾患	鑑別点
甲状腺機能低下症	・TSH，FT_4 の評価
副腎不全症	・ACTH，コルチゾールの評価 ・ACTH 負荷試験 ・Addison 病では FEUA＜4％となる
利尿薬（サイアザイド系）	・薬剤使用歴の確認 ・FEUA＜11％となる
SIADH	・甲状腺機能低下症，副腎不全症，利尿薬による低 Na 血症の除外が必要 ・FEUA＞11％となり，Na 補正後は FEUA 正常化（＜11％）となることが重要 ・水制限に反応が認められる点も重要 ・治療は水制限
腎性塩分喪失症候群（MRHE 含む[*1]）	・循環血漿量減少性低 Na 血症となるが，軽症例（MRHE）では SIADH と鑑別がつかない ・FEUA＞11％となり Na 補正後も FEUA＞11％のまま，また，水制限に反応が認められず脱水や低 Na 血症が増悪する点が SIADH との鑑別点[*2] ・Na や自由水の補充，もしくは鉱質コルチコイド（フロリネフ®）投与が治療

[*1] 厳密には腎性塩分喪失症候群と MRHE は異なる病態と言われているが，臨床的に分ける意義は乏しいため，ここでは同じ疾患として扱っている．

[*2] 腎障害があると FEUA は亢進するため，血清 Cr ≧ 1.5 mg/dL では判断できない．

Endocrinol Metab Clin North Am. 2003 Jun;32（2）:459-81／J Clin Endocrinol Metab. 2008 Aug;93（8）:2991-7／J Clin Med. 2014 Dec 8;3（4）:1373-85 を参考に作成

制限でもコントロールが困難な場合は，自由水利尿を促進させるバソプレシン受容体アンタゴニストであるバプタン（トルバプタン：サムスカ®）が有用となる〔*N Engl J Med. 2006 Nov 16;355（20）:2099-112*〕．

- 腎性塩分喪失症候群では塩分補充や鉱質コルチコイドの投与が必要となる．
- **SIADH パターン以外の場合**〔*Eur J Endocrinol. 2014 Feb 25;170（3）:G1-47*〕：
- 尿浸透圧 ≦ 100 mOsm/kg では心因性多飲症，beer potomania 症候群*，塩分摂取の低下を考慮する．心因性多飲症は統合失調症や精神発達遅滞，発達障害の患者で多く，そうした病歴にも注意する〔*Eur Psychiatry. 2000 Aug;15（5）:306-11*〕．
- 尿中 Na 濃度＜30 mEq/L では循環血漿量減少性低 Na 血症（ チャートⅣ-2 ），循環血漿量増加性低 Na 血症（ チャートⅣ-3 ）における腎外性喪失を考慮する．

*beer potomania 症候群：大量のアルコール摂取（4-5 L 以上）を行い，さらに食事などで塩分摂取を行わない場合，腎臓の希釈能力を超えた自由水が体内に貯留す

Q&A ①

Q 腎性塩分喪失症候群や MRHE についもう少しくわしく教えてください

A 腎性塩分喪失症候群は腎臓における Na 再吸収機構が障害され，常に Na 排泄が亢進している病態です．頭蓋内病変が原因となることも多いため，cerebral salt wasting とも呼ばれることがありますが，総じて腎性塩分喪失症候群（renal salt wasting）と呼びます．

腎臓からの Na 喪失により体液量は減少．その結果，ADH 分泌，レニン，アルドステロン分泌が亢進します〔*J Clin Med. 2014 Dec 8;3（4）:1373-85*〕．循環血漿量減少性低 Na 血症となりますが，軽症例の場合

は身体所見では判断がつかず，循環血漿量正常低 Na 血症と判断されます．この場合 SIADH に類似した病態となり，鑑別が難しくなります．鑑別方法は チャートⅣ-1 を参照してください．

MRHE は高齢者における腎臓での Na 再吸収の低下，R−A−A 系への反応性の低下が原因となり，腎性塩分喪失症候群と同様の病態を生じます．加齢の影響で R−A−A 系，特にレニンの分泌障害も生じます〔*Medicine（Baltimore）. 2017 Jul;96（27）:e7154*〕．MRHE と腎性塩分喪失症候群は障害部位などが厳密には異なるらしいのですが，臨床現場で分ける必要性は乏しく，MRHE は軽症の腎性塩分喪失症候群と考えておくとよいでしょう．

る．これにより希釈性の低 Na 血症が生じる〔*JAAPA. 2014 Apr;27 (4) :23-9*〕．ビールだけではなく，高齢者など自分で食事が準備できない，摂れない患者，神経因性食思不振症などで意図的に食事を摂らない患者でも同様の病態を生じうる．食事内容がお茶とパン程度となることから，tea and toast 症候群と呼ばれる．

明らかな循環血漿量減少性低 Na 血症の治療

■明らかな循環血漿量減少性低 Na 血症では Na，K の低下と自由水の低下が認められる．

▪原因には経口摂取の低下，腎性喪失（鉱質コルチコイド欠乏，腎性塩分喪失症候群，利尿薬），腎外性喪失（嘔吐や下痢），3rd space への喪失（熱傷や膵炎）があり，鑑別には尿中 Na の評価が有用．

▪尿中 Na 濃度≦ 30 mEq/L では腎外性喪失や経口摂取の低下を，＞30 mEq/L では腎性喪失を考慮する〔*Eur J Endocrinol. 2014 Feb 25;170 (3) :G1-47*〕．

■対応は原疾患の治療と，喪失した Na や自由水を補うための細胞外液負荷が基本となる．

明らかな循環血漿量増加性低 Na 血症の治療

■明らかな循環血漿量増加性低 Na 血症では体内 Na 量の増加と自由水の増加が認められる．

▪肝硬変，心不全，ネフローゼなどが原因となる．これらの疾患では細胞外液量は増加しているものの，有効循環血液量は低下しており，レニン-アンギオテンシン-アルドステロン（R-A-A）系が亢進している．その結果 Na 再吸収の亢進，ADH の増加，アクアポリン 2 の増加が生じ，自由水再吸収が亢進している．

■R-A-A 系の亢進，Na 再吸収亢進への対応：

▪塩分制限，ACE 阻害薬，ARB，スピロノラクトンを使用．

▪肝硬変におけるスピロノラクトン，塩分制限については D-8 肝硬変患者への対応 を参照．

■自由水再吸収亢進への対応：

▪ループ利尿薬，バプタンを使用．

▪ループ利尿薬では低張尿が排泄されるため，より自由水を多く排泄する．結果的に血清 Na は上昇する．K 低下を避けるためにスピロノラクトンと併用する．

▪バプタン（トルバプタン：サムスカ®）は肝硬変，心不全双方による低 Na 血症の補正に有用である〔*N Engl J Med. 2006 Nov 16;355 (20) :2099-112*〕〔*J Hepatol. 2012 Mar;56 (3) :571-8*〕．

Q&A ②

Q デスモプレシン，バプタンを使うタイミングは？

A デスモプレシンは自由水の利尿を抑制することで，急激な血清 Na 上昇を防ぐために，もしくは補正中に急激な Na 上昇が認められた場合に再度 Na 値を低下させるために使用します．循環血漿量減少性低 Na 血症では血管内脱水による ADH 分泌亢進と血清浸透圧低下による ADH 分泌抑制の双方がありますが，補液により脱水が改善すると，血清浸透圧低下による ADH 分泌の抑制が優位となり，自由水利尿が亢進し，急激な血清 Na 上昇リスクが高くなります．したがって補正には生理食塩水を用いたほうがよいのですが，3％食塩水を用いる際はデスモプレシンの併用がより好ましいと言えます〔*Am J Med Sci. 2014 Nov;348 (5) :432-9*〕．

血中バソプレシン濃度 5-6 pg/mL 以上では効果は頭打ちとなるため，すでに尿浸透圧が高い場合はデスモプレシン投与の意義はない可能性が高い

です〔*Am J Med Sci. 2014 Nov;348 (5) :432-9*〕．

バプタンは反対に ADH を抑制する作用があり，血中 ADH 濃度が高い低 Na 血症では効果が期待できます．具体的には SIADH と循環血漿量増加性低 Na 血症（肝硬変，心不全）がよい適応となります．ADH がすでに抑制されている循環血漿量減少性低 Na 血症では効果は期待できないどころか急激な Na 上昇のリスクとなるため注意が必要です〔*Am J Med Sci. 2014 Nov;348 (5) :432-9*〕．

3％食塩水による補正とバプタン投与による補正を比較した研究では，3％食塩水のほうが早期に補正ができ，バプタンはより緩徐に Na が上昇します．症候性で早期に補正が必要な場合は 3％食塩水のほうが向いており，無症候性や慢性経過でより緩徐に補正したい場合はバプタンが向いていると考えられます．しかしながらバプタンには急速な上昇リスクがあるため，十分注意しましょう〔*J Res Pharm Pract. 2014 Jan;3 (1) :34-6*〕．

SIADH

- ADH は血漿浸透圧が上昇すると分泌され，血漿浸透圧＜280 mOsm/kg，血清 Na＜135 mEq/L では通常分泌されない〔*J Clin Endocrinol Metab. 2011 Apr;96 (4):1046-52*〕．血漿浸透圧＜280 mOsm/kg，血清 Na＜135 mEq/L でも ADH が分泌され自由水が増加する病態を，抗利尿ホルモン不適合分泌症候群（syndrome of inappropriate secretion of antidiuretic hormone：SIADH）と呼ぶ．
- SIADH には 4 つのタイプがある〔*Endocrinol Metab Clin North Am. 2001 Sep;30 (3):671-94*〕．
  - A タイプ：血漿浸透圧と関係なく ADH 分泌が亢進しているタイプ（30%）．
  - B タイプ：下垂体茎から緩徐に ADH が漏出し続けるタイプ（30%）．
  - C タイプ：ADH 分泌閾値が血漿浸透圧の低い値で設定されているタイプ（30%）．別名 reset osmostat．
  - D タイプ：原因不明（10%）．
- SIADH はさまざまな疾患，薬剤が原因となり，SIADH と判断した際は背景疾患，原因の評価が重要である．治療可能なものは対応していく．原因は表6を参照．
- SIADH は循環血漿量正常低 Na 血症において，甲状腺，副腎，下垂体機能が正常，かつ血清浸透圧が低いにもかかわらず，ADH が分泌されている所見（尿浸透圧＞100 mOsm/kg，尿中 Na＞30 mEq/L）があることで診断される（表7）．
- ただし，利尿薬が使用されている場合や，脱水を伴う SIADH では尿中 Na のみでは診断が不正確となるため，その場合は FENa，FEUN，FEUA が評価に有用である．

利尿薬使用中の SIADH の診断は FEUA＞12% を指標とする

- 利尿薬投与中の SIADH 患者における各指標の感度，特異度を表8に示す．尿中 Na＞30 mEq/L は感度は良好であるが，利尿薬投与中患者では特異度が下がる．FEUA は利尿薬投与中の患者において感度，特異度共に良好であり，利尿薬を使用している患者における SIADH 診断に有用である〔*J Clin Endocrinol Metab. 2008 Aug;93 (8):2991-7*〕．

表6　SIADH の原因

悪性腫瘍	中枢神経疾患　髄膜炎，脳症，脳膿瘍，脳梗塞，外傷，術後，変性疾患
肺疾患　肺炎，肺気腫，結核，*Aspergillus* 症，COPD など	その他　HIV（ニューモシスチス肺炎，中枢神経感染症など）
薬剤性 　アセトアミノフェン，NSAIDs，プロスタグランジン合成酵素阻害薬，オピオイド 　抗うつ薬：三環系抗うつ薬，ベンラファキシン 　抗てんかん薬：カルバマゼピン 　抗精神病薬：バルビツレート，ブロモクリプチン，フェノチアジン系 　抗菌薬：シプロフロキサシン，ST 合剤 　SU 剤：クロルプロパミド，トルブタミド 　抗癌薬：シクロホスファミド，ビンクリスチン，ビンブラスチン 　利尿薬：インダパミド，ループ利尿薬，サイアザイド系利尿薬 　その他：アミオダロン，デスモプレシン，IVIG（免疫グロブリン），ニコチン，プロトンポンプ阻害薬，テオフィリン	

JAAPA. 2014 Apr;27 (4):23-9

表7　SIADH の診断基準

必須項目	補助項目
血清浸透圧＜275 mOsm/kg 尿浸透圧＞100 mOsm/kg 尿中 Na＞30 mEq/L 甲状腺，副腎，下垂体機能正常 最近の利尿薬の使用なし	尿酸値＜4 mg/dL BUN＜21.6 mg/dL 生理食塩水投与後も Na 補正困難 FENa＞0.5% FEUN＞55% FEUA＞12% 飲水制限により Na 値改善あり

Endocrinol Metab Clin North Am. 2003 Jun;32 (2):459-81

表8　利尿薬使用中の SIADH 患者における各指標の感度，特異度

指標	利尿薬使用	感度 (%)	特異度 (%)
尿中 Na＞30 mEq/L	＋	94	24
	－	100	69
FEUA＞12%	＋	86	100
	－	63	87
FENa＞0.5%	＋	75	81
	－	47	71
FEUN＞55%	＋	46	96
	－	68	94
血清尿酸値＜4 mg/dL	＋	65	76
	－	83	83

・FE：fractional excretion
　FE**X**（%）＝（[尿中 **X**]/[血清 **X**]）×（[血清 Cr]/[尿中 Cr]）× 100
・UA：尿酸値，UN：尿素

J Clin Endocrinol Metab. 2008 Aug;93（8）:2991-7

脱水を伴った SIADH と循環血漿量減少性低 Na 血症の鑑別

■脱水を伴う SIADH では尿中 Na 濃度も低下するため，しばしば尿中 Na＜30 mEq/L となる．この場合，尿中/血清 Cr 比と FENa，FEUN が鑑別に有用である〔*Nephron Physiol. 2004;96（1）:P11-8*〕．

■尿中/血清 Cr＜140 では，FENa ≧ 0.5 % もしくは FEUN ≧ 55%であれば SIADH と診断．

■尿中/血清 Cr＞140 では，FENa ≧ 0.15 % もしくは FEUN＞45%であれば SIADH と診断．

高 Na 血症のマネジメント

チャートV 所見，病歴より細胞外液量，体液量を評価する〔*N Engl J Med. 2015 Jan 1;372（1）:55-65*〕

■所見や病歴により表2の高 Na 血症タイプに分類し，診断，治療を進める．

■高 Na 血症では尿崩症を除き，ほとんどは所見，病歴から鑑別が可能．尿崩症については F-7 尿崩症 を参照．

チャートV-1　循環血漿量正常高 Na 血症の治療

■循環血漿量正常高 Na 血症は自由水の減少による高 Na 血症であるため，5%ブドウ糖液により補正する．

■心不全等で輸液負荷に耐えられない場合，ループ利尿薬を併用しつつ負荷を考慮．

■尿崩症の可能性があるため，病歴で疑わしければ尿量測定・評価を行う（ F-7 尿崩症 参照）．

チャートV-2　循環血漿量減少性高 Na 血症の治療

■循環血漿量減少性高 Na 血症では高度な脱水を伴うことが多いため，細胞外液や0.45%塩化ナトリウム溶液による脱水補正を優先して行う．

■脱水補正後に高 Na 血症が認められた場合は5%ブドウ糖液による Na 補正を行う．

チャートV-3　循環血漿量増加性高 Na 血症の治療

■循環血漿量増加性高 Na 血症は海水の溺水や，自殺企図による大量の塩分摂取，補液による塩分多量負荷が原因となり，急性経過であることが多い．

■急性経過の場合は5%ブドウ糖液の大量負荷とループ利尿薬投与が基本治療となる．

■高度の高 Na 血症で大量に 5%ブドウ糖液を付加する場合，血糖値に注意する必要がある．高血糖となると高血糖による浸透圧利尿が生じ，補正がうまく行かないことがある．

チャートVI 急性，慢性高 Na 血症での補正

チャートV で原因評価，補正方法を決めた後は経過に応じて補正速度を調節する．

チャートVI-1　数時間の経過は塩分の多量摂取や海水での溺水後によるものが多い．この場合，5%ブドウ糖液による急速な補正が推奨される

F 腎・泌尿器

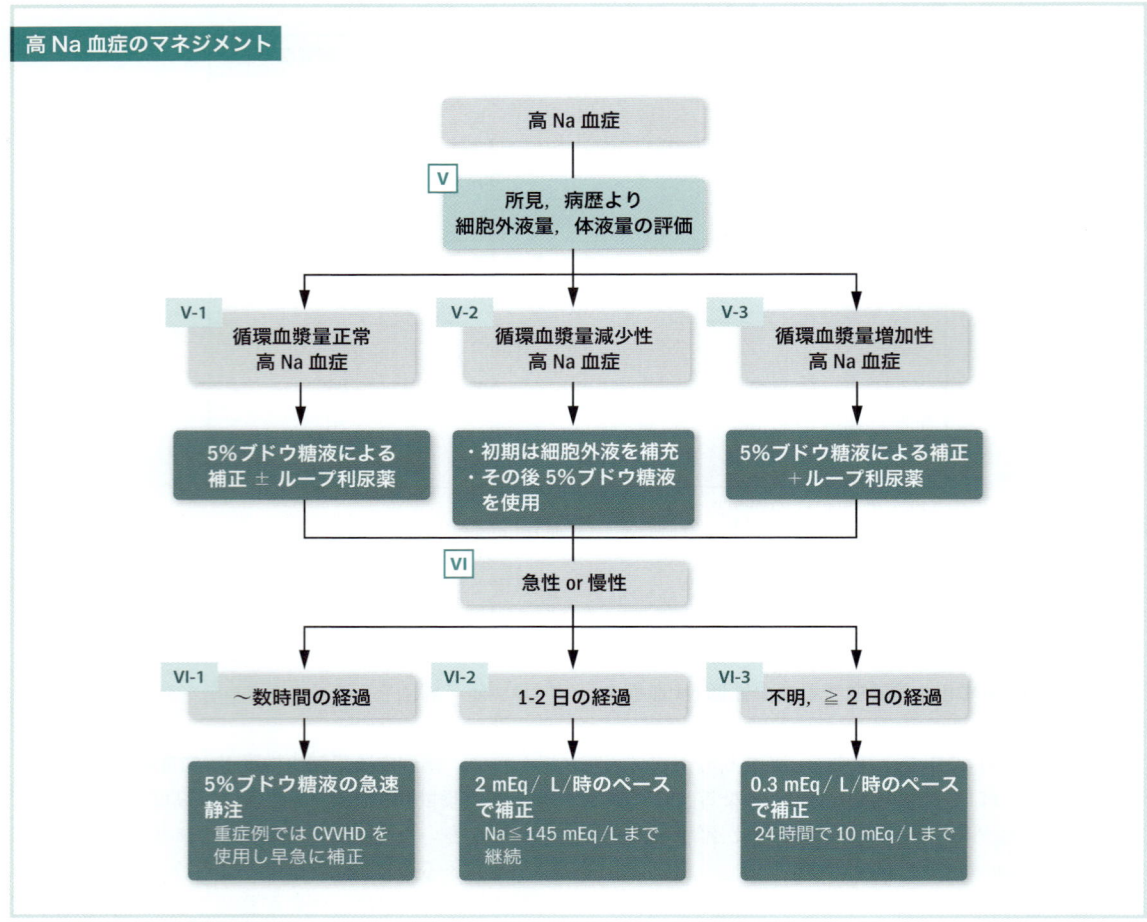

高 Na 血症のマネジメント

高 Na 血症

V　所見，病歴より細胞外液量，体液量の評価

V-1　循環血漿量正常　高 Na 血症
V-2　循環血漿量減少性　高 Na 血症
V-3　循環血漿量増加性　高 Na 血症

5% ブドウ糖液による補正 ± ループ利尿薬

・初期は細胞外液を補充
・その後 5% ブドウ糖液を使用

5% ブドウ糖液による補正 ＋ ループ利尿薬

VI　急性 or 慢性

VI-1　～数時間の経過
VI-2　1-2 日の経過
VI-3　不明，≧ 2 日の経過

5% ブドウ糖液の急速静注
重症例では CVVHD を使用し早急に補正

2 mEq／L／時のペースで補正
Na≦145 mEq/L まで継続

0.3 mEq／L／時のペースで補正
24 時間で 10 mEq/L まで

CVVHD：持続的静静脈血液透析

J Crit Care. 2013 Apr;28（2）:216.e11-20／N Engl J Med. 2015 Jan 1;372（1）:55-65

■大量の 5% ブドウ糖液の投与は高血糖のリスクとなる．高血糖では高浸透圧性利尿がかかるため，Na 補正が困難なことがある．その場合は透析療法も選択肢となる．

チャート VI-2　**1-2 日間の高 Na 血症では 2 mEq/L/時の速度で補正を行う**

チャート VI-3　**2 日以上経過した高 Na 血症では 0.3 mEq/L/時，24 時間当たり 10 mEq/L を上限として緩徐に補正を行う**

■補正速度の予測には補正式 $\Delta Na＝（[Na＋K]_{補液}－[Na]_{血清}）/（TBW＋1）$ を使用する．

▪5% ブドウ糖液 1 L を使用した場合は $\Delta Na＝[Na]_{血清}/（TBW＋1）$ 低下する計算となる．

■高 Na 血症では血清浸透圧が高いため，ADH 分泌は亢進しており，自由水利尿は抑制されていると考える．しかしながら 5% ブドウ糖液の大量補液により高血糖状態となると，浸透圧利尿がかかるために自由水の喪失が生じることがある．

2 カリウム濃度の異常

- 体内に存在する K は 50 mEq/kg，そのうち血管内にあるのが 0.4%．
- 血清 K 濃度に関連する因子は K 摂取，分布，排泄の 3 つの機序で考える（表 1，2）．

K の摂取，排泄（表 1，2）

- K の 90% は腎排泄であり，そのうち 85-90% が遠位尿細管で再吸収される．尿中からの排泄は 5 mEq/L まで希釈可能である．また便より 10 mEq/日排泄され，1 日に排泄される K 量は最低で 15 mEq 程度となる．それ以上の保持はできないため，1 日の K 摂取量が < 15 mEq の場合は低 K 血症となる．
- K の排泄に影響する因子は血清 K 値，アルドステロン，集合管に到達する Na，H_2O 量であり，血清 K 値が高い場合，集合管に到達する Na，H_2O 量が

多い場合は Na/K-ATPase が活性化され，尿中への K 排泄が亢進する．アルドステロン作用が亢進すると遠位尿細管における Na/K 交換が増加し，尿中への K 排泄が増加する〔*Am J Kidney Dis. 2012 Sep;60 (3): 492-7*〕．

K の分布（表 1，2）
〔*Am J Kidney Dis. 2012 Sep;60 (3) :492-7*〕

- K の分布には細胞の崩壊，Na/K-ATPase 関連，酸塩基平衡，浸透圧が関与する．
- 細胞崩壊により K は血中へ移行し，血清 K は上昇する．
- Na/K-ATPase はインスリン，β_2 刺激作用で活動性が上昇し，細胞外から細胞内へ K は移動．血清 K は低下する．
- 酸塩基平衡異常では，アシドーシスの場合は K は

表 1　K 濃度に関連する因子

機序		血清 K 低下	血清 K 上昇
K 摂取	経口摂取，補液	摂取不足	K 含有食品
K 分布	細胞崩壊，Na/K-ATPase，酸塩基平衡，浸透圧	代謝性アルカローシス，高浸透圧，低 K 性周期性四肢麻痺	代謝性アシドーシス，細胞崩壊（腫瘍崩壊，横紋筋融解），溶血，巨大な血腫，高 K 性周期性四肢麻痺
K 排泄	腎排泄，腎外排泄	下痢，発汗，熱傷，高アルドステロン血症（原発性，二次性），アルドステロン以外の鉱質コルチコイド過剰（フルドロコルチゾン，プレドニゾロン投与，Cushing 病など），尿細管性アシドーシス，低 Mg 血症，Bartter 症候群，Gitelman 症候群，Liddle 症候群	腎不全（eGFR < 15 mL/分/1.73 m²），間質性腎炎，尿路閉塞，アミロイドーシス，慢性腎盂腎炎，循環血液量減少（腎不全合併例），偽性低アルドステロン症，糖尿病性腎症，Addison 病など

BMJ. 2009 Oct 23;339:b4114／Hippokratia. 2012 Oct;16 (4) :294-302 を参考に作成

表 2　K 異常に関連する薬剤

機序	低 K 血症に関連	高 K 血症に関連
摂取		K 製剤，ハーブ類，輸血
分布	インスリン，β_2 刺激薬，バリウム中毒，クロロキン	β 遮断薬，ジゴキシン，高浸透圧性利尿薬，ST 合剤，サクシニルコリン
排泄	ステロイド，グリチルリチン（甘草），ループ利尿薬，サイアザイド，アセタゾラミド，下剤	ACE 阻害薬，ARB，スピロノラクトン，エプレレノン，NSAIDs，ヘパリン，シクロスポリン，タクロリムス，ケトコナゾール，フルコナゾール，イトラコナゾール，ST 合剤，ペンタミジン

BMJ. 2009 Oct 23;339:b4114／Hippokratia. 2012 Oct;16 (4) :294-302 を参考に作成

細胞外へ移動し，アルカローシスの場合は K は細胞内へ移動する．高浸透圧状態では K は細胞内へ移動する．

低 K 血症のマネジメント：①原因検索

チャート I 低 K 血症の初期評価

- 下痢，頻回の嘔吐，低 K 血症の原因となる薬剤（表2）の使用歴を評価する．
- 下痢では便からの K 排泄が亢進する．
- 頻回の嘔吐ではアルカローシスに伴い K が細胞内シフトすることで低 K 血症となるが，他に脱水症

によるレニン-アンギオテンシン-アルドステロン系の亢進が生じ，腎排泄が増加することがある．
- 腎臓からの K 排泄を評価するには尿中 K/Cr，TTKG が有用．
- 24 時間の蓄尿で K 排泄量が＜25-30 mEq であれば，尿は適切に排泄を制限していると判断できるが，随時尿で評価可能な尿中 K/Cr や TTKG を用いることが一般的〔*J Clin Invest. 1959 Jul;38（7）:1134-48*〕.
- 尿中 K/Cr（mEq/g Cr）は，K（mEq/L）/Cr（mg/dL）×100 で計算される．

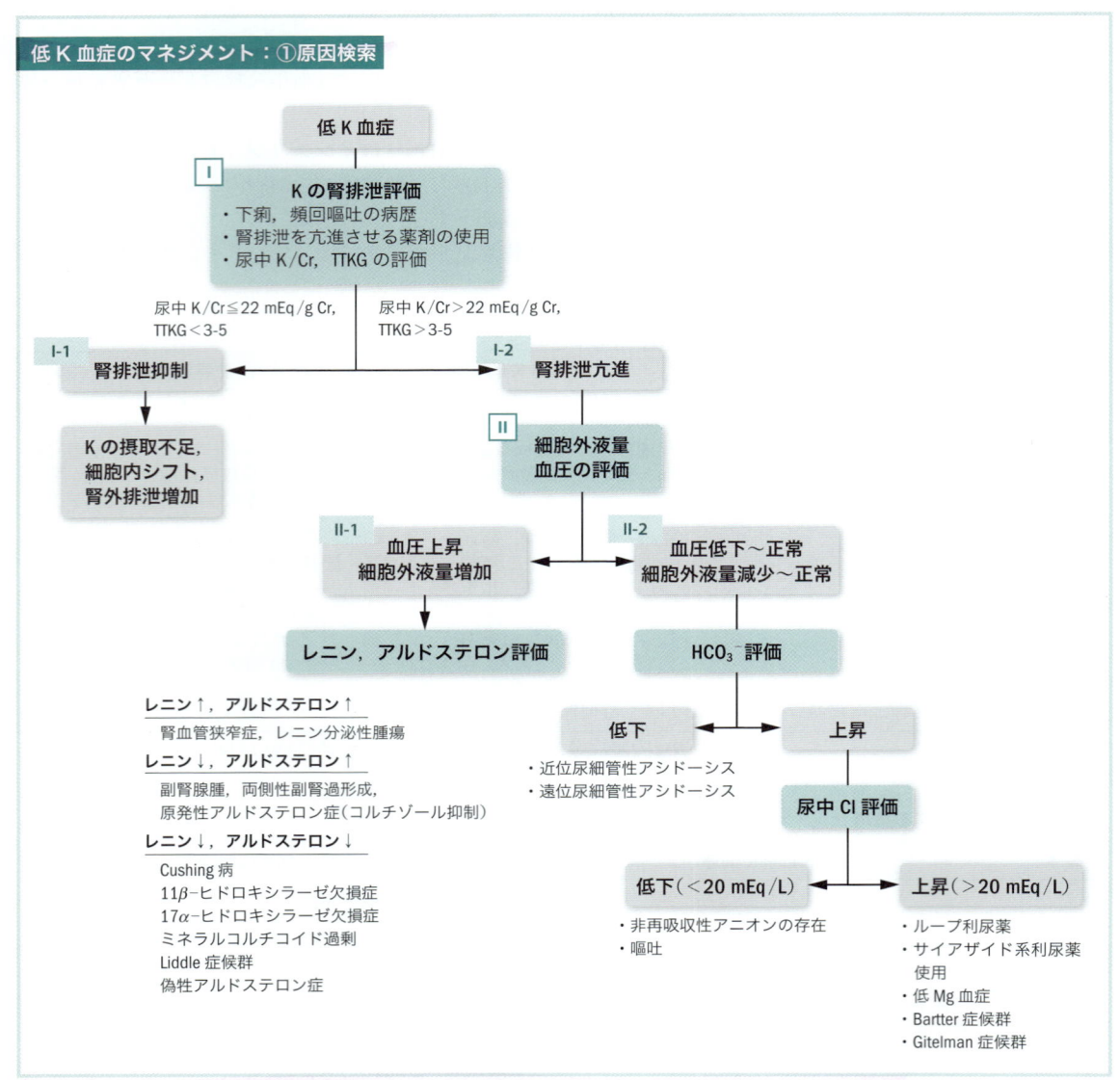

低 K 血症のマネジメント：①原因検索

TTKG（transtubular K gradient：尿細管間 K 勾配）＝（[尿中 K]/[血清 K]）×（[血漿浸透圧]/[尿浸透圧]）

Arch Intern Med. 2004 Jul 26;164(14):1561-6／Am J Kidney Dis. 2010 Dec;56（6）:1184-90 を参考に作成

Q&A ①

Q TTKG はもう使わないほうがよいと聞いたことがあるのですが.

A たしかに TTKG を提唱した Halperin は自身が 2011 年に発表した論文において，TTKG 算出の仮定が崩れたことから，TTKG の信用性はなく使用しないことを推奨しています〔*Curr Opin Nephrol Hypertens. 2011 Sep;20 (5) :547-54*〕.

しかしながら細胞内シフトによる低 K 血症患者と排泄亢進による低 K 血症患者において，尿中 K 濃度，尿中 K/Cr，TTKG を比較した研究では，尿中 K/Cr と TTKG は明確に両者を鑑別することが可能である一方，尿中 K 濃度では鑑別し切れないものも多いという結果でした〔*Arch Intern Med. 2004 Jul 26;164 (14) :1561-6*〕. この報告では尿中 K/Cr のカットオフ値は 22 mEq/g Cr，TTKG のカットオフ値は 3 とすることで両者の鑑別が可能としています.

また，健常者，健常者における K 負荷後，ミネラルコルチコイド過剰患者，利尿薬使用患者，腎外性 K 喪失患者，嘔吐患者，下痢患者において TTKG を評価した結果，表3 のようになり，理論は崩壊しているものの，TTKG は腎性排泄の指標として有用と判断し，ここでは採用しています.

表3 各病態における TTKG

	病態	TTKG
K 排泄増加	健常者で K 負荷後[†]	13.1 ± 3.8
	ミネラルコルチコイド過剰症例	13.3 ± 4.4
	ミネラルコルチコイド過剰症例[†]	6.7 ± 1.3
	利尿薬による低 K 血症症例	8.6 ± 1.3
K 排泄正常	健常者	5.0 ± 0.7
K 排泄低下	腎外性 K 喪失症例[†]	0.9 ± 0.2
	嘔吐による低K血症例	3.5 ± 0.6
	下痢による低 K 血症例	1.6 ± 0.3

Am J Kidney Dis. 1990 Apr;15 (4) :309-15／[†]*J Nephrol. 2000 Mar-Apr;13 (2) :120-5*

チャートI-1 尿中 K/Cr ≦ 22 mEq/g Cr もしくは TTKG＜3-5 は K の腎排泄が抑制されていることを示唆

■ K の摂取不足，細胞内シフト，腎外排泄の増加による低 K 血症を示唆する（鑑別は表 1 参照）.

チャートI-2 尿中 K/Cr＞22 mEq/g Cr もしくは TTKG＞3-5 は K の腎排泄の亢進を示唆する

■ 腎排泄亢進があれば細胞外液量や血圧の評価を行う（ チャートⅡ ）

チャートⅡ K の腎排泄亢進のアセスメント

■ 腎排泄亢進による低 K 血症では細胞外液量の評価，血圧を評価する.

チャートⅡ-1 細胞外液量増加，高血圧がある場合はレニン，アルドステロンを評価する

■ レニン，アルドステロン双方が亢進している場合：
■ 腎血管狭窄症，レニン分泌性腫瘍の可能性を考慮.
■ レニンが抑制され，アルドステロンが亢進している場合：
■ 副腎腺腫，両側副腎過形成，原発性アルドステロン症を考慮（ G -10 原発性アルドステロン症 ）.

■ レニン，アルドステロン双方が抑制されている場合：
■ Cushing 病，11β-ヒドロキシラーゼ欠損症，17α-ヒドロキシラーゼ欠損症，ミネラルコルチコイド過剰，Liddle 症候群，偽性アルドステロン症（グリチルリチン中毒），フルドロコルチゾンやプレドニゾロン投与の可能性を考慮.

チャートⅡ-2 細胞外液量，血圧が低下～正常の場合は HCO₃⁻ を評価する

■ HCO_3^- が低下すれば近位尿細管性アシドーシス，遠位尿細管性アシドーシスを考慮.
■ 尿細管性アシドーシスについては F -6 酸塩基平衡異常 を参照.
■ HCO_3^- が上昇している場合，さらに尿中 Cl を評価.
■ 尿中 Cl が低下（＜20 mEq/L）している場合は非再吸収性アニオンの存在，嘔吐による低 K 血症を考慮.
■ 尿中 Cl が上昇（＞20 mEq/L）している場合はループ利尿薬，サイアザイド系利尿薬の使用，低 Mg 血症，Bartter 症候群，Gitelman 症候群を考慮する.

チャート III 致死的不整脈（心室性頻拍，torsades de pointes）や筋力低下，呼吸不全が認められる低 K 血症では塩化カリウム 5-10 mEq を 15-20 分で投与し，改善するまで繰り返す

- K は末梢輸液で投与する場合，補液中の K 濃度＜40 mEq/L，投与速度≦20 mEq/時で投与する必要がある．それを超えると血管痛，血管炎のリスクとなる．
- 急遽補正における補液中の K 濃度は 40 mEq/L を超え，投与速度も＞20 mEq/時となるため，中心静脈ルートを確保し，補正する必要がある．
- 塩化カリウム注® の添付文書の記載とは異なるが，中心静脈ルートからであれば K 濃度 100-200 mEq/L 程度の輸液で，1 時間当たり 40 mEq 程度の補充を行っても合併症リスクは低く，安全に投与可能とする報告が多い（Q&A②）．

チャート IV 致命的な症状がない場合は K 欠乏量の推定と低 Mg 血症，低リン血症の評価を行う

- 低 K 血症では，K 濃度 0.3 mEq/L 低下毎に 100 mEq の K 欠乏があると考える．
- 低 K 血症では低 Mg 血症，低リン血症も評価し，必要があれば補正する．
- 低 Mg 血症が合併している場合，尿中 K 排泄が亢進するため，K を補充しても改善しにくい．したがって Mg 欠乏も同時に補う必要がある．
- 低リン血症が合併している場合，塩化カリウム製剤ではなくリン酸二カリウム（K_2HPO_4）を用いて補正するとよい．

チャート V 症状が安定した患者における K 補正

チャート V-1 経口摂取が可能で血清 K>2.5 mEq/L であれば経口から補充する

- K 40-120 mEq/日を 2-4 回に分けて投与．経口のみで補充できない場合は経静脈投与も併用する．
- 経口薬剤は塩化カリウム製剤（ケーサプライ®，K.C.L.® エリキシル），L-アスパラギン酸カリウム

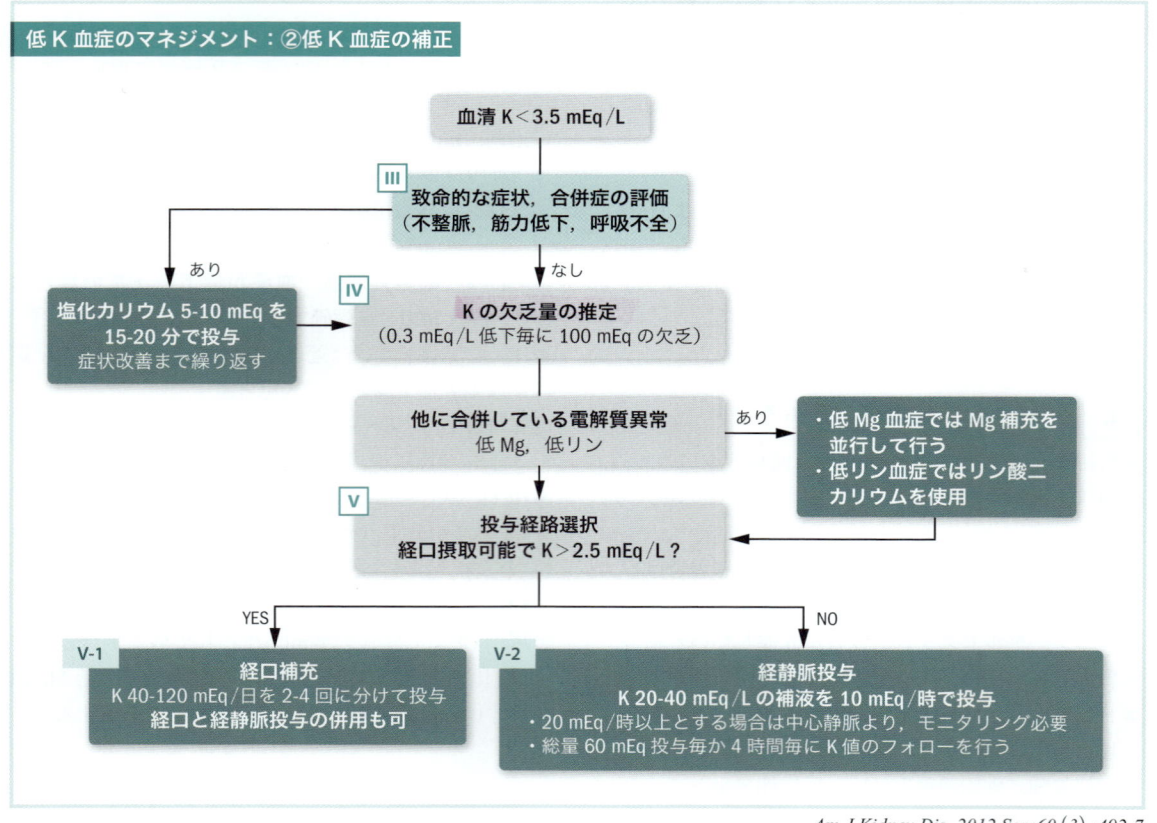

低 K 血症のマネジメント：②低 K 血症の補正

血清 K＜3.5 mEq/L

III 致命的な症状，合併症の評価（不整脈，筋力低下，呼吸不全）

あり → 塩化カリウム 5-10 mEq を 15-20 分で投与 症状改善まで繰り返す

なし → **IV** K の欠乏量の推定（0.3 mEq/L 低下毎に 100 mEq の欠乏）

他に合併している電解質異常 低 Mg，低リン

あり → ・低 Mg 血症では Mg 補充を並行して行う ・低リン血症ではリン酸二カリウムを使用

V 投与経路選択 経口摂取可能で K>2.5 mEq/L ？

YES → **V-1** 経口補充 K 40-120 mEq/日を 2-4 回に分けて投与 経口と経静脈投与の併用も可

NO → **V-2** 経静脈投与 K 20-40 mEq/L の補液を 10 mEq/時で投与 ・20 mEq/時以上とする場合は中心静脈より，モニタリング必要 ・総量 60 mEq 投与毎か 4 時間毎に K 値のフォローを行う

Am J Kidney Dis. 2012 Sep;60 (3) :492-7

Q&A ②

Q 経静脈投与における K 補正の濃度，速度はどうすればよいでしょうか

A 塩化カリウム注® の添付文書には，投与時の濃度は 40 mEq/L まで，投与速度は 20 mEq/時まで，1 日 100 mEq までとの記載があり，急速補正時にはその記載について薬剤部から疑義照会があるかもしれません．末梢ルートからの投与では静脈炎や血管痛のリスクがあるため，規定の濃度，速度を守る必要がありますが，心不全で補液負荷ができない場合，重度の低 K 血症で早期に補正が必要な場合は上記濃度，速度では不十分となります．この場合，経口からの補充を併用するか，中心静脈カテーテルを留置し，より高濃度，早い速度で投与する必要があります．

　ICU 管理中の低 K 血症を伴う成人患者 48 例を対象とした前向きコホート研究において，塩化カリウム 20 mEq/100 mL 溶液，30 mEq/100 mL 溶液，40 mEq/100 mL 溶液を中心静脈カテーテルより 1 時間で投与しても血行動態の不安定化や不整脈の報告は認められませんでした〔*Crit Care Med. 1991 May;19*(5):694-7〕．

　他に，ICU において，塩化カリウム 20 mEq/100 mL 溶液を 1 時間で投与する方法を 495 回使用した経験では，投与前後の K 上昇値は 0.25 mEq/L で，致命的な副作用は認められなかったとする報告もあります〔*Arch Intern Med. 1990 Mar;150*(3):613-7〕．

　さらに他にもいくつか報告があり，どの報告でも 20 mEq/100 mL を 1 時間で投与する方法は安全であると結論づけています〔*J Clin Pharmacol. 1994 Nov;34*(11):1077-82〕〔*Zhongguo Wei Zhong Bing Ji Jiu Yi Xue. 2008 Jul;20*(7):416-8〕．

　添付文書には記載されている方法ではないため，各施設の基準に従うのが原則ですが，投与量が不十分であることで患者さんに不利益を与えるのは避けるべきと筆者は考えています．

表4　各薬剤の K 含有量（添付文書）

薬剤	K 含有量	1 日投与量	1 日 K 量（最大）	注意
ケーサプライ®	8 mEq/錠	2 錠	16 mEq	経管からの投与不可
K.C.L.® エリキシル	1.34 mEq/mL	20-100 mL	134 mEq	水で 10-20 倍希釈して投与する必要あり
アスパラ® カリウム錠	1.8 mEq/錠	最大 10 錠	18 mEq	
アスパラ® カリウム散	2.9 mEq/g	最大 6 g	17.4 mEq	
グルコン酸 K 錠	2.5-5.0 mEq/錠	10 mEq/日相当	10 mEq	
グルコン酸 K 細粒	4 mEq/g	10 mEq/日相当	10 mEq	

（アスパラ® カリウム）があり，どの薬剤にどの程度 K が含有されているかはしっかりと押さえておく（表4）．添付文書上，最も多く投与可能なのは K.C.L. エリキシル® であるが，水で 10 倍希釈する必要があるため，1 日に 1L ほど飲む必要がある．経口で補い切れない場合は経静脈的補充を併用するほうがよい．

■ 食事中の K 含有量は 補足 ▶ 表6 を参照．

チャートV-2　**経口摂取が困難な場合，血清 K＜2.5 mEq/L では経静脈投与で補正する（経口摂取が可能であれば併用で補正を行う）**

■ K 20-40 mEq/L（500 mL に塩化カリウム 20 mEq 混注）で 10 mEq/時程度の速度であれば末梢ルートから投与可能である．それよりも高濃度となる場合は末梢ルートでは血管炎のリスクとなるため，中心静脈ルートの確保が推奨される．末梢ルートの場合，速度は 20 mEq/時を超えないように注意する．

■ 経静脈ルートからの K 補正では 60 mEq 投与毎か，4 時間毎の K 値フォローが推奨される．

高 K 血症のマネジメント：①原因検索

チャート **VI**　**腎不全患者（eGFR＜15 mL/分/1.73 m²）における高 K 血症の評価**

■ 腎不全患者での高 K 血症では，K 摂取量の増加，細胞崩壊，腎不全の増悪による機序を考える．

■ 食事内容，輸血歴，補液内容，リスクとなる薬剤（表2），腫瘍崩壊症候群，溶血の有無を評価する．食事中の K 含有量は 補足 ▶ 表6 を参照．他にはトロピカルフルーツの摂取歴，やさしお® の使用をチェックするとよい（チャートVII）．

■ 腎排泄低下では薬剤（表2），急性腎障害，慢性腎

高K血症

VI
eGFR＜15 mL/分/1.73 m²

VII
eGFR＞15 mL/分/1.73 m²

・K摂取過剰，輸血
・細胞崩壊（溶血，横紋筋融解，腫瘍崩壊）
・細胞内シフト（アシドーシス）

あり ← K摂取，細胞崩壊 → なし

K排泄低下
急性腎障害
慢性腎臓病
薬剤性

薬剤の関連（表2）を評価
K腎排泄を評価
尿中K/Cr, TTKG評価

VII-1
腎排泄低下
尿中K/Cr＜200 mEq/g Cr
TTKG＜5

VII-2
腎排泄正常
尿中K/Cr＞200 mEq/g Cr
TTKG≧5

・K摂取過剰，輸血
・細胞崩壊（溶血，横紋筋融解，腫瘍崩壊）
・細胞内シフト（アシドーシス）

レニン，アルドステロンを評価

アルドステロン正常
アルドステロン低下＋レニン低下
アルドステロン低下＋レニン上昇
で鑑別疾患を考える

Pediatr Nephrol. 2011 Mar;26（3）:377-84

臓病の増悪が原因となる．

チャート VII 腎機能の保たれた患者（eGFR ＞ 15 mL/分/1.73 m²）における高K血症の評価〔*Hippokratia. 2012 Oct;16（4）:294-302*〕

■ 腎機能が保たれた患者（eGFR＞15 mL/分/1.73 m²）の高K血症では最初に高K血症に関与する薬剤（表2）を考え，関連性が乏しい場合にKの腎排泄を評価する．

■ 腎排泄の評価は尿中K/CrとTTKGを用いる．TTKG≧5もしくは尿中K/Cr＞200 mEq/g CrではKの腎排泄は正常と判断する．この場合，K摂取量の増加や分布異常，細胞崩壊（チャート VII-2）を考慮する．

▪ 高K血症における腎排泄の評価として，尿中K/CrやTTKGの正確性を担保する報告はあまりない．健常者のTTKGは5.0±0.7，健常者に50 mEqのKを負荷した2時間後のTTKGは13.1±3.8という報告はあるが，TTKGに関しては多くは低K血症患者を対象とした報告である〔*Am J Kidney Dis. 1990 Apr;15（4）:309-15*〕〔*J Nephrol. 2000 Mar-Apr;13（2）:120-5*〕．高K血症におけるTTKG＜6は排泄障害による機序とす

る報告もある〔*J Am Soc Nephrol. 2008 Mar;19（3）:424-6*〕．

▪ あくまでも上記検査は参考程度とするほうがよいかもしれない．実臨床では医原性や一部の多量のK含有食品の過剰摂取（バナナ，ドリアン，やさしお®*）以外ではK摂取過剰となることはなく，このような病歴がなく，さらに細胞崩壊や細胞内シフトのリスクがなければ，腎排泄の評価を飛ばして チャート VII-1 を評価することも許容されると考える．

*やさしお®：味の素社より発売されているNa量を半分に減らした塩．Naを減らす代わりにK, Mgが含有されており，1g当たりK 7 mEq含有されている．

チャート VII-1 腎排泄低下による高K血症ではアルドステロン，レニンを評価

■ アルドステロン正常では，間質性腎炎，尿路閉塞，アミロイドーシス，慢性腎盂腎炎，有効循環血液量の減少，偽性低アルドステロン症，薬剤性（スピロノラクトン，エプレレノン，ST合剤，ペンタミジン）によるものを考慮．

■ アルドステロン低下，レニン低下では糖尿病性腎症，尿路閉塞，加齢性変化，薬剤性（NSAIDs，シ

クロスポリン, アリスキレン) を考慮.

- アルドステロン低下, レニン上昇では Addison 病, 先天性 21-ヒドロキシラーゼ欠損症, 先天性低アルドステロン症, 薬剤性 (ACE 阻害薬, ARB, ヘパリン) によるものを考慮する.

チャート VII-2 　腎排泄正常な高 K 血症では K 摂取量の増加や分布異常, 細胞崩壊を考慮する

- K 摂取量の増加では医原性 (補液内容), バナナ, ドリアン, やさしお® の摂取歴を確認.
- 細胞崩壊では溶血や横紋筋融解症, 腫瘍崩壊症候群の可能性を考慮.
- 細胞内シフトはアシドーシスにより生じる.

高 K 血症のマネジメント：②高 K 血症の補正

チャート VIII　軽症の高 K 血症 (血清 K 5-6 mEq/L) の治療

- 高 K 血症のリスクとなる薬剤の中止, 原疾患の治療, K 含有食品の摂取を控えることで対応する.

- それでも血清 K が上昇している場合はフロセミド, ポリスチレン (ケイキサレート®, カリメート®, アーガメイト®) を使用する. 末梢腎不全患者では透析導入を考慮する.

チャート IX　中等症〜重症の高 K 血症 (血清 K ＞ 6 mEq/L) では心電図評価を行う

チャート IX-1　高 K 血症による心電図所見 (チャート IX-2) がない中等症 (血清 K 6-7 mEq/L) の高 K 血症では, 表5 の治療により血清 K をコントロールする

- 患者の状態, 原疾患により治療を選択する.
- 高 K 血症では, 血液ガス検査による K 値は生化学検査による K 値よりも 0.6 ± 0.4 mEq/L 低く出るため, K 値を血液ガス検査でフォローする場合は注意が必要〔*Am J Emerg Med. 2016 May;34 (5) :794-7*〕.

チャート IX-2　心電図所見がある場合や重症 (血清 K ≧ 7 mEq/L) の高 K 血症では, 8.5%グルコン酸カルシウム (カルチコール®) 10 mL を 5 分で静注し, 表5 の治療を行う

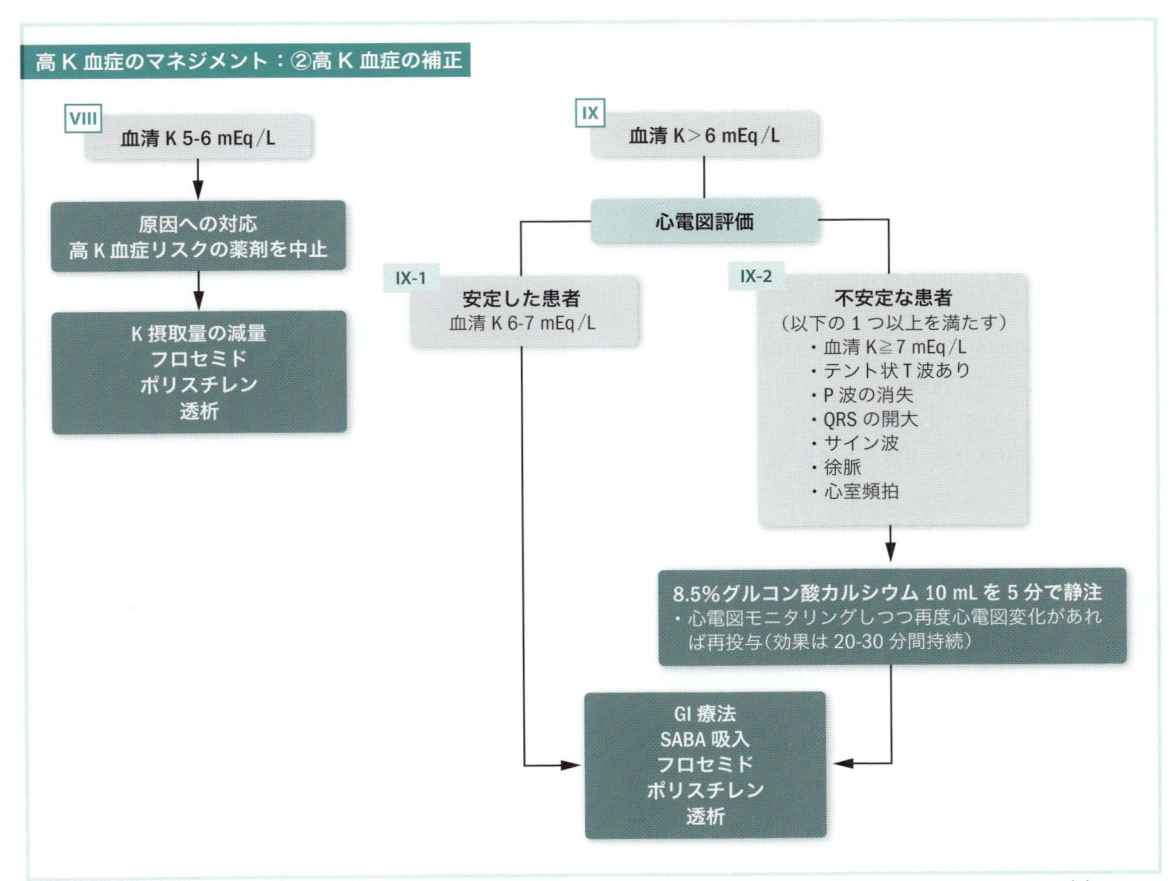

Pediatr Nephrol. 2011 Mar;26 (3) :377-84

表5 血清K濃度を低下させる治療

機序	治療（薬剤）	方法	効果発現までの時間	持続時間	副作用
細胞内シフト	グルコース・インスリン（GI）療法	50％ブドウ糖液（20 mL）3Aとレギュラーインスリン 10 Uを混注し緩徐に静注	20分	4-6 時間	低血糖
	SABA 吸入	ベネトリン® 吸入液 0.5 % 2-4 mL をネブライザーで吸入（サルブタモール 10-20 mg）（保険適用外*1）	30分	2 時間	頻脈
排泄促進	フロセミド	40-80 mg 静注	15分	2-3 時間	脱水
	ポリスチレン	ケイキサレート®，カリメート®，アーガメイト® 1 日分の使用量*2 を 1 回で投与（便秘予防に D−ソルビトールを同量併用）（保険適用外）	2 時間以上	4-6 時間	腸管壊死
	透析		すぐ	3 時間	

*1 喘息発作では，通常 1 回 0.5 mL 程度（サルブタモールとして 1.5-2.5 mg）使用する．
*2 1 日分の使用量（本来 1 日量を 2-3 回に分割して投与）：
　ケイキサレート® 散 30 g，ドライシロップ 39.24 g
　カリメート® 散 15-30 g，ドライシロップ 16.2-32.4 g，経口液 75-150 g
　アーガメイト® 顆粒 16.8-33.6 g，ゼリー 75-150 g.
SABA：短時間作用性 β_2 刺激薬

Crit Care Med. 2008 Dec;36（12）:3246-51

- 心電図異常はテント状 T 波，P 波の消失，QRS の開大，サイン波，徐脈，心室頻拍など．
- グルコン酸カルシウムは細胞膜安定化作用があり，不整脈を予防する目的で投与する．
- 20-30 分しか効果がないため，心電図モニタリングを行い，再度心電図変化が出現した場合は再投与を行う．その間に血清 K をコントロールする〔*BMJ. 2009 Oct 23;339:b4114*〕．
- 末期腎不全患者ではフロセミドの効果は期待できない．
- 早期に K 濃度を低下させることが可能なのは GI 療法，SABA 吸入，透析療法．
- 重症の高 K 血症，心電図変化がある場合は迅速に K 濃度を低下させる必要があるため，透析療法を選択する．
- ポリスチレン，フロセミドは高 K 血症の長期的なマネジメントにも有用である．
- 高 K 血症では，血液ガス検査による K 値は生化学検査による K 値よりも 0.6 ± 0.4 mEq/L 低く出るため，K 値を血液ガス検査でフォローする場合は注意が必要〔*Am J Emerg Med. 2016 May;34（5）:794-7*〕．

✚ 補足

表6 食事中の K 含有量

食事	K量
フレンチフライ（150 g）	17.7 mEq
小さめのバナナ 1 本（85 g）	8.6 mEq
マッシュルーム（75 g）	8.1 mEq
オレンジジュース（200 mL）	7.9 mEq
牛乳（200 mL）	7.7 mEq
ブロッコリー（75 g）	5.8 mEq
ポテトチップス（20 g）	5.1 mEq
ミルクチョコレート（20 g）	2.4 mEq
スパゲッティ（150 g）	2.3 mEq
玄米（150 g）	2.2 mEq
ブルーベリー（100 g）	1.9 mEq
ホワイトチョコレート（20 g）	1.8 mEq
ワインガム（20 g）	1.8 mEq
緑豆（75 g）	1.5 mEq
コーラ（200 mL）	0.1 mEq

Pediatr Nephrol. 2011 Mar;26（3）:377-84

3 カルシウム濃度の異常

■ 体内の Ca の 99％ は骨に存在しており，血液中 Ca 濃度は副甲状腺ホルモン（PTH）とビタミン D により 8.5-10.5 mg/dL に厳密にコントロールされている．

■ Ca は Alb と結合しており，低 Alb 血症では補正が必要である（Ca＋0.8×[4−Alb]）．

■ アルカローシスでは蛋白結合性が上昇し，血清 Ca 濃度は正常範囲でもイオン化 Ca が低下するため，低 Ca 症状が出現する．

■ Ca は腎臓では近位尿細管にて 60-70％，上行脚にて 10％，遠位・集合管で 10％ が再吸収される．

低 Ca 血症のマネジメント

チャート I 低 Ca 血症を疑う

■ 低 Ca 血症は血液検査にて偶発的に発見される場合

と，低 Ca 血症による症状で発見される場合がある．低 Ca 血症による症状を**表 1** に示す．

チャート II 低 Ca 血症の補正（急性期）

■ 低 Mg 血症が合併している場合はまず Mg の補充を行う．

■ Mg は PTH 分泌に関わり，Mg 欠乏では PTH 分泌も低下する．

■ 低 Ca 血症を補正する際は Mg も並行して補正する．補正方法は F -4 マグネシウム濃度の異常 を参照．

■ 症候性の低 Ca 血症，補正 Ca＜7.6 mg/dL では迅速な Ca 補正を行う．

■ 低 Ca 血症の症状はテタニー，麻痺，低血圧，痙攣，徐脈，QT 延長など（表 1）．

■ グルコン酸カルシウム（カルチコール® 注射液 8.5％）

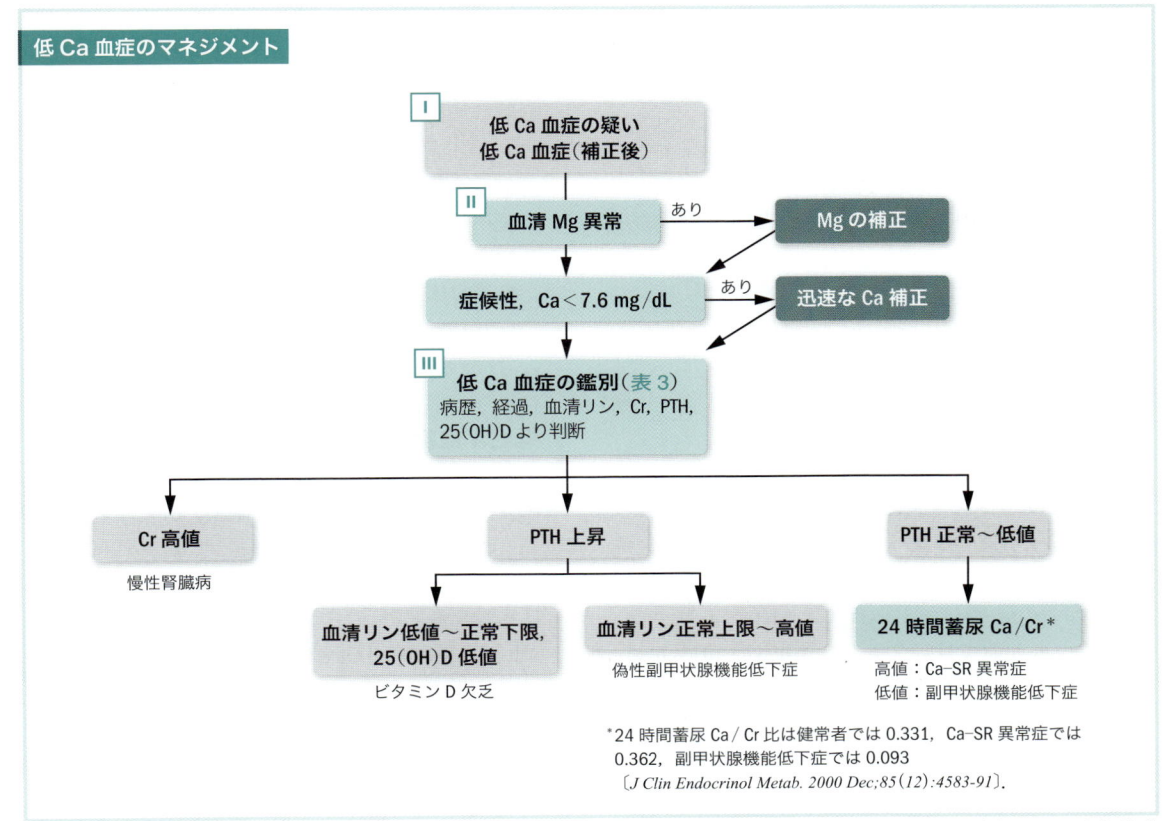

低 Ca 血症のマネジメント

I 低 Ca 血症の疑い
低 Ca 血症（補正後）

II 血清 Mg 異常 → あり → Mg の補正

症候性，Ca＜7.6 mg/dL → あり → 迅速な Ca 補正

III 低 Ca 血症の鑑別（表 3）
病歴，経過，血清リン，Cr, PTH, 25(OH)D より判断

Cr 高値
慢性腎臓病

PTH 上昇

血清リン低値〜正常下限，25(OH)D 低値
ビタミン D 欠乏

血清リン正常上限〜高値
偽性副甲状腺機能低下症

PTH 正常〜低値

24 時間蓄尿 Ca/Cr*
高値：Ca-SR 異常症
低値：副甲状腺機能低下症

*24 時間蓄尿 Ca/Cr 比は健常者では 0.331，Ca-SR 異常症では 0.362，副甲状腺機能低下症では 0.093
〔J Clin Endocrinol Metab. 2000 Dec;85(12):4583-91〕.

Am Fam Physician. 2013 Aug 15;88(4):249-57 より改変

F 腎・泌尿器

表1　Ca 濃度異常の診療所見

低 Ca 血症の診療所見	高 Ca 血症の診療所見
・テタニー，麻痺，低血圧，徐脈，痙攣 ・Chvostek 徴候，Trousseau 徴候 ・心収縮障害，心電図 QT 延長	・消化器症状：悪心・嘔吐，食欲低下，便秘，膵炎 ・腎臓：結石，脱水，尿崩症 ・骨：骨痛，関節炎，嚢胞性線維性骨炎 ・神経筋：集中力低下，昏迷，昏睡，イライラ，筋力低下，角膜石灰化 ・心血管系：高血圧，QT 短縮，不整脈，血管石灰化 ・その他：瘙痒感，角膜炎，結膜炎

Chvostek 徴候：外耳孔前部の顔面神経幹を叩打すると顔面筋の収縮が認められる所見.
Trousseau 徴候：上腕を血圧計のマンシェットで圧迫し，血流を遮断することで助産師手位が出現する所見.

表2　Ca 製剤（点滴）

薬剤	Ca 量（mg）/1 A	使用方法
グルコン酸カルシウム*（カルチコール®注射液 8.5％ 10 mL）	78.5 mg	初回投与：2 A を生食 100 mL に混注して 10-20 分で投与 維持投与：6 A を生食 500 mL に混注して 6-8 時間で投与
塩化カルシウム（塩化カルシウム注 20mEq シリンジ®）	400 mg	初回投与：1/2-1/4 A を 5％ブドウ糖液 100 mL に混注して 10-20 分で投与 維持投与：1 A を 5％ブドウ糖液 500 mL に混注して 6-8 時間程度で投与

*5 mL 製剤もある.

20 mL を 10-20 分かけて静注. その後 0.5-1.5 mg/kg/時で持続投与（表2）する.

- Ca 製剤はリン，HCO_3 含有液と混合すると沈殿するため注意.

▮ 低 Ca 血症の原因評価

- 低 Ca 血症では病歴や経過，血清リン，Cr，PTH，25（OH）D より原因疾患を検討.
- 低 Ca 血症の原因，疑われる状況，関連する検査所見を表3に示す.
- 検査による鑑別：
- Cr 高値であれば慢性腎臓病に関連した低 Ca 血症の可能性を検討.
- PTH が上昇しており，血清リン濃度が低値〜正常下限であればビタミン D 欠乏の可能性.
  - ビタミン D 欠乏は血清 25（OH）D を評価する. 適切なカットオフ値については議論があるが，次のように定義される〔Am J Med. 2009 Sep;122（9）:793-802〕.
    <20 ng/mL でビタミン D 欠乏（deficiency）
    21-29 ng/mL ではビタミン D 不足（insufficiency）
    >30 ng/mL ではビタミン D 正常
    >150 ng/mL では中毒
  - ビタミン D 欠乏では低 Ca 血症により PTH が上昇し，活性型ビタミン D（1,25（OH）$_2$D）が増加することで血清リンが高値となる場合もある. PTH

の評価にはビタミン D が正常範囲であることが必要であるため，基本的に低 Ca 血症ではビタミン D の評価（25（OH）D）は必ず行うと考えておいたほうがよい.

- ビタミン D 欠乏が否定され，PTH が上昇しており，血清リン濃度が正常上限〜高値であれば偽性副甲状腺機能低下症の可能性.
- PTH が正常〜低値であれば 24 時間蓄尿 Ca/Cr 比を評価し，高値であれば Ca-SR 異常症，低値であれば副甲状腺機能低下症を考える.
  - 24 時間蓄尿 Ca/Cr 比は健常者では 0.331，Ca 感受性受容体（Ca-sensing receptor：Ca-SR）異常症では 0.362，副甲状腺機能低下症では 0.093 となる〔J Clin Endocrinol Metab. 2000 Dec;85（12）:4583-91〕.

▮ 低 Ca 血症の補正（慢性期）
〔Can Fam Physician. 2012 Feb;58（2）:158-62〕

- 慢性期では原疾患に対する治療，ビタミン D の補充，Ca の経口補充が主な治療となる.
- 治療のゴール：
- 症状の改善
- Alb 補正後血液中 Ca 8.0-8.5 mg/dL
- 24 時間尿中 Ca<300 mg
- 尿中 Ca（mg/dL）× 尿中リン（mg/dL）<55

表3 低 Ca 血症の原因，疑われる状況，関連する検査所見

原因	疑われる状況	検査所見
ビタミン D 欠乏・活性低下	日光曝露の低下，食事摂取不良，慢性皮膚疾患，吸収不良，慢性腎臓病	血清 25（OH）D の低下（＜20 ng/mL）（ チャートIII ）
低 Mg 血症	慢性アルコール依存，食事摂取不良，利尿薬の使用	血清 Mg の低下．Mg 補正後に血清 Ca の改善が認められることを確認する
薬剤性（ビスホスホネート）	ビスホスホネートの使用	薬剤の中止．中止後に血清 Ca の改善が認められることを確認する
副甲状腺機能低下症（自己免疫性）	自己免疫疾患の既往，甲状腺切除後	PTH 正常～低値，24 時間蓄尿 Ca/Cr 低値（ チャートIII ）
副甲状腺機能低下症	頸部への放射線療法，頸部手術後	
偽性副甲状腺機能低下症	小児例，Albright 遺伝性骨形成異常症（低身長，肥満，中手骨の短縮）	血清リンは正常上限～高値，PTH は正常～上昇
ハングリーボーン症候群	副甲状腺切除後	低リン血症，低 Mg 血症，低 K 血症の合併 術後 4 時間の intact PTH＜5 pg/mL
消費性の Ca 低下	急性膵炎，腫瘍崩壊症候群，敗血症の病歴，リン酸の投与後，輸血後	背景疾患や経過から判断
Fanconi 症候群	尿細管障害が認められる	蛋白尿，尿糖陽性，低リン血症，低尿酸血症 PTH は上昇

Can Fam Physician. 2012 Feb;58（2）:158-62／Am Fam Physician. 2013 Aug 15;88（4）:249-57／J Am Coll Surg. 2014 Oct;219（4）:757-64 を参考に作成

高 Ca 血症のマネジメント

チャート IV 高 Ca 血症を疑う

- 高 Ca 血症は血液検査にて偶発的に発見される場合と，高 Ca 血症による症状で発見される場合がある．高 Ca 血症による症状を表1 に示す．

チャート V 高 Ca 血症の補正（急性期）
〔N Engl J Med. 2005 Jan 27;352（4）:373-9〕

- 症候性，もしくは補正 Ca＞14 mg/dL の高 Ca 血症では迅速な治療が優先される．
- 生理食塩水による補液（250-500 mL/時）を行う．
- 高 Ca 血症では腎性尿崩症による脱水を伴うことが多いため，まずは生理食塩水による脱水補正を行う．
- 脱水が改善されればフロセミド 20-40 mg 静注による Ca 排泄の促進．
- ビスホスホネートの経静脈投与：
- ゾレドロン酸（ゾメタ®）4 mg を 15 分以上かけて点滴静注する．
- 効果発現まで 2-4 日かかり，4-7 日後には 60-90％で血清 Ca 濃度の正常化が認められる．
- パミドロン酸（アレディア®）もあるが，投与に 2 時間以上かかり，さらにゾレドロン酸と比較した二重盲検化ランダム化比較試験ではゾレドロン酸のほうが効果は良好であった〔J Clin Oncol. 2001 Jan

15;19（2）:558-67〕.

- ステロイドの投与はリンパ腫の増殖抑制，ビタミン D の作用抑制効果を期待して行う．
- PSL 60 mg 経口投与 10 日間
- またはヒドロコルチゾン（ソル・コーテフ®）200 mg/日 3 日間投与
- エルカトニン（エルシトニン®）1 回 40 単位 1 日 2 回皮下注射：
- 海外での高 Ca 血症への使用は 1 回 4-8 単位/kg 1 日 2 回皮下注射．この投与量は日本の保険適用量（1 回 40 単位，1 日 2 回）よりはるかに多いため，日本国内におけるエルカトニン単独治療では効果はあまり期待しないほうがよい．
- カルシトニンは escape phenomenon という効果の減弱が起こるため，また，24-48 時間しか有効ではないため長期は投与しない〔Calcif Tissue Int. 1990;46 Suppl:S26-30〕.
- 腎不全患者の症候性の高 Ca 血症では血液浄化療法も考慮する．

チャート VI 高 Ca 血症の原因評価
〔Am Fam Physician. 2013 Aug 15;88（4）:249-57〕

- 日本人（沖縄在住）における高 Ca 血症の原因頻度や高 Ca 血症の原因となる悪性腫瘍の頻度は表4 を参照．
- 原因の評価では血清 Mg，Cr，PTH を評価する．

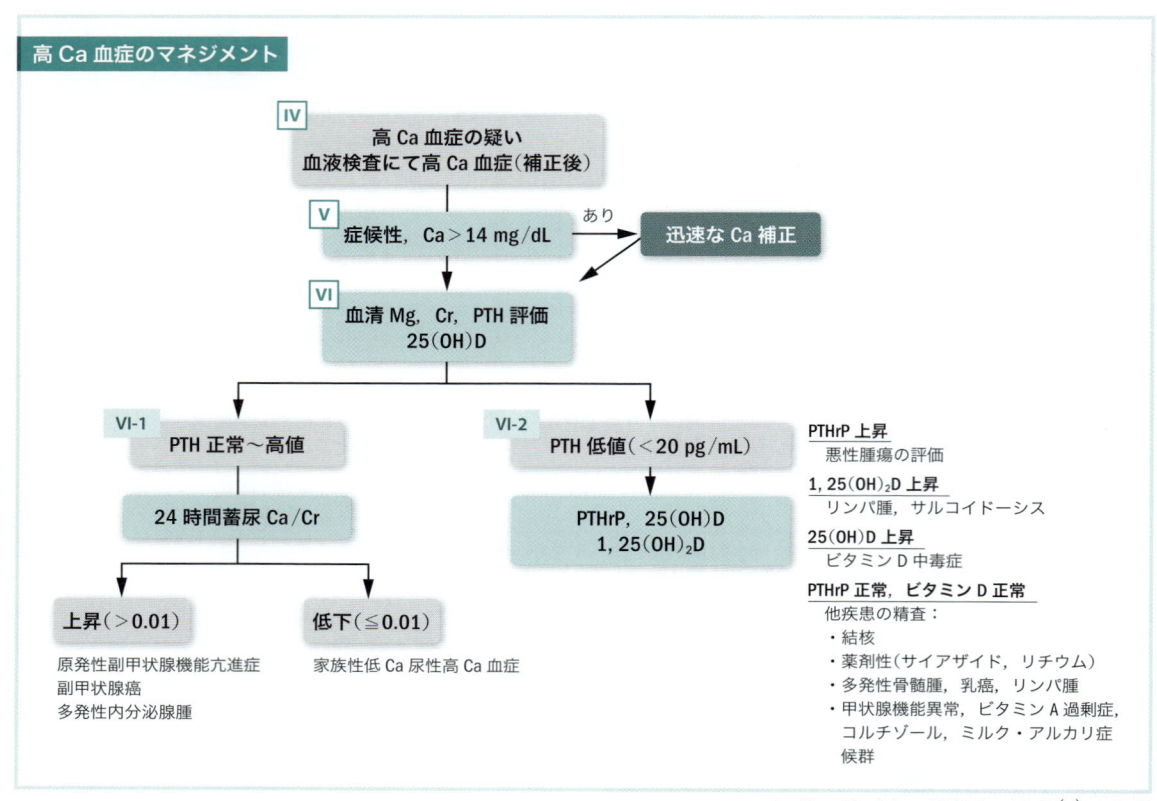

高 Ca 血症のマネジメント

- **IV** 高 Ca 血症の疑い
  血液検査にて高 Ca 血症（補正後）

- **V** 症候性，Ca＞14 mg/dL → あり → 迅速な Ca 補正

- **VI** 血清 Mg，Cr，PTH 評価
  25（OH）D

- **VI-1** PTH 正常〜高値
  - 24 時間蓄尿 Ca/Cr
    - 上昇（＞0.01）
      原発性副甲状腺機能亢進症
      副甲状腺癌
      多発性内分泌腺腫
    - 低下（≦0.01）
      家族性低 Ca 尿性高 Ca 血症

- **VI-2** PTH 低値（＜20 pg/mL）
  - PTHrP，25（OH）D
    1,25（OH）$_2$D

PTHrP 上昇
悪性腫瘍の評価

1,25（OH）$_2$D 上昇
リンパ腫，サルコイドーシス

25（OH）D 上昇
ビタミン D 中毒症

PTHrP 正常，ビタミン D 正常
他疾患の精査：
・結核
・薬剤性（サイアザイド，リチウム）
・多発性骨髄腫，乳癌，リンパ腫
・甲状腺機能異常，ビタミン A 過剰症，
　コルチゾール，ミルク・アルカリ症
　候群

Am Fam Physician. 2013 Aug 15;88（4）:249-57

表4　沖縄在住日本人における高 Ca 血症の原因頻度

原因	頻度
悪性腫瘍	69.0%　[60.8-76.4]
ATL	24.1%　[17.4-31.9]
肺癌	17.2%　[11.5-24.4]
非 Hodgkin リンパ腫	3.5%　[1.1-7.9]
多発性骨髄腫	2.8%　[0.8-6.9]
腎細胞癌	2.8%　[0.8-6.9]
卵巣癌	2.8%　[0.8-6.9]
乳癌	2.8%　[0.8-6.9]
肝細胞癌	2.1%　[0.4-5.9]
子宮頸癌	1.4%　[0.2-4.9]
その他	9.7%　[5.4-15.7]
原発性副甲状腺機能亢進症	20.7%　[14.4-28.2]
ビタミン D 過剰	2.8%　[0.8-6.9]
不明	2.1%　[0.4-5.9]
複数	5.5%　[2.4-10.6]

沖縄のデータなので ATL（adult T cell lymphoma）が多いこと
に注意.

Intern Med. 2007;46（1）:23-8

チャート VI-1　PTH が正常〜高値であれば 24 時間蓄尿 Ca/Cr を評価

- ■蓄尿 Ca/Cr が上昇（＞0.01）していれば原発性副甲状腺機能亢進症，副甲状腺癌，多発性内分泌腺腫を考慮する.
- ▪リチウム内服でも PTH 上昇による高 Ca 血症を呈する（高 Ca 血症による PTH 産生抑制の閾値を増加させる）.
- ■蓄尿 Ca/Cr が低下（≦0.01）していれば家族性低 Ca 尿性高 Ca 血症を考慮する.
- ▪原発性副甲状腺機能亢進症と家族性低 Ca 尿性高 Ca 血症の鑑別は G-9 原発性副甲状腺機能亢進症 を参照.

チャート VI-2　PTH が低値（＜20 pg/mL）であれば PTH 関連蛋白（PTHrP），25（OH）D, 1,25（OH）$_2$D を評価

- ■PTHrP が上昇している場合は悪性腫瘍による高 Ca 血症を考慮する.
- ▪高 Ca 血症を来す悪性腫瘍は表4，5を参照.
- ■1,25（OH）$_2$D の上昇があればリンパ腫やサルコイドーシス，結核に伴う高 Ca 血症の可能性がある.
- ■25（OH）D の上昇（＞150 ng/mL）があればビタミン D 中毒症，過剰投与の可能性を考慮する.

表5 高 Ca 血症を来す悪性腫瘍の原発巣頻度

	肺癌	乳癌	血液腫瘍	泌尿器，生殖器	頭頸部	食道癌
ヨーロッパ	13-45%	17-40%	10-13%	7-18%	4-9%	2-6%
北米	15-35%	18-27%	8-14%	不明	6-8%	不明
アジア	23-32%	3-4.3%	7.6-44%	12-14%	5-12%	1-10%

Intern Med. 2007;46（1）:23-8

- ■ PTHrP，25 (OH) D，1, 25(OH)$_2$D がすべて正常の場合は以下の疾患を考慮する．
  - ▪ 結核 (ビタミン D の上昇を伴うこともある)
  - ▪ 薬剤性 (サイアザイド系利尿薬)
  - ▪ 悪性腫瘍：多発性骨髄腫，乳癌，リンパ腫
- ▪ 甲状腺機能異常
- ▪ ビタミン A 過剰症
- ▪ コルチゾール (Cushing 病，ステロイド投与)
- ▪ ミルク・アルカリ症候群

F 腎・泌尿器

マグネシウム濃度の異常

電解質

- Mg は DNA 合成，mRNA 合成に重要である．細胞骨格構造や神経筋接合部でも重要な役割を果たす．
- Mg 濃度を調節するホルモンはなく，摂取と排泄でコントロールされる．

Mg 濃度異常による症状

- 低 Mg 血症，高 Mg 血症の症状，所見を表1 に示す．

Mg 濃度異常の原因

- Mg 濃度を調節するホルモンはないため，Mg 濃度

表1　Mg 濃度異常による症状，所見

低 Mg 血症の症状，所見	高 Mg 血症の症状，所見
神経・筋 　無関心，抑うつ症状，せん妄，痙攣，片麻痺，振戦，全身の筋力低下，めまい，失調，Chvostek 徴候，Trousseau 徴候 心血管 　心室性不整脈，QRS 延長，PR 延長，陰性 T 波，U 波，ジゴキシン毒性上昇 代謝 　炭水化物不耐，インスリン高値，動脈硬化，低 K 血症，低 Ca 血症 骨 　骨粗鬆症，骨軟化症	血清 Mg 4.8-7.2 mg/dL 　悪心・嘔吐，皮膚紅潮，頭痛，イライラ，反射低下 血清 Mg 7.2-12 mg/dL 　不眠，低 Ca 血症，低血圧，徐脈，深部腱反射の消失，QT 延長，心室内伝導障害 血清 Mg 12 mg/dL 以上 　筋麻痺，昏睡，呼吸抑制，房室ブロック，心停止

Lancet. 1998 Aug 1;352（9125）:391-6／Intern Med. 2006;45（4）:207-10 を参考に作成

表2　Mg 濃度異常の原因

低 Mg 血症の原因	高 Mg 血症の原因
分布による機序 　インスリン治療，ハングリーボーン症候群，アシドーシスの補正，カテコラミン過剰，大量の輸血 消化管による吸収低下 　食事摂取不良，吸収不良症候群，慢性下痢，短腸症候群 腎性喪失 　Na 再吸収の低下，生理食塩水の投与，利尿薬の使用 腎疾患 　閉塞後腎症，腎移植後，透析，急性腎障害の利尿期，先天性疾患（Bartter 症候群，Gitelman 症候群） 内分泌疾患 　高 Ca 血症，甲状腺機能亢進症，アルドステロン症 糖尿病 アルコール依存症 薬剤性 　利尿薬，シスプラチン，カルボプラチン，抗菌薬（アミノグリコシド系，抗結核薬），シクロスポリン，β遮断薬（テオフィリン，サルブタモールなど），アムホテリシン B，ペンタミジン，パミドロネートなど	Mg 摂取の増加 　薬剤（酸化マグネシウム製剤，クエン酸マグネシウム製剤，静注マグネシウム製剤） Mg 排泄の低下 　慢性腎臓病，リチウム，家族性低 Ca 尿性高 Ca 血症 その他 　甲状腺機能低下症，Addison 病，ミルク・アルカリ症候群，うつ病

Clin Biochem Rev. 2003 May;24（2）:47-66

表3 Mg 製剤（点滴）

薬剤	Mg 量/1A
硫酸マグネシウム注射液（20 mL）	250 mg（硫酸マグネシウム水和物 2.5 g），20 mEq
硫酸マグネシウム（マグネゾール®）	200 mg（硫酸マグネシウム水和物 2 g）

マグネゾール® は子癇でのみ保険適用あり．

異常では常に摂取と排泄の 2 つの機序で考える（表2）．

低 Mg 血症の補正

〔*Am J Kidney Dis. 2014 Apr;63（4）:691-5*〕

- ■血清 Mg≧1 mg/dL では経口補充を行う．
- ■血清 Mg＜1 mg/dL で不整脈がない場合は，硫酸マグネシウム水和物として 1-2 g/時で 3-6 時間投与，その後半量として 3-4 時間継続．
- ■硫酸マグネシウム注射液® 3-5 A（マグネゾール® 3-6 A）を 5% ブドウ糖液もしくは生理食塩水に混注して 6 時間で投与（表3）．
- ■血清 Mg＜1 mg/dL で重篤な不整脈，torsades de pointes が認められる場合は硫酸マグネシウム水和物として 1-2 g を 30-60 秒で静注．必要があれば 5-15 分毎に繰り返す．
- ■硫酸マグネシウム注射液® 1 A（マグネゾール® 1 A）を 30-60 秒で投与（表3）．
- ■その後は硫酸マグネシウム水和物として 180-600 mg/時で継続．硫酸マグネシウム注射液 1-3 A を 5% ブドウ糖液もしくは生理食塩水に混注して 12 時間以上かけて投与する．
- ■安定すれば経口製剤に切り替え継続する．

高 Mg 血症の補正

- ■Mg 濃度を特異的に下げる効果のある薬剤はないた

め，Mg を含む薬剤の中止，補液，利尿薬を使用する．
- ■不整脈，意識障害など緊急性が高い場合は腎透析を行う．

Q&A

Q 腎機能が問題なければ酸化マグネシウムを使用しても大丈夫ですか？

A 酸化マグネシウムは副作用も少なく，使いやすい緩下剤でよく使用されます．腎不全患者で高 Mg 血症のリスクになることは想像に難くありませんが，高齢者で一見腎機能が問題なくても Mg の蓄積を来してしまうことには要注意です〔*Intern Med. 2006;45（4）:207-10*〕．

理由としては，Cr 値が正常でも高齢者では腎機能が低下しているため，Mg が蓄積しやすいことがあります．それ以外に，高齢者では酸化マグネシウムを使用しても便秘が改善しない場合があり，そのまま使用し続けることで腸内に薬剤が長期間停滞し，吸収量が増加してしまうことがあります．以上のことから，高齢者で酸化マグネシウム製剤を使用する際は，定期的に Mg 濃度を測定することが必要と考えています．

[F] 腎・泌尿器

5 リン濃度の異常

- リンは骨形成，細胞膜形成，ATP 合成，核酸合成，酵素活性，酸塩基平衡とさまざまな作用がある．
- 低リン血症は重症疾患患者で多く認められる．
- 低栄養に伴う低リン血症ではリフィーディング症候群のリスクとなる．

リン濃度異常による症状，所見

- 低リン血症，高リン血症における症状，所見を表1に示す．
- リン濃度異常ではその大半が無症候性である．

リン濃度異常の原因

- リン濃度異常の原因は吸収，分布，排泄，偽性異常の4つの機序で考える．それぞれの原因疾患，病態は表2を参照．

表1 リン濃度異常による症状，所見

低リン血症の症状，所見	高リン血症の症状，所見
無症候性が多い ・心血管系：心収縮抑制，心拍出量低下，心不全，不整脈 ・呼吸：呼吸筋不全，Hb 酸素解離曲線の左方シフト ・血液：赤血球の変形，溶血，血小板減少，白血球機能低下 ・内分泌：インスリン作用低下 ・神経，筋肉：CPK 上昇，筋力低下，多発神経症，痙攣，脳症，橋中心髄鞘崩壊症（central pontine myelinolysis）	症状は特になし ・高リンによる軟部組織石灰化，低 Ca 血症による症状が主（血清 Ca [mg/dL] ×リン [mg/dL] >70 でリスク）となる ・急激な上昇でテタニーを来すことがある

Lancet. 1998 Aug 1;352（9125）:391-6／Crit Care. 2010;14（4）:R147 を参考に作成

表2 リン濃度異常の原因

低リン血症の原因	高リン血症の原因
吸収の低下 ・低栄養，リン吸着剤の使用 ・ビタミン D 欠乏，作用低下 ・分泌性下痢症，脂肪便 ・嘔吐，NG チューブからのドレナージ	吸収増加 ・ビタミン D 過剰症，経口摂取量増加
分布による低下 ・呼吸性アルカローシス ・低栄養からの回復（リフィーディング症候群） ・糖尿病性ケトアシドーシスからの回復 ・グルコース/インスリン療法 ・カテコラミン使用 ・急速な細胞の増殖によるもの（ハングリーボーン症候群，白血病など）	分布による上昇 ・乳酸アシドーシス，糖尿病性ケトアシドーシス，呼吸性アシドーシス 細胞崩壊 ・腫瘍崩壊症候群，横紋筋融解症，溶血，熱中症，腸管虚血，悪性高熱症など
腎排泄の亢進 ・代謝性アシドーシス，利尿薬，補液 ・ステロイド，尿細管障害 ・先天性疾患（Fanconi 症候群，ビタミン D 依存性くる病） ・腫瘍性骨軟化症，副甲状腺機能亢進症， ・副甲状腺ホルモン（PTH）関連蛋白（PTHrP）による作用	腎排泄の低下 ・腎不全，甲状腺機能亢進症，末端肥大症 ・ビタミン D 中毒，ビスホスホネート ・Mg 欠乏
偽性低リン血症 ・マンニトール，多発性骨髄腫，総ビリルビン上昇 ・急性白血病	偽性高リン血症 ・多発性骨髄腫，試験管内溶血，高トリグリセリド血症

Crit Care. 2010;14（4）:R147

表3 リン製剤

薬剤	リン量/1A
リン酸二カリウム 20 mL	310 mg，10 mmol，K20mEq
リン酸ナトリウム 20 mL	310 mg，10 mmol，Na15mEq
ホスリボン® 配合顆粒（経口）	1 包当たり 100 mg，3.2 mmol

表4 血清リン濃度と補充速度

血清リン濃度（mg/dL）	ICU での投与速度	一般病棟
＜1	0.6 mmol/kg/6 時間	0.64 mmol/kg/24-72 時間
1-1.7	0.4 mmol/kg/6 時間	0.32 mmol/kg/24-72 時間
1.8-2.2	0.2 mmol/kg/6 時間	0.16 mmol/kg/24-72 時間

Am J Kidney Dis. 2012 Oct;60（4）:655-61

低リン血症の補正

〔*Am J Kidney Dis. 2012 Oct;60（4）:655-61*〕

- 偽性低リン血症では治療の必要なし．
- 血清リン＜1 mg/dL，もしくは心不全などの症状がある場合は経静脈投与により補正．
- 経静脈投与ではリン酸二カリウムまたはリン酸ナトリウムを使用する（表3）．
- リンの補充速度は血清リン濃度，患者の重症度に合わせて調節する（表4）．腎不全患者では表4の半分の速度で投与する．
- 体重 50 kg の血清リン＜1 mg/dL の患者では，ICU では 30 mmol/6 時間，一般病棟では 32 mmol/24-72 時間で投与．つまり ICU では 2 時間でリン酸二カリウムまたはリン酸ナトリウム 1 A を，一般病棟では 1 日に 1-3 A を使用する計算となる．
- 血清リン＞1 mg/dL で症状がない中等症，軽症例では経口補充を選択する．

- 経口投与ではホスリボン® 配合顆粒が日本で使用可能．
- 1 包当たりリン 100 mg を含有．20-40 mg/kg/ 日，最大 3000 mg を上限として使用する（表3）．

高リン血症の補正

〔*Lancet. 1998 Aug 1;352（9125）:391-6*〕

- 大量補液を行う．
- 低 Ca 血症合併時は Ca 濃度の補正も行う．
- 消化管におけるリンの吸着
- リン吸着剤である炭酸カルシウム，炭酸ランタン，セベラマー，ビキサロマーを使用する．
- 主に慢性腎臓病において使用する（ F -8 慢性腎臓病のマネジメント を参照）．
- 腎不全患者におけるコントロール不良の高リン血症では維持透析の適応となる．

F 腎・泌尿器

血液ガスの評価

チャート I アシデミアかアルカレミアか

- pH＜7.38 であればアシデミア，pH＞7.42 であればアルカレミア．

チャート II 呼吸性か代謝性か

- アシデミアの場合：
- HCO_3^-＜22 mEq/L →代謝性アシドーシス
- $PaCO_2$＞42 mmHg →呼吸性アシドーシス
- アルカレミアの場合：
- HCO_3^-＞26 mEq/L →代謝性アルカローシス
- $PaCO_2$＜38 mmHg →呼吸性アルカローシス

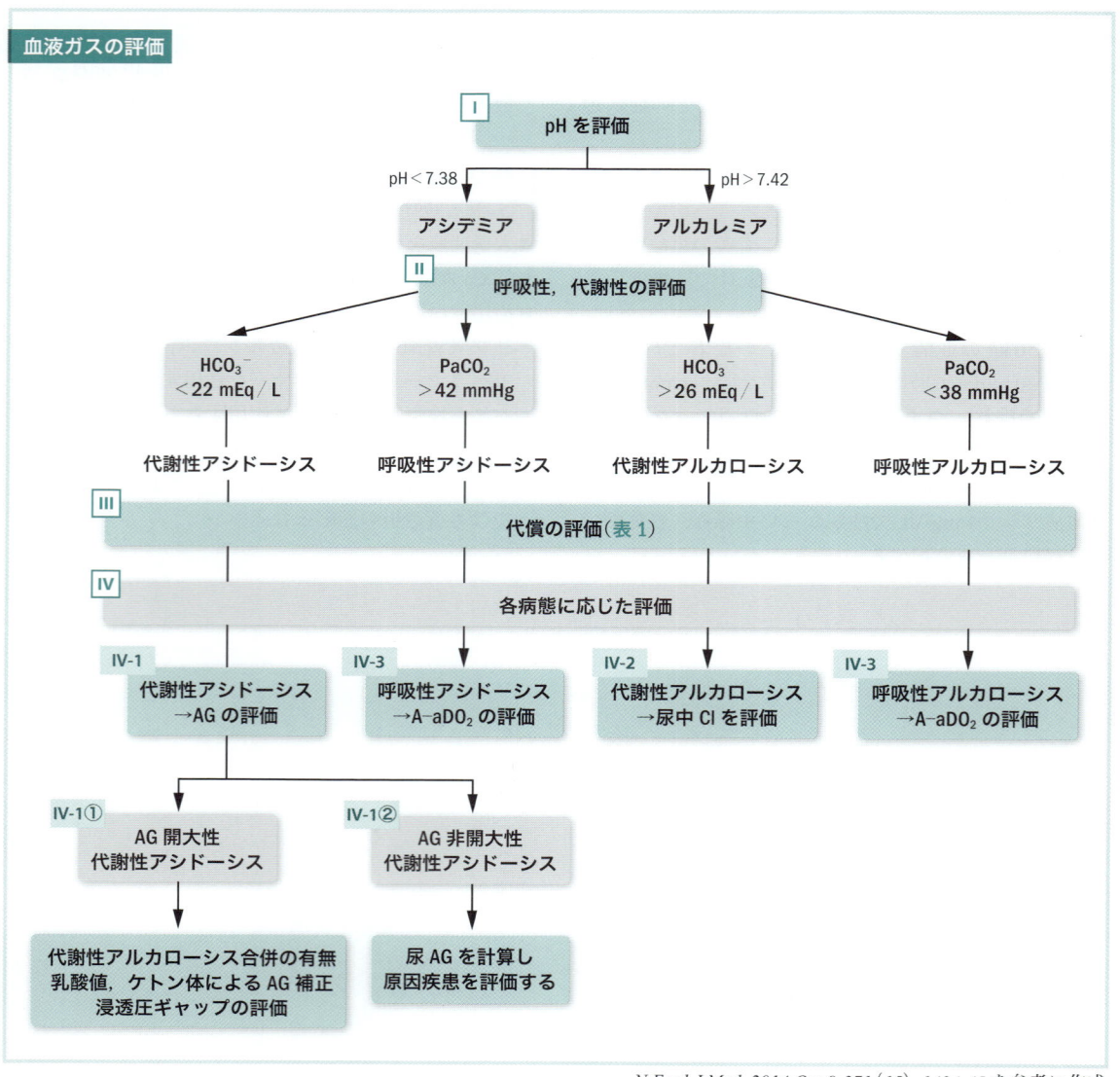

血液ガスの評価

N Engl J Med. 2014 Oct 9;371（15）:1434-45 を参考に作成

表 1　代償変化

メインの病態		代償変化
代謝性	アシドーシス	HCO_3^- Δ1 低下 → CO_2 Δ1.3 低下
	アルカローシス	HCO_3^- Δ1 上昇 → CO_2 Δ0.7 上昇
呼吸性アシドーシス	急性	CO_2 Δ1 上昇 → HCO_3^- Δ0.1 上昇
	慢性	CO_2 Δ1 上昇 → HCO_3^- Δ0.4 上昇
呼吸性アルカローシス	急性	CO_2 Δ1 低下 → HCO_3^- Δ0.2 低下
	慢性	CO_2 Δ1 低下 → HCO_3^- Δ0.4 低下

チャートIII　代償の評価

- 代謝性アシドーシス，アルカローシスでは呼吸性代償と代謝性代償の 2 つが関与する．
- 呼吸性アシドーシス，アルカローシスでは代謝性代償のみが関与する．
- まずは表 1 をもとに計算し，代謝性であれば呼吸性代償，呼吸性であれば代謝性代償を評価する．
- 代償範囲内であれば チャートII で評価した酸塩基平衡異常単独と判断する．
- 代償範囲よりも $PaCO_2$ が上昇している場合は呼吸性アシドーシス，$PaCO_2$ が低下している場合は呼吸性アルカローシス，HCO_3^- が上昇している場合は代謝性アルカローシス，HCO_3^- が低下している場合は代謝性アシドーシスが合併していると判断する．
- 複数の酸塩基平衡障害の合併が認められた場合は，それぞれで原因疾患の評価を行う（ チャートIV へ）．

チャートIV　各病態に応じた評価

チャートIV-1　代謝性アシドーシスの場合はアニオンギャップ（AG）を評価する

〔*N Engl J Med. 2014 Oct 9;371（15）:1434-45*〕

- AG ＝ ［Na］－［Cl］－［HCO_3^-］ で計算し，さらに血清 Alb 値で補正する．
- 補正 AG ＝ AG＋2.5 ×［4−Alb（g/dL）］
- 補正 AG＞12 で AG 開大性代謝性アシドーシスと評価する．

チャートIV-1 ①　AG 開大性代謝性アシドーシスの評価

- AG 開大性代謝性アシドーシスの原因は表 3 を参照．
- 代謝性アルカローシス合併の有無を評価．
- ΔAG＝AG−12 で計算する．HCO_3^- ＋ΔAG＞24 では代謝性アルカローシスの合併を考慮する．
- 不揮発性酸が 1 mmol 増加すると HCO_3^- は 1 mmol 低下する理論から，AG を開大させる不揮発性酸で補正した HCO_3^- を算出し，代謝性アルカローシス合併の評価を行う．

F 腎・泌尿器

Q&A

Q 動脈血ガス分析と静脈血ガス分析の違いは？

A 動脈血ガス分析と静脈血ガス分析結果の差を評価したメタアナリシスの結果を示します（表 2）．pH はほぼ変わりなく，pCO_2 は静脈血ガス分析結果 −4 mmHg 程度，HCO_3^- は静脈血ガス分析結果 −1 mmHg 程度の補正で動脈血ガス分析の値となります〔*Eur J Emerg Med. 2014 Apr;21（2）:81-8*〕．ただし，COPD 急性増悪患者を対象とした静脈血ガス分析と動脈血ガス分析結果の比較では，pH，HCO_3^- 結果の差は上記メタアナリシスとほぼ変わりませんでしたが，pCO_2 の差は 8.6 ［−7.84-25.05］ mmHg

表 2　静脈血ガスと動脈血ガスの分析結果の比較

項目	静脈血－動脈血
pH	0.033 [0.027-0.039] 低い
pCO_2	4.41 [2.55-6.27] mmHg 高い
HCO_3^-	1.03 [0.56-1.50] mmHg 高い
乳酸値	2.3 [1.4-3.2] mg/dL 高い

Eur J Emerg Med. 2014 Apr;21（2）:81-8

と大きく，CO_2 貯留が疑われる患者では静脈血ガス分析結果を代用することはやめたほうがよさそうです〔*Am J Emerg Med. 2012 Jul;30（6）:896-900*〕．

表3　AG 開大性代謝性アシドーシスの原因

乳酸アシドーシス
ケトアシドーシス
急性腎障害
慢性腎臓病
メタノール，エチレングリコール，ジエチレングリコール，プロピレングリコール中毒
サリチル酸中毒

Am J Kidney Dis. 2014 Oct;64（4）:653-7

- 乳酸値，ケトン体を評価し，他の不揮発性酸の関与がないかどうかを検討する．
- 乳酸値 9.1 mg/dL（1 mmol/L）当たり AG 1，ケトン体 1000 μmol/L 当たり AG 1 開大する．
- 乳酸アシドーシス，もしくはケトアシドーシスを疑った際は乳酸値，ケトン値で AG を補正し，補正後 AG＞12 であれば他の不揮発性酸の関連があると判断する〔*BMC Emerg Med. 2008 Dec 16;8:18*〕．
- 浸透圧ギャップの評価：
- 血清浸透圧の測定値－計算値を評価．
- 計算値＝2×［Na］＋［血糖（mg/dL）/18］＋［BUN（mg/dL）/2.8］
- 血清浸透圧の測定値－計算値＞10 で浸透圧ギャップありと判断する．浸透圧ギャップが認められる AG 開大性アシドーシスではアルコール中毒（メタノール，エチレングリコール，ジエチレングリコール，プロピレングリコール，イソプロパノール），サリチル酸中毒などの中毒症を考慮する〔*Am J Kidney Dis. 2011 Sep;58（3）:480-4*〕．

チャートIV-1 ②　AG 非開大性代謝性アシドーシスの評価
〔*N Engl J Med. 2014 Oct 9;371（15）:1434-45*〕

- 尿 AG を評価する．

- 尿 AG＝［尿 Na］＋［尿 K］－［尿 Cl］で計算され，尿中アンモニアとの相関性がある．正常値は 40 mEq/24 時間程度と陽性となる．また，尿 pH＞6.5 では尿 AG＝［尿 Na］＋［尿 K］－［尿 Cl］－［尿 HCO_3^-］で計算するとの意見もあるが，日本国内では尿 HCO_3^- の評価は困難である（血液ガス分析機を使用する方法はあるが）〔*Nephron. 2002 Mar ; 90（3）: 252-5*〕．
- AG 非開大性代謝性アシドーシスでは血液中 Cl，尿中 Cl が上昇しているため，尿 AG は陰性（0 未満）となる．ただし腎不全や遠位尿細管性アシドーシスに伴う AG 非開大性代謝性アシドーシスでは Cl 再吸収が増加するため，尿 AG は陽性（0 以上）となる〔*N Engl J Med. 1988 Mar 10;318（10）:594-9*〕．
- 尿 AG 陰性の場合の原因疾患：
- 下痢，NaCl 補液，近位尿細管性アシドーシス，糖尿病性ケトアシドーシスの改善期，慢性呼吸性アルカローシスの改善期〔*Nephron. 2002 Mar ; 90（3）: 252-5*〕．
- 尿 AG 陽性の場合の原因疾患：
- ケトアシドーシスの増悪期，慢性呼吸性アシドーシスの改善期〔*Nephron. 2002 Mar ; 90（3）: 252-5*〕
- 遠位尿細管性アシドーシス（1 型，4 型）
  - 血清 K 低下，尿 pH＞5.5 → 1 型遠位尿細管性アシドーシス
  - 血清 K 上昇，尿 pH＞5.5 → 4 型遠位尿細管性アシドーシス

チャートIV-2　代謝性アルカローシスの評価
〔*Lancet. 1998 Aug 8;352（9126）:474-9*〕
〔*N Engl J Med. 2014 Oct 9;371（15）:1434-45*〕

- 代謝性アルカローシスのパターンは 3 つで，血清 Cl の低下，レニン－アンジオテンシン－アルドステロン系（R-A-A 系）の亢進，高 Ca 血症によるものである（表4）．血中 Cl が Na と比較してより低下

表4　代謝性アルカローシスの原因

低 Cl を伴うもの	K 低下，R-A-A 系の亢進	高 Ca 血症	その他
・胃液の喪失（Cl 喪失） ・Cl 利尿：サイアザイド，ループ利尿薬 ・下痢：絨毛腺腫，先天性 Cl 下痢症 ・高 CO_2 血症後 ・Cl 摂取の低下（離乳食など） ・胃膀胱形成術（胃の一部で膀胱を拡張） ・嚢胞性線維症（汗中の Cl 濃度上昇）	・原発性アルドステロン症 ・鉱質コルチコイド過剰（先天性，薬剤性，Liddle 症候群） ・続発性アルドステロン症（ステロイド過剰，重度高血圧，悪性腫瘍） ・Bartter 症候群，Gitelman 症候群 ・下剤の濫用，泥の摂食 ・脱水（contraction alkalosis）	F -3 カルシウム濃度の異常 の チャートVI を参照	・カリベニシリン，アモキシシリン，ペニシリン ・炭酸水素ナトリウム投与 ・飢餓からの復帰 ・低 Alb 血症

Crit Care Clin. 2005 Apr;21（2）:329-46 を参考に作成

することで HCO_3^- が上昇し，アルカローシスとなる．

- 尿中 Cl の評価が原因評価に重要．
- 尿中 Cl＜10-25 mEq/L であれば，腎臓以外で Cl 喪失が生じていると考える→嘔吐，胃管，下痢．
- 尿中 Cl＞20-40 mEq/L であれば，腎からの Cl 喪失を考慮する→R−A−A 系の亢進，ステロイド，Liddle 症候群，Bartter 症候群，利尿薬（サイアザイド），低 Mg 血症．
- 尿中 Cl＞20-40 mEq/L（腎からの Cl 喪失）では尿中 K 値，低 K 血症合併の有無，高血圧合併の有無がさらに鑑別に有用である．
- 尿中 K＞30 mEq/L，高血圧，低 K 血症→ステロイド過剰，鉱質コルチコイド過剰．
- 尿中 K＞30 mEq/L，血圧正常→ Gitelman 症候群（尿 Ca 低値），Bartter 症候群（尿 Ca 高値）．

チャート IV-3 呼吸性アシドーシス，呼吸性アルカローシスの評価

〔N Engl J Med. 2014 Oct 9;371（15）:1434-45〕

- 低換気による $PaCO_2$ 上昇で呼吸性アシドーシス，過換気に伴う $PaCO_2$ 低下で呼吸性アルカローシスが生じる．
- A-aDO_2 の評価（平地，室内気にて）：
- A-aDO_2＝150−PaO_2−1.25 × $PaCO_2$ で計算
- A-aDO_2 ≦ 10 mmHg（高齢者では≦ 20）では正常範囲．
- A-aDO_2＞10 mmHg（高齢者では≧ 20）ではガス交換障害の合併あり．

尿細管性アシドーシス（RTA）

- 尿細管性アシドーシス（renal tubular acidosis：RTA）は，腎臓の尿酸性化の障害による代謝性アシドーシスである．AG 非開大性代謝性アシドーシスとなる．
- AG 非開大性代謝性アシドーシスを来すのは尿細管性アシドーシスと下痢，薬剤性のみ〔J R Soc Med. 2001 May;94（5）:221-5〕．

RTA のタイプ

〔Lancet. 1998 Aug 8;352（9126）:474-9〕〔J R Soc Med. 2001 May;94（5）:221-5〕

- RTA は以下の 1-4 型に分類される．1 型，2 型，4 型 RTA の原因を表 5 に示す．
- 1 型 RTA：遠位 RTA（最多）．細かな分類は表 6 を参照．
- 集合管における H^+ の排泄障害による．フロセミド投与下でも尿 pH＜5.5 を達成できない．
- 2 型 RTA：近位 RTA（まれ）．
- 近位尿細管での HCO_3^- 再吸収障害とアンモニア産生の低下による．フロセミド投与による尿の酸性化は保たれる（尿 pH＜5.5 となる）．
- 炭酸水素ナトリウム（$NaHCO_3$）を投与し，尿 pH＞6.5 としたときに血清 HCO_3^-＜22 であれば 2 型 RTA と診断可能．
- 3 型 RTA：1，2 型の混合型で未熟な尿細管によるもの（乳児例で多い）．
- 4 型 RTA：アルドステロン作用の低下による RTA．I 型に似るが，高 K 血症を伴うことが大きく異なる．

表5 1型，2型，4型 RTA の原因

	遠位 RTA（1 型）	近位 RTA（2 型）	4 型 RTA
先天性	Ehlers-Danlos 病 Wilson 病 Marfan 症候群 sickle cell disease	Wilson 病 シスチン症 チロシン血症 フルクトース不耐症 糖原病 1 型 Lowe 症候群 ガラクトース血症 Fanconi 症候群	アルドステロン耐性 ・スピロノラクトン，ST 合剤，ペンタミジン レニン低下 ・NSAIDs，β 遮断薬，シクロスポリン ・糖尿病 ・間質性腎炎 ・アミロイドーシス ・M 蛋白血症 アルドステロン低下 ・Addison 病 ・重症疾患 ・ACE 阻害薬，ARB ・ヘパリン，ケトコナゾール
後天性	SLE 慢性活動性肝炎 Sjögren 症候群 原発性胆汁性胆管炎 甲状腺炎，血管炎 リチウム中毒 トルエン中毒 アムホテリシン B 使用	重金属中毒 テトラサイクリン イホスファミド 炭酸脱水素酵素阻害薬 多発性骨髄腫	

South Med J. 2000 Nov;93（11）:1042-52／Dimens Crit Care Nurs. 2010 May-Jun;29（3）:112-9 を参考に作成

表6　1型RTA（遠位RTA）の分類

	尿中 pH	尿中 pH フロセミド 投与あり	血清 K	フロセミド投与後 尿中 K	尿中 pCO_2	備考
正常	<5.3	<5.3	→	正常	>65	
permeability	>5.5	>5.5	↓	正常	>65	・アムホテリシン B 投与後など ・集合管での H⁺ 透過性の低下
secretory	>5.5	>5.5	↓	正常	<50	・type 2 carbonic anhydrase deficiency ・AE1 protein mutations ・集合管 proton-transporting ATPase 欠損 ・集合管での H⁺ 分泌の低下．代わりに K の分泌が亢進し，低 K を来す
voltage	>5.5	>5.5	→ or ↑	低下	<50	・尿路閉塞，SLE，間質性腎炎，アミロライド投与後で認められる ・集合管の電位低下
incomplete RTA	NA	>5.5	→ or ↓	正常	<50	・HCO₃⁻ は正常を示す

Lancet. 1998 Aug 8;352 (9126) :474-9

■ アルドステロン作用の低下により遠位尿細管での K 排泄，H⁺ 排泄が低下し，高 K 血症，アシドーシスを来す．尿 pH<5.5 となる．

7　尿崩症

- 尿崩症は視床下部，下垂体後葉からの抗利尿ホルモン（ADH もしくは AVP：アルギニン−バソプレシン）の分泌不全，もしくは腎臓での ADH 感受性低下により尿濃縮力が低下し，希釈された尿が大量に排出され続ける病態である．
- ADH 分泌不全によるものを中枢性尿崩症，感受性低下によるものを腎性尿崩症と呼ぶ．
- また妊娠中は ADH の代謝が亢進することで尿崩症を呈しうる．
- 多尿，口渇感，高 Na 血症の鑑別疾患として重要である．成人における多尿とは 40-50 mL/kg/24 時間，1 日に約 3 L 以上の排尿で定義される．

〔*Horm Res Paediatr. 2012;77(2):69-84*〕

尿崩症のマネジメント（診断）

チャート1　尿崩症の診断

チャートI-1 **多飲や高 Na 血症において尿崩症を疑った場合は，まず尿量，飲水量の評価を行い，多尿があるか（＞40-50 mL/kg/24 時間）を評価する**

- 尿量が正常であれば多尿ではなく頻尿である．その場合は尿路感染症，前立腺肥大症，神経因性膀胱，骨盤内腫瘍などを考慮する．
- 尿量＞40-50 mL/kg/24 時間（0-10 歳では＞50-60 mL/kg/24 時間）で多尿と判断する．

- 高血糖や高 Ca 血症，低 K 血症がある場合は血糖や電解質補正をして尿量を評価する．
- 高血糖では尿糖による浸透圧性利尿，高 Ca 血症や低 K 血症では腎性尿崩症による多尿となる．

チャートI-2 **多尿がある場合は血清 Na，血漿浸透圧，尿浸透圧，血清 ADH もしくは copeptin（2018年時点では保険未収載）を評価する**

- 評価は夜間 8 時間以上の飲水制限後に行うと精度はより上昇する．指導すれば外来でも可能．
- この時点で尿浸透圧＞800 mOsm/kg（もしくは尿比重 ≧ 1.024 **[Q&A ①▶]**）であれば心因性多飲によるものと判断する〔*Intern Med J. 2018 Mar;48(3):244-53*〕．
- 血清 ADH ≧ 3.0 pg/mL（copeptin ≧ 21.4 pmol/L）では腎性尿崩症と判断可能．
- 多飲多尿患者 55 例（最終的な診断は中枢性尿崩症 11 例，不完全中枢性尿崩症 16 例，心因性多飲症 18 例，腎性尿崩症 10 例）において水制限試験前後の血清 ADH，copeptin を評価した報告では，基礎値における血清 ADH ≧ 3.0 pg/mL または copeptin ≧ 21.4 pmol/L は感度 100％，特異度 100％で腎性尿崩症を示唆する結果であった〔*J Clin Endocrinol Metab. 2015 Jun;100(6):2268-74*〕．
- 上記を満たさず，血清 Na＞143 mEq/L，血漿浸透圧＞295 mOsm/kg，尿浸透圧＜血漿浸透圧であれば尿崩症と判断し，デスモプレシン負荷試験を行う．どれか 1 つでも満たさない場合は水制限試験を行う．

Q&A ①

Q 尿浸透圧の結果が出るまでに時間がかかってしまいます．どうすればよいでしょうか？

A 病院によっては，血漿浸透圧や尿浸透圧，尿生化学検査が外部委託のため，時間がかかってしまうことがあると思います．尿浸透圧検査結果がすぐに得られない場合はどのように評価したらよいでしょうか．そのポイントは尿比重です．

尿比重 1.010 は尿浸透圧 300 mOsm/kg とほぼ一致し，尿比重 0.010 増加毎に尿浸透圧は 200-300 mOsm/kg 増加します．健常者では一致率は

93％，内科入院患者では 80-86％と良好であるものの，糖尿病患者での一致率は 78％と低くなります．また膿尿など病的な尿の場合も正確性は低下します〔*Br Med J (Clin Res Ed). 1982 Oct 23;285(6349):1168*〕〔*J Clin Lab Anal. 2010;24(6):426-30*〕．

したがって，水制限試験において尿比重＜1.010 が持続する場合は尿濃縮障害があると考えてよく，デスモプレシン負荷後に尿比重＞1.020 まで濃縮される場合は反応性ありと判断可能です．ただし，診断確定には検査結果を待ったほうがよいです．

多尿，高 Na 血症の病歴

I-1
尿量の確認
10 歳〜：＞40-50 mL/kg/24 時間
0〜10 歳：＞50-60 mL/kg/24 時間
糖尿病や高 Ca 血症，低 K 血症の除外

I-2
夜間≧8 時間の飲水制限後に評価
血清 Na，血漿浸透圧，尿浸透圧，
血清 ADH 値の評価（copeptin の評価＊）

＊copeptin は，2018 年現在ではコマーシャルベースでの測定は不可，もしくは自費検査となる（ADH よりも copeptin のほうが感度，特異度は良好）．

尿浸透圧＞800 mOsm/kg
（尿比重≧1.024）
　→ あり → 心因性多飲症
↓ なし

血清 ADH≧3.0 pg/mL
（copeptin≧21.4 pmol/L）
　→ あり → 腎性尿崩症
↓ なし

血清 Na＞143 mEq/L
血漿浸透圧＞295 mOsm/kg
尿浸透圧＜血漿浸透圧

すべて満たす ／ 満たさない

II **水制限試験**

- 尿浸透圧＜300 mOsm/kg
- 尿浸透圧 300-800 mOsm/kg
- 尿浸透圧＞800 mOsm/kg

尿崩症

III
デスモプレシン負荷
水制限後の血清 ADH，copeptin の評価
再度病歴の評価

心因性多飲症

II-1 **デスモプレシン負荷**

- 尿浸透圧＞50%上昇
- 尿浸透圧＜50%上昇

不完全中枢性尿崩症
不完全腎性尿崩症
心因性多飲症

IV 中枢性尿崩症
V 腎性尿崩症

- ■尿浸透圧≧300 mOsm/kg で血糖高値であれば高血糖による浸透圧利尿を考慮する．また BUN が高値であれば腎疾患による多尿を考慮する．
- ■心因性多飲症では尿浸透圧は低下するが，低 Na 血症となる〔*Cleve Clin J Med. 2006 Jan;73（1）:65-71*〕．

チャート II **水制限試験とデスモプレシン負荷試験**

- ■水制限試験では水分摂取を 4-18 時間程度制限し，その間の体重，尿浸透圧，血清 Na 濃度を評価する〔*Intern Med J. 2018 Mar;48（3）:244-53*〕．
- ▪軽度多尿（3-5 L/24 時間）では夜 20 時から，中等度多尿（5-7 L/24 時間）では深夜 0 時から，高度多尿

（＞7 L/24 時間）では朝8時より水制限試験を開始する．

- 朝8時より1時間毎に体重，血圧，脈拍数，尿浸透圧，尿Na値を評価．血液検査は4時間毎と試験終了時（デスモプレシン負荷試験前）に行い，電解質，血清ADH（またはcopeptin）を評価する．
- 水制限試験は終了基準（表1）のいずれかを満たせば終了する〔Intern Med J. 2018 Mar;48（3）:244-53〕.
- 水制限試験において，尿浸透圧＞800 mOsm/kg となる場合は心因性多飲症と判断する．デスモプレシン負荷試験の必要はない．
- 水制限試験において，尿浸透圧＜300 mOsm/kg となる場合は尿崩症と判断する．デスモプレシン負荷試験（チャートII-1）を行い，中枢性尿崩症，腎性尿崩症を鑑別する．
- 水制限試験において，尿浸透圧 300-800 mOsm/kg では判断が難しい．デスモプレシン負荷試験や水制限試験後の血清ADH（またはcopeptin），また再度病歴を評価しつつ判断する（チャートIII）.

チャートII-1 水制限試験後の尿浸透圧＜300 mOsm/kg ではデスモプレシン負荷試験を行う

- 水制限試験後，そのままデスモプレシン負荷試験へ移行する．
- 尿浸透圧＞800 mOsm/kg となる場合は試験は不要．
- デスモプレシン 2 μg を静注（デスモプレシン注4

協和® を 0.5 A 使用）し，60分後の尿浸透圧，血清浸透圧，血清電解質を評価する〔Intern Med J. 2018 Mar;48（3）:244-53〕.

- 水制限試験後の尿浸透圧＜300 mOsm/kg かつデスモプレシン負荷試験において尿浸透圧が＞50%上昇する場合は中枢性尿崩症，上昇が＜50%の場合は腎性尿崩症と判断する（表2）.

チャートIII 水制限試験後の尿浸透圧 300-800 mOsm/kg では，デスモプレシン負荷試験や水制限試験後の血清ADH（もしくはcopeptin），病歴などから判断する

〔J Clin Endocrinol Metab. 2012 Oct;97（10）:3426-37〕
〔Intern Med J. 2018 Mar;48（3）:244-53〕

- 水制限試験後の尿浸透圧が 300-800mOsm/kg の場合，心因性多飲症か不完全尿崩症かの判断がつかない（表2）.
- この場合，再度病歴の評価や下垂体病変の評価，経過をフォローする必要がある．水制限試験後の血清ADH（もしくはcopeptin）も鑑別に有用である．また尿崩症の可能性が高ければデスモプレシン投与による治療的診断も考慮する．
- 心因性多飲症を示唆する病歴，所見：
  - 精神疾患の既往，症状がある．
  - 多尿や多飲症状に変動性がある．
  - 多飲症状が徐々に出現している（緩徐な経過）.
  - 下垂体MRIが正常．
  - デスモプレシン負荷試験において尿浸透圧の上昇が＜10%程度と反応が乏しい．
  - 治療としてのデスモプレシンを投与しても改善が乏しく，血清Na値が低下する．
  - 水制限試験後の血清ADH＞1.8 pg/mL は感度83%，特異度93%，copeptin＞4.9 pmol/L は感度94%，特異度94%で心因性多尿と不完全中枢性尿崩症を鑑別可能〔J Clin Endocrinol Metab. 2015 Jun;100（6）:2268-74〕.

表1 水制限試験終了基準

尿浸透圧がプラトーに達する（1時間前の評価時から30 mOsm/kg 未満の上昇しかない場合）
体重が基礎値の3%以上減少した場合
血清Na値＞150 mEq/L となる場合
尿浸透圧＞800 mOsm/kg となる場合

Intern Med J. 2018 Mar;48（3）:244-53

表2 水制限試験，デスモプレシン負荷試験結果の解釈

水制限試験後の尿浸透圧	デスモプレシン負荷後尿浸透圧	診断
＞800 mOsm/kg	試験不要	心因性多飲症
300-800 mOsm/kg	≦9%の上昇	心因性多飲症
	10-50%の上昇	不完全中枢性尿崩症
	＞50%の上昇	不完全中枢性尿崩症（より強く疑う）
＜300 mOsm/kg	＞50%の上昇	中枢性尿崩症
	＜50%の上昇	腎性尿崩症

Intern Med J. 2018 Mar;48（3）:244-53

高張食塩水負荷後の copeptin も鑑別に有用となる（Q&A②）．

- 不完全中枢性尿崩症を示唆する病歴，所見：
- 頭部外傷や下垂体手術の既往がある．
- 尿崩症の家族歴がある．
- 多飲，多尿症状の発症時期が明確．
- 夜間にも水分摂取を必要とする．
- 冷たい飲み物を好む．
- 下垂体 MRI にて下垂体柄の肥厚所見や，下垂体後葉のブライトスポット（T1 強調画像で高信号）が消失している．
- デスモプレシン負荷試験において尿浸透圧の上昇が＞50％と反応が良好．
- 治療としてのデスモプレシン投与にて症状の改善があり，かつ血清 Na 値が正常．
- 水制限試験後に血清 ADH＜1.8 pg/mL, copeptin＜4.9 pmol/L となる〔J Clin Endocrinol Metab. 2015 Jun;100 (6) :2268-74〕．高張食塩水負荷後の copeptin も鑑別

Q&A ②

Q copeptin とは何か，くわしく教えてください

A copeptin は ADH 前駆体の C 末端側から構成される蛋白です．AVP の放出を反映するマーカーになります．2018 年現在，血清 ADH はコマーシャルベースで測定可能ですが，ADH の評価には注意が必要です．

ADH の 90％は血中で血小板と結合しており，血小板を抑制する EDTA−2Na 容器での採血が必要です．また採血後は速やかに冷却遠心分離を行い，凍結保存を行わないと測定数値が高値となってしまいます．一方で copeptin は室温に数日間放置していても安定しているため，より精度の高い評価が可能になります〔J Clin Endocrinol Metab. 2011 Apr;96 (4) :1046-52〕．

実際に多飲多尿患者の鑑別における ADH，copeptin の感度，特異度を評価した報告では，copeptin を用いたほうがより精度の高い診断が可能との報告が多く，今後 copeptin が測定可能な条件が整えば copeptin を用いたほうがよいでしょう〔J Clin Endocrinol Metab. 2011 May;96 (5) :1506-15〕〔J Clin Endocrinol Metab. 2015 Jun;100 (6) :2268-74〕〔Best Pract Res Clin Endocrinol Metab. 2016 Mar;30 (2) :235-47〕．

copeptin を用いて多尿を評価した最近の報告を 1 つ紹介します．多尿が認められ尿崩症が疑われた 156 例において，水制限試験と高張食塩水負荷試験を施行した報告です．144 例で双方の検査が行われました．各試験の感度，特異度を表3にまとめます〔N Engl J Med 2018 Aug 2;379:428-39〕．水制限試験では特異度が不十分ですが，copeptin を用いた高張食塩水負荷試験では感度，特異度ともに良好と言えます．

水制限試験については チャートⅡ を参照してください．高張食塩水負荷試験の方法は以下のとおりです．

高張食塩水負荷試験：
- ・朝 8-11 時の間に行い，初期に 3％食塩水 250 mL をボーラス投与し，その後 9 mL/kg/時で持続投与する．
- ・30 分毎に静脈血ガス分析検査を行い血清 Na 値をフォロー．血清 Na ≧ 150 mEq/L となった時点で終了し，血清 copeptin を評価する．
- ・その後経口より 30 mL/kg の水を摂ってもらい，さらに 5％ブドウ糖液 500 mL を 40-60 分で静脈投与．
- ・1 時間後に血清 Na 値が改善していることを確認し，終了する．

表3　水制限試験と高張食塩水負荷試験における尿崩症の診断

多飲症 vs 中枢性尿崩症	感度 (%)	特異度 (%)
水制限試験	86.4 [75.0-94.0]	69.5 [58.4-79.2]
高張食塩水負荷試験，copeptin＞4.9 pmol/L	93.2 [83.5-98.1]	100 [95.5-100]
高張食塩水負荷試験，copeptin＞6.5 pmol/L	94.9 [85.9-98.9]	100 [95.5-100]
多飲症 vs 不完全中枢性尿崩症	感度 (%)	特異度 (%)
水制限試験	87.0 [66.4-97.2]	69.5 [58.4-79.2]
高張食塩水負荷試験，copeptin＞4.9 pmol/L	82.6 [61.2-95.0]	100 [95.5-100]
高張食塩水負荷試験，copeptin＞6.5 pmol/L	87.0 [66.4-97.2]	100 [95.5-100]

N Engl J Med 2018 Aug 2;379:428-39

表 4　腎性尿崩症の原因

後天性	先天性
薬剤性 ・精神疾患：リチウム，クロザピンをはじめとした抗精神病薬全般 ・抗癌剤：シスプラチン，エピルビシン ・抗菌薬：アムホテリシン B，ゲンタマイシン，デメクロサイクリン，ホスカルネット ・その他：コルヒチン，ロベンザリット，シメチジン，ベラパミル 高 Ca 血症，低 K 血症 腎疾患 ・慢性腎臓病，腎盂腎炎，閉塞性腎症，多嚢胞腎，移植腎 サルコイドーシス，アミロイドーシス，多発性骨髄腫，Sjögren 症候群 血管障害 ・鎌状赤血球症	X 染色体劣性遺伝 ・AVP V2 受容体遺伝子変異 常染色体劣性遺伝 ・AQP2 水受容体遺伝子変異

Drug Saf. 1999 Dec;21（6）:449-56／J Clin Endocrinol Metab. 2012 Oct;97（10）:3426-37

表 5　中枢性尿崩症の原因

後天性	先天性
・頭部外傷，外科手術 ・血管性：脳出血，くも膜下出血 ・腫瘍性：頭蓋咽頭腫，髄膜腫，胚細胞腫，下垂体腺腫，転移性腫瘍 ・肉芽腫性：Langerhans 細胞組織球症，サルコイドーシス ・感染性：髄膜炎，脳炎 ・炎症性：リンパ球性下垂体炎，自己免疫性下垂体炎，IgG4 関連下垂体炎 ・薬剤性：エタノール，ジフェニルヒダントイン，ヘビ毒 ・その他：水頭症，くも膜囊胞，変性疾患 ・特発性	・先天性奇形 ・常染色体優性遺伝：AVP-neurophysin 遺伝子変異 ・常染色体劣性遺伝：Wolfram 症候群 ・X 染色体劣性遺伝 ・特発性

J Clin Endocrinol Metab. 2012 Oct;97（10）:3426-37

に有用となる（Q&A②）．

■ 不完全腎性尿崩症を示唆する病歴，所見：

▫ リチウムなど腎性尿崩症の原因となる薬剤の使用歴や原因となる腎疾患，全身疾患の既往がある（表4）．

▫ 他の電解質異常が合併している（高 Ca 血症，低 K 血症）．

▫ 下垂体 MRI にて正常．

▫ 血清 ADH や copeptin は心因性多飲症よりも高値となりやすい．特に水制限試験前より高値となる点は鑑別に有用である〔J Clin Endocrinol Metab. 2011 May;96（5）:1506-15〕〔J Clin Endocrinol Metab. 2015 Jun;100（6）:2268-74〕．

▫ 治療としてのデスモプレシンを投与しても症状，所見に影響なし．

チャート IV　中枢性尿崩症のマネジメント

■ 中枢性尿崩症は＜20 歳の若年発症例と，70-90 歳代の高齢者に多い〔J Clin Endocrinol Metab. 2014 Jun;99（6）:2181-7〕．

■ 中枢性尿崩症では原因評価，治療と，ADH 補充療法を行う．

中枢性尿崩症の原因（表5）

■ 若年発症例では先天性，脳腫瘍，Langerhans 細胞組織球症に伴うものが多い．高齢者では外傷や下垂体炎，変性疾患に伴うもの，特発性が多い．

■ 中枢性尿崩症では造影下垂体 MRI の評価，他の下垂体ホルモン異常の評価を行う（G -12 下垂体機能低下症，中枢性尿崩症における下垂体の評価）．

中枢性尿崩症の治療

- ■水分摂取は必要不可欠となる．Na や蛋白制限も推奨される．
- ■デスモプレシンの投与が基本．点鼻薬と内服薬がある．
- ■デスモプレシン点鼻薬（デスモプレシン・スプレー 2.5®）：初期投与は眠前から 5-10 μg 投与し，夜間頻尿を抑制する．日中の症状に合わせて朝分を追加する．投与量は患者個人で異なるため，症状に合わせて調節する．鼻汁があると吸収率が低下する．
- ■デスモプレシン経口薬（ミニリンメルト®OD 錠 60 μg，120 μg，240 μg）：1 回 60-120 μg を 1 日 3 回内服する．最大投与量 720 μg/日．吸収率は患者により一定せず，高用量必要とすることもある〔*Neurosurg Clin N Am. 2012 Oct;23（4）:679-89*〕．
- ■その他の薬剤〔*Cleve Clin J Med. 2006 Jan;73（1）:65-71*〕：
- ■サイアザイド系利尿薬（フルイトラン®）：遠位尿細管での Na，Cl 再吸収を抑制し，その分近位での再吸収を促進させる．その際近位での H_2O 再吸収も促進させる．中枢性尿崩症，腎性尿崩症に対して有用である．
- ■クロルプロパミド（アベマイド®：SU 剤）：抗利尿効果，ADH 感受性上昇効果がある．低血糖に注意が必要である．
- ■カルバマゼピン（テグレトール®）：ADH 調節に関与する浸透圧受容体の感度を低下させ，ADH 分泌を亢進させる．
- ■クロフィブラート（クロフィブラート®）：ADH 分泌作用があるフィブラート系薬剤である．

腎性尿崩症のマネジメント

- ■腎性尿崩症は腎臓における ADH 感受性が低下した状態であり，次の 3 つの障害が関与する〔*Cleve Clin J Med. 2006 Jan;73（1）:65-71*〕．
- ■皮質－髄質浸透圧差の維持，構成障害による水再吸収障害．
- ■遠位，近位での ADH-cyclic adenosine monophosphate system の障害による尿細管と髄質間質の浸透圧均衡の障害．
- ■尿細管内を急速に尿が流れることで生じる浸透圧利尿．
- ■腎性尿崩症は中枢性尿崩症と異なりデスモプレシンによる治療効果は期待できないため，原疾患の治療が主となる．またサイアザイドは腎性尿崩症でも効果が期待できる．

腎性尿崩症の原因（表 4）

〔*Cleve Clin J Med. 2006 Jan;73（1）:65-71*〕
- ■薬剤性の原因で報告が最も多いのがリチウムであり，リチウム製剤開始初期では 60％で多飲，多尿が認められる．
- ■リチウムによる腎性尿崩症症例のうち 20-25％はリチウム血中濃度が治療域であった．
- ■また，リチウムは中枢性尿崩症の原因にもなりうる．

8 慢性腎臓病のマネジメント

■慢性腎臓病（chronic kidney disease：CKD）は糸球体濾過量（GFR）＜60 mL/分/1.73 m^{2}が3か月以上持続する状態と定義される．

■CKD患者のマネジメントで重要な点は，治療可能な原因が隠れていないかの検討，腎不全進行の予防，腎不全に付随する障害への対応，心血管イベントの予防，透析適応の判断である．

CKDのスクリーニングとステージング

■GFRの低下がなくてもAlb尿が認められる場合はGFR＜60 mL/分/1.73 m^{2}の状態と同様に心血管イベントリスク，腎不全増悪リスクがあるため，GFRとAlb尿の2軸で腎不全のステージングを行い介入する（図1）．

▪したがってCrのみでCKDは評価できない．糖尿病や高血圧，高齢者といったCKDリスクのある患者ではAlb尿の評価を行う〔*Lancet. 2012 Jan 14;379（9811）:165-80*〕．

▪リスクや症状のない患者群でのスクリーニングは推奨されない〔*Ann Intern Med. 2013 Dec 17;159（12）:835-47*〕．

CKDの原因

■CKDの原因として最も多いものは糖尿病と高血圧で双方合わせて7割を占める．

▪それ以外の原因として糸球体腎炎，慢性間質性腎炎，閉塞性腎症，悪性腫瘍，囊胞性疾患などがある（表1）〔*N Engl J Med. 2010 Jan 7;362（1）:56-65*〕．

▪CKDの原因は糖尿病性，血管性，糸球体性，尿細管・間質性，囊胞性の5つに分類され（表2），CKD患者ではまず糖尿病を評価し，糖尿病の関与が否定的であればそれ以外の原因を評価する〔*Lancet. 2010 Apr 10;375（9722）:1296-309*〕．

■自己免疫疾患，閉塞性腎障害，薬剤性，動脈硬化による腎虚血，サルコイドーシス，アミロイドーシス，結核などは治療可能な腎不全の原因となりうる．

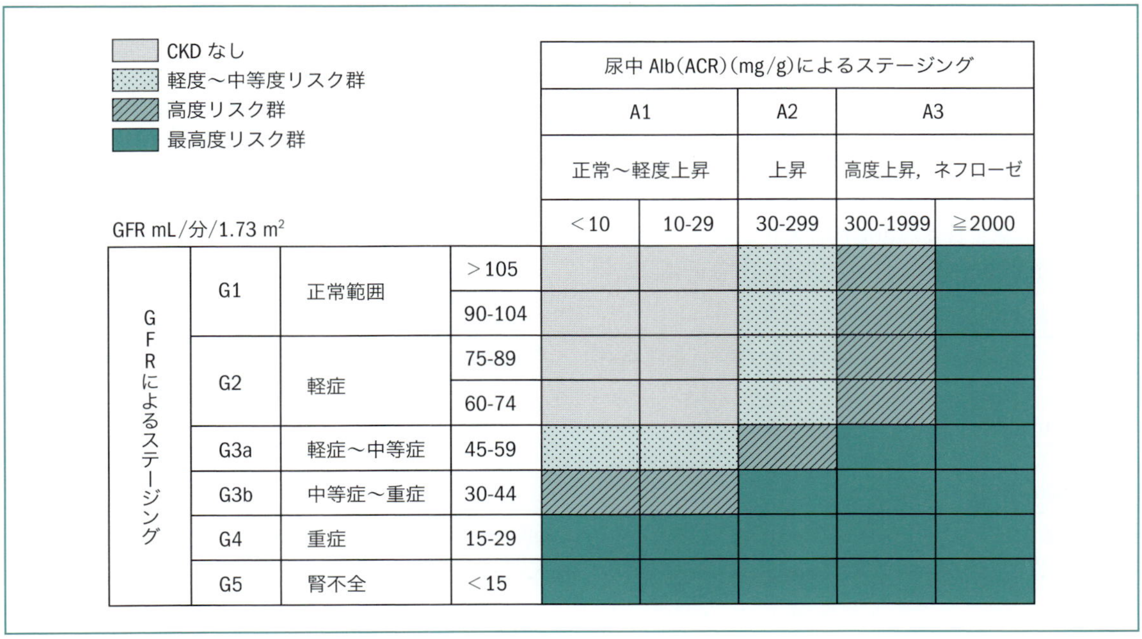

図1 CKDのステージング
ACR：Albumin-Creatinine Ratio

Lancet. 2012 Jan 14;379（9811）:165-80

表1　CKD の原因

原因	頻度
1 型糖尿病	3.9%
2 型糖尿病	41.0%
高血圧	27.2%
糸球体腎炎	8.2%
慢性間質性腎炎，閉塞性腎症	3.6%
先天性，嚢胞性疾患	3.1%
続発性糸球体腎炎，血管炎	2.1%
悪性腫瘍，形質細胞性疾患	2.1%
その他	4.6%
不明	5.2%

N Engl J Med. 2010 Jan 7;362（1）:56-65

- 初診の CKD で，炎症反応がある患者や蛋白尿，尿沈渣所見で異常が認められる患者，糖尿病や高血圧の関与が低いと考えられる患者では精査を考慮する．
- 尿検査において有棘赤血球≧ 5％，Alb 尿が主体の

表2　CKD の原因分類

糖尿病性	糖尿病
血管性	large-vessel（腎動脈狭窄），small-vessel（高血圧，血管炎，微小血管障害）
糸球体性	IgA 腎症，自己免疫，感染，悪性腫瘍，薬剤，hyperfiltration（肥満，腎容積低下）
尿細管/間質性	自己免疫，薬剤（NSAIDs，金属），慢性感染，閉塞性腎症，急性腎障害後
嚢胞性	多嚢胞腎

Lancet. 2010 Apr 10;375（9722）:1296-309

蛋白尿の場合は糸球体の障害を示唆し，低分子蛋白が主な蛋白尿では尿細管障害を示唆する〔*Am J Kidney Dis. 1992 Dec;20（6）:618-28*〕．

- 赤血球円柱は糸球体腎炎，白血球円柱は腎盂腎炎や間質腎炎を示唆する所見である〔*Lancet. 2012 Jan 14;379（9811）:165-80*〕．

CKD 進行の予防，心血管イベントの予防

- CKD のうち，透析導入となるのは 2％程度であるが，

Q&A

Q 尿中 Alb の評価（ACR）はどの程度の腎不全まで信頼できますか？

A 尿中 Alb の評価には 24 時間蓄尿による測定が最も正確ですが，外来ではそれも困難であるため，albumin-creatinine ratio（ACR）を使用します．ACR は尿中 Alb/Cr 比で，1 日に 1 g の Cr が排泄されることを前提として計算される尿中 Alb 量となります．したがって，Cr 排泄が障害される腎不全では ACR が正確ではない可能性もあります．

　24 時間尿中 Alb 量と ACR の相関性を評価した報告では，ACR のばらつきは大きく（表3），3 回の検査を行ってもあまり正確には評価できませんでした〔*Am J Kidney Dis. 2013 Dec;62（6）:1095-101*〕．厳密にカットオフ値で区切るのではなく，おおまかな指標として用いたほうがよさそうです．

　評価する尿ですが，早朝尿を使用します．早朝尿を使用した ACR は 24 時間尿中 Alb 量との一致率は 74-96％と良好ですが，随時尿では 43-54％と低下します〔*Curr Opin Nephrol Hypertens. 2008 Nov;17（6）:600-3*〕．

表3　24 時間尿中 Alb 量と ACR の関連

Alb 尿	24 時間 Alb 尿	基礎 ACR	1 回検査	2 回検査	3 回検査
正常：<30 mg/日	～ 30 mg/日	27	0-150（467%）	0-133（400%）	0-124（367%）
微量 Alb 尿：30-300 mg/日	～ 100 mg/日	88	0-239（170%）	0-212（140%）	0-212（140%）
Alb 尿：>300 mg/日	～ 300 mg/日	265	44-486（83%）	71-460（73%）	80-451（70%）
	～ 1000 mg/日	884	389-1379（56%）	460-1308（48%）	486-1291（46%）
ネフローゼ：>3000 mg/日	～ 3000 mg/日	2652	1397-3916（48%）	1565-3739（41%）	1627-3677（38%）

Am J Kidney Dis. 2013 Dec;62（6）:1095-101

表4　予防治療とその心血管イベント予防効果，腎不全増悪予防効果

予防治療	心血管イベント予防効果（死亡リスク軽減効果）	腎不全増悪予防効果
降圧治療（ACE 阻害薬，ARB）	○	○
糖尿病治療	○	○
スタチン	○	×
高尿酸血症治療	△〜○	△〜○
蛋白制限食	×	×
炭酸水素ナトリウム（NaHCO₃）	×	○
アスピリン一次予防	△	×
Ca，リン値の補正	○	？

N Engl J Med. 2010 Jan 7;362（1）:56-65／Am J Kidney Dis. 2015 Apr;65（4）:543-9

それ以上に心血管障害で死亡する患者が多い．したがって CKD 患者では腎不全増悪の予防と心血管イベントの予防治療が重要となる．

- 予防治療とその心血管イベント予防効果，腎不全増悪予防効果を表4にまとめた．
- 降圧治療は腎機能増悪予防，心血管イベント予防のために重要である．
- 塩分制限（3-6 日）をし，ACE 阻害薬もしくは ARB を使用する．ACE 阻害薬と ARB の併用はより蛋白尿軽減効果が見込めるものの，腎不全増悪リスクとなるため避ける〔*BMJ. 2013 Jan 28;346:f360*〕．
- 目標血圧は＜130/80 mmHg とする．
- ただし，収縮期血圧＜120 mmHg は反対に腎機能増悪リスクとなる可能性があるので注意する〔*Lancet. 2012 Jan 14;379（9811）:165-80*〕．
- 尿中 Alb ≧ 300 mg/24 時間もしくは≧ 300 mg/g Cr では ACE 阻害薬を第一選択とし，副作用などで使用できない場合は他の ACE 阻害薬もしくは ARB を使用する〔*Hypertension. 2018 Jun;71（6）:e13-115*〕．
- 糖尿病性腎症における血糖コントロール目標値は年齢，患者の状態により決定すべきである．
- 腎障害は微小血管障害であり，HbA1c＜7 ％でより腎不全増悪リスクは低くなるものの，心血管リスク，死亡リスクは変わらない．血糖コントロール目標値は患者の年齢，状態に応じて決定する（G -1 2 型糖尿病）．
- スタチンは死亡リスクを軽減させるが，末期腎不全リスクは軽減させない．
- 死亡リスク（RR 0.81 [0.71-0.94]），末期腎不全リスク（RR 0.98 [0.62-1.56]）〔*Ann Intern Med. 2012 Apr 17;156（8）:570-81*〕．
- 尿中 Alb 減少効果は認められる〔*Lancet. 2012 Jan 14;*

379（9811）:165-80〔*Am J Kidney Dis. 2016 Jun;67（6）:881-92*〕．

- CKD 患者における高尿酸血症の治療は腎不全増悪予防効果，心血管イベントリスク軽減効果が認められる〔*Am J Kidney Dis. 2015 Feb;65（2）:177-205*〕．
- 推算糸球体濾過量（eGFR）＜60 mL/分/1.73 m² の CKD 患者に対するアロプリノール 100 mg/日は eGFR 低下速度の抑制効果，心血管イベントリスク低下効果がある〔*Am J Kidney Dis. 2015 Apr;65（4）:543-9*〕．ただし小規模研究のため信頼性については議論がある．
- eGFR 15-60 mL/分/1.73 m² の CKD 患者で無症候性の高尿酸血症（尿酸値≧ 7 mg/dL）に対するフェブキソスタット 40 mg/日は eGFR 低下の予防効果が期待できる〔*Am J Kidney Dis. 2015 Dec;66（6）:945-50*〕．しかしながら日本国内でステージ 3 の CKD 患者で，無症候性の高尿酸血症が認められた患者467 例を対象とし，フェブキソスタット投与群とプラセボ群を比較した二重盲検化ランダム化比較試験（FEATHER trial）では，2 年間における eGFR は両者で有意差が認められなかった〔*Am J Kidney Dis. 2018 Dec;72（6）:798-810*〕．
  - ステージ 4 以上の CKD 患者では降尿酸薬を考慮するが，ステージ 2-3 では必須とも言い難い．
- eGFR＜30 mL/分/1.73m² の CKD 患者では蛋白制限食（＜0.8 g/kg/日）が推奨されているものの，死亡リスク，末期腎不全進行リスクは有意差なし．
- 死亡リスク（RR 0.58 [0.29-1.16]），末期腎不全リスク（RR 1.62 [0.62-4.21]）〔*Ann Intern Med. 2012 Apr 17;156（8）:570-81*〕．
- 血中 HCO₃⁻ ≦ 22 mEq/L の CKD 患者における NaHCO₃ の投与は腎不全増悪予防効果が見込める．

- HCO_3^- ≦ 22 mEq/L は腎不全増悪因子（HR 1.54 [1.13-2.09]）〔*Am J Kidney Dis. 2009 Aug;54（2）:270-7*〕.
- Ccr 15-30 mg/分，HCO_3^- 16-20 mEq/L を満たす CKD 患者 134 例を対象としたランダム化比較試験において，NaHCO$_3$ 1.82 ± 0.8 g/日の投与は血中 HCO_3^- 値を改善させ，長期的な Ccr の低下を有意に予防した〔*J Am Soc Nephrol. 2009 Sep;20（9）: 2075-84*〕．メタアナリシスでも長期的な GFR の改善，Cr，BUN の低下効果が認められる〔*Am J Nephrol. 2012;35（6）:540-7*〕.
- ただし，HCO_3^- の目標値は明確ではない．HCO_3^-＞ 24 mEq/L では心血管イベントリスクが上昇する報告もあるため，22-24 mEq/L を目標とする意見もある〔*Am J Kidney Dis. 2016 Feb;67（2）:307-17*〕.
- 2016 年現在，CKD 患者に対する NaHCO$_3$ の効果を評価したランダム化比較試験（UBI study, SoBic-Study）が進行中である〔*J Nephrol. 2012 May-Jun;25（3）:437-40*〕〔*Trials. 2013 Jul 4;14:196*〕.
- 心血管イベントの一次予防目的のアスピリンは，非致死的心筋梗塞，一過性脳虚血発作の予防効果はある（NNT 357，435）が，出血リスクは上昇する（NNH 286）.
- 予防効果も弱いため，一次予防としてのアスピリンは推奨されない〔*JAMA. 2014 Dec 17;312（23）:2510-20*〕.

CKD に付随する障害への対応

- CKD に付随する障害としては，低栄養，高 K 血症，Ca，リン濃度の異常，骨粗鬆症，腎性貧血が挙げられる.
- CKD の非透析患者では 1 日のカロリー摂取量は 30-35 kcal/kg，蛋白量は 0.6-0.8 g/kg とする．蛋白の半分は動物性蛋白がよい（必須アミノ酸を含むように）〔*Lancet Diabetes Endocrinol. 2016 Apr;4（4）:360-73*〕.
- CKD では慢性炎症によりカロリー消費が増大する．一方で高蛋白では尿毒症の増悪リスクがあるため，低蛋白が推奨される.
- 透析患者では蛋白量は 1.0-1.2 g/kg.
- 塩分摂取量は 5-6 g/kg 以下とし，K 摂取量は 2.5 g/日とする.
- 高 K 血症に対する対応は F -2 カリウム濃度の異常 を参照.
- CKD における Ca とリンのマネジメント：
- CKD では Ca，リン，副甲状腺ホルモン（PTH．評価は intact PTH もしくは whole PTH を用いる）を定期的に評価する．GFR 30-60 mL/分/1.73 m^2 では 6-12 か月毎にフォローする．＜30 mL/分/1.73 m^2 では Ca，リンは 3-6 か月毎，PTH は 6-12 か月毎に

フォローし，さらに ALP も年 1 回はフォローする〔*Ann Intern Med. 2018 Mar 20;168（6）:422-30*〕.
- CKD（GFR＜60 mL/分/1.73 m^2）では腎臓でのビタミン D 活性化が低下（25（OH）D → 1,25（OH）$_2$D）し，また腎臓における Ca 再吸収も低下するため低 Ca 血症を来す．血清 Ca 低下により PTH 産生が亢進し，二次性副甲状腺機能亢進症も出現する.
- GFR＜20-30 mL/分/1.73 m^2 で十分なリンの排泄は困難となる．また，低 Ca 血症に伴う二次性副甲状腺機能亢進症によりさらに血清リン値が上昇する.
- 非透析患者における Ca 濃度×リン濃度≧ 55 は心血管イベントリスク（RR 1.82 [1.25-2.64]），脳梗塞リスク（RR 3.24 [2.37-4.41]），冠動脈疾患リスク（RR 2.43 [1.37-4.31]）となるため，Ca 値，リン値の補正は重要である〔*Clin Biochem. 2014 Jan;47（1-2）:77-81*〕.
- また，CKD 患者において血清リン高値は独立した腎不全増悪，死亡リスク因子となる（血清リン 1 mg/dL 上昇毎に末期腎不全 HR 1.36 [1.20-1.55]，死亡 HR 1.20 [1.05-1.37] 上昇する）〔*Am J Kidney Dis. 2015 Aug;66（2）:258-65*〕.
- Ca 値の補正：
- Ca の経口投与とビタミン D 製剤を使用.
- ビタミン D 製剤はビタミン D 欠乏が認められる患者で投与する〔*Am J Kidney Dis. 2015 Feb;65（2）:177-205*〕.
- ビタミン D 製剤は PTH 上昇例で投与を検討してもよい（PTH＞60 pg/mL で投与を考慮する）〔*Am J Med. 2011 Dec;124（12）:1165-70*〕.
- ビタミン D 欠乏の検査，診断，PTH との関連性は 補足 を参照.
- リン値の補正：
- 血清リン上昇リスクがある患者ではリン制限食（＜ 900 mg/日）を推奨する．それでも上昇する場合はリン吸着剤を使用する（表 5）〔*Curr Opin Nephrol Hypertens. 2014 Mar;23（2）:174-9*〕.
- 炭酸カルシウムよりもセベラマーのほうが死亡リスク軽減効果は高い〔*Lancet. 2013 Oct 12;382（9900）: 1268-77*〕.
- 炭酸カルシウムでは Ca の蓄積に注意する．低 Ca 血症を合併している CKD ではよい適応となる.
- スクロオキシ水酸化鉄は，高 Ca 血症リスクがなく，非ポリマー性のため，便秘や腸閉塞のリスクも低い．ただし保険適用は透析患者の高リン血症のみ.
- CKD における骨粗鬆症のマネジメント：
- ビスホスホネートを使用するが，ルーチンでの投与は推奨されない．骨密度低下例で使用する（ G -14 骨粗鬆症 ）.
- CKD における腎性貧血のマネジメント：

表5 リン吸着剤

薬剤（商品名）	投与量	注意点
沈降炭酸カルシウム（カルタン®）	3 g/日 分3	Ca 濃度上昇
炭酸ランタン（ホスレノール®）	750-2250 mg/日 分3	ランタンの蓄積（臨床的意義不明）
セベラマー（フォスブロック®，レナジェル®）	1-9 g/日 分3	代謝性アシドーシスリスク まれに腸炎の報告がある
ビキサロマー（キックリン® カプセル）	500-7500 mg/日 分3	副作用として消化管症状や便秘，消化管潰瘍がある
スクロオキシ水酸化鉄（ピートルチュアブル®錠）	750-1500 mg/日 分3	Ca 濃度上昇リスクや消化管症状リスクが少ない 透析患者の高リン血症に保険適用あり

表6 エリスロポエチン製剤

一般名	商品名	投与量	特徴
エポエチンベータペゴル	ミルセラ® 25，50，75，100，150，200，250 μg	（透析）皮下注射 初回：50 μg 2週毎 維持：25-250 μg 4週毎 （保存期）皮下注射 初回：25 μg 2週毎 維持：25-250 μg 4週毎	4週に1回の投与 （半減期 137 時間）
ダルベポエチンアルファ	ネスプ® 5，10，15，20，30，40，60，120，180 μg	（透析）静注 初回：20 μg 週1回 維持：15-60 μg 週1回 （保存期）皮下注射 初回：30 μg 2週毎 維持：30-60 μg 2週毎	1-2週に1回の投与
エポエチンベータ	エポジン® 1500，3000，6000，9000，12000 単位	（透析）静注 初期：3000 単位 週3回 維持：1500-3000 単位 週 2-3 回 （保存期）皮下注射 初期：6000 単位 週1回 維持：6000-1万2000 単位 2週毎	週に 2-3 回の投与 （半減期 24.2 時間）
エポエチンアルファ	エスポー® 750，1500，3000 単位	（透析）静注 初期：3000 単位 週3回 維持：1500-3000 単位 週 2-3 回	週に 2-3 回の投与 （半減期 24.2 時間）

F 腎・泌尿器

- 腎性貧血ではエリスロポエチン製剤を使用する．使用するエリスロポエチン製剤は表6を参照．CKD患者に対するダルベポエチンアルファとエポエチンアルファの効果を比較したメタアナリシスでは，死亡リスクに有意差なく，どの薬剤を使用してもよい〔*Am J Kidney Dis. 2015 Jul;66（1）:69-74*〕．

- Hb の目標値は 9-12 g/dL．それ以上では死亡リスクの上昇（RR 1.17［1.01-1.35］），心不全リスク，脳梗塞リスク，腎不全増悪リスクの上昇が認められる〔*N Engl J Med. 2006 Nov 16;355（20）:2085-98*〕〔*Lancet. 2007 Feb 3;369（9559）:381-8*〕〔*N Engl J Med. 2009 Nov 19;361（21）:2019-32*〕〔*Am J Kidney Dis. 2012 Sep;60（3）:390-401*〕．

- Hb<9 g/dL でエリスロポエチン製剤を使用し始めると覚えておくとよい．

- フェリチン値は ≧ 100 ng/mL かつトランスフェリン飽和度 ≧ 20％を維持するように鉄剤の経口投与を行う〔*Am J Kidney Dis. 2016 Apr;67（4）:548-58*〕．改善が認められない場合は経静脈投与を行う．血清フェリチン値は 800 ng/mL を超えないように注意する．

- 本来，CKD における鉄欠乏の評価では，末梢血における低色素赤血球率＞6％（感度 82％，特異度 95％）や，網状赤血球中 Hb＜29 pg（感度 57％，特異度 93％）を用いるほうが正確性は高い．それらの検査が困難な場合はフェリチン＜100 ng/mL かつトランスフェリン飽和度＜20％（感度 33％，特異度 98％）を用いる〔*Am J Kidney Dis. 2016 Apr;67（4）:548-58*〕．

- CKD 患者，特に透析患者の貧血では亜鉛欠乏の関連性も報告されている．亜鉛が低値の場合は鉄剤補充やエリスロポエチン製剤の投与のみでは改善が不十分であり，亜鉛補充により貧血の改善が得

表7 2年間での eGFR 変化率と1年以内の透析移行率

基礎 eGFR (mL/分/1.73 m²)	2年間での eGFR 変化率					
	−57%	−40%	−30%	−25%	−20%	0（安定）
20	**63%**	**31%**	**19%**	**15%**	**11%**	3.9%
35	**20%**	8.1%	4.8%	3.7%	2.7%	0.95%
50	5.0%	1.9%	1.1%	0.86%	0.63%	0.23%
65	0.71%	0.20%	0.09%	0.06%	0.04%	0.01%
80	0.45%	0.12%	0.05%	0.04%	0.02%	0.01%

60歳の男性，血圧，脂質異常症のコントロールが良好で，糖尿病（−），心血管疾患（−）の患者がモデル．
太字：1年以内の透析移行率が10%を超える群．

JAMA. 2014 Jun 25;311（24）:2518-31

られることもある〔*Ther Apher Dial. 2009 Jun;13（3）:213-9*〕〔*Nutrients. 2015 May 15;7（5）:3783-95*〕．亜鉛補充ではポラプレジンク（プロマック®）や酢酸亜鉛水和物製剤（ノベルジン®）を用いる．

透析適応の判断と準備

透析の適応

- 以下のいずれかを満たす場合に透析の適応となる．これらは GFR 5-10 mg/分/1.73m² で出現することが多い〔*Am J Kidney Dis. 2015 Feb;65（2）:177-205*〕．
  - 腎不全による症状が1つ以上出現（漿膜炎，酸塩基平衡障害，電解質異常，瘙痒感）．
  - 体液コントロール，血圧コントロールが不良．
  - 食事療法にかかわらず栄養状態が増悪．
  - 尿毒症に伴い認知機能が増悪．

透析の準備

- 1年以内に末期腎不全となる可能性が10-20%以上ある場合，シャント作成を含めたコンサルトを行う．
- ステージ G3 の腎不全では透析移行率は1.6%/年，G4 では9.6%/年，G5 では58.2%/年であり，eGFR<30 mL/分/1.73m² の場合は透析の必要性について患者と相談しておく必要がある〔*Am J Kidney Dis. 2010 Dec;56（6）:1082-94*〕．
- 透析移行率の評価には，eGFR の変化率が重要な因子となる．2年間の eGFR 変化率で透析移行リスクが予測可能である（表7）．
  - 元々の eGFR が 35 mL/分/1.73 m² で，2年間で eGFR が半分に低下している患者，元々の eGFR が 20 mL/分/1.73 m² で，2年間で eGFR がさらに低下している患者では1年以内の透析移行リスクが10%を超える〔*JAMA. 2014 Jun 25;311（24）:2518-31*〕．
  - 上記に加えて，糖尿病（HR 1.20［1.15-1.25］），高血圧（HR 1.25［1.22-1.28］），脂質異常症（HR 1.39［1.36-1.42］）はさらに透析移行リスクとなる〔*Nephrol Dial Transplant. 2012 Jun;27（6）:2297-303*〕．
- 末期腎不全に関連する8つの因子の有無で評価する Kidney Failure Risk Equation（8 variable）で2年後，5年後の末期腎不全移行率が予測可能〔*JAMA. 2011 Apr 20;305（15）:1553-9*〕．
  - 8つの因子は，年齢，性別（男性），eGFR，ACR，血清 Ca 値，血清リン値，血清 HCO_3^- 値，血清 Alb 値．
  - さまざまな人種のコホートデータで評価されており，汎用性は高いと考えられる〔*JAMA. 2016 Jan 12;315（2）:164-74*〕．
  - 計算式は複雑であるが，https://calculate.qxmd.com/calculate/kidney-failure-risk-equation-8-variable で計算が可能．

➕ 補 足

ビタミン D 欠乏の検査

■ビタミンは一般的な定義では体内で合成できない物質である．ビタミン D は，日光を浴びて皮膚で合成されるという点では，厳密には一種のホルモンである．

■ビタミン D なしでは摂取した Ca の 10-15％，リンの 60％しか吸収されない．ビタミン D により摂取した Ca の 30％，リンの 80％が腸管より吸収される〔*Am J Med. 2009 Sep;122（9）:793-802*〕．

ビタミン D 欠乏は血中 25（OH）D で評価する

■1,25（OH）$_2$D の血中半減期が約 4 時間に対して，25（OH）D は血中半減期が 2-3 週間であり，体内のビタミン D を評価するのに 25（OH）D が最適．血中では，1,25（OH）$_2$D が 25（OH）D の 1000 倍少ない濃度で循環しており，体内のビタミン D の予備量を反映しない〔*J Clin Endocrinol Metab 2011;96:1911-30*〕．

■ビタミン D が欠乏すると PTH 分泌が亢進し，25（OH）D → 1,25（OH）$_2$D の反応が促進するため，ビタミン D 欠乏状態では 1,25（OH）$_2$D は正常～高値となってしまう．したがって 1,25（OH）$_2$D ではビタミン D 欠乏の評価はできない〔*N Engl J Med. 2007 Jul 19;357（3）:266-81*〕．

■1,25（OH）$_2$D 濃度は 25（OH）D の値にかかわらず一定した値をとるように調節されており，両者の関連性はない〔*J Clin Endocrinol Metab. 2003 Jan;88（1）:185-91*〕．

■25（OH）D のカットオフ値は以下のとおり定義されるが議論がある〔*N Engl J Med. 2007 Jul 19;357（3）:266-81*〕．
  - ＜20 ng/mL：ビタミン D 欠乏
  - 21-29 ng/mL：ビタミン D 不足
  - ≧30 ng/mL：ビタミン D 正常
  - ＞150 ng/mL：ビタミン D 過剰，中毒

PTH と 25（OH）D の関連

■25（OH）D が欠乏すると PTH は上昇する．25（OH）D ＜20 ng/mL より PTH は上昇し始め，60 pg/mL を超える．25（OH）D＞20 ng/mL では PTH 40-60 pg/mL で横ばいとなる〔*Am J Med. 2011 Dec;124（12）:1165-70*〕．

■したがって，CKD において PTH＞60 pg/mL であればビタミン D 欠乏と考え，ビタミン D 製剤の投与を考慮する方法もある．

■しかしながら PTH は血清 Ca 値にも影響を受けるため，PTH のみでビタミン D 欠乏を予測するのも難しい．

CKD において注意すべき薬剤（よく使用されるもの）

■CKD では腎代謝性の薬剤の排泄が低下するため，血中濃度上昇リスクがある．したがって薬剤の調節が必要．

■調節が必要な薬剤のうち，総合診療科でよく使用される薬剤を表 8 にまとめる．

表8 CKD において調節が必要となる薬剤

	薬剤	CKD での注意点
降圧薬, 心血管系	RAAS 阻害薬（ACE 阻害薬, ARB, アルドステロン拮抗薬, 直接的レニン阻害薬）	・腎動脈狭窄がある患者では要注意 ・GFR＜45 mL/分では最低用量より開始する ・薬剤開始後, 増量後 1-2 週間で血清 K 濃度を評価する ・造影検査前や, 脱水のリスクがある場合（絶食中など）では投与を控える ・GFR＜30 mL/分でも腎保護作用が期待できるため, CKD だからといって中止する必要はない
鎮痛薬	β 遮断薬	・GFR＜30 mL/分では水溶性 β 遮断薬（アセブトロール, アテノロール, ビソプロロール, ナドロール）を半量に減らす
	ジゴキシン	・血中濃度を評価しつつ投与量を調節する
	NSAIDs	・GFR＜30 mL/分では投与を避ける ・GFR＜60 mL/分では長期投与を避ける ・RAAS 阻害薬やリチウムとの併用は避ける
	オピオイド	・GFR＜60 mL/分では腎排泄性のオピオイドを減量（モルヒネ, ハイドロコドン, コデイン）
抗菌薬	ペニシリン系	・GFR 10-50 mL/分では投与量はそのままで, 投与間隔を延長する（例：6 時間毎から 8 時間毎へ. ただしピペラシリン/タゾバクタムは投与間隔は 6 時間毎で, 投与量を 50%に減らす） ・GFR＜10 mL/分では投与量はそのままで, 投与間隔をさらに延長（例：12 時間毎. ピペラシリン/タゾバクタムは 8 時間毎で, 投与量を 50%に減らす）
	セフェム系	・GFR 10-50 mL/分では投与量はそのままで, 投与間隔を延長する（例：8 時間毎から 12 時間毎へ. ただしセフトリアキソンは調整不要） ・GFR＜10 mL/分では投与量はそのままで, 投与間隔をさらに延長（例：24 時間毎. ただしセフトリアキソンは調整不要）
	マクロライド系	・GFR＜15 mL/分では注意しつつ使用する ・GFR＜30 mL/分では投与量を 50%に減らす
	キノロン系	・GFR＜15 mL/分では投与量を 50%に減らす
	テトラサイクリン系	・GFR＜45 mL/分では投与量を減量. 尿毒症の増悪リスクがある
	抗真菌薬	・GFR＜45 mL/分ではフルコナゾールの維持量を 50%に減らす ・GFR＜60 mL/分ではフルシトシンを減量する
	トリメトプリム	・GFR＜30 mL/分では投与量を 50%に減らす ・高齢者であること, RAAS 阻害薬, NSAIDs との併用で高 K 血症のリスクがさらに上昇する.
血糖降下薬	SU 剤	・腎排泄の SU 剤（グリベンクラミド）は避ける ・肝代謝の SU 剤でも GFR＜30 mL/分では減量する（グリクラジド）
	インスリン	・GFR＜30 mL/分では減量する
	メトフォルミン	・投与中の患者が GFR＜45 mL/分となれば投与を再考慮する ・GFR＜30 mL/分では避けるが, 腎機能が安定していれば投与を考慮してよい ・急性疾患や造影検査を行う患者では中断
脂質降下薬	スタチン	・GFR＜30 mL/分ではロスバスタチン, プラバスタチンの減量を考慮 ・シンバスタチン 20 mg/日であれば減量の必要はない
	フィブラート系	・薬剤の影響で腎機能と関係なく Cr が上昇することがある

（つづく）

表8 CKD において調節が必要となる薬剤（つづき）

	薬剤	CKD での注意点
抗凝固薬	低分子ヘパリン（LMWH）	・GFR＜30 mL/分では 50％に減量 ・腎不全ではヘパリンに変更を考慮
	ワルファリン	・GFR＜30 mL/分では出血リスクが上昇
	直接経口抗凝固薬（DOAC）	・GFR＜60 mL/分では投与量を調節．腎機能，CYP3A4 などの代謝酵素でも異なる ・出血時ワルファリンと比較してリバースが困難 ・推奨投与量は以下のとおり 　アピキサバン（通常 1 回 5 mg 1 日 2 回） 　　eGFR 15-60 mL/分：1 回 2.5 mg 1 日 2 回 　　eGFR＜15 mL/分：避ける 　ダビガトラン（通常 1 回 150 mg 1 日 2 回） 　　eGFR 30-60 mL/分：1 回 75 mg 1 日 2 回 　　eGFR＜30 mL/分：避ける 　リバーロキサバン（通常 20 mg/日） 　　eGFR 15-60 mL/分：15 mg/日 　　eGFR＜15 mL/分：避ける 　エドキサバン（通常 1 回 30 mg［体重 60 kg 以下］，60 mg［体重 60 kg 超］，1 日 1 回） 　　eGFR 30-50 mL/分：1 回 15 mg（体重 60 kg 以下），1 回 30 mg（体重 60 kg 超），1 日 1 回 　　eGFR 15-30 mL/分：上記と同様だが，慎重投与 　　eGFR＜15 mL/分：避ける
その他	リチウム	・腎毒性があり，腎性尿崩症の原因にもなる ・最低 6 か月毎に GFR，電解質，血中濃度を評価 ・NSAIDs との併用は避ける ・急性疾患時は脱水の予防を忘れない
	ビスホスホネート	・GFR＜30 mL/分では投与を推奨しない
	リン酸含有腸管洗浄剤	・日本国内ではビジクリア® が流通 ・急性腎障害の原因となる
	ガバペンチン	・重度の腎不全で使用すると意識障害やミオクローヌス，羽ばたき振戦を来す ・GFR 30-59 mL/分では 1 回 200-700 mg を 1 日 2 回 ・GFR 15-29 mL/分では 1 回 200-700 mg を 1 日 1 回 ・GFR＜15 mL/分では 1 回 300 mg を隔日投与
	コルヒチン	・長期間の使用において， 　GFR≧60 mL/分では投与量の調節は不要．0.5 mg を 1 日 1-3 回 　GFR＜60 mL/分では半量を用いる．0.25 mg を 1 日 1 回など．症状と副作用に合わせて隔日投与などさらに減量も考慮する． 　透析患者では 0.25 mg を週 2 回投与
	酸化マグネシウム	・投与量調節については決まっていないが，腎機能低下患者では極力避ける．使用する場合は定期的な血清 Mg 濃度の評価を行う

RAAS：レニン–アンギオテンシン–アルドステロン系
Semin Arthritis Rheum. 2012 Oct;42（2）:166-78／Am J Ther. 2014 Nov-Dec;21（6）:523-34／Am J Med. 2016 Feb;129（2）:153-162.e7 を参考に作成

9 急性腎障害のアセスメント

■急性腎障害は入院患者の 2-5％で認められる．

■このうち「腎前性」が 55-60％，「腎後性」が 2-5％，「腎性」が 35-40％を占める．まずはこれらのタイプを判定し，対応，精査を進めていく〔*JAMA. 2003 Feb 12;289（6）:747-51*〕．

■また，「うっ血」も腎障害に関わるとする報告もあり，これら 4 つの要素を評価することが重要〔*Clin Kidney J. 2016 Feb;9（1）:39-47*〕．

急性腎障害のアセスメント

チャート I 急性の Cr 値上昇，尿量の低下では急性腎障害を考慮する

■尿量＜0.5 mL/kg/時が持続する場合や，血清 Cr 値の上昇が認められる場合は急性腎障害を考慮する．

■急性腎障害の定義は Acute Dialysis Quality Initiative（ADQI）Group による RIFLE 基準や Acute Kidney Injury Network（AKIN）基準，Kidney Disease Improving Global Outcomes（KDIGO）基準などが使用されるが，基本的にどれも尿量や血清 Cr 値の変化で定義されている．KDIGO 基準（表 1）は他の基準よりも生命予後予測に優れており，「AKI（急性腎障害）診療ガ

イドライン 2016」では KDIGO 基準を用いることを推奨している〔*日腎会誌 2017;59（4）:419-533*〕．

チャート II 急性腎障害では 4 要素を評価する

■急性腎障害では腎後性，腎前性，うっ血性，腎性腎障害の 4 要素を意識して評価する．

チャート II-1 腎後性，腎前性，うっ血性腎障害の評価

■腎後性腎障害の評価では尿閉や水腎症の評価が重要（ F -15 前立腺肥大症と神経因性膀胱 ， F -16 尿路結石 も参照）．

■病歴では前立腺肥大や神経因性膀胱，神経障害リスクの評価（糖尿病や神経変性疾患，脊髄症の既往や症状）が有用．

■身体所見では下腹部の膨隆，聴性打診による膀胱底の評価を行う．
- エコーによる水腎症の確認，膀胱容量（縦 cm × 横 cm × 高さ cm × 0.5 で計算）の評価

■尿閉があれば尿道カテーテルを留置し，閉塞を解除する．尿閉解除後は閉塞後利尿による脱水や電解質異常に注意し，尿量や電解質のフォローを行い，

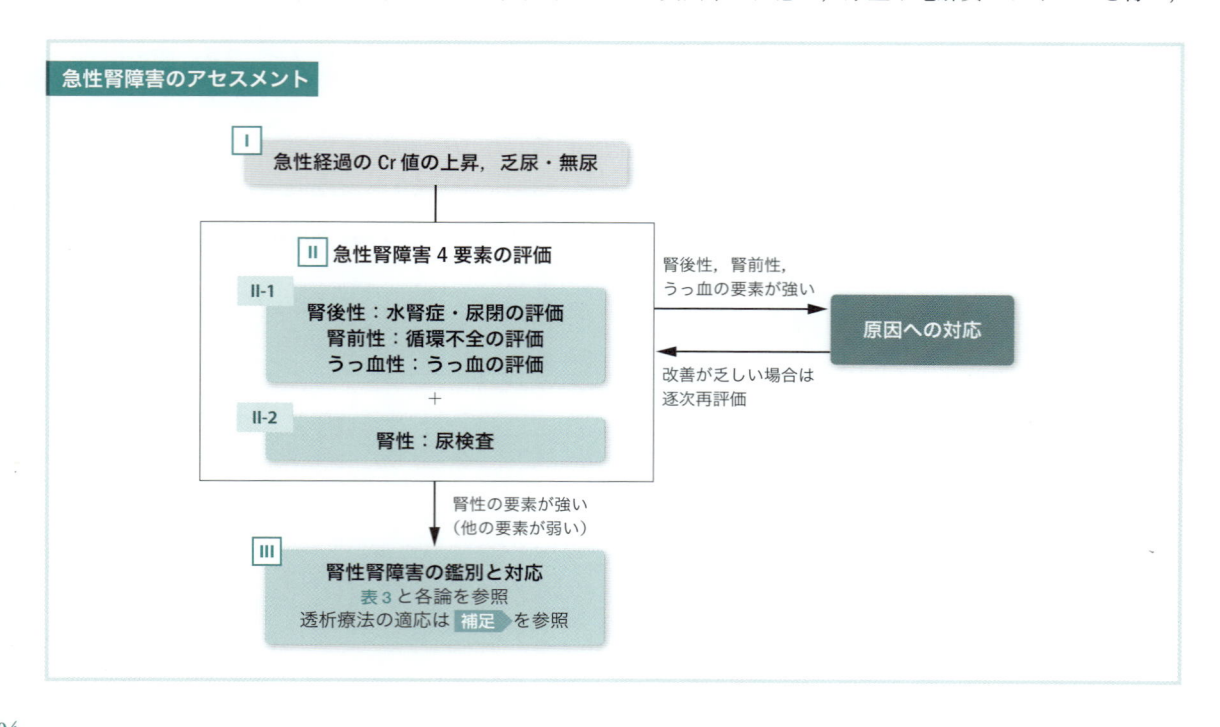

- 適宜補液の調節，電解質補正を行う．
- 腎前性腎障害の評価では循環不全徴候の評価が重要（ J -1 敗血症の初療 ＞ チャートⅡ ）．
- 病歴では食事摂取量や補液量の減少，下痢や嘔吐，短期的な体重減少など脱水を示唆する情報が有用．敗血症・循環不全を疑わせる病歴にも注意（悪寒戦慄を伴う発熱や意識障害など）．

- 身体所見では Shock Index（SI），毛細血管再充満時間（CRT），mottling の評価を行う．CRT と Mottling score は腎血流との相関性が認められている〔J Crit Care. 2016 Oct;35:105-9〕．
- エコーでは目視での左室駆出率（LVEF）評価に加えて，腹部大動脈解離，腹部大動脈瘤の評価を行う．可能であれば腎動脈も描出する．

表1 急性腎障害の基準：KDIGO の診断基準と病期分類

急性腎障害定義（いずれか1つを満たす）	1. 血清 Cr 値が 48 時間以内に 0.3 mg/dL 以上上昇 2. 血清 Cr 値が 7 日以内に基礎値から 1.5 倍以上上昇 3. 尿量 0.5 mL/kg/時以下が 6 時間以上持続	
病期分類（ステージ）	**血清 Cr 基準**	**尿量基準**
1	基礎値の 1.5-1.9 倍，もしくは 0.3 mg/dL 以上の増加	＜0.5 mL/kg/時が 6-12 時間持続
2	基礎値の 2.0-2.9 倍	＜0.5 mL/kg/時が 12 時間以上持続
3	基礎値の 3 倍，もしくは≧4.0 mg/dL の増加，もしくは腎代替療法を開始 18 歳未満の患者では eGFR＜35 mL/分/1.73 m² の低下	＜0.3 mL/kg/時が 24 時間以上持続，もしくは無尿が 12 時間以上持続

表2 FENa，FEUN による急性腎障害の評価

アウトカム	カットオフ値	感度（%）	特異度（%）
腎前性腎障害の評価	FENa＜1%	78-96	67-96
	FEUN＜35%	48-92	75-100
利尿薬使用中の患者における腎前性腎障害の評価	FENa＜1%	29-63	81-82
	FEUN＜35%	79-100	33-91
腎疾患による腎障害の評価	FENa＞3%	56-75	78-100
	FEUN＞50%	68-75	48-98

- FE：fractional excretion

$$FE_X (\%) = ([尿中 X]/[血清 X]) \times ([血清\ Cr]/[尿中\ Cr]) \times 100$$

- UN：尿素

Cleve Clin J Med. 2012 Feb;79（2）:121-6

Q&A

Q うっ血性腎障害について押さえておくべきポイントを教えてください

A 腎障害は腎前性や腎後性，腎性腎障害以外にも，腎静脈血流のうっ滞でも生じるという報告があります．

LVEF が低下（平均 20±8%）した心不全患者 145 例に肺動脈カテーテルを留置し，入院中の腎機能増悪（Cr 0.3 mg/dL 以上の低下で定義）と関連するパラメータを評価した報告では，中心静脈圧と腎機能増悪に有意な相関が認められました．心係数には相関性が認められず，うっ血が腎機能増悪に関連している可能性が示唆されました〔J Am Coll Cardiol. 2009 Feb 17;53（7）:589-96〕．

LVEF＜40% の 65 歳以上で，冠動脈バイパス術を行った 1497 例の解析では，術後 6 時間での中心静脈圧が 5 mmHg 増加する毎に，心係数や他リスク因子で調節した急性腎障害もしくは死亡リスクは有意に上昇する結果でした（OR 1.5 [1.28-1.86]）〔J Crit Care. 2014 Dec;29（6）:1006-10〕．

これらより，うっ血も腎機能低下の 1 つの因子となっている可能性があり，特に心不全患者では気にしておくべき指標と言えます．

F 腎・泌尿器

表 3　急性腎障害の原因となる腎疾患

疾患，病態	鑑別点
急性尿細管壊死	・循環不全に伴う急性腎障害において，FENa＞3%，FEUN＞50%，尿沈渣における尿細管上皮細胞や顆粒球円柱の存在は強く急性尿細管壊死を示唆する（ 補足 ▶） 　→対応は全身管理，循環不全への対応が中心
薬剤性腎障害 （間質性腎炎は別記載）	・薬剤使用，開始歴の確認 　－尿細管上皮障害：アミノグリコシド，バンコマイシン，アムホテリシン B，アシクロビル 　－糸球体障害：金製剤，ペニシラミン，ヒドララジン 　－腎血流の低下：ACE 阻害薬，ARB，NSAIDs，カルシニューリン阻害薬 　－尿細管閉塞：メトトレキサート，バラシクロビル，アシクロビルなど 　→対応は原因薬剤の中止
間質性腎炎[†1] （ F -10 急性間質性腎炎 ）	・原因薬剤の使用歴，原因感染症の罹患歴，自己免疫疾患やサルコイドーシスの既往歴 ・腎障害は非ネフローゼ域の蛋白尿，膿尿，血尿が認められる．尿中好酸球は鑑別に有用ではない ・他の所見は，薬剤性では関節痛（45%）や皮疹（22%），末梢血好酸球増多（23-35%），肝障害の合併．感染性では原因感染症に応じた症状，所見．自己免疫疾患では原疾患に応じた所見．サルコイドーシスでは肺野病変やぶどう膜炎など 　→対応はステロイドによる治療が基本．薬剤性では原因薬剤の中止が必須
急性糸球体腎炎 急速進行性糸球体腎炎	・SLE，ANCA 関連血管炎，IgA 血管炎，結節性多発動脈炎，抗糸球体基底膜抗体病（抗 GBM 病），溶連菌感染後糸球体腎炎など 　－尿蛋白，膿尿，血尿が認められる 　－他に各自己抗体の評価（抗核抗体，抗 Sm 抗体，抗 ds-DNA 抗体，MPO-ANCA，PR3-ANCA，抗 GBM 抗体など），溶連菌感染の病歴，ASO，ASK，補体，その他血管炎や自己免疫疾患を示唆する所見の確認 　→対応は原疾患に応じてステロイドによる治療や免疫抑制，血漿交換を行う．溶連菌感染後糸球体腎炎では保存的加療となる
血栓性微小血管障害症 （ H -8 血栓性微小血管障害症 ）	・血小板減少，LDH 上昇が認められる．血小板減少に比べて凝固障害が軽度であることが多い ・高血圧緊急症では拡張期血圧＞130 mmHg となるような高血圧 ・強皮症既往がある患者では強皮症腎クリーゼも考慮 ・血便や腸炎エピソードを伴う場合は溶血性尿毒症候群を考慮する 　→対応は原因に応じて降圧治療や血漿交換，保存的加療など
腎梗塞[†2]	・尿路結石様の急性の腰背部〜鼠径部痛が認められるが，結石や閉塞所見がない．血液検査では LDH の単独上昇が認められる．血尿や蛋白尿は 4-6 割で認められる ・心房細動や真性多血症，本態性血小板血症，血管炎などがリスクとなる 　→対応は抗凝固療法となる
コレステロール塞栓症[†3]	・胸部・腹部大動脈瘤や心臓カテーテル検査，心臓血管手術がリスクとなり，高齢者の慢性，急性腎障害の原因として重要 ・高齢者の急性腎障害の 6.9%がコレステロール塞栓によるものとする報告もある ・他の部位の塞栓症状を伴う：消化管が 16.6-48%（消化管粘膜障害，潰瘍形成），皮膚が 35-96%（下肢の網状皮斑，潰瘍，壊死，チアノーゼ，紫斑） ・末梢血好酸球増多（6-18%程度の増加）が 80%で認められる 　→対応は対症療法となる
造影剤腎症[†4] （ F -11 造影剤腎症 ）	・造影剤投与 3 日以内に Cr＞25%の上昇もしくは＞0.5 mg/dL の上昇があり，他に原因がない場合で定義される．Cr 値は造影剤使用後 2-3 日でピークとなりその後 14 日程度で正常化する
横紋筋融解症に伴う腎症 （ 補足 ）	・CPK 上昇，横紋筋融解に伴う腎障害で疑う ・ミオグロビン円柱，ミオグロビン尿の評価

ASO：抗ストレプトリジン O 抗体，ASK：抗ストレプトキナーゼ抗体
[†1] *Kidney Int. 2010 Jun;77（11）:956-61／Clin J Am Soc Nephrol. 2013 Nov;8（11）:1857-62／Am J Kidney Dis. 2014 Oct;64（4）:558-66／Nephrol Dial Transplant. 2015 Sep;30（9）:1472-9*
[†2] *Am J Emerg Med. 2012 Sep;30（7）:1055-60／Am J Kidney Dis. 2016 Feb;67（2）:243-50*
[†3] *Circulation. 2010 Aug 10;122（6）:631-41*
[†4] *J Nephropathol. 2014;3（2）:51-6*
を参考に作成

- うっ血性腎障害の評価では心不全や肺水腫の評価が重要.
- 病歴では心不全既往, 短期的な体重増加, 呼吸困難感, 末梢の浮腫所見の確認など.
- 身体所見では内頸静脈拍動高, 手背静脈の拡張所見を評価.
- エコーでは下大静脈 (IVC) 径, 呼吸性変動を評価する. IVC 径＞20 mm, 呼吸性変動＜15％は右房圧の上昇を強く疑う所見〔*Am J Emerg Med. 2012 Jun;30 (5):778-83*〕.
- うっ血所見, 右房圧の亢進所見は腎不全による溢水を示唆する以外に, 心不全患者ではうっ血による腎障害 (うっ血性腎不全) の評価としても重要.

チャートII-2　腎性の評価

- チャートII-1 に並行して腎疾患の評価も行う. 評価に

は病歴・所見, 尿生化学検査, 尿沈渣所見が有用 (チャートIII や各論を参照). また急性腎障害における透析療法の適応については 補足 にまとめる.
- FENa や FEUN は腎性腎障害の評価で有名であるが, 表2 に示すように絶対的な指標とはならない.
- 複数の情報や指標を用い, さらに チャートII-1 の評価, 対応への反応をフォローしつつ腎性の可能性を探る必要がある.

チャートIII　腎性腎障害の鑑別と対応

- 急性腎障害の原因となる腎疾患とその鑑別点を表3 にまとめる.
- 各論も参照のこと.
- 原因がわからない場合や, 間質性腎炎や糸球体腎炎を疑う場合は腎生検を考慮する.

➕ 補足

急性腎障害における透析療法の適応

- 急性腎障害における透析療法は以下の場合に考慮〔*Clin J Am Soc Nephrol. 2008 May;3 (3):876-80*〕：
  - 利尿薬でもコントロール不良な溢水
  - 高 K 血症 (＞6 mEq/L で心電図変化あり)
  - 適切な治療にかかわらず増悪する代謝性アシドーシス (pH＜7.15)
  - 尿毒症症状の増悪 (BUN＞76-100 mg/dL で悪心・嘔吐, 意識障害あり)
  - コントロール不能な電解質異常 (Mg＞8 mEq/L など)
- 近年, 重症疾患に伴う急性腎障害における早期の透析導入 (KDIGO ステージ 2-3 での導入) を評価したランダム化比較試験が発表されているが, 早期導入の利点については未だ結論が出ていない.
- AKIKI trial〔*N Engl J Med. 2016 Jul 14;375 (2):122-33*〕：挿管管理, もしくはカテコラミンを使用している ICU 患者で, かつ KDIGO ステージ 3 を満たす 620 例を対象とし, 早期透析導入群 (KDIGO 3 で導入) と晩期導入群 (① BUN＞112 mg/dL, ②血清 K＞6 mEq/L, ③動脈血 pH＜7.15, ④溢水による急性肺水腫で SpO$_2$＞95％を保つために FiO$_2$＞0.5 必要, の1つ以上を満たす場合に導入) に割り付け, 生存率, 28日, 60 日時点での透析導入率を比較したランダム化比較試験. 母集団の背景疾患は敗血症, 敗血症性ショックが 8 割を占めた. アウトカムは生存率

や透析継続率に有意差は認められなかった.
- ELAIN trial〔*JAMA. 2016 May 24-31;315 (20):2190-9*〕：重症患者*で, KDIGO ステージ 2 を満たし, NGAL＞150 ng/mL (NGAL：neutrophil gelatinase-associated lipocalin, 急性腎障害のマーカー) が認められる 231 例を対象とし, 早期透析導入群 (KDIGO 2 を満たして 8 時間以内に導入) と晩期導入群 (KDIGO 3 を満たして 12 時間以内に導入する, もしくは導入しない群) に割り付け, 死亡リスクを比較したランダム化比較試験. AKIKI trial と異なり, 母集団の背景疾患は心疾患患者が 4-5 割, 外傷が 1 割, 腹部手術後患者が 3-4 割を占めた. アウトカムは早期導入群で有意に死亡リスクの低下効果が認められた (90 日死亡率 39.3％ vs 54.7％, HR 0.66〔0.45-0.97〕).

  *重症患者：以下の1つ以上を満たす群. 重症敗血症, カテコラミン使用中, コントロール不良の溢水 (肺水腫の増悪, P/F＜300), Sequential Organ Failure Assessment (SOFA) score 2 点以上の増悪 (腎臓を除く) (J-1 敗血症の初療).

- 上記 2 つのスタディでは母集団の背景疾患が大きく異なる点に注意が必要である. AKIKI では 8 割が敗血症, 敗血症性ショック, ELAIN は 7-9 割が心疾患, 外傷, 腹部手術後患者となる.
  - これらスタディを含めた 52 trials のメタアナリシス〔*Nephrology (Carlton). 2017 Jan;22 (1):7-18*〕では, 早期透析導入は死亡リスク低下効果 (RR 0.75〔0.69-0.82〕), 腎機能改善率の上昇 (RR 1.30〔1.07-

F 腎・泌尿器

1.56〕），入院期間の短縮効果（−5.84日［−10.27
〜−1.41]），人工呼吸器期間の短縮効果（−2.33日
［−3.40〜−1.24]）が認められる結果であった．た
だし，出版バイアスが認められており，実際の利
点については未だ不明確と言わざるをえない．

- IDEAL−ICU trial〔*N Engl J Med 2018 Oct 11;379*(15)*:1431-42*〕：敗血症性ショックで，Cr値が基礎値の3倍以
上，もしくは4 mg/dL以上，尿量<0.3 mL/kg/時
が24時間もしくは無尿が12時間以上持続した患
者で，緊急透析適応*がない群を対象とし，12時間
以内に透析導入する群（早期群）と48時間経過観
察した後に，改善がない場合に透析導入する群（晩
期群）を比較したランダム化比較試験．双方とも
90日死亡リスクには差が認められなかった．晩期
群では3人に1人で透析を回避できており，上述
のAKIKI trialを踏まえて，敗血症に合併した急性
腎障害では透析は急がなくてもよいと判断できる．

*緊急透析適応：血清K>6.5 mEq/L，動脈血pH<7.15，
溢水状態

尿沈渣による急性尿細管壊死と腎前性腎障害の鑑別

- 尿沈渣における顆粒球円柱と尿細管上皮細胞の，カットオフ値と急性尿細管壊死に対するLRを表4にまとめる．
- 初診で急性腎障害と診断された249例において尿沈渣を評価し，最終的な診断と尿沈渣所見の関連を評価した報告では，顆粒球円柱と尿細管上皮細胞は有意に急性尿細管壊死を示唆する所見であった（表4）〔*Clin J Am Soc Nephrol. 2008 Nov;3*(6)*:1615-9*〕．
- また，これら所見は急性腎障害患者の腎予後予測にも有用で，顆粒球円柱や尿細管上皮細胞が多いほど腎機能増悪，透析移行リスクが高くなる〔*Clin J Am Soc Nephrol. 2010 Mar;5*(3)*:402-8*〕〔*Clin J Am Soc Nephrol. 2011 Dec;6*(12)*:2740-9*〕〔*Nephrol Dial Transplant. 2012 Feb;27*(2)*:582-8*〕．

横紋筋融解による腎障害

- 横紋筋融解症の定義は定まっていないが，一般的にCPK>1000-2000 U/Lで定義されることが多い（心筋虚血や心筋炎は除外される）．
- 横紋筋融解症における腎障害（透析導入），死亡リスクを評価にはリスクスコアが有用（表5）〔*JAMA Intern Med. 2013 Oct 28;173*(19)*:1821-8*〕．
- スコア≦5点であれば透析導入や死亡するリスクは<10%

表4　尿沈渣所見と急性尿細管壊死

尿沈渣所見	カットオフ値	急性尿細管壊死に対するLR
顆粒球円柱	0	0.23
	1-5/LPF	2.97
	6-10/LPF	9.68
	>10/LPF	∞
尿細管上皮細胞	0	0.72
	1-5/HPF	1.97
	6-20/HPF	∞
	>20/HPF	∞

LPF：100倍視野，HPF：400倍視野
Clin J Am Soc Nephrol. 2008 Nov;3(6)*:1615-9*

表5　横紋筋融解症における腎障害（透析導入），死亡リスクを評価するスコア

	リスク	点数
年齢	51-70歳	1.5
	71-80歳	2.5
	81歳〜	3
性別	女性	1
初期Cr値	1.4-2.2 mg/dL	1.5
	2.3 mg/dL〜	3
初期Ca値（補正）	<7.5 mg/dL	2
初期CPK値	>4万U/L	2
横紋筋融解症の原因	痙攣，失神，運動，スタチン，筋炎以外の原因	3
初期リン値	4.0-5.4 mg/dL	1.5
	5.5 mg/dL〜	3
初期HCO_3^-値	<19 mEq/L	2

CPK>5000 U/Lとなった入院患者2371例を対象とし，腎障害（透析導入），死亡リスクを評価した後ろ向き解析より．
JAMA Intern Med. 2013 Oct 28;173(19)*:1821-8*

- スコア6-11点では10-50%
- >11点では>50%
- 横紋筋融解症では腎障害の予防のために補液負荷を行う．また筋崩壊に伴いKやリンの放出，Caの沈着による低下も認められるため，電解質補正も重要．
- 補液は尿量が3 mL/kg/時，200-300 mL/時となるように補液負荷を行う．大量に補液するため，エコーによる下大静脈，心機能の評価は必須．心機能低下が疑われる場合は補液負荷中も頻回にフォローを行い，フロセミドの併用も考慮する．利尿薬の

9 急性腎障害のアセスメント

使用自体に腎不全予防効果は認められない.

- 使用する補液は細胞外液（生理食塩水や乳酸リンゲル）でよいが，1号液（生理食塩水と5%ブドウ糖液の混合）500 mL 当たり炭酸水素ナトリウム 20 mEq（メイロン® 静注 8.4% 20 mL）程度混注したものを用いることで，尿 pH を 6.5 程度に，動脈血 pH を<7.50 に維持可能で，さらに Na 負荷も少なく済む利点がある〔*Clin Biochem. 2017 Aug;50(12):656-62*〕.

〔F〕腎・泌尿器

409

10 急性間質性腎炎

■急性間質性腎炎は，薬剤自体や免疫複合体が間質に沈着することで生じる腎障害である．

■日本国内の腎生検結果では，慢性間質性腎炎は 2％，急性間質性腎炎は 1％の頻度〔*Clin Exp Nephrol. 2012 Dec;16(6):903-20*〕．

■急性腎障害で腎生検を行った患者群における急性間質性腎炎の頻度は 15-27％〔*Kidney Int. 2010 Jun;77(11):956-61*〕．

■原因で最も多いのは薬剤性（＞75％），次いで感染症（5-10％），自己免疫疾患（10-15％），特発性（5-10％：抗 TBM（tubular basement membrane）抗体陽性，tubulointerstitial nephritis and uveitis syndrome［TINU 症候群］）〔*Kidney Int. 2010 Jun;77(11):956-61*〕．

急性間質性腎炎のマネジメント

チャート I 急性間質性腎炎の症状，所見

■急性間質性腎炎は原因（薬剤や感染症： 表3）曝露後 2-3 週後に出現する急性腎障害で，発熱，皮疹，関節痛，好酸球増多を伴うことも多い（表1）．発熱，皮疹，好酸球増多のすべてが揃うのは 10-15％以下である〔*Kidney Int. 2010 Jun;77(11):956-61*〕．

■すでに感作されている薬剤の場合は使用後 2-3 日で発症することもある．

■NSAIDs では服用開始後数か月～数年で発症する例もある〔*Am Fam Physician. 2003 Jun 15;67(12):2527-34*〕．

■尿検査では蛋白尿，膿尿，血尿を伴う．

■蛋白尿は＜1 g/24 時間であることが大半であるが，

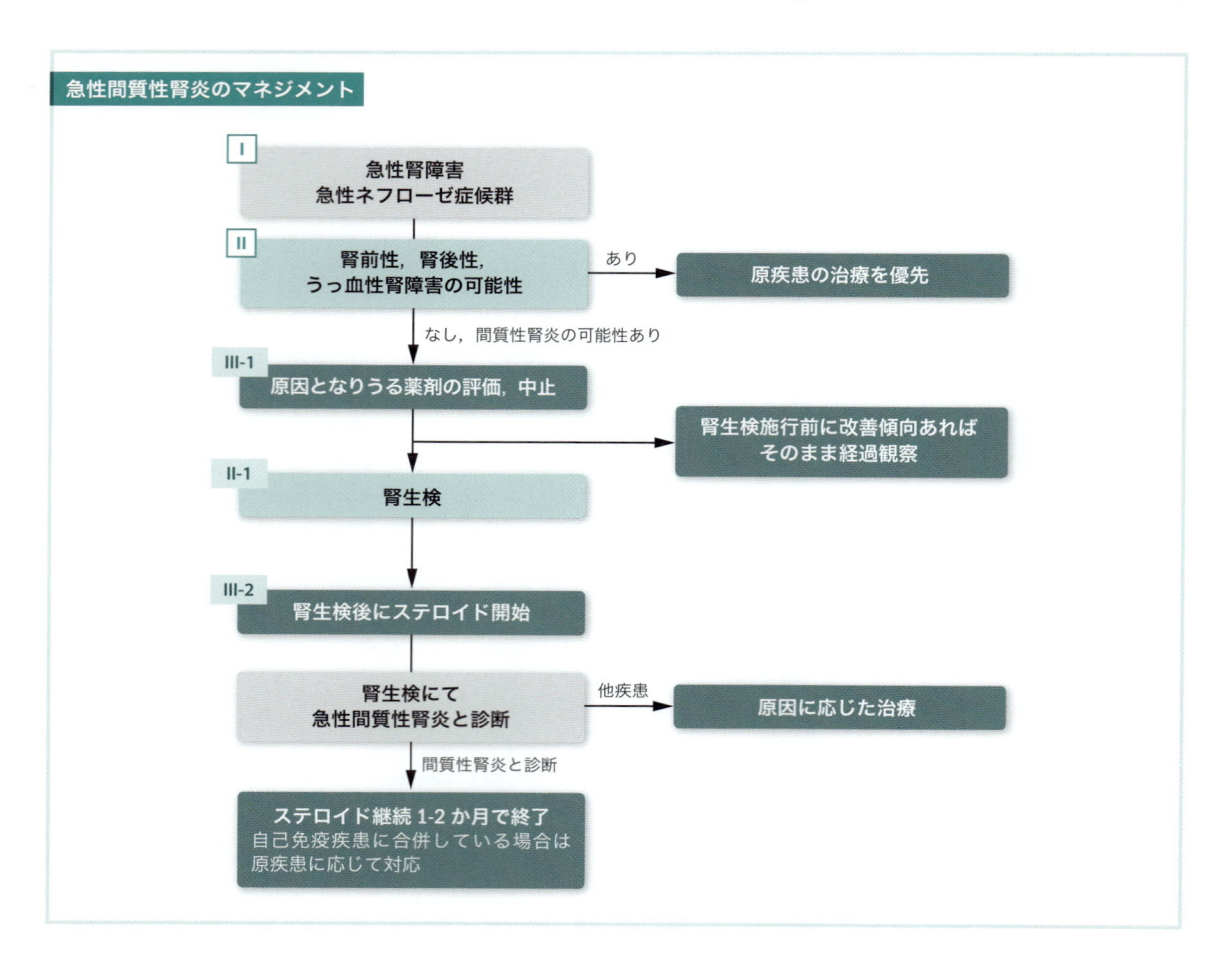

急性間質性腎炎のマネジメント

- **I** 急性腎障害／急性ネフローゼ症候群
- **II** 腎前性，腎後性，うっ血性腎障害の可能性 → あり → 原疾患の治療を優先
- なし，間質性腎炎の可能性あり
- **III-1** 原因となりうる薬剤の評価，中止 → 腎生検施行前に改善傾向あればそのまま経過観察
- **II-1** 腎生検
- **III-2** 腎生検後にステロイド開始
- 腎生検にて急性間質性腎炎と診断 → 他疾患 → 原因に応じた治療
- 間質性腎炎と診断
- ステロイド継続 1-2 か月で終了　自己免疫疾患に合併している場合は原疾患に応じて対応

表1 急性間質性腎炎の症状，所見頻度

症状，所見	頻度	尿所見	頻度
急性腎障害	100%	顕微鏡的血尿	30-67%
透析が必要な急性腎障害	40%	肉眼的血尿	5%
関節痛	45%	膿尿	47-82%
発熱	17-36%	蛋白尿（非ネフローゼ）	92-93%
皮疹	17-22%	ネフローゼ域の蛋白尿	2.5%
好酸球＞500/μL	18-35%	ネフローゼ症候群	0.8%

Kidney Int. 2010 Jun;77（11）:956-61／Am J Kidney Dis. 2014 Oct;64（4）:558-66

表2 尿中好酸球と急性間質性腎炎診断における尿中好酸球の感度，特異度

鑑別	カットオフ値	感度（%）	特異度（%）	LR＋	LR－
AIN vs 他	U-Eo＞1%	30.8 [22.2-40.9]	68.2 [63.7-72.2]	0.97	1.01
	U-Eo＞5%	19.8 [12.9-29.1]	91.2 [88.3-93.4]	2.3	0.9
薬剤性 AIN vs 他	U-Eo＞1%	35.6 [25.6-47.1]	68.2 [63.9-72.2]	1.1	0.9
	U-Eo＞5%	23.3 [15.1-34.2]	91.2 [88.3-93.4]	2.6	0.8
AIN vs ATN	U-Eo＞1%	30.8 [22.2-40.9]	71.0 [59.4-80.4]	1.06	0.97
	U-Eo＞5%	19.8 [12.9-29.1]	91.3 [82.3-96.0]	2.3	0.9
薬剤性 AIN vs ATN	U-Eo＞1%	35.6 [25.6-47.1]	71.0 [59.4-80.4]	1.2	0.9
	U-Eo＞5%	23.3 [15.1-34.2]	91.3 [82.3-96.0]	2.7	0.8

AIN：急性間質性腎炎，ATN：急性尿細管壊死，U-Eo：尿中好酸球

Clin J Am Soc Nephrol. 2013 Nov;8（11）:1857-62

NSAIDs による急性間質性腎炎ではネフローゼ域の蛋白尿が認められる頻度が高い（70-80%）〔*Kidney Int. 2001 Aug;60（2）:804-17*〕.

■ 血尿はほとんどが顕微鏡的血尿となる.

チャート II 急性間質性腎炎の診断

■ 急性腎障害では腎前性腎障害，腎後性腎障害，うっ血性腎障害の除外が必要（F-9 急性腎障害のアセスメント）.

- 病歴や所見にて腎前性，腎後性，うっ血性腎障害の可能性が高い場合は原疾患の治療を優先する.

■ 急性間質性腎炎の鑑別には尿中好酸球は有用とは言えない（表2）.

- 尿中好酸球が5%を超える場合は診断的価値があるものの，1%程度では診断的価値はない.

■ ガリウムシンチグラフィは急性間質性腎炎と急性腎障害の鑑別で有用と言える.

- 腎炎疾患である，糸球体腎炎や腎盂腎炎との鑑別には使用できないため，適応に注意する〔*Nephrol Dial Transplant. 2010 Oct;25（10）:3277-82*〕.

チャート II-1 間質性腎炎診断のゴールドスタンダードは腎生検

■ 腎生検は間質性腎炎の可能性があり，かつ原因となる薬剤を中止しても改善が乏しい場合に考慮する. 改善傾向があれば腎生検は必須ではない.

- 自己免疫疾患の関与が疑われる場合も腎生検は考慮したほうがよい.

■ 腎生検では，間質にびまん性，または局所性にT細胞，単球，形質細胞，好酸球浸潤が認められる. 薬剤性間質性腎炎では肉芽腫を形成することもある.

■ 免疫蛍光染色は通常陰性であるが，尿細管基底膜にIgG，IgMが線状，顆粒状に沈着する所見が認められることもある〔*Kidney Int. 2001 Aug;60（2）:804-17*〕.

チャート III 急性間質性腎炎の治療

チャート III-1 治療は原因となりうる薬剤の評価，中止が基本

■ 間質性腎炎の原因となりうる自己免疫疾患の検索と対応も同時に行う.

F 腎・泌尿器

チャートⅢ-2 薬剤中止，対症療法にて改善がない場合，自己免疫疾患が疑われる場合は腎生検を行い，その後，生検の結果を待たずにステロイドを開始する

- 薬剤中止～腎生検の判断までの期間はさまざま．
- 自己免疫疾患が疑われる場合は診断目的も兼ねて早急に腎生検を行う．
- 薬剤性，感染性急性間質性腎炎が疑われる場合は1-2週間の経過観察は許容されるが，早期のステロイド投与は腎予後を改善させうるとの後ろ向き研究もあり，一致した見解はない（その研究でも発症から腎生検まで平均3週間はかかっている．ステ

ロイド投与は生検後に開始している）〔*Kidney Int. 2008 Apr;73*（8）*:940-6*〕．
- 急性間質性腎炎に対するステロイド治療はmPSL 250 mg/日を3日間行い，その後PSL 1 mg/kg/日を1-2週間継続し，4-6週かけて減量する．
- 腎生検において間質性腎炎ではない場合，原因に応じて治療を行う．
- また，間質性腎炎でも，ステロイド開始後2週間で腎機能改善が得られない場合は早期にステロイドは中止〔*Kidney Int. 2010 Jun;77*（11）*:956-61*〕．腎生検にて線維化が強い場合はステロイドの効果は期待できないことが多い．

➕ 補足

間質性腎炎の原因

- 間質性腎炎の原因は表3を参照．
- 薬剤性が最も多く，75%以上を占める．高齢者では90%が薬剤性．
- 特に抗菌薬（ペニシリン系，セファロスポリン，ST合剤），NSAIDs，プロトンポンプ阻害薬（PPI）が三大原因．
- 抗菌薬は全年齢で最も多い原因（30-47%）．さらに若年者ではNSAIDsが多く（10%），高齢者ではPPIによるものが多い（18%）〔*Kidney Int. 2015 Feb;87*（2）*:458-64*〕．
- 感染症では細菌感染，ウイルスなどさまざまな原因がある．
- 近年，抗菌薬の使用が増加しているため，感染症が原因となる間質性腎炎は減少傾向．
- 間質性腎炎を伴う自己免疫疾患はSLE，Sjögren症候群，IgG4関連疾患，サルコイドーシスなどが原因となる．
- 特発性では抗TBM抗体陽性，TINU症候群が含まれる．

表3　間質性腎炎の原因

薬剤性	抗菌薬（βラクタム系，ST合剤，キノロン系，バンコマイシン，抗結核薬など），NSAIDs，PPI，利尿薬（サイアザイド系，フロセミド），その他（シメチジン，アロプリノール，アスピリン，カルバマゼピン，フェノバルビタール，アザチオプリンなど）
感染症	細菌性 　Streptococci，Staphylococci，*Corynebacterium diphtheriae*，*Brucella*，*Legionella*，*Campylobacter*，*Mycoplasma*，梅毒，結核 ウイルス性 　CMV，EBV，HCV，HSV，HIV，風疹，麻疹など その他 　*Toxoplasma*，*Rickettsia*，*Leishmania*，Leptospirosis
自己免疫疾患	SLE，Sjögren症候群，サルコイドーシス，混合性結合組織病（MCTD），IgG4関連疾患など
特発性	抗TBM抗体陽性，TINU症候群
その他	悪性腫瘍，分類不能型免疫不全症（common variable immunodeficiency）

Am Fam Physician. 2003 Jun 15;67（12）*:2527-34*／*Am J Kidney Dis. 2014 Oct;64*（4）*:558-66*

11 造影剤腎症

- 造影剤投与後 72 時間以内に Cr が 25% 以上もしくは 0.5 mg/dL 以上増加し，他に急性腎障害の原因が認められない腎障害を造影剤腎症と呼ぶ．
- ヨード系造影剤による腎障害であり，MRI で使用するガドリニウムや，蛍光眼底検査のフルオレセインは関連がない．
- 入院患者の急性腎障害の原因として 3 番目に多い疾患である〔J Nephropathol. 2014;3(2):51-6〕．
- 発症頻度は腎機能正常患者で 0-10%，腎障害やリスクがある患者群（糖尿病，心不全，高齢者など）では 25% と言われているが，これらは冠動脈造影における造影剤腎症の頻度である．
- 造影 CT ではさらに発症頻度は低く，5%［3.8-6.5］程度である〔Eur J Radiol. 2013 Sep;82(9):e387-99〕．
- 造影剤腎症の予後は一般的には良好で，糖尿病患者が約半数いる高齢者を対象に冠動脈造影を行う研究でも，透析を要するような腎障害を起こすことは約 1% 以下である〔JAMA. 2008 Sep 3;300(9):1038-46〕．

造影 CT 検査における造影剤腎症

- 造影剤腎症についての報告は冠動脈造影検査に関連したものが多く，リスク評価スコアもその大半が冠動脈造影検査を予定している患者群を対象としている．
- 総合診療医としては，造影 CT に際して造影剤腎症のリスクや予防を考慮することも多いため，ここでは造影 CT における造影剤腎症について記載する．

造影 CT 検査における造影剤腎症の頻度

- 造影剤腎症のリスクは造影剤使用量に比例して上昇する．特に 150 mL を超えると高リスクとなる〔Indian Heart J. 2014 Sep-Oct;66(5):517-24〕．
- 造影 CT における造影剤使用量は 100 mL 未満であることがほとんどであり，冠動脈造影検査よりもリスクは低い．
- 韓国における，14 万回の造影 CT での造影剤腎症の合併率は 2.2% であった〔Korean J Radiol. 2014 Jul-Aug;15(4):456-63〕．また造影 CT による造影剤腎症の頻度を評価したメタアナリシスでは 5%［3.8-6.5］

表1　造影剤腎症のリスク因子（造影 CT 検査）

・糖尿病	・臓器移植後
・腎疾患，片腎	・血管疾患（高血圧，心不全，心疾患，末梢血管疾患）
・敗血症	
・低血圧	
・脱水症，低循環	・腎毒性のある薬剤
・高齢者（＞70 歳）	・HIV 感染
・化学療法施行歴	・膠原病

Can Assoc Radiol J. 2014 May;65(2):96-105

と頻度は低い〔Eur J Radiol. 2013 Sep;82(9):e387-99〕．
- 脳血管 CT ではさらに造影剤使用量は少なく（50-75 mL 程度），腎障害のリスクにはならないという報告もある〔AJNR Am J Neuroradiol. 2010 May; 31(5):817-21〕．
- 造影剤腎症のリスク因子を表1に示す．

造影剤腎症の発症を予測する

腹部造影 CT におけるノモグラム

- 救急室において緊急腹部造影 CT を行った患者群での造影剤腎症を予測するノモグラム（図1）と予測リスクの造影剤腎症発症に対する感度，特異度を表2に示す．
- この報告における造影剤腎症発症率は 4.5% であった〔Am J Emerg Med. 2011 May;29(4):412-7〕．

造影剤腎症の予防

- 造影剤腎症の予防には補液，炭酸水素ナトリウム（NaHCO₃）がよく使用される．他には N アセチルシステイン（NAC）（日本国内には経口剤のみ），スタチン，テオフィリン，ニコランジルによる予防効果も報告されている〔Biomed Res Int. 2014;2014:236930〕〔Oncotarget. 2018 Jan 4;9(14):11837-45〕．

チャート I 造影剤腎症予防の適応
〔Can Assoc Radiol J. 2014 May;65(2):96-105〕

- eGFR ≧ 60 mL/分では予防の必要はない．
- eGFR ＜ 60 mL/分の患者群において造影検査を行う場合，脱水補正を行い，造影剤使用量を最低限にするべきである．この場合の脱水補正は経口補液でよい．

F 腎・泌尿器

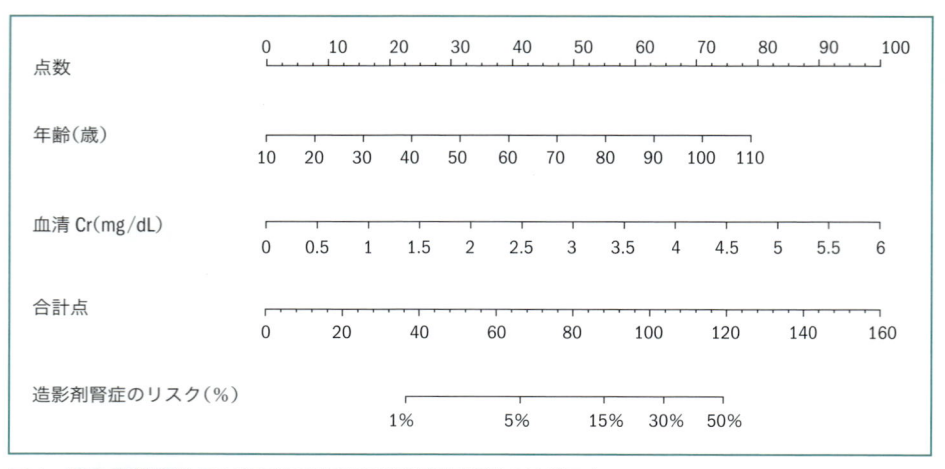

図1 緊急腹部造影 CT 検査後の造影剤腎症発症予測ノモグラム

Am J Emerg Med. 2011 May;29（4）:412-7

表2 予測リスク（%）の造影剤腎症発症に対する感度，特異度

予測リスク (%)	感度 (%)	特異度 (%)	LR＋	LR－
1	100 [89.7-100]	18.2 [15.4-21.2]	1.22 [1.18-1.26]	NA
5	67.6 [49.5-82.6]	74.0 [70.6-77.2]	2.60 [2.00-3.39]	0.44 [0.27-0.71]
15	20.6 [8.7-37.9]	96.6 [95.1-97.8]	6.14 [2.85-13.2]	0.82 [0.69-0.98]

Am J Emerg Med. 2011 May;29（4）:412-7

■腎機能が不安定な患者や急性疾患，急性腎障害合併患者では eGFR の計算が困難であり，全例で予防を行うべきである．

チャート I-1　eGFR＜60 mL/分での造影剤腎症予防の適応

■造影剤を動注で使用する場合，急性疾患患者，腎機能が不安定な患者は高リスク群として予防を行う．
■造影剤腎症のリスク因子（表1）がある患者，eGFR

Q&A ①

Q 造影剤腎症予測ノモグラムの使い方を教えてください．

A たとえば 70 歳男性，Cr 1 mg/dL の患者さんでは，70 歳＝約 47 点，Cr 1 mg/dL＝約 18 点であり，合計 65 点となります．これよりリスクは＜5％と推測されます．90 歳の患者さんでは 63 点＋18 点（Cr 1 mg/dL），合計 81 点となり，腎症リスクは 10-15％と計算されます．高齢である時点で高リスク群であり，不要な検査は極力避けたいところですね．

≦45 mL/分で造影剤の経静脈投与を行う患者でも予防を行う．

チャート II　造影剤腎症の予防方法
〔*Can Assoc Radiol J. 2014 May;65（2）:96-105*〕

■基本的に造影剤腎症予防は補液をしっかりと行えばよい．
■ER における，緊急造影 CT が必要と判断され，かつ中等度〜高度の造影剤腎症リスクのある患者群を対象とした非盲検化ランダム化比較試験では，補液負荷のみの群，補液＋$NaHCO_3$ 投与併用群，補液＋NAC 併用群で造影剤腎症リスクには有意差が認められなかった〔*Acad Emerg Med. 2014 Jun;21（6）:615-22*〕．
■薬剤による造影剤腎症の予防は報告により差があるため，あくまでも補助的なものと考え，基本的には補液をしっかりと行うことを意識することが重要．
■補液負荷による予防：
■待機的造影検査の場合，生理食塩水を 1 mL/kg/時の速度で検査の前後 12 時間投与する．
■同日に検査を行う必要がある場合は生理食塩水を 3 mL/kg/時で検査の 1 時間以上前から検査後 6 時

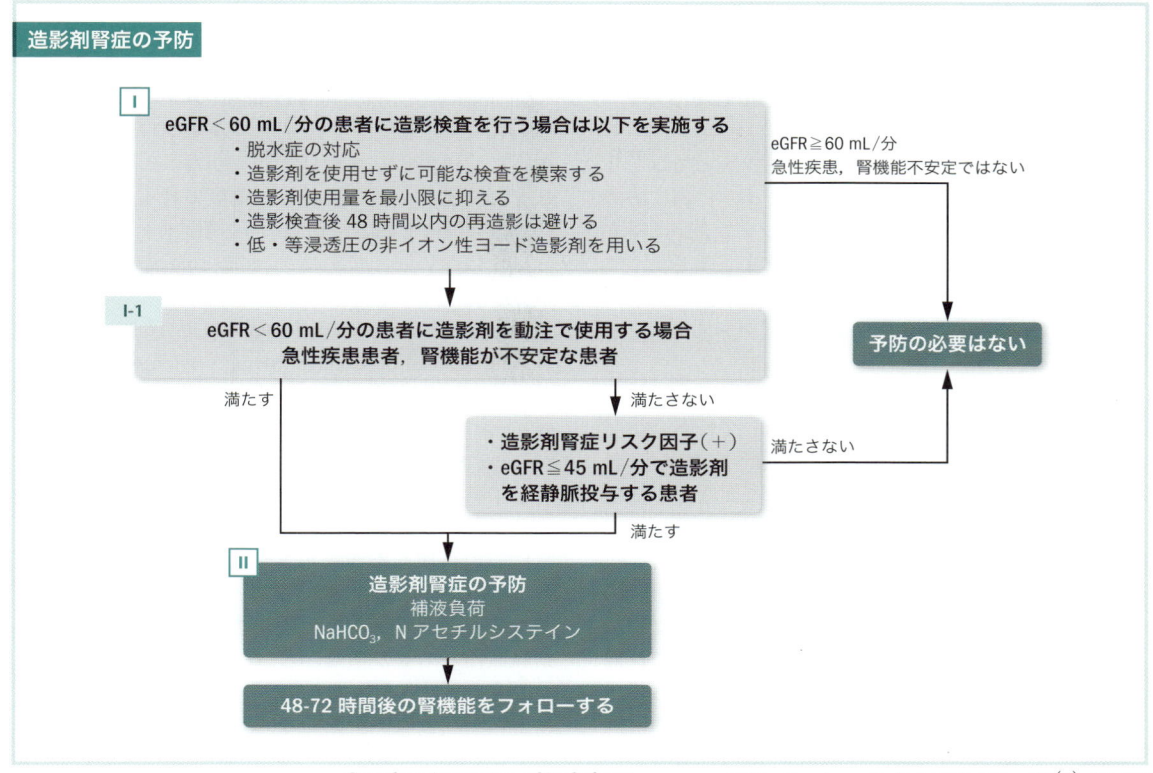

造影剤腎症の予防

I eGFR＜60 mL/分の患者に造影検査を行う場合は以下を実施する
・脱水症の対応
・造影剤を使用せずに可能な検査を模索する
・造影剤使用量を最小限に抑える
・造影検査後48時間以内の再造影は避ける
・低・等浸透圧の非イオン性ヨード造影剤を用いる

eGFR≧60 mL/分
急性疾患，腎機能不安定ではない

I-1 eGFR＜60 mL/分の患者に造影剤を動注で使用する場合
急性疾患患者，腎機能が不安定な患者

満たす　　　満たさない

予防の必要はない

・造影剤腎症リスク因子（＋）
・eGFR≦45 mL/分で造影剤を経静脈投与する患者

満たさない

満たす

II 造影剤腎症の予防
補液負荷
NaHCO₃，Nアセチルシステイン

48-72時間後の腎機能をフォローする

Canadian Association of Radiologist consensus 2012 : Can Assoc Radiol J. 2014 May;65（2）:96-105

間まで投与する．

- 補液負荷による予防効果はRR 0.41［0.22-0.79］，NNT 10.5〔*Lancet. 2014 May 24;383（9931）:1814-23*〕．

■ NaHCO₃による予防：

- NaHCO₃ 150mEq（メイロン® 静注8.4％で150 mL）を5％ブドウ糖液850 mLに混注し，3 mL/kg/時で検査の1時間以上前から検査後6時間まで点滴静注する．

- NaHCO₃による予防効果はメタアナリシスにおいてRR 0.62［0.45-0.86］〔*Ann Intern Med. 2009 Nov 3;151（9）:631-8*〕．

- 血管造影を予定されている造影剤腎症高リスク患者5177例を対象とし，NaHCO₃ vs 生理食塩水，NAC経口投与 vs プラセボを比較した2×2ランダム化要因試験（PRESERVE trial）では，NaHCO₃，NAC経口投与で有意な造影剤腎症発症リスク軽減効果は認められなかった〔*N Engl J Med. 2018 Feb 15;378（7）:603-14*〕．

■ NACによる予防：

- 日本国内では経口剤のみ使用可能であり，造影検査開始の4時間以内に600 mgを内服する．その後12時間毎に合計4回投与する〔*N Engl J Med. 2006 Jan 26;354（4）:379-86*〕〔*Am J Med. 2009 Sep;122（9）:874.e9-15*〕．

- NACによる予防効果はメタアナリシスにおいてRR 0.46［0.33-0.63］〔*Am J Med. 2009 Sep;122（9）:874.e9-15*〕．ただしNACによる造影CT時の造影剤腎症予防効果を評価した最近の二重盲検化ランダム化比較試験では，予防効果は否定されている〔*Ann Emerg Med. 2013 Nov;62（5）:511-20*〕．上述のPRESERVE trialでも有意差は認められていない〔*N Engl J Med. 2018 Feb 15;378（7）:603-14*〕．

■ 上記以外の薬剤：

- テオフィリンはメタアナリシスにて造影剤腎症の予防効果が認められている（RR 0.48［0.26-0.86］）が，Jadad score＞3の試験のみで解析すると有意差なし〔*Am J Kidney Dis. 2012 Sep;60（3）:360-70*〕．

- 冠動脈造影を行う患者群において，スタチンを投与することで造影剤腎症のリスク軽減効果が認められている（OR 0.43［0.33-0.55］）〔*Am J Cardiol. 2014 Nov 1;114（9）:1295-302*〕．冠動脈造影数日前から開始する方法と，検査の直前にアトルバスタチン80 mgを内服し，その後40 mgを1-2日間継続する方法がある〔*Open Heart. 2014 Aug 14;1（1）:e000127*〕．

- 冠動脈造影を行う患者群において，ニコランジルの投与は造影剤腎症のリスク軽減効果が認められる（OR 0.33［0.19-0.58］）〔*Oncotarget. 2018 Jan 4;9（14）:11837-45*〕．

Q メトホルミンは造影剤腎症のリスクになるのでしょうか？ 造影時には中止が必要でしょうか？

A メトホルミンは造影剤腎症のリスク因子ではありません．腎不全患者ではメトホルミンが体内に蓄積することにより乳酸アシドーシスのリスクが上昇するため，造影時にはメトホルミンを中止するように指導されています．しかしながら，どのタイミングで中止し，再開するのか明確なエビデンスはありません〔*Postgrad Med J. 2010 Jun;86 (1016) :371-3*〕．

メトホルミンの添付文書では造影剤使用前 48 時間から中止し，検査後 48 時間経過して腎不全がなければ再開することを推奨しています．検査後 48 時間なのはこの時期に造影剤腎症による腎不全のピークが来るためであると理解できますが，検査前 48 時間という期間には何の根拠もなく，緊急検査が必要な状況ではこの推奨が足枷になります．

European Society of Urogenital Radiology のガイドラインでは，メトホルミンは腎機能正常群では検査時に中止すればよく，検査後 48 時間経過してから再開することを推奨しています．腎機能低下群でかつ待機的検査であれば，検査 48 時間前の中止を推奨し，緊急検査が必要な場合はリスク−ベネフィットを考慮して決めるべきとしています〔*Br J*

Radiol. 2003 Aug;76 (908) :513-8〕．

Canadian Association of Radiologist のコンセンサスでは，eGFR＜45 mL/分ではメトホルミンは造影時に中止し，48 時間後に腎機能障害がないことを確認して再開することを推奨し，重度の腎不全，急性腎障害合併例を除き，検査の 48 時間前から中止する必要はないとしています〔*Can Assoc Radiol J. 2014 May;65 (2) :96-105*〕．

American College of Radiology（ACR）は 2017 年から ACR Manual on Contrast Media version を出版し，以下のように推奨しています（https://www.acr.org/-/media/ACR/Files/Clinical-Resources/Contrast_Media.pdf）．

AKI がなく eGFR ≧ 30 mL/分/1.73 m² であれば，メトホルミンの中止は不要で検査後の腎機能の再検も不要としました．AKI がある，もしくは eGFR＜30（ステージ 4，5 の CKD）の患者さんで，動脈カテーテル検査を行う場合，または動脈血栓リスクがある場合は，メトホルミンは手技の時点（もしくは手技の前）から手技後 48 時間は中止し，腎機能が問題ないことを確認して再開するとしています．

筆者は緊急を要する場合はメトフォルミンの使用で検査を遅らせるべきではないと考えています．

Q eGFR 値がどの程度までであれば造影 CT 検査は可能でしょうか？

A 2000-2010 年に造影 CT，単純 CT を施行した患者群を解析し，4 群（eGFR＜30 mL/分/1.73 m²，30-59 mL/分/1.73 m²，60-89 mL/分/1.73 m²，≧ 90 mL/分/1.73 m²）に分類し，それぞれの造影 CT 施行群と単純 CT 施行群間で propensity score-matched analysis を行った研究では，どの eGFR 群でも造影剤の使用による造影剤腎症発症リスク，透析リスク，死亡リスクの上昇は認められませんでした〔*Radiology. 2014 Apr;271 (1) :65-73*〕〔*Radiology. 2014 Dec;273 (3) :714-25*〕．

また同様に，慢性腎臓病患者において造影 CT，単純 CT を施行した患者群を解析し，eGFR 30-

59 mL/分/1.73 m² と＜30 mL/分/1.73 m² 群に分類し，造影 CT 施行群と単純 CT 施行群間で propensity score-matched analysis を行った研究では，造影剤の使用で急性腎障害の頻度は軽度上昇（eGFR 30-59 mL/分/1.73 m² 群で 5 % 増加，eGFR＜30 mL/分/1.73 m² 群では有意差なし）するものの，透析リスク，死亡リスクの上昇は認められませんでした〔*Mayo Clin Proc. 2015 Aug;90 (8) :1046-53*〕．

あくまでもコホート研究の解析であるため，確定的なことは言えませんが，腎機能が悪くても造影剤の使用は可能と考えられます．特に ER において大動脈解離や肺血栓塞栓症を疑い，緊急で造影 CT 検査が必要と判断されるのなら，腎機能よりもその判断を優先させるべきでしょう．

12　IgA 腎症

- IgA 腎症は腎糸球体への IgA1 沈着を特徴とする糸球体腎炎. 慢性腎臓病, 透析導入の主要な原因の1つ〔*N Engl J Med. 2002 Sep 5;347(10):738-48*〕.
- IgA 以外にも IgG, IgM, C3 などの沈着もある. 沈着部位はさまざまであるが, メサンギウム細胞領域であることが多い〔*N Engl J Med. 2013 Jun 20;368(25):2402-14*〕.
- 日本国内では, IgA 腎症の好発年齢は女性では 20-30 歳に緩やかなピークがあるが, 10-60 歳にかけて満遍なくみられる. 男女差はほぼなく, 発症率は 3.9-4.5 人/10 万人年〔*Hospitalist 2018;6(1):160-8*〕.
- 日本国内の腎生検症例のうち, 1/3 が IgA 腎症. 20-64 歳では 38% であるが, ≧65 歳では 10.5% のみ. ネフローゼ症候群で腎生検を行った患者群のうち, 5% 前後が IgA 腎症と診断される〔*Clin Exp Nephrol. 2012 Dec;16(6):903-20*〕.

IgA 腎症のマネジメント

チャート I　IgA 腎症の症状, 診断

- 初期の IgA 腎症の大半が無症候性であり, 検診における持続的, 間欠的な顕微鏡的血尿, 蛋白尿で受診する場合が最も多い.
- 発見動機は検診の検尿異常 71.2%, 肉眼的血尿 11.5%, 急性腎炎症候群 4.5%, ネフローゼ様症候群 2.9%, その他 9.9%〔*IgA 腎症全国疫学調査 (1995 年). 厚生省特定疾患進行性腎障害調査研究班平成 7 年度研究業績 (黒川清班長). 1996:1-5*〕.
- 症候性では, 上気道感染症を契機として発症した肉眼的血尿や血尿を伴う腰痛のパターンがある〔*N Engl J Med. 2002 Sep 5;347(10):738-48*〕.
- 腎生検により IgA 腎症と診断した患者における, 生検前の臨床診断は表 1 を参照. 患者の大半が慢性糸球体腎炎症候群であり, 慢性経過の蛋白尿や血尿, 腎不全進行例で生検を行い, IgA 腎症と診断されていることになる. ネフローゼ症候群や急速進行性糸球体腎炎は 5% 程度を占める〔*Clin Exp Nephrol. 2012 Dec;16(6):903-20*〕.
- IgA 腎症の病理所見と, 同様の病理を認めうる疾患は 補足 を参照.
- IgA 腎症の病理所見より Oxford 分類 (表 2) を行う. Oxford 分類は後述する腎予後の予測やステロイドなど免疫抑制療法の適応を考慮する際に有用な情報となる.

チャート II　IgA 腎症の治療

チャート II-1　**ネフローゼ症候群, 急速進行性糸球体腎炎, 半月形成糸球体腎炎では早期にステロイド治療を開始する** （ I -12 IgA 血管炎, 成人例のマネジメント 〉)

表 1　IgA 腎症患者における生検前の臨床診断

	全体	≧65 歳	20-64 歳
慢性糸球体腎炎症候群	88.9%	77.8%	90.1%
再発性, 持続性血尿	4.5%	2.7%	4.7%
ネフローゼ症候群	3.1%	9.9%	2.4%
急速進行性糸球体腎炎	1.8%	6.8%	1.3%
急性糸球体腎炎症候群	0.7%	1%	0.6%
急性腎障害	0.2%	0.7%	0.1%
高血圧性腎症	0.1%		0.1%
メタボリック症候群による腎症	0%		0%
その他	0.6%	1%	0.6%

Clin Exp Nephrol. 2012 Dec;16(6):903-20

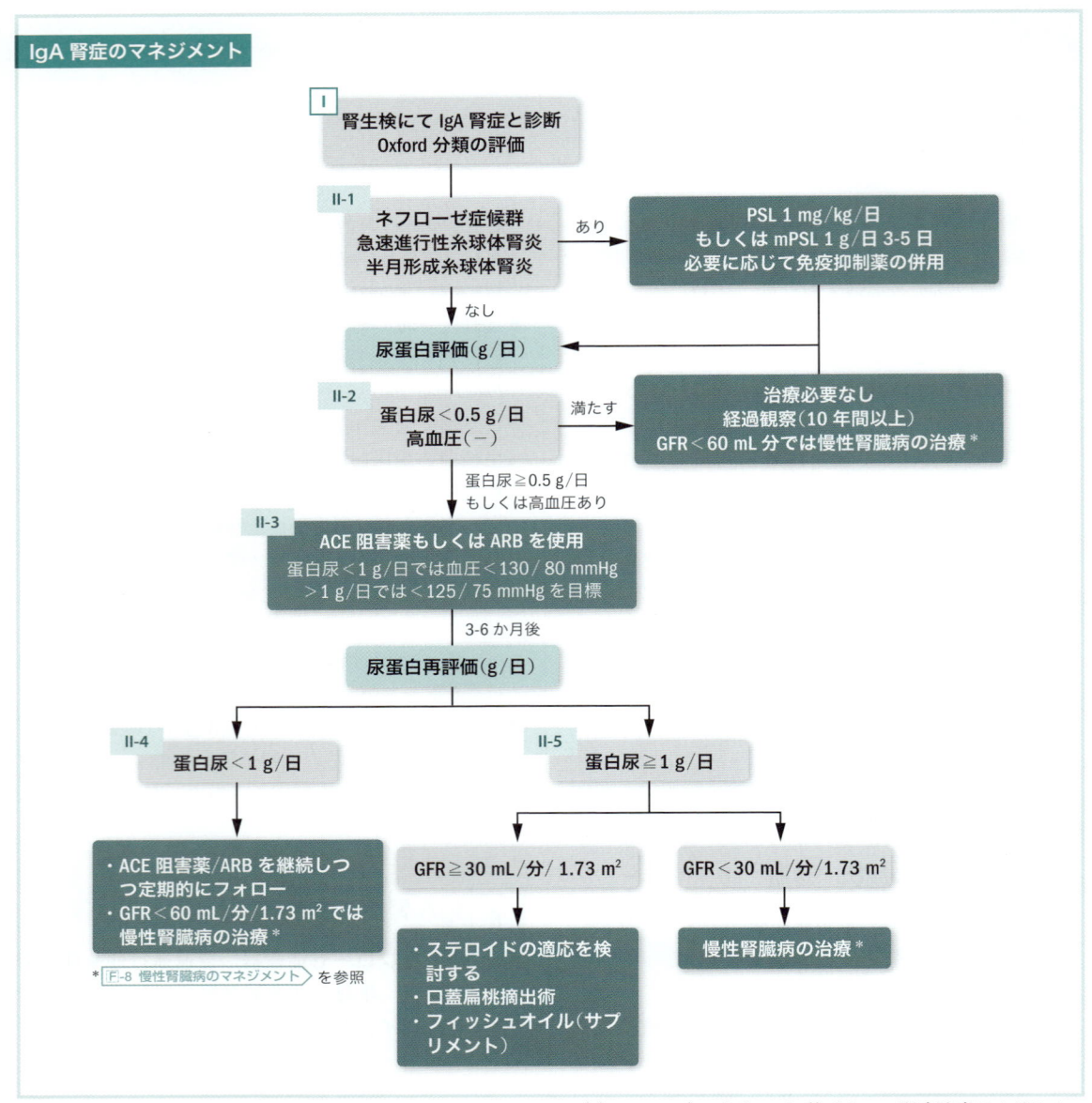

IgA 腎症のマネジメント

I 腎生検にて IgA 腎症と診断 Oxford 分類の評価

II-1 ネフローゼ症候群 急速進行性糸球体腎炎 半月形成糸球体腎炎 → あり → PSL 1 mg/kg/日 もしくは mPSL 1 g/日 3-5 日 必要に応じて免疫抑制薬の併用

なし ↓

尿蛋白評価（g/日）

II-2 蛋白尿＜0.5 g/日 高血圧（−） → 満たす → 治療必要なし 経過観察（10 年間以上） GFR＜60 mL 分では慢性腎臓病の治療＊

蛋白尿≧0.5 g/日 もしくは高血圧あり ↓

II-3 ACE 阻害薬もしくは ARB を使用 蛋白尿＜1 g/日では血圧＜130／80 mmHg ＞1 g/日では＜125／75 mmHg を目標

3-6 か月後 ↓

尿蛋白再評価（g/日）

II-4 蛋白尿＜1 g/日

II-5 蛋白尿≧1 g/日

・ACE 阻害薬／ARB を継続しつつ定期的にフォロー ・GFR＜60 mL/分/1.73 m² では慢性腎臓病の治療＊

＊ F-8 慢性腎臓病のマネジメント を参照

GFR≧30 mL/分/ 1.73 m²

GFR＜30 mL/分/1.73 m²

・ステロイドの適応を検討する ・口蓋扁桃摘出術 ・フィッシュオイル（サプリメント）

慢性腎臓病の治療＊

KDIGO 2012 clinical practice guideline: Am J Kidney Dis. 2014 Mar;63（3）:363-77／エビデンスに基づく IgA 腎症診療ガイドライン 2017 より改変

■ PSL 1 mg/kg/日より開始，もしくは mPSL 1 g/日 3-5 日間のステロイドパルス療法を考慮する．ステロイドは初期量を 2 週間程度は継続し，その後 4-6 か月かけて減量する．

■ 難治性の症例や再燃例ではアザチオプリン（2 mg/kg /日）やシクロスポリン，シクロホスファミドの併用も考慮する〔*Pediatr Nephrol. 2009 Oct; 24（10）:1901-11*〕.

チャートII-2 **高血圧（−），尿蛋白＜0.5 g/日であれば経過観察のみでよい**

■ この群では腎予後は良好であり，特に介入は必要ない〔*Am J Med. 2013 Feb;126（2）:162-8*〕.

■ 経過観察は最低でも 10 年間は続ける．

■ GFR 低下例では慢性腎臓病に対する対応を行う（ F-8 慢性腎臓病のマネジメント ）〔*Am J Kidney Dis. 2014 Mar;63 （3）: 363-77*〕.

チャートII-3 **高血圧もしくは尿蛋白≧ 0.5 g/日であればまず ACE 阻害薬，もしくは ARB を開始する**

■ 目標血圧は蛋白尿＜1 g/日であれば＜130/80 mmHg，蛋白尿＞1 g/日であれば＜125/75 mmHg を目標とする．

■ 3-6 か月毎に蛋白尿をフォローする．

Q どのような場合に腎生検すべきでしょうか？

A 急速進行性糸球体腎炎のような急性経過の場合や，ネフローゼ症候群では腎生検の閾値は下がります．慢性経過では蛋白尿，血尿，腎機能低下がある場合に腎生検を考慮します．

治療方針から逆算すると，蛋白尿＜1 g/日ではステロイド投与の適応がないこと，ACE 阻害薬，ARB の使用にて経過観察となることから，その程度であれば腎生検を勧めずにフォローすることも多いです（他の疾患を強く疑う場合は除く）．また蛋白尿≧1 g/日でも GFR＜30 mL/分では IgA の治療よりは慢性腎臓病の治療が主となるため，その際も強く腎生検は勧めません．

Q 血清 IgA 値から鑑別は可能ですか？

A 腎生検で診断した IgA 腎症と非 IgA 腎症症例に

おいて血清 IgA を比較した報告では，IgA 腎症では IgA 値 331 ± 103.9 mg/L である一方，非 IgA 腎症では 241.5 ± 102.3 mg/L と有意に IgA 腎症群で高値となりました．血清 IgA は IgA 腎症と非 IgA 腎症の鑑別に対する area under the curve（AUC）0.756［0.670-0.842］と有用ですが，確実なものとも言えません〔*BMC Med Inform Decis Mak. 2012 Jun 27;12:58*〕．

日本国内からの報告では，血清 IgA ≧ 250 mg/dL は他の腎症と IgA 腎症の鑑別において感度 74%，特異度 54% との報告があります．また，この論文では IgA/C3 比も検討されており，IgA/C3 ≧ 2.14 は他の腎症と IgA 腎症の鑑別において感度 79%，特異度 61% でした〔*J Clin Lab Anal. 2000;14 (5) :220-3*〕．追試も行われていますが，血清 IgA，IgA/C3 比双方とも異常高値であれば IgA 腎症の可能性を上げますが，絶対的な指標にはなり得ません〔*J Clin Lab Anal. 2003;17(3):73-6*〕．

表2 IgA 腎症の Oxford 分類

病変	定義	スコア
メサンギウム細胞増多*	＜4 個メサンギウム細胞/メサンギウム領域 =0 4-5 個メサンギウム細胞/メサンギウム領域 =1 6-7 個メサンギウム細胞/メサンギウム領域 =2 ≧8 個メサンギウム細胞/メサンギウム領域 =3	≦0.5-M0 ＞0.5-M1
分節性硬化	糸球体係蹄の部分硬化で係蹄全体に及ばないもの，または癒着	なし -S0 あり -S1
管内細胞増多	糸球体毛細血管腔の閉塞を来した毛細血管内の細胞の増加	なし -E0 あり -E1
尿細管萎縮/間質線維化	尿細管萎縮または間質線維化が皮質に占める割合	0-25% -T0 26-50% -T1 ＞50% -T2

*メサンギウム細胞増多は periodic acid-Schiff 染色標本で評価．
　メサンギウム細胞増多スコアは全糸球体の平均値で求める．
　1つのメサンギウム領域に細胞が 4 個以上ある糸球体が全体の半数以上あれば M1 とする．
Kidney Int. 2009 Sep;76 (5) :546-56

チャートII-4 **フォローにおいて蛋白尿＜1 g/日であれば ACE 阻害薬/ARB を継続しつつ定期的にフォローする**

チャートII-5 **フォローにおいて蛋白尿≧1 g/日であればさらに治療を追加**

- フォロー時に蛋白尿≧1 g/日＋GFR≧30 mL/分/1.73 m² の場合はリスクに応じてステロイドの追加を検討する．
- ACE 阻害薬/ARB 開始後も蛋白尿≧0.75 g/日であった患者群を対象として，降圧薬継続のみの群と免

疫抑制療法併用群に割り付け比較した非盲検化ランダム化比較試験（STOP-IgAN trial）では，免疫抑制療法併用群のほうが臨床的寛解率（蛋白尿/尿 Cr 比＜0.2 達成率）は良好であった（OR 4.82［1.43-16.30］）ものの，3 年間における腎機能増悪リスクは有意差が認められなかった（OR 0.89［0.44-1.81］）．また，免疫抑制療法群ではステロイドによる副作用リスク（特に感染症）が増加する結果であった〔*N Engl J Med. 2015 Dec 3;373 (23) :2225-36*〕．さらに IgA 腎症で 3 か月間の ACE 阻害薬/ARB 投与後も蛋白尿≧1 g/日，かつ eGFR 20-120 mL/分/1.73 m² を満た

F 腎・泌尿器

表3 末期腎不全予測スコア

項目	点
男性	6
年齢＜30 歳	12
収縮期血圧 　≦130 mmHg 　131-160 　＞160	 0 4 11
尿蛋白（−）（±） 　（＋） 　（＋＋） 　（＋＋＋）	0 12 21 25
軽度の血尿（1-29 RBC/HPF）	8
血清 Alb＜4 g/dL	7
GFR（mL/分/1.73 m²） 　≧90 　60-90 　30-60 　15-30 　＜15	 0 7 22 42 66
組織学的所見 III-IV 度 （ 補足 ▶ 表6）	5

日本人の IgA 腎症 2283 例において，10 年後の末期腎不全リスクを評価し，スコア化．

点数と 10 年以内の末期腎不全移行率

点	末期腎不全
0-26	0-1%
27-43	1-5%
44-50	5-10%
51-58	10-20%
59-63	20-30%
64-70	30-50%
71-75	50-70%
76-82	70-90%
83-140	90-100%

Nephrol Dial Transplant. 2009 Oct;24（10）:3068-74

表4 Oxford 分類を用いた末期腎不全リスクスコア

項目	点
尿蛋白 　＜0.5 g/24 時間 　0.5-1.0 g/24 時間 　1.0-3.5 g/24 時間 　≧3.5 g/24 時間	 0 4 6 9
eGFR（mL/分/1.73 m²） 　≧60 　30-59 　15-29 　＜15	 0 1 4 9
病理所見（Oxford 分類．表2参照） 　M0 　M1	 0 2
S0 　S1	0 4
T0 　T1 　T2	0 6 10

点数と 5 年以内の末期腎不全移行率

点	末期腎不全
0-8	＜1%
9-14	1-5%
15-19	6-20%
20-23	25-50%
24-26	60-80%
27-34	90-100%

Clin J Am Soc Nephrol. 2013 Dec;8（12）:2082-90

す患者を対象とし，ステロイド投与群（mPSL 0.6-0.8 mg/kg）とプラセボ群で比較したランダム化比較試験（TESTING trial）では，ステロイド投与群で重大な副作用，合併症（主に感染症）が有意に増加したため，試験は途中で打ち切られた〔*JAMA. 2017 Aug 1;318（5）:432-42*〕．これらの結果より，末期腎不全リスクが高い群（ IgA 腎症の末期腎不全リスク ），腎機能低下が進行する群でステロイドを考慮すべきと

- 考えられる.
- ただし, 腎機能低下が進行した後ではステロイドの恩恵は乏しい.
- ステロイドを使用する場合, 投与量は高用量 (PSL>30 mg/日) を短期間 (＜1 年) 継続する 〔*J Am Soc Nephrol. 2012 Jun;23 (6) : 1108-16*〕.
- PSL 0.8-1 mg/kg/日を 2 か月間継続し, その後減量し合計で 6 か月継続. もしくは mPSL 1 g/日の 3 日間投与を 2 か月毎に 3 回＋PSL 0.5 mg/kg/日の隔日投与を 6 か月間併用する.
- ステロイド以外の治療としては口蓋扁桃切除術, フィッシュオイル (サプリメントして販売) は腎予後改善効果が認められるため, 末期腎不全の高リスク患者では考慮すべきである 〔エビデンスに基づく *IgA* 腎症診療ガイドライン 2017〕〔*Am J Kidney Dis. 2015 Jan;65 (1) :80-7*〕.
- また, 保険適用外ではあるが, ヒドロキシクロロキンにより蛋白尿減少効果が期待できる 〔*Am J Kidney Dis. 2019 Jul;74 (1) :15-22*〕.
- 免疫抑制薬は急速糸球体腎炎, ネフローゼ症候群以外では使用しない. ステロイド減量で再増悪する場合や, 早期にステロイドを減量したい場合に考慮. ただし eGFR＜60 mL/分/1.73 m² では避けるべき.
- フォロー時に蛋白尿 ≧1 g/日＋GFR＜30 mL/分/1.73 m² の場合は慢性腎臓病に対する対応を行う (〔F〕-8 慢性腎臓病のマネジメント を参照).

IgA 腎症の末期腎不全リスク

- IgA 腎症において腎不全のリスク因子となるものは男性例, 若年発症, 高血圧, 蛋白尿など.
- これらの因子をスコア化したもの, その合計点数と日本人症例における 10 年以内の末期腎不全移行率を表3に示す.
- Oxford 分類を用いた末期腎不全リスクスコアと日本人における評価は (表4) 参照.

Q&A②

Q 扁桃摘出術を IgA 腎症に行うのは意味があるのでしょうか?

A 1996 年に Hotta らが, ステロイドパルス療法に加えて扁桃摘出術を行うことで, 腎機能障害と尿所見の改善があったという後ろ向きコホートの研究を報告しました 〔*Acta Otolaryngol Suppl 1996;523:165-8*〕. その後 Kawamura らにより日本国内でランダム化比較試験が組まれて, 扁桃摘出＋ステロイドパルス群 (N=33) とステロイドパルス群 (N=39) で比較したところ, 扁桃摘出群で 1 年後の蛋白尿の軽減作用があるが, 尿蛋白, 血尿などの消失率は両群で差がないことが示されました 〔*Nephrol Dial Transplant 2014;29:1546-53*〕.

一方, ヨーロッパにおける 1147 人を 4.7 年フォローした IgA 腎症の VALIGA レジストリの解析で, 41 例の扁桃摘出症例と, この群とマッチさせた 41 例のコントロール群で差がないという報告 〔*Nephron 2016;132:15-26*〕 もあり, 海外では扁桃摘出をしないことが推奨されています.

日本国内では扁桃摘出術は, 腎機能障害の進行を抑制する可能性があり治療選択肢として検討してよいとしています 〔エビデンスに基づく *IgA* 腎症診療ガイドライン 2017〕.

IgA 腎症での腎臓への IgA 沈着は血中の IgA に由来していることがわかっており, 扁桃摘出をすることにより血中への IgA の供給源を減らす効果が期待されています. IgA 腎症は長期的な管理が必要な疾患であるため, その適応は専門医に考えてもらうのが妥当でしょう.

✚ 補足

IgA 腎症の病理所見

- IgA 腎症の病理所見では局所, びまん性のメサンギウム細胞増生が認められる. 他にはびまん性の毛細血管内膜増生, 巣状の硬化性病変, 壊死性病変, 半月形成などがある (表5) 〔*Clin Exp Nephrol. 2011 Aug;15 (4) :493-503*〕. 厚生労働省の IgA 腎症病理分類は表6を参照.
- 免疫染色における IgA の沈着は特異的な所見であるが, 他の疾患でも認められるため, 注意が必要 (表7).

表 5 IgA 腎症の病理所見

所見	頻度
メサンギウム増殖性糸球体腎炎	94.8%
微小な糸球体の異常	2.4%
半月形成，壊死性糸球体腎炎	0.8%
硬化性糸球体腎炎	0.5%
腎硬化症	0.3%
膜性腎症	0.3%
膜性増殖性糸球体腎炎	0.2%
その他	0.8%

Clin Exp Nephrol. 2011 Aug;15（4）:493-503

表 6 IgA 腎症の病理分類（厚生労働省，日本腎臓学会）

グレード	糸球体所見	間質，血管所見
I	・軽微なメサンギウム細胞の増生，マトリクスの増加所見が認められる ・糸球体硬化所見，半月形成，ボウマン嚢への癒着は認められない	・間質，尿細管，血管に異常は認められない
II	・軽微なメサンギウム細胞の増生，マトリクスの増加所見が認められる ・糸球体硬化所見，半月形成，ボウマン嚢への癒着は，生検した糸球体の＜10%で認められる	・間質，尿細管，血管に異常は認められない
III	・中等度，びまん性のメサンギウム細胞の増生とマトリクスの増加所見が認められる ・糸球体硬化所見，半月形成，ボウマン嚢への癒着は，生検した糸球体の 10-30%で認められる	・硬化所見が認められる糸球体周囲を除く間質に軽度の細胞浸潤が認められる ・尿細管萎縮は軽度のみ．血管硬化所見も軽度認められる
IV	・重度，びまん性のメサンギウム細胞の増生とマトリクスの増加所見が認められる ・糸球体硬化所見，半月形成，ボウマン嚢への癒着は，生検した糸球体の＞30%で認められる	・間質への細胞浸潤と尿細管萎縮，線維化が認められる．血管壁の過形成や変性も認められる

Nephrol Dial Transplant. 2009 Oct;24（10）:3068-74

表 7 IgA 腎症と同様の病理所見を認めうる疾患

原発性の IgA 沈着 　IgA 腎症，IgA 血管炎	
肝疾患 　アルコール性肝疾患，原発性胆汁性胆管炎，B型肝炎，住血吸虫症	腸疾患 　セリアック病，炎症性腸疾患
皮膚疾患 　疱疹状皮膚炎，乾癬	呼吸器疾患 　サルコイドーシス，ヘモジデローシス，囊胞性線維症，閉塞性細気管支炎
悪性腫瘍 　肺癌，喉頭癌，膵癌，菌状息肉腫	感染症 　HIV，Hansen 病，黄色ブドウ球菌感染後糸球体腎炎
自己免疫疾患，他 　SLE，関節リウマチ，クリオグロブリン血症，脊椎関節炎，Sjögren 症候群，Behçet 病，ANCA 関連血管炎，糖尿病性腎症，膜性腎症，多発血管炎性肉芽腫症，単クローン性 IgA 由来 Goodpasture 症候群	

N Engl J Med. 2002 Sep 5;347（10）:738-48／Medicine（Baltimore）. 2016 Apr;95（15）:e3386

13 ネフローゼ症候群（成人例）

- ネフローゼ症候群は蛋白尿（≧3.5 g/24 時間），低 Alb 血症（≦3 g/dL），脂質異常症で定義される病態〔*BMJ. 2008 May 24;336（7654）:1185-9*〕〔*日腎会誌. 2011; 53（2）78-122*〕．
- 総コレステロール＞300 mg/dL となるのが 53 ％，＞400 mg/dL となるのが 25 ％．脂質異常症は必須項目ではない．
- 発症率は 3/10 万人年〔*Am Fam Physician. 2009 Nov 15;80（10）:1129-34*〕．
- 成人のネフローゼ症候群では，腎生検による原因の評価，ネフローゼ症候群自体に対する治療，原因に対する特異的な治療がマネジメントの基本．

ネフローゼ症候群（成人例）のマネジメント

チャート I ネフローゼ症候群の原因評価

- ネフローゼ症候群では，原発性ネフローゼ症候群が約 6 割，続発性ネフローゼ症候群が約 4 割を占める．
- 原発性ネフローゼ症候群で最も多いのは膜性腎症で 3 割程度．ついで微小変化群で 1 割程度．
- 続発性ネフローゼ症候群では糖尿病性腎症やアミロイドーシスによるものが多い．若年ではループス腎炎が 1 割を占める〔*Clin Exp Nephrol. 2012 Dec;16（6）:903-20*〕．
- 続発性ネフローゼ症候群の原因を表 1 に示す．

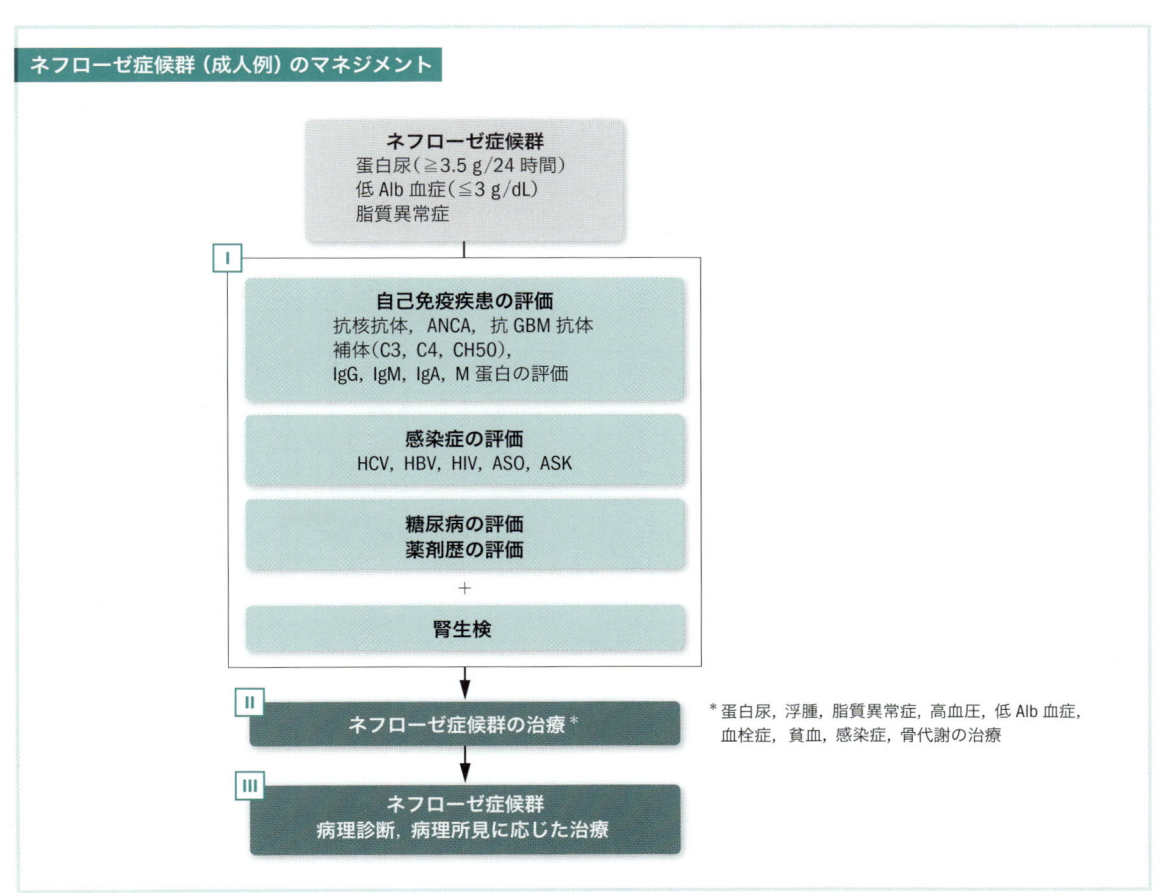

ASO：抗ストレプトリジン O 抗体，ASK：抗ストレプトキナーゼ抗体

表1　続発性ネフローゼ症候群の原因

カテゴリー	原因
薬剤性，毒素性	NSAIDs，パミドロネート，リファンピシン，ペニシラミン，プロベネシド，カプトプリル，IFN-α，金製剤，リチウム，水銀
感染症	細菌性：心内膜炎，梅毒，結核，*Mycoplasma* ウイルス性：HIV，HBV，HCV，EBV，CMV，VZV 原虫：トキソプラズマ，マラリア 寄生虫：住血吸虫症，トリパノソーマ，糸状虫
悪性腫瘍	固形腫瘍，血液腫瘍（リンパ腫，多発性骨髄腫），移植片対宿主病（GVHD）
アレルギー性	花粉症，ワクチン接種後，虫刺傷
全身疾患	SLE，関節リウマチ，IgA血管炎，ANCA関連血管炎，MGUS，アミロイドーシス
代謝性疾患	糖尿病，甲状腺機能低下症，Basedow病，Alport症候群，Fabry病
その他	妊娠，慢性同種移植片不全，腎容積低下，腎血管閉塞，肥満，心不全，心外膜炎

MGUS：monoclonal gammopathy of undetermined significance

Arch Intern Med. 2001 Jan 8;161（1）:25-34／Swiss Med Wkly. 2009 Jul 25;139（29-30）:416-22 を参考に作成

表2　日本国内のネフローゼ症候群症例の腎生検結果

病理診断	≧80歳	≧65歳	20-64歳
原発性ネフローゼ症候群	59.4%	61.9%	60.7%
微小変化群	11.9%	12.6%	25.3%
膜性腎症	28.1%	31.5%	17.9%
巣状分節性糸球体硬化症	7.5%	5.9%	6.9%
膜性増殖性糸球体腎炎	2.5%	4.4%	1.8%
メサンギウム増殖性糸球体腎炎（IgA腎症以外）	2.5%	1.5%	0.8%
半月増殖性糸球体腎炎	1.3%	0.7%	0.6%
血管内皮増殖性糸球体腎炎	1.3%	0.7%	0.6%
硬化性糸球体腎炎		0.1%	0.1%
IgA腎症	4.4%	4.1%	6.7%
その他		0.3%	0.4%
続発性ネフローゼ症候群	40.6%	38.1%	39.3%
糖尿病性腎症	6.3%	9.9%	11.6%
アミロイド腎症	11.9%	7.6%	2.3%
ループス腎炎	0.6%	1.6%	10.1%
感染症関連腎症	1.9%	1.5%	1.3%
糸球体硬化症	2.5%	1.5%	0.6%
紫斑病性腎症	0%	1.4%	1.3%
MPO-ANCA関連	1.9%	1.6%	0.9%
PR3-ANCA関連		0.1%	0.1%
抗糸球体基底膜抗体病（抗GBM病）		0%	0.2%
Alport症候群		0.1%	0.4%
血栓性微小血管症		0.1%	0.2%
その他	15.6%	12.8%	10.5%

Clin Exp Nephrol. 2012 Dec;16（6）:903-20

表3 ネフローゼ症候群に対する治療

症状	治療推奨
蛋白尿	原疾患に対する特異的治療 全例でACE阻害薬もしくはARBを可能であれば最大投与量で投与 ＜55歳で心血管イベントリスクがない場合はACE阻害薬とARBを併用する ACE阻害薬，ARBでコントロール不良であればアルドステロン拮抗薬を使用する
浮腫	Na制限食 利尿薬を使用する（ループ利尿薬，アルドステロン拮抗薬）
脂質異常症	ネフローゼ症候群のコントロールがつかない場合はスタチンを開始する
高血圧	ACE阻害薬，ARBが第一選択 Na制限食 利尿薬
低Alb血症	高蛋白食は推奨されない 蛋白0.8-1.0 g/kg/日の蛋白制限食が推奨
血栓症	体動困難な場合は抗凝固薬による予防を行う 膜性腎症，Alb＜2 g/dL，血栓症既往があれば抗凝固薬を使用する 上記以外では出血リスクを考慮しつつ，適応を決める
貧血	Hb 11-12 g/dLを目標にエリスロポエチン製剤の使用を考慮
感染症	肺炎球菌ワクチン，インフルエンザワクチンの投与
骨代謝	全例でビタミンD，Ca製剤を使用 ステロイド使用患者ではビスホスホネートを使用する 骨粗鬆症合併例でもビスホスホネートを使用する

Swiss Med Wkly. 2009 Jul 25;139 (29-30) :416-22

- 日本国内のネフローゼ症候群の原因頻度は表2を参照.
- ネフローゼ症候群ではまず続発性ネフローゼ症候群を評価する（表1）.
- 原因となる薬剤の使用歴の評価.
- 糖尿病性腎症は続発性ネフローゼ症候群で最も多い原因であり，糖尿病の評価は必須.
- 自己免疫疾患の評価として抗核抗体，ANCA，抗GBM抗体，補体（C3，C4，CH50），IgG，IgM，IgAを評価. M蛋白の評価も行う（ H -12 多発性骨髄腫，MGUS ）.
- 感染症では慢性肝炎ウイルス（HCV，HBV），HIV，溶連菌感染（ASO，ASK）の評価を行う.
- 悪性腫瘍に起因するネフローゼ症候群もあり，年齢に応じた腫瘍スクリーニングも行う.
- 上記精査に加えて腎生検の手配を行う.

チャート II ネフローゼ症候群に対する治療

- ネフローゼ症候群に対する治療では，蛋白漏出に対する治療とそれに付随する脂質異常症や浮腫などに対する治療（表3），原疾患の治療に分けて考える.
- 蛋白尿に対する治療：第一選択はACE阻害薬もしくはARB.
- 血圧が正常でも使用する. 高用量ほど蛋白尿軽減効

果は高く，可能な限り増量することが推奨される.
- ACE阻害薬とARBの併用では腎障害増悪リスクが上昇するが，蛋白尿改善効果は単剤治療よりも良好. 単剤治療で不十分な場合は併用療法も考慮する. ただし，高K血症，腎機能増悪には注意する. 血清K 5.5 mEq/L，Crの上昇が30%程度までは許容する〔*Swiss Med Wkly. 2009 Jul 25;139 (29-30) :416-22*〕.
- ACE阻害薬，ARBでも蛋白尿のコントロールが不十分であればアルドステロン拮抗薬を併用する. その際は高K血症に注意が必要〔*Kidney Int. 2006 Aug;70 (3) :536-42*〕.
- 浮腫に対してはNa制限（塩分6 g/日）と利尿薬で対応する.
- 低Alb血症があると利尿薬の効果は低下するため，高用量必要となることが多い.
- また，利尿薬による循環血液量低下，脱水では血栓症発症リスクとなるため，なるべく緩徐に利尿をかけることがポイント〔*N Engl J Med. 1998 Apr 23;338 (17) :1202-11*〕.
- 高血圧の治療：
- ネフローゼ症候群における血圧目標値は＜125/75 mmHg. 低血圧では腎機能増悪リスクとなるため，収縮期血圧＞110 mmHgに維持することも大切.
- ACE阻害薬，ARBが第一選択となる. 不十分であ

- ■ ればい利尿薬, Ca チャネル阻害薬を併用する.
- ■ ネフローゼ症候群は血栓症リスクとなる.
- ■ 尿中への凝固因子の漏出が原因. 診断後 6 か月以内が最多. 深部静脈血栓症, 肺血栓塞栓症, 腎静脈血栓症が多い.
- ■ 膜性腎症, Alb<2 g/dL, 尿蛋白量>10 g/24 時間, 低循環血液量ではさらに高リスクとなる.
- ■ 上記リスク因子が認められる患者, 悪性腫瘍によるネフローゼ症候群の患者, 臥床がちの患者では抗凝固薬による予防を行う〔N Engl J Med. 1998 Apr 23;338 (17):1202-11〕.
- ■ 脂質異常症に対する治療:
- ■ ネフローゼ症候群では VLDL, IDL, LDL コレステロールが上昇する. 心血管イベントリスクになる. ネフローゼ症候群のコントロールがつかず, 長期間の脂質異常症の状態となる場合はスタチンによる治療を行う〔N Engl J Med. 1998 Apr 23;338 (17):1202-11〕.
- ■ ネフローゼ症候群と感染症リスク:
- ■ 尿中への免疫グロブリン漏出により, 免疫機能が低下する. ネフローゼ症候群患者ではインフルエンザワクチン, 肺炎球菌ワクチンは必ず接種しておく.

チャートIII 原疾患に対する特異的治療（原発性ネフローゼ症候群）

微小変化群 (minimal change disease)
- ■ 微小変化群とは光学顕微鏡所見では組織に異常が認められず, 電子顕微鏡にて足突起の癒合が認められる糸球体腎炎.
- ■ 小児のネフローゼ症候群では最も多いが, 成人では 2 番目に多く約 10-20％を占める.
- ■ 特発性が多いが, 続発性では上気道感染後, 虫刺傷, NSAIDs・金製剤などの薬剤性, 悪性腫瘍が原因となることもある〔South Med J. 2006 Nov;99 (11):1264-70〕.
- ■ 微小変化群の治療は高用量ステロイド:
- ■ 成人例では PSL 1 mg/kg/日で開始し, 寛解（尿蛋白<0.3 g/24 時）が得られれば 4 週間は継続し, その後緩徐に減量（〜6 か月間程度かけて）〔Curr Opin Pediatr. 2008 Apr;20 (2):151-6〕〔Am J Kidney Dis. 2014 Mar;63 (3):363-77〕〔Clin J Am Soc Nephrol. 2017 Feb 7;12 (2):332-45〕.
- ■ 16 週間投与して改善が得られない場合は投与終了〔Curr Opin Pediatr. 2008 Apr;20 (2):151-6〕〔Am J Kidney Dis. 2014 Mar;63 (3):363-77〕.
- ■ ステロイド減量にて再増悪する場合, 再発を繰り返す場合（6 か月で 2 回以上, 12 か月で 4 回以上）は

シクロスポリン（1.5-3.0 mg/kg/日）, シクロホスファミド（50-100 mg/日, 8-12 週間継続）を併用しつつ, ステロイドを減量する〔日腎会誌. 2011;53 (2):78-122〕〔Am J Kidney Dis. 2014 Mar;63 (3):363-77〕. 上記に満たない再燃の場合は再度 PSL のみで治療するのも許容される〔Clin J Am Soc Nephrol. 2017 Feb 7;12 (2):332-45〕.
- ■ 成人例の微小変化群では, 初回ステロイド投与で 30-80％が 8 週間で寛解, 1.6-25％がステロイド不応性となる. 寛解後は 50-80％が再燃は認められないか, 再燃しても数回のみであり, 複数回の再燃を示す例は 21-25％程度である〔Am J Kidney Dis. 2015 May;65 (5):710-8〕.

膜性腎症 (membranous glomerulonephropathy)
- ■ 免疫複合体（IgG4 と IgG1 を主に含む）が糸球体基底膜外側に沈着し, 毛細管壁の肥厚を来す.
- ■ 成人例のネフローゼ症候群では最も多く, 20-30％を占める〔Curr Opin Nephrol Hypertens. 2010 May;19 (3):254-9〕. 成人例の特発性膜性腎症の 70-80％で M-type ホスホリパーゼ A2 受容体に対する自己抗体（抗 PLA2R 抗体）が関連している〔Biomed Res Int. 2017;2017:7689254〕.
- ■ 小児, >60 歳の高齢者では続発性が多く, 20-60 歳の膜性腎症では 80％が特発性.
- ■ 続発性では HBV, HCV, Helicobacter pylori 菌, 悪性腫瘍, SLE, 薬剤（水銀, 金, ペニシラミン）が原因として多い. 高齢者の膜性腎症の 20％が悪性腫瘍によるものである〔Curr Opin Nephrol Hypertens. 2010 May;19 (3):254-9〕.
- ■ 10 年の経過で 1/3 が自然寛解, 1/3 が持続, 1/3 が末期腎不全となる〔Adv Anat Pathol. 2001 May;8 (3):119-25〕.
- ■ 続発性膜性腎症では原疾患の治療が優先される（糖尿病, B 型肝炎, C 型肝炎, アミロイドーシスなど）.
- ■ 特発性膜性腎症の 30-40％は自然寛解がある. ネフローゼ症候群を合併し, さらに以下を満たす場合に治療を考慮する〔Am J Kidney Dis. 2014 Mar;63 (3):363-77〕.
- ■ 6 か月間ネフローゼ症候群に対する治療（ ネフローゼ症候群に対する治療 ）を行ったにもかかわらず, 尿蛋白の改善が乏しい場合（>4 g/24 時間＋初期から 50％未満の減少しかない, 持続的な減少傾向がない）.
- ■ ネフローゼ症候群により重度, 致命的な症状が認められる場合.

- 6-12 か月間で血清 Cr 値が 30％以上上昇し，他の原因が考えられない場合．
- ■特発性膜性腎症に対する治療はステロイド ± シクロホスファミド．
- ■ステロイドは PSL 0.6-0.8 mg/kg/日で開始する．4 週間後に評価し，改善（尿蛋白＜1 g/24 時間の達成）があればその後ステロイドを減量する．
- ■反応が乏しい場合，ステロイドが副作用や合併症の問題で投与できない場合はシクロスポリン（2-3 mg/kg/日，6 か月継続），シクロホスファミド（50-100 mg/日，3 か月継続），ミゾリビン（150 mg/日，2 年間継続）を考慮する〔日腎会誌. 2011;53（2）:78-122〕．
- ■シクロスポリンによる治療は支持療法単独と効果は変わらないとする報告もある〔Lancet. 2013 Mar 2;381（9868）:744-51〕．
- ■寛解導入目的にリツキシマブの効果が示され，抗PLA$_2$R 抗体の低下と寛解との関連が示唆されている〔J Am Soc Nephrol. 2017 Jan;28（1）:348-58〕．
- ■膜性腎症に対するリツキシマブ（1000 mg を 14 日あけて 2 回投与，部分的に反応する例では 6 か月後に再投与）する群と，シクロスポリン（3.5 mg/kg/日で開始，トラフ値 125-175 ng/mL で維持，12 か月間継続）する群に割り付け比較したランダム化比較試験（MENTOR trial）では，12 か月時点での部分的改善，寛解率は両者で同等（60 % vs 52 %）である一方，24 か月時点では有意にリツキシマブ群で良好であった（60 % vs 20 %）〔N Engl J Med 2019 Jul 4;381:36-46〕．
  - シクロスポリン群では治療終了後に再燃するリスクが高いと判断できる．

巣状分節性糸球体硬化症（focal segmental glomerulosclerosis）

- ■巣状分節性糸球体硬化症では糸球体足細胞に免疫複合体，IgM，補体が沈着し構造破壊を来し，その部位が硬化性病変を呈する．
- ■成人のネフローゼ症候群の 5-10％を占める〔Clin Exp Nephrol. 2012 Dec;16（6）:903-20〕．
- ■特発性が 80％，続発性が 20％．続発性の原因疾患は表 4 を参照．
- ■重度の蛋白尿，顕微鏡的血尿が特徴．高血圧の合併も多い．10 年以内の末期腎不全移行率は 50-70％と予後も悪い〔N Engl J Med. 2011 Dec 22;365（25）:2398-411〕．
- ■特発性では亜急性の経過を示し，ネフローゼ域の蛋白尿や低 Alb 血症を来すことが多いが，続発性では比較的緩徐な経過で，ネフローゼレベルは満た

さない程度の蛋白尿になることが臨床的な特徴の違いとされる〔Hospitalist 2018;6（1）:170-77〕．
- ■巣状分節性糸球体硬化症ではまず続発性の除外が優先．
- ■ステロイドに対する反応性は悪いため，他に治療可能な原因があればその治療を優先する．
- ■特発性では高用量ステロイドを試す．
- ■PSL 1 mg/kg/日もしくはステロイドパルス療法（mPSL 1 g/日を 3 日間）で開始する．4 週後に評価し，改善（尿蛋白＜1 g/24 時間）があれば，その後 6-12 か月以上かけて減量する〔日腎会誌. 2011;53（2）:78-122〕〔Am J Kidney Dis. 2014 Mar;63（3）:363-77〕．
- ■反応が乏しい場合，ステロイドが副作用や合併症の問題で投与できない場合はシクロスポリン（2-3 mg/kg/日，6 か月継続），シクロホスファミド（50-100 mg/日，3 か月継続），ミゾリビン（150 mg/日，2 年間継続）を考慮する〔日腎会誌. 2011;53（2）:78-122〕〔N Engl J Med. 2011 Dec 22;365（25）:2398-411〕．
- ■ステロイドやシクロスポリンで反応を示すのは 50％程度．
- ■ネフローゼ症候群を満たさない巣状分節性糸球体硬化症ではステロイドや免疫抑制療法の意義は乏しい．
- ■まず ACE 阻害薬，ARB を使用し，それでも蛋白尿の改善がない場合にステロイドを考慮する．

増殖性糸球体腎炎（proliferative glomerulonephritis：PGN）

- ■PGN は免疫複合体や補体が糸球体に沈着，炎症を来す病態．
- ■メサンギウム細胞に免疫複合体，補体が沈着し，増殖している場合はメサンギウム増殖性糸球体腎炎を考慮する．
- ■血管内皮，膜内への沈着があれば血管内皮増殖性糸球体腎炎や膜性増殖性糸球体腎炎（MPGN）と呼ばれる．両者の違いは経過であり，急性経過のびまん性の沈着であれば血管内皮増殖性糸球体腎炎，慢性経過の小型沈着物質によるものは膜性増殖性糸球体腎炎となる〔Am J Kidney Dis. 2014 Apr;63（4）:561-6〕．
- ■PGN を来す疾患，沈着物質と沈着部位を表 5 にまとめる．
- ■MPGN はネフローゼ症候群の 2-5％で認められる組織所見〔Clin Exp Nephrol. 2012 Dec;16（6）:903-20〕．
- ■IgA 腎症や ANCA 関連血管炎，ループス腎炎は別項目を参照（F-12 IgA 腎症，I-11 抗好中球細胞質抗体（ANCA）関連血管炎，I-4 全身性エリテマトーデス）．
- ■M 蛋白血症性 PGN では原疾患の治療を行う

表4 続発性巣状分節性糸球体硬化症の原因疾患

家族性，遺伝性	足細胞遺伝子の変異
ウイルス感染性	HIV，パルボウイルス B19，シミアンウイルス 40，CMV，EBV
薬剤性	ヘロイン，IFN-α，IFN-β，IFN-γ，リチウム，パミドロネート，シロリムス，カルシニューリン阻害薬など
適応性	腎体積の減少を来す疾患，高血圧性腎症，腎血管閉塞性疾患，肥満など

N Engl J Med. 2011 Dec 22;365（25）:2398-411

表5 PGN を来す疾患

	沈着物質	沈着部位
IgA 腎症，感染後糸球体腎炎	IgA 優位の免疫複合体	メサンギウム細胞
M 蛋白血症性 PGN	単クローン性 Ig	メサンギウム細胞 毛細血管壁
感染後糸球体腎炎	多クローン性 IgG	毛細血管壁
慢性感染（肝炎など），自己免疫疾患由来	多クローン性 IgM	毛細血管壁
ループス腎炎，自己免疫疾患由来	多クローン性 Ig	メサンギウム細胞 毛細血管壁
ANCA 関連血管炎，ANCA 陰性半月形成，壊死性糸球体腎炎	なし（pauci-immune）	毛細血管壁
C3 腎症（dense deposit disease）	補体が主（C3）	メサンギウム細胞 毛細血管壁
毛細血管内皮障害による MPGN*	なし	

*血栓性血小板減少性紫斑病/溶血性尿毒症症候群（TTP/HUS），抗リン脂質抗体症候群，薬剤性，同種幹細胞移植後，放射性腎炎，高血圧緊急症，自己免疫疾患にて血管内皮障害が生じると組織上 MPGN に類似した病態となる．その場合，免疫染色陰性，電子顕微鏡にて沈着が認められないことで MPGN と診断する．

N Engl J Med. 2012 Mar 22;366（12）:1119-31／Am J Kidney Dis. 2014 Apr;63（4）:561-6

(H -12 多発性骨髄腫，MGUS).

- HCV が関連している場合は HCV 治療を優先．
- 成人例の原発性 MPGN では低用量ステロイドとシクロホスファミドの併用療法，もしくは高用量ステロイド（PSL 1 mg/kg/日，もしくは mPSL 1 g/日を 3 日間投与）が推奨される〔*日腎会誌．2011;53（2）:78-122*〕〔*Am J Kidney Dis. 2014 Mar;63（3）:363-77*〕．

- MPGN に対するステロイドの有用性を評価した研究はまだないものの，6 か月を超えない程度での免疫抑制療法が推奨されている〔*N Engl J Med. 2012 Mar 22;366（12）:1119-31*〕〔*Am J Kidney Dis. 2014 Mar;63（3）:363-77*〕．

14 急性陰囊症：精巣捻転と精巣上体炎

- 急性の陰囊痛は救急や内科外来で診療する可能性があり，また下腹部痛を主訴に来院した患者に，陰囊腫大や圧痛が認められることもある．
- 陰囊痛で最も緊急を要する原因疾患は精巣捻転である．6 時間以内に捻転が解除できれば 90 % は機能温存されるが，12 時間で 50 % まで低下し，24 時間以上経過すると 10 % のみである〔*Eur J Emerg Med. 2015 Feb;22（1）:2-9*〕．
- 急性の陰囊痛では第一に精巣捻転を除外することが重要となる．他に頻度が高く，治療が必要な疾患として精巣上体炎がある．
- 精巣エコーは急性陰囊症の原因評価に有用であり，感度 95 %，特異度 94 % で原因評価が可能〔*Acad Emerg Med. 2001 Jan;8（1）:90-3*〕．難しい技術ではないため，機会があれば習得しておきたい．

急性陰囊症のアセスメント

精巣の構造（図 1）

- 精巣は楕円状の構造をしており，垂直方向に長軸が認められる．精巣の後方に精巣上体があり，精巣の上極に精巣上体頭部，下極に尾部があり，尾部から精管が出ている．精巣の前面は精巣漿膜が覆っているが，後方では精巣は精巣上体と強く結合し，精巣上体は陰囊後壁と強く結合しているため，捻転は起

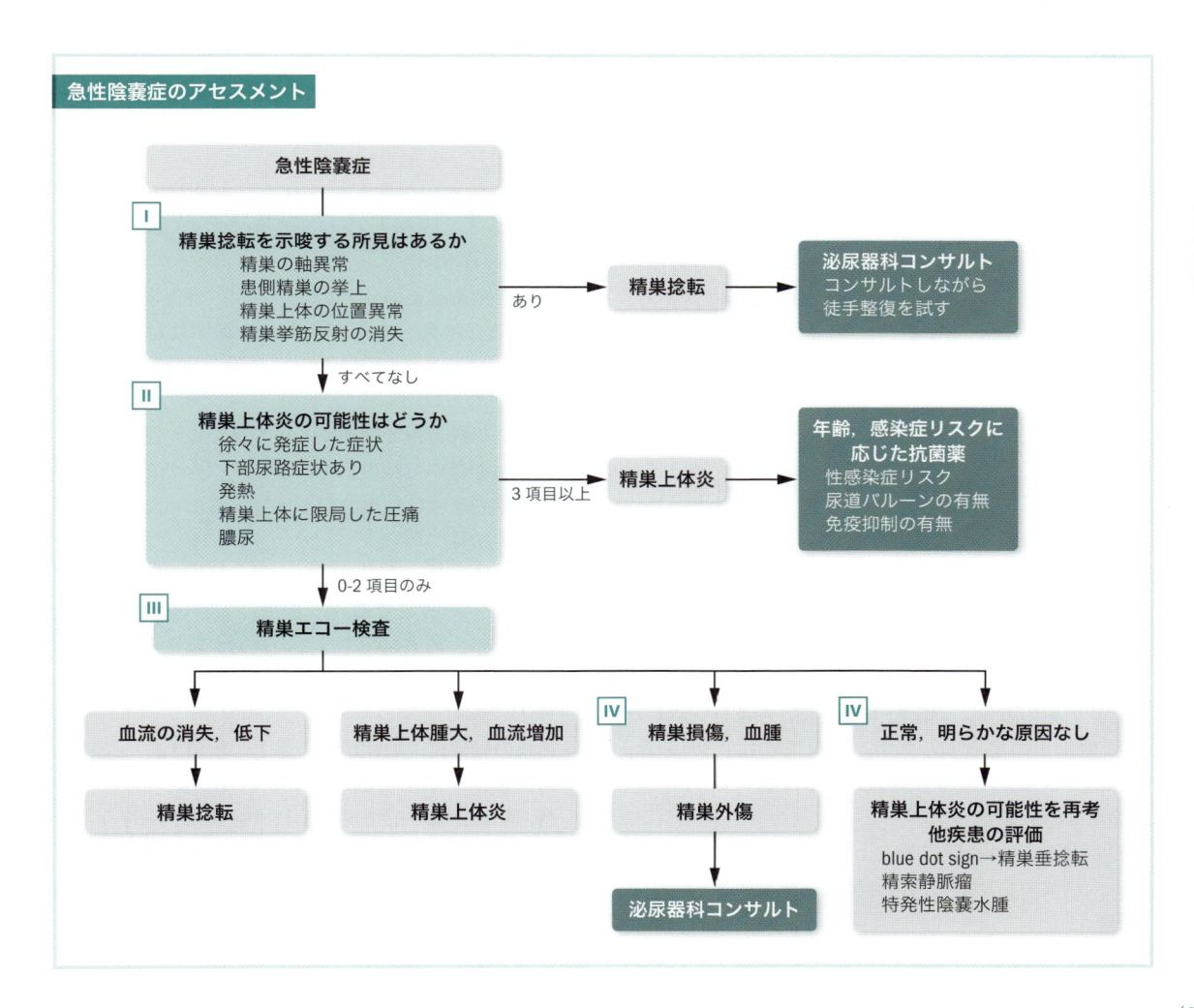

急性陰囊症のアセスメント

急性陰囊症

I 精巣捻転を示唆する所見はあるか
　精巣の軸異常
　患側精巣の挙上
　精巣上体の位置異常
　精巣挙筋反射の消失

→ あり → 精巣捻転 → 泌尿器科コンサルト
　コンサルトしながら徒手整復を試す

↓ すべてなし

II 精巣上体炎の可能性はどうか
　徐々に発症した症状
　下部尿路症状あり
　発熱
　精巣上体に限局した圧痛
　膿尿

→ 3 項目以上 → 精巣上体炎 → 年齢，感染症リスクに応じた抗菌薬
　性感染症リスク
　尿道バルーンの有無
　免疫抑制の有無

↓ 0-2 項目のみ

III 精巣エコー検査

- 血流の消失，低下 → 精巣捻転
- 精巣上体腫大，血流増加 → 精巣上体炎
- IV 精巣損傷，血腫 → 精巣外傷 → 泌尿器科コンサルト
- IV 正常，明らかな原因なし → 精巣上体炎の可能性を再考　他疾患の評価
　blue dot sign→精巣垂捻転
　精索静脈瘤
　特発性陰囊水腫

［F〕腎・泌尿器

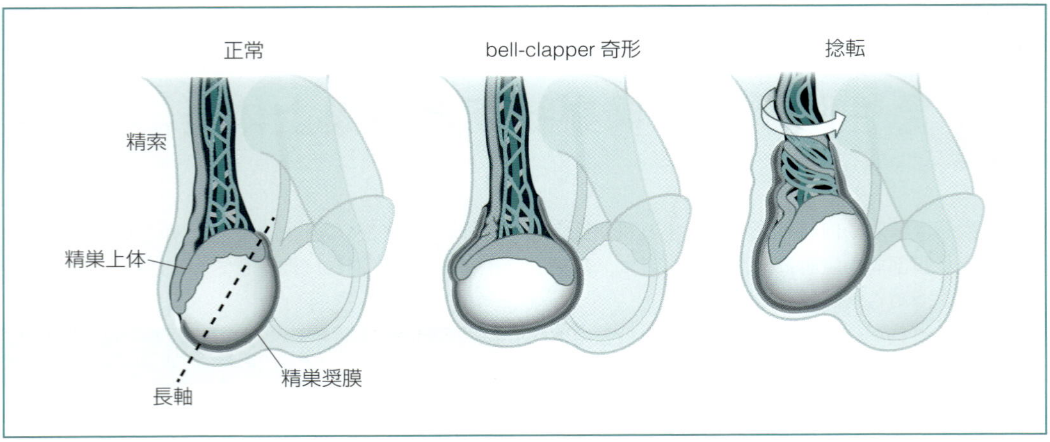

図1 精巣の構造

Male Genitourinary Emergencies: Preserving Fertility And Providing Relief
https://www.ebmedicine.net/topics.php?paction=showTopic&topic_id=113

こりにくい構造となっている．精巣漿膜が精巣全体，精管まで覆う奇形を bell-clapper 奇形と呼び，この構造があると捻転が生じやすい．bell-clapper 奇形は剖検にて 12%程度認められる〔*Urology 1994;22 (1) :114-6*〕．

■捻転が生じると長軸方向の変化や，精巣上体が後部に認められなくなる．捻転することで精巣が挙上する所見が得られる〔*Am Fam Physician. 2006 Nov 15;74 (10) :1739-43*〕．

■精巣の感覚は脊髄神経の Th11-12 が支配している．

▪Th11-12 は上部尿管や下腹部の感覚神経でもあるため，精巣痛が下腹部痛として出現することがある．反対に虫垂炎や尿路結石が精巣痛として自覚されることもあるため注意が必要〔*Korean J Urol. 2015 Jan; 56 (1) :3-11*〕．

チャート I 精巣捻転の評価

■精巣捻転は若年で多く，生後数日と 12-18 歳の二峰性ピークをとる．

▪しかしながら 0-78 歳までの発症報告があり，高齢者だからといって除外はできないので注意する〔*JAMA. 1983 May 13;249 (18) :2522-7*〕．

▪近年の報告では，急性精巣痛で救急外来を受診した 15 歳以上の患者 669 例中，精巣捻転は 0.3%のみ．一方で精巣炎や精巣上体炎が 2/3 を占める〔*Urology. 2016 Aug;94:36-41*〕．

■24 時間以内の急性経過をとる疼痛，患側精巣の挙上，精巣挙筋反射の消失は精巣捻転を強く示唆する（**表1**）．

▪悪心・嘔吐，腹痛も精巣捻転で認められるが，精巣

表1 精巣捻転を示唆する病歴，所見

病歴，所見	OR
発症＜24 時間	6.66 [1.54-33.33]
患側の精巣の位置が高い	58.8 [19.2-166.6]
精巣挙筋反射の低下，消失	27.77 [7.5-100]

Am J Emerg Med. 2010 Sep;28 (7) :786-9

上体炎でも同程度認められるためそれのみで鑑別することは困難と考えるべきである〔*Scand J Surg. 2007;96 (1) :62-6*〕．

▪外傷は精巣捻転のリスクとなるが，外傷後に発症する精巣上体炎もあるため両者の鑑別には使用できないと考えたほうがよい〔*AJR Am J Roentgenol. 1996 Jun;166 (6) :1323-5*〕．

▪病歴や年齢のみで鑑別するのではなく，陰部の診察に重点を置いて精巣捻転は評価すべきである．

■精巣挙筋反射は精巣捻転を評価するにあたって必須の身体所見である．

▪大腿内側を尖ったもので軽く引っ掻くと同側の睾丸が挙上する所見であり，正常であれば 0.5 cm 以上挙上する．精巣捻転ではこの反射が陰性となる（感度 99%，NPV 94%）〔*Am Fam Physician. 2006 Nov 15;74 (10) :1739-43*〕．

■精巣の軸変化，患側精巣の挙上，精巣上体の位置異常，精巣挙筋反射消失のいずれかが認められた場合，精巣捻転として泌尿器科コンサルトを行う．

▪6 時間以内に捻転解除可能であれば精巣機能は 90%で保たれる．24 時間以上経過した場合，機能温存は 10%程度のみとなる〔*Eur J Emerg Med. 2015 Feb;22 (1) :2-9*〕．

表2 TWIST (Testicular Workup for Ischemia and Suspected Torsion) score

所見	点
精巣腫脹	2
精巣の触診で硬	2
精巣挙筋反射消失	1
悪心・嘔吐	1
患側精巣の位置が高い	1

J Urol. 2013 May;189 (5):1859-64

表3 精巣上体炎の原因

感染症：<35歳、性行為あり	Chlamydia trachomatis Neisseria gonorrhoeae
感染症：>35歳	腸内細菌群 (Escherichia coli など)
感染症：小児	エンテロウイルス アデノウイルス ムンプスウイルス Escherichia coli
慢性感染症	結核など
感染症：免疫不全患者	CMV Cryptococcus Pseudomonas aeruginosa Klebsiella pneumoniae
まれな感染症	Ureaplasma urealyticum Corynebacterium spp. Mima polymorpha Proteus mirabilis Brucella Treponema pallidum Filariasis
非感染性	サルコイドーシス (30%で両側性) Behçet病 アミオダロン (高用量群で11%) 結節性多発動脈炎 アレルギー性紫斑病 (IgA血管炎) (2-38%で合併) 特発性 外傷後

Aust Fam Physician. 2013 Nov;42(11):790-2

捻転の9割は内旋型であり、徒手整復を試みる場合は外旋を行う（仰臥位となった患者の足元からみて、本を開く向き）。180-720度の捻転がみられるため、複数回繰り返す必要がある。徒手整復は泌尿器科コンサルト後、時間がある場合に限り行うべき処置である [Am Fam Physician. 2006 Nov 15:74 (10):1739-43].

■小児の急性陰嚢症患者群を対象とした臨床診断スコア (Testicular Workup for Ischemia and Suspected Torsion [TWIST] score, 表2) もあり参考にしたい。[J Urol. 2013 May;189 (5):1859-64] [J Urol. 2016 Jun;195 (6):1870-6] [Urol Ann. 2018 Jan-Mar;10 (1):20-3] [Acad Emerg Med. 2017 Dec;24 (12):1474-82].

オリジナルではTWIST score 0-2点が低リスク、3-4点が中リスク、5-7点が高リスクとされたが、バリデーションでは1-2点でも精巣捻転は除外しされないと結果であった。TWIST score 0点では低リスクでほぼ除外可能、1-4点では中リスク、≧5点では高リスクと捉える。中リスク群では精巣エコーを行い、高リスク群ではすぐに泌尿器科コンサルトが推奨。

チャート II 精巣上体炎の評価

■精巣捻転を示唆する所見がなく、精巣上体に限局の圧痛が認められれば精巣上体炎と診断可能である。

■感染徴候、下部尿路症状、膿尿があればより精巣上体炎の可能性は高くなるが、発熱は16-27%、排尿困難18%、膿尿34.4%程度と感度は低く、これらが認められなくても除外はできない [Ann Surg 1984 Nov;200(5):664-73] [Scand J Surg. 2007;96(1):62-6].

■精巣上体炎の原因：
感染性、非感染性があり、感染症の場合は年齢、リスク因子により原因菌が異なる（表3）[Aust Fam Physician. 2013 Nov:42(11):790-2].

■精巣上体炎の治療：

・安静と陰部の挙上、鎮痛薬による対症療法を行う。

・感染症が疑わしければ抗菌薬を使用する。

・感染症は年齢、性感染症のリスク、免疫状態に応じて原因菌を想定し、抗菌薬を選択する。

・性感染症が疑われる場合は尿道分泌物のグラム染色、培養検査、PCR検査を行い、セフトリアキソン1g静注（もしくは250mg筋肉注射）とドキシサイクリン100mg内服1日2回10日間にて治療を行う。ドキシサイクリンの代わりにアジスロマイシンを使用することも可能。

・>35歳で性感染症のリスクがない場合はレボフロキサシン500mg内服10日間で治療する [Aust Fam Physician. 2013 Nov;42(11):790-2].

チャート III 精巣エコーによる評価

■精巣捻転、精巣上体炎が疑わしいが身体所見で確定

が困難で，原因がはっきりしない場合は精巣エコーを用いる．精巣エコーは感度95%，特異度94%で急性陰嚢症の鑑別に有用である〔*Acad Emerg Med. 2001 Jan;8 (1) :90-3*〕．

■精巣捻転では血流の低下が認められ，壊死が生じていれば斑状の低エコー像として描出される〔*Eur J Emerg Med. 2015 Feb;22 (1) :2-9*〕．

■精巣上体炎では精巣上体の腫大と血流の増加が認められるが，精巣上体炎に対する感度は62%のみであり，エコー所見で正常でも精巣上体炎は否定はできない〔*Urol Clin North Am. 2008 Feb;35 (1) :101-8*〕．

■精巣捻転と鑑別が必要となる精巣垂捻転では，精巣に付着する卵形の血流のない構造物が認められる．構造物は茎で精巣に付着しており，茎部では血流が認められる所見となる〔*Emerg Radiol. 2018 Aug;25 (4) :341-8*〕．

IV （チャート） その他の急性陰嚢症を呈する疾患

■急性陰嚢症で精巣捻転，精巣上体炎以外の原因としては，外傷による精巣損傷，精巣垂捻転，精索静脈瘤，鼠径ヘルニアが多い．まれな原因として血液疾患（リンパ腫や白血病），血管炎（結節性多発動脈炎，IgA血管炎など）精巣梗塞，特発性陰嚢水腫がある〔*Am Fam Physician. 2013 Dec 15;88 (12) :835-40*〕．

■関連痛（referred scrotal pain）としては陰部大腿神経，S1，L4，腸骨鼠径神経，後陰嚢神経が関連するものがある．原因疾患・病態と関連する神経は以下のとおり〔*J Gen Intern Med 1993;8 (12) :694-701*〕．

　▪陰部大体神経：腹部大動脈瘤，腎疝痛，虫垂炎，後腹膜腫瘍，ヘルニア縫合術後疼痛（腸骨鼠径神経も関連することがある）

　▪S1，L4：腰椎疾患，神経根症状

　▪後陰嚢神経：前立腺由来の疼痛

■明らかな原因が認められない慢性精巣痛症という疾患もあるが，これは慢性経過の疾患であり，また除外診断となる〔*Am Fam Physician. 2013 Dec 15;88 (12) :835-40*〕．

■精巣垂捻転は，若年者では精巣捻転よりも多い原因であり，Müller管の遺残物である精巣垂が捻転し，陰嚢痛を生じる．精巣上部に2-3mm程度の圧痛を伴う硬い腫瘤が認められ，同部位が青色に変化するblue dot signが特異的な所見であるが，感度は10%前後と低い〔*Scand J Surg. 2007;96 (1) :62-6*〕．対症療法のみで改善する．

15 前立腺肥大症と神経因性膀胱

- 前立腺肥大症は前立腺容積＞20 mL で定義され，40歳代の男性では25％，70歳代では80％で認められる．排尿障害を来し，男性の下部尿路症状で最も多い原因疾患〔N Engl J Med. 2012 Jul 19;367〔3〕:248-57〕．
- 神経因性膀胱は中枢，脊髄，末梢神経障害により生じる排尿障害であり，膀胱弛緩，尿道括約筋の異常を生じることで，過活動性膀胱，排尿筋弛緩，尿失禁を呈する〔Br J Pharmacol. 2006 Feb;147 Suppl 2:S14-24〕．

排尿障害の評価方法

自覚症状の評価

- 自覚症状の評価方法としては，スコアで評価する方法（International Prostate Symptom Score：IPSS）や，排尿記録で排尿パターンを評価する方法がある．

IPSS（表 1）〔JAMA. 2014 Aug 6;312〔5〕:535-42〕

- 7項目を頻度に応じて0-5点で評価し，その合計で判断する．0-7点を軽度，8-19点を中等度，20-35点を重度と判断．
- "prostate score" であるが，前立腺肥大に特異的ではなく，神経因性膀胱を含めた排尿障害の症状評価で使用できる．治療効果をフォローするのにも有用である．
- QOL に影響するのは夜間尿の頻度である．夜間尿は睡眠障害にも関連するため，意識して評価，フォローするとよい〔Int J Clin Pract. 2018 May 16:e13091〕．

排尿記録（日記）

- 患者に排尿時間と排尿量，症状（残尿感など）の記録をつけてもらう．2-3日分の記録が必要．1日の尿量，尿回数や夜間の尿量，尿回数を明らかにし，治療方針を決めるのに役立つ．
- 多尿の鑑別にも有用．

膀胱容量の評価

- 残尿量の評価方法には，導尿し測定する方法，ブラッダースキャン® などがあるが，それらがすぐにできない場合は聴性打診と腹部エコーによる評価が有用である．

聴性打診〔Arch Intern Med. 1985 Oct;145〔10〕:1823-5〕

- 恥骨上縁に接するように聴診器を下腹部に当て，臍部から正中線上を打診し，音が変わるポイントを判別する．
- 音が変わる部位が膀胱底部の位置であり，その位置が恥骨上縁から7 cm 以上頭側にあれば残尿量＞250 mL を示唆する．
- 聴診器の直径が5-5.5 cm であるため，当てている聴診器よりも2 cm 頭側で音が変化すれば残尿量が多いと判断できる．
- 音の変化がない場合は，残尿量は≦100 mL 程度と言える．

エコーによる評価

- 導尿に次いで最も正確性が高い評価方法である．膀

〔F〕腎・泌尿器

表1　IPSS (International Prostate Symptom Score)

項目	なし	〜1/5	〜半分	半分位	半分〜	常に
この1か月の間で，排尿後に残尿感を感じる頻度は？	0点	1点	2点	3点	4点	5点
排尿後，2時間以内に再度排尿する頻度は？	0点	1点	2点	3点	4点	5点
排尿中に尿が途切れ，また排尿する頻度は？	0点	1点	2点	3点	4点	5点
排尿を我慢できなくなる頻度は？	0点	1点	2点	3点	4点	5点
尿流が弱いと感じる頻度は？	0点	1点	2点	3点	4点	5点
排尿するために陰部を押したり，引っ張ったりする頻度は？	0点	1点	2点	3点	4点	5点
夜ベッドに入ってから起きるまでにトイレに行く回数（点数）	0点	1点	2点	3点	4点	5点

JAMA. 2014 Aug 6;312〔5〕:535-42

胱を描出し，幅（W），高さ（H），深さ（D）を評価し，W×H×D×0.5 で計算する．実際の導尿量とは 20% 前後の誤差がある〔*Urology. 2004 Nov;64（5）:887-91*〕．

前立腺肥大症のマネジメント

チャート I 前立腺肥大の評価

- 前立腺肥大の評価には直腸診，PSA，画像検査（経直腸エコー，MRI）が有用である．
- 直腸診は前立腺容積 50 mL を超える例の検出には向いているが，前立腺容積 30-40 mL の中等症例の診断，除外には向いていない．
- 前立腺容積＞30 mL の前立腺肥大症に対する直腸診の感度 39.8%，特異度 81.6%〔*Eur Urol. 2004 Dec;46（6）:753-9*〕．
- 直腸診にて評価するポイントは，前立腺の左右差，硬さ，中心溝，前立腺上縁を触れるかどうか，肛門のトーヌスである．
- 前立腺肥大では前立腺は弾性硬となり，中心溝の消失，前立腺上縁が触れなくなるなどの所見が得られる．前立腺癌では前立腺の左右差や硬結が重要．神経障害では肛門のトーヌスの低下や左右差が認められる〔*Curr Opin Urol. 2009 Jan;19（1）:44-8*〕．
- 前立腺容積と PSA の相関性は良好．
- 前立腺容積＞40 mL 群の PSA 平均値は 60 歳代で＞1.3 ng/mL，70 歳代で＞1.7 ng/mL，80 歳代で＞2 ng/mL であった（アジア人によるデータ．補足▶表6）〔*BJU Int. 2006 Apr;97（4）:742-6*〕．
- エコーなどの画像評価では残尿量や前立腺容積の他，膀胱壁厚や前立腺の膀胱内突出を評価するとよい〔*Eur Urol. 2017 Mar;71（3）:391-402*〕．
- 前立腺容積は縦×横×高さ/2 で求める．
- 膀胱壁厚＞2 mm では感度 82.7%，特異度 92.6% で排尿障害を示唆する所見．さらに＞2.9 mm では特異度 100% となる．膀胱壁肥厚は慢性経過の排尿障害を疑うきっかけにもなる．
- 前立腺が＞10 mm 膀胱内に突出している所見では感度 67.8%，特異度 74.8% で排尿障害を示唆する．

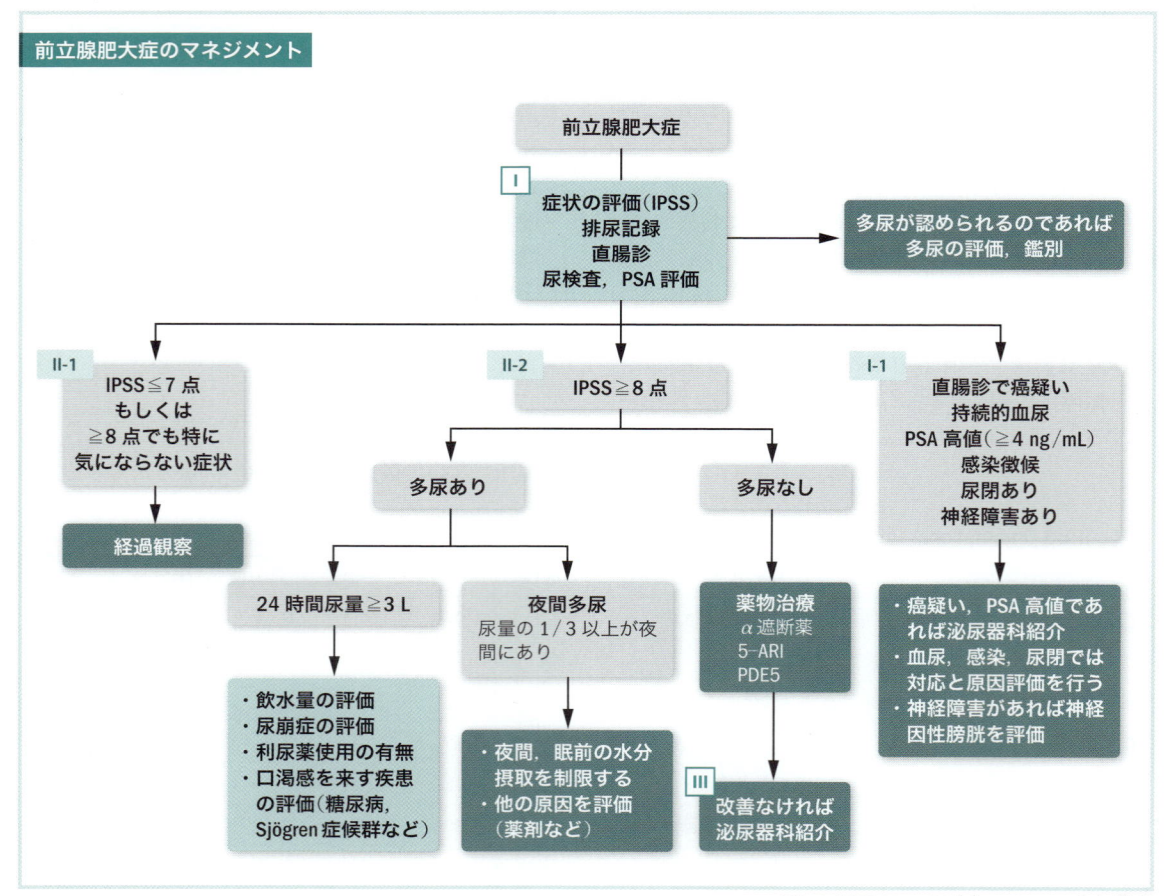

J Urol. 2011 May;185（5）:1793-803 より作成

表2　前立腺癌患者の受診時の症状，所見の頻度

症状，所見	頻度
残尿	15.2%
排尿困難	17.1%
勃起不全	30.9%
頻尿	47%
夜間尿	29%
血尿	15.2%
初診時体重減少	9.7%
フォローで体重減少	5%
直腸診で良性の前立腺腫大（＋）	28.1%
直腸診で悪性の前立腺腫大（＋）	18.9%
PSA＞4 ng/mL	60.8%
PSA＞2 ng/mL	61.3%

Br J Gen Pract. 2006 Oct;56 (531) :756-62

チャートI-1 **評価において以下の所見が認められる場合は前立腺肥大以外の疾患を考慮する**

- 直腸診にて前立腺に左右差がある場合，硬結を触れる場合，PSA ≧ 4 ng/mL では前立腺癌の可能性を考慮し，泌尿器科を紹介する．
- 前立腺癌患者の受診時の症状，所見を表2に示す．受診時の下部尿路症状以外に，勃起不全が31％，体重減少が10％で認められる．フォローにて体重減少が認められる例も5％ある．これら症状が認められた場合は要注意である〔*Br J Gen Pract. 2006 Oct;56 (531) :756-62*〕．
- PSA が低値でも前立腺癌の否定はできない．前立腺癌患者の15％が PSA ≦ 4 ng/mL であり，9％が PSA ≦ 1 ng/mL であった〔*N Engl J Med. 2011 Nov 24; 365 (21) :2013-9*〕．
- 持続的血尿や尿閉がある場合も紹介すべき．
- 感染徴候があれば前立腺炎，膀胱炎の評価を行う．
- 神経障害がある患者では神経因性膀胱の可能性も考慮しつつ診療を行う．

チャートII 前立腺肥大の治療

チャートII-1 **軽症であれば無治療で改善する可能性があるため，IPSS≦7 であれば基本的に経過観察でよい**

- IPSS ≧ 8 でも患者が気にならなければ経過観察で問題はない．
- 夜間の水分摂取を控えたり，便秘の治療を行ったり

することで改善することもある．
- 尿量を評価し，多尿があれば飲水制限や背景疾患の治療が効果的である可能性が高い．

チャートII-2 **中等症以上（IPSS≧8）では薬物治療を考慮する**

- 多尿が認められる場合，飲水量や尿崩症の評価，利尿薬使用の有無など，前立腺肥大症以外の原因の評価を優先する．
- 夜間多尿が認められる場合は夜間，眠前の水分摂取制限や原因となる薬剤評価が有効なことがある．
- 時間にかかわらず多尿がある場合は水分摂取制限，薬剤の評価，多飲の評価，口渇感を来す疾患の評価が治療に結びつく可能性がある．
- 他の原因の可能性が低い場合，多尿が認められない場合は前立腺肥大症に対する薬物治療を行う．
- 薬物治療では α 遮断薬と 5α 還元酵素阻害薬（5-ARI），ホスホジエステラーゼ5型（PDE5）阻害薬を使用する（表3）．
- 単剤治療よりも併用治療のほうが効果は高い．特に α 遮断薬とタダラフィルの併用では即効性も期待できる．単剤で効果不十分な場合は併用を考慮する〔*BMC Urology (2018) 18:30*〕．
- α 遮断薬による治療：
- α 遮断薬には第一世代，第二世代がある．前者は非選択性であり α_{1B}（血管平滑筋）にも作用するため，低血圧のリスクが高く，徐々に増量する必要がある．後者は α_{1A}（前立腺部尿道括約筋），α_{1D}（膀胱知覚）に選択的に作用するため，副作用が少なく，投与量も早期に増量可能であるが，射精障害が副作用として多い．α 遮断薬は投与後 3-5 日以内に効果が認められるが，あくまでも対症療法であり，前立腺肥大自体の改善効果はない〔*Can J Urol. 2012 Oct;19 Suppl 1:10-7*〕．
- α 遮断薬を使用する際，また使用中は白内障手術の予定がないかどうかをチェックする．
- α 遮断薬，特にタムスロシンは IFIS*の原因となる薬剤であり注意が必要．薬剤を中止後もリスクは残存するため，使用中の患者が白内障手術を予定する場合は眼科主治医への報告を忘れない〔*Curr Opin Ophthalmol. 2009 Jan;20 (1) :37-41*〕．また白内障手術を予定している場合は術後に使用を開始すべきである．

*IFIS (intraoperative floppy iris syndrome)〔*Curr Opin Ophthalmol. 2009 Jan;20 (1) :37-41*〕：
　　IFIS は白内障に対する手術治療（水晶体超音波乳化吸引術）中に縮瞳，虹彩のたわみ，虹彩の逸脱が生じる病態．α_1 遮断薬（特にタムスロシンで報告が多い）が原因となることが多い．他にはフィナステリド，抗

表3　前立腺肥大症で使用する薬剤

分類	一般名（商品名）	投与量	副作用
第一世代 α 遮断薬	テラゾシン（バソメット®）	0.5 mg 1日2回 2 mg/日まで増量	失神，めまい，頻脈，低血圧，頭痛，無力症，鼻炎，IFIS
	ドキサゾシン（カルデナリン®）	0.5 mg 1日1回 4-8 mg/日まで増量	
	ウラピジル（エブランチル®）	15 mg 1日2回 60-90 mg/日まで増量	
	プラゾシン（ミニプレス®）	0.5 mg 1日2-3回 6 mg/日まで増量	
第二世代 α 遮断薬	タムスロシン（ハルナール®）	0.2 mg 1日1回	射精障害，鼻炎，めまい，頭痛，低血圧，頻脈（軽度），IFIS
	ナフトピジル（フリバス®）	25 mg 1日1回 50-75 mg/日まで増量	
	シロドシン（ユリーフ®）	4 mg 1日2回	
5-ARI	フィナステリド（プロペシア®）	0.2 mg 1日1回 1 mg/日まで増量可	性欲減退，射精障害，性腺機能障害，IFIS
	デュタステリド（アボルブ®）	0.5 mg 1日1回	
PDE5 阻害薬	タダラフィル（ザルティア®）	2.5-5.0 mg/日 1日1回	低血圧，頭痛，顔面のほてり

IFIS：intraoperative floppy iris syndrome

アンドロゲン薬，抗精神病薬，抗うつ薬，一部の β 遮断薬で報告がある．

　α₁ 遮断薬を中止してもリスクは残存するため，使用歴がある患者でも要注意〔J Cataract Refract Surg. 2005 Apr;31 (4) :664-73〕．

　IFIS は白内障手術の難易度を上げる原因となるため，α₁ 遮断薬を使用中の患者や使用歴がある患者では必ず眼科主治医への報告を忘れないようにする．

■5-ARI（アボルブ®）による治療：

▪5-ARI はジヒドロテストステロンの産生を阻害することで前立腺容積の縮小効果，症状の緩和効果が期待できる．

▪5α 還元酵素の2型を阻害するフィナステリドと 5α 還元酵素の1，2型を阻害するデュタステリドが使用可能．効果発現までは 4-6 か月以上かかるが，α 遮断薬との併用にて単剤治療よりも症状緩和効果は良好である〔N Engl J Med. 2003 Dec 18;349 (25) :2387-98〕．

▪成人の前立腺には 5α 還元酵素の2型を発現しない例もあり，その場合フィナステリド不応性となる〔J Urol. 2014 Jul;192 (1) :16-23〕．

▪また，5-ARI では低分化型の前立腺癌の予防効果が認められる．高分化型前立腺癌リスクは増加する報告もあれば，影響しない報告もあるが，全体的には前立腺癌リスクは低下する〔JAMA Intern Med. 2014 Aug;174 (8) :1301-7〕．

■PDE5 阻害薬による治療：

▪PDE5 阻害薬であるタダラフィル（ザルティア®）が前立腺肥大症による排尿障害に対して使用可能．

▪タムスロシンと同等の効果を示し，さらに併用によって症状改善効果はより良好となる〔Eur Urol. 2012 May;61 (5) :917-25〕〔Int Urol Nephrol. 2013 Feb;45 (1) :39-43〕．副作用は低血圧（降圧薬との併用や重度の心疾患では要注意），顔面のほてり，頭痛が多い．勃起不全に対する薬剤シアリス® と同じ成分．

■他の薬物治療として抗コリン薬による尿意の緩和，バソプレシンによる夜間頻尿の治療が行われることがある（保険適用なし）．

▐チャート▐ III 泌尿器科コンサルトのタイミング
〔Can J Urol. 2012 Oct;19 Suppl 1:10-7〕

■薬物治療でも改善が乏しい場合は手術治療を考慮する．泌尿器科コンサルトが必要．

■泌尿器科コンサルトのタイミングは以下のとおり．

▪PSA が上昇傾向（特に 5-ARI を使用中に）．

　・5-ARI は投与開始後 6 か月で PSA を約 50%低下させるため，それを加味して PSA のフォロー，評価を行う点に注意．投与中止後 6 か月程度で PSA は元の値に戻る．

▪α 遮断薬と 5-ARI を併用しても症状が緩和できない場合．

▪前立腺癌が疑われる場合．

▪尿路感染症を繰り返す場合．

- 尿閉を来した症例.
- 腎後性腎不全を来した症例.

神経因性膀胱のマネジメント

チャート IV 神経因性膀胱の原因評価
〔臨床神経 2013;53:181-90〕

- 尿貯留，排尿行為には骨盤神経，仙髄，副交感神経の反射弓，延髄脊髄路−中脳水道周囲灰白質（PAG），橋排尿中枢（PMC），前頭葉前帯状回，島が関連している．これらの部位が障害されると排尿障害，尿失禁，過活動性膀胱が生じる．
- 末梢神経障害から中枢神経障害まで，すべての神経障害で神経因性膀胱が合併するため，神経因性膀胱を診察する際は他の神経所見や神経障害のリスク因子（糖尿病や動脈硬化など）も評価し，原因疾患の評価，治療介入を行う〔臨床神経 2013;53:181-90〕．神経因性膀胱のパターンのみで病変部位を判断するのは困難である．

- 骨盤神経障害を示唆する病歴，所見：
- 糖尿病性神経障害の合併や，骨盤手術歴がある場合は骨盤神経の障害を疑う．骨盤神経障害では尿意を感じにくく，尿閉，尿流の低下が主となるが，過活動性膀胱も約半数で認められる．
- 前頭葉の障害による神経因性膀胱：
- 前頭葉の障害でも神経因性膀胱となる．原因としては Parkinson 病や脳血管性認知症，正常圧水頭症が多い．錐体外路徴候，自律神経障害の評価が重要である．前頭葉の障害では過活動性膀胱となることが多い．
- 脊髄疾患や多系統萎縮症では，過活動性膀胱と残尿が同時に認められる．

チャート V 神経因性膀胱のパターンと治療

- 神経因性膀胱は排尿筋と尿道括約筋の状態により 8

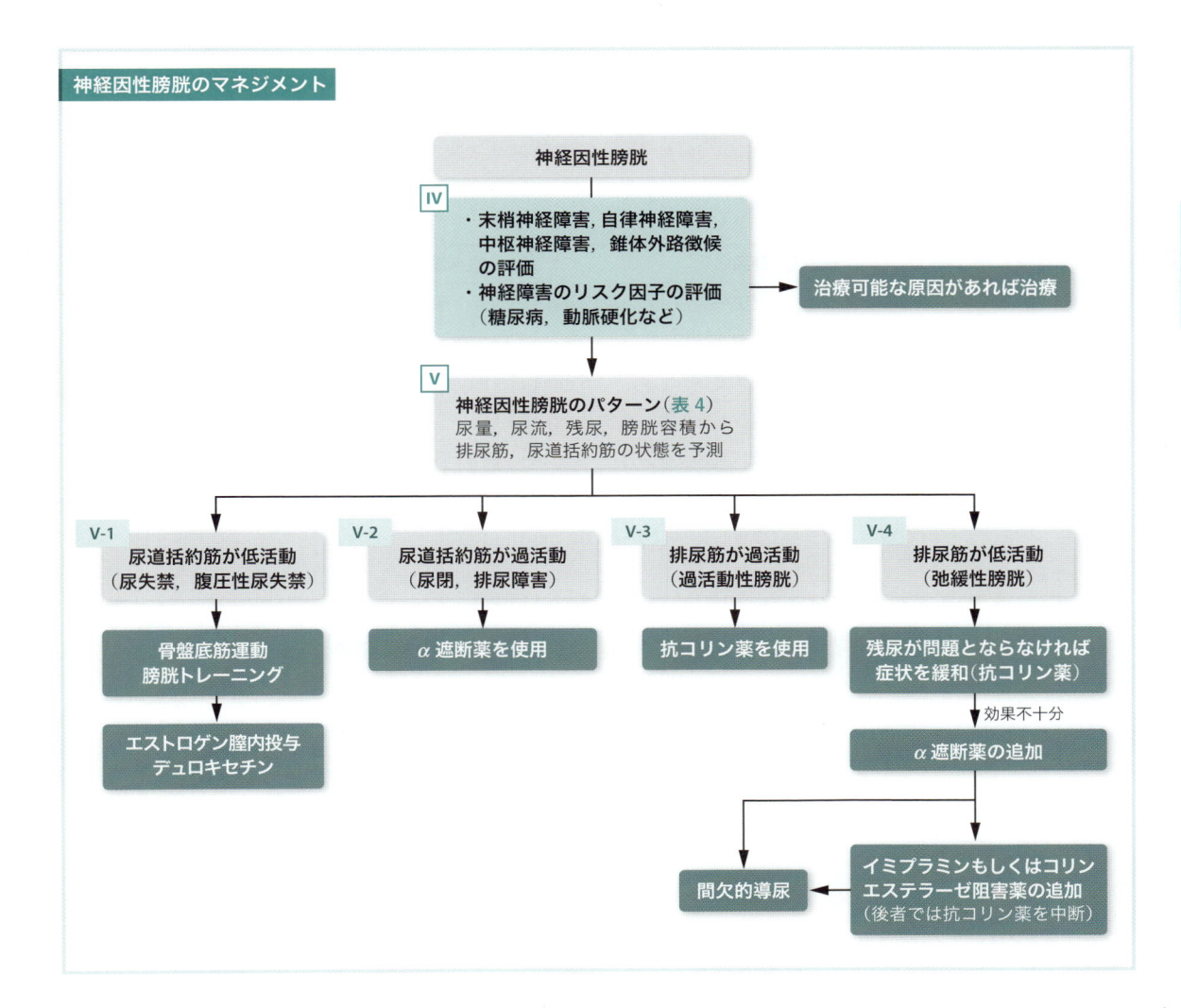

神経因性膀胱のマネジメント

神経因性膀胱

IV
・末梢神経障害，自律神経障害，中枢神経障害，錐体外路徴候の評価
・神経障害のリスク因子の評価（糖尿病，動脈硬化など）
→ 治療可能な原因があれば治療

V
神経因性膀胱のパターン（表4）
尿量，尿流，残尿，膀胱容積から排尿筋，尿道括約筋の状態を予測

V-1 尿道括約筋が低活動（尿失禁，腹圧性尿失禁）
骨盤底筋運動 膀胱トレーニング
エストロゲン膣内投与 デュロキセチン

V-2 尿道括約筋が過活動（尿閉，排尿障害）
α遮断薬を使用

V-3 排尿筋が過活動（過活動性膀胱）
抗コリン薬を使用

V-4 排尿筋が低活動（弛緩性膀胱）
残尿が問題とならなければ症状を緩和（抗コリン薬）
効果不十分
α遮断薬の追加

間欠的導尿 ← イミプラミンもしくはコリンエステラーゼ阻害薬の追加（後者では抗コリン薬を中断）

パターンで分類される（表4）．

- 尿道括約筋の低活動を示唆する所見：尿失禁，腹圧性尿失禁が認められる．
- 尿道括約筋の過活動を示唆する所見：尿流の低下，尿閉や残尿量の増加が認められる．
- 排尿筋の過活動を示唆する所見：頻尿があるが，残尿量は少なく，膀胱容積が小さい．
- 排尿筋の低活動を示唆する所見：尿流の低下，残尿量の増加，膀胱容積の拡大がある．

チャート V-1 **尿道括約筋が低活動になっている場合（尿失禁，腹圧性尿失禁）**
- 骨盤底筋運動，膀胱トレーニングが有用である．
- 薬剤治療ではエストロゲンの経腟投与やデュロキセチン（サインバルタ®）が一部報告で効果が認められているものの，保険適用はない〔*Ann Intern Med. 2014 Sep 16;161（6）:429-40*〕．

チャート V-2 **尿道括約筋が過活動になっている場合（尿閉，排尿障害）**
- α遮断薬（前立腺肥大の治療）を使用する．
- ただし女性では第二世代のα遮断薬は保険適用外となる．第一世代のα遮断薬ではウラピジル（エブランチル®）が神経因性膀胱に適用があるのみ．
- 特に自律神経障害が認められる場合に起立性低血圧が増悪する可能性があるため，α遮断薬の導入，増量は慎重に行うべきである．

チャート V-3 **排尿筋が過活動になっている場合（過活動性膀胱）**
- 抗コリン薬（表5）を使用する．

表4 神経因性膀胱のパターン

排尿筋	尿道括約筋	結果
過活動	過活動	過活動性膀胱＋排尿障害
	正常	過活動性膀胱
	低活動	過活動性膀胱＋尿失禁
正常	過活動	排尿障害
	低活動	尿失禁
低活動	過活動	排尿障害，残尿貯留（弛緩性膀胱）
	正常	排尿障害（弛緩性膀胱）
	低活動	排尿障害（弛緩性膀胱），尿失禁

Eur Urol. 2009 Jul; 56（1）:81-8

表5 神経因性膀胱で使用する薬剤

分類	一般名（商品名）	投与量	副作用
抗コリン薬	フェソテロジン（トビエース®）	4 mg 1日1回，最大8 mg/日	口腔内乾燥，胸やけ，頭痛，便秘，下痢，めまい，眼球乾燥，倦怠感，複視など
	オキシブチニン（ポラキス®）	2-3 mg 1日3回	
	ソリフェナシン（ベシケア®）	5 mg 1日1回，最大10 mg/日	
	トルテロジン（デトルシトール®）	4 mg 1日1回	
	塩化トロスピウム（スパスメックス®）	5-10 mg 1日3回	
	プロピベリン（バップフォー®）	5 mg 1日1回，最大10 mg/日	
	イミダフェナシン（ウリトス®，ステーブラ®）	0.1 mg 1日2回	
コリン作動性薬剤*	ジスチグミン（ウブレチド®）	5 mg 1日1回	コリン作動性クリーゼ，下痢，意識障害，発熱
	ベタネコール（ベサコリン®）	1日量30-50 mgを1日3-4回に分けて投与	
α遮断薬	ウラピジル（エブランチル®）	1日量30 mgを1日2回に分けて内服 90 mgまで増量可	立ちくらみ，低血圧，動悸など
選択的β₃アドレナリン受容体作動薬	ミラベグロン（ベタニス®）	50 mg 1日1回	便秘，口内乾燥，尿閉，高血圧
三環系抗うつ薬	イミプラミン（トフラニール®）	10-25 mg 1日1-2回 最大200 mg/日	口渇感，眠気，立ちくらみ，便秘 悪性症候群，幻覚など

*ジスチグミンはコリンエステラーゼ阻害薬，ベタネコールはコリン受容体作動薬．双方ともコリン作動性クリーゼの副作用はあるものの，報告例はジスチグミンのほうが多い．

- 投与前に残尿量の測定と残尿量のフォローが重要となる.

排尿筋が低活動の場合（弛緩性膀胱）

- 弛緩性膀胱では残尿量が増加するが，治療の目標は残尿量を減らすことよりも残尿による症状，障害を緩和することである．具体的には頻尿や尿意切迫症状，膀胱拡張による便秘症の増悪，水腎症や腎後性腎不全などが挙げられる.
- 残尿量の増加が問題とならなければ抗コリン薬による症状緩和を行う．改善が乏しい場合は α 遮断薬を使用する.
- 残尿量が多く，抗コリン薬が使用できない場合，α 遮断薬で効果が乏しい場合は間欠的導尿を指導するか，コリンエステラーゼ阻害薬（表5）を使用する.
- コリンエステラーゼ阻害薬では，通常量の使用でもコリン作動性クリーゼによる発熱，意識障害，ショックで死亡した例の報告があり，使用には注意が必要である．低栄養や肝障害でコリンエステラーゼ値が低い患者では避けるべきである．使用中はコリン症状（体液分泌液の増加，下痢，発熱，意識障害）に注意しつつ，コリンエステラーゼ値の

フォローを行い，減少傾向があれば中断する.
- ジスチグミンは半減期が長く，体内蓄積もあるため，筆者は使用する場合はベタネコールを少量から使用している.
- European Association of Urologyのガイドラインでは，コリンエステラーゼ阻害薬の使用については記載すらなく，残尿量が多い場合は間欠導尿の指導が選択肢となっている〔*Eur Urol. 2009 Jul;56（1）:81-8*〕．弛緩性膀胱患者を対象としたランダム化比較試験では α 遮断薬とコリンエステラーゼ阻害薬の併用で効果良好であり，間欠導尿を避けたい場合の選択肢となる〔*Int J Urol. 2004 Feb;11（2）:88-96*〕.
- コリンエステラーゼ阻害薬の代わりにイミプラミンを試す方法もある.
- イミプラミンはさまざまな機序により排尿を促す作用があり，神経因性膀胱にも使用可能な薬剤である．抗コリン薬，α 遮断薬との併用により膀胱内圧，排尿障害が改善するとの報告もあり，コリンエステラーゼ阻害薬の代わりに使用する選択肢もある〔*J Urol. 2009 Sep;182（3）:1062-7*〕．ただし，副作用に尿閉もあるために残尿には注意が必要である.

➕ 補 足

表6 アジア人における前立腺容積＞40 mL をアウトカムとしたときの PSA の感度，特異度

PSA	50 歳代		60 歳代		70 歳代		全体	
	感度（%）	特異度（%）	感度（%）	特異度（%）	感度（%）	特異度（%）	感度（%）	特異度（%）
0.5	97	20.8	97.7	17.8	98.4	13.9	97.9	17.9
1	86.7	59.4	91.4	47.1	93.9	40.5	91.4	49.6
1.5	72.8	76.9	83.2	65.6	86.9	56.6	82.7	67.2
2	62.8	84.5	73.1	75.4	79	67.3	73.4	76.5
2.5	54.2	89.4	64.7	81.8	73.3	74.2	65.9	82.5
3	44.9	92	58.9	85.7	65.8	79	58.9	86.2
4	33.6	95.4	43.4	91.5	51.4	87.1	44.5	91.7
5	22.3	96.9	32.6	95	37.5	92.8	32.5	95.1
6	14	98.1	23.9	96.5	28.4	95	23.8	96.7
8	7.3	99.1	8.5	98.8	12	98.2	9.5	98.7
10	0.3	99.8	1.2	99.9	0.8	99.9	0.9	99.9

BJU Int. 2006 Apr;97（4）:742-6

〔F〕腎・泌尿器

16 尿路結石

- 尿路結石は日本人の 7% で認められ，年間発症率は 1.38/1000 と比較的多い疾患である．30-70 歳代の男性で特に多い〔*Int J Urol. 2018 Apr;25（4）:373-8*〕．
- 結石にはシュウ酸カルシウム，リン酸カルシウム，リン酸アンモニウムマグネシウム，尿酸，シスチン結晶があり，日本人ではシュウ酸カルシウム，リン酸カルシウムによるものが 8 割を占める〔*Int J Urol. 2018 Apr;25（4）:373-8*〕．
- 急性の腹痛で受診した患者の 4.4% が腎疝痛であり，日常診療で診察する機会は多い〔*Eur Urol. 1998 Dec;34（6）:467-73*〕．

尿路結石発作のマネジメント

チャート I 尿路結石発作の診断

- 尿路結石発作は急性の腹痛，腰痛，迷走神経刺激による嘔吐を主訴として来院することが多い．結石の位置により疼痛の性状，部位が異なる．
- 腎臓では側腹部痛，血尿が多く，上部尿管では腰背部・側腹部痛，中部・下部尿管では側腹部〜前腹部痛，尿道では排尿障害，頻尿が出現する．
- 疼痛は内臓痛であり，精巣，卵巣由来でも同様の疼痛が生じることがあるために注意が必要〔*Am Fam Physician. 2001 Apr 1;63（7）:1329-38*〕．
- 尿路結石発作による疼痛を示唆する症状，所見を 補足▶表 7 に記載する．
- STONE score（表 1），STONE PLUS も尿路結石発作

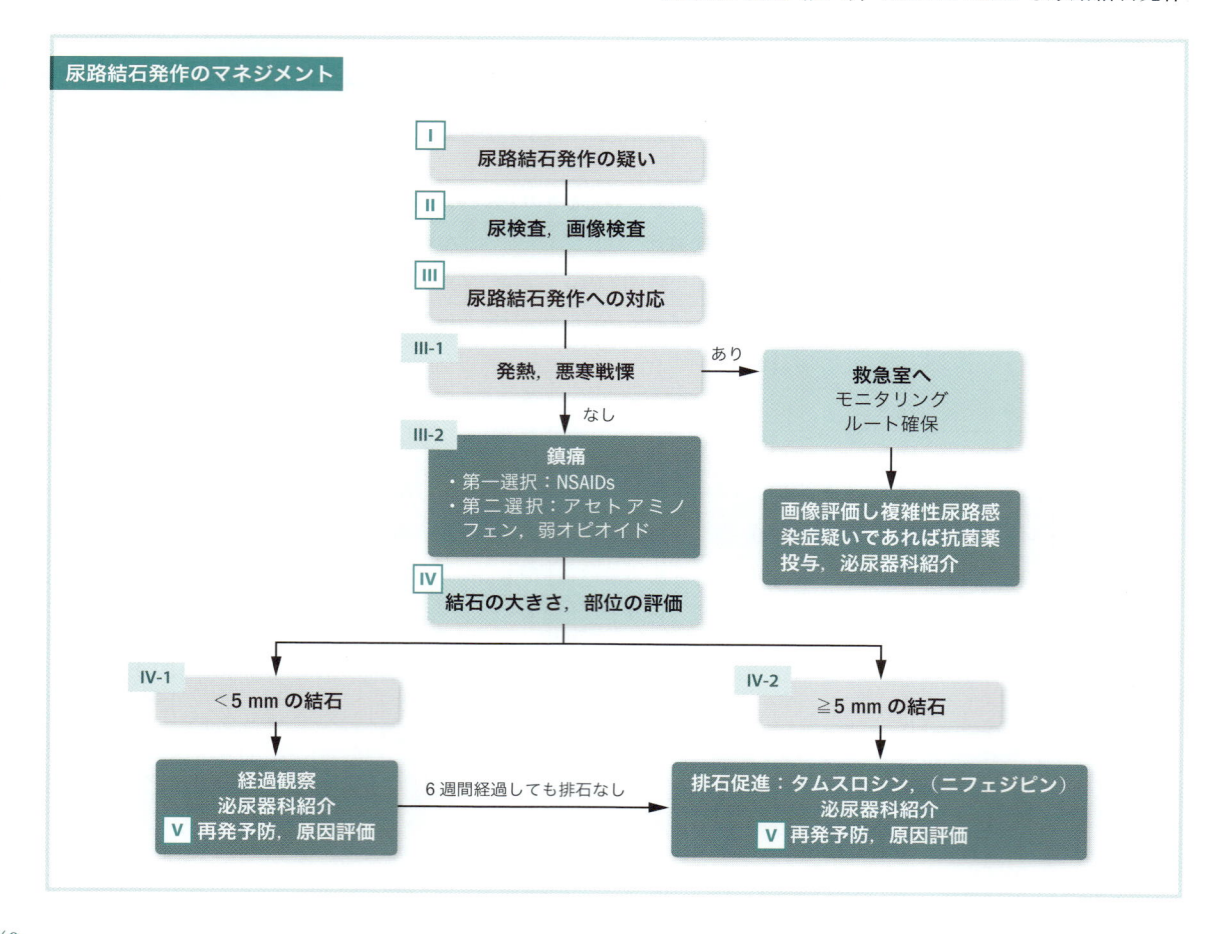

尿路結石発作のマネジメント

- I 尿路結石発作の疑い
- II 尿検査，画像検査
- III 尿路結石発作への対応
- III-1 発熱，悪寒戦慄 → あり → **救急室へ** モニタリング ルート確保 → 画像評価し複雑性尿路感染症疑いであれば抗菌薬投与，泌尿器科紹介
- なし
- III-2 **鎮痛** ・第一選択：NSAIDs ・第二選択：アセトアミノフェン，弱オピオイド
- IV 結石の大きさ，部位の評価
- IV-1 ＜5 mm の結石 → **経過観察 泌尿器科紹介** V 再発予防，原因評価
- 6 週間経過しても排石なし →
- IV-2 ≧5 mm の結石 → **排石促進：タムスロシン，（ニフェジピン） 泌尿器科紹介** V 再発予防，原因評価

表1 STONE score

因子	点	点, リスク	尿路結石発作の確率
性別	女性 0, 男性 2 点	低リスク 0-5 点	9.2-13.5%
人種	黒人 0, それ以外 3 点	中リスク 6-9 点	32.2-51.3%
疼痛出現からの時間	24 時間以上 0, 6-24 時間 1, 6 時間未満 3 点	高リスク 10-13 点	72.7-88.6%
悪心・嘔吐	なし 0, 悪心のみ 1, 嘔吐あり 2 点		
尿中赤血球	陰性 0, 陽性 3 点		

BMJ. 2014 Mar 26;348:g2191／Ann Emerg Med. 2016 Apr;67（4）:423-32, e2

表2 STONE score, 臨床医が見積もった検査前確率の感度, 特異度

スコア, 臨床医の印象	感度 (%)	特異度 (%)	LR+	LR−
STONE score＞5 点	96 [93-98]	23 [19-27]	1.2 [1.2-1.3]	0.2 [0.1-0.3]
STONE score＞10 点	53 [48-59]	87 [84-90]	4.1 [3.2-5.3]	0.5 [0.5-0.6]
臨床医の印象≧50%	85 [81-89]	42 [38-47]	1.5 [1.4-1.6]	0.3 [0.3-0.4]
臨床医の印象≧76%	62 [56-67]	67 [63-71]	1.9 [1.6-2.2]	0.6 [0.5-0.7]

Ann Emerg Med. 2016 Apr;67（4）:423-32, e2

表3 STONE score, STONE PLUS の尿路結石発作に対する感度, 特異度

リスク分類[*1]	エコー所見[*2]	感度 (%)	特異度 (%)	LR+	LR−
低リスク群	エコー評価なし	3.2 [1.7-5.3]	67 [62-72]	0.1 [0.6-0.16]	1.5 [1.4-1.6]
	エコーで水腎症あり	64 [36-86]	87 [80-92]	4.9 [2.7-8.9]	0.41 [0.2-0.83]
中リスク群	エコー評価なし	41 [37-46]	42 [37-47]	0.71 [0.62-0.82]	1.4 [1.2-1.6]
	エコーで水腎症あり	60 [52-67]	71 [64-76]	2.0 [1.6-2.6]	0.57 [0.48-0.69]
高リスク群	エコー評価なし	55 [51-60]	91 [88-94]	6.2 [4.5-8.6]	0.49 [0.44-0.55]
	エコーで水腎症あり	69 [63-75]	60 [42-76]	1.7 [1.1-2.6]	0.51 [0.41-0.64]

[*1]STONE score によるリスク評価
[*2]「エコー評価なし」：エコー所見を加味せずにリスク分類のみで評価した STONE score の診断特性.「エコーで水腎症あり」：
STONE score に加えて, エコーで水腎症が認められた場合（STONE PLUS）の診断特性.

Ann Emerg Med. 2016 Apr;67（4）:439-48

の診断に有用である.

- STONE score は尿路結石発作の予測スコアであり, 高リスク群では約 9 割が尿路結石発作であった〔*BMJ. 2014 Mar 26;348:g2191*〕.
- バリデーションでは, 感度, 特異度ともに臨床医の印象よりも STONE score のほうが尿路結石発作の診断, 除外に有用であった（表2）〔*Ann Emerg Med. 2016 Apr;67（4）:423-32, e2*〕.
- STONE PLUS は, STONE score にエコーによる水腎症評価を加えたもので, STONE score 低, 中リスク群では著しく感度や特異度が上昇する（表3）. もともと高リスク群ではさほど影響はしない〔*Ann Emerg Med. 2016 Apr;67（4）:439-48*〕. 尿路結石発作を疑う患者では, STONE score が低値でもエコーによる水腎症確認は重要である.

チャート II　尿路結石発作の検査

- 尿検査：
- 尿検査では血尿が認められるが, 尿路結石発作における血尿の頻度は 8-9 割程度と陰性例もあることに注意が必要である〔*J Urol. 2003 Oct;170（4 Pt 1）:1093-6*〕〔*Am J Emerg Med. 2014 Apr;32（4）:367-70*〕〔*West J Emerg Med. 2017 Jun;18（4）:775-9*〕.
- 顕微鏡的血尿陰性群では, 結石サイズが大きく（6.9 mm vs 4.1 mm, p＜0.0001）, また中等度～高度の水腎症を伴うことが多い（42% vs 25%, p＝0.005）〔*West J Emerg Med. 2017 Jun;18（4）:775-9*〕.
- 血尿の尿路結石発作に対する特異度も高いわけではなく, 尿検査はむしろ尿路感染症の評価目的で行う〔*Am Fam Physician. 2001 Apr 1;63（7）:1329-38*〕. ただし

表4 結石の種類とHU値

結石の種類	95%信頼区間	最小〜最大値
シュウ酸カルシウム	448.2-760.8	495-1250
尿酸	260.3-348.7	274-401
リン酸カルシウム	435-631	290-945
リン酸マグネシウムアンモニウム	282.5-373.6	225-396
シスチン結石	108.9-191.6	112-215

J Res Med Sci. 2014 Jul;19（7）:650-3

Q&A

Q 尿路結石発作の患者さんで尿中白血球陰性であれば尿路感染症は否定できますか？

A 実は，尿管が完全閉塞した場合に，膿尿が認められないことがあります．尿路結石発作で尿路感染症を合併した28例中，14%が尿中白血球<5/HPFでした〔*Ann Emerg Med. 2013 Nov;62（5）:526-33*〕．尿中白血球の感度，特異度は表5のとおりです．

したがって尿中白血球が陰性でも発熱や悪寒戦慄がある場合は，尿路感染症の存在を考慮する必要があります．尿路結石発作における尿路感染症のリスクは男性よりも女性のほうが高く（RR 25〔6.25-100〕），特に女性例の尿路結石発作で注意すべきでしょう〔*Ann Emerg Med. 2014 May;63（5）:650-1*〕．

また一方で，尿路結石発作では感染症がなくても尿白血球が陽性となることがあります．その場合5-10/HPF程度となることが多いのですが，判断に困る場合があります〔*J Emerg Med. 2016 Oct;51（4）:358-64*〕．尿検査だけでなく，尿Gram染色所見やバイタルサイン，循環不全兆候（ J -1 敗血症の初療 ）で総合的に判断することが重要です．帰宅してもらう場合でも発熱や悪寒戦慄時にはすぐに再受診することを説明すべきでしょう．

表5 尿路結石発作と尿路感染症の合併を示唆する尿所見

尿中白血球	感度（%）	特異度（%）	LR+	LR−
>5/HPF	86 [67-96]	79 [75-84]	4.1 [3.2-5.3]	0.2 [0.1-0.4]
>10/HPF	79 [59-92]	87 [83-91]	6.2 [4.4-8.7]	0.2 [0.1-0.5]
>15/HPF	75 [55-89]	91 [87-94]	8.0 [5.4-12]	0.3 [0.1-0.5]
>20/HPF	68 [48-84]	93 [89-95]	9.0 [5.7-14]	0.3 [0.2-0.6]

Ann Emerg Med. 2013 Nov;62（5）:526-33

尿中白血球<10/HPF程度であれば感染がなくても認められる〔*Am J Emerg Med. 2014 Apr;32（4）:367-70*〕．

■ **画像検査：**

▪ 画像検査ではエコー，腹部CTが有用である．検査の目的は致死的な疾患の除外という意味合いが強い（腹部大動脈瘤，腹膜炎，膿瘍，腸管壊死など）．

▪ 救急医によるエコーでは尿路結石発作（結石描出または水腎症所見）に対する感度54%〔48-60〕，特異度71%〔67-75〕，専門医によるエコーでは感度57%〔51-64〕，特異度73%〔69-77〕である．また，腹部CTは感度88%〔84-92〕，特異度58%〔55-62〕〔*N Engl J Med. 2014 Sep 18;371（12）:1100-10*〕．

▪ 腹部エコーは水腎症に対する感度は良好であるが，結石そのものの描出感度は19%のみと低い〔*Am Fam Physician. 2001 Apr 1;63（7）:1329-38*〕．

▪ CT検査は結石の位置，大きさ，性状を評価するのに適する．結石のHU（Hounsfield unit）値である程度は結石の種類が判別可能であり（表4），HU値>400ではCa関連の結石，200-300台では尿酸結石かリン酸マグネシウムアンモニウムの結石，100台ではシスチン結石の可能性が高い〔*J Res Med Sci. 2014 Jul;19（7）:650-3*〕．

▪ 腎尿管膀胱部（kidney, ureter, bladder）単純X線撮影は感度44-77%，特異度80-87%．結石の種類によりX線透過性が異なる〔*Eur Urol. 2016 Mar;69（3）:468-74*〕．

• 写りやすい（X線不透過）：シュウ酸カルシウム，リン酸カルシウム

• 比較的写りやすい：リン酸マグネシウムアンモニウム，シスチン

• 写らない（X線透過）：尿酸，尿酸アンモニウム，キサンチン

III 尿路結石発作への対応

チャート III-1 尿路結石嵌頓＋感染徴候があれば救急室で対応を

- 尿閉を来している部位に感染が起きた場合，迅速に閉塞を解除できないと致命的となる．歩いて外来に来た患者が30分後に敗血症性ショックとなったり，心停止となったりする事例も少なくはない．**尿管結石発作が疑わしい患者において発熱や悪寒戦慄が認められた場合は否定されるまでは複雑性尿路感染症，敗血症として扱う．**

チャート III-2 尿路結石発作の治療：鎮痛

- NSAIDs が最も鎮痛効果が良好．
- ボルタレンサポ® 25-50 mg を用いる．基本的に50 mg を使用する．
- オピオイドと比較しても効果はほぼ変わらず，1回の投与で改善する可能性が高い〔*BMJ. 2004 Jun 12;328 (7453):1401*〕．
- 他の薬剤としてアセトアミノフェン，弱オピオイドを使用する．
- アセトアミノフェン 1000 mg とモルヒネ 0.1 mg/kg の効果は同等である〔*Ann Emerg Med. 2009 Oct;54 (4): 568-74*〕．
- ジクロフェナク 75 mg 筋注とモルヒネ 0.1 mg/kg 経静脈投与，アセトアミノフェン 1000 mg 経静脈投与群に割り付け比較した二重盲検化ランダム化比較試験では，最も疼痛の改善が迅速なのがジクロフェナクで，アセトアミノフェンとモルヒネは同等であった〔*Lancet. 2016 May 14;387 (10032):1999-2007*〕．
- NSAIDs で効果不十分の場合はアセトアミノフェンを併用し，それでもコントロール困難であればトラマドール，ペンタゾシンなど弱オピオイドを使用する．

IV 結石のサイズ，部位による治療方針

チャート IV-1 ＜5 mm の結石の場合

- ＜5 mm の結石であれば自然排石が期待できるため，経過観察とする．6週経過しても自然排石しない場合は泌尿器科紹介．フォローも含めて泌尿器科紹介するのもよい．
- 下部尿管の≦4 mm の結石では6週間で9割以上が自然排石される．4-7 mm でも4週間で5-6割自然排石されるが，その期間を過ぎると自然排石は期待できない〔*Eur Urol. 2016 Mar;69 (3):468-74*〕〔*Arch Intern Med. 2010 Dec 13;170 (22):2021-7*〕．

チャート IV-2 ≧5 mm の結石の場合

- 排石を促進させる可能性がある薬剤として，タムスロシン（ハルナール®）とニフェジピン（アダラート®）がある．
- タムスロシンとニフェジピンは，下部尿管の径＞5 mm [3-18] の結石において排石率を改善させる（それぞれ NNT 3.3，3.9）．副作用の観点からタムスロシンのほうを使用すべきである．また，双方とも保険適用外となるので注意が必要である〔*Ann Emerg Med. 2007 Nov;50 (5):552-63*〕．
- 結石径 3.3 mm [3.4-3.9] の症例に対するタムスロシンの排石促進効果を評価したランダム化比較試験，また結石径 2.9-3.2 mm を対象としたランダム化比較試験では，プラセボ群と有意差は認められなかった〔*Ann Emerg Med. 2009 Sep;54 (3):432-9*〕〔*Arch Intern Med. 2010 Dec 13;170 (22):2021-7*〕．
- 径≦10 mm の尿路結石症 1167 例（下部尿管結石は65％）を対象として，タムスロシンとニフェジピンの効果を比較した二重盲検化ランダム化比較試験では，双方ともプラセボと比較して排石率の改善効果は認められなかった〔*Lancet. 2015 Jul 25;386 (9991):341-9*〕．しかしながら，同様に径≦10 mm の下部尿管結石症 403 例を対象として，タムスロシンとプラセボ群を比較した二重盲検化ランダム化比較試験では，結石径 5-10 mm の群で有意に4週間後の排石率が良好（83％ vs 61％）であった〔*Ann Emerg Med 2016 Jan;67 (1):86-95*〕．
- タムスロシンによる尿路結石排石率への影響を評価したメタアナリシスでは，5-10 mm の結石では22％ [12-33] 排石率を増加させる（NNT 5）一方，＜5 mm の結石では有意差が認められなかった〔*Ann Emerg Med. 2017 Mar;69 (3):353-61.e3*〕．これらの結果より，≧5 mm の尿路結石ではタムスロシンを使用する意義があると考えられる．使用する場合は 0.4 mg/日を 21-28 日間使用する．
- 2018 年に発表された STONE trial〔*JAMA Intern Med. 2018 Aug 1;178 (8):1051-7*〕は，＜9 mm の尿路結石症 512 例を対象にタムスロシンとプラセボ群を比較した二重盲検化ランダム化比較試験であるが，これでは両者で28日排石率に有意差はなく（49.6％ vs 47.3％），結石の大きさ（≧5 mm，＜5 mm），部位（上部尿管，下部尿管），そしてその組み合わせすべてで有意差は認められなかった．この研究では≧5 mm の尿路結石は母集団の3割程度であり，今後の研究（特に≧5 mm の尿路結石のみを対象としたランダム化比較試験）の結果によってはタムスロシンは廃れる可能性が高い．

表6 結石の種類と関連する病態

結石の種類	代謝異常	関連する病態
シュウ酸カルシウム	高 Ca 尿	副甲状腺機能亢進症，寝たきり，ビタミン D 使用，サルコイドーシス，Cushing 症候群，ステロイド使用，Na 摂取量増加，遺伝性
	高シュウ酸尿	シュウ酸吸収増加（炎症性腸疾患），原発性高シュウ酸尿症，ビタミン C 摂取過多
リン酸カルシウム	低クエン酸尿 高 Ca 尿 尿 pH＞7	シュウ酸カルシウム（高 Ca 尿）と同様 遠位尿細管アシドーシス，炭酸脱水酵素阻害薬（ゾニサミドやトピラマートなど）の使用
リン酸マグネシウムアンモニウム	尿アンモニア，HCO_3^- 高値	ウレアーゼ産生菌による尿路感染症
尿酸	尿 pH＜5.5 高尿酸尿	メタボリック症候群，2 型糖尿病
シスチン	シスチン尿	遺伝性

Am J Emerg Med. 2018 Apr;36（4）:699-706

- 経過観察，もしくは薬物治療を行い，4 週間経過しても自然排石がない場合は泌尿器科に紹介すべきである．
- 上部，中部尿管の ≧ 5 mm の結石の場合は自然排石率は低く，早期に泌尿器科へ紹介するほうがよい〔*J Urol. 1992 Feb;147（2）:319-21*〕．

チャート V 結石の再発予防と原因の評価

- 再発予防には水分を多く摂ることが最も簡便で有用である．他には病態に応じた薬剤による予防がある．
- 結石の種類とその関連する病態は表6 を参照．
- 遠位尿細管性アシドーシス，副甲状腺機能亢進症が結石の原因となることもあり，若年女性でのリン酸カルシウム結石や，高 Ca 血症を伴う場合は精査を行う．

結石の再発予防〔*Ann Intern Med. 2013 Apr 2;158（7）:535-43*〕〔*J Urol. 2014 Aug;192（2）:316-24*〕

- 1 日 2-2.5 L の水分補給は有意に尿路結石再発リスクを低下させる（RR 0.45 [0.24-0.84]）．
- ソフトドリンク摂取を控えるのも有用である（RR 0.83 [0.71-0.98]）．
- Ca 関連の結石で，高 Ca 尿症がある場合，Na 摂取制限と Ca 摂取量を 1000-1200 mg/ 日に増やすことは予防効果が期待できる（RR 0.52 [0.29-0.95]）．
  - Na 制限や果糖摂取制限は尿中 Ca 排泄を減少させ，Ca 摂取量の増量は腸管からのシュウ酸吸収を減らす．
- サイアザイド系利尿薬は Ca 関連の結石の予防に有用である（RR 0.53 [0.41-0.68]）．
- クエン酸は，低クエン酸尿が認められる症例で結石予防効果が期待できる（RR 0.25 [0.14-0.44]）．
- ただし日本国内で尿中クエン酸は評価できない．
- アロプリノールは高尿酸尿が関連する結石（尿酸結石，シュウ酸カルシウム結石）で予防効果がある（RR 0.59 [0.42-0.84]）．

尿路結石患者における原因の評価

- 尿路結石患者では血液検査にて Ca，リン，尿酸値，Cr の評価が，尿検査にて尿中シュウ酸，尿中 Ca，尿中 Cr，尿中尿酸値の評価が推奨される．尿中クエン酸の評価も必要であるが，コマーシャルベースで検査はできない．
- 結石とその原因となる病態が判明すればそれに合わせた予防を考慮する．また，遠位尿細管性アシドーシス（タイプ 1）では SLE や Sjögren 症候群，リチウム中毒，多発性嚢胞腎が原因となり，背景疾患の評価を行う．血清 Ca，リン値に異常があれば副甲状腺機能亢進症の評価を行う（ F -6 酸塩基平衡異常 G -9 原発性副甲状腺機能亢進症 ）．

➕ 補 足

表7　尿路結石発作による疼痛を示唆する症状，所見（LR＋≧1.5 の所見のみを抜粋）

病状，所見	感度（%）	特異度（%）	LR＋	LR－
初期に腰部痛（右，左）	34	99	34	0.67
診断時に腰部痛（右，左）	19	99	19	0.82
疼痛の期間≦12 時間	66	67	2	0.51
耐えられない疼痛	46	85	3.07	0.64
疝痛様の疼痛	53	70	1.77	0.67
増悪因子がない	49	74	1.88	0.69
寛解因子がない	51	68	1.6	0.72
食欲は正常	46	74	1.77	0.73
異常な排尿	3	99	3	0.98
腹部疾患の既往あり	19	96	4.8	0.84
不機嫌	34	84	2.13	0.79
腰部に圧痛あり	15	99	30	0.85
腎圧痛あり	86	76	3.58	0.18
体温＜37.1℃	84	44	1.5	0.36
尿中赤血球＞10/HPF	75	99	75	0.25

Eur Urol. 1998 Dec;34（6）:467-73

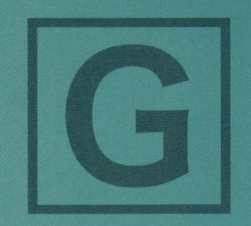

代謝・内分泌

1 2型糖尿病

- 2型糖尿病患者は世界的には年々増加傾向にあり，特にアジアでの上昇が著しいが，日本国内ではほぼ横ばい〔*JAMA. 2009 May 27;301 (20) :2129-40*〕．
- 2型糖尿病患者の増加には肥満患者の増加，ライフスタイルの変化，喫煙，遺伝因子が関連している〔*JAMA. 2009 May 27;301 (20) :2129-40*〕．

糖尿病のスクリーニング

スクリーニングの適応

- American Diabetes Association では，45歳以上であれば3年毎のスクリーニングを推奨している．また表1を満たす場合もスクリーニングを推奨している．
- この背景には厳密な血糖，脂質，血圧のコントロールをすることで，微小血管合併症，大血管合併症を予防可能とするエビデンスの蓄積が出てきていることから，理論上はスクリーニングが有効である可能性が高いという考えに基づいている〔*Diabetes Care. 2019 Jan;42 (Suppl 1) :S13-28*〕．実際にはスクリーニングが予後を変えたという根拠は現時点ではない．
- 上記のリスク因子にはアジア人が含まれるため，必然的に日本人は肥満であれば全例スクリーニングを考慮すべきと思われる〔*N Engl J Med. 2012 Aug 9;367 (6) :542-50*〕．

スクリーニングの方法

- 糖尿病，前糖尿病（prediabetes）の検査と診断基準を表2に示す．
- スクリーニング検査として最も簡便な方法は随時血糖，HbA1c の評価であるが，経口ブドウ糖負荷試験（OGTT）をリファレンススタンダードとするとそれらの糖尿病に対する感度は低い（表3）〔*Am Fam Physician. 2010 Apr 1;81 (7) :863-70*〕〔*Am J Med. 2011 May;124 (5) :395-401*〕．
- HbA1c でみると，≧6.5％であれば特異度99.6％であり糖尿病と診断できるが，≧5.8％でも感度は72％のみであり，HbA1c＜5.8％でも糖尿病は否定

表1 糖尿病のスクリーニング基準

肥満患者（BMI≧25，アジア人では≧23）で，以下のリスク因子を1つ以上満たす ・糖尿病の家族歴（第一度近親） ・高リスクの人種（黒人，ラテンアメリカ系，ネイティブアメリカン，アジア人，太平洋諸島の住民） ・心血管疾患既往がある患者 ・高血圧（≧140/90 mmHg もしくは降圧薬を使用中） ・HDL コレステロール＜35 mg/dL またはトリグリセリド＞250 mg/dL ・多嚢胞性卵巣症候群 ・運動不足 ・他にインスリン感受性が低下する要素がある（高度肥満や黒色表皮症など）
前糖尿病と診断された患者（HbA1c≧5.7％）では毎年フォローする
妊娠糖尿病を診断された女性では，少なくとも3年毎にフォローする（生涯）
スクリーニングにて正常であれば最短で3年毎にフォローする

Diabetes Care. 2019 Jan;42 (Suppl 1) :S13-28

表2 糖尿病，前糖尿病の検査と診断基準

	糖尿病	前糖尿病
空腹時血糖	≧126 mg/dL	100-125 mg/dL
OGTT	≧200 mg/dL	140-199 mg/dL
随時血糖	≧200 mg/dL＋症状	
HbA1c	≧6.5％	5.7-6.4％

Am Fam Physician. 2010 Apr 1;81 (7) :863-70

できない．糖尿病の検査では1つのみではなく，随時血糖や空腹時血糖，必要であれば OGTT などさまざまな指標を用いて判断すべきである．

前糖尿病について

- 耐糖能障害はあるものの，糖尿病の診断基準に入らない状態を前糖尿病と呼ぶ．この状態では肥満やリスク因子の改善にて耐糖能障害も改善する可能性が高い．
- 薬物療法による糖尿病発症の予防効果も認められている．
- 日本人を対象とした前糖尿病の評価（TOPICS 3）では，HbA1c≧5.7％は前糖尿病診断に対する感度24％，特異度91％と，前糖尿病患者のうち実に1/4

表3 OGTTで診断した糖尿病に対する随時血糖，HbA1c値の感度，特異度

検査	カットオフ値	感度 (%)	特異度 (%)	LR＋	LR－
随時血糖	≧140 mg/dL	55	92	6.9	0.49
	≧160 mg/dL	44	96	11	0.58
	≧180 mg/dL	39	98	19.5	0.62
HbA1c	5.8%	72	91	8.0	0.31
	6.1%	63.2	97.4	24.3	0.38
	6.5%	42.8	99.6	107	0.57
	7.0%	28.3	99.9	283	0.72

Am Fam Physician. 2010 Apr 1;81（7）:863-70／Am J Med. 2011 May;124（5）:395-401

しかHbA1c≧5.7%を満たさない〔*Lancet. 2011 Jul 9;378（9786）:147-55*〕．前糖尿病も複数の指標を用いて評価する必要がある．

前糖尿病のフォロー
〔*N Engl J Med. 2012 Aug 9;367（6）:542-50*〕
■ 前糖尿病では生活習慣，リスク因子への介入を行い，6か月毎に耐糖能の再評価を行う．
▪ 耐糖能障害が改善傾向にあればそのまま介入を継続しつつ，1年毎に耐糖能をフォローする．
▪ 不変では介入を継続しつつ6か月毎に耐糖能をフォローする．
■ 増悪傾向にあればメトホルミンやα-グルコシダーゼ阻害薬の併用を考慮する（保険適用外）．
▪ 前糖尿病患者に対するメトホルミンの効果を評価したメタアナリシスでは有意に2型糖尿病への移行リスクを低下させた（NNT 7-14）〔*Can Fam Physician. 2009 Apr;55（4）:363-9*〕．

■ 前糖尿病患者に対する二重盲検化ランダム化比較試験において，α-グルコシダーゼ阻害薬であるボグリボース（ベイスン®）0.2 mg 1日3回直前投与とプラセボ群を比較したところ，有意にボグリボース群で2型糖尿病の発症を抑制可能であった（4年間でNNT 15.6）〔*Lancet. 2009 May 9;373（9675）:1607-14*〕．
■ ただし，これらの報告はあくまでも2型糖尿病への移行リスクを評価したもので，適切にフォローし，糖尿病となってから治療する群と臨床的アウトカムを比較したものではないことに注意すべきである．

糖尿病のマネジメント

糖尿病患者の目標 HbA1c

■ 糖尿病の治療目標は糖尿病による各種合併症を抑制することにある．合併症は微小血管障害によるもの

Q&A ①

Q HbA1cの値と血糖値，グリコアルブミンの相関性を教えてください．

A HbA1cが1%上昇すると，平均血糖値は30 mg/dL上昇し，グリコアルブミンはだいたい3%程度上昇します．

1型糖尿病，2型糖尿病，健常者を対象に平均血糖値とHbA1cを評価した研究によると，平均血糖値（mg/dL）＝28.7×HbA1c（%）−46.7という関係性があります．これは相関性も高い結果でした〔*Diabetes Care. 2008 Aug;31（8）:1473-8*〕．このことから，HbA1cが1%変動すると平均血糖値は28.7 mg/dL，つまり30 mg/dL程度変動します．食前，食後，空腹時血糖値も同

様に，HbA1c 1%当たり30 mg/dL変動します〔*Ann Intern Med. 2016 Apr 19;164（8）:542-52*〕．

グリコアルブミン/HbA1c比を評価した報告ではばらつきは多いものの，2.6-3程度で変動するようです〔*J Cardiol. 2015 Jun;65（6）:487-93*〕．グリコアルブミンは半減期が短いため，HbA1cよりも急性期の血糖変動を捉えることが可能であり，また赤血球寿命が短縮する肝硬変患者ではHbA1cに誤差が生じるため，血糖コントロールの指標としてグリコアルブミンを用いることが多いです．肝硬変患者におけるグリコアルブミン/HbA1c比は2.6-2.9で変動する結果でした〔*Gastroenterol Res Pract. 2014;2014:351-96*〕．

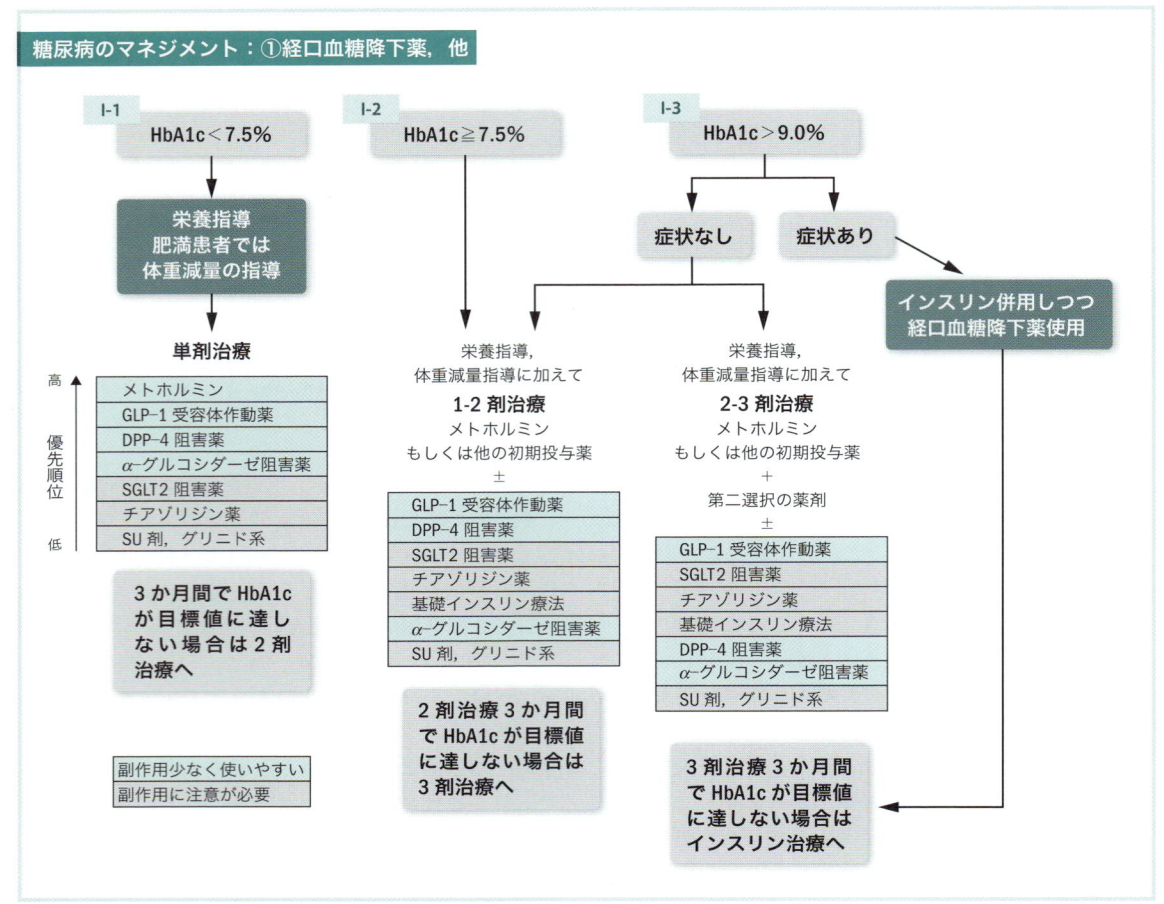

糖尿病のマネジメント：①経口血糖降下薬，他

I-1 HbA1c＜7.5%

I-2 HbA1c≧7.5%

I-3 HbA1c＞9.0%

栄養指導 肥満患者では 体重減量の指導

症状なし

症状あり

インスリン併用しつつ 経口血糖降下薬使用

単剤治療

高 ← 優先順位 → 低

| メトホルミン |
| GLP-1 受容体作動薬 |
| DPP-4 阻害薬 |
| α-グルコシダーゼ阻害薬 |
| SGLT2 阻害薬 |
| チアゾリジン薬 |
| SU 剤，グリニド系 |

3 か月間で HbA1c が目標値に達しない場合は 2 剤治療へ

| 副作用少なく使いやすい |
| 副作用に注意が必要 |

栄養指導，体重減量指導に加えて
1-2 剤治療
メトホルミン もしくは他の初期投与薬
±

| GLP-1 受容体作動薬 |
| DPP-4 阻害薬 |
| SGLT2 阻害薬 |
| チアゾリジン薬 |
| 基礎インスリン療法 |
| α-グルコシダーゼ阻害薬 |
| SU 剤，グリニド系 |

2 剤治療 3 か月間で HbA1c が目標値に達しない場合は 3 剤治療へ

栄養指導，体重減量指導に加えて
2-3 剤治療
メトホルミン もしくは他の初期投与薬
＋
第二選択の薬剤
±

| GLP-1 受容体作動薬 |
| SGLT2 阻害薬 |
| チアゾリジン薬 |
| 基礎インスリン療法 |
| DPP-4 阻害薬 |
| α-グルコシダーゼ阻害薬 |
| SU 剤，グリニド系 |

3 剤治療 3 か月間で HbA1c が目標値に達しない場合はインスリン治療へ

AACE diabetes management algorithm 2013／Endocr Pract. 2013 May-Jun;19（3）:536-57

（腎障害，網膜症，神経症）と，大血管障害（動脈硬化，心血管障害，脳血管障害）に分類される．現在までに HbA1c の目標値と予後を評価した複数の大規模研究が発表されており，それらをまとめた結果，以下のような知見となる．

■ 微小血管障害リスクを抑制するには HbA1c の目標値は＜6.5%がよい〔*Lancet. 2010 Aug 7;376（9739）:419-30*〕．メタアナリシスでは，腎症や網膜症は厳密な血糖コントロール群（HbA1c＜7%目標）のほうが予後は良い．神経障害の発症に有意差は認められない〔*Lancet Diabetes Endocrinol. 2017 Jun;5（6）:431-7*〕．

■ 大血管障害リスクは低血糖エピソードに関連するため，血糖値を厳密にコントロールすることは心血管イベントリスクの上昇に関与する可能性がある〔*N Engl J Med. 2008 Jun 12;358（24）:2545-59*〕〔*BMJ. 2010 Jan 8;340: b5444*〕．

■ 死亡リスクに直接関連するのは大血管障害であるため，HbA1c＜6.5%を目標とすると死亡リスクが上昇する可能性がある〔*N Engl J Med. 2008 Jun 12;358（24）:2545-59*〕．

■ 以上より，糖尿病における HbA1c の目標値は患者毎に設定するべきである．若年で合併症がない患者では余命も長く，低血糖リスクも少ないため，より低い HbA1c 目標値を設定する．高齢者では合併症が多く，余命も短い場合は厳密にコントロールする利点は少なく，低血糖リスクが上昇するため，HbA1c 7%前後の目標値を設定する（表4）．80 歳を超える患者で ADL も悪く予後が数年と考えられる場合は，さらに緩めに目標値を設定することも考慮する（HbA1c＜8%，薬剤副作用や，低血糖，高血糖緊急症を起こさない範囲で調節など）．

■ 2 型糖尿病における低血糖リスク評価は表5を参照．

糖尿病の血糖コントロール：経口血糖降下薬，他

チャートI-1 HbA1c＜7.5%では栄養指導や体重減量の指導（肥満患者では）を行い，改善が乏しい場合に経口血糖降下薬単剤治療を開始する

表4 HbA1c 目標値を決める際に考慮すべき要素

HbA1c＜6.5%を目標	考慮すべき因子	HbA1c 6.5-8.0%を目標
良好	アドヒアランス	不良
低い	低血糖リスク	高い
短期間	2型糖尿病の罹患期間	長期間
長い	余命	短い
なし	微小血管障害	進行
なし	心血管疾患	あり
なし	併存症の有無	多数あり，重度

N Engl J Med. 2012 Apr 5;366（14）:1319-27

表5 2型糖尿病における低血糖リスク評価

患者群	低血糖リスク
過去3回以上の低血糖による受診	高リスク（＞5%）
過去1-2回の低血糖による受診 ＋インスリン使用	
過去に低血糖による受診なし ＋インスリン使用なし ＋SU剤使用なし	低リスク（＜1%）
過去に低血糖による受診なし ＋インスリン使用なし ＋SU剤使用あり ＋年齢＜77歳 ＋eGFR≧30 mL/分	
過去に低血糖による受診なし ＋インスリン使用あり ＋年齢＜77歳 ＋1年以内の救急受診回数＜2回	
上記以外	中リスク（1-5%）

JAMA Intern Med. 2017 Oct 1;177（10）:1461-70

■肥満患者では体重を減らすだけでも糖尿病が改善する可能性がある．栄養指導や体重減量の指導，運動の指導は重要．

▪スコットランドの肥満（BMI 27-45）を伴う2型糖尿病患者を対象とし，カロリー制限による体重管理を行った結果，HbA1cは0.85%低下し，経口血糖降下薬の必要量も有意に減少が認められた（0.97剤[0.84-1.11]の減少）（体重は年間10 kg減量）〔DiRECT trial: Lancet. 2018 Feb 10;391（10120）:541-51〕.

▪肥満を伴う2型糖尿病患者では，まずダイエットの重要性を強調し，指導することは重要．

■経口血糖降下薬は禁忌がなければメトホルミンを第一選択とする（薬剤選択については チャートI-3 参照）.

チャートI-2 HbA1c ≧7.5%では栄養指導，減量指導に加えて，経口血糖降下薬 1-2 剤治療より開始する

■経口血糖降下薬の薬剤選択については チャートI-3 参照.

チャートI-3 HbA1c＞9.0%で症状がない場合は経口血糖降下薬 2-3 剤治療より開始．有症状の場合はインスリンを併用しつつ，経口血糖降下薬を開始する

■それぞれの血糖降下薬の利点，欠点は表6を参照.

■経口血糖降下薬は禁忌がない限りメトホルミンが第一選択となる.

▪メトホルミンでは副作用が比較的少なく，血糖降下作用は高い．また体重減少が期待できる利点がある．メトホルミンを第一選択として使用することで他薬剤の追加頻度も低下するという報告もある〔*JAMA Intern Med. 2014 Dec;174（12）:1955-62*〕．さらに，糖尿病の初期治療としてSU剤と比較した後ろ向きコホート研究では，メトホルミンで有意に心血管イベント発症リスクの低下が認められている〔*Ann Intern Med. 2012 Nov 6;157（9）:601-10*〕.

▪メトホルミンの副作用として問題となりやすいのが下痢，悪心，腹痛といった消化管症状である．少量より開始（たとえば500-750 mg/日）し，徐々に目標量まで増量させると副作用は出にくい.

▪また腎代謝であるため，腎機能低下があると血中濃度が上昇し，致命的な乳酸アシドーシスを起こす可能性があるため，注意が必要である.

・eGFR＜30 mL/分の群ではメトホルミンは使用しない.

・eGFR 30-60 mL/分の群ではメトホルミンにより死亡リスクが低下する報告があり，投与量や他のリスクに注意しつつ使用を考慮（ Q&A② ）する

G 代謝・内分泌

表6　血糖降下薬の利点，欠点

	MET	DPP-4i	GLP-1RA	TZD	α-GI	SU/GLN	インスリン	SGLT2阻害薬
HbA1c低下 (%)	1.0-2.0	0.5-0.8	0.5-1.5*	0.5-1.4	0.5-0.9	1.0-1.5/0.5-1.0	1.0-2.5	0.5-0.7
低血糖	なし	なし	なし	なし	なし	中〜重度/軽度	中〜重度	なし
体重	軽度低下	なし	低下	増加	なし	増加	増加	低下
腎臓	eGFR<30 mL/分/1.73 m² では禁忌	投与量調節必要	eGFR<30 mL/分/1.73 m² では一部投与不可	水分貯留	なし	低血糖リスク上昇	低血糖リスク上昇，水分貯留	尿路感染症リスク／腎機能低下リスクの軽減効果，アルブミン尿改善効果
消化管症状	中等度	なし	中等度	なし	中等度	なし	なし	なし
慢性心不全	なし	なし	なし	リスク増	なし	なし	なし	増悪リスク低下
心血管障害	リスク低下	PADリスク，下肢切断リスク低下	リスク低下?	なし	なし	?	なし	なし
骨	なし	なし	なし	軽度骨密度低下	なし	なし	なし	骨密度低下リスク

*DPP-4阻害薬とGLP-1作動薬の併用は一般的ではないものの，併用により，さらなるHbA1c低下効果は見込める．ただし，その場合の低下効果は落ちる可能性がある〔*Diabet Med. 2012 Nov;29 (11) :e417-24*〕.
MET：メトホルミン，DPP-4i：DPP-4阻害薬，GLP-1RA：GLP-1受容体作動薬，TZD：チアゾリジン，α-GI：α-グルコシダーゼ阻害薬，SU：スルホニルウレア，GLN：グリニド，SGLT：ナトリウム・グルコース共輸送体，PAD：末梢動脈疾患
N Engl J Med. 2012 Apr 5;366 (14) :1319-27／Endocr Pract. 2013 May-Jun;19 (3) :536-57／Ann Intern Med. 2013 Aug 20;159 (4) :262-74／Am J Med. 2017 Mar;130 (3) :348-55／N Engl J Med. 2017 Aug 17;377 (7) :644-57／Diabetes Res Clin Pract. 2018 Jun 23;143:88-100 を参考に作成

Q&A ②

Q どの程度の腎不全であればメトホルミンを控えるべきでしょうか？

A 日本国内のメトホルミンの添付文書を確認すると，「中等度以上の腎機能障害」と重度の肝障害で投与禁忌となっています．メトホルミンの適正使用に関するリコメンデーション（http://www.fa.kyorin.co.jp/jds/uploads/recommendation_metformin.pdf．QRコードを右に示す）では，eGFR<30 mL/分/1.73 m² で禁忌，30-45 mL/分/1.73 m² ではリスク-ベネフィットを考慮して適応を決めるとしています．

慢性腎臓病患者へのメトホルミン投与を評価したメタアナリシスでは，慢性腎臓病患者において乳酸アシドーシスのリスクが上昇するという結果は得られませんでした〔*JAMA. 2014 Dec 24-31;312 (24) :2668-75*〕．また，糖尿病患者7万5413例のコホート研究では，eGFR<30 mL/分/1.73 m² の群でのみ，メトホルミン使用が乳酸アシドーシスリスクとなる結果でした〔*JAMA Intern Med. 2018 Jul 1;178 (7) :903-10*〕.

最近のメタアナリシスでは，eGFR 30-60 mL/分/1.73 m² でのメトホルミン使用は有意に死亡リスクを改善させる結果もあり〔*Ann Intern Med. 2017 Feb 7;166 (3) :191-200*〕，基本的にメトホルミン使用を控える群はeGFR<30 mL/分/1.73 m² と覚えておくとよいでしょう．

表7に腎機能別のメトホルミン使用についてまとめます．

表7　腎機能別のメトホルミン使用の推奨

eGFR	最大投与量	備考
≧60 mL/分/1.73 m²	2250 mg	・通常どおり使用する ・>80歳かつ消化管症状・疾患がある場合は投与を控えることも考慮する
45-60 mL/分/1.73 m²	1000-1500 mg	・腎機能が増悪傾向であれば投与を控える，もしくは頻繁に腎機能フォローを行う ・>80歳の高齢者や消化器症状・疾患がある場合は投与中止も考慮する
30-45 mL/分/1.73 m²	500-1000 mg	・新規患者では使用しない．すでに使用中の患者では減量して継続 ・>80歳の高齢者や消化器症状・疾患がある場合は投与中止も考慮する
<30 mL/分/1.73 m²	投与しない	

JAMA. 2014 Dec 24-31;312 (24) :2668-75／BMC Geriatr. 2017 Oct 16;17 (Suppl 1) :227 を参考に作成

〔Arch Intern Med. 2010 Nov 22;170 (21) :1892-9〕．

- SGLT2 阻害薬やチアゾリジン，GLP-1 受容体作動薬は軽度ながら降圧作用も認められる〔Lancet Diabetes Endocrinol. 2015 May;3 (5) :367-81〕．
- DPP-4 阻害薬と GLP-1 作動薬の併用は一般的ではないものの，併用によりさらなる HbA1c 低下効果は見込める〔Diabet Med. 2012 Nov;29(11) :e417-24〕．ただし，GLP-1 作動薬は DPP-4 阻害薬以外の薬剤と併用したほうが HbA1c 低下効果は良好な可能性が高い．
- SGLT2 阻害薬の降圧作用は浸透圧利尿による Na 排泄の機序が関与しており，サイアザイド系利尿薬使用中の患者では降圧作用は認められない〔Lancet Diabetes Endocrinol. 2016 Mar;4 (3) :211-20〕．
- また，SGLT2 阻害薬では体重減少効果や心血管イベントリスクの抑制効果（特に心不全の増悪予防効果）も期待できる．だたし高齢者では脱水症や尿路感染症に注意が必要〔Lancet Diabetes Endocrinol. 2016 May;4 (5) :411-9〕．心疾患がある患者や心不全リスクが高い患者では良い選択肢となる．
  - ただし，SGLT2 阻害薬の心血管イベントリスク軽減効果を評価した主なランダム化比較試験は BMI 30 台の患者を対象としており（EMPA-

REG：30.7 ± 5.2，CANVAS：32.0 ± 5.9，DE-CLARE-TIMI58：32.1 ± 6.0），その適応には注意したほうがよい．高齢者の糖尿病で肥満が軽度の患者群や，肥満が認められない患者群に対して優先的に使用すべきかどうかは疑問が残る〔EMPA-REG: N Engl J Med. 2015 Nov 26;373 (22) :2117-28〕〔CANVAS: N Engl J Med. 2017 Aug 17;377 (7) :644-57〕〔DECLARE-TIMI58: N Engl J Med. 2019 Jan 24;380 (4) :347-57〕．

- SGLT2 阻害薬では血糖は正常～軽度上昇にもかかわらず糖尿病性ケトアシドーシスを発症することがある．SGLT2 阻害薬使用中の患者で倦怠感，悪心・嘔吐，腹痛，多呼吸があれば血糖値にかかわらず尿ケトン体の評価を行うべきである〔CMAJ. 2018 Jun 25;190 (25) :E766-8〕．

■ 経口血糖降下薬の効果判定は 2-3 か月毎に行う

- 薬剤開始後，3 か月程度かけて HbA1c は低下するため，効果判定も 2-3 か月毎に行い，投与量，投与薬剤を調節する．
- コントロール不十分の場合は増量，もしくは他薬剤の追加を行う．
- 追加薬剤は効果，副作用の観点より選択する（表 6）．

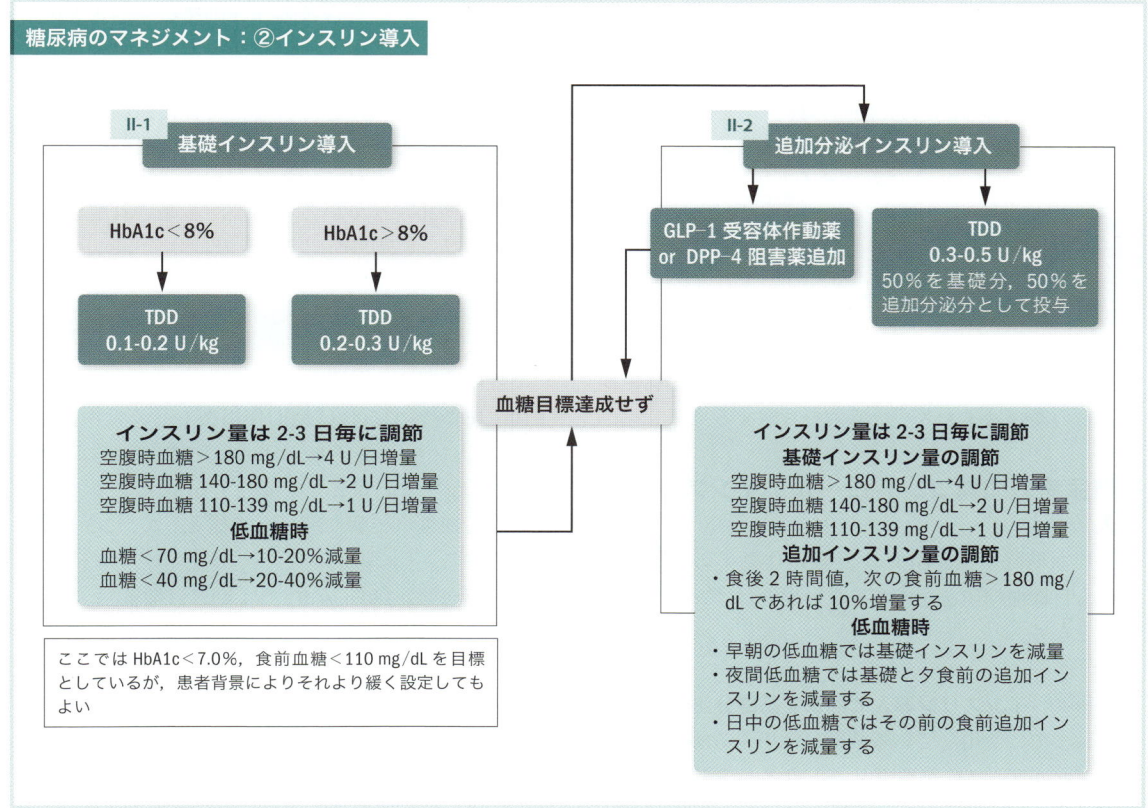

TDD：total daily dose（1 日必要インスリン量）

AACE diabetes management algorithm 2013／Endocr Pract. 2013 May-Jun;19 (3) :536-57 より作成

Q 2 型糖尿病では抗 GAD 抗体，抗 IA−2α 抗体，抗 IA−2β 抗体，抗 ICA 抗体などの自己抗体を測定したほうがよいのでしょうか？

A 2 型糖尿病においてこれらの自己抗体を測定することは，成人潜在性自己免疫性糖尿病（latent auto-immune diabetes in adults：LADA）の予測として有用です．LADA は 40-60 歳頃に 2 型糖尿病として発症し，数年の経過でインスリンが枯渇し，早期にインスリン依存性となる経過をたどる糖尿病で，全糖尿病の 2-12 ％を占めます〔J Clin Endocrinol Metab. 2009 Dec;94（12）:4635-44〕．抗 GAD 抗体が陽性の場合，LADA 発症 OR 5.62-13.4，抗 ICA 抗体陽性では OR 5.12 と有意に LADA のリスクが上昇することがわかっています〔Lancet. 1997 Nov 1;350（9087）:1288-93〕．

しかしながら，これらの抗体が陽性だからといって，LADA 発症を予防する治療は未だありません．また，抗体が陽性だからといって全例がインスリン依存となるわけでもないため，現時点でこれらの抗体検査をスクリーニングで行う必要があるかどうかは疑問です．SU 剤使用がインスリン枯渇を促進させる可能性や，早期にインスリンを導入することでインスリン分泌機能が保たれたままコントロールが可能になるという報告もありますが，エビデンスも乏しく一致した見解はないのが現状です〔J Clin Endocrinol Metab. 2010 Jan;95（1）:25-33〕．

今後，インスリン依存への移行を予防可能な治療方法が確立されれば，スクリーニングとして標記の抗体検査を行う意義はあると思います．

Q 初診糖尿病患者では膵癌を評価したほうがよいのでしょうか？

A 膵癌の 4-20 ％で糖尿病を合併します．膵癌に由来する糖尿病の 40 ％は膵癌診断と同時期に診断され，過去にさかのぼると膵癌診断の 2 年前より糖尿病発症率が上昇している傾向があり，膵癌の初期症状として糖尿病を呈することがあります〔Lancet Oncol. 2009 Jan;10（1）:88-95〕．

また，新規糖尿病発症患者は通常の患者群と比較して膵癌リスクが約 8 倍となり，特に 70 歳以上の発症例でリスクが高くなります〔Gastroenterology. 2005 Aug;129（2）:504-11〕．

新規発症の糖尿病で膵癌を合併した 151 例と，膵癌合併が認められなかった 302 例を比較した後ろ向き研究では，「糖尿病の家族歴なし」に加えて，65 歳以上発症，＞2 kg の体重減少，病前の BMI＜25 のいずれかを満たせば感度 80.8 ％，特異度 67.6 ％，NPV 99.7 ％で膵癌の存在を示唆しました．したがって，これらを満たさない糖尿病患者では膵癌を評価する必要性は低いと考えられます〔J Clin Gastroenterol. 2012 Aug;46（7）:e58-61〕．また，50 歳以上発症の糖尿病では CA19−9 などでスクリーニングし，リスクが高い場合は画像評価を行うべきとの意見もあります〔Lancet Oncol. 2009 Jan;10（1）:88-95〕．

ちなみに，膵癌に関連する糖尿病では癌によるインスリン分泌不全を伴わないままに耐糖能障害を呈することも多く，腫瘍の切除後に耐糖能が改善する例も報告されていることから，膵癌が耐糖能障害を増悪させている可能性が示唆されています〔Lancet Oncol. 2009 Jan;10（1）:88-95〕．

- 経口血糖降下薬の増量，3 剤併用でもコントロール不良の場合はインスリン導入を考慮する．

糖尿病の血糖コントロール：インスリン導入

- 経口血糖降下薬，GLP−1 受容体作動薬の 3 剤療法でも目標血糖値を達成できない場合はインスリン導入となる．

チャート II-1　**インスリン導入ではまず基礎分泌分を補う**

- それまでに使用している薬剤は併用するが，低血糖リスクが高い SU 剤やグリニドはインスリンを開始する際は中止する．
- 基礎分泌分は長期作用型インスリンアナログ，もし

くは中間型インスリンを用いる．
  - HbA1c＜8 ％であれば長期作用型もしくは中間型インスリン 0.1-0.2 U/kg，HbA1c＞8 ％であれば 0.2-0.3 U/kg を 1 日量として開始する．
- 空腹時血糖（早朝血糖）を指標として，2-3 日毎に調節する．
  - 空腹時血糖＞180 mg/dL では 4 U/日増量．
  - 空腹時血糖 140-180 mg/dL では 2 U/日増量．
  - 空腹時血糖 110-139 mg/dL では 1 U/日増量．
- 低血糖時は減量する．
  - 血糖＜70 mg/dL では 10-20 ％減量．
  - 血糖＜40 mg/dL では 20-40 ％減量．

チャート II-2 基礎インスリン導入で血糖コントロール達成できない場合は追加分泌分を補う

- 追加分泌分を補う前に，GLP-1 受容体作動薬や DPP-4 阻害薬の併用で血糖コントロールできそうな場合は併用してもよい．
- 基礎分泌分に GLP-1 受容体作動薬を併用することでさらに HbA1c の低下効果が期待できる．さらに体重低下効果があり，低血糖リスクが少ないという利点がある〔*Ann Intern Med. 2011 Jan 18;154（2）:103-12*〕〔*Lancet. 2014 Dec 20;384（9961）:2228-34*〕〔*JAMA. 2016 Mar 1;315（9）:898-907*〕．
- 追加分泌分は超速効作用型インスリンアナログ，速効型インスリンを用いて，毎食前に投与する．
- インスリン投与量は 0.3-0.5 U/kg/日で計算し，その半量を基礎分泌分として長期作用型，もしくは中間型インスリンとして投与し，もう半量を追加分泌分として超速効型，速効型インスリンを 3 回に分けて投与する．
- 基礎インスリンの投与量調節には早朝血糖値を指標（**チャート II-1**）とし，追加インスリンの投与量調節には食後 2 時間値か，次の食前血糖値を指標として調節する．
- 食後 2 時間値，もしくは次の食前血糖値が＞180 mg/dL であればその前の追加インスリン投与量を 10％増量する．
- 低血糖時：早朝の低血糖では基礎インスリンを減量，夜間低血糖時では基礎と夕食前の追加インスリンを減量，日中の低血糖ではその前の食前追加インスリンを減量する．

✚ 補足

■ シックデイへの対応

- 糖尿病患者において感冒や急性腸炎，体調不良で食事摂取量が低下し，血糖コントロールが不良となる状態をシックデイという〔*月刊ナーシング. 2001; 21:82-6*〕．
- 食事摂取以外にもストレスに伴うインスリン作用の低下，下痢，嘔吐による電解質異常も関与する．
- シックデイについて，またシックデイ時の対応を患者に教育することが糖尿病性ケアシドーシスや高血糖高浸透圧症候群，低血糖発作の予防に重要である．
- シックデイでは脱水を避けるために水分摂取を心がけてもらう．体重変化や尿量にも注意が必要である．また，食べやすいものを食べてもらい，絶食状態とならないように指導することも大切である．可能であれば血糖自己測定と尿中ケトンの測定を 3-4 時間毎に行ってもらう．2 型糖尿病患者におけるシックデイ時の投与量の調節は**表8**のとおり．

■ 1 型糖尿病におけるシックデイ時のインスリン投与量調節 〔*月刊ナーシング. 2001;21:82-6* より調節法の一例〕

食事摂取が可能な場合

- 中間型インスリン，長期作用型インスリンは通常どおり．
- 速効型インスリンは血糖値に応じて調節する．
- 血糖＞240 mg/dL では 10-20 % 増量，＞400 mg/dL では 20-30％増量，尿ケトン体（2＋）以上であればさらに 10％増量する．

表8　2型糖尿病におけるシックデイ時の投与量調節

状態	経口血糖降下薬	インスリン
食事量不変，高血糖症状なし	普段どおり	普段どおり
食事量不変〜減少，高血糖症状あり	医療機関へ連絡，受診	医療機関へ連絡，受診
食事摂取 1/2 量，尿ケトン体陽性	服用量を 1/2 へ減量，SGLT 阻害薬は中止	注射量を 1/2 へ．複数回注射する場合，朝分を 1/2 とし，その後は食事量をみつつ調節
食事摂取不可，尿糖陰性	投与中止，医療機関へ連絡	医療機関へ連絡，受診
食事摂取不可，尿糖陽性，尿ケトン体陽性	医療機関へ連絡，受診	医療機関へ連絡，受診

月刊ナーシング. 2001;21:82-6 を一部改変

G代謝・内分泌

表9 糖尿病性腎症病期分類

病期	尿中 Alb，蛋白値	eGFR（mL/分/1.73 m²）
第 1 期（腎症前期）	正常 Alb 尿（＜30 mg/gCr）	≧30
第 2 期（早期腎症期）	微量 Alb 尿（30-299）	≧30
第 3 期（顕性腎症期）	顕性 Alb 尿（＞300） 持続性蛋白尿（0.5 g/gCr）	≧30
第 4 期（腎不全期）	問わない	＜30
第 5 期（透析療法期）	透析中	

Clin Exp Nephrol. 2014 Aug;18（4）:613-20

表10 糖尿病性神経症の評価：screening questionnaire

1	手や足にチクチク，しびれ，重い感じがありますか？
2	今までに手足に焼けるような感覚，突き刺すような感覚，つったような感覚を経験したことは？
3	歩行時に泡の上，布の上を歩いているような感覚，不均一な感覚を自覚したことは？
4	火傷や切ったときの疼痛を感じないことがありますか？
5	階段昇降時に脱力感を自覚したことは？
6	ベッドから起きたときにふらつきやめまいを自覚したことは？
7	排尿困難感や尿漏れがありますか？
8	下痢はありますか？　特に夜間の下痢はありますか？
9	顔面からのみ多量に発汗したことはありますか？
10	勃起を持続させるのが困難だと感じたことはありますか？（男性のみ）

JAMA. 2010 Apr 21;303（15）:1526-32

悪心・嘔吐，食欲不振を伴い，食事摂取量が減少している場合

- 中間型インスリン，長期作用型インスリンは血糖＜80 mg/dL のとき 20-50％減量し，血糖値が正常であれば通常どおりとする．
- 速効型インスリンは血糖値に応じて調節する．
- 血糖＜50 mg/dL では注射しない．＜80 mg/dL では 50％減量，＞240 mg/dL では 10-20％増量，＞400 mg/dL では 20-30％増量し，尿ケトン体（2＋）以上であればさらに 10％増量し，受診を指示する．

糖尿病合併症の評価

- 糖尿病では微小血管障害である網膜症，神経症，腎症の評価が必要となる．心血管障害に対する評価も必要とは言われているものの，評価方法については未だ一定した見解はない．

糖尿病性網膜症の評価

- まず糖尿病を診断した直後に網膜症を評価し，問題

なければ 1-2 年毎に評価を行う．
- 糖尿病診断後 5 年以内の網膜症発症率は 1 型糖尿病で 14％，2 型糖尿病で 33％である〔*Lancet. 2010 Jul 10;376（9735）:124-36*〕．

糖尿病性腎症の評価

〔*Clin Exp Nephrol. 2014 Aug;18（4）:613-20*〕

- 2013 年に糖尿病性腎症病期分類が改訂されている（表 9）．
- 腎症は尿中 Alb 量（尿中 Alb/Cr 比）にて評価する．
- Alb 尿自体も腎症増悪のリスク因子となるが，それ以外に収縮期血圧＞140 mmHg，喫煙，HbA1c ≧9％は有意に腎機能増悪のリスク因子となる〔*Diabetes Care. 2018 Aug;41（8）:1646-53*〕．
- 血糖コントロール以外に，禁煙指導や血圧コントロールは予防のために重要．

糖尿病性神経症の評価

- 糖尿病性神経症の評価には病歴による評価と 128 Hz 音叉，5.07 モノフィラメントを使用した評

表11 糖尿病性神経症評価における身体所見の感度，特異度

テスト		感度 (%)	特異度 (%)	LR＋	LR－
128 Hz 音叉	on-off 法 5 点以上			35 [5.0-252]	
	on-off 法 2-4 点			3.9 [2.0-7.5]	
	on-off 法 1 点以下			0.51 [0.45-0.57]	
	時間法で＞20 秒			16 [5.3-51]	
	時間法で 11-20 秒			1.1 [0.89-1.5]	
	時間法で 10 秒以下			0.33 [0.26-0.43]	
5.07 モノフィラメント		57 [44-69]	95 [86-99]	11 [3.61-341]	0.46 [0.35-0.60]
	8 点中 5 点以上			11 [4.6-26]	
	8 点中 2-4 点			1.3 [0.94-1.7]	
	8 点中 1 点以下			0.54 [0.46-0.64]	
踵で歩行が困難		25 [16-37]	98 [86-100]	11 [0.67-171]	0.76 [0.65-0.90]
深部腱反射低下		71 [51-86]	80 [56-93]	3.6 [1.4-8.8]	0.36 [0.19-0.66]

JAMA. 2010 Apr 21;303（15）:1526-32

価方法がある．

病歴による評価：screening questionnaire（表 10）

〔*JAMA. 2010 Apr 21;303（15）:1526-32*〕

■10 項目の質問事項を，なし（0 点），時々（1 点），しばしば（2 点）でそれぞれ評価し，合計 4 点以上で陽性とする．
　■なお，質問 3，4，9，10 のいずれかが 2 点であることが必要である．感度 85％［72-94］，特異度 79％［72-85］，LR（＋）4.0［2.9-5.6］，LR（－）0.19［0.10-0.38］．

身体所見による評価（表 11）

〔*Diabetes Care. 2001 Feb;24（2）:250-6*〕

■128 Hz 音叉を用いた振動覚の評価方法（on-off 法）：
　■音叉を患者の母趾の背側，爪床に近い骨が突出した部位を選んで当てる．
　■患者に「振動が始まった時」「終わった時」に合図をするように指導する．
　■音叉を患者に当てながら振動させ（打鍵器で軽く叩くとよい），振動を終わらせる際は音叉に触れて振動を中断させる．
　■左右で合計 2 回ずつ行い，振動が開始した時点，終了した時点がわからない場合にそれぞれ 1 点とし，合計 8 点で評価する．
■音叉による振動覚の評価方法（時間法）：
　■音叉を患者の母趾の背側，爪床に近い骨が突出した部位を選んで当てる．

　■音叉を振動させ，振動が自覚できなくなる時点で合図をしてもらう．
　■合図後に音叉を検者の母趾末節部に当てて，検者が振動を感じなくなるまでの時間を測定する．
■モノフィラメントによる評価方法：
　■5.07 モノフィラメントを用いる（10ｇの圧が加えられる）．
　■母趾の背側，爪床に近い部位で皮膚硬化がない場所を選んで評価する．
　■フィラメントが当たったら合図をするように指導する．
　■左右で各 4 回ずつ，ランダムに当てて，判別できなかった回数を評価する．0-8 点で評価する．
　■もしくは各足底 5 か所：母趾，第 4 趾，第 1，3，5 趾の MP 関節部で評価する（Semmes-Weinstein monofilament evaluation）．

糖尿病性神経症，末梢神経痛に対する薬物治療（表 12）〔*Lancet Neurol. 2012 Jun;11（6）:521-34*〕

■第一選択としてガバペンチン（ガバペン®），プレガバリン（リリカ®），三環系抗うつ薬（トリプタノール®），デュロキセチン（サインバルタ®）が推奨される．効果不十分であればこれら薬剤の併用療法を試す．
■上記薬剤治療で効果不十分であればトラマドール（トラマール®）やオピオイドによる治療を行う．

G 代謝・内分泌

表 12 ガイドラインでの糖尿病性神経症，末梢神経痛に対する薬剤の推奨と NNT

薬剤クラス	薬剤名	NNT	AAN (2011)	NICE (2013)	EFNS (2010)	NeuPSIG IASP* (2010)
三環系抗うつ薬	アミトリプチリン (トリプタノール®)	1.3	2nd	1st	1st	1st*
	イミプラミン (トフラニール®)	2.6				
SNRI	デュロキセチン (サインバルタ®)	6.0	2nd	1st	1st	1st
GABA アナログ	ガバペンチン (ガバペン®)	5.8		1st	1st	1st
	プレガバリン (リリカ®)	5.0	1st			
オピオイド			2nd		2nd	2nd
トラマドール (トラマール®)		3.8		2nd		

*NeuPSIG IASP による三環系抗うつ薬の推奨は Desipramine であり，日本では承認されていない．
NNT：number needed to treat
AAN：American Academy of Neurology
EFNS：European Federation of Neurological Societies
NeuPSIG IASP：Neuropathic Pain Special Interest Group of the International Association for the Study of Pain
NICE：National Institute for Health and Care Excellence

Ther Adv Chronic Dis. 2015 Jan;6 (1) :15-28 より日本での承認薬のみ抽出

心血管障害の評価

■糖尿病は動脈硬化性疾患のリスク因子であり，糖尿病患者が自律神経障害による無症候性の虚血性心疾患をもっていることも多い．SFC/ALFEDIAM*のガイドライン (2004) では表 13 を満たす 2 型糖尿病で虚血性心疾患のスクリーニングを推奨している〔*Arq Bras Endocrinol Metabol. 2007 Mar;51 (2) :285-93*〕．

*SFC/ALFEDIAM：French Cardiology Society/French-speaking Association for the Study of Diabetes and Metabolic Diseases

■スクリーニング方法としては，トレッドミル，ストレス負荷心エコー，SPECT による評価が推奨される．また，安静時心電図で所見がある場合は心臓カテーテル検査が推奨される．

■2014 年に 1 型，2 型糖尿病患者 900 例を対象として冠動脈 CT 検査を行う群とコントロール群を比較したランダム化比較試験（FACTOR-64 trial）の結果が発表された〔*JAMA. 2014 Dec 3;312 (21) :2234-43*〕．それによると，4 年間のフォローでは冠動脈 CT でスク

表 13 虚血性心疾患のスクリーニングが推奨される 2 型糖尿病

＞60 歳，もしくは発症 10 年以上経過した糖尿病で 2 つ以上のリスクを伴う（a〜d）*
末梢血管，頸動脈狭窄が認められる
蛋白尿が認められる
微量 Alb 尿と 2 つ以上のリスク*を伴う
座位の多い生活，≧45 歳で運動療法を受ける予定がある

*リスク：
a) 総コレステロール＞250 mg/dL，LDL＞160 mg/dL，HDL＜35 mg/dL，TG＞200 mg/dL もしくはスタチンを使用．
b) 血圧＞140/90 mmHg もしくは降圧薬を使用．
c) 現在喫煙者，もしくは 3 年以内の喫煙歴．
d) 第一度近親に 60 歳未満での心血管疾患の既往歴あり．
Arq Bras Endocrinol Metabol. 2007 Mar;51 (2) :285-93

リーニングした群とコントロール群で心血管イベントリスク，予後に有意差は認められなかった．長期的には有意差が認められる可能性はあり，その場合は冠動脈 CT は良いスクリーニングツールとなる可能性はある．

2 非典型的な糖尿病

- 糖尿病（diabetes mellitus：DM）は 1 型糖尿病，2 型糖尿病，妊娠糖尿病，薬剤性糖尿病，他疾患関連糖尿病，monogenic diabetes（単一遺伝子異常の糖尿病）に分類される〔*Med Clin North Am. 2015 Jan;99（1）:1-16*〕.
- 1 型糖尿病の中には晩期発症型のインスリン依存性糖尿病（latent autoimmune diabetes：LADA），劇症発症の 1 型糖尿病（fulminant type 1 DM）といった非典型的なタイプがあり，これらは一般内科医でも診療する可能性があるため，知っておくことは重要である.
- 2 型では ketosis-prone DM，monogenic DM が同様に一般内科でも診療する可能性があるため，非典型的な糖尿病として重要.
- 特に日常の糖尿病診療で隠れているかもしれない 3 疾患は 補足 表3 にもまとめた.
  〔*CMAJ. 2014 Jun 10;186（9）:678-84*〕

劇症型 1 型糖尿病 (fulminant type 1 DM)

- 1 型糖尿病の亜型で，劇症発症するタイプ.
- アジアで多く報告されており，日本国内の急性 1 型糖尿病の 20%がこのタイプとなる.
- ウイルス感染症や妊娠などを契機として，1 週間以内に急激に発症する.その際に膵酵素上昇が認められることが多い.膵臓の組織検査では炎症性細胞浸潤が認められる.
- 性差はなく，20-60 歳代での発症が多い.20 歳未満での発症は 9%のみ.
- 通常の 1 型糖尿病で認められる自己抗体は陰性のことが多い〔*Diabetes Metab Res Rev. 2011 Nov;27（8）:959-64*〕.
- 劇症型 1 型糖尿病の診断基準を 表1 に示す.
- 糖尿病性ケトアシドーシス（DKA）で救急搬送となったが HbA1c が血糖のわりに低いといった場合や，高血糖症状（口渇感，多尿，体重減少，倦怠感）で実際に高血糖も認められるが，HbA1c が低く，インスリン分泌が障害されているといった場合にこの疾患を考慮する.
- 免疫チェックポイント阻害薬（PD-1 阻害薬など）の使用時に劇症型 1 型糖尿病類似の経過をたどる症例の報告がある〔*J Diabetes Investig. 2016 Nov;7（6）:915-18*〕.

表1 劇症型 1 型糖尿病の診断基準

高血糖症状出現から 7 日以内に，糖尿病性ケトーシス，ケトアシドーシスを発症
初診時の血糖値≧288 mg/dL で HbA1c<8.5%
尿中 C ペプチド排泄<10 μg/日，もしくは空腹時血中 C ペプチド<0.3 でグルカゴン投与後<0.5 ng/mL

以上の 3 つを満たす.
Diabetes Metab Res Rev. 2011 Nov;27（8）:959-64

LADA

- 2 型糖尿病として発症し，進行性の β 細胞障害が認められる病態である.数年でインスリン依存性へ進行する.
- 全糖尿病の 2-12%を占める.
- 発症年齢は 40-60 歳で非肥満体型.初期は食事療法のみでコントロール可能な程度であるが，数か月から数年で増悪し，最終的にインスリン導入となる.
- 1 型糖尿病で認められる抗 glutamic acid decarboxylase（GAD）抗体，ICA（抗膵島細胞質抗体），抗 IA-2 抗体が陽性となる.
- 2 型糖尿病患者において抗 GAD 抗体の存在はインスリン依存状態の予測因子となるが，判明したところで対応策がないため，現時点ではルーチンで評価を行う必要性は低い〔*J Clin Endocrinol Metab. 2010 Jan;95（1）:25-33*〕.
- SU 剤の使用でよりインスリン枯渇が促進される〔*J Clin Endocrinol Metab. 2008 Jun;93（6）:2115-21*〕.

ketosis-prone DM

- 1 型糖尿病ではないのに DKA を生じる糖尿病である.インスリンの枯渇と分泌正常化を繰り返し，そのパターンにより 1 型糖尿病として扱われたり，2 型糖尿病として扱われたりする.
- DKA 発症後，半年で 5 割程度，1 年以内に 6-7 割でインスリンが中止できるくらいまで β 細胞機能が改善する〔*J Clin Endocrinol Metab. 2003 Nov;88（11）:5090-8*〕〔*Endocr Rev. 2008 May;29（3）:292-302*〕.
- インスリン離脱可能な群では，平均 14.3±25.9 週間でインスリンを中止できる〔*Diabetes. 2004 Mar;53*

表2 MODYの種類

原因遺伝子	占める割合	特徴
HNF1A（MODY3）	30-50%	75 g OGTT 後 2 時間以内に 90 mg/dL 以上の血糖上昇がある 進行性の β 細胞障害．SU 剤が効果的
GCK（MODY2）	30-50%	空腹時の血糖上昇が目立ち，75 g OGTT では軽度な上昇のみ（＜54 mg/dL） 軽度の空腹時高血糖のみであれば治療の必要はない
HNF4A（MODY1）	5%	HNF1A 変異と同じ．一過性の新生児低血糖が認められることがある
HNF1B（MODY5）	5%	腎疾患を伴う．女性例では泌尿器系の奇形を合併する
INS	＜1%	さまざまな疾患を合併する．典型的には新生児の糖尿病として発症するが，一部小児や成人でも発症しうる
IPF1（MODY4）	＜1%	平均発症年齢は 35 歳．IPF1 は膵臓の発生に関与する遺伝子であり，膵臓の発達障害が認められる
NEUROD1（MODY6）	＜1%	非常にまれ．20 歳代で発症．インスリン産生の低下あり 患者は肥満が多く，2 型糖尿病に類似
CEL（MODY8）	＜1%	非常にまれ．平均発症年齢は 36 歳．膵外分泌機能障害もある
PAX4	＜1%	今までに 2 家族のみ判明している

HNF1A：hepatocyte nuclear factor 1 homeobox A，GCK：glucokinase，HNF4A：hepatocyte nuclear factor 4 homeobox A，HNF1B：hepatocyte nuclear factor 1 homeobox B，INS：Insulin，IPF1：insulin promoter factor 1，NEUROD1：neurogenic differentiation 1，CEL：carboxyl ester lipase，PAX4：paired box 4

Diabetes Metab Syndr Obes. 2012;5:101-8

（3）:645-53〕．

- インスリン中止可能な群では，初期の C ペプチド濃度が有意に高く（1.02 ± 0.10 ng/mL vs 0.46 ± 0.08 ng/mL），時間の経過とともに C ペプチド濃度は増加する〔*J Diabetes Complications. 2017 Sep;31*（9）:1401-07〕．フォローの際は空腹時 C ペプチド濃度も評価するとよいかもしれない．
- DKA 発症後，β 細胞機能が改善すれば経口血糖降下薬のみや，栄養管理のみで血糖コントロールは良好となる．3-5 年後に再度 β 細胞機能が低下し，DKA を発症，またインスリン依存となることが多く，このサイクルを繰り返しつつ最終的にインスリン依存性となる〔*Diabetes. 2004 Mar;53*（3）:645-53〕．
- 再燃の 1 年〜半年前ごろより，体重が軽度増加し始め，半年〜3 か月前から HbA1c に徐々に上昇傾向が認められる．
- 2 型糖尿病なのに DKA を発症する患者，誘因のない DKA で ICA が陰性，さらに頻回にインスリン依存性となる患者でこの疾患を疑う．

monogenic DM（MODY）

- monogenic DM は単一遺伝子の変異によるインスリンの産生，分泌障害である．成人で発症する maturity-onset DM of the young（MODY）と新生児期に発症する neonatal DM がある〔*Curr Opin Endocrinol Diabetes Obes. 2011 Aug;18*（4）:252-8〕．
- MODY は全糖尿病の 1-2％を占める．さまざまな原因遺伝子（表2）が判明しているが，不明なものも多い．常染色体優性遺伝で，浸透率も 9 割近くあるため，糖尿病の家族歴が重要となる．β 細胞やインスリンに対する自己抗体は認められない〔*CMAJ. 2014 Jun 10;186*（9）:678-84〕．
- 25 歳以下で発症する糖尿病で，家族性若年糖尿病とも呼ばれる．
- インスリン感受性は亢進しており，少量の SU 剤が効果的である．

✚ 補 足

表 3 日常の糖尿病診療で知っておくべき非典型的な糖尿病

非典型的な糖尿病	臨床的特徴	検査上の特徴
LADA	・年齢＞30 歳で発症 ・肥満はあるが，2 型糖尿病ほどの肥満ではない ・軽度〜中等度のインスリン抵抗性がある ・さまざまな人種で認められる ・インスリン依存性までの期間は，1 型糖尿病ほど短期間ではなく，2 型糖尿病ほど長くもない ・β 細胞刺激作用のある薬剤は避ける（SU 剤など） ・経口血糖降下薬から開始してもよいが，コントロール不良であれば早期にインスリンを導入する	・抗 GAD 抗体，ICA は陽性 ・インスリン抗体も陽性が多い ・成人発症 1 型糖尿病と抗体は似ている.
ketosis-prone DM	・誘因のない DKA を来す ・DKA が初発症状のこともある ・アフロカリビアン，ヒスパニックで多い ・インスリン非依存性と依存性± DKA の期間がある ・2 型糖尿病的な要素が多い（肥満，耐糖能障害，メタボリックシンドローム） ・β 細胞機能の変動で HbA1c もばらつきがある ・DKA を来す患者群では男性が多い (2.6:1) ・初期治療としてインスリンが推奨される ・DKA 後インスリンが中止できるまでは半年〜 1 年程度. また，3-5 年で再度インスリン分泌が低下し，DKA やインスリン依存となることが多い	・ICA は 28％で陽性 ・C−ペプチドは DKA 時には低値となる. その後は＞60％で改善する ・空腹時 C−ペプチド（nmol/L）/血糖（mmol/L）＞11 はインスリン中断可能を示唆 ・1 型糖尿病の HLA パターンであれば 1-2 年でインスリン依存性となる
MODY	・常染色体優性遺伝 ・3 世代以上にわたり糖尿病が認められる ・浸透率も高い ・ヨーロッパで多い ・BMI は 25 未満. 若年発症（＜25 歳） ・ケトアシドーシスはまれ ・インスリン感受性は亢進 ・SU 剤に反応良好 ・食後高血糖が主 ・大血管，小血管障害は 1 型糖尿病と同等 ・β 細胞の機能低下が進行すると，空腹時血糖も高くなる	・C−ペプチドは検出される ・中性脂肪も正常 ・HDL コレステロールも正常〜上昇 ・高感度 CRP は低値 ・腎の尿糖閾値は低下し，血糖＞142 mg/dL で尿糖（＋） ・75 g OGTT で血糖＞54 mg/dL の上昇が認められる ・早期では空腹時血糖＜100 mg/dL

CMAJ. 2014 Jun 10;186（9）:678-84

G 代謝・内分泌

3 高血糖緊急症
(糖尿病性ケトアシドーシス，高血糖高浸透圧症候群)

- 糖尿病性ケトアシドーシス (diabetic ketoacidosis：DKA) は，インスリン分泌の低下とインスリンに拮抗するホルモン (カテコラミン，コルチゾール，グルカゴン，成長ホルモン) の増加により，インスリン作用が絶対的に欠乏することで生じる．
- 高血糖高浸透圧症候群 (hyperglycemic hyperosmolar syndrome：HHS) は，DKA と類似しているが内因性インスリンは保たれており，高血糖，脱水症が主な病態となる．
- 両者はオーバーラップすることも多く，その場合は明確に区別することは困難である〔*Diabetes Care. 2009 Jul;32 (7) :1335-43*〕．
- DKA は 1 型糖尿病で多いが，10-30％が 2 型糖尿病によるものである〔*CMAJ. 2003 Apr 1;168 (7) :859-66*〕．

糖尿病性ケトアシドーシス (DKA) / 高血糖高浸透圧症候群 (HHS) のマネジメント

チャート1 DKA/HHS の診断，誘因の評価
〔*CMAJ. 2003 Apr 1;168 (7) :859-66*〕

- DKA/HHS の診断基準は表1 を参照．
- インスリン拮抗ホルモンが増加する病態 (感染症，心筋梗塞，脳梗塞，膵炎，心因性ストレス，妊娠，外傷，脱水)，インスリン自体の欠乏 (アドヒアランス不良，膵炎)，薬剤 (ステロイド，サイアザイド，Ca チャネル阻害薬，β 遮断薬，フェニトイン，SGLT2 阻害薬など) が DKA/HHS の誘因となる．
- 特に感染症は誘因の 20-25％を占めるため，DKA/

表1　DKA/HHS の診断基準

	軽症 DKA	中等症 DKA	重症 DKA	HHS
血糖	>250 mg/dL	>250 mg/dL	>250 mg/dL	>600 mg/dL
動脈血 pH	7.25-7.30	7.00-7.24	<7.00	>7.30
HCO_3^- (mEq/L)	15-18	10-15	<10	>18
尿中ケトン体	陽性	陽性	陽性	正常〜軽度上昇
血清ケトン体	陽性	陽性	陽性	正常〜軽度上昇
有効血清浸透圧*	さまざま	さまざま	さまざま	>320 mOsm/kg
アニオンギャップ (AG)	>10	>12	>12	さまざま
意識状態	清明	清明/混濁	昏迷/昏睡	昏迷/昏睡

*有効血清浸透圧＝2 × [Na(mEq/L)] ＋血糖 (mg/dL)/18

Diabetes Care. 2009 Jul;32 (7) :1335-43

Q&A ①

Q DKA や HHS でよくリパーゼ，アミラーゼが上昇していますが，これは膵炎を合併していると考えるべきでしょうか？

A DKA の 29％でリパーゼ上昇，21％でアミラーゼ上昇が認められたとする報告があります．しかしながら，実際に画像で膵炎所見が認められた例は DKA の 11％のみであり，DKA で膵酵素上昇が認められても，膵炎合併とは限りません．臨床所見や画像所見を踏まえて判断しましょう〔*Am J Gastroenterol. 2000 Oct;95 (10) :2795-800*〕．もう 1 つの可能性は，激症 1 型糖尿病です．自己免疫性 1 型糖尿病とは異なる機序で，ケトアシドーシスにて発症する糖尿病です（ G -2 非典型的な糖尿病 ）．76.6％はアミラーゼの上昇，84.7％はリパーゼの上昇が起こることが報告されており，これも急性膵炎との関連性はありません〔*Diabetes Care. 2003; 26:2345-52*〕．

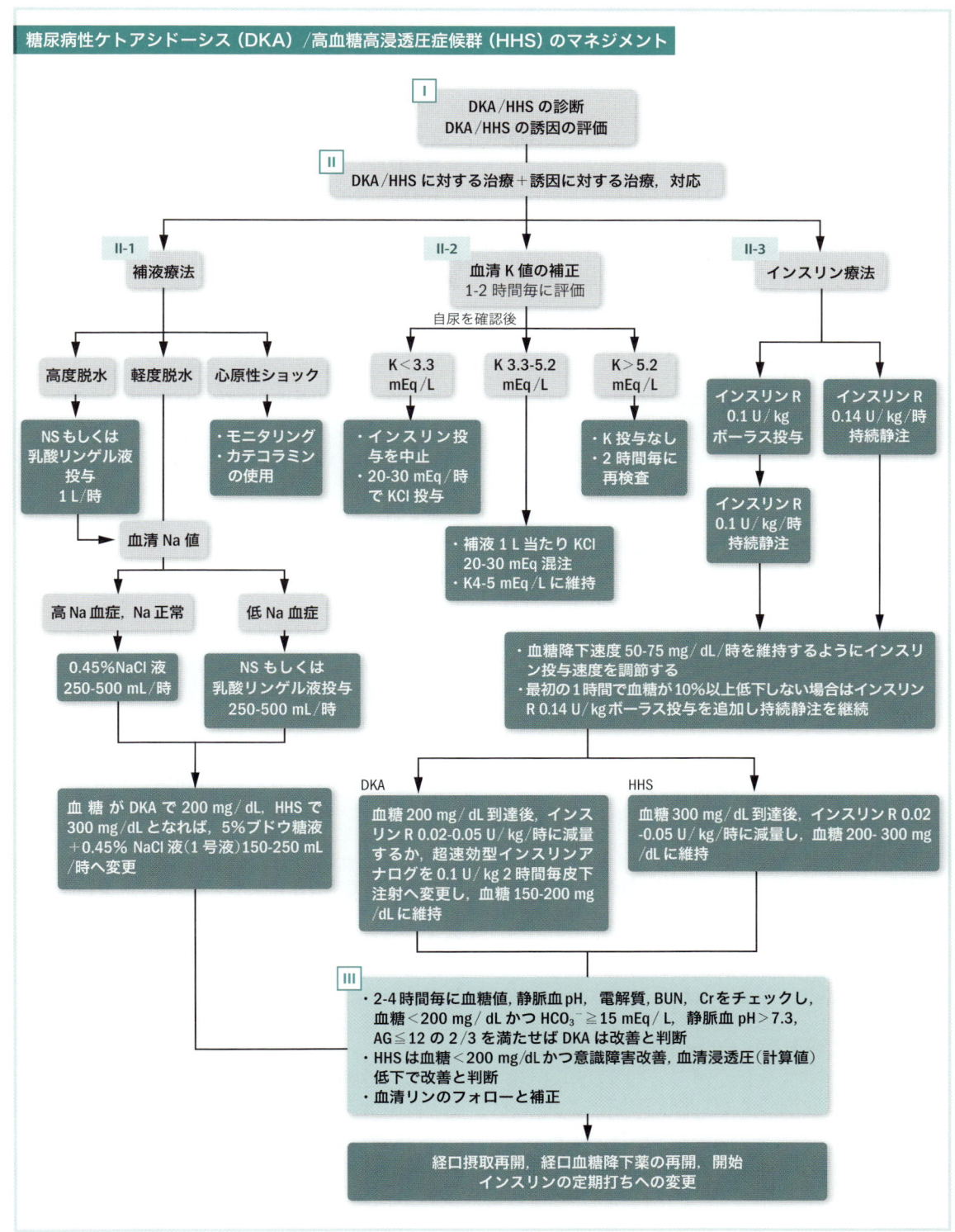

糖尿病性ケトアシドーシス（DKA）/高血糖高浸透圧症候群（HHS）のマネジメント

I DKA/HHS の診断
DKA/HHS の誘因の評価

II DKA/HHS に対する治療＋誘因に対する治療，対応

II-1 補液療法

II-2 血清 K 値の補正
1-2 時間毎に評価
自尿を確認後

II-3 インスリン療法

高度脱水 / 軽度脱水 / 心原性ショック

NS もしくは乳酸リンゲル液投与 1 L/時

・モニタリング
・カテコラミンの使用

血清 Na 値

高 Na 血症，Na 正常 / 低 Na 血症

0.45%NaCl 液 250-500 mL/時

NS もしくは乳酸リンゲル液投与 250-500 mL/時

血糖が DKA で 200 mg/dL，HHS で 300 mg/dL となれば，5%ブドウ糖液＋0.45% NaCl 液（1 号液）150-250 mL/時へ変更

K＜3.3 mEq/L / K 3.3-5.2 mEq/L / K＞5.2 mEq/L

・インスリン投与を中止
・20-30 mEq/時で KCl 投与

・補液 1 L 当たり KCl 20-30 mEq 混注
・K4-5 mEq/L に維持

・K 投与なし
・2 時間毎に再検査

インスリン R 0.1 U/kg ボーラス投与 / インスリン R 0.14 U/kg/時持続静注

インスリン R 0.1 U/kg/時持続静注

・血糖降下速度 50-75 mg/dL/時を維持するようにインスリン投与速度を調節する
・最初の 1 時間で血糖が 10%以上低下しない場合はインスリン R 0.14 U/kg ボーラス投与を追加し持続静注を継続

DKA
血糖 200 mg/dL 到達後，インスリン R 0.02-0.05 U/kg/時に減量するか，超速効型インスリンアナログを 0.1 U/kg 2 時間毎皮下注射へ変更し，血糖 150-200 mg/dL に維持

HHS
血糖 300 mg/dL 到達後，インスリン R 0.02-0.05 U/kg/時に減量し，血糖 200-300 mg/dL に維持

III ・2-4 時間毎に血糖値，静脈血 pH，電解質，BUN，Cr をチェックし，血糖＜200 mg/dL かつ HCO_3^- ≧15 mEq/L，静脈血 pH＞7.3，AG≦12 の 2/3 を満たせば DKA は改善と判断
・HHS は血糖＜200 mg/dL かつ意識障害改善，血清浸透圧（計算値）低下で改善と判断
・血清リンのフォローと補正

経口摂取再開，経口血糖降下薬の再開，開始
インスリンの定期打ちへの変更

Diabetes Care. 2009 Jul;32（7）:1335-43 を参考に作成

HHS 患者では常に感染症の合併を念頭に置くべきである．
■ 近年使用頻度が増加している SGLT2 阻害薬では血糖が上昇しない DKA を発症するリスクがある．SGLT2 阻害薬使用中の患者に悪心・嘔吐，食欲低下，腹痛，倦怠感，呼吸苦，意識障害などがみら

れれば尿中ケトン体検査や動脈血液ガス分析を行い DKA の評価を行うべきである〔*CMAJ. 2018 Jun 25;190 (25) :E766-8*〕.

- DKA の 2-10％は誘因が不明である.

チャート II DKA/HHS の治療
〔*Diabetes Care. 2009 Jul;32 (7) :1335-43*〕

- DKA/HHS への治療は DKA/HHS 自体への対応(補液, インスリン, 電解質補正)と, 誘因への対応を行う. ここでは DKA/HHS 自体への対応を中心に解説する.

チャート II-1 補液療法
- DKA/HHS 患者では高頻度に脱水を伴っており, 重症例では 7-10 L の脱水を伴っている. したがって, バイタルサインが安定していても, 明らかに軽症である以外は高度脱水ありと判断し, 補液加療を行う〔*Am J Kidney Dis. 2011 Aug;58 (2) :302-9*〕.
- 特に心臓に問題がなければ生理食塩水(NS)もしくは乳酸リンゲル液を 1-1.5 L/時で負荷する.
- 血清 Na が正常範囲, もしくは上昇していれば 0.45％ NaCl 液を用いてもよい.
- 高度脱水がある患者では, 生理食塩水もしくは乳酸リンゲル液を 1 L 負荷後, 血清 Na が正常～高値であれば 0.45％ NaCl 液を, 血清 Na 低値であればさらに生理食塩水を追加で使用する. 投与速度は 250-500 mL/時を脱水が改善するまで継続する.

- 補液負荷中は溢水に注意する.
- 血糖値が DKA で 200 mg/dL, HHS で 300 mg/dL となれば, 5％ブドウ糖液と 0.45％ NaCl 液の混合(1 号液で代用)150-250 mL/時に変更し改善するまで継続する.
- 補液負荷にて自尿が認められれば血清 K 補正を開始する(チャート II-2).

チャート II-2 血清 K 値の補正
- アシドーシスでは通常 K 値は上昇するが, 治療前の DKA 患者の 5.4％〔1.2-15.4〕が低 K 血症を伴っている〔*Am J Emerg Med. 2012 Mar;30 (3) :481-4*〕. また, DKA/HHS に対する輸液負荷やインスリン投与は K 値を低下させるため, K 値の評価, 補正は重要である. 特にインスリン開始後 1-2 時間は K 値が低下しやすく, 注意が必要である〔*QJM. 2012 Apr;105 (4) :337-43*〕.
- 低 K 血症では呼吸筋麻痺や不整脈リスクが上昇する.
- DKA/HHS の治療中は 1-2 時間毎に血清 K 値を評価する.
- 全経過を通して K 値を 4-5 mEq/L 程度で維持する.
- K＜3.3 mEq/L ではインスリン投与を中止し, K 補正を優先させる.
- 補正は自尿を確認後, 20-30 mEq/時の速度で塩化カリウム(KCl)を投与する.
- K 3.3-5.2 mEq/L ではメインの補液 1 L 当たり塩化

Q&A ②

Q 補液負荷で生理食塩水ではなく乳酸リンゲル液を使用する意義はありますか?

A DKA 患者 57 例を対象として, 乳酸リンゲル液を用いた補液負荷群と生理食塩水を用いた補液負荷群を比較した二重盲検化ランダム化比較試験があります. その結果, pH は有意差はないものの, 乳酸リンゲル群で早く(120 分ほど)改善が認められる傾向にありましたが, 血糖値は有意に生理食塩水群で 110 分ほど早く改善が認められました. 電解質や腎機能については両者で変わりありませんでした〔*QJM. 2012 Apr;105 (4) :337-43*〕. 筆者の場合は, アシドーシスが高度な症例では乳酸リンゲル液を使用しています.

Q 血糖を維持する際に使用する 5％ブドウ糖液の投与速度は, どのくらいにすればよいのでしょうか?

A ばらつきはあり, 一概に言えませんが, 以下のような計算式があります〔*Am J Kidney Dis. 2011;58 (2) :302-9*〕.

5％ブドウ糖液の投与速度(mL/時)＝平均血糖減少速度(mg/dL/時)× 0.08 × total body water (L).

たとえば, 平均 50 mg/dL/時の速度で血糖降下している例では, おおよそ 250-300 mL/時の速度で投与する計算になります. 1 号液を使用する場合は, ブドウ糖濃度は 2.5％になるため, 投与速度はさらに速める必要があります.

1 号液を使用して 5％ブドウ糖液を作成するには, 1 号液 500 mL に 12.5 g のブドウ糖を, つまり, 50％ブドウ糖液をおおよそ 20 mL 混注すればそれに近くなります.

カリウム 20-30 mEq を混注し維持投与する．

■ K＞5.2 mEq/L では K 投与を中止し，2 時間後にフォローする．

チャート II-3 インスリン投与

■ インスリンはレギュラーインスリン（インスリン R）を持続静注する．K＞3.3 mEq/L を確認して投与を開始する．

▪ K＜3.3 mEq/L ではインスリン投与は行わず，K 補正を優先する（チャート II-2）．

▪ K＞3.3 mEq/L を満たせばインスリン投与を開始する．

■ インスリンは，0.1 U/kg ボーラス投与後に 0.1 U/kg/時で持続注射，もしくはボーラス投与なしで 0.14 U/kg/時で持続投与を行う．

▪ どちらも血糖改善効果は変わらない〔*Diabetes Care. 2008 Nov;31*（*11*）*:2081-5*〕．

▪ 高齢者や腎不全患者でインスリン代謝が低下していると考えられる場合は，さらに少なめの投与量から開始することも考慮する．

■ インスリン投与後最初の 1 時間で 10％の血糖低下が認められない場合は，0.14 U/kg ボーラス投与を追加する．

■ 血糖降下速度は 50-75 mg/dL/時を維持するように，インスリン持続投与量を調節する．

■ 血糖値が DKA で 200 mg/dL，HHS で 300 mg/dL となれば，5％ブドウ糖液と 0.45％ NaCl 液の混合（1 号液で代用）150-250 mL/時に変更し，インスリン投与量を 0.02-0.05 U/kg/時に減量，もしくは超速効型インスリンアナログを 0.1 U/kg 2 時間毎皮下注射に変更する．

■ 血糖の降下とともに有効血漿浸透圧が低下し，脳浮腫を呈する可能性がある．有効血漿浸透圧（2〈[Na]＋[K]〉＋[血糖値/18]）の変化が最小限となるように補液，インスリン調節を行うことが重要．また，補正中の意識障害や頭痛，悪心・嘔吐といった頭蓋内圧亢進症状には注意．

チャート III 血糖安定化後のフォロー

■ 血糖安定化した後は 2-4 時間ごとに BUN，電解質，

静脈血 pH，血糖値をフォローする．

■ DKA では血糖＜200 mg/dL かつ HCO$_3^-$ ≧ 15 mEq/L，静脈血 pH＞7.3，アニオンギャップ（AG）≦ 12 の 3 項目中 2 項目を満たせば改善，HHS では血糖＜200 mg/dL かつ意識障害改善，血清浸透圧（計算値）正常化が認められれば改善と判断する．

■ 改善後は経口摂取を再開し，経口血糖降下薬の再開，インスリン定期打ちへの変更を行う．

▪ インスリン投与方法変更時の血糖上昇を避けるため，定期打ちを始めて最初の 1-2 時間は持続投与も併用する．

■ DKA/HHS のフォローでは血清リン値の変動にも注意が必要．

▪ DKA の初期では 94.7％で高リン血症（＞4 mg/dL）が認められるが，治療とともに細胞内に取り込まれ，血清リン値は低下する〔*Am J Med. 1985 Nov;79*（*5*）*: 571-6*〕．治療中に低リン血症となる可能性がある．血清リン＜1 mg/dL で心不全や貧血，呼吸抑制が認められる場合，補正が推奨される〔*Diabetes Care. 2009 Jul;32*（*7*）*:1335-43*〕．補正方法はメインの輸液にリン酸二カリウム 20-30 mEq を混注する（F -5 リン濃度の異常）．

他の治療

炭酸水素ナトリウム（NaHCO$_3$）

■ 高度なアシドーシスでは心血管系のカテコラミン感受性が低下するため，NaHCO$_3$ による pH 補正が行われることがあるが，実際の効果，意義は議論がある．

▪ 少なくとも動脈血 pH＞7 であれば使用する必要はない．

▪ 使用する場合は，NaHCO$_3$ 100 mmol（メイロン® 静注 8.4％ 100 mL）＋5％ブドウ糖液 400 mL＋KCl 20 mEq を混注し，2 時間で投与する．投与後に pH，K 値をチェックし，pH＜7 であれば再投与を考慮する．

Q アシドーシスの補正は必要でしょうか？

A DKA において，重度の代謝性アシドーシス（pH <7.15-7.20）が認められる場合，炭酸水素ナトリウムによる補正が必要かどうかは議論があります．

　pH ≧ 6.9 では，炭酸水素ナトリウムを投与しても血糖コントロールの改善効果は認められず，さらに炭酸水素ナトリウムによる血清 K 低下リスクや脳浮腫リスク，ケトン体消失遅延リスクがあるため，不要と考えたほうがよいでしょう〔*Front Endocrinol（Lausanne）. 2017 Jun 13;8:106*〕．

　pH<6.9 では前向きのランダム化比較試験はありません．American Diabetes Association のコンセンサスガイドラインでは炭酸水素ナトリウム 100 mEq/時と KCl 20 mEq/時を 2 時間もしくは pH >7.0 達成まで継続するよう推奨しています〔*Diabetes Care. 2009 Jul;32（7）:1335-43*〕が，あくまでもエキスパートオピニオンです．

　実際には補液やインスリン治療への反応や，アシドーシスによる血行動態破綻，意識障害，腎障害など考慮し，適応を判断する必要があります．

4 入院患者の血糖コントロール

- ICU 患者や周術期患者での血糖コントロールは感染症合併率を低下させ，入院期間を短縮させる効果が期待できる〔*Curr Opin Endocrinol Diabetes Obes. 2011 Apr; 18（2）:110-8*〕．
- 非 ICU 患者での血糖コントロールの意義は明確ではないものの，インスリンを用いてコントロールすることが推奨されている〔*Curr Opin Endocrinol Diabetes Obes. 2011 Apr;18（2）:110-8*〕．

血糖目標値

- American Diabetes Association（ADA）の 推 奨 では，ICU，非 ICU の入院患者の治療目標を 140-180 mg/dL としている〔*Diabetes Care. 2019 Jan;42（Suppl 1）:S173-81*〕．
- American College of Physicians（ACP）の診療ガイドライン（2011）では外科 ICU を除く ICU 管理における血糖目標値を 140-200 mg/dL としている〔*Ann Intern Med. 2011 Feb 15;154（4）:260-7*〕．

ICU 患者における血糖コントロール方法

- インスリンの持続静注を行う．
- 目標血糖値を 140-180 mg/dL（ADA）とするか，140-200 mg/dL（ACP）とするかでインスリン導入基準，

調節基準が異なり，明確に方法が決まっているわけではないため，施設毎にプロトコールを作成することが望まれる．ここではその一例を提示する（表 1）．

非 ICU 患者における血糖コントロール方法

- インスリンの皮下注射で血糖コントロールを行う．
- 非 ICU 患者の血糖目標値は空腹時，食前＜140 mg/dL，随時血糖＜180 mg/dL．
- スライディングスケール・インスリン療法（SSI）単独では血糖コントロールは行わない．
- 入院患者における血糖コントロール方法として有用な方法は RABBIT プロトコール（basal-bolus レジメン）と basal plus レジメンである．SSI とは食前血糖値に応じてその都度速効型もしくは超速効型インスリンを投与する方法であり，最も簡便であるため広く行われているものの，効果は低いために避けるべきである．RABBIT プロトコールと basal plus レジメンの血糖コントロール効果は同等であり，低血糖リスクも変わらない〔*Diabetes Care. 2013 Aug;36（8）:2169-74*〕．basal plus レジメンのほうが若干簡便であり，病棟での混乱も少ないと考えられる．

Q&A ①

Q 目標血糖値はどのようにして決まったのでしょうか？

A まず非 ICU 患者における血糖コントロールの目標値については，目標値で比較したランダム化比較試験はなく，エキスパートオピニオンによる推奨値です．

　ICU 患者における目標値は 2009 年に発表された NICE-SUGAR study の影響が強く反映されています．NICE-SUGAR study は ICU 患者 6104 例を対象としたランダム化比較試験で，目標血糖値 80-110 mg/dL とする群と 140-180 mg/dL とする群で予後を比較しました．結果，90 日死亡率と重度の低血糖が 80-110 mg/dL 群で有意に増加する結果でした〔*N Engl J Med. 2009 Mar 26;360（13）:1283-97*〕．またそ

の後の解析において，中等度，重度の低血糖発作は死亡リスク上昇因子となることが判明し，低血糖が生じないように血糖をコントロールすることが重要とされています〔*N Engl J Med. 2012 Sep 20;367（12）:1108-18*〕．したがって基本的な目標値は 140-180 mg/dL とし，さらに低血糖リスクが低く，状態が安定していれば 110-140 mg/dL を目標としてもよいですが，＜110 mg/dL を目標とする必要はありません．

　また，血糖値を 180-200 mg/dL を目標とする群と＜150 mg/dL を目標とする群で比較したメタアナリシスでは，外科 ICU のみ＜150 mg/dL としたほうが菌血症，敗血症リスクが有意に低下したため，ACP の診療ガイドライン（2011）では外科 ICU を除く ICU 患者において 140-200 mg/dL という目標値を推奨しています〔*JAMA. 2008 Aug 27;300（8）:933-44*〕．

表1 ICU 血糖コントロールの一例

評価	結果	対応
ICU 入室時の血糖評価	血糖＞220 mg/dL	インスリン 2-4 U/時で開始
	血糖 180-220 mg/dL	インスリン 1-2 U/時で開始
	血糖 140-180 mg/dL	インスリン 1 U/時で開始 or 経過観察
	血糖＜140 mg/dL	インスリン使用しない→ 4 時間毎に血糖評価へ
血糖目標値まで 1-2 時間毎に血糖評価	血糖＞180 mg/dL	インスリン 1-2 U/時増量*
	血糖 140-180 mg/dL	インスリン変更なし*→ 4 時間毎に血糖評価へ
	血糖＜140 mg/dL	インスリン 0.1-0.5 U/時減量→ 4 時間毎に血糖評価へ
4 時間毎に血糖評価	血糖＜140 mg/dL	インスリン 0.1-0.5 U/時減量
	血糖 140-180 維持	インスリン変更なし
	血糖 急激に低下	投与量を半量とし，より頻回に血糖評価
低血糖時	血糖 60-80 mg/dL	インスリン減量し，1 時間後再検査
	血糖 40-60 mg/dL	インスリン中止，ブドウ糖 10 g 静注し，1 時間以内に再検査
	血糖＜40 mg/dL	インスリン中止，ブドウ糖 10 g 静注し，1 時間以内に再検査

* 急激な低下があればインスリンを減量もしくは維持としてフォローする.

Crit Care Med. 2006 Sep;34（9 Suppl）:S291-300 より作成

表2 インスリン1日量

1 型糖尿病で痩せている患者[†1]	0.2 U/kg/日
2 型糖尿病の既往なく，軽度肥満患者や血糖 140-200 mg/dL の患者[†1]	0.3 U/kg/日
2 型糖尿病患者，肥満患者で血糖値 140-200 mg/dL[†2]	0.4 U/kg/日
2 型糖尿病患者，肥満患者，ステロイド使用中の患者で血糖値 201-400 mg/dL[†1, 2]	0.5 U/kg/日
70 歳以上の高齢者[†3]	0.3 U/kg/日
Cr 2-3 mg/dL の腎不全[†3]	0.3 U/kg/日
Cr＞3 mg/dL[†3]	要注意*

*論文では除外されている. 使用するのであれば注意して 0.1 ～ 0.2 U/kg/日とする.
[†1]*Pol Arch Med Wewn. 2009 Dec;119（12）:801-9*／[†2]*Diabetes Care. 2007 Sep;30（9）:2181-6*／[†3]*Diabetes Care. 2013 Aug;36（8）:2169-74*

- また急性期疾患で入院中の場合はインスリンを用いて血糖をコントロールしたほうがよく，経口血糖降下薬は中止するほうがよいとされる．しかしながら低血糖リスクが比較的低いビグアナイドや α-グルコシダーゼ阻害薬，DPP-4 阻害薬などは併用しても問題となることは少ない.
  - DPP-4 阻害薬であるシタグリプチン（ジャヌビア®）とグラルギン（ランタス®）を併用することで，basal-bolus レジメン（ RABBIT プロトコール（basal--bolus レジメン）（一部改変） ）と入院中の血糖コントロールは遜色がないとする報告がある〔*Lancet Diabetes Endocrinol. 2017 Feb;5（2）:125-33*〕．ただしこの非劣性ランダム化比較試験ではすでに DPP-4 阻害薬や GLP-1 作動薬を使用中の患者は除外され

ているため，あくまでも参考として考えておく．また FDA は心不全のリスクがある患者には，アログリプチン（ネシーナ®）とサキサグリプチン（オングリザ®）の中止を考慮するよう勧めている.

RABBIT プロトコール（basal-bolus レジメン）（一部改変）

〔*Diabetes Care. 2007 Sep;30（9）:2181-6*〕

- 経口血糖降下薬を中止する．使用インスリンは持続型インスリンアナログ製剤のグラルギン（ランタス®）と超速効型インスリンアナログ製剤のグルリジン（アピドラ®）．製剤は同じ種類であれば変更してもよい.

表3　スライディングスケール

食前血糖値（mg/dL）	①	②	③
141-180	2 単位	4 単位	6 単位
181-220	4 単位	6 単位	8 単位
221-260	6 単位	8 単位	10 単位
261-300	8 単位	10 単位	12 単位
301-350	10 単位	12 単位	14 単位
351-400	12 単位	14 単位	16 単位
＞400	14 単位	16 単位	18 単位

基本的に②を用いる．耐糖能障害が強い場合は③，インスリン感受性が高い場合は①を用いる．

Diabetes Care. 2007 Sep;30（9）2181-6

■ 血糖測定は毎食前と眠前の4回測定．
■ インスリン1日量を表2に基づき決定する．
▪ 1日量の半量をグラルギンとして1日1回投与．もう半量をグルリジンとして毎食直前に均等に3回に分けて投与する．
▪ 経口摂取が困難な患者ではグラルギンのみ投与し，グルリジンは投与しない．
■ 上記インスリン投与量に加えて，食前血糖値＞140 mg/dL の場合はスライディングスケール（表3）の②に基づいて追加でグルリジンを増量する．これは経口摂取困難な患者でも行う．
■ また，食前血糖値＞140 mg/dL の場合，翌日からのグラルギンも20%増量する．＜70 mg/dL の場合，翌日からのグラルギンは20%減量する．
■ basal-bolus レジメンと SSI 群を比較したメタアナリシスでは，basa-bolus レジメン群で平均血糖値は18 mg/dL［13-23］低くなり，軽度の低血糖（＜60 mg/dL）リスクは有意に上昇（RR 4.2［1.6-11.0］）するが，高度の低血糖（＜40 mg/dL）リスクは有意差なし（RR 3.7［0.6-22.1］）〔*Diabetes Metab Res Rev. 2017 Jul;33（5）: e2885*〕．

basal plus レジメン（一部改変）

■ RABBIT プロトコールにおけるグラルギンを1日1回投与し，追加分泌分のグルリジンは使用せず，スライディングスケールを併用する方法．したがって **1型糖尿病には適用してはいけない**．
▪ 使用インスリン，血糖測定頻度は RABBIT プロトコールと同じ〔*Diabetes Care. 2013 Aug;36（8）:2169-74*〕．
▪ インスリン1日量を計算し，その半量のグラルギンを1日1回投与する．
▪ グラルギンに加えて，食前血糖値に対応したスライ

Q&A ②

Q RABBIT プロトコールの元文献ではインスリン1日量は 0.4-0.5 U/kg/日とされていますが，それよりもインスリン投与量を少なく記述しているのはなぜでしょうか？

A RABBIT 2 trial では，インスリン1日量は血糖値に応じて 0.4-0.5 U/kg/日としていますが，その後の同系統の研究では 70 歳以上の高齢者や Cr ≧ 2 mg/dL の腎不全患者では 0.3 U/kg/日で計算しています〔*Diabetes Care. 2013 Aug;36（8）: 2169-74*〕．また，他の文献を考慮しつつ，筆者は個人的には 0.2-0.5 U/kg/日の範囲で調節しています〔*Pol Arch Med Wewn. 2009 Dec;119（12）:801-9*〕．

　面倒であれば血糖値 140-200 mg/dL で 0.4，201-400 mg/dL で 0.5，高齢者と腎不全患者では 0.3 U/kg/日で覚えておくとよいと思います．また，RABBIT プロトコールの元文献では Cr ≧ 3 mg/dL の腎不全，ステロイド投与中，重度の肝障害患者は除外されているため注意が必要です．

ディングスケール（表3）に基づいてグルリジンの投与を行う．
▪ 食前血糖＞140 mg/dL であればグラルギンを20%増量し，＜70 mg/dL では20%減量する．

周術期の血糖管理
〔*Anesthesiology. 2017 Mar;126（3）:547-60*〕

■ 周術期や術中の血糖管理は手術合併症予防に重要である．
▪ 心臓外科手術では感染リスクや心筋梗塞，術後肺合併症などのリスクの低下が期待できる．非心臓外科手術では感染リスクの軽減効果が期待できる．
■ 周術期における血糖目標値は ICU 管理と同等の 140-180 mg/dL となる．
■ 術前に投与調節を行い，術当日〜術後はスライディングスケールや，basal-plus レジメンを用いて調節する．術後 ICU 管理であればインスリンの持続投与を用いて管理する（前述の ICU 患者における血糖コントロール方法 参照）．

術前の投与調節

■ 周術期の経口血糖降下薬の中止，継続は表4を参照．

G 代謝・内分泌

表4 術前の投与調節

薬剤	術前日	術当日術後 すぐに食事摂取可能 侵襲度が低い手術	術当日 術後食事摂取低下 侵襲度が高い手術
SU 剤, グリニド系	内服	中止	中止
SGLT2 阻害薬	中止	中止	中止
チアゾリジン薬	内服	内服	中止
メトホルミン	内服*	内服*	中止
DPP-4 阻害薬	内服	内服	内服

*造影剤を使用する場合は中止.

Anesthesiology. 2017 Mar;126（3）:547-60

表5 術前のインスリン調節

	長期作用型 グラルギン, デテミル	中期作用型 NPH, 70/30 インスリン	短期作用型 リスプロ, アスパルト, グルリジン, レギュ ラーインスリン	インスリン以外の 注射薬
術前日 　食事は術前日深夜ま 　で可, 飲水は術前 2 　時間前まで可	朝投与：通常どおり 眠前投与：80%に減量	80%に減量	通常どおり	通常どおり
術前日 　腸管前処置が必要, 　飲水は術前 12-24 時 　間前まで可	朝投与：通常どおり 眠前投与：80%に減	80%に減量	通常どおり	前処置, 絶食開始から は中止する
術当日	朝投与は 80%に減量	血糖≧120 mg/dL では 50%に減量して使用 <120 mg/dL では中止	中止	中止

NPH：Neutral protamine Hagedorn

Anesthesiology. 2017 Mar;126（3）:547-60

- 低血糖リスクが高いものは術前日を最後に中止するが, リスクが低いものは当日まで内服してもよい. DPP-4 阻害薬は周術期の血糖コントロールを行いやすくする効果もあるため, 周術期を通して継続する方法もある.
- 術前のインスリン調節は表5を参照.

手術直前〜術後はスライディングスケールや basal-plus レジメンを用いる

- 基礎インスリンを使用している患者で, 術前に減量している場合はそれを継続しつつ, スライディングスケールを併用する. 経口血糖降下薬で管理している患者では内服を中止し, basal-plus レジメンを用

いて管理する.
- 周術期で用いるスライディングスケールは表6を参照.
- 高齢者や腎機能障害がある場合, 糖尿病既往がない患者では A）を用い, 高度肥満やステロイド使用中の患者, インスリン使用量が多い患者では C）を用いる. それ以外では B）を用いる.
- basal-plus レジメンや調節については前述の basal plus レジメン（一部改変）を参照.
- 術後 ICU 管理となる患者ではインスリンの持続投与を行う. 前述の ICU 患者における血糖コントロール方法 参照.

表6　周術期で用いるスライディングスケール

血糖値（mg/dL）	A) ・年齢＞70 歳 ・eGFR＜45 mL/分 ・糖尿病既往なし	B) 通常	C) ・BMI＞35 ・通常インスリン使用量 　＞80 単位/日 ・PSL＞20 mg/日使用中
141-180	0 単位	2 単位	3 単位
181-220	2 単位	3 単位	4 単位
221-260	3 単位	4 単位	5 単位
261-300	4 単位	6 単位	8 単位
301-350	5 単位	8 単位	10 単位
351-400	6 単位	10 単位	12 単位
＞400	8 単位	12 単位	14 単位
基礎分泌分*	0.1 単位/kg/日	0.15-0.2 単位/kg/日	0.25-0.3 単位/kg/日

*bolus-plus レジメン時の基礎分泌量.

Anesthesiology. 2017 Mar;126（3）:547-60

G 代謝・内分泌

5　甲状腺偶発腫瘍の評価

- 甲状腺偶発腫瘍とは，頸部エコーや CT 検査，PET 検査で偶発的に発見された甲状腺結節・腫瘍である．
- 健常者に対する頸部エコーでは，27-67％で偶発腫瘍が認められる〔*World J Surg. 2008 Jul;32（7）:1253-63*〕．CT や MRI では 16％，PET では 2-3％で偶発腫瘍が認められる〔*Best Pract Res Clin Endocrinol Metab. 2012 Feb;26（1）:83-96*〕．
- 甲状腺偶発腫瘍では悪性腫瘍の評価が重要．エコーで発見された甲状腺偶発腫瘍の約 5％，CT や MRI で発見された甲状腺偶発腫瘍の約 13％，PET で認められた甲状腺偶発腫瘍の 14-50％が悪性腫瘍である〔*JAMA. 2018 Mar 6;319（9）:914-24*〕〔*J Laryngol Otol. 2015 Jan;129（1）:53-6*〕．

甲状腺偶発腫瘍のアセスメント

チャート I　CT，MRI で発見された偶発腫瘍の評価

- CT，MRI 検査の 16％で甲状腺偶発腫瘍が発見される．そのうち悪性腫瘍は 3.9-11.3％程度〔*Surg Clin North Am. 2014 Jun;94（3）:485-97*〕．
- 甲状腺偶発腫瘍が認められた場合は，まず甲状腺機能（甲状腺刺激ホルモン：TSH，遊離サイロキシン：FT_4）を評価する．
- 機能異常があれば甲状腺機能低下症，亢進症に準じて対応する．

チャート I-1　CT，MRI において悪性腫瘍のリスク所見（表 1）が認められる場合は甲状腺エコーが推奨される

〔*J Am Coll Radiol. 2015 Feb;12（2）:143-50*〕

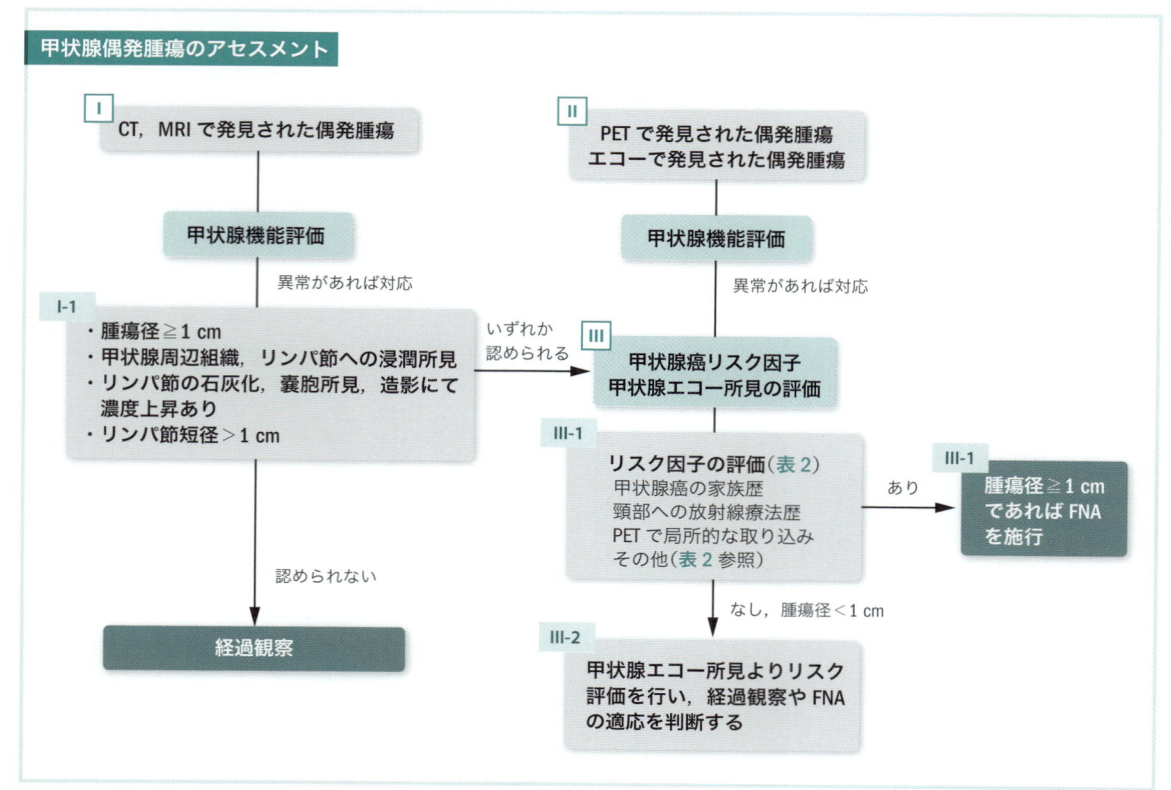

甲状腺偶発腫瘍のアセスメント

- I　CT，MRI で発見された偶発腫瘍
- II　PET で発見された偶発腫瘍／エコーで発見された偶発腫瘍

甲状腺機能評価 → 異常があれば対応

I-1
- 腫瘍径 ≧ 1 cm
- 甲状腺周辺組織，リンパ節への浸潤所見
- リンパ節の石灰化，囊胞所見，造影にて濃度上昇あり
- リンパ節短径 > 1 cm

いずれか認められる →

III　甲状腺癌リスク因子／甲状腺エコー所見の評価

III-1　リスク因子の評価（表 2）
甲状腺癌の家族歴
頸部への放射線療法歴
PET で局所的な取り込み
その他（表 2 参照）

あり → **III-1　腫瘍径 ≧ 1 cm であれば FNA を施行**

なし，腫瘍径 < 1 cm →

III-2　甲状腺エコー所見よりリスク評価を行い，経過観察や FNA の適応を判断する

認められない → **経過観察**

Eur Thyroid J. 2014 Sep;3（3）:154-63／J Am Coll Radiol. 2015 Feb;12（2）:143−50／Thyroid. 2016 Jan;26（1）:1-133 より改変

表1 CT，MRIで発見された甲状腺偶発腫瘍の悪性腫瘍リスク所見

甲状腺周囲組織，リンパ節への浸潤所見
リンパ節の石灰化，囊胞所見，造影にて濃度上昇あり
甲状腺腫瘍と同側の頸静脈二腹筋リンパ節に＞1.5 cmの腫大，他のリンパ節に＞1 cmの腫大が認められる（短径において）
＜35歳で腫瘍径≧1 cm
≧35歳で腫瘍径 ≧1.5 cm

J Am Coll Radiol. 2015 Feb;12（2）:143-50

表2 甲状腺腫瘍における悪性腫瘍のリスク因子

第一度近親に分化型甲状腺癌患者がいる
小児期に放射線療法，小線源治療歴がある
以前の組織検査，細胞診にて甲状腺癌の診断がされている
男性
PETにて集積が認められる
MEN2や家族性甲状腺髄様癌の既往や家族歴がある
血清カルシトニン＞50-100 pg/mL
原子力発電所事故現場の近隣住人

MEN2：多発性内分泌腫瘍症2型

N Engl J Med. 2015 Dec 10; 373（24）:2347-56

■ 表1のリスク所見が認められない場合は経過観察とする．

チャートII PET検査で発見された甲状腺偶発腫瘍では全例甲状腺エコーを行う

■ PET検査における甲状腺偶発腫瘍の発見頻度は1-2％程度と低いが，その11-13％で悪性腫瘍の可能性があり，さらに，局所的なuptakeがあるものでは33-35％が悪性腫瘍の可能性がある．認められれば全例甲状腺エコーを行うことが望ましい〔*J Am Coll Radiol. 2015 Feb;12（2）:143-50*〕．

チャートIII 甲状腺癌リスク因子，甲状腺エコー所見に応じて fine needle aspiration（FNA）の適応を決める

チャートIII-1 甲状腺癌リスクが高い患者においては，腫瘍径≧1 cmで FNA を考慮する

■ 甲状腺腫瘍患者における甲状腺癌のリスク因子は表2を参照．
▪ いずれかのリスク因子を満たす場合，エビデンスは乏しいが腫瘍径≧1 cmで FNA を考慮する．

チャートIII-2 甲状腺エコー所見によるリスク評価と FNA の適応

■ 甲状腺エコー所見の悪性腫瘍に対する感度，特異度，甲状腺癌の可能性は 補足 表6，7を参照．
■ 甲状腺エコー所見により良性〜高リスク群に分類し，FNA 適応を考慮する〔*Thyroid. 2016 Jan;26（1）:1-133*〕〔*Lancet. 2016 Dec 3;388（10061）:2783-95*〕〔*JAMA. 2018 Mar 6;319（9）:914-24*〕．
▪ 所見とリスク分類は表3参照．リスク分類はガイドラインにより微妙に異なるが，注目するポイントはどれも同じで，囊胞性病変，充実性病変，エコー輝度，石灰化，形である．ここでは American

Thyroid Association（2015）の分類を記載する．
▪ 高リスク群では腫瘍径≧0.5-1.0 cmで FNA を行う．
▪ 中リスク群では腫瘍径≧1.0-2.0 cmで FNA を行う．
▪ 低リスク群では腫瘍径≧1.5-2.0 cmで FNA を行う．
▪ 最低リスク群では腫瘍径≧2.0-2.5 cmで FNA を考慮するか，状況によっては経過観察も可．
▪ 良性群では経過観察．
▪ 悪性リスクが高くても，腫瘍径＜1 cmの場合は FNA における検体不良リスクが高く，またたとえ悪性であっても臨床的に問題となることは少ない〔*World J Surg. 2008 Jul;32（7）:1253-63*〕．
■ FNA の結果，悪性腫瘍や悪性腫瘍疑いであれば外科手術を行う（表4）．
▪ 良性であれば1-2年毎にエコーフォローとなる（後述）．
▪ 検体不良の場合は3か月以内に再検査を推奨〔*Surg Clin North Am. 2004 Jun;84（3）:907-19*〕．
　• FNA では腫瘍径が小さいほど検体不良の可能性も高く，腫瘍径＜1.5 cmでは27％で検体不良となる．1.5-3 cmでは16％，＞3 cmでは13％が検体不良となる〔*World J Surg. 2008 Jul;32（7）:1253-63*〕．

FNA で良性所見であった場合，FNA の非適応例のフォロー〔*Thyroid. 2016 Jan;26（1）:1-133*〕

■ FNA で良性であった場合は，エコー所見に応じてフォロー間隔を決める．
▪ エコーにて高リスク群であれば，12か月以内にエコーと FNA を行う．2回目の FNA でも良性であれば，それ以上の FNA は必要なし．
▪ エコーにて低〜中リスク群であれば，12-24か月でフォローし，腫瘍の増悪が認められれば FNA を行う．腫瘍の増悪は腫瘍径が20％以上（≧2 mm），容積が50％以上の増大，新たな悪性を示唆するエコー所見が出現した場合のいずれかで定義される．

G 代謝・内分泌

473

表 3　甲状腺エコー所見と悪性腫瘍のリスク分類

リスク	エコー所見	悪性腫瘍の可能性	FNA の適応となる腫瘍径
高リスク群	低エコーの実質性腫瘤，もしくは嚢胞性病変と偏在した低エコーの実質領域を含む．かつ以下のいずれかを満たす ・辺縁が不整 ・微小石灰化 ・前後径＞横径 ・辺縁石灰化と部分的な軟部組織の突出所見 ・甲状腺外への浸潤	70-90%	≧0.5-1.0 cm
中リスク群	低エコーの実質性腫瘤で高リスク群の所見を満たさない	10-20%	≧1.0-2.0 cm
低リスク群	等エコー，高エコーの実質性腫瘤，もしくは嚢胞性病変と偏在した実質性病変を含む．中，高リスク群所見を満たさない	5-10%	≧1.5-2.0 cm
最低リスク群	スポンジ様，もしくは部分的に嚢胞性の病変があり，低，中，高リスク群の所見を満たさない	<3%	≧2.0-2.5 cm もしくは経過観察
良性群	嚢胞性病変のみ	<1%	経過観察

Thyroid. 2016 Jan;26（1）:1-133/JAMA. 2018 Mar 6;319（9）:914-24

表 4　FNA 結果と対応（Bethesda 分類）

分類	FNA による評価	悪性腫瘍の可能性	対応
1：判断の不能	・嚢胞液のみ ・細胞成分が含まれていない ・血液やアーチファクトにより評価が困難	0-5%	FNA 再検査
2：良性	・良性の濾胞性結節 ・慢性リンパ球性甲状腺炎 ・肉芽腫性甲状腺炎	0-3%	臨床経過，エコーによるフォロー
3：意義が不明な異型や濾胞性病変	・局所的な核の異型 ・Hurthle 細胞が主体 ・細胞成分が少ない検体で，微小濾胞が認められる	10-30%	FNA 再検査，もしくは甲状腺切除を考慮
4：濾胞性腫瘍もしくはその疑い	・濾胞性細胞が集簇，重複して認められ，微小濾胞を形成している	25-40%	甲状腺切除を考慮
5：悪性腫瘍の疑い	・甲状腺乳頭癌の疑い ・甲状腺髄様癌の疑い ・転移性腫瘍の疑い ・悪性リンパ腫の疑い	50-75%	甲状腺亜全摘，切除術を考慮
6：悪性腫瘍	・甲状腺乳頭癌 ・低分化癌 ・甲状腺髄様癌 ・未分化癌 ・扁平上皮癌 ・混合癌	97-99%	甲状腺亜全摘

JAMA. 2018 Mar 6;319（9）:914-24

表5 結節/腫瘍の増大リスク

結節径	結節数	年齢	BMI	増大リスク（OR）
≦7.5 mm				1
＞7.5 mm	1	＞51歳		2.8 [1.2-6.8]
		≦51歳		4.9 [2.1-11.2]
	＞1	＞43歳	≦28.6	6.1 [2.6-14.2]
			＞28.6	13.4 [5.5-32.6]
		≦43歳		20.7 [8.6-50.1]

JAMA. 2015 Mar 3;313（9）:926-35

- エコーにて最低リスクであれば24か月以降のフォローでよい.
- 腫瘍径が＜1 cmでありFNAの適応とはならない例のフォロー：
- この場合は腫瘍径が増大し，[チャートⅢ]のFNA適応を満たせばFNAを行う.
- エコーにて高リスク群であれば，6-12か月でエコーフォローを行う.
- エコーにて低〜中リスク群であれば，12-24か月でエコーフォローを行う.
- エコーにて最低リスク群，良性群で腫瘍径＞1 cmであれば，24か月以降にフォローでよい.
- エコーにて最低リスク群，良性群で腫瘍径＜1 cmであれば，フォローの必要はない.
- エコー所見，FNAで良性と判断された甲状腺腫瘍を5年間フォローした結果，69％が大きさは不変，18.5％が縮小，15.4％が増大する〔*JAMA. 2015 Mar 3; 313（9）:926-35*〕.
- フォローにおいて結節/腫瘍が増大傾向（径が20％以上，容積が50％以上の増大，新規病変出現）の場合は再度FNAを行う〔*N Engl J Med. 2015 Dec 10; 373（24）:2347-56*〕.
- 結節/腫瘍の増大リスクは表5のとおり．結節径，結節数，年齢，BMIがリスク因子となる〔*JAMA. 2015 Mar 3;313（9）:926-35*〕.

✚ 補足

表6 エコー所見と甲状腺癌に対する感度，特異度

	感度（％）	特異度（％）
haloの消失	67-91	34-77
粗大な石灰化	10-33	87-96
石灰化	72	71
微細な石灰化	29-71	67-99
低エコー腫瘤	67-98	43-87
著明な低エコー腫瘤	17-41	92-100
辺縁がぼやけてわからない	41-78	81-89
不整な辺縁	25-55	81-99
結節内血管	37-74	49-89
横幅よりも高さが大きい	14-76	60-99
硬い腫瘤	48-100	62-100

Eur Thyroid J. 2014 Sep;3（3）:154-63

表7 エコー所見と甲状腺癌の可能性

所見	甲状腺癌の可能性
全体が囊胞性の腫瘤	0.032％ [0.01-0.18]
均一な甲状腺	0.063％ [0.01-0.19]
3項目*すべて認められない	0.2％ [0.1-0.3]
3項目のうちどれか1つを満たす結節がある	1.8％ [1.5-2.2]
3項目のうちどれか2つを満たす結節がある	6.2％ [4.7-8.0]
微細石灰化を伴う結節がある	8.2％ [5.9-11.0]
微細石灰化もしくは固形の＞2 cmの結節がある	5.8％ [4.4-7.5]
3項目すべてを満たす結節がある	96.0％ [90.3-99.1]

*3項目：腫瘤全体が固形，＞2 cmの腫瘤，微細石灰化を伴う腫瘤

JAMA Intern Med. 2013 Oct 28;173（19）:1788-96

G 代謝・内分泌

6 副腎偶発腫瘍の評価

- 副腎偶発腫瘍は CT，MRI，PET など画像検査により偶発的に発見された径＞1 cm の副腎腫瘍である．
- 一般人口の 0.1％で認められるが，加齢とともに上昇し，50 歳では 3％，70 歳では 7-15％で認められる〔*Best Pract Res Clin Endocrinol Metab. 2012 Aug;26 (4):405-19*〕．
- 副腎偶発腫瘍の 8 割が腺腫であり，副腎癌，転移性癌は 1 割に満たない（表 1）〔*Eur J Endocrinol. 2011 Jun;164 (6):851-70*〕．
- 副腎偶発腫瘍では腺腫か悪性腫瘍か，ホルモン分泌性か非機能性かの 2 軸で評価する．

表 1　副腎偶発腫瘍のタイプ

タイプ	頻度
腺腫	80% [33-96]
非機能性腺腫	75% [71-84]
コルチゾール分泌性	12% [1.0-29]
アルドステロン分泌性	2.5% [1.6-3.3]
褐色細胞腫	7.0% [1.5-14]
副腎癌	8.0% [1.2-11]
転移性癌	5.0% [0-18]

Eur J Endocrinol. 2011 Jun;164 (6):851-70

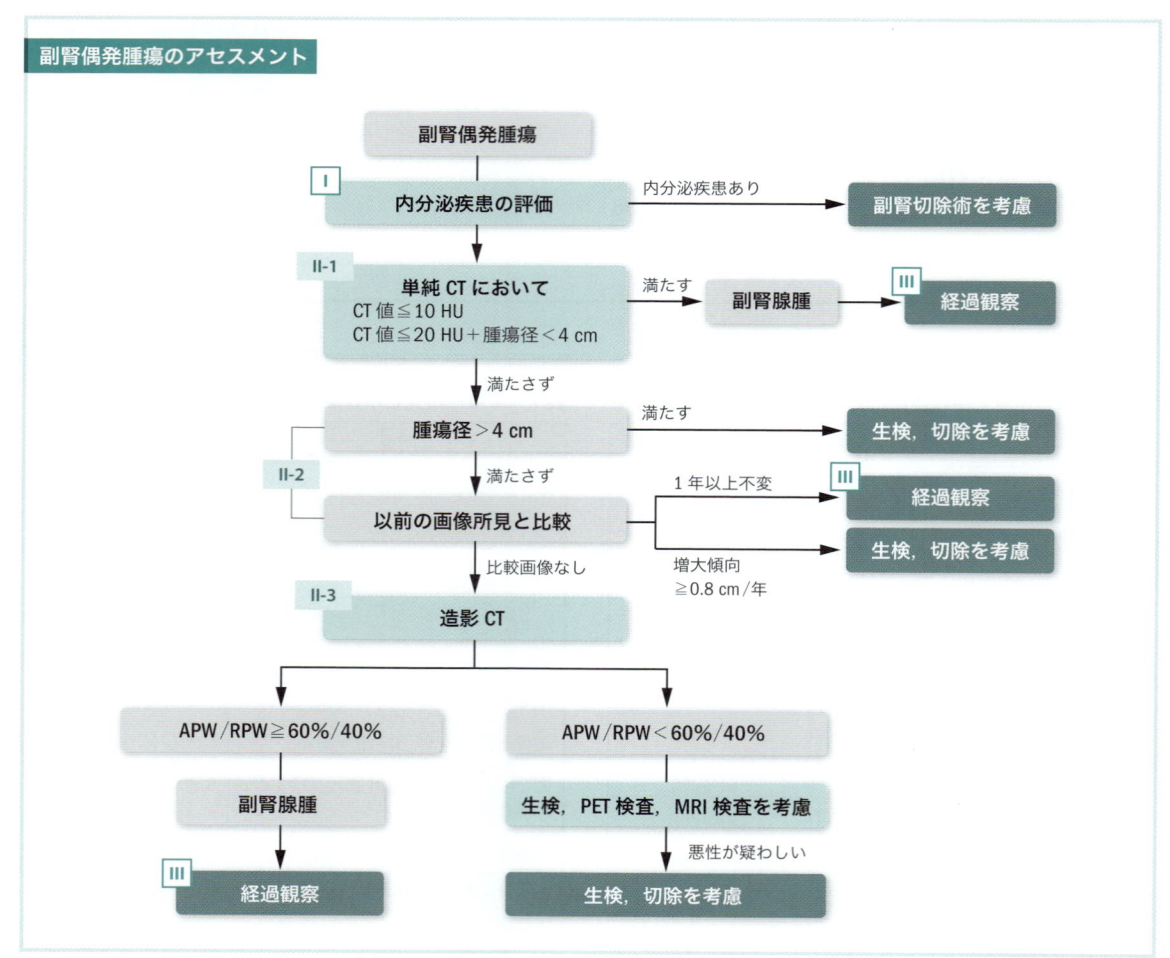

J Clin Endocrinol Metab. 2005 Feb;90 (2):871-7／N Engl J Med. 2007 Feb 8;356 (6):601-10／Surg Oncol Clin N Am. 2014 Oct;23 (4):847-61 を参考に作成

副腎偶発腫瘍のアセスメント

チャート Ⅰ ホルモン分泌性か，非機能性かの判断

- 副腎偶発腫瘍では，表2の内分泌疾患の評価を行う．
- 副腎偶発腫瘍全例で評価が必要なのは褐色細胞腫とCushing 症候群である．

表2 副腎偶発腫瘍で評価する内分泌疾患とその適応

内分泌疾患	適応
褐色細胞腫	副腎偶発腫瘍全例
アルドステロン症	高血圧合併例
Cushing 症候群	副腎偶発腫瘍全例

Best Pract Res Clin Endocrinol Metab. 2012 Aug;26 (4):405-19

- CT 画像における囊胞性病変や骨髄脂肪腫（CT 値が−30 〜−100 HU）では評価は不要との意見もある〔*Eur J Endocrinol. 2009 Oct;161 (4):529-32*〕〔*Endocr Regul. 2017 Jan 1;51 (1):35-51*〕．
- 褐色細胞腫，Cushing 症候群の症状，所見頻度は 補足 ▶表9, 10 を参照．
- 高血圧や低 K 血症を合併している場合は原発性アルドステロン症の評価を行う．
  - 評価方法は G-10 原発性アルドステロン症 を参照．

褐色細胞腫の評価

- 褐色細胞腫に対する血中，24 時間蓄尿カテコラミン，メタネフリン分画のカットオフ値と感度，特異度は表3を参照．
- 褐色細胞腫のスクリーニングは 24 時間蓄尿における尿中メタネフリン分画の評価を行う（感度96-

表3 褐色細胞腫に対する血中，24 時間蓄尿カテコラミン，メタネフリン分画のカットオフ値と感度，特異度

血中カテコラミン，メタネフリン分画

検査	カットオフ値	感度（%）	特異度（%）	LR＋	LR−
血中アドレナリン	24.5 pg/mL	40.0 [19.1-64.0]	88.7 [78.1-95.3]	3.54	0.70
	56.0 pg/mL	30.0 [11.9-54.3]	＞95	6.2	0.74
血中ノルアドレナリン	219.5 pg/mL	60.0 [36.1-80.9]	72.6 [59.8-83.1]	2.19	0.59
	674.5 pg/mL	35.0 [15.4-59.2]	＞95	7.23	0.68
血中メタネフリン	38.0 pg/mL	70.8 [48.9-87.4]	79.4 [67.9-88.3]	3.44	0.29
	92.0 pg/mL	54.2 [32.8-74.5]	＞95	12.28	0.48
血中ノルメタネフリン	86.0 pg/mL	＞95	77.9 [66.2-87.1]	4.34	0.05
	125.5 pg/mL	91.7 [73.0-100]	95.6 [87.6-99.1]	20.78	0.08

血中メタネフリン分画検査は日本国内では研究段階．

24 時間蓄尿カテコラミン，メタネフリン分画

検査	カットオフ値	感度（%）	特異度（%）	LR＋	LR−
尿中アドレナリン	2.5 μg/日	73.3 [45.0-92.2]	64.2 [49.8-76.9]	2.05	0.39
	7.0 μg/日	53.3 [26.6-78.7]	＞95	14.13	0.49
尿中ノルアドレナリン	27.9 μg/日	＞95	35.9 [23.1-50.2]	1.56	0
	68.1 μg/日	73.3 [44.9-82.2]	84.9 [72.4-93.3]	4.86	0.32
	101.5 μg/日	60.0 [32.3-83.7]	＞95	15.90	0.42
尿中メタネフリン	29.5 μg/日	＞95	9.6 [3.2-21.0]	1.11	0
	110.7 μg/日	80.0 [51.9-95.7]	82.7 [69.7-91.8]	4.62	0.30
	191.0 μg/日	60.0 [32.3-83.7]	＞95	15.60	0.42
尿中ノルメタネフリン	221.5 μg/日	＞95	59.6 [45.1-73.0]	2.48	0
	436.5 μg/日	93.3 [68.1-99.8]	86.5 [74.2-94.4]	6.93	0.07
	633.5 μg/日	80.0 [51.9-95.7]	＞95	20.8	0.21

Eur J Endocrinol. 2006 Mar;154 (3):409-17

G 代謝・内分泌

97%）〔JAMA. 2002 Mar 20;287（11）:1427-34〕.

- 尿中メタネフリン値，ノルメタネフリン値と，年齢，性別による正常上限値の比を評価した正規化メタネフリン値，ノルメタネフリン値も評価に有用.
- 正規化メタネフリン値 × 正規化ノルメタネフリン値 ≧3 であれば感度 100%，特異度 99.1%で褐色細胞腫を示唆するとした報告もある〔Clin Chem. 2006 Nov; 52（11）:2060-4〕.
- 尿中カテコラミンに影響する薬剤も多数あるため評価時には注意が必要（補足 表 11 参照）.
- 血中遊離メタネフリン，遊離ノルメタネフリンは尿中メタネフリン，ノルメタネフリン値よりも感度，特異度ともに良好であり，スクリーニング検査として有用（感度 97-99）であるが，日本では研究段階であり，コマーシャルベースの検査は困難〔Eur J Endocrinol. 2006 Mar;154（3）:409-17〕〔Pathology. 2009 Feb;41（2）:173-7〕.
- 血中カテコラミン（アドレナリン，ノルアドレナリン，ドパミン）の感度は低いため，除外には使用できない〔JAMA. 2002 Mar 20;287（11）:1427-34〕〔Eur J Endocrinol. 2006 Mar;154（3）:409-17〕.
- 随時尿で尿中メタネフリン，ノルメタネフリンを評価する方法もあり，血中遊離メタネフリン，ノルメタネフリンの測定が困難な環境では有用なスクリーニング検査となる可能性がある.
- 評価は尿中メタネフリン，ノルメタネフリン/尿中 Cr 比で行う. 健常者における基準値は尿中メタネフリン 0.198 ± 0.047 μg/mg Cr，尿中ノルメタネフリン 0.125 ± 0.037 μg/mg Cr である〔Nihon Naibunpi Gakkai Zasshi. 1988 Aug 20;64（8）:707-16〕.
- 尿中メタネフリン，ノルメタネフリンのどちらかが ≧5 μg/mg Cr であれば，感度 100%，特異度 100%で褐色細胞腫を示唆するとした報告もある〔World J Surg. 1998 Jul;22（7）:684-8〕.

- 尿中メタネフリン，ノルメタネフリン値が著明に高値であれば褐色細胞腫と診断可能. 軽度上昇程度であればクロニジン抑制試験（血液，尿）を行う.
- 血中クロニジン抑制試験は α 遮断薬のクロニジン（カタプレス®）150-300 μg を内服し，内服前と内服後 180 分における血清ノルアドレナリン値を評価する.
- 血清ノルアドレナリン値が＜50%に抑制されない場合，もしくは≦500 pg/mL とならない場合に陽性と判断. 感度 87%，特異度 95%で褐色細胞腫を診断可能〔J Hum Hypertens. 2011 Jul;25（7）:451-6〕. ただし，報告によっては感度，特異度ともに不十分であり，診断に寄与しないと結論づけているものもある〔Neth J Med. 2009 Mar;67（3）:91-5〕.
- 尿クロニジン抑制試験は入院で行う検査であり，朝 8 時から 20 時までの 12 時間蓄尿する. 20 時にクロニジン 4.3 μg/kg，最大 300 μg を内服し，20 時から翌朝 8 時まで再度 12 時間蓄尿する. 評価は尿中ノルアドレナリン/Cr 比，尿中ノルメタネフリン/Cr 比で行い，それぞれ 50%，40%以上の低下がなければ陽性と判断する.
- 尿中ノルアドレナリン/Cr 比＞50%の低下では感度 93.3%，特異度 86.4%で，尿中ノルメタネフリン/Cr 比＞40%の低下では感度 93.3%，特異度 70.3%で褐色細胞腫を示唆する〔J Hypertens. 2015 Nov;33（11）:2286-93〕.

Cushing 症候群の評価
- Cushing 症候群のスクリーニングは 1 mg デキサメタゾン抑制試験を行う.
- 前日 23 時にデキサメタゾン 1 mg を内服し，翌日 8-9 時にコルチゾールを評価する.
- コルチゾール≧1.8 μg/dL は Cushing 症候群に対する感度 98-100%，特異度 80%，≧5.0 μg/dL であれば感度 82-100%，特異度 95%（表 4）〔J Clin Endo-

表 4　各検査と Cushing 症候群に対する感度，特異度

検査	カットオフ値	感度（%）	特異度（%）
デキサメタゾン抑制試験	≧1.8 μg/dL	98-100	80
	≧5 μg/dL	82-100	95
24 時間蓄尿遊離コルチゾール	≧80 μg/24 時間	91-96	91
深夜の血中コルチゾール	≧1.8 μg/dL	99-100	20
	≧5 μg/dL	95-100	74
	≧7.5 μg/dL	90-96	88

J Clin Endocrinol Metab. 2007 Nov;92（11）:4123-9

表5　Cushing 症候群の検査における偽陽性，偽陰性リスク因子

検査	偽陽性リスク	偽陰性リスク
デキサメタゾン抑制試験	・CBG の上昇*，腸管の吸収障害（デキサメタゾン吸収不良） ・薬剤（カルバマゼピン，フェノバルビタール，フェニトイン，プリミドン，モダフィニル，プレドニゾロン，シスプラチン，シクロホスファミド，ピオグリタゾン，リファンピシン，アルコール）	・CBG の低下，低 Alb 血症 ・薬剤 　－循環器系薬：ジルチアゼム，ベラパミル，ニフェジピン，アミオダロン 　－抗うつ薬，抗てんかん薬：フルオキセチン，パロキセチン，セルトラリン，バルプロ酸 　－ホルモン療法：アナストロゾール，タモキシフェン 　－抗菌薬：シプロフロキサシン，エリスロマイシン，クラリスロマイシン，アゾール系抗真菌薬 　－抗ウイルス薬：リトナビル，ネルフィナビル 　－その他：シメチジン，メサドン，アプレピタント，シクロスポリン，ブロモクリプチン，メチルプレゾニドロン ・柑橘類（ブンタン，ダイダイ，グレープフルーツ）
24 時間蓄尿遊離コルチゾール	・合成ステロイドの使用，うつ病，アルコール依存症，重症疾患，多飲症（＞5 L/24 時間），薬剤（カルバマゼピン，フェノフィブラート，ジゴキシン使用），グレープフルーツジュースや甘草（グリチルリチン）の使用	・腎障害（GFR＜30 mL/分/1.73 m²）
深夜の血中コルチゾール	・身体・精神的に不安定（重症疾患，外傷，術後），うつ病や他の精神疾患，飢餓，慢性腎臓病，コントロール不良な糖尿病，高度肥満，アルコール依存症，入院直後で不安が強い場合	・甲状腺機能亢進症，肝硬変，ネフローゼ症候群，敗血症

*CBG：コルチコステロイド結合グロブリン．上昇に関連する因子はエストロゲン（妊娠，薬剤，甲状腺機能低下症，急性肝炎，ミトタン，タモキシフェン使用）．

Endokrynol Pol. 2017;68（3）:360-77

crinol Metab. 2007 Nov;92（11）:4123-9．

- デキサメタゾン抑制試験以外に深夜の血中コルチゾール値，24 時間蓄尿遊離コルチゾール値も除外目的には有用．
- 各検査における偽陽性，偽陰性リスク因子を表5にまとめる．

悪性腫瘍の評価

チャートII-1　単純 CT において，副腎腫瘍の CT 値 ≦ 10 HU，もしくは≦20 HU かつ腫瘍径≦4 cm は特異度 100％で副腎腺腫と言える（表6）

〔*J Clin Endocrinol Metab. 2005 Feb;90（2）:871-7*〕

- CT 値≦ 10 HU は脂肪組織が多いことを示唆する．腺腫では脂肪組織が多いため，CT 値は低値，悪性腫瘍の多くは＞25 HU となる〔*N Engl J Med. 2007 Feb 8;356（6）:601-10*〕．
- 40 歳未満で発見された副腎腫瘍では，悪性腫瘍のリスクが高く，また家族内発症の可能性もあるた

表6　CT 所見における副腎腺腫と腺腫以外の副腎腫瘍の鑑別（299 例の副腎摘出術症例より）

所見	感度（％）	特異度（％）
HU≦10	40.5	100
HU≦20	58.2	96.9
腫瘍径≦2 cm	40.7	94.7
腫瘍径≦4 cm	81.3	61.4
HU≦20 かつ腫瘍径≦4 cm	42.1	100

J Clin Endocrinol Metab. 2005 Feb;90（2）:871-7

め，第一度近親の親族も併せて評価を行うべき〔*Endocrinol Metab（Seoul）. 2017 Jun;32（2）:200-18*〕．

チャートII-2　腫瘍径＞4 cm，年に≧0.8 cm の増大が認められる腫瘍では生検，切除を考慮する

- 腫瘍径が大きいほど悪性腫瘍の可能性は高く，径 4 cm では悪性腫瘍の可能性は 2％程度，4.1-6 cm では 6％，＞6 cm では 25％となる〔*Ann Intern Med. 2003*

表7 APW, RPW の計算式

APW ＝［(早期相の CT 値)－(晩期相の CT 値)］/［(早期相の CT 値)－(単純の CT 値)］×100
RPW ＝［(早期相の CT 値)－(晩期相の CT 値)］/(早期相の CT 値)×100

Eur J Endocrinol. 2011 Jun;164 (6) :851-70

表8 経過観察となった副腎偶発腫瘍の観察項目と期間

検査	項目	頻度	期間
内分泌検査	1 mg デキサメタゾン抑制試験 尿中メタネフリン 血清遊離メタネフリン 高血圧患者では ARR	ARR は以前除外されていれば繰り返す必要なし 他検査は毎年施行	4-5 年間
画像検査	CT もしくは MRI	3-6 か月毎 径＜2 cm で明らかに良性であれば繰り返す必要なし ＞2 cm ではリスクに応じて繰り返す 安定していれば 3-5 年毎	安定すれば 3-5 年毎にフォローする

ARR：アルドステロン−レニン比

Best Pract Res Clin Endocrinol Metab. 2012 Aug;26 (4) :405-19

Mar 4;138 (5) :424-9.

- 以前の画像検査データがある場合は比較も重要.
  - 1 年間に≧ 0.8 cm の腫瘍径増大が認められる場合は悪性の可能性を考慮し, 生検, 切除を考慮する〔*Surg Oncol Clin N Am. 2014 Oct;23 (4) :847-61*〕.

チャート II-3　単純 CT で副腎腺腫と判断できない場合は造影 CT を行う

- 造影 CT では, 単純 CT, 造影剤投与後 60-70 秒後 (早期相), 造影剤投与後 10 分後 (晩期相) で評価し, absolute percentage washout (APW), relative percentage washout (RPW) を計算する (表7).
  - APW ≧ 60 ％は感度 86-100 ％, 特異度 83-92 ％で副腎腺腫を示唆する〔*Eur J Endocrinol. 2011 Jun;164 (6) : 851-70*〕.
  - RPW ≧ 40 ％は感度 82-97 ％, 特異度 92-100 ％で腺腫を示唆する〔*Eur J Endocrinol. 2011 Jun;164 (6) :851-70*〕.
- 造影 CT で APW/RPW＜60 ％/40 ％では悪性腫瘍を考慮する.
  - 疑わしければ生検, 切除を考慮する.
- 他に腺腫と悪性腫瘍の評価に有用な検査は MRI (chemical shift imaging：CS-MRI) と PET.
  - CS-MRI では, 腺腫は out-of-phase において脾臓と比較して低信号となり, この所見は感度 84-100 ％, 特異度 92-100 ％で腺腫と悪性腫瘍を鑑別可能である〔*Eur J Endocrinol. 2011 Jun;164 (6) :851-70*〕.
- また, PET では感度 93-100 ％, 特異度 80-100 ％で腺腫と悪性腫瘍を鑑別可能. 副腎と肝臓の集積比＜1.45-1.60 は良性腫瘍を示唆する〔*Eur J Endocrinol. 2011 Jun;164 (6) :851-70*〕.
- fine needle aspiration (FNA) は感度 81-96 ％, 特異度 99-100 ％で腺腫と悪性腫瘍の鑑別が可能であるが, 判別不能が 6-50 ％で認められる. また処置に伴う合併症 (出血, 感染, 気胸, 悪性細胞の散布) が 2.8-14 ％で認められる〔*Eur J Endocrinol. 2011 Jun;164 (6) :851-70*〕.
  - FNA を行う場合はその前に褐色細胞腫の除外を行う. 褐色細胞腫では FNA で褐色細胞腫クリーゼを生じるリスクがある. また, 造影 CT やメトクロプラミドの投与, β 遮断薬の投与なども同様にクリーゼのリスクとなるため注意が必要.

チャート III　経過観察

- 経過観察となった偶発性副腎腫瘍の観察項目と期間は表8 を参照.

✚ 補 足

表9 褐色細胞腫の症状，所見

症状，所見	頻度
頭痛	60-90%
動悸	50-70%
発汗	55-75%
蒼白	40-45%
悪心	20-40%
顔面紅潮	10-20%
体重減少	20-40%
疲労感	25-40%
精神症状（パニック，不安）	20-40%
高血圧持続	50-60%
発作性高血圧	30%
起立性低血圧	10-50%
高血糖	40%

Lancet. 2005 Aug 20-26;366（9486）:665-75

表10 Cushing 症候群の症状，所見

症状，所見	頻度
中心性肥満	97%
満月様顔貌	89%
バッファローハンプ（野牛肩）	34-75%
高血圧	76%
皮膚の菲薄化，皮下血腫	75%
糖尿病，耐糖能障害	70%
性腺機能低下	69%
筋萎縮	68%
赤色，紫色皮膚線状	46-68%
痤瘡，多毛	56%
気分障害	55%
骨粗鬆症	40%
浮腫	15%
口渇・多飲，多尿	10%
真菌感染症	8%

・無症候でも骨粗鬆症や耐糖能障害が認められる可能性がある．
・無症候性の Cushing 症候群の場合は骨粗鬆症や耐糖能障害を評価し，異常があれば治療を考慮する．
・異常がない場合はフォローを行う〔*Curr Opin Endocrinol Diabetes Obes. 2015 Jun;22（3）:185-92*〕．

J Clin Endocrinol Metab. 2009 Sep;94（9）:3121-31

表11 血中，尿中カテコラミンに影響を及ぼす薬剤

薬剤	影響
三環系抗うつ薬	血中，尿中 NE，NMN 上昇
α 遮断薬（非選択性）	血中，尿中 NE，NMN 上昇
α 遮断薬（α₁ 選択性）	血中カテコラミン，メタネフリンの上昇
Ca チャネル阻害薬	血中，尿中 NE 上昇
β 遮断薬	尿中カテコラミン，メタネフリンの上昇
交感神経刺激薬	血中，尿中カテコラミン，メタネフリンの上昇
モノアミンオキシダーゼ阻害薬	血中，尿中メタネフリンの上昇
抗 Parkinson 病薬	血中，尿中ドパミンの上昇
カフェイン，ニコチン	血中，尿中カテコラミンの上昇
アンフェタミン	血中，尿中カテコラミン，メタネフリンの上昇
コカイン	血中，尿中カテコラミンの上昇

NE：ノルエピネフリン，NMN：ノルメタネフリン

Best Pract Res Clin Endocrinol Metab. 2013 Oct;27（5）:713-23

7　甲状腺機能低下症

- 甲状腺機能低下症は救急，外来患者の 0.1-0.3％，入院患者の 1％で認められる頻度の高い疾患．しばしば診断が遅れ，心不全や精神症状，意識障害の原因となることもある〔*Am J Emerg Med. 2010 Oct;28（8）:866-70*〕.
- 甲状腺自体の機能障害による原発性と，下垂体・視床下部障害による続発性がある．続発性は原発性の 1/1000 の頻度であり，まれな病態と言える．原因については 補足 ▶表 2，3 を参照．

甲状腺機能低下症のマネジメント

チャート Ⅰ　甲状腺機能低下症を疑う

甲状腺機能低下症の症状

- 甲状腺機能低下症において 1 年以内に変化，出現した症状の頻度は表 1 を参照．声の変化や皮膚乾燥の増悪，寒がり，筋症状，うつ症状や認知機能の低下では甲状腺機能の評価を行う〔*J Gen Intern Med. 1997 Sep;12（9）:544-50*〕.
  - 筋症状では無症候性の CPK 上昇，筋痛，筋浮腫，偽性筋肥大，近位筋脱力・萎縮，横紋筋融解症などがある〔*Rev Endocr Metab Disord. 2016 Dec;17（4）:499-*

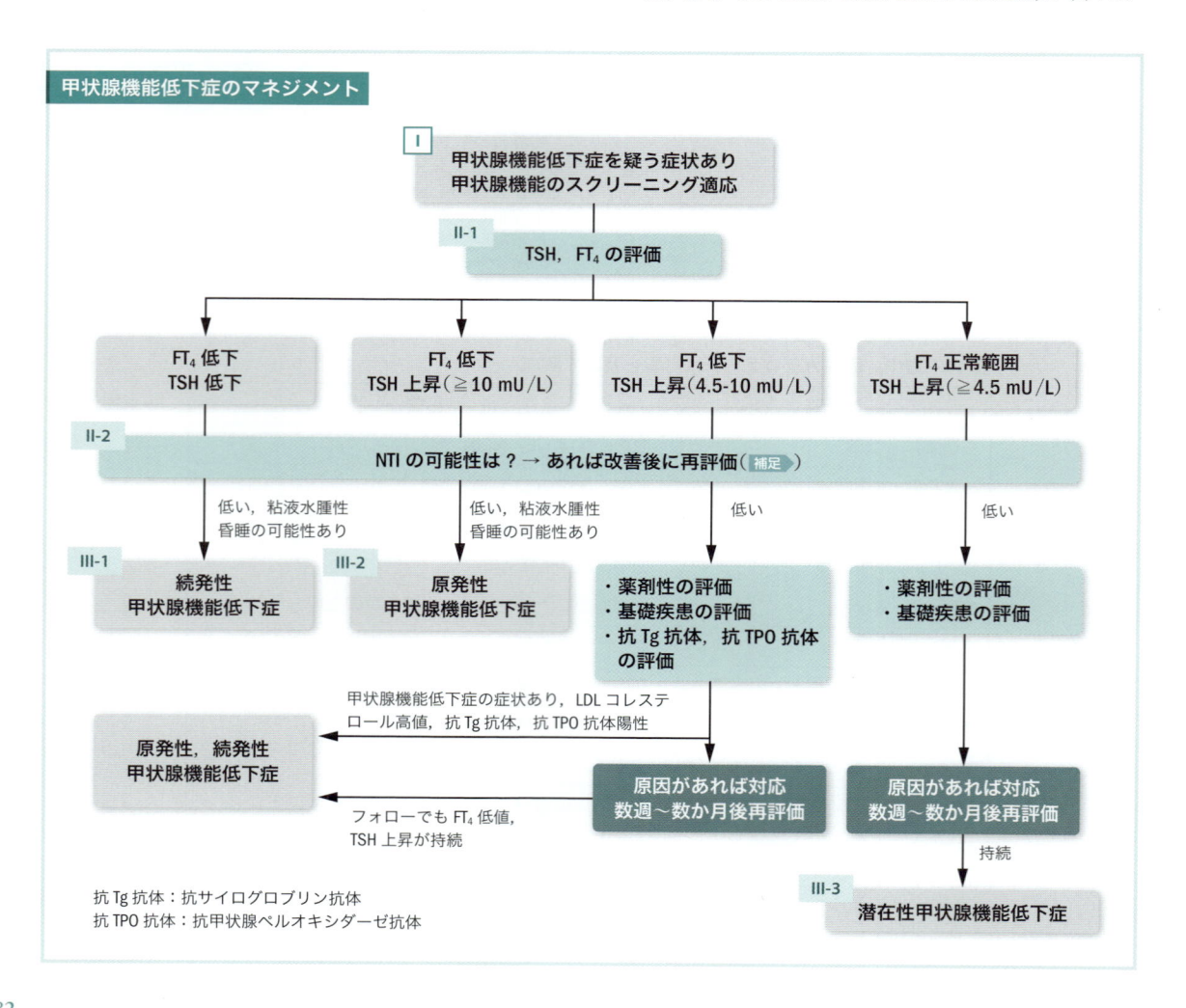

甲状腺機能低下症のマネジメント

Ⅰ　甲状腺機能低下症を疑う症状あり　甲状腺機能のスクリーニング適応

Ⅱ-1　TSH，FT₄ の評価

| FT₄ 低下　TSH 低下 | FT₄ 低下　TSH 上昇（≧10 mU/L） | FT₄ 低下　TSH 上昇（4.5-10 mU/L） | FT₄ 正常範囲　TSH 上昇（≧4.5 mU/L） |

Ⅱ-2　NTI の可能性は？ → あれば改善後に再評価（補足）

- 低い，粘液水腫性昏睡の可能性あり
- 低い，粘液水腫性昏睡の可能性あり
- 低い
- 低い

Ⅲ-1　続発性甲状腺機能低下症

Ⅲ-2　原発性甲状腺機能低下症

- 薬剤性の評価
- 基礎疾患の評価
- 抗 Tg 抗体，抗 TPO 抗体の評価

- 薬剤性の評価
- 基礎疾患の評価

甲状腺機能低下症の症状あり，LDL コレステロール高値，抗 Tg 抗体，抗 TPO 抗体陽性

原発性，続発性甲状腺機能低下症

フォローでも FT₄ 低値，TSH 上昇が持続

原因があれば対応　数週〜数か月後再評価

原因があれば対応　数週〜数か月後再評価

持続

Ⅲ-3　潜在性甲状腺機能低下症

抗 Tg 抗体：抗サイログロブリン抗体
抗 TPO 抗体：抗甲状腺ペルオキシダーゼ抗体

表1 甲状腺機能低下症において1年以内に変化，出現した症状頻度

症状，所見	頻度	LR
嗄声	21%	5.2 [2.1-12.6]
低い声	14%	7.1 [2.0-24.7]
皮膚乾燥	48%	2.0 [1.4-2.9]
髪質が粗雑になる	7%	3.2 [0.8-13.1]
寒がり	39%	3.5 [2.0-6.0]
疲れやすい	54%	2.1 [1.5-3.0]
腫れぼったい眼	36%	4.0 [2.2-7.3]
過眠	42%	1.4 [0.9-1.9]
筋けいれん	39%	2.4 [1.5-3.8]
筋力低下	41%	2.2 [1.4-3.4]
便秘増悪	20%	3.6 [1.6-8.1]
うつ症状	38%	2.2 [1.4-3.4]
思考遅延	36%	2.5 [1.5-4.2]
記憶力低下	39%	2.6 [1.6-4.2]
計算力低下	22%	5.4 [2.2-13.1]
月経不整	44%	1.6 [0.9-2.9]
月経が重くなる	38%	1.5 [0.8-2.8]

J Gen Intern Med. 1997 Sep;12(9):544-50

519].

- 高齢者では症状が認められないことが多く，特に60歳以上の甲状腺機能低下症ではコントロール群と症状は変わらない〔*Am J Med. 2016 Oct;129(10):1082-92*〕.
- また，甲状腺機能低下症が原因となりうる，貧血（鉄不応性鉄欠乏性貧血も含む），低Na血症，心不全や不整脈，胸水貯留，心囊水貯留患者でも甲状腺機能のチェックを行うべきである.
- アミオダロン，免疫チェックポイント阻害薬（イピリムマブ，ニボルマブ，ペンブロリズマブ，アテゾリズマブ）などの薬剤による甲状腺炎も原因となるため，リスクがある薬剤を使用中の患者では定期的な甲状腺機能フォローも考慮する.

甲状腺機能のスクリーニング

- 甲状腺機能のスクリーニングの意義は未だ明らかではなく，スクリーニングの推奨もエキスパートオピニオンが基本であり各学会で異なる．まとめると以下のようになる〔*Lancet. 2012 Mar 24;379(9821):1142-54*〕.
- 年齢にかかわらず，健常者に対してのスクリーニン

グは推奨されない.

- 甲状腺腫大や甲状腺腫瘍が認められる患者ではスクリーニングを行う.
- 以下のリスク因子を有する妊婦や不妊症患者ではスクリーニング（甲状腺刺激ホルモン：TSH）を行う（American Thyroid Association）〔*Thyroid. 2017 Mar;27(3):315-89*〕．妊娠前と妊娠初期にTSHを評価する推奨もある（American Thyroid Association/American. Association of Clinical Endocrinologists）〔*Endocr Pract. 2012 Nov-Dec;18(6):988-1028*〕．また，妊婦全員へのスクリーニングは推奨せず，顕性甲状腺機能低下症のリスクがある患者のみ検査する推奨もある〔*American College of Obstetrics and Gynecology*〕〔*Obstet Gynecol. 2015 Apr;125(4):996-1005*〕.
  - 甲状腺機能異常の既往歴がある，またはそれが疑われる症状や所見がある.
  - 甲状腺腫大が認められる，甲状腺自己抗体が陽性であることがわかっている.
  - 頭頸部への放射線治療歴，甲状腺手術歴がある.
  - 年齢＞30歳.
  - 1型糖尿病や他の自己免疫疾患がある.
  - 流産や早産歴，不妊歴がある.
  - 複数回の出産歴がある.
  - 自己免疫性の甲状腺疾患や甲状腺機能異常の家族歴がある.
  - 高度肥満（BMI ≧ 40）.
  - アミオダロンやリチウムの使用歴がある．最近のヨード造影剤使用歴がある.
  - 中等度のヨード欠乏地域にいる患者.
- 35歳以上では5年毎にスクリーニングを考慮（American Thyroid Association）．高齢者，特に女性でスクリーニングを行うとする推奨もある（American. Association of Clinical Endocrinologists）.
- 1型糖尿病患者，Addison病患者では多腺性機能不全症候群の評価を兼ねて甲状腺機能の評価，フォローを行う.

チャート II 甲状腺機能低下症の診断

チャート II-1 甲状腺機能低下症の評価ではTSH，遊離サイロキシン（FT4）を評価する.

- FT4低下，TSH低下の場合は続発性甲状腺機能低下症を考慮する.
- FT4低下，TSH ≧ 10 mU/L の場合は原発性甲状腺機能低下症を考慮する.
- FT4低下，TSH 4.5-10 mU/L では薬剤性や のNTIの可能性を評価.

G 代謝・内分泌

- FT$_4$ 正常範囲，TSH 上昇では潜在性甲状腺機能低下症を考慮する．

チャート II-2 **甲状腺機能異常がある場合は，常に non-thyroidal illness（NTI）の可能性を考慮する（補足）．**

- NTI の可能性がある場合は疾患改善後に再評価が必要．
- 甲状腺機能低下症の症状がある場合，粘液水腫性昏睡が疑われる場合は甲状腺機能低下症の治療を優先する．粘液水腫性昏睡については 補足 参照．
- NTI の可能性があり，さらに早急な治療介入の必要がなければ原疾患の治療を優先し，その後再評価を行う．
- NTI の可能性が低い場合，数週〜数か月後の再評価でも異常が認められる場合は甲状腺機能異常と判断．
- TSH 低下，FT$_4$ 低下 → 続発性甲状腺機能低下症
- TSH 上昇，FT$_4$ 低下 → 原発性甲状腺機能低下症
- TSH 4.5-10 mU/L 程度の上昇では薬剤や基礎疾患を評価しつつフォローする．たとえばネフローゼ症候群では蛋白喪失によるごく軽度の甲状腺機能低下を生じる〔*Lancet. 1991 Aug 24;338（8765）:475-6*〕．甲状腺機能低下症の症状や LDL コレステロール高値が認められる場合，橋本病を示唆する抗 TPO 抗体，抗 Tg 抗体陽性の場合は甲状腺機能低下症と判断し治療を考慮してもよい．
  - FT$_4$ が低下し，甲状腺機能低下症の症状が認められる状況で，TSH 〜 10 mU/L では適切に TSH が

分泌されていない可能性があり，この場合は続発性甲状腺機能低下症も考慮すべきである．
- TSH 上昇（4.5-20 mU/L），FT$_4$ 正常範囲 → 潜在性甲状腺機能低下症と判断する．
- 重症患者における NTI では TSH 放出ホルモン（TRH），TSH，FT$_4$，遊離トリヨードサイロニン（FT$_3$）すべてが低下しているため，甲状腺ホルモン補充が理論的には有用．
- ホルモン補充の効果を評価したスタディは小規模ランダム化比較試験のみであるものの，予後改善効果も認められている〔*Lancet Diabetes Endocrinol. 2015 Oct; 3（10）: 816-25*〕．結論は得られていないものの，ICU 患者における NTI ではホルモン補充を考慮．

チャート III　甲状腺機能低下症の治療

- 甲状腺機能低下症では原発性，続発性にかかわらずレボチロキシン（チラーヂン® など，T$_4$ 製剤）によるホルモン補充療法を行う〔*Endocr Pract. 2012 Nov-Dec;18（6）:988-1028*〕．

チャート III-1 **続発性甲状腺機能低下症の治療**

- 続発性甲状腺機能低下症では治療前に必ず副腎不全の合併の有無を評価する．合併があればまず副腎ホルモンの補充を先行させる（副腎クリーゼの予防）．
- チラーヂン® 1.2-1.7 μg/kg/日より開始する．
- 年齢や心血管リスク，既往による投与量調節は原発性甲状腺機能低下症の治療（チャート III-2）を参照．
- 病状のフォローは TSH，FT$_4$，遊離トリヨードサイ

Q&A ①

Q チラーヂン® を投与するタイミングについて教えてください．

A レボチロキシンの投与タイミングを朝食前1時間，朝食中，眠前（夕食後2時間以後）の3群で比較した研究では，朝食前1時間での投与が最も TSH 値の改善が良好であり，食中投与が最も不良でした〔*J Clin Endocrinol Metab. 2009 Oct;94（10）: 3905-12*〕．

また，朝食前30分での投与群と眠前投与群に割り付け比較した二重盲検化ランダム化比較試験では，眠前のほうが TSH 値の改善が良好でした〔*Arch Intern Med. 2010 Dec 13;170（22）:1996-2003*〕．また，ビタミン C と併用すると吸収が良好となる報告もあります〔*J Clin Endocrinol Metab. 2014 Jun;99（6）:E1031-4*〕．

これらの結果より，空腹時での内服が最も吸収率が良好であると考えられます．起床時か，眠前とするかはどちらでもよいですが，その選択に際していくつか考慮せねばならない問題があります．

原発性甲状腺機能低下症では基本的に TSH 値でフォローするため，内服のタイミングは起床時でも寝前でもいつでもよく，アドヒアランスが良いほうを選びましょう．

続発性甲状腺機能亢進症ではフォローは FT$_4$，FT$_3$ の値で行います．これらの値は投与のタイミングに左右されてしまいます．血液検査はレボチロキシン内服前に行う必要があり，したがって眠前投与だと検査が行いにくい欠点があります〔*J Clin Endocrinol Metab. 2012 Sep;97（9）:3068-78*〕．

こうしたことも考慮して選択しましょう．

Q 潜在性甲状腺機能低下症の治療の意義について教えてください.

A 潜在性甲状腺機能低下症に対する治療は，顕性化の予防，心血管イベントリスクの改善，症状の改善を期待して行います．これらを1つひとつみていきましょう．

顕性化の予防目的

潜在性甲状腺機能低下症の2-5%が毎年顕性化します．TSH ≧ 10 mU/L では5%，抗甲状腺抗体陽性例では4.3%が顕性化し，これらは顕在化のリスク因子となります〔Lancet. 2012 Mar 24;379(9821):1142-54〕〔Am J Med. 2010 Jun;123(6):502-4〕.

したがって，これらの群ではレボチロキシンを使用すべきとしていますが，レボチロキシン投与により顕性化を予防できるわけではなく，ただ前もって治療しているだけとも考えられます．筆者は定期的にフォローし，顕性化してから治療を開始しても特に問題ないと考えています．

心血管イベントリスクの改善効果

潜在性甲状腺機能低下症が心血管イベントリスクとなることは判明しています〔JAMA. 2010 Sep 22;304(12):1365-74〕.しかしながら，レボチロキシンの投与により心血管イベントリスク改善効果が認められるかどうかは不明です．潜在性甲状腺機能低下症はただの交絡因子である可能性もあります.

40-70歳，>70歳の潜在性甲状腺機能低下症患者をフォローしたコホート研究において，レボチロキシン使用の有無で虚血性心疾患リスクを比較したところ（レボチロキシンは約50%で使用），>70歳の群では投与の有無で心疾患イベントリスクに有意差は認められませんでしたが，40-70歳の群ではレボチロキシン投与群で有意に虚血性心疾患イベント，全死亡リスクの改善効果が認められました〔JAMA Intern Med. 2014 Jan;174(1):32-9〕.

さらに細かくみると，61-70歳の群ではレボチロキシン投与群で有意に虚血性心疾患リスクが軽減します（HR 0.41［0.17-0.97］）．51-60歳群では低下傾向にありますが，有意差は認められませんでした．40-50歳群ではそもそも虚血性心疾患のリスクが低いため，投与の意義は認められません〔JAMA Intern Med. 2014 Jan;174(1):32-9〕.

2017年に TRUST trial が発表されました．これは65歳以上の潜在性甲状腺機能低下症症例737例を対象とし，レボチロキシン投与群 vs プラセボ群に割り付け比較した二重盲検化ランダム化比較試験です．この結果，24か月後の甲状腺機能低下症に関連する症状や心血管イベントリスク，死亡リスクは両者で有意差が認められませんでした〔N Engl J Med. 2017 Jun 29;376(26):2534-44〕.

これらの結果から，虚血性心疾患，心血管イベントリスクの軽減効果が期待できるのは65歳程度までの潜在性甲状腺機能低下症患者と，51-60歳の心血管イベントリスクがある患者群だと推測されます．この点はエビデンスが不十分であり，今後エビデンスレベルの高い報告が出れば，大きく変わる可能性があります．

妊婦の潜在性甲状腺機能低下症に対する治療

妊婦の潜在性甲状腺機能低下症に対する治療にも議論があります．潜在性甲状腺機能低下症は不妊や早産，胎児発育不良に関連する報告が多く，基本的に治療を行い TSH を正常化させることを推奨する専門医が多いのが現状です〔Endocr Pract. 2012 Nov-Dec;18(6):988-102〕〔J Endocr Soc. 2018 May 3;2(6):533-46〕.

2017年に8-20週の妊婦で潜在性甲状腺機能低下症が認められる677例を対象とし，レボチロキシン投与群 vs プラセボ群に割り付け比較したランダム化比較試験では，母体アウトカム（早産，子癇，妊娠高血圧，妊娠糖尿病リスク），胎児アウトカム（死産，流産，新生児死亡，出生時の Apgar score，成長）に有意差は認められませんでした〔N Engl J Med. 2017 Mar 2;376(9):815-25〕.

このようなランダム化比較試験結果がありますが，現状では治療を行うとする意見が多いように思われます．今後の追試により方針が固まるでしょう．

また，体外受精を行う場合は American Thyroid Association のガイドライン（2017）でもレボチロキシン投与を推奨しています〔Thyroid. 2017 Mar;27(3):315-89〕.

症状の改善効果

症状がある場合に治療を開始することについて異論はありません．LDL コレステロールが高値であり，通常の治療に反応が乏しい場合はレボチロキシンを投与することで改善する可能性も十分あります〔Am J Med. 2010 Jun;123(6):502-4〕.

潜在性甲状腺機能低下症を合併した鉄欠乏性貧血では，鉄剤単独投与群よりもレボチロキシン併用群のほうが有意に鉄欠乏の改善が良好であったとする報告もあります（H-2 鉄欠乏性貧血 を参照）〔Am J Med. 2013 May;126(5):420-4〕.

G 代謝・内分泌

485

ロニン（FT$_3$）で行う．採血はチラーヂン® 投与前に行う．

- TSH ≧ 0.5-1.0 mU/L もしくは FT$_4$ が低値では治療不十分と判断し，FT$_4$，FT$_3$ が高値では過剰と判断する〔*J Clin Endocrinol Metab. 2012 Sep;97（9）:3068-78*〕．

チャートIII-2　原発性甲状腺機能低下症の治療

- チラーヂン® 1.6 μg/kg/日より開始する．
- 高齢者（50-60 歳以上）で心血管リスクがない場合は 50 μg/日より開始．
- 高齢者で心血管リスクがある場合，もしくは心血管疾患の既往がある場合は 12.5-25 μg/日より開始する．
- 病状のフォローは TSH で行い，治療開始後 4-8 週間毎に評価する．
- チラーヂン® の投与量が 50-75 μg/日では 4 週間で TSH は変動するが，12.5-25 μg/日では TSH が変化するまで 8 週間かかる．
- TSH 値の目標値は若年者であれば 1.0-1.9 mU/L，高齢者では 2-4 mU/L とすることが多い〔*J Clin Endocrinol Metab. 2014 Jun;99（6）:2077-85*〕．
- TSH 値，チラーヂン® 投与量が安定すれば以後は 3-12 か月毎のチェックでよい．
- チラーヂン® の吸収や甲状腺機能に影響を及ぼす薬剤（補足➡表2, 3）を開始した場合は再度 4-8 週毎の評価を行う〔*Endocr Pract. 2012 Nov-Dec;18（6）: 988-1028*〕．
- チラーヂン® の必要量が 2 μg/kg/日以上となる場合は吸収不良を生じている可能性が高い．
- 上記投与量は生理的分泌範囲を超えており，チラーヂン® の腸管吸収が低下している．チラーヂン® のバイオアベイラビリティは 62-82％で，摂取後 3 時間程度で主に十二指腸〜回腸から吸収される〔*Ann Endocrinol（Paris）. 2007 Dec;68（6）:460-3*〕〔*Best Pract Res Clin Endocrinol Metab. 2009 Dec;23（6）:781-92*〕．
- 吸収に影響するのは食事（線維質の多い食事，クル

ミ，大豆，プルーン，漢方薬），腸管障害，薬剤（コレスチラミン，硫酸鉄，炭酸カルシウム，水酸化アルミニウム，塩酸セベラマー，炭酸ランタン，ラロキシフェン，プロトンポンプ阻害薬，フェニトイン，シプロフロキサシン，緩下剤，ジフェニルヒダントイン，リファンピシン，フェノバルビタール，カルバマゼピン）であり，これらの要素を評価する．

チャートIII-3　潜在性甲状腺機能低下症の治療 （Q&A②も参照）

- 潜在性甲状腺機能低下症の治療は顕性甲状腺機能低下症への進行の予防，症状の改善，心血管イベントリスクの改善効果を「期待して」行う．「期待して」と付したのは治療がこれらのリスクを改善させるかどうかは未だ不明瞭であるためである．
- TSH ≧ 10 mU/L ではチロキシンによる治療が推奨される．
- TSH ≧ 10 mU/L の群では心血管イベントリスク（HR 1.86 [1.22-2.82]），心血管死亡リスク（HR 1.54 [1.07-2.23]）の上昇が認められる〔*JAMA. 2010 Sep 22;304（12）:1365-74*〕．
- TSH 4.5-10 mU/L では以下が認められる場合は治療を考慮する〔*Lancet. 2012 Mar 24;379（9821）:1142-54*〕〔*JAMA Intern Med. 2014 Jan;174（1）:32-9*〕．
- ① 50-65 歳で心血管リスクが高い．
- ②甲状腺機能低下症の症状が認められる．
- ③甲状腺腫が認められる．
- ④抗 TPO 抗体，抗 Tg 抗体陽性．
- ⑤ LDL コレステロール高値．
- ⑥妊娠を予定している女性，妊婦．
- ⑦フォローで増悪傾向が認められる．
- TSH 4.5-10 mU/L で上記を満たさない患者では治療の必要はない〔*JAMA Intern Med. 2014 Jan;174（1）:32-9*〕〔*Lancet. 2012 Mar 24;379（9821）:1142-54*〕〔*N Engl J Med. 2017 Jun 29;376（26）:2534-44*〕．

✚ 補足

▌NTI

- 甲状腺ホルモンは T$_4$ が 5′-iodinase により T$_3$（活性型）に，5-iodinase により rT$_3$（非活性型）に代謝される．重症疾患患者や，低栄養，薬剤（ステロイド，アミオダロン）では 5′-iodinase が低下し，5-iodinase が上昇するため，T$_3$ が減少，rT$_3$ が増加する〔*LabMedi-*

cine 2010;41:338-48〕．
- この時，表4 のような甲状腺ホルモンの変動が生じる．この変動による甲状腺ホルモンの異常を NTI と呼ぶ．検査上は甲状腺機能亢進，甲状腺機能低下双方のパターンをとりうる〔*Thyroid. 2014 Oct;24（10）: 1456-65*〕．
- 明らかに TSH や FT$_3$，FT$_4$ が高値・低値であれば，

表2 甲状腺機能低下症の原因

原発性	続発性（下垂体性）	続発性（視床下部）
自己免疫疾患 ・橋本病 ・亜急性・無痛性・産後甲状腺炎	・腫瘍・梗塞・外傷・手術治療後	・薬剤性*
医原性 ・甲状腺切除後，放射線療法後 ・抗甲状腺薬の使用	浸潤性病変 ・サルコイドーシス，Langerhans細胞組織球症，リンパ腫，ヘモクロマトーシス	浸潤性病変 ・サルコイドーシス，Langerhans細胞組織球症，リンパ腫，ヘモクロマトーシス
その他 ・ヨウ素欠乏・過剰，薬剤性*，全身性疾患 ・甲状腺発生障害，ホルモン産生の低下，甲状腺ホルモン耐性	その他 ・感染症，薬剤性*	

*薬剤性については表3を参照．

表3 薬剤性の原因

TSH分泌の阻害 ステロイド，オピオイド，ドパミン，ブロモクリプチン，オクトレオチド，成長ホルモン	甲状腺ホルモンの代謝へ影響 リファンピシン，フェニトイン，カルバマゼピン，バルビツレート，チロシンキナーゼ阻害薬，成長ホルモン，ステロイド，プロピルチオウラシル，β遮断薬，ヨウ素造影剤，クロミプラミン	甲状腺ホルモン薬の吸収低下 Ca製剤，スクラルファート，水酸化アルミニウム，鉄剤，コレスチラミン，制酸剤，コーヒー
甲状腺ホルモンの産生・分泌阻害 ヨウ素，アミオダロン，リチウム，GM-CSF	サイロキシン結合グロブリンの増加 エストロゲン，オピオイド，ミトタン，クロフィブラート，ペルフェナジン，5-FU	免疫機序による甲状腺組織の障害 アミオダロン，免疫チェックポイント阻害薬（イピリムマブ，ニボルマブ，ペンブロリズマブ，アテゾリズマブ）

GM-CSF：顆粒球マクロファージコロニー刺激因子

Med Clin North Am. 2012 Mar;96（2）:203-21

表4 急性疾患に伴う甲状腺ホルモンの変動

甲状腺ホルモン	急性期 初期	急性期 栄養あり	急性期 栄養なし	慢性期
TSH	→ or ↑	↑	↓	↓
サイロキシン（T_4）	→ or ↑	↑	↓	↓
トリヨードサイロニン（T_3）	↓↓	→ or ↓	↓↓	↓↓
reverse T_3（rT_3）	↑↑	↑	↑↑	→ or ↑

Thyroid. 2014 Oct;24（10）:1456-65／J Clin Endocrinol Metab. 2013 Mar;98（3）:1006-13 より作成

NTIと甲状腺機能亢進症・低下症との鑑別に困ることは少ないが，軽度な変動の場合はしばしば鑑別が難しいことがある．rT_3は鑑別に有用ではあるが，日本国内ではrT_3の測定はできない．
- 以下に判断に迷う場合の鑑別方法についてまとめる．

NTIと続発性甲状腺機能低下症の鑑別
- 鑑別は困難であり，症状の有無，早急な治療介入の必要性の有無で判断する．
  - 症状がなく，早急な介入の必要がなければ原疾患の治療を優先し，後日フォローとする〔*Curr Opin Endocrinol Diabetes Obes. 2013 Oct;20（5）:478-84*〕．

NTIと原発性甲状腺機能低下症の鑑別
- TSH＞20 mU/Lでは原発性甲状腺機能低下症と判断する．
  - NTIの92％がTSH＜20 mU/Lとなる〔*Thyroid. 2014 Oct;24（10）:1456-65*〕．
- TSH＜20 mU/Lでは両者の判断は困難．症状の有無，早急な治療介入の必要性で判断する．
  - 急性疾患患者やステロイド，ドパミン投与中の患者

487

では TSH は低下する.

- 症状がなく，早急な介入の必要がなければ原疾患の治療を優先し，後日フォローとする〔*Curr Opin Endocrinol Diabetes Obes. 2013 Oct;20(5):478-84*〕.

NTI と甲状腺機能亢進症の鑑別

- TSH＞0.1 mU/L では NTI と判断する．TSH＜0.005 mU/L であれば抗甲状腺薬の使用も考慮する.
- TSH＜0.1 mU/L は甲状腺機能亢進症に対する感度 100％，特異度 87％〔*Thyroid. 2014 Oct;24(10):1456-65*〕.
- TSH＜0.005 mU/L では感度 96％，特異度 86％〔*Curr Opin Endocrinol Diabetes Obes. 2013 Oct;20(5):478-84*〕.

粘液水腫性昏睡

- 甲状腺機能低下症の患者において，代償されていた身体機能が他の因子，侵襲により非代償性となることで生じる多臓器不全である（未診断の甲状腺機能低下症に敗血症が併発するなど）.
- 頻度は低いが，死亡率は 30-60％と高い.
- 80％は高齢女性．冬季に多い〔*Endocrinol Metab Clin North Am. 2006 Dec;35(4):687-98*〕.
- 粘液水腫性昏睡を疑う所見は**表5**を参照.
- 原発性甲状腺機能低下症が 8-9 割を占めるが，続発性も原因の 1-2 割で認められるため，TSH が正常範囲でも否定は困難．FT₄ 値に注意すべきである．続発性では副腎不全の合併も考慮に入れる〔*Am Fam Physician. 2000 Dec 1;62(11):2485-90*〕.

粘液水腫性昏睡の治療

- 全身状態の管理と原疾患の治療に加えて，迅速な甲状腺ホルモンの補充を行う．経静脈投与が望ましいが，日本国内で使える静注製剤はないため，静注で使用する場合は院内で特殊調剤が必要となる.
- 静注で使用する場合はレボチロキシン 100-500 μg を静注し，その後 75-100 μg/日の静注を継続する．経口摂取に切り替えられるのであれば切り替える.
- 静注製剤が調剤できず，経口摂取で開始する場合，初回は NG チューブよりレボチロキシン 100-500 μg もしくは 4 μg/kg を投与．以後は 50-100 μg/日で維持投与を行う.

表 5 粘液水腫性昏睡を疑う所見

意識障害
脱毛
膀胱膨満，緊張性の低下
腱反射の遅延
乾燥，冷たい皮膚
低換気
心血管系：徐脈 　早期では拡張期血圧は上昇．晩期で低血圧
消化管：蠕動運動低下，腹部膨満，麻痺性イレウス，便秘，巨大結腸症
低体温
myxoedematous face：全体の腫脹．巨大舌，眼瞼下垂，眼周囲浮腫，粗くまばらな毛髪
非圧痕性浮腫
低 Na 血症

Endocrinol Metab Clin North Am. 2006 Dec;35(4):687-98

- レボチロキシン（T₄）経口投与の吸収率は 70-80％，半減期は 7 日間.
- リオチロニン（T₃）は経口投与の吸収率 100％，半減期は 1 日．T₃ のほうが効果発現は早く，血液脳関門の通過性も良好であるため粘液水腫性昏睡の治療として適していると考えられるが，一致した見解はない．Endocrine Society（米国内分泌学会）のエキスパートオピニオンでは T₄ の投与が推奨されている〔*Endocrinol Metab Clin North Am. 2006 Dec;35(4):687-98*〕.
- T₃ 製剤（チロナミン®）を使用する場合：
- 初期投与量は 10-20 μg.
- 維持療法では 10 μg を 4 時間毎に 24 時間投与し，その後 6 時間毎投与を経口摂取可能となるまで継続する．経口摂取可能となればレボチロキシンに切り替えて通常の甲状腺機能低下症に準じて治療する〔*Endocrinol Metab Clin North Am. 2006 Dec;35(4):687-98*〕.
- 副腎不全合併の可能性もあるため，ACTH，コルチゾールを評価した後にステロイド補充も併用する．副腎不全が否定できれば終了する.
- ヒドロコルチゾン（ソル・コーテフ®）50-100 mg を 6-8 時間毎投与，もしくは持続投与が推奨される.

8 甲状腺機能亢進症/甲状腺中毒症

■甲状腺からの甲状腺ホルモンの産生，分泌が亢進し，甲状腺ホルモンの血中濃度が過剰に上昇している病態を甲状腺機能亢進症と呼び，甲状腺ホルモンの血中濃度が増加，代謝が亢進している病態を甲状腺中毒症と呼ぶ．これには外因性の甲状腺ホルモンの増加も含まれる〔*Emerg Med Clin North Am. 2014 May;32（2）: 277-92*〕．

■甲状腺機能亢進症：Basedow 病，Plummer 病（過機能性甲状腺結節），中毒性腺腫様甲状腺腫が含まれる．

■甲状腺中毒症：上記に加えて，無痛性・産後・亜急性甲状腺炎，薬剤性甲状腺炎，IgG4 関連甲状腺炎，甲状腺ホルモン内服なども含まれる．

■甲状腺機能亢進症/甲状腺中毒症の原因は表 1 を参照．

■甲状腺クリーゼについては 補足 を参照．

甲状腺機能亢進症/甲状腺中毒症のマネジメント

チャート I 甲状腺機能亢進症/甲状腺中毒症の症状

■甲状腺機能亢進症/甲状腺中毒症患者における年齢別の症状，所見頻度を表 2 に示す．

■頻度の高い症状は体重減少，熱不耐症，振戦，動悸．体重減少で，6 割で認められるが，体重増加も 6-8％で認められるため注意．高齢者では振戦，動悸といった交感神経亢進症状が少ない傾向がある〔*J Clin Endocrinol Metab. 2010 Jun;95（6）:2715-26*〕．

■甲状腺眼症については 補足 を参照．

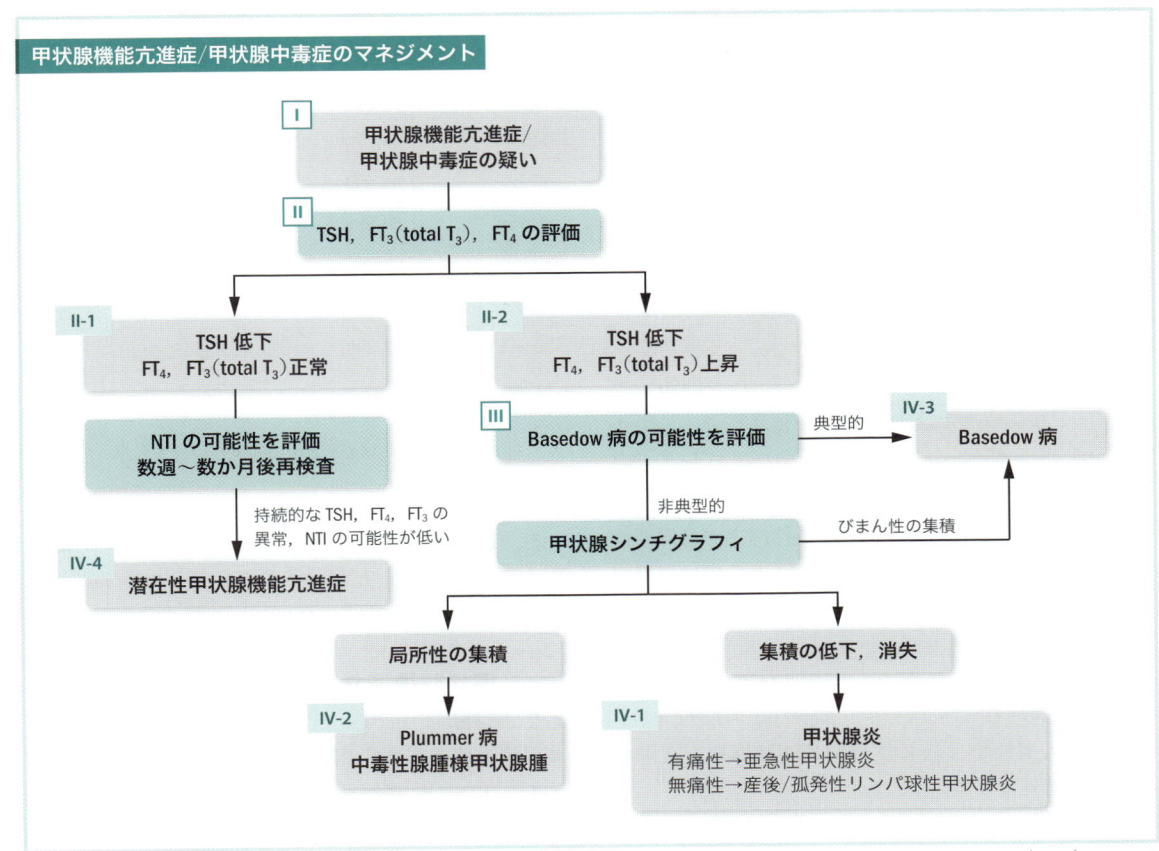

甲状腺機能亢進症/甲状腺中毒症のマネジメント

- I 甲状腺機能亢進症/甲状腺中毒症の疑い
- II TSH，FT$_3$（total T$_3$），FT$_4$ の評価
  - II-1 TSH 低下 FT$_4$，FT$_3$（total T$_3$）正常 → NTI の可能性を評価 数週～数か月後再検査 → 持続的な TSH，FT$_4$，FT$_3$ の異常，NTI の可能性が低い → IV-4 潜在性甲状腺機能亢進症
  - II-2 TSH 低下 FT$_4$，FT$_3$（total T$_3$）上昇 → III Basedow 病の可能性を評価 → 典型的 → IV-3 Basedow 病
    - 非典型的 → 甲状腺シンチグラフィ
      - びまん性の集積 → Basedow 病
      - 局所性の集積 → IV-2 Plummer 病 中毒性腺腫様甲状腺腫
      - 集積の低下，消失 → IV-1 甲状腺炎 有痛性→亜急性甲状腺炎 無痛性→産後/孤発性リンパ球性甲状腺炎

BMJ. 2006 Jun 10;332（7554）:1369-73

G 代謝・内分泌

表1　甲状腺機能亢進症/甲状腺中毒症の原因

頻度（高）	頻度（低）	まれ
・Basedow 病 ・中毒性腺腫様甲状腺腫 ・甲状腺ホルモン内服 ・無痛性産後リンパ球性甲状腺炎	・Plummer 病 ・無痛性孤発性甲状腺炎 ・亜急性甲状腺炎 ・ヨウ素性甲状腺機能亢進症 ・薬剤性（リチウム，IFN-α，アミオダロン，免疫チェックポイント阻害薬［イピリムマブ，ニボルマブ，ペンブロリズマブ，アテゾリズマブ］）	・TSH 分泌性下垂体腺腫 ・妊娠甲状腺中毒症 ・奇胎妊娠 ・卵巣甲状腺腫 ・濾胞性甲状腺癌の多発転移 ・IgG4 関連甲状腺炎

BMJ. 2006 Jun 10;332（7554）:1369-73

表2　甲状腺機能亢進症/甲状腺中毒症患者における年齢別の症状，所見頻度

症状，所見	全体	16-32 歳	33-44 歳	45-60 歳	≧61 歳
体重増加	7.2%	7.6%	8.3%	6.3%	6.6%
体重減少	60.7%	57.4%	59.8%	65.3%	60%
熱不耐症	54.9%	56.4%	59.5%	62%	41%
振戦	53.9%	54.8%	60%	60.3%	39.8%
動悸	50.8%	49.7%	58.7%	55.6%	38.4%
不安	41%	40.2%	45.9%	49.4%	27.6%
便回数の増加	22.3%	32.8%	25.5%	15.7%	12.8%
頸部腫瘤	21.8%	22.6%	26.9%	25.4%	13.7%
呼吸苦	10.5%	7.3%	9.5%	12.2%	13.1%
眼症状*	11.4%	8.6%	11.6%	15.3%	11.5%
心房細動	4.1%	0.1%	0.8%	3%	13%
振戦（所見）	41.8%	47.7%	40%	41.2%	38.3%
甲状腺腫大	69.4%	84.2%	80.9%	64.8%	46.4%
甲状腺眼症（一）	37.4%	42.8%	39.6%	31%	25%
軽度眼症	19.9%	20.1%	18.9%	19.7%	24%
中等度眼症	40.7%	35.7%	39.9%	47.3%	45.8%
重度眼症	1.9%	1.4%	1.6%	2%	5.2%

*Basedow 病患者群のみでの評価．

J Clin Endocrinol Metab. 2010 Jun;95（6）:2715-26

- 筋症もまれながら報告がある．急性経過では周期性四肢麻痺や重症筋無力症の合併があり，慢性経過では近位筋の萎縮やこむら返りがある．近位筋の萎縮は肩周りの筋（棘上筋，三角筋，三頭筋）で多い．球麻痺症状もありうる〔*Postgrad Med J. 1968 May;44（511）:385-97*〕〔*J Neurol Sci. 1979 Aug;42（3）:441-51*〕．
- アジア人男性では低 K 性周期性四肢麻痺を合併する例が海外より多い．
- 甲状腺機能亢進症の 1.8-1.9% で認められる（北米では 0.1-0.2%）〔*J Clin Endocrinol Metab. 2006 Jul;91（7）:2490-*

5〕．日本では 1.9% の頻度で，男性 8.2%，女性 0.4% と男性に多いことが示されている〔*J Clin Endocrinol Metab. 1957 Dec;17（12）:1454-9*〕．

チャートII　甲状腺機能亢進症/甲状腺中毒症の検査，診断

- 甲状腺機能亢進症/甲状腺中毒症は甲状腺刺激ホルモン（TSH），遊離サイロキシン（FT$_4$），総トリヨードサイロニン（total T$_3$）（または遊離トリヨードサイロニン［FT$_3$］）で評価する〔*Thyroid. 2016 Oct;26（10）:*

表3　Basedow 病の診断に有用な検査

検査	項目	備考
自己抗体	・TSH レセプター抗体（TRAb，TBII）	・感度はほぼ 100％に近い
	・TSH 刺激性レセプター抗体（TSAb）	・感度はやや劣る，特異性が高い
	・抗甲状腺ペルオキシダーゼ抗体，抗サイログロブリン抗体	・橋本病でも陽性となるため，診断には有用とは言えない
甲状腺エコー	・びまん性の腫大，血流増加は Basedow 病に特異的であるが，判別困難な場合も多い ・上甲状腺動脈の流速＞43 cm/秒は感度 87％，特異度 100％で Basedow 病を示唆する〔*Eur Thyroid J. 2013 Jun;2（2）:120-6*〕 ・結節や腫瘤も検出可能 ・日本の Basedow 病ガイドラインでは診断基準に入っていない（表4）	
甲状腺シンチグラフィ	・放射性ヨード，もしくはテクネシウムシンチグラフィ	・Basedow 病ではびまん性の取り込み ・中毒腺腫様甲状腺腫や Plummer 病では局所の集積，甲状腺炎では集積の低下・消失所見が認められる

1343-421〕．

- 甲状腺機能の評価でよく行われる検査は TSH，FT_4 ± FT_3 であるが，甲状腺機能亢進症/甲状腺中毒症を疑う場合は FT_3 よりも total T_3 のほうが適す．軽度の甲状腺機能亢進のときには，T_4 と FT_4 が正常で total T_3 だけが上昇し，TSH が低値もしくは感度以下という状態がある．これを "T_3-toxicosis" と呼び，Basedow 病の最も初期の状態か，自律性の機能的甲状腺結節（Plummer 病）を反映していると考えられている．

チャート II-1　TSH が低下し（＜0.45 mU/L），total T_3（FT_3），FT_4 が正常範囲内の場合

- non-thyroidal illness（NTI）（ G -7 甲状腺機能低下症 を参照）の可能性，薬剤性の可能性を評価し，数週〜数か月後に再検査する．それでも変化なければ潜在性甲状腺機能亢進症と判断する（ チャート IV-4 へ）．

チャート II-2　TSH の低下，total T_3（FT_3），FT_4 の上昇が認められる場合 → 甲状腺機能亢進症/甲状腺中毒症と判断する

- TSH＜0.1 mU/L では甲状腺機能亢進症/甲状腺中毒症の可能性が高い．
- TSH 0.1-0.45 mU/L では NTI の可能性もあり，フォローが必要．
- total T_3/total T_4 比も鑑別に有用であり，Basedow 病，中毒腺腫様甲状腺腫では total T_3/total T_4＞20 となり，甲状腺炎では total T_3/total T_4＜20 となることが多い〔*Thyroid. 2003 Jan;13（1）:3-126*〕．
- Basedow 病の初期では TSH が低下し，total T_3 のみ上昇していることがある〔*Thyroid. 2016 Oct;26（10）:1343-421*〕．この場合は症状に注意し，フォローする．

チャート III　Basedow 病の可能性を評価する

- 甲状腺機能亢進症/甲状腺中毒症と判断すれば次は Basedow 病の可能性を評価する．
- Basedow 病の診断に有用な検査は自己抗体［TSH レセプター抗体（TRAb，TBII），TSH 刺激性レセプター抗体（TSAb）］，甲状腺エコー，甲状腺シンチグラフィ（表3）である．
- 診断には症状，TSH 低値，FT_3，FT_4 高値以外に TSH レセプター抗体，TSH 刺激性レセプター抗体陽性と甲状腺シンチグラフィが必要（表4）．しかし実際にはシンチグラフィは診断に迷う症例でのみ行うことが多い．
- 診断基準に甲状腺エコーは含まれていないが，上甲状腺動脈の血流評価は診断に有用な可能性がある〔*Eur Thyroid J. 2013 Jun;2（2）:120-6*〕．
- びまん性の腫大，血流増加は Basedow 病に特異的であるが，判別困難な場合も多い．
- 上甲状腺動脈の流速＞43 cm/秒は感度 87％，特異度 100％で Basedow 病を示唆する〔*Eur Thyroid J. 2013 Jun;2（2）:120-6*〕．
- また，エコーでは結節や腫瘤も検出可能．
- まずはシンチグラフィ以外に可能な検査（自己抗体，甲状腺エコー）を行い，典型的な Basedow 病の所見が認められる場合は Basedow 病と診断し，非典型例ではシンチグラフィを考慮する〔*N Engl J Med. 2016 Oct 20;375（16）:1552-65*〕．
- Basedow 病に典型的な症例ではない場合：
- 甲状腺シンチグラフィ（放射性ヨード，テクネシウムシンチグラフィ）を考慮する．
  - びまん性の集積 → Basedow 病．
  - 局所的な集積 → 中毒性腺腫様甲状腺腫，Plum-

表 4　甲状腺疾患診断ガイドライン 2013 より Basedow 病の診断基準

a) 診療所見	1. 頻脈，体重減少，手指振戦，発汗増加等の甲状腺中毒症所見 2. びまん性甲状腺腫大 3. 眼球突出または特有の眼症状
b) 検査所見	1. FT_4，FT_3 のいずれか一方または両方高値 2. TSH 低値（0.1 μU/mL 以下） 3. TSH レセプター抗体（TRAb，TBII）陽性，または TSH 刺激性レセプター抗体（TSAb）陽性 4. 放射性ヨード（またはテクネシウム）甲状腺摂取率高値，シンチグラフィでびまん性

確診：a) の 1 つ以上＋b) の 4 項目すべて満たす場合．
確からしい：a) の 1 つ以上＋b) の 1，2，3 を満たす．
疑い例：a) の 1 つ以上＋b) の 1，2 を満たし，FT_3，FT_4 高値が 3 か月以上持続．
日本甲状腺学会ウェブサイト：http://www.japanthyroid.jp/doctor/guideline/japanese.html#basedou

表 5　甲状腺中毒症状に対する β 遮断薬

薬剤	投与量	備考
プロプラノロール（インデラル®）	30-90 mg/日 1 日 3 回	非選択性の β 遮断薬 $T_4 \rightarrow T_3$ 変換の阻害作用もあり
アテノロール（テノーミン®）	25-100 mg/日 1 日 2-4 回	相対的 β_1 選択性
メトプロロール （セロケン®，ロプレソール®）	60-120 mg/日 1 日 3-4 回	相対的 β_1 選択性
ナドロール（ナディック®）	30-60 mg/日 1 日 1 回	非選択性の β 遮断薬 $T_4 \rightarrow T_3$ 変換の阻害作用もあり

T_4：サイロキシン，T_3 トリヨードサイロニン

Thyroid. 2011 Jun;21（6）:593-646

mer 病．
• 集積の低下，消失 → 甲状腺炎を考慮する．
■ 有痛性の甲状腺腫大があり，炎症反応も高値であれば亜急性甲状腺炎を考慮して対症療法でフォローすることも可．
■ 腫瘍性病変があれば fine needle aspiration（FNA）を考慮する．

チャート IV　甲状腺機能亢進症/甲状腺中毒症の治療

■ 甲状腺機能亢進症/甲状腺中毒症に対する治療は，甲状腺中毒症状に対する対症療法，亜急性甲状腺炎に対する鎮痛療法，腫瘍性病変に対する手術治療，Basedow 病に対する抗甲状腺薬，放射線療法，手術治療が基本となる．

甲状腺中毒症状への対応：全疾患で行う

■ 甲状腺中毒症状へは β 遮断薬を使用する（表 5）．
■ 高齢者の甲状腺機能亢進症で心拍数＞90 回/分となる症例や，心血管イベントリスクが高い患者の甲状腺機能亢進症では積極的に使用すべき〔*Thyroid. 2016 Oct;26（10）:1343-421*〕．

チャート IV-1　甲状腺炎に対する治療

■ 亜急性・産後・無痛性甲状腺炎では数か月の経過で甲状腺中毒症は改善するため，その間症状に応じて対症療法を行う．甲状腺中毒症状に対する治療は表 5 を参照．
■ 亜急性甲状腺炎の疼痛に対しては NSAIDs による鎮痛が基本となる．NSAIDs で対応困難な場合はステロイドを用いる．
■ ステロイド治療では PSL 40 mg/日を 7-10 日間投与し，その後 1-2 週間で減量する．通常 1-2 日で鎮痛効果が認められるため，それ以上疼痛が持続する場合は他の疾患を考慮すべき〔*South Med J. 2002 May;95（5）:493-505*〕．
■ 亜急性甲状腺炎の 34％が 6-12 か月以内に，15％が 1 年以後に甲状腺機能低下症を発症するため甲状腺機能のフォローは重要〔*J Clin Endocrinol Metab. 2003 May;88（5）:2100-5*〕．

チャート IV-2　中毒性腺腫様甲状腺腫，Plummer 病の治療

■ これらでは基本的に外科的甲状腺切除術や放射線治療が必要となるため，専門医コンサルトが必要．
■ 一部の症例でメチマゾールの少量長期投与が行われ

表6　抗甲状腺薬の副作用

副作用	頻度	備考
皮膚症状	4-6%	蕁麻疹，macular reaction 軽症であれば抗ヒスタミン薬で対応可能．重症例では投与中止の必要あり
関節痛	1-5%	関節炎の前駆症状の可能性もあり
消化管症状	1-5%	
味覚，嗅覚異常	まれ	MMIのみ
唾液腺炎	まれ	MMIのみ
多関節炎	1-2%	antithyroid arthritis syndrome
ANCA関連血管炎	まれ	PTU＞MMI
無顆粒球症	0.1-0.5%	軽症はBasedow病自体であり 開始後90日以内で多い 好中球＜1000/μLでは投与中止
他の血液障害	まれ	血小板減少，再生不良性貧血
免疫性肝炎	0.1-0.2%	PTUで多い
胆汁うっ滞	まれ	MMIで多い
低プロトロンビン血症	まれ	PTUのみ．ほとんどなし
低血糖	まれ	インスリン自己抗体症候群
膵炎	まれ	1例のみ

MMIは用量依存性，PTUは用量非依存性の副作用を呈する．

N Engl J Med. 2005 Mar 3;352（9）:905-17

ることがある〔*Thyroid. 2016 Oct;26（10）:1343-421*〕．

チャートIV-3　Basedow病の治療：①抗甲状腺薬（妊婦における治療は 補足 を参照）

- Basedow病では抗甲状腺薬による治療，放射線療法，外科切除が選択肢となる．効果はどれも良好である．再燃率は抗甲状腺薬（40％），放射線療法（21％），手術（5％）．
- 抗甲状腺薬による治療：メチマゾール（MMI，メルカゾール®），プロピルチオウラシル（PTU，チウラジール®）を使用．慢性肝疾患がある患者では肝障害に注意が必要．
- MMIを第一選択とし，妊婦や挙児希望患者，授乳婦ではPTUを用いる．
  - 治療効果はMMI 30 mg/日≧PTU 300 mg/日＞MMI 15 mg/日で副作用頻度はPTU 300 mg/日＞MMI 30 mg/日＞MMI 15 mg/日となるため，投与可能であればMMIが第一選択となる〔*J Clin Endocrinol Metab. 2007 Jun;92（6）:2157-62*〕．
  - MMTはFT$_4$値で投与量を決める．PTUは200-400 mg/日1日2回で開始する．
    - FT$_4$≧7 ng/dLではMMI 30 mg/日より開始．

- FT$_4$≦5 ng/dLではMMI 15 mg/日より開始．
- FT$_4$ 5-7 ng/dLではMMI 15 mg/日でよいが，症状が重度の場合は30 mg/日を考慮する．
- FT$_4$＜7 ng/dL群ではMMI 15 mg/日と30 mg/日群でFT$_4$改善速度は同等であり，可能であれば副作用の少ないMMT 15 mg/日を選択するほうがよい〔*J Clin Endocrinol Metab. 2007 Jun;92（6）:2157-62*〕．
- ヨウ化カリウム50 mg/日をMMIと併用することでFT$_4$正常化までの期間は有意に短縮する〔*Clin Endocrinol (Oxf). 2010 Jun;72（6）:845-50*〕．
- 症状が強く，早期にホルモン値を低下させたい場合はヨウ化カリウムを併用する．
- 抗甲状腺薬開始後のフォロー：
  - 投与開始後1-3か月間は2-3週毎に甲状腺機能，副作用を評価する．副作用は表6を参照．
  - それ以後は4-6週毎にフォロー．
  - 大半の患者は4-12週間でFT$_4$は正常化する．TSHはFT$_4$正常化後，数週〜数か月経て上昇が認められ，45.5％が治療開始から3か月以内に上昇し，69.3％が6か月以内，73.8％が12か月以内に上昇が認められる．TBII陽性患者ではTSH上昇までの期間が有意に長くなる〔*Clin Invest Med. 2015 Apr 8;38*

G：代謝・内分泌

表7 Basedow 病，中毒性腺腫様甲状腺腫に対する手術治療の適応

絶対適応	相対適応
組織所見で悪性腫瘍の疑いがある	重度の甲状腺眼症を合併している場合
副甲状腺機能亢進症など他の手術治療が必要な病態が合併	コントロール困難な Basedow 病
放射線療法が困難な場合（妊娠，授乳婦，小児など）	6-12 か月先に妊娠を計画している女性
抗甲状腺薬が継続困難な場合	頻回の外来フォローが困難な患者
巨大な甲状腺腫で頸部の圧迫，閉塞を来している場合	放射線治療で効果不十分の場合

Endocrinol Metab Clin North Am. 2007 Sep;36（3）:617-56

（1）:E31-44〕．

- TSH 正常化後は徐々に薬剤を減量し，維持可能な最小用量を継続する（MMI 5 mg/2 日，5-10 mg/日，PTU 100-200 mg/日が多い）〔*N Engl J Med. 2005 Mar 3;352（9）:905-17*〕．
- 抗甲状腺薬は 12-18 か月間継続し，その後終了を考慮する．
- ＜12 か月間の投与では再発リスクが高い．12 か月以上では再発リスクは変わらないものの，それでも 30-40％の再発リスクがある〔*Cochrane Database Syst Rev. 2010 Jan 20;（1）:CD003420*〕．
- 抗甲状腺薬を中止する前に TSH レセプター抗体，TSH 刺激性レセプター抗体を評価する．
  - 抗体が正常化していれば中止後も再燃する可能性は低いと判断し，薬剤終了を考慮する．
  - 抗体が持続的に上昇している場合は再燃リスクも高いため，薬剤の継続や放射線治療，外科治療を考慮する．MMI 2.5-5.0 mg/日～隔日投与で副作用なく安定していれば薬剤の長期投与でもよい〔*Thyroid. 2016 Oct;26（10）:1343-421*〕．
- 抗甲状腺薬終了後 6 か月間は 2 か月毎にフォロー，その後は半年，1 年毎にフォローが必要．基本的に一生涯甲状腺機能のフォローは行う〔*N Engl J Med. 2005 Mar 3;352（9）:905-17*〕．症状出現時は随時受診するように指導することも重要．
- フォロー中に再燃した場合は，薬剤の再開や放射線治療，外科治療を考慮．少量の抗甲状腺薬（MMI 2.5-5.0 mg/日～隔日投与）で副作用なく安定していれば薬剤の長期投与でもよい〔*Thyroid. 2016 Oct;26（10）:1343-421*〕．

チャート IV-3 Basedow 病の治療：②放射線治療，手術治療

- 放射線治療は欧米では第一選択となる治療〔*Lancet. 2012 Mar 24;379（9821）:1155-66*〕．
- 日本国内では薬物治療で効果が乏しい場合，再発した場合，副作用で薬物治療が継続できない場合に

考慮される．

- 妊婦や授乳婦では不可．今後妊娠予定の患者では，妊娠前にこれらの治療を行うことで，長期間の抗甲状腺薬使用が避けられる可能性がある〔*JAMA. 2015 Dec 15;314(23):2544-54*〕．妊婦では放射線治療は禁忌である．
- 甲状腺眼症がある患者では放射線療法により増悪する可能性があり，行わないほうがよい．放射線治療では 15-38％で甲状腺眼症増悪，発症のリスクがある（抗甲状腺薬では 3-21％，手術治療では 16％程度）〔*JAMA. 2015 Dec 15;314（23）:2544-54*〕．
- 再発率は抗甲状腺薬と比較して低いが，甲状腺機能低下症となるリスクが高い．
- 手術治療の適応は**表 7**を参照．

チャート IV-4 潜在性甲状腺機能亢進症への対応

〔*Lancet. 2012 Mar 24;379（9821）:1142-54*〕〔*Thyroid. 2016 Oct;26（10）:1343-421*〕

- 潜在性甲状腺機能亢進症は冠動脈疾患死亡リスク（HR 1.29［1.02-1.62］），心房細動リスク（HR 1.68［1.16-2.43］）となる〔*Arch Intern Med. 2012 May 28;172（10）:799-809*〕．心房細動のリスクは顕性甲状腺機能亢進症と同等である〔*BMJ. 2012 Nov 27;345:e7895*〕．また，骨粗鬆症，骨折リスクの上昇も認められる〔*Ann Intern Med. 2014 Aug 5;161（3）:189-99*〕．
- したがって潜在性甲状腺機能亢進症では治療を行うべきとする意見が多いが，治療が予後を改善するかどうかは未だ不明である．
- 潜在性甲状腺機能亢進症患者では甲状腺エコー，甲状腺シンチグラフィにより，Basedow 病に起因するものか，中毒性腺腫様甲状腺腫，Plummer 病に起因するものかを判断する．
- 潜在性甲状腺機能亢進症の場合の対応は下記のとおり．
- TSH 0.1-0.4 mU/L → ≧65 歳の高齢者や＜65 歳で心疾患や骨粗鬆症がある患者，症状がある患者では治療をを考慮する．

- TSH＜0.1 mU/L → ≧65 歳の高齢者や＜65 歳で心血管イベントリスクが高い患者，心疾患がある患者，骨粗鬆症がある患者では治療を行う．少量の抗甲状腺薬，もしくは放射線治療を考慮．

- 治療選択は甲状腺機能亢進症の原因により決める（Basedow 病，中毒性腺腫様甲状腺腫，Plummer 病）．
- 抗甲状腺薬は MMI 5-10 mg/日，PTU 100-200 mg/日程度を使用する〔*Am J Med. 2010 Jun;123（6）:502-4*〕．

✚ 補足

甲状腺クリーゼ

- 甲状腺中毒症に伴う多臓器不全．致死率は 10-20%．
- 日本国内では 0.2/10 万人年の頻度．
- 甲状腺中毒症患者の 0.22%．基礎疾患の 97% は

Basedow 病である〔*Endocrinol Metab Clin North Am. 2006 Dec;35（4）:663-86*〕．

甲状腺クリーゼの誘因，診断

- 甲状腺クリーゼの誘因を**表 8** に示す．
- 甲状腺機能亢進症患者における服薬アドヒアランス不良や感染症，他の重症疾患の合併が最も多い原因．妊娠や分娩も原因となる．
- 甲状腺クリーゼの診断基準を**表 9** に示す．
- 甲状腺中毒症患者において，中枢神経症状，高体温，頻脈，心不全症状，消化器症状が認められれば甲状腺クリーゼを疑う．

甲状腺クリーゼの治療

- クリーゼの治療は抗甲状腺薬＋無機ヨード＋β遮断薬＋ステロイドを使用する．
- 薬剤，投与量は**表 10** を参照．

表 8　甲状腺クリーゼの誘因

	頻度
薬剤コンプライアンス不良	34%
感染症	24%
糖尿病性ケトアシドーシス，外傷，ストレス	各 3%
その他*	33%

*その他：
妊娠，分娩，副腎不全，虚血性心疾患，肺血栓塞栓症，脳卒中，情動ストレス，激しい運動，抜歯，手術，ヨードの過剰摂取，甲状腺の過度な触診，細胞診，ヨード造影剤，アミオダロン，サリチル酸，甲状腺ホルモン大量摂取
Endocrinol Metab Clin North Am. 2006 Dec;35（4）:663-86

表 9　甲状腺クリーゼの診断基準（第 2 版）（日本甲状腺学会，日本内分泌学会）

項目	
必須項目	FT$_3$ もしくは FT$_4$ が高値
症状	他の原因により以下の項目を満たす場合は除外．クリーゼによる症状か，単なる併発症か鑑別困難な場合はクリーゼの症状とする
	1 中枢神経症状（不穏，せん妄，精神異常，傾眠，痙攣，昏睡，JCS≧1，GCS≦14）
	2 体温≧38℃
	3 脈拍≧130 回/分
	4 心不全症状（肺水腫，肺野 50%以上の湿性ラ音，心原性ショック，NYHA≧4，Killip 分類≧III）
	5 消化器症状（悪心・嘔吐，下痢，血中 T-Bil＞3 mg/dL を伴う肝障害）
判定	
確実例	必須項目および以下を満たす a 中枢神経症状＋他の症状項目 1 つ以上 b 中枢神経症状以外の症状項目 3 つ以上
疑い例	a 必須項目＋中枢神経症状以外の症状項目 2 つ　または b 必須項目を確認できないが，甲状腺疾患の既往，眼球突出，甲状腺腫の存在があり，確実例条件の a もしくは b を満たす

日本医事新報. 2009;4448:49

表 10　甲状腺クリーゼで使用する薬剤

	薬剤	投与量	備考
抗甲状腺薬	プロピルチオウラシル（チウラジール®）	初回 500-1000 mg 以後 250 mg 4 時間毎	$T_4 \rightarrow T_3$ 変換を阻害するため甲状腺クリーゼではよく使用される
	メチマゾール（メルカゾール®）	60-80 mg/日 （15-20 mg 6 時間毎）	
無機ヨード	ヨウ化カリウム	50 mg 6 時間毎	
β 遮断薬	プロプラノロール（インデラル®）	60-80 mg 4 時間毎	$T_4 \rightarrow T_3$ 変換阻害作用 心不全患者では侵襲的モニタリングを考慮
	ランジオロール（オノアクト®）	0.06 mg/kg/分で 1 分間持続投与した後，0.02 mg/kg/分で継続．心拍数の安定化が得られない場合は 0.125 mg/kg/分で 1 分間持続投与した後，0.04 mg/kg/分で持続 0.01-0.04 mg/kg/分で調節する 心機能低下例では，1 μg/kg/分で開始し，1-10 μg/kg/分で調節する	持続投与で使用 ICU 管理で使用
	エスモロール（ブレビブロック®）	1 mg/kg を 30 秒で投与 以後 50-100 μg/kg/分	持続投与で使用 ICU 管理で使用
ステロイド	ヒドロコルチゾン（ソル・メドロール®）	初回 300 mg 以後 100 mg 8 時間毎	$T_4 \rightarrow T_3$ 変換阻害効果 相対的副腎不全の予防

Thyroid. 2011 Jun;21（6）:593-646

■血漿交換も症例報告レベルでは非常に効果が期待できる治療であり，難治性，重症例では考慮する．

甲状腺眼症

■甲状腺眼症は自己免疫性甲状腺疾患（Basedow 病，橋本病）において，甲状腺，眼窩の共通抗原に抗体が作用し眼窩の線維芽細胞活性化，脂肪組織の増殖を来し，眼球突出が生じる病態である．TSH レセプター抗体が関連している可能性がある〔*N Engl J Med. 2010 Feb 25;362（8）:726-38*〕．

■Basedow 病の 25-50％で認められる．臨床的症状を呈するものは 20-30％，重篤な症状を呈するものは 3-5％である〔*N Engl J Med. 2009 Mar 5;360（10）:994-1001*〕．

■自己抗体が原因であるため，甲状腺機能は正常でも眼症は生じる．

■喫煙は甲状腺眼症のリスク因子（OR 7.7）〔*N Engl J Med. 2010 Feb 25;362（8）:726-38*〕．

甲状腺眼症の症状（表 11）

■最も頻度が高い症状は眼瞼の後退であるが，これは交感神経の亢進による Müller 筋の緊張亢進，下直筋の緊張亢進，周囲組織の腫脹に対抗する眼瞼挙筋の過活動により生じる．

表 11　甲状腺眼症の症状頻度

症状	頻度
眼瞼後退	91％
眼球突出	62％
外眼筋障害	43％
眼球痛	30％
流涙	23％
眼神経障害	23％

Am J Ophthalmol. 1996 Mar;121（3）:284-90

■他の症状は外眼筋，眼窩脂肪組織の腫大に伴うものであるが，若年者ではより脂肪組織が，高齢者ではより外眼筋が腫大しやすい．外眼筋は下直筋が最も侵襲を受けやすい〔*N Engl J Med. 2010 Feb 25;362（8）:726-38*〕．

甲状腺眼症の重症度評価（表 12）

■症状，所見より重症度を評価する．

■重症化に関わる因子は喫煙習慣，抗 TSH 受容体抗体が関連している（表 13）．性別や FT_4 値は関連していない〔*J Clin Endocrinol Metab. 2006 Sep;91（9）:3464-70*〕．

表 12 甲状腺眼症の重症度

特徴	軽症	中等症〜重症
眼瞼後退	＜2 mm	≧2 mm
眼球突出	＜3 mm	≧3 mm
軟部組織侵襲	軽度	中等度〜重度
外眼筋障害（複視）	なし or 断続的	持続的
角膜障害	なし or 軽度	中等度以上

N Engl J Med. 2009 Mar 5;360（10）:994-1001

表 13 甲状腺眼症の重症化リスク因子

因子	RR
抗 TSH 受容体抗体（1 IU/L 上昇当たり）	1.27 [1.11-1.46]
喫煙習慣	9.03 [1.96-41.71]
年齢（1 歳増加当たり）	1.14 [1.07-1.23]
男性	5.39 [0.82-35.2]
治療方法	1.74 [0.94-3.22]
FT_4 値	0.96 [0.86-1.07]

J Clin Endocrinol Metab. 2006 Sep;91（9）:3464-70

甲状腺眼症の治療

- 軽症例では治療の必要はなし．症状が気になれば人工涙やセレンが効果的．
- 軽症例に対するセレン 200 μg/日，1 日 2 回投与は眼所見，症状の改善効果が認められる〔*N Engl J Med. 2011 May 19;364（20）:1920-31*〕．
  - セレンはサプリメントとして購入可能である．
- 中等症〜重症例，重症化するリスクが高い患者では治療を行う．
- 治療方法は決まっていないが，ステロイド治療や免疫抑制薬の使用，放射線治療が有用とされている．
  - 中等症〜重症の甲状腺眼症患者を対象とし，高用量ステロイド（PSL 80 mg/日で開始）投与し，その後放射線療法群，アザチオプリン群（100-200 mg/日）に割り付け比較した 2x2 factorial design 二重盲検化ランダム化比較試験では，双方とも臨床症状改善には有意差は認められなかった．ただしアザチオプリン群では臨床症状スコアは改善傾向が認められた（p＝0.054）〔*Lancet Diabetes Endocrinol. 2018 Apr;6（4）:299-309*〕．
  - 高用量ステロイド投与（mPSL 500 mg/週を 6 週間，その後 250 mg/週を 6 週間）に併用してミコフェノール酸モフェチル（MMF）720 mg/日を 24 週間使用群 vs 非使用群を比較したランダム化比較試験（MINGO trial）では，24 週間における臨床的改善率は有意に MMF 群で良好（71% vs 53%，OR2.16 [1.09-4.25]）．臨床的改善は 36 週の時点でも有意に MMF 群で良好のまま（67% vs 46%）であった〔*Lancet Diabetes Endocrinol. 2018 Apr;6（4）:287-98*〕．
  - 準緊急を要する場合，ステロイドは mPSL 1 g を 3 日間投与．1-2 週間で改善なければ外科手術を考慮．
  - 中等度〜重度では mPSL 500 mg を 3 日間投与，4 週毎に 4 サイクル繰り返す．もしくは PSL 40 mg/日で開始し，4-6 か月で減量する方法もある〔*N Engl J Med. 2009 Mar 5;360（10）:994-1001*〕．
  - 保険適用はないがリツキシマブも効果的である〔*Int Ophthalmol Clin. 2013 Summer;53（3）:93-101*〕．

妊婦の Basedow 病に対する治療 （表 14）
〔*JAMA. 2015 Dec 15;314（23）:2544-54*〕〔*Thyroid. 2016 Oct;26（10）:1343-421*〕

- 妊婦で甲状腺機能亢進症が認められた場合，妊娠時一過性甲状腺機能亢進症も考慮する．
- 妊娠 8-13 週頃に胎盤から分泌されるヒト絨毛性ゴナドトロピン（hCG）が甲状腺を刺激し，甲状腺機能亢進症を呈することがある．
- Basedow 病患者が妊娠した場合，1 年以上治療歴があり，低用量の抗甲状腺薬（MMI 5 mg/日程度）を使用中で，TSH 値が正常範囲であれば，投与を中断し経過観察とする．
- 上記に当てはまらない場合，薬剤中断により再燃する場合は PTU を使用する．
- MMI から PTU に切り替える場合は，投与量は 1:20 の割合で投与する（たとえば MMI 5 mg/日使用していた場合は PTU 100 mg/日）．
- 妊娠初期は PTU を使用し，中期，後期には MMI に戻す．
- 妊娠中は自然に Basedow 病が寛解することもあり，妊娠後期には 30-50%は薬剤を中止可能となる．
- 妊娠中は FT_4 値を正常上限か，正常範囲よりやや高値となる程度で調節する．
- 厳密なコントロールは胎児の甲状腺機能低下症リスクとなる．
- 妊娠後期には甲状腺自己抗体（表 3 参照）を測定し，新生児の Basedow 病リスクを評価する．
- 出産後も定期的に甲状腺機能を評価し，産後甲状腺炎や Basedow 病の再燃を評価する．

表 14　妊婦における Basedow 病の治療

診断のタイミング		治療推奨
妊娠中に診断	妊娠初期	・PTU を開始 ・TSH 刺激性レセプター抗体の上昇があれば 18-22 週，30-34 週にもフォローする ・甲状腺切除を行う場合は妊娠中期に行う
	妊娠中期以降	・MMI を開始 ・TSH 刺激性レセプター抗体の上昇があれば 18-22 週，30-34 週にもフォローする ・甲状腺切除を行う場合は妊娠中期に行う
妊娠前に診断	MMI を使用中	・PTU に変更するか，抗甲状腺薬を終了する. ・TSH 刺激性レセプター抗体の上昇があれば 18-22 週，30-34 週にもフォローする
	抗甲状腺薬中止後，寛解している	・甲状腺機能のみをフォローする
	放射線治療や外科治療歴がある	・妊娠初期に TSH 刺激性レセプター抗体を評価し，上昇していれば 18-22 週にフォローする

Thyroid. 2016 Oct;26（10）:1343-421

■原発性副甲状腺機能亢進症（primary hyperparathyrodism：PHPT）は，高 Ca 血症の最多の原因であり，内分泌疾患では 3 番目に多い疾患.

■罹患率は 27-30/10 万人年で，60-70 歳代でピーク.男女比は 1：4 で女性に多い〔*N Engl J Med. 2011 Dec 22;365（25）:2389-97*〕.

■原因の 80-90％が副甲状腺腫.単独腺腫が 75-80％，2 か所の腺腫が 2-12％，3 か所が＜1-2％，4 か所すべてで腺腫が認められるのが＜1-15％.悪性腫瘍は 1％以下.異所性の腺腫も 4-16％で認められる（縦隔，胸腺，甲状腺，下顎など）〔*N Engl J Med. 2011 Dec 22;365（25）:2389-97*〕.

■多発性内分泌腫瘍症（MEN）1 型，MEN 2 型といっ

た遺伝子異常に伴うものもある.

原発性副甲状腺機能亢進症（PHPT）のマネジメント

チャート I　PHPT の症状，所見

■PHPT を疑う症状，所見は，高 Ca 血症に伴う症状（F-3 カルシウム濃度の異常），再発性腎結石（17-37％），骨粗鬆症，骨病変（1.4-14％）であるが，22-80％が無症候性である〔*Lancet. 2009 Jul 11;374（9684）:145-58*〕.

■PHPT には 3 つの病型がある〔*Curr Opin Rheumatol. 2018 Jul;30（4）:427-39*〕〔*J Clin Endocrinol Metab. 2018 Sep*

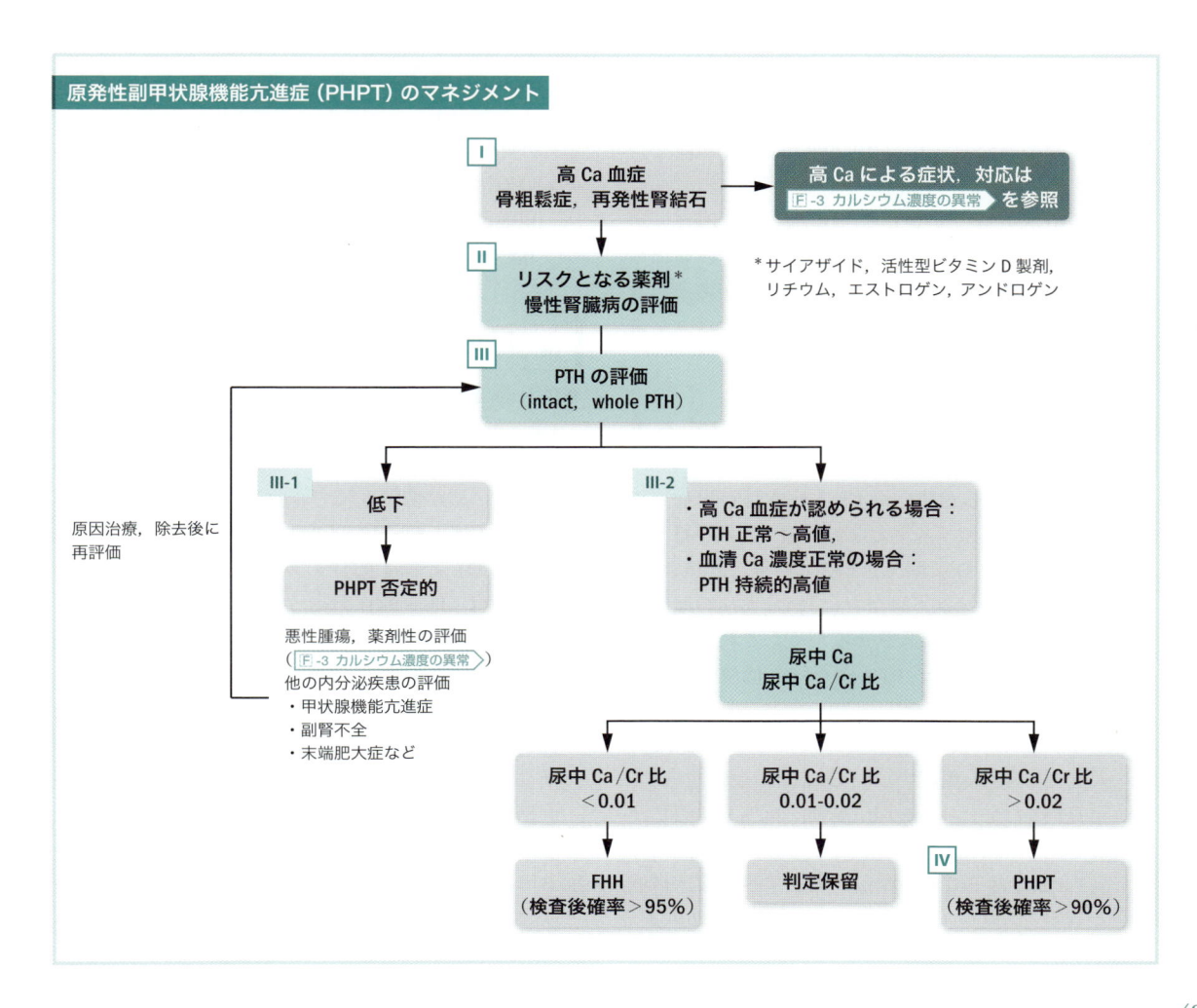

原発性副甲状腺機能亢進症（PHPT）のマネジメント

1;103（9）:3574-83〕.

- 臓器障害を伴う PHPT（症候性の PHPT）：salt and pepper 様の骨画像所見や鎖骨遠位端の骨吸収像，骨密度の低下，骨嚢胞，褐色腫，腎結石，近位筋の脱力など臓器障害を伴い，著明な高 Ca 血症（＞12 mg/dL）を伴うタイプ．
  - 古典的な PHPT であるが，進行した PHPT で多く，近年では少ない．
- 軽症，無症候性の PHPT：臓器障害は軽症，もしくは無症候性で，軽度の高 Ca 血症（正常上限 +1 mg/dL 程度）を伴うタイプ．高 Ca 血症の鑑別で診断することが多い．
  - 15 年間で 1/3 が症候性（腎結石，高 Ca 血症増悪，骨密度の低下）となる〔J Clin Endocrinol Metab. 2008 Sep;93（9）:3462-70〕.
- 血清 Ca 正常 PHPT：血清 Ca 濃度が正常範囲（補正，イオン化 Ca）であるものの，副甲状腺ホルモン（PTH）が持続的高値となるタイプ．繰り返す腎結石や骨粗鬆症の精査で診断される．
  - 高 Ca 血症を伴う PHPT と同様の合併症（骨粗鬆症や腎結石など）が認められるため，治療も同様に考慮する必要がある〔J Bone Miner Metab. 2016 May;34（3）:331-5〕.
  - 数年間のフォロー中に 10-20％は高 Ca 血症を合併する．
  - ビスホスホネートやデノスマブ投与は PTH に影響するため，これらの投与下では血清 Ca 正常 PHPT の診断は難しくなる．骨粗鬆症がある患者では治療開始前に PTH の評価を行ったほうがよい．

チャート II PHPT を評価する前にチェックするポイント

- PHPT を評価する前に，高 Ca 血症や骨粗鬆症，再発性腎結石などのリスクとなる薬剤の評価を行う．
- 活性型ビタミン D 製剤，サイアザイド，リチウム，エストロゲン，アンドロゲンは高 Ca 血症の原因となり，また PTH を低下させるため，これらの薬剤を併用している場合，PTH が正常〜低値となるリスクがある．
  - サイアザイド投与で高 Ca 血症になるのは 10 万人当たり 12 人程度で，55 歳以上の女性に多い．発見時の Ca は 11 mg/dL 程度．24％は PHPT が合併していた報告があり，サイアザイド使用時の高 Ca 血症は PHPT の存在を考慮すべき臨床徴候と言える〔J Clin Endocrinol Metab. 2016 Mar;101（3）:1166-73〕.

- リチウムは，高 Ca 血症と PTH の上昇を来しうる薬剤で長期使用者の 10％程度に認められる．リチウムの Ca 代謝への影響や PTH の分泌刺激などが関与すると推定されており，PHPT を疑うときには確認をすべき薬剤である〔Am J Psychiatry. 2015 Jan;172（1）: 12-5〕.
- これらの薬剤を使用中の場合，まずは可能であれば薬剤を中止し，数週間経て PTH を評価する．
- 慢性腎臓病患者では二次性，三次性副甲状腺機能亢進症の可能性も考慮する．
- 二次性，三次性副甲状腺機能亢進症：
  - 慢性腎臓病など慢性的な低 Ca 血症を生じる病態では，副甲状腺が持続的に刺激されることで PTH 分泌が亢進する．この病態を二次性副甲状腺機能亢進症と呼ぶ．血清 Ca は低値となるが，PTH 作用により骨密度は低下する．二次性副甲状腺機能亢進症の原因は 補足 ▶表3 を参照．慢性腎臓病における血清 Ca，PTH のフォロー，対応は F -8 慢性腎臓病のマネジメント を参照．
  - 二次性副甲状腺機能亢進症が持続することで副甲状腺過形成が生じ，血清 Ca 濃度が正常化した後も PTH 分泌が亢進し，高 Ca 血症，骨密度の低下などを生じる病態を三次性副甲状腺機能亢進症と呼ぶ．慢性腎臓病患者の高 Ca 血症では最も多い原因．治療はシナカルセトを用いる．難治性・重症例では副甲状腺部分切除を行う〔Am Surg. 2012 May;78（5）:600-6〕.

チャート III PHPT の検査，診断

- PTH は intact PTH（第二世代）もしくは whole PTH（第三世代）を評価する．
- PTH は 84 個のアミノ酸より構成されており，1-6 のアミノ酸が切断されて 7-84 PTH に変化する．intact PTH は 1-84 と 7-84 PTH 双方を測定しており，whole PTH は 1-84 PTH のみを測定しているため，特異性は whole PTH のほうが良好．透析患者など腎機能低下があると intact PTH 値は偽性に低下するが，whole PTH はその影響を受けないため，このような患者群における副甲状腺機能の評価では whole PTH のほうがよいかもしれない．ただし，PHPT 診断に対する優位性ははっきりしておらず，PTH の評価は intact PTH と whole PTH のどちらでもよいとされている〔J Clin Endocrinol Metab. 2014 Oct;99（10）:3570-9〕.
- whole PHT は intact PTH よりは数値が低く出るため，intact PTH＝1.7 × whole PTH という換算式がある．

- サイアザイド系利尿薬や活性型ビタミン D 製剤など血清 Ca を上昇させる他の因子が PHPT に合併している場合，ネガティブフィードバックにより PTH 分泌は抑制されることがあるため注意する〔Postgrad Med J. 1981 Feb;57（664）:80-3〕.
- 反対にビタミン D 欠乏がある場合は PTH 値が反応性に上昇するため，PTH 評価時にはビタミン D 欠乏も併せて評価する必要がある〔J Clin Endocrinol Metab. 2014 Oct;99（10）:3570-9〕.
- ビタミン D 欠乏は 25（OH）D を評価する．通常 25（OH）D<20 ng/mL でビタミン D 欠乏と判断するが，<30 ng/mL より PTH は上昇することが知られており，PHPT 鑑別時には 25（OH）D<30 ng/mL をカットオフ値とする〔J Clin Endocrinol Metab. 2018 Sep 1;103（9）:3574-83〕.
  - 日本人の研究でも PTH は 25（OH）D が>28 ng/mL を超えると反応しないため，ビタミン D 欠乏に伴う PTH 反応性は 30 くらいが上限と考えてよい〔J Bone Miner Metab. 2011 Jan;29（1）:103-10〕.
- ビタミン D 欠乏があればまず補正し，再評価を行う．

チャートIII-1 intact PTH，whole PTH が低値の場合は PHPT 以外の原因を考慮する

- 悪性腫瘍，薬剤性，他の内分泌疾患（甲状腺機能亢進症，副腎不全，末端肥大症）の評価を行う.
- これらの PHPT が合併している可能性を除去できれば再度 PTH を評価する.

チャートIII-2 高 Ca 血症患者において intact PTH，whole PTH が正常～高値の場合，血清 Ca 濃度正常患者において intact PTH，whole PTH が持続的高値（3-6 か月間空けて評価）の場合は PHPT，もしくは FHH* の可能性を考慮する

- PHPT の 8-12％で PTH 値が正常範囲となるが，intact PTH 10-40 pg/mL（正常範囲 10-60 pg/mL）となるのは 1％のみと少ない．PHPT の多くが正常範囲の高めの値～高値となる〔Surgery. 2011 Dec;150（6）:1102-12〕〔J Clin Endocrinol Metab. 2014 Oct;99（10）:3570-9〕.
- FHH では 80％で PTH 正常範囲，20％で高値となる.
- PHPT と FHH の鑑別には尿中 Ca 排泄量と尿中 Ca/Cr 比が有用.
- 尿中 Ca/Cr 比<0.01 であれば FHH.
- 尿中 Ca/Cr 比>0.02 であれば PHPT.
- 尿中 Ca/Cr 比 0.01-0.02 であれば判定保留とする.
- FHH では尿中 Ca 排泄量<100 mg/日，尿中 Ca/Cr

比<0.01 となる（感度 85％，特異度 88％）．PHPT では尿中 Ca/Cr 比>0.02 となるが，ビタミン D 欠乏が合併している場合，低値となる可能性がある〔Lancet. 2009 Jul 11;374（9684）:145-58〕.
- 判定保留の場合は頸部エコーにより副甲状腺腺腫の評価を行い，PHPT の可能性を評価する（感度 20-80％程度）．もしくはビタミン D 欠乏の評価，補正を行い，再度評価する〔N Engl J Med. 2011 Dec 22;365（25）:2389-97〕.

*FHH：
  FHH（familial hypocalciuric hypercalcemia［家族性低 Ca 尿性高 Ca 血症］）は Ca 感知受容体（Ca-SR）の先天的異常．副甲状腺の Ca-SR の異常により高 Ca 血症でも PTH 分泌抑制が起こらない．また，腎臓の Ca-SR 異常により高 Ca 血症でも Ca 排泄の亢進が生じないため，高 Ca 血症，PTH 正常～高値の状態が持続する〔J Clin Endocrinol Metab. 2002 Dec;87（12）:5353-61〕.
  後天性の Ca-SR 異常も報告されている（自己免疫機序）〔N Engl J Med. 2004 Jul 22;351（4）:362-9〕.

チャートIV PHPT の治療

PHPT の治療は手術治療が基本

- 症候性 PHPT は手術治療を行う.
- 軽症，無症候性の PHPT の手術適応，フォロー間隔を表 1 にまとめる.
- 軽症，無症候性の PHPT でも骨密度低下や骨折リスクとなるため，手術治療が望ましい.
- 軽症，無症候性患者を含む PHPT 患者に対する手術治療では，骨折リスクが有意に低下する（HR 0.68［0.47-0.98］）〔Arch Surg. 2006 Sep;141（9）:885-9〕.
- 血清 Ca 正常 PHPT も基本的に手術治療が推奨（適応は表 1 を参照）．しかしながら以下の理由により外科治療が難しい場合がある〔Langenbecks Arch Surg. 2017 Nov;402（7）:1103-8〕.
- 術前の画像検査による，腺腫の局在診断の感度が低い.
- 6 割が複数部位に腺腫が認められる（高 Ca 血症を伴う PHPT では単一の腺腫が多い）.
- 術後経過をフォローするパラメータに乏しい．高 Ca を伴う PHPT では血清 Ca 濃度がパラメータとなるが，血清 Ca 正常 PHPT ではそれが使用できない．PTH の正常化や 50％の低下を指標とする考え方もある.
- 術前の病変評価としては頸部エコー，造影 MRI 検査，Tc-99m MIBI（methoxyisobutylisonitrile：sestamibi）シンチグラフィが行われる.
- 局所の副甲状腺腺腫をアウトカムとした際のこれら画像検査の感度，特異度は表 2 を参照.

G 代謝・内分泌

表 1　軽症，無症候性の PHPT，血清 Ca 正常 PHPT における手術適応とフォロー

項目	診断時の手術治療適応	フォロー間隔	フォロー中の手術治療適応
年齢	＜50 歳		＜50 歳
血清 Ca 濃度[*1]	正常上限の＞1 mg/dL	年 1 回	正常上限の＞1 mg/dL
骨密度	T スコア[*2]≦−2.5	1-2 年毎	T スコア≦−2.5 もしくは低下傾向あり
椎体 X 線検査	圧迫骨折あり	骨折が疑われた場合に評価	新規椎体骨折出現
eGFR	＜60 mL/分	年 1 回	＜60 mL/分に低下
24 時間尿中 Ca 排泄量	＞400 mg/日	腎結石が疑われた際に再評価	＞400 mg/日
腎結石の評価	腎結石あり，腎石灰化	腎結石が疑われた際に再評価	新規腎結石出現

[*1] 手術治療適応基準には含まれないが，血清リン，PTH，25(OH)D も併せてフォローする．
[*2] T スコアは G-14 骨粗鬆症 を参照．

Curr Opin Rheumatol. 2018 Jul;30(4):427-39

表 2　局所の副甲状腺腺腫に対する画像検査の感度，特異度

画像検査	感度（%）	特異度（%）	備考
頸部エコー	70.4-81.4	90.7-95.3	低侵襲で評価可能 縦隔内では評価困難
Tc-99m MIBI シンチグラフィ	64-90.6	83.5-96.0	副甲状腺以外の異所性腺腫の評価も可能
ダイナミック CT 検査	89.4	93.5	複数の腺腫や異所性の腺腫も評価可能． 被曝リスクあり
MRI	88	90	複数の腺腫や異所性の腺腫も評価可能

N Engl J Med 2018 Sep 13;379(11):1050-9

- メタアナリシスでは，上記の非侵襲的な画像検査の感度 58%［55-61］，特異度 18%［14-23］と診断への寄与は乏しいとの報告がある（腺腫≠PHPT）〔*Laryngoscope. 2018 Nov;128(11):2662-7*〕．
- 副甲状腺の選択的静脈採血による PTH 濃度の評価は感度 74%［39-94］，特異度 41%［33-50］，LR＋1.55［1.33-1.82］，LR−0.47［0.39-0.58］と非侵襲的な画像検査よりは有用と言えるが，侵襲のわりには診断への寄与は乏しい．他の非侵襲的画像検査で診断がつかない場合に考慮する〔*Laryngoscope. 2018 Nov;128(11):2662-7*〕．

手術治療が困難な場合，患者が拒否した場合の治療方針

- カルシウム摂取は通常どおりに行い，制限はしない．
- ビタミン D 欠乏があれば補充する．目標値は 25(OH)D ≧ 30 ng/mL（75 nmol/L）．
- ビタミン D 補充により PTH，ALP が低下する報告もあれば，効果は認められないとする報告もある．また補充により血清 Ca，尿中 Ca 濃度が上昇するリスクも報告されているため，モニタリングを行いつつ補充を行う必要がある〔*J Clin Endocrinol Metab. 2005 Apr;90(4):2122-6*〕〔*Eur J Endocrinol. 2009 Jul;161(1):189-93*〕．
- 慢性腎臓病や低栄養，日光曝露が少ないなどリスクがあれば血清，尿中 Ca 濃度をモニタリングしつつビタミン D 補充を考慮する．
- 骨密度低下例ではビスホスホネートを使用する．
- 骨密度低下が認められる PHPT 患者に対するアレンドロン酸（フォサマック®，ボナロン®）は有意に骨密度改善効果が認められる〔*J Clin Endocrinol Metab. 2004 Jul;89(7):3319-25*〕．
- 高 Ca 血症があり，ビスホスホネートでは改善が乏しい場合，もしくは骨密度正常でビスホスホネートの適応がない場合はシナカルセト（レグパラ®）を使用する．
- シナカルセト（レグパラ®）50 mg/日，1 日 2 回より開始し，血清 Ca 濃度をモニタリングしつつ最大 225 mg/日，1 日 3 回まで増量可能．2 週間あけて 25 mg/日ずつ増量する．
- シナカルセトは副甲状腺カルシウム受容体作動薬

で，PTH 分泌低下作用を示す．PHPT 患者を対象とした二重盲検化ランダム化比較試験では 70-100％で血清 Ca の正常化が見込めた．効果は開始後 2 週後には認められた〔*J Clin Endocrinol Metab. 2005 Jan;90 (1):135-41*〕〔*J Clin Endocrinol Metab. 2009 Dec;94 (12):4860-7*〕．

- 同効薬剤としてエテルカルセチド（パーサビブ® 静注透析用）があるが，透析患者における二次性副甲状腺機能亢進症のみで保険適用がある．
- シナカルセトとビスホスホネートの併用も，エビデンスはないが骨密度低下＋高 Ca 血症例には良い効果を示す可能性が高い〔*J Clin Endocrinol Metab. 2014 Oct;99 (10):3607-18*〕．

✚ 補 足

表3 二次性副甲状腺機能亢進症の原因

栄養摂取の低下	ビタミン D に関連する因子	その他
食事摂取不良 吸収不良 ステロイド治療 加齢	日光曝露の低下 ビタミン D 摂取低下 肝胆道系疾患 抗てんかん薬（ビタミン D 代謝障害） 低リン血症	慢性腎臓病* 骨成長に伴う低 Ca 血症 授乳 前立腺癌転移 ビスホスホネート 利尿薬

*腎障害と副甲状腺機能の関係：
GFR 60-89 mL/分/1.73 m² より 1,25 (OH)$_2$D の低下が始まる．
GFR＜60 mL/分/1.73 m² で血清リンの上昇，PTH 分泌亢進が始まる．
GFR＜50 mL/分/1.73 m² で低 Ca 血症が認められる．
腎不全の進行と共に PTH の半減期も延長，蓄積し，骨塩量の低下リスクが増大する．

N Engl J Med. 2011 Dec 22;365 (25):2389-97

10 原発性アルドステロン症

- 二次性高血圧症で最も多い原因である．高血圧患者の 5-13％を占める〔*Clin Endocrinol 2007;66（5）:607-18*〕．日本国内では高血圧患者の 6％程度で認められる〔*Hypertens Res. 2004 Mar;27（3）:193-202*〕．
- 原発性アルドステロン症は本態性高血圧症よりも心血管イベントリスク，心房細動リスク，心不全リスクが高い（表1）〔*Lancet Diabetes Endocrinol. 2018 Jan;6（1）:41-50*〕．
- アルドステロンが非上皮組織のリモデリングや線維化に関連することや Na 再吸収を増加させることが原因とされている．

表1　本態性高血圧症と比較した原発性アルドステロン症の心血管アウトカム

アウトカム	OR
脳卒中	2.58 [1.93-3.45]
冠動脈疾患	1.77 [1.10-2.83]
心房細動	3.52 [2.06-5.99]
心不全	2.05 [1.11-3.78]

Lancet Diabetes Endocrinol. 2018 Jan;6（1）:41-50

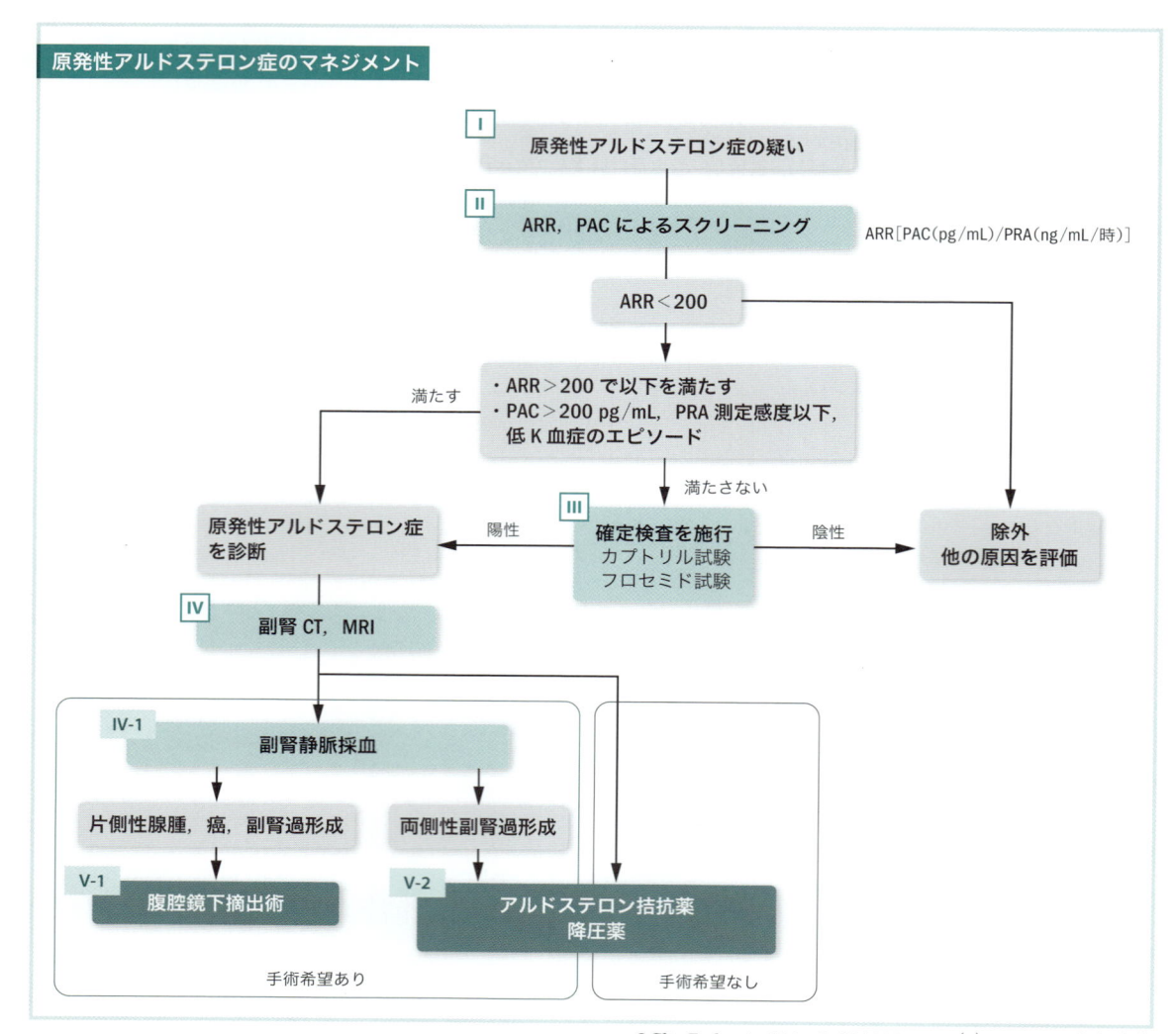

J Clin Endocrinol Metab. 2016 May;101（5）:1889-916 より改変

- また，糖尿病や骨粗鬆症，抑うつ症状リスクにもなる（軽度のコルチゾール分泌亢進が機序として推測されている）〔*Eur J Endocrinol. 2018 Jul;179(1):R19-29*〕．
- 原発性アルドステロン症の原因は副腎過形成によるもの（idiopathic hyperaldosteronism）が65％，アルドステロン産生副腎腺腫が30％を占める〔*Nat Clin Pract Nephrol. 2006 Apr;2(4):198-208*〕．
- 手術適応となるのは片側性のアルドステロン産生副腎腺腫，副腎過形成と悪性腫瘍である．両側性過形成は内科的治療となる〔*Surg Clin North Am. 2014 Jun;94(3):643-56*〕．

- イタリアのプライマリケアの現場において，新規診断，フォローされている高血圧患者1672例で原発性アルドステロン症を評価した報告（ARRでスクリーニングし，生理食塩水負荷，カプトプリル負荷試験で診断）では，原発性アルドステロン症の頻度は5.9％であった．高血圧の重症度別にみる原発性アルドステロン症の頻度は，ステージⅠの高血圧（140-159/90-99 mmHg）では3.9％，ステージⅡ（160-179/100-109 mmHg）で9.7％，ステージⅢ（≧180/≧110 mmHg）では11.8％であった〔*J Am Coll Cardiol. 2017 Apr 11;69(14):1811-20*〕．

原発性アルドステロン症のマネジメント

チャートⅠ スクリーニングの適応

- 日本のガイドライン（日本内分泌学会2009）では，新規発症の高血圧では全例スクリーニングを推奨している〔*Endocr J. 2011;58(9):711-21*〕．米国のガイドライン（Endocrine society clinical practice guideline 2016）では，スクリーニングは**表2**のいずれかを満たす高血圧で適応するとしている〔*J Clin Endocrinol Metab. 2016 May;101(5):1889-916*〕．
- 高血圧患者では原発性アルドステロン症の頻度が高い（6％程度）ことから，全例での評価が推奨されるが，スクリーニングを行うことによる予後改善効果や対費用効果，医療機関の負荷を考慮すると，全例で行うことはよく考えなくてはならない〔*Eur J Endocrinol. 2018 Jul;179(1):R19-29*〕．

Q&A ①

Q スクリーニング適応はどのように考えるべきでしょうか？

A 原発性アルドステロン症診断のアウトカムは，副腎腺腫であれば手術治療を，それ以外であればアルドステロン拮抗薬を使用し，血圧をコントロールすることになります．高齢者ではそもそも腺腫のリスクは低く，たとえ原発性アルドステロン症だとしても手術治療の適応にはなりにくいです．降圧薬でコントロールできるのであればそれに越したことはなく，全例で評価すべきとは思いません．米国のガイドライン（表2）でスクリーニング適応があることに加えて，若年の高血圧患者や，他に肥満やメタボリック症候群の合併がない高血圧患者であればスクリーニングしてもよいと考えます．

表2 米国のガイドライン（Endocrine Society Clinical Practice Guideline 2016）における原発性アルドステロン症のスクリーニング適応

スクリーニング適応	原発性アルドステロン症の割合
測定日をずらして3回以上，重度の高血圧（＞150/100 mmHg）が認められる患者	血圧 160-179/100-109 mmHg では8％ 血圧 ≧180/≧110 mmHg では13％
利尿薬を含む3種類以上の薬剤を使用してもコントロール不良の高血圧（＞140/90 mmHg）	17-23％
コントロールに4種類以上の降圧薬を必要とする場合	
低K血症を伴う高血圧（利尿薬使用時も含む）	頻度不明が多いとされている 原発性アルドステロン症のうち，低K血症合併率は9-37％
副腎偶発腫瘍で高血圧を合併している患者	2％［1.1-10］
睡眠時無呼吸症候群を合併している高血圧	34％
高血圧患者のうち，若年発症の高血圧の家族歴がある患者，もしくは＜40歳での脳血管イベントの既往がある患者	
高血圧患者のうち，第一度近親に原発性アルドステロン症の家族歴がある患者	

J Clin Endocrinol Metab. 2016 May;101(5):1889-916

G 代謝・内分泌

チャートⅡ スクリーニング検査と解釈

- スクリーニングは血清アルドステロン値（PAC）とPAC/血清レニン活性（PRA）比（aldosterone/renin ratio：ARR）で評価する.
- ARR と PAC の評価方法〔*J Clin Endocrinol Metab. 2016 May;101（5）:1889-916*〕：
- 検査に影響する薬剤とその対応については下記の ARR 評価時の注意点 を参照.
- 検査前の食事, 塩分摂取は通常どおり（5 g/日以上）してもらうように指導する. 低 K 血症など K 値の異常があれば血清 K 値を前もって補正しておく（4 mEq/L 程度）.
- 採血は起床後 2 時間以降に行い, 採血前 5-15 分程度は安静とする. 安静時, 採決時の体位は座位, 臥位どちらでもよいが, 座位のほうが感度, 特異度は良好〔*J Hypertens. 2006 Apr;24（4）:737-45*〕.
- PAC の単位は pg/mL, PRA は ng/mL/時として, 以下のように評価する. 評価に関しては Q&A② も参照.
  - ARR＜200 であれば原発性アルドステロン症は除外.
  - ARR＞200 かつ PAC＞200, PRA 測定感度以下, 低 K 血症のすべてを満たす症例では原発性アルドステロン症と診断.
  - 上記以外であれば確定検査を考慮する. ARR＞200 を満たしても, PAC が低値（＜150 pg/mL）の場合は原発性アルドステロン症の可能性は低い. 低レニンを伴う高血圧症の鑑別を行うべき 補足 .
  - PAC の単位が ng/dL の場合は ARR カットオフ値は上記の 1/10 となる.
- ARR のカットオフ値と判断については Q&A② を参照.
- ARR 評価時の注意点〔*J Clin Endocrinol Metab. 2016 May; 101（5）:1889-916*〕：
- ARR 評価時は Na 負荷の有無, 低 K 血症の有無, 薬物治療の内容を確認する（表3）.
- アルドステロン阻害作用のあるスピロノラクトン, エプレレノン, トリアムテレン, K 排泄性利尿薬, 甘草は検査 4 週間以上前には中止する.
- 他の降圧薬や利尿薬は継続していてもよい. ARR を評価する際, その薬剤の影響を考慮する必要がある.
  - β 遮断薬や中枢性 α_2 遮断薬, NSAIDs は ARR を上昇させる. つまり偽陽性が増加する. 使用下でも ARR 低値であれば除外は可能だが, 高値では再評価となる.
  - ACE 阻害薬や ARB は ARR を低下させる. つまり偽陰性が増加する. 使用下でも ARR 高値であれば原発性アルドステロン症の可能性は高いが,

Q&A②

Q ARR のカットオフ値は 200 であり, それを満たす群では全例確定検査を行うべきでしょうか？

A 日本内分泌学会のガイドライン（2009）では ARR のカットオフ値は 200 としており, それを満たす群では全例で確定検査することを推奨しています. この ARR のカットオフ値には議論があり, 2016 年に発表された Endocrine Society clinical practice guideline でもカットオフ値を明確に規定していません〔*J Clin Endocrinol Metab. 2016 May;101（5）:1889-916*〕. ARR の診断特性を調べた論文によるとカットオフ値は 200-400 の間がよいとしている報告が多いです.

　ARR 単独で評価する問題点としては, PRA が著明低値の場合, PAC が低値でも ARR は高値となってしまう点（偽陽性）が挙げられます. その点を解決するために PAC＞150 pg/mL を必須条件としている専門医もいますが, それを条件とすると今度は偽陰性が増加するリスクがあります. 現に原発性アルドステロン症患者の 36% が PAC＜150 pg/mL との報告もあります.

　高血圧患者 345 例における ARR と PAC を評価した後ろ向きコホート研究では, 原発性アルドステロン症に対する感度/特異度は, ARR＞300 のみでは 94%/70% である一方, ARR＞300＋PAC＞150 pg/mL とすると 84%/97% でした. また ARR＞500 のみでは 78%/85%, ARR＞500＋PAC＞150 pg/mL では 69%/98% でした〔*Eur J Endocrinol. 2004 Mar;150（3）:329-37*〕.

　これらを踏まえて, Endocrine Society clinical practice guideline（2016）では, ARR の異常があれば確定検査を行うべきであると推奨しています. また, ARR 異常に加えて低 K 血症, PRA が測定感度以下, PAC＞200 pg/mL のすべてを満たす場合は確定検査の必要はなく原発性アルドステロン症と診断することも許容しています.

　ARR 高値 ＋PAC＞150 pg/mL では特異性が高いため, 確定検査を行わず, 原発性アルドステロン症と診断し, 画像検査を行うことを推奨する施設や専門医もいます〔*Eur J Endocrinol. 2018 Jul;179（1）: R19-29*〕.

表3　薬剤や電解質異常による PAC, PRA, ARR への影響

薬剤	PAC	PRA	ARR
β遮断薬	↓	↓↓	↑
中枢性 α_2 遮断薬	↓	↓↓	↑
NSAIDs	↓	↓↓	↑
K 排泄性利尿薬	→ or ↑	↑↑	↓
K 保持性利尿薬	↑	↑↑	↓
ACE 阻害薬	↓	↑↑	↓
ARB	↓	↑↑	↓
Ca チャネル阻害薬（ジヒドロピリジン系）	→ or ↓	↑	↓
直接レニン阻害薬	↓	↓ or ↑	↑ or ↓

電解質，患者因子	PAC	PRA	ARR
高 K 血症	↓	→ or ↑	↓
K 負荷	↑	→ or ↓	↑
塩分制限	↑	↑↑	↓
塩分負荷	↓	↓↓	↑
高齢者	↓	↓↓	↑
閉経前女性	→ or ↑	↓	↑
腎不全	→	↓	↑
PHA-2	→	↓	↑
妊婦	↑	↑↑	↓
腎血管性高血圧	↑	↑↑	↓
悪性高血圧	↑	↑↑	↓

PHA-2：pseudopodaldosteronism type 2

J Clin Endocrinol Metab. 2016 May;101（5）:1889-916

G 代謝・内分泌

否定はできない．

- 手間を避けるのであればこれら薬剤は変更してから ARR を評価したほうがよい（変更方法は以下を参照）．

▪ ARR の結果が判定困難な場合，血圧コントロールが良好で降圧薬を中止可能であれば降圧薬を中止し，再度 ARR を評価する．β遮断薬，中枢性 α_2 遮断薬，NSAIDs, ACE 阻害薬，ARB，直接レニン阻害薬，ジヒドロピリジン系 Ca チャネル阻害薬は検査の 2 週間以上前に中止する．

▪ 降圧薬中止時には α 遮断薬（プラゾシン，ドキサゾシン，テラゾシン）やベラパミル，ヒドララジンで対応する．

チャート III　確定検査

▪ 確定検査はカプトプリル負荷試験，フロセミド試験，生理食塩水負荷試験がある．確定検査を行う際も検査結果に影響する薬剤は中止・変更し，血清 K 値は正常化させておく必要がある．

- 感度はカプトプリル負荷試験とフロセミド試験が同等に良好であり，生理食塩水負荷試験は劣る（96% vs 94 % vs 60 %）〔*J Clin Endocrinol Metab. 2012 May;97（5）:1688-94*〕．また，簡便性よりカプトプリル負荷試験が選択されることが多い．

■ カプトプリル負荷試験〔*Endocr J. 2011;58（9）:711-21*〕:
- 仰臥位でカプトプリル（12.5 mg）4 錠（50 mg）を内服し，基礎値，60 分後，90 分後の ARR を評価．ARR＞200 で原発性アルドステロン症と診断する．

■ フロセミド試験〔*Endocr J. 2011;58（9）:711-21*〕:
- 30 分安静臥位後に採血し PRA を評価．その後 40 mg のフロセミドを静注し，上体挙上．挙上後 2 時間で PRA を評価．PRA＜2 ng/mL/時で原発性アルドステロン症と診断する．

表4 外科手術で血圧改善が見込める予測スコア

項目	点	点数と切除後に改善する確率	
使用降圧薬≦2種類	2	0-1	27.6%
BMI≦25	1	2-3	46.2%
高血圧罹患期間≦6年	1	4-5	75%
女性例	1		

Ann Surg. 2008 Mar;247（3）:511-8

- ■ 生理食塩水負荷試験〔*Endocr J. 2011;58（9）:711-21*〕：
- ■ 夜間絶飲食とし，朝に評価する．30分安静臥位後にPACを評価．その後2Lの生理食塩水を4時間で点滴静注し，その後再度PACを評価する．負荷後PAC＞60 pg/mLで原発性アルドステロン症と診断する．
- ▪ PAC＞68 pg/mLでは感度83%，PAC＞50 pg/mLでは感度88%との報告もある〔*Eur J Endocrinol. 2018 Jul; 179（1）:R19-29*〕．
- ▪ 心不全患者では避けたほうがよい．

チャート IV 原発性アルドステロン症と診断した後は局在診断を行う

- ■ 原発性アルドステロン症と診断した後は，手術適応となる片側性のアルドステロン産生副腎腺腫，副腎過形成の評価が重要となる．評価方法には副腎CT，MRI，シンチグラフィ，副腎静脈採血がある．
- ▪ 副腎CTでは2-3 mmスライスで評価．＜1 cmの腫瘍の感度は25%と低い．＞4 cmでは悪性腫瘍を考慮する．CT，MRIの感度は69%程度〔*Ann Intern Med. 2009 Sep 1;151（5）:329-37*〕．
- ▪ シンチグラフィの感度は低く，日本のガイドラインではCT，MRIが優先されている．

チャート IV-1 患者が手術治療を希望している場合は副腎静脈採血を考慮する

- ■ 原発性アルドステロン症の37.8%でCT，MRIによる局在診断と副腎静脈採血結果が不一致との報告がある．したがって，CT，MRIのみで摘出部位を決定した場合，14.6%で不十分（両側性なのに片側のみ摘出），19.1%で片側性なのに手術適応なしと判断，3.9%で健側の副腎を摘出するリスクがある〔*Ann Intern Med. 2009 Sep 1;151（5）:329-37*〕．
- ■ 2016年に発表されたランダム化比較試験（SPARTACUS trial）において，原発性アルドステロン症の局在診断をCTで行い手術適応を決める群と，副腎静脈採血で手術適応を決める群で比較した結果，両者で1年後の降圧薬使用量や血圧コントロールに有意差は認められなかった〔*Lancet Infect Dis.2016 Sep;4（9）:739-46*〕．

- ▪ CT評価群では感度80%，副腎静脈採血群では感度89%と両者で有意差は認められず（p=0.25），副腎静脈採血が困難であればCTで方針を決定することも許容されるかもしれない．
- ■ ＜35歳の若年者で低K血症エピソードがあり，さらに著明なアルドステロンの増多が認められる患者で，かつ副腎CTで副腎腺腫に矛盾しない所見が得られれば，副腎静脈採血を行わずに手術治療を行うことも許容される〔*J Clin Endocrinol Metab. 2016 May;101（5）:1889-916*〕．
- ■ 副腎静脈採血の合併症（副腎静脈破裂）のリスクは0.61%．術者の経験や技量による〔*J Clin Endocrinol Metab. 2012 May;97（5）:1606-14*〕．

チャート V 治療，マネジメント

チャート V-1 片側性の副腎腺腫，癌，副腎過形成の場合は腹腔鏡下摘出術

- ■ 手術切除にて30-60%で降圧薬なしで血圧が正常化し，80-95%で血圧コントロールが改善する．特に片側性腺腫であれば外科手術のほうが費用対効果は高い．ただし両側性過形成では外科手術で改善が見込めるのが＜20%と低く，薬物治療が選択される．
- ▪ 女性例，高血圧の罹患期間が≦6年間，BMI≦25，降圧薬≦2種類の場合は外科手術により血圧改善が期待できる（表4）〔*Ann Surg. 2008 Mar; 247（3）:511-8*〕．

チャート V-2 外科手術が困難な症例，拒否症例，両側性過形成では薬物治療

- ■ 第一選択はアルドステロン拮抗薬：スピロノラクトン（アルダクトンA®），エプレレノン（セララ®）．
- ▪ スピロノラクトンはアンドロゲン，プロゲステロン受容体にも親和性をもつため，女性化乳房，性機能不全を来す．その確率は50 mg/日では6.9%，150 mg/日では52%．長期使用となる可能性が高いのであればエプレレノンが推奨される．

■ エプレレノンはスピロノラクトンの 50-75％の力価となる．

フォローアップ

■ 両側性副腎過形成では，数年間（3-24 年）のアルド

ステロン拮抗薬の使用で寛解となる例が報告されている〔*J Endocrinol Invest. 2005 Mar;28（3）:236-40*〕．

■ 寛解率は 5.8 年の使用で 5.4％と低いが，長期投与で薬剤が減量できる可能性がある〔*Clin Endocrinol（Oxf）. 2012 Apr;76（4）:473-7*〕．

✚ 補 足

レニン低値を伴う高血圧症の鑑別
〔*Clin Endocrinol（Oxf）. 2018 Oct;89（4）:385-96*〕

■ レニン低値，アルドステロン値正常〜軽度上昇（PAC＞100 pg/mL）の場合：

▪ この群では原発性アルドステロン症が含まれるが，ARR＜200 や，確定検査で陰性であった場合，低レニン性本態性高血圧症と判断する．

■ レニン低値，アルドステロン低値〜正常範囲，血清 K 値上昇で腎障害が認められない場合：

▪ この群では偽性低アルドステロン症 II 型（Gordon 症候群）を考慮．常染色体優性遺伝形式を示す遺伝性疾患で，高血圧，高 K 血症，代謝性アシドーシスを呈する．サイアザイド利尿薬で症状が軽快す

る．

■ レニン低値，アルドステロン低値，血清 K 値低値〜正常範囲の場合：

▪ 先天性疾患としては，Liddle 症候群，見かけの鉱質コルチコイド過剰症候群（AME 症候群），CYP11B1 欠乏症，CYP17A1 欠乏症，鉱質コルチコイド受容体の変異，グルココルチコイド抵抗症候群がある．

▪ 後天性疾患としては，甘草（グリチルリチン）中毒，グレープフルーツジュース過剰摂取，NSAIDs，COX-2 阻害薬使用，ヘパリン使用，異所性 ACTH 産生，デオキシコルチコステロン産生腫瘍，塩分過剰摂取，低レニン性本態性高血圧症がある．

11　副腎不全

- 副腎不全の症状は非特異的であり，不定愁訴では常に疑うことが重要．
- 疑えばまずはランダムコルチゾール，早朝コルチゾールを検査し，結果に応じて ACTH 負荷試験を考慮．
- 二次性（下垂体性），三次性（視床下部性）では ACTH 負荷試験のみでは除外できないため，臨床的に疑わしければさらにメチラポン試験やインスリン負荷試験を行うが，これらの試験は入院にて行う．
- ここでは二次性，三次性を続発性と表記する．

副腎不全のマネジメント

チャート I　副腎不全と疑われるポイント

- 副腎不全では意欲低下，倦怠感，悪心・嘔吐，食欲低下，性欲減退，体重減少といった非特異的な症状が多い（表1）．また，退職を含めた仕事内容の変化は 1/3 で認められる．
- 精神疾患や消化器疾患としばしば誤診される〔*Am J Med Sci. 2010 Jun;339（6）:525-31*〕．
- 比較的特異性の高い症状，所見としては，原発性副

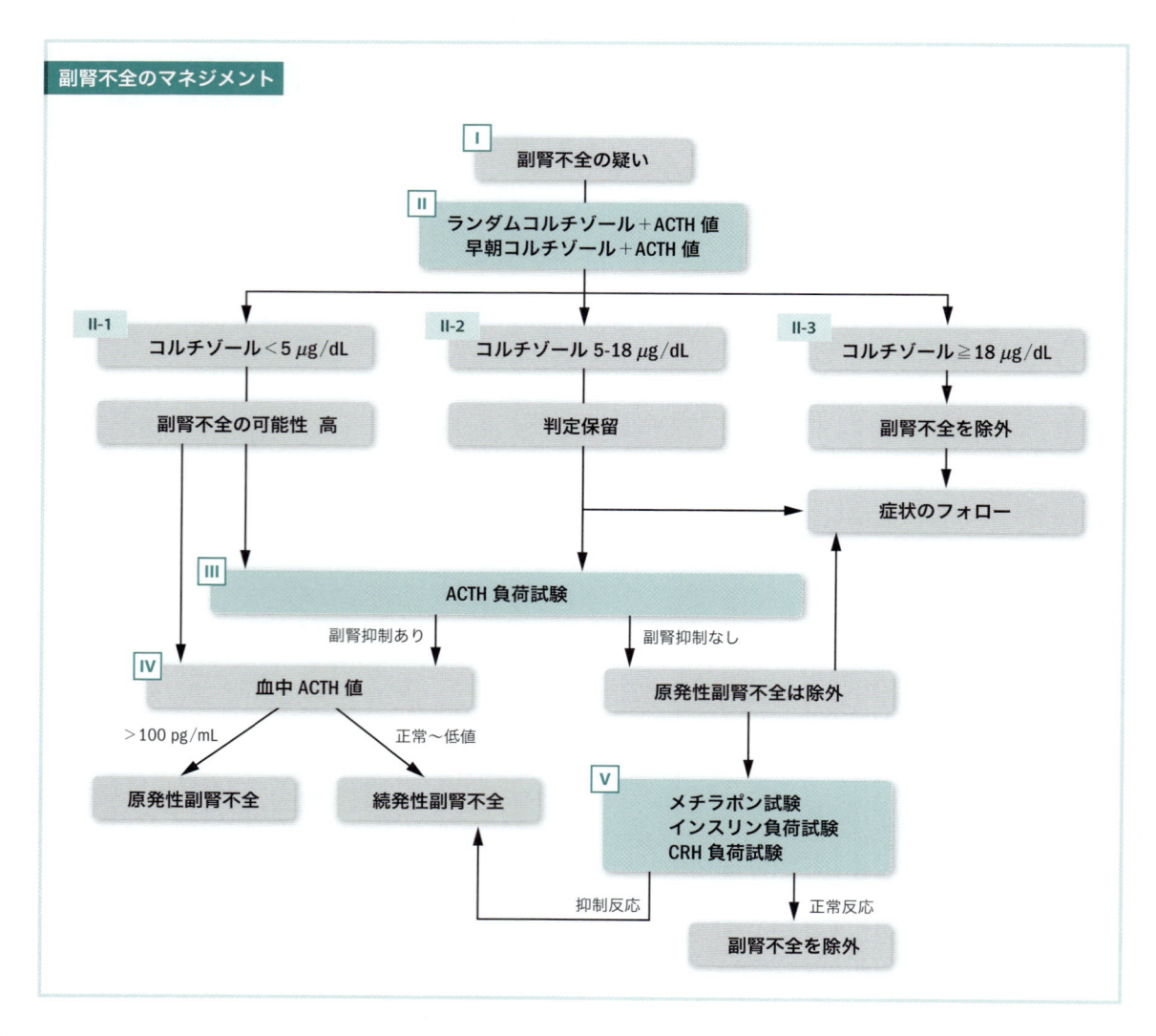

表1 原発性，二次性副腎不全で認められる症状，所見と頻度

症状，所見	原発性	二次性	症状，所見	原発性	二次性	血液検査	原発性
倦怠感，意欲低下	84%	64%	腋毛，陰毛減少	24%	45%	低 Na 血症	57-88%
体重減少	66%	30%	四肢の疼痛	36%	28%	高 K 血症	64-85%
性欲減退	39%	47%	嘔吐	44%	21%	低血糖	67%
低血圧	55%	32%	皮膚蒼白	15%	37%	好酸球増多	17%
食欲低下	53%	29%	色素沈着	41%	0%		
頭痛	32%	45%	salt craving	38%	0%		
悪心	49%	24%	胃痛	23%	5%		
皮膚乾燥	34%	37%	下痢	23%	6%		

salt craving：塩分渇望．塩分を特に欲しがる，味付けが特に濃くなるような病歴．

Am J Med Sci. 2010 Jun;339（6）:525-31／Emerg Med Clin North Am. 2014 May;32（2）:465-84

腎不全では色素沈着が認められ，続発性副腎不全では皮膚蒼白所見が認められるが，感度は低いため，抑うつ症状や不定愁訴では常に副腎不全を鑑別に入れる必要がある．

- 副腎不全では視覚や聴覚記憶力の低下が認められる．認知機能低下の原因としても副腎不全は重要である〔*Psychoneuroendocrinology. 2016 Jan;63:170-7*〕．
- 皮膚の色素所見は乳頭や手の皺，歯肉部で評価しやすい．
- 抗利尿ホルモン不適合分泌症候群（SIADH）パターンの低 Na 血症，原因不明の低血圧，低血糖でも副腎不全の評価を行う．

チャート II 副腎不全のスクリーニングでは早朝コルチゾール検査もしくはランダムコルチゾール検査を行う

- 早朝コルチゾール検査：
- 夜間絶食後，早朝 6-10 時にコルチゾールを測定する〔*J Clin Endocrinol Metab. 2016 Feb;101（2）:364-89*〕．

- コルチゾール<4.1 μg/dL であれば特異度 100％で副腎不全を診断可能，>16.5 μg/dL であれば感度 100％で副腎不全を否定できる（表2）〔*J Clin Endocrinol Metab. 1998 Jul;83（7）: 2350-4*〕．
- ランダムコルチゾール検査：
- 時間にかかわらず測定するコルチゾール値で評価．
- ランダムコルチゾール<5.1 μg/dL であれば特異度 100％で副腎不全を診断可能，>15.2 μg/dL であれば感度 100％で副腎不全を否定できる（表2）〔*Ann Clin Biochem. 2010 Jul;47（Pt 4）:378-80*〕．
- 検査は早朝コルチゾール検査のほうが好ましいが，外来や救急ではランダムコルチゾールで代用することもある．カットオフ値は<5 μg/dL で副腎不全を疑い，≧18 μg/dL で否定的，5-18 μg/dL では判定保留と考える〔*Ann Endocrinol（Paris）. 2017 Dec;78（6）:495-511*〕．

Q&A ①

Q 早朝，ランダムコルチゾール< 5 μg/dL であれば副腎不全と診断してよいでしょうか？

A 上記のとおり，早朝コルチゾール<4.1 μg/dL やランダムコルチゾール<5.1 μg/dL は特異度 100％で副腎不全を示唆するとする報告がありますが，実臨床上はコルチゾール値 3-4 μg/dL でも最終的（CRH 負荷試験，メチラポン試験）に正常であった症例は少なからず経験しています．母集団が重要であり，身体所見や病歴で疑いが強い（検査前確率が高い）場合，ストレス下（敗血症など急性疾患，術後患者など）においてはコルチゾール<5 μg/dL で診断は可能かもしれませんが，検査前確率が低い場合はさらに ACTH 負荷試験を行うことを個人的には推奨します．

またコルチゾールが低値なほど副腎不全の可能性が上がることは言うまでもなく，コルチゾールが測定感度以下であればそれのみで診断することも可能と考えます．

表2　コルチゾール検査とACTH負荷試験のカットオフ値と感度，特異度

検査	カットオフ値	感度（%）	特異度（%）
早朝コルチゾール[*1]	<4.1 μg/dL	36	100
	<16.5 μg/dL	100	
ランダムコルチゾール[*2]	<5.1 μg/dL		100
	<15.2 μg/dL	100	
250 μg ACTH負荷（二次性）[*3]	18-20 μg/dL	64 [52-73]	93 [89-96]
1 μg ACTH負荷（二次性）[*3]	18-20 μg/dL	83 [75-89]	86 [78-91]
ACTH負荷試験（原発性）[*4]	18-20 μg/dL	92-95	97.5

[*1] *J Clin Endocrinol Metab. 1998 Jul;83（7）:2350-4*
[*2] *Clin Endocrinol（Oxf）. 2002 Apr;56（4）:533-9*
[*3] *J Clin Endocrinol Metab. 2016 Feb;101（2）:427-34*
[*4] *Ann Intern Med. 2003 Aug 5;139（3）:194-204*

チャートII-1　早朝，ランダムコルチゾール<5 μg/dL の場合

■コルチゾールが検出感度以下の場合や，臨床的に副腎不全の可能性が高い場合は副腎不全と診断し，血清ACTH値より原発性副腎不全，続発性副腎不全を判断する．

■コルチゾール3-4 μg/dL程度で，臨床的に判断に迷う場合はACTH負荷試験を考慮する（チャートIIIへ）．

チャートII-2　早朝，ランダムコルチゾール5-18 μg/dL の場合

■判定保留とし，ACTH負荷試験を行う（チャートIII）か，症状をフォローしつつ増悪傾向があれば再検査を行う．

チャートII-3　早朝，ランダムコルチゾール>≧ 18 μg/dL の場合

■副腎不全を除外し，他の原因検索を行う．

チャートIII　ACTH 負荷試験（1 μg，250 μg）（外来検査可能）

■早朝，ランダムコルチゾールで判定保留，もしくはコルチゾール値3-5 μg/dL程度であればACTH負荷試験を行う．

■ACTH負荷試験〔*Ann Intern Med. 2003 Aug 5;139（3）:194-204*〕〔*J Clin Endocrinol Metab. 2016 Feb;101（2）:427-34*〕：

・方法：安静状態でコルチゾール，ACTHの基礎値を評価．その後ACTH（コートロシン® 0.25 mg）を250 μg静注し30分後，60分後にコルチゾールを測定する．1 μgを用いる方法もある．

・判定：負荷後コルチゾール<18 μg/dLで副腎不全と判断する．

■注意点：原発性副腎不全に対する感度92-95%，特異度97.5%であるが，二次性では感度64-83%．検査結果が正常の場合は原発性副腎不全の除外は可能であるが，続発性副腎不全の除外はできない（表2）．

Q&A ②

Q ACTH 1 μg と 250 μg 負荷の使い分けは？

A ACTH負荷試験ではACTH 1 μgを用いることもあります．ACTH 1 μg負荷では血中ACTH濃度は100-300 pg/mLまで上昇し，250 μg負荷では1000-6万 pg/mLまで上昇します〔*Endocrinol Metab Clin North Am. 2006 Dec;35（4）:823-38*〕．1 μg負荷のほうがより生理的で，感度は高いであろうと言われていますが，実際の使い分けは明確にされていません．1 μg負荷のほうが感度は高く，特異度が低いデータは複数ありますが，それでも二次性副腎不全を除外するには至らないため，どちらでもよいと考えられます．2016年に発表されたACTH負荷試験のメタアナリシスでは，双方とも感度，特異度に有意差はなく，コルチゾールのカットオフ値は<18 μg/dLとしたほうが感度，特異度は良好な結果でした〔*J Clin Endocrinol Metab. 2016 Feb;101（2）:427-34*〕．

Q ACTH 負荷試験後でもコルチゾール 18-20 μg/dL 前後で判断が難しい場合は？

A 疑わしく，早急に診断し治療する必要があればメチラポン試験やCRH負荷試験を行います．急がない場合は症状の変化に注意しながら期間を空けて再負荷検査を行うことを考慮しましょう．

コルチゾール検査，ACTH 負荷試験にて副腎不全と診断された場合，原発性か続発性かの判断は ACTH 値で行う

- 原発性では血中 ACTH は＞100 pg/mL となる．一方で続発性では正常範囲〜低値となる〔*J Clin Endocrinol Metab. 1992 Jul;75(1):259-64*〕．

ACTH 負荷試験で副腎抑制がない場合，メチラポン試験やインスリン負荷試験，コルチトロピン放出ホルモン（CRH）負荷試験にて続発性副腎不全を評価する（入院での負荷試験）

- 続発性副腎不全の評価にはメチラポン試験やインスリン負荷試験が有用．CRH 負荷試験は二次性副腎不全の評価に有用．
- メチラポン試験〔*Endocr Dev. 2010;17:96-107*〕：
- 理論：メチラポンは 11β-デオキシコルチゾールからコルチゾールへの合成の経路を阻害し，血中コルチゾールを低下させる．その結果下垂体前葉へのネガティブフィードバックが抑制され，翌朝の ACTH が高値となり，11β-デオキシコルチゾールが上昇する．下垂体，副腎機能が低下している場合はその反応が起こらず，11β-デオキシコルチゾールが上昇しない．
- 方法：メチラポン（メトピロン®CP250 mg）30-40 mg/kg を前日 23-24 時に内服．血糖は 1 時間毎に確認．翌朝 8 時にコルチゾール，11β-デオキシコルチゾールを測定する．
- 判定：11β-デオキシコルチゾール＞7 μg/dL，コルチゾール≦5 μg/dL であれば正常．
- 副腎不全を誘発する検査のため，基本的に入院管理で血糖やバイタルサインをフォローしつつ行う必要がある．
- インスリン負荷試験〔*Endocr Dev. 2010;17:96-107*〕：
- 理論：低血糖刺激は視床下部−下垂体−副腎系を最も強く刺激する因子であり，中枢性副腎不全の評価に有用である．低血糖を誘発するため，入院管理で行う．また高齢者や痙攣既往がある患者，心血管系疾患既往がある患者には不向きである．
- 方法：レギュラーインスリン 0.05 U/kg を静注し，血糖，コルチゾールを 30 分，60 分，90 分，120 分に評価する．血糖＜40 mg/dL となった時点でコルチゾールを評価し試験は終了．迅速に血糖を補正する．
- 判定：血糖＜40 mg/dL でコルチゾール＜18-22 μg/dL であれば副腎不全と判断する．血糖＜40 mg/dL を達成できない場合は上記の半量のインスリンを

追加投与する．
- CRH 負荷試験〔*JAMA. 2005 Nov 16;294(19):2481-8*〕：
- 方法：CRH（ヒト CRH注® 100 μg）100 μg/m²，小児では 1.5 μg/kg，最大 100 μg を静注し，15 分，30 分，60 分後に ACTH，コルチゾール濃度を評価する．
- 判定：ACTH が基礎値の 1.5 倍以上増加もしくは 30 pg/mL 以上となり，コルチゾールが基礎値の 1.5 倍以上増加もしくは 15 μg/mL 以上となれば正常と判断．
- 視床下部の抑制による三次性副腎不全の評価はできないことに注意．

副腎不全の原疾患の評価：原発性，二次性，三次性に応じて評価
〔*JAMA. 2002 Jan 9;287(2):236-40*〕

- 副腎不全の原疾患は**表 3** を参照．

原発性副腎不全
〔*Ann Endocrinol (Paris). 2017 Dec;78(6):512-24*〕

- 抗副腎抗体が陽性の場合，甲状腺機能低下症や 1 型糖尿病との合併がある場合は autoimmune polyendocrinopathy syndrome（APS）を疑う．APS のタイプは 補足 **表 7** を参照．
- 副腎画像評価を行い，出血や腫瘍性病変をチェックする．
- 感染症では結核や梅毒，Waterhouse−Friderichsen 症候群（古典的には髄膜炎菌，他にインフルエンザ桿菌や黄色ブドウ球菌，肺炎球菌などの細菌感染でも生じる），HIV，CMV，HSV などウイルス感染，*Cryptococcus*，*Pneumocystis carinii* 感染などの真菌感染が原因となる．
- 出血，梗塞では抗リン脂質抗体症候群，抗凝固薬，髄膜炎菌感染症，播種性血管内凝固症候群が原因となる．
- 男性の場合は very-long-chain fatty acid（VLCFA）を評価し，陽性であれば副腎白質ジストロフィと診断する．
- 薬剤性ではメトロピン，ケトコナゾール，リファンピシン，エトミデートなどが原因となる．
- 免疫チェックポイント阻害薬（イピリムマブ，ニボルマブ，ペンブロリズマブ，アテゾリズマブ）による副腎不全にも注意が必要．
- 上記すべて陰性であれば特発性として扱う〔*J Intern Med. 2014 Feb;275(2):104-15*〕．

表3　副腎不全の原疾患

タイプ	特徴	原因
原発性（副腎）	・ACTH 非依存性 ・ACTH は上昇 ・皮膚色素沈着（＋） ・アルドステロンも低下	・自己免疫性（70-90%）：多腺性機能不全症候群，特発性 ・感染症：HIV，結核 ・炎症性 ・悪性腫瘍：リンパ腫，肺癌（35.4%），胃癌（14.3%），食道癌（12.1%），胆道系（10.7%），膵癌（6.9%），大腸癌（5.4%），腎癌（4.3%） ・副腎出血，副腎梗塞（抗リン脂質抗体症候群，抗凝固薬など） ・薬剤性，遺伝性
二次性（下垂体）	・ACTH 依存性 ・アルドステロンは保たれる（低血圧，高 K 血症は少ない）	・下垂体炎（リンパ球性，自己免疫性，IgG4 関連性） ・下垂体腫瘍，Sheehan 症候群，放射線療法後 ・頭部外傷，くも膜下出血，髄膜炎，脳炎 ・下垂体卒中 ・ACTH 単独欠損症
三次性（視床下部）	・長期間のステロイド投与で生じることが多い（Cushing 症候群の所見が認められる） ・アルドステロンは保たれる（低血圧，高 K 血症は少ない）	・ステロイド長期投与，脳腫瘍，オピオイド長期投与 （補足▶）

JAMA. 2002 Jan 9;287（2）:236-40／Clin Endocrinol（Oxf）. 2002 Jan;56（1）:95-101

表4　ステロイド投与経路，投与期間，量，基礎疾患別の副腎不全発症率

投与経路	発症率（%）	投与期間，量*	発症率（%）	疾患	発症率（%）
経口投与	48.7 [36.9-60.6]	＜1 か月	1.4 [0.3-7.4]	喘息	11.1 [6.8-17.7]
吸入	7.8 [4.2-13.9]	1 か月〜1 年	11.9 [5.8-23.1]	喘息：吸入ステロイドのみ	6.8 [3.8-12.0]
外用	4.7 [1.1-18.5]	＞1 年	27.4 [17.7-39.8]	喘息：全身性投与あり	43.7 [27.3-61.6]
経鼻投与	4.2 [0.5-28.9]	低用量*	2.4 [0.6-9.3]	鼻炎，副鼻腔炎	19.0 [4.8-52.2]
関節内注射	52.2 [40.5-63.6]	中用量*	8.5 [4.2-16.8]	乾癬，アトピー性皮膚炎，扁平苔癬	8.9 [2.4-27.9]
筋肉注射	42.7 [28.6-58.0]	高用量*	21.5 [12.0-35.5]	リウマチ性疾患	39.4 [27.5-52.6]
				腎移植	56.2 [42.9-68.6]
				血液腫瘍	60.0 [38.0-78.6]
				鼻ポリープ	46.2 [33.2-59.7]
				嚢胞性線維症	49.0 [35.4-62.7]
				Crohn 病	52.2 [40.5-63.6]

*投与量は，疾患に応じた推奨量範囲内であれば中用量，それ以下であれば低用量，以上であれば高用量と定義．

J Clin Endocrinol Metab. 2015 Jun;100（6）:2171-80

二次性副腎不全

■二次性副腎不全には下垂体炎（リンパ球性，自己免疫性，IgG4 関連），下垂体腫瘍，Sheehan 症候群，放射線療法後，下垂体卒中，頭部外傷，くも膜下出血，髄膜炎，脳炎，ACTH 単独欠損症がある．

■下垂体炎，下垂体疾患の評価については G -12 下垂体機能低下症，中枢性尿崩症における下垂体の評価 を参照．

三次性副腎不全

■長期間のステロイド全身性投与だけではなく，吸入ステロイド，ステロイド外用も原因となる．

■ステロイド投与と副腎不全発症リスクを評価したメタアナリシスより，ステロイド投与経路，投与期間，投与量，基礎疾患別の副腎不全発症率を表4 にまとめる．

表5 CYP3A4 に影響する薬剤

CYP3A4 誘導→ヒドロコルチゾン増量	CYP3A4 阻害→ヒドロコルチゾン減量
・リファンピシン ・ミトタン ・抗てんかん薬（フェニトイン，カルバマゼピン，フェノバルビタール，トピラマート） ・エトミデート	・抗レトロウイルス薬 ・甘草 ・グレープフルーツ

J Clin Endocrinol Metab. 2009 Apr;94（4）:1059-67／J Intern Med. 2014 Feb;275（2）:104-15

■近年オピオイドの長期投与によるオピオイド誘発性副腎不全も報告が増えている（補足▶）．

副腎不全の治療

■副腎不全の治療の基本はヒドロコルチゾン（コートリル®）である．投与量の目安は 6-7 mg/m² 程度と覚えておく．欠乏症状が出現しない最小用量で維持する〔*Ann Endocrinol（Paris）. 2017 Dec;78（6）:525-34*〕．

■9-11 mg/m² 程度を推奨する報告もあるが，それでは過剰治療となる可能性が示唆されている．骨粗鬆症や糖尿病，抑うつ症状のリスクになりうる．

■ヒドロコルチゾンは朝多め，夕少なめで投与．就寝前 6 時間以内の投与は不眠の原因となるため避ける．

■ヒドロコルチゾン 6 mg/m²/日を 8 時，12 時，16 時に 3：1.5：1.5 の割合で投与する方法が最も生理的な分泌に近い動態をとる〔*PLoS One. 2015 Aug 28;10（8）:e0135975*〕．

■続発性副腎不全であれば鉱質コルチコイド分泌はある程度保たれるため，PSL も選択肢となるが，半減期が長いために骨粗鬆症や高血糖のリスクとなる．

■続発性副腎不全で，ヒドロコルチゾン補充後に多飲多尿，高 Na 血症などが生じる場合は中枢性尿崩症の合併を考慮する．

■下垂体不全において中枢性尿崩症が続発性副腎不全によりマスクされていることがある（仮面尿崩症）．

■鉱質コルチコイドはヒドロコルチゾン投与を行っても電解質異常，起立性低血圧がある患者で適応となる．塩分摂取を増やすことで代用可能なこともある．

■血圧，浮腫，血清 K 濃度，血清レニン活性を指標とし，鉱質コルチコイドの追加を考慮する．高血圧，浮腫，低 K 血症，血清レニン活性低値では鉱質コルチコイド過剰，その逆では欠乏状態と判断．

■ヒドロコルチゾン，鉱質コルチコイドを適切に補充して気分障害が残存する患者，女性において皮膚乾燥や瘙痒感，性欲の減退がある患者では dehydro-epiandrosterone（DHEA）欠乏を考慮し，補充を行う〔*J Clin Endocrinol Metab. 2009 Apr;94（4）:1059-67*〕．

■DHEA は副腎で産生される 3 つ目のホルモンで，男性ホルモンの 1 つ．女性においては主要な男性ホルモンであり，欠乏により気分障害や皮膚乾燥，性欲減退などを生じる．

■原発性副腎不全，続発性副腎不全双方で低下する（ACTH 分泌に影響されるため）〔*Ann Endocrinol（Paris）. 2017 Dec;78（6）:495-511*〕．

■補充は DHEA 25-50 mg を朝 1 回投与する．DHEA はサプリメントとして手に入りやすい．

■原発性副腎不全では恒久的にステロイド補充療法が必要となる．続発性では原因によっては分泌機能が改善する可能性もあるが，その判断は難しい．

糖質コルチコイドの投与方法：ヒドロコルチゾン，PSL

■ヒドロコルチゾン（コートリル® 5 mg）1 日量 15-25 mg（6 mg/m²/日）：

■3 回投与（7 時，12 時，16 時）：15-5-5 mg，10-5-5 mg，10-5-2.5 mg 等

■2 回投与（7 時，12 時）：15-5 mg，10-10 mg，10-5 mg 等

■夜間の仕事に従事していればその生活リズムに合わせて調節する．

■PSL（プレドニン®）1 日量 4-5 mg：

■2 回投与（7 時，14 時）：3-2 mg，3-1 mg

■1 回投与（7 時）：4-5 mg

■ヒドロコルチゾンは CYP3A4 を誘導する薬剤を併用する際は増量し，阻害する薬剤を併用する際は減量を考慮する（表5）．

（補足）副腎クリーゼ，critical illness-related corticosteroid insufficiency での投与方法

■ヒドロコルチゾン（ソル・コーテフ®）100 mg を 8-12 時間毎，もしくは 200-300 mg/24 時間を持続静注する．状態が安定すれば 1-3 日間で維持量へ減量する．

表 6　副腎不全患者への侵襲的処置時のステロイド増量

手技	術前必要量	術後必要量
一般外科	麻酔前にヒドロコルチゾン 100 mg 筋肉注射または経静脈投与	ヒドロコルチゾン 100 mg を 6 時間毎に筋肉注射または経静脈投与．経口摂取開始になれば通常の 2 倍量を 48 時間，その後通常量へ
一般外科，早期退院可能	麻酔前にヒドロコルチゾン 100 mg 筋肉注射または経静脈投与	ヒドロコルチゾン 100 mg を 6 時間毎に筋肉注射または経静脈投与 24-48 時間．その後通常の 2 倍量を 24-48 時間，その後通常量へ
経腟分娩	分娩時にヒドロコルチゾン 100 mg 筋肉注射または経静脈投与	出産後は通常の 2 倍量を 24-48 時間．その後通常量へ
マイナー外科，歯科口腔外科手術	麻酔前にヒドロコルチゾン 100 mg 筋肉注射または経静脈投与	通常の 2 倍量を 24 時間，その後通常量へ
下剤が必要な腸の処置（大腸内視鏡検査など）	前日入院としヒドロコルチゾン 100 mg 筋肉注射または経静脈投与　処置前に再度筋肉注射または経静脈注射	通常の 2 倍量を 24 時間，その後通常量へ
他の侵襲的な処置	処置前にヒドロコルチゾン 100 mg 筋肉注射または経静脈投与	通常の 2 倍量を 24 時間，その後通常量へ
歯科処置	処置 1 時間前に朝分を再度内服	通常の 2 倍量を内服/筋肉注射/経静脈投与，その後通常量へ
マイナーな処置	調節の必要なし	症状あれば追加量（20 mg 程度）を内服

J Intern Med. 2014 Feb;275（2）:104-15

鉱質コルチコイドの投与方法：フルドロコルチゾン

■ フルドロコルチゾン（フロリネフ®）50-250 μg/ 日，通常 100 μg を 1 回投与で開始する〔*J Intern Med. 2014 Feb;275（2）:104-15*〕．

副腎不全のフォロー

■ 原発性副腎不全は恒久的にステロイド補充療法が必要となる．続発性は原因により異なるが，恒久的なステロイド投与が必要となることが多い．
■ フォローとしてはステロイド過剰症状，欠乏症状の評価が重要であり，双方が出現しない最小用量で継続する．
■ 副腎不全患者の 4 割で副腎クリーゼを経験し，1 年間の副腎クリーゼの発症率は 6% 程度との報告がある．複数回繰り返す患者もおり，服薬アドヒアランスの向上やストレス時の増量指導，コルチゾール欠乏時の症状についての教育は重要である．
■ 発熱時はステロイドの必要量が増加する可能性があり，また下痢や嘔吐が強い場合は吸収阻害も生じるため，早めの ER 受診が必要と教育するのも重要である〔*Eur J Endocrinol. 2010 Mar;162（3）:597-602*〕．
■ 侵襲処置時のステロイド増量については表 6 を参照．

➕ 補足

表7 原発性副腎不全を伴う APS

	APS タイプ1	APS タイプ2	APS タイプ4	単独型
頻度	13%	41%	5%	41%
男性 : 女性	1:1.8	1:3.6	1:3.3	1:0.8
主要併発疾患，頻度				
Addison 病	100%	100%	100%	100%
慢性副甲状腺機能低下症	88%			
粘膜皮膚 Candida 症	79%			
自己免疫性甲状腺疾患	13%	83%		
1型糖尿病	6%	28%		
合併疾患，頻度				
高ゴナドトロピン性性腺機能不全	61%	9%	61%	
脱毛	38%	5%	8%	
白斑	22%	11%	31%	
慢性肝炎	19%	4%		
悪性貧血	19%	1%		
Sjögren 症候群	16%	1%	8%	
吸収不良	15%			
角結膜炎	12%			
悪性腫瘍	12%	3%		1%
慢性萎縮性胃炎	6%	11%	8%	
Turner 症候群	3%			

Endocr Rev. 2002 Jun;23（3）:327-64

G 代謝・内分泌

オピオイド誘発性副腎不全

〔日本ペインクリニック学会誌 2013;20（1）: 17-23〕〔*Mayo Clin Proc. 2018 Jul;93（7）:937-44*〕

■ 長期間のオピオイドの使用により，視床下部–下垂体–副腎の抑制が生じ，続発性副腎不全を呈することがある．この病態をオピオイド誘発性副腎不全と呼ぶ．

▪ 報告では，長期間のオピオイド使用患者の 9-29％で副腎不全が認められる．

▪ 原因となる薬剤はモルヒネ，フェンタニル，トラマドール，メタドン，ヘロイン，合剤で報告がある．オピオイド受容体（μ, σ, κ）は視床下部や下垂体にも存在しており，それら受容体への作用が CRH 分泌の低下に関連していると推測されている．

▪ これらはオピオイドの変更や中止により改善する可能性がある．

■ 今後慢性疼痛に対するオピオイド使用頻度が上昇することが予測されるため，この病態を覚えておくことは重要と言える．

▪ 症例報告や自験例からは以下のようなパターンがある．

• 慢性疼痛に対してオピオイド使用中の患者が下痢，嘔吐，倦怠感で受診．精査の結果，中枢性副腎不全．

• 糖尿病の神経性疼痛に対してトラマドールを長期間使用していた患者で頻回の低血糖発作を生じるようになり，精査すると中枢性副腎不全であった．薬剤の中止により改善．

• 慢性の腰痛に対してフェンタニルパッチを使用中の患者がショックバイタルで救急搬送．副腎クリーゼであった症例報告〔*J Intern Med. 2005 May;257（5）:478-80*〕．

12 下垂体機能低下症，中枢性尿崩症における下垂体の評価

- 下垂体病変を疑った場合は下垂体ホルモン負荷試験，原因疾患の評価が重要となる．
- 日本国内の下垂体機能低下症，中枢性尿崩症 170 例の評価では，原因の 52％が下垂体腫瘍，19％が下垂体炎，13％が ACTH 単独欠損症，下垂体茎離断症候群と Sheehan 症候群が 5-6％程度〔*Eur J Endocrinol. 2013 Dec 21;170（2）:161-72*〕．
- 他には頭部外傷や脳手術，放射線療法も下垂体機能障害の原因となる〔*Lancet. 2007 Apr 28;369（9571）:1461-70*〕．

下垂体前葉機能の評価：3 者負荷試験＋GHRP2 負荷試験の方法

- 3 者負荷試験とは，下垂体前葉ホルモンである LH/FSH，TSH，ACTH の分泌機能を評価する試験．これらは同時に施行可能であるが，成長ホルモン（GH）分泌能を評価する GHRP2 負荷試験は分けて行う必要がある．
- 負荷試験は下垂体卒中のトリガーとなることがあるため，下垂体腺腫患者では注意すべき．検査中に頭痛や嘔吐，意識障害，視野障害など認められれば下垂体 CT/MRI 検査を行う〔*Endocr Rev. 2015 Dec;36（6）:622-45*〕．
- 3 者負荷試験：
- 早朝 9 時に基礎値の血液検査を行う．
- 検査項目は副腎皮質刺激ホルモン（ACTH），コルチ

ゾール，黄体形成ホルモン（LH），卵胞刺激ホルモン（FSH），甲状腺刺激ホルモン（TSH），プロラクチン（PRL）．
- 検査中は絶飲食で，安静臥位を維持する．トイレ歩行程度は可能．
- 補液は糖含有がない生理食塩水を用いる．
- 基礎値の採血後，表1 の LH-RH，TRH，CRH をそれぞれ生理食塩水 5 mL に溶解し，同時に静注する．成人例では最大投与量を使用する．
- 上記投与後，30 分，60 分，90 分，（120 分）後に血液検査を施行．
- 検査項目は基礎値の評価と同様．
- 結果の評価は表2 を参照．
- GHRP2 負荷試験：
- 3 者負荷試験とは日を分けて行う．
- GHRP 2 $\mu g/kg$（最大 100 μg）を使用する（表1）．投与前，投与後 15 分，30 分，45 分，60 分に血液検査を行い，GH を測定．
- 判断基準は表2 参照．

下垂体機能低下症における下垂体疾患の評価

- 下垂体機能低下症の原因疾患は表3 を参照〔*Lancet. 2007 Apr 28;369（9571）:1461-70*〕．

表1 3 者負荷試験＋GHRP2 負荷試験で用いる薬剤と投与量

薬剤（商品名）	投与量
LH-RH（LH-RH®）	0.003 mg/kg，最大 0.1 mg
TRH（TRH®）	0.01 mg/kg，最大 0.5 mg
GHRP（注射用 GHRP 科研 100®）	2 $\mu g/kg$，最大 100 μg
CRH（ヒト CRH®）	0.002 mg/kg，最大 0.1 mg

LH-RH：黄体形成ホルモン放出ホルモン，TRH：甲状腺刺激ホルモン放出ホルモン，GHRP：成長ホルモン放出ペプチド，CRH：副腎皮質刺激ホルモン放出ホルモン

表2 3 者負荷試験＋GHRP2 負荷試験の結果の評価

試験	正常反応
LH-RH 試験	・LH が基礎値の 5-10 倍の上昇，かつ FSH が基礎値の 1.5-2.5 倍の上昇があれば正常
TRH 試験	・TSH の最大値が 10 μU/mL 以上で正常 ・PRL の最大値が女性で 30-65 ng/mL，男性で 15 ng/mL 以上で正常
GHRP2 負荷試験	・GH の最大値＞9 ng/mL で正常．9 ng/mL 以下で GH 分泌不全と判断する
CRH 試験	・ACTH の最大値が基礎値の 1.5 倍以上，もしくは 30 pg/mL 以上で下垂体機能正常 ・コルチゾールの最大値が基礎値の 1.5 倍以上，もしくは 15 $\mu g/mL$ 以上で副腎機能正常

表3　下垂体機能低下症の原因疾患

脳損傷 　外傷性，くも膜下出血後，脳手術後，放射線療法後，脳卒中	二次性下垂体炎 　肉芽腫性多発血管炎，サルコイドーシス，Langerhans 組織球症，Crohn 病，高安動脈炎，Rathke 囊胞破裂，薬剤性（CTLA-4 抗体，IFN-α）
下垂体腫瘍 　下垂体腺腫など	下垂体低形成
非下垂体腫瘍 　頭蓋咽頭腫，髄膜腫，神経膠腫，脊索腫，上衣腫，転移性腫瘍	遺伝的要素
感染症 　結核，HIV，脳膿瘍，下垂体炎，髄膜炎，脳炎	特発性 　ACTH 単独欠損症など
原発性下垂体炎 　リンパ球性下垂体炎，肉芽腫性下垂体炎，黄色腫性下垂体炎，IgG4 関連下垂体炎	その他 　下垂体卒中，Sheehan 症候群，empty sella 症候群

CTLA-4 抗体：cytotoxic T-lymphocyte-associated protein 4 に対するモノクローナル抗体．メラノーマに対する化学療法で使用する薬剤（イピリムマブなど）．

Lancet. 2007 Apr 28;369（9571）:1461-70／Endocrinol Metab Clin North Am. 2015 Mar;44（1）:143-9

表4　頭部外傷，くも膜下出血後 12 か月における下垂体機能低下症

	脳挫傷	くも膜下出血 発症 3-6 か月*	くも膜下出血 発症 6 か月以降*
汎下垂体機能低下	22.2%	31% [22-43]	25% [16-36]
複数のホルモン低下	4.2%	9% [4-18]	7% [5-10]
GH の低下	38.6%	14% [8-24]	19% [13-26]
LH/FSH の低下	11.4%	11% [6-20]	5% [2-11]
ACTH の低下	7.1%	8% [3-23]	8% [4-16]
TSH の低下	5.7%	4% [2-8]	4% [2-7]
プロラクチン上昇	5.7%	3.1%	不明
尿崩症	2.8%	5% [2-13]	4% [2-9]

*J Clin Endocrinol Metab. 2005 Nov;90（11）:6085-92／*Neurosurgery. 2016 Aug;79（2）253-64*

頭部外傷，くも膜下出血後の下垂体機能低下症

- 頭部外傷，脳挫傷やくも膜下出血，脳手術後に下垂体不全を呈することがある．
- 外傷性脳挫傷では 12 か月後の評価で 22%に，くも膜下出血では 37.5%に何かしらの下垂体機能低下症が認められる（表4）〔*J Clin Endocrinol Metab. 2005 Nov; 90（11）:6085-92*〕．
- 欠乏ホルモンは GH，LH/FSH のほうが TSH，ACTH よりも多い（表4）．

Sheehan 症候群

- 出産時の大量出血に伴う下垂体虚血が原因の下垂体機能低下症．

表5　Sheehan 症候群の特徴

特徴	頻度
授乳困難	70-100%
月経停止	86-100%
GH 低下	100%
ACTH 低下	55-100%
TSH 低下	90-100%
プロラクチン低値	93-100%
尿崩症	0-3%
出産～診断まで<5 年	33%
出産～診断まで 5-10 年	40%
出産～診断まで>10 年	27%

Am J Med Sci. 2010 Nov;340（5）:402-6

G 代謝・内分泌

- 周産期におけるプロラクチン産生に伴う下垂体容積の増大と出血による還流低下が虚血のリスクとなる〔*Endocr J. 2003 Jun;50 (3):297-301*〕.
- 出産時の大量出血エピソード，出産後の月経停止，授乳困難がSheehan症候群を疑うポイントとなる（表5）.
- 28例のSheehan症候群のうち86％は出産後月経の再開が認められず，残り14％は出産後1-3年間は月経が認められたがその後閉経を迎えた．また93％は授乳ができなかった〔*Endocr J. 2003 Jun;50 (3):297-301*〕.
- 欠乏ホルモンはGH，TSHで特に多い．ACTHはばらつきがある（表5）.

原発性下垂体炎

- 自己免疫機序の下垂体炎．抗下垂体抗体など自己抗体は一部のみ判明しているが，感度10-30％程度，

表6 原発性下垂体炎の組織所見，内分泌障害の頻度

	リンパ球性下垂体炎 （N＝21）[†1]	肉芽腫性下垂体炎 （N＝82）[†2]	黄色腫性下垂体炎 （N＝4）[†1]	IgG4 関連下垂体炎 （N＝22）[†3]
組織所見	リンパ球，形質細胞の浸潤			
		＋多核巨細胞，組織球，泡沫状の肉芽腫形成	＋泡沫状の組織球，形質細胞，小型の成熟リンパ球	＋IgG4 陽性形質細胞，線維化
年齢	30-40 歳代で多い	30-40 歳代で多い	30-40 歳代で多い	男性例，42-77 歳
GH の低下	43%	66.7%	75%	36.4%
LH/FSH の低下	80%	66.0%	100%	68.2%
ACTH の低下	71%	73.1%	25%	63.6%
TSH の低下	81%	64.8%	50%	54.5%
プロラクチン上昇	16%	51.9%	25%	未評価
尿崩症	48%	26.8%	25%	54.5%
その他				他の IgG4 関連疾患との合併あり＊

＊後腹膜線維症（45.5％），Mikulicz 病（36.4％），肺病変（36.4％），膵炎（27.3％），リンパ節腫大（22.7％）
Endocrinol Metab Clin North Am. 2015 Mar;44 (1):143-9／[†1]*Eur J Endocrinol. 2006 Jul;155 (1):101-7*／[†2]*Pituitary. 2014 Aug;17 (4):357-65*／[†3]*Endocr J. 2009;56 (9):1033-41*

表7 原発性下垂体炎（リンパ球性下垂体炎）と下垂体腺腫の MRI 所見

MRI 所見	リンパ球性下垂体炎	下垂体腺腫
下垂体周囲の T1 高信号の消失	85%	14%
下垂体漏斗（柄）の肥厚＞3.5 mm	85%	0%
下垂体が左右対称に腫大	85%	9%
造影 MRI で下垂体が均一に造影される	65%	9%
dural tail sign＊	65%	77%
トルコ鞍周囲の信号		
T2 で dark（骨皮質と同じ信号）	35%	0%
T2 で low（白質と同じ信号）	0%	9%
T2 で iso（灰白質と同じ信号）	65%	91%
T1 で low（髄液と同じ信号）	10%	0%
T1 で iso（灰白質と同じ信号）	90%	100%

＊下垂体と接している硬膜の肥厚所見．

AJNR Am J Neuroradiol. 2010 Nov;31 (10):1944-50

また特異度も低い〔*Curr Opin Endocrinol Diabetes Obes. 2012 Aug;19（4）:314-21*〕.

■原発性下垂体炎で頻度が高いものはリンパ球性下垂体炎（71.8％，日本人では少ない傾向），肉芽腫性下垂体炎（18.6％），黄色腫性下垂体炎（3.3％），IgG4関連下垂体炎（頻度不明，日本国内の下垂体炎のうち30％）〔*Endocr Rev. 2005 Aug;26（5）:599-614*〕〔*Eur J Endocrinol. 2013 Dec 21;170（2）:161-72*〕〔*Endocrinol Metab Clin North Am. 2015 Mar;44（1）: 143-9*〕.

▪それぞれの下垂体炎の特徴，比較は表6を参照.

原発性下垂体炎と下垂体腺腫患者の下垂体 MRI 所見の比較（表7）

■原発性下垂体炎の画像所見は左右対称性の下垂体腫大，下垂体柄の肥厚所見，造影 MRI にて下垂体全体が均一に造影される所見，下垂体後葉のブライトスポット（T1 高信号）の消失が特徴的である〔*Eur J Endocrinol. 2003 Nov;149（5）:363-76*〕.

▪片側のみの腫大や下垂体漏斗の偏倚，トルコ鞍の平坦化は下垂体腺腫を示唆する.

■下垂体柄の肥厚所見は均一型（均一に肥厚する），V字型（徐々に細くなる），円形/ひし形型（中央部が最も肥厚する），ピラミッド型（徐々に太くなる）に分類される〔*J Clin Endocrinol Metab. 2013 May;98（5）: 1812-8*〕.

▪リンパ球性下垂体炎ではV字型，円形・ひし形型が多く，神経サルコイドーシスでは均一型，V字型が多い. 腫瘍性ではさまざまなパターンがある.

▪肥厚パターンで明確に分類はできないため，あくまでも参考所見として押さえておく.

G 代謝・内分泌

13 脂質異常症

- 脂質異常症は動脈硬化の主要な原因の 1 つであり，リスクに応じて評価，治療が必要．
- 高 LDL コレステロール血症は血清 LDL コレステロール ≧ 140 mg/dL で定義されるが，数値で治療を決めるのではなく，動脈硬化性疾患リスクに応じて治療を考慮するため，数値自体にこだわる必要性は乏しい．
- 他に低 HDL コレステロール血症（血清 HDL コレステロール：男性＜40 mg/dL，女性＜50 mg/dL），高トリグリセリド（TG）血症（血清 TG ≧ 150 mg/dL）も動脈硬化リスクとなる〔*Lancet. 2014 Aug 16;384 (9943):607-17*〕．

脂質異常症のマネジメント

チャート I 脂質異常症の評価

- 脂質異常症の診療の中心となるのはスタチンの適応を判断することである．
- スタチンの適応は高 LDL コレステロール血症だけでなく，動脈硬化性疾患リスクがある場合も適応となる（チャート II）．
- 高 TG 血症については後述．
- 血液検査にて LDL コレステロールが高値の場合は甲状腺機能異常や家族性高コレステロール血症の可能性も検討する．
- 甲状腺機能低下症は顕性，潜在性にかかわらず，高コレステロール血症を伴う甲状腺疾患は治療を考

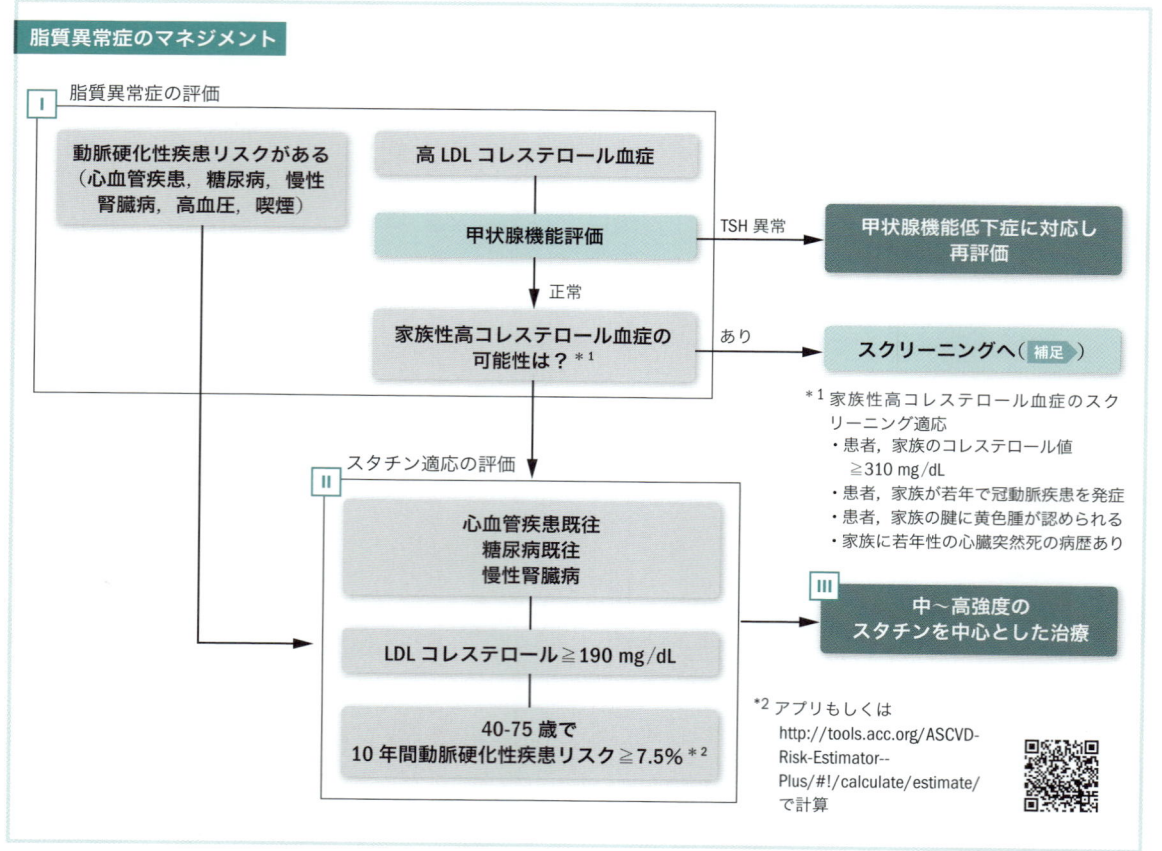

脂質異常症のマネジメント

I 脂質異常症の評価

- 動脈硬化性疾患リスクがある（心血管疾患，糖尿病，慢性腎臓病，高血圧，喫煙）
- 高 LDL コレステロール血症
  - 甲状腺機能評価 → TSH 異常 → 甲状腺機能低下症に対応し再評価
  - 正常 → 家族性高コレステロール血症の可能性は？*1 → あり → スクリーニングへ（補足）

*1 家族性高コレステロール血症のスクリーニング適応
- 患者，家族のコレステロール値 ≧310 mg/dL
- 患者，家族が若年で冠動脈疾患を発症
- 患者，家族の腱に黄色腫が認められる
- 家族に若年性の心臓突然死の病歴あり

II スタチン適応の評価
- 心血管疾患既往 / 糖尿病既往 / 慢性腎臓病
- LDL コレステロール ≧190 mg/dL
- 40-75 歳で 10 年間動脈硬化性疾患リスク ≧7.5%*2
- → III 中〜高強度のスタチンを中心とした治療

*2 アプリもしくは
http://tools.acc.org/ASCVD-Risk-Estimator--Plus/#!/calculate/estimate/ で計算

Eur Heart J. 2013 Dec;34 (45):3478-90a を参考に作成

慮する（ G -7 甲状腺機能低下症 ）．

- 以下の場合は家族性高コレステロール血症のスクリーニングを行う〔*Eur Heart J. 2013 Dec;34 (45) :3478-90a*〕．
  - 家族に家族性高コレステロール血症の患者がいる場合．
  - 患者，もしくは家族の血清コレステロール値≧310 mg/dL の場合（成人例），>230 mg/dL の場合（小児例）．
  - 若年での冠動脈疾患の既往（患者，家族）．
  - 腱の黄色腫が認められる（患者，家族）．
  - 若年の心臓突然死の家族歴がある場合．
  - スクリーニングについては 補足 を参照．

 スタチンの適応を判断する

〔*N Engl J Med. 2014 Jan 16;370 (3) :275-8*〕〔*Ann Intern Med. 2018 Jan 16;168 (2) :85-92*〕

- スタチンの導入基準に対してはさまざまなガイドラインがある（表1）．各ガイドライン間で若干の差異はあるものの，基本的には LDL コレステロール≧190 mg/dL となる症例や動脈硬化性疾患リスクが高い症例，慢性腎臓病患者で適応を考慮する．
- 表1 の 5 つのガイドラインで単一母集団を評価した結果，スタチン適応率が最も高いのは CCS と ACC/AHA であり（42-44%），最も低いものは ESC/EAS であった（15%）．また，スタチンによる 10 年間動脈硬化性疾患イベント低下効果は CCS と ACC/AHA で 34% と最も高く，ESC/EAS で 13% と最も低い結果であった〔*Ann Intern Med. 2018 Jan 16;168 (2) :85-92*〕．
- 他にも ESC/EAS よりも ACC/AHA ガイドラインのほうがスタチン導入患者の評価には向いているとの報告は多い〔*JAMA Cardiol. 2016 Sep 1;1 (6) :708-13*〕〔*Eur Heart J. 2017 Feb 21;38 (8) :586-94*〕．
- また，最近のメタアナリシスでは LDL コレステロール≦70 mg/dL の患者でも，スタチンを導入す

表1　各ガイドラインにおけるスタチン導入基準（一次予防）

	CCS	ACC/AHA	NICE	USPSTF	ESC/EAS
LDL コレステロール値での適応	≧193 mg/dL	≧190 mg/dL	>190 mg/dL	–	>232 mg/dL（総コレステロール>309 mg/dL）
動脈硬化性疾患のリスクによる適応*	40-75 歳で，10 年間動脈硬化性疾患リスクが≧20%	40-75 歳で，10 年間動脈硬化性疾患リスクが≧7.5%，LDL コレステロール 70-189 mg/dL 他のリスク因子（本文参照）も考慮し，薬剤のリスク，ベネフィットを患者と相談して決める．	40-75 歳で，10 年間動脈硬化性疾患リスクが≧10%	40-75 歳で，10 年間動脈硬化性疾患リスクが≧10%，心血管疾患リスク因子が 1 つ以上あり	40-65 歳で，10 年間動脈硬化性疾患リスクが 5-9%，LDL コレステロール≧155 mg/dL
	40-75 歳で，10 年間動脈硬化性疾患リスクが≧10-19%，LDL コレステロール≧135 mg/dL				40-65 歳で，10 年間動脈硬化性疾患リスクが≧10%，LDL コレステロール≧97 mg/dL
		40-75 歳の糖尿病患者で LDL コレステロール≧70 mg/dL			糖尿病
	50 歳以上で eGFR<60 mL/分/1.73 m²		透析の必要がない慢性腎臓病		透析の必要がない慢性腎臓病（eGFR<60 mL/分/1.73 m²）

*10 年間動脈硬化性疾患リスクは各ガイドラインにより算出方法が異なるため注意．
ACC：American College of Cardiology, AHA：American Heart Association, CCS：Canadian Cardiovascular Society, EAS：European Atherosclerosis Society, ESC：European Society of Cardiology, NICE：National Institute for Health and Care Excellence, USPSTF：United States Preventive Services Task Force
Ann Intern Med. 2018 Jan 16;168 (2) :85-92／2018 AHA/ACC/AACVPR/AAPA/ABC/ACPM/ADA/AGS/APhA/ASPC/NLA/PCNA Guideline on the Management of Blood Cholesterol. Circulation. 2018 Nov10: CIR0000000000000625

G 代謝・内分泌

ることで動脈硬化性疾患リスクは有意に低下するという結果もあり，動脈硬化性疾患リスクが高い患者では LDL コレステロール値にかかわらずスタチンの使用を考慮する〔*JAMA Cardiol. 2018 Sep 1;3（9）：823-28*〕．

- 動脈硬化性疾患リスクはインターネットやスマートフォンアプリにて計算可能（10 年間における発症率予測）．日本人を対象としているわけではないため，解釈には注意が必要である．
http://tools.acc.org/ASCVD-Risk-Estimator-Plus/#!/calculate/estimate/

■ スタチンの治療強度については チャートⅢ を参照．
■ 心血管疾患既往，糖尿病，慢性腎臓病患者ではスタチンを開始する．
■ 心血管疾患既往がある患者では LDL コレステロール値にかかわらず，高強度のスタチン療法を目標とする．
■ 40-75 歳の糖尿病患者ではスタチンを開始．10 年間動脈硬化性疾患リスク＜7.5％であれば中強度，≧7.5％であれば高強度のスタチン療法を目標とする．
■ 慢性腎臓病患者では，≧50 歳では全例でスタチンを開始．＜50 歳では 10 年間動脈硬化性疾患リスク＞10％で開始する〔*KDIGO* ガイドライン *2013. Ann Intern Med. 2014 Feb 4;160（3）:182*〕．
  - 透析患者におけるスタチンの有用性は認められないが，スタチン使用中の患者が透析導入となった場合は継続する．
  - スタチンは中強度を目標に使用する．
■ LDL コレステロール ≧190 mg/dL では高強度を目標にスタチンを開始する．
■ 40-75 歳で 10 年間動脈硬化性疾患リスク≧7.5％を満たす場合は他のリスク因子，薬剤のリスク–ベネフィットを患者と相談し，スタチンの開始を決める〔*2018 AHA/ACC/AACVPR/AAPA/ABC/ACPM/ADA/AGS/APhA/ASPC/NLA/PCNA Guideline on the Management of Blood Cholesterol. Circulation. 2018 Nov10: CIR 0000000000000625*〕．
- リスク因子：
  - 心血管疾患の家族歴（男性では＜55 歳，女性では＜65 歳）
  - LDL コレステロール 160-189 mg/dL
  - メタボリック症候群（腹囲の拡大，TG＞175 mg/dL，高血圧，高血糖，HDL コレステロール低値〔男性＜40 mg/dL，女性＜50 mg/dL〕のうち，3 項目以上を満たす）
  - 慢性腎臓病
  - 慢性炎症性疾患（関節リウマチや乾癬，HIV 感染

症など）
  - 早期閉経の既往（40 歳以前での閉経），妊娠に関連した心血管疾患リスクを上昇させる合併症（子癇など）
  - 心血管疾患リスクが高い人種（南アジアなど）
  - 持続的な高 TG 血症（≧175 mg/dL）
■ さらに，冠動脈 CT において冠動脈石灰化スコアを評価し，スタチン開始の参考としてもよい．
  - 冠動脈石灰化スコア 0 では開始せず，1-99 では開始を考慮（特に 55 歳以上），100 以上では開始を推奨する．
■ 高齢者（＞75-80 歳）に対する脂質代謝異常への介入の効果を評価した報告はない．余命と予防効果，薬剤の副作用を考慮して適応を決めるべきである〔*JAMA. 2014 Sep 17;312（11）:1136-44*〕．
■ すでにスタチンを使用している患者では副作用がなければ低～中強度のスタチン療法を継続．副作用がある場合は減量もしくは中断を考慮．
■ 心血管疾患や糖尿病がある患者群では余命，副作用を考慮して投与を決める．使用するとしても低～中強度としたほうがよい〔*JAMA. 2014 Sep 17;312（11）:1136-44*〕．

チャート Ⅲ　脂質異常症の治療

■ 非薬物治療では体重の適正化，運動習慣，アルコール摂取量の減量指導が重要．
■ 脂質異常症の薬物治療では LDL コレステロールの目標値は設定しない．リスクに応じてスタチンの強度を選択し，目標量を投与することが重要．
■ LDL コレステロールは下げれば下げるほど各リスクの低下効果が認められ，効果は基礎の LDL コレステロール値にかかわらず認められる〔*Lancet. 2010 Nov 13;376（9753）:1670-81*〕〔*Lancet. 2012 Aug 11;380（9841）:581-90*〕〔*JAMA Cardiol. 2018 Sep 1;3（9）:823-8*〕．
■ 基礎の LDL コレステロール値別にスタチンの治療強度（高強度 vs 低～中強度）における死亡リスク，心血管死亡リスク軽減効果を評価した報告では，基礎の LDL コレステロール値が高いほど高強度におけるリスク軽減効果も良好であった．LDL コレステロール＜100 mg/dL の群では高強度における優位性は認められず，治療開始前に＜100 mg/dL でスタチン適応症例では中強度を目標とするのもよいかもしれない〔*JAMA. 2018 Apr 17;319（15）:1566-79*〕．
■ スタチンの強度，投与量は 表 2 を参照〔*N Engl J Med.2014 Jan 16;370（3）:275-8*〕．
■ 高強度は LDL コレステロールを ≧50％，中強度は

表2 スタチン療法の強度と投与量

一般名（商品名）	日本の保険適用量	高強度	中強度	低強度
プラバスタチン（メバロチン®）	10-20 mg		40-80 mg	10-20 mg
シンバスタチン（リポバス®）	5-20 mg		20-40 mg	10 mg
フルバスタチン（ローコール®）	20-60 mg		80 mg	20-40 mg
アトルバスタチン（リピトール®）	10-20 mg	40-80 mg	10-20 mg	
ピタバスタチン（リバロ®）	1-4 mg		2-4 mg	1 mg
ロスバスタチン（クレストール®）	2.5-20 mg	20-40 mg	5-10 mg	2.5 mg

強度は ACC/AHA ガイドライン 2013 より記載．日本国内の保険適用量を超えているため注意．
高強度は LDL コレステロールを ≧50%，中強度は 30-50%，低強度は＜30%減少させる量．

N Engl J Med.2014 Jan 16;370（3）:275-8

30-50%，低強度は＜30%減少させる量であり，日本国内の保険適用量内で高強度スタチン療法が可能なのはロスバスタチンのみ．

- 低〜中強度より開始し，高強度治療が必要な患者では副作用に注意しながら増量する．
- スタチンによる筋症状，CPK 上昇への対応は 補足▶ を参照．
- 中〜高強度スタチン療法でも LDL コレステロール低下が不良な場合，副作用にて増量が困難な場合は他薬剤の併用を考慮する〔*2018 AHA/ACC/AACVPR/AAPA/ABC/ACPM/ADA/AGS/APhA/ASPC/NLA/PCNA Guideline on the Management of Blood Cholesterol. Circulation. 2018 Nov10: CIR0000000000000625*〕．
- スタチン開始後も LDL コレステロール 70-100 mg/dL 以上であれば，他薬剤の併用を考慮する．心血管疾患既往がある患者（二次予防）では 70 mg/dL を目標とし，一次予防では 100 mg/dL を目標とするとよい．
- 脂質異常において使用する薬剤は 補足▶ 表5 を参照．併用薬として効果的なものはエゼチミブやフィブラート系薬剤，ニコチン酸誘導体である〔*Lancet. 2015 Apr 11;385（9976）:1397-405*〕．
- スタチンにエゼチミブを併用することで，スタチン単独と比較して心血管疾患リスク，脳卒中リスクは有意に低下が認められる〔*IMPROVE-IT trial. N Engl J Med. 2015 Jun 18;372（25）:2387-97*〕．
- スタチンと非スタチンによる LDL コレステロール低下値と動脈硬化性疾患リスク軽減効果を評価したメタアナリシスでは，スタチン，非スタチンにかかわらず，LDL コレステロールが低下すれば動脈硬化性疾患リスクは低下する結果であった〔*JAMA. 2016 Sep 27;316（12）:1289-97*〕．
- 難治性の高 LDL コレステロール血症や治療に反応しない家族性高コレステロール血症では，PCSK9

（proprotein convertase subtilisin/kexin type 9）阻害薬であるエボロクマブ（レパーサ®）やアリロクマブ（プラルエント®）を考慮する．

- エボロクマブやアリロクマブは PCSK9 に対するモノクローナル抗体であり，スタチンやエゼチミブ投与でも改善が乏しい高 LDL コレステロール血症や家族性高コレステロール血症（ヘテロ/ホモ双方）において，良好な LDL コレステロール低下効果を示す〔*N Engl J Med. 2014 May 8;370（19）:1809-19*〕〔*Lancet. 2015 Jan 24;385（9965）:331-40*〕〔*Lancet. 2015 Jan 24;385（9965）:341-50*〕．
- 難治性のホモ接合体家族性高コレステロール血症に対してはミクロソームトリグリセリド輸送蛋白（MTP）阻害作用をもつロミタピドメシル（ジャクスタピッド®）も有用．

高トリグリセリド（TG）血症のマネジメント

- 高 TG 血症ではまず LDL コレステロールを正常化した後，心血管イベントリスクが高く，TG＞150 mg/dL，HDL コレステロール＜40 mg/dL を満たす患者群で治療を考慮する．
- 高 TG 血症も心血管イベント，死亡リスク因子となるものの，TG は LDL コレステロールほど動脈硬化への影響は高くないため，まずは高 LDL コレステロール血症の治療が優先となる〔*Lancet. 2014 Aug 16;384（9943）:626-35*〕〔*Eur Heart J. 2011 Jun;32（11）:1345-61*〕．
- TG を低下させる効果が良好な薬剤はフィブラート系とニコチン酸誘導体，多価不飽和脂肪酸．
- フィブラート系薬剤とスタチンの併用は筋症状リスクを上昇させるが，高 TG 血症を合併した高コレステロール血症患者では併用により心血管イベントリスクが低下する可能性がある〔*N Engl J Med. 2010*

Apr 29;362（17）:1563-74.

- ▪ 薬剤選択は 補足 表5 を参照.
- ▪ 多価不飽和脂肪酸であるイコサペント酸エチルは, スタチン投与後も高 TG 血症が認められる心血管イベントリスクが高い患者において, 有意に心血管イベント, 死亡リスクを低下させる.
  - • 45 歳以上で心血管疾患既往がある患者, または 50 歳以上で糖尿病と 1 つ以上の心血管疾患リスクがある患者で, さらにスタチンを使用して LDL コレステロール 41-100 mg/dL, TG 135-499 mg/dL を満たす患者 8179 例を, イコサペント酸エチル 1 日

4 g 内服群とプラセボ群に割り付け比較した二重盲検化ランダム化比較試験（REDUCE-IT trial）では, 有意に心血管死亡, 心血管疾患リスクの低下が認められた（HR 0.75 [0.68-0.83], NTT 21 [15-33]）.
  - − サブ解析では二次予防において有意差が認められ, 心血管疾患既往がある群で, スタチン投与下でも TG が高値の場合はイコサペント酸エチルを考慮したほうがよい *N Engl J Med. 2019 Jan 3; 380（1）:11-22*.

✚ 補 足

家族性高コレステロール血症のスクリーニング

- ▪ 家族性高コレステロール血症は常染色体優性遺伝形式の遺伝子異常であり, LDL コレステロールの上昇を来す. 未治療では男性で 40 歳代, 女性で 50 歳代で冠動脈疾患を来すため, 早期発見, 治療が重要である *Eur Heart J. 2013 Apr;34（13）:962-71*.
- ▪ ヘテロ接合体では LDL コレステロール 200-400 mg/dL, ホモ接合体では＞600 mg/dL となる. 頻度はヘテロ接合体で 1/500, ホモ接合体では 1/100 万 *Curr Opin Cardiol. 2014 Jul;29（4）:381-8*.
- ▪ スクリーニングは Dutch Lipid Clinic Network criteria で行う（小児例では適応不可）（表3）.
- ▪ probable 以上であれば遺伝子検査が推奨されるが,

保険適用外である.
- ▪ 日本国内における成人（15 歳以上）の家族性高コレステロール血症ヘテロ接合体診断基準は表4 を参照.

スタチンによる筋症状への対応

- ▪ スタチンによる筋症状は 10％, 筋肉痛は 7％で認められる.
- ▪ 重度の筋障害は 0.08-0.09％程度とまれ. フィブラート系薬剤との併用でリスクは上昇し, 1％で CPK＞3 × ULN となる *Neurology. 2011 Feb 15;76（7 Suppl 2）: S14-9*.
- ▪ スタチンの種類によっても筋症状のリスクは異なる.

表3 Dutch Lipid Clinic Network criteria

点	基準
1*	・第一度近親に若年性の冠動脈疾患の既往がある or LDL コレステロール＞95th パーセンタイル ・患者自身に若年性の末梢動脈疾患, 脳血管疾患の既往がある or LDL コレステロール 155-189 mg/dL を満たす場合
2*	・第一度近親に腱黄色腫もしくは角膜輪が認められる ・第一度近親の小児で LDL コレステロール＞95th パーセンタイルを満たす ・患者本人に冠動脈疾患の既往歴がある
3	LDL コレステロール 190-249 mg/dL
4	患者が＜45 歳で, 角膜輪が認められる
5	LDL コレステロール 250-329 mg/dL
6	腱黄色腫が認められる
8*	LDL コレステロール≧330 mg/dL もしくは *LDLR* 遺伝子, *apoB* 遺伝子, *PCSK9* 遺伝子の異常が認められる

3-5 点：possible, 6-7 点：probable, ≧8 点：definite
*それぞれ 1 項目毎に加点する.
LDLR：low-density lipoprotein receptors, apoB：apolipoprotein B

Eur Heart J. 2013 Apr;34（13）:962-71

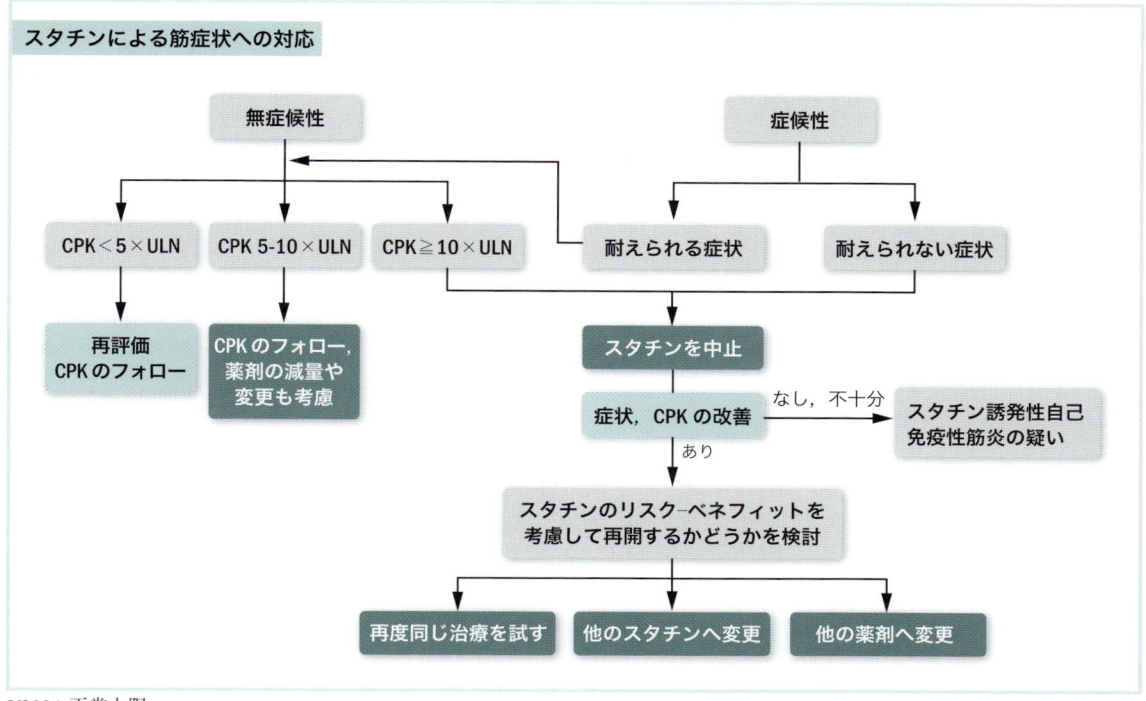

ULN：正常上限

Endocrinol Metab Clin North Am. 2009 Mar;38（1）:121-36／N Engl J Med. 2016 Feb 18;374（7）:664-9 を参考に作成

表4 成人（15歳以上）の家族性高コレステロール血症ヘテロ接合体診断基準

1. 高 LDL コレステロール血症（未治療時の値≧180 mg/dL）
2. 腱黄色腫（手背，肘，膝などまたはアキレス腱肥厚）あるいは皮膚結節性黄色腫
3. 家族性高コレステロール血症あるいは早発性冠動脈疾患の家族歴（第二度近親以内）

・続発性脂質異常症を除外したうえで診断する
・2項目以上で家族性高コレステロール血症と診断する．家族性高コレステロール血症ヘテロ接合体疑いは遺伝子検査による診断が望ましい
・皮膚結節性黄色腫に眼瞼黄色腫は含まない
・アキレス腱肥厚はX線撮影により9 mm以上にて診断する
・LDLコレステロールが250 mg/dL以上の場合，家族性高コレステロール血症を強く疑う
・すでに薬物治療中の場合，治療のきっかけとなった脂質値を参考にする
・早発性冠動脈疾患は男性55歳未満，女性65歳未満と定義する
・家族性高コレステロール血症と診断した場合，家族についても調べることが望ましい
・この診断基準はホモ接合体にも当てはまる

家族性高コレステロール血症診療ガイドライン 2017.http://www.j-athero.org/publications/pdf/JAS_FH_GL2017.pdf

- スタチンによる横紋筋融解症（3339例）の原因薬剤の頻度は，フルバスタチン（ローコール®）で最も

報告例が少なく（1.6%），シンバスタチン（リポバス®）で多い（16.6%）．アトルバスタチン（リピトール®），プラバスタチン（メバロチン®），ロスバスタチン（クレストール®）は報告例の15-20%前後となる〔*JAMA. 2003 Apr 2;289（13）:1681-90*〕．

■ CPK≧10×ULN，QOLを低下させる筋症状の場合はスタチンを中断する．

■ CPKが上昇しないスタチンミオパチーの報告もある〔*Ann Intern Med. 2002 Oct 1;137（7）:581-5*〕．

■ CPK＞1万U/Lや横紋筋融解症により腎不全を合併した症例では他の薬剤への変更を考慮する．

■ それ以外ではスタチンによるリスク−ベネフィットを考慮して決める．

■ スタチンを中止しても投与量を減量したり，他のスタチンへ変更したりすることで40-90%が再開は可能〔*Am J Cardiol. 2014 May 15;113（10）:1765-71*〕．

■ リスクが低いと考えられるフルバスタチンへの変更も良い方法と言える．

■ スタチン中止後もCPK上昇や筋症状の改善が得られない場合はスタチン誘発性自己免疫性筋炎の可能性を考慮する〔*Neurology. 2011 Feb 15;76（7 Suppl 2）:S14-9*〕〔*N Engl J Med. 2016 Feb 18;374（7）:664-9*〕．

■ まれながらスタチン投与により抗HMG-CoA抗体が陽性となる自己免疫性筋炎を生じることがある．

表5 脂質異常症で使用する薬剤

薬剤		投与量	効果，備考
スタチン系	プラバスタチン（メバロチン®）	10-20 mg/日 1日 1-2 回	・LDL コレステロール低下効果（＋＋＋） ・TG 低下効果（＋） ・横紋筋融解症や筋症状が認められることが多い ・筋症状は 10%，筋肉痛 7%，重症は＜0.1%[†1] ・肝傷害は 0.5-2.0%[†2] ・妊婦では投与できない ・ロスバスタチンは酸化マグネシウムとの併用で吸収率が半減する可能性があり，基本的に 2 時間以上あけて使用する[†3]
	シンバスタチン（リポバス®）	5-20 mg/日 1日 1 回	
	フルバスタチン（ローコール®）	20-60 mg/日 1日 1 回	
	アトルバスタチン（リピトール®）	10-40 mg/日 1日 1 回	
	ピタバスタチン（リバロ®）	1-4 mg/日 1日 1 回	
	ロスバスタチン（クレストール®）	2.5-20 mg/日 1日 1 回	
陰イオン交換樹脂	コレスチラミン（クエストラン®）	1回 4 g を 1日 2-3 回，水 100 mL で懸濁	・LDL コレステロール低下効果（＋＋） ・TG は増加する ・脂溶性ビタミン吸収も低下する
	コレスチミド（コレバイン®）	1回 1.5 g を 1日 2 回	
小腸コレステロールトランスポーター阻害薬	エゼチミブ（ゼチーア®） エゼチミブとアトルバスタチンとの合剤（アトーゼット®配合錠）	10 mg/日 1日 1 回食後	・LDL コレステロール低下効果（＋＋） ・TG 低下効果（＋） ・消化管症状 ・アトーゼット®配合錠 LD はアトルバスタチン 10 mg，アトーゼット®配合錠 HD は 20 mg を含有．エゼチミブは双方とも 10 mg
フィブラート系	ベザフィブラート（ベザトール®，ベザリップ®）	400 mg/日 1日 2 回	・LDL コレステロール低下効果（＋） ・TG 低下効果（＋＋＋） ・横紋筋融解や筋症状がある ・妊婦では投与できない
	フェノフィブラート（リピディル®，トライコア®）	106.6-160 mg/日 1日 1 回	
	クロフィブラート（ビノグラック®）	750-1500 mg/日 1日 2-3 回	
	ペマフィブラート（パルモディア®）	0.2-0.4 mg/日 1日 2 回	
	クリノフィブラート（リポクリン®）	600 mg/日 1日 3 回	
	ペマフィブラート（パルモディア®）	0.2-0.4 mg/日 1日 2 回	
ニコチン酸誘導体	トコフェロール（ユベラ N®）	300-600 mg/日 1日 3 回	・LDL コレステロール低下効果（＋） ・TG 低下効果（＋＋）
	ニセリトロール（ペリシット®）	750 mg/日 1日 3 回	
	ニコモール（コレキサミン®）	200-400 mg/日 1日 3 回	
プロブコール	プロブコール（シンレスタール®，ロレルコ®）	500-1000 mg/日 1日 2 回	・LDL コレステロール低下効果（＋）
多価不飽和脂肪酸	イコサペント酸エチル（エパデール®）	1800-2700 mg/日 1日 2-3 回	・TG 低下効果（＋）
	オメガ-3 脂肪酸エチル（ロトリガ®）	2-4 g/日 1日 1-2 回	

（つづく）

表 5　脂質異常症で使用する薬剤（つづき）

	薬剤	投与量	効果，備考
PCSK9 障害薬[†4]	エボロクマブ （レパーサ® 皮下注 140 mg シリンジ）	140 mg 皮下注射 2 週毎	・LDL コレステロール低下効果 （＋＋＋＋） ・家族性高コレステロール血症， 難治性症例でのみ使用可
	アリロクマブ （プラルエント® 皮下注 75 mg，150 mg シリンジ）	75 mg 皮下注射を 2 週毎． 効果不十分であれば 1 回 150 mg に増量可	
MTP 阻害	ロミタピドメシル（ジャクスタピッド®）	5-40 mg/日 1 日 1 回，夕食後 2 時間 以上あけて内服	ホモ接合体家族性高コレステロー ル血症のみ適応

[†1]*Neurology. 2011 Feb 15;76（7 Suppl 2）:S14-9*／[†2]*Circulation. 2002 Aug 20;106（8）:1024-8*／[†3]*Curr Med Res Opin. 2008 Apr;24（4）:1231-5*／[†4]*N Engl J Med. 2014 May 8;370（19）:1809-19*／[†4]*Lancet. 2015 Jan 24;385（9965）:331-40*

スタチンを中止しても筋症状や CPK の改善が十分に得られず，治療には免疫抑制療法が必要となる〔*Curr Opin Rheumatol. 2013 Nov;25（6）:747-52*〕．

- 筋生検では筋線維の壊死所見とマクロファージの浸潤が認められ，リンパ球の浸潤はごく少数のみか認められない点が特徴的〔*Autoimmun Rev. 2013 Oct;12（12）:1177-81*〕．

- コスミックコーポレーションにて抗 HMGCR 抗体が測定可能（費用 2 万円）．また同様に自己免疫性壊死性筋症の原因となる抗 SRP 抗体（signal recognition particle）も測定可能である．

14 骨粗鬆症

■ 骨粗鬆症は閉経後女性，高齢者で多く，骨折リスクを上昇させ，ADL，QOL の低下に関連する．男性の骨粗鬆症はほとんどが二次性であり，アルコール多飲，喫煙，ビタミン D 欠乏が多い原因である〔*N Engl J Med. 2008 Apr 3;358 (14) :1474-82*〕．

■ 日本国内では 40 歳以上の男性の 3.4-12.4%，女性の 19.2-26.5% で骨粗鬆症が認められ，骨折合併率は男性で 0.6%/年，女性で 2.3%/年〔*骨粗鬆症の予防と治療ガイドライン 2015 年版*〕．

■ 原発性骨粗鬆症と薬剤や疾患に由来する二次性骨粗鬆症があり，後者の原因として多いのがステロイドの長期使用や原発性副甲状腺機能亢進症である．ステロイド使用患者における骨粗鬆症の評価，予防は重要である（補足）．また，骨粗鬆症が疑われる患者において，原発性副甲状腺機能亢進症の評価も重要（ G -9 原発性副甲状腺機能亢進症 ）．

骨粗鬆症のマネジメント

チャート I 骨粗鬆症評価の適応

■ 骨粗鬆症は脆弱性骨折のある患者群や，高齢者，二次性骨粗鬆症のリスクがある患者群でスクリーニング，評価を行う．

チャート I-1 臨床的に骨粗鬆症を疑う場合は評価する

■ 軽微な外傷や負荷で骨折が認められる場合（脆弱性骨折），身体診察において脊柱前弯，身長の低下，椎体骨折の所見がある場合は骨粗鬆症を疑う．身体所見については 補足 表6 を参照．

チャート I-2 スクリーニングとしての骨密度測定の適応

■ 65 歳以上の女性，年齢にかかわらず閉経後で骨粗鬆症リスクがある女性，二次性骨粗鬆症リスクがある患者群では骨密度を評価する〔*JAMA. 2018 Jun 26;319 (24) :2521-31*〕．

■ 骨粗鬆症のリスク因子は慢性のアルコール摂取（24-30 g/日），喫煙，大腿骨近位部骨折の家族歴，高齢者，低体重，関節リウマチ，エストロゲンの使用歴が挙げられる〔*Curr Osteoporos Rep. 2015 Oct;13 (5) :287-301*〕．また，後述の FRAX® （ チャート III ）において 10 年間の脆弱性骨折リスクが 9.3% 以上となる場合もリスクがあると判断する〔*骨粗鬆症の予防と治療ガイドライン 2015 年版*〕〔*JAMA. 2018 Jun 26;319 (24) :2521-31*〕．

■ 二次性骨粗鬆症の原因は 表1 を参照．

■ 男性例におけるスクリーニング推奨は一定していない．日本国内のガイドラインでは 70 歳以上の男性例とリスクがある 50-70 歳の男性例でスクリーニングを推奨しているが，United States Preventive Services Task Force（2018）の推奨では男性例は頻度が低く治療による副作用の懸念もあるため，スクリーニングはエビデンス不十分としている〔*骨粗鬆症の予防と治療ガイドライン 2015 年版*〕〔*JAMA. 2018 Jun 26;319 (24) :2521-31*〕．

チャート II 骨粗鬆症の診断

■ 骨粗鬆症の診断は脆弱性骨折と骨密度の評価で行う．

■ 骨密度は X 線骨塩定量にて行い，L2-L4 の平均値，大腿骨頸部，殿部を評価し最も低い値を用いる．

表1 二次性骨粗鬆症の原因（骨粗鬆症の予防と治療ガイドライン 2015 年版）

	疾患
内分泌疾患	副甲状腺機能亢進症，甲状腺機能亢進症，性腺機能不全，Cushing 症候群
栄養障害	吸収不良症候群，胃切除後，神経性食思不振症，ビタミン A・D 過剰症，ビタミン C 欠乏症
薬物性	ステロイド，性ホルモン低下療法治療薬，SSRI，ワルファリン，メトトレキサート，ヘパリンなど
不動性	寝たきり，廃用症候群など
先天性	骨形成不全症，Marfan 症候群
その他	関節リウマチ，糖尿病，慢性腎臓病，肝疾患，アルコール依存症

SSRI：選択的セロトニン再取り込み阻害薬

骨粗鬆症のマネジメント

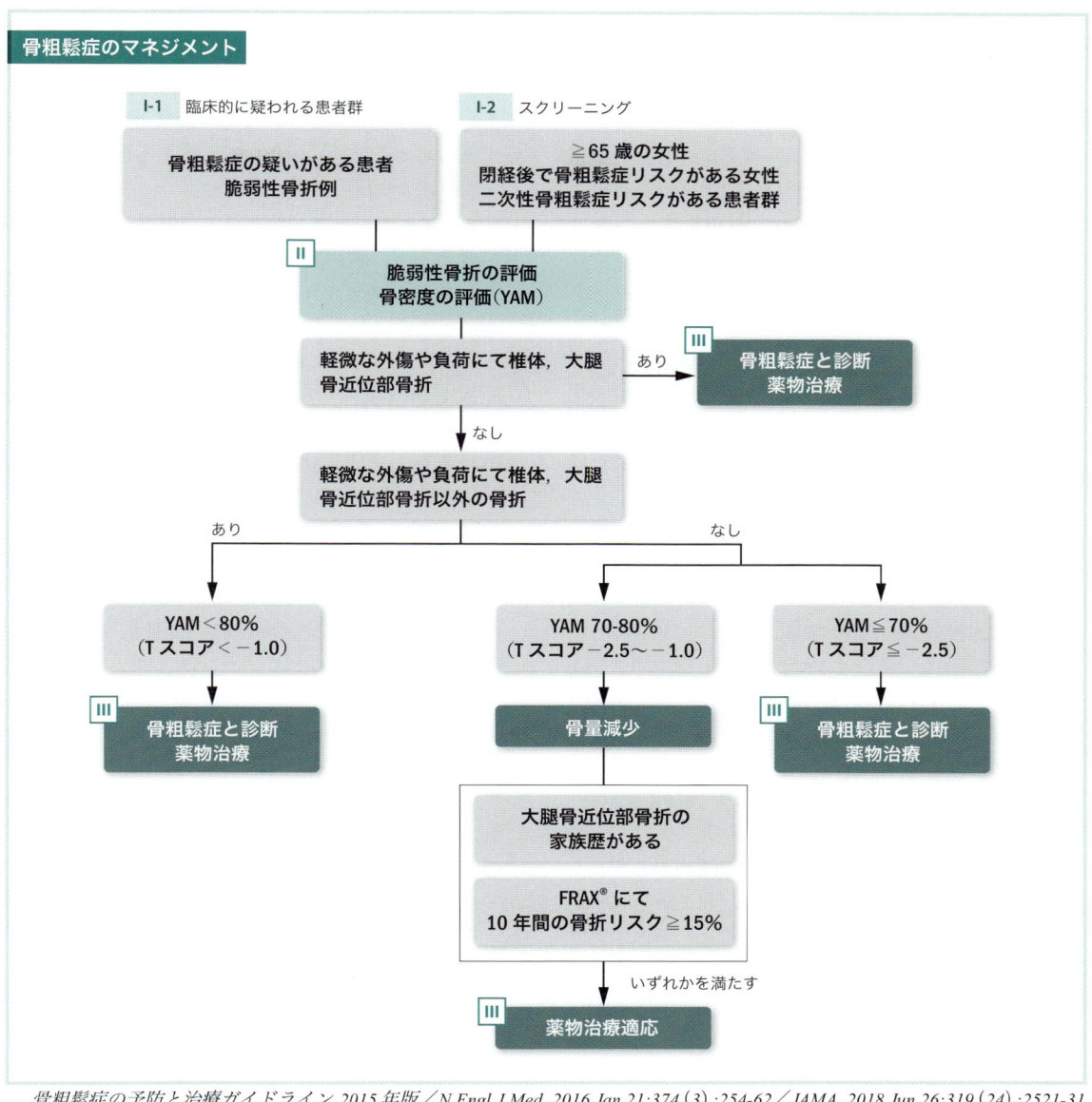

骨粗鬆症の予防と治療ガイドライン 2015 年版／N Engl J Med. 2016 Jan 21;374（3）:254-62／JAMA. 2018 Jun 26;319（24）:2521-31

Q&A ①

Q 骨粗鬆症が否定的な場合，骨密度のフォローはどのようにすればよいでしょうか？

A 64 歳以上の女性で骨密度 T スコア＞－2.5 であった 4957 例を 15 年間フォローしたデータより，「10％の女性が骨折を合併しない状態で，骨粗鬆症へ移行する間隔」を評価した結果，適切なフォロー間隔は表 2 のようになりました．

さらに年齢別，BMI，エストロゲン使用の有無別のフォロー間隔を 補足 ▶表 7 に記載します．

表 2　初期の骨密度と適切なフォロー間隔

初期の骨密度	適切なフォロー間隔
T スコア＞－1.00	16.8 年 [11.5-24.6]
T スコア －1.01 ～ －1.49	17.3 年 [13.9-21.5]
T スコア －1.50 ～ －1.99	4.7 年 [4.2-5.2]
T スコア －2.00 ～ －2.49	1.1 年 [1.0-1.3]

N Engl J Med. 2012 Jan 19;366（3）:225-33

- 記載方法は T スコア，Z スコア，若年成人平均値（young adult mean：YAM）がある．
- T スコアは 25-45 歳の骨密度データと比較し，標準偏差を評価する方法．
- Z スコアは同年代の骨密度データと比較し，標準偏差を評価する方法（Z スコアは年代別での分布からの乖離をみているだけであり，骨粗鬆症の診断には使用しない）．
- YAM は 20-44 歳の骨密度と比較して，パーセントで評価した値．主に YAM と T スコアで評価されることが多い〔JAMA. 2002 Oct 16;288(15):1889-97〕．
- 骨粗鬆症の診断基準〔骨粗鬆症の予防と治療ガイドライン 2015 年版〕：
- 椎体骨折，または大腿骨近位部の脆弱骨折があれば骨粗鬆症と診断する．
- 大腿骨近位部以外の脆弱骨折がある場合は YAM＜80％（T スコア＜－1.0）で骨粗鬆症と診断する．
- 脆弱性骨折がない場合は YAM ≦ 70％（T スコア≦－2.5）で骨粗鬆症と診断する．
- 脆弱性骨折がない場合で YAM 70-80％（T スコア－1.0 ～ －2.5）では骨量減少と評価する．

チャート III 骨粗鬆症の治療
〔骨粗鬆症の予防と治療ガイドライン 2015 年版〕

薬物治療の適応
- 骨粗鬆症と診断されれば薬剤治療を開始する．
- 骨量減少と評価された患者群では，以下のいずれかを満たす場合に薬物治療を開始する．
- 大腿骨近位部骨折の家族歴がある場合．
- FRAX®*にて 10 年間の骨折リスクが 15％以上となる群．

  *FRAX® は WHO の骨折リスク評価ツールであり，10 年以内の骨折リスクが評価可能．http://www.shef.ac.uk/FRAX/ で計算可能．

骨粗鬆症で使用する薬剤
- 骨粗鬆症の治療で使用する薬剤を表 3 に示す．
- ビタミン D＋Ca 製剤：
- ビタミン D 製剤ではカルシトリオール（ロカルトロール®），アルファカルシドール（ワンアルファ®），エルデカルシトール（エディロール®）がある．
- エルデカルシトールは他のビタミン D 製剤よりも骨吸収を抑制する効果が強く，アルファカルシドールと比較して，骨粗鬆症による骨折リスクの低下効果，骨密度改善効果が見込める〔Bone. 2011 Oct;49(4):605-12〕〔J Bone Miner Metab. 2013 Jul;31(4):417-22〕．ただしこれらの研究では他の薬剤併用群は除外さ

れているため，同じく骨吸収を抑制し，最も高頻度に使用されるビスホスホネート併用群での比較は不明．
- また，エルデカルシトールでは血清 Ca 濃度上昇リスクも高く，高 Ca 血症のリスクとなる〔Bone. 2011 Oct;49(4):605-12〕．
- ビスホスホネートなど他薬剤との併用が必要なことを考えると，費用の面からはエルデカルシトールよりもアルファカルシドールとしておいたほうがよいと筆者は考えている．
- ビスホスホネート，PTH 製剤（テリパラチド），抗RANKL 抗体（デノスマブ），選択的エストロゲン製剤の骨密度への効果は，以下の順番で良好．
- PTH 製剤＞＞抗 RANKL 抗体≧ ビスホスホネート（ゾレドロン酸，アレンドロン酸）＞＞選択的エストロゲン製剤（ラロキシフェン）〔J Clin Endocrinol Metab. 2014 Oct;99(10):3746-55〕．
- アレンドロン酸，リセドロン酸，イバンドロン酸，ゾレドロン酸，デノスマブの中で骨折リスク軽減効果が最も高いのはゾレドロン酸とデノスマブの 2 つ〔Eur Rev Med Pharmacol Sci. 2013 Mar; 17(5):658-67〕．
- 抗スクレロスチンモノクローナル抗体であるロモソズマブ（イベニティ皮下注®）は骨細胞から分泌されるスクレロスチンを阻害することで破骨細胞の抑制，骨芽細胞の活性化を促す．骨新生の亢進作用と骨吸収の阻害作用が認められる．
  - 主なランダム化比較試験とその結果は 補足 表 9 を参照．
- 各薬剤の骨折リスク軽減効果を 補足 表 9 にまとめる．
- ビスホスホネートは 3-5 年程度使用後に 1-2 年の休薬を考慮する．
- ビスホスホネートは骨に蓄積するため，3 年以上使用した後，休薬しても 1-2 年はアウトカムを増悪させない〔JAMA. 2006 Dec 27;296(24):2927-38〕〔J Bone Miner Res. 2012 Feb;27(2):243-54〕．副作用の観点からも 1-2 年間の休薬を考慮する（drug holiday）．
- T スコア≦－2.5 や椎体・大腿骨頚部骨折既往がある患者，ステロイド使用中の患者では休薬はしないほうがよい．それ以外の患者では 3-5 年間の使用後，drug holiday を考慮する〔Am J Med. 2013 Jan;126(1):13-20〕．
- また，T スコア－2.5 ～－1.0 の群でも，ゾレドロン酸を 18 か月毎に 4 回（6 年間）投与することで，有意に椎体骨折，非椎体骨折リスクを減少させるとする報告もある．
  - 閉経後女性で T スコア－2.5 ～－1.0 を満たす患者

表 3　骨粗鬆症で使用する薬剤

	薬剤	投与量	おおよその年間必要費用（薬剤費）	備考
ビスホスホネート	ゾレドロン酸（リクラスト®）	5 mg 年 1 回 静注	3.9 万円	・年 1 回投与 ・18 か月毎の投与でも効果は期待できる[†1]
	イバンドロン酸（ボンビバ®）	1mg 静注 100mg/月 経口	5.8 万円（静注） 3.2 万円（経口）	・静注製剤あり
	アレンドロン酸（ボナロン®, フォサマック®）	5 mg/日 35 mg/週 経口 900 µg/4 週毎 静注	3 万円（毎日・経口. ジェネリック 1.2 万円） 2.5 万円（毎週・経口. ジェネリック 1 万円） 4.9 万円（4 週毎・静注. ジェネリック 1.8 万円）	・ボナロン® は静注製剤あり
	リセドロン酸（ベネット®, アクトネル®）	2.5 mg/日 17.5 mg/週 70 mg/月 経口	3.4 万円（毎日. ジェネリック 1.3 万円） 2.7 万円（毎週. ジェネリック 0.8 万円） 3.1 万円（毎月）	
	エチドロン酸（ダイドロネル®）	200 mg/日 経口を 2 週間. その後 10-12 週あけて繰り返す	2 万円	
	ミノドロン酸（ボノテオ®, リカルボン®）	1 mg/日 50 mg/4 週毎 経口	4.6 万円（毎日. ジェネリック 1.9 万円） 4.1 万円（4 週毎. ジェネリック 1.7 万円）	
PTH 製剤	テリパラチド（テリボン®）	56.5 µg/週 皮下注射 72 週まで	52 万円	・椎体骨折予防効果は最も高いが, 大腿骨頸部骨折リスクは減らさない ・ビスホスホネートとの併用は原則してはならない
	テリパラチド（フォルテオ®）	20 µg/日 皮下注射（自己注射） 24 か月まで	52 万円	
抗 RANKL 抗体	デノスマブ（プラリア®）	60 mg 6 か月に 1 回 皮下注射	5.8 万円	・ゾレドロン酸と同等以上の効果が見込める
選択的エストロゲン製剤	ラロキシフェン（エビスタ®）	60 mg/日 経口	3.6 万円（ジェネリック 6 万円）	・効果は他の薬剤に劣る ・副作用として深部静脈血栓症（RR 2.14 [0.99-4.66]）, 顔面紅潮（RR 1.42 [1.22-1.66]）, 下肢のこむら返り（RR 1.41 [0.92-2.14]）[†2]
	バゼドキシフェン（ビビアント®）	20 mg/日 経口	3.7 万円	
抗スクレロスチンモノクローナル抗体	ロモソズマブ（イベニティ® 皮下注）	210 mg/月 皮下注射	59 万円	・テリパラチドよりも良好な骨密度改善効果が認められる. 椎体骨折, 非椎体骨折双方のリスクを低下させる[†3] ・12 か月間使用する
Ca 製剤	乳酸カルシウム	1 回 1 g を 1 日 2-5 回 経口	1 g 当たり 3-4 円	
ビタミン D	カルシトリオール（ロカルトロール®）	0.5 µg/日 1 日 2 回 経口	1.4 万円（ロカルトロール 0.25 µg 1 日 2 回）	
	アルファカルシドール（ワンアルファ®）	0.5-1.0 µg/日 経口	0.8 万円（ワンアルファ® 0.5 µg/日）	
	エルデカルシトール（エディロール®）	0.5-0.75 µg/日 経口	2.5 万円（エディロール® 0.5 µg/日）	
カルシトニン製剤	エルカトニン（エルシトニン®）	10 単位週 2 回 筋肉注射	1 回 248 円	・疼痛に効果的

PTH：副甲状腺ホルモン, RANKL：receptor activator of nuclear factor-κB ligand
[†1]*N Engl J Med. 2018 Dec 20;379（25）:2407-16*／[†2]*JAMA. 2018 Jun 26;319（24）:2521-31*／[†3]*N Engl J Med. 2017 Oct 12;377（15）:1417-27*／[†3]*N Engl J Med. 2016 Oct 20;375（16）:1532-43*／[†3]*Lancet. 2017 Sep 30;390（10102）:1585-94*

Q 骨粗鬆症では最も効果が高い PTH 製剤（テリパラチド）を使用すべきでしょうか？

A 骨密度，椎体骨折リスク改善効果については，確かにテリパラチドは最も効果が見込めます．しかしながら年間 50 万円もかかる治療であり，1 割負担としても年間 5-6 万円近くかかります．閉経後女性の重症骨粗鬆症を対象として，テリパラチドとアレンドロン酸を比較したランダム化比較試験では，テリパラチドの新規椎体骨折予防 NNT は 7.5/18 か月でした〔Med Sci Monit. 2011 Aug;17（8）: CR 442-8〕．同様に閉経後女性の骨粗鬆症症例を対象とし，テリパラチドとリセドロン酸を比較した二重盲検化ランダム化比較試験（VERO trial）では，24 か月における新規椎体骨折リスクは 5% vs 12%（RR 0.44 [0.29-0.68]，NNT 14/24 か月間）と有意に低下しますが，椎体以外の脆弱骨折には有意差が認められませんでした〔Lancet 2018 Jan 20;391（10117）:230-40〕．

また，ステロイド性骨粗鬆症患者を対象としてテリパラチドとアレンドロン酸を比較した 2 つのランダム化比較試験では，椎体骨折予防効果 NNT は 18/18 か月，17/36 か月であり，非椎体骨折予防効果は有意差が認められませんでした〔N Engl J Med. 2007 Nov 15;357（20）:2028-39〕〔Arthritis Rheum. 2009 Nov;60（11）:3346-55〕．これらを金額に直すと，閉経後女性の重症骨粗鬆症ではおよそ 1000 万円かけると 1 人の椎体骨折が予防可能であり，ステロイド性骨粗鬆症患者ではおよそ 2000 万円かけると 1 人の椎体骨折が予防できることになります．よく考えて使用したいですね．

デノスマブ（プラリア®）はゾレドロン酸や経口ビスホスホネートと比較しても骨密度改善効果，骨折リスク低下効果は良好であり，値段も他の治療と大きくは変わりません〔Osteoporos Int. 2005 Oct;16（10）:1281-90〕〔Eur Rev Med Pharmacol Sci. 2013 Mar;17（5）:658-67〕．またビスホスホネートと比較して副作用リスクも変わらないため，使用しやすい薬剤と言えるかもしれません〔Int J Clin Exp Pathol. 2014 Apr 15;7（5）:2113-22〕．

ゾレドロン酸は効果も高く，年 1 回投与でよい点が魅力と言えます．

使いやすさから，まずは経口ビスホスホネート＋ビタミン D＋カルシウム製剤で開始し，効果が不十分であればデノスマブ（プラリア®）を試す，という流れで考えるとよいと思います．選択的エストロゲン製剤は値段のわりに経口ビスホスホネートよりも効果は低く，積極的に使用する理由はあまりないように思われます〔Int J Endocrinol. 2014; 2014:796510〕．ビスホスホネートが副作用で使用できない場合に考慮すればよいのではないでしょうか．

群を対象とし，ゾレドロン酸 5 mg を 18 か月毎に 4 回投与する群とプラセボ群と比較した二重盲検化ランダム化比較試験では，投与群で有意に椎体骨折リスク（HR 0.45 [0.27-0.73]），非椎体骨折リスク（HR 0.66 [0.51-0.85]）の低下効果が認められた〔N Engl J Med. 2018 Dec 20;379（25）:2407-16〕．

- カルシトニン製剤（エルシトニン®）は椎体骨折の疼痛緩和効果が認められる〔Osteoporos Int. 2005 Oct;16（10）:1281-90〕．

ビスホスホネートの副作用

- 急性期反応：
  - 窒素含有ビスホスホネート（パミドロン酸，イバンドロン酸，ゾレドロン酸）使用後に一過性の感冒症状が出現することがある．
  - 経静脈投与，初回投与で多く，投与後 3 日以内で発症し，7-14 日間持続する〔Am J Med. 2009 Feb;122（2 Suppl）:S22-32〕．
- 消化管障害：
  - 内服にて食道潰瘍，胃潰瘍のリスクとなる．薬剤そのものの刺激作用が原因〔Am J Med. 2009 Feb;122（2 Suppl）:S22-32〕．
  - 早朝起床時に >180 mL の水で内服し，30 分は座位を維持することが必要．これができない患者では注射製剤を使用するか，他の系統の薬剤を使用する．
  - 食道癌や胃癌のリスクとはならない（HR 0.96 [0.74-1.25]）〔JAMA. 2010 Aug 11;304（6）:657-63〕．
- 低 Ca 血症：
  - 破骨細胞抑制のため，血清 Ca の低下，PTH の上昇が認められる．ビタミン D 欠乏や腎不全，Paget 病などの低 Ca 血症リスクがある場合は特に注意が必要．
  - ビスホスホネートとビタミン D，Ca 製剤との併用でリスクは低下する〔Am J Med. 2009 Feb;122（2 Suppl）:S22-32〕．
- 心房細動リスクの上昇〔N Engl J Med. 2007 May 3;356（18）:1809-22〕．
- 慢性骨痛，筋肉痛：
  - 66% が薬剤投与中止にて改善し，11% が投与再開で再発する〔Am J Med. 2009 Feb;122（2 Suppl）:S22-32〕．

表4　顎骨壊死のリスク因子

ビスホスホネート製剤による因子	・窒素含有製剤（ゾレドロン酸，アレンドロン酸，パミドロン酸，インカドロン酸，ミノドロン酸） ・静注製剤
局所的因子	・骨への侵襲的歯科治療（抜歯，歯科インプラント，根尖外科手術，歯周外科） ・口腔衛生状態の不良 ・歯周病や歯周膿瘍などの炎症疾患の既往 ・好発部位：下顎＞上顎，下顎隆起，口蓋隆起，顎舌骨筋線の隆起
全身的因子	・悪性腫瘍，腎透析，Hb低値，糖尿病，肥満，骨Paget病
先天的因子	・*MMP-2*遺伝子，*CYP450-2C*遺伝子などの一塩基多型
その他の因子	・薬物（ステロイド，シクロホスファミド，エリスロポエチン，サリドマイド，血管新生阻害薬），喫煙，飲酒

表5　顎骨壊死の治療方針

ステージング	所見	治療法
ステージ0（注意期）	・骨露出/骨壊死は認められない ・オトガイ部の知覚異常（Vincent症状），口腔内瘻孔，深い歯周ポケット，単純X線撮影で軽度の骨融解あり	・口腔ケアにて口腔内を清潔に保つ．口腔内抗菌薬リンス
ステージ1	・骨露出/骨壊死が認められるが無症状 ・単純X線撮影で骨融解が認められる	・口腔内抗菌薬リンス ・口腔ケア ・年4回のフォローアップ
ステージ2	・骨露出/骨壊死が認められる ・疼痛，膿排出あり ・単純X線撮影で骨融解が認められる	・病巣の培養検査 ・口腔内抗菌薬リンス ・口腔ケア ・感染症があれば抗菌薬投与
ステージ3	・上記に加えて皮膚瘻孔や遊離腐骨が認められる ・単純X線撮影で進展性骨融解あり	・上記に加えて，最小限の壊死骨掻爬，抜歯，外科的デブリードマン

Am J Med. 2009 Feb;122（2 Suppl）:S33-45

- 大腿骨骨幹部骨折，大腿骨転子下骨折リスクの上昇（OR 2.74［1.25-6.02］）〔*JAMA. 2011 Feb 23;305（8）:783-9*〕．
- 眼球炎症（ぶどう膜炎，結膜炎，胸膜炎），眼痛，羞明の報告もある〔*Mayo Clin Proc. 2009 Jul;84（7）:632-7*〕．
- ビスホスホネートによる顎骨壊死：
- ビスホスホネートの使用，使用歴があり，顎骨に8週間以上持続する慢性骨壊死が認められ，放射線療法の影響が否定される場合に診断される〔*Am J Med. 2009 Feb;122（2 Suppl）:S22-32*〕．
- 窒素含有ビスホスホネートの経静脈投与でリスクが高く，経口投与では少ない（＜0.1-1/1万人年）〔*Ann Intern Med. 2006 May 16;144（10）:753-61*〕．さらに顎骨への侵襲を加える歯科治療や口腔内不衛生，歯周病はリスク因子となる．
- ビスホスホネート使用中の歯科処置の際には，投与開始3年未満であれば投与を継続可能．投与3年以上や，顎骨壊死のリスク因子（表4）がある場合は休薬を考慮する．悪性腫瘍に対してビスホスホネートを使用している場合は継続する．
- 休薬は2か月前から歯科処置が終了するまで．
- 顎骨壊死の治療方針については表5を参照．

表6　骨粗鬆症，腰椎圧迫骨折を示唆する身体所見

身体所見	感度（%）	特異度（%）	LR＋	LR－
身長低下＞3 cm	68-92	13-72	1.1-3.2	0.4-0.6
脊柱前弯	21-25	92-97	3.0-3.1	0.8-0.9
Wall－Occiput 試験	30	87	4.6 [2.9-7.3]	0.5 [0.3-0.6]
肋骨－骨盤間隔試験	88	46	3.8 [2.9-5.1]	0.6 [0.5-0.7]

・Wall－Occiput 試験：立位の状態で背中を壁に接触させて壁－頭部の距離を測定する．正常では壁に後頭部が接するが，腰椎圧迫骨折があると壁と後頭部が接触しない．
・肋骨－骨盤間隔試験：立位の状態で側腹部の最下位肋骨の下縁から腸骨までの距離を評価する．2 横指以上で陽性と判断．

JAMA. 2004 Dec 15;292（23）:2890-900

表7　骨粗鬆症が否定された患者群の骨密度Tスコアと適切なフォロー間隔

患者群		Tスコア－1.01 ～－1.49	Tスコア－1.50 ～－1.99	Tスコア－2.00 ～－2.49
年齢	67 歳		5.6 年 [4.9-6.4]	1.3 年 [1.1-1.6]
	70 歳		5.1 年 [4.6-5.7]	1.2 年 [1.0-1.4]
	75 歳	16.2 年 [13.0-20.2]	4.4 年 [3.9-4.9]	1.0 年 [0.9-1.2]
	80 歳	13.8 年 [10.9-17.6]	3.7 年 [3.2-4.3]	0.9 年 [0.8-1.0]
	85 歳	11.8 年 [9.0-15.5]	3.2 年 [2.6-3.9]	0.8 年 [0.6-0.9]
BMI	18.5		4.4 年 [3.5-5.4]	0.8 年 [0.6-0.9]
	25.0	18.7 年 [14.5-24.0]	4.6 年 [4.1-5.1]	1.0 年 [0.9-1.2]
	30.0	14.6 年 [12.0-17.9]	4.8 年 [4.2-5.5]	1.3 年 [1.1-1.5]
エストロゲン 使用中			6.9 年 [5.7-8.4]	1.6 年 [1.3-2.0]
エストロゲン 過去の使用/なし		16.1 年 [12.9-20.0]	4.3 年 [3.9-4.8]	1.0 年 [0.9-1.2]

N Engl J Med. 2012 Jan 19;366（3）:225-33

ステロイド投与患者における骨粗鬆症の予防

■ ステロイドは最も多い二次性骨粗鬆症の原因．長期間のステロイド使用患者では 30-50％で骨折の合併が認められる．

■ 骨密度は最初の 1 年間で 6-12％急速に低下し，その後は 3％/年の速度で緩徐に低下する〔*N Engl J Med. 2011 Jul 7;365（1）:62-70*〕．

ステロイド使用中の患者における骨粗鬆症評価，治療の適応〔*J Bone Miner Metab. 2014 Jul;32（4）:337-50*〕

■ 経口ステロイドを 3 か月以上使用している患者，使用すると予測される患者では骨折予測スコアを評価する（表8）．

■ リスクスコア≧3 点では骨粗鬆症予防・治療の適応となる．

■ ビタミン D 製剤に加えて，ビスホスホネート，デ

表8　骨折予測スコア

因子		点
年齢	＜50 歳 50-65 歳 ≧65 歳	0 2 4
ステロイド量（PSL）	＜5 mg/日 5-7.5 mg/日 ≧7.5 mg/日	0 1 4
腰椎骨密度（YAM%）	≧80% 70-80% ＜70%	0 2 4
既存骨折	あり	7
ビスホスホネート治療	あり	－4

J Bone Miner Metab. 2014 Jul;32（4）:337-50

ノスマブ，テリパラチドを使用する．

・ ビスホスホネートとテリパラチドの比較については Q&A② を参照．

表9　骨粗鬆症に用いる薬剤の骨折予防効果のまとめ

薬剤	対象	椎体骨折	非椎体骨折	大腿骨頸部骨折
ビスホスホネート	女性	2.1% vs 3.8% RR 0.57 [0.41-0.78]	8.9% vs 10.6% RR 0.84 [0.76-0.92]	0.7% vs 0.96% RR 0.70 [0.44-1.11]
	男性	1.5% vs 4.6% RR 0.33 [0.16-0.70]	0.9% vs 1.3% RR 0.65 [0.21-1.97]	
ラロキシフェン	女性	7.5% vs 12.5% RR 0.64 [0.53-0.76]	12.1% vs 12.9% RR 0.93 [0.81-1.06]	
デノスマブ	女性	2.3% vs 7.2% RR 0.32 [0.26-0.41]	6.1% vs 7.5% RR 0.80 [0.67-0.95]	0.7% vs 1.1% RR 0.60 [0.37-0.97]
テリパラチド	女性	0.7% vs 2.1% RR 0.32 [0.14-0.75]	5.6% vs 5.8% RR 0.97 [0.71-1.33]	
	男性		1.3% vs 2.0% RR 0.65 [0.11-3.83]	
ロモソズマブ	女性[*1]	12か月での頻度 0.5% vs 1.8% RR 0.27 [0.16-0.47]	12か月での頻度 1.6% vs 2.1% HR 0.75 [0.53-1.05]	
		24か月での頻度 0.6% vs 2.5% RR 0.25 [0.16-0.40]	24か月での頻度 2.7% vs 3.6% HR 0.75 [0.57-0.97]	
	女性[*2]	24か月での頻度 6.2% vs 11.9% RR 0.52 [0.40-0.66]	24か月での頻度 8.7% vs 10.6% HR 0.81 [0.66-0.99]	24か月での頻度 2.0% vs 3.2% HR 0.62 [0.42-0.92]

[*1]FRAME trial：閉経後女性でTスコア−3.5〜−2.5，かつ大腿骨頸部骨折既往や重度の椎体骨折，2か所以上の中等度の椎体骨折既往がない患者を対象．また，ロモソズマブ，プラセボ群双方とも12か月継続後にはデノスマブに切り替え，合計24か月間フォローしている〔*N Engl J Med. 2016 Oct 20;375(16):1532-43*〕．
[*2]ARCH trial：閉経後女性でTスコア−2.0以下，かつ1か所以上の中等度〜重度の椎体骨折，2か所以上の軽度の椎体骨折，大腿骨頸部骨折既往のいずれかがある患者群を対象．また，ロモソズマブ，プラセボ群双方とも12か月継続後にはアレンドロン酸に切り替え，合計24か月間フォローしている〔*N Engl J Med. 2017 Oct 12;377(15):1417-27*〕．

JAMA. 2018 Jun 26;319(24):2521-31

- ステロイド性骨粗鬆症患者795例を対象とし，デノスマブとリセドロン酸を比較した二重盲検化ランダム化比較試験では，デノスマブで有意に骨密度の改善が認められた（12か月時における骨密度改善率 4.4%［3.8-5.0］vs 2.3%［1.7-2.9］）〔*Lancet Diabetes Endocrinol. 2018 Jun;6(6):445-54*〕．
  - リスクスコア<3点では経過観察，リスクスコアのフォローを行う．

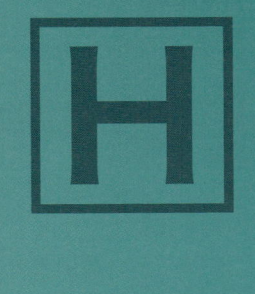

血液

貧血のアセスメント

- 貧血は男性で Hb＜13 g/dL，女性で Hb＜12 g/dL で定義され，高齢者の 10-20％で貧血が認められる〔*Blood. 2004 Oct 15;104 (8) :2263-8*〕．
- 高齢者における貧血の原因は鉄，葉酸，ビタミン B_{12} の栄養欠乏によるものが 1/3，慢性炎症，腎性貧血が 1/3，それ以外が 1/3 を占める〔*Blood. 2004 Oct 15;104 (8) :2263-8*〕．

貧血のアセスメント：①網赤血球，LDH，平均赤血球容積（MCV）からの鑑別

- 貧血は骨髄の赤血球産生能の有無，LDH，赤血球の大きさ（平均赤血球容積：MCV）の 3 つの軸から評価する（表 1）．

赤血球産生能の評価

- 赤血球産生能は網赤血球数にて評価する．また，網赤血球産生指数（reticulocyte production index：RPI）もある．
- 網赤血球数の正常値は 5-15 万/μL 程度．＜5 万/μL では赤血球産生能は低下しており，＞5 万/μL では産生能は正常と考えておくとよい．
- RPI は以下のとおり計算される．
- RPI＝〔補正網赤血球数〕/〔網赤血球成熟時間〕
  ＝〔網赤血球数（%）〕×〔Ht（%）/45〕/〔網赤血球寿命〕
  〔網赤血球寿命〕＝3.25－〔Ht（%）×0.05〕

- PRI＜2 では骨髄における赤血球の産生低下を示唆し，＞2 では産生亢進を示唆する．
- 急性出血，急性経過の血球破壊の場合は RPI や網赤血球数の上昇は認められないため注意．
- 急性出血の場合，網赤血球は 1-2 週間かけて徐々に増加する〔*J Trauma. 2009 Jul;67 (1) :121-4*〕．

LDH は赤血球破壊の有無の評価に有用

- 赤血球産生能正常〜亢進，LDH が上昇している貧血では，赤血球が血管内で破壊されていることを示唆する．溶血性貧血や微小血管内溶血を考える．RPI 上昇，LDH 正常では出血性貧血を第一に考慮する．
- 赤血球産生能低下，LDH が上昇している貧血では，赤血球が骨髄から血液中に移行する前に破壊されていることを示唆する．高度な無効造血を示唆しており，ビタミン B_{12} 欠乏や葉酸欠乏，血球貪食症候群で多く認められる．赤血球産生能低下，LDH 正常の場合は，骨髄抑制状態を示唆する．
- 最も有用な溶血の指標はハプトグロビン．
- ハプトグロビン＜25 mg/dL では感度 83％，特異度 96％で溶血の存在を示唆する〔*JAMA. 1980 May 16;243 (19) :1909-11*〕．しかしながら検査結果判明まで 2-4 日間かかるため，迅速な評価には向かない．

表 1　RPI，LDH，MCV による貧血の原因評価

	網赤血球数＞5 万/μL，RPI＞2		網赤血球数＜5 万/μL，RPI＜2	
	LDH 上昇	LDH 正常	LDH 上昇	LDH 正常
著明な小球性 MCV＜75				鉄欠乏性貧血，サラセミア，鉄芽球性貧血
小〜大球性 MCV 75-115	溶血性貧血（球状赤血球症，楕円赤血球症，鎌状赤血球症，G6PD 欠損症），微小血管内溶血，薬剤性	出血性貧血，肝障害（脾機能亢進）	血球貪食症候群，巨赤芽球性貧血（ビタミン B_{12}，葉酸欠乏），MDS，多発性骨髄腫	慢性腎臓病，慢性疾患由来，薬剤性，感染症，内分泌疾患，自己免疫疾患，MDS，再生不良性貧血，鉛中毒，銅欠乏，出血性貧血（急性），多発性骨髄腫
著明な大球性 MCV＞115			巨赤芽球性貧血（ビタミン B_{12}，葉酸欠乏）	

G6PD：グルコース－6－リン酸脱水素酵素，MDS：骨髄異形成症候群

Emerg Med Clin North Am. 2014 Aug;32 (3) :613-28 より改変

平均赤血球容積（mean corpuscular volume：MCV）

- MCV＜80 fL では小球性貧血，80-100 fL では正球性貧血，＞100 fL では大球性貧血と評価する．
- また，MCV の分布を示す RDW（RBC distribution width）という指標もある（Q&A）．
- さまざまな疾患で MCV 75-115 fL 程度の小球性〜大球性貧血を呈する可能性があるため，上記の分類は鑑別疾患を考えるのには向いていない（補足 図1）．
- MCV＜75 fL の著明な小球性貧血では鉄欠乏性貧血，サラセミア，先天性鉄芽球性貧血を疑い，＞115 fL の著明な大球性貧血ではビタミン B_{12} 欠乏，葉酸欠乏を疑う．

貧血のアセスメント：②頻度からの鑑別

- 貧血の原因として最も頻度が高いのが栄養障害によるもの．
- 65 歳以上の高齢者の貧血では鉄欠乏，ビタミン B_{12} 欠乏，葉酸欠乏によるものが 1/3，慢性炎症，腎性貧血が 1/3，その他（サラセミアや球状赤血球症，溶血性貧血，血液悪性腫瘍，MDS など）が 1/3 を占める〔*Blood. 2004 Oct 15;104（8）:2263-8*〕．
- 若年女性の貧血ではそのほとんどが月経による鉄欠乏性貧血．
- 栄養障害では上記以外に銅欠乏や亜鉛欠乏でも貧血を生じる（Ⓗ-3 巨赤芽球性貧血 補足）．
- まずは頻度の高い原因を評価し，それで診断がつかない場合に前述の網赤血球，LDH，MCV の鑑別を行うのも良い方法と言える．

貧血のアセスメントのポイント

- 急性経過であれば RPI，網赤血球数にかかわらず出血性を疑う．
- MCV から判断する場合は著明な小球性（MCV＜75 fL），著明な大球性（MCV＞115 fL）に注目．著明な小球性では鉄欠乏性貧血，サラセミア，先天性鉄芽球性貧血の可能性を，著明な大球性ではビタミ

Q&A

Ⓠ RDW（RBC distribution width）とは何でしょうか？

Ⓐ RDW とは MCV の分布域のことです．MCV 100 fL の貧血では MCV 100 の赤血球のみがあるわけではなく，その値を平均値としてある程度の幅をもって分布しています．その分布域が RDW であり，基準値は RDW-SD 38-50 fL，RDW-CV 12-14％程度です．

RDW が開大している貧血は，小球性の要素（鉄欠乏など）から大球性の要素（網赤血球や巨赤芽球性貧血）までが含まれていると考えられ，比較的急性期の病態に多くなります（例外は急性出血）．慢性経過の骨髄抑制や遺伝性の貧血疾患（サラセミア，遺伝性球状赤血球症），再生不良性貧血，MDS などでは RDW の開大はあまり認められません．

こんな検査値は見たことがないという読者もいるかもしれません．実は多くの検査室ではこの検査結果は出ています．ただし報告書に載らないことが多いのです．同様の検査値に mean platelet volume（MPV）がありますが，これは Ⓗ-7 自己免疫性血小板減少症 で解説します．

ン B_{12} 欠乏，葉酸欠乏の可能性を考慮．
- LDH 上昇，間接型優位のビリルビン上昇があれば溶血や無効造血を示唆する．ハプトグロビンや破砕赤血球，Coombs 試験を評価する．
- 赤血球産生能亢進がなく，LDH 正常，MCV 75-115 fL では鉄欠乏，慢性腎臓病，慢性炎症，内分泌疾患（甲状腺疾患など），薬剤性の可能性を評価する．
- 上記疾患の可能性が低い場合，骨髄異常を疑い，骨髄検査を考慮．多系統の血球減少では早期から骨髄検査を考慮する．
- 貧血の頻度から，まずは栄養障害（鉄欠乏，ビタミン B_{12} 欠乏，葉酸欠乏）の評価から始めるのも良い方法．

Ⓗ 血液

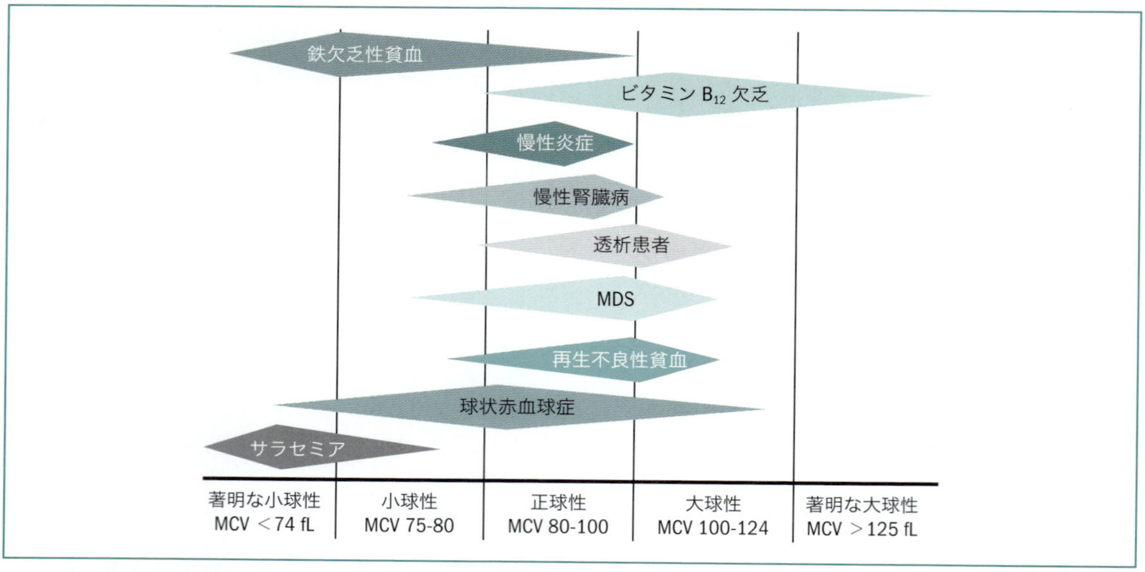

図1　各疾患の MCV の分布

Am J Med. 1990 Mar;88（3）:205-9／Medicine（Baltimore）. 1991 Jul;70（4）:229-45／Blood. 1997 Feb 1;89（3）:1052-7／J Int Med Res. 2011;39（5）:1994-2005／Haematologica. 2012 Apr;97（4）:516-23／N Engl J Med. 2014 Oct 2;371（14）:1324-31／Ann Hematol. 2013 Jan;92（1）:1-9／Eur J Intern Med. 2013 Apr;24（3）:241-4／BMC Nephrol. 2011 May 11;12:19／BMC Nephrol. 2013 Jan 25;14:24 を参考に作成

2 鉄欠乏性貧血

■鉄はヘム合成に必須な栄養素であり，鉄欠乏により小球性貧血を呈する．鉄欠乏の原因には主に出血，栄養障害，鉄吸収障害がある．妊娠可能女性では月経による鉄欠乏性貧血が多い〔*Hematol Oncol Clin North Am. 2014 Aug; 28（4）:729-45*〕．

■鉄欠乏では貧血が認められなくても倦怠感など不定愁訴を来すことがあり，それも鉄剤補充にて改善が見込める（補足）〔*CMAJ. 2012 Aug 7;184（11）: 1247-54*〕．

■鉄欠乏/鉄欠乏性貧血において重要な点は診断，鉄剤の補充，鉄欠乏の原因検索，鉄剤不応性鉄欠乏性貧血（iron-refractory iron deficiency anemia：IRIDA）の確認の評価の4つ．

鉄欠乏性貧血のマネジメント

チャート I 鉄欠乏性貧血の診断

■小球性～正球性貧血では必ず鉄欠乏性貧血を評価する．

▪貧血が認められなくても，徐々に平均赤血球容積（MCV）が減少してきている症例や，原因のわからない不定愁訴では鉄欠乏を評価するとよい（補足）．

■鉄欠乏性貧血を疑った場合はMCV，フェリチン値，鉄飽和度が診断に有用である（表1）．

▪MCV＜70 fL，もしくはフェリチン＜20 ng/mLではそれだけで鉄欠乏性貧血を診断可能であり，フェ

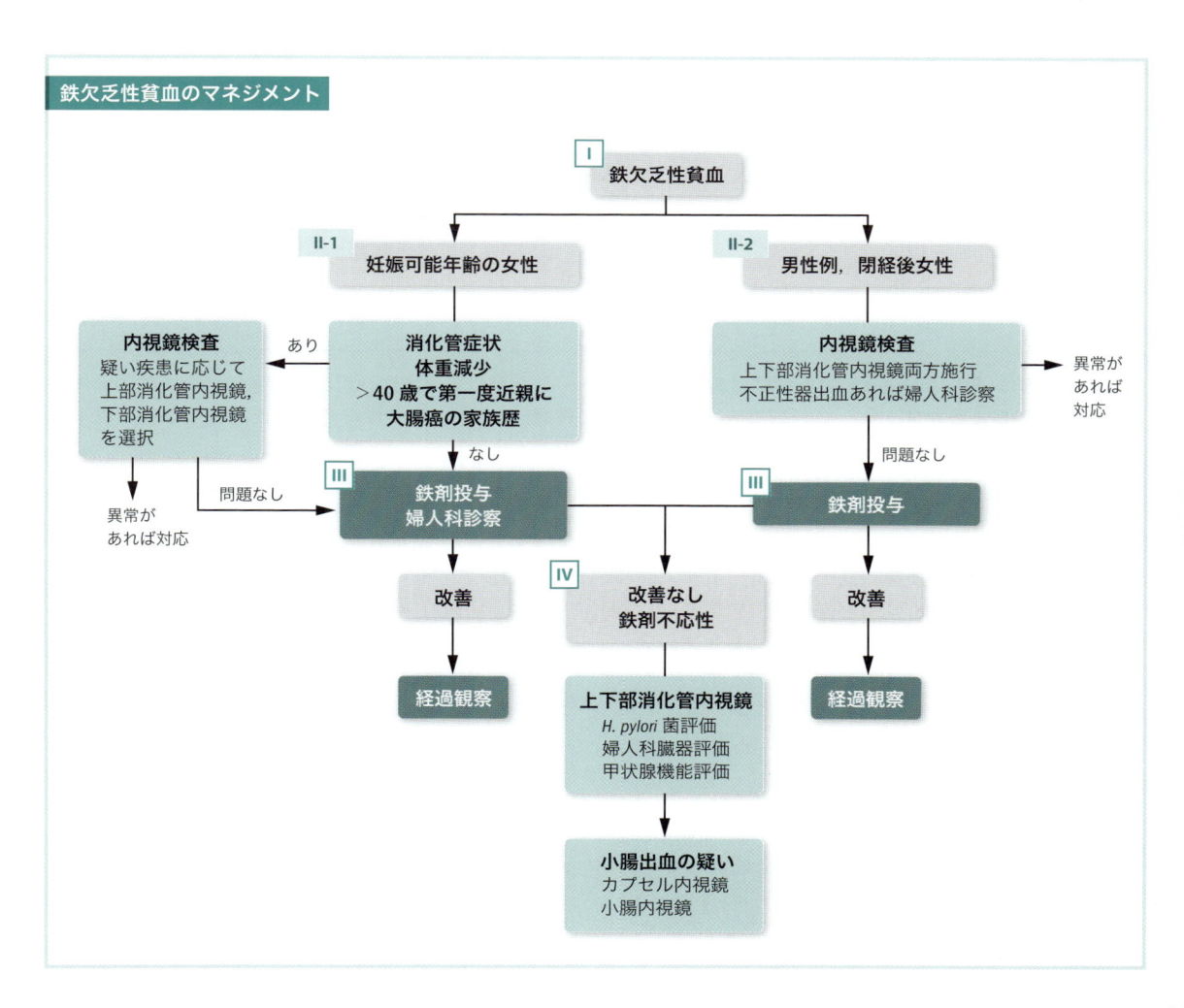

鉄欠乏性貧血のマネジメント

表1 MCV，フェリチン値，鉄飽和度による鉄欠乏性貧血の診断

テスト	成人カットオフ値	LR	≧65歳カットオフ値	LR
MCV	＜70 fL	12.5		
	70-74	3.3	＜75 fL	8.82
	75-79	1	75-85	1.35
	80-84	0.91	86-91	0.64
	85-89	0.79	92-95	0.34
	≧90	0.29	＞95	0.11
フェリチン値	＜15 ng/mL	51.8		
	15-24	8.8	＜19 ng/mL	41
	25-34	2.5	19-45	3.1
	35-44	1.8	46-100	0.46
	45-100	0.54	＞100	0.13
	＞100	0.08		
鉄飽和度	＜5%	10.5		
	5-9	2.5	＜5%	16.51
	10-19	0.81	5-8	1.43
	20-29	0.52	8-21	0.57
	30-49	0.43	＞21%	0.28
	≧50%	0.15		

J Gen Intern Med. 1992 Mar-Apr;7（2）:145-53／Am J Med. 1990 Mar;88（3）:205-9

Q&A ①

Q フェリチン 30-100 ng/mL の場合はどのように判断すべきでしょうか？

A 鉄欠乏性貧血と同じような経過や MCV を示す貧血に anemia of chronic disease（ACD：慢性疾患に伴う貧血）があります．感染症や悪性腫瘍，自己免疫疾患などによる慢性炎症が鉄吸収障害，エリスロポエチン産生抑制，赤血球破壊亢進を引き起こし，小球性〜正球性貧血を来します．炎症によりフェリチンも上昇しますが，鉄欠乏性貧血との合併があると，フェリチン 30-100 ng/mL 程度となることがあります〔N Engl J Med. 2014 Oct 2;371（14）: 1324-31〕〔Am J Hematol. 2011 Nov;86（11）:923-7〕.

ACD と鉄欠乏性貧血の鑑別には可溶性トランスフェリン受容体の評価が有用ですが，日本国内では高額な自費検査となるため現実的ではありません〔Am J Hematol. 2011 Nov;86（11）:923-7〕〔Blood. 1997 Feb 1;89（3）:1052-7〕.

したがって小球性〜正球性貧血において鉄欠乏性貧血，もしくは ACD を考慮した際は，筆者は以下のように考えることが多いです．

・フェリチン＞100 ng/mL の小球性貧血では ACD を考慮．
・フェリチン 30-100 ng/mL では双方の合併の可能性あり．
　－主な病態は ACD であり，それに鉄欠乏性貧血が合併している可能性を考慮する．
　－ACD の治療と共に鉄剤の投与を行ってもよい．
・フェリチン 15-30 ng/mL では主には鉄欠乏性貧血を考慮．
　－主な病態は鉄欠乏性貧血であり，慢性疾患の可能性があれば ACD 合併と判断する．
　－治療は鉄剤の投与が基本．
・フェリチン＜15 ng/mL では鉄欠乏性貧血と診断する．
　－鉄剤の補充を行う．

表2　鉄欠乏性貧血とサラセミア（β サラセミア）の鑑別ポイント（サラセミアを示唆する項目）

	計算式	カットオフ値	感度（%）	特異度（%）
赤血球数		$>5×10^{12}$	82.7	83.2
Mentzer Index	MCV/RBC	<13	92.1	63
Green and King Index	MCV×MCV×RDW/（Hb×100）	<65	85	94.8
RDW index	MCV×RDW/RBC	<220	89	91.9

RDW：RBC distribution width（ H-1 貧血のアセスメント を参照）．この式では RDW-CV を用いている．
J Pediatr Hematol Oncol. 2010 Aug;32（6）:e218-22 より感度，特異度が高いものを抜粋．

表3　鉄剤一覧

経口製剤	鉄含有量	点滴製剤	投与方法
硫酸鉄（フェロ・グラデュメット®, テツクール®）	1 錠当たり鉄 100 mg	含糖酸化鉄（フェジン®）	40-120 mg（1-3 A）を2分以上かけて静注
ピロリン酸第二鉄（インクレミン®）	鉄 6 mg/mL（シロップ）※唯一のシロップ剤	カルボキシマルトース第二鉄（フェインジェクト® 静注 500 mg）	1 回 500 mg 週 1 回緩徐に静注または点滴静注
フマル酸第一鉄（フェルム®）	1 カプセル当たり鉄 100 mg		
クエン酸第一鉄ナトリウム（フェロミア®）	1 錠当たり鉄 50 mg 顆粒 1.2 g 中 100 mg		

リチン＞100 ng/mL は鉄欠乏を除外しうる〔*J Gen Intern Med. 1992 Mar-Apr;7（2）:145-53*〕．

■ MCV＜75 fL の著明な小球性貧血では鉄欠乏性貧血以外にサラセミアも鑑別に上がる．

▪ サラセミアは Hb の α-like globin，β-like globin の異常であり，α-like globin の欠損で α サラセミア，β-like globin の欠損で β サラセミアを生じる．

▪ 全世界の 1.5％は β サラセミアのキャリア，5％が α サラセミアのキャリアである．β サラセミアは地中海沿岸，中東，中央アジア，インド，中国で多い〔*Lancet. 2012 Jan 28;379（9813）:373-83*〕．

▪ 鉄欠乏性貧血もサラセミアも小球性貧血を呈するが，両者の鑑別のポイントは表2を参照．

チャート II 鉄欠乏性貧血における出血源の評価

■ 鉄欠乏性貧血では，鉄剤補充に加えて，鉄欠乏の原因精査を必ず行う．

チャート II-1 妊娠可能年齢の女性における鉄欠乏性貧血

■ 妊娠可能年齢の女性における鉄欠乏性貧血では通常悪性腫瘍の検索の必要はない．

▪ 消化管症状がある場合，体重減少がある場合，＞40歳で第一度近親に大腸癌の家族歴がある場合は消化管内視鏡による評価が推奨される〔*World J Gastroenterol. 2009 Oct 7;15（37）:4638-43*〕〔*Ann Intern Med. 2012*

May 15;156（10）:703-9〕．

▪ リスクがない患者群では鉄剤による補充を行う．また月経過多や不正性器出血があれば婦人科診察を行う．

チャート II-2 男性例，閉経後の女性例における鉄欠乏性貧血

■ 全例上下部消化管内視鏡検査が推奨される．

▪ 内視鏡検査で問題がなければ鉄剤補充のみで経過観察とする．

チャート III 鉄欠乏性貧血の治療：鉄剤の投与

■ 鉄欠乏性貧血の治療は原因疾患の治療と鉄剤の補充が基本となる．鉄剤には経口投与，経静脈投与の製剤がある（表3）．

■ 鉄欠乏性貧血に対する鉄剤は基本的に経口投与で行う．

■ 経口投与における投与量は 25-50 mg/日，眠前 1 回投与を推奨（筆者の個人的見解）．

▪ 薬剤添付文書では 1 日当たり鉄 100-200 mg 投与を推奨しているが，副作用として消化管症状が強いため，継続できない患者も多い．80 歳代の高齢者を対象とした，鉄投与量 15 mg，50 mg，150 mg/日の比較ではどの群も 60 日後のフェリチン値，Hb 値で有意差なく改善している結果であり，副作用は

H 血液

15 mg/日で最も少なかった〔*Am J Med. 2005 Oct;118 (10):1142-7*〕.

- 鉄剤は多く投与すればその分吸収量が増えるわけではない. 鉄剤投与後は鉄吸収に必要なヘプチジンが低下するため, その後の吸収量は低下する〔*Blood. 2015 Oct 22;126(17):1981-9*〕. 隔日投与のほうが吸収率は上昇するため, 副作用で内服が困難な患者では隔日投与での使用も考慮する〔*Lancet Haematol. 2017 Nov;4(11):e524-33*〕.
- 早期に貧血を改善させたい場合は経静脈投与を行う.
- 鉄剤の経静脈投与は経口投与と比較して貧血の改善がより早い〔*J Clin Diagn Res. 2014 May;8(5):OC04-7*〕〔*Nephrol Dial Transplant. 2014 Nov;29(11):2075-84*〕. したがって, 出産を控えている妊婦や待機手術が予定されている患者で早期に貧血を補正したい場合は経静脈投与が望ましい. ただし, アレルギー反応（infusion reaction）が一部でみられるため, 投与時に注意が必要である（NNH 292）〔*Mayo Clin Proc. 2015 Jan;90(1):12-23*〕.
- 出血による貧血では, 鉄欠乏が明らかではなくても鉄剤の投与により貧血の改善は早くなる（ 補足 ）.
- 鉄剤は Hb 値が改善した後, 3 か月間継続し, フェリチンの改善後に終了する. 終了後は再度鉄欠乏性貧血にならないかどうかを定期的にフォローする〔*Hematol Oncol Clin North Am. 2014 Aug;28(4):729-45*〕.

鉄剤補充療法後の反応, フォロー

- 鉄剤補充後の経過は表4を参照. 鉄剤補充中は 1 か月ごとの血算, フェリチン値フォローを行う. 貧

表4 鉄剤補充後の経過

経過	反応
2-3 日後	網赤血球の増加, RDW 開大
1 週	MCV の上昇, Hb 値上昇
1-2 週	フェリチン値の上昇
2-3 週	総鉄結合能の上昇
1-2 か月	網赤血球の正常化
2-3 か月	MCV の正常化, Hb 値正常化, 総鉄結合能の正常化
3 か月	RDW の正常化, フェリチン値正常化

Hematol Oncol Clin North Am. 2014 Aug;28(4):729-45

血改善後は 3 か月鉄剤投与を継続し, フェリチン値改善後に鉄剤を終了する.

- 投与開始 2 週間後の Hb が 1 g/dL 以上上昇していれば, 感度 90%, 特異度 80% で 6-8 週間後の Hb が 2 g/dL 以上上昇していることを予測可能〔*Am J Med. 2017 Aug;130(8):991.e1-991.e8*〕.

チャート **Ⅳ** 鉄剤を投与しても改善しない鉄欠乏性貧血（IRIDA）

- 鉄欠乏性貧血において鉄剤を使用しているのにもかかわらず Hb 値, フェリチン値の改善が乏しいものを IRIDA と呼ぶ. この場合, 持続的な出血の存在, 過多月経（月経時の出血量≧ 80 mL で定義）, 鉄吸収不良を考慮する〔*Haematologica. 2005 May;90(5):585-95*〕.

- 具体的には，錠剤補充後 4-6 週で Hb＜1 g/dL の上昇しかない場合に IRIDA と定義される〔*N Engl J Med. 2015 May 7;372 (19) :1832-43*〕．
- 持続的出血の評価では，上下部消化管内視鏡検査（初期に行っていた場合は再検査）と，それでも問題がみられない場合はカプセル内視鏡，小腸内視鏡，消化管シンチグラフィを考慮する．
- 不正性器出血や月経過多があればその精査，対応を行う〔*Haematologica. 2005 May;90 (5) :585-95*〕〔*World J Gastroenterol. 2009 Oct 7;15 (37) :4638-43*〕．
- 過多月経ではトラネキサム酸を使用する．
- トラネキサム酸 1.5-4.5 g/日を月経開始から 4-7 日間内服することで，月経時の出血を 26-60％低下させることが可能．また QOL 改善効果も認められる〔*Int J Womens Health. 2012;4:413-21*〕．
- 日本国内の使用量は 750-2000 mg/日であり，最大

投与量を月経開始時から 4-5 日継続するように処方するとよい．
- 鉄吸収不良では，萎縮性胃炎，自己免疫性胃炎，*Helicobacter pylori* 菌感染，プロトンポンプ阻害薬投与，炎症性腸疾患，内分泌疾患（甲状腺機能低下症）が原因となる．
- *H. pylori* 菌陽性群では 68％，高ガストリン血症群では 71％が IRIDA となる〔*Haematologica. 2005 May;90 (5) :585-95*〕〔*Am J Med. 2001 Oct 15;111 (6) :439-45*〕．
- また潜在性甲状腺機能低下症と鉄欠乏性貧血合併例では鉄剤補充のみでは改善は乏しく，チラーヂン®と併用することで改善する可能性がある〔*Am J Med. 2013 May;126 (5) :420-4*〕．
- まれではあるが，*TMPRSS6* 遺伝子の変異による IRIDA があり，遺伝子診断を要することがある．

➕ 補足

鉄欠乏では貧血を伴わなくても，さまざまな症状を呈する

女性の倦怠感

- 倦怠感が主訴で貧血が認められない 18-55 歳女性 144 例を対象とした二重盲検化ランダム化比較試験において，鉄剤投与により有意に倦怠感の改善が認められた〔*BMJ. 2003 May 24;326 (7399) :1124*〕．この研究のサブ解析では，フェリチン＜50 ng/mL 群でのみ有意に倦怠感の改善が認められた．
- そこで倦怠感が主訴で貧血が認められない 18-53 歳女性でかつフェリチン＜50 ng/mL を満たす 198 例を対象とした二重盲検化ランダム化比較試験が行われ，その結果，有意に鉄剤投与群で倦怠感の改善効果が証明された〔*CMAJ. 2012 Aug 7;184 (11) :1247-54*〕．
- また，倦怠感が認められる女性で，貧血を伴わない鉄欠乏が認められる患者（フェリチン＜50 ng/mL でトランスフェリン飽和度＜20％，もしくはフェリチン＜15 ng/mL）を対象とし，カルボキシマルトース鉄投与群とプラセボ群に割り付け比較したランダム化比較試験では，鉄投与群で有意に倦怠感の改善が良好であった〔*PLoS One. 2014 Apr 21;9 (4) :e94217*〕．
- ちなみに 15-30 歳の大学生の女性 255 例を対象としてフェリチン値を評価した報告では，この年代の女性のフェリチン値は平均 28 ng/mL と低めであることから，若い女性の倦怠感では必ずフェリチン値を評価し，＜50 ng/mL であれば鉄剤を補充してみるマネジメントは有効なのかもしれない〔*J Am Coll*

Nutr. 1998 Aug;17 (4) :351-5〕．

鉄欠乏と失神

- 鉄欠乏状態は神経調節性失神や起立不耐症に関連するという報告がある．
- 準確診以上の神経調節性失神 71 例でフェリチンを評価した報告では，フェリチン値≦25 ng/mL は有意に神経調節性失神のリスク因子であった（OR 6.6 [2.2-20.1]）．神経調節性失神患者では Hb も低値となるが，そこまで大きな差ではない（13.3 ± 1.1 g/dL vs 14 ± 1.2 g/dL）〔*J Pediatr. 2008 Jul;153 (1) :40-4*〕．
- 失神，前失神で受診した 210 例の小児患者を前向きにフォローした報告では，最終的に神経調節性失神と判断されたのが 162 例であった．神経調節性失神群では有意にフェリチン低値が多い（＜25 ng/mL となるのは 63％ vs 20％，＜12 ng/mL は 27％ vs 6％）〔*World J Pediatr. 2013 May;9 (2) :146-51*〕．
- 起立性頻脈症候群と診断された小児 32 例において，フェリチン，Hb を評価した報告では，同年代の平均値と比較して，有意にフェリチン値が低値であった（フェリチン＜25 ng/mL は 50％ vs 14％）〔*Clin Auton Res. 2013 Aug;23 (4) :175-9*〕．
- 鉄欠乏が神経調節性失神や起立不耐症のリスクとなる理由としては，鉄が関連する酵素の 1 つにカテコラミン代謝作用を有するものがあり，鉄欠乏では常に血中のカテコラミン濃度が上昇しているという説や，鉄欠乏では末梢血管抵抗が低下するという説が

ある〔*J Pediatr. 2008 Jul;153 (1) :40-4*〕.

その他の症状

■ 片頭痛患者では鉄欠乏性貧血を合併する割合が高いとする報告がある〔*Pain Med. 2016 Mar;17 (3) :596-605*〕.

■ 片頭痛患者でさらに鉄欠乏が認められた患者群に鉄補充を行ったところ，有意に頭痛の改善が認められた〔*Iran J Ped Hematol Oncol. 2016;6 (1) :32-7*〕.

■ 他には腹部膨満感や胸焼け症状，抑うつ症状は鉄欠乏と関連性がある〔*Ann Saudi Med. 2015 Jan-Feb;35 (1) : 31-5*〕.

■ 症例報告では，数年来持続する筋肉痛や関節痛が認められる患者で鉄欠乏が判明し，鉄剤投与にて改善が認められたものや，同様に倦怠感や不眠が鉄剤投与で改善した報告がある〔*Clin Case Rep. 2018 Apr 17;6 (6) :1082-6*〕.

■ 自験例では，特発性浮腫の定義*を数年来満たす患者において，貧血を伴わない鉄欠乏が判明し，鉄補充により浮腫が消失した症例や，複数回の起立時の失神が鉄補充により改善した症例がある.

■ 亜鉛は鉄欠乏に関連する．また，亜鉛が低値の鉄欠乏性貧血では有意にむずむず脚症候群（restless legs syndrome）や皮膚・粘膜障害のリスクが高く，鉄欠乏による不定愁訴の背景に亜鉛欠乏が関連している可能性もある〔*Ann Hematol. 2016 Apr;95 (5) :751-6*〕.

*特発性浮腫：月経関連や薬剤，他の浮腫を来す原因が否定された，顔面，体幹，上肢のいずれかを含む部位に非圧痕性浮腫が認められる病態．夜にかけて増悪し，朝から夜に体重が 0.9 kg 以上増加する．自律神経症状や精神不穏，頭痛を伴うこともある〔*日本臨床 2005;63 (1) :109-12*〕.

術後出血，急性出血に対する鉄剤の投与

■ 鉄欠乏が認められなくても，急性出血患者に対して鉄剤を投与することで，貧血の改善が早くなる報告がいくつかある．術後貧血や，出血性貧血では鉄剤の投与を考慮してもよいかもしれない.

■ 500 mL の献血を行った成人 215 例を対象とし，鉄剤投与群（37.5 mg/日経口投与）と非投与群に割り付け比較した非盲検化ランダム化比較試験では，血清フェリチンの値にかかわらず，有意に鉄剤投与群で貧血の改善までの期間が短い結果が得られている（低下した Hb の 8 割が改善するまでの期間．鉄剤投与群で 25-36 日，非投与群で 68-168 日以上）〔*JAMA. 2015 Feb 10;313 (6) :575-83*〕.

■ 待機的手術を予定している成人例で，術前の Hb 7-12 g/dL，フェリチン≦100 ng/mL もしくはトランスフェリン飽和度≦20％を満たす患者を対象とし，術後に大量の鉄剤の静脈投与施行群（カルボキシマルトース鉄 15 mg/kg，最大 1000 mg）と非施行群で割り付け比較した非盲検化ランダム化比較試験では，術後 4 週での Hb は鉄剤投与群で有意に高く（＋0.78 g/dL [0.38-1.19]），輸血必要例は有意に低下したが（＜1％ vs 5％，RR 0.10 [0.01-0.85]），Hb は 12 週後には有意差はなくなった〔*Lancet Haematol. 2016 Sep;3 (9) :e415-25*〕.

■ 胃切除術施行 5-7 日後における Hb が 7-10 g/dL を満たす 454 例を対象とし，大量の鉄剤の静脈投与施行群（カルボキシマルトース鉄 1 回 500 mg, 1-2 回施行）とプラセボ群に割り付け比較したランダム化比較試験（FAIRY trial）では，12 週後の貧血改善（Hb≧2 g/dL の上昇もしくは Hb≧11 g/dL を達成）は有意に鉄投与群で良好であった（92.2 ％ vs 54.0 ％，AD 38.2 ％ [33.6-42.8]，NNT 2.6）〔*JAMA. 2017 May 23;317 (20) :2097-104*〕.

- 巨赤芽球性貧血は巨赤芽球を伴う過形成の骨髄所見が認められる貧血である．
- 原因はビタミン B₁₂ 欠乏，もしくは葉酸欠乏が最も多い．欠乏により赤血球の DNA 合成が障害され，異常な巨赤芽球が形成され無効造血を生じる．大球性貧血となる．
- ビタミン B₁₂，葉酸欠乏以外にも骨髄における血球の DNA 合成障害では巨赤芽球性貧血となる．特に多い原因は薬剤である．巨赤芽球性貧血の原因となる薬剤は 補足 表7 を参照．
- 高齢者では貧血の有無に関係なく，10-20％でビタミン B₁₂ 欠乏，葉酸欠乏が認められる〔Am J Clin Nutr. 2003 May;77（5）:1241-7〕．
- 大球性貧血の原因を表1に示す．
- ビタミン B₁₂ 欠乏は貧血以外に末梢神経障害，亜急性連合脊髄変性症，認知機能障害，せん妄の原因となる．

ビタミン B₁₂，葉酸欠乏のマネジメント

チャート 1 ビタミン B₁₂，葉酸欠乏を疑う

ビタミン B₁₂ 欠乏の症状

- ビタミン B₁₂ 欠乏では巨赤芽球性貧血以外にさまざまな症状が認められる（表2）．検査でビタミン B₁₂

欠乏が判明した患者のうち，貧血は 62％のみであり，他には体重減少（15％），舌炎（15％），感染症（12％），消化管症状（11％），神経症状（8.3％），認知症（5％）がある．無症候性も 16％で認められる．高齢者において表2の症状がある場合はビタミン B₁₂ 欠乏の評価が必要〔Medicine（Baltimore）. 2006 May;85（3）:129-38〕．

- 内因子抗体や胃壁細胞抗体陽性例のビタミン B₁₂ 欠乏では，自己溶血性貧血や甲状腺機能低下症（橋本病）など自己免疫疾患を合併することもある．

ビタミン B₁₂，葉酸欠乏を疑う

- ビタミン B₁₂ 欠乏は前述のとおりさまざまな症状を呈する．特に大球性貧血，汎血球減少，末梢神経障害，感覚性運動失調，治療可能な認知症の鑑別においてビタミン B₁₂ 欠乏が重要となる．それ以外に色素沈着や舌炎，慢性咳嗽の原因にもなり，補正により改善する報告もある〔Cutis. 2013 Aug;92（2）:94-9〕〔Am J Clin Nutr. 2011 Mar;93（3）:542-8〕．
- ビタミン B₁₂ 欠乏による神経障害については 補足 を参照．
- 葉酸欠乏はビタミン B₁₂ 欠乏ほど多彩な症状を来すことは少ない．末梢神経障害の報告もあるが，葉酸欠乏自体による影響よりはそのリスク因子である慢性アルコール摂取の関与が大きい〔Lancet Neurol. 2006

表1　大球性貧血の原因

薬剤性（詳細は 補足 表7 を参照） メトトレキサート，アシクロビル，アルコール，アミノサリチル酸，ビグアナイド，フラジオマイシン，亜酸化窒素，フェノバルビタール，フェニトイン，ジドブジン（レトロビル®），制酸剤，コルヒチン	栄養 ベジタリアン（ビタミン B₁₂ 欠乏），乳児のヤギ乳摂取（葉酸欠乏）	先天性疾患 内因子欠損，ホモシスチン尿症，Lesch-Nyhan 症候群，メチルマロン酸尿症，トランスコバラミン II 欠損症
消化管疾患 A 型萎縮性胃炎，回腸末端の疾患，盲管症候群（blind loop 症候群），Crohn 病，胃全摘後，慢性膵炎，悪性貧血，熱帯スプルー，Zollinger-Ellison 症候群	皮膚疾患（ターンオーバーの亢進） 剥離性皮膚炎，乾癬	その他 アミロイドーシス（吸収障害），透析（葉酸の喪失），全身性硬化症
血液疾患 白血病，骨髄線維症，骨髄異形成症候群，多発性骨髄腫	感染症 広節裂頭条虫，HIV	

J Emerg Med. 2010 Apr;38（3）:302-7／BMJ. 2014 Sep 4;349:g5226

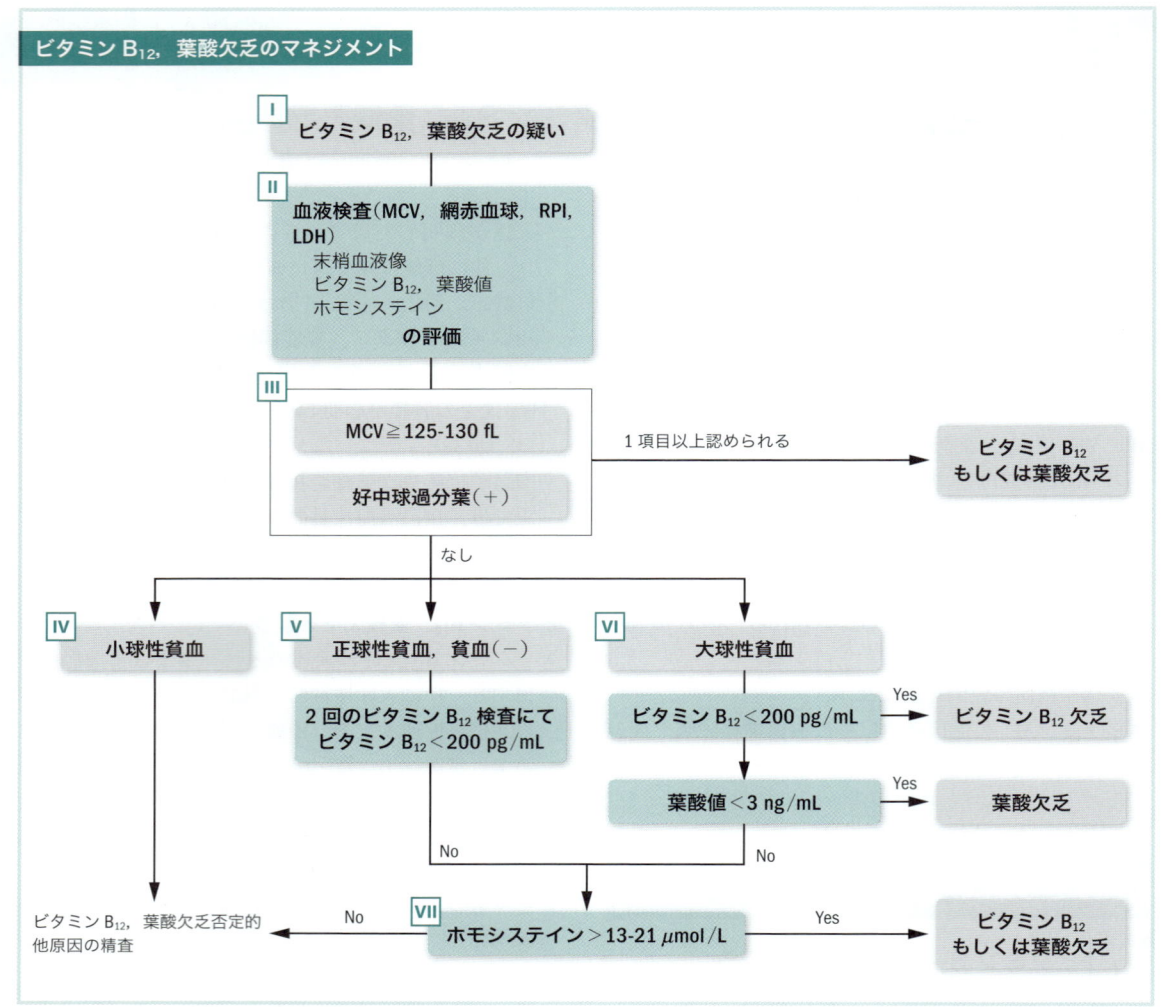

ビタミン B₁₂，葉酸欠乏のマネジメント

| I | ビタミン B₁₂，葉酸欠乏の疑い |

II
血液検査（MCV，網赤血球，RPI，LDH）
末梢血液像
ビタミン B₁₂，葉酸値
ホモシステイン
の評価

III
MCV ≧ 125-130 fL
好中球過分葉（＋）

1 項目以上認められる → ビタミン B₁₂ もしくは葉酸欠乏

なし

| IV | 小球性貧血 |

V
正球性貧血，貧血（−）
2 回のビタミン B₁₂ 検査にて
ビタミン B₁₂ ＜ 200 pg/mL

VI
大球性貧血
ビタミン B₁₂ ＜ 200 pg/mL → Yes → ビタミン B₁₂ 欠乏
葉酸値 ＜ 3 ng/mL → Yes → 葉酸欠乏
No

ビタミン B₁₂，葉酸欠乏否定的
他原因の精査
← No

VII
ホモシステイン ＞ 13-21 μmol/L → Yes → ビタミン B₁₂ もしくは葉酸欠乏

MCV：平均赤血球容積，RPI：網赤血球産生指数

表 2　ビタミン B₁₂ 欠乏で認められる症状

中枢神経障害 　認知症，抑うつ症状，精神 　症，幻覚など	生殖機能 　不妊症	心臓 　心筋症
神経障害 　脊髄症，感覚障害，固有感覚 　障害，失調，痙縮，反射低 　下，自律神経障害	骨髄，血液 　過形成，巨赤芽球性貧血 　汎血球減少 　好中球過分葉	その他 　舌炎，味覚障害 　皮膚色素沈着[†1] 　慢性咳嗽[†2]

BMJ. 2014 Sep 4;349;g5226／[†1]Cutis. 2013 Aug;92（2）:94-9／[†2]Am J Clin Nutr. 2011 Mar;93（3）:542-8

Nov;5（11）:949-60〕.

■胃全摘後の患者，ビタミン B₁₂ 吸収を低下させる薬剤を使用している患者（補足 表 7），吸収不良症候群がある患者では，年 1 回血中ビタミン B₁₂ をスクリーニングとして評価することが推奨される〔*J Neuropsychiatry Clin Neurosci. 2012 Winter;24（1）: 5-15*〕．

チャート
II ビタミン B₁₂，葉酸欠乏の評価

■ビタミン B₁₂ や葉酸は肝臓や赤血球など組織中に多く存在しており，血液中の値は体内のビタミン B₁₂，葉酸量を反映しない可能性がある．したがって検査値のみではなく症状，リスク因子，他検査を複合して判断することが重要となる．

- ■ビタミン B$_{12}$，葉酸欠乏を疑った際は血算，生化学検査，ビタミン B$_{12}$，葉酸値とホモシステインを評価する．
- ■血清ビタミン B$_{12}$，葉酸値は補液によるビタミン投与，食事により容易に上昇してしまうため，最初に評価しておくことが重要である．
- ■またホモシステインは最終的に判断がつかない場合に有用な検査であるが，検査結果が判明するまで 1-2 週間ほどかかるため，早期に提出しておくとよい．

チャート III　迅速な判断には MCV と好中球過分葉の評価が有用

- ■MCV ≧ 125-130 fL となる疾患はほぼ 100％巨赤芽球性貧血と言える〔*Am J Med. 1994 Mar;96 (3) :239-46*〕．
- ■好中球過分葉は，末梢血液像において 5 分葉の好中球が 3 つ以上，もしくは 6 分葉の好中球が 1 つ以上認められれば陽性と判断する．巨赤芽球性貧血に対する感度 78％［57-85］，特異度 95％［87-98］，LR（＋）16［5.9-41］，LR（−）0.2［0.1-0.4］と診断に有用な所見である．

- ■これらが認められればビタミン B$_{12}$，葉酸の補正を行い，以後の検査結果を待つマネジメントが推奨される．

チャート IV　小球性貧血であればまず他の疾患を考慮する

- ■ビタミン B$_{12}$ 欠乏患者において小球性貧血となるのは 0-5％と非常にまれであり，小球性貧血ではまず他疾患を考慮すべきである〔*Medicine (Baltimore). 1991 Jul;70 (4) :229-45*〕〔*J Fam Pract. 2007 Jul;56 (7) :537-42*〕．

チャート V　正球性貧血，貧血（−）の場合のビタミン B$_{12}$ 欠乏の診断

- ■鉄欠乏性貧血や anemia of chronic disease との合併では正球性となることがある〔*Medicine (Baltimore). 2006 May;85 (3) :129-38*〕．
- ■この場合，2 回の検査にてビタミン B$_{12}$＜200 pg/mL が認められればビタミン B$_{12}$ 欠乏症と判断するが，前述のように食事内容の是正やビタミン含有点滴により血清ビタミン B$_{12}$ は容易に上昇してしまうため，

Q&A

Q ビタミン B$_{12}$ 欠乏や葉酸欠乏の評価においてホモシステイン，メチルマロン酸を検査する理由を教えてください．

A 葉酸から合成されるメチルテトラヒドロ葉酸がホモシステインと反応し，メチオニンとテトラヒドロ葉酸に代謝されます．その代謝酵素としてビタミン B$_{12}$ が関わるため，葉酸欠乏，ビタミン B$_{12}$ 欠乏ではホモシステインが使用されず上昇します．

メチルマロン酸はヒドロラーゼによりメチルマロニル CoA に代謝され，その後ビタミン B$_{12}$ によりスクシニル CoA と代謝されるため，ビタミン B$_{12}$ 欠乏では大元であるメチルマロン酸が上昇します（＞400 nmol/L）〔*N Engl J Med. 2013 Jan 10;368 (2) :149-60*〕．一方で葉酸欠乏ではメチルマロン酸は上昇し

ないため，両者の鑑別に有用ですが，日本国内ではコマーシャルベースの検査はできません．

レボドパ投与中，家族性高ホモシステイン血症ではホモシステインが上昇し，腎不全ではホモシステイン，メチルマロン酸双方が上昇するため注意が必要です〔*Am Fam Physician. 2011 Jun 15;83 (12) :1425-30*〕．メチルマロン酸，ホモシステイン値に影響する因子を表3 にまとめます．

また，血中ホモシステインの上昇により，易血栓形成状態となります．ビタミン B$_{12}$ 欠乏で血中ホモシステインが上昇すると，血栓性微小血管障害症様の病態を呈し，血小板減少，LDH 上昇，破砕赤血球の出現，血中ハプトグロビンの低下，高ビリルビン血症が生じる例もあります〔*Clin Lab. 2018 Apr 1;64 (4) :639-43*〕．

表3　メチルマロン酸，ホモシステイン値に影響する因子

	メチルマロン酸	ホモシステイン
上昇	腎不全，血液濃縮，メチルマロニル CoA ムターゼ欠乏症，他のメチルマロン酸関連酵素欠損，乳児，妊婦	腎不全，血液濃縮，甲状腺機能低下症，白血病，乾癬，アルコール依存症，薬剤（イソニアジド，ナイアシン，レボドパ，利尿薬，コレスチラミン），ホモシスチン尿症，MTHFR 欠損症，高齢者，男性，カフェイン摂取
低下	抗菌薬投与による腸内細菌叢の減少	薬剤（エストロゲン，タモキシフェン，スタチン）

MTHFR：メチレンテトラヒドロ葉酸還元酵素

Handb Clin Neurol. 2014;120:915-26

H 血液

現実的ではない．その場合ホモシステインの評価を行う（ チャートVII ）〔*QJM. 2009 Jan;102 (1) :17-28*〕．

チャート VI 大球性貧血があり，ビタミン B₁₂ ＜ 200 pg/mL もしくは葉酸＜ 3 ng/mL ではビタミン B₁₂ 欠乏もしくは葉酸欠乏と診断する

■ビタミン B_{12} ＜100 pg/mL では特異度 90％でビタミン B_{12} 欠乏を示唆するが感度は低い．＜200 pg/mL では感度 50％，特異度 85％，＜350 pg/mL では感度 90％であるが，特異度は 25％と低下する〔*Arch Intern Med. 1999 Jun 28;159 (12) :1289-98*〕〔*N Engl J Med. 2013 Jan 10;368 (2) :149-60*〕．

■ビタミン B_{12} ＜100 pg/mL であれば診断可能であり，＞350 pg/mL では除外は可能であるが，100-350 pg/mL では判断が難しい〔*Arch Intern Med. 1999 Jun 28;159 (12) :1289-98*〕〔*N Engl J Med. 2013 Jan 10;368 (2) :149-60*〕．

■ビタミン B_{12} ＜200 pg/mL で大球性貧血があればビタミン B_{12} 欠乏を診断可能〔*QJM. 2009 Jan;102 (1) :17-28*〕．

■また，ビタミン B_{12} の測定法には問題点が指摘されており，偽正常値や偽高値を示すことがある．そのため血清ビタミン B_{12} が正常の悪性貧血例も報告されている〔*臨床血液 2018;59 (6) :675-81*〕．

■同様に葉酸値も 2-4 ng/mL では単独での診断，除外は困難である〔*Blood. 1970 Jun;35 (6) :821-8*〕．

チャート VII 大球性貧血がなく，ビタミン B₁₂，葉酸値低下がない場合はホモシステインを評価する

■ホモシステイン＞13-21 μmol/L であれば，ビタミン B_{12} 欠乏もしくは葉酸欠乏と判断する〔*N Engl J Med. 2013 Jan 10;368 (2) :149-60*〕〔*QJM. 2009 Jan;102 (1) : 17-28*〕．

■メチルマロン酸も同時に評価することでビタミン B_{12} 欠乏と葉酸欠乏の鑑別，診断精度は上昇するが，日本国内でコマーシャルベースの検査はできない．

ビタミン B₁₂，葉酸欠乏の原因評価

■アルコールは葉酸の吸収を低下させるため，葉酸欠乏の 87％は慢性アルコール中毒患者である．それ以外は栄養不良が 9％〔*Am J Med. 1994 Mar;96 (3) :239-46*〕．

■ビタミン B_{12} 欠乏の原因と頻度は 表4 を参照．高齢者では food-cobalamin malabsorption と悪性貧血が大半を占める．

表4　高齢者（平均 70 歳代）のビタミン B₁₂ 欠乏の原因

原因	頻度
food-cobalamin malabsorption	53%
悪性貧血	33%
ビタミン B₁₂ の摂取量低下	2%
術後吸収低下	1%
原因不明	11%

QJM. 2009 Jan;102 (1) :17-28

■ビタミン B_{12} は 1 日に吸収される量が 1-5 μg であり，体内には 1-5 mg 貯蔵されている．したがって欠乏までには数年かかるため，短期間の摂取量低下では原因にはならない．

food-cobalamin malabsorption とは

■胃酸や膵液の分泌障害により食物や小腸の輸送タンパクに結合したビタミン B_{12} を分離できない状態．ビタミン B_{12} の吸収能自体は保たれている．高齢者のビタミン B_{12} 欠乏の原因では最も多い．

■胃酸や膵液の分泌障害の原因としては，長期間の制酸剤使用，萎縮性胃炎（*Helicobacter pylori* 菌感染は問わない），ビグアナイド内服が多い．他には慢性アルコール中毒，慢性膵炎，胃縫縮術，Sjögren 症候群，全身性硬化症も原因となる〔*QJM. 2009 Jan;102 (1) :17-28*〕．

悪性貧血（自己免疫性胃炎）

■悪性貧血は自己免疫機序による慢性胃炎が原因で内因子が欠乏する病態．診断年齢は中央値で 75 歳 [32-95] であり，高齢者で多い疾患である．また甲状腺疾患や自己免疫疾患，自己免疫性血小板減少症，胸腺腫など免疫に関連する疾患との合併が 7％で認められる〔*Medicine (Baltimore). 2006 May;85 (3) :129-38*〕．

■悪性貧血に対する検査では，内因子抗体は感度 50％，特異度＞98％，抗胃壁細胞抗体は感度＞90％，特異度 50％で悪性貧血を示唆するが，双方とも自費検査となる（内因子抗体は 8000 円程度，抗胃壁細胞抗体は 4000 円程度）．

■他の検査では高ガストリン血症があれば感度＞80％，特異度＜50％で悪性貧血を示唆する．

■また，内視鏡にて胃体部を中心とした萎縮性胃炎があり，*H. pylori* 菌陰性であれば自己免疫性胃炎（A型胃炎）を疑う＊〔*CMAJ. 2004 Aug 3;171 (3) :251-9*〕．

■Schilling test は ^{57}Co ビタミン B_{12} を手配する必要があり，現在ではほとんど用いられない．

*自己免疫性胃炎（A 型胃炎）：胃体部を中心とした萎縮性胃炎で，幽門部は保たれるか軽度のみとなり，*H. pylori* 菌による前庭部から胃体部に進展する萎縮性胃炎とは異なる．抗胃壁細胞抗体が陽性となり，ビタミン B12，鉄欠乏のリスクとなる．

ビタミン B12，葉酸欠乏の治療

- 神経症状がある場合は経静脈投与，筋肉注射を行う．
  - メコバラミン注 500 μg 筋注を 1 日おきに投与し，3 週間継続，もしくは神経症状が安定，横ばいとなるまで継続する〔*BMJ.2014 Sep 4;349:g5226*〕．
- 神経症状がない患者では経口投与も選択肢となる．
- 筋肉注射を選択する場合は，週 3 回投与を 2 週間行い，その後週 1 回投与を 2 週間，以後は毎月 1 回の注射を行う．安定すれば 1-3 か月に 1 回の投与で維持．
- 経口投与の場合は，メチコバール® 500 μg 1 日 3 回投与を行う．
- ビタミン B12 の補充は経口投与と経静脈投与，筋肉注射で効果は特に変わらない．
  - 内因子があれば摂取したビタミン B12 の 60％が吸収されるが，内因子がなくても 1％程度は吸収される〔*Fam Pract. 2006 Jun;23 (3) :279-85*〕．
  - 1500 μg 摂取すれば 15 μg は吸収されるため，十分補うことは可能．
  - メコバラミン 1000-2000 μg/日の経口投与と 1 mg の筋肉注射，経静脈投与を比較した報告では両者ともに貧血補正，MCV の改善，血球減少の改善は良好であった〔*Int J Lab Hematol. 2009 Feb;31 (1) :1-8*〕〔*Cochrane Database Syst Rev. 2018 Mar 15;3:CD 004655*〕．
  - 投与量は少なくとも 1000 μg/日までは投与量依存性であり，≧1000 μg/日とすべきである〔*Arch Intern Med. 2005 May 23;165 (10) :1167-72*〕．
  - 現在，経口投与群と筋肉注射群を比較した多施設ランダム化比較試験が進行中である（Project OB12）〔*BMC Public Health. 2012 May 31;12:394*〕．
- 葉酸はフォリアミン® を 1-4 錠/日（5-20 mg）を 1-3 回に分けて内服する．
- ビタミン B12 や葉酸の補充により最も早期に出現する客観的な所見は LDH の低下であり，治療反応性の評価，診断を確かめる反応として有用（表 5）．
- ビタミン B12，葉酸を投与しても予定どおりに網赤血球の増加や貧血の改善がみられない場合は，鉄欠乏の合併を考慮する．
  - 治療開始時に鉄欠乏が認められなくても起こるため注意．治療発現が遅れる原因の中で最も多い．
    - ビタミン B12 欠乏と鉄欠乏性貧血の合併例 37 例（ビタミン B12 補充後の合併）と，非合併例 38 例における血清フェリチン値，鉄飽和度は表 6 のとおり〔*Indian J Hematol Blood Transfus. 2015 Jun;31 (2) :255-8*〕．鉄欠乏性貧血合併例でも，ビタミン B12 補充後の血清フェリチン値が正常範囲のことがあるため，ビタミン B12 補充に対する反応が不良であれば鉄剤を併用してみるのも 1 つの方法である．また，鉄欠乏性貧血合併の評価にはフェリチン値よりも鉄飽和度をフォローするほうがよいかもしれない．
  - 悪性貧血や胃全摘患者，胃酸分泌低下している患者では鉄の吸収も低下していることに注意する．

表5 メコバラミン治療の反応性

6 時間後	骨髄の反応開始
48 時間後	骨髄中巨赤芽球の消失，LDH 低下，K 低下
1 週間	網赤血球増加のピーク
1-2 週間	末梢の白血球過分葉の消失，ホモシステインの正常化
8 週間	貧血の改善
6 か月	神経学的異常の改善

表6 ビタミン B12 欠乏と鉄欠乏性貧血合併例，非合併例の血清フェリチン値，鉄飽和度

検査	鉄欠乏性貧血合併	ビタミン B12 補充前の値	補充後の値
血清フェリチン値（ng/mL）	あり	124.3 ± 107.3	25.6 ± 32.9
	なし	208 ± 101.3	64.3 ± 35.3
鉄飽和度（％）	あり	39.8 ± 22.5	10.7 ± 5.0
	なし	50.4 ± 24.1	24.3 ± 8.1

Indian J Hematol Blood Transfus. 2015 Jun;31 (2) :255-8

H 血液

表7　巨赤芽球性貧血の原因となる薬剤（日本国内承認薬のみ）

プリン代謝障害	商品名	ピリミジン合成障害	商品名
アザチオプリン	イムラン®，アザニン®	シタラビン	キロサイド®
ミコフェノール酸モフェチル	セルセプト®	ゲムシタビン	ジェムザール®
メルカプトプリン	ロイケリン®	メルカプトプリン	ロイケリン®
クラドリビン	ロイスタチン®	カペシタビン	ゼローダ®
フルダラビン	フルダラ®	ヒドロキシカルバミド	ハイドレア®
ペントスタチン	コホリン®	フルオロウラシル	5−FU®
メトトレキサート	リウマトレックス®	メトトレキサート	リウマトレックス®
アロプリノール	ザイロリック®	ST 合剤	バクタ®
		ガドリニウム	
		レフルノミド	アラバ®

葉酸吸収障害	商品名	葉酸阻害作用	商品名
アルコール		メトトレキサート	リウマトレックス®
アミノサリチル酸	ペンタサ®，アサコール®	ペメトレキセド	アリムタ®
経口避妊薬		アトバコン/プログアニル	マラロン®
エストロゲン		ST 合剤	バクタ®
テトラサイクリン系抗菌薬			
ペニシリン系抗菌薬			
クロラムフェニコール	クロロマイセチン®		
エリスロマイシン	エリスロシン®		
フェノバルビタール	フェノバール®		
フェニトイン	アレビアチン®		
ヒドロキシクロロキン	プラケニル®		

ビタミンB$_{12}$吸収障害	商品名	ビタミンB$_{12}$排泄促進	商品名
サイクロセリン	サイクロセリン®	ニトロプルシド	ニトプロ® 持続静注液
イソニアジド	イスコチン®		
メトホルミン	メトグルコ®		
アミノサリチル酸	ペンタサ®，アサコール®	**機序不明**	**商品名**
コルヒチン	コルヒチン®	ベンジン	
H$_2$ 受容体拮抗薬		スルファサラジン	アザルフィジン®
プロトンポンプ阻害薬		アスパラギナーゼ	

N Engl J Med 2015 Oct 22;373(17):1649-58

ビタミン B₁₂ 欠乏による神経，精神症状

- ビタミン B₁₂ 欠乏の 40％で神経障害を合併し，末梢神経障害や亜急性連合脊髄変性症，視神経障害や認知機能低下，抑うつ症状，せん妄の原因となる〔Lancet Neurol. 2006 Nov;5 (11) :949-60〕.

- ビタミン B₁₂ 欠乏では中枢，末梢神経のミエリン合成が低下し，脱髄性の変化が生じる.

- 神経，精神症状が認められるビタミン B₁₂ 欠乏において，貧血が認められるのは 2 割程度のみ〔CMAJ. 2004 Aug 3;171 (3) :251-9〕〔Lancet Neurol. 2006 Nov;5 (11) :949-60〕. 反対にビタミン B₁₂ 欠乏による巨赤芽球性貧血が認められる症例のうち，6 割で神経，精神症状が認められる〔Lancet Neurol. 2006 Nov;5 (11) :949-60〕.

- これら末梢神経障害や運動失調，認知症においてもビタミン B₁₂ 欠乏の鑑別は重要である.

ビタミン B₁₂ 欠乏による末梢神経障害

- ビタミン B₁₂ 欠乏による末梢神経障害は多発神経炎パターンとなり，下肢の感覚，振動覚，関節位置覚の低下を呈する〔Arch Neurol. 2003 Sep;60 (9) :1296-301〕.

- 末梢神経障害では腱反射は低下するが，後述する亜急性連合脊髄変性症の合併がある場合，腱反射も亢進する. また Babinski 反射も陽性（伸展）となる〔Handb Clin Neurol. 2014;120:915-26〕.

- ビタミン B₁₂ 欠乏による末梢神経障害の特徴として，急性発症が多い（30％ vs 0），上肢の症状で発症することが多い（22％ vs 1％），上下肢両方で障害されている（78％ vs 43％）ことが挙げられる（カッコ内はビタミン B₁₂ 欠乏による末梢神経障害 vs 他の多発神経症）〔Arch Neurol. 2003 Sep;60 (9) :1296-301〕.

- 自律神経も障害され，起立性低血圧や失神の原因にもなる〔Tex Heart Inst J. 2012;39 (5) :722-3〕〔Clin Auton Res. 2004 Apr;14 (2) :67-71〕.

- ビタミン B₁₂ 欠乏患者と健常者，糖尿病性神経症の患者群で Tilt 試験を施行した報告では，ビタミン B₁₂ 欠乏例は糖尿病性神経症と同等の自律神経障害が認められた〔Auton Neurosci. 2002 Apr 18;97 (1) :45-54〕.

- 高齢者の低血圧や起立性低血圧，失神の鑑別としてビタミン B₁₂ 欠乏は念頭に置いておくべきである.

ビタミン B₁₂ 欠乏による亜急性連合脊髄変性症

- 亜急性連合脊髄変性症は脊髄後索，側索に脱髄が生じ，徐々に増悪する四肢の痺れ，脱力，痙性対麻痺，感覚性運動失調を呈する病態〔Handb Clin Neurol. 2014;120:915-26〕.

- 左右対称性に進行し，関節位置覚や振動覚は低下する一方で，Babinski 反射は陽性（伸展）となり，深部腱反射も亢進する.

- 脊髄の MRI 検査では 15-53％の患者で頸髄～上位胸髄の後索病変が認められる〔Asia Pac J Clin Nutr. 2016 Mar;25 (1) :34-8〕〔Nutrients. 2013 Nov 15;5 (11) :4521-39〕.

- 後索，側索に T2 強調画像にて高信号が認められる所見が典型的. ビタミン B₁₂ 補充とともに所見は改善する.

ビタミン B₁₂ 欠乏と類似の神経障害を呈する疾患に銅欠乏がある

- 銅欠乏は末梢神経障害，亜急性連合脊髄変性症の原因となる〔Neurology. 2013 Mar 19;80 (12) :e120-6〕.

- 神経障害の症状，所見はビタミン B₁₂ 欠乏と酷似している〔Mayo Clin Proc. 2006 Oct;81 (10) :1371-84〕〔Neurology. 2004 Jul 13;63 (1) :33-9〕.

- また，銅欠乏では骨髄異形成症候群様の骨髄所見，貧血，好中球減少，血小板減少を来すため，その点もビタミン B₁₂ 欠乏に酷似していると言える〔Am J Hematol. 2007 Jul;82 (7) :625-30〕.

- 銅欠乏の原因は胃全摘後，吸収不良症候群，低栄養，大量の亜鉛摂取が挙げられる〔Mayo Clin Proc. 2006 Oct;81 (10) :1371-84〕〔Neurology. 2004 Jul 13;63 (1) :33-9〕.

- ビタミン B₁₂ 欠乏のリスク因子とオーバーラップしており，実際ビタミン B₁₂ と銅欠乏の合併もありえる. ビタミン B₁₂ 補充後も改善が不十分な症例や，ビタミン B₁₂ 欠乏が否定的な亜急性連合脊髄変性症では銅欠乏を念頭に置き診療を行う〔J Neurol Sci. 2013 Jun 15;329 (1-2) :11-6〕.

- 銅欠乏の評価では血清銅とセルロプラスミン，それに血清亜鉛濃度の評価が有用〔Mayo Clin Proc. 2006 Oct;81 (10) :1371-84〕〔Neurology. 2004 Jul 13;63 (1) :33-9〕.

- 銅欠乏による貧血については 鉄，ビタミン B₁₂，葉酸欠乏以外の栄養障害による貧血，血球減少 を参照.

- 血清銅や血清セルロプラスミンは低下し，血清亜鉛濃度は亜鉛摂取の有無にかかわらず正常値～上昇することが多い. ただし，銅，亜鉛ともに低値の症例もある.

- 補足として，ビタミン E 欠乏も脊髄小脳障害，末梢神経障害，眼球運動障害，色素性網膜症の原因となるため，注意する〔Neurol Clin. 2007 Feb;25 (1) :209-55〕.

鉄，ビタミンB₁₂，葉酸欠乏以外の栄養障害による貧血，血球減少：銅，亜鉛欠乏

銅欠乏では正球性～大球性の貧血，好中球減少が認められる

- 原因不明の貧血，骨髄異形成症候群疑いで紹介された126例中，8例（6.3％）で銅欠乏が認められた〔*Am J Hematol. 2007 Jul;82（7）:625-30*〕.

- 銅欠乏による貧血では，MCV 81-101 fL，好中球減少を伴う頻度が高い．骨髄所見では低形成～正形成骨髄で環状鉄芽球や細胞質空胞変性を伴う赤芽球系・顆粒球系前駆細胞が認められ，骨髄異形性症候群の所見となることが多い〔*Haematologica. 2008 Jan;93（1）:e1-5*〕.

亜鉛欠乏では貧血とリンパ球減少が認められる

- 亜鉛欠乏では赤血球膜の変性が生じ，赤血球が不安定となる．またリンパ球減少，胸腺萎縮が生じ，免疫機能が低下する．特にT細胞の抑制が生じやすい〔*Ther Apher Dial. 2009 Jun;13（3）:213-9*〕〔*J Nutr. 2000 May;130（5S Suppl）:1399S-406S*〕.

- 亜鉛はさまざまな食材，サプリメントに含まれており，通常枯渇することはないが，低栄養や吸収障害，アルコール依存，多汗（アスリートなど），透析，妊娠では低下し欠乏のリスクとなる〔*Am Fam Physician. 2009 May 1;79（9）:768-72*〕.

- 貧血以外の症状では下痢や皮膚炎（腸性肢端皮膚炎），舌炎，味覚障害，嗅覚障害，脱毛症，勃起不全などが生じる.

- 血清亜鉛濃度の評価を行い，補充ではポラプレジンク（ポラプレジンク OD錠®）や酢酸亜鉛水和物錠（ノベルジン®）を用いる.

- 亜鉛の補充は銅欠乏を誘発するため，血清銅やセルロプラスミンも併せて評価，フォローする.

4 骨髄異形成症候群

- 骨髄異形成症候群（myelodysplastic syndromes：MDS）は，骨髄幹細胞の異常により異型細胞が産生され，無効造血を来し，貧血をはじめとした血球減少が生じる病態である．急性白血病に進行するリスクもある．
- 免疫，環境因子，加齢，化学療法，薬剤，放射線療法，飲酒，喫煙が MDS の原因となる．明らかな原因（化学療法や放射線療法，同種幹細胞移植の既往など）がある患者での MDS は治療由来 MDS（二次性 MDS）と呼び，予後は悪い．それ以外を原発性 MDS と呼び，50-60％で遺伝子異常が関与している（二次性 MDS では＞90％）〔*Am J Med. 2012 Jul;125 (7 Suppl) :S6-13*〕〔*Pathobiology. 2018 Jul 24:1-7*〕．
- 日本国内における MDS 発症率は男性で 1.6，女性では 0.8/10 万人年．特に 60 歳代から増加し始め，70-80 歳代で多い疾患である〔*J Epidemiol. 2014;24 (6) : 469-73*〕．
- MDS の WHO 分類が 2016 年に改訂された（補足）．

骨髄異形成症候群（MDS）のマネジメント

MDS を疑う

- MDS は原因不明の貧血で疑う．
- 65 歳以上の貧血の原因のうち，1/3 が栄養障害，1/3 が慢性炎症，1/3 がその他．MDS は「その他」の原因の 1/6 を占める〔*Blood. 2004 Oct 15;104 (8) :2263-8*〕．
- 以下の場合には MDS を疑い骨髄穿刺，生検を行う〔*Am J Med. 2012 Jul;125 (7 Suppl) :S6-13*〕．
- 鉄欠乏，葉酸欠乏，ビタミン B$_{12}$ 欠乏，出血，慢性炎症が否定された貧血．MDS では特に大球性貧血となることが多い．
- 血小板の単独減少があり，脾腫（脾機能亢進），自己免疫性血小板減少症，偽性血小板減少症が否定的な場合．
- 白血球の単独減少があり，脾腫（脾機能亢進），薬剤性が否定的な場合．
- 2 系統以上の血球減少が認められ，ビタミン B$_{12}$ 欠乏，薬剤性が否定的な場合．
- MDS では炎症性関節炎や自己免疫疾患に合併するものもある．
- 炎症性関節炎では RS3PE やリウマチ性多発筋痛症，関節リウマチ，分類不能関節炎が挙げられる〔*Medicine (Baltimore). 2014 Jan;93 (1) :1-10*〕．
- 自己免疫疾患では Sweet 病や壊疽性膿皮症，Behçet 病，血管炎，筋炎，強直性脊椎炎，SLE などが挙げられる〔*Medicine (Baltimore). 2016 Mar;95 (13) : e3091*〕．特に Sweet 病，壊疽性膿皮症，Behçet 病，関節リウマチ，血管炎で 3/4 を占め，これらの疾患に血球減少を伴った場合，MDS も念頭に置いて診療すべきである．
- なお，Sweet 病や壊疽性膿皮症合併例では細胞遺伝子検査にて 5 番染色体長腕部欠失（5q-）が，Behçet 病合併例ではトリソミー 8 が認められることが多く，関連性が指摘されている〔*Medicine (Baltimore). 2016 Mar;95 (13) : e3091*〕．

MDS の骨髄，末梢血所見

- MDS で認められる末梢血，骨髄所見は表 1 を参照．

表 1　MDS で認められる血液所見

	赤血球系	骨髄球系	巨核球系
末梢血所見	赤血球不同，変形赤血球，好塩基性斑点	核分葉の低下，細胞質顆粒の減少，脱顆粒，芽球	血小板不同，巨大血小板
骨髄所見	二核細胞，核間架橋，核辺縁不整，巨赤芽球性変化，環状鉄芽球，細胞質封入体，細胞質架橋，縁のある細胞質，空胞変性	核の形が異様，核分葉の低下，核の過分葉，偽性 Chédiak-Higashi 顆粒，細胞質顆粒の減少，脱顆粒，血球不同	巨大な単葉性の細胞，小型の二核細胞，分散した核，小型巨核球，脱顆粒

Blood. 2013 Oct 24;122 (17) :2943-64

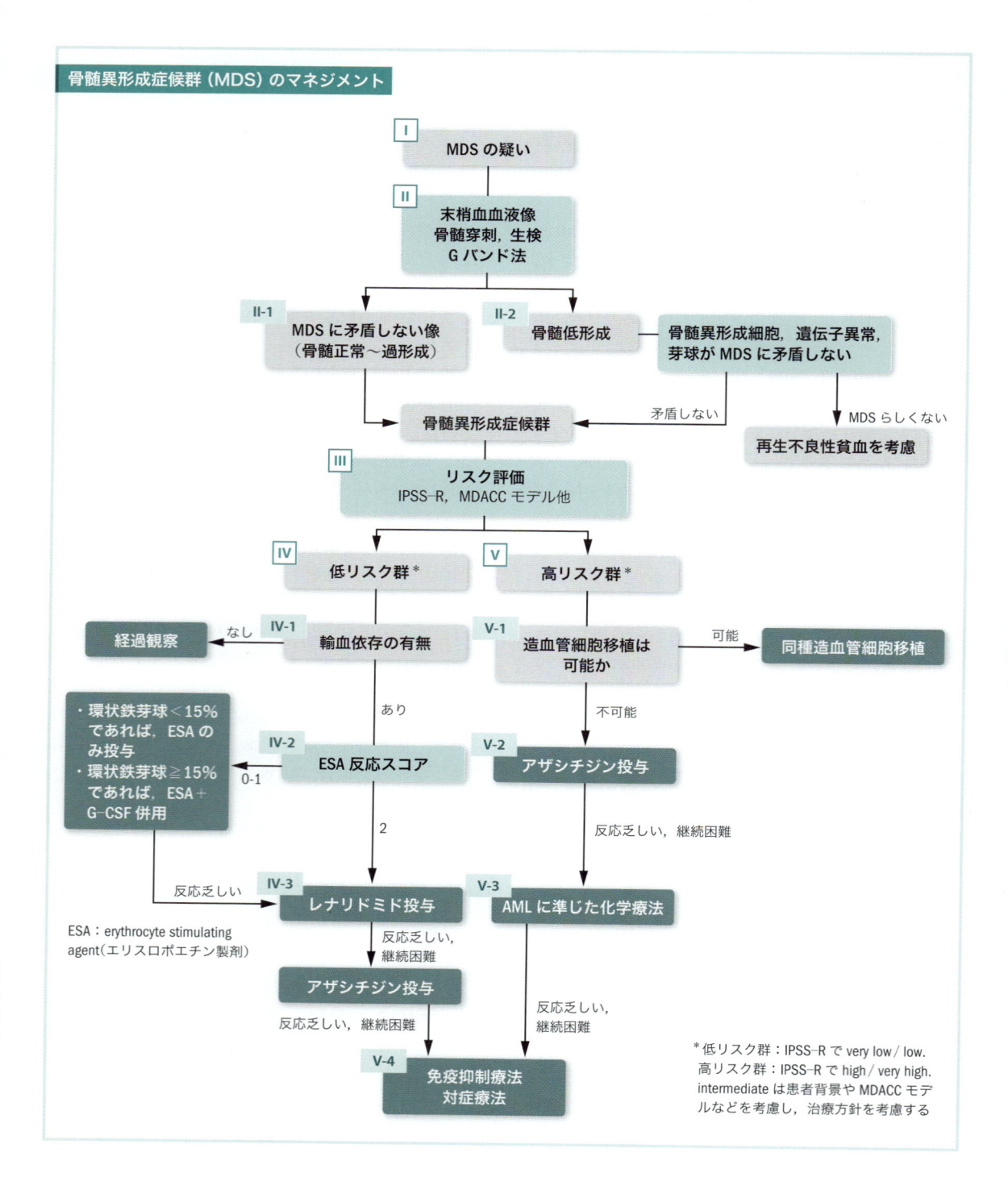

骨髄異形成症候群（MDS）のマネジメント

- I　MDS の疑い
- II　末梢血血液像／骨髄穿刺，生検／G バンド法
  - II-1　MDS に矛盾しない像（骨髄正常〜過形成）
  - II-2　骨髄低形成 ── 骨髄異形成細胞，遺伝子異常，芽球が MDS に矛盾しない
    - 矛盾しない → 骨髄異形成症候群
    - MDS らしくない → 再生不良性貧血を考慮
- 骨髄異形成症候群
- III　リスク評価／IPSS-R，MDACC モデル他
  - IV　低リスク群*
    - IV-1　輸血依存の有無
      - なし → 経過観察
      - あり
    - IV-2　ESA 反応スコア
      - ・環状鉄芽球＜15% であれば，ESA のみ投与
      - ・環状鉄芽球≧15% であれば，ESA＋G-CSF 併用
      - 0-1 → 反応乏しい →
      - 2
    - IV-3　レナリドミド投与（反応乏しい ←）
      - 反応乏しい，継続困難
    - アザシチジン投与
      - 反応乏しい，継続困難
  - V　高リスク群*
    - V-1　造血管細胞移植は可能か
      - 可能 → 同種造血管細胞移植
      - 不可能
    - V-2　アザシチジン投与
      - 反応乏しい，継続困難
    - V-3　AML に準じた化学療法
      - 反応乏しい，継続困難
    - V-4　免疫抑制療法／対症療法

ESA：erythrocyte stimulating agent（エリスロポエチン製剤）

* 低リスク群：IPSS-R で very low／low.
高リスク群：IPSS-R で high／very high.
intermediate は患者背景や MDACC モデルなどを考慮し，治療方針を考慮する

チャート II-1　MDS は異型細胞が増加し，無効造血により血球減少となる病態であり，骨髄の細胞密度は正常〜過形成となることが多い

- ■骨髄の細胞密度が正常〜過形成で，MDS に矛盾しない血液像，骨髄像であれば MDS と診断.
- ■MDS の診断は，1 系統以上の血球減少が認められ，さらに骨髄所見において，以下の 1 つ以上が認められる場合に診断する〔*Blood. 2016 May 19;127（20）:2391-405*〕〔*Pathobiology. 2018 Jul 24:1-7*〕.
  - ・1 系統以上に異形成が＞10% 認められる.
  - ・G バンド法にて，特徴的な染色体異常が認められる：−7，del（7q），del（5q），i（17q）が特徴的. 一方で，del（20q），＋8，−Y は MDS において認められる頻度は高いものの，高齢者や MDS 以外

の血液疾患でも認められることがあるため，特徴的な染色体以上とは見なさない．

- 芽球の増加（〜19％）．

の対応については を参照．

チャートII-2　骨髄低形成の場合

- ■ MDS の 10-20％で骨髄低形成（同年代と比較して 20-30％の低下で定義）となる（低形成 MDS）．

- ■ 低形成 MDS は自己免疫機序（主に T 細胞性）による骨髄幹細胞の機能障害が生じていると考えられ，再生不良性貧血に近い病態と言える．治療も再生不良性貧血と同様に抗胸腺細胞グロブリンやシクロスポリンが効果的である可能性が高い．

- ■ 低形成 MDS と再生不良性貧血の鑑別には，骨髄中異型細胞と CD34 陽性細胞が有用である．低形成 MDS では両者が増加する一方，再生不良性貧血では両者は低下している〔*Am J Hematol. 2014 Jan;89（1）: 97-108*〕〔*Cancer. 2012 Sep 15;118（18）:4462-70*〕．

- ■ チャートII-1 の診断基準を満たさない場合は再生不良性貧血を考慮する．

チャートIII　MDS のリスク評価

- ■ MDS のリスク評価には International Prognostic Scoring System（IPSS），IPSS-R（revised），MD Anderson prognostic risk model（MDACC モデル）などがある（表2）．

- ■ 主に使用されるのは IPSS-R．IPSS-R は染色体異常，血球減少，骨髄芽球より評価する方法．

- ■ MDACC モデルはすべての種類（治療由来 MDS や既治療例なども含む）の MDS 患者を対象としたリスク評価方法．

- ■ また，MDACC モデルにより，IPSS において low/intermediate-1 リスク群（IPSS-R における low/intermediate 群に相当）をさらにリスク評価し，低リスク群の予後不良群を予測する方法もある〔*Am J Hematol. 2014 Jan;89（1）:97-108*〕．

チャートIV チャートV　MDS の治療

- ■ リスクに応じて治療方針を決定する．

- ■ IPSS-R において very low/low は低リスク群と判断．high/very high では高リスク群に分類される〔*Br J Haematol. 2014 Feb;164（4）:503-25*〕．intermediate は患者背景（年齢，余命，ADL，合併症など）や MDACC モデルによる評価を考慮し，治療方針を検討する．

- ■ 頻回の輸血を必要とする症例も多く，その場合は鉄過剰症のリスクとなる．輸血の適応や鉄過剰症へ

チャートIV　低リスク群（very low/low±intermediate）の治療

チャートIV-1　低リスク群では輸血依存の有無により治療方針が異なる

- ■ 低リスク群で輸血非依存状態であれば経過観察．

- ■ 輸血依存状態ではエリスロポエチンもしくはレナリドミドを考慮する（ チャートIV-2 ， チャートIV-3 ）．

チャートVI-2　低リスク群で輸血依存状態であれば ESA 反応スコア（表3）によりエリスロポエチン製剤への反応性を評価する

- ■ ESA 反応スコア 0-1 点であれば 23-74％でエリスロポエチン製剤への反応性が期待できるため，エリスロポエチンを使用する．2 点では反応率は 7％のみであるため，他の治療を考慮する〔*Br J Haematol. 2014 Feb;164（4）:503-25*〕．

- ▪ エリスロポエチン製剤は G-CSF と併用することでより効果は良好となる〔*Blood. 2013 Oct 24;122（17）: 2943-64*〕．骨髄中環状鉄芽球＜15％であればエリスロポエチンのみで開始，≧15％では G-CSF を併用する．

- ▪ エリスロポエチン製剤はダルベポエチンアルファ（ネスプ®）週 1 回 240 μg 皮下注射を行う．Hb＜10-12 g/dL を目標に調節し，16 週継続しても改善しない場合（Hb 1.5 g/dL 上昇が認められない場合），貧血が増悪する場合は不応性と判断する〔*J Natl Compr Canc Netw. 2013 July;11（7）:838-74*〕．

- ▪ MDS に対するエリスロポエチン製剤は上記ネスプ®のみ保険適用があり，他製剤は保険適用がない点に注意．

チャートIV-3　エリスロポエチン製剤による効果が乏しい場合．ESA 反応スコア 2 点ではレナリドミドを考慮

- ■ レナリドミド（レブラミド®）10 mg/日を 21 日間投与，その後 7 日間休薬の 28 日サイクルを繰り返す．副作用があれば 5 mg/日〜 5 mg/2 日へ減量．

- ▪ レナリドミドは 5q− を伴う MDS でのみ保険適用があるので注意．

- ▪ レナリドミドにより，低リスク MDS の 57％で輸血頻度が低下，輸血依存から離脱できる．特に 5 番染色体長腕部欠失（5q−）がある MDS では反応性が良好で 7-8 割で輸血頻度の低下，依存からの離脱が期待できる〔*N Engl J Med. 2005 Feb 10;352（6）:549-57*〕

表2 MDS のリスク評価

IPSS（International Prognostic Scoring System）

項目	0 点	0.5 点	1 点	1.5 点	2 点
骨髄芽球	＜5%	5-10%		11-20%	21-30%
染色体異常[*1]	good	intermediate	poor		
血球減少[*2]	0-1 系統	2-3 系統			

[*1] 染色体異常 good：正常，-Y，del（5q），del（20q）
　　　　　　　poor：≧3 つの異常，7 番染色体の異常
　　　　　　　intermediate：good，poor 以外
[*2] 血球減少：Hb＜10 g/dL，好中球＜1800/μL，血小板＜10 万/μL

Lancet. 2014 Jun 28;383（9936）:2239-52

IPSS-R（revised）

項目	0 点	0.5 点	1.0 点	1.5 点	2.0 点	3.0 点	4.0 点
染色体異常*	very good		good		intermediate	poor	very poor
骨髄芽球	≦2%		＞2，＜5%		5-10%	＞10%	
Hb（g/dL）	≧10		8-10				
血小板数（/μL）	≧10 万	5-10 万	＜5 万				
好中球数（/μL）	≧800	＜800					

Lancet. 2014 Jun 28;383（9936）:2239-52

*染色体異常

	頻度	single	double	complex
very good	4%	-Y，del（11q）		
good	72%	正常，der（1;7），del（5q），del（12p），del（20q）	double including del（5q）	
intermediate	13%	del（7q），＋8，＋19，i（17q），他の single	他の double	
poor	4%	der（3q）（q21）/der（3q）（q26）	double including -7/del（7q）	3 つの異常
very poor	7%			＞3 つの異常

J Clin Oncol. 2012 Mar 10;30（8）:820-9

MDACC モデル（MD Anderson prognostic risk model）

全 MDS での評価

因子		点
パフォーマンス・ステータス≧2		2
年齢 60-64 歳 ＞64 歳		1 2
血小板数	＜3 万/μL 3-4.9 万/μL 5-19.9 万/μL	3 2 1
Hb＜12 g/dL		2
骨髄芽球	5-10% 11-19%	1 2
白血球数＞2 万/μL		2
7 番染色体の異常，もしくは≧3 つの染色体異常		3
輸血歴あり		1

IPSS で low/intermediate-1 リスク群（IPSS-R で low/intermediate に相当）での評価

因子		点
予後不良な細胞遺伝子異常		1
年齢≧60 歳		2
Hb＜10 g/dL		1
血小板数	＜5 万/μL 5-20 万/μL	2 1
骨髄芽球≧4%		1

Am J Hematol. 2014 Jan;89（1）:97-108

（つづく）

表2 MDSのリスク評価（つづき）

リスクスコアの評価

IPSS	low リスク	intermediate-1 リスク	intermediate-2 リスク	high リスク
IPSS	0点	0.5-1.0点	1.5-2.0点	≧2.5点
平均生存期間（年）	5.7	3.5	1.2	0.4
AML移行率	19%	30%	33%	45%

IPSS-R	very low	low	intermediate	high	very high
IPSS-R	≦1.5点	>1.5-3.0点	>3.0-4.5点	>4.5-6.0点	>6.0点
平均生存期間（年）	8.8	5.3	3.0	1.6	0.8

MDACC モデル	0-4点	5-6点	7-8点	≧9点
生存期間中央値（か月）	54	23-30	13	5-10

MDACC（low/int-1）	0点	1点	2点	3点	4点	5点	6点	7点
生存期間中央値（か月）	不明	83	51	36	22	14	16	9

Am J Hematol. 2014 Jan;89（1）:97-108

表3 ESA反応スコア

輸血必要量（赤血球）	点	血清エリスロポエチン	点
<4単位/月	0	<500 mIU/mL	0
≧4単位/月	1	≧500 mIU/mL	1

Br J Haematol. 2014 Feb;164（4）:503-25

〔*N Engl J Med. 2006 Oct 5;355（14）:1456-65*〕.

- 副作用として血球減少があるため，血小板＜5万/μL，好中球＜500/μL では投与を避ける．
- 高リスク群では5番染色体長腕部欠失（5q−）があるMDSでのみレナリドミドの効果が期待できるが，その効果も弱いため高リスク群では推奨されない〔*Br J Haematol. 2014 Feb;164（4）:503-25*〕.
- レナリドミドで効果不十分，投与・継続困難例ではアザシチジンや免疫抑制療法を考慮する．
- アザシチジン，免疫抑制療法については高リスク群の治療（チャート**V-2**，チャート**V-4**）を参照．

チャート**V** 高リスク群（high/very high±inter-mediate）の治療

チャート**V-1** 造血幹細胞移植が可能な場合は造血幹細胞移植を行う

- 造血幹細胞移植は高リスクMDSにおいて唯一治癒が見込める治療である．若年で適合ドナーがいる場合は造血幹細胞移植を考慮する．骨髄芽球＞10%の場合は1-2サイクルの化学療法後に移植を行う〔*Am J Hematol. 2014 Jan;89（1）:97-108*〕.

チャート**V-2** 造血幹細胞移植が困難であればアザシチジンを使用する

- アザシチジン（ビダーザ®）75 mg/m² を1日1回7日間皮下注射もしくは10分かけて点滴静注，その後3週間休薬．4週間1サイクルとして繰り返す．
- 7日間の投与を平日5日間投与し，土・日2日間休薬し，週明け月・火の2日間投与する5-2-2投与法も可．
- 低リスク群，高リスク群双方で急性骨髄性白血病（AML）発症リスクの軽減効果，血球の改善効果が期待できるが，副作用として血球減少も多い〔*Haematologica. 2010 Feb;95（2）:303-10*〕.
- 低リスク群ではアザシチジン5日間投与，4週間サイクルでも効果は変わらず，副作用は少なくて済む〔*J Clin Oncol. 2009 Apr 10;27（11）:1850-6*〕.
- 高リスク群やMDSによる二次性AML患者を40%程度含む群では5日間投与群での治療反応性は低下するため，7日間投与，もしくは5-2-2投与法が推奨される〔*Leuk Res. 2014 Jul;38（7）:744-50*〕〔*BMC Hematol. 2018 Jan 31;18:3*〕.

チャート**V-3** アザシチジンで効果不十分，投与・継続困難な場合はAMLに準じた化学療法を考慮

- アントラサイクリン＋シタラビンを含むレジメンを用いる．

〔H 血液〕

- 自己免疫疾患を合併した MDS や低形成 MDS では自己免疫機序による幹細胞障害が生じている可能性があり，再生不良性貧血と病態が類似している．
- T 細胞の関与が考えられるため，抗胸腺細胞グロブリン（ATG）やシクロスポリンが効果的な可能性がある〔*Semin Hematol. 2012 Oct;49（4）:304-11*〕．
  - 細胞障害 T 細胞が造血幹細胞を破壊し，再生不良性貧血を発症する．破壊と再生において，異常な造血幹細胞クローンを形成し，発作性夜間血色素性尿症（proxysmal nocturnal hemoglobinuria：PNH）や MDS，急性骨髄性白血病を発症する〔*Blood. 2006 Oct 15;108（8）:2509-19*〕．PNH と再生不良性貧血，低形成 MDS は病態が類似，一部でオーバーラップしており，これらを総じて「骨髄不全症候群」と捉えておくと，病態や治療方針を考える際に理解がしやすい．
- ATG やシクロスポリンは日本国内では MDS に対する保険適用はない．シクロスポリンは 3-6 mg/kg/日，トラフ値 110-240 ng/mL 程度で維持する．効果発現までは数か月かかる〔*Semin Hematol. 2012 Oct;49（4）:304-11*〕．
- 末梢血 PNH クローンが陽性の場合は PNH に準じた治療（エクリズマブ）が効果的な可能性がある（保険適用外）．
- MDS では 5.5-8％で PNH クローンが認められる．再生不良性貧血では 26.3％で陽性．
- PNH クローンが認められる再生不良性貧血では免疫抑制療法への反応性が良好であり，また増加傾向にあればエクリズマブが有効な可能性がある〔*Leukemia. 2018 Aug;32（8）:1679-96*〕〔*Br J Haematol. 2014 Feb;164（4）:546-54*〕．

✚ 補 足

WHO 分類 2016 における骨髄異形成症候群（MDS）の分類

- WHO 分類 2016 における MDS の分類を（表 4）にまとめる．

表4 WHO 分類 2016 における MDS の分類

		異形成の系統数	血球減少[*1]の系統数	骨髄環状鉄芽球	芽球	染色体異常
MDS-SLD		1	1-2	＜15%[*2]	骨髄＜5%，末梢血＜1%，Auer 小体（－）	下の※以外
MDS-MLD		2-3	1-3			下の※以外
MDS-RS	MDS-RS-SLD	1	1-2	≧15%[*2]		下の※以外
	MDS-RS-MLD	2-3	1-3			下の※以外
MDS with isolated del (5q)		1-3	1-2	なし，または何でも		※ del（5q）単独もしくは－7, del（7q）を除く，染色体異常が1つのみ合併
MDS-EB	MDS-EB-1	0-3	1-3	なし，または何でも	骨髄 5-9%，もしくは末梢血 2-4%，Auer 小体（－）	何でも
	MDS-EB-2	0-3	1-3	なし，または何でも	骨髄 10-19%，もしくは末梢血 5-19%，Auer 小体（＋）	何でも
MDS-U	with 1% blood blast	1-3	1-3	なし，または何でも	骨髄＜5%，末梢血 1%（2回以上認められる），Auer 小体（－）	何でも
	with single lineage dysplasia and pancytopenia	1	3	なし，または何でも	骨髄＜5%，末梢血＜1%，Auer 小体（－）	何でも
	based on defining cytogenetic abnormality	0	1-3	＜15%[*3]		MDS に関連する異常
refractory cytopenia of childhood		1-3	1-3	なし，または何でも	骨髄＜5%，末梢血＜2%	何でも

[*1] 血球減少：Hb＜10 g/dL，血小板＜10 万/μL，好中球＜1800/μL で定義.
[*2] SF3B1 変異があればそれぞれ＜5%，≧5%をカットオフ値とするが，日本国内では未だコマーシャルベースの検査は困難.
[*3] ≧15%の場合 MDS-RS-SLD に分類する.
SLD：single lineage dysplasia, MLD：multilineage dysplasia, RS：ring sideroblasts, EB：excess blasts, MDS-U：MDS unclassifiable

Blood. 2016 May 19;127（20）:2391-405

5 自己免疫性溶血性貧血

- 自己免疫性溶血性貧血（autoimmune hemolytic anemia：AIHA）は，赤血球に対する自己抗体による溶血性貧血である．
- 自己抗体のタイプにより，温式 AIHA，冷式 AIHA，mixed-type AIHA に分類され，冷式 AIHA には寒冷凝集素症（cold agglutinin disease：CAD）や発作性寒冷ヘモグロビン尿症（paroxysmal cold hemoglobinuria：PCH）が含まれる．CAD は特発性（原因が特定できないもの）と二次性（原因が特定できるもの）がある．また，感染症に伴い一過性に出現する CAD もある．PCH は主に小児で認められるまれな疾患であり，ここでは割愛する（表1）〔*Expert Rev Hematol. 2011 Dec;4（6）:607-18*〕．

溶血性貧血のマネジメント

溶血性貧血の評価

- 網赤血球産生指数（RPI）＞2 または網赤血球数＞5万/μL，LDH 上昇，総ビリルビン上昇が認められる貧血では溶血性貧血を疑う．

- さらにハプトグロビン≦25 mg/dL では感度83％，特異度96％で溶血の存在を示唆する〔*JAMA. 1980 May 16;243（19）:1909-11*〕．ただし肝硬変，エストロゲンが上昇している状態，血液希釈があると偽陽性が増加し，脾機能亢進，アンドロゲンやステロイドの使用があると偽陰性が増加するため注意〔*Am J Hematol. 2014 Apr;89（4）:443-7*〕．
- また，AIHA 発症早期や急性増悪早期では37％が RPI＜2 となるため注意〔*Blood. 1987 Mar;69（3）:820-6*〕．

チャート II 溶血性貧血でまず行うことは末梢血の観察と直接 Coombs 試験

- 末梢血液像にて遺伝性球状赤血球症や楕円状赤血球症の評価を行う．
- 溶血性貧血の家族歴を評価することも重要．
- 赤血球の形態異常，溶血性貧血の家族歴があれば，遺伝性溶血性貧血（球状赤血球症，楕円状赤血球症など）を疑う．
- 破砕赤血球があれば血栓性微小血管障害を疑う．
- ただし，AIHA の 30-40％で少数の球状赤血球が認められる〔*Expert Rev Hematol. 2011 Dec;4（6）:607-18*〕．

表1　AIHA のタイプ

タイプ	特徴	二次性の割合	自己抗体	溶血温度	直接 Coombs 試験パターン
温式 AIHA	・AIHA の 70-80% ・成人＞小児 ・亜急性の血管外溶血が主 　（血管内溶血もある）	〜50%	・IgG＞＞IgA，IgM	37℃	IgG ± C3d
CAD （冷式 AIHA）	・成人例の 20-30% ・＞50 歳で多い ・血管外溶血	90%は monoclonal IgMκ gammopathy ± B 細胞性リンパ増殖性疾患	・IgM＞＞＞IgA，IgG ・cold agglutinin titer ＞1/500（寒冷凝集素）	4℃	C3d
感染症に伴う CAD （冷式 AIHA）	・小児，若年成人 ・血管内溶血	感染症（*Mycoplasma*，EBV など）	・多クローン性 IgM ・cold agglutinin titer ≧1/64（寒冷凝集素）	4℃	C3d
PCH （冷式 AIHA）	・小児 ・非常にまれ ・成人は例外的 ・急性の血管内溶血	感染症（*Mycoplasma*，ウイルス感染症全般）	・IgG （Donath-Landsteiner hemolysin）	2-10℃	C3d
mixed-type AIHA	・成人発症 ・主に血管外溶血	主に B 細胞性リンパ腫	・IgG，IgM	4-37℃	IgG ± C3d IgG

Expert Rev Hematol. 2011 Dec;4（6）:607-18

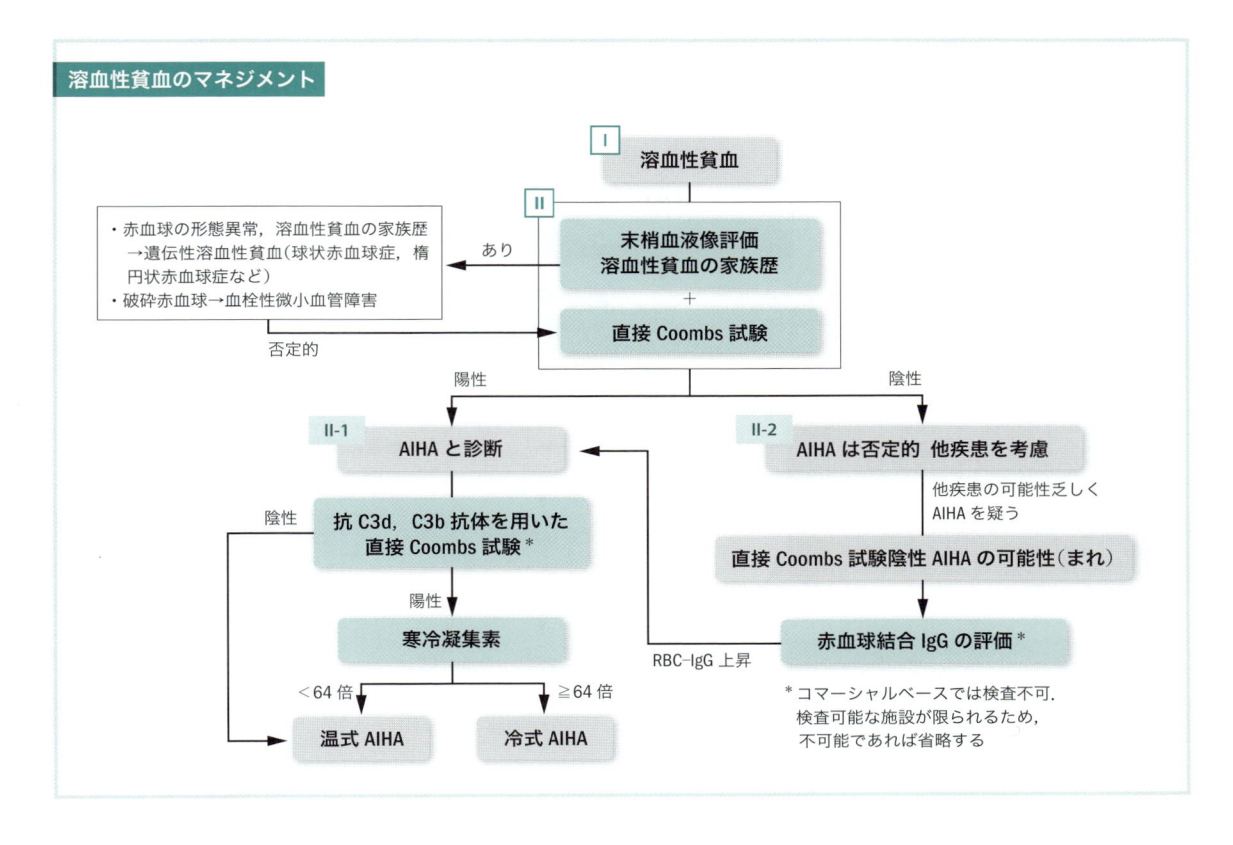

溶血性貧血のマネジメント

Am J Hematol. 2012 Jul;87（7）:707-9

チャートII-1 **直接 Coombs 試験が陽性であれば AIHA と診断する**

- さらに寒冷凝集素価を測定し，≧64 倍であれば冷式 AIHA，＜64 倍であれば温式 AIHA と診断する．
- 抗 C3d，C3b 抗体を用いた直接 Coombs 試験が可能であれば，温式，冷式 AIHA の鑑別に有用であるが，コマーシャルベースではできない．

チャートII-2 **直接 Coombs 試験が陰性の溶血性貧血では表2の疾患を考慮する**

- 直接 Coombs 試験が陰性でも AIHA を否定はできない．
- AIHA の 1-10％は直接 Coombs 試験が陰性となる〔*Am J Hematol. 2013 Feb;88（2）:93-6*〕．
- AIHA において，赤血球結合 IgG や補体の量，結合性が弱い場合に直接 Coombs 試験が陰性となる〔*Am J Hematol. 2009 Feb;84（2）:98-101*〕．
- 赤血球結合 IgG を直接評価することで直接 Coombs 試験陰性の AIHA を診断可能な場合があるが，日本国内ではコマーシャルベースで評価はできない〔*Am J Hematol. 2009 Feb;84（2）:98-101*〕．

表2 直接 Coombs 試験が陰性となる溶血性貧血

非自己免疫性の溶血性貧血（遺伝性，赤血球形態異常，血栓微小血管障害）
人工血管や人工弁置換後の血管内溶血
薬剤性溶血性貧血の一部
IgA，IgM による AIHA
赤血球結合 IgG，C3 が少ない AIHA
赤血球結合 IgG，C3 の結合性が弱い AIHA
偽陰性 　赤血球の洗浄が不十分 　検査方法の問題 　検体採取〜検査までの時間が長い

温式自己免疫性溶血性貧血（温式 AIHA）のマネジメント

- 温式 AIHA の 50％が他疾患や薬剤に続発して生じるため，原疾患の評価は重要となる．温式 AIHA の原因となる疾患は表3を参照．

温式 AIHA 診断時にチェックすべき検査

〔*Expert Rev Hematol. 2011 Dec;4（6）:607-18*〕

- 抗核抗体．陽性であれば抗 DNA 抗体，抗カルジオリ

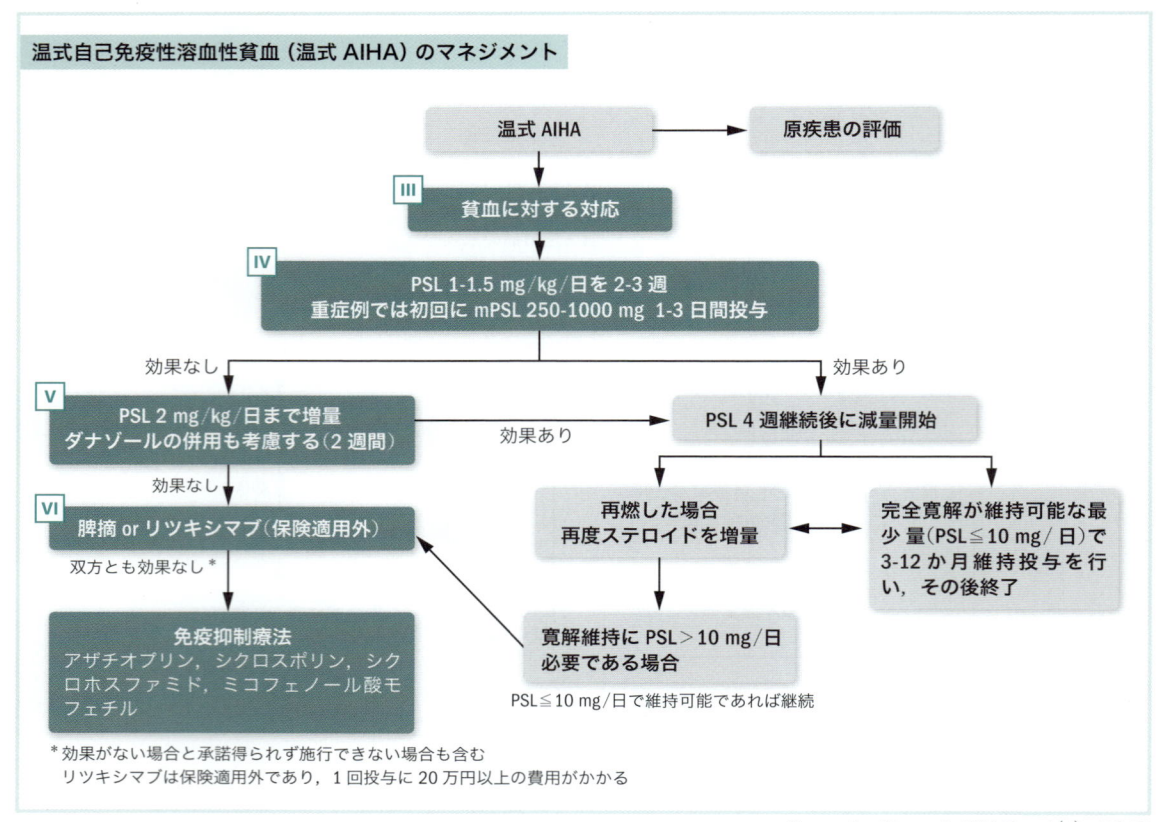

温式自己免疫性溶血性貧血（温式 AIHA）のマネジメント

温式 AIHA → 原疾患の評価

III 貧血に対する対応

IV PSL 1-1.5 mg/kg/日を 2-3 週
重症例では初回に mPSL 250-1000 mg 1-3 日間投与

効果なし

V PSL 2 mg/kg/日まで増量
ダナゾールの併用も考慮する（2 週間）

効果なし

VI 脾摘 or リツキシマブ（保険適用外）

双方とも効果なし *

免疫抑制療法
アザチオプリン，シクロスポリン，シクロホスファミド，ミコフェノール酸モフェチル

効果あり

PSL 4 週継続後に減量開始

再燃した場合
再度ステロイドを増量

完全寛解が維持可能な最少量（PSL≦10 mg/日）で 3-12 か月維持投与を行い，その後終了

寛解維持に PSL＞10 mg/日必要である場合

PSL≦10 mg/日で維持可能であれば継続

＊効果がない場合と承諾得られず施行できない場合も含む
リツキシマブは保険適用外であり，1 回投与に 20 万円以上の費用がかかる

Expert Rev Hematol. 2011 Dec;4（6）:607-18

表3　温式 AIHA の原因となる疾患

血液疾患	固形腫瘍	自己免疫性，炎症性
慢性，急性リンパ球性白血病，大型顆粒球リンパ球性白血病，B 細胞リンパ腫，血管免疫芽球性 T 細胞リンパ腫，Hodgkin リンパ腫，Castleman 病，骨髄異形成症候群，骨髄線維症	胸腺腫，卵巣皮様嚢腫，腎癌	抗リン脂質抗体症候群，関節リウマチ，潰瘍性大腸炎，悪性貧血，重症筋無力症，自己免疫性肝炎，巨細胞性肝炎，甲状腺炎，サルコイドーシス，好酸球性筋炎，SLE
感染症	**先天性免疫疾患**	**その他**
EBV 感染症，HCV 感染症，結核，*Brucella* 症，梅毒	分類不能型免疫不全症（CVID），高 IgM 症候群，自己免疫性リンパ増殖性症候群，IPEX 症候群，APECED 症候群	妊娠，薬剤性，移植後（骨髄，臓器），Rosai-Dorfman 病

IPEX 症候群：immunodysregulation polyendocrinopathy enteropathy X-linked syndrome
APECED 症候群：autoimmune polyendocrinopathy-candidiasis-ectodermal dystrophy syndrome

Expert Rev Hematol. 2011 Dec;4（6）:607-18

ピン抗体，ループスアンチコアグラントも評価する．
■免疫グロブリンの評価，血清免疫蛋白電気泳動．
■末梢血リンパ球の免疫学的マーカー検査．
■自己免疫疾患が否定的であれば腹部，胸部，骨盤 CT によるリンパ腫の評価．
■リンパ節腫大があれば生検を考慮する．
■骨髄穿刺にて多発性骨髄腫，リンパ球性白血病の評価．

温式 AIHA の治療

■治療の目標は溶血の阻止と貧血の改善．溶血の阻止には数日〜数週間要する．
■原疾患がある場合はその治療を並行して行う（表4）．

Q&A

Q 「直接 Coombs 試験」「抗 C3d，C3b 抗体を用いた直接 Coombs 試験」「赤血球結合 IgG」とは？

A 直接 Coombs 試験とは，患者の洗浄赤血球と抗グロブリン血清を作用させ，凝集反応を評価する検査です．主に IgG と C3 に対する抗体を含む血清を用いるため，IgG もしくは C3 が関与する自己免疫性溶血性貧血では陽性となります．CAD では IgM が主ですが，IgM を介して C3 が赤血球に結合するため陽性となります．

　直接 Coombs 試験が陽性となった場合は，抗 C3d，C3b 抗体のみを含む試薬を用いて評価することで，C3d，C3b が関与しない温式 AIHA の鑑別が可能となります〔*Blood Rev. 2012 May;26(3):107-15*〕．

　直接 Coombs 試験が陰性となった場合は，AIHA ではないか，赤血球結合 IgG，C3 の量が少ない/結合が弱い溶血性貧血，IgG や C3 ではなく IgA や IgM による溶血性貧血の可能性があります．健常者の赤血球表面には〜35 個の IgG が結合しており，温式 AIHA は 70-434 個の IgG の結合で生じます．直接 Coombs 試験は＞300-500 個の IgG 結合で陽性となるため，赤血球結合 IgG が少ない場合や結合が弱い場合は温式 AIHA でも偽陰性となります〔*Blood. 2017 Jun 1;129(22):2971-79*〕．

　これらの診断は難しいですが，一部の施設では赤血球結合 IgG が測定可能（http://aiha.a.la9.jp/AIHA/index.html．QR コードを下に示す）であり，直接 Coombs 試験陰性例において，赤血球結合 IgG ＞83 分子/赤血球で感度 70.3 ％，特異度 84.2 ％で温式 AIHA と診断可能です〔*Am J Hematol. 2009 Feb;84(2):98-101*〕．

表 4　温式 AIHA の治療のまとめ

AIHA の原因	第一選択	第二選択	第三選択
特発性，若年者	ステロイド±免疫グロブリン静注療法	脾摘，（リツキシマブ）	免疫抑制薬*
特発性，高齢者，状態不良	ステロイド±免疫グロブリン静注療法	（リツキシマブ）	
慢性リンパ球性白血病	ステロイド±免疫グロブリン静注療法	脾摘	免疫抑制薬*
フルダラビン/クラドリビンによる AIHA	ステロイド±免疫グロブリン静注療法	（リツキシマブ）	
非 Hodgkin リンパ腫	化学療法		
自己免疫性リンパ増殖症候群	ミコフェノール酸モフェチル		
卵巣皮様嚢腫，腎癌	手術治療		
自己免疫疾患	ステロイド±免疫グロブリン静注療法		
移植後	（リツキシマブ）	免疫抑制薬*	
ウイルス感染症	なし		

カッコは保険適用外となる．
*免疫抑制薬：シクロホスファミド，アザチオプリン，シクロスポリン，ミコフェノール酸モフェチル

Wien Klin Wochenschr. 2008;120(5-6):136-51

チャート III　貧血に対する対応

〔*Expert Rev Hematol. 2011 Dec;4(6):607-18*〕

■貧血の改善には輸血が必要となることが多く，貧血による症状や臓器障害（虚血性心疾患や意識障害など）がある場合は，輸血は積極的に行う．

■輸血赤血球に対する抗体は温式 AIHA の 1/3 で認められるため，輸血は最小限にとどめるべきである．

若年者では Hb＞5 g/dL，高齢者では Hb＞6 g/dL を目標とすべきとの意見もある．

・輸血部門と連携し，可能であれば当該患者に最も適合した輸血を探すことも考慮する．

■エリスロポエチン製剤は網赤血球数＜15×10⁴/μL となる患者で投与を考慮することがある．

溶血に対する治療

〔*Expert Rev Hematol. 2011 Dec;4(6):607-18*〕

- 薬剤の第一選択はステロイド．PSL 1-1.5 mg/kg/日で開始する．
- 重症例では初回に mPSL 250-1000 mg/日 1-3 日間のステロイドパルス療法を行う．
- ステロイドは 2-3 週間継続し効果を評価する．
- 改善があればその後さらに 4 週間継続した後，徐々に減量する．
- 完全寛解後 3-12 か月間維持投与することが推奨される．維持投与量は PSL ≦ 10 mg/日．
- 寛解維持に＞10 mg/日必要となる場合はコントロール不良と判断し，脾摘や免疫抑制薬の使用を考慮する（チャートVI）．

チャート
V

PSL 1-1.5 mg/kg/日で反応が乏しい場合は，2 mg/kg/日まで増量，もしくはダナゾール（ボンゾール®）400-800 mg/日の併用を行う

〔*Expert Rev Hematol. 2011 Dec;4(6):607-18*〕

- ダナゾール（保険適用外）は造血機能を改善させる効果が期待できる．費用面，副作用面から脾摘やリツキシマブ，免疫抑制薬よりも優先される．

チャート
VI

ステロイド，ダナゾールでコントロール不十分な症例では，免疫グロブリン療法（IVIG），脾摘，リツキシマブ投与，免疫抑制薬の使用を考慮

〔*Expert Rev Hematol. 2011 Dec;4(6):607-18*〕〔*Blood. 2017 Jun 1;129(22):2971-9*〕

- IVIG は一部症例（CVID など）で有用であり，ステロイド不応性の症例で試される．
- 脾摘による寛解維持率は 70％と良好である．リツキシマブは 93-100％で効果が認められるが，保険適用外となる．
- リツキシマブは 375 mg/m²/週を 4 回投与するが，100 mg/週を 2-4 回投与でも効果が期待できる．
- 免疫抑制薬ではアザチオプリン（2-4 mg/kg/日），シクロホスファミド（1-2 mg/kg/日，もしくは 50-150 mg/日），シクロスポリン（2.5 mg/kg/日），ミコフェノール酸モフェチル（1-2 g/日）のいずれかを使用しつつ，ステロイドを減量する．

冷式自己免疫性溶血性貧血（冷式 AIHA）（寒冷凝集素症 [CAD]）のマネジメント

- CAD は IgM による自己免疫性溶血性貧血であり，寒冷により溶血が生じる．AIHA の 15-20％を占め

表5　CAD の原因となる血液腫瘍性疾患

MGUS，多発性骨髄腫
Waldenström マクログロブリン血症
非特異的リンパ増殖性疾患
慢性リンパ球性白血病
皮膚 T 細胞リンパ腫
非 Hodgkin リンパ腫

Blood Rev. 2012 May;26(3):107-15

る．

- 特発性と二次性がある．
- 冷式 AIHA の大半が二次性であり，ウイルス感染後と，単クローン性 IgMκ が増加する血液疾患（monoclonal gammopathy of undetermined significance [MGUS]，マクログロブリン血症，B 細胞リンパ腫など）に付随する．
- ウイルス感染後（EBV，*Mycoplasma* など）では多クローン型 IgM の増加による一過性の CAD となる．一方で，血液疾患の場合は単クローン型 IgMκ の増加による CAD となり，慢性経過となる．マネジメント上重要なものは後者である〔*Cardiovasc Hematol Disord Drug Targets. 2007 Sep;7(3):219-27*〕．

冷式 AIHA の評価

- ウイルスや *Mycoplasma* 感染症のエピソードがあるかどうかを確認．
- ウイルス感染症の場合は一過性であることが多いため，病歴で必ず評価する．
- 感染症の病歴があってもそれ以前から貧血症状，寒冷時のチアノーゼなどが認められる場合は感染症の関与は少ないと判断する〔*Blood Rev. 2012 May;26(3):107-15*〕．
- 単クローン性 IgM の増加を伴う血液疾患の評価：
- CAD の原因となる血液疾患は表5 を参照．血清免疫蛋白電気泳動，リンパ節腫大，皮膚病変を評価，また骨髄穿刺を行い評価する〔*Blood Rev. 2012 May;26(3):107-15*〕．
- 明らかな原因が認められない場合は特発性 CAD と診断する．
- 特発性 CAD でも骨髄穿刺，生検のフローサイトメトリーにおいて CD20＋，κ＋の B 細胞が 90％で認められるとする報告があり，リンパ増殖性疾患の関連が強く疑われる〔*Cardiovasc Hematol Disord Drug Targets. 2007 Sep;7(3):219-27*〕．
- 寒冷凝集素価の低いものは低力価寒冷凝集素症と称

表6 直接 Coombs 試験が陽性となる薬剤性溶血性貧血の機序，原因薬剤

	薬剤依存性抗体		薬剤非依存性抗体	
	RBC coating	drug-membrane interaction	true autoimmune	NIPA
薬剤	ペニシリン，セフォテタン	セフトリアキソン，ピペラシリン，NSAIDs，キニジン，プロベネシド	フルダラビン，クラドリビン，メチルドパ，レボドパ，プロカインアミド	βラクタマーゼ阻害薬，プラチナ製剤，セフォテタン，セファロチン
機序	赤血球を薬剤が覆い，薬剤に対する自己抗体が赤血球を破壊する	薬剤が赤血球膜に結合し，新しい抗原を形成．自己抗体は薬剤，新抗原に作用する	薬剤が自己抗体を誘導する．ステロイドが必要なこともある	薬剤が赤血球膜に作用し，免疫グロブリンを含む蛋白が赤血球に吸収され，赤血球寿命の短縮を来す

NIPA：nonimmunologic protein absorption

Am J Clin Pathol. 2011 Jul;136(1):7-12

される．

冷式 AIHA の治療

〔*Expert Rev Hematol. 2011 Dec;4(6):607-18*〕〔*Blood. 2017 Jun 1;129(22):2971-9*〕

- すべてで共通する対応は，手袋や帽子の着用で寒冷曝露を回避する指導である．
- 一過性の CAD では基本的に対症療法となる．持続性の CAD では有用な治療は現時点でリツキシマブのみである．
  - 感染症に起因する一過性の CAD では必要に応じて輸血を行う．重症例では～3週程度のステロイド投与を行う．

一過性ではない CAD の治療

- まず原疾患の評価が優先される．
- 感染症予防，インフルエンザワクチン，肺炎球菌ワクチンが推奨される．
  - 感染症の急性反応で補体が活性化されると溶血が増悪するリスクがある．
- ステロイドや IFN-α，免疫抑制薬の使用は効果が期待できないため，推奨されない．
  - また，溶血は主に肝臓で起こるため，脾摘も推奨されない．
- 血漿交換は急性溶血時に有用であり，重症例や手術前に考慮されることがある．
- リツキシマブは現時点で最も効果が期待できる薬剤である．
  - 特発性 CAD では，リツキシマブによる治療効果が期待できる．リツキシマブ単剤でも効果は見込め

るため，まずはリツキシマブ単剤が推奨される．さらにリツキシマブ（375 mg/m² 4週毎）とフルダラビン（40 mg/m² 4週毎に5日間内服）の併用で76％に治療効果が認められる〔*Blood. 2010 Oct 28;116(17):3180-4*〕．

- 単剤の場合は 375 mg/m²/週を4回投与する〔*Blood Rev. 2012 May; 26(3):107-15*〕．
- 特発性 CAD に対するリツキシマブの使用には保険適用はない．骨髄中よりクローナルな B 細胞が認められた場合，B 細胞性リンパ腫に対する治療としてリツキシマブは保険適用可能かもしれない．
- リツキシマブ以外にはクロラムブシル（国内未承認）やシクロホスファミド（50-150 mg/日）が使用される．
- 補体を抑制するエクリズマブ（C5 モノクローナル抗体）の効果も期待されている．

薬剤性溶血性貧血

- 薬剤性溶血性貧血には薬剤による自己抗体誘発によるタイプ，薬剤自体が赤血球へ作用し，血球破壊を起こすタイプがある．機序により直接 Coombs 試験が陽性となるものと陰性となるものに分かれる．
- 直接 Coombs 試験が陽性となる薬剤性溶血性貧血の機序と原因薬剤は表6を参照．抗菌薬（42％），抗炎症薬（15％），抗癌剤（11％）によるものが多い．抗菌薬ではセフェム系，βラクタム系での報告が多い．それ以外では H₂受容体拮抗薬で報告がある〔*Hematology Am Soc Hematol Educ Program. 2009:73-9*〕．

6 血小板減少のアセスメント

- 血小板減少は血小板数＜15万/μL，もしくは基礎値より50％以上の減少で定義される．
- 急性経過・急性疾患に合併する血小板減少と，亜急性〜慢性経過の血小板減少に分けてアセスメントすることが重要．
- 血小板輸血は基本的に出血の予防を目的に行う．輸血閾値については H-9 輸血閾値と輸血による合併症 を参照．

- 確認とヘパリン採血管による再検査にて行う．
- 自動血球計数装置では，凝集した血小板をカウントしないため，凝集している場合は実際の値よりも低く算定される．血小板凝集は採血に時間がかかりすぎる場合や組織液の混入，採血管に入っている抗凝固剤の ethylenediaminetetraacetic acid（EDTA）が誘因となる．
- 以下（ チャートII 以降）に示す急性疾患が背景にある場合，この過程は省略されることも実際は多い．

血小板減少のアセスメント

チャート I 急性経過の血小板減少ではまず偽性血小板減少の評価を行う
- 偽性血小板減少の評価は，末梢血目視による凝集の

チャート II 急性経過・急性疾患に伴う血小板減少では，まず敗血症や播種性血管内凝固症候群（DIC）で説明可能かどうかを検討．またヘパリン使用歴がある患者ではヘパ

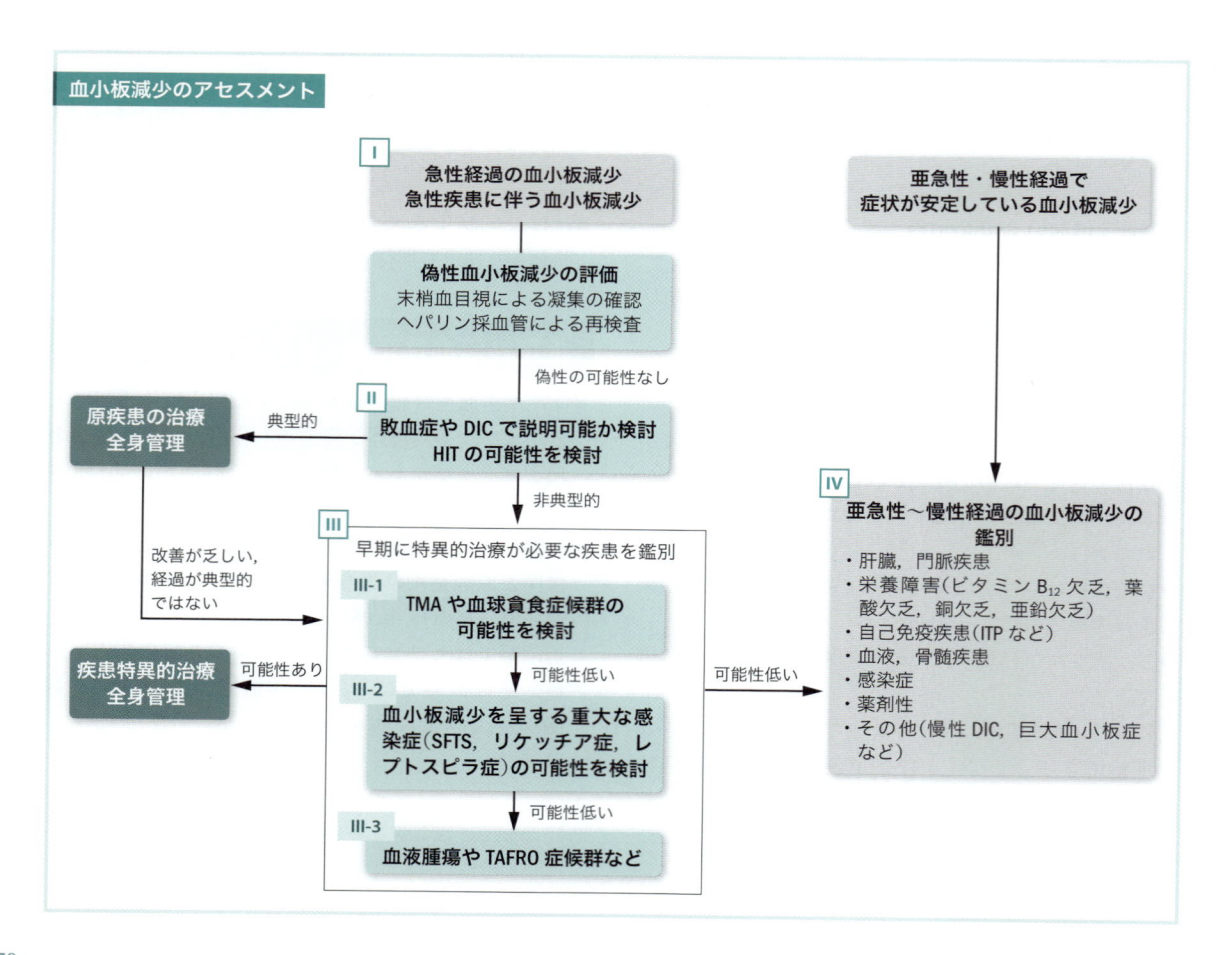

570

リン誘発性血小板減少症（HIT）の可能性も検討する

- 敗血症やDICの評価でポイントとなるのは原疾患の重症度と血小板減少の程度，凝固・線溶系の異常を伴うかどうかである．また，敗血症，DICに伴うものと判断した場合も経過が典型的ではない場合は再度アセスメントを行うべき．
- 背景に感染症，敗血症（ J -1 敗血症の初療 ）があり，さらに以下の特徴を示す場合は敗血症に伴う血小板減少と判断し，原疾患の治療，全身管理を優先する．
- 凝固・線溶系の異常を伴う（APTT，INRの延長）．これは血小板減少の程度と相関はしない〔Blood. 2016 Jun 16;127（24）:3062-72〕．
- 血小板低下は敗血症の重症度と相関する．血小板＜10万/μLとなるのは敗血症性ショック群で29.1%，ショック（−）群では10.3%．＜5万/μLとなるのはそれぞれ14.6%，4.6%となる〔Blood. 2016 Jun 16;127（24）:3062-72〕．
- 血小板は発症〜3日程度で最低値となり，4-8日程度で改善が認められる．敗血症性ショック症例では，昇圧薬を中止できてから2日程度で血小板は改善する〔Hematology Am Soc Hematol Educ Program. 2017 Dec 8;2017（1）:660-6〕〔Blood. 2016 Jun 16;127（24）:3062-72〕．
- 外傷や外科手術など一過性の侵襲に伴う血小板減少で，さらに以下の特徴を示す場合はDICと判断し，原疾患の治療，全身管理を優先する．
- 凝固・線溶系の異常を伴う（APTT，INRの延長）．
- 血小板は＜10万/μLとなることは少なく，＜5万/μLとなることはまれ〔Hematology Am Soc Hematol Educ Program. 2010;2010:135-43〕．
- 外傷や外科手術では，受傷・術後1-3日で血小板が最低値となり，その後速やかに改善し，受傷・術後1週間程度で正常化する〔Semin Hematol. 2013 Jul;50（3）:239-50〕〔Hematology Am Soc Hematol Educ Program. 2010;2010:135-43〕．
- ヘパリン使用中の患者では4Ts scoring system（補足 表6）を評価し，HIT（特に2型）の可能性を検討する．HITの詳細，評価については 補足 を参照．

チャート III 早期に特異的治療が必要な疾患を鑑別する

- 急性経過・急性疾患に伴う血小板減少で敗血症やDIC，HITの可能性が低い（凝固・線溶系が正常〜軽度異常，重症度と血小板減少の程度に乖離があるなど），経過が非典型的の場合（原疾患治療でも改

Q&A ①

Q 敗血症に伴う血小板減少は，DICではないのでしょうか？

A 敗血症に伴う血小板減少ではDIC以外にも補体の活性化，ヒストン関連，ADAMTS13活性の低下，血球貪食とさまざまな機序があります〔Hematology Am Soc Hematol Educ Program. 2017 Dec 8;2017（1）:660-6〕．たとえば，血小板減少を伴う敗血症患者で骨髄穿刺を施行した報告では60-64%で血球貪食所見が認められたとする報告もあります〔Am J Med. 1997 Aug;103（2）:114-20〕〔Clin Infect Dis. 1997 Nov;25（5）:1159-64〕．

しかしながら，これらの患者において血球貪食症候群や血栓性血小板減少性紫斑病（TTP）で行われるようなステロイドパルス療法やシクロホスファミドといった免疫抑制療法，免疫グロブリン静注療法，血漿交換が有効であるという報告はありません．複合的に絡み合って血小板減少を呈していると考えるべきで，基本的には原疾患の治療と全身管理が基本となります．

聞き慣れないヒストン関連性血小板減少について補足すると，ヒストン（histone）は重症患者で臓器障害，細胞障害を生じると遊離します．血中濃度が30μg/mLを超えると血小板と結合し，凝集を生じることがわかっており，重症患者における血小板減少の機序の1つとなります〔JAMA. 2016 Feb 23;315（8）:817-9〕．

善しない，増悪傾向がある場合）は特異的治療が必要な疾患を鑑別する．

- 特に重要なものは血栓性微小血管障害症（TMA），血球貪食症候群，感染症（リケッチア，レプトスピラ，重症熱性血小板減少症候群［SFTS，特異的治療はない］）である．また，見逃すと致命的な経過となるまれな疾患や血液腫瘍もここで一度考える必要がある．

チャート III-1 TMAや血球貪食症候群の可能性を検討する

- TMAについては H -8 血栓性微小血管障害症 を参照．鑑別のポイントは血小板減少の程度，凝固機能の評価，破砕赤血球である．
- TMA（血栓性血小板減少性紫斑病，溶血性尿毒症症候群［TTP, HUS］）ではDICと比較して血小板減少の程度が高度（＜2万/μL）であり（感度59%，特異度86%），凝固機能障害の程度は軽度のみ（PT正常

H 血液

- 値〜上限＋5秒未満）となる（感度93％，特異度57％）〔*Am J Clin Pathol. 2010 Mar;133（3）:460-5*〕.
- 末梢血の破砕赤血球≧2％は強くTMAを疑う所見．＜1％であればTMAである可能性は低いと判断する〔*Turk J Haematol. 2017 Mar 1;34（1）:59-63*〕.
- 敗血症やDICの可能性が低く，TTPや非典型HUSを疑う場合はその時点で血漿交換を行う．ADAMTS13活性結果を待つ必要はない〔*N Engl J Med. 2002 Aug 22;347（8）:589-600*〕.

- 血球貪食症候群の鑑別のポイントは他系統の血球減少，フェリチン値，トリグリセリド．これらの情報からHScore（表1）を評価する．
- 血球貪食症候群では全系統の血球減少が認められるが，なかでも血小板減少はほぼ全例で認められる〔*Medicine（Baltimore）. 2015 Oct;94（40）:e1692*〕．血小板減少のみが3割，2系統の血球減少が5割，汎血球減少が2割程度〔*Crit Care Med. 2016 Nov;44（11）:e1045-53*〕.
- LDHは高値（8割で＞500 IU/L）となるが，敗血症

表1　HScore (reactive hemophagocytic syndrome diagnostic score)

評価項目	評価と点数	評価項目	評価と点数
もともと免疫抑制状態がある*1	18点	フェリチン値（ng/mL） 　＜2000 　2000-6000 　＞6000	0点 35点 50点
体温 　＜38.4℃ 　38.4-39.4℃ 　＞39.4℃	0点 33点 49点	トリグリセリド（mg/dL） 　＜133 　133-354 　＞354	0点 44点 64点
臓器腫大 　肝腫大もしくは脾腫大 　肝脾腫	23点 38点	フィブリノーゲン（mg/dL） 　＞250 　≦250	0点 30点
血球減少の系統数*2 　1系統 　2系統 　3系統	0点 24点 34点	AST（IU/L） 　＜30 　≧30	0点 19点
		骨髄像で血球貪食像あり	35点

*1HIV陽性，長期間の免疫抑制療法を受けている（ステロイドやシクロスポリン，アザチオプリンなど）.
*2Hb≦9.2 g/dL，白血球≦5000/μL，血小板≦11万/μL で定義.

Arthritis Rheumatol. 2014 Sep;66（9）:2613-20

Q&A ②

Q 破砕赤血球の評価について教えてください.

A 破砕赤血球は末梢血目視検査において三角形やヘルメット型，いがぐり型など高度に変形した赤血球であり，機械的，物理的な作用による赤血球の破壊を示唆する所見です.

　International Council for Standardization in Hematology の基準では，破砕赤血球≧1％をTMAの診断基準にしていますが，敗血症や出産，血液悪性腫瘍，DIC，腎障害患者（急性・慢性），健常者でも〜1％前後の破砕赤血球は認められるため注意が必要です〔*Int J Lab Hematol. 2013 Oct;35（5）:542-7*〕〔*Int J Lab Hematol. 2014 Aug;36（4）:439-43*〕．2％を超える場合はTMAを強く疑います.

　評価は機械カウントではなく目視で行うようにしましょう．機械カウントでは1％を上回る場合，低く見積もることがわかっています（表2）〔*Turk J Haematol. 2017 Mar 1;34（1）:59-63*〕．目視では100倍視野に

おいて，1視野当たりおよそ100個の赤血球が含まれるため，その視野内に認められた破砕赤血球数をそのまま％表示します．10視野程度確認し，平均値で求めます〔*Int J Lab Hematol. 2013 Oct;35（5）:542-7*〕.

表2　破砕赤血球が認められる疾患・病態

疾患・病態	目視における破砕赤血球（%）	機械カウントによる破砕赤血球（%）
TMA	3.44 ± 1.84	0.84 ± 0.62
敗血症	0.87 ± 067	0.88 ± 0.7
出産	1.81 ± 0.98	0.81 ± 0.23
血液悪性腫瘍	0.70 ± 041	0.61 ± 0.66
人工弁	0.43 ± 0.32	
腎不全	1.1 ± 0.5	0.75 ± 0.47
異常ヘモグロビン症	1.2 ± 0.78	2.5 ± 3.11

Turk J Haematol. 2017 Mar 1;34（1）:59-63

や DIC，TMA でも同様に高値となるため鑑別に有用な所見とは言い難い．フェリチン値は上昇し，9割で＞500 ng/mL を満たす．ただしこれも敗血症では 500-1000 ng/mL 程度まで上昇する可能性があり，＞2000 ng/mL を有意とすべきである．さらに＞1万 ng/mL では特異性が高い〔*Front Med. 2013 Dec;7 (4) :492-8*〕〔*Crit Rev Oncol Hematol. 2017 Jun;114:1-12*〕．

- 血球貪食症候群の評価には HScore（表1）が有用．スコア≦130点であれば血球貪食症候群の可能性は9％以下，≧180点では70％以上（≧210点では90％以上）となる〔*Arthritis Rheumatol. 2014 Sep;66 (9) :2613-20*〕．前述のとおり敗血症でも高確率に骨髄貪食所見が認められるため，骨髄穿刺についてはこの点数を考慮し，骨髄像の結果が治療方針に影響を与える可能性があれば行うとよい．

- 血球貪食症候群に対する治療は，原疾患が判明していればそれに対する治療が優先される．不明な場合はステロイドパルスやシクロホスファミドといった免疫抑制療法，免疫グロブリン静注療法，血漿交換が選択肢となる〔*Crit Care. 2012 Dec 12;16 (2) :R52*〕．

チャートⅢ-2 血小板減少を呈する重大な感染症（SFTS，リケッチア症，レプトスピラ症）を検討（表3）

- リケッチア症は人畜共通感染症で日本国内では日本紅斑熱，ツツガムシ病，Q熱の3種類ある〔*Ann N Y Acad Sci. 2006 Oct;1078:60-73*〕．このうち血小板減少を伴う急性疾患で受診する可能性があるのは日本紅斑熱とツツガムシ病である．また，これら疾患に臨床所見が類似したものとして SFTS がある．

- 日本紅斑熱とツツガムシ病の病態は類似しており，厳密に言えば日本紅斑熱では刺し傷は小さく，手掌にも皮疹が認められる点が特徴的と言えるが，鑑別には血清学的検査を行う必要がある〔*Ann N Y Acad Sci. 2006 Oct;1078:60-73*〕．

  ・日本紅斑熱とツツガムシ病症例を比較した日本国内からの報告を表4にまとめる．日本紅斑熱は春〜秋にかけて多く，ツツガムシ病は秋〜冬にかけて増加する．日本紅斑熱では紫斑や手掌・足底の紅斑は特異的な所見と言える．血液検査では血小板減少や肝障害は日本紅斑熱のほうが多い〔*Emerg Infect Dis. 2018 Sep;24 (9) :1633-41*〕．

- 刺し傷は認められることが多いものの，報告によっては 2-3 割と少ない場合もあり，注意が必要である〔*Jpn J Infect Dis. 2006 Aug;59 (4) :235-8*〕．部位は下肢や腹部が多いが，頭部・顔面〜足先までどこでもあ

りえる．くまなく探すことが重要である．刺し傷の性状は痂皮や潰瘍，水泡性病変として認められる〔*感染症誌 2001;75:359-64*〕．

- SFTS は 2007 年に中国で発見された新型の感染症であり，急性の発熱，白血球減少，血小板減少，肝酵素上昇，消化管症状，蛋白尿などが認められ，致死率も高い．リケッチア症に類似しているが，SFTS ウイルスが原因〔*Lancet Infect Dis. 2014 Aug;14 (8) :763-72*〕．日本国内でも発症例あり〔*J Infect Dis. 2014 Mar;209 (6) :816-27*〕．

- リケッチア症（日本紅斑熱やツツガムシ病）との鑑別点は意識障害，白血球減少（＜4000/μL），APTT 延長（＞35秒），CRP 正常の4項目で，このうち2項目以上を満たす場合はツツガムシ病との鑑別において感度 100％［84-100］，特異度 97％［90-99］で SFTS を示唆するという報告がある〔*Clin Infect Dis. 2018 May 2;66 (10) :1621-4*〕．ただしバリデーションされていないためにあくまでも参考としておきたい．

- 日本国内からも SFTS とリケッチア症を比較した報告はあり，その報告では白血球低値，CRP 正常が鑑別のポイントとなるという結果であった〔*J Infect Chemother. 2017 Jan;23 (1) :45-50*〕．

- レプトスピラ症は野性動物や家畜，ネズミなど保菌動物の糞尿より経皮感染する．野外でのアクティビティや農業従事がリスクとなる〔*QJM. 2012 Dec;105 (12) :1151-62*〕〔*Curr Opin Infect Dis. 2006 Dec;19 (6) :533-7*〕．

- 感染初期には発熱や頭痛などインフルエンザ様症状を呈し，4-6日経過し肝障害，腎障害，肺胞出血などを呈する．肝障害では特にビリルビンの上昇が顕著で AST，ALT の上昇は軽度のみ．

- 眼球結膜充血はほぼ全例で認められる所見であり，ビリルビン上昇と合わせて鑑別のポイントとなる．

チャートⅢ-3 見逃すと致命的となる他の原因の検討

- ここでは血液腫瘍（特に血管内リンパ腫）や TAFRO 症候群が挙げられる（ H -16 特発性多中心性 Castleman 病と TAFRO 症候群 ， H -17 血管内リンパ腫 ）．

- TAFRO 症候群は Thrombocytopenia（血小板減少），Anasarca（全身浮腫），Fever（発熱），Reticulin fibrosis（骨髄線維症），Organomegaly（臓器腫大）の頭文字をとって名付けられた疾患で，特発性多中心性 Castleman 病に合併することが多い．

- 血小板減少と腹水，胸水貯留，腎障害，リンパ節腫大を伴う炎症反応高値で，さらに ALP 上昇，LDH 低下が認められる場合に疑うとよい〔*J Clin Exp Hema-*

H 血液

表3 リケッチア症，SFTS，レプトスピラの特徴

	日本紅斑熱	ツツガムシ病	Q熱	SFTS	レプトスピラ症（Weil病）
原因微生物	*Rickettsia japonica*	*Orientia tsutsuga-mushi*	*Coxiella burnetii*	SFTSウイルス	*Leptospira*
媒介生物	マダニ	ツツガムシ	家畜，ペット	マダニ	野性動物，家畜，主にネズミ
潜伏期間	2-10日	5-14日	2-4週間	7-14日	2-30日
症状	・発熱，皮疹，頭痛，筋肉痛など	・発熱，皮疹，頭痛，筋肉痛，リンパ節腫脹	・急性感染では発熱，頭痛，筋肉痛など ・一部で肺炎や肝炎 ・慢性感染では肝炎や骨髄炎，心内膜炎	・発熱，頭痛，意識障害，関節痛，筋肉痛，消化管症状，呼吸器症状など	・発熱，頭痛，筋肉痛，腹痛，結膜充血 ・4-6日経過して黄疸や出血症状（肺胞出血など），腎障害が出現
皮疹の特徴	・境界不明瞭な5-10mmの紅斑が四肢から出現し，全身に拡大．手掌や足底にも認められる ・3-4日で点状紫斑となり，7-10日でピーク，14日で消失	・日本紅斑熱と同様だが手掌や足底に皮疹は認められない．体幹が中心		・皮疹は少なく，9-14%程度．出血傾向による紫斑も含まれる	・まれ ・黄疸や出血斑はある
刺し傷	・94% ・ツツガムシよりも黒色痂皮は小さめ．周囲の発赤が広い	・23-86.5%とさまざま ・黒色痂皮は大きめ	・なし	・38%	・なし
血液所見尿所見	・白血球は減少〜増多までさまざま ・血小板は5-10万/μL程度の減少あり ・CRPは上昇 ・AST,ALT軽度上昇 ・蛋白尿，尿潜血陽性	・白血球は減少〜増多までさまざま ・血小板は5-10万/μL程度の減少あり ・CRPは上昇 ・AST,ALT軽度上昇 ・蛋白尿，尿潜血陽性		・白血球は低下（<4000/μL） ・血小板も高度低下（<5万/μL）が認められる ・CRPは正常〜軽度上昇程度 ・AST，ALT，LDHの上昇 ・蛋白尿，尿潜血陽性	・血小板減少と腎障害でHUS様に見えることがある ・ビリルビン上昇やクレアチンキナーゼ上昇を伴うことがポイント
その他	・関東，九州，中国四国地方で多い ・関西では和歌山や三重県 ・東北ではまれ ・春から秋にかけて多い	・九州（5割），関東（2割），東北（2割）と地域性あり ・秋から冬にかけて多い ・刺し傷は下肢，腹部以外にも全身であり注意	・血小板減少において鑑別に挙がることはまれ	・リケッチア症との鑑別には白血球低下，CRP正常，APTT延長，意識障害が有用（チャートIII-2） ・西日本に多い	・媒介動物の尿や糞便より経皮的に感染する．曝露歴，リスクのある活動に注意 ・早期には結膜充血所見はほぼ必発であり，鑑別に有用
治療	テトラサイクリン系抗菌薬	テトラサイクリン系抗菌薬	テトラサイクリン系抗菌薬	全身管理	重症例では第三世代セフェム系抗菌薬，軽症例ではドキシサイクリン，アジスロマイシン

Ann N Y Acad Sci. 2006 Oct;1078:60-73／感染症誌 2001;75:353-8／感染症誌 2001;75:359-64／Jpn J Infect Dis. 2006 Aug;59（4）:235-8／Vector Borne Zoonotic Dis. 2013 Mar;13（3）:154-9／Clin Infect Dis. 2018 May 2;66（10）:1621-4／Lancet Infect Dis. 2014 Aug;14（8）:763-72／Curr Opin Infect Dis. 2005 Oct;18（5）:376-86／QJM. 2012 Dec;105（12）:1151-62／Curr Opin Infect Dis. 2006 Dec;19（6）:533-7／Emerg Infect Dis. 2018 Sep;24（9）:1633-41 を参考に作成

表4　日本紅斑熱とツツガムシ病の比較

症状，所見	日本紅斑熱	ツツガムシ病	OR（日本紅斑熱を示唆）
流行時期	4月〜10月	10月〜1月	
皮疹	100%	96%	
紫斑	44%	2%	36.1 [10.1-128.3]
手掌・足底の皮疹	84%	7%	70.3 [21.0-325.3]
頭痛	25%	56%	0.3 [0.1-0.9]
低血圧	26%	6%	5.1 [1.9-13.8]
肺浸潤影	26%	11%	2.8 [1.1-7.0]
血小板＜13万/μL	71%	32%	5.3 [2.3-12.2]
T-Bill＞1.0 mg/dL	29%	7%	5.2 [2.0-13.6]
CPK＞150 IU/L	66%	29%	4.6 [2.0-10.7]
Cr＞1.2 mg/dL	35%	12%	4.1 [1.7-9.6]
CRP＞10 mg/dL	52%	18%	5.0 [2.2-11.1]

房総半島における日本紅斑熱31例とツツガムシ病188例を比較．有意差のある項目を抜粋．

Emerg Infect Dis. 2018 Sep;24（9）:1633-41

表5　亜急性〜慢性経過の血小板減少の原因

カテゴリー	疾患・病態	備考
肝臓・門脈疾患	・肝硬変，門脈圧亢進症	・D-8 肝硬変患者への対応 表8を参照
栄養障害	・ビタミンB12欠乏，葉酸欠乏，銅欠乏，亜鉛欠乏	・巨赤芽球性貧血や末梢神経障害の合併 ・H-3 巨赤芽球性貧血 を参照
自己免疫疾患	・SLE，抗リン脂質抗体症候群，Sjögren症候群，甲状腺疾患，CVID，ITP	・皮膚・粘膜障害，外分泌腺障害，関節炎，漿膜炎，間質性肺炎，肺高血圧症，溶血性貧血，白血球減少，甲状腺機能異常の合併 ・自己抗体の評価 ・ITPは基本的に除外診断 ・H-7 自己免疫性血小板減少症 を参照
血液・骨髄疾患	・血球貪食症候群，骨髄線維症，骨髄異型性症候群，再生不良性貧血，発作性夜間血色素性尿症，リンパ増殖性疾患，慢性リンパ球性白血病，悪性腫瘍の骨髄転移	・骨髄機能不全ではMPVの低下が認められる ・破壊亢進であればMPVは上昇する ・他の血球減少の合併，高齢者では骨髄穿刺・生検を推奨
感染症	・HIV感染症，*Helicobacter pylori*菌感染，HCV・CMV・VZV・パルボウイルス感染症，他	
薬剤性	・慢性アルコール中毒 ・ヘパリン（補足）	
その他	・慢性DIC	・大動脈瘤，大動脈解離
	・巨大血小板症	・先天性．巨大血小板がカウントされず，実際よりも低値で算出される ・H-7 自己免疫性血小板減少症 補足 を参照

CVID：分類不能型免疫不全症，ITP：自己免疫性血小板減少症

J Thromb Haemost. 2012 Oct;10（10）:1988-98／Autoimmun Rev. 2014 Apr-May;13（4-5）:577-83 を参考に作成

top. 2013;53（1）:57-61）．しばしば急性経過で発症，進行する例もある．

IV 亜急性～慢性経過の血小板減少の鑑別

■ 急性経過・急性疾患に伴う血小板減少で，[チャートI]～[チャートIII]で評価した疾患の可能性が低い場合や，亜急性～慢性経過で症状が安定している血小板減少では表5に分類した疾患・病態を考慮する．
■ 病歴，所見では肝硬変や門脈圧亢進の身体所見（[D-8 肝硬変患者への対応]表8）の評価や，自己免疫疾患を示唆する病歴，所見の確認が重要．
■ 血小板減少の家族歴がある，幼小期から血小板が少ないのであれば先天性巨大血小板症の可能性もあり，末梢血スメアでの血小板サイズの確認と白血球封入体を確認する（May-Hegglin 異常や Sebastian 症候群，Fechtner 症候群で認められる［[H-7 自己免疫性血小板減少症]［補足]］）．
■ 高齢者やリスクがある患者ではビタミン B_{12} 欠乏，葉酸欠乏の評価を行う（[H-3 巨赤芽球性貧血]）．
- 複数血球の減少があり，自己免疫疾患やビタミン B_{12} 欠乏，葉酸欠乏の可能性が低い場合，平均血小板容積（MPV）が低く，骨髄抑制が疑われる場合，高齢者の場合は骨髄穿刺・生検を行う．
- 血小板減少単独で，他の原因が明らかではない場合，ITP と診断する（[H-7 自己免疫性血小板減少症]）．

✚ 補足

ヘパリン誘発性血小板減少症（HIT）

■ HIT にはヘパリン開始後 5 日以内に生じる非免疫性の血小板凝集による 1 型と，5-12 日で生じる免疫性の血小板減少である 2 型がある．
■ 1 型は経過観察のみで自然に改善する．ヘパリン中止の必要はないため，ほぼ問題とならない．
■ 2 型ではヘパリンと血小板第 4 因子（PF4）が結合した複合体に対する自己抗体（IgG）が産生される．複合体-IgG 結合体が血小板と単球に交差反応を示し，血小板凝集（血栓傾向，血小板減少）と単球による血管内皮障害を生じる〔*N Engl J Med. 2013 Feb 21;368（8）:737-44*〕．
■ 2 型 HIT の特徴：
■ 血小板減少はヘパリン（未分画ヘパリン：UFH，低分子ヘパリン：LMWH）使用開始後 5-12 日で出現する．ヘパリンは静脈血栓症予防目的のものだけではなく，非常にまれではあるが末梢ルートや中心静脈ルートなどのヘパリンロックも原因となるため注意．過去 90 日以内にヘパリン曝露歴がある場合，抗体が体内に残存しているため，ヘパリン再開後すぐに発症する可能性がある．抗体は 50-85 日で消失する．
■ ヘパリンの中止により 4 日以内に血小板数は改善傾向を示すが，血栓傾向は 3 週間程度持続する〔*Crit Care Med. 2007 Apr;35（4）:1165-76*〕．
■ 血小板数は 50％以上低下するが，1-2 万/μL を下回ることはまれ．血小板減少よりも血栓症が問題で，20-50％で血栓症を合併する．これは血小板が正常範囲でも生じうるため，薬剤の中止のみだけでは

表6　4T's scoring system

評価項目	2 点	1 点	0 点
急性の血小板減少	＞50％の減少があり，かつ最低値が≧2 万/μL	30-50％の低下あり．もしくは最低値が 1-1.9 万/μL	＜30％の低下あり．もしくは最低値が≦1 万/μL
発症タイミング	ヘパリン曝露後 5-10 日で発症．過去 30 日以内に曝露歴がある場合，曝露後 1 日で発症	ヘパリン曝露後＞10 日経過して発症．もしくは曝露歴が不明．過去 31〜100 日以内のヘパリン投与歴がある場合は 1 日以内での発症	ヘパリン曝露後 4 日以内での発症．もしくはヘパリン曝露なし
血栓症	ヘパリンボーラス投与後に新規血栓症やアナフィラクトイド反応あり	進行性，再発性の血栓症あり，皮膚紅斑，血栓症の疑いあり	なし
他の血小板減少の原因	なし	可能性あり	確実にあり

0-3 点は低リスク，4-5 点は中リスク，6-8 点は高リスク．

Curr Hematol Rep. 2003 Mar;2（2）:148-57

表7　HEP score（HIT Expert Probability score）

評価項目		点
血小板の減少 （最高値～最低値で評価）	＜30%減少	−1
	30-50%減少	1
	＞50%減少	3
血小板減少のタイミング	通常発症型 ・ヘパリン曝露後＜4 日 ・ヘパリン曝露後 4 日 ・ヘパリン曝露後 5-10 日 ・ヘパリン曝露後 11-14 日 ・ヘパリン曝露後＞14 日	−2 2 3 2 −1
	急速発症型（100 日以内にヘパリン曝露歴あり） ・ヘパリン曝露後＜48 時間 ・ヘパリン曝露後＞48 時間	2 −1
血小板の最低値	≦2 万/μL	−2
	＞2 万/μL	2
血栓塞栓症 （静脈血栓塞栓症および動 脈血栓塞栓症）	通常発症型 ・投与開始後 4 日以降の新規血栓塞栓症 ・すでに存在していた血栓塞栓症の増悪	3 3
	急速発症型 ・投与開始後の新規血栓塞栓症 ・すでに存在していた血栓塞栓症の増悪	3 2
皮膚壊死	皮下注射部位の皮膚壊死	3
急性全身反応	大量投与時の急性全身性反応	2
出血	出血，点状出血，広範囲な皮下出血	−1
他の血小板減少の原因	慢性血小板減少疾患の存在	−1
	血小板減少を来す薬剤の新規開始	−2
	重症感染症	−2
	重症 DIC*	−2
	動脈内留置デバイス（IABP, ECMO など）	−2
	96 時間以内の人工心肺の使用	−1
	他に明らかな原因がない	3

*フィブリノーゲン＜100 mg/dL，D ダイマー 5.0 μg/mL
IABP：動脈内バルーンパンピング，ECMO：体外式模型人工肺

J Thromb Haemost. 2010 Dec;8（12）:2642-50

なく，アルガトロバンの併用が必要〔*N Engl J Med. 2013 Feb 21;368（8）:737-44*〕〔*World J Crit Care Med. 2015 Aug 4;4（3）:202-12*〕．

- 血栓症は深部静脈血栓症以外にも，肺血栓塞栓症，脳静脈洞血栓症，副腎出血（静脈血栓症によるうっ血が起因），皮膚壊死，頻回の透析フィルタの閉塞，動脈血栓症による下肢虚血，脳血管障害，心筋梗塞として出現することもあるため注意〔*World J Crit Care Med. 2015 Aug 4;4（3）:202-12*〕．
- ヘパリン投与後 30 分程度で抗原−抗体反応による

炎症（発熱，悪寒），頻脈，呼吸苦，胸痛など生じることがあり，この場合は肺血栓塞栓症との鑑別が必要となる〔*Crit Care Med. 2007 Apr;35（4）:1165-76*〕．

■ 2 型 HIT の評価：
- HIT の評価にはまず 4T's scoring system（表 6）でスクリーニングを行う〔*Curr Hematol Rep. 2003 Mar;2（2）:148-57*〕〔*N Engl J Med. 2015 Jul 16;373（3）:252-61*〕．
  - 4T's スコア 0-3 点であれば HIT 除外（HIT の可能性＜5％）．評価できない項目がある場合は HIT 抗体（PF4−ヘパリン複合体抗体）を評価する．

- 4-5 点であれば HIT 抗体を評価（HIT の可能性 10-20%）.
- 6-8 点であれば HIT として対応し，HIT 抗体を評価する（HIT の可能性 40-80%）.
- 4T's スコアでは「他の血小板減少の原因」の有無を評価する必要があるが，その項目を除外した modified 4T's scoring system（m4T's scoring system）でも診断能は同等〔*J Crit Care. 2014 Jun;29（3）:426-31*〕.

- HIT 抗体の結果が出るまで 4-6 日程度かかるため，結 果 を 待 つ 間，HIT Expert Probability score（HEP score, 表 7）を評価して対応するのもよい. HEP ス コ ア≧5 点であれば HIT として対応し，HIT 抗体結果を待つ〔*J Thromb Haemost. 2010 Dec;8（12）:2642-50*〕.

- HIT 抗体は検査法とカットオフ値に注意. ラテックス凝集法では陰性（＜1.0 U/mL）であれば HIT は除外可能. 強陽性（≧4.0 U/mL）であれば HIT と診断可. 化学発光免疫測定法（CLIA）では陽性（≧1.0 U/mL）であれば診断可能である〔*Thromb Res. 2013 Mar;131（3）:e85-90*〕.

- ■ 2 型 HIT の対応：

- 4T's スコア≧6 点，HEP スコア≧5 点，HIT 抗体陽性のいずれかであれば HIT として対応.

- ヘパリン投与を中止し，アルガトロバン（スロンノン®，ノバスタン®）を開始する. 0.7 μg/kg/分で開始し，APTT を正常上限の 1.5-3 倍の範囲で調節する.

- 肝機能障害がある場合は 0.2 μg/kg/分で開始する. 血小板数＞15 万/μL となった時点でワルファリンを開始し 5 日間併用. INR が 2-3 となってからアルガトロバンを中止し，ワルファリンは継続する〔*N Engl J Med. 2013 Feb 21;368（8）:737-44*〕.

- 保険適用はないが，フォンダパリヌクス（アリクストラ®）も選択肢となる. 体重＜50 kg で 5 mg/日，50-100 kg で 7.5 mg/日，＞100 kg で 10 mg/日〔*N Engl J Med. 2013 Feb 21;368（8）:737-44*〕.

- 近年，免疫グロブリン静注療法が効果的であるとする報告が出ている. 1 g/kg/日を 2 日間使用することで速やかに改善が得られる可能性があり，奥の手として覚えておくとよい〔*Chest. 2017 Sep;152（3）:478-85*〕.

■自己免疫性血小板減少症（immune thrombocytope-nia：ITP）は，自己免疫機序による血小板の破壊，または骨髄における巨核球の血小板産生能低下による血小板減少である．自己抗体が付着した血小板は主に脾臓で破壊される〔*Cleve Clin J Med. 2012 Sep;79(9):641-50*〕．

■他疾患に合併する二次性と特発性に分類され，さらに経過により一過性（3 か月以内に改善），持続性（3-12 か月持続），慢性（＞12 か月持続）の 3 つに分類される〔*Hematology Am Soc Hematol Educ Program. 2013;2013:276-82*〕．

■ITP 診療で重要な点は，他の血小板減少を来す疾患の除外，二次性の評価，薬剤の副作用を最小限に抑えつつ血小板減少による出血リスクを下げることである．

自己免疫性血小板減少症（ITP）のマネジメント

チャート I　ITP の診断：ITP は基本的に除外診断

チャート I-1　ITP では血小板以外の血球異常が認められず，末梢血所見に異常がなく，出血以外に脾腫などの身体所見異常が認められない

■これらの異常が認められる場合は非自己免疫機序の血小板減少（表 1）や二次性 ITP（表 2），他疾患を考慮する．

▪ただし，出血による貧血は認められることがある．

■血小板減少の家族歴がある場合，＜34 歳での発症例，末梢血目視像で巨大血小板が多数認められる場合は先天性血小板減少症（先天性巨大血小板症など）を考慮する〔*Platelets. 2016 Sep;27(6):555-62*〕．

表 1　非自己免疫機序による血小板減少

偽性血小板減少症（凝集，巨大血小板） 希釈性血小板減少	脾機能亢進 ・門脈圧亢進症，脾臓の浸潤性疾患
血小板産生の低下 ・先天性血小板減少症 ・骨髄抑制の薬剤，治療（化学療法，放射線療法など） ・慢性アルコール中毒，喫煙 ・葉酸，ビタミン B_{12} 欠乏 ・骨髄疾患（骨髄異形成症候群，骨髄線維症，白血病，リンパ腫） ・骨髄浸潤性疾患（転移，アミロイドーシスなど） ・ウイルス感染症	血小板寿命の低下 ・薬剤性（ヘパリン，キニンなど） ・同種免疫反応（輸血後紫斑など） ・微小血管内溶血（DIC，HUS，TTP） ・心肺バイパス術 ・大動脈瘤 ・敗血症，重症感染症 ・HELLP 症候群

DIC：播種性血管内凝固症候群，HUS：溶血性尿毒症症候群，TTP：血栓性血小板減少性紫斑病
HELLP 症候群：妊産褥婦が溶血（Hemolysis），肝酵素上昇（Elevated Liver enzymes），血小板減少（Low Platelet）を来す疾患．
J Thromb Haemost. 2012 Oct;10(10):1988-98／Autoimmun Rev. 2014 Apr-May;13(4-5):577-83

表 2　二次性 ITP の原因

膠原病 　SLE，抗リン脂質抗体症候群，Evans 症候群	リンパ増殖性疾患，血液腫瘍 　慢性リンパ球性白血病，悪性リンパ腫，原発性マクログロブリン血症，MGUS
感染症 　HIV，HCV，CMV，VZV，パルボウイルス，*Helicobacter pylori*，*Rickettsia*	先天性 　CVID，自己免疫性リンパ増殖性症候群
ワクチン接種後 　麻疹，風疹，流行性耳下腺炎（MMR）	薬剤性*

*ITP の原因となる薬剤は表 3 を参照．
MGUS：monoclonal gammopathy of undetermined significance，CVID：分類不能型免疫不全症
J Thromb Haemost. 2012 Oct;10(10):1988-98／Autoimmun Rev. 2014 Apr-May;13(4-5):577-83

H 血液

自己免疫性血小板減少症 (ITP) のマネジメント

```
              [I]  血小板減少（＜15 万/μL）
                          │
           [I-1]          ▼
他疾患，もしくは  ←認められる── 末梢血所見異常
  二次性 ITP                   血小板以外の血球異常
                              脾腫
                          │
                          │認められない
                          ▼
           [I-2]
原因の除去，治療し再評価 ←── 非免疫性血小板減少の可能性は
         │      可能性高          │
         │改善なし              │可能性低
         └────────▶           ▼
                          ITP
                          │
              [II]        ▼
                 二次性の原因疾患の評価
                  │                    │
          原因疾患あり              原因疾患なし
              [III]                   [III]
          二次性 ITP               特発性 ITP
              │                        │
              ▼         [III-1]        ▼
     原因疾患の治療          血小板＜3 万/μL ──なし──▶ ・経過観察
原疾患に特異的な治療がない場合，  出血性合併症が認められる        ・待機的手術，処置
困難な場合は特発性 ITP の治療                            に応じて対応
                                  │あり
                          [III-2]  ▼
                          ┌─── 初期治療 ──────┐
                          │   ステロイド      │
                          │   免疫グロブリン    │
                          └──────┬──────┘
                          [III-3]  ▼
                          ┌─── 二次治療 ──────┐
                          │   脾摘          │
                          │ トロンボポエチン受容体作動薬 │
                          │   リツキシマブ    │
                          └──────┬──────┘
                          [III-4]  ▼
                          ┌─ 難治性 ITP への治療 ─┐
                          │   免疫抑制療法     │
                          │   ダナゾール      │
                          └────────────┘
```

- 先天性巨大血小板症については 補足 を参照．まれな疾患と思われていたが，ITP と誤診され不要な治療を受けていた症例報告が近年増加してきており，注意が必要である〔*Blood Rev. 2006 Mar;20（2）:111-21*〕．

チャートI-2 **さらに非自己免疫機序の血小板減少，二次性 ITP を除外して特発性 ITP と診断する**
〔*Hematol Oncol Clin North Am. 2009 Dec;23（6）:1329-41*〕

- 非自己免疫機序の血小板減少を来す原因は表 1 を参照．
- 血小板減少が血小板寿命の短縮（血管内や脾臓にお

表3 二次性 ITP の原因となる薬剤

	definite	probable
抗菌薬	ST合剤，バンコマイシン，ペニシリン，セフトリアキソン，リファンピシン	アンピシリン，シプロフロキサシン，エタンブトール，ピペラシリン
心血管系	キニジン	アミオダロン，アムロジピン，フロセミド
向精神薬	カルバマゼピン，ミルタザピン（リフレックス®）	ジアゼパム，ロラゼパム，フェニトイン
glycoprotein IIb/IIIa 阻害薬（国内承認薬なし）	アブシキマブ，チロフィバン，エプチフィバチド	
その他	イブプロフェン，オキサリプラチン（エルプラット®），ヘパリン	アセトアミノフェン，金製剤，ナプロキセン，ラニチジン，トラニラスト（リザベン®）

J Thromb Haemost. 2013 Jan;11（1）:169-76

ける破壊）によるものか，骨髄抑制によるものかの鑑別には IPF，MPV，PDW が有用．

- IPF（immature platelet fraction：幼若血小板比率）は末梢血中の幼若血小板（RNA が残存している血小板）の割合を示す値であり，正常値は 1.3-9 ％程度〔*Front Med（Lausanne）. 2017 Sep 6;4:146*〕．おおよそ正常値は＜10 ％程度と覚えておくとよい．
  ・播種性血管内凝固症候群や血栓性微小血管障害症，ITP といった末梢血での血小板破壊・消費が亢進している場合，IPF は上昇する．
- MPV（mean platelet volume：平均血小板容積）は血小板容積の平均値．PDW（platelet distribution width：血小板分布幅）は血小板容積がどの程度の範囲で分布しているかを示す値．IPF が評価可能であればそちらを参考とすべきであるが，測定機器によっては IPF 評価ができないものもある．その場合は MPV や PDW を参考とするよい．
  ・骨髄で産生された新しい血小板は MPV が大きく，時間が経つにつれ小さくなる．したがって血小板寿命の短縮では MPV は上昇，一方で骨髄抑制による血小板減少の場合は MPV が低下する．
  ・MPV ≧ 8.2-8.3 fL では血小板寿命の短縮による血小板減少を疑う〔*Int J Lab Hematol. 2010 Oct;32（5）:498-505*〕〔*Int J Lab Hematol. 2008 Jun;30（3）:214-9*〕〔*Clin Lab Haematol. 2005 Dec;27（6）:370-3*〕．
  ・ITP と骨髄抑制による血小板減少症例の解析では，MPV＞9 fL，PDW＞15 fL はそれぞれ感度100 ％，特異度 100 ％で ITP を示唆する結果であった〔*Acta Haematol. 2008;119（3）:173-7*〕．
  ・ただし，先天性巨大血小板症では MPV はさらに増加するため注意が必要．ITP と先天性巨大血小板症の比較において，MPV＞12.4 fL は感度83 ％［66-93］，特異度 89 ％［78-96］で先天性巨大血小板症を示唆する結果であった〔*J Thromb Haemost.*

2009 Dec;7（12）:2131-6〕．

- 典型的とは言い難い ITP の場合，鑑別が困難な場合に骨髄穿刺を行う．特に高齢者では骨髄異形成症候群との鑑別のために骨髄穿刺が必要となることが多い．
- 骨髄所見の ITP に対する感度，特異度は 補定 表8 を参照．

チャート II 二次性 ITP の評価

〔*Autoimmun Rev. 2014 Apr-May;13（4-5）:577-83*〕〔*J Thromb Haemost. 2013 Jan;11（1）:169-76*〕

- ITP と診断がつけば二次性の評価を行う．二次性が否定的であれば特発性 ITP と診断．
- 二次性 ITP の原因となる疾患は表2を参照．膠原病，感染症，ワクチン接種後，血液腫瘍，先天性，薬剤性が挙げられる．
- 膠原病に伴う ITP：
- 膠原病では SLE，抗リン脂質抗体症候群，Evans 症候群などで ITP が合併する．
- 二次性が否定された特発性 ITP の 1-5 割程度で抗リン脂質抗体が陽性となる報告がある〔*Br J Haematol. 2008 Aug;142（4）:638-43*〕〔*Clin Appl Thromb Hemost. 2017 Sep;23（6）:657-62*〕〔*Blood. 2001 Sep 15;98（6）:1760-4*〕〔*Blood. 1994 Dec 15;84（12）:4203-8*〕．
  ・抗リン脂質抗体陽性の特発性 ITP では，血栓症リスクが増加するため，治療（特にトロンボポエチン受容体作動薬使用時）やフォローに際して注意が必要〔*Autoimmun Rev. 2016 Mar;15（3）:203-9*〕．
- 感染症による ITP：
- 小児では伝染性単核症，麻疹，風疹，水痘などのウイルス感染症による ITP が多く，その場合血小板低下 1-4 週前に感染症状を伴う．また 2-8 週間で改善する．
- 成人例では HCV，HIV，*Helicobacter pylori* 菌感染症

H 血液

Q ITP 患者において *H. pylori* 菌の評価はルーチンに行うべきですか？

A 海外ではルーチンでの評価はされていませんが，日本国内における *H. pylori* 菌保有率が高い点，日本の *H. pylori* 菌のほとんどが ITP に関連すると言われている CagA 陽性 *H. pylori* 菌であることから，ルーチンでチェックしたほうがよいでしょう．ちなみに ITP における *H. pylori* 菌の検査は保険適用もあります（ C-3 *Helicobacter pylori* 菌の検査と除菌療法 ）．

除菌により 52.7％で血小板上昇が認められたとする報告〔*Hematol Oncol Clin North Am. 2009 Dec;23 (6) :1329-41*〕もあるため，筆者はうまくいって除菌で改善すればよい程度に考えて評価しています．

がよく知られている．これらウイルス感染症は無症候性であることが多いため，成人例の ITP では HCV，HIV，*H. pylori* 菌の評価はルーチンで行う．
- HCV 感染では肝硬変や脾腫が認められなくても血小板減少を来す．また，HIV 感染症の初発症状として ITP を来すこともある〔*Hematol Oncol Clin North Am. 2009 Dec;23 (6) :1275-97*〕．
- リンパ増殖性疾患，血液腫瘍による ITP：
- 慢性リンパ球性白血病，原発性マクログロブリン血症，多発性骨髄腫（MGUS も含む），悪性リンパ腫（Hodgkin 病，非 Hodgkin リンパ腫）などが原因となる．
- 薬剤による ITP：
- 原因となる薬剤は表 3 を参照．抗菌薬，心血管系に作用する薬剤，抗てんかん薬，向精神薬が主な原因となる．

チャート III 特発性 ITP，特異的治療のない二次性 ITP の治療

- 二次性 ITP で原因疾患に特異的治療がある場合は特発性の治療を優先する．ここでは特異的治療のない二次性 ITP，特発性 ITP における治療を解説する．

チャート III-1 ITP 治療適応

- ITP の治療目標は，必要最小限の薬剤により血小板数を出血リスクが低い数値で維持することである．具体的には血小板＞3-5 万/μL を維持することが目標となる．外科手術や処置を予定している患者での目標値は表 4 参照．
- 血小板＜3 万/μL もしくは血小板減少による重大な出血を来した場合は治療適応となる．
- 上記を満たさない場合は経過観察とする．待機的手術や処置がある場合はそれぞれの目標値に応じて治療を考慮する〔*Am J Hematol. 2012 May;87 Suppl 1:S12-5*〕．

チャート III-2 初期治療はステロイド，もしくは免疫グロブリン静注療法（IVIG）〔*J Thromb Haemost. 2012 Oct;10 (10) :1988-98*〕〔*Hematology Am Soc Hematol Educ Program. 2013;2013:276-82*〕

- 初期治療に反応を示すのは 80-90％であるが，治療終了後再増悪することも多い．
- ステロイド治療には PSL 0.5-2.0 mg/kg/日を 2-4 週間継続，その後徐々に減量する方法か，デキサメタゾン 40 mg/日を 4 日間投与する high dose dexamethasone（HD-DXM）療法がある．
- PSL による治療では，効果発現まで数日から数週間かかるが，HD-DXM 療法ではより早期（数日～1 週間程度）に効果が期待できる〔*Blood. 2016 Jan 21;127 (3) :296-302*〕〔*Lancet Haematol. 2016 Oct;3 (10) :e489-96*〕．
- HD-DXM 療法には，2-4 週毎に繰り返す方法，1 サイクル施行後 PSL 1 mg/kg/日で開始し早期に減量（10 mg/週）する方法，1 サイクル施行後 10 日後に反応が不十分な症例において再投与する方法な

表 4　外科手術，処置時の血小板数目標値

処置の種類	血小板数目標値
歯科クリーニング，歯科の局所麻酔，単純な抜歯	≧3 万/μL
複雑な抜歯，小手術（minor surgery）	≧5 万/μL
大手術（major surgery）	≧8 万/μL
脳神経手術	≧10 万/μL
出産	≧5 万/μL
出産時の硬膜外麻酔	≧7.5 万/μL

J Thromb Haemost. 2012 Oct;10 (10) :1988-98

表5 トロンボポエチン受容体作動薬

薬剤	投与量	副作用	費用
エルトロンボパグ（レボレード®）	12.5 mg/日，食後2時間で経口投与 最大50 mg/日	頭痛，悪心・嘔吐，倦怠感，下痢，関節痛，血栓症，骨髄線維症（可逆性），肝障害（エルトロンボパグ）	12.5 mg 錠 2684円 25 mg 錠 5288円 月8万〜32万円
ロミプロスチム（ロミプレート®）	初回1 μg/kg 皮下注射 その後血小板数に応じて週1回皮下注射*．最大10 μg/kg 平均使用量 3-4 μg/kg		1バイアル250 μgで6万7972円 月4バイアル使用で27万円

*ロミプロスチムの投与量調節方法の1例

血小板数目標値（>5万/μL）達成前	目標値達成後
1 μg/kg/週で開始し， ・血小板<1万/μLでは2 μg/kg/週で増量 ・血小板 1-5万/μLでは2 μg/kg/2週で増量	・血小板<1万/μLでは1 μg/kg/週で増量 ・血小板 1-5万/μLでは1 μg/kg/2週で増量 ・2週間連続で血小板 20-40万/μLでは1 μg/kg 減量 ・血小板>40万/μLでは中止し，<20万/μLで1 μg/kg 減量して再開

Lancet. 2008 Feb 2;371 (9610) :395-403

どがある〔*Blood. 2007 Feb 15;109 (4) :1401-7*〕〔*Daru. 2012 Aug 28;20 (1) :7*〕〔*Blood. 2016 Jan 21;127 (3) :296-302*〕．

■ 糖尿病患者ではステロイド投与に伴い耐糖能の増悪があるため，ステロイド投与量の調節や血糖モニタリングが必要．

■ 免疫グロブリン 0.2 g/kg/日を5日間，もしくは 0.8-1 g/kg を 1-2 日間で投与（総量<2 g/kg）．

■ 効果発現まで 1-4 日程度と速やかに効果が見込める．待機的手術治療など早期に血小板数を上昇させたい場合はよい適応となる．

■ 高用量群（≧2 g/kg）と低用量群（<2 g/kg）で効果は変わらず，副作用は低用量群で少ない（OR 0.39 [0.18-0.83]）ため，免疫グロブリンの投与量は総量<2 g/kg とする〔*Blood Coagul Fibrinolysis. 2010 Dec;21 (8) : 713-21*〕．

チャートIII-3　初期治療に反応が乏しい場合は二次治療を行う

■ 初期治療後も出血症状が認められる場合や血小板<2万/μL となる例では二次治療を行う．二次治療ではトロンボポエチン受容体作動薬，脾摘，リツキシマブを考慮する．

■ トロンボポエチン受容体作動薬：エルトロンボパグ（レボレード®），ロミプロスチム（ロミプレート®）（表5）〔*Lancet. 2008 Feb 2;371 (9610) :395-403*〕〔*N Engl J Med. 2010 Nov 11;363 (20) :1889-99*〕〔*N Engl J Med. 2007 Nov 29;357 (22) :2237-47*〕〔*Lancet. 2009 Feb 21;373 (9664) :641-8*〕．

■ 脾摘の有無にかかわらず，70-90%で血小板数の増加が見込める．

■ トロンボポエチン受容体作動薬を開始した患者で

は，血小板>5万/μL を投与量調節がない状態で4週間以上維持できるまで毎週血小板数を評価し，投与量を調節する．達成後は1か月毎の評価となる．またエルトロンボパグでは肝障害リスクがあるため，肝酵素のフォローも重要である．

■ 副作用として血栓症や骨髄線維症があるため，血小板>5万/μL が維持できる最小用量で維持する．

■ 投与中止後2週間程度で血小板数は低下するため，血小板数のフォローが必要である．また，投与中止後は他薬剤への切り替えを要することがある．

■ リツキシマブ：

■ リツキシマブ 375 mg/m²/週を4回投与することで，脾摘の有無にかかわらず60%程度で血小板数の改善が認められる〔*Ann Intern Med. 2007 Jan 2;146 (1) :25-33*〕〔*Blood. 2013 Mar 14;121 (11) :1976-81*〕〔*Blood. 2014 Nov 20; 124 (22) :3228-36*〕．

■ 長期的に再発リスクがある点が問題となる．そのため，ステロイド投与群と効果は変わらないとする報告もある〔*RITP trial:Lancet 2015;385:1653-61*〕．

■ 低用量リツキシマブ（100 mg/週，4回投与）も同様に効果的とする報告もある〔*Eur J Haematol. 2013 Jun;90 (6) :494-500*〕．

■ 脾臓摘出術：

■ 60-70%で長期的な血小板数の改善が見込める．腹腔鏡下で摘出可能．

■ 手術による合併症リスク，静脈血栓塞栓症リスクと，脾摘後の重症感染症リスクが問題となる〔*J Thromb Haemost. 2012 Oct;10 (10) : 1988-98*〕．

• ITP で脾摘を施行した症例と未施行例を192か月間フォローし比較した報告では，脾摘により ITP

H 血液

表6 難治性 ITP で使用する薬剤

薬剤	投与量
アザチオプリン（イムラン®）	1-2 mg/kg/日
シクロスポリン（ネオーラル®）	5 mg/kg/日を6日間，その後 2.5-3 mg/kg/日 血中トラフ値 100-200 ng/mL を目標
シクロホスファミド（エンドキサン®）	50-100 mg/日 経口投与 もしくは 0.3-1 g/m² 2-4 週毎に静注を合計 1-3 回
ダナゾール（ボンゾール®）	200 mg 2-4 回/日

が改善したのは52％であったが，脾摘は有意な静脈血栓塞栓症リスク因子（HR 4.0 [1.1-14.2]）であった．また重症感染症が19％に認められた〔*Medicine (Baltimore). 2016 Nov;95 (48) :e5098*〕.

- 脾摘時には肺炎球菌ワクチンの接種が必要となる．ただし脾摘前後2週間以内のワクチン接種は効果が減弱するため，避けたほうがよいとの指摘もある〔*N Engl J Med. 2014 Jul 24;371 (4) :349-56*〕.

チャートIII-4 難治性 ITP の治療

- 二次治療後でも出血症状があり，血小板<2万/μL となる例はまれであるが，その場合は免疫抑制療法，ダナゾールを考慮する（表6）〔*J Thromb Haemost. 2012 Oct; 10 (10) :1988-98*〕.
- 保険適用は SLE のみであるが，ヒドロキシクロロキンも効果が期待できる〔*Medicine (Baltimore). 2017 Sep;96 (37) :e7534*〕〔*J Res Pharm Pract. 2018 Jan-Mar;7 (1) :4-12*〕.
- 他に，自己免疫疾患への保険適用はないがミコフェノール酸モフェチル，ビンクリスチンも海外では使用されることがある〔*J Thromb Haemost. 2012 Oct;10(10): 1988-98*〕.

妊婦における ITP の治療
〔*J Thromb Haemost. 2012 Oct;10 (10) :1988-98*〕

- 妊婦の血小板数低下の3％が ITP によるものである．他の原因として子癇前症，子癇発作，HELLP 症候群*でも血小板数低下が生じるため，ITP と非免疫機序の血小板減少の鑑別は重要である．
- 妊娠初期〜中期では非妊婦での ITP 治療と同様．
- 血小板目標値も≧3万/μL とし，出血を予防することが目標となる．
- 妊娠後期では出産に備えて血小板≧5万/μL を目標とする．
- 硬膜外麻酔を行う場合は≧7.5万/μL は必要である．
- 治療薬はステロイドと IVIG が第一選択となる．
- 脾摘は難治性 ITP で考慮する．妊娠中期であれば低リスクで脾摘は可能．
- トロンボポエチン受容体作動薬，リツキシマブの胎児への影響は不明（FDA 薬剤胎児危険度分類カテゴリー C）であり，避けたほうが無難．リツキシマブは妊婦の ITP 症例での使用報告はある．
- Rh 不適合妊娠に使用される抗 D 人免疫グロブリンは，ITP に対しても効果的な薬剤であり，免疫グロブリンの代わりに用いられることがある（保険適用外）．海外では投与総量 50-75 μg であるが，日本の製剤での投与量は不明なのが難点である．

✚ 補足

先天性巨大血小板症
〔*The Japanese Journal of Pediatric Hematology/Oncology. 2012:49 (3) :382-6*〕〔*Blood Rev. 2006 Mar;20 (2) :111-21*〕

- 先天性巨大血小板症は，先天性の巨大血小板と血小板減少を呈する疾患群で，さまざまな遺伝子異常が判明している（表7）.
- まれと思われていたが，ITP と誤診されてきた症例も認められており，実際の頻度は少なくとも 1/10 万人以上と推測されている．
- 巨大血小板は全自動血球計測機ではカウントされないため，実際の血小板数よりもさらに低値の血小板減少症を呈する．
- 遺伝性であるが，2-3 割は孤発性である．
- 末梢血目視による血小板の大きさの評価〔*Blood. 2004 Jan 15;103 (2) :390-8*〕：
- 血小板は通常直径 1-3 μm，赤血球が8 μm 程度であるため，赤血球の半分未満の大きさの血小板が正常サイズと覚えておく．

表7　先天性巨大血小板症の原因となる疾患，遺伝子異常

疾患	遺伝形式	遺伝子	特徴
MYH9 異常症 　May-Hegglin 異常 　Sebastian 症候群 　Fechtner 症候群 　Epstein 症候群	AD	*MYH9*	白血球封入体や Alport 症状を呈する*
Bernard-Soulier 症候群	AR	*GP1BA，GP1BB，GP9*	リストセチン凝集欠如
DiGeorge 症候群	AD	22q11.2 del（*GP1BB*）	隣接遺伝子症候群 甲状腺，副甲状腺の低形成，心奇形，口蓋裂，精神発達遅滞
2B 型 von Willebrand 病	AD	*VWF*	リストセチン凝集亢進
GPIIb/IIIa 異常症	AD	*ITGA2B，ITGB3*	恒常的活性型 GPIIb/IIIa 受容体
X 連鎖性大型血小板減少症	X	*GATA1*	赤血球造血異常を合併 β サラセミアを伴うこともある
Paris-Trousseau/Jacobsen 症候群	AD	11q23del（*FLI1*）	隣接遺伝子症候群 成長遅滞，精神発達遅滞，巨大 α 顆粒
Gray platelet 症候群	AR	*NBEAL2*	低染性（灰色）血小板
β1-tubulin 異常症	AD	*TUBBI*	
脳室周囲異所性灰白質	X	*FLNA*	

*May-Hegglin 異常では巨大血小板，血小板減少，明瞭で大型の好中球封入体（Döhle 小体）が認められる．Sebastian 症候群は封入体の形状が異なり，不明瞭で小さい．高齢者の症例では Alport 症状（難聴，腎炎，白内障）を伴うこともある．Fechtner 症候群は不明瞭で小さい好中球封入体と Alport 症状を伴う．Epstein 症候群は封入体を伴わず，Alport 症状を伴う．
AD：常染色体優性遺伝，AR：常染色体劣性遺伝，X：X 連鎖性

Japanese Journal of Pediatric Hematology／Oncology. 2012:49（3）:382-6／Blood Rev. 2006 Mar;20（2）:111-21

- 赤血球の半分〜同程度の大きさの場合は大型血小板（4-8 μm）と呼び，赤血球を超える大きさの血小板を巨大血小板（>8 μm）と呼ぶ．
- 慢性 ITP では大型血小板が認められることが多いため先天性巨大血小板症を見落とされることがある．
- 一方，微小血小板を特徴とする血小板減少症が Wiskott-Aldrich 症候群で認められることがある．

表8　ITP の骨髄所見

所見	感度（%）	特異度（%）
巨核球増加	94.7	
幼若巨核球	100	68
異型性	89.5	52
裸核性の巨核球	84.2	58
小型巨核球	42.1	84
貫入現象 （emperipolesis）	68.4	74

骨髄異形成症候群を除外した，血小板減少を来す疾患 144 例における骨髄所見の評価．

Indian J Pathol Microbiol. 2009 Oct-Dec;52（4）:490-4

Ｈ 血液

8　血栓性微小血管障害症

- 血栓性微小血管障害症（thrombotic microangiopathy：TMA）は，微小血管内の血栓症による臓器障害，溶血性貧血，血小板減少を特徴とする疾患群であり，別名，微小血管性溶血性貧血（microangiopathic hemolytic anemia：MAHA）とも呼ばれ，血栓性血小板減少性紫斑病（thrombotic thrombocytopenic purpura：TTP）や溶血性尿毒症症候群（hemolytic uremic syndrome：HUS）などが含まれる〔Clin J Am Soc Nephrol. 2012 Feb;7（2）:342-7〕.

- 過去には中枢神経症状を伴うものがTTP，腎障害を伴うものがHUSという分類がされていたが，ADAMTS13活性の低下や補体過活動に伴うTMAの機序が判明し，それに対する治療も開発されているため，機序で分類するほうが理解しやすい．ここでは表1のように分類する.
- ADAMTS13活性の低下には先天性のものと後天性の（インヒビターによる）ものがある.

表1　TMA の分類（成人発症）

TMA の分類	疾患名	原因	治療
ADAMTS13 活性の低下による TMA	TTP	ADAMTS13 の欠損 インヒビターの産生	血漿交換，血漿投与 免疫抑制（リツキシマブ）
補体関連性 TMA	非典型 HUS（aHUS）	補体関連遺伝子異常 CFH に対する抗体	血漿交換，血漿投与 エクリズマブ
Shiga 毒素による TMA	HUS	毒素産生大腸菌感染 毒素による血管内皮障害	対症療法 保存的加療
播種性血管内凝固症候群（DIC）[*1]	DIC	全身疾患など	対症療法 原疾患治療
薬剤性 TMA	二次性 TMA TTP，aHUS の一部[*3]	薬剤による直接障害 免疫機序による障害	薬剤の中止 （TTP，aHUS の一部）血漿交換，血漿投与
自己免疫疾患に合併する TMA	二次性 TMA TTP，aHUS の一部[*3]	SLE，全身性硬化症	原疾患治療 （TTP，aHUS の一部）血漿交換，血漿投与
高血圧緊急症による TMA	高血圧緊急症		降圧治療
妊娠に伴う TMA	HELLP 症候群 TTP，aHUS の一部[*3]		中絶 （TTP，aHUS の一部）血漿交換，血漿投与
悪性腫瘍による TMA	CR-MAHA		原疾患治療
デバイスに関連する TMA[*2]		人工弁や経皮的心肺補助（PCPS）など 機械的な破砕	デバイスの除去
高ホモシステイン血症による TMA	二次性 TMA[*4]	ビタミン B_{12} 欠乏症，葉酸欠乏症，MTHFR 症候群	ビタミン B_{12}，葉酸の補充

- ADAMTS13：a disintegrin-like and metalloproteinase with thrombospondin type 1 motifs 13，CFH：complement factor H（alternative pathway に関連する因子），CR-MAHA：cancer-related MAHA，aHUS：atypical（非定型）HUS，MTHFR 症候群：メチレンテトラヒドロ葉酸還元酵素
- HELLP 症候群：妊産褥婦が溶血（Hemolysis），肝酵素上昇（Elevated Liver enzymes），血小板減少（Low Platelet）を来す疾患.
[*1]DIC を TMA に含むかどうかは議論がある.
[*2]TMA にとどまらず，明らかな溶血性貧血の症状を呈するものもある.
[*3]薬剤や自己免疫疾患，妊娠が TTP や aHUS 発症の誘因となる可能性があり，その場合は TTP，aHUS に準じた治療を行う.
[*4]TMA 様の病態と捉えることもある.

N Engl J Med. 2014 Aug 14;371（7）:654-66／Hematol Oncol Clin North Am. 2013 Jun;27（3）:565-84 より改変

血栓性微小血管障害症（TMA）のマネジメント：①診断と初期治療

Ⅰ TMA の評価・対応

- ■ TMA は血小板減少と溶血性貧血所見で疑う．
- ■ 末梢血目視像にて破砕赤血球（2％以上，破砕赤血球の解釈は　H -6 血小板減少のアセスメント　を参照），LDH 上昇，網状赤血球高値，直接 Coombs 試験陰性であれば微小血管内溶血を強く示唆する．
- ■ TMA の臨床症状は中枢神経症状と腎障害が特徴的．
- ■ 腹痛，悪心・嘔吐など非特異的な症状は多く認められる〔*N Engl J Med. 2006 May 4;354（18）:1927-35*〕．
- ■ 発熱は 25％程度と頻度は低く，発熱がある場合は他疾患の可能性を考慮する．
- ■ 中枢神経症状は頭痛や痙攣，神経局所症候，意識障害などがある〔*Emerg Med Clin North Am. 2014 Aug;32（3）: 649-71*〕．
- ■ 後述する ADAMTS13 活性低下例では中枢神経症状を呈する例が多く（25-79％ vs 10-30％），腎障害の頻度は低い（10％）〔*Eur J Intern Med. 2013 Sep;24（6）:486-91*〕．

チャートⅠ-1　重症疾患，敗血症に伴う TMA では播種性血管内凝固症候群（DIC）を，著明な高血圧に伴う TMA では高血圧緊急症を考慮する

- ■ DIC に特異的な治療はなく，原疾患の治療を優先する．
- ■ DIC と TTP，HUS との鑑別は血小板数と凝固機能（PT，APTT）障害に注目．TTP，HUS では血小板減少が高度であるが，凝固障害は軽度であることが多い．一方で DIC では凝固障害が高度となる．
- ■ 血小板<2 万/μL は感度 59％，特異度 86％で，PT 延長が 5 秒未満であれば感度 93％，特異度 57％で TTP，HUS を示唆する〔*Am J Clin Pathol. 2010 Mar;133（3）:460-5*〕．ただしバリデーションはされていないため，解釈に注意が必要である．
- ■ 高血圧緊急症による TMA も同様に，降圧治療を優先．
- ■ 高血圧緊急症と TTP，HUS との鑑別点は**表2**を参照．

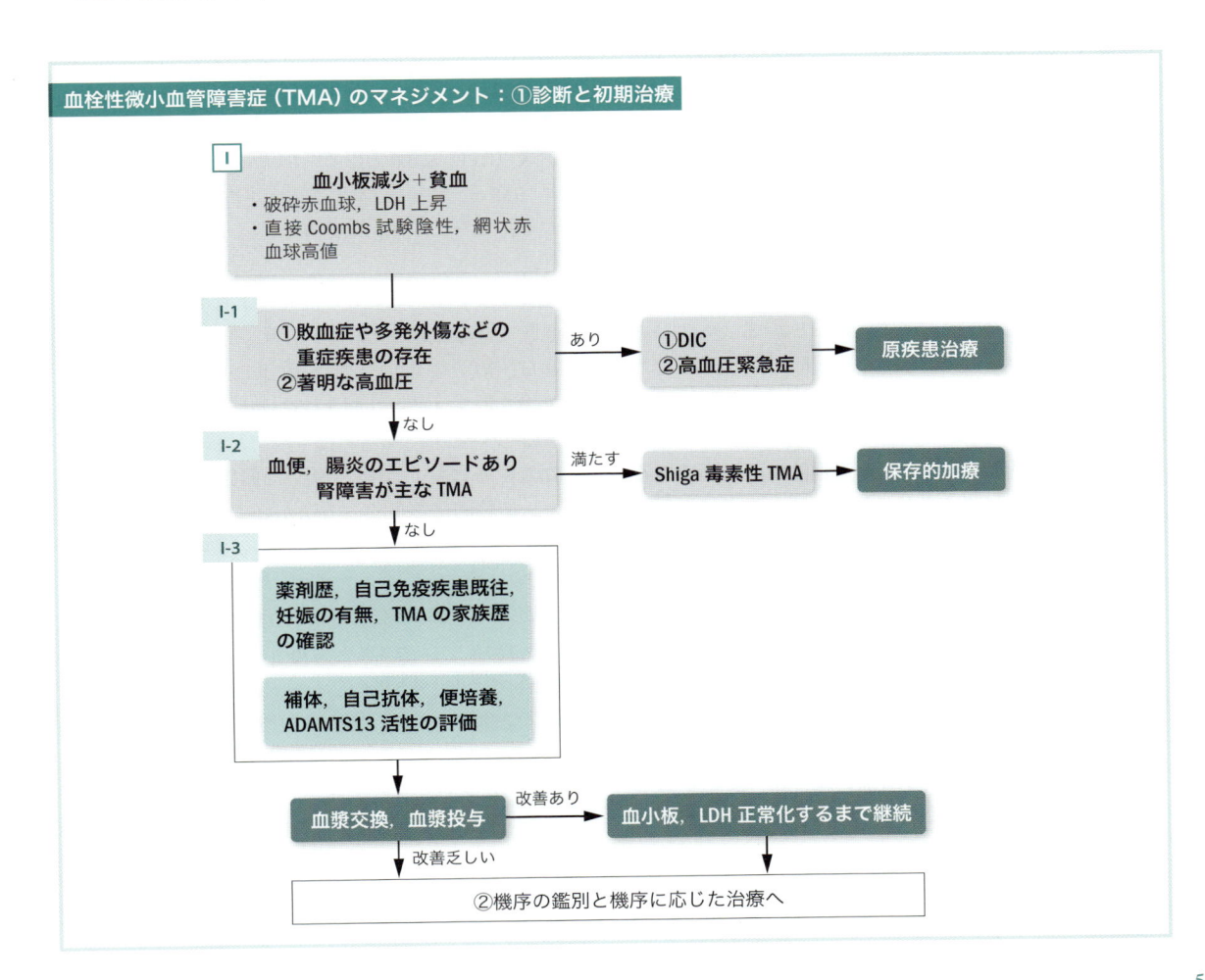

血栓性微小血管障害症（TMA）のマネジメント：①診断と初期治療

- Ⅰ **血小板減少＋貧血**
  - ・破砕赤血球，LDH 上昇
  - ・直接 Coombs 試験陰性，網状赤血球高値

- Ⅰ-1 ①敗血症や多発外傷などの重症疾患の存在　②著明な高血圧　—あり→　①DIC　②高血圧緊急症　→　原疾患治療
- ↓なし
- Ⅰ-2 血便，腸炎のエピソードあり　腎障害が主な TMA　—満たす→　Shiga 毒素性 TMA　→　保存的加療
- ↓なし
- Ⅰ-3 薬剤歴，自己免疫疾患既往，妊娠の有無，TMA の家族歴の確認

  補体，自己抗体，便培養，ADAMTS13 活性の評価

- 血漿交換，血漿投与　—改善あり→　血小板，LDH 正常化するまで継続
- ↓改善乏しい
- ②機序の鑑別と機序に応じた治療へ

表2　高血圧緊急症と TTP，HUS との鑑別点

高血圧緊急症を示唆する情報	TTP，HUS を示唆する情報
・拡張期血圧＞130 mmHg となるような著明な高血圧 ・コントロール不良な高血圧の既往	・血小板＜2 万/μL となるような重度の血小板数減少 ・高血圧を伴うが，網膜所見がない ・TTP，HUS の既往 ・降圧治療でも血小板数減少や溶血所見が改善しない

Hypertens Res. 2005 Jan;28（1）:89-95

- 血小板数が 5 万/μL を下回る場合は TTP や HUS と考えて対応するほうがよいとする意見もある〔*Hypertens Res. 2005 Jan;28（1）:89-95*〕．
- DIC や高血圧緊急症が疑わしいが確信がもてない場合は，DIC，高血圧の治療を行いつつ，他の TMA 治療（血漿交換）も併せて行う．

チャートI-2　血便や腸炎エピソードを伴う TMA では Shiga 毒素性 TMA（HUS）を疑う

- *Escherichia coli* O157:H7 など毒素産生大腸菌による感染性腸炎後に発症し，血性下痢後 1 週間程度での発症率が高い．
- 5 歳未満小児が 50％以上を占めるが，アウトブレイク時では成人例も多く認められている〔*N Engl J Med. 2002 Aug 22;347（8）:589-600*〕〔*N Engl J Med. 2011 Nov 10;365（19）:1771-80*〕．*E. coli* 以外には *Shigella dysenteriae*，*Streptococcus pneumoniae*，HIV 感染症での発症例もある．
- Shiga 毒素性 TMA では毒素による血管内皮障害が主な機序のため，血漿交換や血漿投与の効果は期待できない．全身管理が基本となる．腎障害を来す例が多く，20％が透析導入となる〔*Nephrology (Carlton). 2006 Jun;11（3）:213-8*〕．

チャートI-3　DIC や高血圧緊急症，Shiga 毒素性の可能性が低い場合の初期治療は血漿交換である

- 中枢神経症状が認められる TMA で血漿交換を行わない場合の死亡率は 90％に及ぶ．血漿交換により死亡率は 10％まで低下するため，疑いの時点で血漿交換を行うべきである〔*N Engl J Med. 2006 May 4;354（18）:1927-35*〕．
- 血漿交換を準備しつつ，一方で TMA の原因となる薬剤，家族歴，妊娠の有無，既往歴を評価し，また TMA の原因評価のための検査（表3）を行う．
- 検査は血漿交換を開始する前に行うが，結果を待つ必要はなく，血漿交換を行いながら結果を評価する．
- ビタミン B_{12} 欠乏や葉酸欠乏では高ホモシステイン血症となり，TMA に類似した血液所見（貧血，血小板減少，LDH 高値，破砕赤血球）が認められること

表3　TMA において血漿交換前に行っておくべき検査（検査結果を待つ必要はなし）

血液検査	その他検査
・ADAMTS13 活性 ・補体 C3，C4，CH50 ・抗核抗体，抗 ds-DNA 抗体，抗 Sm 抗体，抗トポイソメラーゼ（Scl-70）抗体，抗セントロメア抗体，抗リン脂質抗体 ・ビタミン B_{12}	・便培養 ・妊娠検査

がある．著明な大球性貧血であれば判断に迷うことはないが，大球性貧血（平均赤血球容積［MCV］＞100 fL）となるのは約半数程度のみ．TMA との鑑別には網赤血球が有用で，ビタミン B_{12} 欠乏による TMA 様の病態では，ほぼ全例で網赤血球産生指数（RPI）＜3.0 となる〔*Transfus Apher Sci. 2018 Feb;57（1）:102-6*〕．RPI については H -1 貧血のアセスメント を参照．ビタミン B_{12} 欠乏については H -3 巨赤芽球性貧血 を参照．

- ・ビタミン B_{12} や葉酸の補充により改善する．
- 血漿交換は血漿量の 1-1.5 倍量を交換する．
- 連日〜隔日で行い，血小板，LDH が正常化するまで繰り返す（平均 5 回［1-32］）〔*Hematology. 2011 Mar;16（2）:73-9*〕．
- 改善するにしたがい，徐々に血漿交換の間隔をあけ，最終的に終了する方法が好まれる（連日→隔日→週 2 回→週 1 回，終了）〔*Blood. 2000 Aug 15;96（4）:1223-9*〕．
- 血漿交換における寛解率は ADAMTS13 活性の低下による TMA では 71.4％と良好であるが，それ以外の TMA では 42.1％と低い〔*Hematology. 2011 Mar;16(2):73-9*〕．
- 血漿交換ができない場合は血漿投与を行う．先天性の ADAMTS13 欠損であれば血漿投与で対応は可能だが，インヒビターを産生する後天性では不十分な可能性が高い．可能であれば血漿交換にしたほうがよい〔*N Engl J Med. 2002 Aug 22; 347（8）:589-600*〕．
- 血漿交換に反応しない場合は機序に応じた治療を行う（次項 ②機序の鑑別と機序に応じた治療 へ）．

- また，血漿交換に反応しても再増悪，再発リスクはあるため，機序の評価は必要となる．

血栓性微小血管障害症（TMA）のマネジメント：②機序の鑑別と機序に応じた治療

チャート II　ADAMTS13活性による鑑別

- ADAMTS13は多量体となった von Willebrand factor（VWF）を切断する酵素であり，この作用により血小板凝集を抑制している．ADAMTS13活性が低下すると血小板凝集を来しやすくなり，TMAを生じる．
- TMAにおいて，ADAMTS13活性低下を予測する方法としてPLASMIC scoreがある（表4）．

表4　PLASMIC score（各1点）

血小板＜3万/μL
溶血所見（網赤血球＞2.5%，ハプトグロビン検出感度以下，間接ビリルビン＞2.0 mg/dL のいずれか）
活動性の悪性腫瘍なし
臓器移植，造血幹細胞移植歴なし
MCV＜90fL
INR＜1.5
血清 Cr＜2.0 mg/dL

Lancet Haematol. 2017 Apr;4（4）:e157-64

- PLASMIC スコア 0-4 点では ADAMTS13 活性低下のリスクは 0-4％のみ，5 点では 5-24％，6-7 点では 62-82％と高リスクとなる〔*Lancet Haematol. 2017*

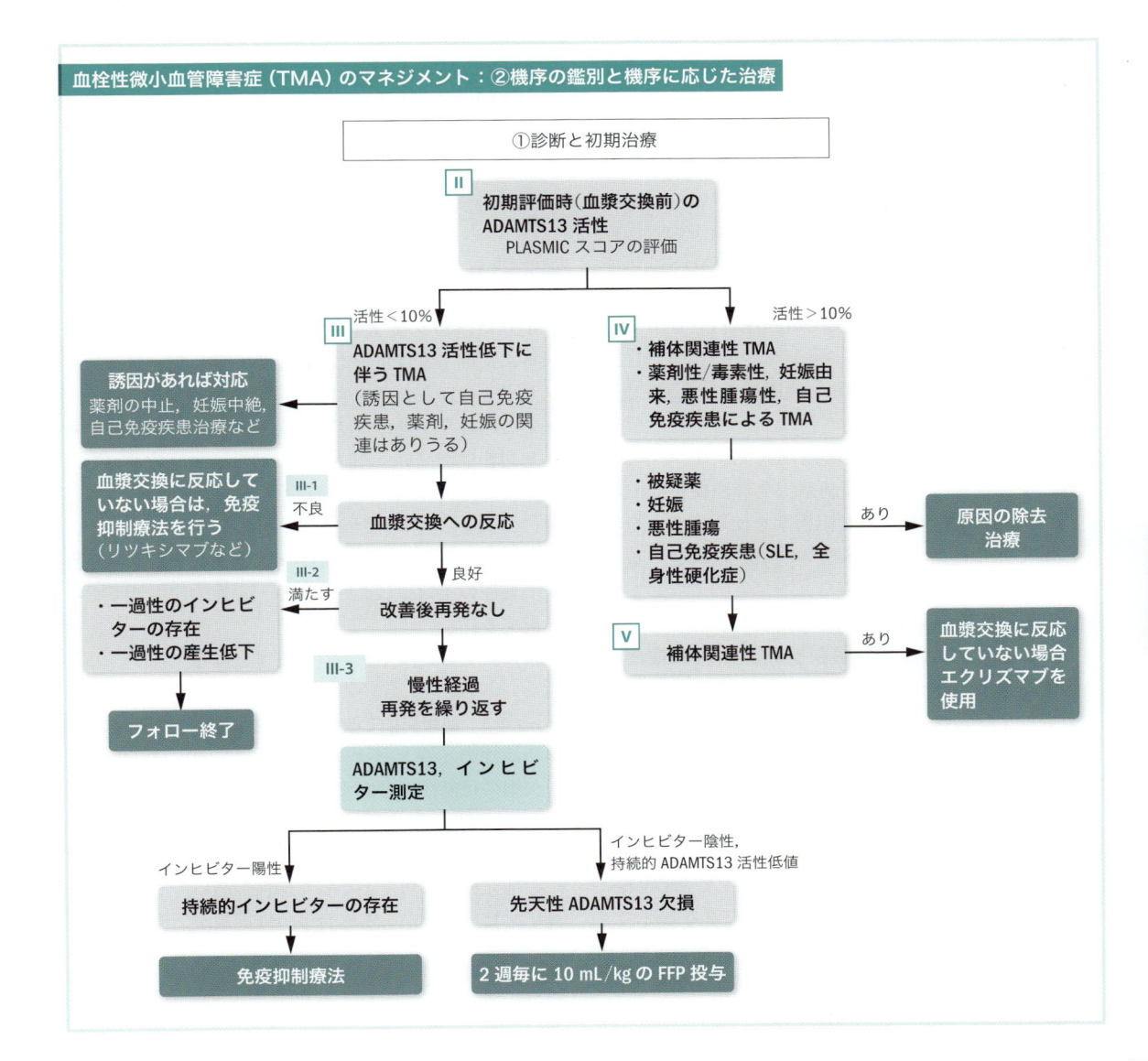

血栓性微小血管障害症（TMA）のマネジメント：②機序の鑑別と機序に応じた治療

①診断と初期治療

II 初期評価時（血漿交換前）の ADAMTS13 活性　PLASMIC スコアの評価

活性＜10%

III ADAMTS13 活性低下に伴う TMA（誘因として自己免疫疾患，薬剤，妊娠の関連はありうる）

誘因があれば対応　薬剤の中止，妊娠中絶，自己免疫疾患治療など

III-1 不良　血漿交換に反応していない場合は，免疫抑制療法を行う（リツキシマブなど）

血漿交換への反応

III-2 満たす　良好　改善後再発なし

・一過性のインヒビターの存在・一過性の産生低下

フォロー終了

III-3 慢性経過　再発を繰り返す

ADAMTS13，インヒビター測定

インヒビター陽性　持続的インヒビターの存在　免疫抑制療法

インヒビター陰性，持続的 ADAMTS13 活性低値　先天性 ADAMTS13 欠損　2 週毎に 10 mL/kg の FFP 投与

活性＞10%

IV ・補体関連性 TMA・薬剤性/毒素性，妊娠由来，悪性腫瘍性，自己免疫疾患による TMA

・被疑薬・妊娠・悪性腫瘍・自己免疫疾患（SLE，全身性硬化症）　あり　原因の除去治療

V 補体関連性 TMA　あり　血漿交換に反応していない場合エクリズマブを使用

Apr;4（4）:e157-64〕.

- ADAMTS13 活性が判明するまでは PLASMIC スコアから治療方針を検討する.

チャート III ADAMTS13 活性（血漿交換前に評価）< 10% であれば ADAMTS13 活性低下に伴う TMA と診断する

- 活性低下には ADAMTS13 の先天的欠損か，ADAMTS13 に対するインヒビターの存在が考えられる〔*N Engl J Med. 2014 Aug 14;371（7）:654-66*〕.
- ADAMTS13 活性が低下した TMA のうち，91% が成人発症例，9% が小児発症例. また，小児発症例の 33%，成人発症例の 5.5% が先天性である. 先天性の半数は成人発症となる点に注意. これは素因がある患者において他の誘発因子（感染症や薬剤，出産など）が関わり発症することが考えられる〔*Blood. 2017 May 25;129（21）:2836-46*〕
- ADAMTS13 活性低下の場合は血漿交換への反応性は比較的良好〔*Hematology. 2011 Mar;16（2）:73-9*〕.
- さらに ADAMTS13 活性低下＋対応可能な TMA の誘因（薬剤，自己免疫疾患，妊娠）があれば血漿交換に並行して誘因に対する治療も行う.
- 成人発症の ADAMTS13 活性低下による TMA では，特発性と二次性が半々となる. 抗 ADAMTS13 抗体が認められるのは全体の 73%（特発性 91%，二次性で 58%）〔*Lancet Haematol. 2016 May;3（5）:e237-45*〕. 原因頻度は表5を参照.
- 薬剤性であれば薬剤の中止（原因薬剤は 補足▶ 表7 を参照）.
- 妊娠中の TMA であれば中絶を考慮.
- 自己免疫疾患では免疫抑制薬，全身性硬化症では Ca チャネル阻害薬，ACE 阻害薬を使用する. 全身性硬化症ではステロイド投与はできれば避けるほうがよい.
- 自己免疫疾患の 4 割が TMA 発症前に診断されており，残りは TMA と同時期もしくは TMA 発症後に診断されている. 合併する自己免疫疾患は SLE が最も多く，次いで Sjögren 症候群，混合性結合組織病（MCTD）など. 自己免疫疾患の合併は TMA の治療反応性，再発リスクに関与しない〔*Medicine（Baltimore）. 2015 Oct;94（42）:e1598*〕.
- 抗 von Willebrand 因子ヒト化単一可変領域免疫グロブリンであるカプラシズマブは超巨大 von Willebrand 因子と血小板の相互作用を阻害することで，後天性 TTP（ADAMTS13 活性の低下に伴う TMA）症例において，より早期の血小板数の改善効果，再増悪予防効果，血漿交換回数の低下効果が得られる

表5　ADAMTS13 活性低下による TMA の原因頻度

原因	頻度	抗 ADAMTS13 抗体陽性率
特発性	49%	91%
自己免疫疾患	11%	93%
感染症（HIV 以外）	12%	67%
妊娠	8%	66%
悪性腫瘍	9%	36%
HIV	3%	54%
移植後	3%	30%
薬剤性	1%	56%
その他	2%	11%

成人発症の ADAMTS13 活性低下による TMA 772 例の解析より.
Lancet Haematol. 2016 May;3（5）:e237-45

〔*TITAN trial. N Engl J Med. 2016 Feb 11;374（6）:511-22*〕
〔*HERCULES trial.N Engl J Med. 2019 Jan 24;380（4）:335-46*〕.
- 日本国内では未承認であるものの，今後導入されると考えられる. 使用方法は血漿交換に並行して 10 mg を 1 日 1 回皮下注射，血漿交換後 30 日までを目処に行う.

チャート III-1　血漿交換への反応性が悪い場合は免疫抑制薬を考慮

- ADAMTS13 の先天的欠損であれば血漿交換/血漿投与に反応するはずであり，反応が悪い場合はインヒビターの存在を考慮する.
- その場合リツキシマブなど免疫抑制薬が効果的である可能性が高い〔*Semin Arthritis Rheum. 2014 Jun;43（6）:797-805*〕. ただしリツキシマブは保険適用外となる.

チャート III-2　血漿交換で改善し, その後も再発がない場合

- 一過性のインヒビター産生や一過性の産生低下を考慮する.
- 特に治療必要なくフォロー終了となる.

チャート III-3　血漿交換で改善した後も再発を繰り返す場合

- 持続性のインヒビターの存在，先天性 ADAMTS13 欠損の可能性を考慮する.
- 欠損であれば 2 週間に 1 回の新鮮凍結血漿製剤（FFP）投与（10 mL/kg）が必要となる. 今後 ADAMTS13 の補充療法が可能となる可能性が高い.
- インヒビターがある場合は免疫抑制が治療となる.

表6 エクリズマブの投与量

体重	導入量	維持量
>40 kg	900 mg/週4回	初回投与4週後（5週目）から1200 mgを2週毎に投与
30-40 kg	600 mg/週2回	初回投与2週後（3週目）から900 mgを2週毎に投与
20-30 kg	600 mg/週2回	初回投与2週後（3週目）から600 mgを2週毎に投与
10-20 kg	600 mg 1回	初回投与1週後（2週目）から300 mgを2週毎に投与
5-10 kg	300 mg 1回	初回投与1週後（2週目）から300 mgを2週毎に投与

血漿投与・交換時	投与タイミング	投与量
血漿交換	血漿交換後1時間以内	最近の投与量が300 mgであれば血漿交換後300 mg投与 最近の投与量が≧600 mgであれば600 mg投与
FFP投与時	FFP投与の1時間前	最近の投与量が≧300 mgであればFFP投与前に300 mg投与

Am J Kidney Dis. 2013 Feb;61（2）:289-99

チャート IV ADAMTS13活性正常（> 10%）のTMAの場合

■ ADAMTS13活性正常では補体関連性TMA，薬剤性，妊娠由来，悪性腫瘍性，自己免疫疾患性TMAを考慮する．

■ これらも血漿交換に対する反応は認められるが，ADAMTS13活性低下によるTMAよりも反応性は悪い．

■ 補体関連性TMAではエクリズマブ（C5に対するモノクローナル抗体）が効果的であり，ADAMTS13活性正常の場合は補体関連性TMAの診断が重要となる〔*N Engl J Med. 2013 Jun 6;368（23）:2169-81*〕．

■ 補体関連性TMAは除外診断となるため，薬剤性，妊娠，悪性腫瘍，自己免疫疾患の評価が必要〔*Br J Haematol. 2014 Mar;164（6）:759-66*〕．

■ 薬剤性，悪性腫瘍性の原因となるものは 補足 表7，8を参照．

チャート V 補体関連性TMAの治療

■ 補体の alternative pathway の活動亢進により血管内皮障害が生じ，その結果TMAが生じる．補体に関する遺伝子異常（*CFH, MCP, CFI, CFB, C3* など），CFH（complement factor H）に対する自己抗体が原因となる〔*N Engl J Med. 2002 Aug 22;347（8）:589-600*〕〔*N Engl J Med. 2014 Aug 14;371（7）:654-66*〕．

■ alternative pathway の活動亢進のため，C3低値，C4正常となる点が特徴的であるが，C3正常でも除外

はできないため注意が必要である〔*Eur J Intern Med. 2013 Sep;24（6）:486-91*〕．

■ 補体関連性TMAでも血漿交換は効果的．30-80%で反応を示すが，再発リスクも高い〔*N Engl J Med. 2002 Aug 22;347（8）:589-600*〕．

■ 補体（C5）阻害作用をもつエクリズマブは主に発作性夜間血色素尿症（PNH）の治療薬であるが補体関連性TMAに対しても有効．

■ エクリズマブの投与量は 表6 を参照．

■ エクリズマブ（C5に対するモノクローナル抗体，ソリリス®）は補体関連性TMAで血漿交換への反応性が悪い患者群において，8-9割で血小板上昇効果を，6-7割で腎機能改善効果が期待できる〔*N Engl J Med. 2013 Jun 6;368（23）:2169-81*〕．

■ 寛解後のエクリズマブ投与中止については報告が少ないが，中止後95か月間のフォローで10例中3例にTMAの再発が認められたとする報告がある．その3例もエクリズマブ再投与により速やかに改善した〔*Am J Kidney Dis. 2014 Oct;64（4）:633-7*〕．

■ 安定した患者では投与間隔の延長，休薬も可能かもしれない．

■ エクリズマブは補体機能を抑制するため，髄膜炎菌や肺炎球菌感染症のリスクを上昇させる．

・エクリズマブの投与は髄膜炎菌ワクチンの接種後に開始する．4価髄膜炎菌ワクチンであるメナクトラ®筋注が日本国内で使用可能である．

・また，治療中の感染徴候には注意すべきである．

表7　薬剤性 TMA の原因

化学療法	ホルモン製剤
マイトマイシン C，5-フルオロウラシル，シタラビン，シスプラチン，ダウノルビシン，**ゲムシタビン**，ヒドロキシカルバミド	エストラジオール，エストロゲン，ダナゾールなど，**経口避妊薬**
免疫抑制薬 **シクロスポリン，タクロリムス**	インターフェロン IFN-α，IFN-α-2b，IFN-β
抗血小板薬 **チクロピジン，クロピドグレル**，ジピリダモール	NSAIDs ジクロフェナク，ピロキシカム
抗菌薬 アンピシリン，クラリスロマイシン，ペニシラミン，メトロニダゾール，ペニシリン，リファンピシン，ST 合剤	ワクチン HBV，インフルエンザ，MMR ワクチン，Tdap ワクチン
H_2 受容体拮抗薬 シメチジン，ファモチジン	その他 **キニジン**，シンバスタチン，アルベンダゾール，コカイン，ヘロイン，毛染め液，バラシクロビル

太字は 50 例以上の報告がある薬剤．

Curr Opin Hematol. 2001 Sep;8（5）:286-93／Am J Kidney Dis, 2013 Feb;61（2）:289-99

表8　悪性腫瘍性 TMA の原発巣

原発巣	頻度
胃癌	26%
乳癌	21%
前立腺癌	14%
肺癌	10%
原発不明癌	7%
腹腔内腫瘍	6%
泌尿生殖器	2%
内分泌腫瘍	4%
他	2%
リンパ腫	8%

悪性腫瘍性 TMA 168 例の解析．内分泌腫瘍では褐色細胞腫が 3 例．

Medicine（Baltimore）. 2012 Jul;91（4）:195-205

9 輸血閾値と輸血による合併症

赤血球輸血

- 出血性ショックや急性出血で血行動態が不安定な患者では輸血を手配する.
- 大量輸血時（20単位を超えると予測される場合）では，赤血球：新鮮凍結血漿（FFP）：血小板を 1:1:1.5-2* で使用することが多いが，それを裏づけるエビデンスは乏しい〔Crit Care Med. 2011 Jun;39（6）:1507-13〕.
  - 大量輸血時に，上記方法と，2時間毎の血液検査に応じて Hb＜7.0 g/dL で赤血球輸血を追加，血小板＜5万/μL で血小板輸血追加，INR＞1.8 で FFP を追加する方法で輸血量や予後は変わらない〔CMAJ. 2013 Sep 3;185（12）:E583-9〕.
  - また上記方法と 1:0.5:1 で使用した群を比較したランダム化比較試験（PROPPR trial）でも生存率や ICU 滞在期間などに有意差はない〔JAMA. 2015 Feb 3;313（5）:471-82〕. よりやりやすい方法を選択するとよい.

  *海外での輸血単位数と日本国内の単位数では元になる献血量が異なるため，日本国内の単位数に合うように記載している.

- 血行動態が安定している患者では Hb＜7.0 g/dL で輸血を考慮する.
- 出血が持続しており，今後 Hb＜7.0 g/dL となるリスクが高い患者も輸血を考慮.
- 高齢者ではそれよりもやや閾値を高く設定することを考慮する〔Lancet Haematol. 2017 Oct;4（10）:e465-74〕.
- 出血による貧血では鉄剤投与で対応する方法もある.
- 500 mL の献血を行った成人215例を対象とし，鉄剤経口内服群 vs 非投与群に割り付け Hb の改善を比較した非盲検化ランダム化比較試験では，初期のフェリチン値にかかわらず鉄剤投与群で有意に Hb 改善までの期間が短かった〔JAMA. 2015 Feb 10;313（6）:575-83〕.
- 待機手術を予定している成人で，術後 Hb 7-12 g/dL，かつフェリチン値 100 ng/mL 未満を満たす201例を対象とし，カルボキシマルトース鉄 15 mg/kg 投与群 vs 非投与群に割り付け比較した非盲検化ランダム化比較試験では，術後4週における Hb 値は有意に鉄剤投与群で高く（ΔHb 0.78 g/dL［0.38-1.19]），輸血必要例も減少した（RR0.10［0.01-0.85]）〔Lancet Haematol. 2016 Sep;3（9）:e415-25〕.
- 胃切除後 5-7 日目における Hb が 7.0-10 g/dL である454例を対象とし，カルボキシマルトース鉄 500-1000 mg 静注群 vs 生理食塩水静注群に割り付け比較したランダム化比較試験では，12週後の Hb 2 g/dL 以上の上昇もしくは Hb 11 g/dL 以上達成率は鉄

Q&A ①

Q 赤血球輸血閾値はどのように考えればよいのでしょうか？

A 輸血療法は貧血を改善させる方法として有用ですが，一方で心不全や ARDS，感染症などのリスクもあります．適応をよく吟味することが重要です．

輸血を Hb 7-9 g/dL で行う群と 9-11 g/dL で行う群を比較したメタアナリシスでは，両者で全死亡リスク（RR0.86［0.74-1.01]），心筋梗塞リスク（RR1.28［0.66-2.49]）に有意差は認められませんでした．これは外傷や急性出血，周術期，重症患者どの群でも有意差は認められません〔BMJ. 2015 Mar 24;350:h1354〕.

輸血量と感染症リスクを比較したメタアナリシスでは，輸血閾値を低く（Hb 7-9 g/dL）設定し，輸血量を少なくしたほうが重大な感染症リスクは少なくなる結果です（RR0.88［0.78-0.99]）〔JAMA. 2014 Apr 2;311（13）:1317-26〕.

これら結果より，Hb＜7.0/dL で輸血を考慮するほうが全体的な輸血量は減少しますし，それによる不利益もないと判断できます．

ただし，65歳以上の高齢者における輸血閾値を比較したメタアナリシスでは，輸血閾値が低い群（Hb 7-9 g/dL）で有意に死亡リスクが上昇した結果もあります（30日死亡 RR 1.36［1.05-1.74]）〔Lancet Haematol. 2017 Oct;4（10）:e465-74〕.

以上より，赤血球輸血は Hb＜7.0 g/dL で行うべきですが，高齢者ではやや甘めに輸血閾値を設定するのも許容されると覚えておきましょう．

投与群で有意に 38.2%［33.6-42.8］高かった〔*JAMA. 2017 May 23;317（20）:2097-104*〕.

血小板輸血
〔*American Association of Blood Banks の血小板輸血ガイドライン. Ann Intern Med. 2015 Feb 3;162（3）:205-13*〕

- 血小板輸血は基本的に出血の予防を目的に行う. 急性の出血では＞5 万/μL を維持するように輸血を行う（表1）.
- 入院患者で治療由来（化学療法や放射線療法）の骨髄抑制による血小板低下の場合, 出血予防として血小板 1 万/μL 未満で血小板輸血を行う.
- 中心静脈カテーテル留置, 骨髄穿刺, 生検, 抜歯など侵襲性が比較的低い処置を行う場合は血小板 2 万/μL 未満で血小板輸血を行う.
- 待機的な腰椎穿刺では血小板 5 万/μL 未満で血小板輸血を行う.
- 侵襲性の高い処置（手術治療など）では血小板 5 万/μL 未満で血小板輸血を行う.
- 出血リスクが高い硬膜外麻酔などでは血小板 10 万/μL 以上あったほうがよいと言われている.
- 血小板輸血 1 単位（20 mL）当たり, 0.2×10^{11} 個の血小板が含まれる.
- 輸血による予測血小板増加数（/μL）＝輸血血小板数/（循環血液量［mL］$\times 10^3$）$\times 2/3$ で計算される. 循環血液量（mL）＝体重（kg）$\times 1/13 \times 10^3$.
- 上記で求めた値よりも著しく低い場合は投与した血小板が破壊されているか, 消費されている可能性を考慮する.

表1 頻度の高い処置と血小板輸血閾値

目的	血小板輸血閾値
出血の予防目的	1 万/μL
腰椎穿刺（緊急）	2 万/μL
腰椎穿刺（待機的）	5 万/μL
上下部消化管内視鏡検査＋粘膜生検	2 万/μL
気管支鏡検査	2 万/μL
気管支鏡検査＋生検	5 万/μL
中心静脈カテーテル挿入	1 万〜2 万/μL
硬膜外麻酔	8 万〜10 万/μL
脊髄麻酔	5 万/μL
脳神経外科手術を除く大手術	5 万/μL

Semin Hematol. 2013 Jul;50（3）:239-50／Blood. 2016 Dec 29;128（26）:3032-42

輸血の合併症
〔*Lancet. 2016 Dec 3;388（10061）:2825-36*〕

- 輸血の種類にかかわらず, すべての輸血には 1% 程度で何かしらの合併症が認められるとされる（表2）.
- 輸血中に発熱や発疹, 呼吸困難など出現した場合はまず輸血を中止し, アセスメントを行う.

Q&A ②

Q 血小板輸血閾値はどのように考えればよいのでしょうか？

A 血小板輸血の閾値, タイミングについてはエビデンスが不十分であり, 大半がエキスパートオピニオンによるものです.

化学療法中の急性骨髄性白血病患者と, 血液腫瘍で造血幹細胞移植を予定している患者 396 例を対象とし, 出血時のみに血小板輸血を行う群 vs 血小板＜1 万/μL で輸血を行う群（予防的輸血群）に割り付け比較した非盲検化ランダム化比較試験では, 予防的輸血群で有意に出血リスクは軽減する（42% vs 19%）ものの, 死亡リスクや赤血球輸血リスクは両者で有意差は認められない結果でした〔*Lancet. 2012 Oct 13;380（9850）:1309-16*〕.

血液腫瘍患者 600 例を対象とし, 血小板＜1 万/μL で輸血を行う群（予防的輸血群）vs 行わない群に割り付け比較した非盲検化ランダム化比較試験では, 予防的輸血群で有意に出血リスクは 8.4%［1.7-15.2］低下しました〔*N Engl J Med. 2013 May 9;368（19）:1771-80*〕.

血液腫瘍や造血幹細胞移植患者における血小板輸血閾値を 1 万/μL, 2 万/μL, 3 万/μL で比較したメタアナリシスでは, 1 万/μL 未満で輸血を行っても他の群と比較して出血リスクを上昇させない結果となっています〔*Cochrane Database Syst Rev. 2015 Nov 18;（11）:CD010983*〕.

これらの結果より, 予防的に血小板輸血を行う場合は血小板＜1 万/μL で考慮すればよく, 侵襲性のある処置を行う場合や出血を伴う場合は適宜輸血を考慮するとよいでしょう.

表2 輸血に伴う合併症とその頻度

合併症	頻度 （20万単位輸血 当たり）
アレルギー性反応	112.2
アナフィラキシー反応	8
急性溶血性副作用（赤血球輸血）	2.5-7.9
遅発性溶血性副作用（赤血球輸血）	40
遅発性血清副作用	48.9-75.7
発熱性非溶血性副作用	1000-3000
過溶血性副作用（赤血球輸血）	不明
低血圧性輸血副作用	1.8-9.0
大量輸血関連副作用（クエン酸による 低Ca血症，高K血症，低体温）	不明
輸血後紫斑病	不明
輸血後細菌感染症	0.03-3.3
輸血関連循環過負荷（TACO）	10.9
輸血関連急性肺障害（TRALI）	0.4-1.0
輸血後鉄過剰症（赤血球輸血）	不明

Lancet. 2016 Dec 3;388（10061）:2825-36

輸血に伴う発熱への対応

■体温1℃未満の上昇で，他に症状がなければ発熱性非溶血性副作用として経過観察．その後も安定していれば輸血を再開することも可．

■体温1℃以上の上昇や，悪寒や悪寒戦慄，低血圧，悪心・嘔吐など伴う場合は溶血性副作用，細菌感染症の合併として輸血を中止し対応する．その際輸血製剤のIDも控えておくこと忘れない．輸血は再開しない．

輸血に伴う蕁麻疹への対応

■軽度の蕁麻疹，瘙痒感のみであれば輸液と抗ヒスタミン薬投与で対応する．症状が改善すれば再度輸血を再開することも考慮する．改善しない場合は輸血を再開しない．

■中等度以上の蕁麻疹，瘙痒感，皮疹，他症状（咽頭，眼，舌など）があれば輸液と抗ヒスタミン薬の投与を行う．この際，輸血製剤のIDを控えておく．アナフィラキシーショックと判断すればエピネフリンの筋注，ステロイドの投与も考慮（I -21 アナフィラキシー）．輸血は再開しない．

輸血に伴う呼吸器症状への対応

■アナフィラキシー，輸血関連循環過負荷（TACO），輸血関連急性肺障害（TRALI），細菌感染症が鑑別となる．体液バランスの評価，気管攣縮の評価，胸部画像検査を考慮．

■輸血を中止し，気道・呼吸・循環の評価と対応を行う．また輸血製剤のIDは控えておく．

■輸血は再開しない．

輸血に伴うその他の症状への対応

■遅発性の溶血性副作用や血清副作用では輸血後に黒褐色尿や黄疸，発熱，胸痛，腹痛，背部痛，呼吸困難，高血圧などが認められる．対症療法，全身管理を行う．

■低血圧性輸血副作用は，輸血開始後15分以内に収縮期血圧が30 mmHg以上低下し，輸血中止後10分以内に改善する病態．血圧低下以外にも呼吸症状や消化器症状，軽度のアレルギー症状も合併することがある．

■高血圧やACE阻害薬使用がリスクとなる．対症療法，全身管理を行う．輸血再開はしない．ACE阻害薬使用中の患者では他薬剤への変更を考慮する．

■大量輸血関連副作用は大量輸血に起因する副作用である．大量の定義はないが，24時間以内に20単位以上の輸血を行う場合に大量と判断することが多い．

■輸血に含まれるクエン酸による低Ca血症，高K血症，循環過負荷，急速投与に伴う低体温などがある．

■輸血後紫斑病は輸血後5-12日で生じる血小板減少で定義される病態．24時間以内に血小板が急速に正常範囲から1万/μL以下に低下する．

■血小板減少に伴い紫斑や出血を合併することもある．

■中高年の女性で生じることが多い．

■対象療法が基本であるが，重症例ではステロイドや免疫グロブリン静注療法，血漿交換も行われる（自己免疫性血小板減少症に準じた治療となる H -7 自己免疫性血小板減少症）．

輸血後鉄過剰症〔*Crit Rev Oncol Hematol. 2014 Jul;91（1）:64-73*〕

■再生不良性貧血や骨髄異型性症候群などでは長期的な輸血療法が必要となることがあり，その際に鉄過剰症が問題となる．

H 血液

- 鉄過剰症では鉄が各臓器に沈着し，肝腫大や肝硬変，心不全，不整脈，糖尿病，下垂体不全などを呈する．
- 赤血球輸血総量が 40 単位以上，2 か月以上にわたって血清フェリチン値 1000 ng/mL になる場合は鉄キレート療法を開始し，血清フェリチン値 500-1000 ng/mL で維持する〔厚生労働省：特発性造血障害に関する調査研究班［平成 20 年度］「輸血後鉄過剰症の診療ガイド」〕〔*Am J Hematol. 2008 Nov;83 (11) :858-61*〕．
- 鉄キレート剤はデフェラシロクス（エクジェイド®，ジャドニュ®）20 mg/kg を 1 日 1 回，水 100 mL 以上で懸濁し，空腹時に内服する．最大投与量 30 mg/kg.
- Ccr 40-60 mL/分，中等度の肝障害（Child-Pugh B）では投与量を 50％に減量する．
- 以下が認められた場合は投与量を減量する．

- 血清フェリチン＜1000 ng/mL，血清 Cr が≧ 33％上昇，中等度の肝障害，聴覚・視覚出現時．
- 以下が認められた場合は投与を中止する．
  - 血清フェリチン＜500 ng/mL，血清 Cr ≧ 2 × ULN［正常上限］，Ccr＜40 mL/分，重度の肝障害（Child-Pugh C），骨髄抑制，重度の聴覚・視覚障害，消化管潰瘍・出血，重度の皮疹．
- デフェラシロクスが投与困難な場合はデフェロキサミン（デスフェラール®）500-1000 mg/日を 1 日 1-2 回に分けて筋肉注射．
- Ccr 10-50 mL/分では投与量を 25-50％に減量が必要．
- 以下が認められた場合は投与を中止する．
  - 好中球＜1500/μL，感染症，顆粒球減少＜500/μL，肝障害出現時．

10 真性多血症と本態性血小板血症

- 真性多血症（polycythemia vera：PV）と本態性血小板血症（essential thrombocythemia：ET）はそれぞれ赤血球，血小板が増加する骨髄増殖性腫瘍の1つである．骨髄増殖性腫瘍には他に，骨髄線維症，*BCR-ABL1* 陽性慢性骨髄性白血病，慢性好中球性白血病，慢性好酸球性白血病，分類不能骨髄増殖性腫瘍が含まれる〔*Blood. 2016 May 19;127(20):2391-405*〕．

- PV や ET はルーチンの血液検査で偶発的に発見されることが最も多く，他には血栓症（～30%），頭痛やめまい，出血で発見される例がある〔*Blood. 2012 Jul 12;120(2):275-84*〕．

- PV や ET 血栓症では脳梗塞，静脈血栓塞栓症，心筋梗塞の他に腎障害もあり，巣状分節性糸球体硬化症やネフローゼ症候群を呈するものもある．

- PV，ET では二次性の血球上昇疾患の鑑別と，血栓症リスクの評価，治療が重要となる．一部で PV や ET から二次性に骨髄線維症や急性白血病転化を来す症例もある．

真性多血症（PV），本態性血小板血症（ET）のマネジメント：①診断

- 診断基準は表1を参照．

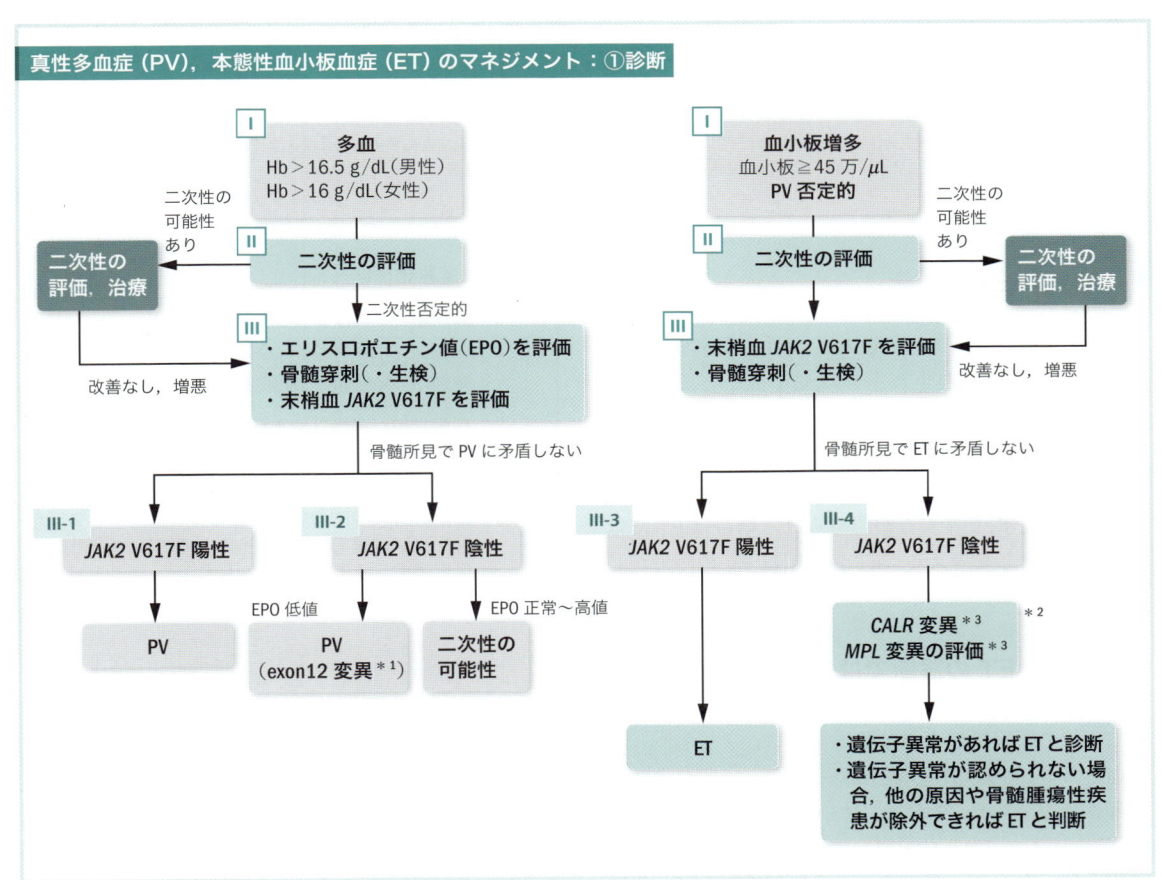

*1 *JAK2* exon12 変異はコマーシャルベースの検査なし．
*2 *JAK2* 変異陽性，*CALR* 変異陽性，*MPL* 変異陽性，triple-negative MPN（骨髄増殖性腫瘍）を評価（*JAK2* 変異は血栓症リスク評価で使用，*MPL* も血栓症との関連あり．他の臨床的意義は未だ不明）．
*3 *CALR* 変異，*MPL* 変異は BML 社の *MPN* 遺伝子変異解析（自費2万8000円）にて *MPL* 遺伝子 W515L 変異，*MPL* 遺伝子 W515K 変異，*CALR* 遺伝子 type1,2 変異の検査が可能．

表1　PV，ET，骨髄線維症の診断基準（WHO 2016 基準）

	PV	ET	PMF（顕性）	PMF（前線維化期）
メジャー	1) Hb＞16.5 g/dL（男性），Hb＞16.0 g/dL（女性）もしくはHt＞49%（男性），Ht＞48%（女性）もしくは赤血球容積が平均の25%以上 2) 骨髄所見で多形性の成熟巨核球を伴い，3系統の増殖が認められる． 3) *JAK2* V617F もしくは *JAK2* exon 12 変異あり	1) 血小板≧45 万/μL 2) 骨髄所見で成熟した，過分葉核を有する，巨核球の増生が認められる．骨髄線維化グレード≦1（表2） 3) CML, PV, PMF, MDS など他の骨髄腫瘍の基準を満たさない 4) *JAK2* V617F もしくは他の遺伝子異常[*1] が認められる	1) 骨髄所見において巨核球の増生と異型[*2] が認められ，骨髄線維化グレード≧2 を満たす（表2） 2) CML, PV, ET, MDS, 他の骨髄腫瘍の基準を満たさない 3) *JAK2* V617F 変異や他の遺伝子異常[*2] が認められるまたはクローナルマーカーが陽性，もしくは二次性が除外される	1) 骨髄所見において巨核球の増生と異型[*1] が認められ，骨髄線維化グレード≦1（表2），過形成骨髄，顆粒球の産生増加と赤血球産生の低下が認められる 2) CML, PV, ET, MDS, 他の骨髄腫瘍の基準を満たさない 3) *JAK2* V617F 変異や他の遺伝子異常[*2] が認められるまたはクローナルマーカーが陽性，もしくは二次性が除外される
マイナー	1) 血中エリスロポエチン低値	1) 染色体異常などクローナルマーカーが存在，もしくは二次性が除外される	1) 原因不明な貧血 2) 白血球≧1 万 1000/μL 3) 触知可能な脾腫 4) LDH 上昇 5) 白赤芽球症	1) 原因不明な貧血 2) 白血球≧1 万 1000/μL 3) 触知可能な脾腫 4) LDH 上昇

・PV はメジャーすべてもしくはメジャーの 1) かつ 2) ＋マイナーを満たせば診断．Hb＞18.5 g/dL（男性），Hb ≧ 16.5 g/dL（女性），Ht＞55.5%（男性），Ht＞49.5%（女性）では骨髄検査は不要との意見もある．
・ET はメジャーすべてもしくはメジャーの 1) 〜 3) ＋マイナーを満たせば診断．
・PMF（顕性，前線維化期）はメジャーすべてとマイナー 1 つ以上を満たせば診断．
[*1]*CALR*, *MPL*.
[*2]巨核球の異型：核の変形，核/細胞質比の異常，多染性，いびつな切れ込みの入った核，房状の巨核球．
CML：慢性骨髄性白血病，PMF：原発性骨髄線維症，MDS：骨髄異形成症候群

Blood. 2016 May 19;127（20）:2391-405

 ## チャート I　PV，ET を疑う

- 多血は男性で Hb＞16.5 g/dL，女性で Hb＞16 g/dL で定義される．血小板上昇は血小板≧ 45 万/μL で定義される．
- 多血が認められる場合は PV を疑い，血小板増多がある場合は ET を考慮する．
- 多血と血小板上昇双方が認められる場合は ET ではなく PV として考える（ET の診断は PV の除外が必要）．

 ## チャート II　PV，ET の診断ではまず二次性の評価，除外を行う

- 二次性の原因は表3を参照．
- 血小板＞100 万/μL の 82％が二次性，14％が骨髄増殖性疾患であり，まず二次性の評価は重要である〔*N Engl J Med. 2004 Mar 18;350（12）:1211-9*〕．
- 赤血球，血小板，白血球の 3 系統が増加している場合は二次性の可能性は低いため，PV や CML の検査を優先する．

表2　骨髄線維化グレード

MF-0	交差像のない散在性の線状の細網線維．正常骨髄
MF-1	細網線維の粗なネットワークが見られ，多くの交差像が，特に血管周囲に見られる
MF-2	細網線維が高度な交差像を伴い，びまん性かつ高密度に増加．ときに局所の膠原線維に矛盾しない太い線維束や局所性の骨硬化像が認められる
MF-3	細網線維が高度な交差像と膠原線維として矛盾しない太い線維の粗い束を伴い，びまん性かつ高密度に増加．通常骨硬化像を伴う

Blood. 2016 May 19;127（20）:2391-405

 ## チャート III　二次性の可能性が低い場合
〔*Blood. 2016 May 19;127（20）:2391-405*〕

- 二次性の可能性が低い場合，二次性の原因となる疾患の治療を行っても血球増多が改善しない場合は PV，ET を考慮し，骨髄穿刺・生検，末梢血の *JAK2* V617F（exon 14）を評価．PV ではさらにエリスロポエチンの評価を行う．
- PV の骨髄所見では多形性の成熟巨核球を伴い，3 系統の増殖が認められる．ET では成熟した，過分

表3 二次性の赤血球，血小板増多の原因

二次性赤血球増多	二次性血小板増多
先天性 酸素感受性の低下 　*VHL* 遺伝子変異 　*PHD2* 変異 　*HIF-2α* 変異 他の先天性 　酸素結合性の高い Hb 　ビスホスホグリセリン酸ムターゼ欠乏	炎症性 　組織障害，外傷，外科手術，感染症，悪性腫瘍，慢性炎症，膠原病
中心性低酸素 　慢性肺疾患，右左シャント，CO 中毒，喫煙，低換気，睡眠時無呼吸症候群，高山生活	その他 　腎障害，脾摘後，鉄欠乏
局所性低酸素 　腎動脈狭窄，末期腎不全，水腎症，多発性嚢胞腎，腎移植後	薬剤性 　ビンクリスチン，トレチノイン，トロンボポエチン受容体作動薬
病的エリスロポエチン産生 　腫瘍性（小脳血管芽腫，髄膜腫，副甲状腺腫・癌，肝細胞癌，腎細胞癌，褐色細胞腫，子宮平滑筋腫）	
薬剤性 　エリスロポエチン投与，アンドロゲン投与	
特発性	

Hematology Am Soc Hematol Educ Program. 2009:629-35／N Engl J Med. 2004 Mar 18;350（12）:1211-9／Arch Dis Child. 1993 Jan;68（1）:88-90

葉核を有する巨赤芽球の増生が認められ，骨髄の線維化が認められない（骨髄線維化グレード≦1）．したがって ET を考慮する場合は骨髄穿刺のみではなく，骨髄生検も合わせて行ったほうがよい．

- PV において，Hb＞18.5 g/dL（男性），Hb≧16.5 g/dL（女性），Ht＞55.5%（男性），Ht＞49.5%（女性）では骨髄検査は不要との意見もある．

▪ 後述のように PV では *JAK2* 遺伝子変異が認められることが多い．*JAK2* 変異には exon14 と exon12 変異が認められており，そのうち exon14 変異（*JAK2* V617K）のみコマーシャルベースで検査可能．exon12 は不可．

- *JAK2* V617K は末梢血，骨髄双方で検査可能．血栓症リスク評価や治療方針にかかわるため，評価する．

▪ ET では *JAK2* 遺伝子変異は 50-60% で認められる〔*Haematologica. 2015 Jul;100（7）:893-7*〕．*JAK2* 遺伝子変異陰性例では，*CALR* 変異，*MPL* 変異（後述）が認められることがあるが，これらは現在，BML 社にて検査が可能である（*MPN* 遺伝子変異解析，自費検査 2 万 8000 円）．

- *MPL* 変異陽性は *JAK2* V617K と同様，血栓症リスク因子となる〔*Blood Cancer J. 2018 Jan 10;8（1）:2*〕．

チャート III-1　多血症＋骨髄所見で PV に矛盾しない患者において *JAK2* V617F 陽性であれば PV と診断可能

■ PV では *JAK2* 遺伝子変異が 98.5% で陽性となる．*JAK2* V617F（exon14）が 94%，exon12 が 4.5% 程度で陽性となる〔*Int J Hematol. 2014 May;99（5）:625-34*〕．

■ Ht 上昇例において *JAK2* V617F 陽性であれば感度 97%，特異度 100% で PV を診断可能〔*Am J Hematol. 2015 Feb;90（2）:162-73*〕．

- 前述のとおり，著明な多血があり，さらに二次性が否定的な患者では骨髄穿刺を行わずに遺伝子検査を行うこともある．

チャート III-2　多血症＋骨髄所見で PV に矛盾しない患者において *JAK2* V617F 陰性であればエリスロポエチンを評価する

■ エリスロポエチンが正常〜高値であれば二次多血症を考慮する．

■ エリスロポエチンが低値であれば PV と診断．

▪ 多血症患者において *JAK2* V617F 陰性では PV は否定的であるが，3-5% は exon12 の変異であるため，エリスロポエチンが低値の場合は PV と判断する．骨髄穿刺を行っていない場合は骨髄所見の確認は必須．

表4　PV，ET，骨髄線維症の遺伝子変異頻度

遺伝子異変	PV	ET	骨髄線維症
JAK2 変異	exon14 が 94% exon12 が 4.5%	56.3%	47.8%
CALR 変異（19p13.2）	まれ	15-24%	25-35%
MPL 変異（1p34）	まれ	<4%	8%
すべて陰性（triple negative）	まれ	10-15%	12%

Int J Hematol. 2014 May;99（5）:625-34／Blood. 2014 Mar 6;123（10）:1544-51／Blood. 2014 Oct 16;124（16）:2507-13／Am J Hematol. 2015 Feb;90（2）:162-73 を参考に作成

チャートIII-3 **チャートIII-4** **血小板増多患者では *JAK2* V617F の評価に加えて，骨髄穿刺・生検を行う**

- ET では *JAK2* 変異は 50-60%程度で認められる．他に *CALR* 変異（19p13.2）が 15-24%，*MPL* 変異（1p34）が 3%で認められる〔*Am J Hematol. 2015 Feb;90（2）:162-73*〕．すべて陰性（triple negative）となる例が 10-15%ある（表4）〔*Blood. 2014 Mar 6;123（10）:1544-51*〕〔*Blood. 2014 Oct 16;124（16）:2507-13*〕．

- ET では骨髄線維症，CML，MDS など他の骨髄腫瘍性疾患の除外が必要．骨髄線維症の除外には骨髄穿刺では不十分であるため，骨髄生検も合わせて行う．
  - 骨髄線維化の評価には骨髄線維化グレードを使用（表2）．

真性多血症（PV），本態性血小板血症（ET）のマネジメント：②治療

チャートIV **血小板 > 100 万/μL や出血傾向がある場合は後天性 von Willebrand 病（von Willebrand disease：VWD）の評価を行う**

- 後天性 VWD は von Willebrand factor（VWF）の質的・量的異常による凝固障害を呈する疾患である〔*Curr Opin Anaesthesiol. 2014 Jun;27（3）:353-8*〕〔*Adv Clin Exp Med. 2016 Nov-Dec;25（6）:1337-44*〕．

- 機序と関連する疾患：
  ① VWF に対する自己抗体の産生：リンパ増殖性疾患（多発性骨髄腫，MGUS*，Waldenström マクログロブリン血症，慢性リンパ性白血病，悪性リンパ腫など），自己免疫疾患（SLE で報告がある）
  ②高分子量 VWF マルチマーの減少：骨髄増殖性疾患（主に PV と ET），Wilms 腫瘍
  ③ずり応力亢進による ADAMTS13 の VWF 分解促進：骨髄増殖性疾患，心臓弁膜症（Heyde 症候群），人工心肺

④ VWF の産生・分泌障害：甲状腺機能低下症

*MGUS：monoclonal gammopathy of undetermined significance

- VWF 自体が減少する 1 型（機序は①，④）と高分子量 VWF が選択的に減少する 2 型（機序①，②，③）がある．

- PV や ET では血小板 > 100 万/μL となる症例で後天性 VWD の評価が必要だが，< 100 万/μL でも除外はできないため，出血症状があれば評価する〔*Blood Cancer J. 2018 Jan 10;8（1）:2*〕．

- 評価は VWF 活性（リストセチン補因子活性），VWF マルチマー解析を行う．後天性 VWD では INR や APTT は正常となるため注意．
  - VWF 活性（リストセチン補因子活性）は大半の症例で低下するが，弁膜症を背景とした後天性 VWD では正常となることがある．この場合，マルチマー解析（保険適用外）にて高分子の低下が認められる〔*Hematology Am Soc Hematol Educ Program. 2015;2015:231-6*〕．
  - VWF 検査は検査のタイミングにより正常の値が出ることもあり，正常だが臨床的に疑わしい場合は再検査を行う．

- 抗凝固療法や抗血小板療法は後天性 VWD を除外してから開始する．

- 血小板 > 100 万/μL の症例ではヒドロキシカルバミド（ハイドレア®）を使用し，血小板を低下させてから抗血小板薬を開始する（**チャートVI**）．

チャートV **PV，ET の血栓症リスク評価**

- PV，ET における血栓症リスク因子は高齢者（> 60 歳），血栓症既往，*JAK2* 遺伝子変異の有無であり，これらは心血管イベントリスク因子にもなる〔*Expert Rev Hematol. 2018 Mar;11（3）:247-52*〕．これらの項目から，最低リスク群，低リスク群，中リスク群，高リスク群に分類し，治療方針を決める（表5）．

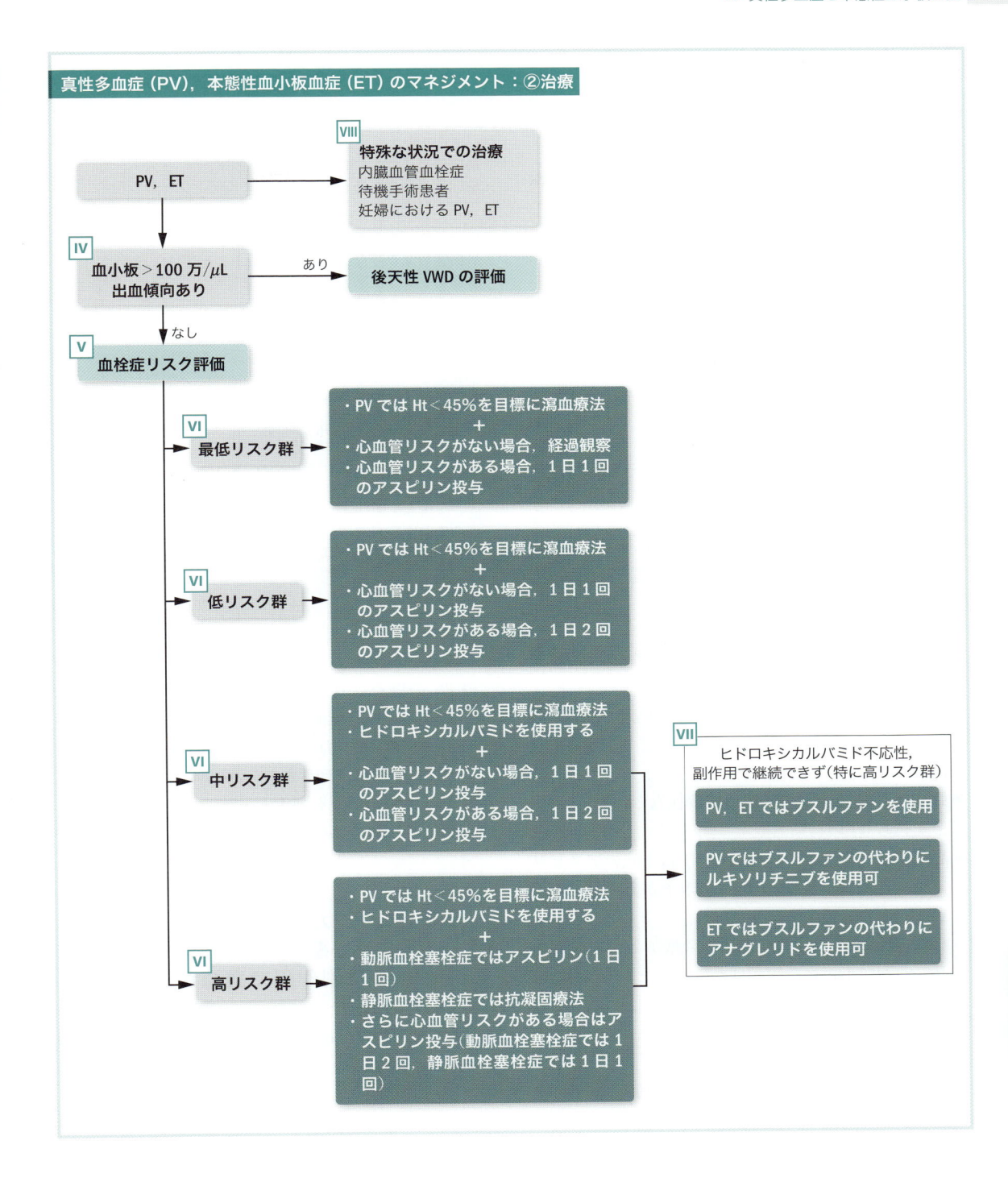

真性多血症（PV），本態性血小板血症（ET）のマネジメント：②治療

Ⅷ **特殊な状況での治療**
内臓血管血栓症
待機手術患者
妊婦における PV，ET

PV，ET

Ⅳ **血小板 > 100 万/μL**
出血傾向あり ── あり ── **後天性 VWD の評価**

なし

Ⅴ **血栓症リスク評価**

Ⅵ **最低リスク群**
・PV では Ht < 45% を目標に瀉血療法
　　　　　　　＋
・心血管リスクがない場合，経過観察
・心血管リスクがある場合，1 日 1 回
　のアスピリン投与

Ⅵ **低リスク群**
・PV では Ht < 45% を目標に瀉血療法
　　　　　　　＋
・心血管リスクがない場合，1 日 1 回
　のアスピリン投与
・心血管リスクがある場合，1 日 2 回
　のアスピリン投与

Ⅵ **中リスク群**
・PV では Ht < 45% を目標に瀉血療法
・ヒドロキシカルバミドを使用する
　　　　　　　＋
・心血管リスクがない場合，1 日 1 回
　のアスピリン投与
・心血管リスクがある場合，1 日 2 回
　のアスピリン投与

Ⅶ ヒドロキシカルバミド不応性，
副作用で継続できず（特に高リスク群）

PV，ET ではブスルファンを使用

PV ではブスルファンの代わりに
ルキソリチニブを使用可

ET ではブスルファンの代わりに
アナグレリドを使用可

Ⅵ **高リスク群**
・PV では Ht < 45% を目標に瀉血療法
・ヒドロキシカルバミドを使用する
　　　　　　　＋
・動脈血栓塞栓症ではアスピリン（1 日
　1 回）
・静脈血栓塞栓症では抗凝固療法
・さらに心血管リスクがある場合はア
　スピリン投与（動脈血栓塞栓症では 1
　日 2 回，静脈血栓塞栓症では 1 日 1
　回）

H 血液

チャート Ⅵ PV，ET の初期治療
〔*Am J Hematol. 2017 Jan;92（1）:94-108*〕

- PV，ET の中央生存期間は，ET で 19.8 年（15 年生存率 80%，白血病転化リスク < 5%，骨髄線維症リスクは < 1%），PV で 13.7 年（10 年生存率 > 75%，白血病転化リスク < 5%，骨髄線維症リスク < 10%）．

- PV，ET における生命予後を予測する因子は PV，ET における生命予後 を参照．

- 治療で重要なのは血栓症の予防であり，血栓症リスクの評価に応じた治療を行う（表5）〔*Am J Hematol. 2015 Feb;90（2）:162-73*〕〔*Blood. 2014 Oct 16;124（16）:2507-13*〕．

- PV では全例，Ht < 45% を目標に瀉血療法を行う（瀉血療法の方法）．

表5　血栓症リスクに応じた治療方針

リスク	患者群	初期治療
最低リスク群	血栓症既往なし 年齢≦60 歳 *JAK2* 遺伝子変異なし	PV では Ht＜45％を目標に瀉血療法 PV，ET 双方で， ・心血管リスク*がない場合は経過観察 ・心血管リスクがある場合は 1 日 1 回のアスピリン投与
低リスク群	血栓症既往なし 年齢≦60 歳 *JAK2* 遺伝子変異あり	PV では Ht＜45％を目標に瀉血療法 PV，ET 双方で， ・心血管リスクがない場合は 1 日 1 回のアスピリン投与 ・心血管リスクがある場合は 1 日 2 回のアスピリン投与
中リスク群	血栓症既往なし 年齢＞60 歳 *JAK2* 遺伝子変異なし	PV では Ht＜45％を目標に瀉血療法 PV，ET 双方で， ・ヒドロキシカルバミド（ハイドレア®）を使用する ・心血管リスクがない場合は 1 日 1 回のアスピリン投与 ・心血管リスクがある場合は 1 日 2 回のアスピリン投与
高リスク群	血栓症既往あり もしくは 年齢＞60 歳かつ *JAK2* 遺伝子変異あり	PV では Ht＜45％を目標に瀉血療法 PV，ET 双方で， ・ヒドロキシカルバミド（ハイドレア®）を使用する ・動脈血栓塞栓症ではアスピリン（1 日 1 回），静脈血栓塞栓症では抗凝固療法 ・さらに心血管リスクがある場合はアスピリン投与（動脈血栓塞栓症では 1 日 2 回，静脈血栓塞栓症では 1 日 1 回）

*心血管リスク：一般的なリスク因子（糖尿病や脂血異常症，高血圧，肥満，喫煙など）

Am J Hematol. 2017 Jan;92（1）:94-108

■最低リスク群（≦60 歳，血栓症既往なし，*JAK2* 遺伝子変異なし）の初期治療：

▪心血管リスク因子がない場合は経過観察でよい．心血管リスク因子がある場合，アスピリンを 1 日 1 回投与する．

■低リスク群（≦60 歳，血栓症既往なし，*JAK2* 遺伝子変異あり）の初期治療：

▪心血管リスク因子がない場合，1 日 1 回のアスピリン投与を行う．心血管リスク因子がある場合は 1 日 2 回のアスピリン投与を行う．

▪*JAK2* 遺伝子変異は幼若血小板の増加と関連性があり，幼若血小板は凝固傾向が強いことから *JAK2* 遺伝子変異は血栓症リスクとなる（HR 2.0 ［1.2-3.5]）〔*Blood. 2011 Jun 2;117（22）:5857-9*〕〔*Blood. 2011 Sep 1;118（9）:2599-601*〕．

・*MPL* 変異は *JAK2* V617F と同様，血栓症リスク因子となるが，頻度が低い点からリスク分類に含まれていない．今後考慮される可能性がある〔*Blood Cancer J. 2018 Jan 10;8（1）:2*〕．

■中リスク群（＞60 歳，血栓症既往なし，*JAK2* 遺伝子変異なし）の初期治療：

▪低リスク群の治療に加えて，ヒドロキシカルバミド（ハイドレア®）を併用する．

・ハイドレア® 500-2000 mg/日，1-3 回に分割して経口投与，維持量は 500-1000 mg/日．

・ヒドロキシカルバミドは血栓症リスク，白血病転化リスクの軽減効果が期待できる．

・PV の場合は Ht の目標値は＜45％，ET の場合は血小板数の目標値は＜45-60 万/μL とする．

■高リスク群（血栓症既往あり，もしくは年齢＞60 歳かつ *JAK2* 遺伝子変異あり）の初期治療：

▪中リスク群の治療を基本とする．

▪静脈血栓塞栓症の既往がある場合，抗凝固療法を行う．

チャート VII ヒドロキシカルバミド（ハイドレア®）への反応性が悪い（血小板＞60 万/μL），もしくは副作用で継続が困難な PV，ET の治療

■≦65 歳では IFN-α の使用が推奨されるが，日本国内では保険適用なし．

■＞65 歳ではブスルファン（マブリン® 散）2-4 mg/日を使用する．

▪4 mg/日より開始し，ET では血小板≦45-60 万/μL を維持し，PV では Ht＜45％を目標値として 2 mg/日で維持投与する．血小板＜20 万/μL もしくは白血球＜3000/μL では中断する．ヒドロキシカルバミドで反応が乏しかった PV，ET の 83％で血液所見の改善が見込める〔*Ann Hematol. 2014 Dec;93（12）:2037-43*〕．

■PV では IFN-α，ブスルファンの代わりにルキソリチニブ（ジャカビ® 錠）を使用する方法もある．

表 6　PV，ET 後に発症する二次性骨髄線維症の診断基準

	PV	ET
必須項目 （すべて満たす）	1) WHO 基準で PV と診断されている 2) 骨髄線維化グレード（表 2）: 2-3	1) WHO 基準で ET と診断されている 2) 骨髄線維化グレード（表 2）: 2-3
補助項目 （2 つ以上満たす）	1) 瀉血やヒドロキシカルバミド，ブスルファン，ルキソリチニブなどなしで貧血が認められる 2) 末梢血にて白赤芽球症が認められる 3) 脾腫の増悪（肋骨下縁から≧5 cm で触知可能な脾腫） 4) 消耗症状が認められる（6 か月で>10％の体重減少，寝汗，原因不明の発熱）	1) 基礎の Hb から≧2 g/dL の減少 2) 末梢血にて白赤芽球症が認められる 3) 脾腫の増悪（肋骨下縁から≧5 cm で触知可能な脾腫） 4) LDH の上昇 5) 消耗症状が認められる（6 か月で>10％の体重減少，寝汗，原因不明の発熱）

Am J Hematol. 2017 Jan;92（1）:94-108

- 瀉血治療を行っている PV 患者を対象として，ルキソリチニブ 1 回 10 mg 1 日 2 回投与群とヒドロキシカルバミド群を比較した非盲検化ランダム化比較試験（RESPONSE trial）では，ルキソリチニブで有意に Ht の低下効果，脾腫改善効果，自覚症状の改善効果が認められた．副作用はヒドロキシカルバミドとほぼ同等で，グレード 3-4 の血小板減少の頻度が高い程度（5.4％ vs 3.6％）〔*N Engl J Med. 2015 Jan 29;372（5）:426-35*〕．日本国内では 2015 年 10 月に保険適用となった．

- ET では IFN-α，ブスルファンの代わりにアナグレリド（アグリリン®CP）を使用する方法もある．

- アグリリン®CP 1 回 0.5 mg 1 日 2 回より開始．ヒドロキシカルバミドで不応性，副作用で継続困難な患者において，68％が血小板<60 万/μL を，45％が血小板<45 万/μL を達成可能である〔*Int J Hematol. 2014 Oct; 100（4）:353-60*〕．

- 高リスクの ET に対する初回治療としてアナグレリドとヒドロキシカルバミドの効果を比較すると，動脈血栓リスク，出血リスク軽減効果はヒドロキシカルバミドでより良好であり，静脈血栓症リスク軽減効果はアナグレリドのほうが良好であった〔*N Engl J Med. 2005 Jul 7;353（1）:33-45*〕．その後の非劣性試験では両者で ET 合併症リスクは同等との結果であった〔*Blood. 2013 Mar 7;121（10）:1720-8*〕．

- 副作用はヒドロキシカルバミドでより好中球減少リスクが高く，一方でアナグレリドでは動悸や頻脈，高血圧，頭痛，下痢が多い〔*N Engl J Med. 2005 Jul 7;353（1）:33-45*〕〔*Blood. 2013 Mar 7;121（10）:1720-8*〕．

PV，ET における生命予後

- PV，ET の生命予後に関連する因子として白血病転化，骨髄線維症発症があり，15 年間における白血病転化リスクは ET で 2.1-5.3％，PV で 5.5-18.7％，骨髄線維症では 20％以上．また骨髄線維症への移行リスクは ET で 4-11％，PV で 6-14％〔*Blood Cancer J. 2018 Jan 10;8（1）:2*〕．

- PV における生命予後を予測する因子として，年齢（≧67 歳 [5 点]，57-66 歳 [2 点]），白血球≧1 万 5000/μL（1 点），血栓症既往（1 点）がある〔*Expert Rev Hematol. 2018 Mar;11（3）:247-52*〕．

- 生存期間の中央値は低リスク群（0 点）で 27.8 年，中リスク群（1-2 点）で 18.9 年，高リスク（≧3 点）で 10.9 年．

- ET における生命予後を予測する因子として，年齢≧60 歳（2 点），白血球≧1 万 1000/μL（1 点），血栓症既往（1 点）がある〔*Expert Rev Hematol. 2018 Mar;11（3）:247-52*〕．

- 生存期間の中央値は低リスク群（0 点）で>25 年，中リスク群（1-2 点）で 24.5 年，高リスク（≧3 点）で 14.7 年．

- PV，ET はフォロー中に骨髄線維症に移行する例がある．PV，ET 後の骨髄線維症の診断基準は表 6 を参照．経過中に以下のような所見が出現する場合は骨髄生検を行うべきである〔*Am J Hematol. 2017 Jan;92（1）:94-108*〕．

- 徐々に貧血が進行する．

- 末梢血に芽球が出現する．

- 脾腫が進行する．

- LDH の上昇が認められる．

- 消耗症状や体重減少，寝汗，原因不明の発熱が認められる．

瀉血療法の方法〔*Blood Rev. 2012 Sep;26（5）:205-11*〕

- 初期では 250-500 mL の瀉血を隔日で行い，Ht 40-45％まで下げる．

- 高齢者や心血管疾患がある患者では 200-300 mL の瀉血を週に 2 回程度とする．

Ｈ 血液

- ■上記を達成すれば 4-8 週間毎に血液検査を行い，Ht の上昇速度に応じて瀉血の頻度を決定する．Ht は ＜45％を維持する．
- ▪PV 患者 365 例を対象としたランダム化比較試験（CYTO-PV trial）において，瀉血療法による Ht 目標値を＜45％とした群と 45-50％とした群に割り付け比較した結果，心血管イベントは Ht 45-50％群で有意に高かった（HR2.69 [1.19-6.12]）〔*N Engl J Med. 2013 Jan 3;368（1）:22-33*〕．
- ■鉄剤補充は推奨されない．

▌VIII▐ PV，ET の状況に応じた治療
〔*Blood. 2012 Jul 12;120（2）:275-84*〕

- ■内臓血管の血栓症（Budd-Chiari 症候群を含む）を併発している場合：
- ▪脾機能亢進や出血により PV がマスクされている可能性があるため注意する．高リスク群の PV の治療に加えて，血栓症の治療としてヘパリン，ワルファリンが必要となる．
- ■外科手術患者の場合：
- ▪PV，ET 患者の 8％が周術期に致命的な血栓症を来す．待機的手術の場合，術前に可能な限り正常な血球数に近づけることが必要．ヒドロキシカルバミドの投与や瀉血を行う．
- ■妊婦の場合：
- ▪PV では 60 歳代の発症が多く，問題となることが少ないが，ET は若年発症が多いため，妊娠可能女性での発症もある．
- ▪妊婦ではヒドロキシカルバミドは避ける．PV の場合，瀉血で Ht＜45％に維持しつつ，PV，ET 共に出産後 6 週間は低分子ヘパリン（LMWH）を使用する．
- ▪血栓症の既往や重度の妊娠合併症の既往がある場合は妊娠中も LMWH を使用する．
- ▪血小板＞150 万/μL や重度の出血がある妊婦の場合は IFN の使用も考慮する．

11 慢性骨髄性白血病

- 慢性骨髄性白血病（chronic myeloid leukemia：CML）は成人の白血病の 15％を占める．発症率は 1-2/10万人年．
- 高齢者で多く，診断年齢中央値は 65歳，男性で多い〔*Lancet. 2007 Jul 28;370（9584）:342-50*〕．
- 造血幹細胞における t（9;22）（q34;q11）が原因であり，細胞寿命の延長，増殖の亢進が生じる．t（9;22）（q34;q11）はフィラデルフィア染色体（Ph 染色体，*BCR−ABL* 融合遺伝子）と呼ばれ，この異常により BCR−ABL 蛋白が生じる〔*JAMA. 2001 Aug 22-29;286（8）:895-8*〕．
- *BCR−ABL* 融合遺伝子には major（p210），micro（p230），minor（p190）の 3 型がある．

慢性骨髄性白血病（CML）のマネジメント

チャート I CML の症状，所見

- 原因のあきらかではない白血球（顆粒球）増多では CML を疑う．
- 症状は貧血や脾腫による倦怠感，体重減少，腹満感が多い．無症候性も 30-50％で認められる．
- 脾腫は 50-60％，肝腫大は 10-20％で認められる．
- リンパ節腫大や皮膚病変はまれであり，認められる場合は非定型 CML や急性転化を疑う．また，頭痛や骨痛，関節痛，脾梗塞による腹痛がある場合も急性転化の可能性を疑う〔*Am J Hematol. 2014 May;89（5）:547-56*〕．
- 末梢血所見は左方移動を伴う顆粒球増多が認められる．未熟な骨髄球，後骨髄球，好塩基球，好酸球も認められる〔*Am J Hematol. 2014 May;89（5）:547-56*〕．
- 末梢血検査において有用なのは好塩基球，幼若顆粒球（骨髄球＋後骨髄球），好中球アルカリホスファターゼ（NAP）スコア．
  - 白血球（顆粒球）増多患者において，好塩基球 ≧ 430/μL は感度 93.9％，特異度 95.2％で CML を示唆する．幼若顆粒球 ≧ 460/μL は感度 93.9％，特異度 93.7％，NAP スコア＜122 は感度 95.3％，特異度 90.7％で CML を示唆する〔*Clin Chim Acta. 2018 Aug 27. pii: S0009-8981（18）30453-4. doi: 10.1016/j.cca.2018.08.038.〔Epub ahead of print〕*〕．

チャート II CML の診断
〔*Lancet. 2007 Jul 28;370（9584）:342-50*〕

- CML を疑った場合は末梢血，骨髄血による Ph 染色体，*BCR−ABL* 融合遺伝子の評価を行う．
- 評価には G バンド法（骨髄血），FISH 法（骨髄，末梢血），*BCR−ABL* 融合遺伝子（Major，Minor，Micro）の RT（real time）-PCR 法（骨髄，末梢血）がある．
- G バンド法は通常 20 個の細胞を顕微鏡で観察して染色体異常を評価するため，感度は低い．しかし G バンド法は骨髄血を用いて，Ph 染色体以外の染色体異常も検出可能な利点がある．CML の 10-15％は他の染色体異常を合併する〔*Am J Hematol. 2014 May;89（5）:547-56*〕．
- FISH 法は 100 個以上の細胞で評価可能であるため，感度も良好である．
- RT−PCR 法は最も感度が良好である．
- *BCR−ABL* 融合遺伝子陽性であれば CML と診断する．
- *BCR−ABL* 融合遺伝子陰性であれば，他疾患を考慮する．
- 骨髄所見で他疾患の可能性が低い場合は *BCR−ABL* 融合遺伝子陰性 CML，慢性骨髄単球性白血病（chronic myelomonocytic leukemia：CMML）の可能性を評価する（補足▶）．

チャート III CML の病期評価
〔*Lancet. 2007 Jul 28;370（9584）:342-50*〕

- CML は慢性期，加速期，急性転化の 3 つの病期に分類される．
- 慢性期（chronic phase）は CML の 90％を占める．無症候性の経過．
- 加速期（accelerated phase）は症状の増悪，未熟な芽球の増加が認められる．1 年ほど持続し，急性転化に移行する（表1）．
- 急性転化（blast crisis）は末梢血，骨髄中に芽球が認められ（20-30％以上），急性白血病様の症状を呈する．
- CML 診断時・治療中に加速期の基準を満たす場合や急性転化が認められるのであれば早期に移植可能施

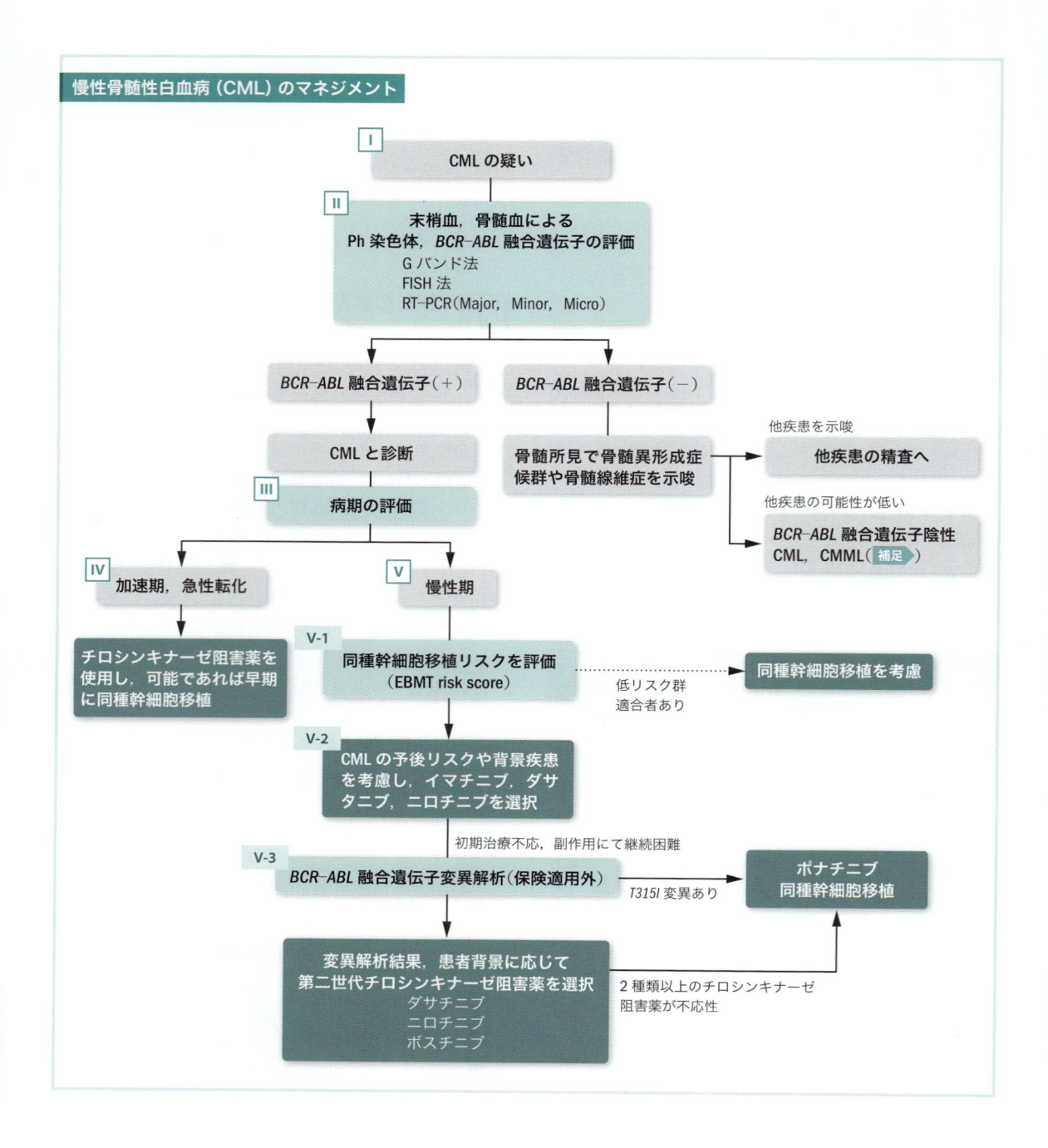

慢性骨髄性白血病 (CML) のマネジメント

I CML の疑い

II 末梢血，骨髄血による
Ph 染色体，*BCR–ABL* 融合遺伝子の評価
G バンド法
FISH 法
RT–PCR(Major, Minor, Micro)

BCR–ABL 融合遺伝子（＋）

BCR–ABL 融合遺伝子（－）

CML と診断

骨髄所見で骨髄異形成症
候群や骨髄線維症を示唆

他疾患を示唆 → 他疾患の精査へ

他疾患の可能性が低い
→ *BCR–ABL* 融合遺伝子陰性
CML, CMML（補足）

III 病期の評価

IV 加速期，急性転化

V 慢性期

チロシンキナーゼ阻害薬を
使用し，可能であれば早期
に同種幹細胞移植

V-1 同種幹細胞移植リスクを評価
（EBMT risk score）

低リスク群
適合者あり → 同種幹細胞移植を考慮

V-2 CML の予後リスクや背景疾患
を考慮し，イマチニブ，ダサ
タニブ，ニロチニブを選択

初期治療不応，副作用にて継続困難

V-3 *BCR–ABL* 融合遺伝子変異解析（保険適用外）

T315I 変異あり → ボナチニブ
同種幹細胞移植

変異解析結果，患者背景に応じて
第二世代チロシンキナーゼ阻害薬を選択
ダサチニブ
ニロチニブ
ボスチニブ

2 種類以上のチロシンキナーゼ
阻害薬が不応性

設への紹介を行い，対応する必要がある（チャートIV）.

IV 加速期，急性転化における治療方針

- 加速期，急性転化では第二世代のチロシンキナーゼ阻害薬（表2）を使用し，早期の同種幹細胞移植を考慮する.
- チロシンキナーゼ阻害薬による 4 年生存率は加速期で 40-55 %，急性転化では生存期間中央値は 9-12 か月と予後は悪い.

- 同種幹細胞移植による治癒率は加速期で 15-40 %，急性転化で 5-20 % 程度である〔*Am J Hematol. 2014 May;89（5）:547-56*〕.

V 慢性期における治療方針

- CML の治療目標は 3 か月における早期分子遺伝学的反応（early molecular response：EMR. RT–PCR 検査における *BCR–ABL* mRNA＜10 % IS で定義）と 12 か月における *BCR–ABL* mRNA ≦ 0.1 % IS（分子

表 1 加速期の基準

治療抵抗性で，白血球＞1 万/μL が持続する
治療抵抗性で，脾腫が持続・増悪する
治療抵抗性で，血小板＞100 万/μL が持続する
治療と関係がなく，血小板＜10 万/μL となる
末梢血好塩基球≧20%
末梢血もしくは骨髄中芽球 10-19%
診断時の評価にて，いわゆる "major route" の付加的染色体異常（second Ph，＋8，i17q，＋19）または複雑型染色体異常，3q26.2 の異常が認められる
治療中に新規に染色体異常が出現する

Blood. 2016 May 19;127（20）:2391-405

表 2 チロシンキナーゼ阻害薬と選択基準

薬剤	投与量	選択基準
イマチニブ（グリベック®）（第一世代）	急性期 600 mg/日 分 1　もしくは 800 mg/日 分 2　慢性期 400-600 mg/日 分 1	・第一選択薬 ・Y253F/H，E255K/V，T315I，H396P/R はイマチニブ高度耐性 ・M244V，M351T，F359V は軽度耐性であり，この場合 600-800 mg/日へ増量することで効果は期待できる
ダサチニブ（スプリセル®）（第二世代）	急性期 140-180 mg/日 分 2　慢性期 100-140 mg/日 分 1　・制酸薬との併用は避ける　（2 時間あけて使用する）	・胸水貯留リスクがある患者（肺疾患既往，心不全，コントロール不良な高血圧），肺高血圧症患者では避ける ・抗血小板作用もあるため，抗血小板薬との併用に注意 ・Y253H，E255K/V，F359C/V 変異ではダサチニブがより効果的
ニロチニブ（タシグナ®）（第二世代）	初期では 600 mg/日 分 2　通常 800 mg/日 分 2　・食事の 1 時間以上前もしくは　2 時間以上後に内服　・制酸薬との併用は避ける　（2 時間あけて使用する）	・高血糖リスクがあるため，糖尿病患者では要注意．QT 延長リスクあり，併用薬剤や電解質異常には注意．動脈硬化リスクが高い患者では避ける（血管疾患リスク） ・V299L，F317L 変異ではニロチニブがより効果的
ボスチニブ（ボシュリフ®）（第二世代）	500 mg/日 分 1　最大投与量 600 mg/日　・制酸薬との併用は避ける　（2 時間あけて使用する）	・消化管症状，血球減少リスクが高いが，総じて使いやすい
ポナチニブ（アイクルシグ®）（第三世代）	45 mg/日 分 1	・T315I 変異がある場合には唯一効果が期待できる薬剤

より具体的な副作用頻度については 補足 を参照．

Am J Hematol. 2014 May;89（5）:547-56／J Oncol Pharm Pract. 2018 Sep;24（6）:433-52 を参考に作成

遺伝学的大反応［MMR］）や FISH 法による *BCR-ABL* 検出率 0% 達成（細胞遺伝学的完全寛解［CCyR］）である．

- 治療効果判定については表 3 を参照．
- 末梢血所見が改善しても治療は長期間必要．治療の中心は BCR-ABL チロシンキナーゼを阻害するチロシンキナーゼ阻害薬である（表 2）〔*Am J Hematol. 2014 May;89（5）:547-56*〕．
- CML における急性転化は診断，治療後 1-2 年で生じることが多いため，なるべく早期に病状を安定させたほうが予後が良い．EMR を達成することで

有意に 5 年間 progression free survival（PFS）の改善（89-98% vs 72-81%），全生存率の改善が得られる（94-99% vs 79-81%）〔*Expert Rev Hematol. 2017 Jul;10（7）:659-74*〕．

- さらに MMR よりも高度な分子遺伝学的反応（$MR^{4.0}$，$MR^{4.5}$）を 2 年以上維持することでチロシンキナーゼ阻害薬の減量や終了を考慮することが可能となる．

H 血液

表3 治療効果判定

	良好	不十分	不良
3か月	Ph 陽性細胞≦35% and/or *BCR-ABL* mRNA＜10%（EMR）	Ph 陽性細胞 36-95% and/or *BCR-ABL* mRNA＞10%	Ph 陽性細胞＞95% and/or CHR 達成できず
6か月	Ph 陽性細胞 0% and/or *BCR-ABL* mRNA＜1% IS	Ph 陽性細胞 1-35% and/or *BCR-ABL* mRNA 1-10% IS	Ph 陽性細胞＞35% and/or *BCR-ABL* mRNA＞10% IS
12か月	*BCR-ABL* mRNA ≦0.1% IS	*BCR-ABL* mRNA 0.1-1% IS	*BCR-ABL* mRNA＞1% IS and/or Ph 陽性細胞＞0%
常時	*BCR-ABL* mRNA＜0.1%	染色体異常 (-7, 7q-) あり (Ph 陰性細胞で)	CHR の喪失 CCyR の喪失 MMR の喪失 Ph 陽性細胞での遺伝子異常を合併

EMR：早期分子遺伝学的反応，CHR：血液学的完全寛解，CCyR：細胞遺伝学的完全寛解，MMR：分子遺伝学的大反応

それぞれの定義

HR：hematological response （血液学的反応）	・末梢血所見の評価 ・完全寛解（CHR）は血小板＜45万/μL，白血球＜1万/μL，未熟顆粒球（−），好塩基球＜5%，触知可能な脾腫（−）で定義
EMR：early molecular response （早期分子遺伝学的反応）	チロシンキナーゼ阻害薬開始後3か月における *BCR-ABL* mRNA（RT-PCR で評価*）＜10% IS を満たす
CyR：cytogenetic response （細胞遺伝学的反応）	・G バンド法による Ph 染色体，FISH 法による *BCR-ABL* mRNA 検出率で評価 ・完全寛解 0%，部分寛解 1-35% （G バンド法では評価細胞数が 20-30 個であるため，未検出でも否定はできない．FISH 法のほうがよい）
MR：molecular response （分子遺伝学的反応）	・RT-PCR で，*BCR-ABL* mRNA（% IS）を評価* ・Major MR は＜0.1% IS，完全寛解（CMR）は≦0.01% IS で定義

BCR-ABL mRNA（% IS）の評価は Major *BCR-ABL* mRNA 測定値を用いて計算する．
［Major *BCR-ABL* mRNA（copy/test）］/*ABL* mRNA（copy/test）×100×1.12（係数）で計算．
検査では「Major BCR-ABL 高感度 IS%」や "Major *BCR-ABL1* mRNA (IS)" という項目で評価可能である．
≦0.1%は MR[3.0]，≦0.01%は MR[4.0]，≦0.0032%は MR[4.5] と表現（対数をとる）．

Am J Hematol. 2014 May;89 (5) :547-56

チャート V-1 **骨髄幹細胞移植リスクを評価し，低リスク群で適合者がいれば同種幹細胞移植を考慮してもよい**

■ 同種幹細胞移植はチロシンキナーゼ阻害薬が出現する前までは唯一，CML の治癒が期待できる治療法であった．移植後 18 年間の生存率は 50%，20 年生存率は 41%，再発率は 1%/年．

■ 同種幹細胞移植は移植関連死亡リスクが低く，かつレシピエントが見つかる場合は考慮してもよい．移植関連死亡リスクの評価には EBMT risk score を用いる（表 4）．

▪ スコア 0-2 点の低リスク群であっても移植関連死亡率は 30% 以上あるため，適応には注意が必要である．

▪ また，加速期，急性転化症例や，2 種類のチロシンキナーゼ阻害薬を使用しても治療効果の得られない症例，T315I 変異があり，ポナチニブが使用できない場合は移植を考慮すべきである〔*Am J Hematol.*

2014 May;89 (5) :547-56〕．

チャート V-2 **移植適応外の症例，移植を行わない症例では CML の予後リスクや背景疾患を考慮し，初期治療を決める［イマチニブ（グリベック®），ダサチニブ（スプリセル®），ニロチニブ（タシグナ®）］**

■ CML のリスク評価には Sokal score，Euro score，European Treatment Outcome Study（EUTOS）score がある．よく使用されるのが Sokal score であるが，Sokal score と Euro score は手計算では計算不可能である．簡便で計算可能なのが EUTOS score である．

■ Sokal score と Euro score の参考 URL：（https://www.leukemia-net.org/content/leukemias/cml/euro__and_sokal_score/index_eng.html）

EUTOS score＝［好塩基球（%）×7］＋［脾臓サイズ（cm）×4］

表4　EBMT (European Group for Blood and Marrow Transplantation) risk score

項目	評価
ドナー	HLA型一致した親族0点 血縁関係なし1点
病期	初回の慢性期0点 加速期1点 急性転化2点
年齢	＜20歳0点 20-40歳1点 ＞40歳2点
性別	下記以外0点 男性のレシピエント/女性の ドナー1点
診断〜移植 までの期間	＜12か月0点 ＞12か月1点

スコア	全生存率	治療関連死亡
0-1	58.5%	35.2%
2	55.4%, RR 1.19 [0.89-1.59]	41%, RR 1.28 [0.93-1.75]
3	44.3%, RR 1.53 [1.14-2.04]	48.9%, RR 1.55 [1.12-2.13]
4	36.2%, RR 1.84 [1.32-2.57]	59.5%, RR 2.01 [1.4-2.9]
5-6	26.9%, RR 2.46 [1.47-4.11]	59.4%, RR 2.31 [1.23-4.32]

0-2点が低リスク群，3-4点が中リスク群，5点以上が高リスク群と評価する．

Haematologica. 2005 Feb;90 (2) :232-7

- ≦87点が低リスク群，＞87点が高リスク群〔*Lancet.2015;385:1447-50*〕．
- 5年生存率は低リスク群で98.7%，高リスク群で71.4%であり，他のSokal socreやEuro scoreと比較しても評価能は同等〔*Leuk Res. 2014 Sep;38 (9) :1030-5*〕．
- イマチニブでの治療効果が得られない割合は低リスク群で23%，高リスク群で53%である〔*Leuk Res. 2013 Nov;37 (11) :1457-60*〕．

■ 高リスク群ではダサタニブやニロチニブを使用する．低リスク群ではイマチニブで開始する〔*Expert Rev Hematol. 2017 Jul;10 (7) :659-74*〕．

■ 各薬剤の副作用については 補足 を参照．患者の背景疾患を考慮して使用薬剤を変更してもよい．

▪ ニロチニブは糖尿病や脂質異常症を来す作用があり，心血管リスクが高い患者では避ける，もしくは開始後は血糖や心電図フォローを忘れずに行う．

▪ ダサタニブは肺高血圧や胸水貯留リスクが高く，心不全患者では避ける．

▪ イマチニブは体液貯留や浮腫のリスクが高い．

■ 薬剤投与時のフォロー方法や治療効果の判断は 薬剤投与時のフォロー方法，耐性，治療効果の判断 を参照．

チャートV-3 初期治療不応の場合や副作用にて継続が困難な場合は他のチロシンキナーゼ阻害薬に変更するか，*BCR-ABL* 融合遺伝子変異解析（BML社，保険適用外）を行い，変異解析結果と患者の基礎疾患に合わせて第二世代のチロシンキナーゼ阻害薬（ダサタニブ[スプリセル®]，ニロチニブ[タシグナ®]，

ボスチニブ[ボシュリフ®]），第三世代のポナチニブ[アイクルシグ®]を選択する

■ 薬剤変更時は骨髄穿刺を行い，病状の評価を行う．

■ 第二世代チロシンキナーゼ阻害薬はイマチニブよりも効果が良好である〔*Lancet Haematol. 2015;2:e118-28*〕．

■ *BCR-ABL* 融合遺伝子変異解析結果や患者の基礎疾患でどの薬剤を使用するか決める（表2）．

■ *BCR-ABL* 融合遺伝子変異解析でT315I変異がある場合はイマチニブ，第二世代チロシンキナーゼ阻害薬すべてに耐性となる可能性が高い〔*Am J Hematol. 2014 May;89 (5) :547-56*〕．T315I変異例ではポナチニブのみ効果が見込める．

薬剤投与時のフォロー方法，耐性，治療効果の判断

■ 治療効果判定については表3を参照．

■ チロシンキナーゼ阻害薬使用時は3か月，6か月，12か月で骨髄検査，*BCR-ABL* mRNA (RT-PCR)の評価を行う．

▪ 投与開始からの期間と骨髄中Ph陽性細胞，*BCR-ABL* mRNA (RT-PCR)の値より治療効果を評価し（表3），「不十分」では治療変更を考慮もしくはより綿密なフォローを行い，「不良」ではすぐに治療内容を変更する．

▪ 末梢血のFISH法を用いてフォローすることも可能．この場合は治療開始後6-12か月で陰性となるため，その後骨髄検査に切り替えてフォローする〔*Am J Hematol. 2014 May;89 (5) :547-56*〕．

H血液

チロシンキナーゼ阻害薬の中止のタイミング

- $MR^{4.5}$（$BCR-ABL$ mRNA $\leqq 0.0032\%$ IS）が 2 年以上達成できていれば，一度はチロシンキナーゼ阻害薬を中止してみるのもよい．その場合，中止後数か月〜1 年程度はしっかりとフォローすることが重要である〔*Curr Oncol Rep. 2018 Mar 6;20（3）:23*〕．
- イマチニブ中止後，1-4 年間で 40-70％に再発が認められる．
  - イマチニブにより $MR^{4.0}$（$BCR-ABL$ mRNA $\leqq 0.01\%$ IS）を 2 年以上達成した患者において投与を中止すると，50 か月のフォローにおいて 61％で分子遺伝子学的再燃が認められた．再燃の 95％が中止後 7 か月以内である〔*STIM trial: Lancet Oncol. 2010 Nov;11（11）:1029-35*〕．
- 再燃リスクは Sokal score で高リスク群，イマチニブ投与期間が＜50 か月，男性の 3 項目であった〔*STIM trial: Lancet Oncol. 2010 Nov;11（11）:1029-35*〕．
- 第二世代チロシンキナーゼ阻害薬中止後，1 年間で 50-60％が再発する．
  - ダサチニブにて 1 年以上，分子遺伝学的寛解が得られた患者において，投与を中止した日本国内からの報告では 6 か月における再燃率は 49％［36-61］であった．再燃の全例が 7 か月以内に生じており，特にイマチニブ不応性であった患者で再燃率が高い〔*Lancet Hematol 2015 Dec;2（12）:e528-35*〕．
- 中止ではなく，薬剤を減量して継続する方法も提唱されており，減量や中止のタイミングを評価する研究が現在多数進行中である〔*Curr Oncol Rep. 2018 Mar 6;20（3）:23*〕．

✚ 補 足

BCR-ABL 融合遺伝子陰性 CML，慢性骨髄単球性白血病（CMML）

- *BCR-ABL* 融合遺伝子陰性CML（非定型 CML），CMML は骨髄異形成症候群/骨髄増殖性腫瘍（MDS/MPN）に分類される血液腫瘍（表 5）であり，他に若年性骨髄単球性白血病(juvenile myelomonocytic leukemia：JMML)，MDS/MPN-U (unclassifiable) がある．

チロシンキナーゼ阻害薬の副作用頻度

- CML で使用するチロシンキナーゼ阻害薬の副作用の頻度を図 1 にまとめる．

表 5　CML，非定型 CML，CMML の末梢血所見の比較

	CML	非定型 CML	CMML
白血球増多	高度	中等度	軽度
単球	＜3%	3-10%	＞10%
好塩基球	≧2%	＜2%	＜2%
未熟顆粒球	＞20%	10-20%	≦10%
顆粒球異形成	−	＋＋	＋

Hematology Am Soc Hematol Educ Program. 2012;2012:475-84

	イマチニブ	ニロチニブ	ダサチニブ	ボスチニブ	ポナチニブ
全身症状					
倦怠感	8-35%	11-23%	8-9%	13%	19%
筋痛・関節痛	10-38%	10-22%	22%	8%	17%
頭痛	8-31%	21-32%	12-13%	13%	23%
皮疹	11-34%	36-38%	11%	25%	40%
浮腫	23-56%	5-9%	11-19%	5%	23%
出血	8-29%	4%	8-12%	NA	24%
瘙痒感	5-7%	15-21%	12%	11%	NA
心血管					
心不全	1%	NA	2%	<1%	8%
QT 延長	NA	2%	1%	NA	NA
高血圧	4%	10%	NA	7%	27%
肺					
肺高血圧	0%	0%	5%	<1%	NA
胸水貯留	1%	2%	28%	2%	7%
消化管					
リパーゼ上昇	11%	24%	NA	14-15%	41%
ALT 上昇	8-9%	66%	<1%	25-33%	53%
AST 上昇	9-10%	40%	<1%	25-28%	41%
悪心	22-44%	19-22%	8-10%	33-44%	14%
嘔吐	10-27%	5-15%	5%	32-33%	13%
下痢	17-46%	8-19%	17-19%	86%	16%
血液(グレード 3/4 の副作用)					
血小板減少	9%	12%	19%	26%	32%
貧血	3%	3%	10%	11%	6%
好中球減少	13%	10%	21%	9%	14%

図1　チロシンキナーゼ阻害薬の副作用頻度のまとめ

NA：不明，　■ ≧ 30%，　■ 16-29%，　□ 6-15%，　■ 2-5%，　■ 0-1%

Expert Rev Hematol. 2017 Jul;10（7）:659-74

12 多発性骨髄腫，MGUS

- 多発性骨髄腫や monoclonal gammopathy of undetermined significance（MGUS）は形質細胞性腫瘍の1つ.
- 形質細胞性腫瘍には他に孤発性形質細胞腫，ALアミロイドーシス，POEMS症候群がある. これらの診断基準は 補定 表9 を参照.
- 多発性骨髄腫は，非Hodgkinリンパ腫に次いで多い血液腫瘍で，全悪性腫瘍の1%，血液腫瘍の13%を占める〔*N Engl J Med. 2011 Mar 17;364（11）：1046-60*〕.
- 発症率は男性で7.1/10万人年，女性で4.6/10万人年. 高齢者に多く，平均発症年齢は60歳代. 50歳未満での発症は全体の10%のみ〔*Mayo Clin Proc. 2003 Jan;78（1）：21-33*〕.

多発性骨髄腫，MGUS のマネジメント：診断

チャート I 多発性骨髄腫，MGUS の症状，所見

- 多発性骨髄腫の初発症状としては，高齢者における急性〜慢性的な腰痛，骨痛，正球性貧血，高Ca血症や消耗症状（発熱や体重減少）が多い.
- 腰痛，骨痛は58%を占める. 腰痛発症から診断までは6-12か月かかることも多い.
- 34%は無症状であり，検診で蛋白/Alb乖離や貧血，腎不全を指摘され来院することもある. 多発性骨髄腫では肝脾腫，リンパ節腫大はまれである〔*Mayo Clin Proc. 2003 Jan;78（1）：21-33*〕.
- ALアミロイドーシスが疑われる患者（組織や皮下脂肪のアミロイド染色陽性）やPOEMS症候群が疑われる患者では多発性骨髄腫をはじめとした形質細胞性腫瘍の評価を行う〔*Am J Hematol. 2014 Oct;89（10）：999-1009*〕.

チャート II 多発性骨髄腫，MGUS のスクリーニング検査

- 多発性骨髄腫，MGUSを疑った際にまず行う検査は血液検査，尿検査である.
- 血液検査では免疫グロブリン定量，血清蛋白免疫電気泳動法，免疫固定法，血清遊離軽鎖（free light chain：FLC）比を評価する. 疾患の重症度，臓器障害評価目的に血算，生化学，電解質，腎機能，β_2

ミクログロブリン，LDHも評価しておく.

- 尿検査では蛋白免疫電気泳動法，免疫固定法，Bence-Jones（BJ）蛋白の評価を行う.
  - M蛋白は蛋白免疫電気泳動法で存在が明らかになる場合も多いが，確定診断には免疫固定法が用いられる. 2019年現在，BML社やSRL社で行われている免疫電気泳動は免疫固定法が用いられているため，この項では免疫固定法を基本として記載する.
- 免疫固定法にてM蛋白が検出された場合はMGUS，くすぶり型多発性骨髄腫，多発性骨髄腫を考慮する.
- IgMのM蛋白が検出された場合はWaldenström マクログロブリン血症（WM）に関連した病態やB細胞性リンパ腫，寒冷凝集素症，ウイルス感染症，マイコプラズマ感染症といった疾患の頻度が高く，多発性骨髄腫はむしろ低い. しかしながら治療方針が異なるため，鑑別は重要である〔*Am J Hematol. 2015 Apr;90（4）：346-54*〕〔*Leuk Res. 2016 Jul;46:85-8*〕. 鑑別には骨髄像が重要.
- 免疫固定法にてM蛋白が認められず，FLC異常，BJ蛋白陽性であれば軽鎖型MGUS，くすぶり型軽鎖型多発性骨髄腫，軽鎖型多発性骨髄腫を考慮する.
- M蛋白陰性，FLC正常，BJ蛋白陰性でも，臨床上多発性骨髄腫が疑われる場合は骨髄穿刺を行う.
- 骨髄穿刺にてクローナルな骨髄中形質細胞を10%以上認められる場合は非分泌型多発性骨髄腫と判断する〔*Onco Targets Ther. 2016 Dec 15;9:7583-90*〕. 非分泌型多発性骨髄腫は多発性骨髄腫全体の1-2%程度と少ない.

チャート III 多発性骨髄腫，MGUS の評価

- スクリーニング検査においてM蛋白血症，FLC異常が認められれば，無症候性（MGUS，くすぶり型），症候性（多発性骨髄腫など）の判断を行い，さらに無症候性では症候性となるリスクの評価を行う.
- 多発性骨髄腫，MGUSの診断基準は表1を参照.
- 臓器障害の評価，骨髄検査，画像検査を行い，MGUS，くすぶり型，多発性骨髄腫の鑑別を行う.

多発性骨髄腫，MGUS のマネジメント：診断

I　多発性骨髄腫，MGUS の疑い

II

血液検査 *	**尿検査**
末梢血血液像 血清蛋白免疫電気泳動法 （免疫固定法） FLC 比	尿蛋白免疫電気泳動法 （免疫固定法） Bence-Jones 蛋白

＊血算，免疫グロブリン定量，総蛋白，Alb，Cr，電解質（Ca 含む），LDH，β_2 ミクログロブリン

M 蛋白が陰性，FLC 比正常，BJ 蛋白陰性でも，臨床上多発性骨髄腫や血液疾患が疑われる場合は骨髄穿刺を行う．クローナルな骨髄中形質細胞が 10％以上認められる場合は非分泌型多発性骨髄腫として，多発性骨髄腫のマネジメントを行う

M 蛋白陽性，FLC 比異常，BJ 蛋白陽性，末梢血に異常形質細胞のいずれかが認められる

III

臓器障害の評価

FISH 法は，くすぶり型多発性骨髄腫，多発性骨髄腫の診断後に評価

III-1

骨髄検査 骨髄像 フローサイトメトリー G バンド法 （FISH 法）	**III-2** **画像検査** 頭蓋骨・椎体・長管骨 X 線，CT 検査

± 孤発性形質細胞腫の可能性があれば組織生検

M 蛋白陽性

M 蛋白（－）
FLC の上昇，FLC 比異常（＋）
尿中 BJ 蛋白陽性

IgG，IgA の M 蛋白陽性

MGUS
くすぶり型多発性骨髄腫
多発性骨髄腫

IgM の M 蛋白陽性

Waldenström マクログロブリン血症（WM），IgM MGUS との鑑別

多発性骨髄腫，MGUS

軽鎖型 MGUS
軽鎖型くすぶり型多発性骨髄腫
軽鎖型多発性骨髄腫

WM，IgM MGUS

「多発性骨髄腫，軽鎖型多発性骨髄腫のマネジメント」へ

H-13 Waldenström マクログロブリン血症へ

「多発性骨髄腫，軽鎖型多発性骨髄腫のマネジメント」へ

- IgM の M 蛋白が認められた場合，多発性骨髄腫と WM との鑑別が必要となる．両者の鑑別点を表 2 にまとめる．
- 臓器障害の評価：臓器障害は "CRAB" で評価する．
- Calcium（高 Ca 血症，補正 Ca＞11.5 mg/dL）
- Renal failure（腎不全：Cr＞2 mg/dL，eGFR＜40 mL/分）
- Anemia（貧血，正球性貧血で Hb＜10 g/dL，もしくは年齢補正上限値から 2 g/dL 低下）
- Bone（骨病変，骨融解，骨軟化症，病的骨折，MRI にて＞5 mm の病変が＞1 か所認められる）

- 臓器障害を伴わない場合は MGUS もしくはくすぶり型多発性骨髄腫を考慮〔*Am J Hematol. 2014 Oct;89 (10):999-1009*〕〔*Lancet Haematol. 2014 Oct 1;1 (1):e28-36*〕．
- M 蛋白＜3 g/dL，クローナルな骨髄中形質細胞＜10％では MGUS と判断．M 蛋白≧3 g/dL もしくはクローナルな骨髄中形質細胞 10-60％ではくすぶり型多発性骨髄腫と判断する．
- 軽鎖型では M 蛋白の代わりに尿中 BJ 蛋白を評価する．＜0.5 g/24 時間では MGUS，≧0.5 g/24 時間ではくすぶり型多発性骨髄腫．
- また，以下のいずれかを満たす場合は多発性骨髄腫

Q free light chain（FLC）は何をみているのでしょうか？

A 免疫グロブリンは重鎖（γ, α, μ, δ, ε）と軽鎖（κ, λ）で構成されています．重鎖の種類によりIgG（γ），IgA（α），IgM（μ），IgD（δ），IgE（ε）が決まります．1つの形質細胞より1種類の重鎖と軽鎖が産生され，重鎖の量はそれぞれで異なりますが，軽鎖のκ, λ鎖は基本的には同量産生されることになります．また，軽鎖は重鎖よりも40％程度過剰に産生されます．

異常形質細胞がクローン性に増殖する場合，重鎖と結合できない軽鎖が増加します．この過剰な軽鎖を free light chain（FLC）と呼びます．FLC が尿中に排泄されたものを Bence-Jones 蛋白と呼びます．また，クローン性に増殖した形質細胞からはκとλ鎖どちらかしか産生しないため，κ鎖とλ鎖のバランスが崩れます．これを評価するのがFLC κ/λ 比であり，基準値は 0.58［0.26-1.65］となります〔*Am J Hematol. 2010 Oct;85（10）:787-90*〕．FLC κ/λ比が＜0.26 ではλ鎖が過剰，＞1.65 ではκ鎖が過剰と判断します．

FLC は少量の M 蛋白を評価可能であり，血清蛋白免疫電気泳動（免疫固定法）よりも高感度であり，軽鎖型の多発性骨髄腫の診断にも有用です．

表1 多発性骨髄腫，MGUS の診断基準

	M 蛋白血症		M 蛋白血症（−），FLC, BJ 蛋白（＋）	
MGUS	・M 蛋白＜3 g/dL ・クローナルな骨髄中形質細胞＜10％ ・臓器障害*なし	軽鎖型 MGUS	・BJ 蛋白＜0.5 g/24 時間 ・クローナルな骨髄中形質細胞＜10％ ・臓器障害*なし
くすぶり型多発性骨髄腫	・M 蛋白≧3 g/dL ・クローナルな骨髄中形質細胞 10-60％ ・臓器障害*なし	軽鎖型くすぶり型多発性骨髄腫	・BJ 蛋白≧0.5 g/24 時間 ・クローナルな骨髄中形質細胞 10-60％ ・臓器障害*なし
多発性骨髄腫	・クローナルな骨髄中形質細胞≧10％ ・もしくは形質細胞腫（＋） ・臓器障害*あり ・以下のどれか1つを満たせばその時点で多発性骨髄腫と判断される 　−骨髄中異常形質細胞≧60％ 　−FLC 比≧100 　−MRI で≧5 mm の病変が2か所以上ある	軽鎖型多発性骨髄腫	・クローナルな骨髄中形質細胞≧10％ ・もしくは形質細胞種（＋） ・臓器障害*あり ・以下のどれか1つを満たせばその時点で多発性骨髄腫と判断される 　−骨髄中異常形質細胞≧60％ 　−FLC 比≧100 　−MRI で≧5 mm の病変が2か所以上ある

*高 Ca 血症（Ca＞11.5 mg/dL），腎不全（Cr＞2 mg/dL, eGFR＜40 mL/分），正球性貧血（Hb＜10 g/dL），骨病変（骨融解，軟化症，病的骨折）.

Am J Hematol. 2014 Oct;89（10）:999-1009／Lancet Haematol. 2014 Oct 1;1（1）:e28-36／Clin Lymphoma Myeloma Leuk. 2018 Apr;18（4）:235-48

表2 IgM の M 蛋白血症（＋）における多発性骨髄腫（MGUS）と WM（IgM MGUS）の鑑別

	WM	多発性骨髄腫（IgM 型）
骨髄の腫瘍細胞	リンパ球，リンパ形質細胞，形質細胞	形質細胞のみ
髄外病変	リンパ節，肝臓，脾臓	リンパ節はまれ
染色体異常	del（6q）	t（11;14）
臨床症状	貧血，発熱，体重減少，寝汗，全身倦怠感，出血，肝脾腫，過粘稠度症候群，寒冷凝集素症，クリオグロブリン血症	貧血，腎機能障害，骨病変，高 Ca 血症

Am J Hematol. 2010 Nov;85（11）:853-5／Br J Haematol. 2001 Dec;115（3）:575-82

と判断する〔*Clin Lymphoma Myeloma Leuk. 2018 Apr;18（4）:235-48*〕．

- クローナルな骨髄中形質細胞≧60％
- FLC 比≧100
- MRI で≧5 mm の病変が2つ以上ある．

表3 多発性骨髄腫におけるリスク分類

	高リスク群	中リスク群	通常リスク群
FISH 法	p53 del (17p) t (14;16) t (14;20)	t (4;14) del (13q)	その他すべて t (11;14) t (6;14)
中央生存期間	3 年	4-5 年	8-10 年

太字はコマーシャルベースで評価可能な検査（FISH 法）.

Mayo Clin Proc. 2013 Apr;88 (4) :360-76

チャートIII-1 骨髄所見の評価

- 骨髄所見ではクローナルな骨髄中形質細胞浸潤の評価を行う．異常形質細胞は見た目には正常形質細胞と変わらないことが多いが，多核（3 核以上は確実に異常）が鑑別点となる．また，巨大形質細胞を呈することもある．
- ≧ 10％ではくすぶり型多発性骨髄腫，多発性骨髄腫を疑う．さらに≧ 60％の場合は臓器症状の有無にかかわらず多発性骨髄腫と診断する〔*Am J Hematol. 2014 Oct;89 (10) :999-1009*〕.
- フローサイトメトリー（CD38 ゲーティング）：
- 形質細胞は CD38 が強陽性となるため，CD38 陽性分画の細胞を評価する（マロープラズマ 38，骨髄腫–CD20 解析セットなどの名前でオーダー可能）.
- 正常の形質細胞では CD19＋，CD56－，CD20－となることが多い.
- 骨髄腫細胞では CD19－，CD56＋が 69％，CD19－，CD20＋が 34％となる.
- ただし，正常の形質細胞でも CD19－，CD56＋となる例は 12％程度ある〔*Leuk Res. 2014 Mar;38 (3) :371-6*〕.
- MPC-1 は骨髄腫細胞の成熟度の評価に有用であり，MPC-1 陰性は未熟型，陽性は中間～成熟型を示唆する〔*Blood. 1993 Dec 15;82 (12) :3721-9*〕.
- 染色体検査（G バンド法，FISH 法）：
- 多発性骨髄腫では染色体異常と予後の関連が報告されており，染色体異常により通常，中，高リスク群に分類される（表 3）．治療方針もリスクに応じて調節する方法が提唱されている.
- G バンド法よりも FISH 法のほうが高感度であるため，多発性骨髄腫やくすぶり型多発性骨髄腫患者では del (13q)，t (4;14)，t (11;14)，t (14;16)，p53，del (17p) の評価を FISH 法で行う.
- IgM の M 蛋白血症が認められる患者において，骨髄にクローン性のリンパ細胞，リンパ形質細胞，形質細胞が認められる場合は WM と判断（H -13 Waldenström マクログロブリン血症）.

チャートIII-2 画像検査

- 画像所見では骨融解，病的骨折が認められる．骨硬化像はまれながら認められる.
- 多発性骨髄腫を疑う患者では，頭蓋骨・椎体・長管骨 X 線，CT 検査で骨病変を評価する.
- くすぶり型多発性骨髄腫，多発性骨髄腫では，可能であれば全身 MRI，PET/CT が推奨．困難であれば全脊椎，骨盤 MRI を行う．MGUS では特に必要はない.
- MRI は 4 mm スライスで評価（少なくとも＜5 mm スライス）．＞5 mm の病変を有意とし，＞1 か所認められれば骨病変ありと判断する．くすぶり型多発性骨髄腫において他に症状がなくても，全脊椎，骨盤 MRI にて≧5 mm の病変が 2 か所以上で多発性骨髄腫と診断する．判断困難であれば 3-6 か月空けて再度評価する〔*J Clin Oncol. 2015 Feb 20;33 (6) :657-64*〕.
- POEMS 症候群における骨病変は骨硬化像が 40-50％で認められる.

多発性骨髄腫，軽鎖型多発性骨髄腫のマネジメント

チャートIV 軽鎖型を含む MGUS やくすぶり型多発性骨髄腫の対応

チャートIV-1 MGUS（軽鎖型含む）では経過観察

- MGUS の多発性骨髄腫への進行リスクは 1％/年，軽鎖型 MGUS では 0.3 [0.1-0.8] ％と低い〔*Lancet. 2010 May 15;375 (9727) :1721-8*〕.
- MGUS の中でも IgG 以外の M 蛋白血症，M 蛋白量，FLC 比の異常は進行リスク因子（表 4）であり，リスクに応じてフォローする.
- リスク因子（－）であれば精査，フォローは必要なし.
- 1 つ以上のリスク因子があれば 6-12 か月毎にフォローする〔*JAMA. 2010 Dec 1;304 (21) :2397-404*〕.
- MGUS 患者 1384 例を前向きにフォローした報告では，高齢者，IgG 以外の M 蛋白，M 蛋白≧ 1.5 g/dL，FLC 比異常が進行（多発性骨髄腫，形質細胞腫，AL アミロイドーシスなど）のリスク因子であっ

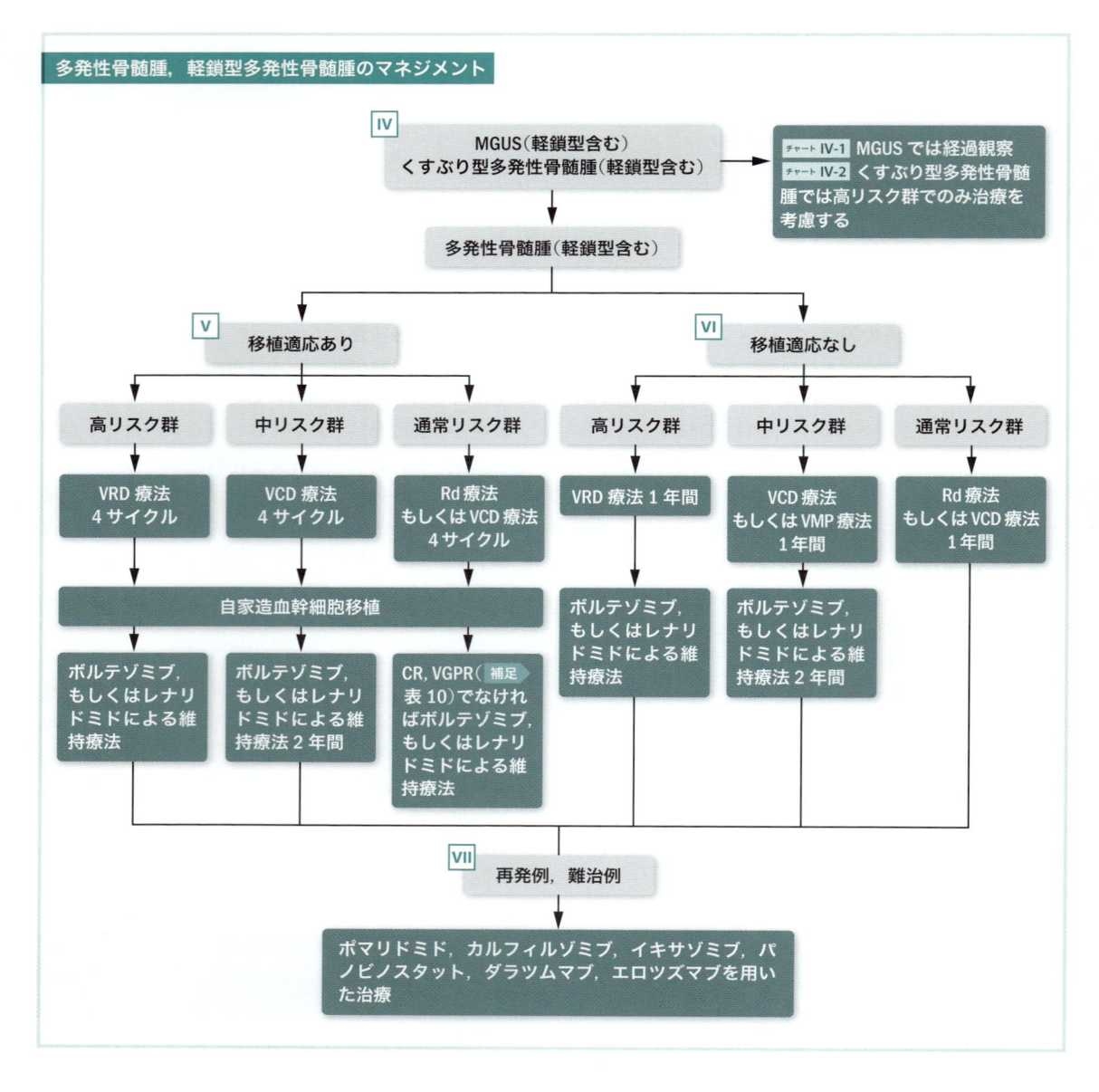

多発性骨髄腫，軽鎖型多発性骨髄腫のマネジメント

- IV MGUS（軽鎖型含む）くすぶり型多発性骨髄腫（軽鎖型含む）
  - チャートIV-1 MGUS では経過観察
  - チャートIV-2 くすぶり型多発性骨髄腫では高リスク群でのみ治療を考慮する

- 多発性骨髄腫（軽鎖型含む）

- V 移植適応あり
  - 高リスク群 → VRD 療法 4 サイクル → 自家造血幹細胞移植 → ボルテゾミブ，もしくはレナリドミドによる維持療法
  - 中リスク群 → VCD 療法 4 サイクル → 自家造血幹細胞移植 → ボルテゾミブ，もしくはレナリドミドによる維持療法 2 年間
  - 通常リスク群 → Rd 療法もしくは VCD 療法 4 サイクル → 自家造血幹細胞移植 → CR，VGPR（補足 表 10）でなければボルテゾミブ，もしくはレナリドミドによる維持療法

- VI 移植適応なし
  - 高リスク群 → VRD 療法 1 年間 → ボルテゾミブ，もしくはレナリドミドによる維持療法
  - 中リスク群 → VCD 療法もしくは VMP 療法 1 年間 → ボルテゾミブ，もしくはレナリドミドによる維持療法 2 年間
  - 通常リスク群 → Rd 療法もしくは VCD 療法 1 年間

- VII 再発例，難治例
  - ポマリドミド，カルフィルゾミブ，イキサゾミブ，パノビノスタット，ダラツムマブ，エロツズマブを用いた治療

表 4　MGUS における多発性骨髄腫進行リスク

リスク因子		20 年後の進行率	フォロー
M 蛋白≧1.5 g/dL IgG 以外の M 蛋白血症 FLC 比の異常	すべて満たさない	5%	必要なし
	1 項目満たす	21%	骨髄検査 画像検査を考慮 6-12 か月毎のフォロー
	2 項目満たす	37%	
	3 項目満たす	58%	

JAMA. 2010 Dec 1;304（21）:2397-404

た〔*N Engl J Med. 2018 Jan 18;378（3）:241-9*〕．

- IgG の M 蛋白，M 蛋白＜1.5 g/dL，FLC 比正常であれば進行率は 0.4［0.3-0.6］/100 人年．
- 上記 3 項目のうち 1 項目しか満たさなければ進行率は 1.0［0.7-1.3］/100 人年，2 項目では 1.7［1.2-2.4］/100 人年，3 項目すべて満たさなければ 3.6［2.2-5.9］/100 人年となる．

表5 くすぶり型多発性骨髄腫の、多発性骨髄腫への進行予測因子

	多発性骨髄腫進行率
クローナルな骨髄中形質細胞≧10%、M蛋白≧3g/dL、FLC比異常	76%/3年間
骨髄中異常形質細胞≧95%（フローサイトメトリー）*1	72%/3年間
クローナルな骨髄中形質細胞≧10% 骨髄中異常形質細胞≧95%（フローサイトメトリー）*1	85%/5年間
FISH法にて t(4;14)、del 17p陽性	70%/5年間
MRIにて≧5mmの骨病変が＞2か所以上に認められる*2	70%/5年間

*1 骨髄フローサイトメトリーにおいて、CD38陽性分画細胞のうち、異常形質細胞（CD19－CD56＋、CD19－CD56－、CD19＋CD56＋）が占める割合。
*2 この所見の時点で多発性骨髄腫と判断してもよい。

J Clin Oncol. 2015 Jan 1;33(1):115-23

[チャート IV-2] **くすぶり型多発性骨髄腫（軽鎖型含む）の治療は高リスク群でのみ考慮**

■IgG、IgA型のくすぶり型多発性骨髄腫の多発性骨髄腫進行リスクは最初の5年間で10%/年、次の5年間で3%/年、その後は1%/年となる（JAMA. 2010 Dec 1;304(21):2397-404）。
■軽鎖型くすぶり型多発性骨髄腫の多発性骨髄腫進行リスクは最初の5年間で19.9%、10年間で36.6%、15年間で47.2%（Lancet Haematol. 2014 Oct 1;1(1):e28-36）。
診断時に骨髄検査、骨病変の評価を行い、その後2-3か月毎にフォローを行う（JAMA. 2010 Dec 1;304(21):2397-404）。
■くすぶり型多発性骨髄腫では治療の必要性はないが、高リスク群におけるレナリドミド-デキサメタゾン療法により生存率改善効果が示されており（死亡HR 0.31[0.10-0.91]）、多発性骨髄腫進行リスクに応じて治療を考慮してもよいと考えられる（N Engl J Med. 2013 Aug 1;369(5):438-47）。
■上記研究の高リスク群の定義は、以下の2つ以上を満たす群である。
・骨髄中形質細胞≧10%。
・IgG≧3g/dL、IgA≧2g/dL、BJ蛋白>1g/24時間のいずれか。
・骨髄中形質細胞のうち異常形質細胞（CD19－CD56＋、CD19－CD56－、CD19＋CD56＋）の割合が95%以上、または他の免疫グロブリンにおいて25%以上の低下が認められる。
くすぶり型多発性骨髄腫の多発性骨髄腫への進行予測因子を表5に示す。

[チャート V] **多発性骨髄腫（軽鎖型含む）の対応：①移植適応例の場合**

■多発性骨髄腫に対する自家幹細胞移植は、65歳未満の初発、再発例で重度の合併症がない症例で考慮する（Haematologica. 2014 Mar;99(3):408-16）。
■移植適応があれば移植は薬物治療と比較して全生存期間、無増悪生存率を改善させる（Biol Blood Marrow Transplant. 2007 Feb;13(2):183-96）（Lancet Oncol. 2015 Dec;16(16):1617-29）。
自家幹細胞移植は
■移植は化学療法を4サイクル施行後に造血幹細胞採取・移植を行う（専門医、専門施設紹介必要）。化学療法レジメンについては非移植適応例（チャートVI）を参照。
■移植後は維持療法を継続することで再燃リスク低下効果が見込める。
維持療法はボルテゾミブ1.3mg/m² 2週間に1回投与を継続（Am J Hematol. 2014 Oct;89(10):999-1009）。
■移植後のレナリドミドによる維持療法は無増悪生存期間の延長は認められるが、全生存期間は有意差なし（N Engl J Med. 2012 May 10;366(19):1782-91）。

[チャート VI] **多発性骨髄腫の対応：②非移植適応例の場合**

■染色体異常によるリスク分類（表3）に応じて治療レジメン（表6）を決める。
■通常リスク群ではRd療法もしくはVCD療法を1年間継続する。
■中リスク群ではVCD療法、もしくはVMP療法を1年間継続し、その後ボルテゾミブもしくはレナリドミドによる維持療法を行う。
■高リスク群ではVRD療法を1年間継続し、その後ボルテゾミブもしくはレナリドミドによる維持療法を行う。
■それぞれのレジメンにおける投与量は年齢、併存症、全身状態に応じて投与量を調節する（表7）。
■移植適応とならない多発性骨髄腫では寛解を得ること

表6 治療レジメン

MP 療法（6 週サイクル）	メルファラン（アルケラン®）8-10 mg 経口投与，day1, 7 PSL 60 mg 経口投与，day 1-7
TD 療法（28 日サイクル）	サリドマイド（サレド® カプセル）200 mg 経口投与，day 1-28 デキサメタゾン 40 mg 経口投与，day 1, 8, 15, 22
Rd（LD）療法（28 日サイクル）	レナリドミド（レブラミド®）25 mg 経口投与，day 1-21 デキサメタゾン（レナデックス®）20 mg 経口投与，day 1, 8, 15, 22
VD 療法（28 日サイクル）	ボルテゾミブ（ベルケイド®）1.3 mg/m² 静注，皮下注射，day 1, 8, 15, 22 デキサメタゾン 40 mg 静注，経口投与，day 1, 8, 15, 22
MPT 療法（6 週サイクル）	メルファラン 0.25 mg/kg 経口投与，day 1-4（＞75 歳では 0.20 mg/kg） PSL 2 mg/kg 経口投与，day 1-4 サリドマイド 100-200 mg 経口投与，day 1-28（＞75 歳では 100 mg）
VMP 療法（35 日サイクル）	ボルテゾミブ 1.3 mg/m² 静注，皮下注射，day 1, 8, 15, 22 メルファラン 9 mg/m² 経口投与，day 1-4 PSL 60 mg/m² 経口投与，day 1-4
VTD（VTP）療法（28 日サイクル）	ボルテゾミブ 1.3 mg/m² 静注，皮下注射，day 1, 8, 15, 22 サリドマイド 100-200 mg 経口投与，day 1-21 デキサメタゾン 40 mg 経口投与，day 1, 8, 15, 22 （PSL 60 mg/m² 経口投与，day 1-4）
VCD 療法（28 日サイクル）	シクロホスファミド 300 mg/m² 経口投与，day 1, 8, 15, 22 ボルテゾミブ 1.3 mg/m² 静注，皮下注射，day 1, 8, 15, 22 デキサメタゾン 40 mg 経口投与，day 1, 8, 15, 22
VRD 療法（21 日サイクル）	ボルテゾミブ 1.3 mg/m² 静注，皮下注射，day 1, 8, 15 レナリドミド 25 mg 経口投与，day 1-14 デキサメタゾン 40 mg 経口投与，day 1, 8, 15

Am J Hematol. 2014 Oct;89（10）:999-1009

表7 年齢，併存症と投与量調節

薬剤	＜65 歳	65-75 歳	＞75 歳もしくは全身状態が悪い，併存症（＋）の場合*
デキサメタゾン （28 日サイクル）	40 mg 経口投与 day 1, 8, 15, 22	40 mg 経口投与 day 1, 8, 15, 22	20 mg 経口投与 day 1, 8, 15, 22
メルファラン	0.25 mg/kg 経口投与 day 1-4，6 週毎	0.25 mg/kg 経口投与 day 1-4，6 週毎 0.18 mg/kg 経口投与 day 1-4，4 週毎	0.18 mg/kg 経口投与 day 1-4，6 週毎 0.13 mg/kg 経口投与 day 1-4，4 週毎
シクロホスファミド （28 日サイクル）	300 mg/m² 経口投与 day 1, 8, 15, 22	300 mg/m² 経口投与 day 1, 8, 15, 22 50 mg/日 経口投与 day 1-21	50 mg/m² 経口投与 day 1-21 50 mg/2 日 経口投与 day 1-21
サリドマイド	200 mg 経口投与 連日	100 もしくは 200 mg 経口投与 連日	50-100 mg 経口投与 連日
レナリドミド （28 日サイクル）	25 mg 経口投与 day 1-21	15-25 mg 経口投与 day 1-21	10-25 mg 経口投与 day 1-21
ボルテゾミブ （28-35 日サイクル）	1.3 mg/m² 静注，皮下注射 day 1, 8, 15, 22	1.3 mg/m² 静注，皮下注射 day 1, 8, 15, 22	1.0-1.3 mg/m² 静注，皮下注射 day 1, 8, 15, 22

*高齢者でなくても全身状態が不良で，心臓，肺，肝臓，腎疾患の併存がある例も含まれる．薬剤副作用にて血球減少が高度な場合は最低用量を選択する．

Int J Hematol. 2013 Mar;97（3）:333-44／Blood. 2011 Oct 27;118（17）:4519-29 より改変

とが困難であるため，薬剤の抗腫瘍効果と副作用を考慮しつつ用量を調節し，より長期間腫瘍を抑え込むことを目標とする〔*Blood. 2011 Oct 27;118 (17) :4519-29*〕.

■ボルテゾミブで問題となる副作用は末梢神経障害，神経痛であり，1/3で認められる〔*N Engl J Med. 2008 Aug 28;359 (9) :906-17*〕. 不可逆的であり，QOLに大きく影響する.

▪ボルテゾミブを週2回投与から週1回投与へ減量することで，また経静脈投与ではなく皮下注射で使用することで末梢神経障害のリスクは軽減し，さらに効果は同等である. そのためボルテゾミブを週1回皮下注射で投与し，メルファランやシクロホスファミドを併用したVCD療法，VMP療法を行う方法がよい〔*Blood. 2010 Dec 2;116 (23) :4745-53*〕〔*Cancer. 2008 Aug 15;113 (4) :765-71*〕〔*Blood. 2010 Apr 22;115 (16) :3416-7*〕〔*Lancet Oncol. 2011 May;12 (5) :431-40*〕.

▪ボルテゾミブ使用中はバラシクロビル（バルトレックス®）250-500 mg/日による帯状疱疹の予防を行う.
　• 予防投与なしでは13-43％で帯状疱疹を発症〔*Blood. 2006 Oct 1;108 (7) :2165-72*〕〔*Jpn J Clin Oncol. 2011 Jul;41 (7) :876-81*〕.

■ボルテゾミブの代わりにレナリドミドを使用したレジメン（Rd療法）も初期治療として使用可能.

▪レナリドミドは内服で治療が可能な点と，末梢神経障害のリスクが低いことが利点. そのまま維持療法へ移行することも可能である〔*N Engl J Med. 2014 Sep 4;371 (10) :906-17*〕.

■維持療法はボルテゾミブ1.3 mg/m² 2週間に1回投与を継続〔*Am J Hematol. 2014 Oct;89 (10) :999-1009*〕.

▪レナリドミドを継続する方法もあるが，無増悪生存期間の延長はあるものの，全生存期間に有意差はない〔*N Engl J Med. 2014 Sep 4;371 (10) :906-17*〕.

▪レナリドミドによる維持療法では1クールを28日とし，10 mg/日をday 1-21で投与する. 副作用に応じて調節する〔*Lancet Oncol. 2015 Dec;16 (16) :1617-29*〕.

■サリドマイド（サレド®カプセル）を使用したVTP療法はVMP療法と比較して効果同等であるが，重大な副作用が多い（31％ vs 15％）〔*Lancet Oncol. 2010 Oct;11 (10) :934-41*〕.

チャート VII　多発性骨髄腫の対応：③再発例，難治例の治療

■治療効果判定基準は 補足▶表10 を参照.

■治療終了後から6か月以後に再燃した場合，初期治療が再度効果的である可能性が高い.

■自家幹細胞移植後18か月以上経過して再燃した多発性骨髄腫では，再度移植を行うことで83％に治療反応性が認められるため，可能であれば再移植を考慮する〔*Lancet Oncol. 2014 Jul;15 (8) :874-85*〕.

■ボルテゾミブ，レナリドミドを使用した治療レジメンは再燃例の1/3に効果が見込める.

▪VRD療法も効果が期待できる.

■近年承認されたカルフィルゾミブやポマリドミド，パノビノスタット，エロツズマブ，ダラツムマブ，イキサゾミブも再燃例に効果的であり，期待されている（表8）〔*Lancet Oncol. 2013 Oct;14 (11) :1055-66*〕〔*Lancet Oncol. 2014 Oct;15 (11) :1195-206*〕〔*N Engl J Med. 2015 Jan 8;372 (2) :142-52*〕〔*N Engl J Med. 2016 Aug 25;375 (8) :754-66*〕〔*N Engl J Med. 2016 Oct 6;375 (14) :1319-31*〕〔*N Engl J Med. 2016 Apr 28;374 (17) :1621-34*〕.

▪ポマリドミド（ポマリスト®）は，サリドマイド，レナリドミドに続く同一クラスの第三世代の免疫調節薬で，効果はレナリドミドよりも強い. レナリドミドで不応性の多発性骨髄腫でも切り替えにより効果が見込める〔*Contemp Oncol (Pozn). 2014;18 (1) :17-21*〕.

▪パノビノスタット（ファリーダック®カプセル10 mg, 15 mg）はヒストンデアセチラーゼ阻害薬であり，単剤では抗腫瘍効果は示さないものの，ボルテゾミブとの併用により多発性骨髄腫に対する効果の増強が期待できる. 再発性，再発後治療不応性の多発性骨髄腫を対象とし，VD療法にパノビノスタット（20 mgを1，3，5，8，10，12日目に投与）併用群とVD療法単独群を比較した二重盲検化ランダム化比較試験（PANORAMA1）では，無増悪生存期間は有意に併用群で良好であった. 全生存期間は有意差を認めなかった〔*Lancet Oncol. 2014 Oct;15 (11) :1195-206*〕.

▪カルフィルゾミブ（カイプロリス®）はボルテゾミブと同じプロテアソーム阻害薬であり，再発性，難治性多発性骨髄腫に対して，ボルテゾミブよりも良好な無増悪生存期間を示す（18.7か月 vs 9.4か月）〔*ENDEAVOR trial: Lancet Oncol. 2016 Jan;17 (1) :27-38*〕. またRd療法との併用にて，Rd療法単独群と比較して良好な無増悪生存期間を示した（26.3か月 vs 17.6か月）〔*ASPIRE trial: N Engl J Med. 2015 Jan 8;372 (2) :142-52*〕.

▪イキサゾミブ（ニンラーロ®カプセル）は経口のプロテアソーム阻害薬でボルテゾミブと同じ作用を有する薬剤である. レナリドミドと相乗効果が認められ，難治性，再発性の多発性骨髄腫に対してRd療法に併用することで，Rd療法よりも有意にprogression free survival（PFS），寛解率の改善が認め

表8 再発性，難治性多発性骨髄腫で使用する薬剤

薬剤		使用レジメン	副作用
免疫調節薬	レナリドミド	表6参照	・血球減少 ・皮疹の頻度が高い．末梢神経障害は低頻度（2.8%） ・消化管症状は下痢が多い（41%） ・静脈血栓症リスクあり
	ポマリドミド	単独，もしくはデキサメタゾンと併用	・血球減少 ・末梢神経障害が 11-15% ・静脈血栓症リスクあり ・悪心・嘔吐は少ない（<10%）が下痢は多い（35%）
プロテアソーム阻害薬	ボルテゾミブ	表6参照	・血球減少 ・末梢神経障害が多い（〜80%）．神経性疼痛や自律神経障害が問題となりやすい ・心臓障害もあるがカルフィルゾミブよりも低リスク
	カルフィルゾミブ	単独，もしくはデキサメタゾンと併用，Rd療法と併用	・血球減少 ・末梢神経障害はボルテゾミブよりも低リスク（グレード3が1.3%） ・心臓障害リスクあり（高血圧，不整脈，虚血性心疾患，心筋症） ・infusion reaction あり．投与後24時間まで生じうる
	イキサゾミブ	Rd療法と併用	・血球減少 ・皮疹 ・末梢神経障害はボルテゾミブよりも低リスク（グレード3が2%） ・悪心・嘔吐（22%），下痢（34%）
ヒストン脱アセチル化酵素	パノビノスタット	VD療法と併用	・血球減少 ・消化管症状が多い：悪心・嘔吐（36%），下痢（68%） ・心臓障害あり（不整脈，虚血性心疾患，QT延長）
モノクローナル抗体	ダラツムマブ（CD38）	Rd療法やVD療法と併用	・血球減少 ・悪心・嘔吐は少ない（<10%） ・infusion reaction が 50%．特に初回投与で多い
	エロツズマブ（CS1）	Rd療法やVD療法と併用	・血球減少 infusion reaction が 10% で認められる

Curr Hematol Malig Rep. 2018 Apr;13（2）:114-24／Cancer Manag Res. 2018 Aug 21;10:2817-23

られる〔*N Engl J Med. 2016 Apr 28;374（17）:1621-34*〕．

- ダラツムマブ（ダラザレックス®）は CD38 に対するモノクローナル抗体である．形質細胞は CD38 が陽性であり，多発性骨髄腫に対する効果が期待できる．再発性，難治性多発性骨髄腫において VD 療法や Rd 療法にダラツムマブを併用することで有意に PFS の改善が得られる〔*N Engl J Med. 2016 Aug 25;375（8）:754-66*〕〔*N Engl J Med. 2016 Oct 6;375（14）:1319-31*〕．

- エロツズマブ（エムプリシティ®）は骨髄腫細胞や NK 細胞上に発現している細胞表面糖蛋白質の CS1 を標的とするモノクローナル抗体．再発性，難治性多発性骨髄腫に対して，Rd 療法やポマリドミド＋デキサメタゾンと併用することで overall response rate（ORR）の改善が期待できる〔*Lancet Haematol. 2015 Dec;2（12）:e516-27*〕〔*N Engl J Med. 2015 Aug 13;373*

（7）:621-31〕〔*N Engl J Med. 2018 Nov 8;379（19）:1811-22*〕．

- これら薬剤の効果（PFS や ORR など）を比較したネットワークメタアナリシスでは，最も効果が良好なレジメンは順番にダラツムマブ＋Rd，イキサゾミブ＋Rd，カルフィルゾミブ＋Rd，エロツズマブ＋Rd であり，Rd と併用したレジメンがより効果的〔*Cancer Manag Res. 2018 Aug 21;10:2817-23*〕．

- 次いでダラツムマブ＋VD，ポマリドミド＋デキサメタゾン，カルフィルゾミブ＋デキサメタゾンが続く．

- 長期的に腫瘍を抑制する必要があるため，効果だけではなく副作用の観点からも長期間使用可能な薬剤を選択すべきと言える．副作用については表8を参照．

骨病変の治療：ビスホスホネート, デノスマブ

- 多発性骨髄腫による高 Ca 血症, 骨病変に対してはゾレドロン酸（ゾメタ®）4 mg 月 1 回静注する.

- ゾレドロン酸（ゾメタ®）は抗腫瘍効果を示し, 経口ビスホスホネートと比較して全生存期間の改善効果（HR 0.84 [0.74-0.96]）, 無増悪生存期間の改善効果（HR 0.88 [0.80-0.98]）が期待できる〔*Lancet. 2010 Dec 11;376 (9757) :1989-99*〕.

- ビスホスホネートの副作用については G -14 骨粗鬆症 を参照.

- RANKL*阻害薬であるデノスマブ（ランマーク®）も有用.
  *RANKL：receptor activator for nuclear factor-*κ*B ligand

- ゾレドロン酸よりも骨病変による症状, 障害出現までの期間を有意に延長させる（20.6 か月 vs 16.3 か月）. ただし全生存期間や進行の抑制効果は両者で有意差はない〔*J Clin Oncol. 2011 Mar 20;29 (9) :1125-32*〕〔*Ann Pharmacother. 2013 Jul-Aug;47 (7-8) :1069-74*〕〔*Blood Cancer J. 2016 Jan 8;6:e378*〕.

- デノスマブの利点はゾレドロン酸と比較して腎機能に応じた投与量調節の必要がない点, 投与時の急性期反応が少ない点（8.7% vs 20.2%）が挙げられる. 反対に低 Ca 血症リスクは高い（9.6% vs 5.0%）. 顎骨壊死のリスクは同等〔*Eur J Cancer. 2012 Nov;48 (16) :3082-92*〕.

- 薬価はランマーク®120 mg で 4 万 6000 円, ゾレドロン酸は 1 万 8000 円であり, 通常はゾレドロン酸を選択する. ゾレドロン酸の副作用のため, あるいは腎不全でゾレドロン酸が使用困難な場合などにデノスマブを考慮する.

✚ 補 足

表9 多発性骨髄腫関連の悪性形質細胞疾患の診断基準（ H -14 POEMS 症候群 , H -15 AL アミロイドーシス ）

悪性形質細胞疾患	基準
孤発性形質細胞腫	以下のすべてを満たす ・骨病変, 腫瘍性病変の生検にてクローン性形質細胞が認められる ・骨髄所見は正常 ・病変部以外の骨画像検査は正常（MRI） ・臓器障害（−） 単一の骨病変のみ認められる例を SBP, 単一の軟部組織病変のみ認められる例を SEP, 複数の病変が認められるものを MSP とする
AL アミロイドーシス	以下のすべてを満たす ・アミロイドに関連した症状が認められる（腎, 肝, 心臓, 消化管, 末梢神経） ・組織検査（骨髄, 皮下脂肪, 臓器）にてアミロイド染色（Congo-red）陽性 ・アミロイドが軽鎖由来であることが証明される（mass spectrometry, immunoelectron microscopy） ・単クローン性形質細胞増殖性疾患がある
POEMS 症候群	以下のすべてを満たす ・多発神経症 ・単クローン性形質細胞増殖性疾患（通常 λ が多い） 以下の 3 つのうち 1 つ以上（メジャー） ・硬化性骨病変 ・Castleman 病 ・vascular endothelial growth factor（血清 VEGF）の上昇 以下の 6 つのうち 1 つ以上（マイナー） ・臓器腫大（脾腫, 肝腫大, リンパ節腫大） ・血管外体液漏出（浮腫, 胸水, 腹水） ・内分泌障害（副腎, 甲状腺, 下垂体, 性腺, 副甲状腺, 膵臓など） ・皮膚変化（色素沈着, 多毛症, 血管腫・血管拡張, 末端チアノーゼ, フラッシュ, 白色爪） ・視神経乳頭浮腫 ・血小板増多, 血球増多（Castleman 病合併例で多い）

SBP：solitary plasmacytoma of bone, SEP：solitary extramedullary plasmacytoma, MSP：multiple solitary plasmacytoma

Am J Hematol. 2014 Oct;89 (10) :999-1009

H 血液

表 10　多発性骨髄腫に対する化学療法の効果判定基準

sCR	以下の CR 基準に加えて ・血清 FLC 比正常 ・骨髄フローサイトメトリーにて異常な形質細胞が認められない
CR	・免疫固定法で血清，尿中 M 蛋白が認められない ・軟部組織の形質細胞腫の消失 ・骨髄中形質細胞＜5%
VGPR	・免疫固定法で血清，尿中の M 蛋白が認められるが，蛋白電気泳動では認められない 　もしくは ・血清 M 蛋白が 90%以上低下し，24 時間蓄尿中 M 蛋白が＜100 mg/24 時間
PR	・血清 M 蛋白が 50%以上低下し，24 時間蓄尿中 M 蛋白が 90%以上低下（または＜200 mg/24 時間） ・血清と尿中 M 蛋白が測定可能病変でない場合（血清 M 蛋白＜1 g/dL，尿中 M 蛋白＜200 mg/24 時間）では，M 蛋白規準の代わりに血清 FLC 値の involved/uninvolved FLC 比*が 50%以上減少していることで代用する ・血清と尿中 M 蛋白が測定可能病変ではなく，なおかつ血清 FLC 値も測定可能病変でない場合（FLC＜10 mg/dL）には，M 蛋白規準の代わりに骨髄中形質細胞が 50%以上減少していることで代用する（ただし治療前の骨髄中形質細胞 ≧ 30%の場合のみ） ・軟部組織形質細胞腫の大きさが 50%以上縮小
SD	・CR，VGPR，PR，PD を満たさない場合に定義
PD	以下の 1 つ以上を満たす場合 ・基礎値と比較して以下の項目が 25%以上増加 　－血清 M 蛋白（ただし≧0.5 g/dL の増加が必須） 　－尿中 M 蛋白（ただし≧200 mg/24 時間の増加が必須） 　－骨髄中形質細胞（ただし 10%以上の増加が必須） ・明らかな新規の骨病変，軟部形質細胞腫の出現，既存の骨病変や形質細胞腫の明らかな増大が認められる ・高 Ca 血症の出現で多発性骨髄腫に起因するもの
再燃	以下の 1 つ以上を満たし，多発性骨髄腫以外の原因が考えられない場合 ・新しい骨病変や軟部形質細胞腫の出現 ・明らかな既存の骨病変や軟部形質細胞腫の増大 ・高 Ca 血症の出現 ・Hb 2 g/dL 以上の低下 ・腎機能障害（血清 Cr＞2 mg/dL）

*λ 鎖の M 蛋白であればλ 鎖の量が involved FLC となる．κ 鎖の M 蛋白であればκ 鎖の量が involved FLC となる．
sCR：stringent CR, CR：complete response, VGPR：very good PR, PR：partial response, SD：stable disease, PD：progressive disease

Blood. 2014 Aug 28;124（9）:1404-11／Lancet Oncol. 2013 Nov;14（12）:e571-81

13 Waldenström マクログロブリン血症

- Waldenström マクログロブリン血症（WM）は B 細胞性リンパ形質細胞性リンパ腫であり，単クローン性の IgM 血症と骨髄への悪性形質細胞浸潤を伴う．
- 平均発症年齢は 63-68 歳，発症率は男性で 3.4/100 万人年，女性で 1.7/100 万人年．45 歳未満の発症は非常にまれである〔Blood. 2007 Jun 15;109（12）: 5096-103〕．

WM の診断

- 診断の進め方は H -12 多発性骨髄腫，MGUS も参照．
- 症状（以下参照）や総蛋白/Alb 乖離が認められる患者において，単クローン性 IgM が認められれば WM や IgM MGUS（monoclonal gammopathy of undetermined significance）を考慮する．
- 診断基準は表 1 を参照．IgM 型の多発性骨髄腫との鑑別は H -12 多発性骨髄腫，MGUS 表 2 を参照．

- WM で多くみられる症状は肝腫大（20％），脾腫大（15％），リンパ節腫大（15％），正球性貧血である〔Oncologist.2000;5（1）:637〕〔Blood Cancer J. 2015 Mar 27;5:e296〕．
- 無症候性は 25％で認められる．
- 過粘稠度症候群は 8-39％で認められ，症状として眼底出血，鼻出血，歯肉出血，中枢神経症状がある．また，頻度は多発性骨髄腫の場合よりも低いが，腎障害を呈することがある．

無症候性（IgM MGUS，くすぶり型 WM）では治療適応なし

- フォローを行い症状出現時に治療を開始する．
- 治療を考慮すべき症状，所見，検査所見は表 2 を参照．

表 1　WM の診断基準

IgM MGUS	・M 蛋白<3 g/dL ・骨髄リンパ形質細胞浸潤<10％ ・臓器障害[1] なし
くすぶり型 WM	・M 蛋白≧3 g/dL もしくは骨髄中リンパ形質細胞浸潤 ≧10％ ・臓器障害[1] なし
WM	・骨髄中リンパ形質細胞浸潤≧10％（形質細胞分化を示す小型リンパ球や典型的な免疫表現型[2] を示し，他のリンパ増殖性疾患が否定可能な場合） ・臓器障害[1] あり

[1] 臓器障害：貧血，血液過粘稠，リンパ節腫大，肝脾腫，リンパ増殖性疾患による消耗症状（発熱，体重減少，寝汗など）
[2] 免疫表現型：IgM（＋），CD5+/－，CD10（－），CD19（＋），CD20（＋），CD22（＋），CD23（－），CD25（＋），CD27（＋），FMC7（＋），CD103（－），CD138（－）

Am J Hematol. 2014 Oct;89（10）:999-1009／Lancet Haematol. 2014 Oct 1;1（1）:e28-36

表 2　IgM MGUS，くすぶり型 WM，WM において治療を考慮すべき症状，所見

臨床症状，所見	検査所見
繰り返す発熱，寝汗，体重減少，倦怠感 過粘稠度症候群 症候性，もしくは径≧5 cm のリンパ節腫大 症候性の肝腫大，脾腫大 末梢神経障害	症候性のクリオグロブリン血症 寒冷凝集素症 自己免疫性溶血性貧血，血小板減少症 WM による腎症 WM によるアミロイドーシス Hb≦10 g/dL 血小板<10 万/μL

Blood. 2014 Aug 28;124（9）:1404-11

表3 WM の病状と治療推奨

病状	治療推奨
血球減少, 臓器腫大	DRC, ベンダムスチン-R, ボルテゾミブ-R
併存疾患多数, 血球減少あり	R 単独, DRC
M 蛋白高値, 移植適応あり	DRC, ボルテゾミブ-R, ベンダムスチン-R
M 蛋白高値, 移植適応なし	DRC, ベンダムスチン-R, ボルテゾミブ-R
高齢者, 緩徐進行性, パフォーマンス・ステータスが低い	DRC, フルダラビン
過粘稠度症候群, クリオグロブリン血症, 寒冷凝集素症	過粘稠度症候群では血漿交換をまず行う ボルテゾミブを開始し, ボルテゾミブ-R に移行. ベンダムスチン-R, FCR
M 蛋白による神経障害	R 単独, DRC, フルダラビン-R, ベンダムスチン-R

R：リツキシマブ, DRC：デキサメタゾン, リツキシマブ, シクロホスファミド, FCR：フルダラビン, シクロホスファミド, リツキシマブ

Leukemia. 2018 Sep;32（9）:1883-98

表4 WM の治療で使用する薬剤

レジメン	投与量	効果（ORR）
リツキシマブ	375 mg/m² を週1回, 4週間継続	52.2%
フルダラビン（経口）	40 mg/m² day 1-5 経口投与 1 サイクル 28 日間	不明
R-CHOP	リツキシマブ 375 mg/m² day1 シクロホスファミド 750 mg/m² day 1 ドキソルビシン 50 mg/m² day 1 ビンクリスチン 1.4 mg/m² day 1 PSL 100 mg/m² day1-5 1 サイクル 3 週間, 4-8 サイクル行う	94%
ベンダムスチン-リツキシマブ	ベンダムスチン 90 mg/m² day 1,2 リツキシマブ 375 mg/m² day1 1 サイクル 4 週間, 最大 4 サイクル行う	90%
DRC	デキサメタゾン 20 mg day 1 リツキシマブ 375 mg/m² day1 シクロホスファミド 100 mg/m² 1 日 2 回に分けて経口投与 day 1-5 1 サイクル 21 日, 6 サイクル行う	83%
FCR	フルダラビン 20 mg/m² day 1-3 シクロホスファミド 250 mg/m² day 1-5 リツキシマブ 375 mg/m² day1 1 サイクル 28 日, 4-6 サイクル行う	79%
フルダラビン-リツキシマブ	フルダラビン 20 mg/m² day 1-5 リツキシマブ 375 mg/m² day1 1 サイクル 28 日, 6 サイクル行う	95.3%
リツキシマブ-クラドリビン	リツキシマブ 375 mg/m² day1 クラドリビン 0.09 mg/kg 皮下注射 day 1-5 1 サイクル 28 日, 4 サイクル行う	89.6%
ボルテゾミブ-リツキシマブ	リツキシマブ 375 mg/m² day1 ボルテゾミブ（ベルケイド®）1.3 mg/m² 経静脈, 皮下投与, day 1, 8, 15, 22	NA

ORR：overall response rate

Blood Cancer J. 2015 Mar 27;5:e296／Am J Hematol. 2015 Apr;90（4）:346-54

▌ WM の治療

〔*Blood Cancer J. 2015 Mar 27;5:e296*〕〔*Am J Hematol.2015 Apr;90（4）:346-54*〕〔*Leukemia. 2018 Sep;32（9）:1883-98*〕

■WM の病状と治療の推奨を表3 にまとめる. また, WM 治療で使用する薬剤のレジメン, 使用量は表4 を参照.

- WM は CD20 陽性の B 細胞性リンパ腫，リンパ形質細胞性リンパ腫であるため，リツキシマブを基本とした化学療法が有効.
- WM に関連した自己免疫疾患，高齢者や併存症が多い患者ではリツキシマブ単独で治療する.
- 過粘稠度症候群を合併している場合は血漿交換を行う（過粘稠度症候群を合併している場合は血漿交換を行う）．
- 以下を満たす進行性 WM では多剤併用療法を考慮する.
  - 巨大なリンパ節腫大（≧5 cm）
  - Hb ≦ 10 g/dL，もしくは血小板＜10 万/μL
  - 消耗症状あり
  - 過粘稠度症候群（過粘稠度症候群を合併している場合は血漿交換を行う），血漿交換を優先する）．
- 使用する薬剤は表 3，4 を参照．リツキシマブを軸とした併用療法の効果が高い.
  - 患者の背景，血球減少の有無，移植適応の有無を考慮して選択する.
  - 血球減少があれば DRC，ベンダムスチン - リツキシマブが選択しやすい.
  - 移植適応があればフルダラビン，クラドリビンの使用は避ける.
  - 全身状態不良例，高度血球減少例ではリツキシマブ単独や経口フルダラビン単独がよいかもしれない.
  - ボルテゾミブ−リツキシマブは効果が高いが，日本国内ではボルテゾミブに B 細胞性リンパ腫に対する保険適用がないため使用できない.
- 治療効果判定基準は 補足 表 6 を参照.

過粘稠度症候群を合併している場合は血漿交換を行う〔Blood Cancer J. 2015 Mar 27; 5:e296〕

- 過粘稠度症候群は血液の粘度＞4（水の粘度を 1 とする）になると生じる病態であり，血液と血管壁のずり応力により血管内皮が損傷されるなどして，眼底出血，鼻出血，歯肉出血，意識障害などを呈する.
- 過粘稠度症候群の症状は表 5 を参照.
- 血液中の IgM＞4000 mg/dL で粘度は＞4 となる.
- 過粘稠度症候群が認められた場合，緊急血漿交換の適応となる.
- この場合，新鮮凍結血漿による置換ではなく，Alb 製剤による置換のほうがよい.
- IgM 値が低下するまで継続する.

WM 再燃例の治療〔Blood Cancer J. 2015 Mar 27;5: e296〕〔Am J Hematol.2015 Apr;90（4）:346-54〕

- 治療効果判定基準は 補足 表 6 を参照.

表 5　過粘稠度症候群の症状，所見

粘膜出血 　歯肉出血，鼻出血，消化管出血，術後出血
視力障害 　失明，視力低下，網膜静脈血栓症，網膜出血，乳頭浮腫
神経症状 　頭痛，めまい，難聴，失神，失調，複視，意識障害，脳出血，痙攣，舞踏様運動
心血管系症状 　心不全（高拍出と後負荷の上昇による），腎障害

Oncologist. 2000;5（1）:63-7

- 治療後 2 年以上経過して再燃した症例では，初回治療と同じレジメンで治療可能.
- 治療後 2 年以内に再燃した症例では，同じ治療レジメンは使用せず，他の多剤併用療法を考慮したほうがよい.
- 再燃症例で，骨髄移植の適応がある患者では自家幹細胞移植を考慮する.

✚ 補足

表 6　WM に対する化学療法の効果判定基準

CR	・免疫固定法で単クローン性 IgM が認められない ・血清 IgM 値正常 ・髄外病変が完全に改善 ・骨髄所見正常
VGPR	・単クローン性 IgM は検出される ・血清 IgM 値は 90%以上低下 ・髄外病変が完全に改善 ・新規症状の出現なし
PR	・単クローン性 IgM は検出される ・血清 IgM 値は 50-90%低下 ・髄外病変は改善している ・新規症状の出現なし
MR	・単クローン性 IgM は検出される ・血清 IgM 値は 25-50%低下 ・新規症状の出現なし
SD	・単クローン性 IgM は検出される ・血清 IgM 値は＜25%低下，もしくは＜25%増加 ・髄外病変の増悪はない ・新規症状の出現なし
PD	・血清 IgM 値は≧25%増加（nadir と比較して） ・臨床的に増悪所見あり

CR：complete response, VGPR：very good PR, PR：partial response, MR：minor response, SD：stable disease, PD：progressive disease
Blood. 2014 Aug 28;124（9）:1404-11／Lancet Oncol. 2013 Nov;14（12）:e571-81

14 POEMS 症候群

- POEMS 症候群は Polyneuropathy, Organomegaly, Endocrinopathy, Monoclonal protein, Skin changes の頭文字から名付けられた疾患であり，別名 Crow−Fukase 症候群という．
- 診断基準は H -12 多発性骨髄腫，MGUS の表9を参照．
- 骨硬化性病変を伴う多発性骨髄腫で末梢神経障害を伴う患者群では，皮膚病変や肝脾腫を伴う頻度が高く，そのような患者群を POEMS 症候群とした〔*Curr Opin Neurol. 2009 Oct;22（5）:480-5*〕．
- POEMS 症候群では vascular endothelial growth factor（血清 VEGF）の上昇が認められ，病態に関与していると考えられている．

POEMS 症候群の症状，所見（表1）

- 末梢神経障害はほぼ 100％で認められる．
- POEMS 症候群における末梢神経障害は脱髄性の多発神経根障害となることが多い．運動，感覚双方が障害され，慢性炎症性脱髄性多発神経炎（chronic inflammatory demyelinating polyneuropathy：CIDP）のパターンとなる〔*Continuum（Minneap Minn）. 2014 Oct; 20（5）:1307-22*〕．
  - 末梢神経障害を主訴として受診することも多く，CIDP を疑う際は同時に POEMS 症候群も鑑別に挙げて M 蛋白の評価を行うほうがよい．

表1　POEMS 症候群の臓器障害

症状，所見	頻度	症状，所見	頻度
多発神経障害	100%	視神経乳頭浮腫	29-64%
臓器腫大	45-85%	血管外体液貯留	29-87%
肝腫大	24-78%	末梢浮腫	24-89%
脾腫大	22-70%	腹水貯留	7-54%
リンパ節腫大	26-74%	胸水貯留	3-43%
Castleman 病	11-25%	心嚢水貯留	1-64%
内分泌障害	67-84%	骨病変	27-97%
性腺ホルモン系の異常	55-89%	血小板増多	54-88%
副腎ホルモン系の異常	16-33%	多血症	12-19%
プロラクチン上昇	5-20%	ばち指	5-49%
女性化乳房，乳汁分泌	12-18%	DL_{co} の低下	＞15%
糖尿病	3-36%	肺高血圧症	36%
甲状腺機能低下症	9-67%	体重減少	37%
単クローン性形質細胞異常	100%	倦怠感	31%
血清蛋白免疫電気泳動にて M 蛋白陽性	24-54%		
皮膚障害	68-89%		
色素沈着	46-93%		
四肢末端のチアノーゼ，腫大	19%		
血管腫，毛細血管拡張	9-35%		
多毛症	26-74%		
皮膚肥厚	5-43%		

Am J Hematol. 2017 Aug;92（8）:814-29

表2　悪性形質細胞疾患による末梢神経障害のパターン

疾患	M 蛋白の種類	末梢神経障害パターン	神経伝導速度検査による分類
IgM-MGUS	IgMκ	遠位の large fiber の障害による感覚神経障害と感覚性運動失調が主となる.	脱髄性障害
Waldenström マクログロブリン血症	IgMκ	遠位の large fiber の障害による感覚神経障害と感覚性運動失調が主となる.	軸索障害＞脱髄性障害
多発性骨髄腫	IgG＞IgA	length-dependent な感覚, 感覚運動, 運動神経障害	軸索障害
POEMS 症候群	IgG もしくは IgA, λ鎖	感覚運動多発神経根障害（CIDP 様）	脱髄性障害
AL アミロイドーシス	λ鎖	感覚運動末梢神経障害で, 自律神経障害が顕著となる	軸索障害

MGUS：monoclonal gammopathy of undetermined significance

Continuum（Minneap Minn）. 2014 Oct;20（5）:1307-22

- 実際 POEMS 症候群の 70％が神経伝導速度検査にて CIPD の診断基準を満たす. POEMS 症候群では CIDP よりも下肢遠位の筋力低下が顕著となり, 疼痛を伴うことが多い（76％ vs 7％）. 一方, 脳神経障害を伴うことは少ない（2％ vs 18％）. 髄液蛋白細胞解離は双方とも認められる〔*J Neurol Neurosurg Psychiatry. 2012 May;83（5）:476-9*〕.
- 末梢神経障害は POEMS 症候群に特異的なものではなく, 他の悪性形質細胞疾患でも認められる. それぞれで機序や症状が異なる（**表2**）. 運動障害は POEMS 症候群と多発性骨髄腫で多い.
- 臓器腫大の頻度は 50％程度.
- 肝腫大, 脾腫, リンパ節腫大の頻度が高い.
- Castleman 病は 10-24％で合併し, POEMS 症候群の診断基準にも含まれている.
- 骨病変では骨硬化像が特徴的な所見となる.
- 骨硬化像は 40-50％程度の頻度. 骨融解像のみのパターンもあるが, その場合は特異的とは言えない.
- 皮膚変化は 59-90％で認められる.
- 多いのは色素沈着. 他には多毛や血管腫(glomeruloid hemangioma), 皮膚肥厚・硬化が認められる.
- 皮膚肥厚・硬化はびまん性に生じ, Raynaud 現象も伴うため, 全身性硬化症との鑑別が重要となる. 全身性硬化症様皮膚病変を生じる疾患として, 多発性骨髄腫や POEMS 症候群が含まれる〔*Autoimmun Rev. 2008 Feb;7（4）:331-9*〕.
- 血管外体液貯留も 29-46％で認められる.
- 四肢末梢の浮腫や腹水, 胸水が認められる. 血清 VEGF による血管透過性亢進が原因として考えられている.

POEMS 症候群の検査所見 （表3）

〔*Blood. 2003 Apr 1;101（7）:2496-506*〕〔*Int J Dermatol. 2013 Nov;52（11）:1349-56*〕〔*J Neurol Neurosurg Psychiatry. 2012 May;83（5）:480-6*〕

- POEMS 症候群では IgAλ, IgGλ による M 蛋白血症が9割以上を占める.
- κ鎖も認められるがまれ. IgM の M 蛋白による POEMS 症候群もまれで1％のみ.
- 多発性骨髄腫で認められる低 Alb 血症, 高 Ca 血症, 貧血の頻度は POEMS 症候群では少ない.
- POEMS 症候群では 93％が血清 M 蛋白 ≦2 g/dL, 86％が骨髄中形質細胞 ≦10％であり, POEMS 症候群患者の大半が MGUS ということになる.
  - POEMS 症候群の主病態は腫瘍細胞量には関連せず, 腫瘍細胞に関連した VEGF などのサイトカインに問題があると解釈できる.
- 両下肢の末梢神経障害や浮腫, 皮膚変化がある患者では, 血液検査で蛋白/Alb 乖離や高 Ca 血症, 貧血といった多発性骨髄腫を疑う所見に乏しくても, POEMS 症候群は否定できないため, 注意が必要である.
- POEMS 症候群では血清 VEGF は 1500-2500 pg/mL 程度（正常値 38.3 pg/mL 以下）まで上昇する.
- 他の悪性形質細胞疾患, CIDP, Guillain-Barré 症候群では平均値＜500 pg/mL 程度であり, これらとの鑑別に有用な可能性がある. ただし, 1000-1500 pg/mL 程度であれば他疾患とのオーバーラップもあるため, 注意が必要〔*Clin Chim Acta. 2012 Nov 12;413（21-22）:1800-7*〕.
- 血清 VEFG は自費検査となるが, 診断基準にも含まれ, 治療効果判定にも有用である〔*Blood Cancer J. 2018 Apr 4;8（4）:37*〕.

H 血液

表3　POEMS症候群の血液検査所見

M蛋白	頻度	検査所見	頻度
M蛋白血症	54-100%	血清 Alb＜3.0 g/dL	24%
IgA	46-52%	血清 Ca 値＞10.5 mg/dL	0%
IgG	40%	Cr＞1.5 mg/dL	2%
IgM	1%	Hb＜11 g/dL	4%
陰性	11%	Hb＞16 g/dL	16%
血清遊離軽鎖（FLC）		血小板＞45 万/μL	54%
κ鎖	2-6%	血清 M 蛋白＞2.0 g/dL	7%
λ鎖	84-100%	血清 VEGF 高値	70%
陰性	12%	骨髄中形質細胞＞10%	14%

Blood. 2003 Apr 1;101（7）:2496-506／Int J Dermatol. 2013 Nov;52（11）:1349-56／J Neurol Neurosurg Psychiatry. 2012 May;83（5）:480-6

表4　POEMS症候群に対する治療

治療レジメン	治療効果
放射線療法	50-70％で著明な改善が認められる
メルファラン–デキサメタゾン	血液所見の改善は 81%，神経症状の改善（軽快）は 100％で期待できる
ステロイド	臨床症状の改善は 50%
シクロホスファミド–デキサメタゾン	50％以上の患者で著明な改善が認められる
自家造血幹細胞移植	移植関連死亡リスクはあるが，ほぼ全例で改善が認められる
サリドマイド–デキサメタゾン	効果は見込めるが，薬剤による神経障害のリスクもあり，初期治療としては推奨されない
レナリドミド–デキサメタゾン	大半の患者で効果が期待できる
ボルテゾミブ	単独治療，VD 療法，VCD 療法などあり，効果は期待できるが，薬剤性神経障害リスクも高い
ベバシズマブ	有効とする症例報告がある

VD 療法，VCD 療法については H -12 多発性骨髄腫, MGUS　表6 参照.

Am J Hematol. 2017 Aug;92（8）:814-29

- ■画像検査は臓器腫大の評価，骨病変の評価，他疾患の除外を目的に行う.
- ▪骨病変の評価は治療方針を決める際にも重要であり，可能であれば PET/CT 検査で評価する．困難であれば全身 CT で骨硬化像をスクリーニングする〔Am J Hematol. 2017 Aug;92（8）:814-29〕.

POEMS 症候群の治療 〔Am J Hematol. 2017 Aug;92（8）:814-29〕〔Pract Neurol. 2018 Aug;18（4）:278-90〕

- ■多発性骨髄腫の診断基準を満たす患者では多発性骨髄腫に対して治療を行う（H -12 多発性骨髄腫, MGUS）.
- ■POEMS 症候群の治療方針はクローン性異常形質細胞の多寡・分布に応じて決める.
- ▪骨髄穿刺・生検において異常形質細胞が認められる

場合はびまん性の病変（多発性骨髄腫や MGUS に関連した病態）と判断する.
- ▪上記骨髄穿刺・生検で異常形質細胞が認められない場合は局所性の病変（孤発性形質細胞腫［特に solitary plasmacytoma of bone：SBP, solitary extramedullary plasmacytoma：SEP］に関連した病態）と判断し，画像所見（全身 CT や PET/CT）において骨病変を評価する.
  - ・骨病変が 3 か所以上認められる場合はびまん性病変と判断.
  - ・骨病変が 2 か所以内であれば局所性病変と判断.
- ■局所性病変の症例では放射線治療が第一選択.
- ▪放射線治療にて 50-70％は改善が認められる（表4）.しかしながらその半数が 12 か月以内に再発する.
- ▪治療不応性や増悪が認められる場合は全身性治療を

表 5　POEMS 症候群における治療効果判定

パラメータ	評価対象[*1]	寛解（CR）	改善（PR）	増悪
血清 VEGF	≧2×ULN	正常	50% 以上の減少	50% 以上の増加
M 蛋白	＞0.5 g/dL	血清，尿，骨髄において M 蛋白の消失	50% 以上の減少	25% 以上の増加
PET/CT	1 か所以上で集積あり	集積なし	50% 以上の集積の低下[*2]	30% 以上の集積の増悪，新規病変の出現
mNIS＋7POEMS	全患者	15% 以上の低下（最低 10 点）		15% 以上の増加（最低 10 点）
腹水，胸水，浮腫	あり	消失	所見，関連症状の改善	所見，関連症状の増悪
RVSP	≧40 mmHg	＜40mmHg		
視神経乳頭浮腫	あり	なし		所見，関連症状の増悪
DLco	＜70% 予測値	≧70% 予測値		所見，関連症状の増悪

[*1] この項目を満たす患者において，治療効果の判定，フォローとして使用可能.
[*2] 最大 standardized max value（SUVmax）の合計で計算.
ULN：正常上限，RVSP：右室収縮期圧（心エコーにて評価），mNIS＋7POEMS：modified neuropathy impairment score ＋7. 末梢神経障害を感覚，運動，反射，自律神経障害をスコア化して評価（0-304 点）.

Am J Hematol. 2017 Aug;92（8）:814-29／Neurology. 2016 Dec 6;87（23）:2457-62

考慮する.
- びまん性病変の症例では多発性骨髄腫の治療に準じて，自家幹細胞移植や全身性治療を行う.
- 自家幹細胞移植の適応がある患者では移植を考慮する.
- 全身性治療は多発性骨髄腫に準じて考慮する（表4, H-12 多発性骨髄腫，MGUS を参照）.
  - MP 療法（メルファラン−PSL），TD 療法（サリドマイド−デキサメタゾン），Rd 療法（レナリドミド−デキサメタゾン），ボルテゾミブなどを使用する〔*Clin Lymphoma Myeloma Leuk. 2015 Sep;15（3）:e57*〕〔*Am J Hematol. 2017 Aug;92（8）:814-29*〕.
- 抗 VEGF モノクローナル抗体であるベバシズマブ（アバスチン®）も有効な症例報告がされており，今後に期待されている.
- POEMS 症候群における治療効果判定を表5 にまとめる.
- フォローは 3-6 か月毎に行い，再発，再燃に注意が必要.
- POEMS 症候群の生命予後は悪くはなく，10 年生存率は 77.0%〔*Leukemia. 2017 Jan;31（1）:100-6*〕.
- 予後不良因子は年齢＞50 歳（HR 4.1［1.4-11.8］），肺高血圧合併（HR 4.0［1.4-11.0］），胸水貯留（3.8［1.2-11.8］），eGFR＜30 mL/分（HR 8.3［2.2-31.3］）が挙げられる.
- 血清 VEGF も予後や治療反応性の評価に有用〔*Blood Cancer J. 2018 Apr 4;8（4）:37*〕.

15 AL アミロイドーシス

■全身性アミロイドーシスには主に AL アミロイドーシスと AA アミロイドーシスがある.

▪AA アミロイドーシスは慢性炎症性疾患, 長期間の感染症などに伴う〔*Curr Opin Nephrol Hypertens. 2007 May;16(3):196-203*〕.

■AL アミロイドーシスは免疫グロブリン軽鎖(λ鎖が 3/4 程度を占める)が組織に沈着することで組織障害を呈する病態. アミロイドーシスで最も多い原因であり, 最も重症となる〔*Orphanet J Rare Dis. 2012 Aug 21;7:54*〕〔*Mayo Clin Proc. 2019 Mar;94(3):472-83*〕.

▪AL アミロイドーシスの診断基準は H -12 多発性骨髄腫, MGUS ▷表 9 を参照.

■クローン性に増殖した形質細胞より産生された軽鎖が原因となる.

▪AL アミロイドーシスの大半が monoclonal gammopathy of undetermined significance(MGUS)か, くすぶり型多発性骨髄腫によるもの. 多発性骨髄腫や他の B 細胞性リンパ増殖性疾患によるものは少ない〔*Orphanet J Rare Dis. 2012 Aug 21;7:54*〕.

■多発性骨髄腫患者の 10-15% が症候性 AL アミロイドーシスを合併. 無症候性の AL アミロイド沈着は 38% で認められる〔*Mayo Clin Proc. 2010 Mar;85(3):232-8*〕.

▪多発性骨髄腫診断から AL アミロイドーシス診断までの期間は平均 53 か月. M 蛋白は IgG が 34%, IgA が 26%, 軽鎖が 36%.

▪多発性骨髄腫における AL アミロイドーシス合併は予後不良因子となり, 平均生存期間は 1 年程度.

▪最初に AL アミロイドーシスと診断され, 後に多発性骨髄腫を合併する症例はまれ(0.4%).

AL アミロイドーシスの症状, 所見

〔*Orphanet J Rare Dis. 2012 Aug 21;7:54*〕〔*Arthritis Rheum. 2007 Nov;56(11):3858-68*〕

■AL アミロイドーシスによる障害臓器の頻度は表 1 を参照.

■皮膚, 軟部組織障害では, 巨舌や皮疹, 関節症状, 外分泌腺の腫大などを呈する.

▪巨舌は 15% で伴う.

▪関節障害では左右対称性の滑膜肥厚が認められる. 肩関節, 膝関節, 手指関節で多く, 病初期では関節リウマチやリウマチ性多発筋痛症と類似する病態となることがある〔*Semin Arthritis Rheum. 2013 Dec;43(3):405-12*〕.

▪外分泌腺への沈着により粘膜乾燥症状や Sicca 症候群を呈することもある.

■腎障害は尿蛋白 >0.5 g/日で定義される.

■末梢神経障害は有痛性の感覚神経障害と自律神経障害を呈する.

▪自律神経障害により腸管蠕動障害, 偽性腸閉塞など消化管症状を来す.

■肝アミロイドーシスでは肝腫大や腹水貯留, ALP の上昇が認められる〔*Medicine (Baltimore). 2003 Sep;82(5):291-8*〕.

▪ALP >500 IU/L となるのが 61%. AST, ALT の上昇は軽度のみか認められない.

■心アミロイドーシスは予後に直接関連する因子となる〔*Cardiol Rev. 2010 Jan-Feb;18(1):1-11*〕.

▪心臓病変はエコーにて左室壁, 中隔壁肥厚 >12 mm で定義される.

▪拘束性心筋症, 伝導障害を来す. 拡張型心不全の原因の 1 つとなる. また小血管にアミロイド沈着を来すことで狭心痛を伴うこともある.

▪心アミロイドーシスでは心エコーにて左心肥大が認められるにもかかわらず, 心電図では高電位とならない所見が得られる〔*Am J Cardiol. 2012 Feb 15;109(4):587-93*〕. 低電位かつ心室中隔 >1.98 cm であれば感度 72%, 特異度 91% で心アミロイドーシスを示唆する〔*Cardiol Rev. 2010 Jan-Feb;18(1):1-11*〕.

■肺病変は間質性肺疾患パターンや, 孤発性の結節を呈する.

表 1　AL アミロイドーシスによる障害臓器と頻度

障害臓器	頻度
骨・関節・軟部組織	43%
心臓	31%
腎臓	43%
神経	6-20%
肝臓/消化器	8-30%
肺	2.1%

Orphanet J Rare Dis. 2012 Aug 21;7:54／*Arthritis Rheum. 2007 Nov;56(11):3858-68*

AL アミロイドーシスの診断

〔*Arthritis Rheum. 2006 Jun;54（6）:2015-21*〕

- アミロイドーシスの診断には，組織生検のアミロイド染色（direct fast scarlet〔DFS〕染色，Congo-red 染色）を行う．
- アミロイドは hematoxylin and eosin（HE）染色ではエオジンに染まる無構造物として見られる．DFS 染色ではオレンジ色，Congo-red 染色では赤色に染まる．これのみでは偽陽性があるため，さらに偏光顕微鏡で観察し，緑色〜白色の偏光を確認してアミロイド沈着と判断する．
- DFS 染色は Congo-red 染色よりも染まりが良く，偽陰性が少ないとされ，近年 DFS 染色を主に使用する施設が増加している．
- 組織検査にてアミロイド沈着が認められれば，免疫染色などでアミロイドのタイプを判別する．AL アミロイドの沈着が証明されれば診断となる．その後は形質細胞疾患の評価を行う（ H -12 多発性骨髄腫，MGUS ）．
- 生検組織とアミロイド検出感度（表 2）：
- 障害臓器が明らかであればその臓器，組織を生検することが推奨される．しかしながら，肝臓や心臓，神経などは生検を行いにくい．比較的容易に評価できる骨髄や皮膚は感度が低い欠点がある．
- 腹壁皮下脂肪の吸引検体による検査は 3 回の穿刺吸引にて感度 93 %〔87-97〕，特異度 100 %〔92-100〕で全身性アミロイドーシスの評価が可能〔*Arthritis Rheum. 2006 Jun;54（6）:2015-21*〕．
- 皮下脂肪吸引検査の方法：
  - 臍部の両側をリドカインで局所麻酔を行う（両側の 2 か所で行う）．
  - 10 mL のシリンジをつけた 16-18G の針を穿刺し，陰圧を変えて吸引．
  - スライドグラス 1 枚当たり脂肪組織の欠片（粒）を 2-4 個程度載せて，もう一枚のスライドグラスを重ねてすり潰し，室温で乾燥させる．
  - その後アセトンで固定し，DFS 染色もしくは Congo red 染色を行う．
- 腹壁脂肪生検で陰性の場合は唾液腺生検が有用な可能性がある〔*Leukemia. 2018 Sep;32（9）:1883-98*〕．

AL アミロイドーシスの治療

〔*Mayo Clin Proc. 2015 Aug;90（8）:1054-81*〕〔*Leukemia. 2018 Sep;32（9）:1883-98*〕

- AL アミロイドーシスでは自家幹細胞移植適応があれば移植を考慮する．
- 自家幹細胞移植は以下を満たす場合に考慮する．血

表 2　生検組織とアミロイド検出頻度

組織	検出率
骨髄	63%
直腸	83%
腎臓	98%
胃	83%
肝臓	87%
心臓	89%
皮膚	63%
神経	88%
脂肪組織	93%

Arthritis Rheum. 2006 Jun;54（6）:2015-21

清トロポニン T＞0.06 ng/mL，NT−proBNP＞5000 ng/L の症例では死亡リスクが上昇するため避けたほうがよい．

- 65 歳以下
- パフォーマンス・ステータス ≦ 2
- トロポニン T の上昇なし
- 収縮期血圧 ≧ 90 mmHg（立位時）
- eGFR＞50 mL/分/1.73 m²
- NYHA I-II，左室駆出率（LVEF）＞45 %
- DLco＞50 %
- 肝臓，心臓，腎臓，自律神経のうち，顕著に障害されている臓器が 1 部位以下

- 骨髄中形質細胞 ≧ 10 % の場合や，多発性骨髄腫による臓器障害（高 Ca 血症，正球性貧血，腎不全，骨病変，H -12 多発性骨髄腫，MGUS を参照）が認められる場合は，多発性骨髄腫に準じて治療を考慮する．
- 移植適応がない場合は化学療法を選択．
- 初期治療はメルファラン−デキサメタゾン（MEL/DEX）が推奨される．デキサメタゾンは 40 mg を day 1-4 に投与，28 日サイクルで繰り返す．メルファランの投与については H -12 多発性骨髄腫，MGUS を参照．
- 染色体検査（G バンド法や FISH 法）において，t（11;14）があると VCD 療法（シクロホスファミド−ボルテゾミブ−デキサメタゾン）の効果が悪く，1q21 があると MEL/DEX の効果が悪いため，避ける．
- 難治性症例や再発例では，VD 療法（ボルテゾミブ−デキサメタゾン），VCD 療法，Rd 療法（レナリドミド−デキサメタゾン），イキサゾミブ，ポマリドミド，ダラツムマブなど（ H -12 多発性骨髄腫，MGUS ）が試されるが，保険適用は未だない．
- AL アミロイドーシスの治療反応基準は表 3 を参照．

表 3　AL アミロイドーシスの治療反応基準

	反応	判定基準
血液学的反応	complete response（CR）	血清，尿中 M 蛋白が消失し，FLCκ/λ 比も正常
	very good partial response（VGPR）	dFLC*＜4 mg/dL
	partial response（PR）	dFLC*が 50%以上低下
	no response	上記のいずれも満たさない
臓器反応	cardiac response	NT-proBNP が＞30%もしくは 300 pg/mL 低下 または NYHA I-II に改善（III-IV の場合）
	renal response	eGFR の増悪が認められず（eGFR 25%以上の低下で定義），かつ蛋白尿が 30%以上低下もしくは＜0.5 g/日となる
	hepatic response	ALP の上昇が 50%以上低下もしくは肝腫大が 2 cm 以上改善

*dFLC：difference FLC．involved FLC と uninvolved FLC の差で定義される．M 蛋白が λ 鎖であれば λ 鎖の量が，M 蛋白が κ 鎖であれば κ 鎖の量が involved FLC となる
FLC：血清遊離軽鎖

Mayo Clin Proc. 2015 Aug;90（8）:1054-81

16 特発性多中心性 Castleman 病と TAFRO 症候群

- ■Castleman 病は特徴的なリンパ組織所見を呈する非腫瘍性のリンパ増殖性疾患〔*Acta Oncol. 2004;43（8）: 698-704*〕.
- ■局所のみ（主に縦隔リンパ節が 60-75% と多く，次いで頸部リンパ節が 20%，腹部リンパ節が 10%）で認められる限局性 Castleman 病と複数の末梢リンパ節腫大を呈する多中心性 Castleman 病（multicentric Castleman disease：MCD）がある.
- ■限局性 Castleman 病は組織所見から硝子血管型，形質細胞型，その混合型に分類される〔*Acta Oncol. 2004;43（8）:698-704*〕.
- ■硝子血管型は胚中心の萎縮と胚中心に向かって濾胞を貫通する硝子化した毛細血管が認められ，限局性 Castleman 病の 90% を占める.
- ■形質細胞型は濾胞間領域にシート状に形質細胞が増生し，限局性 Castleman 病の 10% で認められる.
- ■MCD は多発性の末梢リンパ節腫大（主に<1.5 cm 程度の軽度腫大）とさまざまな全身症状（倦怠感，寝汗，発熱，体重減少など）が認められ，血液検査では血小板減少，小球性貧血，低 Alb 血症，免疫グロブリン高値などを呈する.
- ■HHV-8 陽性 MCD と HHV-8 陰性 MCD（特発性〔idio-pathic〕MCD：iMCD）に分類され，HHV-8 陽性 MCD はさらに HIV 陽性，HIV 陰性に分類される. 日本国内では iMCD が大半を占める〔*Blood. 2014 May 8;123（19）:2924-33*〕.
- ■iMCD では血球減少や全身の浮腫，腹水，胸水貯留などが認められやすく，それらを特徴とする TAFRO 症候群が提唱された. TAFRO 症候群は iMCD のサブタイプの 1 つ〔*J Blood Med. 2018 Jan 22;9:15-23*〕.

特発性多中心性 Castleman 病（iMCD）

- ■iMCD の好発年齢は 40-60 歳代だが，全年齢で生じうる. 男女比もほぼ同等～若干男性で多い〔*Lancet Haematol. 2016 Apr;3（4）:e163-75*〕〔*Mod Rheumatol. 2018 Jan;28（1）:161-7*〕.
- ■症状，検査所見は表1を参照. 全身症状に末梢リンパ節腫大を伴い，さらに浮腫，胸腹水貯留，血球減少を伴う場合に鑑別に挙げる.
- ■診断には Castleman 病に矛盾しない組織所見，臨床症状が認められ，他の類似する病態を示す疾患（HHV-8 感染症，慢性活動性 EBV 感染症，自己免疫疾患，リンパ増殖性疾患）の除外が必要（表2）.

表1 iMCD の症状，検査所見

症状	頻度	血液検査所見	頻度	組織所見	頻度
発熱	26-52%	貧血（Hb<11.5 g/dL）	62-87%	硝子血管型	18-28%
寝汗	10-62%	血小板増多（>50 万/μL）	13-25%	形質細胞型	33-44%
体重減少	16-72%	血小板減少（<15 万/μL）	22-44%	混合型	28-39%
浮腫，腹水，体液貯留	23-78%	免疫グロブリン高値（>1700 mg/dL）	49-77%		
胸水貯留	23-74%	低 Alb 血症（<3.5 g/dL）	45-92%		
リンパ節腫大	100%	腎障害（Cr≧1.2 mg/dL）	9-71%		
肝腫大，脾腫	33-78%	Coombs 試験陽性	9-71%		
		抗核抗体陽性（>40 倍）	12-65%		
		CRP 上昇	51-100%		
		IL-6 上昇	45-100%		
		可溶性 IL-2 受容体上昇	16-95%		
		VEGF 上昇（>100 pg/mL）	13-80%		

VEGF：vascular endothelial growth factor

Lancet Haematol. 2016 Apr;3（4）:e163-75

H 血液

表2 iMCD の診断基準

I 大基準：1，2 双方を満たす
1. リンパ節の組織所見が iMCD を示唆する所見である 2. 2 か所以上で短径≧1 cm のリンパ節腫脹が認められる

II 小基準：以下の 11 項目中 2 項目以上，かつ検査項目のほうから 1 項目以上満たす	
検査項目	臨床項目
1. CRP 上昇（＞1.0 mg/dL），ESR 亢進（＞15 mm/時間） 2. 貧血（男性 Hb＜12.5 g/dL，女性 Hb＜11.5 g/dL） 3. 血小板減少（＜15 万/μL），血小板増多（＞40 万/μL） 4. 低 Alb 血症（＜3.5 g/dL） 5. 腎障害（eGFR＜60 mL/分/1.73m^2），蛋白尿（≧150 mg/日または 10 mg/dL） 6. 多クローン性高ガンマグロブリン血症（γ グロブリンもしくは IgG ≧1700 mg/dL）	1. 全身症状（寝汗，発熱，体重減少，倦怠感） 2. 肝腫大，脾腫 3. 体液貯留（浮腫，腹水，胸水貯留） 4. 苺状の血管腫，紫色の丘疹 5. リンパ球性間質性肺炎

III 除外診断：以下の疾患を除外する
感染症
HHV-8 陽性 MCD，EBV 関連リンパ増殖性疾患，慢性活動性 EBV 感染症，CMV 感染症，トキソプラズマ感染症，HIV 感染症，活動性結核
リンパ増殖性疾患
・リンパ腫，多発性骨髄腫，原発性リンパ節形質細胞種，FDC 肉腫，POEMS 症候群
自己免疫疾患
・SLE，関節リウマチ，成人 Still 病，若年性特発性関節炎

FDC：濾胞樹状細胞

J Blood Med. 2018 Jan 22;9:15-23

TAFRO 症候群

■ TAFRO 症候群は iMCD において，Thrombocytopenia（血小板減少），Anasarca（全身浮腫），Fever（発熱），Reticulin fibrosis（骨髄細網線維化），Organomegaly（臓器腫大）のうちの 3 項目以上が認められ，さらに高ガンマグロブリン血症は認められず，血清 ALP 上昇を伴う場合に考慮する〔*Am J Hematol. 2016 Feb;91（2）:220-6*〕．

■ TAFRO 症候群の診断基準は表3 を参照．iMCD と異なり，高ガンマグロブリン血症は認められず，より血球減少（主に血小板）が顕著となる〔*J Clin Exp Hematop. 2013;53（1）:87-93*〕．

■ 胸水は滲出性で，単核球が有位に上昇する．ALP のアイソザイムは ALP1 と 2（胆管，肝臓由来）が主に上昇．また LDH が正常である点もポイントとなる〔*J Clin Exp Hematop. 2013;53（1）:87-93*〕．

■ 日本人における TAFRO 症候群の発症年齢は 52.0 ± 13.6 歳と，日本人以外の症例と比較してより高齢となる（36.9 ± 19.8 歳）〔*Ann Hematol. 2018 Mar;97（3）:401-7*〕．

表3 TAFRO 症候群の診断基準

組織所見基準：すべて満たす
・iMCD に矛盾しない組織所見を有する ・HHV-8 陰性

大基準：すべて満たす
・以下の 5 項目中 3 項目以上が認められる 　①血小板減少 　②全身浮腫 　③発熱 　④骨髄線維症 　⑤臓器腫大 ・高ガンマグロブリン血症は認められない ・軽度のリンパ節腫大が認められる

小基準：1 項目以上を満たす
・骨髄所見において，巨核球の正常形成～過形成が認められる ・血清 ALP 上昇が認められるが，AST，ALT は正常～軽度上昇程度

Am J Hematol. 2016 Feb;91（2）:220-6.

特発性多中心性 Castleman 病（iMCD）と TAFRO 症候群の治療

■ iMCD や TAFRO 症候群の治療は定まったものはなく，ステロイド投与，免疫抑制療法（シクロホス

ファミド，リツキシマブなど），化学療法と放射線療法，抗 IL−6 モノクローナル抗体（トシリズマブ）投与，外科的切除などが行われている〔*Lancet Haematol. 2016 Apr;3（4）:e163-75*〕．

- 大半の症例は緩徐進行〜安定した経過となるが，一部で急性増悪を呈する症例もある．
- 一般的に大量ステロイドやトシリズマブへの反応性は良好であるが，寛解まで至る症例は少ない〔*J Clin Exp Hematop. 2013;53（1）:57-61*〕．

17 血管内リンパ腫

- ■血管内リンパ腫（intravascular lymphoma：IVL）は小血管内に悪性リンパ腫細胞が認められる病態であり，リンパ節や網内系は保持されることが多い.
- ■発症年齢の中央値は 64 歳．0-90 歳までさまざまな年齢で生じるが，高齢者で多い疾患である.
- ■B 細胞性リンパ腫が 88％，T 細胞性が 6％，NK 細胞性が 2％を占める〔*Cancer Med. 2014 Aug;3 (4) :1010-24*〕.
- ■IVL には中枢神経浸潤が認められるタイプ（60％），皮膚浸潤が認められるタイプ（8％），骨髄，脾臓浸潤が認められ，血球貪食症候群を誘発するタイプ（11％），肺浸潤が認められ肺高血圧症や低酸素血症を呈するタイプがある〔*Cancer Med. 2014 Aug;3 (4) : 1010-24*〕.
- ■日本国内では悪性リンパ腫のうち 0.1-0.24％が IVL であり，骨髄，脾臓浸潤，血球貪食症候群を伴うタイプが最も多い〔*J Hematol Oncol. 2011 Apr 11;4:14*〕．このタイプをアジア型 IVL と呼び，しばしば不明熱の鑑別において重要な疾患となるため，総合診療医にとって押さえておくべき疾患の 1 つと言える〔*Br J Haematol. 2000 Dec;111 (3) :826-34*〕.

IVL の症状・所見，地域別の比較

- ■西欧における IVL と日本国内における IVL 報告例の症状頻度は**表 1** を参照.
- ■西欧の IVL では血球貪食症候群を合併した例はまれであるが，日本国内では 44％で血球貪食症候群を合併している〔*Haematologica. 2007 Apr;92 (4) :486-92*〕.
- ■血球貪食症候群を合併する IVL では皮膚所見が少なく，発熱や血球減少頻度が高い．白血球減少は少なく，赤血球，血小板の減少が主となる.
- ■日本人をはじめとしたアジア人で特異的に認められる血球貪食症候群を伴う B 細胞性の IVL をアジア型 IVL と呼ぶ．アジア型 IVL の診断基準は**表 2** を参照〔*Br J Haematol. 2000 Dec;111 (3) :826-34*〕.

アジア型 IVL の診断：生検部位が定かでないのであればランダム皮膚生検か PET/CT を

- ■IVL の診断は病変部位からの組織生検によるが，アジア型 IVL では病変部位が明らかではないことが

表 1 西欧における IVL 50 例と日本における IVL 87 例の比較

	西欧 IVL	日本 IVL（血球貪食＋）	日本 IVL（血球貪食－）
平均年齢	68 歳 [34-90]	67 歳 [44-78]	69 歳 [13-82]
男性例	46%	50%	49%
発熱	42%	**87%**	47%
倦怠感	22%	**45%**	16%
黄疸	0%	**26%**	0%
皮膚浸潤	38%	**3%**	24%
神経浸潤	42%	**21%**	53%
肝浸潤	26%	**66%**	31%
脾浸潤	26%	**77%**	20%
骨髄浸潤	30%	**74%**	35%
リンパ節腫大	8%	5%	4%
末梢血浸潤	4%	13%	0%
肺浸潤	18%	**37%**	27%
貧血	66%	**84%**	64%
白血球減少	22%	29%	16%
血小板減少	32%	**74%**	28%
LDH 上昇	85%	**100%**	94%
ALT 上昇	6%	**26%**	6%
総ビリルビン上昇	2%	**29%**	0%

太字は西欧 IVL と比較して有意差が認められる項目.
Haematologica. 2007 Apr;92 (4) :486-92

多く，どの臓器，部位を生検すべきか判断できないことが多い．骨髄所見も腫瘍細胞が浸潤している部位以外で採取すると異常は認められない〔*Br J Haematol. 2004 Oct;127 (2) :173-83*〕.

- ■IVL（アジア型 IVL 以外も含まれる）においてリンパ腫細胞が検出された生検部位とその感度を**表 3**に示す.
- ■アジア型 IVL の診断で病変部位が明らかではない場合にはランダム皮膚生検か PET/CT 検査が有用である.
- ■アジア型 IVL と類似した病状を呈する疾患として，

表2 アジア型 IVL の診断基準

1) 臨床, 検査基準	a) 2系統以上の血球減少が認められる（骨髄低形成, 異形成によらない）. 赤血球, 血小板の2系統が主であり, 白血球減少は特異的な所見ではない b) 肝腫大 and/or 脾腫が認められる c) 著明なリンパ節腫大や腫瘤形成が認められない
2) 組織基準	a) 赤血球系の血球貪食所見が認められる b) 増殖しているリンパ腫細胞が B 細胞の性質をもつ c) 血管内や類洞内でリンパ腫細胞が増殖している所見がある

1) の2つ以上と2) のすべてを満たせば診断.

Br J Haematol. 2000 Dec;111（3）:826-34

表3 IVL においてリンパ腫細胞が検出された生検部位

生検部位	感度 (%)
脳組織	43
皮膚組織	39
肝臓, 脾臓	26
骨髄	32
リンパ節	11

Br J Haematol. 2004 Oct;127（2）:173-83

慢性活動性 EBV 感染症や成人 Still 病が挙げられる.

ランダム皮膚生検

■ ランダム皮膚生検とは左右の上腕, 大腿, 腹部の皮膚を複数箇所（理想は 6-8 か所, 通常 3 か所程度で行われることが多い）生検する方法.

▪ 多くの小血管を含むことが重要であるため, なるべく深く, 皮下脂肪も含めて生検, もしくは老人性血管腫があればその部位を生検することで感度は上昇する〔*Mayo Clin Proc. 2007 Dec;82（12）:1525-7*〕〔*Oncol Lett. 2014 Jun;7（6）:2003-6*〕.

▪ 一見皮膚への浸潤が認められなくても, ランダム皮膚生検にてリンパ腫細胞が検出されることもある〔*Mayo Clin Proc. 2010 Aug;85（8）:e56-7*〕.

▪ 不明熱において, 血球減少が認められる, LDH が上昇（＞450 IU/L）している, 低酸素血症が認められる, 骨髄生検にて異常が認められない, 神経症状が認められる場合はランダム皮膚生検を考慮するとよい〔*J Cutan Pathol. 2017 Sep;44（9）:729-33*〕.

IVL に対する PET/CT 検査

■ 近年, IVL 患者に対する PET/CT 検査についての研究が多く報告されている. その結果より以下のことが判明している.

▪ 骨, 脾臓, 肝臓, 肺, リンパ節, 皮膚, 腎臓へ集積することが多く, 集積部位の組織検査によりリンパ腫細胞が検出される〔*Acta Haematol. 2014;131（1）:18-27*〕.

▪ 肺高血圧や低酸素を伴う IVL では PET/CT で肺に淡い集積が認められる. びまん性の集積ではなく, 区域性, 片側性, 両側上肺のみ, という集積パターンもあり, 集積部位を生検することが重要である〔*Mayo Clin Proc. 2010 Aug;85（8）:e56-7*〕.

▪ 骨髄への集積も症例によってばらつきがあり, びまん性の集積から局所的な集積までさまざまである. 集積部位の骨髄穿刺を行うことで, リンパ腫細胞や血球貪食像の検出が可能である〔*Am J Hematol. 2004 Jul;76（3）:236-9*〕〔*Clin Nucl Med. 2012 Aug;37（8）:810-1*〕.

Q&A

Q IVL の診断はどのようにすればよいでしょうか？

A IVL 患者に対する PET/CT 検査についての研究から, IVL は小血管内にリンパ腫細胞が増生している状態で, さらに局在があるということがわかりました. つまり肺や骨髄の浸潤が疑われても, その中で局在があるため, 通常の組織検査で検出できない可能性があるということです. 骨髄検査でも, 腸骨穿刺で陰性であった患者が PET/CT で胸骨に集積が認められ, 胸骨穿刺を行うと検出可能であった, ということも経験しています.

　これを踏まえて, IVL の診断をつめていくためには, ランダムに皮膚生検を複数か所で行い検出する方法か, PET/CT を行い, よりくわしい局在を評価したうえで最も採取しやすい部位の組織検査を行う方法が考えられます. ただし, PET/CT では中枢神経評価が困難であり, 中枢神経浸潤型 IVL の評価には不向きです（その場合は造影 MRI で評価は可能でしょう）.

　PET/CT はリンパ腫治療の効果判定, フォローにも使用する検査であるため, IVL の疑いが濃厚であればむしろ最初に行うべき検査とも言えます.

血液

18 好酸球増多のアセスメント

- 好酸球の正常値は 3-5%，300-500/μL である．
- 好酸球数 500-1500/μL は軽度増加，1500/μL 以上を好酸球増多と呼ぶ．また，1500-5000/μL を中等症，>5000/μL を重症と判断する．
- 好酸球増多の鑑別では，まず反応性・二次性の評価を行い，その後に血液腫瘍性疾患による好酸球増多を評価する．これらの可能性が低い場合は好酸球増多症候群（hypereosinophilic syndrome: HES）と判断する〔Am J Hematol. 2017 Nov;92（11）:1243-59〕．
- 好酸球増多を伴う疾患（特に>5000/μL となる高度上昇例）では，疾患自体による臓器障害と好酸球増多に伴う臓器障害を勘案して評価するとよい．好酸球増多によりどの臓器が障害されやすいかを理解し，効率的に評価，診断し治療につなげることが重要〔Ann Allergy Asthma Immunol. 2014 Jun;112（6）:484-8〕．

好酸球増多のアセスメント

チャート I 好酸球増多による臓器障害

- 好酸球増多（骨髄増殖性，特発性，リンパ球異常による好酸球増多）患者における臓器障害は表1のとおり．
- 原因に関係なく，増加した好酸球が組織に浸潤し，

表1 好酸球増多（骨髄増殖性，特発性，リンパ球異常による好酸球増多）患者における臓器障害

臓器症状	全体頻度	障害，症状
皮膚症状	69%	
肺障害	44%	好酸球性肺炎，気管支炎
消化管障害	38%	下痢，食道炎，腸炎，吸収不良
心機能障害	40-50%	好酸球性心筋炎（Loeffler 心内膜炎），心室内血栓，深部静脈血栓症
神経障害	～65%	末梢神経障害，脳血管障害，脳症，視神経炎（脳血管障害では血管炎，心原性塞栓による脳梗塞）
初診時無症状	6%	

J Allergy Clin Immunol. 2009 Dec;124（6）:1319-25／Acta Clin Croat. 2012 Mar;51（1）:65-9／Immunol Allergy Clin North Am. 2007 Aug;27（3）:457-75 を参考に作成

Q&A ①

Q 好酸球増多（高度上昇例）に伴う心筋炎，心内膜炎は心電図や心エコーの結果が正常であれば除外できますか？

A 好酸球増多（高度上昇例）に伴う心筋障害は心電図，心エコーの結果が正常でも除外できません．好酸球増多（高度上昇例）に伴う心臓所見は急性壊死期（5.5 週）→血栓形成期（10 か月）→線維化期（24.5 か月）の 3 つの病期があります．

急性壊死期では好酸球の心筋浸潤が認められるのみで，この時期には心電図やエコーでは異常は認められません．心筋生検や MRI が検出に有用です．またトロポニンの上昇が認められます．

血栓形成期では心室内，流出路に血栓を形成します．これは好酸球の顆粒に凝固を亢進させる物質が含まれているためで，心原性梗塞のリスクとなります．

線維化期では心筋の線維化が進み，拡張型心筋症，拘束性心筋障害となり，この時期になると心不全症状や不整脈，エコー所見が出現します．

一見すると無症候性でもトロポニンが上昇している場合は臓器障害ありと判断する必要があり，心筋障害を見落とさないようにしましょう．後で説明する治療の際にも心筋障害の有無で治療方針が変わるため，非常に重要なポイントとなります．

Immunol Allergy Clin North Am. 2007 Aug;27（3）:457-75

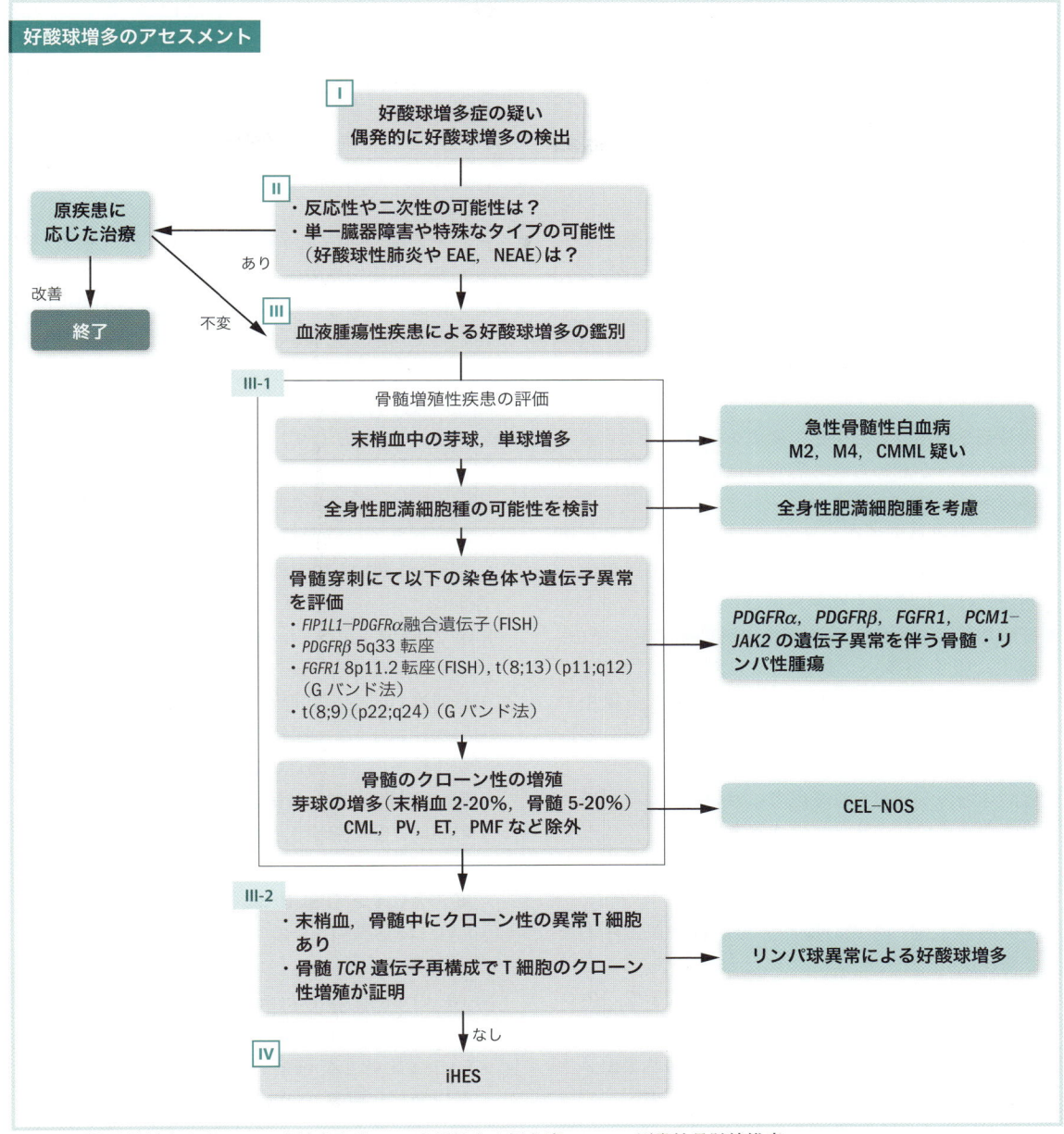

好酸球増多のアセスメント

I 好酸球増多症の疑い
偶発的に好酸球増多の検出

II ・反応性や二次性の可能性は？
・単一臓器障害や特殊なタイプの可能性
（好酸球性肺炎や EAE，NEAE）は？

原疾患に
応じた治療

あり

改善

終了

不変

III 血液腫瘍性疾患による好酸球増多の鑑別

III-1 骨髄増殖性疾患の評価

末梢血中の芽球，単球増多 → 急性骨髄性白血病
M2，M4，CMML 疑い

全身性肥満細胞種の可能性を検討 → 全身性肥満細胞腫を考慮

骨髄穿刺にて以下の染色体や遺伝子異常
を評価
・*FIP1L1-PDGFRα*融合遺伝子（FISH）
・*PDGFRβ* 5q33 転座
・*FGFR1* 8p11.2 転座（FISH），t(8;13)(p11;q12)
（G バンド法）
・t(8;9)(p22;q24)（G バンド法）
→ *PDGFRα，PDGFRβ，FGFR1，PCM1-JAK2* の遺伝子異常を伴う骨髄・リンパ性腫瘍

骨髄のクローン性の増殖
芽球の増多（末梢血 2-20%，骨髄 5-20%）
CML，PV，ET，PMF など除外
→ CEL-NOS

III-2 ・末梢血，骨髄中にクローン性の異常 T 細胞
あり
・骨髄 *TCR* 遺伝子再構成で T 細胞のクローン
性増殖が証明
→ リンパ球異常による好酸球増多

なし

IV iHES

CML：慢性骨髄性白血病，PV：真性多血症，ET 本態性血小板血症，PMF：原発性骨髄線維症
Ann Allergy Asthma Immunol. 2014 Jun;112（6）:484-8／Am J Hematol. 2014 Mar;89（3）:325-37, Blood. 2009 Oct 29;114（18）:3736-41 より改変

臓器障害を呈する．皮膚障害が多いが，予後に関連する重要な臓器に心臓や神経がある．また，頻度は不明だが，静脈血栓症や動脈血栓症も生じる〔*Intern Med. 2007;46（23）:1919-22*〕〔*Korean J Thorac Cardiovasc Surg. 2014 Oct;47（5）:478-82*〕．

■ 心臓障害や血栓症は無症候性のことも多く，好酸球増多患者では D ダイマーや心疾患の評価（Q&A①）は忘れずに行う．

チャート II 反応性や二次性，単一臓器障害を伴う好酸球増多や特殊なタイプの評価

■ 好酸球が反応性・二次性に増加する疾患を表2に示す．病歴や身体所見，一般検査でこれらの可能性がある場合は対応する．改善がない場合は血液腫瘍性疾患の評価を行う（チャート III）．

■ 好酸球増多の原因となる薬剤は 補足 表7 を参照．それ以外にもさまざまな薬剤が原因となりうる．好酸球増多が生じる前に開始した薬剤はその必要性，

H
血液

表2 好酸球が反応性，二次性に増加する疾患

カテゴリー	疾患
アレルギー性	喘息，アトピー性皮膚炎
薬剤性	（補足 表7を参照）
感染性	寄生虫，原虫，細菌，真菌，HIV
悪性腫瘍	白血病，リンパ腫，腺癌
自己免疫性	サルコイドーシス，好酸球性多発血管炎性肉芽腫症（EGPA），炎症性腸疾患，SLE，強皮症
その他	副腎不全，放射線曝露，コレステロール塞栓，高 IgE 症候群，Omenn 症候群

Blood. 2009 Oct 29;114 (18) :3736-41

代替薬を再検討し，中止，変更を行う．

■ 好酸球増多が認められる患者では常に寄生虫感染症の可能性を念頭に置く．

■ HES や自己免疫疾患の治療としてステロイドや免疫抑制薬の使用頻度が高いため，寄生虫感染症の可能性は常に考慮すべき．

■ 好酸球増多の原因となる寄生虫感染症は主に条虫，線虫，吸虫が多い．具体的には糞線虫，糸状虫，回虫（イヌ，ネコ），住血吸虫，鉤虫，ヒト鞭虫で頻度が高い〔*J Clin Diagn Res. 2015 Jul;9 (7) :DC22-4*〕〔*Clin INFect Dis. 2002 Feb 1;34 (3) :407-11*〕．

■ 好酸球増多が認められる患者において，以下の場合は寄生虫感染症をチェックすべき．
- 沖縄や奄美，離島での滞在経験，出身者→糞線虫症
- 発展途上国への旅行歴がある患者→さまざまな寄生虫
- イヌやネコへの曝露歴，砂場で遊ぶ小児，生レバーの摂取→回虫症
- 野生のイノシシ肉，サワガニの摂取→肺吸虫
- 表3 に示すような症状，所見を伴う患者
- 菌血症を伴う患者（糞線虫による細菌の経腸管感染）
- 多臓器不全を伴う場合（播種性糞線虫症）

■ 寄生虫感染症を疑った場合は SRL 社にて寄生虫抗体スクリーニング検査が可能．
- 検査対象はウエステルマン肺吸虫症，宮崎肺吸虫症，肝蛭症，肝吸虫症，マンソン孤虫症，有鉤嚢虫症，イヌ糸状虫症，イヌ回虫症，ブタ回虫症，アニサキス症，顎口虫症，糞線虫症．
- 上記スクリーニング検査で疑わしい症例や，上記以外の寄生虫検査は宮崎大学寄生虫学教室で IgG 定量検査が可能．1 検体当たり 4000 円程度（http://www.med.miyazaki-u.ac.jp/parasitology/detail.htm）．

■ 寄生虫に対する血清学的検査（ELISA［酵素免疫測定法］）は感度 80-90％台，特異度 80-100％と診断能は良好．ただし，さまざまな寄生虫間で交差反応があるため，偽陽性がある点，感染既往者でも陽性となる可能性がある点に注意が必要〔*PLoS Negl Trop Dis. 2014 Jan 9;8 (1) :e2640. Korean J Parasitol. 2013 Aug;51 (4) :433-9*〕．

■ 寄生虫の種類を確定するのであれば PCR 検査が必要だが，可能な施設は限られる．

■ 単一臓器のみ障害されている場合は，その臓器障害に応じて対応，鑑別を考慮してもよい．好酸球性肺炎，好酸球性食道炎，腸炎，好酸球性心筋炎，好酸球性筋炎，脂肪織炎など．

■ 特殊なタイプとして，episodic angioedema with eosinophilia（EAE），non-episodic angioedema with eosinophilia（NEAE）がある．

■ 好酸球増多を伴う血管浮腫で，繰り返すもの（episodic，1-2 割）と単発性のもの（non-episodic）がある．

■ EAE の概要〔*Allergy Asthma Immunol Res. 2014 Jul;6 (4) :362-5*〕〔*Dermatology. 1998;197 (4) :321-5*〕：
- 以前は Gleich 症候群と称されていた．
- 男女比は 1：2，平均発症年齢は 15.9 歳と，若年女性に多い．好酸球は数千〜数万に増加する．浮腫は数週間〜数か月毎に生じることが多く，発作の間は完全に無症状となる．月経や妊娠との関連もある．他臓器障害は認められない．治療は低用量ステロイド（PSL10 mg/日）で著効する．
- EAE は特発性 HES の一部症状として考えられている．

■ NEAE の概要〔*Clin Rheumatol. 2006 May;25 (3) :422-5*〕〔*Dermatology. 1998;197 (4) :321-5*〕：
- EAE と比較して軽症で，再発が認められない．平均発症年齢は 25.9 歳で症例の大半が女性である．地域性も強く，症例報告のほとんどが日本と韓国からである．季節性も強く，秋に多い（69％が 9-11 月発症）．好酸球は数千〜1 万程度に上昇し，無治療でも 3 か月以内に改善する．症状が強い場合は低用量ステロイドを使用することもある．

■ 同一家族内で好酸球増多が認められた場合は家族性 HES の可能性がある．

■ これは遺伝性の好酸球増多であり，原因遺伝子はよくわかっていない．

表3　好酸球増多を来す寄生虫感染とその症状，所見

症状	疑う寄生虫	具体的な症状，所見
皮疹	住血吸虫症	急性感染症にて広範囲の蕁麻疹を生じる
	糞線虫症	糞線虫幼虫移行症（larva currens）
	鉤虫症	皮膚幼虫移行症
	回旋糸状虫	瘙痒感，皮膚炎，皮膚結節
	顎口虫	遊走性皮下組織腫脹
消化管・肝障害	鉤虫症	無症状が多い．まれに下痢，腹痛，鉄欠乏性貧血
	回虫症	無症状が多い．まれに下痢，腹痛，胆管閉塞
	糞線虫症	下痢，腹痛．虫体量が増えれば重症化
	肝蛭症（Fasciola hepatica）	右上腹部痛，発熱，黄疸，胆管閉塞
	イヌ回虫（Toxocara canis）	腹痛，肝脾腫
	住血吸虫症（マンソン，日本）	腹痛，下痢，門脈圧亢進症，肝脾腫
	住血線虫症	腹痛，下痢
	肝吸虫症	右上腹部痛，発熱，黄疸，胆管閉塞
呼吸器症状	鉤虫症	肺好酸球症
	糸状虫症（バンクロフト，マレー）	熱帯性好酸球増多症，乾性咳嗽，喘鳴
	糞線虫症	肺好酸球症
	イヌ回虫（Toxocara canis）	喘鳴，咳嗽，肺浸潤影
	肺吸虫	胸痛，肺空洞病変，胸水，血痰
神経症状	住血吸虫症	好酸球性髄膜炎
	住血線虫症	好酸球性髄膜炎
	糞線虫症	好酸球性髄膜炎（播種性糞線虫症）
	顎口虫	髄膜脳炎，脊髄炎
	有鉤条虫	神経嚢虫症
その他	糸状虫症（バンクロフト，マレー）	リンパ節腫脹，リンパ管炎
	旋毛虫症	筋痛，眼瞼浮腫，心筋炎
	ビルハルツ住血吸虫	血尿，尿路閉塞，膀胱癌
	回旋糸状虫	失明

Infect Dis Clin North Am. 2012 Sep;26（3）:781-9 を参考に作成

チャート III　血液腫瘍性疾患による好酸球増多の鑑別

■好酸球増多を合併する血液腫瘍性疾患を**表4**にまとめる．

チャート III-1　骨髄増殖性疾患による好酸球増多の評価
〔*Am J Hematol. 2017 Nov;92（11）:1243-59*〕

■血算，血球の目視にて芽球が増加している場合は好酸球が増加する急性骨髄性白血病（M2，4）を疑う．
■好酸球と共に単球が増加している場合は CMML を考慮する．

■全身性肥満細胞腫では好酸球増多を伴う例が多く，好酸球＞1500/μL は 15％で認められる（好酸球数は1500-3 万 8400/μL）〔*Blood. 2009 Jun 4;113（23）:5727-36*〕．
■臨床症状は皮疹（色素性蕁麻疹，蕁麻疹，皮膚紅潮，血管浮腫），消化管症状（悪心・嘔吐，下痢など）の頻度が高い．さらに血清トリプターゼ＞20 ng/mL と上昇が認められた場合は全身性肥満細胞腫を疑う．
■全身性肥満細胞腫の可能性を評価するスコアもある（補足▶**表8**）．日本国内では血清トリプターゼをコマーシャルベースで評価することができないため，

表4　好酸球増多を合併する血液腫瘍性疾患

急性骨髄性白血病（M2，M4）
慢性骨髄性白血病（CML）
慢性骨髄単球性白血病（CMML）
全身性肥満細胞種
慢性好酸球性白血病（CEL）：*PDGFRα*，*PDGFRβ*，*FGFR1*，*PCM1-JAK2* の遺伝子異常を伴う骨髄・リンパ性腫瘍
CEL-NOS
リンパ球異常による好酸球増多

CEL-NOS：chronic eosinophilic leukemia, not otherwise specified

Am J Hematol. 2017 Nov;92（11）:1243-59

表5　CEL の遺伝子異常や異常核型に基づいた診断基準（WHO2016 基準）

疾患	診断基準
FIP1L1-PDGFRα 融合遺伝子による CEL	・しばしば好酸球増多を伴う骨髄・リンパ性腫瘍 ・*FIP1L1-PDGFRα* 融合遺伝子もしくは *PDGFRα* 再構成が認められる
PDGFRβ 再構成による CEL	・しばしば好酸球増多を，たまに好中球や単球増多を伴う骨髄・リンパ性腫瘍 ・t（8;12）（q31-q33;p12）や *ETV6-PDGFRβ* 融合遺伝子，*PDGFRβ* 5q33 転座が認められる
FGFR1 再構成による CEL	・しばしば好酸球増多とたまに好中球や単球増多を伴う骨髄増殖性疾患，骨髄異形成/増殖性腫瘍，急性骨髄性白血病，T 細胞・B 細胞性リンパ芽球性白血病/リンパ腫など ・t（8;13）（p11;q12）や *FGFR1* 再構成を来す遺伝子変異（*FGFR1* 8p11.2 転座）が認められる
PCM1-JAK2 融合遺伝子による CEL	・しばしば好酸球増多を伴う骨髄・リンパ性腫瘍，骨髄線維症を呈することもある ・t（8;9）（p22;p24）や *JAK2* 再構成を来す遺伝子変異が認められる
上記以外（CEL-NOS）	・好酸球増多（>1500/μL） ・*BCR-ABL* 遺伝子陽性 CML，PV，ET，骨髄線維症，慢性好中球性白血病，CMML，非典型 CML の基準を満たさない（WHO 基準） ・上記遺伝子変異による骨髄・リンパ性腫瘍の基準を満たさない ・末梢血，骨髄の芽球 <20% で，inv（16）（p13.1q22），t（16;16）（p13;q22），他の急性骨髄性白血病を示唆する所見が認められない ・クローン性細胞増殖や分子遺伝学的異常が認められる，もしくは末梢血芽球≧2%，骨髄芽球 >5% を満たす（20% を超えない）

Am J Hematol. 2017 Nov;92(11):1243-59

疑えば組織生検，骨髄穿刺・生検にて肥満細胞浸潤の評価を行う必要がある．

■CEL の診断基準を表5にまとめる．

▪*PDGFRα*，*PDGFRβ*，*FGFR1* は骨髄検体を用いて FISH 法にて評価可能（*PDGFRα* や *PDGFRβ* は末梢血検体でも評価可能）．*PCM1-JAK2* は評価できないため，G バンド法にて t（8;9）(p22;p24) を評価する．

　・具体的には，*FIP1L1-PDGFRα* del（4）長腕欠失（4q12 欠失），*PDGFRβ* 5q33 転座，*FGFR1* 8p11.2 転座がコマーシャルベースで評価可能である．

　・上記が陰性でも G バンド法にて表5に記載され

ている染色体異常が認められれば診断できる．

■上記検査が陰性であり，さらに骨髄増殖性腫瘍（CML，PV，ET，骨髄線維症など），急性骨髄性白血病が除外され，末梢血芽球 2-20%，骨髄芽球が 5-20% の場合，CEL-NOS と診断される（表5）．

チャートIII-2　リンパ球異常による好酸球増多の評価

〔*Am J Hematol. 2017 Nov;92（11）:1243-59*〕

■このタイプでは，サイトカイン産生性で免疫表現型が異常な T 細胞により好酸球増多が生じる．

▪異常 T 細胞 は CD3＋CD4－ CD8－ の double-negative，未熟 T 細胞や，CD3－ CD4＋ といった CD3 陰

表6　好酸球増多の原因別の治療

好酸球増多のタイプ	治療	備考
FIP1L1−PDGFRα 融合遺伝子による CEL	イマチニブ 100-400 mg ±ステロイド	・このタイプではイマチニブ 100 mg/日でも効果が見込めるため，低用量から開始可能 ・心筋障害がある患者では，イマチニブ開始前 1-2 週間はステロイドを使用する
PDGFRβ 再構成による CEL	イマチニブ 400 mg ±ステロイド	・心筋障害がある患者では，イマチニブ開始前 1-2 週間はステロイドを使用する
FGFR1 再構成による CEL	急性リンパ性白血病，急性骨髄性白血病に準じた治療を行い，同種幹細胞移植を考慮する	
PCM1−JAK2 融合遺伝子による CEL	ルキソリチニブ	・ルキソリチニブ（ジャカビ®）は JAK1，JAK2 選択性を示す JAK 阻害薬であり，原発性骨髄線維症にのみ保険適用あり
上記以外（CEL−NOS）	ヒドロキシカルバミドまたは IFN−α 第二選択としてイマチニブ 同種幹細胞移植を考慮してもよい	・ヒドロキシカルバミド 1000 mg/日 ・IFN−α 1400 万単位/週［300-4000 万］
リンパ球異常	第一選択はステロイド投与 第二選択は IFN−α やヒドロキシカルバミド，免疫抑制薬	・PSL 1 mg/kg/日を 1-2 週投与しその後 2-3 か月かけて減量 ・PSL＞10 mg/日で再燃した場合はヒドロキシカルバミド 1000 mg/日，もしくは IFN−α 100 単位週 3 回を併用しつつ減量する ・モノクローナル IL−5 抗体 (mepolizumab) が有効の可能性あり
家族性 HES	無症候性であれば治療の必要はなし 症候性であれば「iHES」を参照	
iHES	第一選択ステロイド投与 第二選択はヒドロキシカルバミド，IFN−α，イマチニブ 無症候性では経過観察	・PSL 1 mg/kg/日を 1-2 週投与しその後 2-3 か月かけて減量 ・PSL＞10 mg/日で再燃した場合はヒドロキシカルバミド 1000 mg/日，もしくは IFN−α 100 万単位週 3 回を併用しつつ減量する ・イマチニブは 400 mg/日で使用するが，100 mg/日でも有効な報告もある ・モノクローナル IL−5 抗体 (mepolizumab) が有効の可能性あり
EAE，NEAE	ステロイド投与 もしくは経過観察	・経過観察でも改善する可能性あり ・投与量は決まっていないが PSL 0.5 mg/kg/日程度．速やかに減量可能

Am J Hematol. 2014 Mar;89（3）:325-37／Br J Haematol. 2009 May;145（3）:271-85／Blood. 2009 Oct 29;114（18）:3736-41／Mayo Clin Proc. 2010 Feb;85（2）:158-64／Blood. 2004 Apr 15;103（8）:2879-91 を参考に作成

性 T 細胞が認められる．他には CD3−CD4＋細胞において CD5 の増加が認められる例や，CD3＋CD4＋CD5＋となる例や CD7 が消失する例，CD27 が増加する例などある．末梢血，骨髄検体のフローサイトメトリーで評価する．

■ また，骨髄検体を用いて，*TCR* 遺伝子再構成による T 細胞のクローン性増殖を評価してもよい．

■ 病状的には表在リンパ節腫脹や関節症状，消化管症状，呼吸器症状，神経症状，心血管障害などが認め

られる．EAE に類似した症状を呈するものもある．

特発性好酸球増多症候群（iHES）

■ 反応性，二次性，血液腫瘍性疾患による好酸球増多がすべて除外された好酸球増多症を iHES と呼ぶ．現時点で原因が不明な好酸球増多がここに分類される．今後新たな原因が判明する可能性がある．

■ 厳密には iHES の診断は 6 か月以上持続する好酸球

増多と臓器障害で定義されるが，それでは診断まで時間がかかり過ぎるため，臓器障害がある場合は血液検査で認められる好酸球増多が1か月間に2回以上あればiHESと判断する．臓器障害がなく無症候性の場合は6か月間の経過観察を行う〔*Pathobiology. 2018 Jun 29:1-14*〕．

好酸球増多の治療

■好酸球増多の原因別の治療（急性白血病，肥満細胞腫に対する治療は省略）を表6に示す．好酸球性肺炎などの単一臓器による障害はそれぞれの疾患毎に治療が異なるため省略した．

緊急を要する場合のマネジメント

■好酸球＞10万/μL もしくは重度，致命的な臓器障害を合併している好酸球増多の場合は以下の検査を行い，迅速に高用量ステロイドを使用する．

■血液検査（血算，トロポニン，トリプターゼ［可能ならば］，ビタミンB_{12}，MPO-ANCA，PR3-ANCA，抗核抗体，寄生虫スクリーニング，糞便検査［特に糞線虫症］）
■骨髄穿刺（フローサイトメトリー，骨髄像，Gバンド法，*PDGFRα*（4q12欠失），*PDGFRβ* 5q33転座，*FGFR1* 8p11.2転座）
■胸腹部CT，心エコー，迅速に採取可能な組織病理検査
■治療は高用量ステロイドの投与を行い，沖縄在住など糞線虫感染症の可能性があればイベルメクチンを併用する〔*Blood. 2009 Oct 29;114（18）:3736-41*〕．

Q&A ②

Q 血液腫瘍性疾患による好酸球増多において心筋障害がある場合は，なぜステロイドを優先的に投与するのですか？

A 好酸球増多による臓器障害で致命的となるのが心筋障害です．血液腫瘍性疾患による好酸球増多で心筋組織に好酸球浸潤が認められている場合，イマチニブ投与で好酸球が急速に破壊され，心筋内で脱顆粒を生じ，心原性ショックとなることがあります．したがって，トロポニンTが陽性となっている場合，まずステロイドを1-2週間使用し，組織内の好酸球浸潤が改善した後にイマチニブの投与を開始すべきとされています〔*Mayo Clin Proc. 2010 Feb;85（2）:158-64*〕．

この理由からも重度の好酸球増多が認められる患者では必ずトロポニンをチェックし，フォローする習慣をつけましょう．

✚ 補足

表7 薬剤による好酸球増多

原因薬剤	好酸球増多に伴う反応
GM-CSF，IL-2	全身性症状
NSAIDs	肺浸潤
ダントロレン	肺，胸膜炎
合成ペニシリン，セファロスポリン	間質性腎炎
ラニチジン	壊死性心筋炎
合成ペニシリン，テトラサイクリン系抗菌薬	肝炎
アロプリノール，フェニトイン	反応性血管炎
NSAIDs	胃腸炎
L-トリプトファン	好酸球増多筋痛症候群
アスピリン	喘息，鼻ポリープ
アンピシリン，ペニシリン，セファロスポリン，β遮断薬	無症候

Mayo Clin Proc. 2005 Jan;80（1）:75-83

表8 全身性肥満細胞腫と CEL を鑑別するためのスコア

点		点	
+3	好酸球数/トリプターゼ＞100	−3	好酸球数/トリプターゼ ≦100
+3	骨髄中の肥満細胞浸潤がない	−3	骨髄中の肥満細胞浸潤あり
+3	ピーク好酸球＞1万/μL	−2	消化管症状
+2	血清ビタミン B$_{12}$ 増加	−2	色素性蕁麻疹
+1	肺症状	−1	女性
+1	心臓症状	−1	血小板増多

FIP1L1/PDGFRA を伴う CEL と好酸球増多を伴う全身性肥満細胞腫の鑑別．
好酸球数は/μL，トリプターゼは ng/mL で計算．
スコア＜0 で全身性肥満細胞腫，＞0 で CEL を示唆する．

Br J Haematol. 2009 May;145（3）:271-85

H
血液

19 凝固因子障害：APTT，PT の異常

- ここでは APTT，PT で異常が認められた場合のアセスメントを解説する．
- APTT，PT が正常な凝固障害で押さえておきたいのは後天性 von Willebrand disease（VWD）（H-10 真性多血症と本態性血小板血症 ）．
- 成人における活性化部分トロンボプラスチン時間（APTT），プロトロンビン時間（PT）の延長は薬剤性（ヘパリン，ワルファリン），肝障害，播種性血管内凝固症候群（DIC）に伴う凝固因子欠乏が主な原因である．
- 後天的に凝固因子に対する自己抗体が産生される場合（後天性血友病 A，B など）や，無症候性の先天性凝固因子欠損が偶発的に血液検査にて発見されることもある〔Br J Haematol. 2009 Jun;146（1）:17-26〕．
- APTT，PT の異常パターンと想定する凝固因子異常は表 1，補足 図 1 を参照．

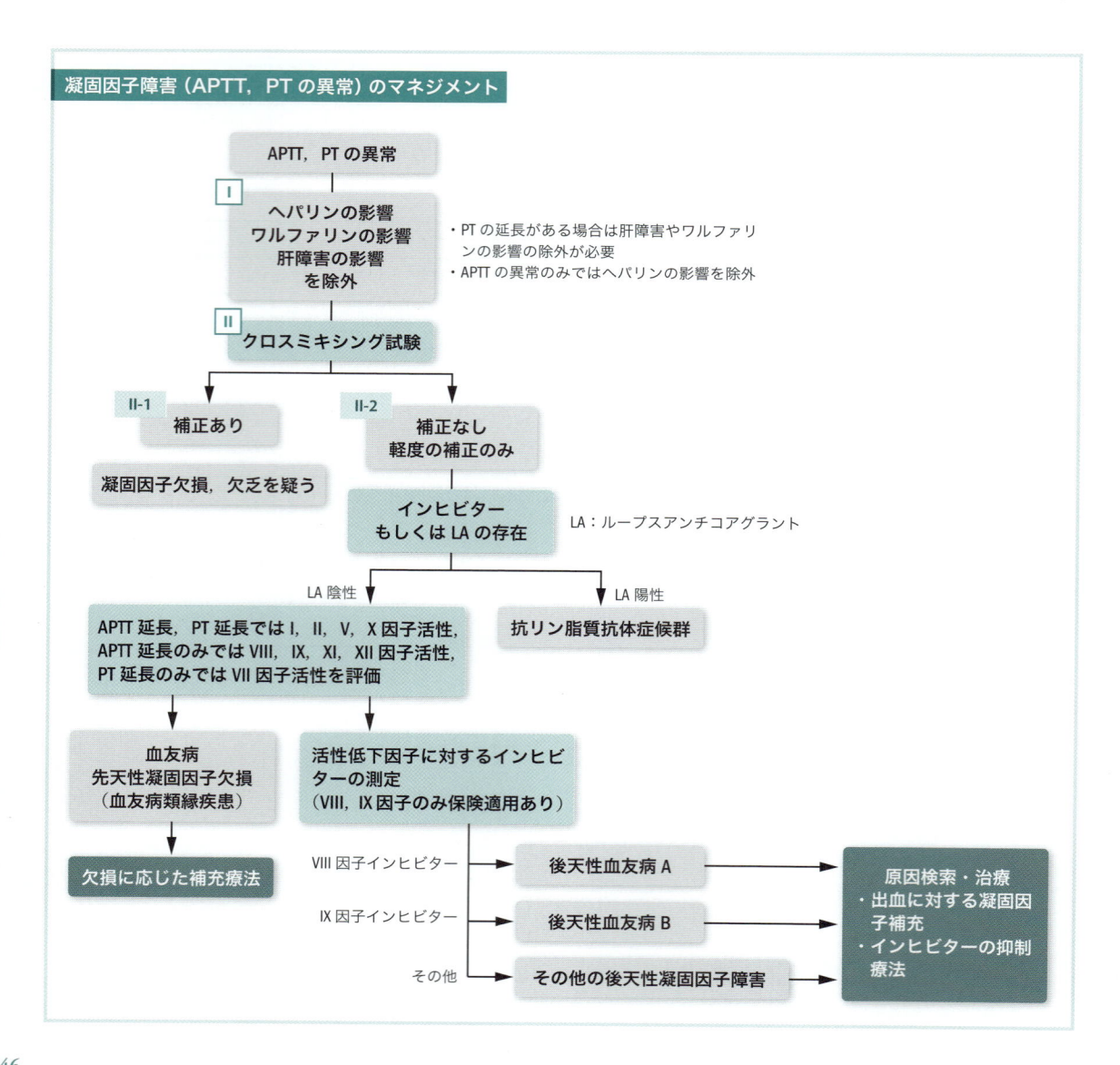

凝固因子障害（APTT，PT の異常）のマネジメント

表1 APTT，PT の異常パターンと想定する凝固因子異常

APTT	PT	想定する凝固因子異常
延長	延長	I, II, V, X 因子
	正常	VIII, IX, XI, XII 因子，プレカリクレイン，高分子キニノーゲン
正常	延長	VII 因子
	正常	XIII 因子

凝固因子障害（APTT，PT の異常）のマネジメント

チャート I　凝固因子障害（APTT，PT 異常）ではまず薬剤性，肝障害，DIC を評価，除外する

- APTT 単独異常ではヘパリンの影響を考慮．PT 異常が認められる場合は肝障害，ワルファリンの影響を考慮する．

チャート II　上記の可能性が低い場合はクロスミキシング試験を行う

- クロスミキシング試験は患者の血漿と健常者の血漿を 1：1 で混合し，37℃で 1-2 時間保温後に APTT，もしくは PT を評価する方法．通常のスクリーニング目的には APTT で行われることが多い．
- 凝固因子活性は 50％もあれば凝固能は問題ないため，凝固因子欠損，欠乏，機能異常であればクロスミキシング試験で APTT，PT は正常となる．
- インヒビターがある場合，2 時間反応させると健常者の凝固因子も失活するため，APTT，PT は異常のままもしくは軽度のみ改善する結果となる〔Pol Arch Med Wewn. 2014;124(4):200-6〕．

チャート II-1　クロスミキシング試験で補正された場合，凝固因子欠損，欠乏を考慮

- APTT，PT 異常パターン（表1）から想定される凝固因子活性を評価し，欠損・欠乏因子を同定する．

チャート II-2　クロスミキシング試験で補正されない場合，凝固因子に対するインヒビターもしくは LA の存在を考慮する

- ループスアンチコアグラント（LA）の評価を行い，陽性であれば抗リン脂質抗体症候群を考慮する（ I -5 抗リン脂質抗体症候群 ）．
- LA 陰性であれば APTT，PT 異常パターン（表1）から想定される凝固因子活性を評価する．活性低下があればインヒビターにより抑制されている可能性を考慮する．
- 第 VIII 因子インヒビター，第 IX 因子インヒビターはコマーシャルベースで評価可能であり（保険適用もある），インヒビター陽性であればそれぞれ後天性血友病 A，後天性血友病 B と診断される．

後天性血友病 A（第 VIII 因子障害）

- 第 VIII 因子に対する自己抗体（インヒビター）を産生し，重度の出血を来す疾患．
- 発症率は 1/100 万人年と非常にまれであるが，高齢者で多く＞85 歳では 14.7/100 万人年となる．
- 女性では出産可能年齢と高齢者の二峰性ピークとなる〔J Thromb Haemost. 2012 Apr;10(4):622-31〕．
- 自己免疫疾患，悪性腫瘍，妊娠・出産後，薬剤が誘因となるが（表2），50％は特発性とされる〔Thromb Haemost. 2013 Dec;110(6):1114-20〕．

後天性血友病 A の出血部位

- 皮下出血（80％），筋肉内出血（45％），消化管出血（22％）が特に多い出血部位である．他には後腹膜，関節内出血が＜10％程度で認められる〔Blood. 2007 Mar 1;109(5):1870-7〕．
- 出血による死亡率は 9.1％であり，消化管出血，肺出血が早期の死亡原因として多い〔Blood. 2007 Mar 1;109(5):1870-7〕．

Q&A

Q インヒビターの単位：BU（Bethesda Unit）とは何ですか？

A インヒビターは Bethesda Assay（BA）により測定され，Bethesda Unit という単位で表現されます．BA は患者血漿と正常血漿を等量混和し，コントロール（正常血漿＋緩衝液の混合）との凝固因子活性を比較します．コントロールと比較して 50％失活した場合を 1 BU/mL と表現します．インヒビターは 0.1 BU/mL でもあれば陽性と判断します〔Pol Arch Med Wewn. 2014;124(4):200-6〕．

BU 値は後述するステロイドや免疫抑制薬への反応を予測する指標としても有用です．

H 血液

表2 後天性血友病Aの原因疾患の頻度

原因	頻度	詳細
特発性	52%	
悪性腫瘍	12%	固形癌 68%（肺，消化管，前立腺），血液腫瘍 32%
自己免疫疾患	12%	関節リウマチ 35%，SLE 14%，甲状腺炎 7%，Sjögren 症候群 5%，抗リン脂質抗体症候群 3%，他 33%
妊娠関連	8.4%	
感染症	3.8%	
薬剤性	3%	β ラクタム系抗菌薬 24%，非 β ラクタム系抗菌薬 12%，クロピドグレル 18%，インターフェロン 12%，NSAIDs 12%，アミオダロン 6%，リバスチグミン 6%，スニチニブ 6%，ヘパリン 6%
MGUS	3%	
PMR	2%	
皮膚疾患	1%	乾癬 43%，類天疱瘡 43%
輸血	1%	
その他	8%	

PMR：リウマチ性多発筋痛症，MGUS：monoclonal gammopathy of undetermined significance
J Thromb Haemost. 2012 Apr;10（4）:622-31／Blood. 2007 Mar 1;109（5）:1870-7

表3 後天性血友病の出血時に使用する止血剤（第 VIII 因子インヒビター，第 IX 因子インヒビター陽性例）

薬剤		投与量
ノボセブン®	第 VII 因子製剤	初回 90 µg/kg，その後 60-120 µg/kg を 2-3 時間毎に静注
バイクロット®	第 VII 因子製剤	初回 60-120 µg/kg を 2-6 分かけて静注．8 時間以上あけて追加．合計 180 µg/kg を超えない
ファイバ®	活性型プロトロンビン複合体製剤（APCC）	50-100 単位/kg を 8-12 時間毎に静注．2 単位/kg/分を超えない速度で投与．最大 200 単位/kg/日

後天性血友病 A の原因疾患の評価

- 表 2 を参考として原因検査を行う．
- 出産後の後天性血友病 A は産後 3-150 日（中央値 89 日）で多い．35 万出生に 1 例の頻度．

後天性血友病の治療

- 治療は原因疾患に対する治療（上記疾患），出血に対する治療，インヒビターの抑制の 3 つ．
- 出血に対する治療では第 VII 因子製剤（ノボセブン®，バイクロット®），もしくは APCC（ファイバ®）を使用する（表 3）．
- 後天性血友病では第 VIII 因子インヒビターが存在するため，止血には第 VIII 因子を補充するよりも第 VII 因子を補充するバイパス療法を行う（補足▶図 1）．
- 第 VII 因子製剤，APCC の使用で 93％は出血をコン

トロール可能〔*Blood. 2007 Mar 1;109（5）:1870-7*〕．
- インヒビターの抑制はステロイド ± シクロホスファミドを使用する．
- PSL 1 mg/kg/日を 4-6 週間使用，もしくは PSL に加えてシクロホスファミド 1.5-2 mg/kg/日を最大で 6 週間併用する．
- インヒビターが未検出となり，凝固因子活性が 50％以上となれば寛解と判断する．寛解まで 5 週間程度要することが多い．
- 免疫抑制療法中は凝固機能，インヒビター，凝固因子活性を毎週測定し，3-6 週経過しても改善しない場合はシクロホスファミドの併用，もしくは他の薬剤を考慮．
- セカンドラインとしてはシクロスポリン（200-300 mg/日），アザチオプリン，ミコフェノール酸モフェチル（保険適用外），リツキシマブ（保険適用外）を用いる〔*Pol Arch Med Wewn. 2014;124（4）:200-6*〕．
- PSL 単剤では 58-76％，PSL ＋シクロホスファミド

表4　インヒビター量別にみる，ステロイド単独で部分寛
　解を達成する可能性（LR）

インヒビター	LR
＜2 BU	7.7
2-＜5 BU	5.0
5-＜20 BU	2.0
20-＜100 BU	1.2

Blood. 2015 Feb 12;125（7）:1091-7

併用では 77-89％でインヒビターの消失が認められ
る〔*Pol Arch Med Wewn. 2014;124（4）:200-6*〕.
- インヒビター＜20 BU/mL はステロイドのみで治療
できる可能性が高い（表4）〔*Blood. 2015 Feb 12;125（7）: 1091-7*〕.
- 寛解後，背景疾患や原因薬剤がない場合，再発リス
クは 20％に及ぶ.
- 特に最初の 2 年間で再発リスクが高いため，凝固因
子活性は最初の 6 か月間は毎月評価.
- その後 6 か月は 2-3 か月毎に評価し，1 年以後は 6
か月毎に評価を継続する〔*Pol Arch Med Wewn. 2014;124（4）:200-6*〕〔*Thromb Haemost. 2013 Dec;110（6）:1114-20*〕.

PT，APTT 共に延長するまれな疾患

- APTT，PT 共に延長する凝固異常症には凝固第 I 因
子（フィブリノゲン），第 II 因子（プロトロンビン），
第 V 因子，第 X 因子の異常が関与する（表1）.
- また，上記以外に肝硬変でも APTT，PT 共に延長
する.

無・低フィブリノゲン血症，異常フィブリノゲン血症

- APTT，PT 共に延長する疾患に無あるいは低フィブ
リノゲン血症や異常フィブリノゲン血症(dysfibrino-
genemia) がある.
- 診断にはフィブリノゲン活性およびフィブリノゲン
抗原を測定する.
- 異常フィブリノゲン血症は，先天的な遺伝子異常に
よりフィブリノゲンの活性・抗原共に低下する病
態で，遺伝子変異の検索が必要となる.
  - 異常フィブリノゲン血症における症状は，一般的
に軽度で約半数は無症候性，1/4 に出血症状や血
栓症状が認められる. 創傷治癒遅延を呈する場合
もある.

ループスアンチコアグラント（LA）陽性の低プロトロンビン血症

- APTT，PT 共に延長する疾患に LA 陽性の低プロト
ロンビン血症（lupus anticoagulant-hypoprothrombin-
emia syndrome）がある.
- これは抗リン脂質抗体症候群の一症状で，紫斑など
の出血症状を呈する.
- 乳幼児に多くみられ，アデノウイルスや *Mycoplas-ma* 感染に関連して発症することが多い. 経過は一
過性である.
- 第 II 因子活性は低下し，クロスミキシング試験は
インヒビター型となる.

後天性第 V 因子インヒビター

- APTT，PT 共に延長する疾患に第 V 因子インヒビ
ターによるものがある.
- 第 V 因子インヒビターは自然に生じることはまれ
であり，大半が止血剤として使用されるウシトロ
ンビン含有物質の使用や抗菌薬の使用により誘発
される. ウシトロンビンは止血剤として使用され
る.
- 第 V 因子活性は低下し，クロスミキシング試験は
インヒビター型となる.
- 治療は後天性血友病と同様に，免疫抑制薬を使用
し，出血時には新鮮凍結血漿（FFP）を使用するが，
数か月で自然寛解することが多い〔*Br J Haematol. 2009 Jun;146（1）:17-26*〕.
- 第 V 因子インヒビターが高力価（＞100 BU/mL）を
示す例では，第 V 因子活性低下だけではなく，そ
の他複数の凝固因子活性が偽性に低下し，それぞれ
の因子に対するインヒビターが検出されることが知
られている.
- これは凝固因子活性の測定系において，高力価の第
V 因子インヒビターが存在すると，他の凝固因子活
性の測定でも活性の偽低下を生じるためと理解さ
れている〔*臨床血液 2018;59（8）:1007-11*〕.

後天性第 X 因子異常症

- APTT，PT 共に延長する疾患に第 X 因子異常症が
ある.
- 後天性第 X 因子の異常ではインヒビター以外に後
天性の欠乏症もある.
- AL アミロイドーシスでは第 X 因子を吸着すること
で凝固障害を生じる例があり，368 例の AL アミロ
イドーシスのうち 8.7％で第 X 因子欠乏（活性＜

H 血液

50%）が認められる〔*Blood. 2001 Mar 15;97（6）:1885-7*〕.
- また，眼窩周囲の出血斑は X 因子欠乏に特徴的な所見とされ，高齢者でその所見が認められた場合は AL アミロイドーシスを疑う.

✚ 補 足

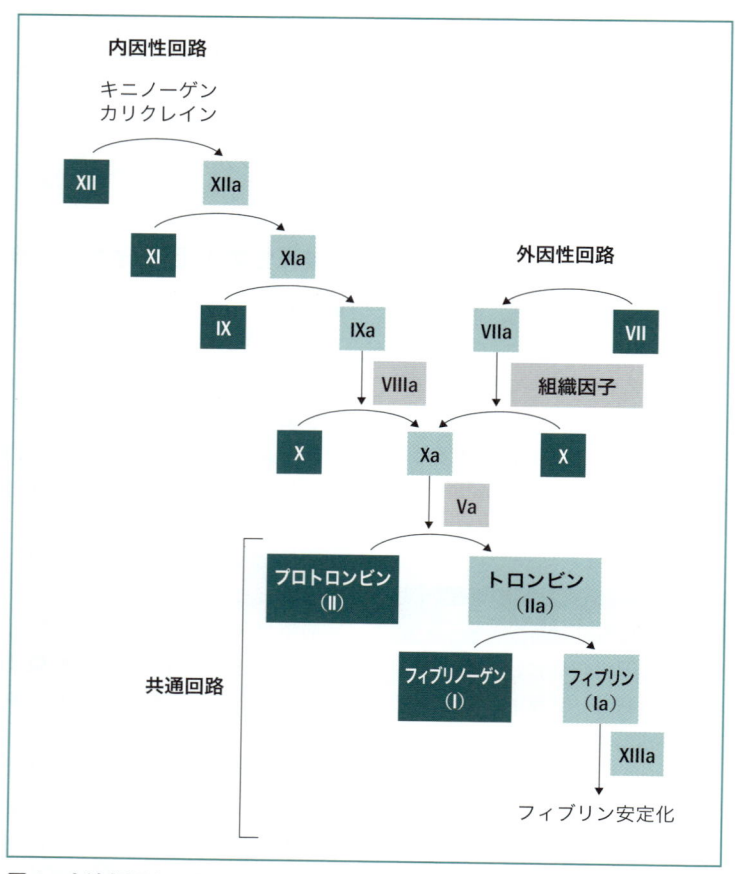

図 1　血液凝固カスケード

各凝固因子の半減期，止血に必要な濃度は表 5 を参照.

表 5　各凝固因子の半減期，止血に必要な濃度

	凝固因子	半減期	止血に必要な濃度		凝固因子	半減期	止血に必要な濃度
I	フィブリノーゲン	4-6 日	75-100 mg/dL	IX		18-24 時間	10-40%
II	プロトロンビン	3-4 日		X	Stuart-Prower 因子	1-2 日	10-20%
V	プロアクセレリン	15-20 時間	15-25%	XI		2-3 日	15-30%
VII	プロコンバーチン	1.5-5 時間	10-40%	XII	Hageman 因子	40-60 時間	
VIII	抗血友病因子	8-12 時間		XIII	フィブリン安定化因子	4.5-7 時間	1-5%

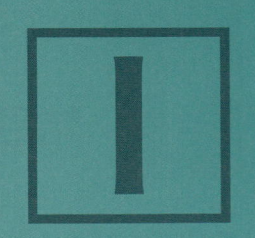

自己免疫・炎症性疾患

- 結晶誘発性関節炎とは，尿酸結晶の沈着による痛風，ピロリン酸カルシウム結晶沈着による偽痛風があり，急性・慢性の単関節炎，多関節炎を呈するものである．
- 偽痛風は高齢女性の単〜2, 3 か所の大関節炎で，痛風は中年男性の母趾 MTP 関節の関節炎であることが多いが，高齢者における痛風は非典型的となるため注意が必要〔*Rheum Dis Clin North Am. 2007 Feb;33 (1) :33-55*〕．

結晶誘発性関節炎のマネジメント

チャート I 急性の単〜数か所の関節炎では結晶誘発性関節炎と化膿性関節炎の可能性を考慮する

- 結晶誘発性関節炎は急性の単〜数か所の関節炎で発症することが多い．同様の関節炎を呈する疾患として化膿性関節炎の除外は重要であるが，関節炎の所見のみでは両者の鑑別は困難であり，関節液所見が鑑別に有用である．
- 単関節炎で救急外来を受診する患者の 27%［17-38］は化膿性関節炎である〔*Acad Emerg Med. 2011 Aug;18 (8) :781-96*〕．
- 原則関節穿刺を行うべきであるが，関節穿刺が困難な場合はリスクに応じて抗菌薬を考慮する．
- 高齢者や糖尿病，人工関節，関節術後，他に感染症のフォーカスがある（皮膚など）患者は化膿性関節炎のリスクとなる（表 1）ため，関節穿刺が困難な場合はそれらの情報を考慮して抗菌薬の併用を決める〔*Acad Emerg Med. 2011 Aug;18 (8) :781-96*〕．
- CRP や ESR 値は鑑別に有用ではない〔*Acad Emerg Med. 2011 Aug;18 (8) :781-96*〕．
- プロカルシトニン陽性（$>0.5\,\text{ng/mL}$）は感度 54%，特異度 95% で化膿性関節炎を示唆するが，低値だからといって化膿性関節炎を否定することは困難．一方，CRP は感度 45%，特異度 7.9% と診断能は低い〔*Am J Emerg Med. 2017 Aug;35 (8) :1166-71*〕．
- 関節穿刺が困難な場合は関節エコー所見が結晶誘発

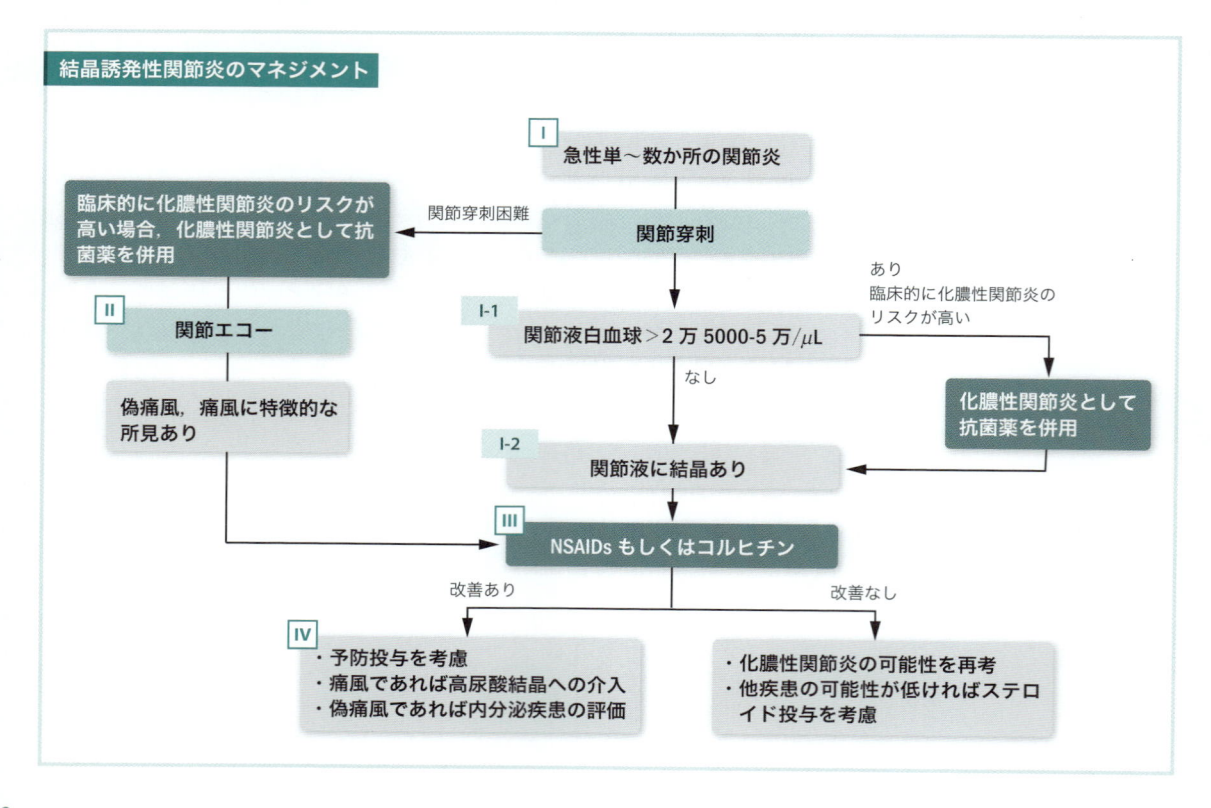

結晶誘発性関節炎のマネジメント

- I 急性単〜数か所の関節炎
- 臨床的に化膿性関節炎のリスクが高い場合，化膿性関節炎として抗菌薬を併用 ←関節穿刺困難— 関節穿刺
- II 関節エコー
- 偽痛風，痛風に特徴的な所見あり
- I-1 関節液白血球 >2 万 5000-5 万$/\mu\text{L}$
- あり 臨床的に化膿性関節炎のリスクが高い → 化膿性関節炎として抗菌薬を併用
- なし
- I-2 関節液に結晶あり
- III NSAIDs もしくはコルヒチン
- 改善あり
- IV ・予防投与を考慮 ・痛風であれば高尿酸結晶への介入 ・偽痛風であれば内分泌疾患の評価
- 改善なし ・化膿性関節炎の可能性を再考 ・他疾患の可能性が低ければステロイド投与を考慮

表1 化膿性関節炎を示唆する病歴，所見

病歴，所見	感度 (%)	特異度 (%)	LR＋	LR－
年齢＞80 歳	18.9	94.6	3.5 [1.7-6.4]	0.86 [0.70-0.96]
糖尿病	10.8	96.0	2.7 [1.1-6.2]	0.93 [0.79-1.0]
関節リウマチ	67.6	72.5	2.5 [1.9-2.9]	0.45 [0.27-0.67]
3 か月以内の関節手術歴	24.0	96.5	6.9 [3.7-11.6]	0.78 [0.63-0.90]
皮膚感染所見（人工関節なし）	32.4	88.4	2.8 [1.7-4.2]	0.76 [0.58-0.91]
皮膚感染所見（人工関節あり）	24.3	98.4	15.0 [8.0-26.0]	0.77 [0.62-0.88]

Acad Emerg Med. 2011 Aug;18(8):781-96

表2 化膿性関節炎を示唆する関節液所見

関節液所見	感度 (%)	特異度 (%)	LR＋	LR－
白血球＞10 万/μL	19 [14-20]	99 [96-100]	13.2 [3.6-51.1]	0.83 [0.80-0.89]
白血球＞5 万/μL	56 [49-63]	90 [88-92]	4.7 [2.5-8.5]	0.52 [0.38-0.72]
白血球＞2 万 5000/μL	73 [64-81]	77 [73-81]	3.2 [2.3-4.4]	0.35 [0.23-0.50]
多核球＞90%	60 [51-68]	78 [75-80]	2.7 [2.1-3.5]	0.51 [0.39-0.65]
関節液中糖低下	56-64	85	3,7-4.2	0.43-0.52

Acad Emerg Med. 2011 Aug;18(8):781-96

性関節炎の診断に有用な可能性がある（ チャートⅡ ）.

チャートⅠ-1　関節液白血球＞2 万 5000-5 万/μL では化膿性関節炎として抗菌薬を併用

■ 化膿性関節炎を示唆する関節液所見は表2 を参照.

■ 関節液白血球＞2 万 5000/μL では化膿性関節炎に対する LR＋3.2，＞5 万/μL では LR＋4.7 と化膿性関節炎を強く示唆する〔*Acad Emerg Med. 2011 Aug;18(8):781-96*〕.

■ 化膿性関節炎における血液培養陽性率は 26%，関節液 Gram 染色陽性率は 22-50% であり，関節液 Gram 染色で菌体が認められなくても否定ができない〔*Lancet. 1998 Jan 17;351(9097):197-202*〕〔*Int J Microbiol. 2014;2014:830857*〕〔*Int Orthop. 2014 Jun;38(6):1283-90*〕.

■ 関節液白血球 2 万 5000-5 万/μL を超えるような場合，臨床上化膿性関節炎の疑いが強い場合は抗菌薬を併用したほうがよいと考えられる.

チャートⅠ-2　結晶誘発性関節炎では関節液の鏡検において，尿酸結晶，ピロリン酸カルシウム結晶が認められる（直接鏡検，Gram 染色双方で検出可能）

■ 尿酸結晶は針状の結晶で 400 倍視野で確認可能である．ピロリン酸カルシウム結晶はより棒状，平行四辺形，立体的，針状の結晶で，600-1000 倍視野で確認できる．白血球に貪食されているものもある

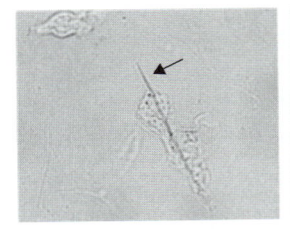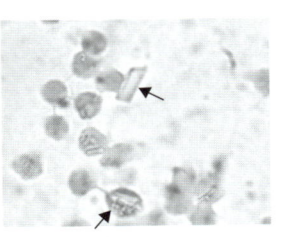

図1　（左）尿酸結晶（直接鏡検）と（右）ピロリン酸カルシウム結晶（Gram 染色）

（図1，表3）.

■ 結晶の存在は結晶誘発性関節炎に特異的ではないため注意．化膿性関節炎は完全には除外できない（ Q&A① ）.

チャートⅡ　関節穿刺が困難な場合は関節エコーを行う

■ 関節エコーによる痛風の評価：

■ 痛風では関節エコーにて，骨表面の痛風結節（高エコーに描出される），軟骨表面の尿酸結晶の沈着像（double contour sign）が認められる（ 補足 ）〔*Rheumatology (Oxford). 2007 Jul;46(7):1116-21*〕.

■ double contour sign は感度 83%［72-91］，特異度 76%［68-83］，痛風結節所見は感度 65%［34-87］，特異度 80%［38-96］で痛風を示唆する〔*Ann Rheum Dis. 2015 Oct;74(10):1868-74*〕.

■ 関節エコーによる偽痛風の評価：

表3 尿酸結晶，ピロリン酸カルシウム結晶の顕微鏡所見

検査	判別のポイント	尿酸結晶	ピロリン酸カルシウム結晶
通常の鏡検	形	すべての結晶が針状．400倍視野で容易に確認可能	平行四辺形，平行六面体，針状の結晶．600-1000倍視野で確認する．尿酸結晶より検出しにくい
簡易偏光	複屈折性の程度	結晶の大半が強く複屈折する	複屈折性は強くない
補償偏光	複屈折性のタイプ	負の複屈折性をもつ	弱い正の複屈折性をもつ

Curr Opin Rheumatol. 2011 Mar;23（2）:161-9

Q&A ①

Q 関節液の鏡検で結晶が認められれば結晶誘発性関節炎と診断してもよいのでしょうか？

A 結晶誘発性関節炎の誘因の1つに感染症があります．したがって，化膿性関節炎をきっかけとして結晶が析出することはありえます．関節液から結晶が検出された265例中，4例（1.5％）で関節液培養が陽性となった報告があります．培養陽性群における関節液白血球数は11万3000［7万2700-15万3200］/μLと5万を超えていました〔*J Emerg Med. 2007 Jan; 32（1）:23-6*〕．また，化膿性関節炎患者の5.2％で尿酸結晶またはピロリン酸カルシウム結晶が検出されたとする報告もあります〔*J Rheumatol. 2012 Jan;39（1）:157-60*〕．

さらに，他の関節疾患でも関節液中の結晶が認められます．変形性関節症患者の13.9-22.3％，関節リウマチ患者の8.3-19.4％，乾癬性関節炎患者の3.8-9.5％で関節液中の結晶が認められるとする報告があります．結晶は主にピロリン酸カルシウム結晶であることが多いですが，乾癬性関節炎のみ尿酸結晶が半数～大半を占めます〔*Joint Bone Spine. 2013 May;80（3）:287-90*〕〔*Rheumatol Int. 2016 Mar;36（3）:443-6*〕．

したがって，結晶誘発性関節炎と化膿性関節炎を初診の時点で完全に鑑別することは困難である，という認識をもって診療にあたるべきと思います．常に感染の可能性があると考えて，関節液白血球数が高値（2万5000-5万/μL以上），感染症のリスク因子（免疫不全，糖尿病，肝硬変など）がある場合は抗菌薬の併用を考慮してもよいと思います．

- 偽痛風の関節エコー所見には以下の3パターンある〔*Ann Rheum Dis. 2005 Apr;64（4）:638-40*〕．
  - （1）硝子軟骨に平行して薄く沈着（高エコー）が認められるパターン（補足）
  - （2）関節半月にスポット状の高エコーが認められるパターン
  - （3）移動性の音響エコーを伴わない高エコーが認められるパターン
- 主にパターン（1）と（2）が認められることが多く，（1）は感度59.4％，特異度100％，（2）は感度90.5％，特異度100％で偽痛風を示唆する〔*Arthritis Care Res（Hoboken）. 2014 Jan;66（1）:69-73*〕．

チャート III 結晶誘発性関節炎の治療

- 痛風も偽痛風も急性期治療は同じく，NSAIDs，コルヒチン，ステロイドを使用する．
- 第一選択はNSAIDsもしくはコルヒチン．
- 痛風ではコルヒチンは初回1mg投与し，その1時間後に0.5mgを投与する〔*Ann Rheum Dis. 2017 Jan;76（1）:29-42*〕．その後は症状に応じて0.5-1.0mg/日を継続する．
- 偽痛風では1回0.5mgを3-4回/日で投与する方法が推奨される〔*Ann Rheum Dis. 2011 Apr;70（4）:571-5*〕．筆者は年齢や腎機能に応じて1回0.5mgを1-4回/日で調節することが多い．慢性腎臓病患者におけるコルヒチンの投与量については F-8 慢性腎臓病のマネジメント も参照．
- NSAIDs，コルヒチンが副作用で使用できない場合，効果が乏しい場合には化膿性関節炎の可能性を再度評価し，結晶誘発性関節炎の可能性が高いのであればステロイドを使用する．
- 使用する際は1-3か所の関節炎であれば関節注射を考慮する〔*Ann Rheum Dis. 2011 Apr;70（4）:571-5*〕〔*Arthritis Care Res（Hoboken）. 2012 Oct;64（10）:1447-61*〕．
- 痛風ではPSL 0.5mg/kg/日を5-10日間投与する〔*Arthritis Care Res（Hoboken）. 2012 Oct;64（10）:1447-61*〕．PSL 30mg/日5日間継続群とNSAIDsによる治療群を比較した二重盲検化ランダム化比較試験では，PSLはNSAIDs（インドメタシン150mg 2日間，

75 mg 3 日間）と同等の除痛効果を示し，さらに副作用頻度が NSAIDs 群よりも少なかった〔*Ann Intern Med. 2016 Apr 5;164（7）:464-71*〕．

IV 症状改善後の介入

■予防投与：
- 複数回繰り返す患者では予防的 NSAIDs，コルヒチン投与も考慮される．

・予防としては低用量 NSAIDs，もしくはコルヒチン 0.5-1.0 mg/日を投与する．
■背景疾患への介入：
- 偽痛風は内分泌疾患や，家族性に発症することもあり，背景疾患の評価も必要である．
- 副甲状腺機能亢進症，ヘモクロマトーシス，低リン血症，低 Mg 血症が偽痛風のリスクとなる．
- 痛風では高尿酸血症の評価，介入を行う．くわしくは 補足 を参照．

✚ 補足

結晶誘発性関節炎の関節エコー所見

■痛風における関節エコー所見：
- 尿酸結晶の沈着所見（double contour sign）（図 2）．
- 骨表面の低エコーで描出される軟骨組織の表面に高エコーで描出される．
■偽痛風における関節エコー所見：
- 硝子軟骨へのピロリン酸カルシウム結晶沈着所見（図 2）．
- 低エコーで描出される軟骨組織の内部に認められる不明瞭な高エコー領域として描出される．

特殊な結晶誘発性関節炎

高齢者の痛風〔*Rheum Dis Clin North Am. 2007 Feb;33（1）:33-55*〕
■高齢者の痛風では，より多関節炎が増加し，上肢の関節や指などの小関節の侵襲が増加する．また女性の割合が増加し，関節リウマチや血清反応陰性関節炎との鑑別が重要となる．痛風結節も早期から出現し，部位も非特異的となる．指に出現することが多い（表 4）．

crowned dens 症候群
■軸椎の歯突起周囲に石灰沈着が認められ，急性の頸部痛，発熱を特徴とする疾患．石灰沈着が歯突起に王冠状に認められるため，crowned dens 症候群と呼ばれる（図 3）〔*J Bone Joint Surg Am. 2007 Dec;89（12）:2732-6*〕．
■発症年齢は 60-70 歳代と高齢者で多い．また男女比は 0.6:1 で女性に多い．環軸椎の障害であるため，頸部の回旋時に疼痛が強く，可動域制限も出現する．深頸部膿瘍，リウマチ性多発筋痛症，化膿性脊椎炎が鑑別として重要となる．
■無症候性の歯突起周囲の石灰沈着もある．歯突起を

含む頭部 CT を施行した 554 例の評価では，88 例（15.9％）で歯突起周囲の石灰沈着が認められた．石灰沈着所見のリスク因子は高齢者，女性，脳卒中の既往であり，80 歳以上では 30％で石灰沈着所見が認められる〔*Mod Rheumatol. 2018 Jan;28（1）:182-7*〕．
■NSAIDs やステロイドが著効し，約 4 日（1-9 日間）程度で改善が認められる〔*J Bone Joint Surg Am. 2007 Dec;89（12）:2732-6*〕．

椎体，軸関節の結晶誘発性関節炎

■まれではあるが，椎体や仙腸関節，胸鎖関節の結晶誘発性関節炎もある〔*J Orthop Surg（Hong Kong）. 2012 Aug;20（2）:254-6*〕．
- 椎体では椎間関節に結晶沈着を伴う滑液包炎や椎体炎が認められ，同部位で神経圧迫，脊柱管狭窄を呈することもある〔*J Orthop Surg（Hong Kong）. 2007 Apr;15（1）:94-101*〕．
- 臨床的には鑑別が難しいため，高齢者の炎症を伴う急性腰痛・背部痛では結晶誘発性関節炎も鑑別に入れ，NSAIDs やコルヒチンの効果をみるのも 1 つの方法である．

急性石灰沈着性頸長筋腱炎
〔*Asian Spine J. 2010 Dec;4（2）: 123-7*〕

■結晶誘発性関節炎とは異なるが，頸長筋に石灰沈着性の炎症を来す疾患．C1-2 レベルでの炎症が多く，crowned dens 症候群と同じような急性の頸部痛，回旋の障害，発熱が認められる．違いは 30-60 歳のより若年で多い点であり，また，経験的に炎症の程度も軽い印象である．
■治療は安静と NSAIDs 投与であり，通常 1-2 週間で改善する．

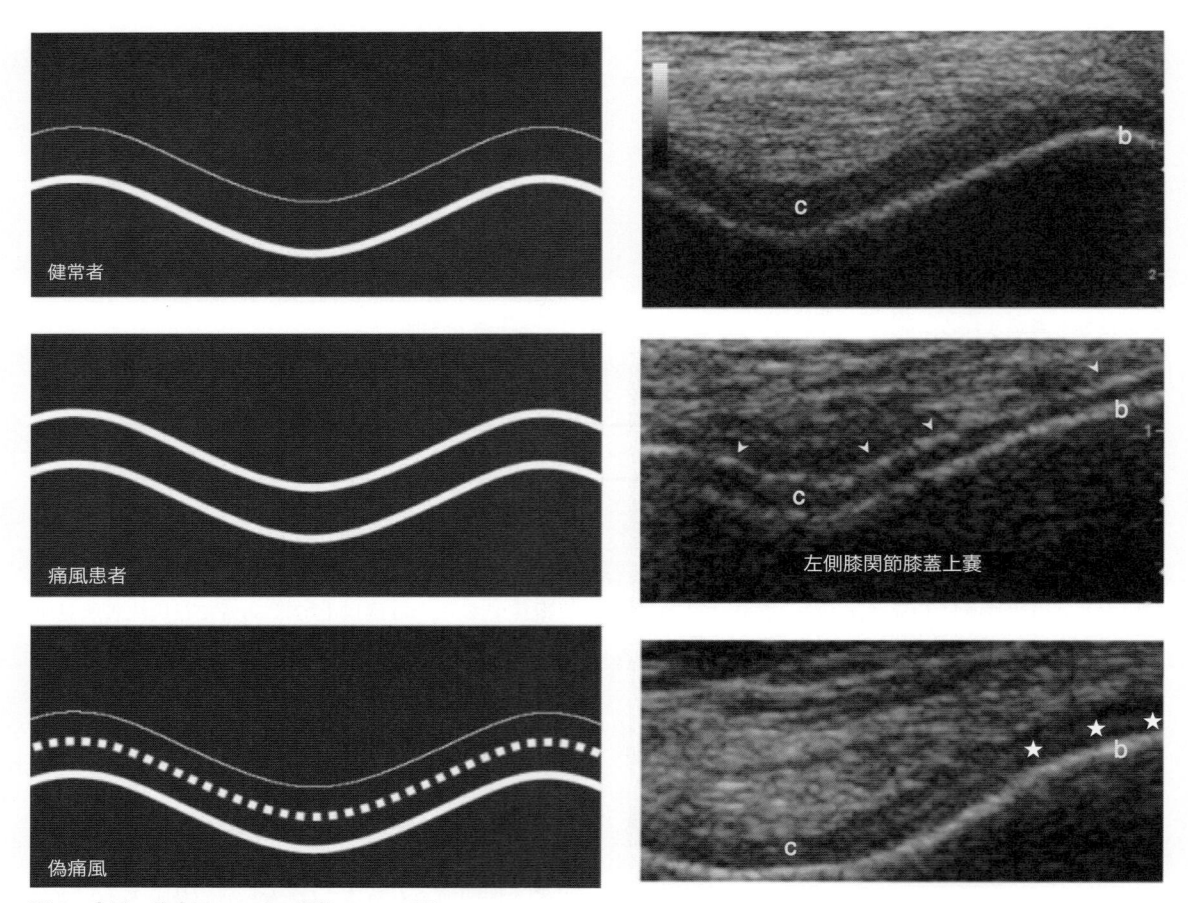

図2 痛風，偽痛風における関節エコー所見
c：軟骨，b：骨表面
矢印が double contour sign，星印が硝子軟骨のピロリン酸カルシウム結晶沈着所見.

Rheumatology (Oxford). 2007 Jul;46 (7) :1116-21

表4 高齢者の痛風と典型例との比較

特徴	典型的な痛風	高齢者の痛風
年齢	中年〜40 歳代	65 歳以上
性別	男性＞＞女性	男性＝女性
関節炎	急性単関節炎 下肢優位で母趾 MTP 関節が 60%	多関節炎が増加 上肢関節炎が増加 指関節炎が増加
痛風結節	発症後数年経過して 出現する 肘で多い	早期，発作がなくて も出現する 指が多い
関連因子	肥満，脂質異常症， 高血圧 アルコール	腎機能障害，利尿薬 使用 アルコールの関連は 少ない

MTP：中足趾節関節

Rheum Dis Clin North Am. 2007 Feb;33 (1) :33-55

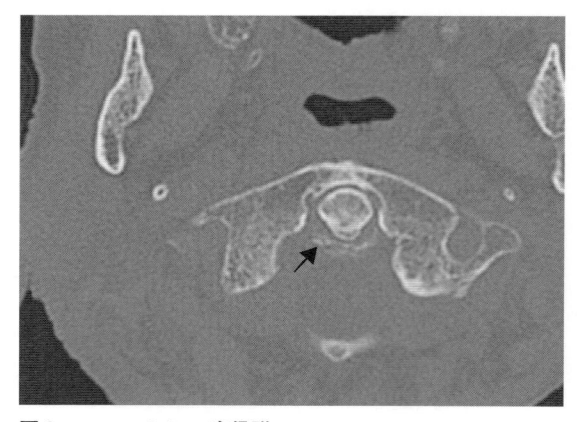

図3 crowned dens 症候群

表5 尿酸値と痛風発症率，痛風発症リスク因子

尿酸値 (mg/dL)	5年発症率	リスク因子	RR
＜6.2	0.5%	男性	7.6 [7.5-7.8]
6.2-7.2	0.6%	利尿薬使用	1.7 [1.7-1.8]
7.3-8.2	2.0%	肉摂取	1.4 [1.1-1.9]
8.3-9.2	4.1%	魚類摂取	1.5 [1.2-2.0]
9.3-10.2	19.8%	アルコール (10 g 毎)	1.2 [1.1-1.2]
≧10.3	30.5%	糖尿病	1.1 [1.1-1.2]
		高血圧	3.9 [1.6-9.7]
		肥満	3.8 [1.2-11.8]
		心血管疾患	1.8 [1.7-1.8]
		慢性腎臓病	5.0 [4.3-5.7]

Baillieres Best Pract Res Clin Rheumatol. 2000 Sep;14 (3) :445-60

高尿酸血症の管理

■ 高尿酸血症は血中尿酸値＞7 mg/dL で定義され，痛風発作，高血圧，慢性腎臓病増悪，心血管イベントのリスク因子となる．また，2 型糖尿病や脂質異常症のリスクにもなる可能性が示唆されている〔*South Med J. 2014 Apr;107 (4) :235-41*〕．

■ 尿酸値の管理は痛風リスク軽減以外にも腎不全増悪予防，心血管イベントリスクの軽減を目的として行われる．

痛風のリスク因子

■ 痛風発症リスク因子には尿酸値，性別，年齢，薬剤，食事，基礎疾患がある（表5）．

■ 高尿酸血症患者ではまずこれらリスク因子への介入を行う．肥満患者では体重を減らし，運動習慣の指導，こまめな水分補給，食事において糖分，肉，魚，アルコールを控えることを指導する．また禁煙も重要である〔*Arthritis Care Res (Hoboken). 2012 Oct; 64 (10) :1431-46*〕．

尿酸降下薬の適応 （Q&A②）

■ American College of Rheumatology (ACR) のガイドライン（2012）では，次項目に示す症例で薬剤の適応を推奨している〔*Arthritis Care Res (Hoboken) . 2012 Oct; 64 (10) :1431-46*〕．近年発表された European League Against Rheumatism (EULAR) ガイドライン（2016 年改訂版）では，繰り返す痛風発作に加えて，併存症があれば初回の痛風発作より治療を開始するように推奨している〔*Ann Rheum Dis. 2017 Jan;76 (1) :29-42*〕．

日本国内のガイドラインにおける推奨も ACR や EULAR ガイドラインとほぼ同様．長らく，無症候性の高尿酸血症患者に対しても尿酸降下薬の使用を推奨してきたが，2018 年 12 月に発表された「高尿酸血症・痛風の治療ガイドライン第 3 版」では，無症候性の高尿酸血症患者（高血圧，心不全合併症例）に対しては尿酸降下薬の使用を "実施しない" ことを条件つきで推奨する」としている．

■ ACR ガイドライン（2012）における尿酸降下薬の適応：

■ 痛風発作が年間 2 回以上認められる場合．

■ 痛風結節が認められる場合．

■ 尿路結石の既往がある場合．

■ 慢性腎臓病ステージ 2 以上．

• 慢性腎臓病患者へのアロプリノール 100 mg/日投与は有意に腎不全増悪速度，心血管イベントリスクの軽減効果が期待できる〔*Am J Kidney Dis. 2015 Apr;65 (4) :543-9*〕．

• 慢性腎臓病患者（ステージ 3，4）で無症候性の高尿酸血症を合併している患者へのフェブキソスタット 40 mg/日投与は有意に eGFR 低下の予防効果が期待できる〔*Am J Kidney Dis. 2015 Dec;66 (6) : 945-50*〕．しかしながら日本国内で，ステージ 3 の慢性腎臓病患者であり，無症候性の高尿酸血症が認められた患者 467 例を対象とし，フェブキソスタット投与群とプラセボ群を比較した二重盲検化ランダム化比較試験（FEATHER trial）では，2 年間における eGFR は両者で有意差が認められなかった〔*Am J Kidney Dis. 2018 Dec;72 (6) :798-810*〕．

• ステージ 4 以上の慢性腎臓病患者では尿酸降下薬を考慮するが，ステージ 2-3 では必須とも言いが

Q 海外と日本の旧ガイドラインで尿酸降下薬の適応が異なる理由は？

A 無症候患者に対する尿酸降下薬使用の利点，欠点については未だしっかりと評価されておらず，結論が得られていないのが現状です．2014 年までの無症候性患者に対する尿酸降下薬を評価した報告は 3 つのみで，そのメタアナリシスでは痛風や腎不全の増悪に対しては有意差が認められませんでした〔*J Rheumatol Suppl. 2014 Sep;92:70-4*〕．

　日本国内より発表された，心血管疾患リスク（高血圧，2 型糖尿病，慢性腎臓病，心血管疾患既往）を有する高尿酸血症患者を対象としフェブキソスタット群とプラセボ群を比較したランダム化比較試験（FREED trial）では，3 年間における心血管疾

患イベントリスクに有意差は認められず，腎疾患アウトカム（微量アルブミン尿）のみ改善が認められました〔*J Cardiol. 2017 Jan;69（1）:169-175*〕（結果は 2019 年 6 月時点で未出版）．

　台湾からの報告では，無症候性患者へのアロプリノールの使用は薬剤性過敏症症候群（DIHS）のリスクとなり，死亡リスクを上昇させる結果も出ています（表 6）．やみくもに使用するのではなく，適応をしっかり吟味して使用したいものです．

注意：2018 年 12 月に発表された「高尿酸血症・痛風の治療ガイドライン第 3 版」では無症候性の高尿酸血症患者（高血圧，心不全合併症例）に対しては尿酸降下薬の使用を「"実施しない"ことを条件つきで推奨する」としています．

表6　新規アロプリノールの使用と DIHS のリスク

1000 例の新規開始症例当たりの頻度		DIHS のリスク因子	DIHS 発症リスク（OR）	DIHS 死亡リスク（OR）
DIHS 発症	4.68	女性例	1.45 [1.35-1.56]	1.63 [1.28-2.08]
DIHS による入院	2.02	年齢 60-79 歳	1.43 [1.27-1.61]	5.54 [2.84-10.80]
DIHS による死亡	0.39	年齢≧80 歳	2.27 [1.97-2.60]	12.37 [6.24-24.53]
		初期投与量＞100 mg/日	1.27 [1.18-1.37]	1.07 [0.83-1.38]
		腎疾患	1.49 [1.38-1.61]	2.20 [1.69-2.87]
		心血管疾患	1.13 [1.04-1.22]	1.79 [1.39-2.30]
		無症候性患者への使用	2.08 [1.94-2.24]	2.32 [1.79-3.01]

JAMA Intern Med 2015 Sep 1;175（9）:1550-7

たい．

- 繰り返す尿路結石症で以下を満たす患者．
  - 尿酸結石で，水分補給の指示，尿のアルカリ化でも予防，治療ができなかった場合．
  - シュウ酸カルシウム結石で，尿中尿酸排泄量が男性で＞800 mg/24 時間，女性で＞750 mg/24 時間の場合．
- リンパ増殖性疾患，骨髄増殖性疾患，巨大腫瘍の化学療法時．
- EULAR ガイドライン（2016 改訂版）における尿酸降下薬の適応：
- 再発性の痛風発作，痛風結節，慢性痛風性関節炎または腎結石を伴う症例．
- 以下の場合は，初回の痛風発作から治療を考慮する：
  - ＜40 歳の若年例．
  - 尿酸値＞8 mg/dL．

- 慢性腎臓病，高血圧，虚血性心疾患，心不全を合併している場合．

尿酸降下薬の投与法〔*Rheum Dis Clin North Am. 2014 May;40（2）:357-74*〕〔*Ann Rheum Dis. 2017 Jan;76（1）:29-42*〕

- 治療の目標値は尿酸＜6 mg/dL．
- 尿酸値 5-6 mg/dL では痛風発作再発率は 6-8％程度，4-5 mg/dL では 4-6％，＜4 mg/dL では 4％程度．一方，尿酸値≧8 mg/dL では再発率は約 18％，7-8 mg/dL では 16％となる〔*Clin Ther. 2010 Dec;32（14）:2386-97*〕．
- 痛風症状が残存している場合や，痛風結節や慢性痛風性関節炎など重症例では＜5 mg/dL を目標とする．
- 尿酸値と腎結石リスクは表 7 を参照〔*Am J Kidney Dis. 2017 Aug;70（2）:173-81*〕．
- 第一選択は尿酸生成阻害薬：アロプリノール（ザイ

ロリック®）か，フェブキソスタット（フェブリク®）を用いる．フェブキソスタットと同じキサンチンオキシダーゼ阻害薬であるトピロキソスタット（ウリアデック®，トピロリック®）もある．

- 痛風発作時から使用しても関節炎の増悪は来さないことがわかっており，痛風発作時に導入してもよいが，早期に導入することの利点もあまりない〔*Am J Med. 2012 Nov;125（11）:1126-34.e7*〕．

- フェブキソスタット 80 mg/日はアロプリノール 300 mg/日よりも尿酸降下作用が高い〔*Arthritis Rheum. 2008 Nov 15;59（11）:1540-8*〕．

- 慢性腎臓病が認められない，新規にアロプリノール，またはフェブキソスタットを開始した患者群を比較した後ろ向きコホート研究では，アロプリノール群ではフェブキソスタット群よりも腎機能低下リスクは有意に低い結果であった〔*Ann Rheum Dis. 2017 Oct;76（10）:1669-78*〕．

- 痛風と心血管疾患既往がある患者（心筋梗塞，不安定狭心症，脳卒中，末梢動脈疾患など）において，フェブキソスタット群とアロプリノール群に割り付け比較した二重盲検化ランダム化比較試験（CARES trial）では，フェブキソスタット群で有意に心血管死亡リスク（4.3% vs 3.2%，HR 1.34［1.03-1.73］），全死亡リスク（7.8% vs 6.4%，HR 1.22［1.01-1.47］）が高かった〔*N Engl J Med. 2018 Mar 29;378（13）:1200-10*〕．

- 費用対効果も考慮し，基本的にはアロプリノール単剤をまず検討すべきである〔*Ann Intern Med. 2014 Nov 4;161（9）:617-26*〕．

- ■アロプリノール（ザイロリック®）は 100 mg/日より開始し，尿酸値をフォローしつつ 200-300 mg を 1 日 2-3 回に分けて投与する．

- ステージ 4 以上の慢性腎臓病では 50 mg/日より開始．2-5 週毎にフォローし，増量．副作用は 2% で認められ，特に皮疹や肝障害に注意する．

- ■フェブキソスタット（フェブリク®）は 10 mg/日より開始し，尿酸値をフォローしつつ増量．最大投与

表7 男性における尿酸値と腎結石リスク（尿酸値<6.0 mg/dL を基準とした HR）

尿酸値	HR
6.0-6.9 mg/dL	1.06 [1.02-1.11]
7.0-7.9 mg/dL	1.11 [1.05-1.16]
8.0-8.9 mg/dL	1.21 [1.13-1.29]
9.0-9.9 mg/dL	1.31 [1.17-1.46]
≧10 mg/dL	1.72 [1.44-2.06]

Ann Rheum Dis. 2017 Oct;76（10）:1669-78

量は 60 mg/日．

- 40 mg/日より開始するよりも 10 mg/日より開始し，4 週毎に 20 mg/日，40 mg/日と増量するほうが痛風発作発症リスクは有意に低くなる〔*Ann Rheum Dis. 2018 Feb;77（2）:270-6*〕．

- フェブキソスタットを開始する際にコルヒチン 0.5 mg/日を併用すると，より痛風発作発症リスクは軽減する〔*Ann Rheum Dis. 2018 Feb;77（2）:270-6*〕〔*Mod Rheumatol. 2018 Mar;28（2）:339-44*〕．

- ■トピロキソスタット（ウリアデック®，トピロリック®）はフェブキソスタットと同様，選択的キサンチンオキシダーゼ阻害薬である．1 回 20 mg を 1 日 2 回より開始し，2 週間以上あけて増量し，最大 1 回 80 mg を 1 日 2 回まで増量可．

- 尿酸値が下がりきるには 4 週程度はかかるため，増量は 4 週程度あけてから考慮したほうがよい〔*J Clin Pharm Ther. 2016 Jun;41（3）:298-305*〕．

- ■第二選択は尿酸排泄促進薬：プロベネシド（ベネシッド®），ベンズブロマロン（ユリノーム®）〔*Arthritis Care Res（Hoboken）. 2012 Oct;64（10）:1431-46*〕．

- Ccr<50 mL/分の患者では第一選択とはならない．

- 尿路結石症の既往がある場合も第一選択とはならない．

- 尿中尿酸値の測定を投与前に行い，増加している場合は他薬剤を優先すべきである．

- 結石予防として尿のアルカリ化を考慮する．

- 関節リウマチは持続性で左右対称性の滑膜炎，多関節炎を呈する病態．罹患関節は手関節，近位指節間関節（PIP），中手指節関節（MCP）が主であり，遠位指節間関節（DIP），脊椎はまれである〔*Lancet. 2010 Sep 25;376（9746）:1094-108*〕．
- 30-50 歳の女性に好発する．高齢者では男性例も増加する．
- まれながら単関節炎，発熱，体重減少，リンパ節腫大，間質性肺疾患，心疾患を合併することもある．
- 慢性経過にて骨破壊，関節機能障害が進行するため，早期診断と抗リウマチ薬（DMARDs）による治療を開始し，寛解/低活動性を達成することが重要．

関節リウマチのマネジメント

関節リウマチの症状，診断

- 関節リウマチの分類基準（ACR-EULAR 基準 2010）を表1に示す．
- 他の同様の関節症状を呈する疾患（膠原病，変形性関節症，乾癬性関節炎，分類不能の関節炎，更年期障害など）を除外したうえで，かつ 6 点以上でああれば関節リウマチと診断する．また，X 線にて典型的な骨びらん，長期間の症状が認められる場合は点数にかかわらず関節リウマチと診断する〔*Lancet. 2010 Sep 25;376（9746）:1094-108*〕〔*Rheumatology (Oxford). 2011 Jul;50（7）:1268-74*〕．
- 鑑別疾患が明らかではない場合は専門医，専門施設への紹介も検討する．
- 関節リウマチの罹患関節：
- 最も多いのは手関節の関節炎と疼痛である．膝や肘，肩関節といった中〜大関節症状も多い．小関節では第 2-4 指の MCP，PIP の症状が多い（表2）〔*Mod Rheumatol. 2013 Jan;23（1）:44-9*〕．
- 関節リウマチの関節外症状については 補足 表4 を参照．
- 11.8 年追跡し，40.6％で関節外症状が認められた〔*Ann Rheum Dis. 2003 Aug;62（8）:722-7*〕．
- 血清学的検査：
- 関節リウマチの診断で有用な血液検査項目は抗CCP 抗体（cyclic citrullinated peptide）とリウマトイ

表1　関節リウマチの分類基準（ACR-EULAR criteria 2010）

項目	点
1 罹患関節 (0-5)	1 つの大関節*1（0） 2-10 の大関節*1（1） 1-3 の小関節*1（2） 4-10 の小関節*1（3） ＞10 の関節（小関節*1 つ以上）（5）
2 血清検査 (0-3)	RF（−）and 抗 CCP 抗体（−）（0） RF or 抗 CCP 抗体が低値陽性*2（2） RF or 抗 CCP 抗体が高値陽性*2（3）
3 急性反応 (0-1)	CRP and ESR 正常（0） CRP or ESR 上昇（1）
4 症状の期間 (0-1)	＜6 週（0） ≧6 週（1）

*1 大関節は肩，肘，股，膝，足関節．小関節は MCP，PIP，第 2-5 中足趾節関節（MTP），第 1 足趾の指関節（IP）関節，手関節．
*2 低値陽性とは上限の 3 倍未満の陽性，高値陽性とは上限の 3 倍以上の陽性を意味する．
ACR：American College of Rheumatology, EULAR：European League Against Rheumatism
　　　Lancet. 2010 Sep 25;376（9746）:1094-108

ド因子（rheumatoid factor：RF）である．
- RF の関節リウマチに対する感度69％，特異度85％〔*Ann Intern Med. 2007 Jun 5;146（11）:797-808*〕．
  - RF は発症早期では感度 40％程度と低く，他に肝炎，結核，健常者でも陽性となるため，特異性が低い．
  - RF が高値の場合は 10-28 年の長期的なフォローで関節リウマチ発症リスクが上昇する．RF が高値なほどリスクも高くなる（＞100 IU/mL で 10 年間の関節リウマチ発症 HR35）〔*BMJ. 2012 Sep 6;345:e5244*〕．
- 抗 CCP 抗体の関節リウマチに対する感度67％，特異度95％〔*Ann Intern Med. 2007 Jun 5;146（11）:797-808*〕．
  - 早期より陽性となり，特異度も RF よりも高い．原因不明の関節炎患者で抗 CCP 抗体が陽性であれば93％が 3 年以内に関節リウマチと診断される（感度 50％，特異度 97％，陽性適中率 93％，陰性適中率 75％）〔*Arthritis Rheum. 2004 Mar;50（3）:709-15*〕．
  - ただし，抗 CCP 抗体は結核や乾癬性関節炎，SLEなどでも陽性となるため，注意が必要．各疾患と

関節リウマチのマネジメント

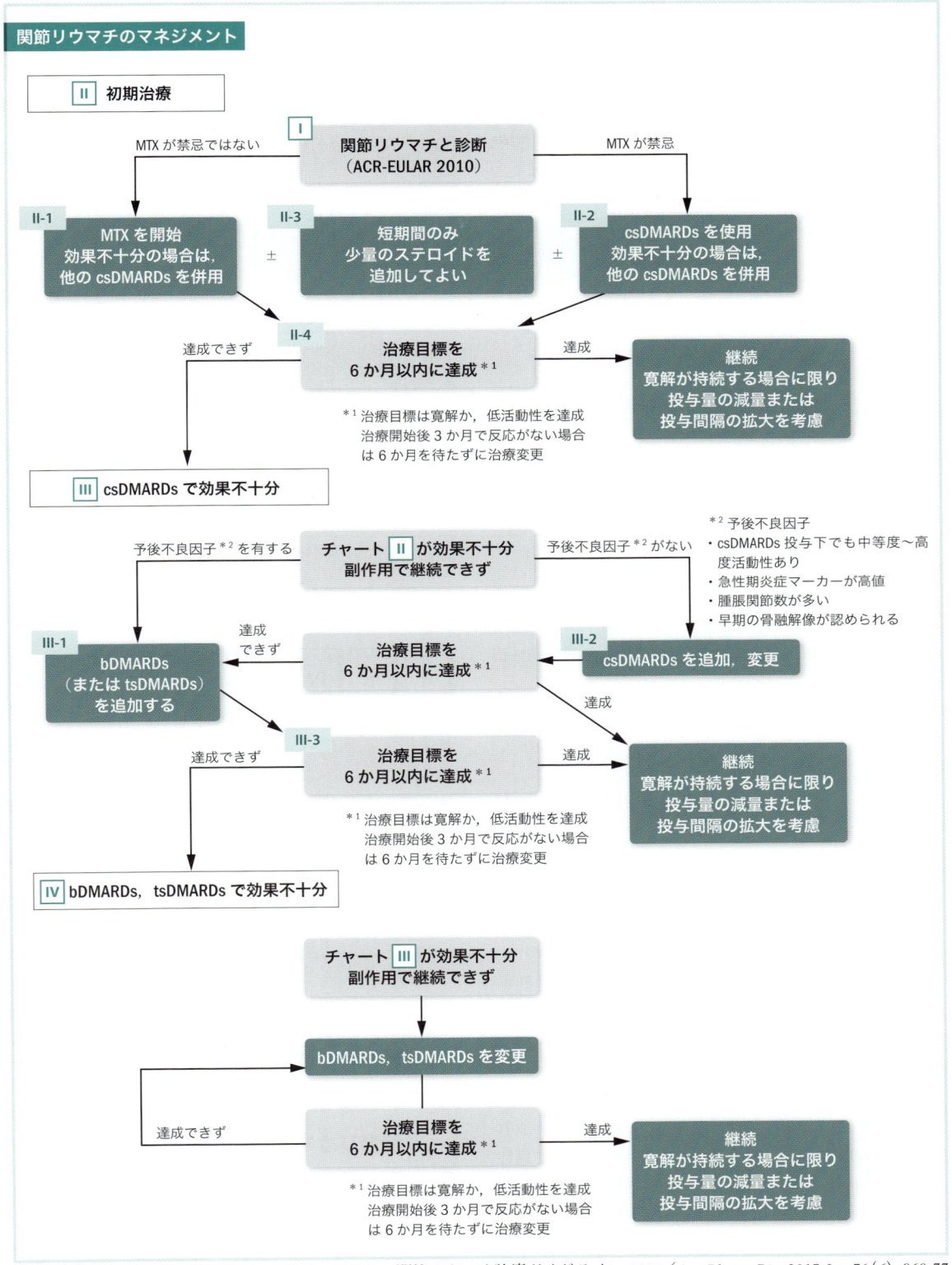

II 初期治療

MTX が禁忌ではない　　**I 関節リウマチと診断（ACR-EULAR 2010）**　　MTX が禁忌

II-1 MTX を開始　効果不十分の場合は，他の csDMARDs を併用

II-3 短期間のみ　少量のステロイドを追加してよい　±

II-2 csDMARDs を使用　効果不十分の場合は，他の csDMARDs を併用

II-4 治療目標を6 か月以内に達成 *1　達成できず／達成

継続　寛解が持続する場合に限り　投与量の減量または　投与間隔の拡大を考慮

*1 治療目標は寛解か，低活動性を達成　治療開始後 3 か月で反応がない場合は 6 か月を待たずに治療変更

III csDMARDs で効果不十分

予後不良因子 *2 を有する　**チャート II が効果不十分　副作用で継続できず**　予後不良因子 *2 がない

*2 予後不良因子
・csDMARDs 投与下でも中等度〜高度活動性あり
・急性期炎症マーカーが高値
・腫脹関節数が多い
・早期の骨融解像が認められる

III-1 bDMARDs（または tsDMARDs）を追加する

達成できず　**治療目標を6 か月以内に達成 *1**　**III-2 csDMARDs を追加，変更**

III-3 治療目標を6 か月以内に達成 *1　達成できず／達成

達成

継続　寛解が持続する場合に限り　投与量の減量または　投与間隔の拡大を考慮

*1 治療目標は寛解か，低活動性を達成　治療開始後 3 か月で反応がない場合は 6 か月を待たずに治療変更

IV bDMARDs，tsDMARDs で効果不十分

チャート III が効果不十分　副作用で継続できず

bDMARDs，tsDMARDs を変更

達成できず　治療目標を6 か月以内に達成 *1　達成

継続　寛解が持続する場合に限り　投与量の減量または　投与間隔の拡大を考慮

*1 治療目標は寛解か，低活動性を達成　治療開始後 3 か月で反応がない場合は 6 か月を待たずに治療変更

関節リウマチ診療ガイドライン 2014／Ann Rheum Dis. 2017 Jun;76（6）:960-77

II 自己免疫，炎症性疾患

表2　日本における関節リウマチ患者 6408 例の罹患関節とその頻度

腫脹関節	全体（%）	発症 1 年未満（%）	圧痛関節	全体（%）	発症 1 年未満（%）
手関節	21.4	18.0	手関節	24.5	22.2
肘関節	8.4		肘関節	15.3	15.2
			肩関節	12.3	18.5
膝関節	8.9	13.0	膝関節	15.5	20.6
足関節	9.3	6.3	足関節	13.8	12.6
第 1 指 MCP	5.7	6.9	第 1 指 MCP	7.5	14.1
第 2 指 MCP	13.7	10.9	第 2 指 MCP	9.2	
第 2 指 PIP	5.4	13.3	第 2 指 PIP		14.8
第 3 指 MCP	11.1	10.9	第 3 指 MCP	7.5	
第 3 指 PIP	8.5	18.5	第 3 指 PIP	7.8	17.4
第 4 指 MCP	5.2				
第 4 指 PIP		11.7	第 4 指 PIP		12.4
第 5 指 PIP		7.8			
			第 3 趾 MTP	6.8	15.2

Mod Rheumatol. 2013 Jan;23（1）:44-9

抗 CCP 抗体の陽性率は 補足▶表 5 を参照〔*Arthritis Rheum. 2009 Nov 15;61（11）:1472-83*〕.

- 抗 CCP 抗体や RF は骨病変や予後不良リスク因子にもなる〔*Ann Rheum Dis. 2015 Dec;74（12）:2151-6*〕.

■他の自己抗体:

▪関節リウマチ患者で抗核抗体が陽性となるのは＜50%.

▪ANCA は 15-50% で陽性となる〔*Arthritis Rheum. 2000 Jun;43（6）:1371-7*〕〔*J Rheumatol. 2005 Nov;32（11）:2089-94*〕.

▪特に p-ANCA が陽性となることが多く，MPO-ANCA が陽性となる頻度は＜10%と少ない〔*J Rheumatol. 2005 Nov;32（11）:2089-94*〕.

▪ANCA 陽性の関節リウマチでは関節症状が重くなったり炎症反応が高くなったりする可能性があり，また急速進行性糸球体腎炎合併の報告もある〔*Arthritis Rheum. 2000 Jun;43（6）:1371-7*〕〔*Clin Exp Nephrol. 2010 Aug;14（4）:325-32*〕. 関節リウマチ患者において急性経過の病状増悪を生じた場合，感染症，薬剤性，原疾患の増悪以外に ANCA 関連血管炎の発症も念頭に置く.

▪TNF 阻害薬の使用に伴い，ANCA が陽性となり血管炎を呈することもある〔*Am J Kidney Dis. 2008 Mar; 51（3）:e11-4*〕.

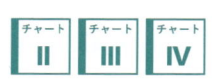

関節リウマチの治療

〔*EULAR recommendation 2013: Ann Rheum Dis. 2014 Mar;73（3）:492-509*〕

■使用する薬剤の一般名，商品名，投与量は表 3 を参照.

■関節リウマチの治療目標は早期の寛解，低活動性の達成と維持であり，それにより関節機能を温存することを目標とする.

▪活動性の評価は DAS28，SDAI，CDAI を使用することが多い（評価方法は 補足▶表 6 を参照）.

▪DAS28 で定義される寛解は SDAI，CDAI による寛解と同じように，X 線変化のアウトカムを予測できなかった〔*Arthritis Rheum. 2011 Mar;63（3）:573-86*〕. 実臨床においては SDAI または CDAI による評価がよいと思われる.

チャート II 関節リウマチ診断後の初期治療

■関節リウマチ診断後はすぐに csDMARDs による治療を始める.

■治療開始前に必ず，挙児希望や妊娠の計画があるかどうかを確認する. 妊娠の計画がある場合はメトトレキサート（MTX）の使用は避ける（補足▶）.

表3 csDMARDs と bDMARDs 一覧

csDMARDs	投与量	主な副作用	禁忌
ブシラミン（リマチル®）	・300 mg/日 1 日 3 回	皮疹，瘙痒感，肝障害，蛋白尿，骨髄抑制	血液障害，骨髄機能低下，腎障害
ミゾリビン（ブレディニン®）	・150 mg/日 1 日 3 回	皮疹，食欲不振，肝障害，骨髄抑制，高血糖，糖尿病	白血球＜3000/μL，妊婦　生ワクチン併用は不可（添付文書上）
スルファサラジン（アザルフィジン®）	・1000 mg/日 1 日 2 回	皮疹，薬剤性過敏症候群，骨髄抑制，肝障害	サルファ剤，サリチル酸系薬過敏症，新生児，低出生体重児
メトトレキサート（リウマトレックス®，メトレート®）	・6-16 mg/週　・週 1-3 回に分割	食欲不振，皮疹，肝障害，骨髄抑制，間質性肺疾患	妊婦，骨髄抑制，慢性肝疾患，腎障害，授乳婦，胸水，腹水，活動性結核
レフルノミド（アラバ®）	・初回：100 mg/日 3 日間　・維持：20 mg/日	下痢，発疹，血圧上昇，肝障害，蛋白尿，血球減少	妊婦，慢性肝疾患，活動性結核
イグラチモド（コルベット®，ケアラム®）	・開始時：25 mg/日を 4 週以上　・維持：50 mg/日 1 日 2 回	肝酵素上昇，貧血，口内炎，腹痛，腎障害，血圧上昇，発疹	妊婦，重篤な肝障害，消化性潰瘍
bDMARDs	投与量	主な副作用	禁忌
インフリキシマブ（レミケード®）バイオシミラー製剤あり	・3 mg/kg 0，2，6 週に静注，以後 8 週毎．効果不十分の場合は 6 週以後段階的に 10 mg/kg に増量可	頭痛，貧血，皮疹，血圧変動，肝障害，関節痛，感染症，過敏症，薬剤誘発性ループス	重篤な感染症，活動性結核，マウス由来蛋白過敏症，脱髄疾患，うっ血性心不全
エタネルセプト（エンブレル®）バイオシミラー製剤あり	・10-25 mg 皮下注射　週 2 回　・25-50 mg 皮下注射　週 1 回	日和見感染症，アレルギー，血液障害，間質性肺疾患，肝障害，急性腎障害	敗血症，重篤な感染症，活動性結核，脱髄疾患，うっ血性心不全
アダリムマブ（ヒュミラ®）	・40 mg 皮下注射 2 週毎	頭痛，咳嗽，下痢，肝障害，感染症，結核，薬剤誘発性ループス，間質性肺疾患	重篤な感染症，活動性結核，脱髄疾患，うっ血性心不全
ゴリムマブ（シンポニー®）	・MTX 併用時，50-100 mg 皮下注射 4 週毎　・非併用時 100 mg 4 週毎	感染症，高血圧，便秘，肝障害，間質性肺疾患	重篤な感染症，活動性結核，脱髄疾患，うっ血性心不全
セルトリズマブペゴル（シムジア®）	・400 mg 皮下注 0，2，4 週，以後 200 mg を 2 週毎　安定後は 400 mg を 4 週毎	感染症，高血圧，便秘，肝障害，間質性肺疾患	感染症，高血圧，便秘，肝障害，間質性肺疾患，うっ血性心不全
トシリズマブ（アクテムラ®，IL-6 阻害薬）	・8 mg/kg 静注 4 週毎　・162 mg 皮下注射 2 週毎　効果不十分の場合は 162 mg 皮下注射 1 週毎へ増量可能	感染症，尿蛋白，脂質異常症，血糖上昇，アナフィラキシー	重篤な感染症，活動性結核
サリルマブ（ケブザラ®，IL-6 阻害薬）	・200 mg 皮下注射 2 週毎　患者の状態により 150 mg に減量	感染症，血球減少，消化管穿孔，間質性肺疾患，肝障害	重篤な感染症，活動性結核
アバタセプト（オレンシア®，細胞標的薬）	静注　体重＜60 kg：500 mg，60-100 kg：750 mg，＞100 kg：1 g 静注を 0，2，4 週，以後 4 週毎　皮下注射　上記静注後，同日に 125 mg を皮下注射，以後週 1 回皮下注射	間質性肺疾患，血球減少，感染症，関節痛，味覚異常など	重篤な感染症

（つづく）

自己免疫・炎症性疾患

表3 csDMARDs と bDMARDs 一覧（つづき）

tsDMARDs	投与量	主な副作用	禁忌
トファシチニブ（ゼルヤンツ®, JAK1, 2, 3 阻害薬）	・10 mg/日 1 日 2 回	感染症, 消化管穿孔, 血球減少, 肝障害, 間質性肺疾患, 免疫抑制	重篤な感染症, 活動性結核, 重度の肝障害, 好中球＜500/μL, リンパ球＜500/μL, Hb＜8 g/dL, 妊婦
バリシチニブ（オルミエント®, JAK1, 2 阻害薬）	・4 mg/日 1 日 1 回 患者の状態に応じて 2 mg/日に減量	感染症, 帯状疱疹, 消化管穿孔, 血球減少, 肝障害, 間質性肺疾患, 免疫抑制	重篤な感染症, 活動性結核, 重度の肝障害, 腎障害（eGFR 30-60 mL/分/1.73 m² では 2 mg/日, ＜30 mL/分/1.73 m² では禁忌）, 血球減少

csDMARDs：conventional synthetic disease modifying antirheumatic drugs（合成 DMARD）, bDMARDs：biological DMARDs, tsDMARDs：target synthetic DMARDs（主に JAK 阻害薬）

チャート II-1 治療薬の第一選択は MTX を使用する

■MTX 使用時は葉酸も併用する.

■日本では MTX 6-8 mg/週より開始し, 4 週間継続後に目標を達成していない場合, 2 週毎に 2 mg/週もしくは 4 週毎に 4 mg/週増量する〔*Mod Rheumatol. 2019;29（1）:31-40*〕.

- 予後不良因子（ **チャート** の注釈参照）を有する若年者では 8 mg/週で開始し, 積極的に（上記のような）増量を試みる. 高齢者や副作用リスクがある患者では 6 mg/週で開始し, やや慎重に増量する.

- 単回または 12 時間毎に 2-3 回に分けて投与する（1 日目の朝, 夕, 2 日目の朝など）. 日本では毎週 8 mg を超える量では分割投与が好まれている.

- MTX は他薬剤と併用する場合も基本的は変えずに（増量したまま）投与を継続する.

■2007 年までに報告された MTX 投与に関するランダム化比較試験のシステマティックレビューによると, 開始用量 25 mg/週または毎月 5 mg の増量（25-30 mg/週を目標）とする使用法が開始用量 5-15 mg/週または緩徐に増量する方法に比べより高い臨床効果と消化管毒性に関連することが示された〔*Ann Rheum Dis. 2009 Jul;68（7）:1094-9*〕. 2009 年の国際的な推奨では, 経口 MTX は 10-15 mg/週で開始し, 臨床的改善と耐用性に応じて 20-30 mg/週まで 2-4 週間毎に 5 mg ずつ増量するべきであるとされた〔*Ann Rheum Dis. 2009 Jul;68（7）:1086-93*〕. 現実的な問題として日本では 16 mg/週までしか承認されておらず, また分割投与ではバイオアベイラビリティが高まることが知られているため〔*J Rheumatol. 2006 Mar;33（3）:481-5*〕, 日本では分割投与の効果が期待される〔*Mod Rheumatol. 2019;29（1）:31-40*〕.

■MTX と他の csDMARDs の併用の比較では寛解率は同等で副作用は単剤投与のほうが少ない〔*CareRA Ann Rheum Dis. 2015 Jan;74（1）:27-34*〕.

■コクラン・ライブラリーをはじめとしたメタアナリシスでも DMARDs 未使用患者群では単剤治療と併用治療で効果は変わらない結果である〔*Cochrane Database Syst Rev. 2010 Apr 14;（4）:CD008495*〕〔*Ann Rheum Dis. 2017 Jun;76（6）:1102-7*〕.

■早期関節リウマチにおいて, MTX 単独で効果不十分となるリスク因子には疾患活動性（DAS28 で中・高活動性）, 喫煙習慣, 飲酒習慣（飲酒習慣はないほうがリスク）がある〔*Ann Rheum Dis. 2018 Sep;77（9）:1261-7*〕.

- 高活動性（DAS28＞5.1）（2 点）, 中活動性（DAS28 3.2-5.1）（1 点）, 喫煙習慣あり（1 点）, 飲酒習慣がない（1 点）とした場合, 1 年間における MTX 単独治療で効果不十分となるリスクは 4 点で 90%, 3 点で 75%, 2 点で 50%, 1 点で 20%, 0 点では 10%程度.

チャート II-2 MTX が禁忌の場合は他の csDMARDs を使用する（スルファサラジン,［レフルノミド］, ブシラミン, イグラチモド, タクロリムスなど）

■MTX が使用できない場合は患者の条件に応じてスルファサラジン, レフルノミド, ブシラミン, イグラチモド, タクロリムスなどを考慮する〔*関節リウマチ診療ガイドライン 2014*〕.

■治療開始前に必ず, 挙児希望や妊娠の計画があるかどうかを確認する. 妊娠の計画がある場合は MTX の使用は避ける（ **補足** ）.

■日本における推奨度はスルファサラジンのみで強く, その他の薬剤は弱い推奨度となっている. スルファサラジンは海外の臨床試験で臨床的効果, 関節破壊抑制効果が示されているが, 日本の使用量（1 日 1 g まで）では臨床的効果が限られる. ブシラミン, イグラチモド, タクロリムスはいずれも関節破壊抑制効果が示されていない.

- レフルノミドは疾患活動性の改善効果，関節破壊抑制効果が示されているが，日本の全例調査で致命的な間質性肺炎の報告が比較的多くみられたため，その使用は限定的となっている〔*Rheumatology (Oxford). 2009 Sep;48 (9) :1069-72*〕．
- ブシラミンは発症 2 年以内の関節リウマチを対象とした二重盲検化ランダム化比較試験において MTX（8 mg/週）と同等の臨床的な改善（ACR20）を示した〔*Mod Rheumatol. 2005;15 (5) :323-8*〕．
- タクロリムスは二重盲検化ランダム化比較試験において臨床的改善（ACR20）がミゾリビンよりも有意に高かった〔*J Rheumatol. 2006 Nov;33 (11) :2153-61*〕．
- イグラチモドはスルファサラジンと同等の臨床的効果が期待できる〔*Mod Rheumatol. 2007;17 (1) :1-9*〕．
- ただし，イグラチモドによる X 線アウトカムの改善は証明されておらず，また早期関節リウマチ患者への効果を評価した研究も乏しいため，早期関節リウマチにおける初期治療薬としての優先度は下がる．

チャートII-3 低用量ステロイドの併用は骨融解予防効果が期待できる〔*Ann Rheum Dis. 2017 Jun;76 (6) : 960-77*〕

- PSL は 7.5 mg/日程度の少量投与を行い，症状改善後に減量する．3 か月以内（長くても 6 か月以内）には終了する．PSL を隔日投与で開始する方法も考慮〔*Clin Rheumatol. 2018 Aug;37 (8) : 2027-34*〕．
- 関節リウマチに対する少量ステロイドを評価した報告では，その大半が PSL 10-12.5 mg/日の投与量で評価されているが，>7.5 mg/日の投与量では心血管イベントリスクが上昇するため，可能であれば 7.5 mg/日で開始したほうがよいとされている．
  - 体格が小さい日本人であれば，さらに少量からの開始（5 mg/日程度）や隔日投与を考慮してもよいと考えられる．
- 早期の関節リウマチに対して，少量ステロイド（平均 PSL 3.1 ± 2.9 mg/日）を使用した群と非使用群を比較したコホート研究（ESPOIR trial）では，両群で副作用リスクは同等．感染症は PSL 使用群で増加する可能性がある〔*Ann Rheum Dis. 2017 Nov;76 (11) :1797-802*〕．

チャートII-4 投与量を増量し，3 か月間の治療で改善が認められない場合，6 か月間治療しても寛解か低活動性を達成できない場合は チャートIII へ移行する

チャートIII csDMARDs で効果不十分，副作用で継続できない場合

チャートIII-1 予後不良因子があれば bDMARDs（または tsDMARDs）を追加する〔*Ann Rheum Dis. 2017 Jun;76 (6) :960-77*〕

- 予後不良因子は，csDMARDs 投与後の中等度～高度の活動性，急性期炎症マーカー高値，腫脹関節が多い，RF または抗 CCP 抗体（特に高値），早期の骨びらん，2 剤以上の csDMARDs に耐性である場合で定義される．
- bDMARDs，tsDMARDs を開始する前には HBV と結核スクリーニング，心不全の評価を行う必要がある．
- HBV のスクリーニングは D -5 ウイルス性慢性肝炎 を参照．
- bDMARDs，tsDMARDs 使用前，使用中の注意点，結核スクリーニングと対応は 補足 を参照．

チャートIII-2 予後不良因子がなければ他の csDMARDs へ変更，もしくは追加してさらにフォローする

- それでも不十分の場合に bDMARDs，tsDMARDs を追加/切り替える．
- MTX でもコントロール不良な重症関節リウマチ患者へのトシリズマブとアダリムマブを比較した二重盲検化ランダム化比較試験（ADACTA trial）では，トシリズマブのほうが DAS28 の改善は良好であった．ただし，投与量の変更や中断率は有意にトシリズマブで高い結果であった〔*Lancet. 2013 May 4; 381 (9877) :1541-50*〕．
- サリルマブ単独治療群とアダリムマブ単独治療群を比較した二重盲検化ランダム化比較試験（MONARCH trial）では，サリルマブ単独のほうが有意に ACR 20，50，70 達成率は良好な結果であった〔*Ann Rheum Dis. 2017 May;76 (5) :840-7*〕．MTX と併用した報告では両者に有意差はなかった〔*Z Rheumatol. 2018 Jun;77 (5) :421-8*〕．
- tsDMARDs では JAK 阻害薬であるトファシチニブが使用可能である．トファシチニブは JAK1, 2, 3 の阻害作用を有し，バリシチニブは JAK1, 2 を選択的に阻害する．
- csDMARDs で効果不十分の患者に対するトファシチニブやバリシチニブの使用で有意に改善効果を示す〔*Ann Intern Med. 2013 Aug 20;159 (4) :253-61*〕〔*N Engl J Med. 2014 Jun 19;370 (25) :2377-86*〕〔*Mod Rheumatol. 2018 Jul;28 (4) :583-91*〕．
- 双方とも MTX との併用でより効果が期待できる

〔*Ann Rheum Dis. 2016 Nov;75*（11）*:1917-23*〕〔*Mod Rheuma-tol. 2018 Jul;28*（4）*:583-91*〕.

チャート III-3 **3か月間の治療で改善が認められない場合，6か月間治療しても寛解か，低活動性を達成できない場合は** チャート IV **へ移行する**

チャート IV **bDMARDs（または tsDMARDs）で効果不十分，副作用で継続できない場合**

■ 1 つの bDMARDs，tsDMARDs で効果が不十分でも他の bDMARDs，tsDMARDs への切り替えで効果が期待できる.

■ 切り替えは TNF 阻害薬から別の TNF 阻害薬でもよいし，他の機序の薬剤（IL-6 阻害薬，T 細胞選択的共刺激調節薬，JAK 阻害薬）でもよい.

■ JAK 阻害薬であるトファシチニブは TNF 阻害薬で効果不十分な関節リウマチに対して生物学的製剤と同等の効果を有することがネットワーク・メタアナリシスで示されている〔*Clin Ther. 2016 Dec;38*（12）*:2628-41*〕〔*Int J Rheum Dis. 2016 Nov;19*（11）*:1103-11*〕. また，バリシチニブも他の bDMARDs で効果不十分，副作用で継続できない関節リウマチ患者を対象としたランダム化比較試験（RA-BEACON trial）において，有意に臨床症状の改善が得られている〔*N Engl J Med. 2016 Mar 31;374*（13）*:1243-52*〕.

■ 保険適用は未だないが，リツキシマブは関節リウマチの治療としても有用. MTX に併用（2 週毎に 500-1000 mg を 2 回投与）することで，1 年後の骨融解所見，疾患活動性の有意な抑制効果を示す〔*Cochrane Database Syst Rev. 2015 Jan 20;1:CD007356*〕〔*RA-SCORE trial: Ann Rheum Dis. 2016 Jan;75*（1）*:170-7*〕〔*Lancet. 2016 Jul 16;388*（10041）*:239-47*〕.

その他の治療

■ 骨病変に対するデノスマブ（プラリア®）:

■ RANKL*阻害薬であるデノスマブは関節リウマチの骨病変の増悪を予防する効果が期待できる. 関節リウマチに対しては 60 mg を 6 か月に 1 回皮下注射する. それでも骨びらんが進行する例では，3 か月に 1 回投与可能.

*RANKL：receptor activator of nuclear factor κB ligand

■ 骨びらんが認められる関節リウマチ患者を対象とした二重盲検化ランダム化比較試験において，デノスマブ 60 mg 6 か月毎投与，180 mg 6 か月毎投与，プラセボ群に割り付け，12 か月後の骨病変を MRI で評価したところ，デノスマブ投与群で有意に骨

病変の増悪予防効果が認められた〔*Arthritis Rheum. 2008 May;58*（5）*:1299-309*〕.

■ 日本人の関節リウマチ患者を対象とした二重盲検化ランダム化比較試験（DRIVE trial，DESIRABLE trial）では，デノスマブ 60 mg 6 か月毎投与にて有意に骨びらん進行の抑制効果が認められた〔*Ann Rheum Dis. 2016 Jun;75*（6）*:983-90*〕〔*Ann Rheum Dis. 2019 Jul;78*（7）*:899-907*〕.

bDMARDs，tsDMARDs の減量

〔*Lancet. 2013 Mar 16;381*（9870）*:918-29*〕〔*Lancet. 2014 Jan 25;383*（9914）*:321-32*〕〔*N Engl J Med. 2014 Nov 6;371*（19）*:1781-92*〕〔*Ann Rheum Dis. 2016 Jan;75*（1）*:52-8*〕〔*Ann Rheum Dis. 2016 Aug;75*（8）*:1428-37*〕

■ 6 か月以上寛解が維持できている関節リウマチ患者では，DMARDs の減量が可能かもしれない.

■ bDMARDs＋MTX の継続による寛解，低活動性維持率は 50-90%程度. 一方で bDMARDs のみ減量した場合の維持率は 50-80%とほぼ変わらないか，やや劣る程度.

■ bDMARDs を中止した場合，寛解，低活動性維持率は 10-50%，MTX を含めたすべての DMARDs を中止することで維持率は 10-20%程度まで低下する.

■ 抗 CCP 抗体陽性例は DMARDs 中止，減量による再燃のリスク因子となる〔*Ann Rheum Dis. 2016 Jan;75*（1）*:45-51*〕.

■ 6 か月以上寛解を維持できた患者において，3 か月毎に 50%ずつ bDMARDs を減量することで，最終的に 39%が投与中止，36%が減量に成功できた〔*Ann Rheum Dis. 2016 Jan;75*（1）*:59-67*〕.

■ 増悪時はその前の投与量に戻し，維持する.

■ これらの報告を総括したレビューでは，DMARDs の変更，投与量の調節，PSL 併用なしで，6 か月以上臨床的寛解（DAS28＜2.6 や SDAI＜3.3，CDAI＜2.8 など）が維持できている患者群で DMARDs の減量を考慮すべきとしている〔*Ann Rheum Dis. 2016 Aug; 75*（8）*:1428-37*〕.

■ さらに寛解を臨床的寛解，画像・血清学的寛解，免疫学的寛解*に分類し，後者ほど DMARDs 中止，減量成功の可能性は高い.

*寛解の分類：

臨床的寛解：臨床所見で判断した寛解（DAS28 や SDAI，CDAI など）.

画像・血清学的寛解：臨床的寛解に加えて，関節エコー，MRI で滑膜炎，骨炎所見が認められず，炎症反応（MBDA：multi-biomarker disease activity. 12 項目の炎症性マーカーを用いて算出したスコア）も陰性となった状態.

免疫学的寛解：画像・血清学的寛解に加えて，リウマトイド因子，抗 CCP 抗体が陰性化した状態.

- bDMARDs 中止，減量群と維持群を比較したメタアナリシスでは，寛解状態から増悪するリスク，低活動状態から増悪するリスク，画像所見増悪リスクは以下のとおり〔*Ann Rheum Dis. 2018 Apr;77（4）:515-22*〕．
- 寛解状態から増悪するリスク：中止群 RR 1.97［1.43-2.73］，減量群 RR 1.23［1.06-1.42］．
- 低活動状態から増悪するリスク：中止群 RR 2.24［1.52-3.30］，減量群 RR 1.02［0.85-1.23］．
- 画像所見増悪リスク：中止群 RR 1.09［1.02-1.17］，減量群 RR 1.09［0.94-1.26］．
- 基本的に中止よりも減量を主な目標としてとらえておくとよい．
- tsDMARDs でも低活動性や寛解達成後，減量を考慮する．
- トファシチニブにより低活動性を達成した患者にお

いて，トファシチニブを中止し，52 週間フォローした報告では，中止群の 37％は 52 週後も関節リウマチの再燃は認められなかった〔*Rheumatology (Oxford). 2017 Aug 1;56（8）:1293-301*〕．
- バリシチニブ 4 mg/ 日を 15 か月間以上使用し，CDAI にて低活動性，寛解を達成した患者を 4 mg 継続群と 2 mg に減量する群に割り付け，48 週間継続したランダム比較試験では，低活動性を維持できたのは継続群で 80％，減量群で 67％，寛解維持できたのは継続群で 40％，減量群で 33％であった〔*Ann Rheum Dis. 2019 Feb;78（2）:171-8*〕．
- tsDMARDs の減量や中止により関節リウマチの疾患活動性は増悪する可能性が高いものの，低活動性や寛解維持が期待できる患者も一定数おり，減量を試みるのもよいと考えられる．

✚ 補 足

表4　関節リウマチの関節外症状

症状	頻度	症状	頻度
心外膜炎	5.4%	アミロイドーシス	0.7%
胸膜炎	5.2%	乾性角結膜炎	11.6%
Felty 症候群	1.6%	口腔内乾燥症	0.7%
皮膚血管炎	3.6%	Sjögren 症候群	11.4%
神経障害	2.2%	肺線維症	6.8%
強膜炎	0.8%	閉塞性細気管支炎	0.5%
上強膜炎	1.0%	頸髄症	2.4%
網膜血管炎	0	皮下結節	34.0%
糸球体腎炎	1.1%	他の結節性病変	0
他の血管炎	0.2%		

Ann Rheum Dis. 2003 Aug;62（8）:722-7

関節リウマチの活動性の評価

- 関節は図 1 の 28 か所の疼痛，腫脹の有無を評価し，他に患者，医師の主観的な visual analog scale（VAS, 0-10 cm のスケールで評価），CRP, ESR 値（mm/時）を基に計算する（表 6）〔*Arthritis Care Res (Hoboken). 2012 May;64（5）:640-7*〕．

妊婦，挙児希望患者における薬剤選択
〔*Curr Rheumatol Rep. 2019 Mar 6;21（5）:16*〕
- 挙児希望患者や妊婦でも使用可能な薬剤は以下のと

おり．
- ヒドロキシクロロキン，スルファサラジン，アザチオプリン，タクロリムス．コルヒチン，ステロイド，TNF 阻害薬．
- NSAIDs は可能ならば避けたほうがよい．
- MTX, レフルノミド，シクロホスファミド，ミコフェノール酸モフェチルは避ける．
- MTX 投与中の患者で妊娠希望がある場合は，薬剤中止後 3 か月以上あけて妊娠を試みるように指導する．また MTX は授乳中も使用は避ける．
- 挙児希望のある男性例においても，MTX やレフル

表 5　関節リウマチ以外で抗 CCP 抗体が陽性となる疾患（30 年間の累積発生率）

疾患	陽性率	疾患	陽性率
乾癬性関節炎	8.6%	血管炎・多発血管炎性肉芽腫症	4.7%
SLE	7.8%	多発性筋炎/皮膚筋炎	0
Sjögren 症候群	5.7%	線維筋痛症	2.7%
強直性脊椎炎	2.3%	痛風/偽痛風	0
全身性硬化症	6.8%	C 型肝炎/クリオグロブリン血症	3.5%
変形性関節炎	2.2%	B 型肝炎	0.6%
若年性特発性関節炎	7.7%	結核	34.3%
リウマチ性多発筋痛症	0		

Arthritis Rheum. 2009 Nov 15;61（11）:1472-83

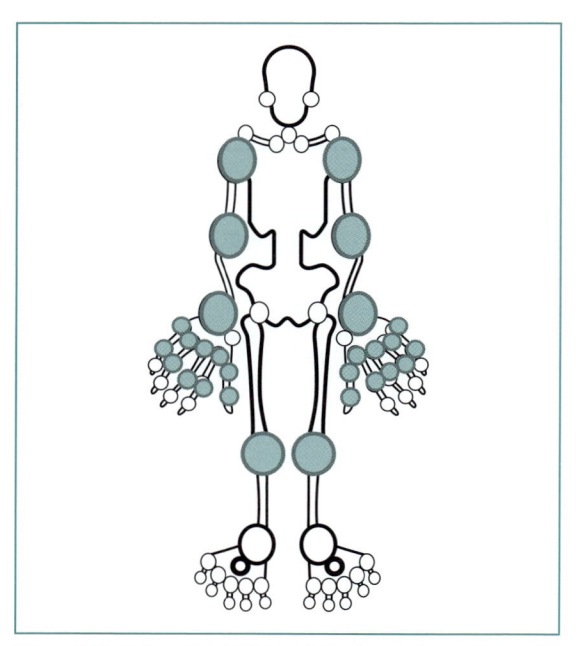

図 1　関節リウマチの活動性を評価するときに観察する関節部位
色丸は DAS28，CDAI，SDAI で評価する関節．

ノミドの使用は避けるように推奨されているが，それを裏づけるエビデンスは乏しく，本人とよく相談して使用を検討する必要がある．スルファサラジンは精子の運動性を低下させるが，可逆性である．

- bDMARDs では，TNF 阻害薬は使用可能．
- TNF 阻害薬は分子量が大きく，妊娠 16-18 週まで胎盤を通過しないため，奇形リスクはない．それ以降は通過するため，妊娠中期〜後期では使用を控えることや，生後 6 か月間は乳児への生ワクチン接種を控えることも考慮する．ただし，投与継続することで予後を増悪させるデータはない．
- リツキシマブや JAK2 阻害薬（トファシチニブ），T 細胞標的薬（アバタセプト），IL-6 阻害薬（トシリズマブなど）の妊婦や挙児希望患者に対する影響についてはデータ不十分であり避けたほうが無難．

■ 以上より，挙児希望がある関節リウマチ患者では MTX の使用は避け，ステロイドやスルファサラジン，タクロリムスなどで治療を開始する．疾患活動性が高い場合は早期に TNF 阻害薬を導入することも検討する．

bDMARDs 使用前，使用中の注意点

〔*Arthritis Rheumatol. 2016 Jan;68（1）:1-26*〕〔①関節リウマチ（RA）に対する TNF 阻害薬使用ガイドライン（2019 年 6 月 29 日改訂版）〕〔②関節リウマチ（RA）に対する IL-6 阻害薬使用ガイドライン（2018 年 8 月 14 日改訂版）〕〔③関節リウマチ（RA）に対するアバタセプト薬使用ガイドライン（2017 年 3 月 21 日改訂版）〕

① 　② 　③

■ 使用前に以下の項目をスクリーニングする．
- 結核（bDMARDs，tsDMARDs 使用前の結核評価）
- 活動性の細菌，真菌感染症
- β-D グルカン
- ウイルス感染症（herpes zoster，HBV，HCV）
  - HBV 陽性時の対応は D -5 ウイルス性慢性肝炎 を参照．
- 心不全（NYHA III，IV）
- 5 年以内の悪性腫瘍の既往歴
■ 細菌感染症や真菌感染症患者，もしくは重大な感染症の既往がある患者では csDMARDs を優先し，bDMARDs は避ける．

表6 DAS28 (Disease Activity Scale), CDAI (Clinical Disease Activity Index), SDAI (Simplified Disease Activity Index) の計算方法と評価

方法	計算式	寛解	低活動性	中等度	高活動性
DAS28-ESR	$0.56 \times \sqrt{(圧痛関節数)} + 0.28 \times \sqrt{(腫脹関節数)} + 0.7 \times$ LN [ESR (mm/時)] $+ 0.014 \times$ [患者 VAS]	<2.6	≧2.6, <3.2	≧3.2, ≦5.1	>5.1
DAS28-CRP	$0.56 \times \sqrt{(圧痛関節数)} + 0.28 \times \sqrt{(腫脹関節数)} + 0.36 \times$ LN [CRP (mg/L) $+1$] $+ 0.014 \times$ [患者 VAS] $+ 0.96$	<2.6	≧2.6, <3.2	≧3.2, ≦5.1	>5.1
CDAI	腫脹関節数＋圧痛関節数＋患者 VAS＋医師 VAS	≦2.8	>2.8, ≦10	>10, ≦22	>22
SDAI	腫脹関節数＋圧痛関節数＋患者 VAS＋医師 VAS＋CRP (mg/dL)	≦3.3	>3.3, ≦11	>11, ≦26	>26

VAS の単位は cm で評価．ESR は mm/時，CRP は DAS28-CRP では mg/L で評価し，SDAI では mg/dL で評価する．
LN：自然対数

Arthritis Care Res (Hoboken). 2012 May;64 (5):640-7

- 使用する必要がある場合はアバタセプトを優先する．
- 感染症は投与中も常に注意する．
- 心不全患者では TNF 阻害薬を避ける．
- csDMARDs の併用療法か，tsDMARDs（トファシチニブ，バリシチニブ），TNF 阻害作用ではない bDMARDs（トシリズマブ，サリルマブ，アバタセプト）を用いる．
  - ただし，バリシチニブやサリルマブは新薬であり，他の薬剤と比較して心不全患者に対する使用実績は少ないと考えるべきであり，避けたほうが無難．
- TNF 阻害薬使用中に心不全が増悪した患者でも同様．
- 悪性腫瘍の既往がある患者での注意点：
- bDMARDs は悪性腫瘍発生リスクを上昇させる可能性が懸念されているが，それを裏づける十分なデータはない．悪性腫瘍既往がある患者への投与は慎重に検討すべき．
- 皮膚癌（メラノーマ，非メラノーマ）では可能であれば bDMARDs，tsDMARDs の使用は避ける．
- リンパ増殖性疾患の既往がある場合は関節リウマチの治療目的にリツキシマブの使用も考慮する．また，TNF 阻害薬よりは csDMARDs 併用療法か，TNF 阻害作用ではない bDMARDs（トシリズマブ，サリルマブ，アバタセプト）が優先される．
- bDMARDs に対する自己抗体の産生を予防するために，少量の MTX は併用したほうがよい．
- bDMARDs 開始後は 1-3 か月毎に副作用を評価．安定後は 3-6 か月毎に評価を行う．
- bDMARDs 投与中の待機的手術や歯科処置時には必ず報告するように指導する〔*Lancet Respir Med. 2015 Oct;3 (10):813-22*〕．
- bDMARDs 投与中は生ワクチンの使用を避ける．
- 不活化ワクチンは投与可（インフルエンザ，HBV，肺炎球菌ワクチン）．インフルエンザワクチンや肺炎球菌ワクチン接種はむしろ推奨される．
- bDMARDs 投与中は，医療が不十分な地域，感染予防に生ワクチン摂取が必要な地域への渡航は避ける〔*Lancet Respir Med. 2015 Oct;3 (10):813-22*〕．
- 渡航する場合は抗菌薬の持参を推奨する．
- 自己注射の bDMARDs 製剤を使用している場合は冷蔵保存が必要．

bDMARDs，tsDMARDs 使用前の結核評価〔*Curr Opin Rheumatol. 2011 Jul;23 (4):377-84*〕

- 結核のリスク因子と胸部 X 線を評価する．
- リスク因子は出生，生活環境，結核既往歴，結核患者との接触歴，ホームレスとの接触歴，違法薬剤使用歴，職業歴（結核曝露のリスクとなるような）など．
- 胸部 X 線で結核を疑う所見があれば喀痰検査を行い，活動性結核を除外する．
- 結核患者が多い地域，BCG 非施行地域では，ツベルクリン検査，インターフェロン γ 遊離試験の双方を評価し，どちらか陽性で活動性結核が否定的であれば潜在性結核と判断する．
- 結核患者が少ない地域，BCG 施行地域では，インターフェロン γ 遊離試験結果を最終判断として用いるが，偽陰性率が上昇する問題点がある．
- 上記評価により潜在性結核を疑う場合は，イソニアジド（イスコチン®）300 mg/日，1 日 1 回投与を開始し，その後 bDMARDs を開始する．
- 潜在性結核の治療レジメンは表7 を参照．イソニアジド（INH）単独，リファンピシン（RFP）単独，もしくは併用療法を考慮する．どの治療法も効果は同等〔*Ann Intern Med. 2014 Sep 16;161 (6):419-28*〕．イソニアジドを使用する治療では肝障害リスクが高いため，肝障害がある患者，肝障害リスク（慢性のアルコール

表 7　潜在性結核の治療レジメン

治療レジメン	投与量，期間	投与期間
イソニアジド（INH）単独	成人 5 mg/kg，小児 10 mg/kg 最大 300 mg/日，1 日 1 回投与	6 か月または 9 か月 9 か月のほうが効果良好
リファンピシン（RFP）単独	10 mg/kg，最大：450 mg/日（体重＜45 kg）， 600 mg/日（体重≧45 kg），1 日 1 回投与	3-4 か月間
INH＋RFP 併用	上記参照	3-4 か月間

N Engl J Med. 2015 May 28;372（22）:2127-35

摂取，ウイルス肝炎合併，肝酵素異常など）がある患者の場合は INH 投与期間を 6 か月とするか，リファンピシンを使用したレジメンを選択する〔*Am J Respir Crit Care Med. 2006 Oct 15;174（8）: 935-52*〕．

- 発症リスクがある潜在性結核 6012 例を対象とし，イソニアジド 9 か月治療群とリファンピシン 4 か月治療群に割り付け比較したランダム化比較試験では，両群で活動性結核発症リスクには有意差が認められなかった．治療脱落率はイソニアジド群で 36.8％，リファンピシン群で 21.2％と有意にリファンピシン群で低かった．イソニアジド群では肝障害が特に多かった〔*N Engl J Med. 2018 Aug 2;379（5）:440-53*〕．
- bDMARDs 開始前に潜在性結核の治療は最低 1 か月間は行う〔*Arthritis Rheumatol. 2016 Jan;68（1）:1-26*〕．

3 リウマチ性多発筋痛症，巨細胞性動脈炎，RS3PE

- リウマチ性多発筋痛症（polymyalgia rheumatica：PMR）は頸部，肩，上肢，骨盤帯の筋痛，朝のこわばりが認められる疾患であり，画像上滑液包炎，滑膜炎が主な病態である．
- 巨細胞性動脈炎（giant cell arteritis：GCA）は中〜大型血管の巨細胞を伴う動脈炎を呈する．外頸動脈の分枝（側頭動脈，後頭動脈），眼動脈，椎骨動脈，鎖骨下動脈，腋窩動脈，胸部大動脈などの炎症を起こす〔*N Engl J Med. 2014 Jul 3;371（1）:50-7*〕．GCA は古典的な頭蓋の血管炎である cranial GCA および頭蓋の症状を伴わない extra-cranial GCA（または大型血管炎を呈する large-vessel [LV] GCA）に分類される〔*Rheumatology（Oxford）. 2018 Feb 1;57（suppl_2）:ii32-42*〕．
- RS3PE（remitting seronegative symmetrical synovitis with pitting edema）は高齢男性に多い血清反応陰性関節炎の1つで，左右対称の遠位滑膜炎，手足の圧痕性浮腫を特徴とする症候群である〔*J Rheumatol. 2012 Jan;39（1）:148-53*〕．ただし，片側優位が44%であり，肩，骨盤帯の疼痛を合併する頻度が高く，必ずしも末梢優位とは言えない〔*Ann Rheum Dis. 1999 Apr;58（4）:230-6*〕〔*J Rheumatol. 2012 Jan;39（1）: 148-53*〕．

PMR，GCA，RS3PE の関係

- これらの疾患は類似しているところもあれば，異なるところもある．現時点ではそれぞれ別の疾患として扱われているが，PET 検査をはじめとした画像検査の普及によりそれぞれでオーバーラップしている点も判明している．

PMR と GCA

- PMR と GCA は共に高齢女性（70-80歳がピーク）で多く認められる炎症性疾患であり，共通のリスク因子，病因的な異常が認められ，双方合併することも多い．GCA の40-60%で PMR が合併し，PMR の16-21%で GCA が合併する〔*N Engl J Med. 2014 Jul 3;371（1）:50-7*〕．米国における PMR の発症率は GCA の3-10倍である〔*JAMA. 2016 Jun 14;315（22）:2442-58*〕．
- PET を用いた PMR，GCA の評価（臨床的に診断した患者）では，GCA の76.9%，PMR の75%で血管に FDG 集積が認められた．特に胸部大動脈への集積は PMR，GCA に対する特異性が96%と高かった〔*Rheumatology（Oxford）. 2012 Jan;51（1）:77-86*〕．
- ステロイド反応性の悪い PMR の3/8（37.5%）に大動脈への FDG 集積が認められるとする報告もある〔*Rheumatology（Oxford）. 2008 Jan;47（6）:926-7*〕．
- また血管炎を伴う PMR では関節への FDG 集積は乏しい傾向にある〔*Mod Rheumatol. 2012 Sep;22（5）:705-11*〕．

PMR と RS3PE

- RS3PE は末梢優位の滑膜炎，浮腫を特徴とする疾患であり，PMR の亜型（末梢側優位の PMR）とする意見も，PMR とは異なる疾患とする意見もある．

Q&A ①

Q PMR，GCA，RS3PE はどのように整理すればわかりやすいでしょうか？

A 異論は多くあると思いますが，あくまでも個人的意見として述べると，以下のように考えられます．
- GCA は中〜大型血管炎がメイン ± 滑膜炎であり高用量ステロイドが必要．
- PMR は大関節，軸関節の滑液包炎，滑膜炎がメイン ± 小〜大型血管炎であり少量ステロイドで著効．再発リスクは高い．
- PR3PE は小関節〜大関節の滑膜炎がメインであり少量ステロイドで著効．再発リスクも少ない．

　今までは臨床所見のみでこれらを分類していたので多くのオーバーラップが生じていたと思いますが，PET 検査や造影 MRI，エコー検査が一般的になるのにしたがい，より明確に分類されるかもしれません．

　これらが同じ病態（滑膜と血管壁に炎症を来す疾患）の重症度の違いで生じているのか，まったく別の機序かは今後の研究に期待したいところです．

RS3PE と診断された 28 例全例が PMR の基準を満たしたという報告もある〔J Rheumatol. 2012 Jan;39（1）:148-53〕〔Rheumatology（Oxford）. 2018 Feb 1;57（suppl_2）:ii32-42〕. 臨床所見の比較では PMR よりも RS3PE のほうが発熱や体重減少などの全身症状は少なく, ステロイドへの反応性も良好で, 再発リスクは少ない〔Ann Rheum Dis. 1999 Apr;58（4）:230-6〕.

■PET 検査では RS3PE 症例も PMR と同様, 肩関節, 肘関節, 骨盤帯, 膝関節への FDG 集積が認められる〔Clin Interv Aging. 2009;4:391-5〕.

■したがって両者を厳密に分ける必要性は低く, 筆者は RS3PE を PMR の一部としてとらえてもよいと考えている.

■RS3PE は悪性腫瘍との関連性が示唆されている一方で, PMR と悪性腫瘍との関連は報告によりさまざまで意見が割れている（後述）. ただし, RS3PE と悪性腫瘍についても報告が不十分であり, 判断は難しい.

リウマチ性多発筋痛症（PMR）のマネジメント

チャート I PMR を疑う, 診断する

■50 歳以上の高齢者において, 両肩, 骨盤帯の疼痛が 1-2 週間の経過で急性に出現し, 炎症反応が上昇している場合に PMR を疑う.

■PMR と同様の症状を呈する疾患（表 1）の評価, 除外が必要.

- 薬剤歴, 血液培養, 甲状腺機能, 副腎機能, リウマトイド因子, 抗 CCP 抗体, 抗核抗体, 蛋白免疫電気泳動の評価を行う.
- 頸椎の圧痛があれば頸椎偽痛風や化膿性脊椎炎の画像評価を行う.
- 経験のあるエコー技師, 医師がいれば関節エコーを評価する.

■関節エコーにて肩関節, 股関節の滑液包炎, 滑膜炎が認められればさらに PMR の可能性が高い〔Ann Rheum Dis. 2012 Apr;71（4）:484-92〕.

■ステロイド（PSL 15-20 mg）投与により症状が改善する所見も PMR を示唆する所見である〔J Rheumatol. 2008 Feb;35（2）:270-7〕〔Ann Rheum Dis. 2012 Apr;71（4）:484-92〕.

■ステロイド（PSL 15 mg/日）開始後 1 週間以内に症状が 75％以上改善し, 炎症性マーカーも改善すればより PMR を疑う. ただし, ステロイドはすべての疾患を一時的に改善させうるため, 注意が必要である（Q&A②）.

■PMR の診断基準（European League Against Rheumatism/American College of Rheumatology〔EULAR/ACR〕の PMR score〔表 2〕）:
- 症状, 所見と関節エコー所見で評価する〔Ann Rheum Dis. 2012 Apr;71（4）:484-92〕.

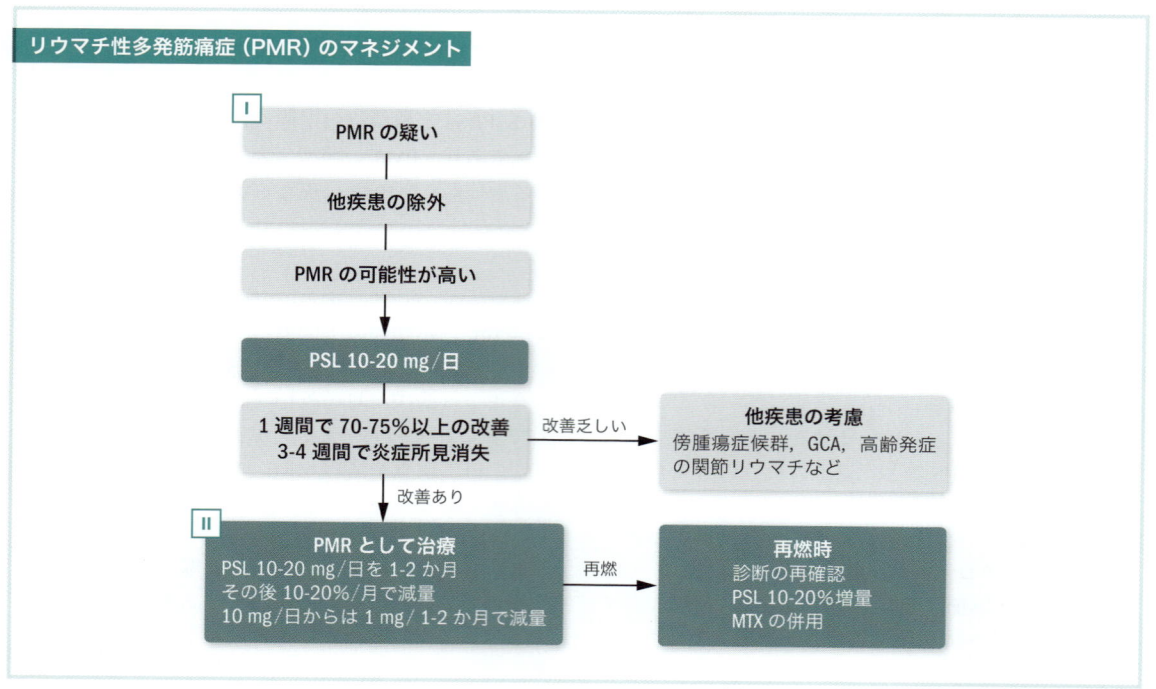

リウマチ性多発筋痛症（PMR）のマネジメント

I → PMR の疑い → 他疾患の除外 → PMR の可能性が高い → PSL 10-20 mg/日 → 1 週間で 70-75％以上の改善 3-4 週間で炎症所見消失

改善乏しい → 他疾患の考慮: 傍腫瘍症候群, GCA, 高齢発症の関節リウマチなど

改善あり → II PMR として治療: PSL 10-20 mg/日を 1-2 か月 その後 10-20％/月で減量 10 mg/日からは 1 mg/1-2 か月で減量

再燃 → 再燃時: 診断の再確認 PSL 10-20％増量 MTX の併用

Clin Med. 2010 Jun;10（3）:270-4／N Engl J Med. 2014 Jul 3;371（1）:50-7

表1　PMR において鑑別が必要な疾患

症状	疾患
筋痛，こわばりを来す疾患	副甲状腺機能亢進症，炎症性筋症，スタチン使用，Parkinson病，甲状腺機能亢進症・低下症，副腎不全
肩関節痛を来す疾患	癒着性滑液包炎/回旋腱板症候群，肩峰下滑液包炎，偽痛風，高齢発症の関節リウマチ，高齢発症の脊関節炎，SLE，肩の変形性関節症，頸椎症
全身症状を来す疾患	多発性骨髄腫，傍腫瘍症候群，結核症，HIV症，HCV症，Brucella症，化膿性脊椎炎，感染性心内膜炎，RS3PE，GCA

Am Fam Physician. 2013 Nov 15;88（10）:676-84 より一部改変

表2　EULAR/ACR の PMR score

項目	点	エコー所見	点
朝のこわばり＞45分	2	上肢の所見1つ以上と骨盤帯所見1つ以上（三角筋下滑液包炎，上腕二頭筋腱滑膜炎，関節上腕滑膜炎）（股関節滑膜炎，転子滑液包炎）	1
股関節痛または可動域制限	1	両側性の三角筋下滑液包炎・上腕二頭筋腱滑膜炎・肩関節滑膜炎	1
リウマトイド因子陰性，抗CCP抗体陰性	2		
他の関節痛が認められない	1		

Ann Rheum Dis. 2012 Apr;71（4）:484-92

- 50歳以上で両肩の疼痛，炎症反応高値がある患者群において，
  - 関節エコー所見がない場合はスコア≧4で感度68％，特異度78％
  - 関節エコー所見がある場合はスコア≧5で感度66％，特異度81％
  でPMRを示唆する.
- PMR診療では常に高齢発症の関節リウマチ（elderly onset rheumatoid arthritis：EORA）を念頭に置いておく.

- 両者は症状が類似しており，しばしば鑑別が困難である. 初期にPMRと診断された患者の5.3-20％がEORAであったとする報告もある〔Ann Rheum Dis. 2001 Nov;60（11）:1021-4〕〔J Rheumatol. 2005 Jun;32（6）:1043-6〕.
- リウマトイド因子はEORA症例の36.8％，PMR12.3％で陽性となる. EORAのほうが多いものの，それをもって明確な鑑別は困難である〔Ann Rheum Dis. 2001 Nov;60（11）:1021-4〕.
- 抗CCP抗体の関節リウマチに対する感度67％，特異度95％〔Ann Intern Med. 2007 Jun 5;146（11）:797-808〕.

Q&A ②

Q ステロイドへの反応性の評価はどうすればよいでしょうか？

A ステロイドはすべての疾患で一時的に症状を改善させます. したがってステロイド投与で症状が改善した＝PMRとするには危険が伴います.

　サンドイッチ試験（ビタミンCを1週間，その後PSL 15 mgを1週間，再度ビタミンCを1週間投与する試験）でPMR患者，滑液包炎患者，関節リウマチ患者を評価すると，PMR患者ではPSL開始後2日以内に症状が1/10程度まで改善し，PSLを終了すると3日程度で10/10まで増悪する経過をとります. 一方，滑液包炎や関節リウマチ患者では，PSL開始後数日かけて徐々に症状は改善し

ますが，1週間経過しても4-5/10程度までしか改善しません. PSL終了後は3-4日程度で再度10/10まで増悪する経過をとります〔J R Coll Physicians Edinb. 2012;42（4）:341-9〕.

　長期的にはPMRでは経口ステロイド開始から寛解までの期間は平均20日程度であり，3週間後にはESRは正常化することが多く認められます〔Br J Rheumatol. 1998 Feb;37（2）:189-95〕〔Rheumatol Int. 2015 Apr;35（4）:735-9〕.

　これよりステロイドへの反応性をPMR診断法の1つとして用いる場合は，1-2日で著明に自覚症状が改善すること，1週間程度で症状が≦3/10まで改善すること，3週間程度で炎症反応が消失することを参考にするとよいと思います.

表3　PMR と EORA の PET/CT 検査所見——PMR をより示唆する所見

所見	感度（%）	特異度（%）	LR＋	LR－
坐骨結節の FDG 集積	96.3	40	1.61	0.09
棘突起の FDG 集積	81.5	40	1.36	0.46
手関節の FDG 集積がない	59.3	100	∞	0.41
孤発性の腸恥包の FDG 集積	59.3	90	5.93	0.45
肩関節に線状，円状の FDG 集積がない	70.4	90	7.04	0.33

Mod Rheumatol. 2015 Jul;25（4）:546-51

抗 CCP 抗体陽性であれば強く関節リウマチを疑うが，陰性でも除外は困難である．

- PET/CT による両疾患の FDG 集積パターンを比較した報告では，孤発性の腸恥包の集積（LR 5.9）や肩関節の線状，円状の集積（−）（LR 7.0）が PMR をより疑う所見となる．一方で，坐骨結節の集積（−）（LR 0.09）は PMR よりも EORA を強く疑う所見と言える（表3）〔*Mod Rheumatol. 2015 Jul;25（4）:546-51*〕．これらを意識して所見を評価することも重要．
- ステロイド治療に反応が乏しい場合や，治療中にも関節症状が残存，緩徐に増悪傾向にある症例では，他の疾患を疑い再評価を行うべき．

チャート II　PMR の治療

- PSL10-20 mg/日で治療を開始し，1-2 か月間継続．
- 初期投与量は 15 mg/日以上が推奨される．99％が初期投与量 15 mg/日で治療可能である〔*Arch Intern Med. 2009 Nov 9;169（20）:1839-50*〕．
- PMR 60 例において PSL 12.5 mg/日を使用した報告では，3/4 で治療に反応が認められた．治療反応群では有意に体重が軽く，体重換算した PSL の投与量は反応群で 0.19 ± 0.03 mg/kg，不応群では 0.16 ± 0.03 mg/kg であった〔*BMC Musculoskelet Disord. 2011 May 14;12（1）:94*〕．
  - 体重の軽い日本人高齢者では PSL 10-12.5 mg/日程度で開始することも許容されると考えられる．
- 症状が安定していれば減量を開始．
- 減量速度は PSL 10 mg/日となるまで 10-20％/月，もしくは 2.5 mg/月で減量する．
- PSL 10 mg/日からは 1 mg/1-2 か月で減量する．
- 再燃例では再燃前の PSL 投与量まで増量する．
- 症状安定後再度減量を開始するが，その際はさらに緩徐に減量（1 mg/2 か月）するとよい．
- また，PMR や GCA に対して，メトトレキサート（MTX）7.5-10 mg/週の併用でステロイド使用量の減量（20-44％減），使用期間の短縮効果，再燃率の低

下効果（36-54％低下）が期待できる〔*Arch Intern Med. 2009 Nov 9;169（20）:1839-50*〕〔*JAMA. 2016 Jun 14;315（22）:2442-58*〕．

- メトトレキサートはステロイドが使用しにくい患者（糖尿病や緑内障，骨粗鬆症），ステロイド減量と共に再燃を繰り返す患者，ステロイド単独でコントロールが不十分な患者，副作用でステロイドの継続が困難な PMR，GCA 患者で考慮する〔*JAMA. 2016 Jun 14;315（22）:2442-58*〕．

巨細胞性動脈炎（GCA）のマネジメント

チャート III　GCA を疑う，診断する

- 50 歳以上の PMR 様の症状，新規発症の頭痛や顎跛行，側頭骨の圧痛，視力障害，複視，側頭動脈の異常所見があれば GCA を疑う．
- 頭痛は緊張型，片頭痛型，三叉神経・自律神経頭痛様の頭痛となり，部位は側頭部が 6 割と多い．他には後頭部や前頭部，びまん性の頭痛もありうる．頭蓋骨の圧痛や側頭動脈の異常所見を伴う〔*Curr Treat Options Neurol. 2004 Nov;6（6）:499-505*〕〔*Intern Med. 2011;50（16）:1679-82*〕〔*Curr Neurol Neurosci Rep. 2015 Jun;15（6）:30*〕．
- 側頭動脈や眼動脈以外に鎖骨下動脈や四肢の動脈炎を来す例もあり，間欠跛行や四肢の虚血症状を呈する例もある．症状，所見の頻度は表4 を参照〔*Am Fam Physician. 2013 Nov 15;88（10）:676-84*〕．特に複視は LR＋3.4［1.3-8.6］，顎跛行は LR＋4.2［2.8-6.2］と GCA を強く示唆する（側頭動脈生検の陽性結果を予測する）所見と言える〔*JAMA. 2002 Jan 2;287（1）:92-101*〕．
- まれながら頸髄レベルでの神経根症状が認められることもある．C5-6 レベルでの障害（肩関節の運動障害）が多く，これは脊髄血流の分水嶺が C5-6 レベルとなるためと説明されている〔*Joint Bone Spine. 2002 May;69（3）:316-8*〕．

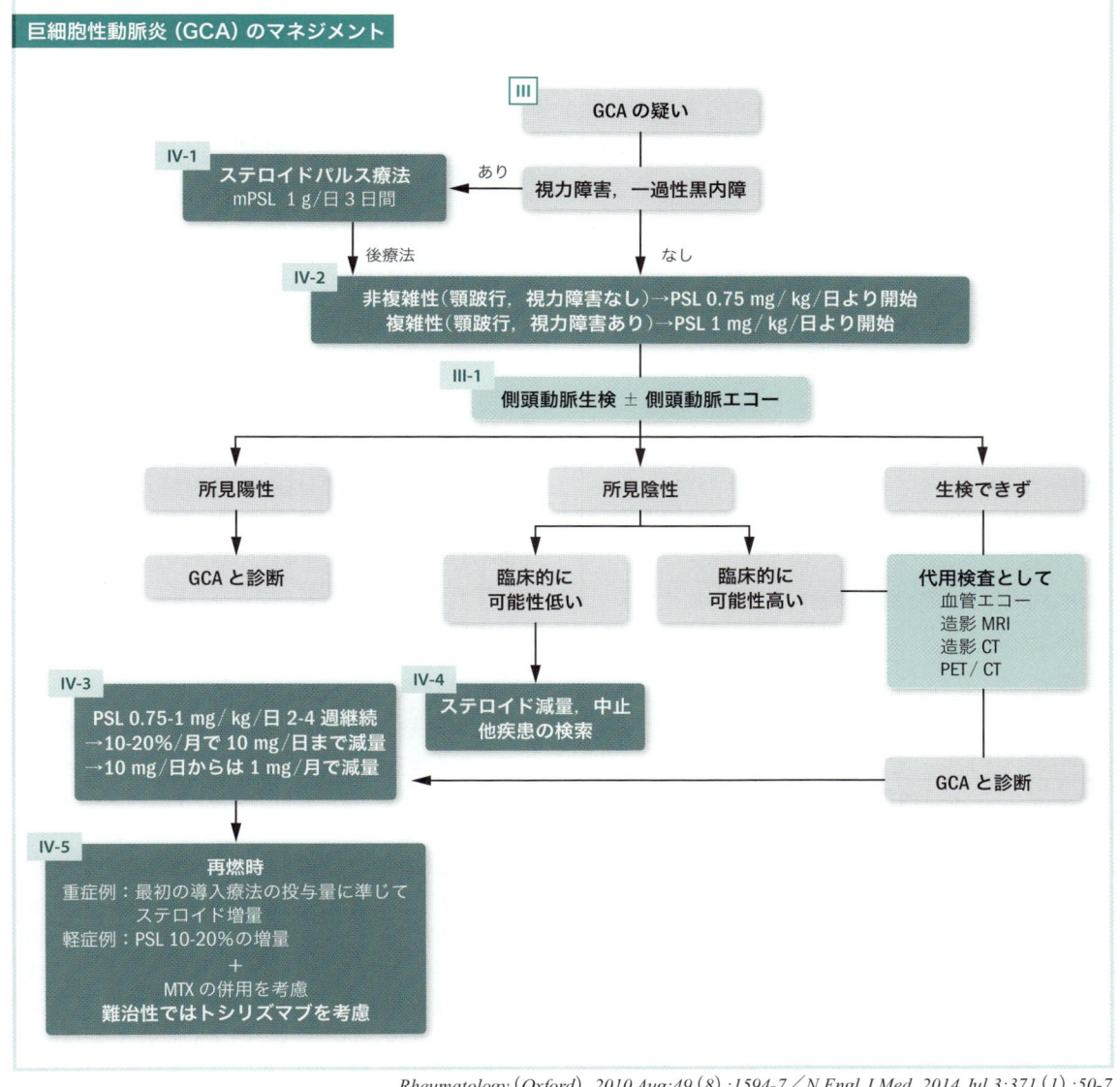

巨細胞性動脈炎（GCA）のマネジメント

Rheumatology（Oxford）. 2010 Aug;49（8）:1594-7／N Engl J Med. 2014 Jul 3;371（1）:50-7

■GCA の疑いが強い場合は検査を行いつつ治療も開始する（ チャートIV へ）．

■特に視力障害，一過性黒内障が認められる場合は診断がつかなくてもステロイドパルス療法を行う．治療を急ぐのは視力予後に関連するためと，健側も早期に障害される可能性があるためである．

チャートIII-1　GCA 疑いでは側頭動脈生検 ± 側頭動脈エコーを行う

■GCA と鑑別が必要な疾患を表5 にまとめる．

■側頭動脈エコーは側頭動脈生検が難しい場合の代替的な検査法であり，エコーで動脈の狭窄，閉塞，動脈壁周囲の halo sign, compression sign を評価する．

■動脈周囲の低エコー領域である halo sign は感度77％［62-87］，特異度96％［85-99］，LR＋19［4.8-75.5］，LR− 0.2［0.1-0.4］で GCA を示唆する所見である〔RMD Open. 2018 Feb 2;4（1）:e000612〕．

■側頭動脈エコーによる compression sign は検者による評価のばらつきが少なく，感度79％，特異度100％で GCA を示唆する所見である〔Ultraschall Med. 2013 Feb;34（1）:47-50〕．

• 側頭動脈エコーの compression sign とは，側頭動脈を描出しながら内部血流が消失するまで圧迫し，その際に低エコー領域が描出されれば陽性と判断するものである．通常は動脈が圧排され，エコー上構造物は認められない．動脈周囲の halo

I 自己免疫 炎症性疾患

表4 GCAの症状, 所見頻度

症状, 所見	頻度
頭痛	40-85%
倦怠感	23-39%
発熱	10-42%
体重減少	6-43%
食欲低下	6-35%
PMR様症状	27-53%
視覚障害（複視, 霧視など）	23-60%
失明	11-19%
顎跛行または舌跛行	20-48%
側頭動脈診察異常	15-73%
末梢神経障害	14%
呼吸器症状（咳嗽など）	11%
嚥下障害	5%
脳梗塞または一過性脳虚血発作症状	3%
間欠跛行	3%
ESR≧30 mm/時	96-97%
ESR≧50 mm/時	83-89%
側頭動脈生検陽性	80-92%

Am Fam Physician. 2013 Nov 15;88(10):676-84

表5 GCAと鑑別が必要な疾患

血液疾患	アミロイドーシス, 多発性骨髄腫, Erd-heim-Chester病
感染症	梅毒, VZV, EBV, CMV, 感染性心内膜炎
血管疾患	動脈硬化
リウマチ・自己免疫疾患	特発性大動脈炎, IgG4関連疾患, 後腹膜線維症, 高安動脈炎, 結節性多発動脈炎, ANCA関連血管炎, Behçet病, SLE・関節リウマチ・脊椎関節炎に伴う血管炎

Rheumatology(Oxford). 2018 Feb 1;57(suppl_2):ii32-42

sign をより確実に描出する方法である〔*Ultraschall Med. 2013 Feb;34(1):47-50*〕.

■側頭動脈生検の感度は長く生検するほど高いため, できるだけ長く生検することが望ましい（可能であれば＞1 cm）〔*Clin Exp Rheumatol. 2009 Jan-Feb;27(1 Suppl 52):S10-3*〕〔*N Engl J Med. 2014 Jul 3;371(1):50-7*〕. 片側切除で陰性でも, 反対側の側頭動脈生検で陽性となる例も15-29%で認められる〔*J Rheumatol. 2009 Apr;36(4):794-6*〕.

■小〜中型血管炎（ANCA関連血管炎や結節性多発動脈炎など）でも側頭動脈や大血管の炎症（この場合, 側頭動脈周囲の小型血管炎となる）を呈することはあるため, エコーで所見が認められていても, 生検が可能であれば行ったほうがよい.

■側頭動脈生検でGCAの所見が認められればGCAと診断. そうではない場合も側頭動脈エコーが陽性であれば, GCA以外の疾患が考えにくい場合に限り, GCAとして管理を継続する.

■エコーや生検所見が陰性であり, さらに臨床的にGCAの可能性が低い場合はステロイドを減量, 中止し, 他の疾患を評価する. 鑑別診断はPMRの鑑別疾患（表1）や表5を参照.

■側頭動脈生検が困難な場合, 生検結果が陰性, エコー所見が評価困難〜陰性でも臨床的にGCAの可能性が疑われる場合は他部位の動脈エコー, 造影・単純MRI検査, 造影CT検査（未評価の場合）, PET/CT検査を考慮する.

■血管エコーでは頸動脈, 腹部大動脈, 腋窩動脈や鎖骨下動脈, 上腕動脈近位部などについて動脈壁の肥厚や内腔の狭窄を評価する. 動脈硬化との鑑別が難しく, 単独では判断しないほうがよい.

■単純MRI検査は脂肪抑制画像の評価で側頭動脈のエコー検査とほぼ同等の診断能を示す〔*Arthritis Rheum. 2008 Aug;58(8):2574-8*〕〔*RMD Open. 2018 Feb 2;4(1):e000612*〕.

■造影MRI検査では, 造影される側頭動脈壁肥厚（＞0.6 mm）が認められれば, 感度80.6%［66.7-94.6］, 特異度97.0%［91.1-100］でGCAを示唆する. またステロイド開始後10日未満であれば感度は保たれる〔*AJNR Am J Neuroradiol. 2007 Oct;28(9):1722-7*〕.

■PET/CT, FDG-PET検査はGCAに対する感度は90%［79-93］, 特異度98%［94-99］である〔*Medicine(Baltimore). 2015 Apr;94(14):e622*〕. 肝臓のFDG集積と比較し, 血管＞肝臓であれば有意と判断する. またはSUVmax（最大standardized uptake value）血管/肝臓比≧1.03で感度72%, 特異度92%でGCAを示唆する〔*Medicine(Baltimore). 2015 Sep;94(37):e1542*〕.

■血管エコー, MRI検査, 造影CT検査, PET/CT検査の利点は側頭動脈以外の血管評価にも有用な点である. GCA患者の30%以上が側頭動脈以外の中〜大型血管に病変が認められる〔*Clin Exp Rheumatol. 2002 May-Jun; 20(3):309-18*〕〔*Medicine(Baltimore). 2011 Jan;90(1):40-51*〕.

チャート IV GCAの治療

■GCAの疑いがあれば治療を行いつつ, 検査を進め

る．

失明，視力障害，一過性黒内障があれば緊急と判断し，ステロイドパルス療法を行う（mPSL 1 g/日を 3 日間）

■後療法として PSL 1 mg/kg/日を継続する．

失明，視力障害，一過性黒内障がない場合は症状に応じてステロイド投与量を決める

■非複雑性（顎跛行，視覚障害がない）では PSL 0.75 mg/kg/日より開始．

■複雑性（顎跛行，視覚障害あり）では PSL 1 mg/kg/日より開始する．

■側頭動脈生検や側頭動脈の画像評価はステロイド開始後 1 週間以内であれば所見には影響しない．

GCA の確定診断後は PSL を 2-4 週間，もしくは症状が改善するまで継続．その後は 10-20％/月で減量し，PSL 10 mg/日からは 1 mg/月で緩徐に減量する

検査にて GCA が否定的であればステロイドを終了し，他疾患の評価を行う

再燃時の対応

■重症例の場合は GCA の初期治療に準じて PSL 40-60 mg/日，もしくはステロイドパルス療法を行う．

■軽症例では再燃前の PSL 投与量まで増量し，継続する．改善すれば再度減量を試す．

■軽症，重症例の再燃患者ではメトトレキサート 7.5-15 mg/週の併用は再燃リスクを有意に低下させる（HR 0.65［0.44-0.98］）．また，ステロイドフリーの期間を有意に延長させるため，併用を考慮してもよ

い〔*Arthritis Rheum. 2007 Aug;56（8）: 2789-97*〕．

■メトトレキサートはステロイドが使用しにくい患者（糖尿病や緑内障，骨粗鬆症），ステロイド減量と共に再燃を繰り返す患者，ステロイド単独でコントロールが不十分な患者，副作用でステロイドの継続が困難な PMR，GCA 患者で考慮する〔*JAMA. 2016 Jun 14; 315（22）:2442-58*〕．

■難治性の場合，ステロイド減量が難しい症例ではトシリズマブも考慮する．

■ランダム化比較試験（GiACTA trial）において，ステロイド中止 52 週後の持続的寛解の割合はトシリズマブ 162 mg/週＋ステロイド（26 週間で中止）の併用群で 56％であり，ステロイド単独群（14％）よりも有意に高かった〔*N Engl J Med. 2017 Jul 27;377（4）:317-28*〕．

RS3PE のマネジメント
〔*J Rheumatol. 2012 Jan;39（1）:148-53*〕

■RS3PE の診断基準：

■両側性の圧痕性浮腫，急性発症の多関節炎，50 歳以上での発症，リウマトイド因子陰性を満たす場合に RS3PE と診断する．

■文献報告された 331 例の解析では，平均年齢は 71 ± 10.42 歳，男性例が 63.4％．左右対称性の末梢関節炎が 95.5％で認められ，特に手を含む症例が 94.5％と多かった．また，悪性腫瘍は 16.3％で認められた〔*Clin Exp Rheumatol. 2016 May-Jun;34（3）:404-15*〕．

■RS3PE の治療は PSL 10-20 mg/日．

■PMR と同等，それ以上の反応を示し，再燃リスクも少ないとされる．悪性腫瘍関連の RS3PE では再燃リスクが高いとの報告もある（Q&A③）．

■PMR に準じて治療する．

Q PMR や RS3PE では悪性腫瘍の検索が必要でしょうか？

A 傍腫瘍症候群として PMR や RS3PE が生じたとする報告があり，PMR や RS3PE 患者では悪性腫瘍の検索を推奨している施設もあります．日本国内の PMR 123 例，RS3PE 28 例の解析では，PMR 群の 6％，RS3PE の 7％で悪性腫瘍の合併が認められました〔*J Rheumatol. 2012 Jan;39（1）:148-53*〕.

33 例の RS3PE のうち診断から 2 年以内に悪性腫瘍が発見された症例が 8 例（24％）．その内訳は肺癌，前立腺癌，直腸癌，大腸癌，乳癌，胃癌でした〔*Mod Rheumatol. 2012 Aug;22（4）:584-8*〕．論文報告された RS3PE 331 例の解析では，悪性腫瘍は 16.3％で認められました〔*Clin Exp Rheumatol. 2016 May-Jun;34（3）: 404-15*〕．ただし，RS3PE の症例数自体が少なく，一般人口における悪性腫瘍リスクとの比較はされていないため，真の合併率やリスクについてはよくわかっていません．

PMR における悪性腫瘍合併リスクはそこまで高くないと判断されており，359 例の PMR 症例の評価では 11％で悪性腫瘍が認められましたが，同年代の非 PMR 症例における悪性腫瘍合併率は 14％と有意差は認められませんでした〔*Rheumatology（Sunnyvale）. 2015;Suppl 6. pii: 003*〕．メタアナリシスでも PMR と GCA は悪性腫瘍との関連はわずかにあるか，有意差は認められない結果でした〔*Semin Arthritis Rheum. 2014 Dec;44（3）:366-70*〕.

これらより，RS3PE や PMR 症例において全例で悪性腫瘍スクリーニングを行う必要があるかどうかについて，筆者はないと考えています．非典型的な経過や難治性の経過では，その患者の年齢や他の背景因子に応じた一般的な悪性腫瘍評価を考慮しています（PMR や RS3PE の診療において CT 検査はすでに施行されていることが多いため，それに加えて数年以内に内視鏡検査施行歴がない場合，上下部消化管内視鏡検査などを考慮）.

参考までに，悪性腫瘍に合併する PMR や RS3PE では全身症状が強い傾向があり，また悪性腫瘍に関連する RS3PE では MMP-3 値が有意に高いとする報告もあります（437.3 vs 114.7 ng/mL）〔*J Rheumatol. 2012 Jan;39（1）:148-53*〕〔*Mod Rheumatol. 2012 Aug;22（4）:584-8*〕．また，前述の RS3PE 331 例の解析では，悪性腫瘍が関連した RS3PE は再発リスクが高い特徴がありました（OR 4.04［1.1-14.9］）〔*Clin Exp Rheumatol. 2016 May-Jun;34（3）:404-15*〕.

4 全身性エリテマトーデス

■ 全身性エリテマトーデス（systemic lupus erythematosus：SLE）は全身のさまざまな臓器に自己免疫機序の障害を呈する疾患である.
■ 原因は不明であるが, ウイルス感染（EB ウイルスなど）, 遺伝因子の関与（一卵性双生児では 25％の発症リスク）の関連が示唆されている. 薬剤によるものもある（補足▶表7）.
■ 日本国内における発症率は 2.9/10 万人年, 有病率は 28.4/10 万人〔*Lancet. 2014 Nov 22;384（9957）:1878-88*〕.
■ 男女比は 1:8.2 と女性で多く, 20-30 歳代での発症が多いが, 全年齢で発症する〔*Mod Rheumatol. 2013 Jul;23（4）:759-64*〕.

全身性エリテマトーデス（SLE）のマネジメント

チャート I SLE の症状
〔*J Rheumatol. 2010 Jan;37（1）:38-44*〕

■ SLE の初発症状は頬部紅斑, 関節炎, 腎障害（腎炎, ネフローゼ症候群など）, 血球減少（血小板減少や白血球減少）の頻度が高い. 他には円板状皮疹, 口腔内潰瘍, 漿膜炎, 神経障害, 溶血性貧血などで SLE を考慮する〔*J Immunol Res. 2014;2014:809389*〕〔*Mod Rheumatol. 2017 Jan;27（1）:72-6*〕.
■ 発症年齢でも症状は異なり, ＞50 歳の晩期発症例では早期発症例と比較して男性の割合が増加し, 漿膜炎, 肺病変の頻度が増加する. 一方で皮膚症状, 腎障害, 神経障害や血球減少の頻度は低い（補足▶表8）〔*Medicine（Baltimore）. 2004 Nov;83（6）:348-59*〕.
■ 関節リウマチや全身性硬化症など他の膠原病に合併していることもある.

チャート II SLE の診断, 除外

チャート II-1 抗核抗体の感度は 97-99％であり, 除外に有用〔*Arthritis Rheum. 2012 Aug;64（8）:2677-86*〕

■ SLE を疑えばまず抗核抗体を評価し, 陰性であれば他の疾患を考慮する.
■ 抗核抗体の特異度は＜50％程度であり, あくまでも除外目的に使用する.
■ 抗核抗体陽性のため紹介された患者を対象とした米

表1　ACR 分類基準（感度 83％, 特異度 96％）

頬部紅斑
円板状皮疹
光線過敏
口腔内潰瘍または鼻腔内潰瘍
関節炎（2 か所以上の非びらん性関節炎）
漿膜炎（胸膜炎, 心膜炎）
腎障害（蛋白尿, 細胞円柱）
神経障害（痙攣, 精神症）
血液異常（溶血性貧血, 血球減少）
抗 ds-DNA 抗体, 抗 Sm 抗体, 抗カルジオリピン抗体, ループスアンチコアグラント, 梅毒反応偽陽性（6 か月以上）のいずれかが陽性
抗核抗体陽性

11 項目中, 4 項目以上で SLE と診断.
Arthritis Rheum. 1997 Sep;40（9）:1725

国の観察研究において, 抗核抗体陽性例のうち, SLE は 2.1％, SLE 以外の膠原病が 9.1％のみであったとの報告がある〔*Am J Med. 2013 Apr;126（4）:342-8*〕.
■ 悪性腫瘍でも抗核抗体は陽性となることがある. 報告が多いのは血液腫瘍（リンパ腫, 多発性骨髄腫）, 肺癌, 乳癌, 胸腺腫など〔*Crit Rev Oncol Hematol. 2018 Jul;127:42-9*〕.
■ まれながら抗核抗体陰性の SLE もあるため, 他疾患の可能性がない場合は再度 SLE の評価を行う.

チャート II-2 SLE の診断には American College of Rheumatology（ACR）分類基準, Systemic Lupus International Collaborating Clinics（SLICC）分類基準が重要
〔*Arthritis Rheum. 2012 Aug;64（8）:2677-86*〕

■ ACR 分類基準を表1, SLICC 分類基準を表2 に示す.
■ ACR, SLICC 分類基準の感度, 特異度は表3 を参照.
　• SLICC 分類基準は, 感度は高いものの特異度が低く, また SLICC 分類基準は専門医による除外診断が前提となっているため, 診断には ACR 分類基準を用いたほうがよい.
　• 2018 年に ACR/EULAR より新しい SLE 分類基準

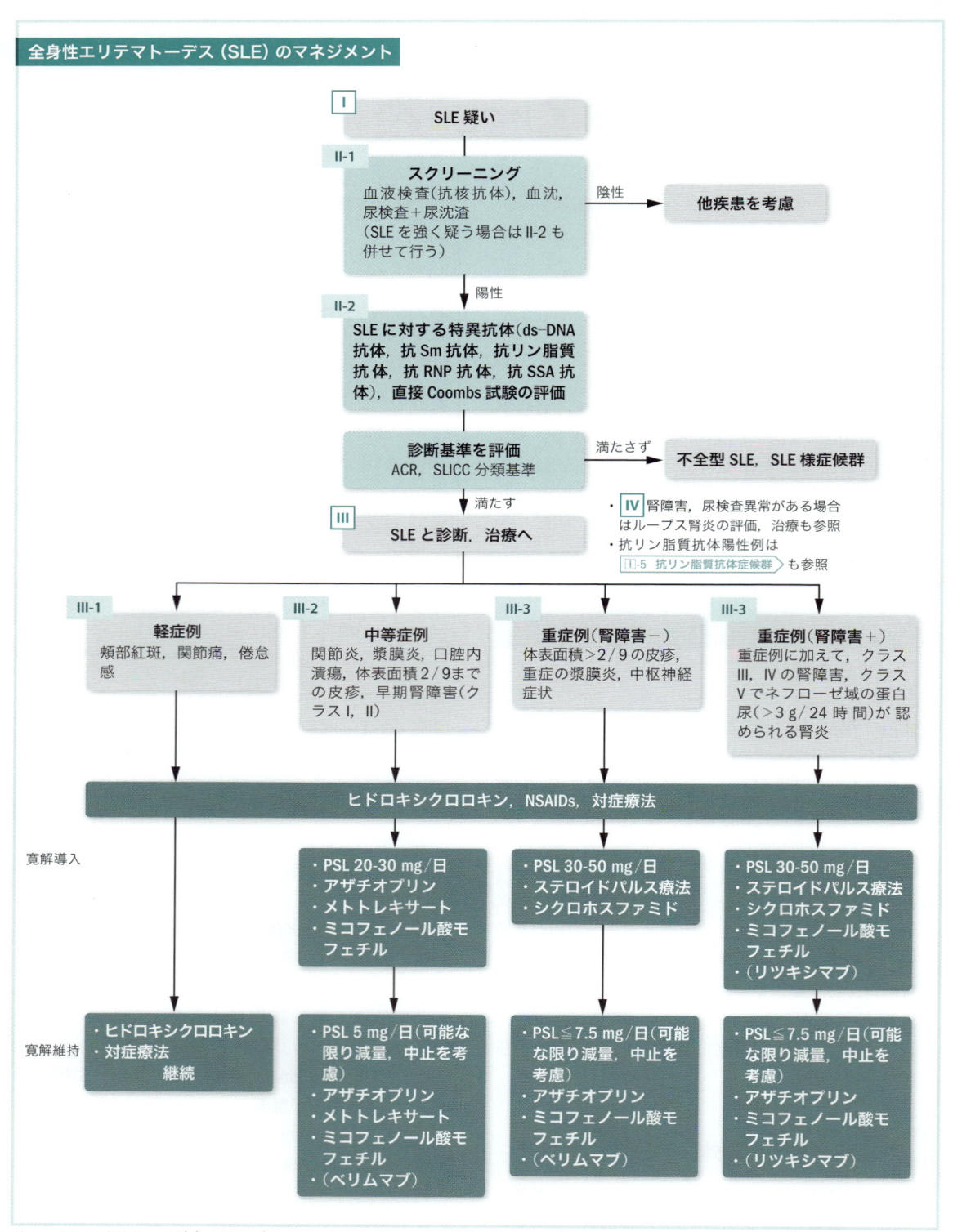

全身性エリテマトーデス（SLE）のマネジメント

Ⅰ　SLE 疑い

Ⅱ-1　スクリーニング
血液検査（抗核抗体），血沈，尿検査＋尿沈渣
（SLE を強く疑う場合は Ⅱ-2 も併せて行う）

→ 陰性 → 他疾患を考慮

↓ 陽性

Ⅱ-2　SLE に対する特異抗体（ds-DNA 抗体，抗 Sm 抗体，抗リン脂質抗体，抗 RNP 抗体，抗 SSA 抗体），直接 Coombs 試験の評価

診断基準を評価
ACR，SLICC 分類基準

→ 満たさず → 不全型 SLE，SLE 様症候群

↓ 満たす

Ⅲ　SLE と診断．治療へ

・Ⅳ 腎障害，尿検査異常がある場合はループス腎炎の評価，治療も参照
・抗リン脂質抗体陽性例は
Ⅲ-5　抗リン脂質抗体症候群 も参照

Ⅲ-1　軽症例
頬部紅斑，関節痛，倦怠感

Ⅲ-2　中等症例
関節炎，漿膜炎，口腔内潰瘍，体表面積 2/9 までの皮疹，早期腎障害（クラス Ⅰ，Ⅱ）

Ⅲ-3　重症例（腎障害−）
体表面積＞2/9 の皮疹，重症の漿膜炎，中枢神経症状

Ⅲ-3　重症例（腎障害＋）
重症例に加えて，クラス Ⅲ，Ⅳ の腎障害，クラス Ⅴ でネフローゼ域の蛋白尿（＞3 g/24 時間）が認められる腎炎

ヒドロキシクロロキン，NSAIDs，対症療法

寛解導入

・PSL 20-30 mg/日
・アザチオプリン
・メトトレキサート
・ミコフェノール酸モフェチル

・PSL 30-50 mg/日
・ステロイドパルス療法
・シクロホスファミド

・PSL 30-50 mg/日
・ステロイドパルス療法
・シクロホスファミド
・ミコフェノール酸モフェチル
・（リツキシマブ）

寛解維持

・ヒドロキシクロロキン
・対症療法
継続

・PSL 5 mg/日（可能な限り減量，中止を考慮）
・アザチオプリン
・メトトレキサート
・ミコフェノール酸モフェチル
・（ベリムマブ）

・PSL≦7.5 mg/日（可能な限り減量，中止を考慮）
・アザチオプリン
・ミコフェノール酸モフェチル
・（ベリムマブ）

・PSL≦7.5 mg/日（可能な限り減量，中止を考慮）
・アザチオプリン
・ミコフェノール酸モフェチル
・（リツキシマブ）

Intern Med. 1998 Jun;37（6）:550-3／Rheumatol Int. 2011 Aug;31（8）:995-1001／Lancet. 2014 Nov 22;384（9957）:1878-88 を参考に作成

が提唱されている（表4）（本稿執筆時点で論文化はされていない）．

■診断基準を満たさない場合は SLE 以外の疾患を考慮するが，不完全型 SLE の可能性もある．

■不完全型 SLE は診断基準を満たさないが，他の疾患の可能性が低く，SLE を考慮する病態で定義さ

表2 SLICC 分類基準（感度 97%，特異度 84%）

臨床項目	免疫学的項目
1. 急性，亜急性皮膚ループス	1. 抗核抗体陽性
2. 慢性皮膚ループス	2. 抗 dsDNA 抗体陽性（ELISA では≧2×ULN）
3. 口腔内潰瘍または鼻腔内潰瘍	3. 抗 Sm 抗体陽性
4. 瘢痕を伴わない脱毛	4. 補体低下（C3，C4，CH50 いずれか）
5. 2 関節以上の関節炎	5. 溶血性貧血を伴わない直接 Coombs 試験陽性
6. 0.5 g/24 時間以上の蛋白尿，赤血球円柱	6. 抗リン脂質抗体陽性（ループスアンチコアグラント，梅毒生物学的偽陽性，抗カルジオリピン抗体，抗 β_2GPI 抗体）
7. 漿膜炎	
8. 痙攣，精神疾患，多発性単神経炎，脊髄炎，末梢・中枢神経症，急性昏迷状態	
9. 溶血性貧血	
10. 白血球＜4000/μL，リンパ球＜1000/μL	
11. 血小板＜10 万/μL	

臨床項目，免疫学的項目を最低 1 つ満たし，合計 4 項目以上で SLE と診断．または，腎生検でループス腎炎＋抗核抗体もしくは抗 ds-DNA 抗体陽性で SLE と診断．
ELISA：酵素免疫測定法，ULN：正常上限

Arthritis Rheum. 2012 Aug;64（8）:2677-86

表3 ACR，SLICC 分類基準の感度，特異度

母集団	分類基準	感度（%）	特異度（%）	LR＋	LR－
成人例	SLICC	94.6 [90.2-97.1]	95.5 [86.0-98.6]	21.0 [6.6-67.0]	0.06 [0.03-0.10]
	ACR	89.6 [83.3-93.5]	98.1 [93.9-99.4]	46.8 [14.6-149.4]	0.11 [0.07-0.17]
小児例	SLICC	99.9 [99.9-99.9]	82.0 [74.3-87.8]	5.5 [3.8-8.1]	0.00073 [略]
	ACR	84.3 [78.6-88.8]	94.1 [91.0-96.2]	14.2 [9.3-21.8]	0.17 [0.12-0.23]

Autoimmun Rev. 2018 Mar;17（3）:316-22

れる．平均 5.3 年間のフォローにて 5-6 割が完全型 SLE へ移行する〔*Lupus. 2004;13（2）:85-8*〕．

- 不完全型 SLE は SLE と比べ，SLE 関連の症状がすべて少なかったが，関節炎（44.2%），血球障害（43.5%），日光過敏症（20.5%）が比較的多かった．コントロールもしやすく，予後も良い．治療を要する場合は SLE に準じて治療を考慮する〔*Medicine（Baltimore）. 2015 Jan;94（1）:e267*〕．

チャート III　SLE の治療

- SLE では全例でヒドロキシクロロキンの使用が考慮されるべきである．
- ヒドロキシクロロキンは Toll-like receptor 活性化阻害，IFN-α 阻害，自己抗原提示の抑制，抗血小板作用，コレステロール低下作用があり，SLE における全身症状，皮膚症状，筋骨格症状の緩和効果，再燃の予防，臓器障害の軽減，血栓症の予防効果

が期待できる〔*Bull Hosp Jt Dis（2013）. 2013;71（3）:208-13*〕．

- 日本国内ではプラケニル®錠 200 mg が使用可能である．使用時には眼科診察が必要となる．
- ヒドロキシクロロキンの使用時の注意点は 補足 を参照．
- 挙児希望がある患者で注意すべき薬剤は I-2 関節リウマチ 補足 を参照．

チャート III-1　軽症例の SLE ではヒドロキシクロロキンと対症療法が基本となる

- 軽症例とは頬部紅斑，関節痛，倦怠感程度の症例．頬部紅斑以外の皮疹や，関節炎，粘膜障害がある場合は中等症以上となる〔*Lancet. 2014 Nov 22;384（9957）:1878-88*〕．

チャート III-2　中等症例の SLE では少量ステロイドを開始

- 中等症は関節炎，漿膜炎，口腔内潰瘍，体表面積

I 自己免疫・炎症性疾患

表 4　ACR/EULAR 2018 SLE 分類基準

診断：抗核抗体≧80 倍を満たし，かつ以下の点数計算で 10 点以上満たす	
腎炎	
クラス III/IV	10
クラス II/V	8
蛋白尿＞0.5 g/日	4
特異抗体	
抗 Sm 抗体または抗 ds-DNA 抗体	6
漿膜炎（心外膜炎，胸膜炎）	
急性心外膜炎	6
心嚢水貯留，胸水貯留	5
皮膚	
急性皮膚ループス	6
亜急性皮膚ループスまたは慢性円盤状ループス	4
口腔潰瘍または脱毛症	2
中枢神経	
筋痙攣（てんかん発作様）	5
精神症状（現実感喪失）	3
せん妄	2
関節	
関節炎	6
血液	
自己免疫性溶血性貧血または自己免疫性血小板減少症	4
白血球減少	3
補体	
C3，C4 双方の低下	4
C3，C4 どちらかの低下	3
その他	
・抗リン脂質抗体	
抗カルジオリピンまたは抗 β_2GPI 抗体またはループスアンチコアグラント陽性	2
・消耗症状	
発熱	2

各項目で他に原因がない場合，最も点数の高いものを計算する．10 点以上で感度 96-98％，特異度 93-96％で SLE を診断．

の 2/9 までの皮疹，早期腎障害（クラス I，II）（チャート IV）がある場合で定義される．

- PSL 20-30 mg/日でコントロール可能なことが多い．
- PSL 単独でコントロール困難な場合，減量時に再燃が認められる場合はアザチオプリン，メトトレキサートの併用を考慮する．ミコフェノール酸モフェチル（MMF）も有用（ループス腎炎で使用可能）〔Lancet. 2014 Nov 22;384（9957）: 1878-88〕．コントロール良好であれば PSL を減量しつつ，寛解維持を行う．
- 寛解導入，維持における免疫抑制薬の投与量は表 5 を参照．
- ベリムマブは可溶型 B リンパ球刺激因子活性を阻害するモノクローナル抗体であり，既存治療（ステロイド，ヒドロキシクロロキン，他の免疫抑制療法）でも疾患活動性が抑制できない SLE において，疾患活動性やステロイド必要量を有意に抑制することが可能である〔Lancet. 2011 Feb 26;377（9767）:721-31〕〔Arthritis Rheum. 2011 Dec;63（12）:3918-30〕〔Ann Rheum Dis. 2018 Mar;77（3）:355-63〕．

- 注意点としては，重症のループス腎炎や SLE による中枢神経障害などの重症病態に対して効果的であるというエビデンスが未だなく，肺障害，心臓障害に対して効果的であるというデータも不十分（当該研究からは重症ループス腎炎，SLE による中枢神経障害患者は除外され，肺・心臓障害患者も＜1％と少ない）．また，効果発現まで数か月（長くても 6 か月程度）かかるため，早期に病状を安定化させたい患者群には向かない〔Ther Adv Musculoskelet Dis. 2017 Mar;9（3）:75-85〕．寛解導入後，ステロイド減量が困難な症例で考慮する．

- 日本国内における適応は，既存治療でも疾患活動性が残存する患者群（第 3 相研究の導入基準では SELENA-SLEDAI* ≧ 6-8 以上としていることが多い），抗核抗体・抗 ds-DNA 抗体陽性の SLE 患者．

- 結核や HBV スクリーニングを行い，潜在感染があれば bDMARDs 投与時と同様にする（① -2 関節リウマチ）．

- *SELENA-SLEDAI：補足 表 9 の評価項目において，過去 10 日以内に認められた項目を評価する．

チャート III-3　**重症例の SLE やクラス V のループス腎炎でネフローゼ域の蛋白尿（＞3 g/24 時間）では大量ステロイド＋免疫抑制薬を使用する．免疫抑制薬の投与量は表 5 を参照**

- 重症例は体表面積＞2/9 の皮疹，重症の漿膜炎，中枢神経症状，腎障害（クラス III，IV）（チャート IV）のいずれかが認められる場合で定義される．

- PSL 30-50 mg/日で開始する．緊急を要する場合（脳症，急速進行性糸球体腎炎など）は mPSL 500-750 mg/日 3 日間のステロイドパルス療法を行う．

- 寛解導入療法ではステロイドに加えて，シクロホスファミドの併用，もしくは MMF の併用が推奨．ループス腎炎における寛解導入療法ではタクロリムスも選択肢の 1 つとなる．
  - シクロホスファミドと MMF 単独投与での比較では，寛解導入成功率はアジア人では同等であったが，ヒスパニック系では MMF 単独で有意に高かった〔J Am Soc Nephrol. 2009 May;20（5）:1103-12〕．
  - ループス腎炎の寛解導入療法において PSL＋MMF と PSL＋タクロリムス（0.06-0.1 mg/kg/日を 6 か月間投与）を比較したランダム化比較試験

表5 免疫抑制薬の投与量

薬剤名	寛解導入	寛解維持
アザチオプリン（イムラン®，アザニン®）	2-3 mg/kg/日（中等症）	50 mg/日（中等症） 50-100 mg/日（重症〜）
タクロリムス（プログラフ®，グラセプター®）	3 mg/日	
シクロホスファミド（エンドキサン®）	500 mg を 2 週毎に 6 回投与 もしくは 500-1000 mg/m² を月に 1 回，6 回投与	500-1000 mg/m² を 3 か月毎に投与
ミコフェノール酸モフェチル*（セルセプト®） ループス腎炎に適応あり	2-3 g/日	1 g/日
メトトレキサート（リウマトレックス®）	15 mg/週（中等症）	10 mg/週（中等症）
ベリムマブ（ベンリスタ®）		・静注療法*：1 回 10 mg/kg を初回，2週，4 週後に投与，以後 4 週毎に10 mg/kg を継続 ・皮下注療法：1 回 200 mg を 1 週毎に皮下注射

*ミコフェノール酸モフェチル（セルセプト®）はループス腎炎で公知申請が得られており，保険適用可能．
Mod Rheumatol. 2012 Nov;22（6）:803-13／Best Pract Res Clin Rheumatol. 2013 Jun;27（3）:319-28／Lancet. 2014 Nov 22;384（9957）:1878-88／Rheumatology（Oxford）. 2017 Apr 1;56（suppl_1）:i3-13

では，両群とも寛解達成率は同等（59-62％）であった〔*Ann Rheum Dis. 2016 Jan;75（1）:30-6*〕．

- ループス腎炎に対して，タクロリムス（4 mg/日）＋MMF の併用と，シクロホスファミドによる寛解導入療法を比較したランダム化比較試験では併用群で有意に寛解導入率は良好であった（NNT 5）．また，有害事象の頻度は同等であったが，肺炎による脱落は前者で多かった〔*Ann Intern Med. 2015 Jan 6;162（1）:18-26*〕．

- シクロホスファミドの投与法は 500 mg を 2 週毎に 6 回投与で行う方法（Euro-Lupus 法）と 500-1000 mg/m² 月 1 回を 6 回程度行う方法がある．Euro-Lupus 法では 500-1000 mg/m² 月 1 回，6 回投与よりも副作用が少ない．Euro-Lupus 法でコントロール不十分な症例や，活動性が高い予後不良とみなされる症例（急速進行性糸球体腎炎，糸球体の半月体形成，フィブリノイド壊死を伴う症例）では月 1 回投与を考慮する．

- クラス V のループス腎炎で，ネフローゼ域の蛋白尿（＞3 g/24 時間）が認められる場合，PSL 0.5 mg/kg/日と MMF の併用で治療する〔*Arthritis Care Res（Hoboken）. 2012 Jun;64（6）:797-808*〕〔*Ann Rheum Dis. 2012 Nov;71（11）:1771-82*〕．

- 改善が認められない場合はシクロホスファミドを用いる（投与方法は上記参照）．

- 寛解維持療法では PSL ≦ 7.5 mg/日とアザチオプリンもしくは MMF の併用を行う．

- 寛解維持ではアザチオプリンよりも MMF のほうが寛解維持効果は高い．アザチオプリンは妊婦で使用可能な点が優れる〔*N Engl J Med. 2011 Nov 17;365（20）:1886-95*〕．

- 難治性の場合はベリムマブも考慮されるが，重症ループス腎炎における効果が不明な点，効果発現まで時間がかかる点から優先度は低い．寛解導入後，ステロイド減量が困難な症例で考慮する（ チャート III-2 ）．

チャート IV ループス腎炎の評価，治療

〔*Arthritis Care Res（Hoboken）. 2012 Jun;64（6）:797-808*〕
〔*Ann Rheum Dis. 2012 Nov;71（11）:1771-82*〕

- アジア人の SLE では腎障害の合併頻度が高い．診断時に 21-65％，全経過中に 40-82％で腎障害が認められる〔*Int J Rheum Dis. 2013 Dec;16（6）:625-36*〕．

- 抗核抗体が陰性，他の特異抗体や腎炎以外の SLE 所見が認められないループス腎炎もある〔*Medicine（Baltimore）. 2017 Dec;96（48）:e9017*〕．

- SLE 患者において尿蛋白＞0.5 g/24 時間となる例では要注意．

- 尿中蛋白/Cr 比を代用してもよい．試験紙法では 3＋以上で要注意．

- SLE 患者において，以下を満たす場合は禁忌がない限り腎生検を行う．
  - 血清 Cr が上昇し，他に考えられる原因が認められない場合（敗血症や循環血液量の減少，薬剤性など）

表6 組織所見によるループス腎炎の分類

組織	所見
クラス I（1.2%）	・正常
クラス II（7.9%）	・メサンギウム基質，細胞の増加
クラス III（25.1%）	・局所性糸球体腎炎 ・区域性の細胞増加，メサンギウムおよび内皮下への免疫複合体沈着
クラス IV（44.1%）	・びまん性増殖性糸球体腎炎 ・50%以上の糸球体で細胞の増加・壊死，細胞半月体形成，メサンギウムおよび内皮下への免疫複合体沈着 ・活動性壊死病変，硬化性病変が認められる
クラス V（20.8%）	・びまん性膜性糸球体腎炎 ・係蹄壁肥厚，メサンギウムおよび上皮下の免疫複合体沈着
クラス VI（0.9%）	・進行性硬化性糸球体腎炎 ・糸球体硝子化，尿細管萎縮，間質線維化，免疫複合体の沈着なし

Medicine（Baltimore）. 2010 Sep;89（5）:300-7／Nephrology（Carlton）. 2017 Nov;22（11）:885-91

- ・尿蛋白 ≧ 1 g/24 時間（尿中蛋白/Cr 比でもよい）
- ・尿蛋白 ≧ 0.5 g/24 時間＋血尿
- ・尿蛋白 ≧ 0.5 g/24 時間＋細胞円柱陽性

- ■腎生検結果によりループス腎炎はクラス I 〜 VI に分類される（表6）.
- ■ループス腎炎では全例でヒドロキシクロロキンを，尿蛋白 ≧ 0.5 g/24 時間を満たす全例で ACE 阻害薬または ARB を使用する.
- ・クラス I，II では免疫抑制療法の必要はない.
- ・クラス I，II ではネフローゼ症候群や重度の蛋白尿を来すことは少ない. 他の SLE の症状，重症度に応じて治療を選択する.
- ▫蛋白尿が高度な場合はステロイド（PSL 20-30 mg/日）で治療を行う（中等症に準じる）〔*Int J Rheum Dis. 2013 Dec;16（6）:625-36*〕.
- ■クラス III，IV ではステロイド，免疫抑制療法を行う.
- ▫寛解導入療法ではステロイドに加えて，MMF またはシクロホスファミドを使用する.
  - ・ステロイドはステロイドパルス療法（mPSL 500-750 mg/日を 3 日間），その後 PSL 0.5-1.0 mg/kg/日で継続（急速進行性糸球体腎炎では 1 mg/kg/日）. シクロホスファミドは 500 mg を 2 週毎に 6

回投与（Euro-Lupus 法），あるいは，500-1000 mg/m² 月 1 回を 6 回程度行う〔*Nephrology（Carlton）. 2008 Dec;13（8）:702-7*〕〔*Arthritis Care Res（Hoboken）. 2012 Jun;64（6）:797-808*〕〔*Ann Rheum Dis. 2012 Nov;71（11）:1771-82*〕.

- ■クラス V では，III，IV 所見の合併があれば重症に準じて治療する. また，ネフローゼ域の蛋白尿（＞ 3 g/24 時間）が認められる場合，PSL 0.5 mg/kg/日と MMF の併用で治療する〔*Arthritis Care Res（Hoboken）. 2012 Jun;64（6）:797-808*〕〔*Ann Rheum Dis. 2012 Nov;71（11）:1771-82*〕.
- ■クラス VI では透析間近であり，透析に向けた準備を行う.

SLE の治療目標

- ■SLE の治療目標は寛解であり，寛解とは SLE の症状・所見がなく，それが持続することで良くない結果がもたらされにくい状態のことを意味する. ステロイド量は疾患活動性をコントロールするために必要最小限の量を目指すべきであり，可能であれば中止すべきである〔*Ann Rheum Dis. 2014 Jun;73（6）:958-67*〕〔*Ann Rheum Dis. 2016 Sep;75（9）:1615-21*〕〔*Ann Rheum Dis. 2017 Mar;76（3）:554-61*〕.
- ■寛解の定義は未だ統一されておらず，どの定義を用いるかは議論がある. その 1 つに Lupus Low Disease Activity State（LLDAS）があり，LLDAS は以下のすべてを満たすことで定義される〔*Ann Rheum Dis. 2016 Sep;75（9）:1615-21*〕.
- ▫SLEDAI-2K[*1] ≦ 4 で主要臓器・項目（腎臓，中枢神経，心臓，肺，血管炎，発熱）の障害がなく，かつ溶血性貧血や SLE による消化管障害が認められない.
- ▫新しい SLE による臓器障害が認められない.
- ▫physician global assessment（PGA）[*2] ≦ 1
- ▫PSL 投与量が ≦ 7.5 mg/日.
- ▫寛解維持目的の免疫抑制薬が問題なく投与できている.

[*1]SLEDAI-2K：Systemic Lupus Erythematosus Disease Activity Index 2000. 過去 30 日間以内の 9 臓器における 24 項目の障害，症状を評価する（補足▶表9）.

[*2]PGA：主治医が SLE の活動性を 10 cm の visual analogue scale（VAS）を用いて評価する. 0 cm が活動性なし，10 cm が活動性最大とする. 評価は VAS を三等分し，0-3 点で評価.

✚ 補足

表7　薬剤性ループスの原因薬剤

抗菌薬，抗真菌薬	ミノサイクリン，ST 合剤，イソニアジド，テルビナフィン
循環器系薬剤	プロカインアミド，ヒドララジン，キニジン，メチルドパ，ジルチアゼム
抗精神病薬	クロザピン，フェノチアジン系，リチウム
抗てんかん薬	フェニトイン，カルバマゼピン
TNF 阻害薬	全般
内分泌系薬剤	プロピルチオウラシル，ミトタン
抗腫瘍薬	ゲムシタビン，カペシタビン，アナストロゾール，ヒドロキシカルバミド，パルボシクリブ
その他	ピルフェニドン，レフルノミド，免疫グロブリン，インターフェロン α-2a，ペニシラミン

Lancet. 2014 Nov 22;384（9957）:1878-88／Curr Opin Rheumatol. 2018 Sep;30（5）:490-7

表8　SLE の晩期発症例（≧50 歳），若年発症例（＜50 歳）での比較

特徴	晩期発症 SLE	若年発症 SLE	特徴	晩期発症 SLE	若年発症 SLE
男性：女性	1：4.4	1：10.6	腎炎	28.6%	42.7%
発熱	42.1%	45.3%	腎不全	5.6%	12.8%
体重減少	23.4%	19.2%	**ネフローゼ症候群**	8.1%	24.3%
頬部紅斑	31.1%	62.4%	溶血性貧血	15.3%	16.0%
円板状ループス	14.8%	13.4%	Coombs 試験陽性	45.5%	51.8%
光線過敏	26.2%	38.2%	白血球減少	27.2%	32.2%
紫斑/皮膚血管炎	13.4%	25.9%	血小板減少	21.9%	19.1%
脱毛症	24.0%	44.9%	抗核抗体＞100 倍	95.7%	95.3%
粘膜潰瘍	18.0%	21.7%	抗 DNA 抗体	67.3%	68.4%
関節炎	66.6%	71.1%	**CH50 低値**	45.0%	64.9%
Raynaud 現象	24.8%	37.2%	C3 低値	41.0%	49.9%
血栓症	12.7%	13.1%	C4 低値	40.5%	54.7%
抗リン脂質抗体症候群	19.1%	20.2%	ループスアンチコアグラント	10.6%	11.0%
高血圧	13.5%	8.9%	抗カルジオリピン IgM	21.9%	26.0%
漿膜炎	36.7%	28.6%	抗カルジオリピン IgG	22.7%	21.7%
肺病変	21.2%	11.3%	梅毒生物学的偽陽性	10.9%	17.4%
神経精神症	15.3%	20.2%	**抗 Sm 抗体**	9.1%	17.1%
肝炎	15.4%	3.5%	**抗 RNP 抗体**	10.4%	20.9%
脾腫	11.5%	6.1%	抗 SS-A 抗体	33.4%	30.6%
リンパ節腫大	9.1%	19.6%	抗 SS-B 抗体	16.1%	13.4%
			クリオグロブリン血症	19.0%	27.4%

太字は有意差あり．

Medicine（Baltimore）. 2004 Nov;83（6）:348-59

表9 SLEDAI-2K (Systemic Lupus Erythematosus Disease Activity Index 2000)

点	項目	定義
8	痙攣	最近発症のもので，代謝性，感染症，薬剤性を除外
8	精神症状	認識機能の高度障害によって正常な活動における機能が変化．幻覚，支離滅裂，顕著な思路弛緩，思考力低下，著明な非論理的思考，奇怪な行動，整理されていない行動，緊張病性行動．尿毒症と薬剤性を除外すること
8	器質的脳疾患	見当識障害，記憶障害，その他の知的能力の障害を伴う精神機能の変化．臨床所見の急速な発症と変動，注意力散漫を伴い，以下の少なくとも2つを有する：認知障害，つじつまの合わない会話，不眠症または日中の眠気，精神運動活動性の亢進・低下．代謝性，感染症，薬剤性を否定すること
8	視野障害	SLE の網膜病変．細胞様変化（cytoid bodies），網膜出血，脈絡膜の滲出液または出血，あるいは視神経炎を含む．高血圧，感染症や薬剤性を除外すること
8	脳神経障害	新規発症の感覚性または運動性の脳神経障害
8	ループス頭痛	重症の持続性頭痛：片頭痛様でもよいが，麻薬・麻酔に反応しないこと
8	脳血管障害	新規発症の脳血管障害．動脈硬化性を除外すること
8	血管炎	潰瘍病変，壊疽，有痛性手指結節，爪囲の梗塞，線条出血，生検または動脈造影による血管炎の証明
4	関節炎	2関節以上の疼痛と炎症の所見（圧痛，腫脹または液貯留）
4	筋炎	近位筋の疼痛・筋力低下．CK/aldolase 上昇，筋電図変化，生検により筋炎が証明される
4	尿円柱	顆粒円柱または赤血球円柱
4	血尿	赤血球＞5/HPF．結石，感染症，その他の原因を除外すること
4	蛋白尿	蛋白尿＞0.5 g/24 時間
4	膿尿	白血球＞5/HPF．感染症を除外すること
2	皮疹	炎症性の皮疹
2	脱毛	異常な斑またはびまん性の脱毛
2	粘膜疹	口腔または鼻腔潰瘍
2	胸膜炎	胸膜摩擦音や胸水貯留・胸膜肥厚を伴う胸膜痛
2	心膜炎	心膜由来の疼痛で以下の少なくとも1つを有すること 心膜摩擦音，心嚢水貯留または心電図か心エコーによる心膜炎所見
2	低補体血症	CH50, C3, C4 が検査の基準値の下限を下回ること
2	DNA 抗体上昇	Farr assay による DNA 抗体が正常上限を超えて上昇すること
1	発熱	＞38℃．感染症を除外すること
1	血小板減少	＜10 万/μL．薬剤性を除外すること
1	白血球減少	＜3000/μL．薬剤性を除外すること

SELENA-SLEDAI は過去 10 日以内に認められた上記項目を評価する．

J Rheumatol. 2002 Feb;29 (2) :288-91

■ ヒドロキシクロロキン使用時の注意点

〔ヒドロキシクロロキン適正使用の手引き 2015.10.20 版〕

■ ヒドロキシクロロキンの禁忌：

▪ 禁忌：過敏症の既往，網膜症（SLE による網膜症を除く），6 歳未満の幼児例．

■ ヒドロキシクロロキンの慎重投与：

▪ 肝機能障害，腎機能障害，胃腸障害，神経系障害，血液障害，ポルフィリン症，乾癬．

▪ SLE 網膜症を有する患者，眼障害リスク因子を有する患者．

▪ 妊婦あるいは妊娠している可能性がある患者．

■ ヒドロキシクロロキンの用量・用法：

▪ 理想体重 1 kg 当たり 6.5 mg を超えない量（200-400 mg/日）を 1 日 1 回投与する．

▪ 理想体重は［身長(cm)−100］× 0.85（女性），× 0.9（男性）で計算．

■投与開始前のスクリーニング (以下のすべてが必要)：

▪視力検査，視野検査，スペクトラルドメイン光干渉断層計（SD-OCT），眼底検査，細隙灯顕微鏡検査，色覚検査，眼圧検査．

■投与中のモニタリング：

▪少なくとも年1回は上記眼科検査が必要．

▪以下の網膜症リスクがある患者群では半年に1回必要．

- 腎機能障害，肝機能障害がある患者
- 累積投与量が200gを超える患者
- 視力障害がある患者
- 高齢者

■ヒドロキシクロロキンの副作用：

▪投与初期に注意が必要な副作用：

- 消化器症状：一時的な中断，減量，漸増で対応可能．
- 皮膚過敏症状：1-4週で多く，中止が必要．重症例ではステロイド投与．
- 霧視，視調節障害：運転などに注意が必要．眼科紹介．

▪長期投与で注意が必要な副作用：

- 網膜症，筋症，神経症，心筋症，低血糖，骨髄抑制：投与中止が必要．
- 色素沈着．

5 抗リン脂質抗体症候群

■抗リン脂質抗体症候群（antiphospholipid syndrome：APS）は抗リン脂質抗体（ループスアンチコアグラント，抗カルジオリピン抗体，抗β_2グリコプロテインI抗体）による血管内皮障害，組織因子産生亢進，血小板活性化などの機序により，動脈，静脈血栓症を呈する病態．流産や胎児死亡のリスクにもなる（表1）〔Lancet. 2010 Oct 30;376(9751):1498-509〕．

■原発性 APS（primary APS），他の膠原病に伴う続発性 APS（secondary APS），劇症型 APS（catastrophic APS）の3タイプある〔Hematol Oncol Clin North Am. 2008 Feb;22(1):53-65〕．

▪劇症型 APS については 劇症型 APS を参照．

APS の原疾患頻度

■APS の53.1%が原発性 APS，SLE に伴うものが36.2%．他に合併するものとしては，Sjögren 症候群が2.2%，関節リウマチが1.8%，強皮症，皮膚筋炎，全身性血管炎が<1%程度〔Arthritis Rheum. 2002 Apr;46(4):1019-27〕．

■反対に SLE 患者の40%で抗リン脂質抗体が陽性となるが，そのうち血栓症を来すのは<40%〔Lancet. 2010 Oct 30;376(9751):1498-509〕．

▪APS が合併した SLE では肺高血圧症を伴うリスクが高い（肺血栓塞栓症が関連していると考えられる）〔Pak J Med Sci. 2015 Jan-Feb;31(1):70-5〕．

APS の診断

■APS の診断基準を表2に示す．

▪臨床基準の血栓症，もしくは婦人科系症状の1つ以上を満たし，かつ検査基準を満たす場合に診断される．

▪診断基準にはないものの，APS 診断に重要な臓器所見を以下にまとめる〔Lancet. 2010 Oct 30;376(9751):1498-509〕〔N Engl J Med. 2018 May 24;378(21):2010-21〕．

• 血液障害：血小板減少（5-15万/μL 程度の中等度が多い），溶血性貧血（直接 Coombs 試験陽性例，血栓性微小血管障害症の双方あり）

• 腎障害：血栓性微小血管障害症による急性腎障害と慢性経過の血管閉塞による腎障害がある．

• 心臓障害：弁の肥厚（>3 mm）や疣贅の付着（非細菌性血栓性心内膜炎）．大動脈弁よりも僧帽弁で多い．

• 皮膚障害：網状皮斑（livedo reticularis, livedo racemosa），再発性・有痛性の皮膚潰瘍．網状皮斑は1/4で認められる．

• 神経障害：認知機能の低下，皮質下白質病変．

■抗リン脂質抗体検査にはループスアンチコアグラント（LA），抗カルジオリピン抗体（aCL），抗β_2グリコプロテインI抗体（抗β_2GPI 抗体）がある〔JAMA. 2017 Sep 12;318(10):959-60〕〔N Engl J Med. 2018 May 24;378(21):2010-21〕．

▪LA は3段階で凝固能を評価し判断する方法．①aPTT の延長，②正常血漿と混合し補正されないこ

表1　APS の症状頻度

頻度高（>20%）	10-20%	<10%	まれ（<1%）
静脈血栓塞栓症 血小板減少症 流産，胎児死亡 脳梗塞，一過性脳虚血発作 片頭痛 網状皮斑	弁膜症 子癇，子癇前症 早産 溶血性貧血 冠動脈疾患	てんかん発作 血管性認知症 舞踏病様運動 網膜動脈，静脈閉塞 一過性黒内障 肺高血圧症 下肢潰瘍 指壊疽 骨壊死 腎症 腸管虚血	副腎出血 横断性脊椎炎 Budd-Chiari 症候群

Lancet. 2010 Oct 30;376(9751):1498-509

表2　APS の分類基準（国際的コンセンサス，2006 年）

臨床基準	
血栓症	画像診断もしくは組織学的に証明された，明らかな血管壁の炎症を伴わない動静脈または小血管の血栓症（いかなる組織，臓器でもよい．過去の血栓症も診断方法が適切で明らかな他の原因がない場合は臨床所見に含めてよい．表層性の静脈血栓は含めない）
妊娠合併症	以下の a，b，c のいずれかを満たす a. 妊娠 10 週以降で，他に原因のない正常形態胎児の死亡 b. ①もしくは②を満たす 　①子癇，重症の妊娠高血圧腎症 　②胎盤機能不全による妊娠 34 週以前の正常形態胎児の早産 c. 3 回以上続けての，妊娠 10 週以前の流産（ただし母体の解剖学的異常，内分泌的異常，父母の染色体異常を除く）

検査基準
以下の 1，2，3 のいずれかを満たす 1. International Society on Thrombosis and Hemostasis のガイドラインに基づいた測定法で，ループスアンチコアグラントが 12 週間以上の間隔をおいて 2 回以上検出される 2. 標準化された ELISA 法において，中等度以上の力価の（>40GPL or MPL, or>99 パーセンタイル）IgG 型 or IgM 型の抗カルジオリピン抗体が，12 週間以上の間隔をおいて 2 回以上検出される 3. 標準化された ELISA 法において，中等度以上の力価の（>99 パーセンタイル）IgG 型 or IgM 型の抗 β_2 グリコプロテイン I 抗体が，12 週間以上の間隔をおいて 2 回以上検出される

GPL：IgG phospholipid units，　MPL：IgM phospholipid units

とを確認，③リン脂質を加えて補正されることを確認．

- LA の APS に対する感度 86-100％，特異度 73-79％．血栓症イベントとの関連が高い（OR 11.0）．
- ヘパリンやワルファリン，直接経口抗凝固薬（DOAC）を使用している場合，LA は偽陽性となるため，これらを使用している患者では測定しない．

■ aCL と抗 β_2GPI 抗体は酵素免疫測定法（ELISA）で評価する．抗体には IgG，IgM があり，IgG のほうが臨床症状や血栓症イベントとの関連性が高い．また，抗体価が高いほど関連性が高い．

- aCL の APS に対する感度 56-71％，特異度 53-86％，血栓症イベント OR 1.6．
- 抗 β_2GPI 抗体の APS に対する感度 86-89％，特異度 56-98％，血栓症イベント OR 2.4．

■ これら抗体のパターンから APS における血栓症リスクを評価すると，以下に分類可能と考えられる．

- 高リスク群：LA 陽性，aCL と抗 β_2GPI 抗体が中〜高力価
- 中リスク群：LA 陰性，aCL と抗 β_2GPI 抗体が中〜高力価
- 低リスク群：LA 陰性，aCL と抗 β_2GPI 抗体が低力価

APS の治療

■ APS のマネジメントでは SLE 合併例，流産歴のある患者群における血栓症の一次予防（表3），血栓症既往がある患者群における二次予防（表4），妊婦における管理が主となる（表5）．

■ SLE 患者における抗リン脂質抗体陽性例や，流産歴のある抗リン脂質抗体陽性患者では低用量アスピリンによる予防を行う．

■ アスピリンとワルファリンの併用療法は出血リスクを増やすのみ（NNH 7.6［4.9-17.0］）で，血栓症リスクは低下させない〔ALIWAPAS trial: Rheumatology (Oxford). 2014 Feb;53（2）:275-84〕．

■ 二次予防ではワルファリンによる抗凝固療法が基本となる．DOAC による予防については小規模研究では予防効果は同等であるものの，未だ報告は少なく，ワルファリンを優先したほうがよい〔Lancet Haematol. 2016 Sep;3（9）:e426-36〕〔N Engl J Med. 2018 May 24;378（21）:2010-21〕．

■ 高リスクの APS 症例（LA，aCL，抗 β_2GPI 抗体すべて陽性例）を対象とし，一次予防としてワルファリン（INR 2.5 を目標）投与群とリバーロキサバン投与群に割り付け比較したランダム化比較試験（TRAPS trial）では，平均 569 日間のフォローにおいて有意にリバーロキサバン群で血栓症リスク（12% vs 0），出血リスク（7% vs 3%）が上昇したため，途中でスタディは中止された〔Blood. 2018 Sep

表 3　SLE 合併例，流産歴のある患者における血栓症の一次予防

患者	治療
SLE＋ループスアンチコアグラント（＋）±持続性の抗カルジオリピン抗体（＋）	ヒドロキシクロロキン＋アスピリン（75-100 mg/日）
産科的 APS の患者	アスピリンまたは無治療
抗リン脂質抗体（＋）の無症候性キャリア	経過観察もしくはアスピリン
抗リン脂質抗体陽性の全患者	血管障害リスクのコントロール（高血圧，脂質異常症）
高リスク患者群（手術，産後，長期臥床）	適切な血栓症予防

Lancet. 2010 Oct 30;376（9751）:1498-509

表 4　血栓症既往がある患者における二次予防

患者	治療
初回の静脈血栓症を来した APS 患者	INR 2-3 を目標としたワルファリン治療
動脈血栓症を来した APS 患者	INR 3-4 を目標＋抗血栓療法
INR 2-3 でも再発した場合	INR 3-4 を目標，あるいは代替療法として LMWH の高用量投与
抗リン脂質抗体が 1 回のみ陽性もしくは低力価で，静脈血栓症あり	血栓症の通常の治療と同様
抗リン脂質抗体が 1 回のみ陽性もしくは低力価で，動脈血栓症あり	動脈血栓症の通常の治療と同様

LMWH：低分子量ヘパリン

Lancet. 2010 Oct 30;376（9751）:1498-509

表 5　妊婦の APS の治療

患者	治療
血栓症の既往のない APS で，再発性の流産（＜10 週）の既往がある患者	・アスピリン±UFH（5000-7500 IU 皮下注射 12 時間毎）もしくは LMWH（予防投与量）
血栓症の既往のない APS で，胎児死亡（＞10 週），子癇，子癇前症による早産の既往がある患者	・アスピリン＋UFH（7500〜1 万 IU 皮下注射 12 時間毎［妊娠初期］，1 万 IU 皮下注射 12 時間毎［妊娠中期〜後期]） ・もしくは APTT が 1.5 倍となるように，8-12 時間毎に調節 ・もしくは LMWH（予防投与量）
血栓症の既往のある APS	・アスピリン＋UFH（APTT が治療域になるように 8-12 時間毎に調節） ・もしくはアスピリン＋LMWH（治療投与量）
出産後の管理	・血栓症既往がある場合はワルファリンに切り替えて長期間 ・血栓症既往がない場合は産後 4-6 週間，予防量のヘパリン，LMWH 投与

UFH：未分画ヘパリン

Lancet. 2010 Oct 30;376（9751）:1498-509

27;132（13）:1365-71．

劇症型 APS

■APS において，急激に血管の血栓閉塞，全身性炎症による多臓器障害が出現する病態を劇症型 APS と呼ぶ．

■60％に感染症や外傷，悪性腫瘍などの誘因が認められる〔*Rheum Dis Clin North Am. 2006 Aug;32（3）:575-90*〕．誘因を以下にまとめる．

表6　劇症型 APS の障害臓器, 血液検査異常

障害臓器	頻度
腎臓	73%
肺	60%
脳	56%
心臓	50%
皮膚	47%
肝臓	39%
末梢動静脈血栓	37%
消化管	24%
脾臓	18%
副腎	10%
検査所見	**頻度**
血小板減少	67%
破砕赤血球	22%
血栓性微小血管障害	14%
播種性血管内凝固症候群	11%

Autoimmun Rev. 2016 Dec;15（12）:1120-4

- 感染症 49%, 手術 17%, 悪性腫瘍 16%, 経口避妊薬 10%, 妊娠関連 8%, 薬剤 5%, SLE 再燃 3%, 外傷 2%, その他 13 %〔*Autoimmun Rev. 2016 Dec;15（12）:1120-4*〕.
- 障害臓器, 血液検査異常の頻度は**表6**を参照.
- 血栓性血小板減少性紫斑病/溶血性尿毒性症候群（TTP/HUS）や緊急高血圧症, HELLP 症候群*・子癇など血栓性微小血管障害を来す疾患との鑑別が重要となる.

  *HELLP 症候群：妊産褥婦が溶血（Hemolysis）, 肝酵素上昇（Elevated Liver enzymes）, 血小板減少（Low Platelet）を来す疾患.

▍劇症型 APS の診断

- 劇症型 APS の診断基準を**表7**に示す.

▍劇症型 APS の治療

劇症型 APS の発症予防〔*Rheum Dis Clin North Am. 2006 Aug;32（3）:575-90*〕

- 感染症や外傷, SLE 急性増悪が劇症型 APS の誘因となることがわかっているため, APS 患者では以下に注意しつつ管理する.
- 感染症では適切な抗菌薬を使用し, 速やかに対応.

表7　劇症型 APS の暫定的診断基準

1．3か所の臓器, 系統, または組織の障害
2．1週間未満の同時発症
3．少なくとも1つの臓器で小型血管の閉塞が組織学的に確認できている
4．抗リン脂質抗体（ループスアンチコアグラント, 抗カルジオリピン抗体）の存在を確認

確診：4 項目すべて満たす.
準確診：・2-4 を満たし, さらに 2 つの臓器障害あり.
　　　　・1-3 を満たすが, 抗リン脂質抗体陽性が 6 週間以内に確認できていない（早期死亡によって劇症型 APS 診断前に測定できなかったため）.
　　　　・1, 2, 4 を満たす.
　　　　・1, 3, 4 を満たし, 経過が 1 週〜1 か月.
　　　　　Rheum Dis Clin North Am. 2006 Aug;32（3）:575-90

- APS 患者の待機手術時にはヘパリンによる抗凝固療法を行う.
- ICU 管理, 重症管理中は抗凝固療法を行う.
- 産後 6 週間以上は抗凝固療法を継続する.
- SLE の急性増悪時にはヘパリンによる抗凝固療法を行う.

劇症型 APS の治療〔*Rheum Dis Clin North Am. 2006 Aug;32（3）:575-90*〕〔*J Nephropathol. 2014 Jan;3（1）:9-17*〕

- 第一選択は抗凝固療法＋ステロイドによる治療.
- ステロイドは PSL 1-2 mg/kg/日を 3 日間以上投与. 3 日以後は病状に応じて調節する.
- 第二選択は免疫グロブリン静注療法（IVIG）, 血漿交換.
- IVIG は 0.4 g/kg/日を 4-5 日間継続する.
- 血漿交換は TTP, 非典型的 HUS, 緊急高血圧症のような血栓性微小血管障害にも有用であるため, 診断に迷えば行うのも 1 つの方法である.
- 劇症型 APS 症例に対して, 抗凝固療法, ステロイド, 血漿交換（±IVIG）の併用療法はその他の組み合わせ, 無治療と比べ死亡率が低く（28.6%, 41.1%, 75%）, 有意に生命予後を改善させた（OR 1.7［95 % CI：1.2, 2.6］, 9.7［95 % CI：2.3, 40.6］）〔*Rheumatology（Oxford）. 2018 Apr 11. doi: 10.1093/rheumatology/key082.［Epub ahead of print］*〕.
- 第三選択はステロイド以外の免疫抑制療法.
- 有用性は不明. 血漿交換後に行うことがほとんどである.
- リツキシマブやエクリズマブも劇症型 APS に使用されることがあり, 一定の効果が期待できる〔*N Engl J Med. 2018 May 24;378（21）:2010-21*〕〔*J Autoimmun. 2018 Aug;92:1-11*〕.

I 自己免疫・炎症性疾患

6 Sjögren 症候群

- Sjögren 症候群は自己免疫疾患である．日本国内の報告では成人の 0.1-4.8％で発症する．女性例が 94.2％を占め，30-70 歳の女性で多い〔*Mod Rheumatol. 2014 May;24（3）: 464-70*〕．
- 自己免疫疾患を伴わない原発性が 59％，二次性が 39％を占める．二次性では関節リウマチ，SLE，全身性強皮症によるものが 3/4 を占める〔*Mod Rheumatol. 2014 May;24（3）:464-70*〕．原発性でも自己免疫性甲状腺炎，原発性胆汁性胆管炎の合併が高頻度で認められる〔*Am J Manag Care. 2001 Sep;7（14 Suppl）:S433-43*〕．

Sjögren 症候群のマネジメント

I Sjögren 症候群の症状

- 分泌腺障害：
- Sjögren 症候群では外分泌腺の障害による症状が主となる．特に唾液腺の障害による口腔内乾燥が約 80％，涙腺の障害によるドライアイが約 70％で認められる〔*Mod Rheumatol. 2014 May;24（3）:464-70*〕．
- ドライアイ症状としては異物感や結膜充血，コンタクトレンズが装着できない，羞明，眼疲労といった訴えを評価する．口腔内乾燥症状の評価にはペットボトルを持ち歩く，食事時に必ず水分を飲みつつ食事するといった病歴が有用．
- それ以外にも女性器の外分泌腺の障害による性交痛や，皮膚汗腺の障害による発汗障害，鼻・気管の外分泌腺の障害による鼻粘膜乾燥，気管粘膜の乾燥などが生じる．組織所見では外分泌腺へのリンパ球，単球，形質細胞の浸潤が認められる〔*Am J Manag Care. 2001 Sep;7（14 Suppl）:S433-43*〕．
- 腺外症状：
- 分泌腺障害以外に皮膚，関節，肺，心血管，神経，消化管，泌尿生殖器，血液の障害が認められる（表 2）．
- Sjögren 症候群における悪性リンパ腫の生涯合併頻

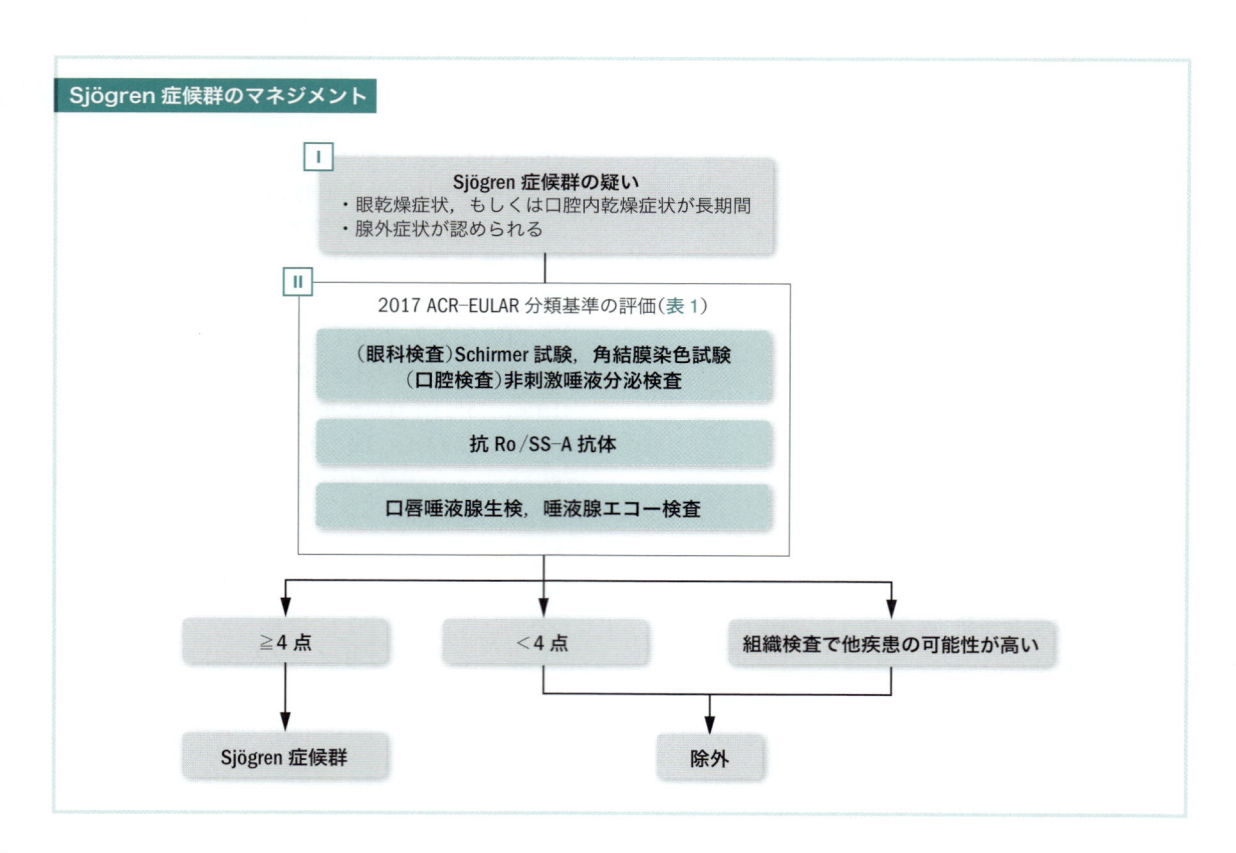

Sjögren 症候群のマネジメント

I **Sjögren 症候群の疑い**
- 眼乾燥症状，もしくは口腔内乾燥症状が長期間
- 腺外症状が認められる

II 2017 ACR-EULAR 分類基準の評価（表 1）

（眼科検査）Schirmer 試験，角結膜染色試験
（口腔検査）非刺激唾液分泌検査

抗 Ro/SS-A 抗体

口唇唾液腺生検，唾液腺エコー検査

≧4 点 → Sjögren 症候群

<4 点

組織検査で他疾患の可能性が高い → 除外

表1　2017 ACR-EULAR 分類基準

基準	点
口唇唾液腺生検*¹ フォーカススコア≧1	3
抗 SS-A 抗体陽性	3
角結膜染色試験*² OSS>5 点	1
Schirmer 試験 5 分で≦5 mm	1
非刺激唾液分泌検査*³ ≦0.1 mL/分	1

*¹ 4 mm² 当たり 50 個以上のリンパ球浸潤が認められる.
*² OSS の評価は 補足 を参照.
*³ 5 分以上唾液を排出し, 測定する.
Ann Rheum Dis. 2017 Jan;76(1):9-16

度は 5-10% 程度. 同世代と比較して 15-20 倍のリスクとなる〔*N Engl J Med. 2018 Mar 8;378(10):931-9*〕.

- 非ホジキンリンパ腫合併 Sjögren 症候群の症例対照研究において, 悪性リンパ腫合併のリスク因子として唾液腺腫大, リンパ節腫大, Raynaud 現象, 抗 SS-A 抗体/抗 SS-B 抗体陽性, リウマトイド因子陽性, C4 低値が挙げられた. 2 項目未満であれば合併率は 3.8%, 3-6 項目では 39.9%, 7 項目すべて満たすと合併率は 100% とする報告がある〔*Medicine(Baltimore). 2016 Jun;95(25):e3766*〕.

チャート II　Sjögren 症候群の診断

- Sjögren 症候群の診断には, 自己抗体（抗 SS-A 抗体）, 眼科検査, 唾液分泌検査, 口唇腺組織検査, 唾液腺エコーを行う.
- 診断, 評価には 2017 ACR-EULAR 分類基準を用いる（表1）〔*Ann Rheum Dis. 2017 Jan;76(1):9-16*〕.
- 眼科検査（Schirmer 試験, 角結膜染色試験）, 口腔検査（非刺激唾液分泌検査）, 抗 SS-A 抗体, 口唇唾液腺生検より評価する.
- 頭頸部放射線治療の既往や, 活動性 C 型肝炎, AIDS, サルコイドーシス, アミロイドーシス, IgG4 関連疾患, 移植片対宿主病（GVHD）症例は除外される.
- 2017 ACR-EULAR 分類基準 ≧4 点では感度 96% ［93-98］, 特異度 89% ［85-93］, ≧5 点では感度 80% ［74-84］, 特異度 98% ［95-99］で Sjögren 症候群を示唆する.
- Sjögren 症候群 3297 例中, 抗 SS-A 抗体陽性例は 35%, 抗 SS-A, 抗 SS-B 抗体陰性例は 63% であり, 抗 SS-B 抗体のみ陽性なのは 2% のみ. また, 抗 SS-B 抗体単独陽性例は抗体陰性例と比較してほぼ同じ特徴をもつため, 抗 SS-B 抗体を評価する意義は乏しい〔*Ann Rheum Dis. 2015 Aug;74(8):1557-61*〕.

表2　Sjögren 症候群の腺外症状

皮膚病変 皮膚乾燥, 皮膚血管炎, 結節性紅斑, 網状皮斑, 扁平苔癬, 白斑, Raynaud 現象
口腔内病変 口角炎, 萎縮性舌炎, 口腔内カンジダ, 口腔内潰瘍, 舌炎, 舌の変化（光沢舌, イチゴ状舌, 地図状舌, 黒毛舌）, 味覚・嗅覚障害
関節・筋病変 関節痛, 関節炎, 筋痛, 筋炎
肺病変 間質性肺疾患, 肺線維症, 肺高血圧症, 小気道閉塞, 気管支拡張症
心血管病変 心外膜炎, 不整脈
内分泌 甲状腺機能低下症（橋本病）
神経病変 末梢神経症, 脳神経障害, 中枢神経障害, 自律神経症
消化管病変 嚥下困難, 食道蠕動運動低下, 自己免疫性肝炎, 膵炎, 原発性胆汁性胆管炎
泌尿生殖器病変 間質性腎炎, 腎尿細管性アシドーシス, 低 K 性周期性四肢麻痺, 間質性膀胱炎
血液障害 血球減少, リンパ節腫大, 免疫グロブリン高値, 単クローン性免疫グロブリン（IgG が多く, C 型肝炎関連では IgMκ が多い）, クリオグロブリン血症, リンパ腫
精神疾患 うつ病, 不安神経症, 認知機能低下, 転換性障害

Medicine（Baltimore）. 2009 Sep;88(5):284-93／Oral Maxillofac Surg Clin North Am. 2014 Feb;26(1):101-9／N Engl J Med. 2018 Mar 8;378(10):931-9／Med Oral Patol Oral Cir Bucal. 2018 Jul 1;23(4):e391-400／J Am Acad Dermatol. 2018 Oct;79(4):736-45 を参考に作成

- 他の基準として, 厚生労働省の診断基準（1999）, American-European Consensus Group（AECG）の診断基準（2002）, American College of Rheumatology（ACR）の診断基準（2012）の 3 つがある. 各診断基準の内容は表3を, 日本人を対象としたそれぞれの感度, 特異度は表4を参照.
- 唾液腺エコー検査は Sjögren 症候群の評価に有用な可能性がある.
- 10 Hz のリニアプローブで, 頸部を左右に軽度回旋した体位で顎下腺と耳下腺を評価する. 不均一なエコー所見, 類円形の低エコー領域, 線状の高エコー領域, エコー輝度の低下, 腺の萎縮, 境界不明瞭などの所見が得られる.
- メタアナリシスでは感度 46-92%, 特異度 73-98% とばらつきが大きいが, 組織検査が困難な患者などで

表 3　Sjögren 症候群の診断基準

厚生労働省 1999	4 項目中 2 項目以上で診断
組織所見	口唇腺組織もしくは涙腺組織で 4 mm² 当たりフォーカススコア 1 以上*1
口腔検査（1 つ以上）	唾液腺造影でステージ 1 以上（直径 1 mm 未満の点状陰影） ガムテストもしくは Saxon 試験陽性*2 と唾液腺シンチグラフィで機能低下所見
眼科検査	Schirmer 試験陽性*2 で，さらに以下のいずれか ・ローズベンガル試験で van Bijsterveld score ≧3 点（ 補足 ▶ 図 1） ・蛍光色素染色検査陽性
血清検査	抗 SS-A 抗体陽性，抗 SS-B 抗体陽性

AECG 2002	原発性：IV もしくは VI を含む 4 項目以上で診断，III-VI のうち 3 項目以上で診断 二次性：原疾患があり，I もしくは II で 1 項目以上と III-V のなかで 2 項目以上を満たす
I）眼症状（1 つ以上）	・持続性，わずらわしい眼の乾燥症状が 3 か月間毎日続きますか？ ・眼に砂が入ったような感じが繰り返しありますか？ ・人工涙液を 1 日に 3 回以上使用しますか？
II）口腔症状（1 つ以上）	・口腔内乾燥感が毎日，3 か月以上続きますか？ ・成人になってから，再発性，持続性の唾液腺腫脹がありますか？ ・乾燥した食物を飲み込む際，頻回に水分を飲みますか？
III）眼の他覚所見（1 つ以上）	・Schirmer 試験陽性*2 ・ローズベンガル試験，他の色素試験で陽性（van Bijsterveld score ≧4 [補足 ▶ 図 1]）*3
IV）病理組織所見	・4 mm² 当たりフォーカススコア 1 以上*1
V）唾液腺障害	・無刺激唾液分泌量が 15 分で 1.5 mL 以下 ・耳下腺造影撮影で主導管には閉塞がなく，びまん性の唾液腺導管拡張がみられる ・唾液腺シンチグラフィで，トレーサー集積の遅延，濃度の低下，あるいは排出の遅延がみられる
VI）自己抗体（1 つ以上）	・抗 SS-A 抗体陽性 ・抗 SS-B 抗体陽性
除外基準	頭頸部への放射線照射，HCV，AIDS，先行するリンパ腫，サルコイドーシス，移植片対宿主病，抗コリン薬の使用

ACR 2012	3 項目中 2 項目以上で診断
血清学的所見	抗 SS-A 抗体陽性，もしくは抗 SS-B 抗体陽性，もしくは抗核抗体 320 倍以上かつリウマトイド因子陽性
病理組織所見	口唇腺組織で 4 mm² 当たりフォーカススコア 1 以上*1
角結膜染色試験	OSS で 3 点以上*3（ 補足 ▶ 図 2）
除外基準	頭頸部への放射線照射，HCV，AIDS，サルコイドーシス，アミロイドーシス，GVHD，IgG4 関連疾患

*1 フォーカススコア 1 以上：導管周囲に 50 個以上のリンパ球浸潤．
*2 Schirmer 試験，ガムテスト，Saxon 試験の方法も 補足 を参照．
*3 角結膜染色検査の評価は 補足 ▶ 図 1，2 を参照．

Mod Rheumatol. 2013 Mar;23（2）:219-25

表 4　日本人の Sjögren 症候群（疑いを含む）694 例における各診断基準の感度，特異度

基準	感度（%）	特異度（%）
2017 ACR-EULAR	95.4 [93.0-97.1]	72.1 [68.4-74.7]
厚生労働省 1999	82.1 [79.6-84.1]	90.9 [87.0-93.8]
AECG 2002	89.4 [86.8-91.6]	84.3 [80.2-87.6]
ACR 2012	79.1 [76.2-81.6]	84.8 [80.3-88.5]

Ann Rheum Dis. 2017 Dec;76（12）:1980-5

表 5　Sjögren 症候群の腺外症状と免疫抑制薬

薬剤	効果が見込める腺外症状	注意
メトトレキサート	炎症性関節炎	葉酸の併用が必要
ヒドロキシクロロキン	皮疹 炎症性関節炎	色素沈着, 眼科診察必要（ I -4 全身性エリテマトーデス ）
リツキシマブ	炎症性関節炎 血管炎 脱髄性神経症 多発単神経炎	保険適用外（21.5 万円/500 mg） HBV 感染患者では注意
TNF 阻害薬	炎症性関節炎	結核, HBV スクリーニング Sjögren 症候群ではリンパ腫リスクはさらに上昇
ベリムマブ	炎症性関節炎 皮疹 倦怠感	SLE では適応あり
アバタセプト（オレンシア®）	炎症性関節炎	結核, HBV スクリーニング

これらの薬剤は Sjögren 症候群に対しては保険適用外であることに注意.

Oral Maxillofac Surg Clin North Am. 2014 Feb;26（1）:101-9

評価を考慮する〔*Rheumatology（Oxford）. 2016 May;55（5）:789-800*〕.

- Sjögren 症候群の重症度評価には EULAR Sjögren Syndrome Disease Activity Index（ESSDAI）を使用する（ 補足 表7）. 12 項目で評価し, ＜5 点は低活動性, 5-13 点は中活動性, ≧14 点は高活動性と判断する〔*Ann Rheum Dis. 2010 Jun;69（6）:1103-9*〕.
  - 日本国内では 5 点以上で重症と判断し, 医療費助成の対象となる.

Sjögren 症候群の治療

- 治療は外分泌腺の補助（点眼, 保湿）, 分泌腺の刺激, 腺外症状への治療に分類される.
- 外分泌腺の補助:
  - 人工涙液（マイティア®）, 人工唾液（サリベート®）がある. 対症療法として使用する.
  - ステロイド点眼, シクロスポリン点眼（パピロックミニ®）は, 人工涙液よりもドライアイの症状緩和効果, 角結膜染色検査の改善効果が期待できる〔*JAMA. 2010 Jul 28;304（4）:452-60*〕.

- 分泌刺激薬（ムスカリン受容体刺激作用）:
  - ピロカルピン（サラジェン®）5 mg 1 日 3 回
  - セビメリン（サリグレン®CP）30 mg 1 日 3 回
- ピロカルピンの使用による口腔内乾燥症状改善率は 61-70％（vs 24-31％）, ドライアイ改善率は 42-53％（vs 26％）, セビメリンの使用による口腔内乾燥改善率は 66-76％（vs 35-37％）, ドライアイ改善率は 39-72％（vs 24-30％）と有意に改善が認められる〔*JAMA. 2010 Jul 28;304（4）:452-60*〕.
- ムスカリン受容体刺激作用があるため, 喘息, 閉塞隅角緑内障, 急性虹彩炎, 心血管障害, 胆道系疾患, 尿路結石症, 下痢, 潰瘍病変がある患者では増悪する可能性があるため注意が必要である. 副作用では発汗（19-40％）, 悪心（10-14％）, 鼻炎（9-11％）, 下痢（9-10％）の頻度が高い〔*Am J Manag Care. 2001 Sep;7（14 Suppl）:S433-43*〕.
- 腺外症状への治療（免疫抑制薬）
  - 免疫抑制薬は腺症状への効果は認められないため, 腺外症状が認められたときに限り使用を考慮する〔*JAMA. 2010 Jul 28;304（4）:452-60*〕. 腺外症状と使用薬剤の組み合わせは表5を参照.

✚ 補足

角結膜染色検査の評価
〔*Ann Rheum Dis. 2014 Jan;73（1）:31-8*〕

- 角結膜染色検査の評価には van Bijsterveld score（図1）, Ocular Staining Score（OSS）を用いる（図2）. 結膜はリサミングリーン, もしくはローズベンガル染色で評価し, 角膜はフルオレセイン染色を用いて評価する.
- van Bijsterveld score では結膜, 角膜を図1のように 3 部位に分け, 各部位で所見を評価し, 合計する. 最大9点となる.

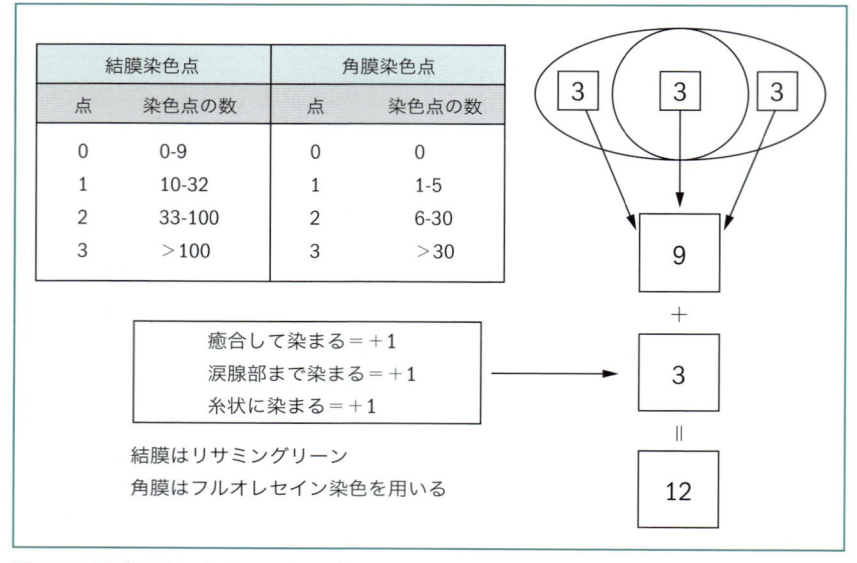

図1　van Bijsterveld score

スコア	染色所見
0	なし
1	わずかに染まる
2	密に染まる（2/3程度）
3	癒合して染まる（全面）

・結膜はリサミングリーン，もしくはローズベンガル
・角膜はフルオレセインで染色

Ann Rheum Dis. 2014 Jan;73（1）:31-8

図2　OSS（Ocular Staining Score）

結膜染色点		角膜染色点	
点	染色点の数	点	染色点の数
0	0-9	0	0
1	10-32	1	1-5
2	33-100	2	6-30
3	＞100	3	＞30

癒合して染まる＝＋1
涙腺部まで染まる＝＋1
糸状に染まる＝＋1

結膜はリサミングリーン
角膜はフルオレセイン染色を用いる

Ann Rheum Dis. 2014 Jan;73（1）:31-8

- OSS は各部位における染色点の数（角膜と結膜で数は異なる）で評価し，さらに各部位における染まり方による加点を行い（各部位最大 1 点，合計 3 点）評価する．最大 12 点となる．

涙液分泌能の評価方法

Schirmer 試験の方法

- 5 mm×35 mm の濾紙の先端 5 mm を折り曲げ，それを無麻酔で下眼瞼を軽く押し下げて耳側 1/3 の部位に引っ掛ける．この時角膜に触れないように注意．
- 5 分間留置し，折り目から 5 mm 以上濡れれば正常の分泌量と判断する．

唾液分泌能の評価方法

ガムテスト

- ガムを 10 分間噛み，その間に出る唾液を逐次出してもらい，総量を測定する．10 分間で 10 mL 以上あれば正常と判断する．
- ガムの種類は無味ガム，ミント味（クールミントガム®）のどちらでも評価可能．梅味（梅ガム®）では唾液量が多くなる傾向があるため，梅ガム® を使用する際は 14 mL/10 分をカットオフ値とするのがよい（感度/特異度は 80/80％）〔*日口粘膜誌 2002;8:20-8*〕．
- 梅ガム® を用いた際のカットオフ値と感度，特異度を表 6 に示す．

表6 梅ガム®使用時の感度，特異度

カットオフ値 (mL/10 分)	感度 (%)	特異度 (%)
10	55.6	100
12	69.4	92.1
14	83.3	86.8
15	86.1	76.3

日口粘膜誌. 2002;8:20-8

Saxon 試験

■前もって重さを測定した乾燥ガーゼを口に含み，2分間咀嚼する．その後再度重さを測定し，唾液量を評価する．2 g/2 分以上の増加があれば分泌機能正常と判断する．ガムテストとの相関性は良好である．

Sjögren 症候群の重症度評価：ESSDAI（表7）

■各症状の重症度を評価し，なし（0点），軽症（1点），中等症（2点），重症（3点）で評価する．評価した点数は項目毎に係数をかけて，合計点数を評価する．

■<5点は低活動性，5-13 点は中活動性，≧14 点は高活動性と判断．

表7 ESSDAI（EULAR Sjögren Syndrome Disease Activity Index）

項目（係数）	1 点	2 点	3 点
健康状態（3）	微熱，間欠熱，寝汗，5-10%の体重減少	高熱（>38.5），寝汗，>10%の体重減少	
リンパ節腫脹（4）	≧1 cm（鼠径≧2 cm）	≧2 cm（鼠径≧3 cm），脾腫	悪性 B 細胞増殖性疾患
腺症状（2）	耳下腺腫脹≦3 cm，限局した顎下腺，涙腺の腫脹	耳下腺腫脹>3 cm，目立った顎下腺，涙腺腫脹	
関節症状（2）	朝のこわばり（>30 分）を伴う手指，手首，足首，手根，足指の関節痛	28 関節中 1-5 個の滑膜炎	28 関節中 6 個以上の滑膜炎
皮膚症状（3）	多型紅斑	蕁麻疹様血管炎，足首以遠の紫斑，あるいは SCLE を含む限局した皮膚血管炎	蕁麻疹様血管炎，広範囲の紫斑，あるいは血管炎関連潰瘍を含むびまん性皮膚血管
肺病変（5）	以下のいずれか ・持続する咳嗽，気管支病変で，X 線で異常が認められない ・X 線あるいは高分解能 CT（HRCT）で間質性肺疾患が認められ，息切れがなくて呼吸機能検査が正常	HRCT で間質性肺疾患の所見があり，以下のいずれかを満たす ・労作時呼吸苦（NYHA II） ・呼吸機能検査異常（40%≦DL$_{CO}$<70%，60%≦FVC<80%）	HRCT で間質性肺疾患があり，以下のいずれかを満たす ・労作時呼吸苦（NYHA III-IV） ・呼吸機能検査異常（DL$_{CO}$<40%，FVC<60%）
腎病変（5）	以下に示すような腎不全のない軽度の活動性腎病変（GFR≧60 mL/分/1.73 m^2） ・尿細管アシドーシス ・糸球体病変で蛋白尿（0.5-1 g/日）を伴い，かつ血尿がない	以下に示すような中等度活動性腎病変 ・腎不全（GFR<60 mL/分/1.73 m^2）を伴う尿細管性アシドーシス ・糸球体病変で蛋白尿（1-1.5 g/日）を伴い，かつ血尿や腎不全がない ・組織学的に膜性腎症以外の糸球体腎炎，あるいは間質の目立ったリンパ球浸潤が認められる	以下に示すような高活動性腎病変 ・糸球体病変で蛋白尿（>1.5 g/日）を伴う，あるいは血尿，あるいは腎不全が認められる ・組織学的に増殖性糸球体腎炎あるいは，クリオグロブリン関連腎病変が認められる
筋症状（6）	筋電図，筋生検で異常あり，以下 2 つを満たす ・脱力なし ・CPK≦2×ULN	筋電図，筋生検で異常あり，以下のいずれかを満たす ・脱力あり（MMT≧4） ・2×ULN<CPK≦4×ULN	筋電図，筋生検で異常あり，以下のいずれかを満たす ・脱力あり（MMT≦3） ・CPK>4×ULN

（つづく）

表7 ESSDAI（つづき）

項目（係数）	1点	2点	3点
末梢神経障害 (5)	神経伝導速度検査で証明された純粋感覚性軸索多発ニューロパチー、三叉神経痛	神経伝導速度検査で証明された運動障害を伴わない軸索性感覚運動ニューロパチー、クリオグロブリン性血管炎を伴う純粋感覚ニューロパチー、軽度か中等度の運動失調のみを伴う神経節炎、軽度の運動失調の機能障害を伴ったCIDP、末梢神経由来の脳神経障害	最大運動障害≦3/5を伴う軸索性感覚運動ニューロパチー、血管炎による末梢神経障害、神経節炎による重度の運動障害（最大運動障害≦3/5、重度の運動失調）を伴ったCIDP*
中枢神経障害 (5)	中枢由来の脳神経障害、視神経炎、純粋感覚障害か知的障害の証明に限られた症状を伴う多発性硬化症様症候群		脳血管障害を伴う脳血管炎、一過性脳虚血発作、痙攣、横断性脊髄炎、リンパ球性髄膜炎、運動障害を伴う多発性硬化症様症候群
血液障害 (2)	自己免疫性血球減少で以下の4項目のいずれかを満たす ・好中球減少（1000＜好中球＜1500/μL） ・貧血（10＜Hb＜12 g/dL） ・血小板減少（10万＜血小板＜15万/μL） ・リンパ球減少（500＜リンパ球＜1000/μL）	自己免疫性血球減少で以下の4項目のいずれかを満たす ・好中球減少（500≦好中球≦1000/μL） ・貧血（8≦Hb≦10 g/dL） ・血小板減少（5万≦血小板≦10万/μL） ・リンパ球減少（リンパ球≦500/μL）	自己免疫性血球減少で以下の3項目のいずれかを満たす ・好中球減少（好中球＜500/μL） ・貧血（Hb＜8 g/dL） ・血小板減少（血小板＜5万/μL）
生物学的所見 (1)	以下の3項目のいずれかが認められる ・クローン成分 ・低補体（低C4または低C3または低いCH50） ・高γグロブリン血症、高IgG血症（1600≦IgG≦2000 mg/dL）	以下の3項目のいずれかが認められる ・クリオグロブリンの存在 ・高γグロブリン血症、もしくは高IgG血症（IgG≧2000 mg/dL） ・最近出現した低γグロブリン血症、もしくは低IgG血症（IgG＜500 mg/dL）	

当てはまらない場合は0点。項目毎に点数×係数を算出し、合計する。
SCLE：皮膚限局型エリテマトーデス、ULN：正常上限、CIDP：慢性炎症性脱髄性多発神経炎

Ann Rheum Dis. 2010 Jun;69(6):1103-9

7 脊椎関節炎

■脊椎関節炎（spondyloarthritis：SpA）は，軸関節障害（仙腸関節炎，脊椎炎）と末梢関節障害（腱付着部炎，指趾炎，関節炎）の双方，もしくは片方を呈する炎症性リウマチ疾患群であり，おおむね血清反応陰性（リウマトイド因子陰性）である.

■HLA-B27との関連が強く，HLA-B27の保有者の10％でSpAを発症する．日本人における保有率は＜1％であるため，日本でのSpAの頻度は海外と比較して低いと考えられる〔*Ann Intern Med. 2002 Jun 18;136（12）:896-907*〕. 遺伝的要素に感染や抗原曝露が関連して発症すると考えられている〔*Lancet. 2017 Jul 1;390（10089）:73-84*〕.

■SpAは軸関節障害 ± 末梢関節障害が認められる軸関節型SpA，末梢関節障害のみ認められる末梢関節型SpAに分類され，さらに図1のような疾患群がある〔*J Autoimmun. 2014 Feb-Mar;48-49:128-33*〕.

脊椎関節炎（SpA）のマネジメント：①診断

チャート1 SpAの症状，所見

■軸関節症状は慢性経過（3か月以上）の炎症性背部痛，殿部痛が特徴的.

■炎症性背部痛，殿部痛は動き始めにこわばり，疼痛が強く，運動により軽快するのが特徴．疼痛は就寝の後半から早朝にかけて多く，疼痛で起床することもある〔*Ann Rheum Dis. 2010 Jul;69（7）:1264-8*〕〔*J Rheumatol. 2012 Apr;39（4）:822-9*〕.

■背部，殿部のこわばりも朝に多い．こわばりの持続時間にはあまりこだわる必要はない（30分以上持続してもSpAに対するLR（＋）1.1，LR（−）1.0と診断には寄与しない）〔*Ann Rheum Dis. 2011 Oct;70（10）:1782-7*〕.

■末梢関節症状は腱付着部痛（特に踵や肋軟骨），関節炎，指炎（指全体の腫脹）が特徴的な所見.

■乾癬や炎症性腸疾患，先行感染症（消化管感染，泌尿生殖器感染，溶連菌感染症，ウイルス感染症など），ぶどう膜炎がある患者で上記所見，症状が認められる場合はよりSpAを疑う〔*J Clin Rheumatol. 2010 Jan;16（1）:3-6*〕〔*J Autoimmun. 2014 Feb-Mar;48-49:128-33*〕.

■明らかな原因が認められない前部ぶどう膜炎のうち，40％がSpAに伴うものという報告がある．特に45歳未満で発症した腰痛，HLA-B27陽性例ではSpAを強く疑う（LR［＋］53.4，LR［−］0.09）〔*Ann Rheum Dis. 2015 Nov;74（11）:1990-5*〕.

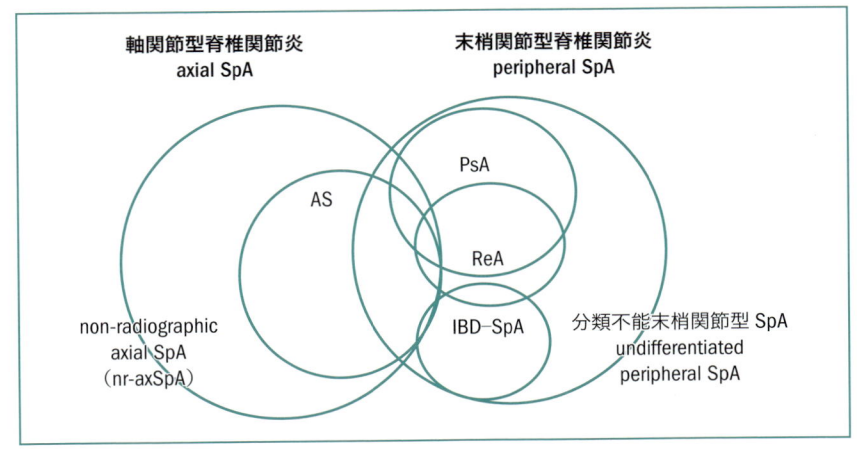

図1　SpAの分類
AS：ankylosing spondylitis（強直性脊椎炎），PsA：psoriatic arthritis（乾癬性関節炎），ReA：reactive arthritis（反応性関節炎），IBD-SpA：inflammatory bowel disease-associated arthritis（炎症性腸疾患関連脊椎関節炎）

J Autoimmun. 2014 Feb-Mar;48-49:128-33

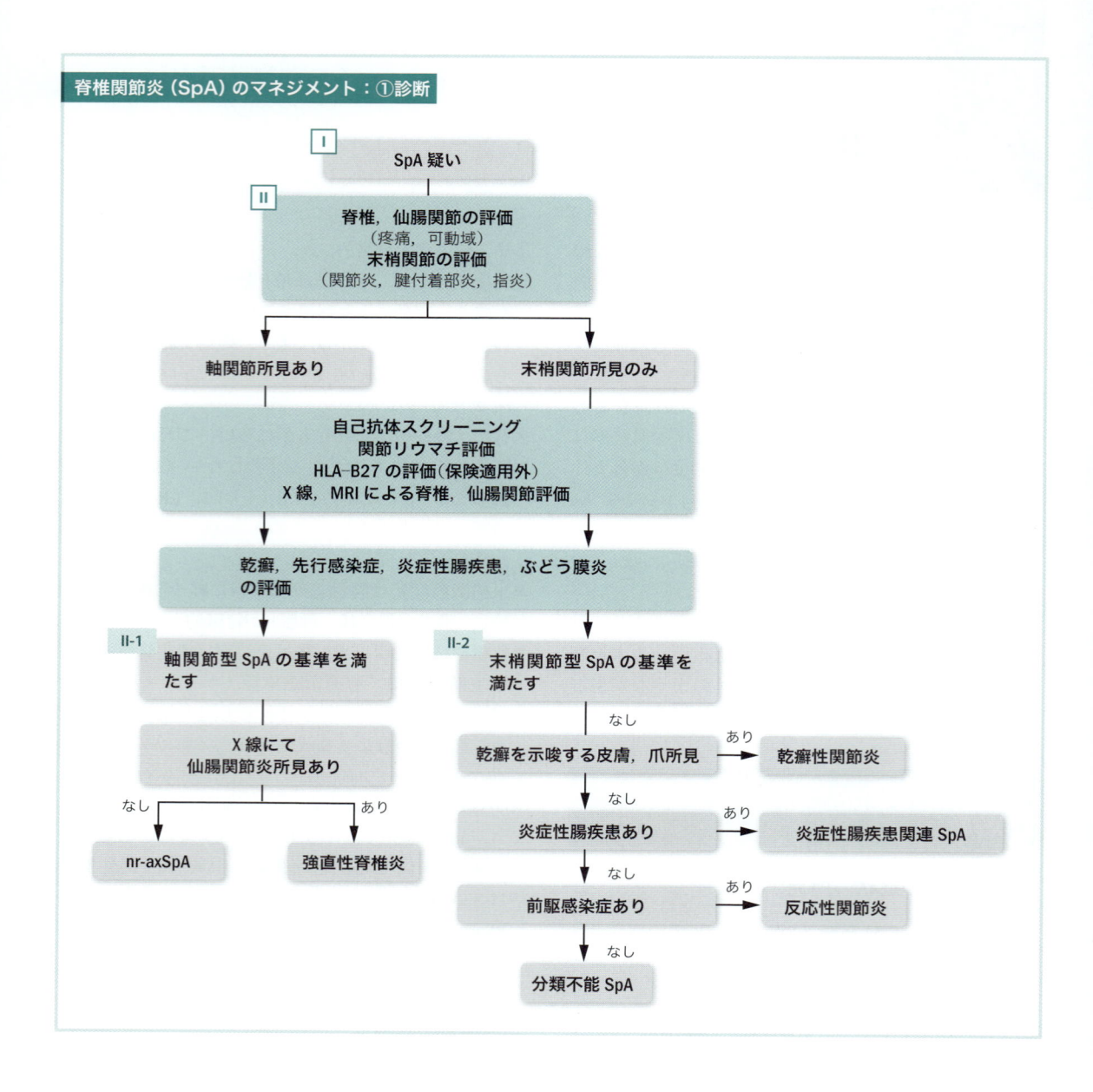

脊椎関節炎（SpA）のマネジメント：①診断

I SpA 疑い

II 脊椎，仙腸関節の評価
（疼痛，可動域）
末梢関節の評価
（関節炎，腱付着部炎，指炎）

軸関節所見あり

末梢関節所見のみ

自己抗体スクリーニング
関節リウマチ評価
HLA−B27 の評価（保険適用外）
X 線，MRI による脊椎，仙腸関節評価

乾癬，先行感染症，炎症性腸疾患，ぶどう膜炎
の評価

II-1 軸関節型 SpA の基準を満たす

X 線にて
仙腸関節炎所見あり

なし　　　　　あり

nr-axSpA

強直性脊椎炎

II-2 末梢関節型 SpA の基準を満たす

なし

乾癬を示唆する皮膚，爪所見 → あり → 乾癬性関節炎

なし

炎症性腸疾患あり → あり → 炎症性腸疾患関連 SpA

なし

前駆感染症あり → あり → 反応性関節炎

なし

分類不能 SpA

チャート II SpA の評価：軸関節型 SpA と末梢関節型 SpA

- SpA を疑えば，症状に応じて軸関節型 SpA か末梢関節型 SpA の分類基準を評価する（**表 1**）.
- 背部痛，仙腸関節の疼痛があれば軸関節型を，末梢関節症状のみであれば末梢関節型 SpA を評価.
- 評価には X 線，MRI による脊椎，仙腸関節の評価，HLA−B27 の評価，他のリウマチ性疾患の除外を行う.
- MRI の陽性率は椎体よりも仙腸関節のほうが高いため，優先すべきは仙腸関節 MRI となる. さらに仙腸関節 MRI が陰性の場合は椎体に病変が認められる可能性も低い〔*Ann Rheum Dis. 2017 Oct;76（10）:1731-6*〕.
- また，SpA に合併する乾癬，先行感染症の存在，炎

症性腸疾患，ぶどう膜炎の評価も行う.

- HLA−B27 と交差反応を示すタイプには，HLA−B7，B22, B40, B42, B54, B55, B56, B60 があり，SpA 発症との関連が考えられる〔*J Rheumatol. 2003 Dec;30（12）:2632-7*〕〔*Br J Biomed Sci. 2009;66（1）:25-7*〕〔*Autoimmune Dis. 2014;2014:327315*〕.
  - 日本国内からの報告では，SpA と診断された 36 例中 HLA−B27 陽性例は 5.6％であった〔*J Orthop Sci. 2015 Nov;20（6）:1070-7*〕.
- SpA の分類基準は感度 73％［47-89］，特異度 88％［81-93］. 軸関節型 SpA は感度 82％［77-86］，特異度 87％［78-92］と良好だが，末梢関節型 SpA では感度 62％［47-76］，特異度 87％［81-91］と感度が

表 1　軸関節型と末梢関節型 SpA の分類基準

軸関節型 SpA	末梢関節型 SpA
・3 か月以上の腰痛または腰背部痛で発症年齢がく45 歳 ・かつ，以下の A もしくは B を満たす	・末梢の症状のみ認められる ・関節炎，指趾炎，腱付着部炎のいずれかが認められる ・上記を満たし，かつ以下の A もしくは B を満たす
A) 画像所見（MRI，X 線）で仙腸関節炎所見あり＋SpA の特徴 1 項目以上を満たす	A) SpA の特徴 1 項目以上を満たす ・ぶどう膜炎 ・乾癬
B) HLA-B27 が陽性＋SpA の特徴 2 項目以上を満たす	・炎症性腸疾患 ・先行感染症 ・HLA-B27 陽性 ・画像所見で仙腸関節炎が認められる
SpA の特徴： ・炎症性腰痛 ・関節炎 ・腱付着部炎（踵部） ・ぶどう膜炎 ・指趾炎 ・乾癬 ・Crohn 病または潰瘍性大腸炎 ・NSAIDs によく反応する ・SpA の家族歴あり ・HLA-B27 陽性 ・CRP 上昇	B) SpA の特徴 2 項目以上を満たす ・過去または現在の関節炎 ・過去または現在の腱付着部炎 ・過去または現在の指趾炎 ・過去の炎症性腰痛 ・SpA の家族歴*

*第一度近親（母，父，姉妹，兄弟，子），第二度近親（母方・父方の祖父母，叔母，叔父，姪，甥）に以下のいずれかがある：
①強直性脊椎炎，②乾癬，③急性ぶどう膜炎，④反応性関節炎，⑤炎症性腸疾患.

Ann Rheum Dis. 2011 Jan;70（1）:25-31

表 2　強直性脊椎炎の診断基準：New York criteria

臨床基準	画像基準
3 か月以上持続する炎症性背部痛	X 線にて仙腸関節炎所見が認められる*
腰椎の可動域制限が認められる	*両側性であれば硬化病変または軽度の骨融解で有意．片側性であれば骨融解，骨硬化，関節腔拡大，狭小化，または部分的・全般的強直所見で有意とす．
胸郭の拡張障害が認められる	

臨床基準のうち 1 項目以上，かつ画像基準を満たせば診断.

Ann Intern Med. 2002 Jun 18;136（12）:896-907

低い〔*Ann Rheum Dis. 2017 May;76（5）:886-90*〕.

チャートII-1　軸関節型 SpA はさらに強直性脊椎炎と nr-axSpA に分類される

■強直性脊椎炎の診断基準は表 2 を参照.
■X 線にて明らかな仙腸関節炎所見がない場合は，nr-axSpA と診断する.
  ■軸関節型 SpA の基準を満たすが，X 線にて仙腸関節炎所見が認められない場合で定義される（MRI のみ所見がある，もしくは HLA-B27 陽性で画像所見がない場合）〔*J Autoimmun. 2014 Feb-Mar;48-49:128-33*〕.
■軸関節型 SpA の一部では乾癬性関節炎や反応性関節炎などとのオーバーラップも認められる〔*Rheumatology（Oxford）. 2013 Oct;52（10）: 1873-8*〕〔*J Autoimmun. 2014 Feb-Mar; 48-49:128-33*〕.

チャートII-2　末梢関節型 SpA は乾癬性関節炎（PsA），反応性関節炎（ReA），炎症性腸疾患関連 SpA（IBD-SpA），どの診断基準にも当てはまらない分類不能末梢関節型 SpA に分類される〔*J Autoimmun. 2014 Feb-Mar;48-49:128-33*〕

■乾癬性関節炎，反応性関節炎の診断基準は表 3，4 を参照.
  ■反応性関節炎の原因となる病原体は表 5 を参照.
■炎症性腸疾患関連 SpA は SpA＋炎症性腸疾患で定義される.
  ■炎症性腸疾患の 17-39％で SpA が合併するとする報告があるが，日本国内では HLA-B27 陽性率も低いため，それよりは低頻度と考えられる〔*Autoimmun Rev. 2014 Aug;13（8）:822-30*〕.
■分類不能末梢関節型 SpA は末梢関節型 SpA の基準を満たすものの，乾癬性関節炎，反応性関節炎，炎症性腸疾患関連 SpA の診断基準を満たさない場合に

表3 乾癬性関節炎の診断基準：CASPAR criteria（感度91.4%，特異度98.7%）

	点
乾癬所見，既往，家族歴のいずれかがある	現在の乾癬所見があれば2点，それ以外は1点
典型的な乾癬性の爪変化が認められる（爪甲離床症，pitting，過角化）	1
リウマトイド因子陰性	1
指趾炎の所見，病歴がある	1
手指・足趾X線で不明瞭な傍関節性骨新形成が認められる	1

末梢関節型SpA＋3点以上で診断．
CASPAR：classification criteria for psoriatic arthritis
Arthritis Rheum. 2006 Aug;54（8）:2665-73

表4 反応性関節炎の診断基準

大基準	1）以下の2項目以上を満たす関節炎 ・左右非対称性 ・単関節もしくは少数関節 ・下肢の関節炎 2）以下のどちらかの先行感染症が認められる ・腸炎（関節炎発症の3日〜6週前に下痢のエピソード） ・尿道炎（関節炎発症の3日〜6週前に排尿障害や尿道分泌物あり）
小基準	以下の1つ以上を満たす 1）誘因となる感染症の証拠がある ・尿や子宮頸部から *Chlamydia trachomatis* 陽性 ・便培養から細菌性腸炎の原因菌が検出 2）持続性の滑膜感染の証拠がある（関節液から *Chlamydia* のPCRまたは免疫組織学的検査が陽性）

・大基準2項目＋小基準が認められれば確定診断．
・大基準1項目＋小基準，もしくは大基準2項目のみであれば準確定診断とする．
Autoimmun Rev. 2014 Apr-May;13（4-5）:546-9

表5 反応性関節炎の原因となる病原体

消化管	泌尿生殖器	まれな原因
Yersinia *Salmonella* *Shigella* *Campylobacter jejuni*	*Chlamydia trachomatis* *Neisseria gonorrhoeae* *Mycoplasma genitalium* *Ureaplasma urealyticum*	*Clostridioides difficile* *Campylobacter lari* *Chlamydia psittaci* *Chlamydia pneumoniae* *Streptococcus pyogenes*

Autoimmun Rev. 2014 Apr-May;13（4-5）:546-9／J Clin Rheumatol. 2010 Jan; 16（1）:3-6

診断する〔*Rheumatology（Oxford）. 2013 Oct;52（10）:1873-8*〕．

脊椎関節炎（SpA）のマネジメント：②治療

 チャートIII 強直性脊椎炎，nr-axSpA，乾癬性関節炎，分類不能末梢関節型SpAの治療（炎症性腸疾患関連SpAや反応性関節炎の治療は チャートIV，チャートV を参照）

■疾患活動性の評価は軸関節型SpAではAnkylosing Spondylitis Disease Activity Score（ASDAS）（表6）を使用し，乾癬性関節炎ではDisease Activity in Psoriatic Arthritis（DAPSA）（図2）やMinimal Disease Activity（MDA）を指標として治療経過のフォロー，治療内容の変更を考慮する〔*Ann Rheum Dis. 2018 Jan;77（1）:3-17*〕．

■軸関節型SpAではASDAS≧2.1で高活動性と判断し，治療の変更を考慮する〔*Ann Rheum Dis. 2017 Jun;76（6）:978-9*〕．

■乾癬性関節炎ではDAPSA≦4は寛解，＞4，≦14は

低活動性，＞14，≦28は中活動性，＞28は高活動性と判断する．治療目標は寛解が理想であるが，達成困難な場合は低活動性も許容される〔*Ann Rheum Dis. 2016 May;75（5）:811-8*〕．

・MDAは圧痛関節数≦1/68（図2），腫脹関節数≦1/66（図2），皮膚所見（PASI≦1[*1] もしくはBSA≦3[*2]），腱付着部炎≦1か所，患者による疾患活動性の全般的評価VAS≦2cm（1-10cm），疼痛VAS≦1.5cm（1-10cm），HAQ-DI[*3]≦0.5の7項目中，5項目以上を満たす場合で定義される．

[*1]PASI（Psoriasis Area Severity Index）：皮膚乾癬所見の分布より計算する．http://www.pasitraining.com/calculator/step_1.php
[*2]BSA（body surface area）：皮膚乾癬所見の範囲を評価．手掌の広さを1%として評価する．BSA≦3は手掌3領域分の広さ以下と同義．
[*3]HAQ-DI：Health Assessment Questionnaire disability index

■治療開始後3-6か月で効果判定を行い（NSAIDsでは4週間），治療の継続，変更を検討．

■乾癬性関節炎において，4週毎にフォローし投与調

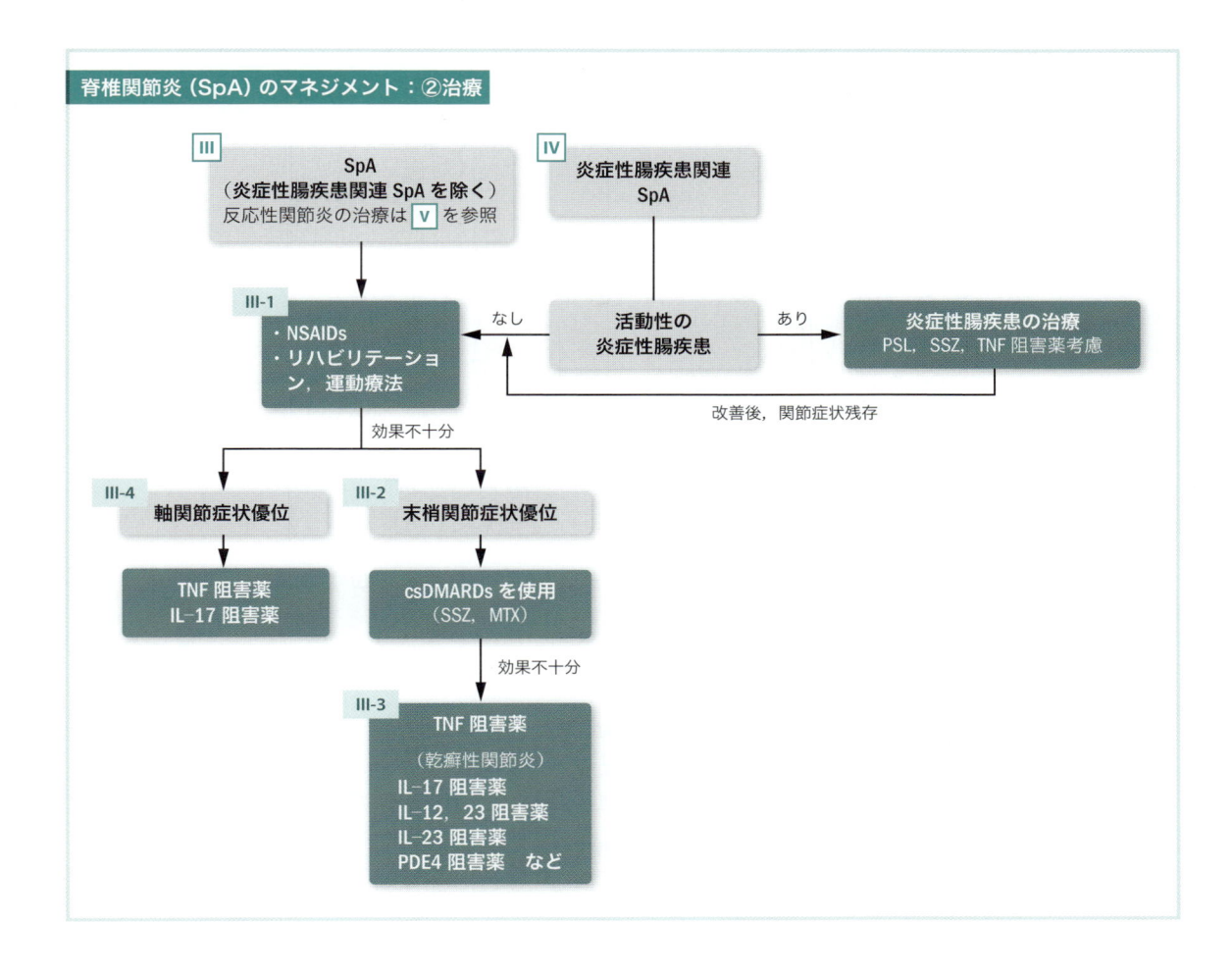

脊椎関節炎（SpA）のマネジメント：②治療

表6　ASDAS（Ankylosing Spondylitis Disease Activity Score）

①全背部痛
②患者による疾患活動性の全般的評価
③末梢関節痛/腫脹
④午前中のこわばりの持続時間
⑤CRP（mg/L）もしくはESR

- ①〜③は各項目を 10 cm の visual analog scale（VAS）で評価．④は 120 分以上を 10 点，60 分を 5 点，0 分を 0 点として 0 〜 10 点で評価．
- $ASDAS_{CRP} = 0.121 \times ① + 0.110 \times ② + 0.073 \times ③ + 0.058 \times ④ + 0.579 \times Ln（CRP+1）$で計算．Ln は自然対数．
  Curr Opin Rheumatol. 2013 May;25（3）:287-96

節を行う群と，12 週毎にフォローする群を比較したランダム化比較試験（TICOPA trial）では，4 週毎のフォローのほうが有意に 48 週後の病状改善効果は良好であり，重大な副作用は両者ともに認められなかった〔*Lancet. 2015 Dec 19;386（10012）:2489-98*〕．乾癬性関節炎ではフォロー間隔は 3-6 か月毎よりも短くすることも考慮する．

チャートIII-1　初期治療はリハビリテーション，運動療法による機能維持と NSAIDs

- ■ NSAIDs はこわばりや疼痛を改善させ，骨病変に対する効果も見込める．長期投与が望ましいが，副作用で長期投与困難なことも多い〔*Lancet. 2011 Jun 18;377（9783）:2127-37*〕〔*Ann Rheum Dis. 2011 Jun;70（6）:896-904*〕．
- ■ NSAIDs は定期使用と頓用どちらでもよい．
  - ▪ 定期使用群と頓用群を比較したランダム化比較試験は 2 つあり，一方では定期使用群のほうが有意に骨病変抑制効果が認められたものの，他方（ENRADAS trial）では定期投与群に利点は認められない結果であった〔*Arthritis Rheum. 2005 Jun;52（6）:1756-65*〕〔*ENRADAS: Ann Rheum Dis. 2016 Aug;75（8）:1438-43*〕．
- ■ NSAIDs 継続使用が困難な場合，使用開始後 4 週間で ASDAS ≧ 2.1 の場合（軸関節型 SpA），DAPSA で低活動性以上（＞4）は他の治療へ変更する〔*Ann Rheum Dis. 2017 Jun;76（6）:978-91*〕〔*Ann Rheum Dis. 2018 Jan;77（1）:3-17*〕．
- ■ 喫煙患者では禁煙指導は重要である〔*Arthritis Rheuma-*

[1] 自己免疫・炎症性疾患

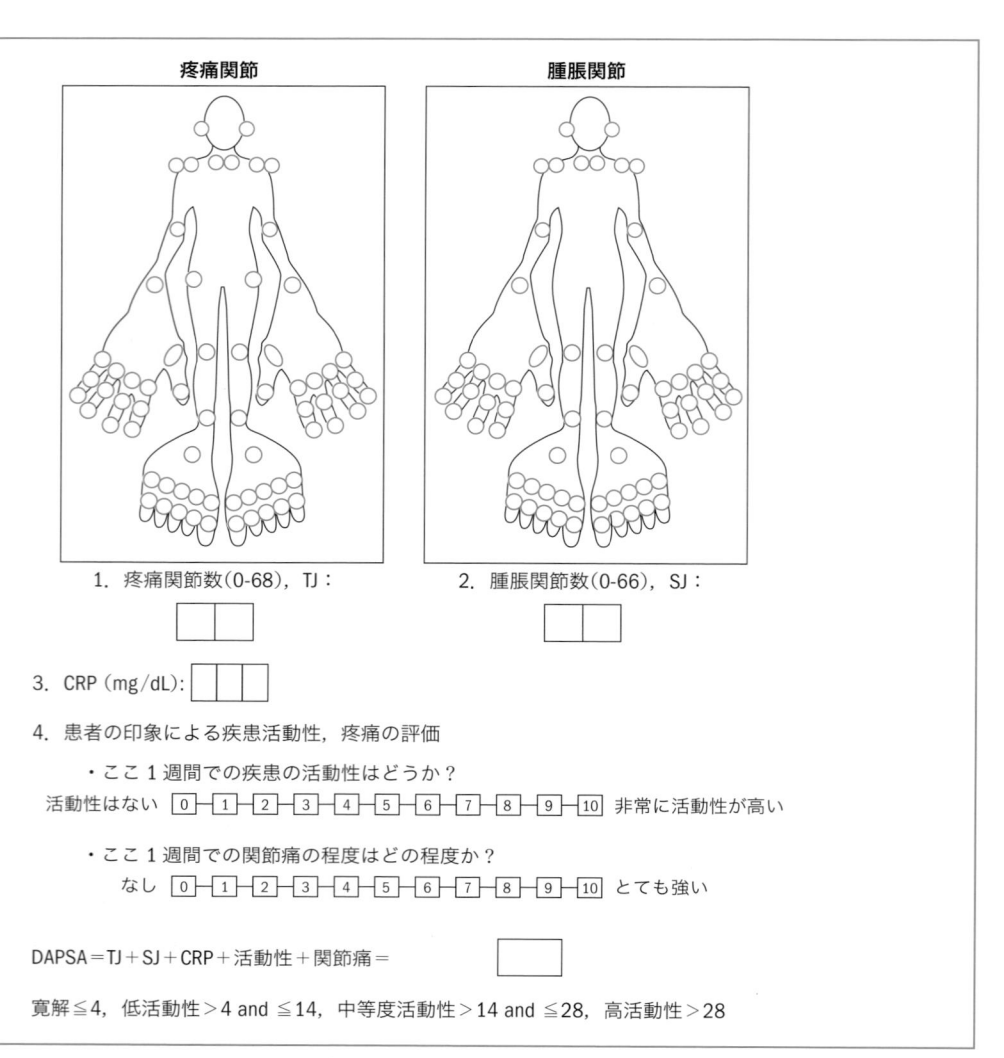

図2　DAPSA (Disease Activity in Psoriatic Arthritis)

図中:

疼痛関節　　腫脹関節

1.　疼痛関節数(0-68)，TJ：

2.　腫脹関節数(0-66)，SJ：

3.　CRP（mg/dL）：

4.　患者の印象による疾患活動性，疼痛の評価

・ここ 1 週間での疾患の活動性はどうか？
活動性はない　0 1 2 3 4 5 6 7 8 9 10　非常に活動性が高い

・ここ 1 週間での関節痛の程度はどの程度か？
なし　0 1 2 3 4 5 6 7 8 9 10　とても強い

DAPSA＝TJ＋SJ＋CRP＋活動性＋関節痛＝

寛解≦4，低活動性＞4 and ≦14，中等度活動性＞14 and ≦28，高活動性＞28

tol. 2019 Jan;71（1）:5-32.

チャート III-2　NSAIDs で効果が乏しい SpA で，末梢関節症状が主な場合（乾癬性関節炎，分類不能末梢関節型 SpA）では，csDMARDs（メトトレキサート［MTX］やスルファサラジン［SSZ］）を使用する

■ NSAIDs は 2 種類以上を 4 週間は投与し，効果を判定する．そのうえで DAPSA＞4 では csDMARDs の使用を考慮する．乾癬性関節炎はより積極的な治療が予後を改善させる報告もあり，NSAIDs ではなく初期から csDMARDs の使用も考慮する〔*Lancet. 2015 Dec 19;386（10012）:2489-98*〕〔*Ann Rheum Dis. 2017 Jun;76（6）:978-91*〕．

■ メトトレキサート 15-25 mg/週，スルファサラジン 0.5-2 g/日で使用する．

▪ 発症 24 か月未満の乾癬性関節炎を対象とし，4 週間毎の厳密管理群と通常管理群を比較したランダム化比較試験（TICOPA trial）において，厳密管理群ではより良好な関節症状の改善が得られる結果であった〔*Lancet. 2015 Dec 19;386（10012）:2489-98*〕．

・厳密管理群ではメトトレキサート 15 mg/週より開始し，4 週間後に 20 mg/週，さらに 2 週間後より 25 mg/週に増量する．12 週時点での MDA 達成率は 24％であり，達成できなかった患者群ではさらにスルファサラジン 0.5 g を追加，最大 40 mg/kg まで増量．さらに MDA 達成できなかった患者群で，シクロスポリン，レフルノミド，TNF 阻害薬を追加するプロトコール．

▪ 強直性脊椎炎や乾癬性関節炎における末梢関節症状にはスルファサラジンの効果は期待できる〔*Arthritis Rheum. 1996 Dec;39（12）:2004-12, 2013-20*〕．メトトレキ

サートはやや効果が劣る可能性がある〔*Rheumatology (Oxford). 2012 Aug;51 (8) :1368-77*〕.

チャートIII-3 **末梢関節型 SpA（乾癬性関節炎，分類不能末梢関節型 SpA）で csDMARDs 投与後も効果不十分な場合は TNF 阻害薬，IL-17 阻害薬，IL-12, 23 阻害薬，IL-23 阻害薬，PDE4 阻害薬などの使用を考慮**

- 治療の効果判定は 3 か月程度で行うが，乾癬性関節炎では 4 週毎に評価，調節してもよい.
- 使用薬剤は表 7 にまとめる.
- 乾癬性関節炎，強直性脊椎炎の診断基準を満たさない末梢関節型 SpA 患者に対しても，アダリムマブは有効である〔*ABILITY-2：Arthritis Rheumatol. 2015 Apr;67 (4) :914-23*〕.
- 乾癬性関節炎の治療では，csDMARDs を含めて，どの薬剤を優先的に用いるかは決まっていない. 背景疾患や患者と相談して決めるべきである〔*Arthritis Rheumatol. 2019 Jan;71 (1) :5-32*〕.
- 炎症性腸疾患の合併がある患者では IL-17 阻害薬の使用は避ける（炎症性腸疾患に対する効果が見込めないため）.
- 重症感染症を繰り返している患者では，生物学的製剤の使用は避け，csDMARDs を優先して用いるほうがよい.

チャートIII-4 **軸関節症状に対する NSAIDs 投与でも効果不十分の場合は TNF 阻害薬を使用する**

- NSAIDs は 2 種類以上を 4 週間は投与し，効果を判定する. そのうえで ASDAS ≧ 2.1 の場合は TNF 阻害薬を考慮する.
- 末梢関節型 SpA で使用されるメトトレキサート，スルファサラジンは軸関節症状には効果が認められない〔*Cochrane Database Syst Rev.2013 Feb 28;2:CD004524*〕〔*Cochrane Database Syst Rev. 2014 Nov 27;11:CD004800*〕.
- TNF 阻害薬は強直性脊椎炎や乾癬性関節炎における軸関節症状，末梢関節症状双方に有用〔*Ann Rheum Dis. 2012 Jan;71 (1) :4-12*〕〔*Cochrane Database Syst Rev. 2015 Apr 18;4:CD005468*〕. しかしながら，TNF 阻害薬は強直性脊椎炎における関節症状の改善効果は期待できるが，骨病変の改善効果・進行抑制効果は示されてない〔*Mod Rheumatol. 2019 May;29 (3) :503-9*〕.
- 日本で保険適用がある薬剤はインフリキシマブ（レミケード®5 mg/kg を 0, 2, 6 週投与，以後 8 週毎投与，最大 10 mg/kg）とアダリムマブ（ヒュミラ®：強直性脊椎炎では 40 mg 皮下注射 2 週間毎，乾癬性関節炎では初回 80 mg，以後 40 mg 皮下注射 2 週

間毎）.

- 一方の TNF 阻害薬で反応が乏しくても変更することで効果を示すこともある〔*Arthritis Rheum. 2013 May;65 (5) :1213-23*〕.
- TNF 阻害薬で低活動性が得られた患者群では，投与量を減量しても再燃率は変わらず，費用は少なくなる〔*Ann Rheum Dis. 2016 Jan;75 (1) :96-102*〕. 安定している患者では TNF 阻害薬の減量を考慮してもよい.
- アダリムマブで寛解導入された nr-axSpA 患者群を対象とし，アダリムマブ中止群と継続群を比較した二重盲検化ランダム化比較試験（ABILITY-3 trial）では，中止すると有意に再燃リスクは上昇（53% vs 30%）するものの，それでも約半数は寛解維持可能であった〔*ABILITY-3. Lancet. 2018 Jul 14;392 (10142) :134-44*〕.
- TNF 阻害薬を使用しても効果不十分（ASDAS の変化が<1.1）の場合は他の TNF 阻害薬へ変更する〔*Ann Rheum Dis. 2017 Jun;76 (6) :978-91*〕.
- IL-17 阻害薬（表 7）も効果的.

チャート IV　炎症性腸疾患関連 SpA の治療
〔*Autoimmun Rev. 2014 Aug;13 (8) :822-30*〕〔*Ther Adv Chronic Dis. 2015 Mar;6 (2) :65-77*〕

- 炎症性腸疾患に合併した SpA では，炎症性腸疾患の治療を優先する. SpA の治療は NSAIDs, TNF 阻害薬，トファシチニブやウステキヌマブを用いる. IL-17 阻害薬は炎症性腸疾患への効果は乏しく，Crohn 病は増悪させる可能性があるため，使用を避ける〔*Nat Med. 2013 Jul;19 (7) :822-4*〕.
- 軸関節型 SpA で，活動性炎症性腸疾患がある場合の治療：
- 炎症性腸疾患の治療に準じて TNF 阻害薬を使用する（ C -8 炎症性腸疾患 ）.
- JAK 阻害薬であるトファシチニブ（ゼルヤンツ®）は SpA に対しても効果が期待できる. 潰瘍性大腸炎に保険適用があるため，潰瘍性大腸炎に併発した SpA では使用を考慮する.
- Crohn 病に合併した SpA ではウステキヌマブを使用可能.
- 軸関節型 SpA で，非活動性炎症性腸疾患がある場合の治療：
- 関節症状に対して NSAIDs，TNF 阻害薬，トファシチニブ（潰瘍性大腸炎），ウステキヌマブ（Crohn 病）の使用を考慮する（強直性脊椎炎に準じて治療する）.
- 末梢関節型 SpA で，活動性炎症性腸疾患がある場

表7 難治性の SpA で使用可能な薬剤

薬剤	作用	使用方法	備考
インフリキシマブ（レミケード®, バイオシミラーあり）	TNF 阻害	・5 mg/kg を 0, 2, 6 週に投与し, 以後 8 週毎に投与 ・6 週投与以後, 効果不十分, 効果減弱した場合は増量, 投与間隔の短縮が可能 ・8 週毎の場合は 1 回 10 mg/kg まで, 投与間隔短縮の場合は 6 mg/kg まで（最短 4 週毎）	Ⅲ-2 関節リウマチ を参照
アダリムマブ（ヒュミラ®）		・乾癬性関節炎：初回 80 mg を皮下注射し, 以後 2 週毎に 40 mg を皮下注射 ・強直性脊椎炎：40 mg を 2 週毎に皮下注射 ・効果不十分の場合は 1 回 80 mg まで増量可（乾癬性関節炎, 強直性脊椎炎）	Ⅲ-2 関節リウマチ を参照
ウステキヌマブ（ステラーラ®）	IL-12, 23 阻害	・45 mg を 0, 4 週に点滴静注し, 以後 12 週毎に投与 1 回 90 mg まで増量可	・SpA 全般で効果が期待できるが, 保険適用は乾癬性関節炎のみ ・Crohn 病でも適応あり ・重篤な感染症や活動性結核では投与不可
グセルクマブ（トレムフィア®）	IL-23p19 阻害	・100 mg を 0, 4 週に皮下注射し, 以後 8 週毎に投与	・乾癬性関節炎に保険適用あり ・重篤な感染症や活動性結核では投与不可
リサンキズマブ（スキリージ®）		・1 回 150 mg を 4 週後に皮下注射し, 以後 12 週毎に投与	・感染性関節炎に保険適用あり ・重篤な感染症や活動性結核では投与不可 ・ウステキヌマブと比較したランダム化比較試験において, 有意な改善効果が認められた[†].
イキセキズマブ（トルツ®）	IL-17A 阻害	・初回 160 mg を皮下注射, 2-12 週は 80 mg を 2 週毎に皮下注射, 以後は 80 mg を 4 週毎に投与 ・12 週時点で効果不十分の場合は 1 回 80 mg を 2 週毎に投与可	・SpA 全般で効果が期待できるが, 保険適用は乾癬性関節炎のみ（セクキヌマブは強直性脊椎炎に対しても保険適用あり） ・重篤な感染症や活動性結核では投与不可 ・活動期の Crohn 病では病状が増悪する可能性があるため注意
ブロダルマブ（ルミセフ®）		・210 mg を 0, 1, 2 週に皮下注射し, 以後 2 週毎に投与	
セクキヌマブ（コセンティクス®）		・300 mg を 0, 1, 2, 3, 4 週に皮下注射し, 以後 4 週毎に投与 ・体重≦60 kg では 1 回 150 mg とする	
アプレミラスト（オテズラ®）	PDE4 阻害	・10 mg を 1 日目の朝, 2 日目の朝夕, 3 日目の朝に内服 ・3 日目夕, 4 日目朝夕, 5 日目朝に 1 回 20 mg 内服 ・5 日目の夕に 1 回 30 mg を内服し, 以後 30 mg を 1 日 2 回で継続	・末梢関節病変や腱付着部炎に効果的 ・保険適用は乾癬性関節炎のみ ・体重減少や下痢が副作用として多い

N Engl J Med. 2017 Mar 9;376（10）:957-70／Curr Opin Rheumatol. 2018 Jan;30（1）:87-93／[†] Lancet. 2018 Aug 25;392（10148）:650-61 を参考に作成

合の治療：
- 炎症性腸疾患の治療に準じて, 先ずはステロイド ± スルファサラジンを使用する.
- 関節炎が改善すれば炎症性腸疾患の治療を継続, 調節する.
- 関節炎の改善がない場合は TNF 阻害薬, トファシ

チニブ（潰瘍性大腸炎）, ウステキヌマブ（Crohn 病）を使用する.
- 末梢関節型 SpA で, 非活動性炎症性腸疾患がある場合の治療：
- 乾癬性関節炎に準じて, 局所ステロイド投与 ± NSAIDs を使用する.

- 効果がなければスルファサラジン，低用量ステロイドを併用．
- さらに効果がなければ TNF 阻害薬，トファシチニブ（潰瘍性大腸炎），ウステキヌマブ（Crohn 病）を使用する．

チャート V 反応性関節炎の治療

- 初期治療はリハビリテーション，運動療法による機能維持と NSAIDs．他の SpA よりも自然軽快が見込めるものが多い．
- NSAIDs でも効果不十分の場合はスルファサラジン 2 g/日を投与する．
- スルファサラジンは末梢関節症状がある場合に特に有効〔*Arthritis Rheum. 1996 Dec;39（12）:2021-7*〕．
- 他の選択肢としてはメトトレキサート 7.5-25 mg/週，アザチオプリン 100-150 mg/日が試される〔*Am Fam Physician. 1999 Aug;60（2）:499-503, 507*〕．
- 抗菌薬による治療では関節炎に対する効果は認められない．
- 感染症に起因するため，抗菌薬による治療が行われることが多いが，*Chlamydia* に伴う反応性関節炎，非 *Chlamydia* 性関節炎双方とも抗菌薬による寛解達成効果は認められない〔*J Rheumatol. 2013 Jun;40（6）:916-28*〕．
- 原因となった感染症に対する抗菌薬治療は行うべきである．
- 反応性関節炎では TNF 阻害薬も推奨されない．
- 反応性関節炎は関節リウマチと異なり，血中の TNF-α 濃度は低い〔*Arthritis Rheum. 1999 Oct;42（10）:2039-44*〕．また感染症が原因となっているため，TNF 阻害薬の長期使用による弊害も危惧される．症例報告レベルでは TNF 阻害薬による効果が認められた報告はあるが，未だ結論は得られていない〔*Rheum Dis Clin North Am. 2009 Feb;35（1）:21-44*〕．
- 軸関節症状が強い症例や他の治療で効果が乏しい場合の最終手段として TNF 阻害薬は考慮してもよいのかもしれない．

1 自己免疫・炎症性疾患

8 特発性炎症性筋症 (抗 ARS 抗体症候群も含む)

- 特発性炎症性筋症は急性，亜急性，慢性経過の筋炎，筋力低下，筋萎縮を特徴とする病態で，代表的な疾患に多発性筋炎（polymyositis：PM），皮膚筋炎（dermatomyositis：DM），封入体筋炎（inclusion-body myositis：IBM），自己免疫性壊死性筋症（immune-mediated necrotising myopathy：IMNM）が含まれる〔Lancet. 2003 Sep 20;362（9388）:971-82〕〔JAMA Neurol. 2015 Sep;72（9）:996-1003〕.

- 疾患の特徴，関連する自己抗体を表1にまとめる.
- 皮膚筋炎は，典型的な皮膚所見と筋炎所見が認められることで定義.
- 組織所見として，筋束周囲の血管とその周囲に炎症細胞浸潤が生じ，筋束周囲の萎縮を来すことが特徴的である．典型的な皮膚所見はヘリオトロープ疹や Gottron 丘疹・徴候，頸部の V サインやショールサイン*が挙げられる.

  *皮膚筋炎に特徴的な皮疹〔Lancet. 2003 Sep 20;362（9388）: 971-82〕:
  - ・ヘリオトロープ疹：上眼瞼の青〜紫色の紫斑と浮腫所見.
  - ・Gottron 丘疹：中手指節関節（MCP），指節間関節（IP）など関節伸側に生じる，すみれ色の皮疹．慢性経過で皮疹は鱗屑，光沢を生じる.
  - ・Gottron 徴候：関節の伸側に生じる，すみれ色の斑状皮疹.
  - ・V サイン：顔面，頸部，前胸部の日光過敏性の紅斑.
  - ・ショールサイン：背部，肩の紅斑．日光曝露により増悪．膝や肘，踵にも認められる.

- 関連する自己抗体は抗 MDA5 抗体，抗 Mi-2 抗体，抗 TIF-1 抗体，抗 ARS 抗体（抗 Jo-1 抗体を含む）が挙げられる.
- 封入体筋炎ではアミロイド沈着と空胞性病変が認められることが多く，T 細胞由来の細胞障害と変性疾患の両面をもつ〔Autoimmunity. 2006 May;39（3）:161-70〕.
- 男性例，>50 歳の高齢者で多く，手指屈曲障害や大腿四頭筋の脱力が出現しやすい.
- 免疫抑制療法への反応性は不良であり，徐々に進行し，体動困難や嚥下障害を呈する．呼吸筋や心筋障害は少ない.
- 自己免疫性壊死性筋症は病理において筋線維の壊死と再生所見，マクロファージの浸潤が認められるが，リンパ球浸潤はごく少量〜ほぼ認められない所見となる．抗 SRP 抗体や抗 HMGCR 抗体，スタチ

ンなどが関連〔J Neurol Neurosurg Psychiatry. 2016 Oct;87（10）:1038-44〕.

- 多発性筋炎は筋組織に対する免疫性の障害が主となるが，臨床所見，病理所見，抗体検査所見から筋炎疾患を分類すると，多発性筋炎は主に自己免疫性壊死性筋症や皮膚筋炎（抗 ARS 抗体症候群）に分類され，その疾患の特徴というものに欠ける〔JAMA Neurol. 2018 Dec 1;75（12）:1528-37〕.

- 他の特発性炎症性筋症（皮膚筋炎，封入体筋炎，自己免疫性壊死性筋症，抗 ARS 抗体症候群）がすべて否定された後に多発性筋炎と診断する〔Lancet Neurol. 2018 Sep;17（9）:816-28〕.

- 抗 ARS 抗体症候群（antisynthetase syndrome：ASS）は慢性経過の間質性肺炎，炎症性筋炎，Raynaud 現象や「機械工の手」と呼ばれる皮膚症状を特徴とし，抗 ARS 抗体が陽性となる病態.

- もともとは皮膚筋炎や多発性筋炎症例において，慢性経過の間質性肺炎や手指の皮膚所見，末梢関節炎を伴い，抗 ARS 抗体陽性となる一群があることが判明し，ASS という概念が生まれた〔Autoimmun Rev. 2012 Dec; 12（2）:210-7〕.

- 抗 ARS 抗体には抗 Jo-1 抗体，抗 PL-12 抗体，抗 PL-7 抗体，抗 OJ 抗体，抗 EJ 抗体，抗 KS 抗体，抗 Zo 抗体などが含まれる.

- コマーシャルベースで評価可能な「抗 ARS 抗体」には抗 Jo-1 抗体，抗 PL-12 抗体，抗 PL-7 抗体，抗 EJ 抗体，抗 KS 抗体の 5 種類が含まれている.

- これら特発性炎症性筋症は筋障害以外にも，皮膚症状，間質性肺疾患，関節症状で発症することもあり，間質性肺炎や関節リウマチ，全身性強皮症などの自己免疫疾患における鑑別として重要である〔Rheum Dis Clin North Am. 2002 Nov;28（4）:723-41〕〔J Clin Neuromuscul Dis. 2015 Mar;16（3）:131-40〕〔Neurology. 2016 Jan 19;86（3）:211-7〕.

- 臨床症状，臓器障害，自己抗体，病理所見を総合してどの疾患群に分類されるかを検討し，治療方針を検討する.

- 感染症（HCV，HIV）や悪性腫瘍により生じることもあり，特に悪性腫瘍のスクリーニングは重要.

表 1　主な特発性炎症性筋症

	皮膚筋炎（DM）	多発性筋炎（PM）	抗 ARS 抗体症候群（ASS）[*2]	封入体筋炎（IBM）	自己免疫性壊死性筋症（IMNM）
筋障害	亜急性経過，近位部優位，左右対称性の筋障害	亜急性経過，近位部優位，左右対称性の筋障害	DM や PM の特徴を有する	慢性，緩徐進行性の近位筋，遠位筋の障害．大腿四頭筋，前腕の萎縮が目立つ．早期より遠位筋の障害が出現し，手首や指の屈曲障害が出現．下肢ではつまずきやすくなり，転倒も多くなる 左右差が目立つ	急性，亜急性の近位筋の障害．しばしば重度の脱力となる
CPK	正常〜上昇 〜50×ULN	上昇 〜50×ULN 10×ULN 前後で持続することも多い		正常〜上昇 〜10×ULN	早期では著明に上昇し，50×ULN 以上となる
組織	血管周囲，筋周膜，筋線維束周囲の炎症所見 楔型の壊死所見（梗塞），筋線維束周囲の萎縮	CD8＋T 細胞の浸潤．MHC class I 抗原の発現．空胞変性や他の炎症性の変性が認められない		CD8＋T 細胞の浸潤．MHC class I 抗原の発現．空胞変性やアミロイド沈着が認められる	マクロファージを伴う筋線維の壊死が散在性に認められる．CD8＋T 細胞や空胞変性が認められない
関連する自己抗体	抗 MDA5 抗体，抗 Mi−2 抗体，抗 TIF1 抗体，抗 NXP−2 抗体 抗 ARS 抗体（抗 Jo−1 抗体）	不明	抗 ARS 抗体（抗 Jo−1 抗体を含む）	不明	抗 SRP 抗体，抗 HMGCR 抗体
他の特徴	・特徴的な皮膚所見[*1] ・抗 MDA5 抗体陽性例は皮膚症状が重度で，急性に進行する間質性肺炎に関連．筋炎は軽度〜認められない ・抗 TIF1 抗体や抗 NXP−2 抗体は悪性腫瘍に伴う DM に関連	・成人例が多い ・PM は他の筋症（DM，ASS，IBM，IMNM）がすべて除外された後に診断される（分類方法によっては PM に ASS が含まれることもある）	・慢性経過の間質性肺炎や関節炎，「機械工の手」などを伴う ・抗 Jo−1 抗体陽性例の〜50％で DM に特徴的な皮膚所見が認められる ・抗 PL−7 抗体，抗 PL−12 抗体は重度，難治性の間質性肺炎に関連する	・高齢者で多い ・皮膚障害や肺障害は伴わない ・免疫抑制療法への反応が悪く，徐々に進行する	・成人例が多い ・皮膚障害は認められない ・抗 SRP 抗体陽性例では 20％で間質性肺炎を伴う ・抗 HMGCR 抗体はスタチン使用がリスクとなる ・抗体陰性では悪性腫瘍のリスクが上昇

特発性炎症性筋症の分類はまだコンセンサスが得られておらず，ここでは *Lancet Neurol. 2018 Sep;17（9）:816-28* に準じて分類した.
[*1] ヘリオトロープ疹や Gottron 丘疹・微候，頸部の V サインやショールサイン.
[*2] overlap myositis として，抗 PM−Scl 抗体，抗 Ku 抗体，抗 U1−RNP 抗体に関連した筋炎，および ASS が含まれるが，本項では代表的な ASS に限って記載する.
ULN：正常上限
Autoimmunity. 2006 May;39（3）:161-70／N Engl J Med. 2015 Apr 30;372（18）:1734-47／Lancet Neurol. 2018 Sep;17（9）:816-28

特発性炎症性筋症のマネジメント

チャート I　特発性炎症性筋症を疑う

■急性，亜急性，慢性経過の近位筋優位の脱力，筋萎縮，筋痛，持続性の CPK 上昇では特発性炎症性筋症を考慮する.

■明らかな脱力以外に，体動困難，歩行障害，転倒の

増加といった主訴で受診することもある．四肢の筋症状以外にも，表情筋の筋力低下，呂律障害，嚥下障害として出現することもあるため注意．また，診察や病歴聴取にてこれらの所見を評価することも重要〔*Autoimmunity. 2006 May;39（3）:161-70*〕〔*Am J Med. 2018 Mar;131（3）:237-43*〕.

■筋疾患を疑った場合の鑑別疾患（後天性疾患）を表 2 にまとめる.

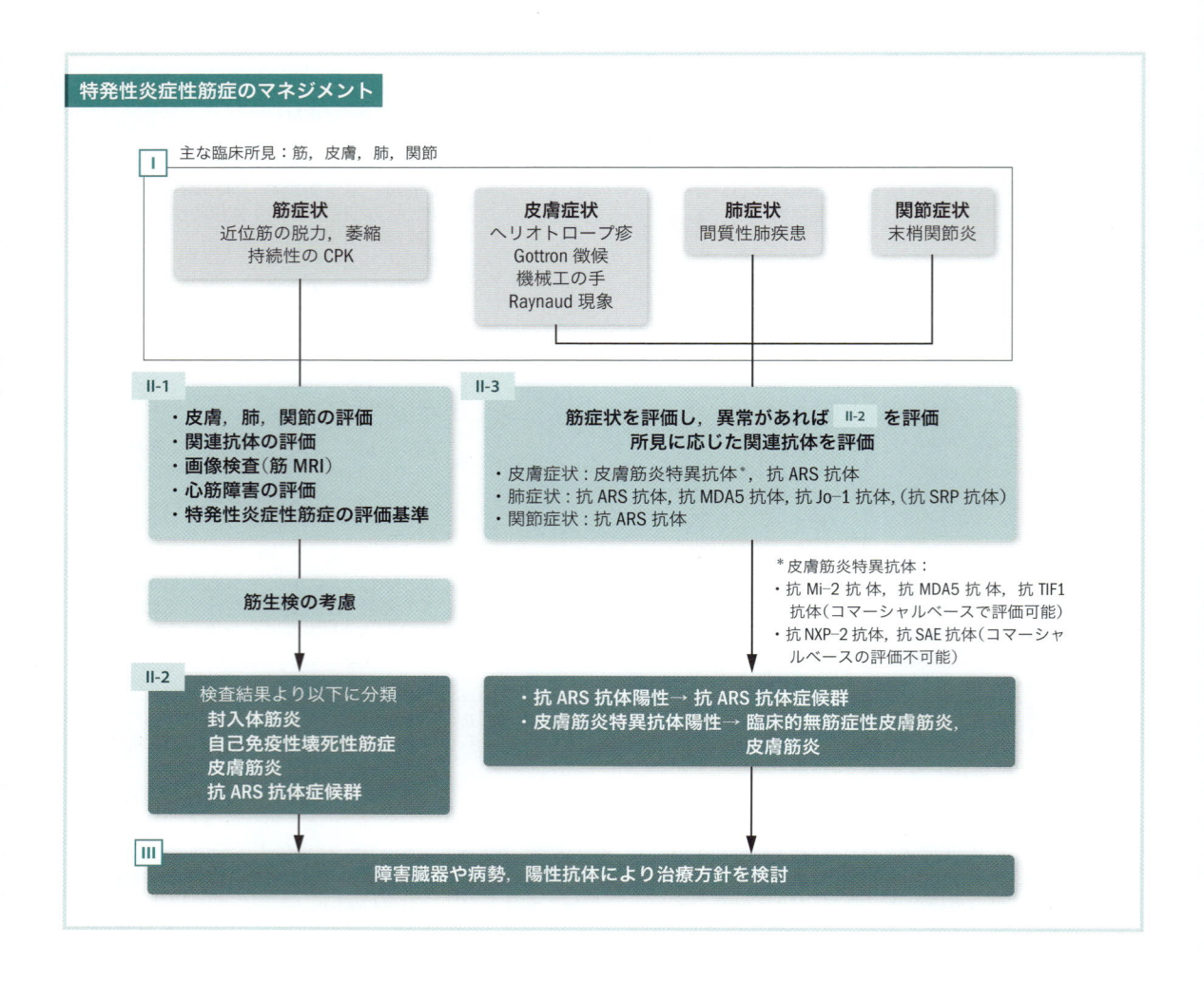

特発性炎症性筋症のマネジメント

I 主な臨床所見：筋，皮膚，肺，関節

筋症状
近位筋の脱力，萎縮
持続性の CPK

皮膚症状
ヘリオトロープ疹
Gottron 徴候
機械工の手
Raynaud 現象

肺症状
間質性肺疾患

関節症状
末梢関節炎

II-1
・皮膚，肺，関節の評価
・関連抗体の評価
・画像検査（筋 MRI）
・心筋障害の評価
・特発性炎症性筋症の評価基準

II-3
筋症状を評価し，異常があれば II-2 を評価
所見に応じた関連抗体を評価
・皮膚症状：皮膚筋炎特異抗体*，抗 ARS 抗体
・肺症状：抗 ARS 抗体，抗 MDA5 抗体，抗 Jo-1 抗体，（抗 SRP 抗体）
・関節症状：抗 ARS 抗体

*皮膚筋炎特異抗体：
・抗 Mi-2 抗体，抗 MDA5 抗体，抗 TIF1
抗体（コマーシャルベースで評価可能）
・抗 NXP-2 抗体，抗 SAE 抗体（コマーシャ
ルベースの評価不可能）

筋生検の考慮

II-2
検査結果より以下に分類
封入体筋炎
自己免疫性壊死性筋症
皮膚筋炎
抗 ARS 抗体症候群

・抗 ARS 抗体陽性→ 抗 ARS 抗体症候群
・皮膚筋炎特異抗体陽性→ 臨床的無筋症性皮膚筋炎，
皮膚筋炎

III 障害臓器や病勢，陽性抗体により治療方針を検討

表2　筋疾患の鑑別（特発性炎症性筋症以外の後天性疾患）

甲状腺機能亢進症
甲状腺機能低下症
ステロイド筋症
副腎不全
アミロイド筋症
糖尿病性筋萎縮症
薬剤性筋症（コルヒチン，ビンクリスチン，シクロスポリン，ヒドロキシクロロキン，アミオダロン，抗レトロウイルス治療薬，スタチン，イマチニブなど）
アルコール性筋症
傍腫瘍症候群*

*特発性炎症性筋症と悪性腫瘍の関連，リスク因子は I -16 自
己免疫疾患と悪性腫瘍 を参照.
Am J Med. 2018 Mar;131（3）:237-43

■ 筋症状が明らかではなくても，皮膚筋炎に特徴的な
皮膚症状，間質性肺疾患，末梢関節優位の関節炎で

も特発性炎症性筋症の鑑別が必要となる.

■ 特に重要となるのは間質性肺疾患診療における評価
である．間質性肺疾患と関連がある自己抗体は抗
MDA5 抗体，抗 ARS 抗体，抗 SRP 抗体.

・抗 MDA5 抗体関連では筋炎所見が乏しく，皮膚
症状と急速進行性の重症間質性肺炎を呈する．ス
テロイドへの反応性も悪いが，再発リスクは低い
〔*Clin Med Insights Circ Respir Pulm Med. 2015 Jul 23;9
（Suppl 1）:9-17*〕.

・抗 ARS 抗体関連では慢性経過の間質性肺炎とな
り，非特異性間質性肺炎（NSIP）パターン，器質
化肺炎（OP）パターンとなることが多い〔*Intern
Med. 2010;49（5）:361-9*〕〔*Eur J Radiol. 2015 Mar;84
（3）:516-23*〕．ステロイド反応性は抗 MDA5 抗体陽
性例よりも良好であるが，再発率も高く，長期に
わたり持続する．特に抗 PL-7 抗体，抗 PL-12
抗体陽性例では重症の間質性肺炎を呈する.

・抗 ARS 抗体関連のうち急速進行性の間質性肺疾
患を合併するのは全体の 8.9％．抗 Jo-1 抗体陽

性例の 4.8％, 抗 PL-7 抗体陽性例の 19.4％, 抗 PL-12 抗体陽性例の 8.3％, 抗 EJ 抗体陽性例の 5.3％ との報告がある〔*J Rheumatol. 2017 Jul;44 (7): 1051-7*〕.

- 抗 ARS 抗体症候群では関節リウマチ様の多発関節炎を呈するため, 関節リウマチの鑑別として抗 ARS 抗体症候群の評価は行うべき.
  - 抗 ARS 抗体症候群では左右対称性の多発関節炎を呈し, 関節リウマチの診断基準を満たす例が多い（関節炎を伴う抗 ARS 抗体症候群の 5-6 割が満たす）. 抗 CCP 抗体も 1 割程度で陽性となる〔*Clin Exp Rheumatol. 2018 Jan-Feb;36 (1):44-9*〕.
  - 全経過を通じて関節痛, 関節炎は 90％ で認められ, 初発症状の 21-32％ が関節痛, 関節炎である〔*Medicine (Baltimore). 2015 May;94 (20):e523*〕. 抗体別では, 抗 Jo-1 抗体陽性例の 58％, 抗 EJ 抗体陽性例の 24％, 抗 PL-7 抗体陽性例の 31％, 抗 PL-12 抗体陽性例の 22％, 抗 KS 抗体陽性例の 31％, 抗 OJ 抗体陽性例の 13％ で関節炎が認められる〔*PLoS One. 2013;8 (4):e60442*〕.
  - 間質性肺炎のリスクがあるため, 関節リウマチ診療でよく使用されるメトトレキサートが使用しにくい. 治療方針に関わるため, 評価は重要.

チャート II 特発性炎症性筋症の初期評価

チャート II-1 **筋症状が認められる特発性炎症性筋症疑い患者では, 他病変の評価, 関連自己抗体の評価, MRI による画像評価を行う. また, 特発性炎症性筋症の評価基準も有用**

- EULAR/ACR 特発性炎症性筋症の評価基準は, 疑い患者において, 特発性炎症性筋症の可能性を評価するための臨床スコア（表3）である. 筋生検を行った場合と行う前の評価がある〔*Arthritis Rheumatol. 2017 Dec;69 (12):2271-82*〕.
  - このスコアにおいて, ≧7.5 点（筋生検ありでは≧8.7 点）では特発性炎症性筋症の可能性は≧90％ であり, 診断可能と判断される. ＜5.3 点（筋生検ありでは＜6.5 点）では特発性炎症性筋症の可能性は＜50％ であり, 否定的と考える.
- 抗体検査:
  - 自己抗体からみた臓器障害の特徴, 重症度を表4 にまとめる. 臨床症状, 所見より関連すると考えられる抗体を評価する. 他の自己免疫疾患とのオーバーラップが疑われる場合は, その疾患に関連した自己抗体の評価も併せて行う.
- 画像検査:

- 筋炎, 筋萎縮の評価では MRI 検査が有用. 筋炎や筋萎縮所見は局在性, 区域性に生じるため, 病歴や身体所見にて障害されている筋を絞って MRI 検査を行うことが重要〔*Rheumatology (Oxford). 2007 Jul;46 (7):1174-9*〕.
- 画像所見のみで特発性炎症性筋症の鑑別を行うことは難しいが, 封入体筋炎は大腿四頭筋の障害が多く, また慢性経過であるため脂肪置換の割合が大きい点が特徴的〔*J Rheumatol. 2002 Sep;29 (9):1897-906*〕〔*Rheumatology (Oxford). 2011 Jun;50 (6):1153-61*〕.
- 筋生検を行う場合は, MRI で異常所見が認められる部位で行う.
- 筋生検:
- 皮膚筋炎に特徴的な皮疹, 近位部の左右対称性の筋障害, 特異抗体が陽性であれば筋生検を行う必要性は乏しい. 診断に迷うような症例で筋生検を考慮する.
- 生検は MMT や筋電図, MRI 検査で障害されている部位を特定し, その部位で行うことが重要. また, 変性し過ぎていても陽性率が下がるため, MMT 4 程度の部位が望ましい. 特発性炎症性筋症は局所的, 区域性に筋障害が生じているため, 正常な部位を生検しても意味がない〔*臨床神経. 2011;51:669-76*〕.
- 生検の際は HE 染色（基本的な構造の評価）や Gomori・トリクローム染色（ネマリン小体や縁取り空胞などの評価）, その他の特殊染色を行う. 前2つの染色であればホルマリン固定でよいが, 他の特殊染色のために新鮮凍結固定を行うのが基本. 一般市中病院では試薬や固定法の問題で対応できないことも多く, 神経内科や膠原病科へのコンサルトや専門施設への紹介が必要と考えておくべき.
- 他の自己免疫疾患とのオーバーラップの評価:
- 特発性炎症性筋症とオーバーラップする自己免疫疾患には以下を検討する〔*Medicine (Baltimore). 2014 Nov;93 (24):318-32*〕.
  - 全身性強皮症: Raynaud 現象, 手指の腫大, 皮膚硬化, 間質性肺炎, 消化管蠕動障害
  - 関節リウマチ: 多関節炎, 抗 CCP 抗体陽性, リウマトイド因子陽性
  - SLE: 皮疹, 関節炎, 間質性肺炎
  - 抗リン脂質抗体症候群
- 心筋障害合併の評価:
- 特発性炎症性筋症ではしばしば心筋障害を合併する. 抗 ARS 抗体症候群の 3.4％ で心筋炎を合併するとの報告もある〔*Medicine (Baltimore). 2015 Jul;94 (26): e798*〕.

Ⅰ 自己免疫・炎症性疾患

表3　EULAR/ACR 特発性炎症性筋症の評価基準

評価項目	点（筋生検なし）	点（筋生検あり）	備考
発症年齢 ≧18 歳，＜40 歳 ≧40 歳	1.3 2.1	1.5 2.2	疾患に関連した症状の出現時の年齢
筋脱力			
上肢近位筋の左右対称性，進行性の脱力	0.7	0.7	筋力は MMT や他の客観的評価法を使用して評価する
下肢近位筋の左右対称性，進行性の脱力	0.8	0.5	
頸部屈曲が伸展よりも弱い	1.9	1.6	
下肢近位筋が遠位筋よりも弱い	0.9	1.2	
皮膚所見			
ヘリオトロープ疹	3.1	3.2	本項の注釈「皮膚筋炎に特徴的な皮疹」を参照
Gottron 丘疹	2.1	2.7	
Gottron 徴候	3.3	3.7	
他の臨床所見			
嚥下障害，食道蠕動運動障害	0.7	0.6	嚥下障害の存在 客観的な食道蠕動障害所見がある
検査所見			
抗 Jo-1 抗体陽性	3.9	3.8	
CPK，LDH，AST，ALT いずれかの上昇	1.3	1.4	
筋生検所見			
筋内膜への単核球浸潤あり，筋線維への浸潤はない		1.7	
筋周膜，血管周囲の単核球浸潤		1.2	
筋線維束周囲の萎縮		1.9	
縁取られた空胞変性		3.1	

EULAR：European League Against Rheumatism，　ACR：American College of Rheumatology
MMT：徒手筋力テスト

Arthritis Rheumatol. 2017 Dec;69（12）:2271-82

- 評価にはトロポニンを使用するが，トロポニン T は心筋以外に骨格筋にも微量に含まれているため，CPK が高値の場合はトロポニン T も上昇する可能性がある．一方でトロポニン I は心臓選択性が高い〔*Ann Rheum Dis. 2015 May;74（5）:795-8*〕．
  - 高感度トロポニン T の異常は感度83％，特異度46％，高感度トロポニン I の異常は感度44％，特異度95％で心筋障害合併を示唆するとの報告がある〔*Rheumatology（Oxford）. 2018 Jun 1;57（6）:1041-6*〕．
- トロポニン T が正常であれば心筋障害は否定的，軽度上昇ではトロポニン I の評価，心電図や心エコーの評価，フォローを行い，高度上昇の場合は心筋障害合併と判断する．

チャートII-2　**特発性炎症性筋症では，臨床所見，抗体，病理所見よりどの疾患群に分類されるかを検討**

- 特発性炎症性筋症は主に 4 つの疾患群に分類される（表 5）〔*JAMA Neurol. 2018 Dec 1;75（12）:1528-37*〕．
- 診断には表 1 も参照．
- 現時点では診断分類から治療方針を考えるよりは，障害臓器や病勢，抗体により治療強度を検討するため，厳密に診断をつける意義は乏しい．

チャートII-3　**筋障害以外の特発性炎症性筋症疑い患者では，所見に応じた関連抗体を評価**

- 臨床的に筋障害を伴わない特発性炎症性筋症疑い患者では，臓器障害に応じて自己抗体を評価（表 4）．

表4　自己抗体と関連する臓器障害

自己抗体	臨床的特徴	筋障害	肺障害	皮膚障害
皮膚筋炎（DM）				
抗 Mi-2 抗体	軽度〜中等度の筋障害と古典的 DM 皮疹	中等度	なし	中等度
抗 NXP-2 抗体	軽度〜中等度の筋障害と古典的 DM 皮疹，石灰沈着，遠位の伸筋障害と浮腫，嚥下障害あり．悪性腫瘍リスク上昇	中等度	なし	中等度
抗 TIF1 抗体	軽度の筋障害と著明な皮膚症状．筋障害は無症候性のこともある　悪性腫瘍と強く関連	なし〜軽度	なし	中等度
抗 SAE 抗体	軽度〜中等度の筋障害と古典的 DM 皮疹	軽度	なし	中等度
抗 MDA5 抗体	筋障害は軽度〜無症候．重度の皮膚症状．急速進行性の間質性肺疾患を合併し，致命的となる	なし〜軽度	重度　急速進行	重度
抗体陰性 DM	軽度〜中等度の筋障害と古典的 DM 皮疹	軽度	不明	中等度
自己免疫性壊死性筋症（IMNM）				
抗 SRP 抗体[*1]	重度の筋障害，嚥下障害．間質性肺疾患が約20%で合併．Raynaud 現象を伴うこともある	重度	軽度	なし
抗 HMGCR 抗体[*1]	重度の筋症状．スタチンが関連	重度	なし	なし
抗体陰性 IMNM	悪性腫瘍との関連あり	不明	不明	なし
抗 ARS 抗体症候群（ASS）				
抗 Jo-1 抗体	軽度〜中等度の筋障害．進行性の間質性肺疾患（OR 3.34 [2.16-5.16]）．軽度の DM 様皮疹（〜50%）他に ASS 様の皮膚症状	中等度	中等度　慢性経過	軽度
抗 PL-7 抗体[*2]	抗 Jo-1 抗体と同様　間質性肺疾患はより重度	中等度	重度　慢性経過	軽度
抗 PL-12 抗体[*2]	筋症状は軽度．間質性肺疾患はより重度	軽度	重度　慢性経過	軽度
その他				
抗 PM-Scl 抗体（コマーシャルベースでは検査不可）	軽度の筋症状と全身性強皮症様の特徴をもつ	軽度	軽度	軽度
抗 U1-RNP 抗体	筋炎，全身性強皮症，SLE の特徴を有する．糸球体腎炎や肺高血圧症もある	軽度	軽度	軽度
抗ミトコンドリア抗体	筋萎縮が多く，筋痛は少ない．皮疹も少ない．心筋障害を伴う頻度が高い．また，肉芽腫を伴う炎症所見が25%で認められる	軽度	なし	なし

太字はコマーシャルベースで測定可能．
[*1] 抗 SRP 抗体，高 HMGCR 抗体は自費検査で評価可能．
[*2] 抗 ASR 抗体検査は，抗 Jo-1 抗体，抗 PL-12 抗体，抗 PL-7 抗体，抗 EJ 抗体，抗 KS 抗体の5種類を同時に評価可能．個別で評価できるのは Jo-1 抗体のみ．

Mod Rheumatol. 2009;19（2）:156-64／Brain. 2012 Jun;135（Pt 6）:1767-77／PLoS One. 2016 May 12;11（5）:e0155381／J Neurol Neurosurg Psychiatry. 2016 Oct;87（10）:1038-44／Lancet Neurol. 2018 Sep;17（9）:816-28

- 皮膚筋炎様皮疹では，皮膚筋炎に関連した抗体（抗 Mi-2 抗体，抗 TIF1 抗体，抗 MDA5 抗体，抗 ARS 抗体）を評価する．
  - 皮膚筋炎様皮疹が認められ，皮膚筋炎に関連した自己抗体が陽性であれば臨床的無筋症性皮膚筋炎（clinically amyopathic DM：CADM）と判断する．

抗 MDA5 抗体陽性例で多く，急速進行性の間質性肺疾患を発症するリスクがあるため，注意が必要である．
- 間質性肺疾患では，抗 MDA5 抗体，抗 ARS 抗体，抗 Jo-1 抗体（抗 SRP 抗体は保険適用がないためルーチンには推奨されない）を評価する．他の評価

表5 臨床症状，抗体，病理所見による特発性炎症性筋症の分類

	分類	患者群	臨床症状	抗体	病理所見
1	封入体筋炎（IBM）	男性，>60歳	手指屈曲，大腿四頭筋の脱力		筋線維の空胞変性，ミトコンドリアの異常
2	自己免疫性壊死性筋症（IMNM）	女性	CPK高値	抗SRP抗体 抗HMGCR抗体	炎症所見が乏しく，壊死が主体
3	皮膚筋炎（DM）		DM様皮疹	抗Mi-2抗体 抗MDA5抗体 抗TIF1抗体	
4	抗ARS抗体症候群（ASS）		リウマチ性疾患，間質性肺炎合併	抗Jo-1抗体 抗ARS抗体	

JAMA Neurol. 2018 Dec 1;75（12）:1528-37

項目については B -6 間質性肺疾患 を参照．

- 抗MDA5抗体陽性例では急速進行性の難治性間質性肺疾患となり，抗ARS抗体陽性例では慢性経過の間質性肺疾患（主にNSIP，OP）となりやすい．抗ARS抗体のうち，抗PL-7抗体，抗PL-12抗体陽性例では難治性，重症の間質性肺疾患となりやすい．

▪ 関節痛，関節炎に加えて，Raynaud現象や間質性肺疾患が認められる症例では関節リウマチの評価に加えて抗ARS抗体の評価も行う．

- 抗ARS抗体症候群における関節炎は，関節リウマチに類似したパターン（近位指節間関節［PIP］，MCP，脊椎や手関節に骨びらんが認められ，抗CCP抗体やリウマトイド因子が陽性となる）と，母指手根中手骨関節（CM関節）の亜脱臼と関節周囲の石灰化を呈するパターンがある〔*Rheumatology（Oxford）. 2014 Jun;53（6）:1120-4*〕．

チャート III 障害臓器や病勢，陽性抗体により治療方針を検討〔*Mod Rheumatol. 2019 Jan;29（1）:1-19*〕

■ 特発性炎症性筋症で使用する薬剤を表6にまとめる．

■ 筋炎，筋障害に対する治療：

▪ 急速進行性の筋障害や重度の嚥下障害では高用量ステロイド（mPSLパルス療法）を行う．効果不十分であれば免疫グロブリン静注療法やシクロホスファミド併用も考慮〔*Mayo Clin Proc. 2013 Jan;88（1）:83-105*〕．

- 安定すればシクロスポリンやタクロリムス，アザチオプリンを併用し，ステロイドの減量を試みる．
- 間質性肺疾患合併例の治療は後述．

▪ 上記以外の症例ではPSL 0.75-1 mg/kg/日で治療を開始．ステロイド抵抗性の症例ではメトトレキサート（保険適用外）やアザチオプリン，シクロスポリン，タクロリムス，シクロホスファミド，ミコフェノール酸モフェチルを併用し，2-4週間継続した後に減量を試みる〔*Mayo Clin Proc. 2013 Jan;88（1）:83-105*〕．

- 間質性肺疾患がある場合はメトトレキサートを避けるほうが無難．間質性肺疾患のリスクとなる抗体（抗MDA5抗体，抗ARS抗体，抗SRP抗体）が陽性の場合も注意したほうがよいと考える．
- 難治性の場合はbDMARDs（トシリツマブ，アバタセプト，TNF阻害薬）やリツキシマブも考慮される〔*Mod Rheumatol. 2019 Jan;29（1）:1-19*〕．

▪ 封入体筋炎はステロイドや免疫抑制療法への反応性が不良であり，治療を行っても徐々に進行する．免疫グロブリン静注療法により嚥下障害が改善する報告もあり，免疫抑制療法に反応しない封入体筋炎では試される〔*N Engl J Med. 2015 Apr 30;372（18）:1734-47*〕．

■ 間質性肺疾患合併例では積極的な免疫抑制療法を行う〔*Chest. 2016 Nov;150（5）:1118-28*〕．

▪ 急性に進行する重症間質性肺疾患（主に抗MDA5抗体陽性例）では，高用量ステロイド（mPSLパルス療法）＋シクロホスファミド and/or シクロスポリン，タクロリスムの併用で治療を行う〔*Nihon Rinsho Meneki Gakkai Kaishi. 2013;36（2）:71-6*〕．保険適用外であるが，リツキシマブも選択肢となる．

- 抗MDA5抗体陽性の間質性肺疾患症例において，高用量ステロイド＋シクロホスファミド＋タクロリムスの併用療法を行い，それでも増悪傾向がある患者で血漿交換を追加するレジメンでは，従来の高用量ステロイドで治療を開始し免疫抑制療法を追加する方法と比較して，有意な予後改善効果が期待できる（6か月生存率89% vs 33%）．ただしCMV再活性化リスクは増加するため，フォローに注意が必要（52週再活性化リスク90% vs

表 6　特発性炎症性筋症で使用する薬剤

薬剤	投与量	筋炎への効果	間質性肺疾患への効果	関節炎への効果	皮膚症状への効果	備考
ステロイド	PSL 0.5-1.0 mg/kg/日　重症例では mPSL 0.5-1 g/日を 3 日間	＋＋＋	＋＋＋	＋＋＋	＋＋＋	・全患者で使用する ・副作用も多く，他の薬剤を併用しつつ減量を試みる
免疫グロブリン静注療法	2 g/kg を 2-5 日かけて投与，月に 1 回投与	＋＋＋	＋＋	−	＋＋	・嚥下障害や他の治療への反応性が乏しい重症例で使用
アザチオプリン	2-3 mg/kg/日	＋＋＋	＋＋＋	−	−	・主に筋炎症状に対して使用される．間質性肺疾患への効果も期待できる
メトトレキサート	10-25 mg/週	＋＋＋	！	＋	＋	・主に関節症状に対して使用される．間質性肺疾患のリスクとなるため，所見があれば避ける ・保険適用外
シクロスポリン	3-5 mg/kg/日	＋＋＋	＋＋	＋	−	・間質性肺疾患合併例や関節症状がある患者で使用されることが多い ・トラフ値は 100-150 ng/mL を目標とする．または投与 2 時間後の血中濃度 1000 ng/mL を目標としてもよい（1 日 1 回投与下）
タクロリムス	0.075 mg/kg/日　1-3.5 mg/日	＋＋＋	＋＋	＋	−	・間質性肺疾患合併例や関節症状がある患者で使用されることが多い ・トラフ値は 5-10 ng/mL を目標とする
シクロホスファミド	0.5–1 g/m² / 月 または 10-15 mg/kg/月（静注），6-12 か月	＋＋＋	＋＋＋		＋＋	・間質性肺疾患がある患者で使用されることが多い
ミコフェノール酸モフェチル	1-3 g/日	＋＋	＋＋＋	−	＋＋	・間質性肺疾患がある患者で使用されることが多い ・保険適用外
ヒドロキシクロロキン	200-400 mg/日	！	−	＋	＋＋＋＋	・皮膚症状が主となる症例で考慮．SLE 合併例で考慮 ・筋炎症状を増悪させる可能性あり ・保険適用外（SLE 合併では使用可能）
リツキシマブ	1 g を初回投与し，2 週あけて再投与，その後 6 か月後に投与する　あるいは 375 mg/m² / 週を 4 回投与	＋＋＋	＋＋＋	＋	＋＋＋	・急速進行性の間質性肺疾患や治療不応性の重症疾患で使用する ・保険適用外

−：効果を証明する報告がない．
＋：使用されるが，効果を証明する報告はない．
＋＋：小規模研究で効果が認められている．
＋＋＋：中規模以上の研究で効果が認められている．
！：増悪させる可能性があり，避ける．

Clin Rheumatol. 2015 Dec;34（12）:2097-103／Autoimmun Rev. 2017 Oct;16（10）:999-1007／Lancet Neurol. 2018 Sep;17（9）:816-28／Mod Rheumatol. 2019 Jan;29（1）:1-19

33％）（2018 ACR/ARHP Annual Meeting. Efficacy and Safety of Combined Immunosuppressive Therapy with High-Dose Glucocorticoid, Tacrolimus, and Cyclophosphamide in Interstitial Lung Disease Accompanied By Anti-MDA5-Positive Dermatomyositis -a Multicenter Prospective Study -）.

- 予後予測因子としては血清フェリチン値が有用. ＞500 ng/mL では積極的な免疫抑制療法が必要となる〔*Rheumatology（Oxford）. 2010 Sep;49（9）:1713-9*〕〔*Clin Med Insights Circ Respir Pulm Med. 2015 Jul 23;9（Suppl 1）:9-17*〕〔*Mod Rheumatol. 2018 Jan;28（1）:133-40*〕.
- シクロホスファミドは 4 週間毎の使用だが, 重症例では 2 週間毎投与に短縮することも考慮〔*Clin Med Insights Circ Respir Pulm Med. 2015 Jul 23;9（Suppl 1）:9-17*〕. 副作用には十分注意が必要.
- 効果不十分であれば免疫グロブリン静注療法や血漿交換も考慮.

■ 慢性に進行する軽症～中等症の間質性肺疾患ではステロイド（PSL）＋アザチオプリン, シクロスポリン（保険適用外）, タクロリムスのいずれかで治療を開始.

- PSL は病勢に応じて 0.5-1 mg/kg/日で開始し, 安定後に減量を進める.
- シクロスポリンのトラフ値は 100-150 ng/mL を目標とする. また, 投与 2 時間後の血中濃度を 1000 ng/mL を目標に調節する方法も効果的〔*J Rheumatol. 2008 Feb;35（2）:254-9*〕〔*Clin Rheumatol. 2010 Apr;29（4）:443-5*〕〔*Mod Rheumatol. 2019 Jan;29（1）:1-19*〕.
- タクロリムスのトラフ値は 5-10 ng/mL を目標とするが, 施設により異なる〔*Clin Rheumatol. 2010 Apr;29（4）:443-5*〕. 初期の 3 か月間は 15-20 ng/mL, その後 3 か月間は 10-15 ng/mL, 以後維持量として 5-10 ng/mL を目標とする施設もある〔*Int J Rheum Dis. 2018 Nov 5.〔Epub ahead of print*〕〕.

■ 運動制限の必要はなく, むしろ適度なリハビリテーションにより筋力改善効果が期待できる〔*Curr Opin Rheumatol. 2012 Mar;24（2）:201-7*〕.

9 血管炎症候群

■血管炎症候群は体のさまざまな部位の血管に炎症が生じる症候群である.

血管炎の分類

■罹患血管のサイズ, 機序により表1のように分類される.

大型血管炎：大動脈とその分枝, 肺動脈の炎症を来す病態〔*Circ J. 2011;75（2）:474-503*〕

■高安動脈炎や巨細胞性動脈炎が含まれる.
■症状, 所見は炎症血管により異なるが, 動脈狭窄による虚血症状（間欠性跛行, 一過性黒内障, 顎跛行, 腎性高血圧）, 動脈壁の炎症に伴う炎症性動脈瘤が多い.
■くわしくは各項目（ Ⅰ -3 リウマチ性多発筋痛症, 巨細胞性動

脈炎, RS3PE ， Ⅰ -10 高安動脈炎 ）を参照.

中型血管炎：冠動脈や腹腔動脈, 腎動脈など中型の動脈の炎症を来す病態〔*Arthritis Rheum. 2010 Feb;62（2）:616-26*〕

■結節性多発動脈炎や川崎病が含まれる.
■症状, 所見は炎症血管により異なる. 心血管障害（虚血性心疾患, 心筋症, 心外膜炎）や精巣痛, 急性腹症（腹痛, 消化管出血, 消化管穿孔, 虫垂炎, 膵炎など）, 腎障害（血尿）, 皮膚症状（結節や紫斑, 網様皮疹）, 神経局所症候, 精神症状などを呈する.

小型血管炎：小動脈, 毛細血管, 小静脈の炎症を来す病態〔*N Engl J Med. 1997 Nov 20;337（21）:1512-23*〕

■小型血管炎はさらに ANCA 関連血管炎と免疫複合体性小型血管炎に分類される.

血管炎の分類

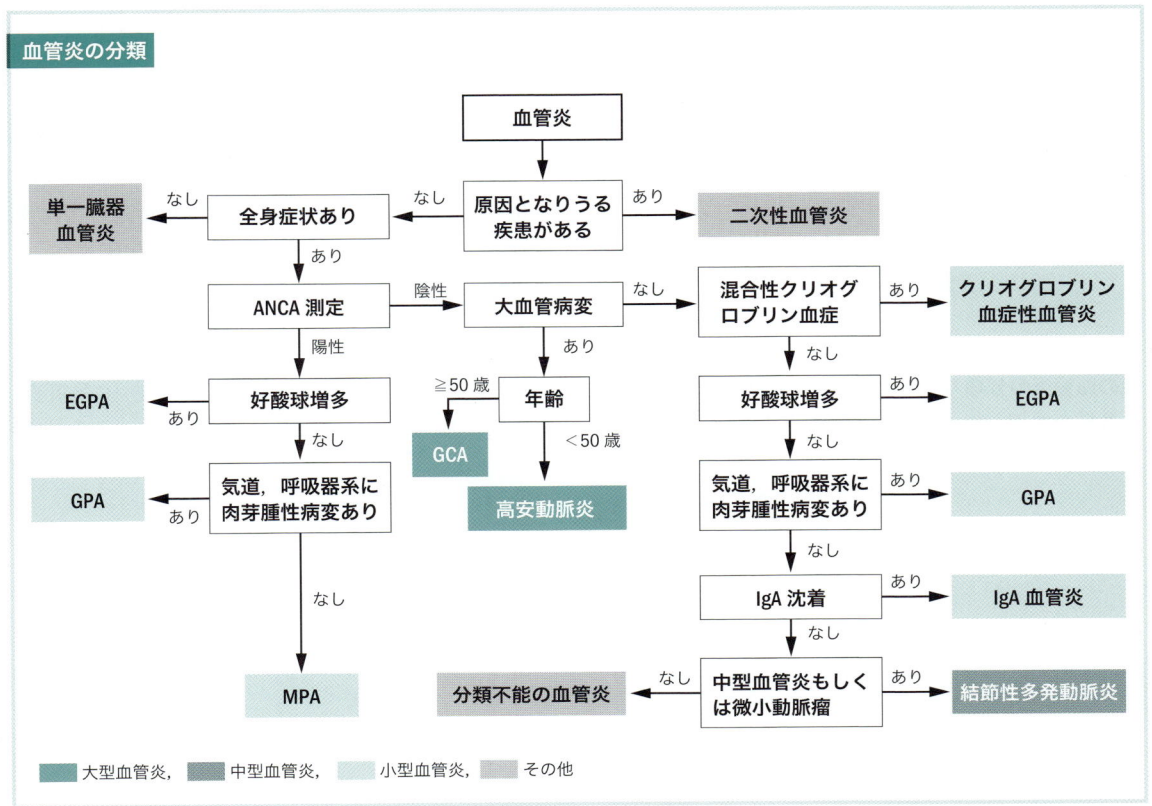

大型血管炎, 中型血管炎, 小型血管炎, その他

Curr Opin Rheumatol. 2015 Jan;27（1）:1-9

Ⅰ 自己免疫・炎症性疾患

表1 血管炎の分類 (International Chapel Hill Consensus Conference 2012)

大型血管炎	中型血管炎	小型血管炎
高安動脈炎 巨細胞性動脈炎 (GCA)	結節性多発動脈炎 川崎病	抗好中球細胞質抗体 (ANCA) 関連血管炎 ・顕微鏡的多発血管炎 (MPA) ・多発血管炎性肉芽腫症 (GPA) ・好酸球性多発血管炎性肉芽腫症 (EGPA) 免疫複合体性小型血管炎 ・抗糸球体基底膜抗体病 (抗 GBM 病) ・クリオグロブリン血症性血管炎 ・IgA 血管炎 (Henoch-Schönlein) ・低補体血症性蕁麻疹様血管炎 (抗 C1q 血管炎)

多様な血管を侵す血管炎	単一臓器血管炎	全身性疾患関連血管炎
Behçet 病 Cogan 症候群	皮膚白血球破砕性血管炎 皮膚動脈炎 原発性中枢神経系血管炎 限局性大動脈炎 その他	全身性エリテマトーデス (SLE) リウマトイド血管炎 サルコイド血管炎 その他

推定病因を有する血管炎
・C 型肝炎ウイルス関連クリオグロブリン血症性血管炎 ・B 型肝炎ウイルス関連血管炎 ・梅毒関連大動脈炎 ・薬剤関連免疫複合体性血管炎 ・薬剤関連 ANCA 関連血管炎 ・癌関連血管炎 ・その他

Clin Exp Nephrol. 2013 Oct;17 (5) :603-6

■症状, 所見では, 疾患により差があるが, 皮膚症状 (浸潤を触れる点状出血斑 [palpable purpura]) や糸球体腎炎, 肺胞出血, 中枢神経症状, 消化管症状 (潰瘍, 出血) が多い. 詳細は Ⅰ-11 抗好中球細胞質抗体 (ANCA) 関連血管炎 , Ⅰ-12 IgA 血管炎, 成人例のマネジメント を参照.

他の血管炎の分類 [*Curr Opin Rheumatol. 2015 Jan;27 (1) :1-9*]
■多様な血管を侵す血管炎:さまざまなサイズの血管に炎症を来す血管炎. Behçet 病や Cogan 症候群が当てはまる.
■単一臓器血管炎:皮膚のみ, 中枢神経のみ, 大動脈炎のみなど, 単一の臓器でのみ血管炎を生じる.
■全身性疾患関連血管炎:SLE, リウマトイド血管炎, サルコイド血管炎など他の自己免疫疾患に伴う血管炎.
■推定病因を有する血管炎:主に感染症 (C 型肝炎, B 型肝炎, 梅毒) や薬剤性, 悪性腫瘍による血管炎.

10 高安動脈炎

- 大型血管（大動脈とその分枝，肺動脈，冠動脈）に炎症を来す疾患．
- 40歳以下のアジア人の女性（男女比1：9）に多く，日本国内からは年間100例前後の報告がある〔*Circ J. 2011;75（2）:474-503*〕．
- HLA-B52との関連性もあり，高安動脈炎の約50%でHLA-B52が陽性となる〔*Circ J. 2012;76（4）:1004-11*〕．
- 40歳以降の発症が1-3割を占める〔*Circ J. 2012;76（4）:1004-11*〕〔*Int J Rheum Dis. 2016 Jan;19（1）:87-94*〕．
- 大動脈炎の原因となる疾患は他に巨細胞性動脈炎，感染性大動脈炎，IgG4関連血管炎，Cogan症候群，脊椎関節炎，Behçet病，関節リウマチが挙げられる〔*Medicine（Baltimore）. 2009 May;88（3）:182-92*〕〔*Curr Opin Rheumatol. 2011 Jan;23（1）:18-23*〕〔*Curr Opin Rheumatol. 2015 Jan;27（1）:1-9*〕．

高安動脈炎の症状，所見，大動脈炎の部位

- 高安動脈炎の症状，所見頻度は表1を参照．
- 若年女性において消耗症状が認められ，さらに血管雑音，血圧の左右差，四肢の虚血症状，脳・眼の虚血症状が認められる場合は高安動脈炎を疑う．
- 症状や所見は罹患血管により異なる．
- 罹患血管，頻度は表2を参照．最も多いパターンは大動脈弓部からの主要な分枝のみか，大動脈全体の炎症が認められるパターンで約8割を占める．冠動脈病変は8.5%で認められる〔*Circ J. 2012;76（4）:1004-11*〕．
- 画像検査ではドップラーエコー，MRI，PET/CTが有用〔*Autoimmun Rev. 2018 Feb;17（2）:175-87*〕．
- ドップラーエコーでは感度81%［69-89］，特異度100%で大動脈炎を評価可能．
- MRIの血管閉塞や拡張に対する感度は92%［88-95］，特異度92%［85-86］．
- PET/CTは高安動脈炎の活動性病変に対する感度81%［69-89］，特異度74%［55-86］．
- 高安動脈炎の診断基準（American College of Rheumatology 1990）を表3に示す．

高安動脈炎と巨細胞性動脈炎の鑑別

- 高安動脈炎も巨細胞性動脈炎も大血管に炎症を来す病態であるが，両者の鑑別はしばしば困難な場合がある．

表1　高安動脈炎の症状，所見頻度（メイヨークリニックでの126例の解析）

症状	頻度	症状，所見	頻度	所見	頻度
倦怠感	54%	上肢の間欠跛行	40%	頸部血管雑音	50%
＞5 kgの体重減少	36%	下肢の間欠跛行	18%	鎖骨下血管雑音	50%
発熱	29%	頸動脈痛	15%	腹部血管雑音	14%
寝汗	19%	Raynaud現象	9%	大腿血管雑音	14%
関節痛/関節炎	35%	胸痛	39%	心雑音	34%
筋肉痛	19%	狭心痛	6%	橈骨動脈触知低下	70%
ふらつき	49%	心筋梗塞	2%	血圧の左右差＞10 mmHg	66%
頭痛	45%	腹痛	16%		
一過性脳虚血発作	11%	腸間膜虚血	4%		
一過性黒内障	16%	皮膚変化	13%		
失明	12%	新規発症の高血圧	38%		
複視	7%				

Mayo Clin Proc. 2013 Aug;88（8）:822-30

表2　罹患血管部位（日本国内106例の解析）

血管炎の部位，所見	頻度
血管造影分類*	
I 型）弓部の分枝	35.9%
IIa 型）上行〜弓部とその分枝	9.4%
IIb 型）IIa＋胸部下降大動脈	8.5%
III 型）胸部大動脈＋腹部大動脈＋腎動脈	0.9%
IV 型）腹部大動脈または腎動脈	1.9%
V 型）IIb＋IV（すべて）	43.4%
大動脈弓部からの分枝	92.3%
不整，狭窄	85.9%
閉塞	40.6%
拡張	24.5%
冠動脈病変（C）	8.5%
肺動脈病変（P）	4.7%
胸部大動脈病変	41.5%
不整，狭窄	25.5%
閉塞	0
拡張	23.6%
腹部大動脈病変	31.1%
不整，狭窄	25.5%
閉塞	1.9%
拡張	5.7%
腎動脈病変	21.7%
中等度〜重度大動脈弁閉鎖不全	22.6%

*さらに冠動脈病変があれば C（＋），肺動脈病変があれば P（＋）と記載する．
Circ J. 2011;75（2）:474-503／Circ J. 2012;76（4）:1004-11

- ■高安動脈炎は≦40歳の女性に多く，巨細胞性動脈炎は≧50歳の女性に多いものの，高安動脈炎の1-3割は≧40歳で発症し，また≧60歳での発症は1割弱，≧70歳での発症が5%程度で認められる〔*Int J Rheum Dis. 2016 Jan;19（1）:87-94*〕．
- ■高安動脈炎症例と巨細胞性動脈炎患者の特徴を比較した報告における，両者を示唆する情報を表4にまとめる．
- ■ただし，これらで明確に鑑別可能ではないため注意が必要．巨細胞性動脈炎を疑った場合は側頭動脈生検を考慮すべきである〔*Ann Rheum Dis. 2009 Mar;68（3）:318-23*〕〔*Medicine（Baltimore）. 2009 Jul;88（4）:221-6*〕．

表3　高安動脈炎の診断基準（ACR 1990）

初発症状が40歳以下
四肢の跛行（1肢以上，特に上肢）
片側または両側の橈骨動脈の拍動低下
上肢の血圧の左右差（＞10 mmHg）
鎖骨下動脈，大動脈の血管雑音
動脈造影検査で大動脈，その一次分枝または四肢近位の大型の血管の狭窄または閉塞．動脈硬化，線維筋性形成異常などによらないこと．通常，病変は局所的または区域性

6項目中3項目以上で診断．
Arthritis Rheum. 1990 Aug;33（8）:1129-34

高安動脈炎の治療

〔*JCS 2008:Circ J. 2011;75（2）:474-503*〕〔*EULAR 2009:Ann Rheum Dis. 2009 Mar;68（3）:318-23*〕

- ■初期治療は PSL 0.5-1 mg/kg/日（30-60 mg/日）で開始．
- ▪初期投与量で1か月程度継続し，その後徐々に減量．
- ■ステロイドに不応性，もしくは減量に伴い再燃した症例では免疫抑制薬を併用．使用薬剤は以下から選択する．
- ▪メトトレキサート 6-15 mg/週 経口
- ▪アザチオプリン 2 mg/kg/日 経口
- ▪シクロスポリン 3 mg/kg/日 経口
- ▪シクロホスファミド 50-100 mg/日 経口（経静脈投与の場合は 300-750 mg/m² 4週毎）
- ■上記治療にも不応性，再燃する場合は bDMARDs（トシリズマブや TNF 阻害薬）を使用する．
- ▪TNF 阻害薬はインフリキシマブ，エタネルセプトが効果的だが，保険適用外．
- ▪トシリズマブ（アクテムラ®）は高安動脈炎や巨細胞性動脈炎に対して，162 mg を1週間隔で皮下注射する（保険適用あり）．巨細胞性動脈炎と同様に効果は期待できる〔*Autoimmun Rev. 2018 Apr;17（4）:353-60*〕．
  - •再発例の高安動脈炎で，ステロイドにより再度寛解導入を行った36例を対象とし，トシリズマブ（162 mg/週）投与群とプラセボ群に割り付け比較した二重盲検化ランダム化比較試験（TAKT trial）では，再燃までの期間には有意差が認められないものの，トシリズマブ群で改善傾向が認められた（HR 0.41［0.15-1.10］）（ステロイドは4週間後より PSL を 10%/週で 0.1 mg/kg/日まで減量するプロトコール）〔*Ann Rheum Dis. 2018 Mar;77（3）:348-54*〕．
- ▪メタアナリシスでは，免疫抑制薬による寛解導入率は57.9%［40.0-74.0］，再燃率は53.9%［38.8-68.4］．一方で bDMARDs による寛解導入率は64.1%［56.0-

表4　高安動脈炎，巨細胞性動脈炎の比較

	高安動脈炎を示唆	両者で認められる	巨細胞性動脈炎を示唆
発症年齢	若年女性	40-60歳	高齢女性
症状，所見	上下肢の脈欠損，血圧の左右差，頸動脈雑音	発熱，関節痛，上下肢の間欠跛行，鎖骨下・腹部・大腿の血管雑音，一過性脳虚血発作，脳血管障害，新規高血圧	新規発症の頭痛，顎跛行，筋肉痛，側頭部圧痛，複視，霧視，失明
罹患血管*	左頸動脈（37% vs 21%） 腸間膜動脈（36% vs 18%）	椎骨動脈，鎖骨下動脈，大動脈，腎動脈，腸骨動脈	腋窩動脈（39-44% vs 9-11%） 側頭動脈

Medicine (Baltimore). 2009 Jul;88 (4) :221-6／ Ann Rheum Dis. 2012 Aug;71 (8) :1329-34*

71.5〕とほぼ同等であるが，再燃率は31.0%〔22.2-41.3〕と有意に低い．双方ともステロイド減量効果は良好〔*Autoimmun Rev. 2018 Jul;17 (7) :683-93*〕．

11 抗好中球細胞質抗体（ANCA）関連血管炎

■ ANCA 関連血管炎は抗好中球細胞質抗体（anti-neu-trophil cytoplasmic antibody：ANCA）が陽性となる小型血管炎の総称．顕微鏡的多発血管炎（microscopic polyangiitis：MPA），多発血管炎性肉芽腫症（granulomatosis with polyangiitis：GPA），好酸球性多発血管炎性肉芽腫症（eosinophilic granulomatosis with polyangiitis：EGPA）の3疾患がある〔*Allergol Int. 2007 Jun;56（2）:87-96*〕．

■ ANCA は直接好中球を活性化させ組織障害を来す．したがって ANCA 関連血管炎では免疫グロブリンや免疫複合体の沈着は来さない pauci-immune vasculitis となる（pauci＝few/little の意味）〔*Allergol Int. 2007 Jun;56（2）:87-96*〕．

■ 日本国内の ANCA 関連血管炎の発症率は，MPA が 18.2/100 万人/年，GPA が 2.4/100 万人/年，EGPA が 2.4/100 万人/年であり，MPA が最も高い．欧米での発生率は GPA が最も高い点で異なる〔*Clin J Am Soc Nephrol. 2006 Sep;1（5）:1016-22*〕〔*Rheumatology（Oxford）. 2011 Oct;50（10）:1916-20*〕．最近の報告では EGPA の有病率が 17.8/100 万人とされた〔*Mod Rheumatol. 2014 Jul;24（4）:640-4*〕．

ANCA の陽性率

■ ANCA 関連血管炎における ANCA の陽性率は表1のとおり．

▪ MPA，EGPA では主に MPO-ANCA が陽性となり，GPA では MPO-ANCA，PR3-ANCA が同程度で陽性となる．ANCA 全体でみると，MPA，GPA では陽性率は高いが，EGPA では陽性率は低く，陰性でも否定はできないことに注意〔*Am J Kidney Dis. 2013 Dec;62（6）:1176-87*〕〔*Arthritis Res Ther. 2014 Apr 23;16（2）:R101*〕．

■ ANCA 関連血管炎以外にも ANCA が陽性となる疾患は多く，特異性も高くないことに注意（補足▶表8）．

▪ ANCA 関連血管炎と ANCA 偽陽性症例を比較した報告では，両者の鑑別には ANCA の値と臓器障害数が有用であった〔*Medicine（Baltimore）. 2016 Oct;95（40）:e5096*〕．

　• ANCA が正常上限値の4倍（MPO-ANCA ≧ 20IU

表1　ANCA の陽性率

	MPO-ANCA	PR3-ANCA
MPA	97%	3%
GPA	55%	45%
EGPA	50%	0%

Arthritis Res Ther. 2014 Apr 23;16（2）:R101

/mL，PR3-ANCA ≧ 12IU/mL）：OR 14.16，2臓器以上の障害：OR7.67．

　• 偽陽性となった背景疾患は炎症性腸疾患，他の腎疾患，関節リウマチ，感染症，悪性腫瘍など．

MPA，GPA，EGPA の症状，所見の比較

■ ANCA 関連血管炎の3疾患と，他に小型血管炎を来す IgA 血管炎，クリオグロブリン血症の障害臓器とその頻度を表2に示す．

▪ 皮疹は MPA の52％，GPA の37％，EGPA の53％で認められる．紫斑や局所的な浮腫，結節，網様紅斑，蕁麻疹様皮疹，皮膚壊死，潰瘍などさまざまなものがある〔*Autoimmun Rev. 2017 Nov;16（11）:1138-46*〕．浸潤を触れる紫斑である palpable purpura は小型血管炎に特異的な所見である．

▪ 特殊な病態として，ANCA 関連血管炎性中耳炎や肥厚性硬膜炎も押さえておくとよい（補足▶）．

MPA の特徴

■ MPA では腎障害，肺障害の頻度が高い．

▪ 日本国内の統計では腎障害は87％，肺障害は74％〔*Clin Exp Nephrol. 2013 Feb;17（1）:51-8*〕．

■ 重症例では急速進行性糸球体腎炎や間質性肺疾患，肺胞出血を来す．

GPA の特徴

■ GPA では腎障害，肺障害に加えて，眼・耳・鼻症状，上気道症状が多い．

▪ 日本国内の統計では腎障害は60％，肺障害は78％，眼・耳・鼻症状は87％〔*Clin Exp Nephrol. 2013 Feb;17（1）:51-8*〕．

■ 初発症状の90％が上，下気道症状となる〔*Thorax.*

表2 小型血管炎を来す疾患の障害臓器とその頻度

臓器障害	MPA	GPA	EGPA	IgA 血管炎	クリオグロブリン血症
皮膚	中	中	中	高	高
腎	高	高	中	中	中
肺	高	高	高	まれ	まれ
眼・耳・鼻	低	高	中	まれ	まれ
筋骨格	中	中	中	高	高
神経	低	中	高	低	中
消化管	中	中	中	高	低

まれ：＜5%，低：5-30%，中：30-60%，高：60-90%

N Engl J Med. 1997 Nov 20;337（21）:1512-23 より改変

1999 Jul;54（7）:629-37．

- 鼻汁，鼻出血，鞍鼻，声門下狭窄が認められる．
- 眼症状では上強膜炎，結膜炎，眼神経炎，眼窩後部偽性腫瘍などが認められる．
- 肺は結節影，浸潤影，肺胞出血，気管支狭窄などさまざまな病変が認められる．

EGPA の特徴

- EGPA はアレルギー性鼻炎，喘息，好酸球増多を特徴とする血管炎である．
- 侵襲臓器は肺や神経が多い．また皮膚症状も他の MPA，GPA と比較すると多い．
- 喘息は血管炎に先行してほぼ100%で認められる．まれに喘息を伴わない EGPA の報告もあり，日本人の EGPA 症例における喘息合併率は98%とされ

ている〔*Mod Rheumatol. 2014 Jul;24（4）:640-4*〕．

- 肺病変は27-77%，多発性単神経炎は46-92%，皮膚所見は40-68%で認められる．また心内膜への好酸球浸潤による不整脈，心外膜炎，心筋障害の頻度も16-56%と高く認められる．心臓障害は予後に直接影響する因子であるため，注意が必要である〔*J Autoimmun. 2014 Feb-Mar;48-49:99-103*〕．
- EGPA では病期は前駆期，好酸球増多期，血管炎期の3つに分類される〔*Curr Opin Rheumatol. 2014 Jan;26（1）:16-23*〕〔*Autoimmun Rev. 2015 Apr;14（4）:341-8*〕．
- 前駆期：アトピー性皮膚炎やアレルギー性鼻炎，喘息，筋肉痛や関節痛が認められる．喘息はほぼ100%で認められ，上気道症状も47-93%で認められる．血管炎期よりも8-10年前に認められる．
- 好酸球増多期：末梢血好酸球増多，好酸球の組織浸

Q&A

Q MPO-ANCA と p-ANCA，PR3-ANCA と c-ANCA は何が異なるのでしょうか？

A ANCA の測定方法には間接蛍光抗体法（IIF）と酵素免疫測定法（ELISA）があります．IIF では好中球の染色パターンにより，核周囲が染まる核周囲型（perinuclear ANCA：p-ANCA）と細胞質がびまん性顆粒状に染まる細胞質型（cytoplasmic ANCA：c-ANCA）に分類されます．

一方で ELISA は，各抗原に特異的な抗体を測定する検査であり，p-ANCA の対応抗原として MPO（myeloperoxidase）を，c-ANCA の対応抗原として PR3（proteinase 3）を用いて，これらに対する特異的な抗体を測定します．その抗体を MPO-ANCA，PR3-ANCA と呼びます．

ELISA の問題点としては抗原エピトープ認識部位が測定キットにより異なるため，誤差が出る可能性があることと，MPO-ANCA，PR3-ANCA 以外の ANCA の測定ができない点にあります．良い点としては特異性があることと，抗体価を測定できるため，病勢の把握にも有用であることです．

一方，IIF では ELISA で測定できなかった ANCA を評価できるため，ELISA 陰性でも ANCA が検出できる可能性があります．GPA，MPA 251例と対照群924例において，IIF と ELISA を用いて ANCA を評価した報告では，ELISA が陰性かつ IIF のみ陽性となるのは ANCA 関連血管炎群で3例（1.2%），対照群では34例（3.7%）でした〔*Ann Rheum Dis. 2017 Apr;76（4）:647-53*〕．IIF のほうが感度は高そうですが，IIF のみで陽性となる場合は偽陽性を疑ったほうがよいかもしれません．

表3 MPA の診断基準（厚生労働省 1998）

MPA 診断基準	
主要症状	(1) 急速に進行する糸球体腎炎 (2) 肺胞出血，間質性肺疾患 (3) 他の組織障害（紫斑，皮下出血，消化管出血，多発性単神経炎）
組織所見	細動脈，細静脈，毛細血管の壊死性血管炎 血管周囲の炎症性細胞浸潤
検査所見	(1) MPO-ANCA 陽性 (2) CRP 陽性 (3) 腎炎所見：蛋白尿，血尿，BUN，Cr の上昇 (4) 胸部 X 線所見異常

判定	
確診	主要症状≧2 項目＋組織所見を満たす 主要症状≧2 項目［(1)，(2) を含む］＋MPO-ANCA 陽性
疑診	主要症状 3 項目を満たす 主要症状 1 項目を満たし，MPO-ANCA 陽性

Allergol Int. 2007 Jun;56 (2) :87-96

表4 GPA の診断基準（厚生労働省 1998）

GPA 診断基準	
主要症状	(1) E symptom（眼・耳・鼻）：眼（眼痛，視力低下，眼球突出），鼻（膿性鼻漏，出血，鞍鼻），耳（中耳炎），喉（潰瘍，嗄声，気道閉塞）の症状が認められる (2) L symptom（呼吸器）；血痰，咳嗽，呼吸苦 (3) K symptom（腎臓）；血尿，蛋白尿，急速進行性腎不全，浮腫，高血圧 (4) その他血管炎に関連した症状 　　(a) 全身症状：2 週以上の発熱，体重減少 　　(b) 局所症状：紫斑，関節炎，上強膜炎，多発性単神経炎，虚血性心疾患，消化管出血，胸膜炎
組織所見	(1) E, L, K 部位に壊死性肉芽腫性血管炎＋巨細胞が認められる (2) 免疫グロブリン沈着を伴わない壊死性半月体形成腎炎 (3) 小動脈，毛細血管，小静脈に壊死性肉芽腫性血管炎所見が認められる
検査所見	PR3-ANCA/c-ANCA 陽性

判定	
確診	主要症状≧3 項目［(1)(2)(3) すべてを含む］を満たす 主要症状≧2 項目＋組織所見≧1 項目 主要症状≧1 項目＋組織所見≧1 項目＋PR3-ANCA/c-ANCA 陽性
疑診	主要症状≧2 項目を満たす 主要症状 1 項目＋組織所見≧1 項目 主要症状 1 項目＋PR3-ANCA/c-ANCA 陽性

Allergol Int. 2007 Jun;56 (2) :87-96

潤が認められる．主に肺，心臓，消化管に浸潤し，肺野病変や心筋障害，消化管症状，消化管出血を呈する．

- 血管炎期：小～中型血管炎を来す．発熱や消耗症状，末梢神経障害，腎障害，皮膚症状が認められる．
  - 末梢神経障害では多発性単神経炎が＞75％を占

める．日本人では神経障害を合併する EGPA 症例が多く，多発性単神経炎が認められる頻度は93％との報告がある〔*Mod Rheumatol. 2014 Jul;24 (4) :640-4*〕．

- 腎障害では軽症～中等症の腎炎となり，腎不全移行率は＜10％と他の MPA，GPA と比較すると軽症である．

表5 EGPA の診断基準（厚生労働省 1998）

EGPA 診断基準	
主要症状	（1）喘息 （2）好酸球増多 （3）血管炎症候群*
臨床経過	典型例：上記（1）（2）が先行し，（3）が発症する
組織所見	（1）著明な好酸球浸潤を伴う肉芽腫性，もしくはフィブリノイド動脈炎 （2）血管外肉芽腫の存在

*血管炎症候群：発熱，体重減少，多発性単神経炎，消化管出血，紫斑，多関節炎，筋肉痛，筋力低下

判定	
確診	主要症状3項目＋臨床経過が典型例 主要症状2項目［（1）（2）を含む］＋組織所見≧1項目
疑診	主要症状1項目＋組織所見1項目 主要症状3項目＋臨床経過が典型例ではない

Allergol Int. 2007 Jun;56（2）:87-96

- 皮膚病変として palpable purpura（触知可能な紫斑），点状出血斑，皮下結節，丘状紅斑が特徴的である〔*Autoimmun Rev. 2015 Apr;14（4）:341-8*〕.
- ■MPO-ANCA 陽性は 50％ と少ない〔*Arthritis Res Ther. 2014 Apr 23;16（2）:R101*〕〔*Mod Rheumatol. 2014 Jul;24（4）:640-4*〕.
- ▪MPO-ANCA 陽性例ではより腎障害，皮膚，粘膜，上気道，眼病変の頻度が高い．反対に陰性例では心血管障害リスクが高くなる．神経障害は関連しない〔*Mod Rheumatol. 2014 Jul;24（4）:640-4*〕.
- ▪心筋障害リスクは ANCA 陰性以外に好酸球数もリスク因子となる〔*Medicine（Baltimore）. 2009 Jul;88（4）:236-43*〕.

ANCA 関連血管炎の診断基準

- ■MPA，GPA，EGPA の診断基準を表3～5に示す．

ANCA 関連血管炎のマネジメント（顕微鏡的多発血管炎［MPA］，多発血管炎性肉芽腫症［GPA］）

 MPA，GPA では臓器障害や病態に応じて治療方針を検討する

チャートI-1 副作用リスクが高く，重症臓器病変がない場合

- ■免疫抑制療法による副作用リスクが高い患者で，重症臓器病変がない場合はステロイド単独治療を検討する．
- ▪MPA で予後不良に関連する因子（Cr＞1.58 mg/dL，蛋白尿＞1 g/日，重症消化管障害，心筋障害，中枢

神経障害）が認められない症例を，PSL 単独で治療する群と PSL 1 mg/kg/日で治療を開始し，4 週間後よりアザチオプリン 2 mg/kg/日を併用した群と比較したランダム化比較試験では，双方とも再発率は同等であった．したがって，PSL のみ（1 mg/kg/日）で寛解導入・維持療法を試みることも状況によっては許容されるかもしれない〔*Arthritis Rheumatol. 2017 Nov;69（11）:2175-86*〕.

チャートI-2 重症腎障害（Cr ≧ 5.7 mg/dL），びまん性肺胞出血以外の臓器障害がある場合

- ■臓器予後や生命予後を脅かさないと考えられる場合は，ステロイドに加えてメトトレキサートやミコフェノール酸モフェチルを用いる．
- ▪PSL は 0.5-1.0 mg/kg/日，メトトレキサートは 20-25 mg/週を使用する．ただし，日本では関節リウマチに対してメトトレキサート 16 mg/週までの保険適用が認められているのみであり，この投与量で他の免疫抑制療法と同等の効果は示されていないため注意が必要．
  - ・GPA の多くが登録された ANCA 関連血管炎のランダム化比較試験において，メトトレキサート（20-25 mg/週）による寛解導入率はシクロホスファミド（2 mg/kg/日）と同等であった．ただし，肺病変を有する場合，寛解導入までの期間はメトトレキサート群で有意に遅れた〔*Arthritis Rheum. 2005 Aug;52（8）:2461-9*〕．GPA で肺病変を有する場合はシクロホスファミドを優先したほうがよいと思われる．
- ▪ミコフェノール酸モフェチルは 2-3 g/日を使用する．

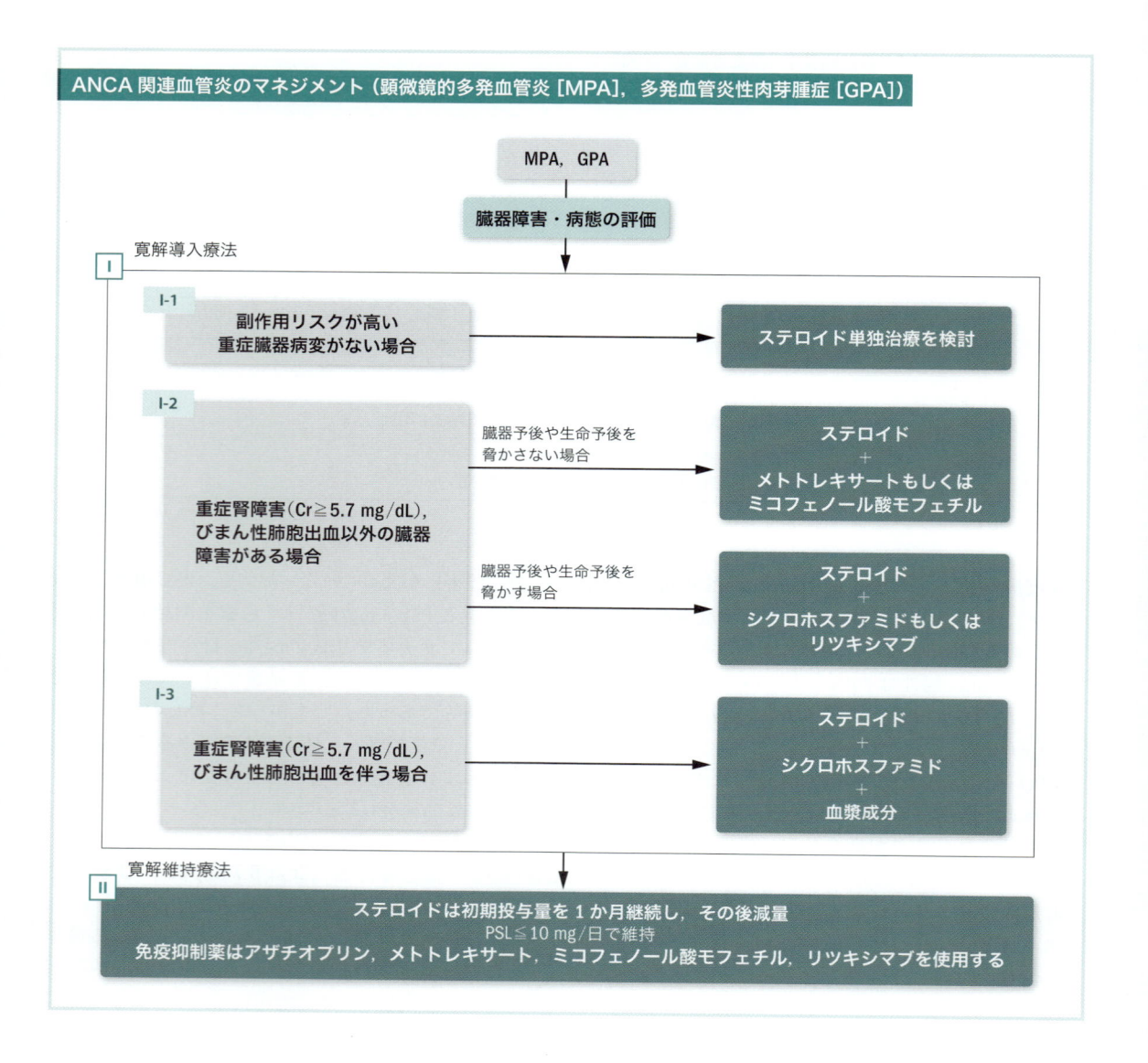

ANCA 関連血管炎のマネジメント（顕微鏡的多発血管炎 [MPA]，多発血管炎性肉芽腫症 [GPA]）

MPA，GPA

臓器障害・病態の評価

I 寛解導入療法

I-1 副作用リスクが高い 重症臓器病変がない場合 → ステロイド単独治療を検討

I-2 重症腎障害（Cr≧5.7 mg/dL），びまん性肺胞出血以外の臓器障害がある場合

臓器予後や生命予後を脅かさない場合 → ステロイド + メトトレキサートもしくはミコフェノール酸モフェチル

臓器予後や生命予後を脅かす場合 → ステロイド + シクロホスファミドもしくはリツキシマブ

I-3 重症腎障害（Cr≧5.7 mg/dL），びまん性肺胞出血を伴う場合 → ステロイド + シクロホスファミド + 血漿成分

II 寛解維持療法

ステロイドは初期投与量を 1 か月継続し，その後減量
PSL≦10 mg／日で維持
免疫抑制薬はアザチオプリン，メトトレキサート，ミコフェノール酸モフェチル，リツキシマブを使用する

- 新規に診断された ANCA 関連血管炎 140 例（2/3 が GPA 症例．eGFR＜15 mL/分の症例は除外）を対象とし，PSL 1 mg/kg/日（6 か月後に 5 mg/日となるように減量）に加えてミコフェノール酸モフェチル 2 g/日投与群（効果不十分の場合は 3 g/日まで増量可）とシクロホスファミド静注療法群（投与量は次項目参照）を比較したランダム化比較試験では，両群で寛解達成率は同等であった（PSL 減量成功かつ寛解達成率 67％ vs 61％）．しかしながら寛解達成後の再発リスクは有意にミコフェノール酸モフェチル群で高く，注意が必要である（33％ vs 19％）〔*Ann Rheum Dis. 2019 Mar;78 (3):399-405*〕．
- 特に PR3-ANCA 陽性例で再発リスクが高い傾向があるため（再発率 48％ vs 24％），GPA 患者では

シクロホスファミドを優先するほうがよいと考えられる．

- ■臓器予後や生命予後を脅かすと考えられる場合はステロイドに加えてシクロホスファミドもしくはリツキシマブを用いる．
- ■ステロイドは PSL 1 mg/kg/日で開始する．または患者の状態に応じてステロイドパルス療法（mPSL 15 mg/kg；最大 1 g/日，3 日間まで）を考慮する〔*Ann Intern Med. 2009 May 19;150 (10):670-80*〕〔*Arthritis Rheumatol. 2015 Apr;67 (4):1117-27*〕．
- ■PSL は 1-3 週程度 1 mg/kg/日を継続後，早期に減量する（開始 2 か月程度で≦0.5 mg/kg/日，5-6 か月程度で≦10 mg/日程度まで減量）．
  - ・後述するシクロホスファミドの経静脈投与は早期の PSL 減量ありきの投与方法と認識しておく

表6　シクロホスファミドの投与量調節

年齢	経静脈投与（Cr≧1.7，＜3.4 mg/dL）	経静脈投与（Cr≧3.4，＜5.4 mg/dL）	経口投与
60歳未満	15 mg/kg/回	12.5 mg/kg/回	
60-69歳	12.5 mg/kg/回	10 mg/kg/回	25%減量
70歳以上	10 mg/kg/回	7.5 mg/kg/回	50%減量

血球減少時のシクロホスファミド経静脈投与量の調節

nadir時（投与後10-14日）の白血球数	次回投与前の白血球数	投与量調節
白血球≧3000/μL かつ好中球≧1500/μL	白血球≧4000/μL かつ好中球≧2000/μL*	前回と同量を投与
	*以外	*を満たすまで延期し，満たせば25%減量して投与
白血球≧2000，＜3000/μL かつ好中球≧1000，＜1500/μL	白血球≧4000/μL かつ好中球≧2000/μL*	20%減量して投与
	*以外	*を満たすまで延期し，満たせば40%減量して投与
白血球≧1000，＜2000/μL かつ好中球≧500，＜1000/μL	白血球≧4000/μL かつ好中球≧2000/μL*	40%減量して投与
	*以外	*を満たすまで延期し，満たせば55%減量して投与
白血球＜1000/μL かつ好中球＜500/μL		投与中止

ANCA関連血管炎診療ガイドライン2017

必要がある．高用量ステロイドを長期間継続すると感染リスクが上昇するため，患者アウトカムを増悪させる可能性があることに注意．

- シクロホスファミドは2 mg/kg/日の経口投与，もしくは15 mg/kg/回の経静脈投与を行う．
  - シクロホスファミドは経口投与，経静脈投与双方とも寛解導入効果は同等（双方とも9か月の時点で88%）．経静脈投与のほうが血球減少リスクは少ない（26% vs 46%）〔*CYCLOPS trial: Ann Intern Med. 2009 May 19;150（10）: 670-80*〕．ただし，このスタディの長期フォロー（4.3年）では，再燃リスクは経静脈投与群で高い〔*Ann Rheum Dis. 2012 Jun;71（6）:955-60*〕．
  - 経口投与では2 mg/kg/日を寛解に達するまで継続し，その後は1.5 mg/kg/日を3か月間継続する．
  - 経静脈投与では15 mg/kg/回を2週毎に3回，その後3週毎投与を3-6サイクル継続する．寛解後3か月間は投与を継続し，維持療法へ移行する〔CYCLOPS trial〕．年齢，腎機能，血球減少による投与量調節は表6を参照．
  - 65歳以上の高齢者ではシクロホスファミド経静脈投与は500 mg/回でもよい〔*Arthritis Rheumatol. 2015 Apr;67（4）:1117-27*〕．
- リツキシマブは難治型，再発例MPA，GPAに対して，寛解導入目的に使用する．投与量はリツキシマブ375 mg/m²を1週間隔で4回投与．
  - 寛解導入効果はシクロホスファミド2 mg/kg/日と同等（6か月後のステロイドなしの寛解：64% vs 53%）．再燃例に対してはシクロホスファミドよりも効果が良好であり（67% vs 42%），その有意差は12か月後まで維持された（49% vs 24%）〔*RAVE trial: N Engl J Med.2010 Jul 15;363（3）:221-32*〕〔*N Engl J Med. 2013 Aug 1;369（5）:417-27*〕．
  - ANCAの種類とリツキシマブの効果を評価した報告では，PR3-ANCA陽性例でよりリツキシマブの寛解導入効果が良好であり，MPO-ANCA陽性例ではシクロホスファミド群と差は認められなかった〔*Ann Rheum Dis. 2016 Jun;75（6）:1166-9*〕．

チャートI-3 重症腎障害（Cr ≧ 5.7 mg/dL），びまん性肺胞出血を伴う場合はステロイド，シクロホスファミド（もしくはリツキシマブ）に加えて，血漿交換を考慮する

- Cr ≧ 5.7 mg/dL の腎不全例に対する血漿交換は腎予後改善効果が期待できる．しかしながら生命予後改善効果は乏しい．血漿交換の有効性は高用量ステロイドと内服シクロホスファミドの併用に基づくものである〔*J Am Soc Nephrol. 2007 Jul;18 (7) :2180-8*〕〔*Ann Rheum Dis. 2009 Mar;68 (3) :310-7*〕．
- 肺胞出血が認められる ANCA 関連血管炎患者への血漿交換の効果を検討した propensity score-matched analysis では，血漿交換は有意な死亡リスク低下効果が期待できる（院内死亡 RR 0.66 [0.43-0.99]，RD 18.6 ％ [0.7-35.4]）〔*PLoS One. 2018 Apr 23;13 (4) : e0196009*〕．

チャート II MPA，GPA の寛解維持療法

- 寛解維持療法は低用量ステロイド（PSL ≦ 10 mg/日）とアザチオプリン，メトトレキサートを 18 か月以上は投与する．
- 維持療法は長期間ほどよく，24 か月で終了する群と 48 か月間継続群とを比較したランダム化比較試験では，早期終了群で有意に再発リスクは上昇する（再発率 63％ vs 22％，OR 5.96 [2.58-13.77]）〔*Ann Rheum Dis. 2017 Oct;76 (10) :1662-8*〕．
  - 24 か月で終了する群では，18 か月の時点で PSL 5 mg/日，アザチオプリン 0.75 mg/kg/日程度まで減量し，その後 3 か月間でアザチオプリンを，半年で PSL を減量・中止していく．
  - 48 か月の長期投与を行う群では，18 か月時点で PSL 5.0-7.5 mg/日，アザチオプリン 1 mg/kg/日とし，2-3 か月毎に PSL 1 mg/日ずつ減量し，終了する．アザチオプリンは最後まで継続する．
- 免疫抑制薬はアザチオプリン 2 mg/kg/日，メトトレキサート 20-25 mg/週（日本国内では 16 mg/週）を使用する〔*Ann Rheum Dis. 2009 Mar;68 (3) :310-7*〕．
- 寛解維持効果はアザチオプリンとメトトレキサートで同等〔*WEGENT trial: N Engl J Med. 2008 Dec 25;359 (26) : 2790-803*〕．なお，関節リウマチに対するメトトレキサートの承認用量（16 mg/週）がアザチオプリン 2 mg/kg/日と同様に有効であるという証拠はない．
- ミコフェノール酸モフェチルの寛解維持効果はアザチオプリンに劣る可能性がある．
  - GPA，MPA 患者の寛解維持療法において，アザチオプリン 2 mg/kg/日とミコフェノール酸モフェチル 2 g/日群に割り付け比較したランダム化比較試験では，再発リスクは有意にミコフェノール酸モフェチル群で高い結果であった（37.5％ vs 55.3％，HR 1.69 [1.06-2.70]）〔*JAMA. 2010 Dec 1;304*

（*21*）*:2381-8*〕．

- リツキシマブを寛解維持目的で使用する場合は，リツキシマブ 500 mg/回 6 か月毎投与する．あるいは ANCA が陽性化，2 倍以上の増加が認められた場合，末梢血に CD19 陽性 B 細胞が出現した場合に再投与するレジメンでもよい（ただし，日本では保険適用外）．
- 寛解導入後はリツキシマブ 500 mg/回を 6 か月毎に投与することでアザチオプリン 2 mg/kg/日よりも良好な寛解維持効果が見込める〔*MAINRITSAN trial: N Engl J Med. 2014 Nov 6;371 (19) :1771-80*〕．
  - リツキシマブ以外の薬剤で寛解導入された場合は，初回，2 週間後にリツキシマブ 500 mg を投与し，その後 6 か月毎に 18 か月まで使用する．この方法でアザチオプリンによる維持療法群と比較して，28 か月時点の再発率（major relapse）は 5％ vs 29％と有意に良好となる．60 か月時点でもリツキシマブ群で有意に寛解維持効果，生命予後改善効果が良好〔*N Engl J Med. 2014 Nov 6;371 (19) : 1771- 80*〕〔*Ann Rheum Dis. 2018 Aug;77 (8) :1150-6*〕．
- 患者毎に調節する方法では，寛解導入された患者で初回リツキシマブ 500 mg を投与し，その後は 3 か月毎に ANCA，CD19 陽性 B 細胞をフォローする．陰性化した ANCA が陽性となった場合や，ANCA が 2 倍以上上昇した場合，CD19 陽性 B 細胞>0/mm³ でリツキシマブ 500 mg を追加投与する〔*MAIN-RITSAN2 trial: Ann Rheum Dis. 2018 Aug;77 (8) :1143-9*〕．
  - この方法と上記固定投与を比較したランダム化比較試験では，双方で 28 か月時点での再燃リスクやステロイド投与量，投与期間には有意差が認められず（17.3％ vs 9.9％，p＝0.22），リツキシマブ投与回数は患者毎に調節する方法で有意に少ない結果であった（3 回 [2-4] vs 5 回）．

好酸球性多発血管炎性肉芽腫症（EGPA）のマネジメント

〔*Eur J Intern Med. 2015 Sep;26 (7) :545-53*〕〔*Autoimmun Rev. 2015 Apr;14 (4) :341-8*〕

チャート III EGPA では寄生虫感染，好酸球性肺疾患，好酸球増多症の可能性を評価する

- 評価方法は H -18 好酸球増多のアセスメント B -7 好酸球性肺疾患 を参照．

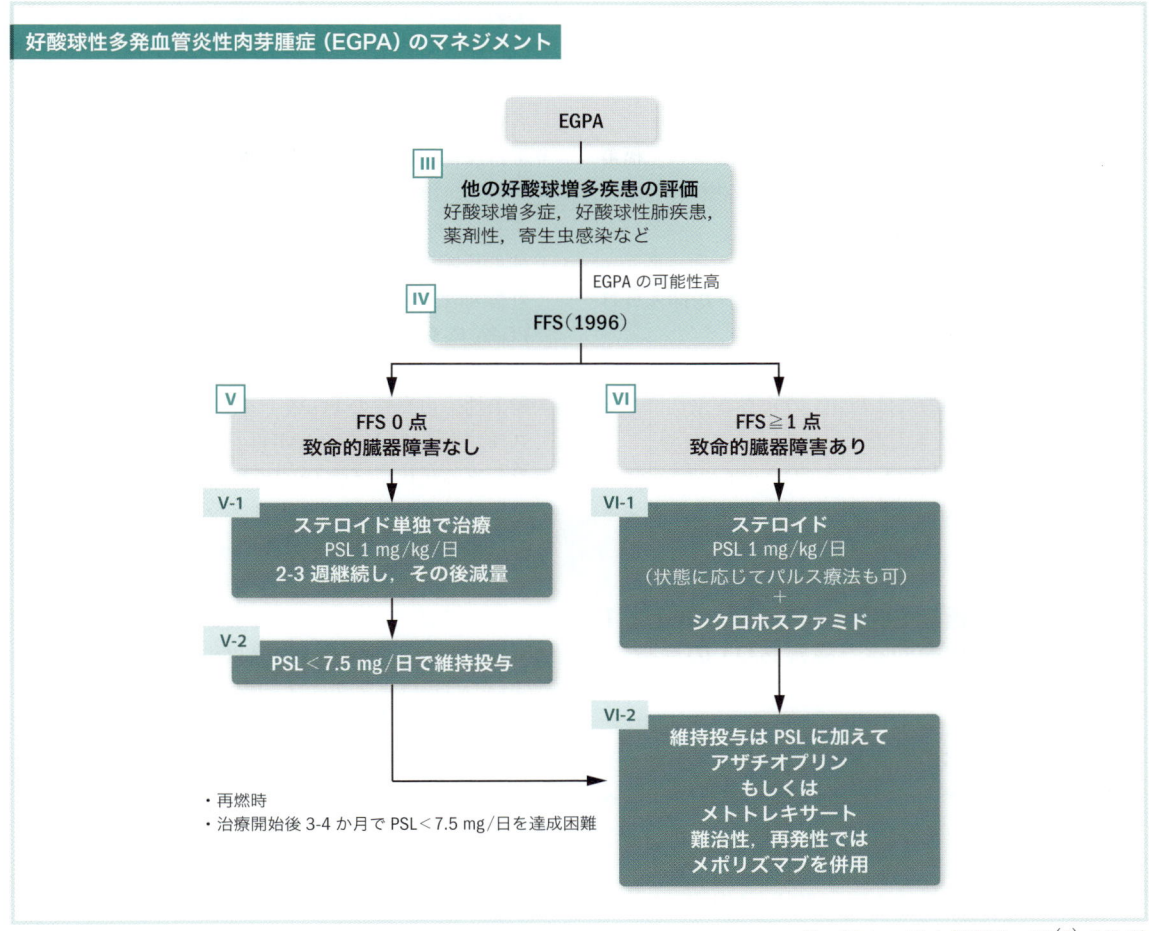

好酸球性多発血管炎性肉芽腫症（EGPA）のマネジメント

EGPA

III 他の好酸球増多疾患の評価
好酸球増多症，好酸球性肺疾患，
薬剤性，寄生虫感染など

EGPA の可能性高

IV FFS（1996）

V FFS 0 点
致命的臓器障害なし

VI FFS≧1 点
致命的臓器障害あり

V-1 ステロイド単独で治療
PSL 1 mg/kg/日
2-3 週継続し，その後減量

VI-1 ステロイド
PSL 1 mg/kg/日
（状態に応じてパルス療法も可）
＋
シクロホスファミド

V-2 PSL＜7.5 mg/日で維持投与

VI-2 維持投与は PSL に加えて
アザチオプリン
もしくは
メトトレキサート
難治性，再発性では
メポリズマブを併用

・再燃時
・治療開始後 3-4 か月で PSL＜7.5 mg/日を達成困難

Eur J Intern Med. 2015 Sep;26（7）:545-53

EGPA のリスク評価，治療方針の決定には Five-Factor Score（FFS）（表7）が有用

■ EGPA において，蛋白尿＞1 g/24 時間，腎不全（Cr ≧ 1.58 mg/dL），重度の消化管症状（穿孔，出血，梗塞，膵炎），心筋障害（肺水腫，心筋逸脱酵素上昇，心電図変化），中枢神経障害は予後に関連する〔*Medicine（Baltimore）. 1996 Jan;75（1）:17-28*〕〔*Medicine（Baltimore）. 1999 Jan;78（1）:26-37*〕.

■ これら 5 項目を Five-Factor Score（FFS）と呼ぶ. FFS には 1996 年に結節性多発動脈炎と EGPA 症例より評価されたオリジナル FFS と，2009 年に ANCA 関連血管炎全体，結節性多発動脈炎で評価された修正 FFS があり，ここでは便宜上オリジナルを FFS（1996）と記載する（表7）.

　• 参考までに FFS（2009）では，年齢≧65 歳，腎不全（Cr ≧ 1.7 mg/dL），重度の消化管症状，心不全症状，眼・鼻・喉頭の所見がない，の 5 項目を評

表 7 Five-Factor Score（1996）

- ・蛋白尿＞1 g/24 時間
- ・腎不全（Cr≧1.58 mg/dL）
- ・重度の消化管症状（穿孔，出血，梗塞，膵炎）
- ・心筋障害（肺水腫，心筋逸脱酵素上昇，心電図変化，画像所見）
- ・中枢神経障害

各項目 1 点で計算.

Medicine（Baltimore）. 1996 Jan;75（1）:17-28

価する〔*Medicine（Baltimore）. 2011 Jan;90（1）:19-27*〕. EGPA の評価では FFS（1996）を用いるほうが好ましい.

軽症 EGPA（FFS［1996］0 点かつ致命的臓器障害なし）の治療

■ FFS 0 点であればステロイド単剤で治療を開始する.

■ ステロイドによる寛解達成率は 93％〔*Autoimmun Rev. 2015 Apr;14（4）:341-8*〕.

ステロイドは PSL 1 mg/kg/日で開始し，2-3 週間継続．その後減量を開始する

■ 3 か月の時点で 0.3 mg/kg/日まで減量，6 か月の時点で 0.15 mg/kg/日まで減量を行う．

■ 軽症例でも運動神経障害がある場合，重度の末梢神経障害がある場合はステロイドパルス療法（mPSL 7.5-15 mg/kg/日を 3 日間）も考慮する．

チャート V-2 **PSL の維持量は症状や喘息発作が抑えられる最小用量とする**

■ 可能であれば PSL＜7.5 mg/日で維持することが推奨されるが，長期的には EGPA の 85％が平均で PSL 12.9 ± 12.5 mg/日を要した．

■ 再燃例や，PSL 開始後 3-4 か月で PSL＜7.5 mg/日を達成できない場合は免疫抑制薬の併用を考慮する（**チャート VI-2**）．

チャート VI 中等症～重症 EGPA（FFS［1996］≧ 1 点または致命的臓器障害あり）の治療

■ 臓器・生命が脅かされるような患者（心臓，消化管，中枢神経の障害，重症の末梢神経障害，肺胞出血，糸球体腎炎）では，寛解導入療法としてステロイドとシクロホスファミドの併用を考慮する〔*Eur J Intern Med. 2015 Sep;26（7）:545-53*〕．

チャート VI-1 **治療はステロイド（PSL 1 mg/kg/日）＋ シクロホスファミドパルス療法**

■ シクロホスファミドは 0.6 mg/m^2 を 2 週間毎に 1 か月間投与（0，2，4 週），その後 4 週間毎に合計 12 回投与する．

▪ 上記投与量で 6 回投与する方法と 12 回投与する方法で比較したランダム化比較試験では，副作用リスクは変わらず，再燃リスク（minor relapse）は 12 回投与群のほうが低い結果であった〔*Arthritis Rheum. 2007 May 15;57（4）:686-93*〕．

■ ≧ 65 歳の高齢者ではシクロホスファミド 500 mg/回を 2 週間毎に 1 か月間投与（0，2，4 週），その後 3 週間毎に寛解達成まで投与する方法も考慮する〔*Arthritis Rheumatol. 2015 Apr; 67（4）:1117-27*〕．

チャート VI-2 **維持療法は PSL に加えてアザチオプリンやメトトレキサートが推奨される．難治性や再発性ではメポリズマブの併用を考慮**

■ PSL は症状が抑えられる最低用量で継続する．可能

であれば PSL＜7.5 mg/日で維持．

■ 維持療法の薬剤はシクロホスファミド経静脈投与後 2-3 週あけて投与を開始する．経口シクロホスファミドの場合は経口投与終了後数日あけて開始する．

■ 維持投与がない場合の再発率は 73.8-85.7％と高い．

■ 難治性，再発性症例ではメポリズマブの併用を考慮する．

▪ メポリズマブは抗 IL−5 モノクローナル抗体であり，好酸球増多を伴う喘息に対して使用される薬剤．EGPA にも適応があり，300 mg を 4 週間毎に皮下注射する．

▪ 難治性，再発性の EGPA 136 例を対象とし，メポリズマブ投与群とプラセボ群を比較した二重盲検化ランダム化比較試験（EGPA Mepolizumab trial）では，寛解導入率は有意にメポリズマブ群で良好（36-48 週における寛解達成率は 32％ vs 3％，OR 16.7［3.6-77.6］）．即効性には欠け，開始後 3 か月程度経過して寛解達成患者が増加する経過となるため，ステロイド減量も開始後 1 か月以後から緩徐に行うとよい〔*N Engl J Med. 2017 May 18;376（20）:1921-32*〕．

EGPA その他の治療

■ リツキシマブ：

▪ 日本国内では保険適用外であるが，EGPA にもリツキシマブは効果的である．投与量は MPA，GPA と同様．

■ 血漿交換：

▪ EGPA には効果はないが，急速進行性糸球体腎炎や肺胞出血では考慮してもよい治療．

■ 免疫グロブリン静注療法：

▪ ステロイド ± 免疫抑制薬を使用中の EGPA 再燃例において二次的に考慮してもよい．治療抵抗性，あるいは妊娠中，難治性感染症を有する薬剤性低ガンマグロブリン血症の患者には考慮してもよいかもしれない．

▪ 心臓障害や末梢神経障害に対して効果的であったとする日本国内からの報告もある〔*Ann Allergy Asthma Immunol. 2004 Jan;92（1）:80-7*〕〔*J Neurol. 2015 Mar;262（3）:752-9*〕．

▪ 使用量は 2 g/kg を 2-5 日かけて投与（400 mg/kg/日を 5 日間）．3-4 週間毎に繰り返す．単独での治療は行わず，免疫抑制療法と併用する．

✚ 補足

表8　ANCA が陽性となる疾患

感染症 　結核，HIV，マラリア，HCV，心内膜炎，パルボウイルス B19, Hansen 病，緑膿菌感染，アスペルギルス，レプトスピラ，赤痢アメーバ，肺スポロトリコーシス	薬剤性 　プロピオチオウラシル，ヒドララジン，メチマゾール，ミノサイクリン，アロプリノール，コカイン，ペニシラミン，フェニトイン	腎疾患 　溶連菌感染後糸球体腎炎，IgA 腎症，膜性腎症，抗糸球体基底膜抗体病（抗GBM 病）
消化管疾患 　炎症性腸疾患，原発性硬化性胆管炎，自己免疫性肝炎，原発性胆汁性胆管炎	膠原病 　SLE，関節リウマチ，全身性硬化症，皮膚筋炎，Sjögren 症候群，混合性結合組織病（MCTD），脊椎関節炎，再発性多発軟骨炎，好酸球性筋痛症	その他 　シリカ曝露，サルコイドーシス，Sweet 病，特発性肺ヘモジデローシス，後腹膜線維症，持久性隆起性紅斑
悪性腫瘍 　リンパ腫，Liebow 病，慢性骨髄性白血病，骨髄異形成症候群，単クローン性ガンマグロブリン血症	血管炎（ANCA 関連以外） 　結節性多発動脈炎，高安動脈炎，IgA血管炎，川崎病，Behçet 病，クリオグロブリン血症	

・結核患者では 40-44％が PR3-ANCA/c-ANCA，MPO-ANCA/p-ANCA 陽性となる〔*Rheumatology（Oxford）. 2003 Feb;42（2）:223-9*〕.

Lancet. 2006 Jul 29;368（9533）:404-18

ANCA 関連血管炎性中耳炎

〔*Otolaryngol Head Neck Surg. 2012 Jan;146（1）:119-21*〕〔*Allergol Int. 2014 Dec;63（4）:523-32*〕

- ■ANCA 関連血管炎では中耳炎の合併もあり，ANCA 関連血管による中耳炎を otitis media with ANCA associated vasculitis（OMAAV）と呼ぶ.
- ■OMAAV の病変パターンは主に以下の 3 つ.
  - ▪①肉芽腫を伴う慢性中耳炎：主に PR3-ANCA が関連.
  - ▪②滲出性中耳炎：主に MPO-ANCA が関連.
  - ▪③感音性難聴：MPO，PR3-ANCA 双方が関連.
  - ▪前庭症状を伴う例もあり，急性の回転性めまいと突発性難聴，慢性のめまい症となることもある〔*Otol Neurotol. 2017 Jan;38（1）:97-101*〕.
- ■抗菌薬や処置でも改善しない難治性中耳炎があり，さらに MPO-ANCA または PR3-ANCA 陽性，あるいは組織より血管炎が証明され，他の中耳炎疾患（細菌性，コレステロール肉芽腫，悪性腫瘍，結核，好酸球性中耳炎など）が除外される場合に診断する.
- ■日本国内より報告された OMAAV 235 例の解析を表9 にまとめる〔*Mod Rheumatol. 2017 Jan;27（1）:87-94*〕.
  - ▪高齢者の難治性中耳炎や急性の難聴で発熱や炎症反応高値がある場合，他臓器障害がある場合はOMAAV を考慮する.
  - ▪肥厚性硬膜炎を合併する例が 28％である.

表9　日本国内の OMAAV 235 例の報告

項目	所見，他
年齢	68 歳 [26-89]
性別	女性が 73％
ANCA	MPO＋，PR3－　60％ MPO－，PR3＋　19％ MPO＋，PR3＋　4％ MPO－，PR3－　16％
初期症状	難聴 99％ 耳漏 51％ 耳痛 41％ 耳鳴 51％ めまい，ふらつき 27％ 頭痛 26％
全経過における罹患部位	両側の高度難聴 6％ 顔面神経麻痺 36％ 肥厚性硬膜炎 28％ 鼻病変 32％ 咽頭，喉頭病変 5％ 肺病変 35％ 腎臓病変 26％ その他血管炎 37％

Mod Rheumatol. 2017 Jan;27（1）:87-94

ANCA 関連血管炎による肥厚性硬膜炎

〔*J Neurol Neurosurg Psychiatry. 2014 Jul;85（7）:732-9*〕

- ■肥厚性硬膜炎は頭蓋内，脊髄の硬膜の炎症性肥厚を特徴とする病態.
  - ▪頭蓋内圧亢進や脳神経障害，脊髄障害を呈する. また，炎症や肥厚による血流障害で静脈洞血栓症や

Ⅰ 自己免疫・炎症性疾患

眼窩先端症候群を合併することもある．

- 症状は頭痛や複視，失明，嚥下障害，呂律障害などさまざま．障害されることが多い脳神経は視神経（II），動眼神経（III），滑車神経（IV），外転神経（VI），内耳神経（VIII）（表10）．
- 肥厚性硬膜炎の原因として多いものがANCA関連血管炎とIgG4関連疾患．
- 日本国内の肥厚性硬膜炎症例では，ANCA関連血管炎が34％，IgG4関連疾患が8％．他は結核やアスペルギルス症，中耳炎，副鼻腔炎，Sjögren症候群，特発性などが原因である．
- フランスからの報告では，他にErdheim-Chester病，Rosai-Dorfman病，サルコイドーシス，クリプトコッカス髄膜炎，リンパ腫なども原因となる〔Medicine（Baltimore）. 2018 Jul;97（30）:e11413〕．
- 日本国内の肥厚性髄膜炎症例において，ANCAはMPO-ANCA陽性が27.7 ％，PR3-ANCA陽性が12.6％であった（検査した患者における陽性率）．

表10　日本国内の肥厚性硬膜炎159例における脳神経障害の頻度

脳神経障害	頻度
嗅神経（I）	2.0%
視神経（II）	41.4%
動眼神経（III）	30.3%
滑車神経（IV）	25.3%
三叉神経（V）	19.2%
外転神経（VI）	35.4%
顔面神経（VII）	19.2%
内耳神経（VIII）	27.3%
舌咽神経（IX）	13.1%
迷走神経（X）	10.1%
副神経（XI）	5.1%
舌下神経（XII）	8.1%

J Neurol Neurosurg Psychiatry. 2014 Jul;85（7）:732-9

12 IgA 血管炎 (Henoch-Schönlein 病)，成人例のマネジメント

- IgA 血管炎は免疫複合体性小型血管炎に分類される．小型血管に白血球破砕性血管炎と IgA の沈着が認められる．
- ANCA 関連血管炎や他の小型血管炎と比較して皮膚病変（紫斑），消化管病変，関節痛を伴う頻度が高い〔*Curr Opin Rheumatol. 2010 Sep;22 (5) :598-602*〕．
- 小児で多く認められる疾患であり，小児における発症率は 3-26/10 万人年で 4-7 歳に多い．一方成人では 0.1-1.8/10 万人年で，50-70 歳代の高齢者で多い〔*Clin Nephrol. 2011 Jul;76 (1) :49-56*〕〔*Autoimmun Rev. 2015 Jul;14 (7) :579-85*〕．

IgA 血管炎：小児と成人例の症状
〔*Autoimmun Rev. 2015 Jul;14 (7) :579-85*〕

- 成人例の IgA 血管炎では腎障害を合併する頻度が高い（表 1）．
- また，血清 IgA 値も半数で上昇が認められる〔*Medicine (Baltimore). 2014 Mar;93 (2) :106-13*〕．
- 皮膚症状は浸潤を触れる点状出血斑（palpable purpura）が多い．足首周囲など負荷のかかる部位で多く認められる．
- 成人例の 1/3 で壊死性，出血性の紫斑が生じる．皮膚症状は 2 週間程度で自然に改善することが多い．
- 関節症状は下肢の関節痛が 2/3 で認められる．関節腫脹は 37.4%で認められ，膝関節や足関節の非びらん性関節炎となることが多い〔*Medicine (Baltimore). 2014 Mar;93 (2) :106-13*〕．
- 消化管症状は 2/3 で認められ，腹部疝痛，悪心・嘔吐，下血，血便が多い．
- 腎障害では IgA 腎症と同様の組織所見を示す．軽度の血尿からネフローゼ症候群，急速進行性糸球体腎炎までさまざまな経過をとりうる．

IgA 血管炎の診断

- IgA 血管炎に多く認められる皮膚症状，関節症状，消化管症状，腎障害のうち 2 項目以上が認められ，病変部位（主に皮膚や腎臓）の組織生検にて壊死性血管炎所見，血管壁への IgA 沈着所見，メサンギウム領域への IgA の沈着が認められる場合に IgA 血管炎と診断する．

IgA 血管炎の治療 〔*Curr Opin Rheumatol. 2010 Sep;22 (5) :598-602*〕〔*Autoimmun Rev. 2015 Jul;14 (7) :579-85*〕

- IgA 血管炎の大半は 4 週間程度で自然寛解するため，症状や重症度に応じて治療を考慮する．

皮膚，関節症状のみの場合は対症療法
- 基本的には対症療法で自然に改善する．
- NSAIDs は消化管症状や腎障害を増悪させる可能性あるため避ける．

表 1 IgA 血管炎の症状，所見頻度

	小児（診断時）	成人（診断時）	小児（全経過）	成人（全経過）
皮膚症状	67%	76%	100%	100%
消化管症状	20%	10%	67%	57%
関節症状	8%	16%	67%	51%
腎障害	13%	58%	27%	84%
発熱	11%	4%	25%	22%
白血球増多			41%	24%
貧血			6.3%	15.7%
ESR 亢進			78%	83%
IgA 上昇			9%	55%
抗核抗体陽性			9%	20%

Medicine (Baltimore). 2014 Mar;93 (2) :106-13

- 対症療法で改善が乏しい場合はコルヒチン 1 mg/日が効果的である可能性がある.
- コルヒチンは白血球破砕性血管炎の治療効果が期待できる.

消化管症状がある場合

- 症状が軽度であれば対症療法.改善乏しい場合はコルヒチンまたは低用量ステロイドを使用する.
- 消化管大量出血や穿孔がある場合は手術治療を行い,ステロイドを使用する.
- この場合は PSL 1 mg/kg/日もしくはステロイドパルス療法(mPSL 1 g/日 3 日間)を行う.

腎障害がある場合

- 軽症例(血尿,蛋白尿<0.5 g/日,GFR 正常)では経過観察し,3-6 か月後再評価.
- 中等症例(血尿,蛋白尿>0.5 g/日,GFR 正常)では ACE 阻害薬,ARB を使用し,3-6 か月後再評価.
- フォローにおいて蛋白尿>1 g/日となるようであれば重症例として対応する.
- 重症例(急性腎障害,急速進行性糸球体腎炎,半月形成糸球体腎炎)ではステロイドを使用.
- PSL 1 mg/kg/日もしくはステロイドパルス療法(mPSL 1 g/日 3 日間)を行う.
- PSL は 2 週間程度初期量を継続し,その後 4-6 か月程度で減量する.
- 重症例におけるシクロホスファミドの併用は寛解導入,維持効果は認められず,基本的には使用しない〔*Kidney Int. 2010 Sep;78 (5) :495-502*〕.難治性の症例で考慮する.
- 再燃例ではアザチオプリン(2 mg/kg/日)やシクロスポリンの併用も考慮する〔*Pediatr Nephrol. 2009 Oct;24 (10) :1901-11*〕.
- IgA 血管炎改善後も IgA 腎症は残存する可能性があるため,定期的なフォロー,IgA 腎症の治療を行う.
- IgA 血管炎による皮膚や関節,消化管症状が改善しても血尿や蛋白尿が残存し,IgA 腎症へ移行することはある.ステロイド投与は IgA 腎症移行リスクの軽減効果はなく,定期的なフォロー,降圧治療が重要.IgA 腎症の管理は F -12 IgA 腎症 を参照〔*Autoimmun Rev. 2015 Jul;14 (7) :579-85*〕.

Behçet 病

- Behçet 病は多様な血管を侵す血管炎に分類され，小〜大型血管すべての動静脈に炎症を生じる．
- 地中海沿岸から東アジア，日本まで至るシルクロード沿いに患者が多く，日本では 7.5-13/10 万人の有病率．20-40 歳に多く，男女差はほぼない〔*Medicine (Baltimore). 2011 Mar;90 (2) :125-32*〕〔*World J Gastroenterol. 2015 Apr 7;21 (13) :3801-3812*〕．
- 遺伝の関与，免疫の関与が考慮されており，HLA−B51 陽性が関連している（RR 6.7）〔*N Engl J Med. 1999 Oct 21;341 (17) :1284-91*〕．日本人における HLA−B51 は Behçet 病患者の 5-6 割，健常者で 1-2 割程度で陽性となる．

Behçet 病のマネジメント

チャート I Behçet 病の症状

- 口腔内アフタはほぼ全例で認められる．ごく一部（2.6%）に口腔内アフタ陰性の Behçet 病患者もいる

が，その場合は眼病変の頻度が高くなる〔*Mod Rheumatol. 2014 Jul;24 (4) :637-9*〕．

- 口腔内アフタは有痛性，円形で大きさはさまざま．1-3 cm 程度であることが多い．通常 1-3 週間程度で改善する．
- 口腔内アフタが認められる群，認められない群別の症状頻度は表 1 を参照．口腔内病変以外には陰部潰瘍，皮膚病変，眼病変の頻度が高い．また，口腔内アフタ，潰瘍病変は Behçet 病診断の数年前より認められていることが多い（7.5 ± 10.2 年）〔*Medicine (Baltimore). 2011 Mar;90 (2) :125-32*〕．
- 陰部潰瘍は口腔内アフタと同様の病変であり，口腔内アフタとの合併が多い．
- 男性では陰嚢，女性では外陰部に多く認められる〔*N Engl J Med. 1999 Oct 21;341 (17) :1284-91*〕．他の泌尿生殖器病変としては，前立腺炎，尿道炎，精巣炎，精巣上体炎，慢性膀胱炎，再発性卵管炎などがある〔*Acta Derm Venereol. 1993 Aug;73 (4) :251-4*〕．
- 皮膚病変はさまざま．ざ瘡，結節病変，結節性紅

表 1　口腔内アフタの有無による Behçet 病の症状

症状全般	口腔内アフタ（−）群	口腔内アフタ（＋）群
皮膚粘膜	46.3%	64.7%
偽性毛包炎	38.3%	53.8%
結節性紅斑	11.4%	23.0%
陰部潰瘍	8.6%	66.2%
眼病変	97.1%	56.5%
前部ぶどう膜炎	78.9%	40.0%
後部ぶどう膜炎	85.7%	43.9%
網膜血管炎	57.1%	32.3%
関節	22.8%	38.2%
神経	8.6%	10.7%
消化管	3.4%	7.4%
深部静脈血栓症	3.4%	6.0%
大血管障害	0.6%	1.8%
皮膚の針反応陽性	75.4%	51.0%

Mod Rheumatol. 2014 Jul;24 (4) :637-9

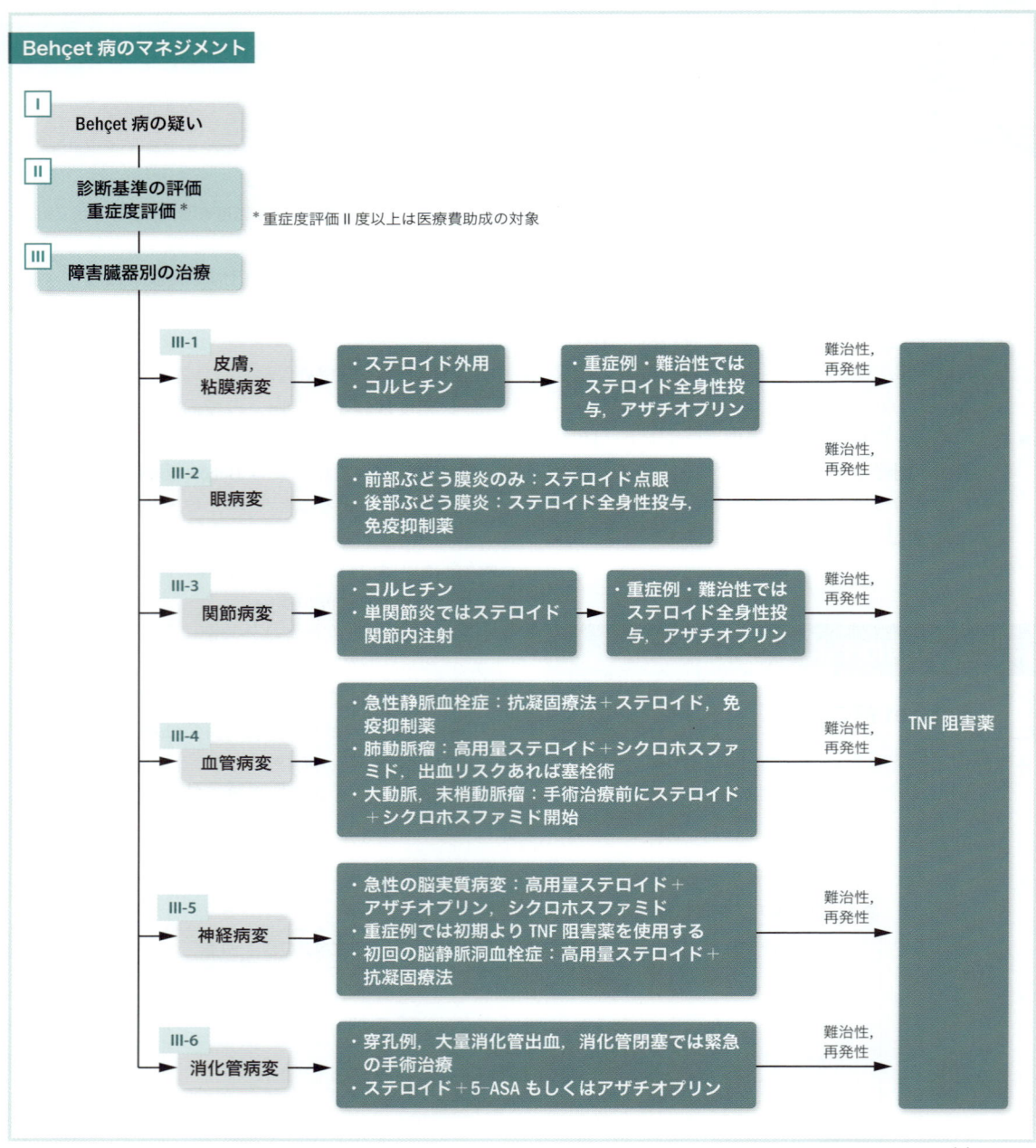

Behçet 病のマネジメント

| I | Behçet 病の疑い |

| II | 診断基準の評価 重症度評価* |

*重症度評価 II 度以上は医療費助成の対象

| III | 障害臓器別の治療 |

III-1 皮膚，粘膜病変
- ステロイド外用
- コルヒチン
→ ・重症例・難治性ではステロイド全身性投与，アザチオプリン → 難治性，再発性

III-2 眼病変
- 前部ぶどう膜炎のみ：ステロイド点眼
- 後部ぶどう膜炎：ステロイド全身性投与，免疫抑制薬
→ 難治性，再発性

III-3 関節病変
- コルヒチン
- 単関節炎ではステロイド関節内注射
→ ・重症例・難治性ではステロイド全身性投与，アザチオプリン → 難治性，再発性

III-4 血管病変
- 急性静脈血栓症：抗凝固療法＋ステロイド，免疫抑制薬
- 肺動脈瘤：高用量ステロイド＋シクロホスファミド，出血リスクあれば塞栓術
- 大動脈，末梢動脈瘤：手術治療前にステロイド＋シクロホスファミド開始
→ 難治性，再発性

III-5 神経病変
- 急性の脳実質病変：高用量ステロイド＋アザチオプリン，シクロホスファミド
- 重症例では初期より TNF 阻害薬を使用する
- 初回の脳静脈洞血栓症：高用量ステロイド＋抗凝固療法
→ 難治性，再発性

III-6 消化管病変
- 穿孔例，大量消化管出血，消化管閉塞では緊急の手術治療
- ステロイド＋5-ASA もしくはアザチオプリン
→ 難治性，再発性

TNF 阻害薬

Ann Rheum Dis. 2018 Jun;77（6）:808-18

斑，表層の血栓性静脈炎，壊疽性膿皮症，浸潤を触れる点状出血（palpable purpura）などが認められる〔*Yonsei Med J. 1997 Dec;38（6）:380-9*〕〔*N Engl J Med. 1999 Oct 21;341（17）:1284-91*〕〔*Semin Cutan Med Surg. 2001 Mar;20（1）:53-7*〕．

- 爪床部毛細血管（nailfold capillary）の異常所見も認められる．
- 関節病変は非対称性の中〜大関節炎となるが，骨融解や変形はまれ〔*N Engl J Med. 1999 Oct 21;341（17）:1284-91*〕．

- 眼病変は口腔内アフタがない患者では主な症状の1つ．
- ぶどう膜炎は前部ぶどう膜炎が多く，前房蓄膿が特徴的である．自然寛解するが発作を繰り返すと虹彩変形と二次性緑内障を来しうる〔*N Engl J Med. 1999 Oct 21;341（17）:1284-91*〕．特に口腔内潰瘍がない症例では前部・後部ぶどう膜炎，網膜血管炎のいずれもよく起こる〔*Mod Rheumatol. 2014 Jul;24（4）:637-9*〕．

- 後部ぶどう膜炎となることもあるため，前眼部所見が問題なくても眼底の確認は重要である．
- 腎障害は他の血管炎と比較すると低頻度で軽症例が多い．
- 重度の蛋白尿が認められる場合は AA アミロイドーシスの合併を考慮する〔*Int Urol Nephrol. 2013 Jun;45 (3) :785-94*〕．
- 神経障害では脳実質障害，血栓症（静脈洞血栓症含む），無菌性髄膜炎，脳炎，脊髄病変を来す〔*Medicine (Baltimore) . 2017 Oct;96 (40) :e7958*〕．
- 末梢神経障害はまれ〔*N Engl J Med. 1999 Oct 21;341 (17) : 1284-91*〕．
- 消化管障害では，口唇〜肛門までどの部位に生じてもよいが，最も多いのは回盲部の消化管潰瘍．炎症性腸疾患との鑑別が必要となる〔*World J Gastroenterol. 2015 Apr 7;21 (13) :3801-12*〕．
- 食道病変は 2-11％で認められるが，胃の病変はまれ．同様に直腸病変も 1％未満とまれである．
- 病変は潰瘍〜穿孔，出血，瘻孔形成，狭窄とさまざま．5 個以下の卵形，円形の深い潰瘍病変が典型的な内視鏡所見となる〔*Inflamm Bowel Dis. 2001 Aug;7 (3) : 243-9*〕．
- NSAIDs 潰瘍や炎症性腸疾患，腸結核との鑑別が重要〔*Ann Rheum Dis. 2018 Jun;77 (6) :808-18*〕．
- 血管障害では，動脈，静脈すべてのサイズの血管で炎症を生じる〔*Curr Opin Rheumatol. 2011 Jan;23 (1) :24-31*〕．また，血管病変が認められる Behçet 病の 5-6 割は血管病変が初発症状となる〔*Medicine (Baltimore) . 2015 Feb;94 (6) :e494*〕．
- 血管障害の大半が静脈血栓症．動脈の炎症は全体の数％と少ない．
- 動脈の炎症では大動脈瘤，肺動脈病変，血痰，虚血性心疾患を合併する．
  - 動脈病変で最も多いのは肺動脈病変（肺動脈血栓や肺動脈瘤など）〔*Curr Opin Rheumatol. 2015 Jan;27 (1) :18-23*〕．肺動脈病変により肺結節影や空洞性病変，浸潤影，血痰，軽度〜中等度の肺高血圧も認められる〔*Medicine (Baltimore) . 2012 Jan;91 (1) :35-48*〕．
  - 動脈病変は男性例で多く，また動脈病変と静脈病変は合併しやすい．男性例，30-40 歳代の動脈瘤，動脈閉塞，大動脈炎では Behçet 病を考慮する〔*Medicine (Baltimore) . 2012 Jan;91 (1) :18-24*〕．
  - 静脈の炎症では大静脈閉塞，Budd-Chiari 症候群，深部静脈血栓症，静脈瘤の原因となる．
    - 下肢深部静脈血栓症において Behçet 病を示唆する情報に，男性例（OR 7.2 [2.3-22.8]），発症年齢≦ 35

歳（OR 4.3 [1.7-10.8]），両側性（OR 6.0 [1.2-30.3]）がある〔*Medicine (Baltimore) . 2015 Nov;94 (44) :e1899*〕．

- 心臓病変もまれ（6％程度）ながらあり，特に血管病変を有する患者での合併が多い．心外膜炎や心内膜炎，心臓内血栓，心筋梗塞，心筋線維化などが認められる〔*Medicine (Baltimore) . 2012 Jan;91 (1) :25-34*〕．

チャートII Behçet 病の診断基準

- 厚生労働省の Behçet 病診断基準を表 2 に示す．
- II 度以上の Behçet 病は医療費助成の対象となる．重症度基準は 補足 表 5 を参照．
- HLA タイピングは HLA-B51 と HLA-A26 が Behçet 病との関連がある．
- 日本人において，Behçet 病群と対照群における上記 HLA の陽性率を比較した報告では，HLA-B51 陽性率は 28.4％ vs 7.9％（OR 4.6 [3.4-6.2]），HLA-A26 は 19.2％ vs 11.7％（OR 1.8 [1.4-2.4]）と有意に Behçet 病に関連する結果であった〔*MOJ Immunol. 2014;1 (3) : 00013*〕．
- HLA-A26（特に A26:01）はぶどう膜炎との関連性，視力予後不良への関連性がある〔*Clin Exp Rheumatol. 2010 Jul-Aug;28 (4 Suppl 60) :S39-44*〕〔*Arthritis Res Ther. 2011 Mar 24;13 (2) :R49*〕．
- 針反応（pathergy test）は 20-22G の針で皮膚を穿刺し，24-48 時間後に紅斑のある丘疹または膿疱を形成する場合に陽性と判断する．紅斑程度では陽性と判断しない〔*Clin Rheumatol. 2011 Sep;30 (9) :1151-5*〕．
- 感度は 35.8-64.2％と幅があり，Behçet 病の罹患期間が長いほど陽性率も高い〔*Clin Rheumatol. 2011 Sep;30 (9) :1151-5*〕．

チャートIII Behçet 病の治療

〔*Curr Opin Rheumatol. 2014 May;26 (3) :285-91*〕〔*Mod Rheumatol. 2014 Nov;24 (6) :961-5*〕〔*Curr Opin Rheumatol. 2015 Jan;27 (1) :24-31*〕

- Behçet 病では障害臓器，症状により治療方針が異なる（表 3）．

チャートIII-1 皮膚粘膜病変に対する治療

- 皮膚粘膜病変ではステロイド外用，コルヒチン（1-2 mg/日）を使用する．
- 口腔内病変は清潔に保つことが重要．
- 改善が乏しい場合，重度の皮膚病変の場合はステロイド，アザチオプリンを使用する．
- アザチオプリン 2.5 mg/kg/日を使用．
- 上記でも改善が乏しい場合，TNF 阻害薬であるエ

表2 Behçet病の診断基準（厚生労働省 2010年改訂）

主要項目		
(1) 主症状	1) 口腔粘膜の再発性アフタ性潰瘍 2) 皮膚症状 　(a) 結節性紅斑様皮疹 　(b) 皮下の血栓性静脈炎 　(c) 毛嚢炎様皮疹，ざ瘡様皮疹 　参考所見：皮膚の被刺激性亢進 3) 眼症状 　(a) 虹彩毛様体炎 　(b) 網膜ぶどう膜炎（網脈絡膜炎） 　(c) 以下の所見があれば (a)(b) に準じる 　　　(a)(b) を経過したと思われる虹彩後癒着，水晶体上色素沈着，網脈絡膜 　　　萎縮，視神経萎縮，併発白内障，続発緑内障，眼球癆 4) 外陰部潰瘍	
(2) 副症状	1) 変形や硬直を伴わない関節炎 2) 副睾丸炎 3) 回盲部潰瘍で代表される消化器病変 4) 血管病変 5) 中等度以上の中枢神経病変	

病型診断	
完全型	経過中に（1）主症状のうち4項目が出現したもの
不完全型	(a) 経過中に（1）主症状のうち3項目，あるいは（1）主症状のうち2項目と（2）副症状のうち2項目が出現したもの (b) 経過中に定型的眼症状とその他の（1）主症状のうち1項目，あるいは（2）副症状のうち2項目が出現したもの
疑い例	主症状の一部が出現するが，不全型の条件を満たさないもの，および定型的な副症状が反復あるいは増悪するもの
特殊病変	(a) 腸管（型）Behçet病：内視鏡で病変（部位を含む）を確認する (b) 血管（型）Behçet病：動脈瘤，動脈閉塞，深部静脈血栓症，肺血栓塞栓症を確認する (c) 神経（型）Behçet病：髄膜炎，脳幹脳炎など急激な炎症性病態を呈する急性型と体幹失調，精神症状が緩徐に進行する慢性進行型を確認する

以下の検査所見は参考とする（必須ではない）．
・皮膚の針反応：20-22 Gの針で皮膚を穿刺し，24-48時間後の膿疱，＞5 mmの病変を評価する．発赤程度であれば有意ととらない．
・炎症反応：ESRの亢進，CRPの上昇，補体上昇など．
・HLA−B51の陽性（5-6割），A26の陽性（3割程度）．
・病理所見．
・神経Behçet病では髄液検査による細胞数，IL−6の上昇，MRIによる脳幹病変を評価する．

タネルセプトを考慮．ただし保険適用外となる．

チャートIII-2 眼病変に対する治療

- 前部ぶどう膜炎のみであればステロイド点眼，散瞳薬点眼を行う．
- 散瞳薬は虹彩癒着の予防目的に使用する．
- 後部ぶどう膜炎の合併がある場合，ステロイド点眼で改善が乏しい場合はステロイド，アザチオプリンを使用する．
- アザチオプリン 2.5 mg/kg/日を使用する．
- 上記にて効果が乏しい場合はシクロスポリン 2.5 mg/kg/日もしくはタクロリムスを追加．

- 難治性の場合は TNF 阻害薬を使用する．
- 難治性の眼 Behçet 病に対してはインフリキシマブが保険適用あり．5 mg/kg を 0, 2, 6 週に投与し，以後 8 週間毎に継続する．
- 非感染性の後部，汎ぶどう膜炎に対してはアダリムマブが保険適用あり（Ⅱ-15 サルコイドーシス）．

チャートIII-3 関節病変に対する治療

- 関節病変に対しては NSAIDs とコルヒチン（1-2 mg/日）を使用する．
- 改善が乏しい場合，重症例ではステロイド，アザチオプリンを使用する．

表 3　Behçet 病の治療方針

障害臓器	治療方針
皮膚粘膜病変（III-1）	軽症例 ・ステロイド外用、コルヒチン 1-2 mg/日 ・口腔内潰瘍では口腔内を清潔に保つ 重症例、難治性症例 ・PSL ～20 mg/日 ・アザチオプリン 2.5 mg/kg/日 ・TNF阻害薬（エタネルセプト、保険適用外）
眼病変（III-2）	前部ぶどう膜炎のみ ・ステロイド点眼、散瞳薬点眼 後部ぶどう膜炎 ・PSL ・アザチオプリン 2.5 mg/kg/日 ・シクロスポリン 2.5 mg/kg/日 ・タクロリムス TNF阻害薬（アダリムマブが非感染性後部または汎ぶどう膜炎で、インフリキシマブが難治性症例で保険適用あり）
関節病変（III-3）	軽症例 ・NSAIDs、コルヒチン。コルヒチン 1-2 mg/日。単関節炎ではステロイド関節注射を考慮 重症例 ・PSL ・アザチオプリン 2.5 mg/kg/日
静脈病変（III-4） （深部静脈血栓症）	・抗凝固薬 ・PSL 0.5 mg/kg/日 ＋ アザチオプリン 2.5 mg/kg/日
動脈病変（III-4）	寛解導入 ・mPSL 1 g/日を 3 日間 　その後 PSL 1 mg/kg/日で継続し、2-5 か月かけて減量 　シクロホスファミド 1 g/月を 1 年間 　2 年目は隔月投与を継続 維持療法 ・アザチオプリン 2.5 mg/kg/日 ・難治性症例ではインフリキシマブ 5 mg/kg を 0、2、6 週に投与し、以後 8 週毎 リスクに応じて肺動脈瘤に対して塞栓術、大動脈瘤や末梢動脈瘤では手術治療を考慮。手術治療前に免疫抑制療法を行う
神経病変（脳実質障害） （III-5）	寛解導入 ・mPSL 1 g/日を 7 日間まで 　その後 PSL 1 mg/kg/日で継続し、10-15 日毎に 5-10 mg ずつ減量 ・アザチオプリン 2.5 mg/kg/日。シクロホスファミド 1 g/月 維持療法 コルヒチン ・アザチオプリン 2.5 mg/kg/日 ・インフリキシマブ 5 mg/kg を 0、2、6 週に投与し、以後 8 週毎 ・重症例では初期からインフリキシマブの使用を考慮 脳静脈洞血栓症では上記ステロイド治療に加えて抗凝固療法を併用する。再発リスクが高くないため、抗凝固療法は短期間、また他の免疫抑制薬はインフリキシマブ
消化管病変（III-6） DAIBD は表 4 を参照	軽症例（DAIBD スコア 20-39 点）〈C-8 炎症性腸疾患〉 ・5-ASA and/or スルファサラジンを使用 ・効果なければ中等症～重症の治療へ 中等症～重症例（DAIBD スコア≧40） ・5-ASA and/or スルファサラジン+PSL ・効果なし/PSL 減量で再発あればアザチオプリン 2.5 mg/kg/日 ・上記でも治療困難の場合、アダリムマブもしくはインフリキシマブ

Arthritis Rheum. 2001 Nov;44 (11) :2686-92／Curr Opin Rheumatol. 2014 May;26 (3) :285-91／Mod Rheumatol. 2014 Nov;24 (6) :961-5／Curr Opin Rheumatol. 2015 Jan;27 (1) :24-31／Ann Rheum Dis. 2018 Jan;77 (6) :808-18

表 4　DAIBD（Disease Activity Score for Intestinal Behçet's Disease）

項目	スコア	項目	スコア
1 週間の全身状態	良好 0 点 まあまあ 10 点 悪い 20 点 とても悪い 30 点 最悪 40 点	腹部腫瘤	なし 0 点 触知可能 10 点
発熱	<38℃ 0 点 ≧38℃ 10 点	腹部圧痛	なし 0 点 軽度圧痛 10 点 中等度～重度 20 点
腸外症状[*1]	1 つにつき 5 点	腸管合併症[*2]	1 つにつき 10 点
1 週間の腹痛	なし 0 点 軽度 20 点 中等度 40 点 重度 80 点	1 週間の水様便の回数	0 回 0 点 1-7 回 10 点 8-21 回 20 点 22-35 回 30 点 ≧36 回 40 点

寛解≦19 点，軽症 20-39 点，中等症 40-74 点，重症≧75 点
[*1] 腸外症状：口腔内潰瘍，陰部潰瘍，眼病変，皮膚病変，関節痛，血管病変，中枢神経症状
[*2] 腸管合併症：瘻孔，穿孔，膿瘍，閉塞

Inflamm Bowel Dis. 2011 Feb;17（2）:605-13

- アザチオプリン 2.5 mg/kg/日を使用．

チャート III-4　血管病変に対する治療

- 静脈病変（深部静脈血栓症）に対しては抗凝固薬に加えてステロイド，アザチオプリンを使用．
- PSL 0.5 mg/kg/日，アザチオプリン 2.5 mg/kg/日を使用する．
- 動脈病変（肺動脈瘤や炎症性動脈瘤など）に対しては寛解導入療法としてステロイドパルス療法，シクロホスファミドを使用する．
- mPSL 1 g/日を 3 日間投与．その後 PSL 1 mg/kg/日で継続し，2-5 か月かけて減量する．
- シクロホスファミドは 1 g/月を 1 年間継続し，2 年目は隔月投与を行う．
- 動脈病変の寛解維持療法ではアザチオプリンを使用する．
- PSL を減量しつつ，アザチオプリン 2.5 mg/kg/日を併用する．
- 難治性の場合，再発する場合は TNF 阻害薬を使用する．
- インフリキシマブ（レミケード®）5 mg/kg を 0，2，6 週に投与し，以後 8 週間毎に継続する．
- 出血や破裂，閉塞リスクがある場合は上記治療に加えて塞栓術や手術治療を行う．
- 肺動脈瘤に対しては塞栓術を行う．
- 大動脈瘤，末梢動脈瘤に対しては免疫抑制療法を行ったうえで手術治療を行う．

チャート III-5　神経病変に対する治療

- 神経病変に対しては寛解導入療法としてステロイドパルス療法，シクロホスファミドを使用する．
- mPSL 1 g/日を 7 日間まで投与し，その後 PSL 1 mg/kg/日で継続し，10-15 日毎に 5-10 mg ずつ減量する．
- シクロホスファミドは 1 g/月を継続する．
- 神経病変に対する寛解維持療法ではコルヒチン，アザチオプリン 2.5 mg/kg/日を使用〔*Mod Rheumatol. 2014 Nov;24（6）:961-5*〕．
- 難治性，再発性では TNF 阻害薬を使用する．
- インフリキシマブ（レミケード®）5 mg/kg を 0，2，6 週に投与し，以後 8 週間毎に継続する．効果が不十分であれば 10 mg/kg に増量可．
- 脳静脈洞血栓症では上記ステロイド治療に加えて抗凝固療法を併用する．再発リスクは高くないため，抗凝固療法は短期間でよく，また他の免疫抑制薬も不要とする意見が多い．

チャート III-6　消化管病変に対する治療

- 消化管病変の重症度評価には Disease Activity Score for Intestinal Behçet's Disease（DAIBD，表 4）が有用だが，確立されたものではない点には留意が必要〔*Inflamm Bowel Dis. 2011 Feb;17（2）:605-13*〕．
- DAIBD スコア≦19 点で寛解，20-39 点で軽症，40-74 点で中等症，≧75 点で重症と判断．
- 治療目標は DAIBD スコア≦19 点とし，投与内容を調節する．
- 軽症例（DAIBD スコア 20-39 点）の治療は 5-ASA

and/or スルファサラジンを使用する.
- 使用方法は C -8 炎症性腸疾患 を参照.
- 中等症〜重症（DAIBD スコア ≧ 40 点）の治療では,軽症の治療に加えて免疫抑制薬を使用.
- PSL＋5−ASA and/or スルファサラジンを使用し,効果が乏しい場合,再発する場合はアザチオプリン 2.5 mg/kg/日を併用する.
- 難治性症例,再発を繰り返す場合は TNF 阻害薬を使用する.

- 日本国内で保険適用があるのはアダリムマブ（ヒュミラ®）とインフリキシマブ（レミケード®）.
  • インフリキシマブ（レミケード®）5 mg/kg を 0,2,6 週に投与し,以後 8 週間毎に継続する.効果が不十分であれば 10 mg/kg に増量可.
  • アダリムマブ（ヒュミラ®）初回 160 mg,2 週に 80 mg,4 週に 40 mg を皮下注射し,以後は 2 週間毎に 40 mg を皮下注射する.

✚ 補 足

表 5 Behçet 病の重症度基準（厚生労働省）

ステージ	内容
Ⅰ度	眼症状以外の主症状（口腔粘膜アフタ,皮膚症状,外陰部潰瘍）が認められる
Ⅱ度	Ⅰ度＋眼症状として虹彩毛様体炎が認められる Ⅰ度＋関節炎や副睾丸炎が加わったもの
Ⅲ度	網脈絡膜炎が認められる
Ⅳ度	失明の可能性があるか,失明に至った網脈絡膜炎およびその他の眼合併症を有するもの 活動性,ないし重度の後遺症を残す特殊型
Ⅴ度	生命予後に危険のある特殊病型 Behçet 病 中等度以上の知能低下を有する進行性神経 Behçet 病
Ⅵ度	死亡例

Ⅱ度以上は医療費助成の対象となる.

14 IgG4 関連疾患

- IgG4 関連疾患は，IgG4 を介した自己免疫機序の炎症，線維化を呈する疾患群．体中のさまざまな臓器に生じ，罹患部位では IgG4 陽性形質細胞，リンパ球の浸潤が認められ，ステロイドが著効する．

- IgG4 関連疾患で障害される臓器と疾患を表1にまとめる．
- 好発年齢は 50-70 歳で高齢男性に多い（男性：女性 2-3：1）．喫煙はリスク因子となる〔*Lancet. 2004 May*

表1　IgG4 関連疾患で障害される臓器

侵襲臓器	疾患	頻度	鑑別疾患
消化管	IgG4 食道炎	まれ	・食道癌，好酸球性食道炎
膵臓	自己免疫性膵炎	有病率 2.2/10 万	・膵癌
肝臓	IgG4 関連肝炎	まれ	・胆管癌，肝細胞癌，原発性硬化性胆管炎
胆管	IgG4 関連胆管炎	自己免疫性膵炎の 80％で合併	・膵癌，胆管癌，原発性硬化性胆管炎
唾液腺，涙腺	Mikulicz 病，Küttner 腫瘍	唾液腺炎の 2％	・リンパ腫，Sjögren 症候群，サルコイドーシス，唾石症
眼窩，耳鼻・副鼻腔	慢性硬化性涙腺炎，好酸球性血管中心性線維症，眼窩偽腫瘍，特発性眼窩炎	IgG4 関連疾患の 23％で眼窩病変が認められる	・眼窩：リンパ腫，甲状腺眼症，多発血管炎性肉芽腫症 ・耳鼻・副鼻腔：アレルギー性疾患，好酸球性多発血管炎性肉芽腫症，多発血管炎性肉芽腫症，肉腫，慢性感染症
甲状腺	Riedel 甲状腺炎（IgG4 陽性，線維性橋本病）	橋本病の 12/53 で IgG4 陽性	・甲状腺リンパ腫，甲状腺癌，他転移性癌など
腎臓	尿細管間質性腎炎	IgG4 関連疾患の 13/114 で Ormond 病を含む後腹膜病変がある	・リンパ腫，腎細胞癌，薬剤性尿細管間質性腎炎，特発性膜性糸球体腎炎，pauci-immune，壊死性糸球体腎炎，サルコイドーシス，Sjögren 症候群，SLE
血管	IgG4 関連大動脈炎，大動脈周囲炎，IgG4 関連腹部大動脈瘤	252 例の大動脈手術症例のうち 13 例が IgG4 関連	・原発性大型血管炎（巨細胞性，高安動脈炎），サルコイドーシス，Erdheim-Chester 病，組織球症，リンパ腫，感染性大動脈炎
後腹膜	後腹膜線維症（Ormond 病）	有病率 1/20 万	・リンパ腫，肉腫，メチセルギド誘発性後腹膜線維症，特発性後腹膜線維症
腸間膜	硬化性腸間膜炎（Ormond 病）	7000 例の腹部 CT のうち 0.6％	・リンパ腫，腸間膜脂肪織炎
頭蓋内	IgG4 関連下垂体炎，IgG4 関連硬髄膜炎	下垂体機能低下症患者の 4％	・特発性肥厚性硬髄膜炎，炎症性筋線維芽腫瘍，リンパ腫，多発血管炎性肉芽腫症，巨細胞性動脈炎，Langerhans 細胞組織球症，サルコイドーシス，下垂体腫瘍，原発性下垂体機能低下症，二次性下垂体炎
生殖器	IgG4 関連前立腺炎，IgG4 関連精巣炎	自己免疫性膵炎の 9/117（前立腺炎）	・前立腺肥大症，前立腺炎
肺	IgG4 関連炎症性偽腫瘍，間質性肺疾患，胸膜炎	新規発症の IgG4 関連疾患のうち，35％（縦隔病変も含む）	・肺癌，炎症性筋線維芽腫瘍，サルコイドーシス，多発血管炎性肉芽腫症，Castleman 病，リンパ腫様肉芽腫症，特発性間質性肺炎，Erdheim-Chester 病
リンパ節	多発性のリンパ節腫脹	不明	・リンパ腫，多中心性 Castleman 病，サルコイドーシス，SLE
皮膚	紅斑性丘疹，紅斑性結節，結節性痒疹など		・皮膚リンパ腫

Mod Rheumatol. 2013 Sep;23（5）:986-93／Dtsch Arztebl Int. 2015 Feb 20;112（8）:128-35／Medicine（Baltimore）. 2015 Dec;94（50）:e2122／Medicine（Baltimore）. 2015 Dec;94（50）:e2150／Lancet. 2015;385:1460-71 を参考に作成

1;363（9419）:1422-6.

IgG4 関連疾患のマネジメント

I IgG4 関連疾患の診断

チャート I-1 単一臓器，多臓器のびまん性/局所性の腫大や腫瘤が認められる場合に IgG4 関連疾患を考慮する

■ 具体的な臓器とその疾患は表 1 を参照．

■ さまざまな臓器障害が認められるが，臨床的には大きく以下の 4 パターンで発症，診断されることが多い〔*Ann Rheum Dis. 2019 Mar;78（3）:406-12*〕．
- 肝胆膵が主に障害されるパターン
- 後腹膜線維症 ± 大動脈炎を呈するパターン
- 頭頸部に限局した病態
- Mikulicz 病（IgG4 関連唾液腺炎）＋他の臓器障害（リンパ節や膵臓，肺，腎臓などが多い）

▪ このうち頭頸部に限局した病態は他のパターンと比較して女性で多い（女性 76 % vs 21-25%）．さらに頭頸部に限局した病態，Mikulicz 病＋他の臓器障害はアジア人の症例が多い（それぞれ 67 %，52 %，他のパターンでは 25-37%）．

チャート I-2 IgG4 関連疾患の診断には血清 IgG4 値と組織検査が重要．特に組織検査は重要であり，可能な限り生検を検討すべきである

■ IgG4 の上昇のみでは特異的な所見とは言えない．

▪ 他の膠原病でも IgG4 の上昇は認められる．IgG4 関連疾患以外に，IgG4 が上昇する自己免疫疾患は 補足▶表 8 を参照．特に好酸球増多を伴う疾患（アトピー性皮膚炎や喘息，好酸球性多発血管炎性肉芽腫症など）では IgG4 も上昇しやすい〔*Mod Rheumatol. 2012 Jun;22（3）:419-25*〕〔*Respir Med. 2016 Mar;112:39-44*〕．

▪ また，IgG4 ≧ 135 mg/dL となるのは 84-86 %〔*Mayo Clin Proc. 2015 Jul;90（7）:927-39*〕〔*Medicine（Baltimore）. 2015 Oct;94（41）:e1707*〕．IgG4 のカットオフ値と IgG4 関連疾患に対する感度，特異度は表 2 を参照．

■ IgG4 上昇以外に末梢血好酸球増多や IgE の上昇，補体低下が認められることがある（補足▶表 9）．抗核抗体は 32 % で陽性となる．

■ IgG4 陽性形質細胞の浸潤は，IgG4 陽性形質細胞数か，IgG4 陽性形質細胞数/IgG 陽性形質細胞数比で評価する．

▪ IgG4 陽性形質細胞数のカットオフ値は生検組織や他の病理所見により異なるため，評価には注意する（表 3）．IgG4 陽性形質細胞数/IgG 陽性形質細胞数比は一律＞40 % をカットオフ値（Mikulicz 病では

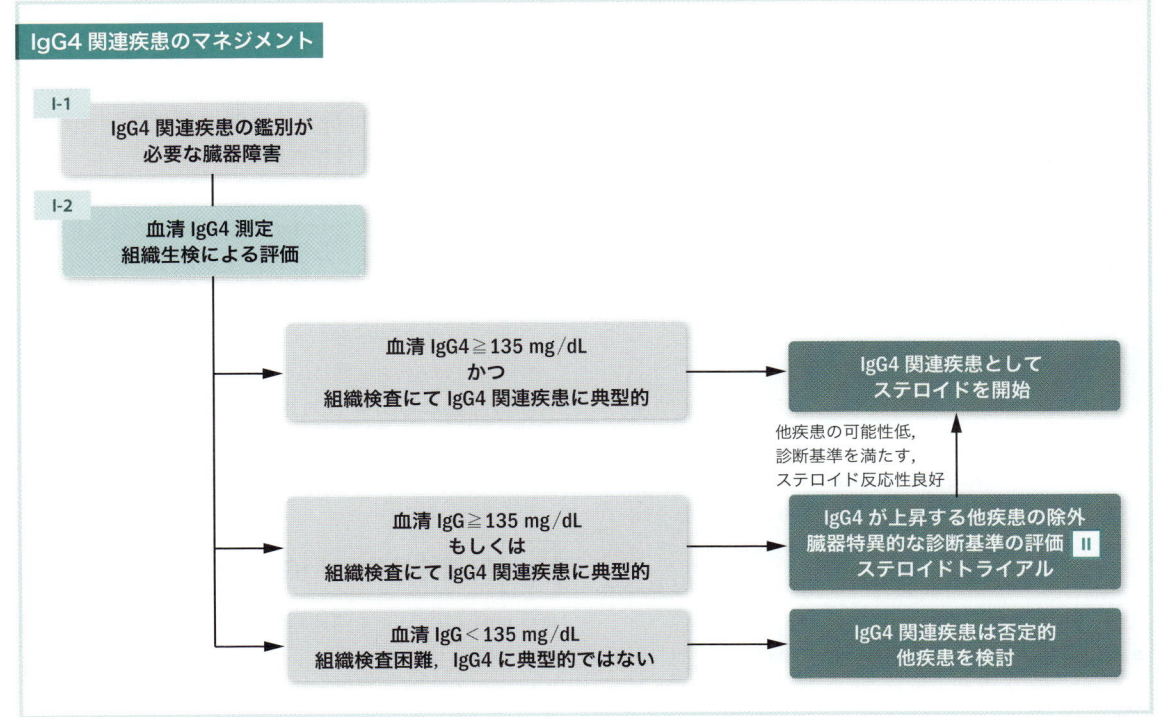

IgG4 関連疾患のマネジメント

- I-1　IgG4 関連疾患の鑑別が必要な臓器障害
- I-2　血清 IgG4 測定　組織生検による評価

血清 IgG4 ≧ 135 mg/dL かつ 組織検査にて IgG4 関連疾患に典型的 → 他疾患の可能性低，診断基準を満たす，ステロイド反応性良好 → **IgG4 関連疾患としてステロイドを開始**

血清 IgG ≧ 135 mg/dL もしくは 組織検査にて IgG4 関連疾患に典型的 → **IgG4 が上昇する他疾患の除外 臓器特異的な診断基準の評価 II ステロイドトライアル**

血清 IgG ＜ 135 mg/dL 組織検査困難，IgG4 に典型的ではない → **IgG4 関連疾患は否定的 他疾患を検討**

Dtsch Arztebl Int. 2015 Feb 20;112（8）:128-35 を参考に作成

表2 IgG4 のカットオフ値と IgG4 関連疾患に対する感度, 特異度

カットオフ値	感度 (%)	特異度 (%)	LR＋	LR－
＞135 mg/dL	86	77	3.7	0.13
＞201 mg/dL	80	89	7.0	0.23
＞270 mg/dL	75	94	12.8	0.26
＞405 mg/dL	62	98	36.5	0.39
＞603 mg/dL	50	99	99.4	0.51

中国における, IgG4 値を評価した 2901 例の解析より.

Medicine (Baltimore) . 2015 Oct;94 (41) :e1707

表3 病理検査における IgG4 陽性形質細胞数のカットオフ値 (/HPF)

組織	カットオフ値
髄膜	＞10
涙腺	＞100
唾液腺	＞100
リンパ節	＞100
肺組織 (外科的切除)	＞50
肺組織 (生検)	＞20
胸膜	＞50
膵臓 (外科的切除)	＞50
膵臓 (生検)	＞10
胆管 (外科的切除)	＞50
胆管 (生検)	＞10
肝臓 (外科的切除)	＞50
肝臓 (生検)	＞10
腎臓 (外科的切除)	＞30
腎臓 (生検)	＞10
大動脈	＞50
後腹膜	＞30
皮膚	＞200

Mod Pathol. 2012 Sep;25 (9) :1181-92

表4 Mikulicz 病の診断基準 (日本シェーグレン症候群研究会・他, 2008)

涙腺, 耳下腺, 顎下腺の 2 か所以上が対称性に 3 か月以上腫脹している
IgG4＞135 mg/dL
組織所見で IgG4 陽性形質細胞とリンパ球が浸潤 (IgG4 陽性形質細胞数/IgG 陽性形質細胞数＞50%) する線維化, 硬化性病変が認められる

Mod Rheumatol. 2012 Feb;22 (1) :21-30

- どちらか片方では準確定, もしくは疑診となる. この場合は他疾患の除外 (表1, 補定 表8), 臓器特異的な診断基準の評価, ステロイドトライアルなどを考慮し, 他疾患が否定的, ステロイド反応性が良好な場合, 診断基準を満たす場合に IgG4 関連疾患と判断する.
- 除外診断としてリンパ腫, 悪性腫瘍, Sjögren 症候群, 原発性硬化性胆管炎, Castleman 病, 多発血管炎性肉芽腫症, 好酸球性多発血管炎性肉芽腫症, サルコイドーシスは特に重要である.
- 臓器特異的な診断基準は チャートII を参照.
- また, 最近の研究では IgG4 関連疾患では末梢血中の形質芽球が増加しており, 末梢血フローサイトメトリーにて形質芽球を検出することが診断に有用とされている 〔*J Allergy Clin Immunol. 2014 Sep;134 (3) :679-87*〕〔*Ann Rheum Dis. 2015 Jan;74 (1) :190-5*〕.
- 形質芽球は CD19[low] CD38[+]CD20[-]CD27[+]細胞として検出が可能だが, コマーシャルベースでの評価は未だできない.

＞50%) とするため, こちらのほうが覚えやすい 〔*Mod Pathol. 2012 Sep;25 (9) :1181-92*〕.

- IgG4 陽性形質細胞数/IgG 陽性形質細胞数＞40% は感度 58.8% [50.9-66.3], 特異度 90.2% [81.2-95.8], LR＋3.12 [1.07-9.16], LR-0.26 [0.09-0.70] で IgG4 関連疾患を示唆する 〔*Medicine (Baltimore) . 2015 Mar;94 (9) : e579*〕.
- 病理所見の頻度は 補定 表 10 を参照.
- 血清 IgG4 の高値と IgG4 陽性形質細胞の浸潤を満たす場合には確定診断.

チャートII 臓器特異的な IgG4 関連疾患の診断基準

- Mikulicz 病 (IgG4 関連唾液腺炎) の診断基準は表4を参照.
- 自己免疫性膵炎の診断基準は表5を参照.
  - 日本の診断基準 (表5) は, 日本人の自己免疫性膵炎

表 5　自己免疫性膵炎臨床診断基準（日本膵臓学会・他，2011）

診断項目	
I.　膵腫大	a) びまん性腫大 b) 限局性腫大
II.　主膵管の不整狭細像	ERP にて評価
III.　血清学的所見	IgG4≧135 mg/dL
IV.　病理所見 　a) 3 つ以上満たす 　b) 2 つ満たす	①高度のリンパ球，形質細胞浸潤と線維化 ②強拡 1 視野当たり 10 個を超える IgG4 陽性形質細胞浸潤 ③花筵状の線維化 ④閉塞性静脈炎
V.　膵外病変	a) 臨床的，画像的に硬化性胆管炎，硬化性涙腺炎・唾液腺炎（Mikulicz 病），後腹膜線維症が認められる b) 病理学的に上記が認められる
オプション	ステロイドへの反応性が良好

ERP：内視鏡的逆行性膵管造影

診断		
確診	びまん型	Ia+＜III or IVb or Va or Vb＞
	限局型	Ib+II+＜III or IVb or Va or Vb＞の 2 つ以上 Ib+II+＜III or IVb or Va or Vb＞+オプション
	病理組織学的確診	IVa
準確診	限局型	Ib+II+＜III or IVb or Va or Vb＞
疑診	びまん型	Ia+II+オプション
	限局型	Ib+II+オプション

膵臓. 2012;27:17-25

表 6　IgG4 関連胆管炎の診断基準
肝内胆管，近位肝外胆管，膵管の狭窄所見と，以下のいずれかが認められれば診断.

膵臓/胆管の切除歴，もしくは膵臓の生検歴があり，自己免疫性膵炎，IgG4 関連胆管炎の所見が認められた場合
自己免疫性膵炎の画像所見があり，IgG4 が上昇している
以下より≧2 項目を満たす ・IgG4 の上昇 ・膵臓の画像所見で自己免疫性膵炎に典型的 ・他の臓器障害がある ・胆管生検にて IgG4 陽性形質細胞数＞10/HPF さらに 4 週間のステロイド治療により以下をすべて満たす ・胆管狭窄所見が著明に改善し，ステント抜去も可能 ・肝酵素＜2×ULN ・IgG4 と CA19-9 が著明に低下する

ULN：正常上限

Hepatology. 2014 May;59(5):1954-63

患者での評価において，感度 86.9 %〔*Pancreatology. 2013 May-Jun;13(3):230-7*〕.

■自己免疫性膵炎における内視鏡的逆行性膵管造影（ERP）所見で，以下の所見があれば感度 71 %，特異度 83 % で自己免疫性膵炎を示唆する〔*Gut. 2011 May;60(5):666-70*〕.

・膵管の 1/3 を超える広範囲の狭窄像.
・＜5 mm の小狭窄で，狭窄部位から上行性の拡張所見が認められない.
・多発性の狭窄像.
・狭窄部位から分岐する側枝が認められる.
■IgG4 関連胆管炎の診断基準は表 6 を参照.

表7 IgG4 関連腎症の診断基準

項目	診断	
1) 腎障害：尿検査異常，腎機能低下＋IgG, IgE 上昇 or 低補体血症	確診	1＋3＋4a, b 2＋3＋4a, b 2＋3＋5 1＋3＋4a＋5
2) 腎画像所見異常 　a) 造影 CT で多巣性の低造影領域 　b) 腎のびまん性腫大 　c) 腎の乏血管性孤発性腫瘍 　d) 腎盂壁の過形成領域（腎盂壁表面は整）		
3) IgG4＞135 mg/dL	準確診	1＋4a, b 2＋4a, b 2＋5 3＋4a, b
4) 腎の組織所見 　a) IgG4 陽性形質細胞数＞10/HPF または IgG4 陽性形質細胞数/IgG 陽性形質細胞数＞40% 　b) リンパ球，形質細胞が浸潤した線維性，硬化性組織	疑診	1＋3 2＋3 1＋4a 2＋4a
5) 腎外の組織所見 　IgG4 陽性形質細胞数＞10/HPF，IgG4 陽性形質細胞数/IgG 陽性形質細胞数＞40%		

Mod Rheumatol. 2012 Feb;22（1）:21-30

- IgG4 関連胆管炎と原発性硬化性胆管炎の鑑別に IgG4 値と IgG4/IgG1 が有用な可能性がある．
  - IgG4＞560 mg/dL では IgG4 関連胆管炎と診断．
  - IgG4 280-560 mg/dL では生検を行い判断．
  - IgG4 140-280 mg/dL＋IgG4/IgG1＞0.24 では生検を行い判断．
  - IgG4 140-280 mg/dL＋IgG4/IgG1＜0.24 では原発性硬化性胆管炎と診断．
  - IgG4＜140 mg/dL では原発性硬化性胆管炎と診断する．
  - この診断基準では感度 86%［76-93］，特異度 95%［91-97］で IgG4 関連胆管炎を示唆する〔*Hepatology. 2014 May;59（5）:1954-63*〕．
- IgG4 関連腎症の診断基準は表7 を参照．

IgG4 関連疾患の治療
〔*Arthritis Rheumatol. 2015 Jul;67（7）:1688-99*〕

- IgG4 関連疾患と診断した場合，一度は全身造影 CT 検査を行い，臓器病変の評価を行うべき．
- 無症候性の臓器障害が認められることもある（例：リンパ節炎のみと経過観察していたが，大動脈炎も合併しており，その後に大動脈瘤・大動脈解離を発症した，など）．
- 治療の中心はステロイド．PSL 30-40 mg/日より開始する．
- 軽症であればさらに少量から開始してもよい．リンパ節や皮膚，唾液腺の病変では無治療で経過観察とすることもある〔*Medicine（Baltimore）. 2016 Jun;95（26）:e4002*〕．

- ステロイドは 2-4 週間継続し，その後 10 mg/2 週のペースで 20 mg/日まで減量．20 mg/日からは 5 mg/2 週のペースで減量する．
- ステロイドは開始後 3-6 か月で終了もしくは，再燃しない最小量（2.5-10 mg/日）で 1 年以上維持投与を行う〔*Dtsch Arztebl Int. 2015 Feb 20;112（8）:128-35*〕．
- 2.5-5 mg/日が勧められているが，＞5 mg でも 26% が再発したという報告がある．
- 日本国内では少量の PSL を維持投与する施設が多い（最長 3 年程度）．海外では維持投与は一般的ではない〔*J Clin Exp Hematop. 2014;54（2）:95-101*〕．
- ステロイド減量に伴い再発する症例では免疫抑制薬の併用を行う．
- ステロイド減量に伴う再燃リスクは 26-54% 以上と高い．
- 使用薬剤はアザチオプリン，メルカプトプリン，メトトレキサート，タクロリムス，シクロホスファミド，ミコフェノール酸モフェチル，リツキシマブ（アザチオプリン，シクロホスファミド以外は保険適用外）．
- 治療により IgG4 が正常化するのは 6 割程度のみ〔*Curr Opin Rheumatol. 2011 Jan;23（1）:67-71*〕．
- IgG4 が正常化した場合，再発率は 10% 程度だが，IgG4 が高値のままの群では再発率は 30% で，再発リスク因子になるとの報告もある〔*Curr Opin Rheumatol. 2011 Jan;23（1）:67-71*〕．IgG4 のフォロー，正常化の確認が病状のフォローに有用かどうかは未だ不明確である．
- IgG4 関連疾患は悪性腫瘍合併のリスクとなる可能性がある（Ⅰ-16 自己免疫疾患と悪性腫瘍）．

✚ 補 足

表8　IgG4 が上昇する IgG4 関連疾患以外の疾患

自己免疫疾患	頻度	他疾患	頻度
Sjögren 症候群	2.9-7.7%	喘息	14.3%
全身性強皮症	6.8-7.5%	特発性肺線維症	0%
多発筋炎，皮膚筋炎	16.7%	間質性肺疾患	33.3%
SLE	0-13.9%	膵癌	5.2%
抗リン脂質抗体症候群	20%	慢性肝炎	4.8%
混合性結合組織病（MCTD）	0%	肝硬変	9.1%
関節リウマチ	14.5-17.2%	胆管癌	6.2%
Behçet 病	0-10%	慢性膵炎	4.4%
顕微鏡的多発血管炎	20%	多中心性 Castleman 病	43.8%
好酸球性多発血管炎性肉芽腫症	71.4-80%	好酸球増多症	12.5%
原発性胆汁性胆管炎	3.39%	健常者	0-5%

Mod Rheumatol. 2012 Jun;22（3）:419-25／Medicine（Baltimore）. 2015 Jan;94（2）:e387／Mayo Clin Proc. 2015 Jul;90（7）:927-39 を参考に作成

表9　IgG4 関連疾患の血液検査所見

検査	頻度（値）
CRP 上昇	18%
末梢血好酸球増多	34%
IgG＞1800 mg/dL	61%
IgG（mg/dL）	（2589[611-9470]）
IgG4＞135 mg/dL	84%
IgG4（mg/dL）	（769[15-4020]）
IgG4/IgG 比（%）	（40[25-86]）
IgE＞360 IU/mL	58%
抗核抗体	32%
リウマトイド因子	20%
抗 SS-A 抗体	6%
抗 SS-B 抗体	0%
補体低下	36%

Mayo Clin Proc. 2015 Jul;90（7）:927-39

表10　IgG4 関連疾患の病理所見頻度

病理所見	頻度（値）
リンパ球浸潤	100%
線維化	78%
花筵状の線維化	74%
静脈炎	43%
閉塞性静脈炎	41%
好酸球浸潤	51%
リンパ濾胞形成	48%
胚中心形成	53%
IgG4 陽性形質細胞数（/HPF）	（117.6[1-396]）
IgG4 陽性形質細胞数/IgG 陽性形質細胞数比（%）	58[0-100]

Mayo Clin Proc. 2015 Jul;90（7）:927-39

Ⅱ 自己免疫・炎症性疾患

15 サルコイドーシス

■ サイコイドーシスは非乾酪性類上皮細胞肉芽腫が複数の臓器に形成される原因不明の疾患である．環境因子（抗原曝露），遺伝因子の関与が推測されている〔*Am J Respir Crit Care Med. 2011 Mar 1;183（5）:573-81*〕

■ 日本国内での発症率は 1/10 万人，男女比 35：65．無症候性も多く，検診で偶発的に発見された例が 28％を占める〔*Eur Respir J. 2008 Feb;31（2）:372-9*〕

■ サルコイドーシスの 70％が 25-40 歳で発症するが，65 歳以上での発症例も多く報告されている．高齢発症のサルコイドーシスを晩期発症型サルコイドーシス（late-onset）と呼び，若年発症型と比較するとより眼病変が多く（37％ vs 9％），結節性紅斑が少ない（0％ vs 17％）〔*Medicine（Baltimore）. 2012 May;91（3）:137-43*〕

サルコイドーシスのマネジメント：診断

チャート I サルコイドーシスを疑う

■ サルコイドーシスは原因不明の非乾酪性肉芽腫を特徴とする全身性疾患で，急性，亜急性，慢性経過の臓器障害を呈する．無症候性の症例も多い．

▪ 初期症状，臓器障害は呼吸器系が 25-50％と最多．次いで全身症状（発熱，倦怠感，体重減少など）が 25％，リンパ節腫大 10-20％，関節症状 1-14％，眼症状 5％，肝脾腫 4％，皮膚症状 3％，心臓，神経，筋，骨，腎障害がそれぞれ＜1％．無症候性は 25％程度〔*Curr Opin Rheumatol. 2018 May;30（3）:243-8*〕

▪ 臓器障害の累積頻度，詳細は表 1 を参照．また，日本国内のサルコイドーシス 1027 例の症状頻度，臓器障害頻度は 補足 表 7，8 にまとめる．

▪ 臓器障害では肺病変が 86％と最も多く，次いで眼病変が 55％と多い〔*Eur Respir J. 2008 Feb;31（2）:372-9*〕

▪ 高齢発症例では特に眼病変の頻度が高い〔*Medicine（Baltimore）. 2012 May;91（3）:137-43*〕

▪ 両側肺門リンパ節腫脹（BHL）は最も頻度の高い所見であり，無症候性の BHL ではサルコイドーシスを疑う．片側のみの肺門リンパ節腫脹の頻度は 3-5％と低く，他の疾患を疑う〔*JAMA. 2011 Jan 26;305（4）:391-9*〕

■ 心臓，神経，筋骨格，腎臓のサルコイドーシスについ

ては 補足 でも説明する．

チャート II サルコイドーシスの診断

■ サルコイドーシスは，サルコイドーシスに矛盾しない症状があり，組織に非乾酪性肉芽腫が認められ，そして他の疾患が除外される場合に診断される〔*Clin Rev Allergy Immunol. 2015 Aug;49（1）:54-62*〕

■ 2018 年にサルコイドーシスの診断スコアも提唱されている〔*Chest. 2018 Nov;154（5）:1052-60*〕

■ これは WASOG sarcoidosis organ assessment instrument を一部改訂（ 補足 表 13）し，点数化したもので，臨床スコア≧3 点で感度 89.9％，特異度 88.0％，組織スコア≧6 点で感度 99.3％，特異度 100％でサルコイドーシスを診断可能．

チャート II-1 サルコイドーシス疑い患者において，リンパ節，皮膚病変があれば生検を行う．肺病変では気管支鏡による気管支粘膜生検，経気管支肺生検（TBLB）を，縦隔リンパ節腫脹では気管支鏡エコー下の針生検を考慮する

■ サルコイドーシス患者において，気管支粘膜生検は肉眼的に正常に見える粘膜でも 41-57％で所見が得られる．結節が認められる部位での生検では 90％で所見が得られる〔*Clin Rev Allergy Immunol. 2015 Aug;49（1）:54-62*〕

■ 肺病変，縦隔リンパ節腫大がある患者では，TBLB よりも気管支鏡エコー，食道エコーを用いた結節評価，針生検のほうが感度は高い（48％ vs 74％）〔*JAMA. 2013 Jun 19;309（23）:2457-64*〕

▪ また，TBLB では感度を上げるために 4-5 か所の生検が必要となる点も，エコー下の針生検が優れている点と言える〔*Immunol Allergy Clin North Am. 2012 Nov;32（4）:487-511*〕

■ 組織検査によって非乾酪性類上皮細胞肉芽腫所見が得られても，他の肉芽腫性疾患の除外は重要．

▪ サルコイドーシスと鑑別が必要な疾患は表 2 を参照．

▪ 薬剤誘発性サルコイドーシス様反応という病態もある．抗レトロウイルス治療，インターフェロン，TNF 阻害薬で生じることがわかっている．無症候性が多く，治療の必要はないことが多いが，治療

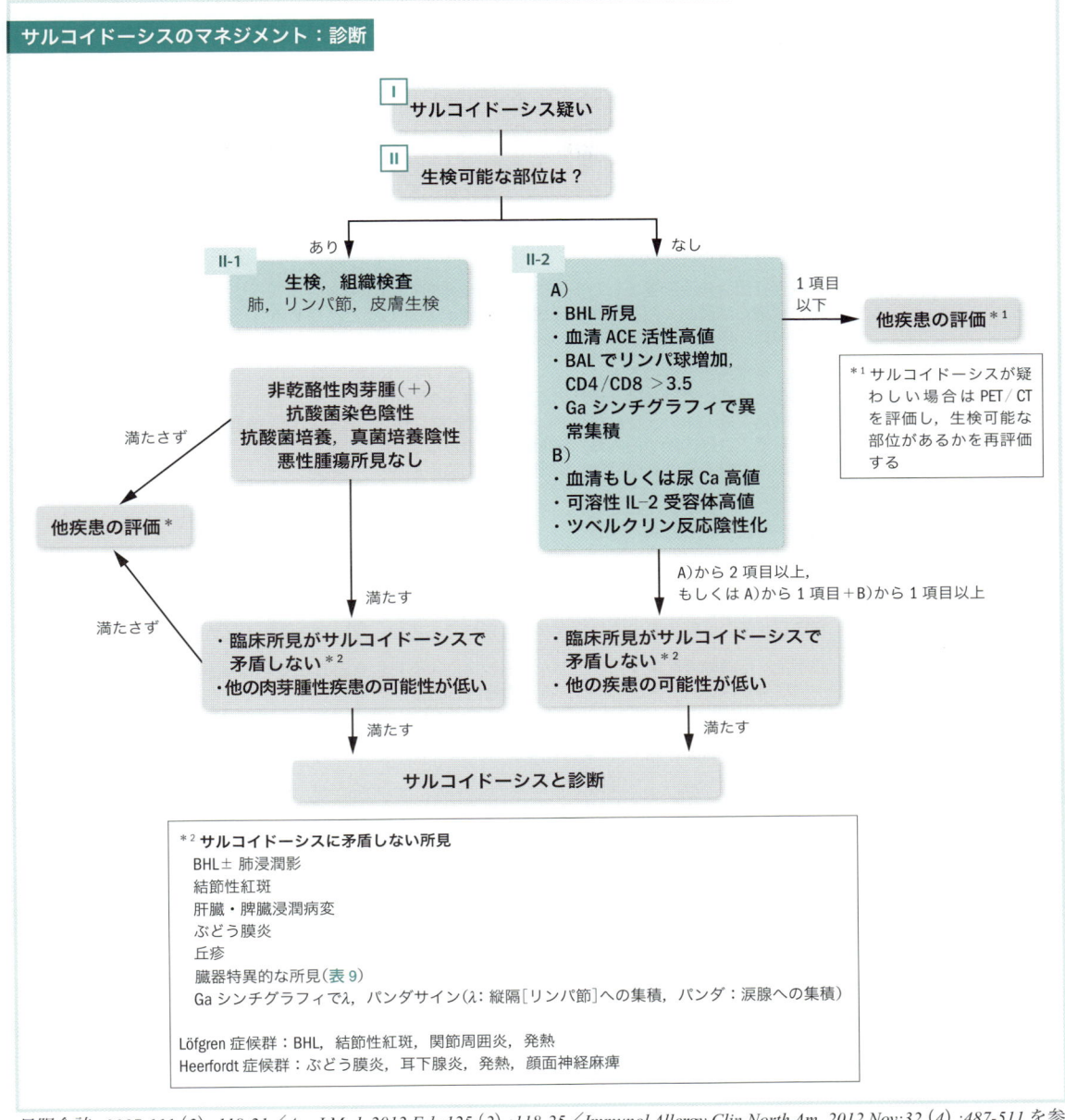

サルコイドーシスのマネジメント：診断

I サルコイドーシス疑い

II 生検可能な部位は？

あり | なし

II-1 生検，組織検査
肺，リンパ節，皮膚生検

II-2
A）
・BHL 所見
・血清 ACE 活性高値
・BAL でリンパ球増加，CD4／CD8 ＞3.5
・Ga シンチグラフィで異常集積
B）
・血清もしくは尿 Ca 高値
・可溶性 IL-2 受容体高値
・ツベルクリン反応陰性化

1 項目以下 → 他疾患の評価[*1]

[*1] サルコイドーシスが疑わしい場合は PET／CT を評価し，生検可能な部位があるかを再評価する

非乾酪性肉芽腫（＋）
抗酸菌染色陰性
抗酸菌培養，真菌培養陰性
悪性腫瘍所見なし

満たさず → 他疾患の評価[*]

満たす

A）から 2 項目以上，もしくは A）から 1 項目＋B）から 1 項目以上

満たさず

・臨床所見がサルコイドーシスで矛盾しない[*2]
・他の肉芽腫性疾患の可能性が低い

・臨床所見がサルコイドーシスで矛盾しない[*2]
・他の疾患の可能性が低い

満たす | 満たす

サルコイドーシスと診断

[*2] **サルコイドーシスに矛盾しない所見**
BHL± 肺浸潤影
結節性紅斑
肝臓・脾臓浸潤病変
ぶどう膜炎
丘疹
臓器特異的な所見（表 9）
Ga シンチグラフィでλ，パンダサイン（λ：縦隔［リンパ節］への集積，パンダ：涙腺への集積）

Löfgren 症候群：BHL，結節性紅斑，関節周囲炎，発熱
Heerfordt 症候群：ぶどう膜炎，耳下腺炎，発熱，顔面神経麻痺

日眼会誌. 2007;111（2）:118-21／Am J Med. 2012 Feb;125（2）:118-25／Immunol Allergy Clin North Am. 2012 Nov;32（4）:487-511 を参考に作成

する場合はサルコイドーシスに準じて行う〔Chest. 2018 Sep;154（3）:664-677〕.

- 組織検査にて結核，悪性腫瘍が除外され，さらにサルコイドーシスに矛盾しない所見が得られればサルコイドーシスと診断する.

- 矛盾しない所見とは，BHL±肺浸潤影，結節性紅斑，肝臓・脾臓浸潤病変，ぶどう膜炎，丘疹，Ga シンチグラフィで気管支に沿った集積や両眼の集積像.

- 特殊なサルコイドーシスとして，Löfgren 症候群（BHL，結節性紅斑，関節周囲炎，発熱が認められるサルコイドーシス）や Heerfordt 症候群（ぶどう膜炎，耳下腺炎，顔面神経麻痺，発熱が認められるサルコイドーシス）もあり，この場合は組織所見が得られなくても臨床的に診断してもよいという意見もある〔Immunol Allergy Clin North Am. 2012 Nov;32（4）:487-511〕.

- 組織検査にて他の疾患が疑われる場合はその疾患の評価を行う.

- 組織検査で診断がつかない場合で，臨床的にサルコ

表1 サルコイドーシスの臓器障害の頻度，詳細

臓器障害	頻度	詳細
肺障害	>90%	肺胞，細気管支，小型血管の炎症を来す．肺高血圧は 5%で合併する 呼吸機能検査では閉塞性障害を呈することが多い 慢性経過で肺の線維化を合併することもある
リンパ節	>20%	末梢リンパ節腫大の頻度が高い．中等度の腫大で圧痛はない 縦隔や肺門部リンパ節腫大も多いが，片側の肺門部リンパ節腫大は 3-5%のみ
内分泌	4%	腎外でのビタミン D 産生が増加し，高 Ca 尿症や高 Ca 血症を呈する（10%） 甲状腺機能障害は 5%程度．耳下腺腫脹は 5-10%
皮膚	20-30%	結節性紅斑は急性所見として多い皮疹．四肢伸側で多い 慢性経過では顔面や四肢に凍瘡様病変（pernio）を生じることがある 刺青や古い傷の部位に色素沈着，脱失，腫脹を来すこともある．丘疹，結節，環状の皮疹もあり
眼	>60%	前部，後部ぶどう膜炎を来す 前部ぶどう膜炎では急性，慢性の虹彩毛様体炎を呈する． 急性経過では Löfgren 症候群や Heerfordt 症候群に伴うこともあり，後遺症もなく改善 慢性経過では緑内障や白内障，失明のリスクとなる 後部ぶどう膜炎では乳頭浮腫，網膜出血，網膜脈絡膜炎，涙腺炎も伴うことがある
骨	1-13%	まれだが，初発症状としてある．慢性皮膚症状を伴うことが多い 溶骨〜骨硬化までさまざまある
上気道	2-18%	喉咽頭，副鼻腔病変 原因のわからない慢性の上気道症状の鑑別として重要
腎臓	まれ	腎結石が多い．腎実質の肉芽腫性病変はまれであるが，腎障害を呈するために重要
心臓	5-10%	心不全，伝導障害を来す．サルコイドーシスによる死亡原因の 85%は心臓病変 剖検症例では 20-58%で認められるとの報告もある
神経・筋	<10%	中枢神経・末梢神経障害，筋症，髄膜炎，中枢性尿崩症 脳神経障害は顔面神経（VII）麻痺が多い
肝臓，脾臓	40-70%	肝腫大 20%，脾腫大 6.7-25%．肝生検の陽性率は 40-70%だが，肝障害はまれ

N Engl J Med. 1997 Apr 24;336（17）:1224-34／BMJ. 2009 Aug 28;339:b3206／Intern Emerg Med. 2018 Apr;13（3）:325-31

イドーシスが疑わしい場合は `チャートⅡ-2` へ．

`チャートⅡ-2` **生検が困難な場合，生検で診断がつかない場合は BHL やマーカー（血清 ACE 活性，可溶性 IL-2 受容体），ツベルクリン反応検査，Ga シンチグラフィ，気管支肺胞洗浄検査（BAL），血清もしくは尿中 Ca 値を参考に可能性を検討する**

- 以下の 7 項目中，A から 2 項目以上，もしくは A から 1 項目＋B から 1 項目以上が認められ，臓器特異的な所見が認められればサルコイドーシスの可能性が高いと判断〔日眼会誌. 2007;111（2）:118-21〕．
  - ・A：
    - －BHL 所見
    - －血清 ACE 活性高値
    - －BAL でリンパ球増加，CD4/CD8＞3.5
    - －Ga シンチグラフィにて異常集積
  - ・B：
    - －高 Ca 血症あるいは尿中 Ca 値（＞400 mg/24 時間）

    - －可溶性 IL-2 受容体高値
    - －ツベルクリン反応陰性化

- これらの所見の陽性率は表3 を参照．臓器特異的な所見は `補足` 表 9 を参照．

- 血清 ACE 活性はサルコイドーシスに対する感度 57%，特異度 90%である〔Am J Respir Crit Care Med. 2011 Mar 1;183（5）:573-81〕．

- 感度が不十分であり除外には使用できない．サルコイドーシス以外に ACE 活性が上昇する疾患として重要なのは結核（3.6%），Hodgkin リンパ腫（3%），ベリリウム肺（75%），石綿肺（11%），珪肺（42%），肝疾患（原発性胆汁性胆管炎 27%，アルコール性肝疾患 28.5%），甲状腺機能亢進症（81%）などがある〔J Clin Pathol. 1983 Aug;36（8）:938-47〕．

- 可溶性 IL-2 受容体はサルコイドーシス患者で有意に上昇が認められるが，悪性リンパ腫や血球貪食症候群などでも上昇する点に注意．くわしくは `補足` を参照．

表2　サルコイドーシスと鑑別が必要な疾患

	肺病変	リンパ節	皮膚	肝臓
肉芽腫性疾患	・感染症（結核，真菌，ニューモシスチス肺炎） ・過敏性肺臓炎 ・重金属曝露（ベリリウム，アルミニウム，チタン，ジクロニウム） ・腫瘍による肉芽種性反応 ・薬剤性，GLILD，異物肉芽腫	・感染症（結核，真菌，Bartonella 症，トキソプラズマ症，Brucella症） ・腫瘍による肉芽種性反応 ・免疫調節異常症候群に伴う肉芽腫 ・GLUS，異物肉芽腫	・感染症（結核，真菌） ・異物反応 ・リウマチ結節・肉芽腫 ・エラスチン分解肉芽腫 ・Crohn 病 ・結節状の血管炎 ・リンパ腫	・感染症（結核，Brucella症，住血吸虫症） ・原発性胆汁性胆管炎 ・孤発性肝肉芽腫症 ・炎症性腸疾患 ・GLUS，リンパ腫，異物反応，薬剤性
その他	・間質性肺疾患，喘息 ・悪性腫瘍（リンパ腫，転移性腫瘍，腺癌） ・肉芽腫を伴う多発血管炎	・ウイルス感染 ・リンパ腫，悪性腫瘍 ・Castleman 病 ・薬剤性，SLE，菊池病，IgG4 関連疾患	・結節性痒疹 ・薬剤性皮疹 ・血管炎	・脂肪性肝炎 ・ウイルス性肝炎 ・原発性硬化性胆管炎

	眼病変	心臓	中枢神経	脾臓
肉芽腫性疾患		・巨細胞性心筋炎	・感染症（結核，ヒストプラズマ症，Crypto-coccus 症） ・腫瘍による肉芽種性反応	・腫瘍による肉芽種性反応 ・炎症性腸疾患 ・感染症（結核，真菌） ・GLUS，免疫調節異常症候群に伴う肉芽腫
その他	・感染症（結核，梅毒） ・血管炎 ・特発性ぶどう膜炎	・好酸球性心筋炎 ・ARVD ・アミロイドーシス ・虚血性，非虚血性心筋症	・悪性腫瘍（リンパ腫，膠芽細胞種） ・結節性硬化症 ・視神経脊髄炎	

GLILD：肉芽腫性リンパ球性間質性肺炎，GLUS：granulomatous lesion of undetermined significance，ARVD：不整脈源性右室異形成

Immunol Allergy Clin North Am. 2012 Nov;32（4）:487-511

表3　サルコイドーシスにおける検査所見の陽性率

検査所見	感度（%）
Ga シンチグラフィにて異常集積	87.6
BALF 所見異常	81.2
ツベルクリン反応陰性	73.1
血清 ACE 活性上昇	51.9
血清可溶性 IL-2 受容体高値	47-79
高 Ca 血症	7.4
高 Ca 尿症	6.4

BALF：気管支肺胞洗浄液

Chest. 2003 Jul;124（1）:186-95／Eur Respir J. 2008 Feb;31（2）:372-9／Eur J Nucl Med Mol Imaging. 2009 Jul;36（7）:1131-7／Chest. 2010 Jun;137（6）:1391-7

■気管支鏡検査では，BAL や気管支粘膜生検も併せて行うことが多い．

■BAL における CD4/CD8 比＞3.5 は感度 53-59％，特異度 93-96％でサルコイドーシスを示唆する．カットオフ値を＞10 とすると特異度は 99％まで上昇す

る．また，サルコイドーシスの 15％は BAL 所見が正常である〔*Clin Rev Allergy Immunol. 2015 Aug;49（1）:54-62*〕．

■リンパ球＞15％は感度 90％であるが，特異度は低い〔*Immunol Allergy Clin North Am. 2012 Nov;32（4）:487-511*〕．

■これら検査所見が陰性でも，他に考えられる疾患がなく，サルコイドーシスの可能性が高い場合は PET/CT を考慮する．

■表3 のとおり，検査所見の感度は全体的に低く，除外には不十分と言える．

■PET/CT は Ga シンチグラフィと比較して感度は 10-20％高く，メタアナリシスではサルコイドーシスの病変に対する感度 95％［92-97］，特異度 82％［76-88］と良好である．PET/CT により新規病変が判明し，生検が可能となる場合もある〔*Acad Radiol. 2014 Jan;21（1）:11-20*〕．

■[18]F-FDG PET は心サルコイドーシスの評価にも有用な検査．心臓 MRI 検査（MRI 遅延造影）も有用である〔*Prog Cardiovasc Dis. 2010 Jan-Feb;52（4）:336-46*〕．

1 自己免疫・炎症性疾患

サルコイドーシスのマネジメント：治療

- サルコイドーシスと診断された場合，眼病変（眼科診察）と心臓病変（心電図，心エコー）はルーチンで評価する．
- 無症候性でも視神経機能低下や心機能低下はあり，機能予後，生命予後に関与する．
- また，肺機能検査は肺病変の有無にかかわらず行う．
- サルコイドーシス患者でチェックすべき項目は**表4**を参照．
- サルコイドーシスの治療はステロイドが基本となる．罹患臓器により治療方針は異なる．
- 皮膚病変であればステロイド外用，対症療法が主となる．

- 高 Ca 血症，肺病変，眼病変，神経病変，心臓病変があればステロイド全身性投与を考慮する必要がある〔*BMJ. 2009 Aug 28;339:b3206*〕．肝臓病変ではウルソデオキシコール酸を使用し，反応が不十分な症例でステロイドを考慮する〔*Curr Opin Pulm Med. 2012 Sep;18（5）:472-82*〕．
- ステロイドへの反応が不十分な場合はメトトレキサート（MTX），アザチオプリンが使用される．
- また保険適用外であるが TNF 阻害薬（インフリキシマブ）も効果的．
- 各薬剤の使用量は**表5**を参照．
- ステロイド投与で一旦改善したのちに増悪する場合，サルコイドーシスの再増悪だけではなく，結核やリンパ腫などの可能性もあるため，常に他疾患の可能性を念頭に置きつつ治療にあたる〔*Am J Med. 2012 Feb;125（2）:118-25*〕．
- サルコイドーシスに合併する高 Ca 血症の対応は F -3 カルシウム濃度の異常 も参照．

表4　サルコイドーシス診断後にチェックすべき項目

職業歴，環境因子の詳細な評価
呼吸機能検査
心電図検査
スリットランプを含んだ眼科診察
結核に対するインターフェロンγ遊離試験

Immunol Allergy Clin North Am. 2012 Nov;32（4）:487-511

肺サルコイドーシスの治療

チャート III 肺サルコイドーシスでは胸部画像所見でステージングを行い，治療方針を決める

- ステージングは**表6**参照．
- ステージ1とステージ2-3の無症候性の患者は軽症例と評価する．

表5　サルコイドーシスの治療薬

薬剤	投与量	備考
PSL	0.5 mg/kg/日を3-4週間継続し減量 0.5-1.0 mg/kg/日を4-6週間継続し減量（神経サルコイドーシス）	侵襲臓器により異なる
mPSL	500-1000 mg/日 3-5日間（神経サルコイドーシス）	
メトトレキサート（リウマトレックス®）	10-20 mg/週 7.5-25 mg/週（神経サルコイドーシス）	葉酸併用 保険適用外
アザチオプリン（イムラン®，アザニン®）	2 mg/kg/日	
シクロホスファミド（エンドキサン®）	1 g/m^2 を4週毎（神経サルコイドーシス）	保険適用外
インフリキシマブ（レミケード®）	3-5 mg/kg を0，2，6週に投与 以後4-8週毎に投与	保険適用外
アダリムマブ（ヒュミラ®）	80 mg を初回，40 mg を1週後に皮下注射 以後40 mg を2週毎に皮下注射	保険適用外（非感染性ぶどう膜炎に対して適応あり）
ウルソデオキシコール酸（ウルソ®）	10 mg/kg/日（肝サルコイドーシス）	

Semin Respir Crit Care Med. 2010 Aug;31（4）:501-18／Curr Opin Pulm Med. 2012 Sep;18（5）:472-8／Continuum（Minneap Minn）. 2014 Jun;20（3 Neurology of Systemic Disease）:545-59／Lancet Respir Med. 2015 Oct;3（10）:813-22／Curr Opin Rheumatol. 2018 May;30（3）:243-8

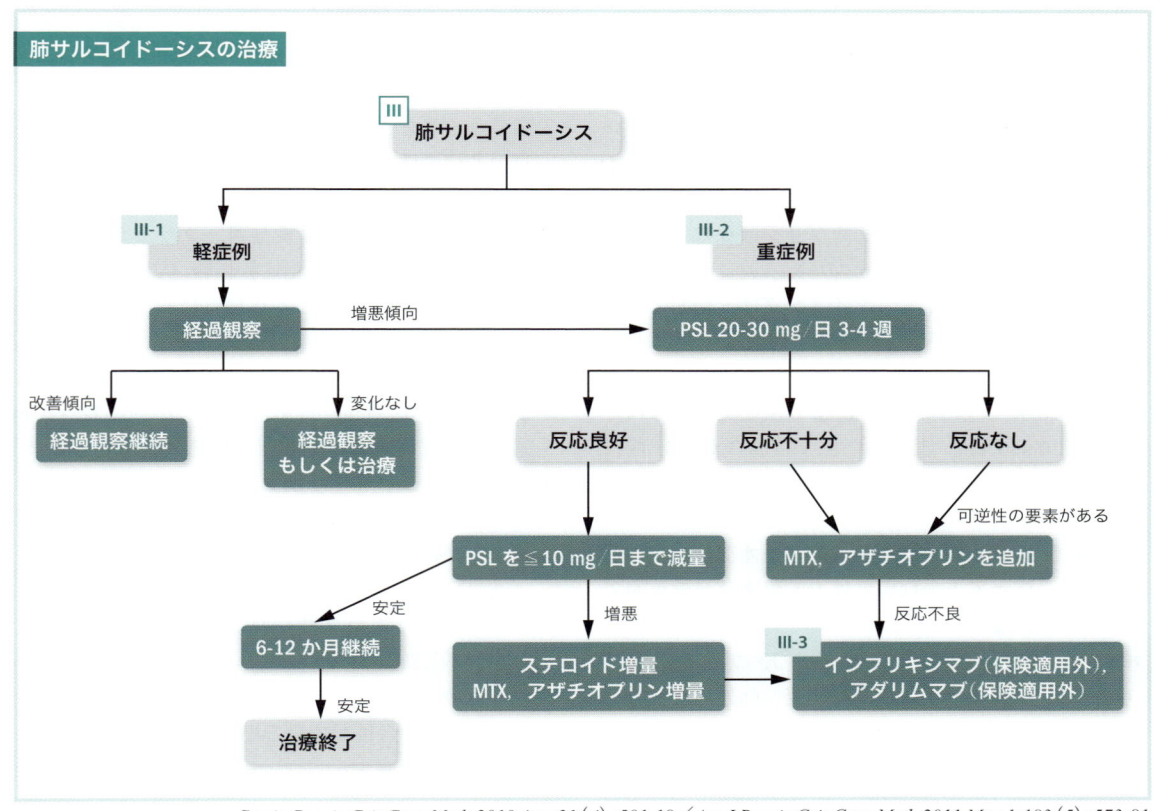

肺サルコイドーシスの治療

III 肺サルコイドーシス

III-1 軽症例

III-2 重症例

経過観察 → 増悪傾向 → PSL 20-30 mg／日 3-4 週

改善傾向 → 経過観察継続

変化なし → 経過観察もしくは治療

反応良好 反応不十分 反応なし

可逆性の要素がある

PSL を ≦ 10 mg／日まで減量

MTX, アザチオプリンを追加

安定 → 6-12 か月継続

増悪 → ステロイド増量 MTX, アザチオプリン増量

反応不良

III-3 インフリキシマブ（保険適用外）, アダリムマブ（保険適用外）

安定 → 治療終了

Semin Respir Crit Care Med. 2010 Aug;31（4）:501-18／Am J Respir Crit Care Med. 2011 Mar 1;183（5）:573-81

表6　肺サルコイドーシスのステージング

ステージ	胸部 X 線所見
0	正常
1	BHL のみ
2	BHL と肺陰影
3	肺陰影のみ
4	肺線維化

N Engl J Med. 1997 Apr 24;336（17）:1224-34

- ステージ 2-3 の症候性の患者とステージ 4 の患者は重症例と評価する.

チャートIII-1　軽症例（ステージ 1，ステージ 2-3 の無症候性）では経過観察とし，増悪傾向があればステロイドを使用する

〔*N Engl J Med. 1997 Apr 24;336（17）:1224-34*〕

- ステージ 1 では 1-3 年の経過で 60-80％が寛解するため，経過観察が基本となる.
- フォローは 6 か月毎に行う.
- ステージ 2-3 で無症候性の場合は経過観察とし，増悪あれば治療とする.

- ステージ 2 では 50-60％の寛解率，ステージ 3 では寛解率＜30％のみである.
- フォローは 3-6 か月毎に行う.
- フォローでは画像評価，症状評価，肺機能検査を行い，徐々に増悪する場合はステロイド治療を考慮する.
- 肺機能検査では，FVC＞15％の低下，TLC＞10％の低下，DLco＞20％の低下があればステロイドを考慮〔*Curr Opin Rheumatol. 2018 May;30（3）:243-8*〕.

チャートIII-2　重症例（ステージ 2-3 の症候性，ステージ 4）の場合はステロイド治療を行う

- ステージ 4 では自然寛解となることは少ないため，治療を開始する. ただし，肺線維化が主であり，可逆性の病変がない場合は免疫抑制薬による治療の意義はない可能性が高く，肺腺維症として対応することも考慮する.
- ステロイドは PSL 0.5 mg/kg/日（20-30 mg/日）を 3-4 週間継続する〔*Curr Opin Rheumatol. 2018 May;30（3）:243-8*〕.
- 間質陰影が軽度で症状が咳嗽のみであれば，吸入ステロイドも試される.
- ステロイドへの反応性が良好であれば徐々に減量

し，6か月の時点で10 mg/日とし，さらに6か月
継続後，再度減量を行う．

- 安定していれば12か月以降にステロイドを終了する．
- ステロイド単独で治療効果が不十分の場合はステロイドを増量し，メトトレキサートもしくはアザチオプリンを併用し，その後ステロイドを減量する．
- メトトレキサート，アザチオプリンは双方とも同等の効果が期待できる〔*Chest. 2013 Sep;144（3）:805-12*〕．
- これらの薬剤を使用するタイミングは，初期ステロイドへの反応が不十分の場合，初期ステロイドへの反応がないが画像上可逆性の病変が認められる場合，一度はステロイドにより反応したものの，PSL＜10 mg/日まで減量できない場合が挙げられる．

チャートIII-3 **メトトレキサート，アザチオプリンでも反応が不十分な場合はTNF阻害薬が効果的である**

- インフリキシマブ（レミケード®），アダリムマブ（ヒュミラ®）の使用により肺病変，肺外病変双方とも改善する可能性があるが，保険適用はない〔*Am J Respir Crit Care Med. 2006 Oct 1;174（7）:795-802*〕〔*Eur Respir J. 2008 Jun;31（6）:1189-96*〕〔*Lancet Respir Med. 2015 Oct;3（10）:813-22*〕．
- インフリキシマブ5 mg/kg 静注を0，2，6週に投与し，その後は4週毎投与を継続．病状に応じて調節する〔*Lancet Respir Med. 2015 Oct;3（10）:813-22*〕．
- 病状が安定し，減量を考慮する場合は5週毎に3回投与，6週毎に3回投与，8週毎に3回投与，12週毎に3回投与と投与期間を延長する．それでも安定していれば中止も可能．
- アダリムマブは80 mgを0週，40 mgを1週目に皮下注射し，以後40 mg皮下注射を2週毎に継続する〔*Lancet Respir Med. 2015 Oct;3（10）:813-22*〕．
- 病状が安定し，減量を考慮する場合は10日毎投与を3か月間，2週毎投与を3か月間と投与期間を延長する．それでも安定していれば中止も可能．
- TNF阻害薬の使用前，使用中の注意点は II-2 関節リウマチ を参照．

眼サルコイドーシスの治療
〔*Presse Med. 2012 Jun;41（6 Pt 2）:e349-54*〕

- 眼サルコイドーシスの治療を評価したランダム化比較試験は少なく，症例報告程度のみである．
- 軽症の前部ぶどう膜炎ではステロイド点眼を使用する．

- 後部ぶどう膜炎，汎ぶどう膜炎ではステロイド全身性投与が推奨される．難治性の症例ではアダリムマブを使用する．
- ステロイドを2週間以上使用してもコントロール不良の非感染性ぶどう膜炎（中間部，後部，汎ぶどう膜炎．このうちサルコイドーシスは7-9%含まれる）についてアダリムマブ投与群とプラセボ群に割り付け比較したランダム化比較試験（VISUAL-1 trial）では，アダリムマブにより有意に眼所見，視野障害の改善効果，新規病変の抑制効果が認められた〔*N Engl J Med. 2016 Sep 8;375（10）:932-43*〕．
- また，PSL 10-35 mg/日を使用し，安定している非感染性ぶどう膜炎（中間部，後部，汎ぶどう膜炎．このうちサルコイドーシスは13-16%含まれる）についてアダリムマブ投与群とプラセボ群に割り付け，その後PSLを減量（19週後には中止するように減量）したランダム化比較試験（VISUAL-2 trial）では，アダリムマブ投与群で有意に治療失敗リスクが低下した（HR 0.57［0.39-0.84］）〔*Lancet. 2016 Sep 17;388（10050）:1183-92*〕．
- 視神経障害を合併している場合は神経サルコイドーシスとして治療する．

神経サルコイドーシスの治療
〔*Presse Med. 2012 Jun;41（6 Pt 2）:e331-48*〕〔*Continuum（Minneap Minn）. 2014 Jun;20（3 Neurology of Systemic Disease）:545-59*〕〔*Curr Opin Rheumatol. 2018 May;30（3）:243-8*〕

- 神経サルコイドーシスは顔面神経麻痺を除き，自然寛解は見込めないため，全例で治療の適応となる．ステロイドも他臓器のサルコイドーシスと比較して高用量，長期間必要となる．
- 顔面神経麻痺などの脳神経障害のみ，無菌性髄膜炎単独であればPSL 0.5 mg/kg/日を1か月間投与後，1-6か月かけて減量．
- 軽症〜中等症の神経サルコイドーシス，上記症例においてPSL 0.5 mg/kg/日に反応が乏しい場合はPSL 0.75-1 mg/kg/日を使用．
- 改善すれば2週間毎に5 mgずつ減らし，6か月の時点で10 mg/日まで減量する．10 mg/日をさらに6か月継続後，減量を再開する．
- 減量時に再燃した場合はメトトレキサート，アザチオプリンの併用を行う．
- 重症例，軽症〜中等症でPSL 0.75-1 mg/kg/日で反応が乏しい場合はmPSL 1 g/日を3-5日投与し，その後PSL 1 mg/kg/日を4-6週間継続する．

▪改善すれば2週間毎に5 mgずつ減らし，6か月の時点で10 mg/日まで減量する．10 mg/日をさらに6か月継続後，減量を再開する．

▪長期間のステロイド治療が必要となることが多いため，メトトレキサート，アザチオプリンは早期に併用することが推奨される．

■ステロイド，メトトレキサート，アザチオプリンで反応が悪い場合はシクロホスファミド，TNF阻害薬の併用も考慮する．

心サルコイドーシスの治療
〔*Clin Chest Med. 2008 Sep;29(3):493-508*〕〔*Prog Cardiovasc Dis. 2010 Jan-Feb;52(4):336-46*〕〔*Curr Opin Rheumatol. 2018 May;30(3):243-8*〕

■ステロイドは死亡率を低下させうるが，ステロイド自体による心不全の増悪リスクがあるため投与時には注意が必要となる．適切な投与量や投与期間は決まっていない．

■PSL 1 mg/kg/日を2-3か月投与し，3か月後にPET/CTをフォローする．PET/CTにて心臓の取り込み像がなければ減量を開始する．

▪3か月間で10-15 mg/日まで減量し，そのまま6か月継続後，再度減量し，中止へ．中止後も3-6か月毎に心電図や心エコーをフォローする．フォローは3年間は継続．

■ステロイド減量による再燃リスクは25％程度と予測されており，その場合はメトトレキサート，アザチオプリン，シクロスポリン，シクロホスファミド，TNF阻害薬が併用される．

■心室性不整脈の場合は植込み型除細動器（ICD），ブロックによる徐脈があればペースメーカの適応となる．重度の心不全症例では心移植が必要となる〔*J Cardiovasc Electrophysiol. 2015 Jan;26(1):104-9*〕．

▪ICDを推奨：持続性の心室頻拍，心停止の既往，治療を行っても左室駆出率（LVEF）≦35％の症例

▪ICDが有用と考えられる：ペースメーカを留置する患者，原因不明の失神，前失神があり，不整脈が疑われる場合，誘発により持続性の心室頻拍が認められる場合，造影心臓MRIで遅延造影効果が認められ，さらに電気生理学検査にて不整脈誘発がある場合．

▪ICDを考慮してもよい：治療を行ってもLVEF 26-49％もしくはRVEF＜40％の症例．

▪ICDは不要：上記を満たさず，造影心臓MRIにて遅延造影効果が認められない症例．

肝サルコイドーシスの治療

■肝サルコイドーシスのうち症状や肝酵素上昇が認められるのは5-30％である．慢性経過で肝硬変へ進展するリスクがある．肝サルコイドーシスの治療はステロイド，免疫抑制療法以外にウルソデオキシコール酸が試される〔*Curr Opin Pulm Med. 2012 Sep;18(5):472-82*〕．

■サルコイドーシス患者において肝酵素（AST，ALT）＜正常上限の2倍（2×ULN）であれば6-12か月毎に経過観察を行う．

■AST，ALT≧2×ULNであれば肝サルコイドーシスの評価目的に肝生検が推奨される．

▪肝生検で正常であれば治療の必要はなく，6-12か月毎に経過観察とする．

■AST，ALT≧2×ULNで組織的に肝サルコイドーシスが証明された場合，ウルソデオキシコール酸（ウルソ®）1-2 mg/kg/日を開始する．

▪3か月後にAST，ALTを評価し改善していれば継続する．

■ウルソデオキシコール酸投与で改善がない場合はPSL 20-40 mg/日を開始する．

▪3か月毎に肝酵素を評価しつつ，12か月程度でステロイドは減量する．

▪ステロイドを減量しても増悪しなければそのままステロイドは終了する．6-12か月毎のフォローを行う．

■ステロイド減量時に再燃をみた場合はメトトレキサート，アザチオプリンを開始し，ステロイドを減量する．

■メトトレキサート，アザチオプリンでも改善が乏しい場合はTNF阻害薬を考慮する（保険適用外）．

■肝不全となった場合は肝移植を考慮する．

表7 日本国内のサルコイドーシスの症状頻度

症状	頻度	症状	頻度
無症候性	26.2%	胸痛	4.1%
症候性	73.8%	神経，筋症状	3.4%
視力，視覚症状	28.8%	眼症状（視力以外）	2.1%
咳嗽	18.3%	呼吸器症状（咳嗽以外）	1.6%
呼吸苦	12.4%	関節痛	1.5%
皮膚症状	9.6%	リンパ節腫脹	1.2%
倦怠感	6.6%	体重減少	0.8%
発熱	6.1%		

Eur Respir J. 2008 Feb;31（2）:372-9

表8 日本国内のサルコイドーシスの臓器障害頻度

肺病変	86%	眼窩の異常	54.8%	皮膚病変	35.4%	心臓	23%
BHL	75.8%	ぶどう膜炎	40.6%	皮膚結節	20%	心電図異常	20.6%
肺野所見	46.6%	虹彩，隅角	26.3%	皮下結節	12.1%	上室性不整脈	8%
びまん性陰影	44%	硝子体	22.9%	斑状皮疹	8.9%	脚ブロック	6.9%
線維化	8.3%	網膜	22.5%	結節性紅斑	6.2%	ST−T 異常	6.6%
呼吸機能異常	16.6%	視力障害	20.5%	lupus pernio*	2.6%	AV ブロック	5.7%
拘束性障害	9%	続発性緑内障	14.1%	その他	4.3%	心室性不整脈	4.8%
胸部 X 線（ステージング）		視野障害	7.4%			壁運動異常	11.7%
ステージ0	14.3%	視神経障害	5%			心筋シンチグラフィ異常	27.5%
ステージ1	40.5%	結膜異常	2.9%	その他の臓器障害			
ステージ2	29.3%	涙腺異常	2.4%	胸郭外リンパ節	15.2%	耳下腺	3.1%
ステージ3	7.9%	眼球所見異常	0.7%	神経	7.2%	消化管	1.6%
ステージ4	8.1%			肝臓	5.6%	骨	0.7%
				筋	4.2%	その他	4.4%
				腎臓	3.7%		

*lupus pernio：慢性のすみれ色，毛細血管拡張性の硬結．鼻から頬部に好発する．

Eur Respir J. 2008 Feb;31（2）:372-9

心サルコイドーシス

〔*J Cardiovasc Electrophysiol. 2015 Jan;26（1）:104-9*〕

■ サルコイドーシスの 25％ で心臓病変が認められる．伝導障害，心室性不整脈，心不全のリスクとなり，サルコイドーシスの死亡原因の大半を占めるため，サルコイドーシス症例では必ず心サルコイドーシスのスクリーニングを行う．

▪ スクリーニングは心電図と心エコーを行い，異常があれば心臓 MRI や PET/CT を行う．

▪ 若年の原因不明の房室ブロック（Mobitz II 型，III 度房室ブロック），心室頻拍でもサルコイドーシスを評価する．

■ 組織（心筋検体とは限らない）より非乾酪性肉芽腫が証明され，他の疾患が除外，さらに以下の心臓所見のうち 1 つ以上が認められ，他の原因が考えにくい場合に診断．

▪ ステロイドや免疫抑制療法に反応する心筋症，房室ブロック

表9　臓器特異的なサルコイドーシス病変を強く示す臨床所見（日本サルコイドーシス/肉芽腫性疾患学会）

呼吸器系病変を示唆する所見
BHL を認める
BHL を認めない場合は以下のいずれかを認める
1.　胸部 X 線所見 　　1）上肺野優位でびまん性の分布をとる肺野陰影．粒状影，斑状影が主体 　　2）気管支血管束周囲不規則陰影と肥厚 　　3）進行すると上肺野を中心に肺野の収縮を伴う線維化病変を来す
2.　CT/HRCT 所見 　　1）肺野陰影は小粒状影，気管支血管周囲間質の肥厚像が多くみられ，局所的な収縮も伴う粒状影はリンパ路に沿って分布することを反映し，小葉中心部にも小葉辺縁部（胸膜，小葉間隔壁，気管支肺動脈に接して）にもみられる 　　2）結節影，塊状影，均等影も頻度は少ないがみられる．胸水はまれである．進行し線維化した病変が定型的な蜂窩肺を示すことは少なく，牽引性気管支拡張を伴う収縮した均等影となることが多い
3.　気管支鏡所見 　　1）網目状毛細血管怒張（network formation） 　　2）小結節 　　3）気管支狭窄
眼病変を示唆する所見：以下の6項目中2項目以上
1）肉芽腫性前部ぶどう膜炎（豚脂様角膜後面沈着物，虹彩結節） 2）隅角結節またはテント状周辺虹彩前癒着 3）塊状硝子体混濁（雪玉状，数珠状） 4）網膜血管周囲炎（主に静脈）および血管周囲結節 5）多発するろう様網脈絡膜滲出斑または光凝固斑様の網脈絡膜萎縮病巣 6）視神経乳頭肉芽腫または脈絡膜肉芽腫
心臓病変を示唆する所見：主徴候≧2/4，もしくは主徴候1/4で副徴候≧2/5を陽性と判断
（1）主徴候 　　（a）高度房室ブロック 　　（b）心室中隔基部の菲薄化 　　（c）Gallium-67 citrate シンチグラムでの心臓への異常集積 　　（d）左室収縮不全（左室駆出率50%未満）
（2）副徴候 　　（a）心電図異常：心室不整脈（心室頻拍，多源性あるいは頻発する心室期外収縮），右脚ブロック，軸偏位，異常 Q 波のいずれかの所見 　　（b）心エコー図：局所的な左室壁運動異常あるいは形態異常（心室瘤，心室壁肥厚） 　　（c）核医学検査：心筋血流シンチグラム（thallium-201chloride あるいは technetium-99m methoxyisobutylisonitrile，technetium-99m tetrofosmin）での灌流異常 　　（d）Gadolinium 造影 MRI における心筋の遅延造影所見 　　（e）心内膜心筋生検：中等度以上の心筋間質の線維化や単核細胞浸潤

HRCT：高分解能 CT

サルコイドーシスの診断基準と診断の手引き—2006：日眼会誌. 2007;111（2）:118-21 より改変

- 原因不明の LVEF＜40%
- 原因不明の持続性心室頻拍（誘発も含む）
- Mobitz II 型，III 度房室ブロック
- PET/CT で心臓の集積が認められる
- 造影心臓 MRI で遅延造影効果が認められる
- Ga シンチグラフィで心臓への取り込みが認められる

神経サルコイドーシス

〔*Presse Med. 2012 Jun;41（6 Pt 2）:e331-48*〕〔*BMC Neurol. 2016 Nov 15;16（1）:220*〕

- 神経サルコイドーシスでは，無菌性髄膜炎，髄膜肥厚，水頭症，痙攣，神経精神症状，神経内分泌障害（下垂体不全，中枢性尿崩症），脊髄症，末梢神経障害など，中枢神経〜末梢神経障害までさまざまな症状を来す．
- 脳神経障害が55%で認められ，最も多いのは顔面神経麻痺（24%）．他には視神経障害（21%），三叉神経障害（12%），内耳神経障害（11%）の頻度が高い．
- 神経症状の頻度を表10にまとめる．
- 他のサルコイドーシスと同様，典型的な神経症状・所見があり，組織より非乾酪性肉芽腫が証明され，他の疾患が除外されることで診断する．
- 典型的な症状，所見：造影 MRI にて髄膜や脳幹の造影が認められる，髄液細胞数がリンパ球優位に

表 10　神経サルコイドーシスの症状，所見，頻度

症状，所見	頻度	症状，所見	頻度
頭痛	32%	めまい	14%
感覚異常 　感覚鈍麻 　異常感覚 　神経性疼痛	29% 22% 21% 12%	眼振	6%
		難聴	14%
		痙攣	14%
歩行障害	28%	悪心	13%
視覚障害	23%	複視	11%
視神経乳頭浮腫	6%	排尿障害	11%
運動異常 　片麻痺 　対麻痺	19% 9% 11%	構音障害	9%
		嚥下障害	9%
運動失調	17%	精神症状	8%

BMC Neurol. 2016 Nov 15;16（1）:220

表 11　神経サルコイドーシスの障害部位

障害部位	頻度
脊髄病変	18%
末梢神経 　多発神経症 　多発単神経症 　馬尾障害	17% 11% 12% 5%
髄膜炎	16%
筋障害	15%
神経内分泌障害	9%
水頭症	9%

BMC Neurol. 2016 Nov 15;16（1）:220

増多，中枢性尿崩症，顔面神経麻痺，脳神経障害．
- 病変の部位と頻度は**表 11**を参照．
- 神経組織が採取困難な場合は，他組織の評価や補助マーカーより考慮する必要がある．

筋骨格・関節系のサルコイドーシス

〔*Rheumatology（Oxford）. 2018 May 1;57（5）:777-83*〕

- 関節炎は急性経過と慢性経過があり，急性の関節炎は Löfgren 症候群（結節性紅斑，急性関節炎，BHL，発熱）が有名．
- 慢性の関節炎では皮膚症状や肺外病変を伴うことが多い．
- 関節炎は左右対称性の中〜大関節の少数関節炎を呈する．軸関節の病変が認められることもあり，その場合は脊椎の溶骨性変化や化骨変化，仙腸関節炎となり脊椎関節炎に類似した病態となる．
- 指炎もあり，凍瘡性ループスに合併することがある．左右対称性であり，第 2-3 指骨で生じやすく，MCP 関節は保たれる．
- 筋症は慢性ミオパチー，結節性ミオパチー，急性〜亜急性筋炎型のパターンがある．
- 慢性ミオパチーは最もよくみられ，50-60 歳代の女性で多い．左右対称性の近位筋の筋力低下で，体幹や頸部筋で多い．CPK 上昇は認められないことが多い．
- 結節性ミオパチーは孤発性，多発性の結節が筋組織内に認められる病態．左右対称性で四肢に生じることが多い．結節は有痛性で時間の経過とともに拘縮を来す．筋 MRI が評価に有用で，T2 強調画像において結節の横断像で高信号の丸い結節内部に星形の低信号領域を呈する "dark star sign" や，結節

の矢状断で中心の低信号層が 2 つの高信号の層に挟まれる "three stripes sign" が特徴的である〔*AJR Am J Roentgenol. 1994 Feb;162（2）:369-75*〕〔*Semin Musculoskelet Radiol. 2001 Jun;5（2）:167-70*〕．

- 急性〜亜急性筋炎型は最もまれで，40 歳未満の若年に多い．他の筋炎疾患に類似した経過となり，進行性の近位筋力低下，CPK 上昇が認められる．
- 骨病変はサルコイドーシスの 1-15% で認められるが，無症候性が多く，偶発的に発見されることが多い．PET/CT や MRI が普及してからは椎体病変の発見が増加している．
- 骨病変では周辺の皮膚病変を伴うことが多い．
- 所見には 3 つのタイプがある．
  - 虫食い様の透過性病変：指骨の皮質の病変が多く，周囲の軟部組織腫脹も伴う．
  - 溶骨病変：指骨の骨嚢胞性病変が認められる．
  - 骨硬化性病変：脊椎で認められる．転移性腫瘍との鑑別が重要．
- 骨病変と ALP，血清 Ca 値に関連性はない．

腎サルコイドーシス

〔*Curr Opin Pulm Med. 2018 Sep;24（5）:513-20*〕

- 腎サルコイドーシスはまれであるが，さまざまなパターンがある．
- 間質性腎炎：肉芽腫を伴うタイプ，伴わないタイプがある．
- 糸球体腎炎：IgA 腎症と膜性腎症が多い．症例報告レベルでは膜性増殖性糸球体腎炎，膜性糸球体腎炎，巣状分節性糸球体硬化症なども報告あり．
- 腎結石，尿管結石：最も多い．高 Ca 尿症に伴うもの．
- その他：AA アミロイドーシス，腎腫瘍．

Q　「サルコイドーシスの診断基準と診断の手引き」には、2015年版もありますが、2006年版とはどう違うのでしょうか？

A　2015年にサルコイドーシスが新規に指定難病となり、診断基準も見直されました。双方の診断基準を以下に簡単にまとめます。

2006年の診断基準による組織診断

・2臓器より組織的に非乾酪性類上皮細胞肉芽腫が認められる場合。

・1臓器より非乾酪性類上皮細胞肉芽腫が認められ、かつサルコイドーシスを強く示唆する臨床所見（表9）、もしくは全身反応以上を満たす検査所見6項目（表12）中2項目以上を満たす場合。

2006年の診断基準による臨床診断

・組織的に証明されなくても、2臓器以上において、サルコイドーシスを強く示唆する臨床所見（表9）が認められ、かつ全身反応以上を満たす検査所見6項目（表12）中2項目以上を満たす場合。

2015年の診断基準による組織診断

・非乾酪性類上皮細胞肉芽腫が認められ、かつ2臓器以上でサルコイドーシスを強く示唆する臨床所見以上でサルコイドーシスを強く示唆する臨床所見もしくは全身反応を示す検査所見5項目（表12）中2項目以上を満たす場合。

2015年の診断基準による臨床診断

・組織的に証明されなくても、2臓器以上において、サルコイドーシスを強く示唆する臨床所見もしくは全身反応を示す検査所見5項目（表12）中2項目以上を満たす場合。

以上のように、まず全身反応の検査が大きく変わりました。また、2006年版では組織から非乾酪性類上皮細胞肉芽腫所見が得られれば、臨床所見は1臓器で足りる一方で、2015年版では2臓器必要となりました。また臨床所見の内容の記載も変わっていますが、ここでは割愛します。2臓器の臨床所見が必要になると必要性は低下するものの、感度は上昇すると考えられます。

全身反応の検査では血清、尿中Ca値とツベルクリン反応陰性がなくなり、血清可溶性インターロイキン2受容体（sIL-2R）上昇が加わりました（表12）。sIL-2Rはサルコイドーシスの47-79％で上昇が認められ、値は数百〜数千程度まで上昇します [Chest. 2003 Jul;124 (1) :186-95] [Eur J Nucl Med Imaging. 2009 Jul;36 (7) :1131-7] [Chest. 2010 Jun;137 (6) :1391-7]。また、sIL-2Rは悪性リンパ腫でも上昇しますが、リンパ節腫脹が疑われたサルコイドーシスか悪性リンパ腫が疑われる患者群におけるsIL-2Rの評価では、サルコイドーシス群では195-3750 U/mL、悪性

リンパ腫群では240-6万2300 U/mLと、>1万U/mLとなればより悪性リンパ腫が疑わしいものの、数千程度であれば両者の鑑別はつかないという結果でした [Ann Nucl Med. 2007 Nov;21 (9) :499-503]。

2006年の基準にある血清、尿中Ca異常やツベルクリン反応陰性化も、特異性が不十分な所見であることから、特異性が不十分な検査が削除され、特異性が不十分ながら検査の簡便なsIL-2Rが追加されたという印象です。BHLやGaシンチグラフィの異常集積など特異性が高い所見は残存しており、同じ全身反応の検査の中でもどれを重要視するかはさておき、この特異性の高いほうをさておきたほうがよさそうです。

長々と診断基準について書きましたが、実は海外には明確な診断基準はありません。組織学的に非乾酪性類上皮細胞肉芽腫が証明され、結核をはじめとした他の疾患（表2）が除外され、臨床所見がサルコイドーシスで矛盾しなければ（結節性紅斑、高Ca尿症、血球減少、不整脈、BHL、ぶどう膜炎、強直性脊椎炎、肝酵素上昇、IgG上昇、BAL所見）、サルコイドーシスと診断します（表13も参照）[Autoimmun Rev. 2014 Apr-May;13 (4-5) :383-7]。また Löfgren 症候群や Heerfordt 症候群に典型的な所見・経過を示す場合や無症候性のBHLの場合、Gaシンチグラフィでλ＋パンダサインが認められる場合は組織検査結果なしで診断可能としています（表13も参照）[Immunol Allergy Clin North Am. 2012 Nov;32 (4) :487-511] [F1000Prime Rep. 2014 Oct 1;6:89]。

したがって、あまり診断基準にとらわれる必要はないと思いますが、指定難病申請の際に診断に使用された情報を記載する必要があるため、ある程度は押さえておき、疑った際にチェックしておくべきでしょう。

表12　2006年基準と2015年基準による全身反応を示す検査所見

2006年基準	2015年基準
BHL	BHL
ツベルクリン反応陰性	
Gaシンチグラフィによる異常集積	Gaシンチグラフィの異常集積、またはPETによる異常集積
BALにてリンパ球増加。CD4/CD8高値	BALにてリンパ球増加。CD4/CD8比高値
血清あるいは尿中Ca高値	sIL-2R
血清ACE活性高値	血清ACE活性高値もしくは血清リゾチーム値

表 13　サルコイドーシス診断スコア（WASOG sarcoidosis organ assessment instrument の一部改定）

	highly probable（3 点）	at least probable（2 点）	possible（0 点）	no consensus
肺	・胸部 X 線検査にて BHL 所見が認められる ・胸部 CT にてリンパ路に沿った多発粒状影や左右対称性の肺門部/縦隔リンパ節腫大が認められる ・PET, Ga シンチグラフィにて肺門部/縦隔リンパ節への集積が認められる	・胸部 X 線検査にてびまん性の浸潤影や上葉の線維化所見が認められる ・胸部 CT にて気管支血管周囲間質の肥厚が認められる ・BAL にて CD4/CD 8 比の上昇が認められる ・PET, Ga シンチグラフィにてびまん性の肺実質への集積が認められる ・TBNA：リンパ球浸潤, 巨細胞が認められる	・胸部 X 線検査にて局所的な浸潤影が認められる ・呼吸機能検査にて閉塞性障害が認められる	・呼吸機能検査にて拘束性障害や肺拡散障害が認められる
皮膚	・lupus pernio	・皮下結節, 斑状病変が認められる ・創や刺青内に炎症性丘疹が認められる ・環状の紅斑/すみれ色の皮疹が認められる ・眼, 鼻, 口腔周囲の紅斑, すみれ色の皮疹, 丘疹が認められる	・潰瘍性病変, 紅皮症様病変, 脱毛病変, 魚鱗癬様病変が認められる	・いぼ状/うろこ状の皮疹 ・色素脱失/色素沈着斑
肝臓		・画像所見にて肝腫大や肝内結節が認められる ・血清 ALP＞3×ULN で他の原因がない[*1]		・身体所見にて肝腫大が認められる
眼・眼窩	・ぶどう膜炎 ・視神経炎 ・豚脂様角膜後面沈着物 ・虹彩結節 ・雪玉状, 数珠状の硝子体混濁	・涙腺腫大 ・隅角結節 ・網膜炎 ・強膜炎 ・多発する脈絡膜病変 ・ろう様網脈絡網滲出斑 ・附属器の小結節形成	・白内障 ・緑内障 ・眼球結膜充血	・失明 ・眼痛 ・類嚢胞黄斑浮腫
脾臓		・CT にて低濃度の結節所見が認められる ・PET, Ga シンチグラフィにて脾結節への集積が認められる ・画像検査, 身体所見にて脾腫が認められる		
唾液腺	・PET, Ga シンチグラフィにて唾液腺, 耳下腺への集積が認められる	・左右対称性の耳下腺炎が認められる ・唾液腺腫大が認められる	・ドライマウスが認められる	
耳鼻咽喉		・喉頭鏡検査にて肉芽腫性変化が認められる ・画像所見が矛盾しない（例：鼻副鼻腔のびらん, 粘膜骨膜の肥厚, PET にて集積が認められるなど）	・慢性副鼻腔炎	・鼻の痂皮形成, 鼻出血, 慢性経過の鼻閉を伴う嗅覚障害

WASOG：World Association of Sarcoidosis and Other Granulomatous Disease

（つづく）

表 13　サルコイドーシス診断スコア（WASOG sarcoidosis organ assessment instrument の一部改定）（つづき）

	highly probable（3 点）	at least probable（2 点）	possible（0 点）	no consensus
カルシウム、ビタミン D	・高 Ca 血症で以下のすべてを満たす 血清 PTH 正常 1,25（OH）D 正常～上昇 25（OH）D 低下	・腎結石が認められ，かつ以下のすべてを満たす 血清 PTH 正常 1,25（OH）D 正常～上昇 25（OH）D 低下 ・高 Ca 尿症で上記 PTH，1,25（OH）D，25（OH）D 値を満たさない ・Ca 結石による腎結石で，上記 PTH，1,25（OH）D，25（OH）D 値を満たさない	・腎結石で結石の精査をしていない	
骨、関節	・典型的な画像所見が認められる（例：骨梁パターン，骨融解，骨嚢胞/打ち抜き像）	・指趾炎 ・結節性腱滑膜炎 ・PET，MRI，Ga シンチグラフィにて骨病変が認められる	・関節痛	・非特異的関節炎
骨髄	・PET にてびまん性に骨髄への集積が認められる			・白血球減少 ・貧血 ・血小板減少
筋		・MRI，Ga シンチグラフィにて筋への集積が認められる ・触知可能な筋腫瘤が認められる	・筋肉痛	・筋逸脱酵素（CPK やミオグロビン）の上昇が認められる
肺外リンパ節		・B 症状（発熱，寝汗，体重減少）を伴わない，複数の頸部，滑車上リンパ節腫大を触れる ・B 症状を伴わない，2 領域以上の末梢，内臓リンパ節腫大が画像上認められる		・B 症状を伴う，2 領域以上の末梢，内臓リンパ節腫大が認められる ・頸部，滑車上リンパ節以外のリンパ節腫大が複数箇所認められる
腎臓		・治療に反応する腎障害で，他に原因が認められない ・糖尿病や高血圧患者における，治療に反応する腎障害	・他に腎障害の原因がある患者における，腎障害	・CT にて腎臓に異常な造影所見が認められる
神経	・髄膜，脳，脳室，脳神経，下垂体，脊髄，脳血管系，末梢神経の肉芽腫性の炎症による症候が認められ，かつ頭部造影 MRI にて異常な造影所見もしくは髄液検査にて髄膜炎所見が認められる	・顔面神経麻痺単独で，頭部 MRI 検査にて異常が認められない ・髄膜，脳，脳室，脳神経，下垂体，脊髄，脳血管系，末梢神経の肉芽腫性の炎症による症候が認められるが，頭部造影 MRI にて異常な造影所見もしくは髄液検査にて髄膜炎所見が認められない	・頭部 MRI 検査で異常が認められないてんかん発作 ・頭部 MRI 検査で異常が認められない認知機能の低下	・大径線維の障害を伴う末梢神経障害（軸索変性，脱髄性障害，多発単神経炎を含む） ・顔面神経以外の脳神経障害で，頭部 MRI 検査で異常が認められない ・髄液検査にて細胞数増多が認められる ・髄液検査にて髄液糖の低下が認められる

（つづく）

	highly probable（3点）	at least probable（2点）	possible（0点）	no consensus
心臓		・治療に反応する心筋症，房室ブロック ・他に原因が認められないLVEFの低下 ・他に原因が認められない心室頻拍 ・Mobitz II 型，III 度房室ブロック ・心臓 PET 検査において，まばらな取り込み像が認められる ・心臓 MRI 検査で，遅延造影効果が認められる．また，T2 の遅延が認められる ・Ga シンチグラフィにて集積像が認められる ・血流シンチグラフィ，SPECT にて欠損が認められる	・他に原因がある LVEF の低下（高血圧や糖尿病など） ・心房性不整脈	・頻回な異所性興奮（＞5%） ・脚ブロック ・肺血管抵抗が正常で，右心機能障害がある ・解剖学的に隣接した2つ以上の誘導で frag-mented QRS*2，病的なQ波が認められる ・SAECG で異常が認められる ・間質の線維化もしくは単球の浸潤が認められる
その他	・Löfgren 症候群*3 は組織生検陽性と同様に5点で計算する	・画像所見がサルコイドーシスに矛盾しない		

組織所見で非乾酪性肉芽腫が得られれば5点．
組織所見を踏まえた組織スコア≧6点で感度99.3%，特異度100%．
組織検査を含まない臨床スコア≧3点で感度89.8%，特異度88.0%．
*1 血清 ALP＞3×ULN はオリジナルの WASOG sarcoidosis organ assessment instrument では no consensus に含まれる．
*2 fragmented QRS：断片化した QRS 波で，心筋瘢痕のマーカーとなりうる．
*3 Löfgren 症候群：肺門部リンパ節腫大と結節性紅斑，関節周囲炎が認められる疾患．オリジナルの WASOG sarcoidosis organ assessment instrument には含まれないが，Löfgren 症候群を満たせば5点として計算する．
TBNA：経気管支針生検，SAECG：加算平均心電図

Sarcoidosis Vasc Diffuse Lung Dis. 2014 Apr 18;31（1）:19-27／Chest. 2018 Nov;154（5）:1052-60

16 自己免疫疾患と悪性腫瘍

- 自己免疫疾患は悪性腫瘍のリスク因子である一方，傍腫瘍症候群として自己免疫疾患を呈することもある．
- 自己免疫疾患診断時にはその背景に悪性腫瘍の可能性を検討し，また自己免疫疾患フォロー中は悪性腫瘍発症リスクも念頭に置いておく必要がある．

悪性腫瘍リスク因子としての自己免疫疾患

- 自己免疫疾患では疾患そのものが悪性腫瘍リスク因子となる．また，治療薬が悪性腫瘍のリスクを上昇させる可能性がある．
- 主な自己免疫疾患と関連する悪性腫瘍リスクを表1にまとめる．特に悪性リンパ腫と膠原病の関連が目立つ．
- 全身性エリテマトーデス（SLE）は悪性リンパ腫，肺癌，膀胱癌などのリスク因子である〔Curr Opin Rheumatol. 2015 Sep;27 (5) :454-60〕．その一方で乳癌（SIR 0.76 [0.69-0.85]），子宮内膜癌（SIR* 0.71 [0.55-0.91]），卵巣癌（SIR 0.66 [0.49-0.91]）のリスクは低い〔Br J Cancer. 2011 Apr 26;104 (9) :1478-81〕．

  *SIR：standardized incidence ratio（標準化罹患比）は，ある集団の罹患率が，基準となる集団の罹患率と比べてどの程度高いかを示す指標．

傍腫瘍症候群としての自己免疫疾患

〔Autoimmun Rev. 2008 May;7 (5) :352-8〕〔Clin Immunol. 2018 Jan;186:67-70〕

- 傍腫瘍症候群として自己免疫疾患を呈することもある．
- 皮膚筋炎は有名であるが，他に SLE 様症候群，強皮症様皮膚硬化，Raynaud 現象，IgG4 関連疾患，骨関節障害，血管炎，皮膚・軟部組織障害などがある（表2）．
- 抗腫瘍薬の副作用としても自己免疫疾患様の症状を来すため注意．薬剤による自己免疫疾患は Ⅰ -17 薬剤による自己免疫疾患 を参照．
- SLE 様症候群：
- 傍腫瘍症候群としての SLE はまれであるが，卵巣癌や乳癌，白血病，悪性リンパ腫での報告がある．皮膚ループスの報告もある．
- 高齢発症の SLE では傍腫瘍症候群に注意する．
- 抗リン脂質抗体症候群（APS）：
- 悪性腫瘍に合併した APS 120 例の解析では，平均年齢は 56 ± 17 歳．原発性 APS と判断されたのが 18%，SLE との合併が 3%，SLE 様症候群との合併が 6%，溶血性貧血との合併が 3%，全身性硬化症との合併が 2%．
- 腫瘍は血液腫瘍と固形腫瘍が同程度あり，血液腫瘍

表1 自己免疫疾患と悪性腫瘍リスク

自己免疫疾患	悪性腫瘍リスク
関節リウマチ	悪性リンパ腫（SIR 2-8），大腸癌
SLE	悪性リンパ腫（SIR 7.4 [3.3-17.0]），白血病，肺癌，肝胆道系腫瘍，泌尿生殖器腫瘍，甲状腺癌など
Sjögren 症候群	悪性リンパ腫（SIR 33-43）
皮膚筋炎	悪性腫瘍全体（SIR 5.11）
多発性筋炎	悪性腫瘍全体（SIR 2.15）
強皮症	抗 RNA ポリメラーゼ III 抗体陽性と悪性腫瘍に関連が報告されている．乳癌，血液腫瘍，消化管腫瘍，泌尿生殖器腫瘍
多発性血管炎性肉芽腫症	悪性腫瘍全体，膀胱癌（SIR 4.8 [2.6-8.1]），皮膚扁平上皮癌（SIR 7.3 [4.4-12]），白血病（SIR 5.7 [2.3-12]），悪性リンパ腫（SIR 4.2 [1.8-8.3]）
IgG4 関連疾患	悪性腫瘍全般．関連性に関しては議論がある

Int J Cancer. 2002 Jul 1;100 (1) :82-5／Arch Intern Med. 2005 Nov 14;165 (20) :2337-44／Lupus. 2009 May;18 (6) :479-85／Arthritis Res Ther. 2010;12 (2) :R70／Curr Opin Rheumatol. 2012 Mar;24 (2) :177-81／Mod Rheumatol. 2012 Jun;22 (3) :414-8／Arthritis Res Ther. 2014 Feb 14;16 (1) :R53／Curr Opin Rheumatol. 2015 Sep;27 (5) :454-60／J Rheumatol. 2015 Nov;42 (11) :2135-42 を参考に作成

Ⅰ 自己免疫・炎症性疾患

表2 傍腫瘍症候群としての膠原病

膠原病	皮膚筋炎, SLE 様症候群, APS, 強皮症様症候群, Raynaud 現象, IgG4 関連疾患
骨・関節炎	HOA, 腫瘍性関節炎（関節リウマチ様症候群）, 成人 Still 病様症状, 再発性多発軟骨炎, RS3PE, 非典型的 PMR, PFPAS
血管炎	結節性紅斑, クリオグロブリン血症
皮膚・軟部組織・筋障害	皮膚筋炎, 多発筋炎, Lambert-Eaton 症候群, 好酸球性筋膜炎, 脂肪織炎

Semin Arthritis Rheum. 2006 Apr;35（5）:322-32／Gerontology. 2011;57（1）:3-10 より一部改変

では悪性リンパ腫や白血病, 多発性骨髄腫が多く, 固形腫瘍では腎細胞癌, 肺癌, 乳癌, メラノーマ, 前立腺癌などさまざま〔*Semin Arthritis Rheum. 2006 Apr;35（5）:322-32*〕.

- 50 歳以上の高齢発症, 男性例の APS では傍腫瘍症候群に注意する.

■ Raynaud 現象, 強皮症様症候群:

- Raynaud 現象は傍腫瘍症候群の 1 つとして生じることがある. 50 歳以上で出現した Raynaud 現象や左右非対称で急性に壊死が出現する場合は腫瘍性を考慮する. 悪性リンパ腫, 多発性骨髄腫, 肝細胞癌, 卵巣癌, 精巣癌, 腎細胞癌, メラノーマで報告あり.
- 強皮症様の皮膚硬化も傍腫瘍症候群としてある. 有名なのは多発性骨髄腫による皮膚硬化所見. 他には T 細胞性リンパ腫, 胃癌, 肺癌, 皮膚癌, 乳癌で報告あり.

■ IgG4 関連疾患:

- 日本国内で診断された IgG4 関連疾患 106 例中 11 例（10.4％）で診断・フォロー時に悪性腫瘍が認められた. 悪性腫瘍としては乳癌, 肺癌, 大腸癌, 腎癌, 前立腺癌, 血液腫瘍があり, 同年代と比較して悪性腫瘍リスクは 3.83 倍であった〔*Mod Rheumatol. 2012 Jun;22（3）:414-8*〕.
- 同様に日本国内で診断された IgG4 関連疾患 158 例の解析では, 6.0±4.5 年のフォローにおいて 34 例で悪性腫瘍が診断された（21.5％）. 特に IgG4 関連疾患診断 1 年以内ではリスクが高い〔*J Rheumatol. 2015 Nov;42（11）:2135-42*〕.
- 一方で, IgG4 関連疾患診断時には悪性腫瘍が認められず, 6 か月以上フォローした 113 例の報告では, 悪性腫瘍との関連性は認められず（SIR 1.04 [0.57-1.75]）, スクリーニングの影響が示唆されている

〔*Intern Med. 2014;53（3）:171-6*〕.

■ 腫瘍性関節炎（関節リウマチ様症候群）〔*Int J Rheum Dis. 2014 Jul;17（6）:640-5*〕:

- 急性〜慢性経過の単〜多関節炎を呈し, 関節リウマチとの鑑別が重要となる.
- 腫瘍性関節炎 65 例と早期の関節リウマチ 50 例を比較した報告では, 腫瘍性関節炎患者は早期関節リウマチ患者と比べて有意に高齢であり, 左右非対称性の分布, 単〜少数関節炎, 抗 CCP 抗体やリウマトイド因子陰性が有意に多かった〔*Int J Rheum Dis. 2014 Jul;17（6）:640-5*〕.
- 関節炎の部位は手指が 43％, 肘 12％, 肩 3％. 足関節 54％, 膝 60％, 股関節 1.5％ と下肢関節で多いのも特徴の 1 つ.
- 関連する腫瘍は血液腫瘍（急性白血病, 悪性リンパ腫, 骨髄異形成症候群）, 固形腫瘍（肺癌, 乳癌, 膀胱癌, 前立腺癌, 膵癌, 子宮内膜癌, 大腸癌, 腎細胞癌など）とさまざまである.
- リウマチ性多発筋痛症や RS3PE と悪性腫瘍については ▶ Ⅰ-3 リウマチ性多発筋痛症, 巨細胞性動脈炎, RS3PE を参照.

■ palmar fasciitis and polyarthritis syndrome（PFPAS）:

- 左右対称性, 急性経過の手掌, 足底の筋膜炎と手指の関節炎を伴う病態. 手掌の肥厚と硬結を伴い, 急速に手指の屈曲拘縮を生じる. 足底筋膜炎は 20％程度で認められる. また, 指は硬化し, 木の様になる.
- 症例報告の半数は卵巣癌や泌尿生殖器の悪性腫瘍であり, CA125 や CA19-9 の評価が有用である.

■ hypertrophic osteoarthropathy（HOA）:

- 別名 Marie-Bamberger 症候群. 末節骨のバチ指と炎症性・増殖性の骨周囲炎を特徴とする病態. 骨周囲炎は脛骨, 腓骨, 膝, 踵で多い.
- 肺癌や胸腔内の腫瘍性病変との関連がある.

■ 皮膚筋炎, 多発性筋炎:

- 皮膚筋炎の 15-32％, 多発性筋炎の 9-15％ に悪性腫瘍が合併する〔*N Engl J Med. 1992 Feb 6;326（6）:363-7*〕〔*Lancet. 2001 Jan 13;357（9250）:96-100*〕.
- 胃癌や大腸癌, 膵臓癌といった消化管腫瘍, 肺癌, 悪性リンパ腫, 卵巣癌, 乳癌, 前立腺癌といったさまざまな悪性腫瘍が関連し, 筋炎発症後数年（2-5年）経過して発見されるものも多い〔*Lancet. 2001 Jan 13;357（9250）:96-100*〕. 診断時のみではなく, 診断後 5 年間は悪性腫瘍の出現に注意すべきと言える.
  - アジア人の皮膚筋炎, 多発性筋炎では, 肺癌と咽喉頭癌が最も多いとする報告もある〔*ISRN Rheumatol. 2013;2013:509354*〕.

表3 筋炎疾患における悪性腫瘍合併リスク因子

因子	RR
年齢≧45歳	5.3 [1.9-14.5]
男性	1.8 [1.4-2.3]
嚥下障害	2.0 [1.3-3.1]
皮膚壊死	3.4 [2.0-5.5]
間質性肺疾患	0.4 [0.2-0.9]
関節炎/関節痛	0.4 [0.2-0.9]
Raynaud 現象	0.5 [0.2-1.0]
発症〜診断まで4週間以内（急性発症）	2.2 [1.0-4.8]
皮膚血管炎	6.2 [1.9-20.6]
抗 Jo-1 抗体陽性	0.2 [0.1-0.9]
抗 TIF1-γ 抗体陽性（皮膚筋炎のみ）	5.6 [2.9-10.7]

PLoS One. 2014 Apr 8;9（4）:e94128

- 筋炎疾患において，悪性腫瘍リスクに関連する因子は表3を参照．
- 血管炎症候群：
- さまざまな血管炎が傍腫瘍症候群として出現しうる（表4）．

表4 傍腫瘍症候群としての血管炎

疾患	年齢	関連する腫瘍
皮膚白血球破砕性血管炎	>50歳	悪性リンパ腫，骨髄異形成症候群，肝細胞癌，腎癌，大腸癌，頭頸部癌，子宮内膜癌
結節性多発動脈炎	>60歳	多発性骨髄腫，非 Hodgkin リンパ腫，胃癌，肺癌など
IgA 血管炎	>40歳	多発性骨髄腫，非小細胞肺癌，前立腺癌，乳癌，腎癌
慢性結節性紅斑*	>60歳	悪性リンパ腫，骨髄異形成症候群
好酸球性多発血管炎	40-60歳	非 Hodgkin リンパ腫
多発性血管炎性肉芽腫症，顕微鏡的多発血管炎	>40歳	腎癌，大腸癌
巨細胞性血管炎	>60歳	骨髄異形成症候群，急性骨髄性白血病，消化管腫瘍
高安動脈病	20-50歳	卵巣癌
Behçet 病	>60歳	悪性リンパ腫，白血病，膀胱癌，乳癌，子宮癌，甲状腺癌，胃癌

*病理では血管炎を伴わない脂肪織炎となる．

Autoimmun Rev. 2008 May;7（5）:352-8

17 薬剤による自己免疫疾患

- 一部の薬剤で血管炎や SLE 様症候群，筋炎，関節炎・関節痛を発症することがわかっている．
- 主な薬剤と関連する自己免疫疾患を表 1 にまとめる．
- 日常診療でよく使用されるスタチンやサイアザイド，DPP-4 阻害薬，抗菌薬も原因となる．自己免疫疾患を診療している場合は TNF 阻害薬やカルシニューリン阻害薬によるループス様症候群，血管炎，疼痛にも注意する．
- 抗甲状腺薬であるプロピルチオウラシル，メチマゾールは SLE 様症候群や ANCA 関連血管炎の原因となる．また，インスリン自己免疫症候群の原因にもなりうる．投与開始後数年〜数十年経過して発症することもあり，どのタイミングでも原因となることに注意〔*J Clin Endocrinol Metab. 2009 Aug;94 (8): 2806-11*〕．これらの薬剤を使用中の患者で自己免疫疾患を疑う症状が出現した際は，まず薬剤性を疑う．

表 1　薬剤と関連する薬剤性膠原病

	薬剤	薬剤性膠原病
DMARDs, 免疫抑制療法	スルファサラジン	ループス様症候群
	シクロスポリン，タクロリムス	カルシニューリン阻害薬誘発疼痛症候群
	TNF 阻害薬	ループス様症候群，ANCA 関連血管炎，筋炎，強皮症様症候群
	インターフェロン	ループス様症候群，筋炎，関節リウマチ様関節炎，サルコイドーシス
抗菌薬	キノロン系	腱炎，関節症
	ミノサイクリン	ループス様症候群
	セフェピム	ループス様症候群
	イソニアジド	ループス様症候群
抗腫瘍薬	BCG	関節炎
	アロマターゼ阻害薬	骨関節炎，関節リウマチ様関節炎，骨粗鬆症
	ドキソルビシン	ループス様症候群
	シクロホスファミド	ループス様症候群
	フルオロウラシル	ループス様症候群
	パクリタキセル	強皮症様症候群
	免疫チェックポイント阻害薬	irAEs
その他	フェニトイン	ループス様症候群
	チクロピジン	ループス様症候群
	プロカインアミド	SLE 様症候群
	プロピルチオウラシル，メチマゾール	ANCA 関連血管炎，筋炎
	スタチン	壊死性筋症，筋炎
	サイアザイド	日光過敏，皮膚ループス
	DPP-4 阻害薬	関節炎

Semin Arthritis Rheum. 2008 Dec;38 (3) :249-64／Curr Opin Rheumatol. 2012 Mar;24 (2) :182-6／Clin J Pain. 2012 Jul;28 (6) :556-9／Rheumatol Int. 2016 Aug;36 (8) :1089-97

免疫チェックポイント阻害薬による自己免疫疾患

- 近年, 免疫チェックポイント阻害薬 (イピリムマブ, ニボルマブ, ペンブロリズマブ, アテゾリズマブ) による自己免疫疾患 (immune related adverse events: irAEs) も増加している.

- irAEs では膠原病 (皮疹, 関節炎・関節痛, 背部痛, 筋痛, 骨痛) のみならず, 自己免疫性の内分泌障害 (甲状腺機能低下症, 下垂体機能低下症, 糖尿病など), 血液障害 (自己免疫性溶血性貧血や自己免疫性血小板減少症), 神経疾患 (重症筋無力症など), 膵炎, 肝炎, 腎炎, 肺臓炎, 腸炎, ブドウ膜炎も呈する 〔*Eur J Cancer. 2016 Feb;54:139-48*〕〔*BMJ. 2018 Mar 14;360:k793*〕. 基礎疾患として自己免疫疾患がある患者群では免疫チェックポイント阻害薬を使用することで原疾患の増悪を来す可能性もある 〔*Ann Intern Med. 2018 Jan 16;168 (2):121-30*〕.

- *EGFR* 遺伝子変異陽性の非小細胞肺癌症例において, PD-1 阻害薬 (ペンブロリズマブ, ニボルマブ) に続いて EGFR-TKI であるオシメルチニブ (タグリッソ®) を使用すると irAEs の発症リスクが上昇する報告があり, 注意が必要 〔*Ann Oncol. 2019 Mar 7. pii: mdz077. doi: 10.1093/annonc/mdz077.〔Epub ahead of print〕*〕.
  - PD-1 阻害薬投与後 3 か月以内にオシメルチニブを使用すると特に高リスクとなる. 反対にオシメルチニブを先行させ, その後 PD-1 阻害薬を使用した症例では irAEs リスクの上昇は認められなかった.

- irAEs 発症のタイミングは薬剤開始後〜6 か月以内が多いが, 数年経過して発症することもある 〔*RMD Open. 2017 Mar 20;3 (1):e000412*〕〔*Semin Arthritis Rheum. 2018 Jun;47 (6):907-10*〕. 薬剤中止後もしばらく持続するため, 自己免疫疾患に準じた免疫抑制療法が必要となることが多い 〔*Cancer Treat Rev. 2016 Apr;45:7-18*〕.

- 免疫チェックポイント阻害薬を使用中の患者が変調を来した場合, 常に irAEs を念頭に置いて診療することが重要である.

SAPHO 症候群

- SAPHO 症候群は Synovitis（滑膜炎），Acne（ざ瘡），Pustulosis（膿疱症），Hyperostosis（骨過形成），Osteitis（骨炎）の頭文字から成り，これらのうち，骨関節症状と皮膚症状を伴う疾患で定義される．実際はさまざまな疾患が SAPHO 症候群に含まれ，骨病変のみのタイプもある（慢性再発性多発性骨髄炎など）〔*J Child Orthop. 2015 Feb;9（1）:19-27*〕.

- 原因は未だ不明であり，遺伝的な影響，細菌感染に対する免疫反応などさまざまな機序が考えられている．HLA B27 の陽性率が高い報告もあるが，報告によりばらつきがあり，関連性については議論がある〔*J Child Orthop. 2015 Feb;9（1）:19-27*〕.

- 日本，スカンジナビア，ドイツ，フランスからの症例報告が多い〔*J Clin Rheumatol. 2002 Feb;8（1）:13-22*〕.

- 発症年齢は平均 45 歳，17-63 歳と幅広い．小児例もある〔*J Child Orthop. 2015 Feb;9（1）:19-27*〕.

SAPHO 症候群の診断

SAPHO 症候群の診断基準

- いくつかの診断基準があるものの，バリデーションがないために信頼性は不明．ここでは American College of Rheumatology（ACR）67th Annual Scientific Meeting における基準を紹介する（表 1）．

- SAPHO 症候群に矛盾しない皮膚所見があり軸関節炎，骨病変で感染性が否定可能な場合，骨過形成を伴う慢性経過の骨炎で感染症，腫瘍が除外できる場合に SAPHO 症候群と診断する．

- 下顎骨の特発性慢性骨炎では長期的に 85 ％ が SAPHO 症候群の基準を満たすため，無菌性の下顎骨炎は SAPHO 症候群に特異的な可能性がある〔*Oral Surg Oral Med Oral Pathol Oral Radiol Endod. 2011 Feb;111（2）:190-5*〕.

- SAPHO 症候群による骨病変と化膿性骨髄炎，悪性骨腫瘍，良性骨腫瘍の鑑別には表 2 のスコアが有用．

- スコア≧ 29 点は感度 97 ％，特異度 80 ％ で SAPHO 症候群による骨病変を示唆する．

- スコア 0-28 点では SAPHO 症候群を除外可能．

- スコア 29-38 点では判定保留．

表 1　Kahn らの基準（2003）（ACR 67th Annual Scientific Meeting）

診断項目	除外項目
掌蹠膿疱症と尋常性乾癬に骨±関節病変を伴う	化膿性骨髄炎 骨腫瘍 非炎症性の圧縮性骨病変
重度のざ瘡に骨±関節病変を伴う	
無菌性*の骨過形成/骨炎（成人例）	
慢性再発性多発性骨炎（小児例）	
慢性腸疾患に骨±関節病変を伴う	

Propionibacterium acnes は生えてもよい．
Int J Oral Maxillofac Surg. 2010 Dec;39（12）:1160-7

表 2　SAPHO 症候群による骨病変を示唆する所見

所見	OR	点
血算正常	82	13
左右対称性の病変	30	10
辺縁が硬化性の病変	27	10
発熱なし	20	9
椎体，鎖骨，胸骨病変	14	8
画像にて病変が 2 か所以上あり	11	7
CRP≧1 mg/dL	7	6

Arthritis Rheum. 2009 Apr;60（4）:1152-9

- スコア≧ 39 点では SAPHO 症候群による骨病変を強く疑う．

SAPHO 症候群の症状，所見，疾患スペクトラム

- 骨・関節病変の頻度，皮膚病変の頻度，自己抗体陽性率は表 3 を参照．

- 特異的な自己抗体はない．胸鎖関節炎により鎖骨下静脈や上大静脈などの静脈血栓症を呈する例も 10 ％ 程度報告されている〔*Reumatol Clin. 2015 Mar-Apr;11（2）:108-11*〕.

- 症状の組み合わせで無数の疾患スペクトラムがある（表 4）．

表3 SAPHO 症候群における骨・関節病変，皮膚所見の頻度，自己抗体陽性率

骨・関節病変[†1]		皮膚所見，その他[†2]		自己抗体[†3]	
胸肋鎖領域	65-90%	皮膚病変なし	20-44%	抗核抗体≧80倍	37%
脊椎	65-90%	掌蹠膿疱症	59-65%	抗核抗体≧160倍	16%
骨盤	13-52%	重度のざ瘡	23-27%	抗ds-DNA抗体	0%
長管骨	30%	尋常性乾癬	4%	抗サイログロブリン抗体	2%
下顎骨	11%	汗腺炎	1-4%	抗TPO抗体	2%
		炎症性腸疾患	3-8%	抗SS-A抗体	1%
		自己免疫性甲状腺炎	10-28%	抗平滑筋抗体	4%

[†1]*J Child Orthop. 2015 Feb;9（1）:19-27*／[†2]*Arthritis Rheum. 2009 Jun 15;61（6）:813-21*／[†3]*J Rheumatol. 2010 Mar;37（3）:639-43*

表4 SAPHO 症候群の疾患スペクトラム

後天性骨過形成症候群
前胸壁炎症性症候群
再発性対称性鎖骨骨炎
胸骨，肋骨，鎖骨骨過形成
膿疱性骨関節炎
膿疱，乾癬性脊椎関節炎
慢性再発性多発性骨髄炎
慢性下顎骨炎
硬化性骨炎
腸疾患性脊椎関節炎
ざ瘡性脊椎関節炎

Clin Radiol. 2012 Mar;67（3）:195-206

- これらをすべて SAPHO 症候群としてまとめるか，別疾患として考えるかは明確な結論がなく，今後扱いが変わる可能性は高い〔*Clin Radiol. 2012 Mar;67（3）:195-206*〕〔*Rheum Dis Clin North Am. 2013 May;39（2）:401-18*〕．
- SAPHO 症候群では尋常性乾癬と関節炎を合併することや，慢性腸疾患と関節炎を合併することがあり，その場合に脊椎関節炎（乾癬性関節炎，炎症性腸疾患性脊椎関節炎）との鑑別が困難なことがある．
- SAPHO 症候群と脊椎関節炎とを同じ疾患スペクトラムとする意見もあるが，SAPHO 症候群では自己免疫機序よりも炎症性骨炎を主体とした自己炎症性疾患に近いとする考えが現在は主流であり，異なる疾患と考えられる〔*Curr Rheumatol Rep. 2016 Jun;18（6）:35*〕．
- 脊椎関節炎では骨過形成を伴うことはまれであるため，骨過形成があれば SAPHO 症候群がより疑わしいと言える〔*Joint Bone Spine. 2011 Dec;78（6）:555-60*〕．

SAPHO 症候群の治療

- まれな疾患であり，治療方法も明確に規定されたものはない．NSAIDs，ステロイド，抗菌薬，csDMARDs，bDMARDs，ビスホスホネートが使用される〔*Rheum Dis Clin North Am. 2013 May;39（2）:401-18*〕
- NSAIDs は鎮痛目的で使用される．
- ステロイドは皮膚病変に効果が期待できるが骨病変，骨痛緩和効果は乏しい〔*J Dtsch Dermatol Ges. 2008 Aug;6（8）:657-60*〕．
- 抗菌薬による治療は症例報告で一部効果が認められる程度．
- SAPHO 症候群の機序の1つに *Corynebacterium*，*Propionibacterium* の慢性感染とそれに伴う免疫反応が関与している可能性が考えられるため，ドキシサイクリン，アジスロマイシン，クリンダマイシンが試されているが，効果は乏しい〔*Rheum Dis Clin North Am. 2013 May;39（2）:401-18*〕．
- ビスホスホネートは骨病変に有用な可能性が高い．
- ゾレドロン酸（ゾメタ®），パミドロン酸（アレディア®）にて骨炎，骨過形成，骨痛，滑膜炎の改善効果が見込める〔*Rheumatology（Oxford）. 2004 May;43（5）:658-61*〕〔*J Dtsch Dermatol Ges. 2008 Aug;6（8）:657-60*〕〔*Curr Rheumatol Rep. 2012 Apr;14（2）:130-41*〕．
  - 投与間隔は報告によりばらつきがあるが，反応に応じて追加投与を考慮する（月1回～数か月に1回など）．
- メトトレキサート，スルファサラジンは滑膜炎に対して使用される．
- TNF 阻害薬は，上記薬剤でも疼痛コントロール不良な症例において，半数以上で皮膚所見，臨床所見，疼痛改善効果が見込める〔*J Rheumatol. 2010 Aug 1;37（8）:1699-704*〕〔*Neth J Med. 2012 Dec;70（10）:444-9*〕〔*J Craniomaxillofac Surg. 2014 Dec;42（8）:1990-6*〕．

- 論文報告された 45 例の解析では，TNF 阻害薬により骨や関節症状は 93.3 ％，皮膚症状は 72.4 ％で改善が認められた〔*Semin Arthritis Rheum. 2018 Apr 17. pii: S0049-0172(18) 30058-1*〕．
- 使用薬剤はインフリキシマブ，エタネルセプト，アダリムマブの報告がある．他にはウステキヌマブ（抗 IL-12/23p40 抗体）やトシリズマブ（抗 IL-6 受容体抗体）の報告もある．
- 骨病変，特に下顎病変に対して骨搔爬術を施行することで効果が見込めるとする報告もある〔*Oral Surg Oral Med Oral Pathol Oral Radiol. 2013 Dec;116(6) :692-7*〕．
- ただし，その病変部位のみの効果となる．

19 成人発症がありうる自己炎症性症候群

■感染，自己抗体，自己抗原反応性 T 細胞などが認められない炎症性の病態を自己炎症性症候群と呼ぶ．先天性の遺伝子異常が原因とされ，主に小児の周期性発熱症候群として発症することが多いが，一部で成人発症例もある．

■成人発症がありえる自己炎症性症候群は成人 Still 病（adult onset Still's disease：AOSD），家族性地中海熱（familial Mediterranean fever：FMF），TNF receptor-associated periodic syndrome（TRAPS），periodic fever, aphthous stomatitis, pharyngitis, and adenopathy（PFAPA），pyogenic arthritis, pyoderma gangrenosum, and acne（PAPA）の報告例がある（表 1）〔Dermatol Clin. 2013 Jul;31（3）:471-80〕．

■ここでは診察する可能性が高い成人 Still 病，FMF，TRAPS，PFAPA について記載する．

成人 Still 病

■原因不明の炎症性疾患であり，しばしば不明熱の鑑別として挙がる．

■感染症，自己抗体，自己抗原反応性 T 細胞の関連性は認められず，近年は自己炎症性症候群の 1 つと考えられている〔Autoimmun Rev. 2014 Nov;13（11）:1149-59〕．

■1 日 1-2 回のスパイク熱，一過性のピンク色の皮疹，関節炎，漿膜炎，リンパ節腫大，咽頭炎を来す．

■診断時の年齢は 35 歳前後が多い．日本国内の報告では 67％が 35 歳以降の発症であり，60-70％が女性例〔Ann Rheum Dis. 2006 May;65（5）:564-72〕．しかしながら 70-80 歳代の発症例もあるため，全年齢で発症しうると考えておく〔Autoimmun Rev. 2017 Oct;16（10）:1016-23〕．

成人 Still 病の臨床所見，経過

■成人 Still 病の臨床症状，所見とその頻度は表 2 を参照．

▪皮疹は 80％で認められる．発熱と同時期に四肢や体幹で認められるピンク色の扁平な紅斑（サーモンピンク疹）が特徴的〔Rheumatol Int. 2012 Aug;32（8）:2233-7〕．

　• 他には，持続性の瘙痒感を伴う丘疹や紅斑，Koebner 現象による線状の皮疹や，表層に落屑や硬化を伴う皮疹，じん麻疹もある〔Medicine（Baltimore）. 2017 Mar;96（11）:e6318〕．

▪血球貪食症候群を合併する例が 20％程度ある〔Medicine（Baltimore）. 2015 Jan;94（4）:e451〕．血小板減少をはじめとした血球減少が認められる例では要注意．

▪成人 Still 病ではフェリチン値が高値となるが，

表1　成人発症がありえる自己炎症性症候群

疾患	遺伝形式	発症年齢	発熱期間	粘膜・皮膚，筋骨格	他症状	治療
AOSD	後天性 不明	3-35 歳 （＞60 歳もあり）	≧39℃ 連日の発熱	一過性のピンク疹，じん麻疹様が 30-40％，多関節炎，関節痛，筋痛	咽頭痛，漿膜炎，リンパ節腫大，肝脾腫	ステロイド MTX TNF 阻害薬 IL-6 阻害薬
FMF*	MEFV 遺伝子 常染色体劣性	80％が＜20 歳	≧39℃ 1-3 日間	丹毒様紅斑，再発性単関節炎，滑膜炎，関節痛，筋痛	腹痛，漿膜炎，陰囊腫大	コルヒチン TNF 阻害薬 IL-1 阻害薬
TRAPS	TNFR1 常染色体優性	乳幼児，一部成人例	通常 1-3 週	紅斑性皮疹，四肢の紅斑，筋痛，関節痛	漿膜炎，腹痛，結膜炎，眼周囲浮腫	TNF 阻害薬 IL-1 阻害薬
PFAPA	不明	5-35 歳	4 週毎に 4-5 日間	アフタ性潰瘍	咽頭痛，頸部リンパ節腫大，腹痛	扁桃切除，ステロイド，シメチジン，IL-1 阻害薬

*FMF は日本国内では非定型 FMF が多く，比較的軽症例，成人発症例も多い傾向があるため注意．

Dermatol Clin 31（2013）471-480 より一部改変

[1] 自己免疫・炎症性疾患

表2 成人 Still 病の臨床所見

症状/所見	頻度	検査所見	頻度	関節症状の部位[†]	頻度
皮疹	62-77%	白血球>1万/μL	72-91%	膝関節	69-82%
関節炎・関節痛	72-95%	好中球>80%	69-78%	手関節	67-73%
咽頭痛・咽頭炎	37-63%	貧血	53-65%	足関節	38-55%
筋肉痛	13-53%	CRP 上昇	96-98%	PIP	44-47%
リンパ節腫大	4-60%	ESR 亢進	96-98%	肘関節	29-44%
脾腫	25-30%	血清フェリチン >500 ng/mL	69-97%	肩関節	24-40%
リンパ節腫大と脾腫を合併	45-60%			MCP	35-42%
		肝酵素上昇	53-75%	MTP	11-18%
肝腫大	21-44%	リウマトイド因子陰性	95-99%	股関節	7-11%
胸膜炎	8-24%	抗核抗体陰性	90-92%	DIP	9-10%
心外膜炎	3-21%			PIP	0-3%
腹痛	18-48%			顎関節	3-4%
経過：monocyclic	21-33%				
経過：polycyclic	17-44%				
経過：chronic	26-43%				

PIP：近位指節間関節，MCP：中手指節関節，MTP：中足趾節関節，DIP：遠位指節間関節

Autoimmun Rev. 2014 Jul;13（7）:708-22／Autoimmun Rev. 2017 Oct;16（10）:1016-23／[†] Ann Rheum Dis. 2006 May;65（5）:564-72

1000-3000 ng/mL 程度は Gaucher 病やヘモクロマトーシス，HIV 感染，一部の悪性腫瘍でも認められる〔*Am J Case Rep. 2017 Dec 6;18:1296-301*〕．

- 成人 Still 病におけるフェリチン値の平均値は 4752 ng/mL．>3000 ng/mL となることが多い．
- >1 万 ng/mL となるのは血球貪食症候群，劇症肝炎，複数回の輸血後であり，成人 Still 病でフェリチン>1 万 ng/mL では血球貪食症候群合併を疑うべき．
- 抗核抗体は陰性または低力価となるが，日本国内の成人 Still 病 169 例の解析では抗核抗体陽性例が 25.8％で認められる〔*Mod Rheumatol. 2015 May;25（3）: 393-400*〕．
- PET/CT 検査では骨髄（ほぼ 100％），脾臓（91-96％），リンパ節，関節への集積が認められることが多い〔*Mod Rheumatol. 2014 Jul;24（4）:645-50*〕〔*Clin Rheumatol. 2015 Dec;34（12）:2047-56*〕．
  - 骨髄へはびまん性に集積し，特に全脊椎への集積が認められる．
  - 他には心外膜や胸膜，甲状腺，膵臓，大型血管，唾液腺・耳下腺，眼瞼，筋への集積の報告がある．
- 成人 Still 病の経過は 3 パターンある〔*Ann Rheum Dis. 2006 May;65（5）:564-72*〕．

表3 Yamaguchi 基準

大基準 ・関節痛>2 週間 ・間欠的な 39℃以上の発熱≧1 週間 ・典型的な皮疹 ・白血球>1万/μL（顆粒球>80%）
小基準 ・咽頭痛 ・リンパ節腫大 and/or 脾腫 ・肝酵素異常 ・リウマトイド因子，抗核抗体陰性
除外：感染，悪性腫瘍，リウマチ疾患
2 つ以上の大基準を含む，計 5 つ以上満たせば診断

Ann Rheum Dis. 2006 May;65（5）:564-72

- monocyclic pattern：1 峰性の経過で，大半が 1 年以内に改善する経過（平均 9 か月）．
- polycyclic systemic pattern：寛解，増悪を繰り返し，全身症状が主となる．
- chronic articular pattern：慢性の関節炎が主体となるパターンで，関節破壊を来す．最も予後不良．

成人 Still 病の診断基準

- 診断基準は Yamaguchi 基準を用いることが多い（表 3）．

- 中国人を対象としたバリデーションでは，Yamaguchi 基準の感度 78.6%，特異度 91.4%，LR（＋）9.2，LR（－）0.23〔*J Rheumatol. 2011 Apr;38(4):741-6*〕.
- 悪性腫瘍を背景とした成人 Still 病様症状にも注意が必要．一度成人 Still 病と診断しても，その後（～2 年程度）悪性腫瘍が診断されることもあるため，フォロー時には注意する〔*Semin Arthritis Rheum. 2016 Apr;45(5):621-6*〕.
- 悪性腫瘍は乳癌，肺癌，消化管腫瘍などの固形癌，悪性リンパ腫をはじめとした血液腫瘍の双方がある．

成人 Still 病の治療方針

〔*Autoimmun Rev. 2014 Jul;13(7):708-22*〕〔*Autoimmun Rev. 2014 Nov;13(11):1149-59*〕〔*Autoimmun Rev. 2017 Oct;16(10):1016-23*〕〔*Mod Rheumatol. 2018 Sep;28(5):736-57*〕

- NSAIDs は鎮痛に使用するが，NSAIDs のみで病状がコントロール可能なのは 7-15% のみであり，76-95% の患者でステロイド投与が必要となる〔*Ann Rheum Dis. 2006 May;65(5):564-72*〕．NSAIDs はステロイドを開始するまでのつなぎとして用いる．
- 基本的な治療はステロイドを用いる．
- 関節症状のみであれば PSL 7.5-10 mg/日，全身症状があれば 0.5-1.0 mg/kg/日で開始する．
- 心筋炎，心外膜炎，播種性血管内凝固症候群，血球貪食症候群，急性肝炎など致命的な臓器障害があれば mPSL パルス療法を考慮する．
- 反応すれば 4-6 週間継続し，その後 1 週間に ≦ 5 mg/日のペースで減量する．
- ステロイド不応性の場合や，ステロイド依存となる場合ではメトトレキサート 7.5-20 mg/週やシクロスポリンを併用し，ステロイドを減量する．
- 関節症状のみであればヒドロキシクロロキンも効果的（保険適用外）．

- 上記治療でもコントロール困難な場合は TNF 阻害薬，IL-6 阻害薬，IL-1 阻害薬を選択．
- 寛解達成率は，TNF 阻害薬で 11.8%，IL-1 阻害薬（カナキヌマブ*）で 65.5%，IL-6 阻害薬（トシリズマブ*）で 76.1% であり，TNF 阻害薬よりもトシリズマブのほうが効果が期待できる〔*Ther Clin Risk Manag. 2018 Jan 24;14:167-71*〕.
  *日本国内では全身型若年性特発性関節炎に保険適用あり.
- ステロイド投与でもコントロール困難な成人 Still 病患者 27 例を対象とし，トシリズマブ（8 mg/kg，2 週間毎投与）とプラセボ群に割り付け比較したランダム化比較試験では，トシリズマブ群で有意に全身症状が改善し，ステロイド投与量の減量が可能であった〔*Ann Rheum Dis. 2018 Dec;77(12):1720-9*〕.

家族性地中海発熱（FMF）

- FMF は *MEFV* 遺伝子の変異により IL-1β を誘導し，漿膜炎や滑膜炎を来す疾患．
- 典型例はトルコ人で多く，小児期に発症する繰り返す発熱，漿膜炎（腹膜炎）を特徴とする．50% が 4 歳までに発症し，80% が 10 歳までに発症する〔*Medicine(Baltimore). 2012 May;91(3):131-6*〕.
- 日本国内でも FMF 患者の報告はあり，疾患が知られるにつれ報告数も増加傾向にある．日本人の場合は非典型例の FMF が多く，成人発症が多く，発熱や症状も軽症のことが多い（表 4）〔*日本臨床免疫学会会誌. 2011;34(5):355-60*〕.
- 日本と海外における臨床症状の違いは遺伝子変異の違いと考えられている．トルコにおける FMF は *MEFV* 遺伝子 exon 10 変異が主であるが，日本では exon 10 の変異は半数以下である．日本における典型的 FMF では exon 10 変異が 62.4% を占めるのに

表 4　日本国内の FMF の報告

発症年齢	頻度
0-9 歳	25.4%
10-19 歳	37.3%
20-29 歳	17.2%
30-39 歳	6.7%
40-49 歳	6.7%
50 歳以上	6%
発症年齢	19.6 ± 15.3 歳

症状	日本の頻度	トルコの頻度
発熱	95.5%	92%
腹痛	62.7%	93%
胸痛	35.8%	31%
関節痛	31.3%	47%
皮疹（丹毒様紅斑）	7.5%	21%
アミロイドーシス	3.7%	13%

日本臨床免疫学会会誌. 2011;34(5):355-60

Ⅱ 自己免疫・炎症性疾患

表 5　日本の FMF 診断基準

必須項目	補助項目
12 時間～3 日続く 38℃以上の発熱を 3 回以上繰り返す	1. 発熱時の随伴症状として以下のいずれかを伴う ・非限局性の腹膜炎による腹痛 ・胸膜炎による胸背部痛 ・関節炎（股関節，膝関節，足関節） ・心膜炎 ・精巣漿膜炎 ・髄膜炎による頭痛
	2. 発熱時に CRP や血清アミロイド A など炎症所見の著明な上昇が認められるが，これらは発作間欠期には消失する
	3. コルヒチンにより発作が消失，軽減する．

必須項目と 1 つ以上の補助項目を満たし，他の疾患が除外される場合に診断する．

日本臨床免疫学会会誌. 2011;34(5):355-60

対して，非典型例では 11.3％のみと，exon 10 の変異は FMF の典型的な経過に関連する〔*Medicine (Baltimore). 2014 May;93(3):158-64*〕．

日本における FMF の診断

- FMF の診断には Tel-Hashomer criteria が有名であるが，これは典型的な FMF を診断するためのものであり，非典型例の FMF が主な日本の事情には合わない可能性が高い．日本で提唱された診断クライテリアは表 5 を参照．
- 双方のクライテリアにコルヒチン投与により発作が改善するという項目があるが，FMF と診断された患者を対象としてプラセボ群とコルヒチン投与群で効果を評価した報告では，コルヒチン群で有意に症状は改善するものの，プラセボ群でも発作頻度，症状の改善効果が認められるため，信頼性に欠ける可能性がある点に注意する．著明に改善することで陽性ととるべきである〔*Clin Rheumatol. 2014 Jul;33(7):969-74*〕．
- 臨床上疑わしい場合は *MEFV* 遺伝子解析を行うが，変異が認められなくてもコルヒチンにて改善があれば FMF として治療を継続する〔*日本臨床免疫学会会誌. 2011;34(5):355-60*〕．
- 他のリウマチ性疾患を合併する例が 13.5％で認められる〔*Arthritis Res Ther. 2016 Jul 30;18:175*〕．

FMF の治療

- FMF の重症度評価は表 6 を参照．
- 1-10 点で評価し，≧6 点で重症，3-5 点で中等症，≦2 点で軽症と判断する〔*Ann Rheum Dis. 2016 Jun;75*

(6):1051-6〕．
- 重症度により治療選択が変わることはないが，今後重症度別の予後や治療方針についてさらに研究が進む可能性があるため，押さえておきたい．
- コルヒチンが第一選択となる．
- 成人例では 1 mg/日を最小投与量とし，効果に応じて最大 3 mg/日程度まで増量可．
- 症状が改善していてもアミロイドーシス予防目的に 1 mg/日程度は継続するほうがよいと言われているが，日本ではアミロイドーシスのリスクは低いため，0.5 mg/日でもよいかもしれない．
- コルヒチンで部分的に反応する例が 30-40％，不耐，抵抗性が 5％程度である〔*Semin Arthritis Rheum. 2013 Dec;43(3):387-91*〕．
- コルヒチン不耐，抵抗性では IL-1 阻害薬（カナキヌマブ）や TNF 阻害薬が使用される．
- 薬剤使用下で年間 6 回以上の典型的発作があれば抵抗性と判断する．
- TNF 阻害薬はインフリキシマブ，エタネルセプト，アダリムマブが使用される〔*Semin Arthritis Rheum. 2013 Dec;43(3):387-91*〕．IL-1 阻害薬は日本国内ではカナキヌマブ（イラリス®）が使用可能である〔*Mediators Inflamm. 2013;2013:939847*〕．
  - コルヒチン不応性の FMF の 61％でカナキヌマブにより寛解が得られる（プラセボ群は 6％）〔*N Engl J Med. 2018 May 17;378(20):1908-19*〕．

TNF receptor-associated periodic syndrome (TRAPS)

- TRAPS は生後 2 週から 63 歳までさまざまな年齢で発症する自己炎症性症候群である．*TNFRSF1A* 遺伝

表6 FMF の重症度評価 (International Severity Scoring System)

項目	点
1) 慢性経過の合併症 (FMF に起因するアミロイドーシス，成長障害，貧血，脾腫)	1
2) 臓器障害 (FMF に起因するネフローゼ域の蛋白尿)	1
3) 臓器不全 (FMF に起因する心不全，腎不全など)	1
4) 発熱発作の頻度	1-2 回/月で 1 点 ＞2 回/月で 2 点
5) 間欠期や発作から 2 週間以上経過している時期にも炎症反応が認められる (CRP，ESR，アミロイド A，フィブリノーゲン上昇)	1
6) 発作時に＞2 臓器の障害あり (心外膜炎，胸膜炎，腹膜炎，滑膜炎，丹毒様紅斑，精巣炎，筋痛など)	1
7) ＞2 種類の発作タイプがある (発熱のみ，心外膜炎，胸膜炎，腹膜炎，滑膜炎，丹毒様紅斑，精巣炎，筋痛など)	1
8) 発作持続時間が＞72 時間 (1 年間に 3 回以上満たす)	1
9) 労作時の下肢痛がある (長時間の立位や運動時に痛みがあり，他の原因が否定的)	1

≧6 点で重症，3-5 点で中等症，≦2 点で軽症と判断する.

Ann Rheum Dis. 2016 Jun;75 (6):1051-6

子の異常により，可溶性 TNF 受容体が減少し，TNF 活性が上昇することで炎症が生じる〔*Allergy. 2007 Dec; 62 (12):1349-58*〕.

■ 発症年齢の中央値は 4.3 歳［範囲 0.2-63 歳］，≧18 歳での発症は 33%，≧30 歳での発症は 9.1% である〔*Ann Rheum Dis. 2014 Dec;73 (12):2160-7*〕.

■ 日本国内では 23 例程度の報告例がある．発症年齢は生後 2 か月から 29 歳で，*TNFRSF1A* 遺伝子変異は 78.3% で陽性，家族歴は 95.7% で陽性となる〔*Mod Rheumatol. 2013 Mar;23 (2):210-7*〕.

TRAPS の症状

■ TRAPS の症状は表 7 を参照.

TRAPS の治療

■ ステロイドが効果的であり，コルヒチンは無効.
▪ PSL＞20 mg/日で効果が期待できる〔*N Engl J Med. 2001 Dec 13;345 (24):1748-57*〕.
  • 一般的な使用方法は，発作時に PSL 1 mg/kg/日で開始し，7-10 日間かけて減量，終了する〔*UpToDate®. Tumor necrosis factor receptor-1 associated periodic syndrome (TRAPS)*〕.
▪ 初期は著明に改善するものの，徐々に効果は低下し，増量が必要となることが多い.
■ 難治性の症例では，IL-1 阻害薬を使用する.
▪ カナキヌマブ (イラリス®) が使用可能である.

• カナキヌマブによる寛解達成率は 45%（プラセボでは 8%）と効果は良好〔*N Engl J Med. 2018 May 17;378 (20):1908-19*〕.

■ TNF 阻害薬（エタネルセプト）は一部で効果的な症例があるものの，長期間の使用で効果が減弱する可能性があるため，TNF 阻害薬よりも IL-1 阻害薬を優先すべき〔*Ann Rheum Dis. 2015 Sep;74 (9):1636-44*〕.

▪ IL-1 阻害薬が使用できない場合，効果が乏しい場合の代替薬として押さえておく．使用する場合はエタネルセプト 25 mg 2 回/週の投与により 78% の患者で改善が認められたとする報告がある〔*Curr Opin Immunol. 2000 Aug;12 (4):479-86*〕.

periodic fever, aphthous stomatitis, pharyngitis, and cervical adenitis (PFAPA)

■ PFAPA は咽頭炎や頸部リンパ節炎を伴う発熱（38.5-41℃）が 4-5 日間持続し，2-8 週間周期で繰り返す自己炎症性疾患．発作間欠期には症状，炎症反応も消失する.

■ 5 歳未満での発症が多いが，20-30 歳代の成人発症例もある．繰り返す上気道炎として対応されていることがある.

■ 抗菌薬には反応せず，ステロイドが著効する〔*Curr Opin Pediatr. 2000 Jun;12 (3):253-6*〕〔*Allergy. 2007 Dec;62 (12):1349-58*〕.

Ⅰ 自己免疫・炎症性疾患

表7 TRAPS の症状

症状	全体（158）	成人発症例（35）
疾患の経過		
再発性	88%	97%
持続性	7%	3%
持続性＋急性増悪	5%	0
発作期間：平均（日）	10.8 日	10.9 日
＞14 日	25%	27%
7-14 日	43%	37%
＜7 日	33%	37%
年間の発作回数	7.7 回	6.9 回
発熱＞38℃	84%	80%
悪寒戦慄	30%	14%
発作のパターン		
不定	58%	57%
定期的	12%	3%
季節性	2.5%	0
誘因がある	25%	17%
滲出性咽頭炎	3%	3%
発赤性咽頭炎	18%	14%
アフタ性口内炎	9.5%	11%
浸潤を触れる点状出血斑（palpable purpura）	0.5%	0
斑点状丘疹	26%	20%
じん麻疹様皮疹	25%	20%
遊走性皮疹	18%	9%
丹毒様紅斑	4%	0
局所性紅斑	2.5%	3%
全身性紅斑	2%	3%
偽性濾胞	2%	3%
筋骨格系		
関節痛	64%	54%
筋痛	70%	63%
筋炎	1.5%	0
筋膜炎	4%	3%
骨痛	4%	6%
単関節炎	6%	4%
少数関節炎	9.5%	11%
多関節炎	4%	14%

症状	全体（158）	成人発症例（35）
眼症状		
眼周囲浮腫	20%	4%
眼周囲痛	13%	11%
結膜炎	22%	17%
消化管		
嘔吐	18%	17%
腹痛	70%	54%
便秘	13%	20%
下痢	18%	17%
消化管出血	1.5%	6%
無菌性腹膜炎	6%	3%
リンパ組織		
全身性リンパ節腫大	8%	3%
頸部リンパ節腫大	26%	4%
鼠径リンパ節腫大	1%	3%
リンパ節痛	13%	3%
肝腫大	6%	0
脾腫	8%	6%
心臓呼吸系		
胸痛	25%	46%
心外膜炎	7%	23%
胸膜痛	12%	29%
肺炎	1%	3%
持続性の咳嗽	4%	9%
神経系		
頭痛	23%	26%
痙攣	1%	0
めまい	1%	0
泌尿生殖器		
生殖器痛	3%	0
アミロイドーシス	10%	6%

Ann Rheum Dis. 2014 Dec;73（12）:2160-7

▌PFAPA の症状

- ■ PFAPA 301 例の解析では，発症年齢の中央値は 1.7 歳［範囲 0.1-12］，男女比は 1.15：1 と若干男性に多い〔*Rheumatology（Oxford）. 2014 Jun;53（6）:1125-9*〕.
- ▪ 症状は咽頭炎（90%），頸部リンパ節炎（78%），口腔内アフタ（57%）の頻度が高く，他には腹部症状（腹痛，悪心・嘔吐，下痢の 1 つ以上が 59%），骨関節症状（関節痛，筋痛，関節炎の 1 つ以上が 39%），頭痛（29%），皮疹（13%），結膜炎，神経症状など.
- ■ 成人例における PFAPA の特徴，症状を表8 にまとめる.
- ▪ 20-30 歳代で発症し，月 1 回程度の咽頭炎，頸部リンパ節炎，口腔内アフタを伴う発熱を繰り返す場合は成人発症の PFAPA を疑う〔*Front Immunol. 2017 Aug 24;8:1018*〕.

▌PFAPA の診断

〔*Pediatr Rheumatol Online J. 2018 Apr 18;16（1）:27*〕
- ■ PFAPA は前述のように咽頭炎，口腔内アフタ，頸部リンパ節炎を伴う高熱を月 1 回程度で繰り返す患者で疑う.
- ▪ 発熱の期間は 3-5 日間であり，治療しなくても改善

する．発熱期以外には症状が消失する点を確認することも重要．

- 疑う患者ではステロイド試験を考慮する．
- ステロイド試験で使用する PSL 投与量，反応までの時間については統一されていない．
  - イスラエルからの報告では，成人の PFAPA 症例 15 例に対して，PSL 60 mg を発熱期に投与することで投与 2-4 時間後には急速に症状が消失した〔*Isr Med Assoc J. 2008 May;10 (5) :358-60*〕．
  - UpToDate® では，PSL 1-2 mg/kg（最大 60 mg）を 1 回投与し，その後 12-48 時間での発熱や咽頭痛の改善を確認する方法が記載されている〔*UpToDate®. Periodic fever with aphthous stomatitis, pharyngitis, and adenitis（PFAPA syndrome）*〕．

PFAPA の治療

- 治療は発熱時のステロイド投与が基本となる．発作予防にはシメチジンやコルヒチンの投与，扁桃摘出術が行われる．
- PSL は 1-2 mg/kg（最大 60 mg）を発作時に 1 回使用する．48 時間以内に症状が再燃する場合は再投与（初回に 1 mg/kg を使用した患者のみ，同量を用いる）．
- 発作頻度が高く月の PSL 使用量が 2 mg/kg を超える場合や，増悪傾向がある場合，PSL 以外の治療を希望する患者では，シメチジン（20-40 mg/kg/日）やコルヒチン，扁桃摘出術を考慮〔*UpToDate®. Periodic fever with aphthous stomatitis, pharyngitis, and adenitis（PFAPA syndrome）*〕．

成人における自己炎症性症候群の予測スコア

- FMF，TRAPS の可能性を評価するスコア（表 9）
- 繰り返す発熱で FMF か TRAPS を疑った成人患者群において，*MEFV* 遺伝子，*TNFRSF1A* 遺伝子変異の存在を予測する因子は発症年齢，繰り返す発熱の家族歴がある（OR 5.81），発熱時に胸痛がある（OR 3.17），発熱時に腹痛がある（OR 3.80），発熱

表 8　成人発症の PFAPA 74 例の特徴

項目	特徴
発症年齢	26.6 ± 10.0 歳
発作時の体温	39.3 ± 0.9℃
発作回数（1 年間）	15.2 ± 8.4 回
発熱期間 　≦2 日間 　3-5 日間 　6-9 日間 　≧10 日間	 2.7% 62.2% 12.2% 14.9%
咽頭炎	94.6%
頸部リンパ節炎	82.4%
口腔内アフタ	64.9%
腹痛	44.6%
下痢または嘔吐	21.6%
胸痛	17.6%
関節痛	71.6%
関節炎	14.9%
筋痛	63.5%
皮疹 　じん麻疹様皮疹 　紅斑 　丹毒様紅斑 　斑状丘疹性発疹	 5.4% 12.2% 0 4.1%
眼周囲浮腫	8.1%
結膜炎	10.8%
頭痛	58.1%
陰部潰瘍	4.1%

Front Immunol. 2017 Aug 24;8:1018

時に皮膚所見がある（OR 1.58）であった〔*Int J Immunopathol Pharmacol. 2010 Oct-Dec;23 (4) :1133-41*〕〔*Int J Immunopathol Pharmacol. 2011 Jul-Sep;24 (3) :695-702*〕．

- スコア＝－0.15＋［年齢］＋［腹痛］＋［胸痛］＋［皮疹］＋［家族歴］で計算し，スコア≧－0.985 で感度 73％，特異度 73％，LR＋2.7，LR－0.37 で FMF もしくは TRAPS の遺伝子異常がある可能性が示唆される〔*Autoimmun Rev. 2012 Nov;12 (1) :10-3*〕．

Ⅰ 自己免疫・炎症性疾患

表9 成人例における FMF, TRAPS 予測スコア

因子		スコア
発症年齢	＞60 歳	−2.315
	51-60 歳	−1.574
	41-50 歳	−1.110
	31-40 歳	−0.390
	21-30 歳	−0.261
	11-20 歳	−0.591
	＜10 歳	0
腹痛[*1]	常にあり	2.107
	しばしば	0.898
	時に	0.586
	なし	0
胸痛[*1]	常にあり	1.297
	しばしば	1.235
	時に	0.763
	なし	0
皮疹[*1]	常にあり	0.771
	しばしば	0.228
	時に	0.110
	なし	0
家族歴[*2]	あり	2.865
	なし	0

[*1] 発熱時の症状として認められ，他の理由がない． [*2] 繰り返す発熱の家族歴．

Autoimmun Rev. 2012 Nov;12 (1) :10-3

20 重症薬疹 (DIHS/DRESS, SJS/TEN, AGEP)

■重症薬疹には薬剤性過敏症症候群（drug-induced hypersensitivity syndrome：DIHS, drug reaction with eosinophilia and systemic symptoms：DRESS）, スティーブンス・ジョンソン症候群（Stevens−Johnson Syndrome：SJS）, 中毒性表皮壊死症（toxic epidermal necrolysis：TEN）, 急性汎発性発疹性膿疱症（acute generalized exanthematous pustulosis：AGEP）がある（表1）〔Lancet. 2017 Oct 28;390（10106）:1996-2011〕.

薬剤性過敏症症候群 (DIHS/DRESS)

■DIHS/DRESS は, 原因薬剤投与開始後2週間〜3か月程度経過してから皮疹, 発熱, リンパ節腫脹, 好酸球増多, 臓器障害が出現する疾患である〔Chin Med J（Engl）. 2008 Apr 20;121（8）:756-61〕.

■HHV−6 や HHV−7, EBV, CMV などヘルペスウイルス属の再活性化を生じ, それに対する免疫反応が原因と考えられている〔Allergol Int. 2006 Mar;55（1）:1-8〕.

DIHS/DRESS の原因薬剤

■原因薬剤で特に多いものが抗てんかん薬（特にカルバマゼピン）とアロプリノール, スルファサラジンである（表2）. これらは総合診療医にとっても使用頻度は高いため注意が必要である.

■日本国内からの報告ではカルバマゼピンが34%, アロプリノールが15%と最も多い. 他にはフェニトインなど抗てんかん薬全般で報告が多い（表3）〔薬剤

疫学 2014;19（1）:31-7〕. 台湾からの報告ではアロプリノールが 1/3 を占める〔Arch Dermatol. 2010 Dec;146（12）:1373-9〕.

DIHS/DRESS の症状, 経過

■原因薬剤開始〜発症までの期間は 3.9 ± 2.3 週（範囲 0.5-16 週）. 症状頻度は表4を参照.

■免疫グロブリンが低下し, ウイルスの再活性化が生じ, 皮疹, 発熱, リンパ節腫大, 異型リンパ球が出現する. その後やや遅れて肝障害や臓器障害, 好酸球増多が認められる経過が典型的である. ウイルス IgG（HHV-6 IgG）の上昇は皮疹出現後 2-3 週経過して認められる（図1）〔Allergol Int. 2006 Mar;55（1）:1-8〕〔Am J Med. 2011 Jul;124（7）:588-97〕〔Joint Bone Spine. 2014 Jan;81（1）:15-21〕.

■アロプリノールによる DIHS/DRESS では腎障害を呈する例が多い傾向がある〔Arch Dermatol. 2010 Dec; 146（12）:1373-9〕.

■DIHS/DRESS 後数か月経過して甲状腺機能亢進症, 低下症など自己免疫疾患を発症することもある〔Joint Bone Spine. 2014 Jan; 81（1）:15-21〕.

DIHS/DRESS の診断

■DIHS/DRESS の診断には RegiSCAR score（表5）が有用〔Br J Dermatol. 2007 Mar;156（3）:609-11〕.

■RegiSCAR スコア＜2 点であれば DIHS/DRESS は否

表1　重症薬疹の種類・特徴

特徴	SJS/TEN	DIHS	AGEP
薬剤使用〜発症	4-28 日間	2-6 週間	1-11 日間
皮疹以外の主な症状	発熱, 感冒症状, 呼吸器症状	発熱, 感冒症状	発熱
皮疹の種類	・水疱, 広範囲の表皮剥離, 癒合性の紅斑, 非典型的な標的様皮疹, 紫斑 ・Nikolsky 徴候を伴う	・斑状丘疹, 紅皮症, 顔面・四肢の浮腫・紫斑, 膿疱, 局所的な粘膜障害	・間擦部の紅斑, 浮腫, 広範囲の毛嚢非一致性の無菌性膿疱, 膿疱の痕にはピンポイントの落屑を伴う ・Nikolsky 徴候あり ・口腔粘膜病変はまれ
血液検査所見	リンパ球減少, 一過性好中球減少, 腎障害	好酸球増多, 異型リンパ球, 肝酵素上昇	好中球増多, 軽度の好酸球増多

Lancet. 2017 Oct 28;390（10106）:1996-2011

表2　DIHS/DRESS の原因薬剤 (172 例の症例報告レビューより)

抗てんかん薬 抗精神病薬 抗うつ薬	カルバマゼピン 27% フェノバルビタール 6% フェニトイン 4% ラモトリギン 6% アミトリプチリン 1% バルプロ酸, ゾニサミド, オランザピン, クロミプラミン<1%
尿酸降下薬	アロプリノール 11%
抗菌薬	ミノサイクリン 2% バンコマイシン 2% ST 合剤 1% アモキシシリン/クラブラン酸 0.6% セファドロキシル 0.6% ストレプトマイシン 0.6%
抗ウイルス薬	ネビラピン 5% アバカビル 3%
循環器系	メキシレチン 3% アスピリン, クロピドグレル, カプトプリル, シアナミド, スピロノラクトン<1%
その他	スルファサラジン 6% イブプロフェン 1% アトルバスタチン, セレコキシブ, リン酸コデイン, エソメプラゾール, トリベノシド, ジアフェニルスルホン, エファリズマブ, イマチニブ, キニーネ, チアミン<1%

Am J Med. 2011 Jul;124 (7) :588-97

表3　DIHS 2198 例の原因薬剤頻度 (日本の医薬品副作用データベースより)

薬剤	頻度
カルバマゼピン	33.9%
アロプリノール	15.1%
フェニトイン	7.9%
ラモトリギン	6.8%
ゾニサミド	6.1%
フェノバルビタール	6.0%
メキシレチン	5.9%
スルファサラジン	5.7%
バルプロ酸	5.2%
アセトアミノフェン	1.9%
ST 合剤	1.8%
フェニトインナトリウム	1.7%
ミノサイクリン	1.7%
クロルプロマジン/プロメタジン配合剤	1.5%
ジアゼパム	1.4%
ミダゾラム	1.4%
フロセミド	1.3%
ロキソプロフェン	1.3%
アスピリン	1.1%
ファモチジン	1.1%

薬剤疫学. 2014;19 (1) :31-7

表4　DIHS/DRESS の症状頻度 (172 例の症例報告レビューより)

症状	頻度
皮疹全般	97%
皮疹：斑状丘疹	60%
皮疹：全身性紅斑	54%
皮疹：顔面浮腫	39%
好酸球>700/μL	66%
好酸球数	3500 ± 4100/μL
発熱>38.5℃	64%
リンパ節腫脹	56%
異型リンパ球	27%
HHV-6 感染 (+)	41%
臓器障害	88%
肝障害	94%
肝酵素上昇	59%
肝腫大	12%
腎障害	8%
肺障害	5%
中枢神経障害	2%
心障害	2%

Am J Med. 2011 Jul;124 (7) :588-97

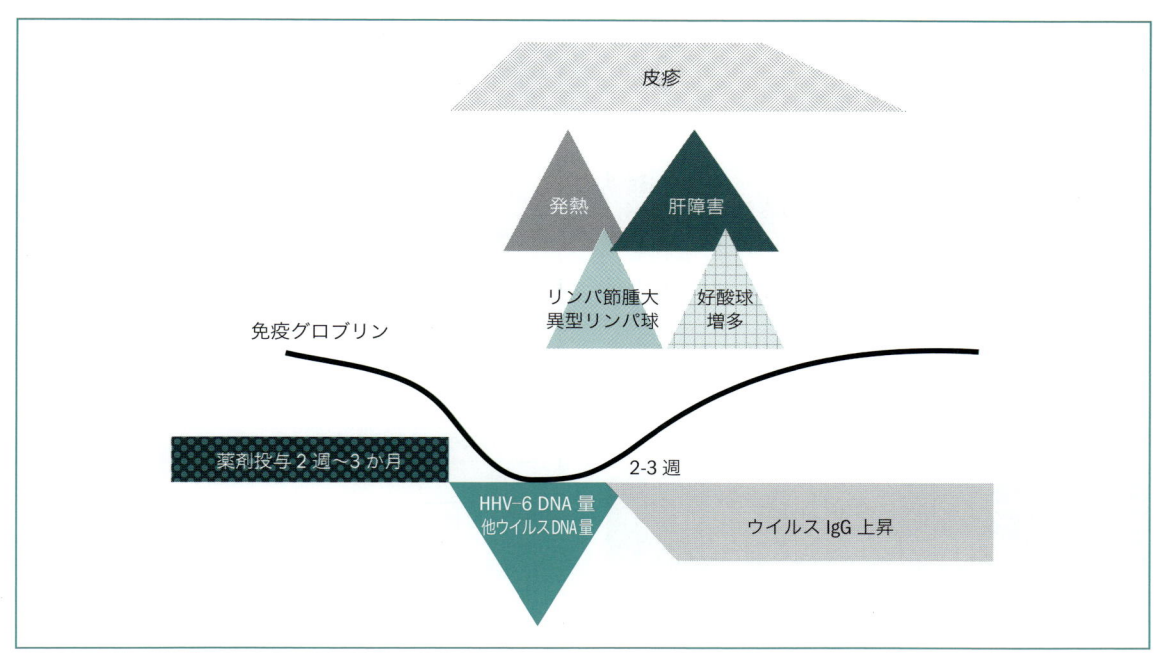

図1　DIHS／DRESS の経過

Allergol Int. 2006 Mar;55（1）:1-8 を参考に作成

表5　DIHS／DRESS の診断：RegiSCAR score

項目	−1	0	1	2
発熱≧38.5℃	なし／不明	あり		
リンパ節腫大		なし／不明	あり	
好酸球増多 　　好酸球数 　　（白血球＜4000/μL の場合）		なし／不明	700-1499/μL 10-19.9%	≧1500/μL ≧20%
異型リンパ球		なし／不明	あり	
皮膚所見 　　皮疹の範囲（体表面積［%］） 　　DRESS を示唆する皮疹 　　皮膚生検で DRESS を示唆する所見	なし なし	なし／不明 不明 あり／不明	＞50% あり	
他に原因が認められない臓器障害 （肝，腎，筋，心臓，膵臓，肺など）		なし／不明	単一臓器障害 あり	複数の臓器障害あり
改善までに 15 日以上かかる	なし／不明	あり		
他の原因が評価済み 　　抗核抗体 　　血液培養 　　HAV・HBV・HCV 血清学的検査 　　*Chlamydia*, *Mycoplasma*			すべて陰性	

＜2 点：否定的，2-3 点：可能性あり，4-5 点：おそらく DIHS／DRESS，＞5 点：確実に DIHS／DRESS

RegiSCAR：European Registry of Severe Cutaneous Adverse Reactions

Br J Dermatol. 2007 Mar;156（3）:609-11

定的．
- 2-3 点では可能性あり．
- 4-5 点ではおそらく DIHS／DRESS．

- ＞5 点では確実に DIHS／DRESS と判断できる．

DIHS/DRESS の治療

- 治療はステロイドが基本となる.
- PSL 0.5-1 mg/kg/日で開始し，6-8 週間で減量する〔*Joint Bone Spine. 2014 Jan;81（1）:15-21*〕.
- ステロイド減量にて再増悪が認められる例も多く，その場合は数か月間のステロイド継続が必要となる〔*Joint Bone Spine. 2014 Jan;81（1）:15-21*〕〔*J Am Acad Dermatol. 2015 Feb;72（2）:246-52*〕.
- 臓器障害が軽症であれば外用ステロイドのみで治療は可能である〔*J Am Acad Dermatol. 2015 Feb;72（2）:246-52*〕.

スティーブンス・ジョンソン症候群（SJS）/中毒性表皮壊死症（TEN）

- SJS/TEN は薬剤や感染症に伴う皮膚症状の最重症型である．SJS と TEN の病態は同じであるが，両者では表皮剥離の範囲が異なり，死亡リスクも大きく異なる.
- SJS では表皮剥離は体表面積の＜10％で，死亡率は 1-3％程度．一方，TEN では表皮剥離は＞30％と広く，死亡率も 30-50％と高い．表皮剥離面積が 10-30％では SJS-TEN overlap syndrome と呼ぶ．死亡原因の大半が感染症，多臓器不全に伴うものである〔*Crit Care Med. 2011 Jun;39（6）:1521-32*〕.

SJS/TEN の原因薬剤，原因疾患

- SJS/TEN は薬剤が主な原因ではあるが，感染症も原因となる.
- 抗菌薬，抗てんかん薬，NSAIDs をはじめとし，さまざまな薬剤で生じる.
- 原因となる感染症で有名なのは *Mycoplasma* 肺炎.
  - TEN ではほぼすべてが薬剤によるものだが，SJS や SJS/TEN overlap syndrome では薬剤以外の原因も考慮する必要がある〔*Exp Ther Med. 2015 Aug;10（2）:519-24*〕〔*Allergol Int. 2016 Jan;65（1）:74-81*〕.
  - 薬剤性以外の原因で特に多いのが *Mycoplasma* 肺炎であり，SJS の 2 割が *Mycoplasma* 肺炎であったとの報告もある〔*Clin Microbiol Infect. 2008 Feb;14（2）:105-17*〕.
  - *Mycoplasma* 肺炎による SJS と薬剤による SJS を比較した報告では，*Mycoplasma* 肺炎による SJS はより若年で多く，眼病変や呼吸器障害が多い特徴がある．薬剤性では肝障害頻度が高い〔*Allergol Int. 2011 Dec;60（4）:525-32*〕.

表 6　SJS/TEN と鑑別が必要な疾患

多形性紅斑
尋常性天疱瘡
粘膜類天疱瘡
水疱性類天疱瘡
腫瘍随伴性天疱瘡
水疱性ループス
線状 IgA 水疱性皮膚症
全身性水疱性固定薬疹
水疱性 GVHD
ブドウ球菌性熱傷様皮膚症候群
AGEP

GVHD：移植片対宿主病
J Plast Reconstr Aesthet Surg. 2016 Jun;69（6）:e119-53

- SJS/TEN と鑑別が必要な疾患を表 6 にまとめる．天疱瘡，類天疱瘡との鑑別は重要であり，皮膚生検は行うべき.
- 皮膚組織所見では全層性の上皮壊死，局所的な皮膚附属器の壊死所見，角化細胞の壊死所見，軽度の単核球浸潤が認められ，直接免疫蛍光染色が陰性となる〔*Lancet. 2017 Oct 28;390（10106）:1996-2011*〕.

SJS/TEN の症状，経過

〔*Crit Care Med. 2011 Jun;39（6）:1521-32*〕

- 原因薬剤投与後，1-3 週間経過して発熱，感冒症状が出現.
- 曝露歴がある患者では 4 日，初めて使用する患者では 1 か月で出現する〔*Am J Med. 2016 Nov;129（11）:1221-5*〕.
- その 1-3 日後より粘膜病変や皮疹が出現.
- 眼，口腔，鼻粘膜，気道，陰部の粘膜病変は 90％で認められる.
  - 眼病変は 30-74％で認められ，細菌性結膜炎や化膿性角膜炎，眼内炎も生じ，後遺症を残すことも多いため，眼科診察は必須.
  - 消化管病変は口腔や食道が多く，小腸や大腸は保たれるか軽症のことが多いため，早期の経管栄養は可能である.
  - 気道粘膜病変による気道過敏・閉塞が生じ，閉塞性肺障害を呈することがある.
- 皮疹は全身性の紅斑で中心に紫斑を伴う．その後，癒合性の水疱，表皮剥離が認められる．通常，頭皮は保たれる.
- さらにその 3-5 日後には表皮剥離が増悪．熱傷と同

様に疼痛，出血，蛋白漏出，体液漏出，体温低下，感染症が認められる．

- 発症から 1-3 週間で表皮再生が起こる．

SJS/TEN の治療

〔*Crit Care Med. 2011 Jun;39（6）:1521-32*〕

- SJS/TEN の重症度評価には Severity-of-Illness Score for Toxic Epidermal Necrolysis（SCORTEN）score が有用（表7）．
- 治療は原因薬剤の速やかな中止と熱傷管理に準じた全身管理，創傷処置が重要．
- 表皮剥離が体表面積の 10％を超える場合（特に 30％を超える場合）は熱傷センターや ICU での管理が必要となる．
- SJS/TEN は重症熱傷よりも障害部位が浅いため，補液量や電解質補正，必要栄養量をそこまで多くする必要はない．初期補液量は 2 mL/kg/熱傷面積（％）でよいとする意見もある（熱傷時の半分程度の量）．
- 免疫抑制療法の有効性については議論があるが，経験上ステロイド投与や免疫グロブリン静注療法が行われることが多い〔*Ocul Surf. 2016 Jan;14（1）:2-19*〕．
- ステロイドは 0.5-1.0 mg/kg/日，重症例では mPSL パルス療法（1 g/日を 3 日間投与）を実施することが多い．SJS など軽症例では 0.2-0.5 mg/kg/日程度のこともある〔*Allergol Int. 2007 Dec;56（4）:419-25*〕．
- 免疫グロブリン静注療法では 0.4 g/kg/日を 5 日間，合計 2 g/kg を使用することが多い〔*Allergol Int. 2016 Jan;65（1）:74-81*〕．
- 各粘膜障害への対応〔*J Plast Reconstr Aesthet Surg. 2016 Jun;69（6）:e119-53*〕：
- 眼病変への対応：
  - 急性期の SJS/TEN では必ず眼科診察を行い，連日評価する．眼球の衛生状態を保つために脱落組織のデブリードメントも重要．
  - 結膜炎所見がある場合はステロイド点眼を用いる．
  - 角膜損傷や眼球感染徴候があれば抗菌薬の点眼を用いる．
- 口腔病変への対応：
  - SJS/TEN では口唇，舌，軟口蓋，咽頭，食道も障害されるため，経口摂取が困難となることがある．刺激が少なく，嚥下のしやすいものを摂取させる．
  - 口腔内の衛生状態の維持とステロイド外用にて対応する．
  - 胃から結腸までの消化管は保たれることが多い

表7 SCORTEN score（各項目 1 点）

年齢≧40 歳
心拍数≧120 回/分
悪性腫瘍や血液腫瘍の既往あり
表皮剥離部位が体表面積の＞10％
BUN＞60 mg/dL
HCO_3^-＜20 mEq/L
血糖＞252 mg/dL

SCORTEN スコアと死亡率，死亡 OR

点	死亡率	死亡 OR
0-1	3.2%　[0.1-16.7]	1
2	12.1%　[5.4-22.5]	4.1 [0.5-35.2]
3	35.3%　[19.8-53.5]	14.6 [2.0-138.0]
4	58.3%　[36.6-77.9]	42.0 [4.8-367.0]
≧5	90.0%　[55.5-99.8]	270.0 [15.0-487.0]

J Invest Dermatol. 2000 Aug;115（2）:149-53

ため，経管栄養の使用も検討する．

- 泌尿生殖器病変への対応：
  - 女性例では婦人科診察を行う．
  - 泌尿生殖器でも保湿と清潔の維持が重要．ステロイド外用も用いる．
  - 尿道病変が強い場合は狭窄予防として膀胱留置カテーテル留置も考慮する．
- 気道病変への対応：
  - 気道病変は体表の皮膚病変の重症度とは相関しないため注意が必要．気道分泌物の増加や気道粘膜の壊死による気道閉塞もある．
  - SJS/TEN では常に呼吸状態を評価し，異常があれば気管支鏡検査や気管挿管を検討する．
  - 慢性期では閉塞性障害や気管支拡張，慢性気管支炎など後遺症もある．

急性汎発性発疹性膿疱症（AGEP）

- AGEP は薬剤による急性の毛嚢非一致性の無菌性膿疱を伴う紅斑を特徴とする病態．
- 主な原因として抗菌薬が多く，使用後 48 時間以内に急性に出現．発熱や白血球増多を伴うことが多い〔*J Am Acad Dermatol. 2015 Nov;73（5）:843-8*〕．

AGEP の原因薬剤

- 原因薬剤は抗菌薬が多く，半分以上を占める．

- ペニシリン系，セフェム系，マクロライド系抗菌薬，バンコマイシンなどで報告例あり．他薬剤ではフェニトインや NSAIDs，ジルチアゼム，抗マラリア薬でも報告されている〔*Br J Dermatol. 2013 Dec;169 (6) :1223-32*〕〔*Curr Allergy Asthma Rep. 2018 Mar 24;18 (4) :26*〕．

AGEP の症状，経過

- 原因薬剤使用後，数時間〜数日で出現する，毛嚢に一致しない無菌性膿疱を伴う紅斑が特徴的な所見である．
- 皮疹は 1 週間程度で改善が認められる．
- 血液検査では好中球増多を伴う．
- 臓器障害を伴うのは 1 割程度と少ないが，肝障害や腎障害，血球減少などを伴いうる〔*Br J Dermatol. 2013 Dec;169 (6) :1223-32*〕〔*Curr Allergy Asthma Rep. 2018 Mar 24;18 (4) :26*〕．

AGEP の治療

- 症状に応じてステロイド外用，全身性投与を考慮する．
- 予後は良いため，改善傾向がある場合は経過観察でもよい．
- 改善が乏しい場合や広範囲では PSL を用いるが，投与量や期間は決まっていない．筆者は 0.5 mg/kg/日程度で開始し，1-3 週間程度で減量，中止することが多い．

21 アナフィラキシー

■ アナフィラキシーという状態に統一された定義はなく，アレルギー反応による複数臓器障害，血圧低下で定義するものや，致命的なアレルギー反応で定義するものなどさまざまである．

■ 皮膚・粘膜，呼吸器，循環器，消化器のうち 2 つ以上の臓器障害，もしくは低血圧を伴うアレルギー反応で定義することが多いが，これを満たさないものも多いため注意が必要〔*Am J Med. 2014 Jan;127（1 Suppl）:S6-11*〕．

■ また，免疫複合体による IgE，IgG，補体の活性化に起因するアレルギー性と，IgE が関与しない非アレルギー性（アナフィラクトイド反応）があるが，急性期対応は同じであるため，ここでは区別はしない．

アナフィラキシーのマネジメント

[チャート I] アナフィラキシーの診断，症状

アナフィラキシーの原因

■ アナフィラキシーの原因は食物が 35 ％で最多．次いで虫刺傷，薬剤が 20 ％．運動誘発性が 5 ％，ワクチンによるものが 3 ％〔*Am J Med. 2014 Jan;127（1 Suppl）: S6-11*〕．

■ 致命的なアナフィラキシーでは薬剤が 28-58 ％と最も多く，次いで虫刺傷 18-24 ％，造影剤 5-24 ％，食物 6-16 ％となる〔*Ann Allergy Asthma Immunol. 2014 Dec; 113（6）:599-608*〕．

■ 造影剤アレルギーについては 補足 を参照．

アナフィラキシーの症状

■ アナフィラキシーでは皮膚・粘膜，呼吸，心血管，

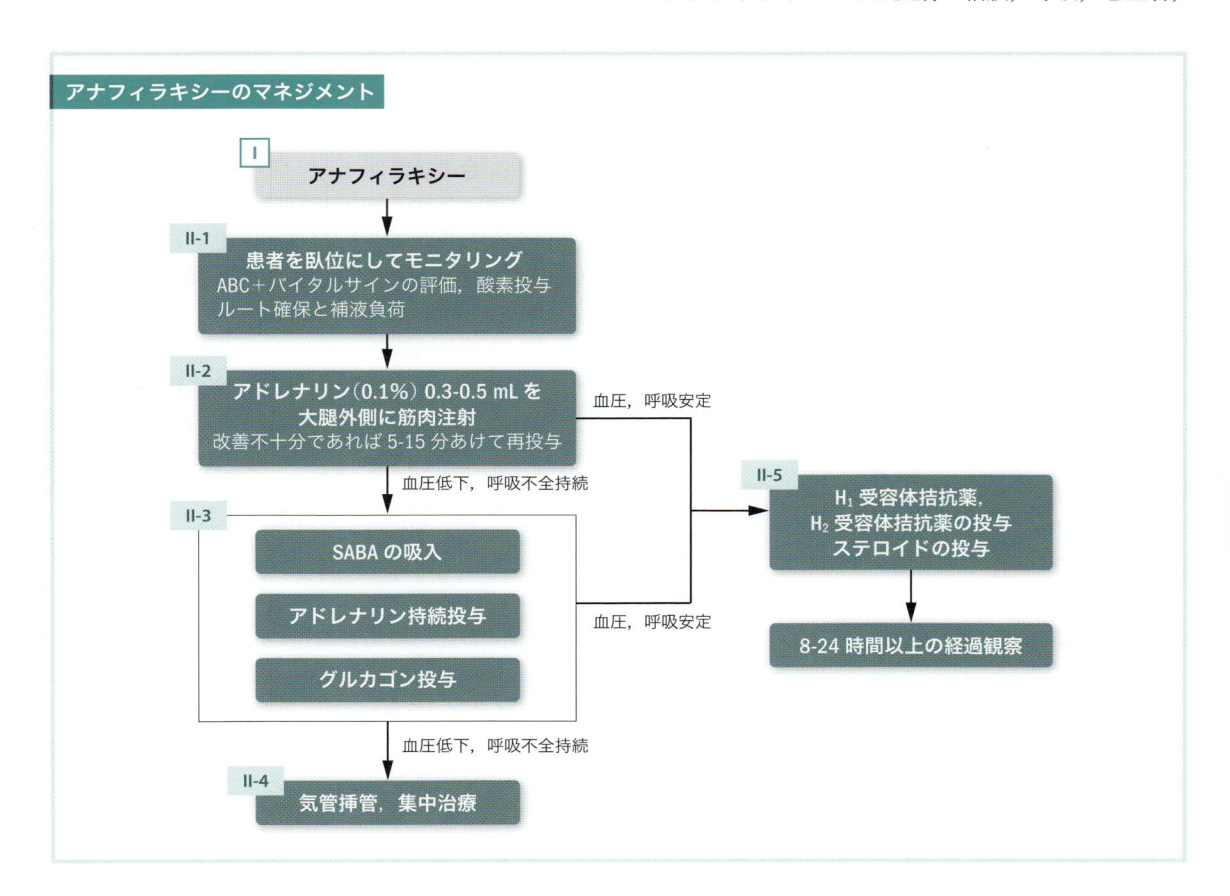

アナフィラキシーのマネジメント

- [I] アナフィラキシー
- [II-1] 患者を臥位にしてモニタリング
  ABC＋バイタルサインの評価，酸素投与
  ルート確保と補液負荷
- [II-2] アドレナリン（0.1%）0.3-0.5 mL を大腿外側に筋肉注射
  改善不十分であれば 5-15 分あけて再投与
  → 血圧，呼吸安定
  ↓ 血圧低下，呼吸不全持続
- [II-3] SABA の吸入／アドレナリン持続投与／グルカゴン投与
  → 血圧，呼吸安定
  ↓ 血圧低下，呼吸不全持続
- [II-4] 気管挿管，集中治療
- [II-5] H₁ 受容体拮抗薬，H₂ 受容体拮抗薬の投与
  ステロイドの投与
  ↓
  8-24 時間以上の経過観察

表1 アナフィラキシー症状

皮膚・粘膜症状 80-90%	呼吸症状 70%	心血管症状 45%	消化器症状 45%	中枢神経症状 15%
じん麻疹，血管浮腫，紅潮，瘙痒感	鼻汁，結膜浮腫，いびき，ストライダー，発声困難，呼吸苦，気管攣縮，喘鳴，PEF低下，低酸素血症	胸痛，頻脈，徐脈，低血圧，不整脈，心停止，Kounis症候群（補足▶参照）	腹痛，悪心・嘔吐，下痢	危機感，意識障害，昏迷，めまい，頭痛，失神

J Emerg Med. 2014 Aug;47（2）:182-7

表2 アナフィラキシーのパターン

アレルゲンが不明．急性経過の皮膚・粘膜の症状が認められ，さらに以下の項目から1つ以上を満たす	アレルゲンの可能性があるものへの曝露があり，さらに以下の項目から2つ以上を満たす	既知のアレルゲンへの曝露があり，さらに以下を満たす
呼吸症状	皮膚・粘膜症状	急性の血圧低下
	呼吸症状	（収縮期血圧＜90 mmHgか，基礎値から＞30%の低下）
血圧低下，それに起因する症状（失神，失禁など）	血圧低下，それに起因する症状	
	持続性の消化器症状	

Am J Med. 2014 Jan;127（1 Suppl）:S6-11 より改変

消化管症状が多く出現する．血圧低下や低酸素に伴い中枢神経症状も認められる．アナフィラキシーで出現する症状頻度，アナフィラキシーのパターンを（**表1，2**）に記載する〔*J Emerg Med. 2014 Aug;47（2）:182-7*〕．

- アナフィラキシーの典型的なパターンは3つに分類され，これらに当てはまる場合はアナフィラキシーとして迅速に対応する〔*Am J Med. 2014 Jan;127（1 Suppl）:S6-11*〕．

アナフィラキシーの治療 〔*Ann Allergy Asthma Immunol. 2014 Dec;113（6）:599-608*〕

チャートII-1 アナフィラキシーを疑った患者ではまず臥位とし，ABC（airway, breathing, circulation）の確認，バイタルサインの評価，モニタリングを行う

- 急激に増悪し，血圧低下，意識障害，呼吸不全となることがあるため注意する．
- ルート確保，酸素投与を行い，補液負荷を開始．
- ABCに異常があれば対応する．ただし気道狭窄症状では挿管よりもアドレナリンの筋肉注射を優先させる．

チャートII-2 アドレナリン0.1% 0.3-0.5 mLの筋肉注射を行う

- アドレナリン注0.1%®（1：1000製剤［1 mg/mL］）0.3-0.5 mLを大腿外側に筋肉注射．

- 小児では0.01 mL/kg，最大投与量0.3 mLとする．
- 効果不十分であれば5-15分あけて再投与する．アドレナリン筋肉注射を複数回繰り返す必要のある患者が16-36%いるため，モニタリングはこまめに行う〔*Am J Med. 2014 Jan;127（1 Suppl）:S6-11*〕．

チャートII-3 アドレナリン筋肉注射でも改善が乏しい場合の対応

- 循環，呼吸症状所見の改善が乏しい場合はアドレナリン持続静注，グルカゴン持続静注を行う．
- 呼吸症状の改善が乏しい場合は短期間作用性β_2刺激薬（SABA）の吸入も選択肢となる．
- アドレナリン持続投与の方法：
- アドレナリン注0.1%® 1A（1 mL）を生理食塩水もしくは5%ブドウ糖液1 Lに溶解し，1 μg/mL溶液を作成．1 mL/分（60 mL/時）の速度で開始し，血圧が安定するまで5-10分毎に増量．最大10 mL/分（600 mL/時）で投与．小児例では0.1 μg/kg/分の投与速度とする．
- アドレナリン注0.1%® 1Aを10倍希釈し，0.5 mLを緩徐に静注（3-5分程度）する方法もある．
- グルカゴンの使用方法：
- グルカゴン1-5 mg（小児では20-30 μg/kg，最大1 mg）を5分で静注し，その後5-15 μg/分で持続投与する．
- もしくは，グルカゴン注射用1 mg® 1Vを静注し，その後1Vを生理食塩水10 mLに希釈し，3-9 mL/

Q&A

Q アドレナリンは必ず大腿に筋注しなければならないのでしょうか？

A アナフィラキシーにおけるアドレナリン投与では，迅速に吸収され，血中濃度を上げる必要があります．かといって経静脈投与では副作用が強く，心血管イベントリスクや過剰投与のリスクが上昇するため，筋肉注射を用います〔*J Allergy Clin Immunol Pract. 2015 Jan-Feb;3 (1) :76-80*〕．筋肉注射における吸収速度は筋肉の血流に比例するため，大腿のような大きい筋肉では吸収率が良好となります．

アドレナリン 0.3 mg を大腿への筋注と，上腕への筋注・皮下注とで血中濃度を比較した試験では，大腿への筋注が最も迅速に血中濃度が上昇し，その後高濃度で維持できたのに対して，上腕の筋注，皮下注では共に血中濃度は低いままでした〔*J Allergy Clin Immunol. 2001 Nov;108 (5) :871-3*〕．これよりアドレナリン投与は必ず大腿外側に筋注で行う必要があります．

ちなみにアドレナリンの筋注で，アドレナリンの過剰投与となるリスク，心血管イベント発症リスクとなるのは 0-1.3％ と非常にまれです（経静脈投与では 10-13.3％）〔*J Allergy Clin Immunol Pract. 2015 Jan-Feb;3 (1) :76-80*〕．

時で持続投与する方法もある．
- もともと β 遮断薬を使用している患者ではアドレナリンの効果が弱くなるため，グルカゴンのほうが効果は良好である可能性がある．

チャートII-4 チャートII-3 **の対応を行っても改善が乏しい場合は集中治療室にて全身管理を行いつつ，治療を継続する**

チャートII-5 チャートII-2 チャートII-3 **の対応で改善が認められれば，8-24 時間以上の経過観察を行い，二相性反応を評価する**

- 二相性反応については 補足 を参照．β 遮断薬を使用している患者，喘息患者，二相性反応の既往がある患者ではさらに長く経過観察したほうがよい．
- H₁ 受容体拮抗薬，H₂ 受容体拮抗薬（保険適用外），ステロイドの投与は基本的にはオプションと考える．アドレナリンによる治療に勝る効果はなく，追加療法として投与を検討する．
- H₁ 受容体拮抗薬はジフェンヒドラミン（レスタミン®），d-クロルフェニラミン（ポララミン®）の静注を用いる．
- H₂ 受容体拮抗薬はファモチジン（ガスター®），ラニチジン（ザンタック®），シメチジン（タガメット®），ロキサチジン（アルタット®）を用いる．H₂ 受容体拮抗薬の併用は皮疹の早期改善効果のみ認められるため，皮疹や瘙痒感が強い患者では用いてもよいかもしれない〔*Ann Emerg Med. 2000 Nov;36 (5) :462-8*〕．
- ステロイドは mPSL 1-2 mg/kg 静注，もしくは同等量のステロイド静注を行う．PSL 1 mg/kg の内服（最大 50 mg）も有用．
- アレルゲンが判明しており，職業や生活において排除が困難な場合，再発リスクが高い場合はアドレナリン自己注射（エピペン®）の指導，処方を行う．
- 医師処方には医師自身の講習受講，登録が必要．

✚ 補 足

二相性反応

- アナフィラキシー症状改善後，数時間～数日以内に再度アレルギー反応が出現する病態を二相性反応と呼ぶ．90％ が初期反応改善後，4-12 時間以内に生じるが，症例報告では 72 時間後の発症症例も報告されているため注意が必要〔*Immunol Allergy Clin North Am. 2007 May;27 (2) :309-26*〕．
- スイスとカナダのコホート研究では，アナフィラキシーの 0.4-4.5％ で二相性反応が生じている．また，

二相性反応のリスク因子は認められなかった〔*Allergy. 2014 Jun;69 (6) :791-7*〕〔*Ann Emerg Med. 2014 Jun;63 (6) :736-44.e2*〕．
- 論文報告のレビューでは，二相性反応が生じるまでの時間は 1-72 時間，中央値は 4-22 時間であった．大半が 8 時間を超えて発症するため，8-24 時間以上の経過観察や注意喚起を行ったほうがよい．また，小児例の報告では，初回に複数回アドレナリンの筋肉注射が必要となった場合，二相性反応のリスクも上昇する（OR 2.7 [1.12-6.55]）〔*Am J Emerg*

Med. 2018 Aug;36（8）:1480-5.

■ 二相性反応は初期反応の重症度によらず，1/3 がより軽症，1/3 が同程度，1/3 がより重症となる〔*CMAJ. 2003 Aug 19;169（4）:307-11*〕.

■ ステロイドの使用，アドレナリンの使用が二相性反応の抑制効果があるとの意見もあるが，証明されていない.

Kounis 症候群

■ アナフィラキシーにおいてヒスタミンなどサイトカインの影響で冠動脈攣縮が生じ，虚血性心疾患を併発する病態を Kounis 症候群と呼ぶ. 心筋，冠動脈内膜にある肥満細胞が関与している.

■ 冠動脈造影で血管狭窄が認められず，血管攣縮のみで虚血性心疾患を発症する 1 型と，動脈硬化が認められ血管攣縮に伴いアテロームが破裂し，冠動脈閉塞を来す 2 型に分類される.

■ アナフィラキシーによる血圧低下，心不全による心筋虚血は Kounis 症候群には含まれないが，実際多くでこの機序が合併していると考えられる〔*Cardiol J. 2008;15（3）:220-5*〕.

■ アナフィラキシー 300 例の評価では，救急搬送後 24 時間以内にトロポニン I 上昇が認められたのは 22 例（7.3 ％）であった. この症例で心エコーを行うと 4 例で部分的な壁運動低下があり，2/4 が冠動脈支配領域に沿った壁運動低下パターン，1/4 が下壁

表 3　造影剤アレルギーのリスク因子

因子	OR[†1]	OR[†2]
喘息	4.5 [1.0-20.1]	8.7 [2.4-32.4]
β 遮断薬使用	2.7 [1.0-7.1]	3.7 [1.2-11.8]
心疾患		7.7 [1.0-57.2]

[†1]*Ann Intern Med. 1991 Aug 15;115（4）:270-6*／[†2]*Arch Intern Med. 1993 Sep 13;153（17）:2033-40*

誘導の ST 上昇を伴う下壁の壁運動低下であった. 4 例とも自然に改善が認められたが，3/4 は軽度心収縮能低下が残存した〔*Am J Emerg Med. 2016 Feb;34（2）:140-4*〕.

造影剤アレルギー

■ 造影剤によるアレルギー反応は 0.22-1 ％で認められる〔*Asian Pac J Allergy Immunol. 2013 Dec;31（4）:299-306*〕.

■ 造影剤に対するアレルギー歴がある患者では 16-44 ％で再発リスクがある.

■ 喘息，β 遮断薬内服，心疾患は造影剤アレルギーのリスク因子となる（表 3）.

■ **造影剤アレルギーのリスクはステロイド投与で軽減できるが，その効果は絶対的ではないため，致命的なアレルギーのリスクがある患者では絶対に造影剤を使用してはならない**〔*BMJ. 2006 Sep 30;333（7570）:675*〕.

22 ステロイド長期投与時の注意点

■ここでは，長期のステロイド使用の際に注意することを述べる．

感染症

■細菌感染症：
■ステロイドは関節リウマチにおいて，感染症リスク（入院を要する肺炎リスク）を上昇（HR1.7［1.5-2.1］）させる〔*Arthritis Rheum. 2006 Feb;54 (2) :628-34*〕．投与量と感染症リスク，他の免疫抑制薬との比較は**表1**を参照．
■高齢者，PSL使用量，男性がリスク因子となる〔*Medicine (Baltimore). 2013 Sep;92 (2) :285-93*〕．
■結核感染症：
■ステロイドは結核発症リスクを上昇（OR 4.9［2.9-21.4］）させる．特にPSL 15 mg/日以上の投与量でリスクが高い（OR 7.7［2.8-21.4］）〔*Arthritis Rheum. 2006 Feb 15;55 (1) :19-26*〕．
■PSL 15 mg/日を1か月以上継続する群や，15 mg/日未満でも糖尿病や低体重，喫煙歴，胃切除後など

の結核発症リスクを上昇させる因子がある患者では，潜在性結核のスクリーニングと治療が推奨される〔*結核. 2013;88 (5) :497-512*〕．
■潜在性結核のスクリーニングと治療は Ⅰ-2 関節リウマチ を参照．
■ニューモシスチス肺炎：PSL 20 mg/日以上を1か月以上使用する場合に予防投与を考慮する．
■ステロイド投与中のニューモシスチス肺炎はPSL 20 mg/日を8週間以上使用している患者群で多い〔*Mayo Clin Proc. 1996 Jan;71 (1) :5-13*〕．
■厚生労働省のニューモシスチス肺炎一次予防投与基準（2004）は感度75%程度と見逃しも多い（**表2**）〔*Nihon Rinsho Meneki Gakkai Kaishi. 2009 Aug;32 (4) :256-62*〕．
■PSL 20 mg/日以上を2-3週間以上使用する患者で予防を考慮するべきとの推奨もある〔*Clin Microbiol Rev. 2004 Oct;17 (4) :770-82*〕．
　・PSL ≧ 30 mg/日を4週間以上使用した1522例の解析では，ST合剤の予防投与はニューモシスチス肺炎発症 HR 0.07［0.01-0.53］，ニューモシスチ

表1　PSLの投与量と感染症による入院リスク（HR），他の免疫抑制薬による重症細菌感染症の発生リスク（HR）（高齢の関節リウマチ患者を対象とした観察研究）

	≦ 5 mg/日	6-9 mg/日	10-19 mg/日	≧ 20 mg/日
肺炎	0.88 [0.37-2.12]	2.01 [0.87-4.66]	**2.97 [1.41-6.23]**	**6.69 [2.83-15.8]**
菌血症，敗血症	1.68 [0.98-2.87]	1.61 [0.84-3.09]	**3.15 [1.76-5.65]**	**6.83 [3.68-12.7]**
骨髄炎	1.27 [0.40-3.98]	0.84 [0.23-3.10]	0.65 [0.13-3.18]	0.27 [0.03-3.07]
上記のどれか	1.37 [0.85-2.21]	**1.64 [1.00-2.69]**	**2.86 [1.80-4.56]**	**5.32 [3.18-8.90]**
細菌感染全体	1.34 [0.85-2.13]	1.53 [0.95-2.48]	**2.97 [1.89-4.68]**	**5.48 [3.29-9.11]**

	TNF-α阻害薬	ステロイド	細胞毒性 DMARDs	非細胞毒性 DMARDs
肺炎	0.72 [0.32-1.87]	**1.93 [1.07-3.47]**	0.69 [0.26-1.84]	0.67 [0.32-1.40]
菌血症，敗血症	1.28 [0.62-2.66]	**2.51 [1.58-3.97]**	1.71 [0.85-3.42]	0.94 [0.33-2.68]
骨髄炎	1.07 [0.24-4.77]	1.29 [0.47-3.52]	0.99 [0.19-5.25]	1.31 [0.48-3.53]
上記のどれか	0.97 [0.57-1.65]	**2.11 [1.47-3.03]**	1.21 [0.69-2.12]	0.84 [0.54-1.29]
細菌感染全体	1.01 [0.60-1.70]	**2.14 [1.50-3.06]**	1.29 [0.74-2.23]	0.95 [0.63-1.44]

太字は有意差が認められる項目．
細胞毒性 DMARDs：レフルノミド，シクロスポリン，アザチオプリン
非細胞毒性 DMARDs：スルファサラジン，金製剤，ペニシラミン，ヒドロキシクロロキン，ミノサイクリン

Arthritis Rheum. 2007 Jun;56 (6) :1754-64

Ⅰ 自己免疫・炎症性疾患

表2 ニューモシスチス肺炎一次予防投与基準（厚生労働省 2004）

	感度*
年齢 50 歳以上で以下のいずれかを満たす	75%
① PSL 換算 1.2 mg/kg/日以上を使用	40%
② PSL 換算 0.8 mg/kg/日以上と免疫抑制薬を併用	5%
③免疫抑制薬使用中で末梢血リンパ球≦500/μL	50%

*膠原病でステロイド投与中にニューモシスチス肺炎を発症した 20 例で評価した感度.

Nihon Rinsho Meneki Gakkai Kaishi. 2009 Aug;32（4）:256-62

ス肺炎関連死亡 HR 0.08［0.0006-0.71］と有意に予後を改善させた〔*Ann Rheum Dis. 2018 May;77（5）:644-9*〕. 原疾患でもニューモシスチス肺炎の発症リスクは異なり，最も高リスクなのは多発血管炎性肉芽腫症と顕微鏡的多発血管炎，次いで全身性強皮症，皮膚筋炎，SLE.

■ニューモシスチス肺炎の予防投与は ST 合剤，ペンタミジン吸入，アトバコンのいずれかで行う〔*N Engl J Med. 2004 Jun 10;350（24）:2487-98*〕.

▪ST 合剤（バクタ®）は 0.5-1 錠/日もしくは 1 日 2 錠を週 3 回内服.

　• ST 合剤の 0.5 錠/日投与でも 1 錠/日投与と比較してニューモシスチス肺炎予防効果は変わらず，さらに副作用による中断リスクは有意に低下したとの報告がある〔*Arthritis Res Ther. 2017 Jan 18;19（1）:7*〕. リウマチ性疾患において，ステロイドや免疫抑制療法時のニューモシスチス肺炎予防投与では 0.5 錠も選択肢になる.

▪アトバコン（サムチレール® 内用懸濁液 15 ％）は 10 mL（1500 mg）を 1 日 1 回内服.

▪ペンタミジン（ベナンバックス®）は 300 mg を注射用水に溶解し，月 1 回吸入する.

▪副作用で ST 合剤が使用できない場合，1/10 〜 1/8 量から徐々に増量し，1-2 週間かけて 0.5-1 錠まで増量する方法は有意に ST 合剤中断率が低い〔*J Infect Dis. 2001 Oct 15;184（8）:992-7*〕〔*Mod Rheumatol. 2013 Jul;23（4）:752-8*〕.

▪特に SLE 患者や混合性結合組織病患者では ST 合剤による副作用出現リスクは高いとする報告があり，ST 合剤開始時は徐々に増量を行うほうがよいと考えられる〔*Mod Rheumatol. 2013 Jan;23（1）:62-70*〕〔*Mod Rheumatol. 2016 Jul;26（4）: 557-61*〕.

耐糖能障害

■ステロイド使用患者における耐糖能障害の評価は食後血糖で行う. 朝，昼の分割投与で血糖は比較的安定しやすい.

▪ステロイドによる耐糖能障害は食後血糖上昇から始まるため，HbA1c や早朝血糖の評価では検出できない. 入院患者では食後血糖，外来患者では朝食後，昼食後血糖でフォローするほうがよい〔*Mod Rheumatol. 2014 Jan;24（1）:52-9*〕.

▪朝，昼にステロイドを分割して使用したほうが血糖上昇リスクは低下する可能性がある〔*Mod Rheumatol. 2014 Jan;24（1）:52-9*〕.

■ステロイドによる耐糖能障害，糖尿病のリスク因子は高齢者（≧65 歳），HbA1c ≧ 6 ％，慢性腎障害（eGFR＜40 mL/分/1.73 m²）が挙げられる〔*Diabetes Res Clin Pract. 2015 May;108（2）:273-9*〕.

▪膠原病，腎疾患で入院し，ステロイドが開始された 128 例の解析（mPSL パルスは 19.5 ％で施行，PSL 最大投与量は 0.70 ± 0.23 mg/kg/日）では，4 週間後に 65.6 ％で糖尿病が診断された. 糖尿病発症のリスク因子は年齢≧65 歳（OR 2.95［1.15-7.92］），HbA1c ≧ 6.0％（OR 3.05［1.11-9.21］），eGFR＜40 mL/分/1.73 m²（3.42［1.22-10.8］）であった.

骨粗鬆症

■ステロイドを 3 か月以上使用する（使用すると予測される）患者では予防を考慮する. 具体的には G -14 骨粗鬆症 を参照.

特発性骨壊死

■長期間，高用量のステロイド投与により大腿骨頭壊死や膝関節骨壊死のリスクが上昇する.

▪多いのは大腿骨頭壊死や膝関節骨壊死であるが，他に肩関節や足関節などでも報告がある〔*Rheumatology（Oxford）. 2011 Nov;50（11）:2023-8*〕.

▪台湾における非外傷性の大腿骨頭壊死症例の解析で

表3 ステロイドによる特発性骨壊死のリスク因子

長期間の投与，高用量の投与
ステロイドの関節内投与
基礎疾患：腎不全，移植後，移植片対宿主病，SLE，炎症性腸疾患，HIV，急性リンパ球性白血病

Rheumatology（Oxford）. 2011 Nov;50（11）:2023-8／Endocrinol Metab Clin North Am. 2012 Sep;41（3）:595-611 を参考に作成

は，22％がステロイドによるものであった．他にはアルコール性が45％と多い原因である〔*J Chin Med Assoc. 2016 Jan;79（1）:39-45*〕．

■ステロイドによる特発性骨壊死のリスク因子は**表3**のとおり

▪高用量ほどリスクとなり，PSL 10 mg/日増加毎にリスクは3.6％上昇〔*J Arthroplasty. 2015 Sep;30（9）:1506-12. e5*〕．

■ステロイド投与中の患者において，関節痛や可動域制限，関節の圧痛が認められた場合，早期にMRIで評価する〔*Endocrinol Metab Clin North Am. 2012 Sep;41（3）:595-611*〕．

▪膝関節や股関節が多いが，肩や足関節などもあるため，どの関節でも注意すべき．

▪MRIは早期病変の評価に有用．

▪治療は骨頭置換術となる．

消化性潰瘍

■ステロイド単独では制酸剤の必要はなく，他リスクがある場合に考慮する．

▪ステロイドによる消化性潰瘍合併率は0.4-1.8％程度と低い〔*Ned Tijdschr Geneeskd. 2013;157（19）:A5540*〕．

▪単独で消化性潰瘍となるリスクは低く，通常は制酸剤の併用は必要ない．

▪しかしながら，消化性潰瘍がある場合に治癒速度を低下させる可能性があること，NSAIDsを併用する場合にさらに潰瘍リスクが上昇する可能性があることから，他のリスク因子がある場合は制酸剤の併用を考慮する〔*Ann Intern Med. 1991 May 1;114（9）:735-40*〕．

その他

■続発性副腎不全やステロイドカバーについては G -11 副腎不全 を参照．

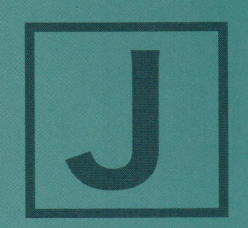

感染症

■ 敗血症は，感染症に対する患者本人の無調節な免疫反応により，致命的な臓器障害を呈する病態と定義される．

■ 臓器障害は Sequential (Sepsis-related) Organ Failure Assessment score (SOFA score) 2 点以上の増悪で定義（表 1）．ICU 以外では quick SOFA (qSOFA) の 2 項目以上該当で敗血症と判断する．qSOFA は呼吸数≧22 回/分，意識障害（GCS＜15 または普段と異なる場合），収縮期血圧≦100 mmHg の 3 項目で評価される．

■ さらに，敗血症患者で十分な補液を行っているにもかかわらず，平均動脈圧 65 mmHg を達成できない場合，昇圧薬を必要とする場合，乳酸値＞2 mmol/L（18 mg/dL）の場合に敗血症性ショックと判断する．この場合の死亡リスクは 40% を超える〔*JAMA. 2016 Feb 23;315（8）:801-10*〕.

■ 敗血症患者では 1 時間以内の抗菌薬の開始，補液負荷が重要となる〔*Intensive Care Med. 2018 Jun;44（6）:925-8*〕.

敗血症のマネジメント

チャート I　敗血症を疑う

■ 発熱や炎症反応高値のみならず，急性経過のあらゆ

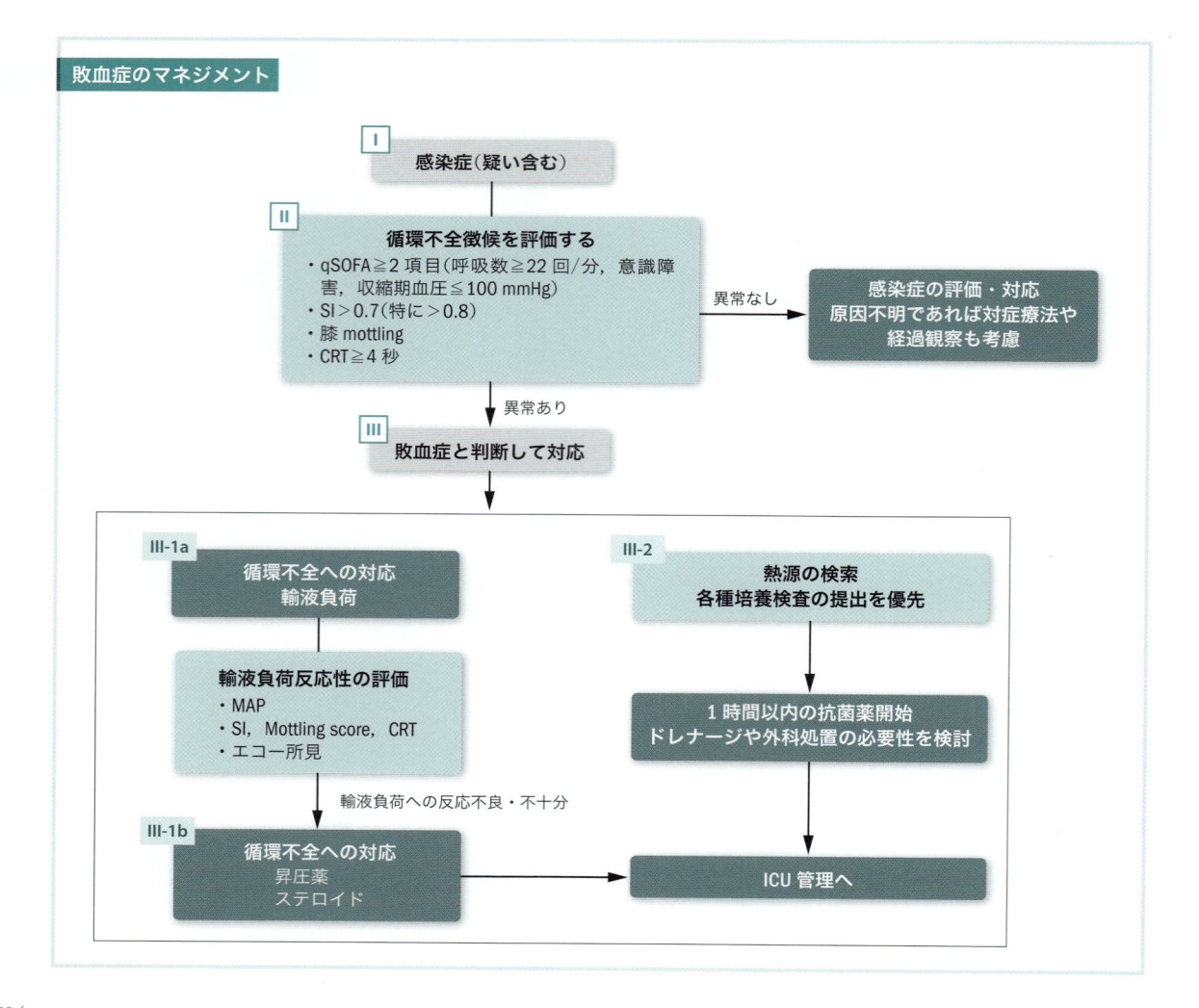

表1　SOFA score (Sequential [Sepsis-related] Organ Failure Assessment score)

項目	0点	1点	2点	3点	4点
呼吸器：PaO_2/FiO_2（mmHg）	>400	≦400	≦300	≦200（呼吸器補助下）	≦100（呼吸器補助下）
凝固：血小板数（/μL）	>15万	≦15万	≦10万	≦5万	≦2万
肝臓：総ビリルビン値（mg/dL）	<1.2	1.2-1.9	2.0-5.9	6.0-11.9	≧12.0
心血管：血圧，昇圧薬	平均動脈圧≧70 mmHg	平均動脈圧<70 mmHg	ドパミン≦5 μg/kg/分またはドブタミン使用	ドパミン>5 μg/kg/分またはアドレナリン，ノルアドレナリン≦0.1 μg/kg/分使用	ドパミン>15 μg/kg/分またはアドレナリン，ノルアドレナリン>0.1 μg/kg/分使用
中枢神経：GCS	15	13-14	10-12	6-9	<6
腎臓：Cr値（mg/dL）（または尿量[mL/日]）	<1.2	1.2-1.9	2.0-3.4	3.5-4.9 [<500]	>5.0 [<200]

る症状，病態の変化があれば敗血症を念頭に置いて診療する．

- 発熱がなくても感染症や敗血症は否定できない．敗血症性ショック378例を評価した前向きコホート研究では，発熱が認められたのは55%［50-60］のみ．発熱（−）群では抗菌薬投与率も低く，死亡リスクが高い結果であった〔*Crit Care Med. 2017 Jun;45 (6) :e575-82*〕．
- 入院患者におけるせん妄，夜間の不穏症状，転倒の背景に敗血症が隠れている可能性もある．対症療法のみではなく，敗血症を疑って診療することが重要である．
- 敗血症以外にも同様の経過をたどる重大な疾患は多い．鑑別が必要な病態を表2にまとめる．
- これら疾患の鑑別は容易ではなく時間がかかるが，敗血症（疑い）では治療や対応も並行して行うことを忘れてはならない．

表2　敗血症様の病態となりうる疾患

分類	疾患
循環器疾患	急性心筋梗塞，大動脈解離，動脈瘤破裂，肺血栓塞栓症
消化器疾患	腸管閉塞，腸管虚血，急性膵炎
代謝・内分泌疾患	副腎不全，甲状腺クリーゼ，糖尿病性ケトアシドーシス
神経疾患	急性脳症，脳卒中，脊髄損傷
その他	アナフィラキシー，熱中症，誤嚥・窒息，脱水，出血，急性薬物中毒・薬物離脱症，血管炎，ウイルス感染症，毒素ショック症候群

J Emerg Med. 2017 Jan;52（1）:34-42

優先する．原因不明であれば経過観察も許容される．ただし，経過観察中にも上記循環不全徴候のフォローは忘れずに行う．

チャートⅡ　敗血症の判断

- 感染症や感染症を疑う患者において，qSOFA 2項目以上を満たす場合，Shock Index（SI）>0.7を満たす場合（>0.8では特に），膝の mottling が認められる場合，capillary refilling time（CRT：毛細血管再充満時間）≧4秒では敗血症に準じて対応する．
- 前述のとおり，ベッドサイドにおける敗血症はqSOFAで判断されるが，実臨床では感染症（疑いを含む）で循環不全徴候があれば敗血症と判断し，対応すべき（チャートⅢ）．
- これらの異常がない場合は発熱や症状の原因精査を

チャートⅢ　敗血症への対応

- 感染症（疑いを含む）と循環不全徴候が認められる場合は，敗血症として迅速に対応する．敗血症では循環不全への対応（チャートⅢ-1a, b）と感染症への対応（チャートⅢ-2）を同時並行で行うことが重要．1時間以内に行うことを目標とする．

チャートⅢ-1a　循環不全への対応：輸液

- 敗血症に伴う循環不全の大半が血液分布異常性の循環不全であるため，まず乳酸リンゲル液や酢酸リンゲル液を全開で負荷する．

Q Shock Index（SI）について教えてください.

A SI は心拍数（bpm）/収縮期血圧（mmHg）で計算される指標で，健常者では 0.5-0.7 となります. もともとは外傷患者や出血患者において，出血量を評価する目的で使用され始めましたが，内科的重症患者や敗血症患者の循環不全の評価にも有用な所見です〔*Ann Emerg Med. 2016 Jan;67（1）:106-13.e6*〕. 以下，いくつかエビデンスを紹介します.

重症敗血症患者 2524 例を対象とし，SI と 28 日死亡リスクを評価した報告では，SI＞0.7 は有意な死亡リスク因子となりました〔*West J Emerg Med. 2013 Mar;14（2）:168-74*〕.

重症敗血症患者の ER 対応において，管理中持続的に SI≧0.8 であった症例の 38.6％で，その後 72 時間以内に血行動態が増悪し，昇圧薬を必要としました（非持続群では 11.6％のみ，OR 4.4［2.28-8.55］）. また，SI 上昇持続群，非持続群で呼吸回数に有意差はなく，SI は呼吸回数と独立した予後因子とも考えられます〔*West J Emerg Med. 2014 Feb;15（1）:60-6*〕.

年齢や糖尿病，高血圧の既往，降圧薬の使用があっても，SI の解釈には影響せず，基本的に SI＞0.7（特に＞0.8）では要注意と考えたほうがよいでしょう〔*Ann Emerg Med. 2016 Jan;67（1）:106-13.e6*〕.

Q mottling と CRT（capillary refilling time）について教えてください.

A 循環不全で最も早期に血流が抑制される臓器は皮膚，腸管，筋肉であるため，皮膚の循環不全徴候に敏感になると循環不全の早期発見，対応につながります. その皮膚の循環不全徴候として mottling と CRT があります.

mottling は膝周囲で認められることが多く，その範囲に応じて 1-5 でスコア化（Mottling score）します（図 1）〔*Ann Intensive Care. 2013 Sep 16;3（1）:31*〕. 重症患者において，Mottling スコアと尿量，乳酸値，SOFA スコアは相関があり，さらに強い死亡リスク因子となります（0-1 を基準とすると，2-3 は OR 16［4-81］，4-5 は OR74［11-1568］）. Mottling スコア≧2 では乳酸値＞2 mmol/L，スコア≧4 では乳酸値≧5 mmol/L を示唆します〔*Intensive Care Med. 2011 May;37（5）:801-7*〕.

CRT は末梢の爪や皮膚を圧迫し，その後に血色が戻るまでの時間を評価します. 年齢や性別，評価時の外気温にも左右されますが，成人における正常値の上限は 3.5-4.5 秒程度. 若年者では 3 秒，高齢者では 4 秒をカットオフ値とするとよいでしょう〔*Am J Emerg Med. 2008 Jan;26（1）:62-5*〕.

mottling や CRT の利点として，経時的フォローが可能という点が挙げられます. 重症敗血症や敗血症性ショック患者を対象とした報告では，乳酸値や ScvO₂ は治療開始後 24 時間で改善が認められる一方，CRT は治療開始後 2 時間で改善が認められています〔*J Crit Care. 2012 Jun;27（3）:283-8*〕. 敗血症性ショック患者において，6 時間以上 mottling が持続している場合，死亡リスク因子（OR 2.77［1.34-5.72］）となるという報告もあります〔*Intensive Care Med. 2015 Mar;41（3）:452-9*〕.

ちなみに，肝硬変患者では mottling は生じにくく，生じていればかなりの重症と考えるべきです〔*J Hepatol. 2015 Mar;62（3）:549-55*〕.

敗血症性ショックにおいて，CRT を指標として蘇生を行う群と，乳酸値を指標として蘇生を行う群に割り付け，予後を比較したランダム化比較試験（ANDROMEDA-SHOCK trial）では，両群で 28 日死亡率や院内死亡率は有意差が認められませんでした〔*JAMA. 2019 Feb 19;321（7）:654-64*〕.

重症管理では，バイタルサインや乳酸値に加えて，これら末梢循環所見を意識してフォローするとよいでしょう.

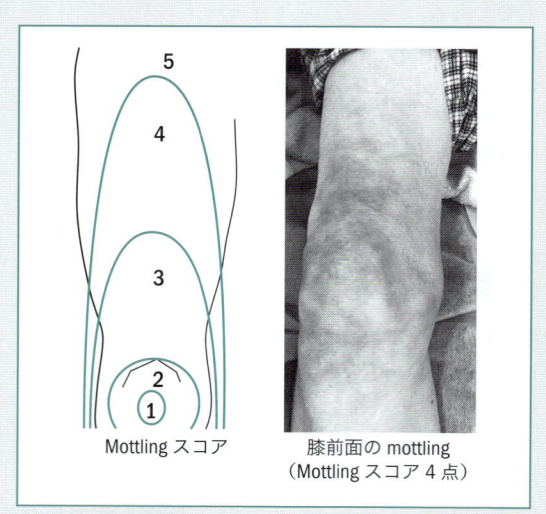

Mottling スコア　　膝前面の mottling
（Mottling スコア 4 点）

図 1　Mottling score
Ann Intensive Care. 2013 Sep 16;3（1）:31

■ 動脈血乳酸値≧ 4 mmol/L や低血圧が認められる場合は 30 mL/kg を急速に投与する〔*Crit Care Med. 2017 Mar;45（3）:486-552*〕.

■ 輸液負荷時，負荷中はエコー検査にてボリュームステータスの評価を行う．下大静脈（IVC），肺エコー（ J -5 肺エコー ），心エコー（主に壁運動）を評価する．これらの評価は輸液負荷中適宜フォローし，輸液負荷への反応性の 1 つの指標とする．

■ IVC は最大径，呼吸性変動（最大径と最小径の変動：［最大径−最小径］/最大径×100）を評価する．自発呼吸がある患者において，IVC 最大径＞15-20 mm では拡張と判断し，IVC 呼吸性変動＜50％では呼吸性変動低下と判断する．陽圧換気下の患者では，IVC 最大径＞15-20 mm で拡張，呼吸性変動＜15％で呼吸性変動低下と判断する〔*Intensive Care Med. 2004 Sep;30（9）:1834-7*〕〔*Am J Emerg Med. 2012 Jun;30（5）:778-83*〕〔*Crit Care Med. 2013 Mar;41（3）:833-41*〕．IVC の拡張，呼吸性変動の低下が認められる場合，輸液負荷に反応しない可能性がある（自発呼吸群において IVC 呼吸性変動＞40-42％では，LR＋3.5-9.3，LR− 0.38-0.71 で，陽圧換気群において IVC 呼吸性変動＞15％は LR＋5.3，LR− 0.27 で輸液反応性ありを示唆する）．早期に昇圧薬の使用を検討すべき（ チャートⅢ-1b ）．

■ 肺エコーの評価は J -5 肺エコー を参照．両側，びまん性の B line が認められた場合，心原性肺水腫や ARDS を考慮する．輸液負荷に伴い B line が増加する場合，溢水，心不全の可能性を考える．

■ 心エコーは壁運動を観察し，左心駆出率（LVEF）を評価する．LVEF＜45-50％では駆出率低下，＞45-50％では駆出率正常と判断する．慣れれば「見た目」で判断することも可能（ Q&A② ）．駆出率低下がある場合，輸液負荷により溢水，心不全となりやすいため，フォローをより頻繁に行いながら輸液負荷を行うべき．

■ 輸液への反応性は平均動脈圧（MAP），SI，Mottling score，CRT，乳酸値，エコー所見などを用いて評価する．

■ 輸液負荷しても MAP ≧ 65 mmHg を達成できない場合，SI，Mottling スコア，CRT 所見に改善が得られない場合，乳酸値の改善が得られない場合は昇圧薬を開始する（ チャートⅢ-1b ）．

■ 輸液負荷中にエコー所見で輸液反応性の低下，溢水，心不全を示唆する所見が出現，増悪した場合も輸液反応性不良と判断する．

Q&A ②

Q 見た目の LVEF（左室駆出率）はアテになるのでしょうか？

A LVEF は M モード法や断層法（biplane modified Simpson 法）で評価するのが一般的ですが，経験を積めば目視で EF を評価することも可能であり，せめて LVEF が低下しているかどうかくらいは判別できるようにしておきたいところです〔*Int J Cardiol. 2005 May 25;101（2）:209-12*〕〔*Heart Lung Vessel. 2015;7（3）:208-16*〕．繰り返し自らエコーを行い，専門医や技師によるエコー所見と「答え合わせ」をし，LVEF の感覚をつかむとよいでしょう．

他の方法として，僧帽弁の E-point septal separation（EPSS）も EF 評価に簡便かつ有用で，EF ＝71 − 1.7×EPSS（mm）となります．EPSS は拡張早期の僧帽弁前尖と中隔の距離を長軸像の M モードで評価したもので，EPSS と EF は逆相関します〔*Am J Emerg Med. 2014 Jun;32（6）:493-7*〕．

チャートⅢ-1b　循環不全への対応：昇圧薬，ステロイド，その他

■ 輸液負荷でも循環不全の改善が得られない場合は昇圧薬を使用する．昇圧薬はノルアドレナリンを優先．追加するのであればバソプレシンを使用する．

■ 昇圧薬の投与量調節は 補足 を参照．

■ 敗血症性ショック症例におけるノルアドレナリンとバソプレシンを比較したランダム化比較試験（VASST，VANISH trial）では，双方とも生命予後や臓器不全に有意差が認められない結果であった〔*N Engl J Med. 2008 Feb 28;358（9）:877-87*〕〔*JAMA. 2016 Aug 2;316（5）:509-18*〕．

■ ノルアドレナリン単独群とノルアドレナリン＋バソプレシン併用群を比較したメタアナリシスでは，併用群のほうが心房細動リスクは低下（RR 0.77［0.67-0.88］）するものの，手指虚血リスクは上昇（RR 2.38［1.37-4.12］）．また，腎代替療法のリスクは低下する可能性がある（RR 0.74［0.51-1.08］）〔*JAMA. 2018 May 8;319（18）:1889-900*〕．

■ ドパミンの優先順位はノルアドレナリンに劣るが，プレフィルドシリンジ製剤として使用しやすく，迅速に開始できる利点がある．不整脈リスクが低い場合ですぐに昇圧薬を使用したい場合は選択肢となる．

■ ノルアドレナリンとドパミンを比較したメタアナリシスでは，28 日死亡リスクは有意にドパミン群で上昇（RR 1.12［1.01-1.20］）．また，心房細動など不整

脈リスクも上昇した〔*Crit Care Med. 2012 Mar;40 (3) :725-30*〕〔*J Intensive Care Med. 2012 May-Jun;27 (3) :172-8*〕.

■ しかしながら，ドパミンはすぐに使用可能で投与量計算もしやすいため，ER や一般病棟の緊急対応では選択しやすい．この場合は初期のみ使用し，ICU 管理時にノルアドレナリンに切り替えるとよい．

■ 昇圧薬使用時の目標 MAP は 65-70 mmHg．これを下回っていても乳酸値や CRT，Mottling スコアの改善が得られている場合は十分と判断する．

■ 敗血症性ショック患者 776 例を対象とし，昇圧薬による目標 MAP 80-85 mmHg 群と 65-70 mmHg を比較した非盲検化ランダム化比較試験では，双方とも死亡リスクや臓器不全リスクには有意差が認められなかった．目標 MAP 80-95 mmHg では昇圧薬使用量も多く，その分，心房細動リスクも上昇する（6.7% vs 2.8%）〔*SEPSISPAM trial: N Engl J Med. 2014*

Q&A ③

Q 敗血症性ショックに対するステロイドの効果はどのように理解すればよいでしょうか？

A 敗血症性ショックに対するステロイドの効果を比較した試験で押さえておくべきものは 2018 年時点で 4 つあります．French trial, CORTICUS trial, ADRENAL trial, APROCCHSS trial を表 3 にまとめます．

いずれにおいても，ステロイドによる昇圧薬の減量効果，人工呼吸器管理期間の短縮効果，ICU 管理期間の短縮効果が認められています．死亡リスク低下効果に関しては，French trial において rapid ACTH 負荷試験で反応がない患者群と，APROCCHSS trial において有意差を認めています．この 2 つの試験の共通点としては，フルドロコルチゾンの併用があることと，プラセボ群の死亡率が他の 2 つの試験よりも高い点が挙げられます．つまり，母集団の重症度が高いと考えられ，実際に Simplified Acute Physiology Score (SAPS) II や SOFA スコアを見ても重症度は高いと言えそうです．

これらから推測されることは，死亡率の高い，重症度の高い敗血症患者では，ステロイド投与により死亡リスクを低下させることができるかもしれない，またフルドロコルチゾンの併用も考慮してもよいかもしれない，ということだと筆者は考えています．

表 3　敗血症性ショックに対するステロイドの効果を評価した主なランダム化比較試験

試験	French trial	CORTICUS trial	ADRENAL trial	APROCCHSS trial
患者	敗血症性ショック発症 8 時間以内で，適切な輸液，昇圧薬投与を 1 時間以上続けても拡張期血圧が 90 mmHg 未満	敗血症性ショック発症 72 時間以内で，適切な輸液または昇圧薬を使用しても収縮期血圧が 90 mmHg 未満	敗血症性ショックで昇圧薬を 4 時間以上使用している患者群	敗血症性ショックで SOFA スコア評価項目 2 項目以上，スコア 3-4 点が 6 時間以上持続，血圧を維持するためのノルアドレナリンが 0.25 μg/kg/分以上必要な状態が 6 時間以上持続した患者
SAPS II（ステロイド，プラセボ）	60 ± 19，57 ± 19	49.5 ± 17.8，48.6 ± 16.7	NR	56 ± 19，56 ± 19
SOFA（ステロイド，プラセボ）	NR	10.6 ± 3.4，10.6 ± 3.2	NR	12 ± 3，11 ± 3
フルドロコルチゾンの併用	あり	なし	なし	あり
プラセボ群の死亡率（28 日）	61%	32%	24.3%	38.9%
ステロイドによる生存率改善効果	あり*1	なし	なし	あり*2

*1 rapid ACTH 負荷試験への反応がない群において，有意に 28 日死亡リスクが低下する結果（63% vs 53%，OR 0.54 [0.31-0.97]）．
*2 90 日死亡率は 49.1% vs 43.0%，OR 0.88 [0.78-0.99] とステロイド投与群で有意に低下する．28 日死亡リスクは有意差なし．
French trial JAMA. 2002 Aug 21;288 (7) :862-71／CORTICUS trial N Engl J Med. 2008 Jan 10;358 (2) :111-24／ADRENAL trial N Engl J Med. 2018 Mar 1;378 (9) :797-808／APROCCHSS trial N Engl J Med. 2018 Mar 1;378 (9) :809-18

Q&A ④

Q 抗菌薬投与までの時間と予後の関係はあるのでしょうか？

A 2015年時点でのメタアナリシスでは，敗血症，敗血症性ショック患者において，1時間以内の抗菌薬投与による予後改善効果は認められませんでした（死亡リスク RR 1.46［0.89-2.40］）〔Crit Care Med. 2015 Sep;43（9）:1907-15〕．しかしながら，その後の大規模な後ろ向きコホートでは，抗菌薬開始までの時間が短いほど，死亡リスクの低下効果が認められています（下記参照）．培養検体さえしっかりと採れていれば早期に抗菌薬を開始する不利益はありませんので，意識して行動しましょう．

ニューヨーク州における敗血症治療例4万9331例において，"3HR-Bundle"*の達成までの時間と院内死亡率を評価した報告では，達成が迅速なほど生命予後も良好であった．特に抗菌薬投与までの時間が生命予後への関連が強い結果であった〔N Engl J Med. 2017 Jun 8;376（23）:2235-44〕．

カリフォルニア州北部21か所のERよりランダムで抽出した敗血症症例3万5000例において，抗菌薬投与までの時間と院内死亡リスクを評価した報告では，1時間投与が遅れるたびに約9％死亡リスクが増大（OR 1.09［1.05-1.13］）する結果．絶対死亡率では敗血症で0.3％［0.01-0.6］，敗血症性ショックでは1.8％［0.8-3.0］増大する〔Am J Respir Crit Care Med. 2017 Oct 1;196（7）:856-63〕．

*ニューヨーク州は敗血症の早期認知，対応のためのプロトコルである "3HR-Bundle" を提唱している．これは敗血症診断後30分以内に30 mL/kgの細胞外液投与を開始すること，3時間以内（循環不全徴候を伴う敗血症では60分以内）に抗菌薬を開始すること，抗菌薬投与前に血液培養を採取すること，乳酸値の評価，フォローを行うことを目標とするものである．

Apr 24;370（17）:1583-93〕．

■ 昇圧薬を開始しても血圧が不安定な患者ではステロイドの併用も行う．

■ ステロイドはヒドロコルチゾン（ソル・コーテフ®）を50 mg経静脈投与し，その後200 mg/24時間で持続投与を行う．持続投与のほうが50 mgを6時間毎に経静脈投与するよりも血糖の変動が少ない〔Intensive Care Med. 2007 Apr;33（4）:730-3〕．

■ ステロイド投与による生命予後改善効果については議論がある．ショック状態の離脱，昇圧薬必要量の減量効果，人工呼吸器管理期間の短縮効果は期待できる〔N Engl J Med. 2008 Jan 10;358（2）:111-24〕〔N Engl J Med. 2018 Mar 1;378（9）:797-808〕〔N Engl J Med. 2018 Mar 1;378（9）:809-18〕．

■ 循環不全が改善傾向を示し，昇圧薬が中止可能となればステロイドも減量，中止する．減量は血圧や循環不全徴候をフォローしながら200 mg/24時間 → 100 mg/24時間 → 50 mg/24時間 → 終了のように段階的に行うとよい．

■ 上記に加えてビタミンC，チアミン（ビタミンB₁）の併用を行うことで，死亡リスクの低下効果，血圧上昇効果，臓器障害改善効果が期待できる〔Chest. 2017 Jun;151（6）:1229-38〕．

■ ビタミンCは1.5 gを6時間毎，チアミンは200 mgを12時間毎に4日間またはICU退室まで継続する．

■ ステロイドに加えて上記レジメンを導入する前後の患者アウトカムを比較した後ろ向き研究では，導入後で有意に院内死亡リスクの低下（8.5％ vs 40.4％），昇圧薬使用期間の短縮効果（18.3 ± 9.8時間 vs 54.9 ± 28.4時間），72時間後のSOFAスコアの改善（変化値4.8 ± 2.4 vs 0.9 ± 2.7）が認められた．

■ エビデンスレベルは低い報告であり，メタアナリシスでは死亡リスク改善効果は認められていない〔Crit Care Med. 2019 Jun;47（6）:774-83〕．今後の報告に期待したい．

チャート III-2 感染症への対応

■ 敗血症と認知してから1時間以内に適切な抗菌薬を開始することを目標とする．

■ そのためには病歴，身体所見，ベッドサイドエコーによる感染巣の把握を行い，必要な培養検体（血液培養は必須．喀痰や尿，膿，髄液は必要に応じて）を採取することが重要．血液検査や画像検査の結果を待つ必要はなく，培養検体が採取でき次第抗菌薬を開始する．

■ 推定感染源と抗菌薬選択は各項目を参照（ D -11 急性胆嚢炎，急性胆管炎 ， J -2 細菌性肺炎 ， J -6 尿路感染症 ， J -7 髄膜炎 ， J -9 軟部組織感染症 ， J -10 toxic shock syndrome ， J -12 発熱性好中球減少症 ）．

■ 感染源が不明な場合は広域抗菌薬を使用（カルバペネム系など）．

■ 感染巣のソースコントロール（ドレナージや尿管閉塞，胆管閉塞の解除）が必要な場合は速やかに当該科コンサルトを行う．早ければ早いほどよいが，少なくとも12時間以内には行うべきである〔Crit Care Med. 2017 Jan;45（1）:11-9〕．

J 感染症

➕ 補足

昇圧薬の投与量調節

ノルアドレナリン

- α_1 作用が強く，昇圧薬として使用される．
- ノルアドレナリン® 注 1 mg 3A を生理食塩水 47 mL に混注して 3 mg/50 mL を作成．体重と投与速度からの $\mu g/kg/$分換算は表 4 を参照．
- 投与量は 0.05-0.3 $\mu g/kg/$分で調節する．
- 投与量が多くなる場合は 6A を使用して 2 倍の濃度で作成し，表 4 の半分の速度で使用するとよい．

塩酸ドパミン

- 塩酸ドパミンはドパミン D_1 受容体（DA_1）作用と α, β 作用を有し，投与速度により活性化される受容体は異なる．
- 1-3 $\mu g/kg/$分では DA_1 作用，3-10 $\mu g/kg/$分では β 作用，>10 $\mu g/kg/$分では α 作用が主となるが，1-3 $\mu g/kg/$分の低用量投与による腎保護作用は否定されている．
- イノバン® 注は 0.3% 製剤に調節されている．これは体重 50 kg として投与速度○ mL/時がそのまま○ $\mu g/kg/$分に換算可能な濃度であり，計算しやすい（表 5）．
- 昇圧作用以外に心房細動など頻脈性不整脈リスクが上昇するため，基本的にノルアドレナリンを使用する．

バソプレシン

- V_1 受容体（血管平滑筋），V_2 受容体に作用．昇圧薬

表 4　ノルアドレナリンの投与速度（mL/時）と $\mu g/kg/$分換算

体重 (Kg)	ノルエピネフリン投与量（$\mu g/kg/$分）					
	0.05	0.1	0.15	0.2	0.25	0.3
30	1.5	3	4.5	6	7.5	9
40	2	4	6	8	10	12
50	2.5	5	7.5	10	12.5	15
60	3	6	9	12	15	18
70	3.5	7	10.5	14	17.5	21
80	4	8	12	16	20	24

表 5　塩酸ドパミンの投与速度（mL/時）と $\mu g/kg/$分換算

体重 (Kg)	塩酸ドパミン投与量（$\mu g/kg/$分）					
	3	5	7	10	15	20
30	1.8	3.0	4.2	6.0	9.0	12.0
40	2.4	4.0	5.6	8.0	12.0	16.0
50	3.0	5.0	7.0	10.0	15.0	20.0
60	3.6	6.0	8.4	12.0	18.0	24.0
70	4.2	7.0	9.8	14.0	21.0	28.0
80	4.8	8.0	11.2	16.0	24.0	32.0

として使用する．
- ピトレシン® 注射液 20 を 5 A と生理食塩水 45 mL を混注して 100 U/50 mL 溶液を作成．
- 投与量は 0.5-3 mL/時で調節する．

2 細菌性肺炎

- 肺炎は尿路感染症と合わせて，外来，入院患者において，専門科を問わずに多く診療する機会がある疾患である．
- その分，対応がパターン化してしまいがちだが，患者毎に「背景」「経過」「喀痰 Gram 染色」を評価し，抗菌薬選択，対応を行うことが重要．
- 循環不全徴候も意識して評価する．
- 感染症一般に言えることは，抗菌薬を開始してよしとするのではなく，パラメータを設定し，フォローすることが重要である．

細菌性肺炎のマネジメント

肺炎の診断とタイプの分類

- 外来，入院患者の発熱や炎症反応上昇では，肺炎を必ず鑑別に入れることが重要．
- 咳嗽，喀痰の増量・性状の変化，呼吸困難感，鼻汁を伴わない病歴は肺炎の可能性を上昇させる（LR 1.3-2.4）．
- 身体所見では多呼吸（＞25 回/分，LR 1.5-3.4），頻脈（＞100 回/分，LR 1.6-2.3），呼吸音の左右差，湿性ラ音に注目する〔*JAMA. 1997 Nov 5;278（17）:1440-5*〕．
  - 湿性ラ音の感度は半数程度であり，半数はラ音が明らかではない．また，非定型肺炎では吸気後半で湿性ラ音を聴取しやすい傾向がある〔*Postgrad*

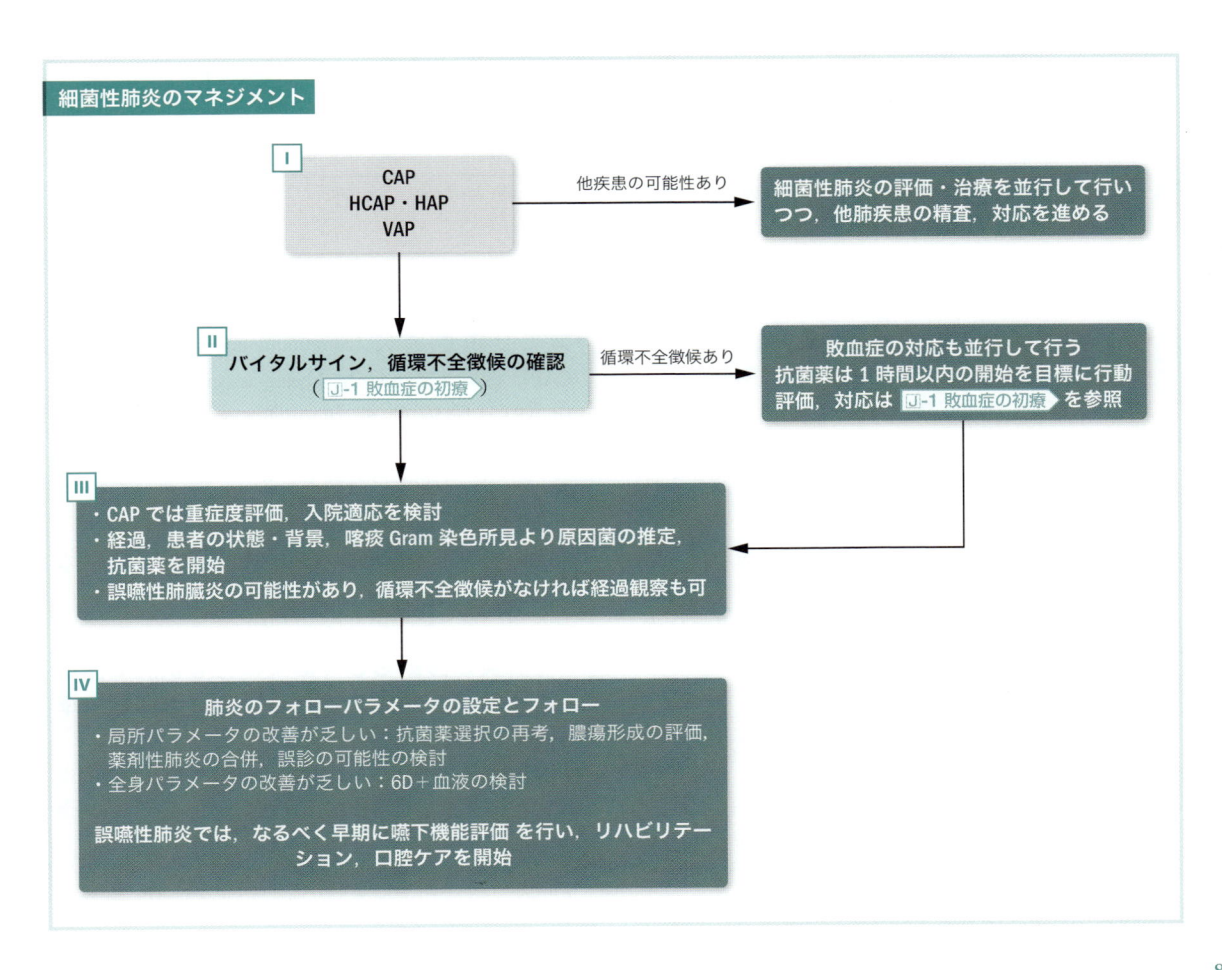

細菌性肺炎のマネジメント

I
CAP
HCAP・HAP
VAP

他疾患の可能性あり → 細菌性肺炎の評価・治療を並行して行いつつ，他肺疾患の精査，対応を進める

II バイタルサイン，循環不全徴候の確認
（J-1 敗血症の初療）

循環不全徴候あり → 敗血症の対応も並行して行う 抗菌薬は 1 時間以内の開始を目標に行動評価，対応は J-1 敗血症の初療 を参照

III
・CAP では重症度評価，入院適応を検討
・経過，患者の状態・背景，喀痰 Gram 染色所見より原因菌の推定，抗菌薬を開始
・誤嚥性肺臓炎の可能性があり，循環不全徴候がなければ経過観察も可

IV 肺炎のフォローパラメータの設定とフォロー
・局所パラメータの改善が乏しい：抗菌薬選択の再考，膿瘍形成の評価，薬剤性肺炎の合併，誤診の可能性の検討
・全身パラメータの改善が乏しい：6D＋血液の検討

誤嚥性肺炎では，なるべく早期に嚥下機能評価 を行い，リハビリテーション，口腔ケアを開始

表1 所見の組み合わせによる肺炎の評価（市中肺炎症例）

所見	感度 (%)	特異度 (%)	LR＋
発熱＋悪寒	51	66	1.5
発熱＋悪寒＋咳嗽	40	81	2.1
発熱＋呼吸数≧30 回/分	24	92	3.2
発熱＋呼吸数≧30 回/分＋起座呼吸	7	99	14.7
体温≧38℃＋呼吸数≧20 回/分	32	88	2.6
体温≧38℃＋呼吸数≧20 回/分＋SpO₂＜90%	8	99	14.6
バイタルサイン正常	14	56	0.3
咽頭痛＋鼻汁	9	74	0.3

Rev Med Chil. 2007 Apr;135（4）:517-28

表2 肺炎の分類

分類	定義
市中肺炎 (CAP)	HCAP，HAP，VAP を満たさない患者の肺炎
院内肺炎 (HAP)	入院後＞2 日経過してから発症した肺炎．VAP を満たさない患者
医療関連肺炎 (HCAP)	以下のいずれかを満たす患者での肺炎 ・長期滞在型医療機関から入院した患者 ・30 日以内の透析クリニック通院歴（維持透析患者） ・30 日以内の経静脈投与薬剤の使用（抗菌薬や化学療法） ・30 日以内の外傷治療通院歴がある患者 ・90 日以内に 2 日以上の入院歴がある患者
人工呼吸器関連肺炎 (VAP)	48 時間以上人工呼吸器管理されている患者に生じた肺炎

Chest. 2005 Dec;128（6）:3854-62／Respir Med. 2012 Nov;106（11）:1606-12

Med J. 2008 Aug;84（994）:432-6］.

- 所見の組み合わせによる評価は表1を参照．
- 高齢者や寝たきり患者では深呼吸が困難であったり，所見の評価が難しかったりすることも多く，さらに感度や特異度は低下する可能性がある．そのような患者では明らかな異常が認められなくても肺炎は除外しないほうがよい．

■ 検査は胸部 X 線，肺エコー，胸部 CT 検査を行う．

■ 感度，特異度は胸部 CT，肺エコー，胸部 X 線の順で高い（ J-5 肺エコー ）．特に寝たきり患者では胸部 X 線検査の感度はさらに低下する〔*Am J Med. 2010 Jan;123（1）:88.e1-5*〕．

- 被曝リスクの面からも胸部 X 線，肺エコーを優先して行い，非典型的な陰影（両側性，上肺が主な分布，びまん性のすりガラス陰影，結節性病変）などが認められれば胸部 CT で評価するとよい．
- 気管挿管中の患者で CT 検査が困難な場合も肺エ

コーを利用するとよい．

■ 肺炎は市中肺炎（community-acquired pneumonia：CAP），医療関連肺炎（healthcare-associated pneumonia：HCAP）・院内肺炎（hospital-acquired pneumonia：HAP），人工呼吸器関連肺炎（ventilator-associated pneumonia：VAP）に分類される．

■ それぞれの定義は表2を参照．

■ 上記分類は細菌性肺炎の原因菌を考える際に重要な情報となる（ チャートⅢ ）．

チャートⅡ 肺炎と診断もしくは疑われる状況で循環不全徴候が認められる場合は敗血症に準じて対応

■ 肺炎の精査，治療に並行して，補液負荷，1 時間以内の抗菌薬投与を目標に迅速に行動する． J-1 敗血症の初療 を参照．

表3　PSI (Pneumonia Severity Index)

1　年齢(男性：年齢＝pt, 女性：年齢－10＝pt)				
2　介護施設, 医療施設入所者＋10 pt				

3　合併症		4　身体所見		5　検査所見	
悪性疾患	+30 pt	見当識障害	+20 pt	動脈血 pH<7.35	+30 pt
肝疾患	+20 pt	呼吸数≧30	+20 pt	BUN≧30	+20 pt
心不全	+10 pt	収縮期血圧<90	+20 pt	Na<130	+20 pt
脳血管疾患	+10 pt	体温<35, ≧40	+15pt	血糖≧250 mg/dL	+10 pt
腎疾患	+10 pt	心拍数≧125	+10 pt	Ht<30%	+10 pt
				PaO_2<60 mmHg	+10 pt
				胸水	+10 pt

	点	30 日死亡率 (%)
クラスⅠ	0	0.13 [0.0-0.38]
クラスⅡ	≦70	0.63 [0.0-1.3]
クラスⅢ	71-90	0.92 [0.0-2.0]
クラスⅣ	91-130	9.3 [6.7-12]
クラスⅤ	>130	27 [21-33]

N Engl J Med. 1997 Jan 23;336 (4):243-50

表4　CURB-65

Confusion：意識変容
Urea：BUN>19 mg/dL
Respiration：呼吸数>30/分
BP：血圧<90/60 mmHg
65：年齢≧65歳

CURB-65 項目	死亡率
0	0.6%
1	2.7%
2	6.8%
3	14.0%
4-5	27.8%

Fam Pract Manag. 2006 Apr;13 (4):41-4

チャート Ⅲ　細菌性肺炎の対応, 治療

■ CAP の重症度評価：
■ Pneumonia Severity Index (PSI：表3)，CURB-65 (表4)，SMART-COP (表5) は CAP の死亡リスクの評価に有用.
・上記のスコアは基本的に CAP で適応すべきであり，HCAP，HAP では信頼性は低い．特に CURB-65 は HCAP，HAP では使用しない．PSI は HCAP でも死亡リスクとの相関性が認められている [Clin Infect Dis. 2013 Mar;56 (5):625-32].
■ PSI，CURB-65 は CAP における入院適応の判断に使用する．
・PSI：Ⅰ-Ⅲ，CURB-65：0-1 は外来で治療可能．
・PSI：Ⅳ-Ⅴ，CURB-65：2 では入院加療とすべきで，さらに CURB-65：3 以上では HCU での管理を行うべきである [Lancet. 2015 Sep 12;386 (9998):1097-108].
・CAP では PSI と CURB-65 どちらも使用しても よい [Thorax. 2006 May;61 (5):419-24]．簡便な分 CURB-65 が好まれる．
■ SMART-COP は，CAP における人工呼吸器管理，昇圧薬を必要とするリスクを評価するスコア [Clin Infect Dis. 2008 Aug 1;47 (3):375-84].
・高リスク以上では HCU 管理とすべき.

■ 細菌性肺炎における抗菌薬選択：
■ 細菌性肺炎のタイプと原因菌を表6 にまとめる．
・表2 の分類を加えて，誤嚥性肺炎を考える．CAP，HCAP，HAP・VAP，誤嚥性肺炎で大きく分けて原因菌を押さえておく．
■ さらに喀痰 Gram 染色所見から原因菌を絞ることが重要．
・喀痰 Gram 染色以外には，尿中肺炎球菌抗原，レジオネラ尿中抗原，マイコプラズマ迅速抗体，迅速 PCR 検査 (LAMP 法) などがある (表7).

表5　SMART-COP

項目	点	項目	点
収縮期血圧低値＜90 mmHg	2	頻脈≧125 回/分	1
多発性の浸潤影	1	意識変容	1
血清 Alb＜3.5 g/dL	1	低酸素[*2]	2
頻呼吸[*1]	1	動脈血 pH＜7.35	2

[*1] 頻呼吸：＞50 歳では≧30/分，≦50 歳では≧25/分
[*2] 低酸素：＞50 歳では PaO_2＜60 mmHg，SpO_2≦90％，PaO_2/FiO_2＜250
　　　　≦50 歳では PaO_2＜70 mmHg，SpO_2≦93％，PaO_2/FiO_2＜333

スコアと ICU 管理となるリスク

スコア	リスク	プライマリケア[*]	リスク
0-2	低リスク群	0	最低リスク
3-4	中リスク（8 人に 1 人）	1	低リスク（20 人に 1 人）
5-6	高リスク（3 人に 1 人）	2	中リスク（10 人に 1 人）
≧7	最高リスク（3 人に 2 人）	3	高リスク（6 人に 1 人）
		≧4	最高リスク（3 人に 1 人）

[*]プライマリケアセッティングにおける評価（血液検査，血液ガス検査［血清 Alb，動脈血 pH，PaO_2］ができない状況）.

Clin Infect Dis. 2008 Aug 1;47（3）:375-84

表6　肺炎のタイプと原因菌

原因菌	誤嚥性肺炎	HAP・HCAP・VAP	CAP
肺炎球菌	15.7-21.2%	10.4-62.7%	18.8%
ブドウ球菌	8.5-15.7%	2.4-13.9%	3.1%
MRSA		0-30.6%	
緑膿菌	10-17%	0-25.5%	
大腸菌	8.6-10.6%	2.4-7.5%	3.1%
インフルエンザ桿菌		0-14.6%	18.8%
肺炎桿菌（*Klebsiella pneumoniae*）	2.1-11.4%	0-11.6%	17.2%
Enterobacter	5.7%	3.7-9.0%	
嫌気性菌	61-61.7%	0-2.9%	15.7%

Respir Investig. 2015 Sep;53（5）:178-84 より作成

- 抗菌薬は肺炎のタイプ，喀痰 Gram 染色所見，迅速検査所見と患者背景，重症度から選択する（表8）.
  - 非定型肺炎を疑う状況については 補足 を参照.
- 誤嚥リスクが高い患者での肺炎，嘔吐後の肺炎，明らかな誤嚥の目撃がある症例での肺炎は誤嚥性肺臓炎の可能性があり，抗菌薬を投与せずに経過観察としてもよい.
  - この場合，胃内容物による化学性肺炎の可能性があり，自然に改善することが多い〔*N Engl J Med. 2001 Mar 1;344（9）:665-71*〕.
  - 循環不全徴候がある場合，重症肺炎の場合，口腔内が不衛生の場合，胃内に細菌が存在している可能性が高い場合（小腸閉塞や長期間のプロトンポンプ阻害薬の使用など），24 時間以上発熱が持続する場合は抗菌薬治療を考慮する〔*J Thorac Imaging. 2014 Sep;29（5）:304-9*〕〔*J Am Geriatr Soc. 2005 May;53（5）:755-61*〕.
  - 血液検査や画像所見から誤嚥性肺炎と誤嚥性肺臓炎の判別はできない〔*J Am Geriatr Soc. 2003 Jan;51（1）:17-23*〕〔*J Am Geriatr Soc. 2005 May;53（5）:755-61*〕.

表7 当日中に結果が判明する，肺炎原因菌を評価する検査

検査	診断能	備考
喀痰 Gram 染色	良好な検体が得られれば，肺炎球菌に対する感度 82%，特異度 93%，黄色ブドウ球菌に対する感度 76%，特異度 96%，インフルエンザ桿菌に対する感度 79%，特異度 96%，グラム陰性桿菌に対する感度 78%，特異度 95%で判別可能[†1]	ただし，良好な検体が得られるのは全体の 1-2 割程度のみ[†1, †2]
尿中肺炎球菌抗原	肺炎球菌性肺炎に対する感度 74% [66.6-82.3]，特異度 97.2% [92.7-99.8][†3]	肺炎後 7-12 週は陽性が持続する[†4] 胸水や髄液検体でも評価可能[†5]
レジオネラ尿中抗原（リボテスト レジオネラ®）	既承認品（血清型 1 のみ検出可）との相関性は，陽性一致率 96-98%，陰性一致率 90%，全体一致率 93-94%[†6]	2019 年 2 月発売．すべての検出型が検出可能
マイコプラズマ迅速抗体（イムノカードマイコプラズマ抗体）	ペア血清をリファンレススタンダードとすると感度 67%，特異度 85%[†7]	特異的 IgM を評価するため，発症早期では偽陰性が増加するリスクがある
迅速 PCR 検査（LAMP 法）	・Mycoplasma に対する感度 89.5%，特異度 100%[†8] ・Legionella に対する感度 91.3%，特異度 100%[†9]	・Mycoplasma, Legionella, 結核，百日咳に保険適用あり．咽頭ぬぐい液よりは喀痰を用いたほうが感度は良好 ・Legionella は全タイプを検出可能

[†1] J Infect. 2009 Aug;59 (2) :83-9／[†2] Arch Intern Med. 2004 Sep 13;164 (16) :1807-11／[†3] J Clin Microbiol. 2013 Jul;51 (7) :2303-10／[†4] J Infect Chemother. 2004 Dec;10 (6) :359-63／[†5] Clin Infect Dis. 2008 Mar 15;46 (6) :926-32／[†6] リボテスト レジオネラ® 添付文書／[†7] 日呼吸会誌 2007;45 (12) :936-42／[†8] Loopamp® マイコプラズマ P 検出試薬キット添付文書／[†9] Loopamp® レジオネラ検出試薬キット C 添付文書）

表8 細菌性肺炎における抗菌薬選択（私案）

細菌性肺炎	原因菌が推定可能	重症度 低	重症度 高
CAP	・肺炎球菌：PCG，CEZ，ABPC ・Haemophilus influenzae：CTRX，CTX，AMPC/CVA ・Moraxella catarrhalis：CTRX，AMPC/CVA	・CTRX ・AMPC/CVA，LVFX（外来） ・非定型肺炎を疑う場合は AZM，LVFX	・CTRX＋AZM ・緑膿菌を疑う場合は CFPM や PIPC/TAZ ・Legionella を疑う場合は AZM や LVFX
誤嚥性肺炎	・通常判別は難しい	・ABPC/SBT，CTRX＋MNZ	・PIPC/TAZ，MEPM
HCAP，HAP	・Staphylococcus aureus：CEZ，MRSA 疑いでは VCM ・Gram 陰性桿菌：CMZ，CTRX，CFPM，PIPC/TAZ，MEPM	・CTRX，ABPC/SBT ・MRSA を疑う場合は VCM	・PIPC/TAZ，MEPM ・MRSA を疑う場合は VCM
VAP		・PIPC/TAZ，MEPM ・MRSA を疑う場合は VCM	

ABPC：アンピシリン，ABPC/SBT：アンピシリン/スルバクタム，AMPC/CVA：アモキシシリン/クラブラン酸，AZM：アジスロマイシン，CEZ：セファゾリン，CFPM：セフェピム，CMZ：セフメタゾール，CTRX：セフトリアキソン，CTX：セフォタキシム，LVFX：レボフロキサシン，MEPM：メロペネム，MNZ：メトロニダゾール，PCG：ペニシリン G，PIPC/TAZ：ピペラシリン/タゾバクタム，VCM：バンコマイシン

チャート IV 細菌性肺炎のフォロー

■ 肺炎に限らず，すべての疾患はパラメータを設定し，経過をフォローすることが重要．

■ パラメータとは，その疾患の病勢を反映する症状，身体所見，検査所見である．より特異的な局所パラメータと非特異的な全身パラメータに分類される．

・肺炎の局所パラメータ：咳嗽，呼吸苦，喀痰量・性状，呼吸回数，酸素飽和度，呼吸音，喀痰 Gram 染色所見，胸部画像検査所見

・肺炎の全身パラメータ：倦怠感，発熱，CRP，白血球数・分画

■ 上記のうち最も早期に反応を示すのは Gram 染色所見であり，抗菌薬投与後数時間～半日後には喀痰中の細菌の変性，減少が認められる．

・筆者は重症度が低い患者ではあえて狭いスペクトラムの抗菌薬で治療を開始し，その数時間後に喀痰 Gram 染色を再評価し，抗菌薬の継続・変更を決めることもある．

・他の局所パラメータは治療開始後 1-2 日以後より，全身パラメータはさらに遅れて 2-3 日以後に改善が認められることが多い．経過良好であれば

[J] 感染症

表9　入院患者における発熱の原因：6D＋血液

原因	詳細	注目する病歴，記録	注目する所見
Device	・ルートやドレーン，シャントカテーテルなどデバイスに由来する感染 ・膀胱留置カテーテルによる尿路感染症 ・経鼻胃管による副鼻腔炎など	・使用デバイスとその期間の確認（最近抜去していても原因になる可能性はある）	・デバイス自体の確認，刺入部の皮膚所見，排液の Gram 染色，培養 ・画像評価
Drug	・薬剤熱，薬剤誘発性過敏性症候群 ・CTRX による胆嚢炎など	・最近開始された薬剤の種類とその期間	・皮疹，粘膜所見 ・好酸球数や肝胆道系酵素上昇の評価
Clostridioides Difficile 感染症	・偽膜性腸炎	・抗菌薬使用歴の評価 ・最近の排便習慣の変化	・腹部所見，便中 CD トキシンの評価
CPPD	・結晶誘発性関節炎	・関節痛の訴え，体位変換時や清拭，移乗時の疼痛の訴え	・関節所見（手首，肘，膝が多い）
Decubitus	・褥瘡感染症，創部感染症	・褥瘡の有無とその処置内容，創部の経過，悪臭や滲出液の変化	・褥瘡部の観察
DVT	・深部静脈血栓症	・四肢浮腫の変化	・浮腫の評価や静脈エコー
血液	・血腫熱 ・血球減少からの改善時の発熱	・外傷，体表，体内での血腫形成 ・化学療法や薬剤による血球減少後の改善期	・血腫の評価や血液検査所見の推移

CRP は入院 4 病日に半減することが多く，低下が緩徐な場合には注意が必要〔*Lancet. 2011 Jun 11;377 (9782) :2023-30*〕〔*Am J Med. 2008 Mar;121 (3) :219-25*〕.

- 局所パラメータの改善が乏しい場合は肺炎の治療経過が不良であり，抗菌薬の種類・投与量の再考，膿瘍形成の評価，薬剤性肺炎の合併，細菌性肺炎の診断が間違っていた可能性を検討する．
- 局所パラメータは改善しているが全身パラメータの改善が乏しい場合は，他感染症の合併，入院患者における発熱の原因である「6D＋血液」（表9）を検討する．
- 経過良好であれば抗菌薬は 5-7 日間で終了する．
- 3-7 日間の投与期間と 10 日間の投与期間で比較したメタアナリシスでは，双方とも治療失敗，死亡リスクは有意差なく〔*Am J Med. 2007 Sep;120 (9) :783-90*〕，投与期間は基本的に非重症例であれば 5 日間程度，重症例であれば 7 日間と覚えておくとよい〔*Lancet. 2015 Sep 12;386 (9998) :1097-108*〕.
- 誤嚥性肺炎では誤嚥リスクの評価や早期の嚥下機能評価，リハビリテーション，口腔ケアを行うことが重要．
- 誤嚥性肺炎のリスク因子を表 10 にまとめる．
  - 薬剤の評価，変更や食事形態の変更，嚥下リハビリテーションは重要．

表10　誤嚥関連性肺疾患のリスク因子

リスク	関連するもの
意識レベルの低下	鎮静薬，眠剤，抗精神病薬，抗うつ薬，抗てんかん薬，アルコール，頭部外傷，脳卒中など
気管防御機構の障害	声帯麻痺，気管挿管
嚥下障害	・神経疾患（脳卒中，多発性硬化症，Parkinson 症候群，認知症） ・咽頭・喉頭の異常（悪性腫瘍，外科手術後，放射線療法後） ・食道の異常（悪性腫瘍，外科手術後，消化管蠕動運動障害）
逆流性胃食道疾患	肥満
繰り返す嘔吐	腸閉塞など
唾液量の増加	コリンエステラーゼ阻害薬

Crit Care Med. 2011 Apr;39 (4) :818-26／Chest. 2015 Mar;147 (3) :815-23

- 口腔ケアは誤嚥性肺炎や HCAP のリスクを低下させる〔*Gerodontology. 2013 Mar;30 (1) :3-9*〕〔*Cochrane Database Syst Rev. 2018 Sep 27;9:CD012416*〕.
- 経口摂取や嚥下リハビリテーションは，経鼻酸素投与（＜3 L/分）で SpO$_2$ ≧ 90% が維持できれば早期に開始するほうが入院期間の短縮につながる〔*Clin Nutr. 2016 Oct;35 (5) :1147-52*〕.

Ｑ肺炎に対するステロイドは有用でしょうか？

ＡCAP に対するステロイド治療については，いくつかのランダム化比較試験が発表されています．

18 歳以上の CAP 症例 304 例を対象とし，デキサメタゾン 5 mg/日を 4 日間投与する群とプラセボ群に割り付け比較した二重盲検化ランダム化比較試験では，入院期間のみ短縮効果が認められました〔Lancet. 2011 Jun 11;377 (9782) :2023-30〕．

他の報告では，CAP で PSI クラス IV または重症肺炎を満たす症例，CRP ≧ 15 mg/dL を満たす 120 例を対象とし，mPSL 0.5 mg/kg を 12 時間毎投与，5 日間継続群とプラセボ群を比較した二重盲検化ランダム化比較試験において，72-120 時間での治療失敗率は mPSL 群で有意に低い結果でした（3% vs 22%）（治療失敗：画像所見増悪，$PaO_2/FiO_2 <$ 200，呼吸数 ≧ 30 回/分，ショック，挿管管理）．早期（0-72 時間）では有意差が認められず，全期間における死亡リスクにも有意差が認められませんでした〔JAMA. 2015 Feb 17;313 (7) :677-86〕．

重症度に関係なく，18 歳以上の CAP 患者 785 例を対象とし，PSL 50 mg/日を 7 日間投与する群とプラセボ群に割り付け比較した二重盲検化ランダム化比較試験では，ステロイド投与は臨床所見の改善を早め，入院期間を短縮する結果でした〔Lancet. 2015 Apr 18;385 (9977) :1511-8〕．

メタアナリシスでは，CAP に対してステロイドを使用することで死亡リスクには有意差が認められませんでした（OR 0.75［0.46-1.21］）が，状態安定化までの期間は 1 日短縮（−1.03 日［−1.62 ～ −0.43］）される結果でした．一方で高血糖リスクは上昇（OR 2.15［1.60-2.90］）し，CAP 関連の再入院リスクも上昇する結果でした〔OR 1.85［1.03-3.32］〕〔Clin Infect Dis. 2018 Jan 18;66 (3) :346-54〕．

肺炎に対するステロイド投与は死亡リスクには影響しませんが，早期に状態を安定させることが可能という印象です．筆者は普段使うことはありませんが，高齢者で気管挿管・人工呼吸器装着を拒否している患者で，状態悪化を避けたい場合に使用することがあります．

➕ 補 足

表 11　非定型肺炎と細菌性肺炎の鑑別点

鑑別点	感度 (%)	特異度 (%)	LR＋	LR－
60 歳未満	83 [77-88]	73 [69-77]	3.1 [2.7-3.7]	0.2 [0.2-0.3]
	52 [42-61]	73 [69-77]	1.9 [1.5-2.5]	0.7 [0.5-0.8]
基礎疾患なし	88 [82-92]	71 [67-75]	3.0 [2.6-3.5]	0.2 [0.1-0.3]
	62 [52-71]	71 [67-75]	2.1 [1.7-2.6]	0.5 [0.4-0.7]
激しい咳嗽	75 [68-81]	77 [73-81]	3.3 [2.8-4.0]	0.3 [0.3-0.4]
	70 [60-78]	77 [73-81]	3.1 [2.5-3.8]	0.4 [0.3-0.5]
乏しい胸部所見	70 [63-77]	85 [81-88]	4.6 [3.7-5.8]	0.4 [0.3-0.4]
	56 [46-66]	85 [81-88]	3.7 [2.9-4.9]	0.5 [0.4-0.6]
喀痰なし Gram 染色陰性	80 [74-86]	73 [69-76]	2.9 [2.5-3.4]	0.3 [0.2-0.4]
	79 [69-86]	73 [69-76]	2.9 [2.4-3.4]	0.3 [0.2-0.4]
白血球<1 万/μL	82 [76-88]	64 [59-68]	2.3 [2.0-2.6]	0.3 [0.2-0.4]
	72 [62-80]	64 [59-68]	2.0 [1.7-2.3]	0.4 [0.3-0.6]
上記 4 項目以上	77.0	93.0	11	0.2

上段がマイコプラズマ肺炎 vs 細菌性肺炎の鑑別，下段がクラミジア肺炎 vs 細菌性肺炎の鑑別．

Respirology. 2007 Jan;12 (1) :104-10

〔J〕感染症

非定型肺炎を疑う状況

- 非定型肺炎と細菌性肺炎の鑑別点を表 11 にまとめる.
- 若年，基礎疾患がないこと，咳嗽が強く肺野理学所見（湿性ラ音など）が乏しい場合，喀痰 Gram 染色にて菌体が乏しい場合，白血球増多が乏しい場合は非定型肺炎を考慮する.
- 頭痛や関節痛，筋肉痛を伴う肺炎も非定型肺炎で多い〔*Medicine（Baltimore）. 2013 Jan;92（1）:51-60*〕.
- 上記以外に小児患者との曝露歴，鳥との接触歴，温泉や 24 時間循環風呂の使用などがリスクとなる.

3 膿胸，肺炎随伴性胸水

- 肺炎の 20-57％で胸水が認められ，そのうち 1-5％が膿胸となる．肺炎随伴性胸水のうち，ドレナージや外科処置が必要な胸水貯留を複雑性肺炎随伴性胸水と呼び，抗菌薬治療のみで改善するものを非複雑性肺炎随伴性胸水と呼ぶ．胸水が膿性であれば膿胸と判断する〔*Arch Bronconeumol. 2015 Dec;51(12):637-46*〕．
- 膿胸のリスク因子は糖尿病，慢性アルコール摂取，逆流性食道炎，違法薬物，誤嚥性肺炎であるが，明らかなリスク因子が認められない症例も 1/3 ある

〔*Clin Chest Med. 2006 Jun;27(2):253-66*〕．

膿胸，肺炎随伴性胸水のマネジメント

チャート I　膿胸，肺炎随伴性胸水の検査

- 膿胸，肺炎随伴性胸水の評価，診断は画像所見と胸水検査所見で行う．
- 胸部造影 CT において胸水を囲む臓側・壁側胸膜の

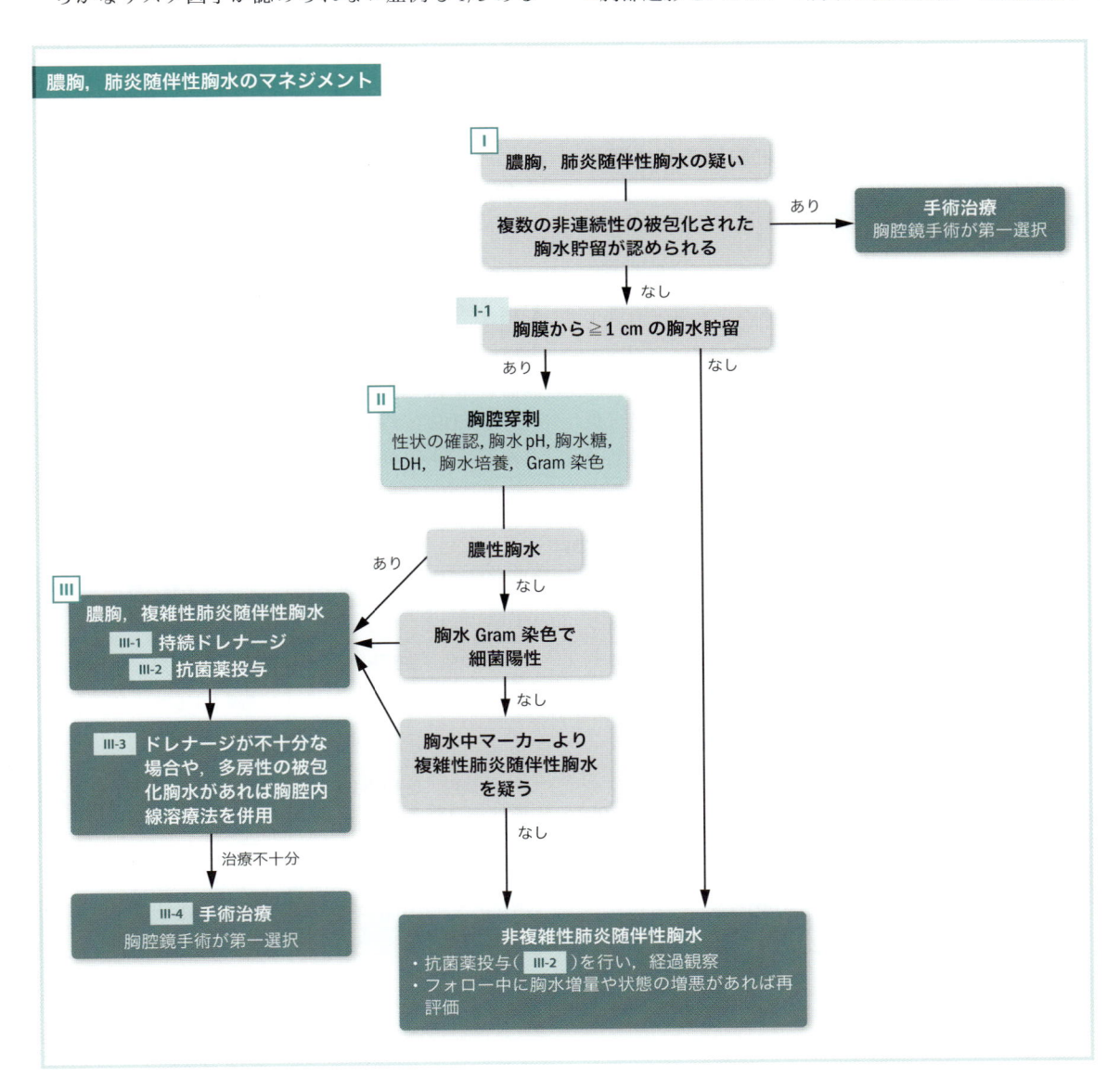

膿胸，肺炎随伴性胸水のマネジメント

- I：膿胸，肺炎随伴性胸水の疑い
- 複数の非連続性の被包化された胸水貯留が認められる → あり → 手術治療（胸腔鏡手術が第一選択）
- なし
- I-1：胸膜から ≧1 cm の胸水貯留 → あり
- II：胸腔穿刺（性状の確認，胸水 pH，胸水糖，LDH，胸水培養，Gram 染色）
- 膿性胸水 → あり → III
- なし
- 胸水 Gram 染色で細菌陽性 → なし
- 胸水中マーカーより複雑性肺炎随伴性胸水を疑う → なし
- III：膿胸，複雑性肺炎随伴性胸水
  - III-1 持続ドレナージ
  - III-2 抗菌薬投与
  - III-3 ドレナージが不十分な場合や，多房性の被包化胸水があれば胸腔内線溶療法を併用 → 治療不十分
  - III-4 手術治療（胸腔鏡手術が第一選択）
- 非複雑性肺炎随伴性胸水
  - ・抗菌薬投与（III-2）を行い，経過観察
  - ・フォロー中に胸水増量や状態の増悪があれば再評価

肥厚と造影効果が認められる所見（split pleural sign）は，膿胸，肺炎随伴性胸水，胸膜炎に対する感度60-70%，特異度はほぼ100%と有用である〔Radiology. 2007 Apr;243（1）:297-8〕.

- ■画像所見で複数の非連続性の被包化された胸水貯留があれば手術治療を考慮する.
- ▪単一のものや連続性であればドレナージによる治療も考慮されるが，複数で非連続性の場合は線溶療法によるドレナージ効果は期待できないため，早期に手術治療を考慮したほうが無難である.

チャートI-1 **胸腔穿刺は胸膜より≧1cmの胸水貯留がある場合に行う**

- ■胸膜より<1cm程度の少量胸水貯留では胸腔穿刺は行わない.
- ▪この場合，抗菌薬のみで治療可能なことが多い．経過をフォローし，増量傾向があれば穿刺を行う〔Respiration. 2008;75（3）:241-50〕.

チャートII **膿胸，肺炎随伴性胸水における胸水所見の評価**

- ■胸膜より≧1cmの胸水貯留があれば胸腔穿刺を施行する.
- ▪胸水検査では胸水の性状，胸水pH，糖，LDHの評価と，胸水Gram染色，培養を行う．胸水の性状と分類，推奨される治療方針は**表1**を参照.
- ■胸水培養は血液培養ボトルを用いて行う.
- ▪胸水培養は通常の培養検査では感度14-21%と低い．血液培養ボトルを用いた場合，24-58.5%と有

意に感度が上昇する〔Thorax. 2011 Aug;66（8）:658-62〕〔Jundishapur J Microbiol. 2015 Oct 29;8（10）:e24893〕．陽性率は11-17%上昇する〔Clin Microbiol Infect. 2018 Sep;24（9）:992-6〕.

- ■肉眼所見で膿性胸水であれば膿胸と診断する〔Respiration. 2008;75（3）:241-50〕.
- ▪膿胸ではドレナージは必須（チャートIII）．また，手術治療も考慮すべき.
- ▪ただし関節リウマチに伴う胸水は膿胸様となるため注意が必要．詳細はJ-4 胸水検査 を参照.
- ■胸水のGram染色にて細菌が認められる場合は膿胸または複雑性肺炎随伴性胸水と判断し，ドレナージを行う.
- ■胸水中マーカーによる複雑性肺炎随伴性胸水の評価については**表2**を参照〔Curr Opin Pulm Med. 2015 Jul;21（4）:346-51〕．これらの所見が認められた場合は複雑性肺炎随伴性胸水と判断し，ドレナージを行う.
- ▪胸水pH<7.2は膿胸や多房性の胸水貯留，治療反応性低下のリスク因子であり，それだけでドレナージの適応となる．胸水pHの評価は胸水にヘパリンを加えて，血液ガス測定器で評価する.
- ▪他に胸水糖の低下，LDH上昇も予後に関連する.

チャートIII **膿胸，肺炎随伴性胸水の治療**（表1）

チャートIII-1 **持続的胸腔ドレナージ**

- ■膿性胸水，胸水Gram染色，培養陽性，胸水pH<7.2，LDH≧3×ULN［正常上限］〜1000 IU/L，胸水糖≦40-60 mg/dLとなる場合は持続的胸腔ドレ

表1 膿胸，肺炎随伴性胸水の分類（Lightの分類）と治療方針

分類	胸水pH，糖，LDH	Gram染色，培養	治療方針
1）通常胸水	<1cmの少量胸水のみ．抗菌薬のみで対応		
2）典型的肺炎随伴性胸水	pH>7.20，糖>40 mg/dL	Gram染色，培養陰性	抗菌薬のみ
3）境界型複雑性肺炎随伴性胸水	pH 7.00-7.20 もしくはLDH>1000 ＋糖>40 mg/dL	Gram染色，培養陰性	抗菌薬とドレナージ
4）通常複雑性肺炎随伴性胸水	pH<7.00 もしくは糖<40 mg/dL	Gram染色，培養陽性 被包化されていない	抗菌薬とドレナージ
5）高度複雑性肺炎随伴性胸水	pH<7.00 もしくは糖<40 mg/dL	Gram染色，培養陽性 多房性の胸水	抗菌薬とドレナージ，胸腔内線溶療法を併用
6）通常膿胸	膿性胸水	被包化されていない，単房性胸水貯留	抗菌薬とドレナージ ±剥離術
7）高度膿胸	膿性胸水	多房性胸水貯留	抗菌薬とドレナージ，胸腔内線溶療法を併用 ±剥離術

Chest. 1995 Aug;108（2）:299-301 より改変

表2 複雑性，非複雑性肺炎随伴性胸水の鑑別に有用な胸水中マーカー

胸水中マーカー	感度 (%)	特異度 (%)	LR＋	LR−
pH＜7.20	61 [54-67]	87 [81-91]	4.6 [3.2-6.6]	0.45 [0.38-0.54]
糖≦60 mg/dL	55 [48-61]	89 [84-93]	5 [3.4-7.4]	0.51 [0.44-0.59]
LDH＞3×ULN	60 [53-66]	78 [73-83]	2.8 [2.1-3.6]	0.52 [0.44-0.61]
CRP≧10 mg/dL	53 [44-61]	87 [80-92]	4 [2.5-6.5]	0.55 [0.45-0.66]
糖≦60 mg/dL and CRP≧10 mg/dL	37 [29-45]	96 [91-98]	9 [3.1-21.7]	0.66 [0.58-0.75]
糖≦60 mg/dL or CRP≧10 mg/dL	80 [74-85]	73 [65-80]	3 [2.3-4]	0.27 [0.20-0.37]

膿胸症例は除外されている.

Curr Opin Pulm Med. 2015 Jul;21 (4) :346-51

表3 膿胸，胸腔内感染症の原因菌

市中感染	頻度	院内感染	頻度
Streptococcus milleri 群	32%	*Streptococcus milleri* 群	5%
Streptococcus pneumoniae	13%	streptococci	5%
他の streptococci	7%	staphylococci	18%
staphylococci	11%	MRSA	28%
嫌気性菌	16%	嫌気性菌	5%
Haemophilus influenzae	3%	緑膿菌	5%
Enterobacteriaceae	7%	Enterobacteriaceae	16%
Proteus	3%	enterococci	13%
その他	8%	その他	5%

Clin Chest Med. 2006 Jun;27 (2) :253-66

ナージを行う.

- 胸水糖のカットオフ値については，Light の分類では 40 mg/dL としているが，American College of Chest Physicians のコンセンサスでは 60 mg/dL としている〔*Respiration. 2008;75 (3) : 241-50*〕.
- それ以外に抗菌薬投与下でも増悪傾向がある場合もドレナージの適応と考える〔*Chest. 2009 Oct;136 (4) :1148-59*〕.
- ドレナージ方法:
- ドレナージチューブは 28-36 Fr を使用する.
- 6-14 Fr の細いドレナージチューブを使用する際は閉塞防止のため，20 cmH$_2$O の陰圧をかけつつ，6時間毎にフラッシュする．それでも排液効率は低下する可能性がある〔*Chest. 2009 Oct;136 (4) :1148-59*〕.

チャート III-2 抗菌薬投与

- 膿胸，胸腔内感染症の原因菌とその頻度は表3を参照.
- 胸腔内感染症の 66％で原因菌が判明する〔*Clin Chest Med. 2006 Jun;27 (2) :253-66*〕.
- 基本的には肺炎治療と同じ抗菌薬を用いる.
- *Legionella* や *Mycoplasma* は膿胸を来すことはまれであり，基本的にカバーは不要である.
- 院内感染例では MRSA や緑膿菌のカバーを行う.
- アミノグリコシド系は胸膜移行性は低く，酸性環境下では不活化されるため，膿胸では使用しない.
- 抗菌薬は最低でも 3 週間は投与する〔*Chest. 2009 Oct;136 (4) :1148-59*〕.

チャート III-3 被包化された多房性胸水貯留の場合，ドレナージがうまく行かない場合は胸腔内線溶療法の併用を考慮する

- 線維素溶解酵素剤の胸腔内投与は，フィブリン隔壁の形成を阻害し，ドレナージ効率を上昇させる作用がある．胸腔内投与による合併症は少なく，安全に投与可能である〔*Acta Med Indones. 2012 Jul;44 (3) :258-64*〕.
- メタアナリシスでは胸腔内線溶療法群で有意に外科

表 4　胸腔内線溶療法の禁忌

絶対禁忌	相対禁忌
薬剤に対するアレルギーの既往	2 週以内の外傷歴，腹部手術歴
気管胸腔瘻	脳出血，くも膜下出血の既往
48 時間以内の手術，外傷	2 週以内の頭部の手術，外傷歴
	凝固因子欠損症

Curr Opin Pulm Med. 2006 May;12（3）:205-11

手術適応例の減少効果が認められる（RR 0.61［0.45-0.82］）．死亡リスクでは有意差は認められなかった〔*Chest. 2012 Aug;142（2）:401-11*〕．

■胸腔内線溶療法の禁忌は表 4 を参照．

■胸腔内線溶療法ではウロキナーゼ 12 万単位を使用．

▪ウロキナーゼ 12 万単位（2 バイアル）を生理食塩水 100 mL に溶解して胸腔内投与する．投与後は 1 時間チューブをクランプし，その後開放する．1 日 1 回投与し，3 日間継続する．ウロキナーゼ 6 万単位当たり 1177 円である．

▪他にストレプトキナーゼ，アルテプラーゼが使用されるが，ストレプトキナーゼは日本国内に製剤はなく，アルテプラーゼは 600 万単位を 1 日に 2 回投与で 10 万円以上かかるため，適さない．

チャートIII-4　ドレナージ，胸腔内線溶療法でも治療不十分の場合は外科手術を行う

■内科的治療開始後 7 日間経過しても改善が乏しい場合は手術治療を考慮する．約 30 ％程度が手術治療を必要とする〔*Med Sci Monit. 2012 Jul;18（7）:CR443-9*〕．

■手術治療では胸腔鏡手術が第一選択となり，治療成功率は 72-100 ％である〔*Thorac Surg Clin. 2012 Aug;22（3）:431-40*〕．

Q&A

Q 胸水 pH についてくわしく教えてください．

A 膿胸や複雑性肺炎随伴性胸水では胸水中の乳酸値の上昇，細菌による CO_2 濃度の上昇により胸水 pH が低下します．胸水 pH＜7.20 はそれだけで予後不良因子となるため，この数字は重要です．

　また胸水糖＜35 mg/dL，胸水 LDH＞1000 IU/L は pH＜7.20 に匹敵する予後不良因子となるため，これらが認められた場合はドレナージを行う必要があります〔*Chest. 2009 Oct;136（4）:1148-59*〕．

　注意点は，以下のとおりです．

・悪性腫瘍，リウマチ性疾患，SLE，結核でも胸水 pH が低下するため，鑑別が必要．

・多房性の胸水貯留の場合，穿刺部位により pH が異なるため，胸水 pH＞7.20 でも安心できない〔*Chest. 2004 Dec;126（6）:2022-4*〕．

・胸水検体に空気が混入すると胸水 pH は 0.08［0.06-0.08］上昇する〔*Am J Respir Crit Care Med. 2008 Sep 1;178（5）:483-90*〕．

・胸水採取後に室温で 4 時間放置すると，胸水 pH は 0.03［0.01-0.04］上昇，24 時間放置すると 0.05［0.03-0.08］上昇するため注意が必要〔*Am J Respir Crit Care Med. 2008 Sep 1;178（5）:483-90*〕．

・ヘパリンの添加は特に影響しない〔*Am J Respir Crit Care Med. 2008 Sep 1;178（5）:483-90*〕．

・*Proteus mirabilis* による膿胸では，アルカリ性の膿胸となる可能性がある．この場合は血液 pH よりも高値となる〔*Chest. 1983 Jul;84（1）:109-11*〕．

Q ドレナージチューブはどのタイミングで抜去すればよいですか？

A ドレナージチューブの抜去についてはさまざまな意見があり，統一されていません．主に以下の状況で抜去することが推奨されています〔*Tuberk Toraks. 2008;56（1）:113-20*〕．

・臨床的改善，CRP 改善後に抜去

・排液量＜150 mL/日で抜去

・排液量＜50 mL/日で抜去

　臨床的に改善傾向にあり，大体排液量が 50-150 mL/日となれば抜去の頃合いと考えましょう．

4 胸水検査

胸水貯留を示唆する身体所見，検査所見

- 胸水貯留を示唆する身体所見，検査所見の感度，特異度を表1に示す．
- 胸部 X 線（立位）では 175-525 mL 以上の貯留から検出可能〔*Radiology. 1972 Oct;105（1）:51-3*〕．
  - 側面像では 25 mL より検出可能〔*Radiology. 1972 Oct; 105（1）:51-3*〕．
  - 身体所見は胸部 X 線と同等の検出能をもつ〔*Respir Med. 2007 Mar;101（3）:431-8*〕．
- 胸部エコー，胸部 CT は最も感度が良好．
- 胸部エコーによる胸水量の評価方法：
  - 15 度上体を挙上した体位で，腋窩後線上の肋間で，プローブを体軸に対して垂直に（水平断）当て，肺底部が見えるようにエコーで描出し，呼気終末における臓側胸膜～壁側胸膜間距離の最大径を測定する．胸水量は（最大径［mm］× 20）mL が成り立つ（$r=0.72$）〔*Intensive Care Med. 2006 Feb;32（2）:318-21*〕．
- 胸部 CT による胸水量の評価方法：
  - 胸水の前後径の最大値で評価する（表2）．1 cm 当たり 100 mL 程度の貯留と考えるが，誤差はあるため注意する．
- 胸水貯留を来す疾患は表3を参照．

胸水の検査

胸水の肉眼所見から〔*Int J Clin Pract. 2009 Nov;63（11）:1653-9*〕

- 血性胸水→癌性胸水，結核性胸膜炎，肺炎随伴性胸水などさまざま．
  - 血性胸水は悪性腫瘍の可能性を上昇させる（OR 1.73［1.01-2.94］）が，特異的ではない．また感度も 11% 程度であり，さまざまな原因で血性胸水となるため注意する〔*Chest. 2004 Jan;125（1）:156-9*〕．
- 膿性胸水→膿胸：
  - リウマチ性胸水でも黄緑色の混濁があるため注意する．
- 混濁した胸水では遠心分離を行う．
  - 上澄みが混濁している場合は乳び胸か偽性乳び胸を疑う．
- 他のまれな所見：
  - 黒色胸水→ *Aspergillus niger* の感染
  - 緑色→胆嚢との瘻孔
  - 暗赤色→アメーバ，古い血液
  - 尿臭→ urinothorax

滲出性胸水 vs 漏出性胸水の判断

- 胸水中蛋白，Alb，LDH，コレステロール値のカットオフ値別の LR は 補足▶表10 を参照．
  - 滲出性胸水の診断には胸水中 LDH，胸水中コレステロール値が特に有用．
- Light 基準は滲出性胸水の診断ではなく，除外（漏

表1 胸水貯留を示唆する身体所見，検査所見の感度，特異度

所見	感度 (%)	特異度 (%)	LR+	LR−
呼吸音減弱，消失	88 [76-95]	83 [78-88]	5.2 [3.8-7.1]	0.15 [0.1-0.3]
打診にて濁音	73 [61-82]	91 [88-93]	8.7 [2.2-33.8]	0.31 [0.03-3.3]
聴性打診	77 [71-83]	92 [89-94]	7.7 [2.4-25.1]	0.27 [0.07-1.0]
非対称性胸郭拡大	74 [60-85]	91 [86-94]	8.1 [5.2-13]	0.3 [0.2-0.5]
音性振盪低下	82 [69-91]	86 [80-90]	5.7 [4.0-8.0]	0.2 [0.1-0.4]
聴性音性振盪低下	76 [63-86]	88 [83-92]	6.5 [4.4-9.6]	0.3 [0.2-0.4]
ラ音	56 [42-69]	62 [55-68]	1.5 [1.1-2.0]	0.7 [0.5-1.0]
胸膜摩擦音	5 [1-15]	99 [96-100]	3.9 [0.8-19]	1.0 [0.9-1.0]

JAMA. 2009 Jan 21;301（3）:309-17

出性胸水の診断）に有用な検査である（表4）.

- 特に利尿薬使用中の心不全患者では胸水中の LDH と総蛋白の数値が上昇し，Light 基準で滲出性に分類されることがあるため注意が必要.
- Light 基準で滲出性胸水に分類された場合，さらに胸水中蛋白≧4 g/dL，もしくは胸水/血清蛋白比≧0.62 または胸水中 LDH＞0.75×ULN（血清での正常域上限値）であれば滲出性でよい〔Curr Opin Pulm Med. 2013 Jul;19 (4):362-7〕.
- 上記を満たさない場合は Light 基準で滲出性胸水と

判断されても漏出性の可能性がある．この場合，胸水中の Alb 値が鑑別に有用であり，血清−胸水 Alb 差＞1.2 g/dL であれば心不全による胸水貯留を示唆し，胸水/血清 Alb 比＜0.6 であれば肝硬変に伴う胸水を示唆する〔Chest. 1990 Sep;98 (3):546-9〕〔Curr

表2　胸部 CT による胸水量の評価

評価	胸水の前後径	胸水量
少量	＜3 cm	100-300 mL
中等量	3-10 cm	300-1000 mL
大量	＞10 cm	1000-3000 mL

Chest. 2013 Apr;143 (4):1054-9 を参考に作成

表3　胸水貯留の原因

機序	疾患	漏出性 or 滲出性
胸水産生増加		
肺の間質液増加	心不全	漏出性
	肺炎，肺血栓塞栓症	滲出性
肺毛細血管透過性亢進	悪性腫瘍，結核	滲出性
胸腔内の血管内圧上昇	心不全，肺高血圧症，上大静脈症候群	漏出性
胸腔内圧の低下	無気肺，trapped lung*1	漏出性
血清膠質浸透圧の低下	低 Alb 血症*2	漏出性
腹水の増加に伴う胸水	肝硬変，腹膜透析，Meigs 症候群	漏出性
胸管の損傷，閉塞	乳び胸	乳び胸水，滲出性
胸腔内への出血	血胸	血性，滲出性
胸水吸収障害		
リンパ管閉塞	悪性腫瘍，リンパ腫，黄色爪症候群	滲出性
血管内圧上昇	心不全，上大静脈症候群，収縮性心膜炎	漏出性
その他	薬剤性*3	通常滲出性
	urinothorax*4	漏出性，LDH 高値
	Meigs 症候群	滲出性（2-3 割は漏出性）†

*1trapped lung：胸膜炎により臓側胸膜に高度な肥厚が生じ，その部位が拡張しなくなる病態．壁側胸膜と拡張しない臓側胸膜間にスペースが生じ，胸水貯留を来す．ドレナージを行っても肺は拡張しない．
*2低 Alb 血症単独では胸水貯留を来すことはまれ．
*3薬剤性ではアミオダロン，フェニトイン，メトトレキサートが比較的多い．
　カルバマゼピン，プロカインアミド，プロピルチオウラシル，ペニシラミン，G−CSF，シクロホスファミド，ブロモクリプチンでの報告もあり〔Thorax. 2003 May;58 Suppl 2:ii8-17〕.
*4urinothorax：胸腔中に尿が認められる病態で，尿路閉塞や外傷に合併する．
　urinothorax による胸水の特徴は，漏出性で pH が低い（5.0-7.0），胸水糖が低い，尿臭がある，Cr が高値となる，である．
　胸水中 LDH が高値になりやすく，その点で滲出性と評価されることもある〔Curr Opin Pulm Med. 2006 Jul;12 (4):259-63〕.
　　　　　　Dis Mon. 2013 Feb;59 (2):29-57／† Medicine (Baltimore). 2015 Dec;94 (49):e2114

表 4　滲出性胸水の診断

項目	感度 (%)	特異度 (%)	LR＋	LR−
胸水コレステロール＞55 mg/dL	85-94	95-99	7.1-250	0.07-0.16
胸水 LDH＞200 U/L	70 [64-75]	98 [93-100]	18 [6.8-46]	0.32 [0.27-0.38]
胸水/血清　コレステロール＞0.3	93 [90-96]	94 [90-97]	14 [5.5-38]	0.08 [0.05-0.12]
胸水/血清　LDH＞0.6	88 [84-91]	91 [88-94]	9.2 [5.9-14]	0.14 [0.10-0.20]
胸水/血清　蛋白＞0.5	90 [87-93]	90 [86-93]	7.0 [2.7-18]	0.12 [0.09-0.16]
Light 基準≧1 項目	97 [95-98]	85 [81-89]	5.2 [3.3-8.5]	0.04 [0.02-0.11]
胸水中蛋白＞3 g/dL	88 [82-92]	86 [76-93]	5.1 [2.5-11]	0.14 [0.07-0.32]
胸水 LDH＞2/3 ULN	88-89	93-100	1.7-13	0.23-0.26
血清−胸水 Alb 差＜1.2 mg/dL	86-95	42-100	1.5-36	0.06-0.32

・Light 基準：次の 3 項目のうちいずれかを満たす．胸水/血清蛋白比＞0.5，胸水/血清 LDH 比＞0.6，胸水 LDH が血清 LDH 正常上限の 2/3 以上．
・ULN：正常上限

JAMA. 2014 Jun 18;311 (23) :2422-31

表 5　心不全による胸水貯留の診断

胸水中		感度 (%)	特異度 (%)	LR＋	LR−
NT−proBNP (pg/mL)	＞1300	95.6 [89-98.8]	87.9 [79.4-93.8]	7.9 [4.5-13.8]	0.05 [0.02-0.13]
	＞1500	93.3 [86.1-97.5]	89 [80.7-94.6]	8.5 [4.7-15.3]	0.07 [0.03-0.16]
BNP (pg/mL)	＞75	88.9 [80.5-94.5]	76.9 [66.9-85.1]	3.8 [2.5-5.9]	0.14 [0.08-0.25]
	＞115	74.4 [64.2-83.1]	92.3 [84.8-96.9]	9.7 [4.7-19.9]	0.28 [0.19-0.40]

Chest. 2009 Sep;136 (3) :671-7

Opin Pulm Med. 2013 Jul;19 (4) :362-7．

- ■心不全や肝不全，腎不全による胸水貯留では漏出性胸水となることが一般的であるが，1/3 は滲出性の基準を満たすため注意が必要〔*Chest. 2017 May; 151 (5) :1099-105*〕．
- ■心不全による胸水貯留の評価は後述する胸水中の BNP，NT−proBNP も有用．

心不全による胸水貯留の判断：胸水中 NT−proBNP，BNP

- ■心不全による胸水貯留は片側性貯留が 36.5％，両側性貯留が 64.3％．貯留量は 47％が右側＞左側，19％が右側＜左側であり，右側のほうが貯留しやすい．左側では心収縮によるリンパ灌流の増加があるためと説明される〔*JAMA. 2009 Jan 21;301 (3) :309-17*〕．
- ■心不全による胸水では漏出性となるのが一般的だが，1/3 で滲出性の基準を満たすという報告もある〔*Chest. 2017 May;151 (5) :1099-105*〕．
- ■心不全による胸水かどうか迷う場合は胸水中の NT−proBNP，BNP の測定が有用なことがある (表 5)．

結核性胸膜炎の胸水評価

- ■結核性胸膜炎では，胸膜下の感染巣の破裂に対する遅発性アレルギー反応で胸水が貯留する．胸水はリンパ球優位となり，LDH も上昇する．
- ■胸水中リンパ球＞81％は感度 88％，特異度 58％，LR＋2.1，LR−0.2 で結核性胸膜炎を示唆〔*Braz J Infect Dis. 2004 Aug;8 (4) :311-8*〕．
- ■胸水中アデノシンデアミナーゼ (ADA) ＞39 U/L は感度 95％，特異度 83％，LR＋5.6，LR−0.06 で結核性胸膜炎を示唆〔*Braz J Infect Dis. 2004 Aug;8 (4) :311-8*〕．
- ■胸水中の ADA は関節リウマチ，膿胸，非結核性抗酸菌症，IgG4 胸膜炎でも上昇する〔*Acta Med Okayama. 2011 Aug;65 (4) :259-63*〕〔*Cytopathology. 2019 May;30 (3) :285-94*〕．
- ■胸水中リンパ球が上昇している場合は，胸水検体での IFN−γ 遊離試験 (クォンティフェロン TB ゴールド®) も有用〔*Ann Thorac Med. 2012 Oct;7 (4) :220-5*〕．ただし，T−スポット® は結核性胸膜炎と非結核性胸膜炎症例で結果に有意差は認められないため注意する〔*J Infect. 2013 Oct;67 (4) :294-302*〕．

表6 癌性胸水の原発巣

原発巣	頻度	男性例での頻度	胸水細胞診陽性率*
肺癌	37%	57%	58%
肺腺癌	18%	26%	78%
肺扁平上皮癌	8%	14%	25%
小細胞癌	4%	7%	53%
その他	7%	11%	47%
乳癌	16%	1%	68%
原発不明癌	10%	11%	70%
血液腫瘍	10%	13%	61%
消化管腫瘍	8%	13%	48%
卵巣腫瘍	7%	0	70%
悪性中皮腫	3%	4%	27%
その他	9%	10%	45%

*全体で59%.

Arch Bronconeumol. 2014 May;50 (5) :161-5

表7 原発巣と胸水中腫瘍マーカーの上昇パターン

原発巣	CEA	CA15-3	CYFRA	CA19-9	CA72-4	SCC	NSE
肺腺癌	上昇	上昇	上昇	上昇	上昇		一部上昇
肺扁平上皮癌	上昇	上昇	一部上昇	上昇	上昇	上昇	
小細胞癌	上昇			上昇	一部上昇		上昇
乳癌	上昇		不明		不明		不明
悪性中皮腫		上昇	上昇	上昇			
肉腫							上昇
リンパ腫		一部上昇			一部上昇		一部上昇

Br J Cancer. 1999 Nov;81 (6) :1059-65／Asian Pac J Cancer Prev. 2014;15 (1) :363-8

関節リウマチによる胸水の特徴

- ■関節リウマチに胸膜炎を伴うことはあるが，胸水が認められるのは 2-3% と少ない．大半が関節リウマチ経過中に認められるが，初診時に認められることもあるため注意する．
- ■関節リウマチによる胸水は滲出性であり，胸水中の糖，pH は低下し，LDH は著明に増加する．
- ▪膿胸と同様の胸水検査所見を示す〔*Thorax. 1982 May; 37 (5) :354-61*〕．
- ▪80% で胸水中糖＜50 mg/dL，66% で＜25 mg/dL となる．
- ▪補体も低下する．
- ▪胸水中リウマトイド因子≧320 倍，もしくは胸水中＞血清リウマトイド因子となる〔*J Clin Pathol. 1971 Mar; 24 (2) :95-106*〕．

- ■リウマチ性胸水では結核性胸膜炎と同程度に胸水中の ADA も上昇する．
- ▪ほぼ全例で胸水中 ADA＞40 U/L を満たす〔*Ann Rheum Dis. 1988 May;47 (5) :394-7*〕．

癌性胸水（癌性胸膜炎）の評価

- ■癌性胸水の原発巣は表6のとおり．
- ■癌性胸水に対する胸水細胞診の感度は 50% 程度であるが，複数回施行しても感度は 10% 程度しか上昇しないため，繰り返し行うことはそれほど重要ではない〔*Dis Mon. 2013 Feb;59 (2) :29-57*〕．
- ■胸水細胞診に必要な胸水検体の量は 50-75 mL 以上〔*Cancer Cytopathol. 2014 Sep;122 (9) :657-65*〕．
- ▪スメアによる細胞診とセルブロックを作成した評価を併用すると感度は上昇する〔*Chest. 2010 Jan;137 (1) :*

表8　乳び胸の原因一覧

外傷性	非外傷性
非医原性：胸椎を伸展させる外傷・損傷，咳嗽，嘔吐，出産	悪性腫瘍（リンパ腫，他），良性腫瘍，胸骨後面の甲状腺腫
医原性：胸部外科手術，頭頸部手術，放射線療法，食道の硬化療法	サルコイドーシス，アミロイドーシス
	リンパ管に影響する疾患，黄色爪症候群，リンパ脈管筋腫症，血管腫，先天性
	フィラリア症，結核
	上大静脈閉塞・血栓，上大静脈圧が上昇する心不全，乳び腹水の胸腔内漏出
	特発性

Eur Respir J. 1997 May;10（5）:1157-62

68-73〕．セルブロックによる評価ではスメアと比較して感度は10％上昇する〔*Ethiop J Health Sci. 2014 Apr;24（2）:125-31*〕．

- 胸水中腫瘍マーカーは癌性胸水の診断に有用．
- 癌性胸水全体の評価であれば，CEA＞5 ng/mL，CA15-3＞30 U/mL，CYFRA21-1＞3.3 ng/mL で感度91％，特異度78％で癌性胸水を診断可能〔*Oncologist. 2005 Aug;10（7）:501-7*〕．
- 原発巣と胸水中腫瘍マーカー上昇パターンは表7を参照．
- 胸水中の CEA，SCC，NSE，CYFRA，CA19-9 の5項目を評価すれば大まかな鑑別は可能である．
- SCC が上昇するのは肺扁平上皮癌．
- NSE が上昇するのは小細胞癌と肉腫，リンパ腫．これらの鑑別は CEA，CA19-9 が上昇するかどうかで判断する．
- SCC 正常で CYFRA が上昇する場合は肺腺癌か悪性中皮腫．CEA が正常，CYFRA の上昇があれば悪性中皮腫．CEA と CYFRA の両方上昇していれば肺腺癌．

乳び胸

- 乳び胸は胸管の損傷や閉塞によるリンパ液の漏出が原因となる．乳び胸は混濁した胸水であり，遠心分離により上澄み液のみ混濁が残存する．胸水中のトリグリセリド（TG）＞110 mg/dL，もしくは胸水にカイロミクロンが認められることで定義される〔*Mayo Clin Proc. 1980 Nov;55（11）:700-4*〕．
- 胸管は大動脈の後面，横隔膜の下部で形成され，胸腔内では胸椎の右側，大動脈と奇静脈の間を上行し，第3-4胸椎レベルで左方に移動し，食道の後面を上行し鎖骨下静脈と合流する．
- 第3-4胸椎以下で損傷すると左側胸水，それ以上で

Q&A ②

Q 胸水ヒアルロン酸は中皮腫の鑑別に有用なのでしょうか？

A 悪性中皮腫における胸水ヒアルロン酸上昇は有名ですが，炎症性疾患による胸水貯留でもヒアルロン酸は高値となり，確定的な検査とは言えません．＞100 µg/mL をカットオフ値とした際の感度73％，特異度77％との報告もあり，あまり信頼し過ぎないほうが無難です〔*Chest. 1988 Nov;94（5）:1037-9*〕．

悪性中皮腫の評価では他に胸水 soluble meso-thelin（SMRP），血中 osteopontin の有用性が報告されていますが，コマーシャルベースでは測定できません〔*N Engl J Med. 2005 Oct 13;353（15）:1564-73*〕〔*Thorax. 2007 Jul;62（7）:569-76*〕．

損傷すると両側性となるが，解剖にはバリエーションも多く，日本人では胸管が胸椎の両側で認められる例が4％，胸管が胸椎の左側を上行する例が5％で認められる〔*臨床解剖研究会記録. 2010;10:8-9*〕．

- 遠心分離後の上澄み液が混濁している場合，胸水中 TG とコレステロールを評価する〔*Eur Respir J. 1997 May;10（5）:1157-62*〕．
- 胸水中 TG ≧ 110 mg/dL であれば乳び胸．
- 胸水中 TG 50-110 mg/dL であればリポ蛋白分画検査にてカイロミクロンを評価し，カイロミクロンが認められれば乳び胸と診断．
- 胸水中 TG＜50 mg/dL であれば乳び胸は否定的．
- 胸水中コレステロールが高値の場合は偽性乳び胸と呼び，滲出性胸水を示唆する．
- 乳び胸の原因は表8を参照．

〔J〕感染症

表9 好酸球性胸水の原因

血液，空気の混入 　胸部外傷，血胸，気胸，胸部外科手術後，ペースメーカー 　留置後，胸腔穿刺後	自己免疫性 　関節リウマチ，好酸球性多発血管炎性肉芽腫症，サルコイ 　ドーシス，SLE，好酸球性筋膜炎，IgG4 胸膜炎
感染症 　細菌性感染，Q 熱，*Mycoplasma*，ウイルス性，真菌性， 　寄生虫，Actinomycosis，結核	その他（滲出性） 　肺血栓塞栓症，薬剤性*，慢性好酸球性肺炎，急性好酸球 　性肺炎，Löffler 症候群，好酸球増多症，良性石綿胸水，膵 　炎
尿毒症性胸膜炎	その他（漏出性） 　心不全，肝硬変
悪性腫瘍 　癌性胸膜炎，中皮腫，悪性リンパ腫，多発性骨髄腫	特発性

*薬剤性：ビタミン B$_6$，メサラジン，ブロモクリプチン，プロピルチオウラシル，フルオキセチン，ワルファリン

Curr Opin Pulm Med. 2003 Jul;9（4）:254-60

血胸の評価

- ■胸水中の Ht＞5％ となると胸水は血液とほぼ見分けがつかなくなる．この場合，血胸か血性胸水かの判別には胸水 Ht/血液 Ht を測定する．
- ■胸水 Ht/血液 Ht＞0.5 は血胸と判断．
- ▪数日経過すると希釈され，＜0.5 となるため，その場合は 0.25-0.5 でも血胸と考えるほうがよい〔*Chest. 2008 Nov;134（5）:1056-65*〕．

好酸球性胸水の場合

- ■胸水中好酸球≧10％ で定義される．滲出性胸水の 5-16％ でこの定義を満たし，胸水を生じる疾患すべてで好酸球は増加する可能性がある．
- ■特に原因として多いのは胸腔内に空気が混入した場合，感染症，悪性腫瘍，薬剤性胸水，肺血栓塞栓症，良性石綿胸水である（表9）〔*Curr Opin Pulm Med. 2003 Jul; 9（4）: 254-60*〕．
- ■好酸球性胸水の 26％ が悪性腫瘍に伴うものであるが，好酸球が増加するほど悪性腫瘍の可能性は下がる．肺炎 13％，結核 7％，肺血栓塞栓症 2％，漏出性胸水 6％，膠原病 3％，その他 6％，特発性 25％，空気・血液混入 13％ である〔*Respiration. 2012;83（3）: 198-208*〕．
- ■IgG4 胸膜炎では単核球優位の滲出性胸水貯留を呈するが，胸水中好酸球も増加する（22％［10-86］）

ことが報告されている〔*Cytopathology. 2019 May;30（3）:285-94*〕．

胸腔ドレナージ時に注意する疾患：再膨張性肺水腫

- ■再膨張性肺水腫（re-expansion pulmonary edema）は，急激な肺の拡張により肺血流が増加し，静水圧の上昇が生じること，長期間（72 時間以上）の肺虚脱が解除され肺胞−毛細血管透過性の亢進が生じることで，著明な肺水腫，それに伴う循環血液量の低下が起こる病態である．
- ■再膨張性肺水腫のリスクとなるのは以下の因子〔*Interact Cardiovasc Thorac Surg. 2008 May;7（3）:485-9*〕．
- ▪若年者
- ▪一度に大量の胸水穿刺（≧3 L）
- ▪肺の虚脱時間が 7 日間以上
- ▪肺の虚脱率が高い
- ▪吸引圧≦ −20 cmH$_2$O の陰圧で吸引
- ▪肺血管透過性亢進（外傷や炎症）
- ■胸水穿刺では一度の廃液量を≦ 1.5L とすべきであり，胸水穿刺後の低酸素や呼吸器症状には十分注意する〔*Ann Thorac Cardiovasc Surg. 2008 Aug;14（4）:205-9*〕．
- ■再膨張性肺水腫の 64％ が穿刺後 1 時間以内に生じ，24 時間以内にほぼ全例が発症する．

✚ 補 足

表10　胸水生化学検査のカットオフ値と滲出性胸水に対する LR（色が濃いほど滲出性胸水の診断，除外に有用）

胸水中蛋白，Alb

胸水蛋白	LR	胸水/血清 蛋白	LR	血清－胸水 Alb 差	LR
≧5.1 g/dL	35.74 [11.53-110.73]	≧0.71	93.03 [23.31-371.32]	≦0.6	15.8 [6.62-37.81]
4.6-5.0	40.12 [10.02-160.57]	0.66-0.70	31.81 [7.93-127.58]	0.7-0.8	15.0 [3.72-60.4]
4.1-4.5	7.64 [3.8-15.36]	0.61-0.65	4.24 [2.43-7.37]	0.9-1.0	3.71 [1.63-8.46]
3.6-4.0	2.17 [1.47-3.21]	0.56-0.60	3.58 [2.05-6.25]	1.1-1.2	1.82 [1.00-3.32]
3.1-3.5	1.1 [0.72-1.69]	0.51-0.55	1.5 [0.94-2.38]	1.3-1.4	0.48 [0.30-0.77]
2.6-3.0	0.45 [0.31-0.63]	0.46-0.50	0.48 [0.32-0.70]	1.5-1.6	0.30 [0.17-0.54]
2.1-2.5	0.15 [0.09-0.23]	0.41-0.45	0.27 [0.18-0.41]	1.7-1.8	0.17 [0.08-0.34]
1.6-2.0	0.09 [0.06-0.14]	0.36-0.40	0.15 [0.09-0.25]	1.9-2.0	0.33 [0.17-0.61]
1.1-1.5	0.03 [0.01-0.07]	0.31-0.35	0.07 [0.03-0.13]	≧2.0	0.10 [0.06-0.17]
≦1.0	0.07 [0.03-0.14]	≦0.30	0.04 [0.03-0.06]		

Am J Respir Crit Care Med. 2003 Jun 15;167（12）:1591-9

胸水中 LDH

胸水/血清 正常上限 LDH	LR	胸水/血清 LDH	LR
≧1.01	27.56 [14.91-50.94]	≧1.11	21.14 [12.36-36.17]
0.91-1.00	5.29 [1.94-14.47]	1.01-1.10	6.5 [2.05-20.66]
0.81-0.90	2.59 [1.18-5.65]	0.91-1.00	7.19 [2.27-22.77]
0.71-0.80	2.3 [1.23-4.29]	0.81-0.90	2.53 [1.32-4.86]
0.61-0.70	1.69 [1.03-2.77]	0.71-0.80	1.27 [0.78-2.05]
0.51-0.60	0.56 [0.39-0.82]	0.61-0.70	0.91 [0.58-1.44]
0.41-0.50	0.34 [0.25-0.47]	0.51-0.60	0.42 [0.27-0.64]
0.31-0.40	0.21 [0.15-0.29]	0.41-0.50	0.18 [0.12-0.27]
0.21-0.30	0.06 [0.04-0.10]	0.31-0.40	0.08 [0.05-0.12]
≦0.20	0.04 [0.02-0.07]	≦0.30	0.05 [0.04-0.08]

Am J Respir Crit Care Med. 2003 Jun 15;167（12）:1591-9

胸水中コレステロール

胸水コレステロール	LR	胸水/血清 コレステロール	LR
≧91 mg/dL	159.6 [22.5-1131.6]	≧0.56	48.5 [15.7-149.8]
81-90	17.6 [5.65-54.9]	0.51-0.55	12.3 [3.9-38.3]
71-80	8.68 [3.58-21.06]	0.46-0.50	NC
61-70	3.82 [2.02-7.21]	0.41-0.45	3.45 [1.76-6.75]
51-60	1.29 [0.83-2.02]	0.36-0.40	1.22 [0.73-2.02]
41-50	0.51 [0.35-0.73]	0.31-0.35	0.73 [0.46-1.15]
31-40	0.22 [0.15-0.31]	0.26-0.30	0.25 [0.16-0.39]
21-30	0.08 [0.05-0.13]	0.21-0.25	0.10 [0.06-0.19]
≦20	0.07 [0.04-0.10]	≦0.20	0.05 [0.04-0.08]

Am J Respir Crit Care Med. 2003 Jun 15;167（12）:1591-9

5　肺エコー

- 肺エコーは胸水以外に胸膜，小葉間隔壁肥厚，肺浸潤影，すりガラス陰影の評価が可能．ベッドサイドで可能で，CTに近い評価能を有する検査と言える．
- 肺エコーのコツは，所見からCT画像を想像することである．
- 肺エコー所見を覚えるよりは，肺エコーから胸部CT所見を想像し，病態を結びつけるように理解したほうがよい．そのためにまず肺の二次小葉の構造を理解する．

肺の二次小葉の構造（図1）

〔*Chest. 2008 Jul;134 (1) : 117-25*〕

- 肺の二次小葉は1cm前後の線維性隔壁で囲まれた構造で，小葉の中心に気管と動脈が走行する．小葉の辺縁に線維性隔壁と肺静脈，リンパ管が走行し，小葉内には呼吸細気管支，肺胞，毛細血管がある．
- 小葉間隔壁は0.1mm程度であり，通常CT，エコーでは描出されない．
- 小葉間隔壁肥厚があればCT，エコー双方で検出されるようになる．

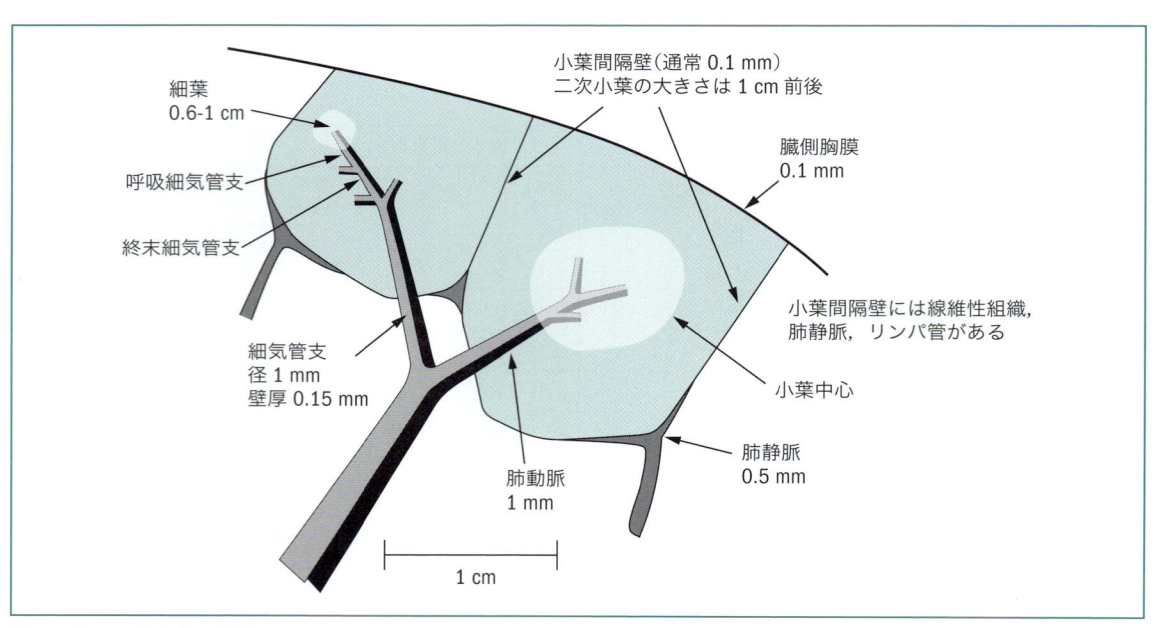

図1　肺の二次小葉の構造

Radiology. 2006 May;239 (2) :322-38

表1　肺エコー所見と対応するCT所見，示唆する病態，疾患

肺エコー所見	CT所見	病態	疾患
A line	正常	正常肺	正常
B7 line	小葉間隔壁肥厚	肺静脈うっ滞，リンパ流うっ滞 線維組織の肥厚	心不全，体液貯留，肺炎，肺線維症，サルコイドーシス，癌性リンパ管症など
B3 line	すりガラス陰影	肺胞内への細胞成分貯留	肺炎，間質性肺疾患など
実質臓器様に描出	浸潤影	肺胞内への水貯留	肺炎，無気肺
胸水	胸水貯留	胸水	肺炎，心不全など
胸膜スライディングの消失	気胸，胸膜癒着	臓側–壁側胸膜の解離，癒着	気胸，胸膜炎

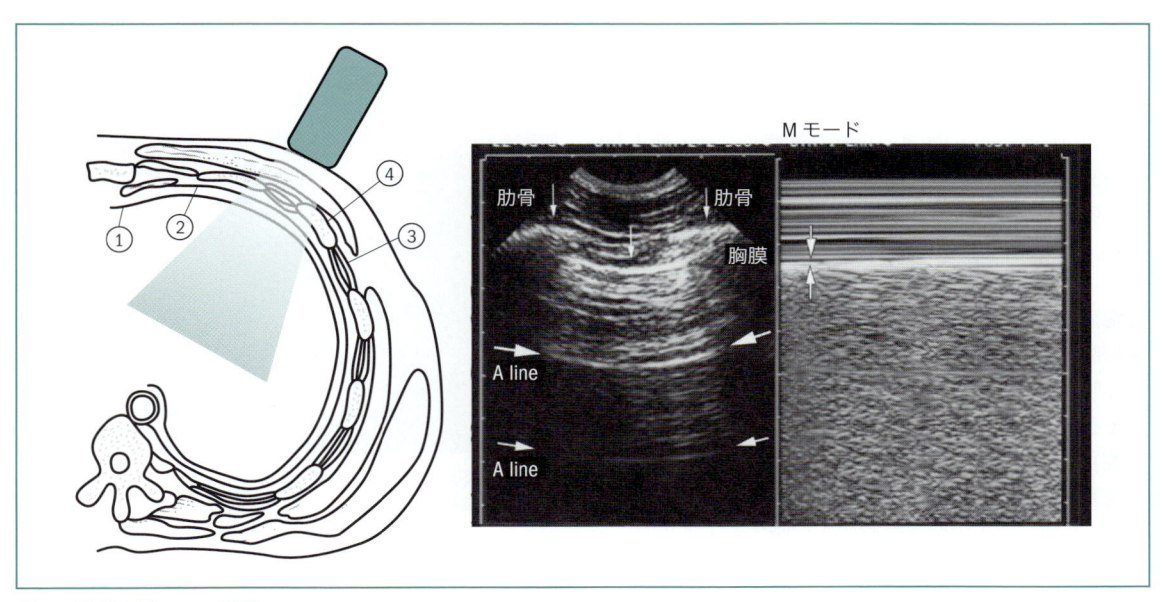

図2　正常の肺エコー所見
①臓側胸膜，②壁側胸膜，③肋間筋，④肋骨

Chest. 2008 Jul;134（1）:117-25

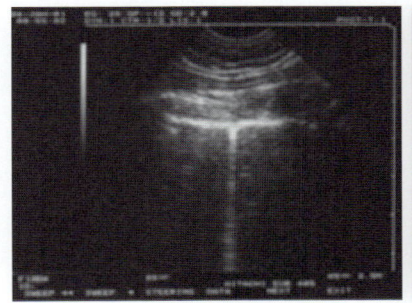

単独の B line

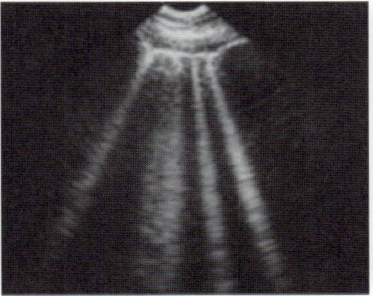

複数の B line（判読可能）

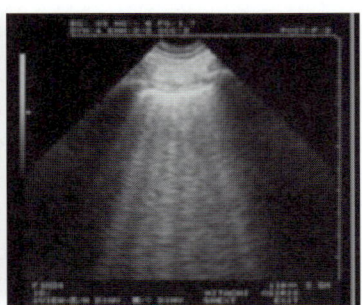

複数の B line（放射状に見える）

図3　B line

Chest. 2008 Jul;134（1）:117-25

■小葉内の肺胞，毛細血管も通常では CT，エコーでは描出されない．
　■小葉内に水や細胞成分が貯留する場合（浸潤影，すりガラス陰影）では検出可能．
■臓側胸膜は呼吸に伴う動きで評価が可能．
　■胸膜の運動が消失している場合は臓側−壁側胸膜が解離している（気胸）か，癒着している可能性がある．
■肺エコー所見とそれに対応する CT 所見，示唆する病態，疾患を表1に記載する．

肺エコー所見

肺エコーによる評価方法
■肺エコーは心エコープローブ（3.5-5.0 MHz），もしくは体表エコープローブ（7.5-10.0 MHz）を用いる．
　■体表エコープローブでは胸膜の評価がしやすいが，慣れればどちらでも可能．
■患者は仰臥位で，前上，前下，側上，側下の片側4か所，両側で8か所を評価する．
　■これらが正常の場合は背側も評価する．

正常肺エコー所見（A line）（図2）
■肺エコーの正常像では，肋骨表面が強調され，その後面から音響エコーが生じる．
　■肋間に認められる高エコーが胸膜であり，呼吸と共に臓側胸膜がスライディングするような運動が認められる（胸膜スライディング）．
　■胸膜よりも深部に等間隔で胸膜と平行な高エコーが認められる所見を A line と呼ぶ．この所見は正常肺

感染症

または気胸で認められる.

- M モードで評価すると胸壁は呼吸運動により変化が生じない一方, 肺では拡張, 収縮が生じるため, 胸膜下がテレビの砂嵐のようなモザイク状の像となる.
- この所見があれば臓側胸膜下は肺があると判断できる.

異常所見：① B line（図 3）

- 胸膜より垂直に伸びて, A line を消す直線を B line と呼ぶ.
- 単独の B line は葉間を見ているだけである（図 3 左）.
- 複数の B line があるが個別に判別可能なのは B7 line と呼び, 小葉間隔壁肥厚を示唆する（図 3 中）.
- 複数の B line が放射状に見える場合は B3 line と呼び, 小葉内の細胞や水分の浸潤を示唆する. CT 所見では胸膜直下の浸潤影やすりガラス陰影として見える（図 3 右）.
  - B7 と B3 の由来は, それぞれ B line 間の距離が 7 mm, 3 mm 程度であることから. 肺の二次小葉の大きさが 1 cm 程度であることから, 小葉間隔壁肥厚による B line はそれぞれ 7 mm 程度離れており, すりガラス陰影による B line はそれよりも間隔が狭くなる.

異常所見：②肺が実質臓器様に見える（図 4）

- 肺が肝臓や脾臓のような実質臓器状に描出される場合は無気肺や浸潤影を示唆する.
- 内部に高エコー（気管内の空気：air bronchogram）が見え, 深部では不明瞭となる.

異常所見：③胸膜スライディングの消失（図 5）

- 胸膜スライディングが消失している場合は, 気胸か胸膜癒着を考える.
- 両者の鑑別点は胸膜（と思われる部位）の下部に肺があるかどうかで判断. 肺の存在は M モードにて, 呼吸の動きに伴う肺の運動があるかどうかで評価する.

状況に応じた肺エコーの使い方

急性呼吸不全の評価

- 肺スライディングを評価：
- 肺スライディングが消失していれば気胸を考える.
- 気胸に対する肺エコーの感度は 88 %［85-91］, 特異度 99 %［98-99］. 胸部 X 線では感度 52 %［49-

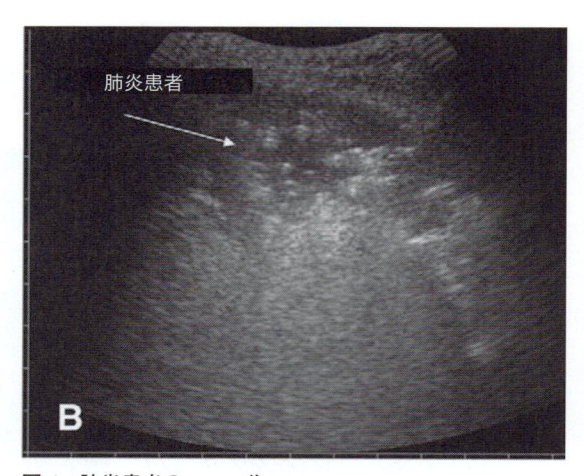

図 4　肺炎患者のエコー像
肺が実質臓器様に描出されている（矢印）.
Chest. 2008 Jul;134（1）:117-25

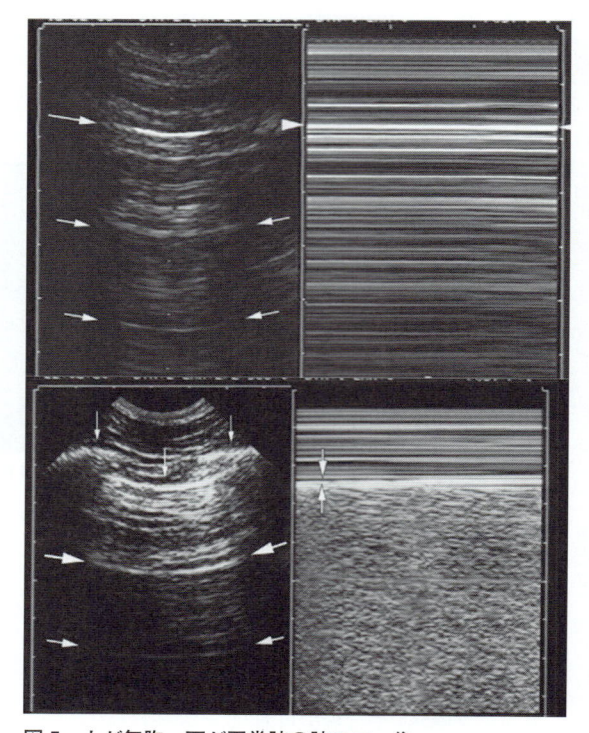

図 5　上が気胸, 下が正常肺の肺エコー像
- 左側：B モードでの評価. 太矢印は A line, 細矢印は肋骨, 胸膜.
- 右側：M モードでの評価. 矢印は胸膜. 正常肺では胸膜より深部は砂嵐状に描出される（肺の動きを検出）. 気胸では肺の動きは認められない.
Chest. 2008 Jul;134（1）:117-25

55］, 特異度 100 %［100-100］とエコーのほうが感度は良好〔*Chest. 2011 Oct;140（4）:859-66*〕.

- B line, 実質像を評価〔*Chest. 2008 Jul;134（1）:117-25*〕：
- 両側性, びまん性の B line であれば肺水腫や ARDS を考慮する. その場合心エコーや下大静脈の評価

表2　VPLUS-EAgram，CPIS-EAgram

VPLUS-EAgram	点
胸膜下の浸潤影が≧2か所	1
線状，樹木状の air bronchogram	2
膿性気道内分泌物	1
気道内分泌物の Gram 染色にて有意な細菌が認められる	2

CPIS-EAgram		点
体温	36.5-38.4℃	0
	38.5-38.9℃	1
	≧39℃，≦36℃	2
白血球数	4000-1万1000/μL	0
	上記以外	1
気道内分泌物	少量	0
	中等量	1
	大量	2
	膿性	+1
酸素化	P/F＞240 または ARDS 合併	0
	上記以外	1
胸部 X 線	浸潤影なし	0
	斑状，びまん性の浸潤影	1
	局所の浸潤影	2
気道内分泌物の Gram 染色にて有意な細菌が認められる		2

VPLUS-EAgram，CPIS-EAgram から喀痰 Gram 染色所見を省いたものが VPLUS, CPIS である．
VPLUS：Ventilator-associated Pneumonia Lung US Score
CPIS：Clinical Pulmonary Infection Score

Chest. 2016 Apr;149（4）:969-80

を追加して心不全を評価．心原性肺水腫（心不全）と ARDS の鑑別については後述する．

- 片側性，局所性の B line や実質像があれば肺炎を考える．

- 急性呼吸不全において肺エコーで異常がない場合：

- この場合は喘息や COPD 急性増悪，肺血栓塞栓症，シャントなどを考慮する．

肺炎の評価

- 肺エコーの肺炎に対する感度は 80-90％，特異度 70-90％程度〔*Chest. 2017 Feb;151（2）:374-82*〕．一方で胸部 X 線の感度は 60-70％程度であり，肺エコーのほうが肺炎の検出能は高い〔*Am J Emerg Med. 2009 May;27（4）:379-84*〕〔*Emerg Med J. 2012 Jan;29（1）:19-23*〕．

- 肺エコーは人工呼吸器関連肺炎（VAP）の評価にも有用．エコー所見と喀痰 Gram 染色所見を組み合わせて評価した VPLUS-EAgram は，臨床症状，白血球，酸素化，胸部 X 線，喀痰 Gram 染色所見を用いて評価した CPIS-EAgram よりも VAP の評価に有用であった（表2，3）〔*Chest. 2016 Apr;149（4）:969-80*〕．

心不全の評価

- 肺エコー所見と心エコーによる左室駆出率（LVEF），下大静脈呼吸性変動率（IVC-CI）による心不全の評価は表4を参照．

- 両側で B line が認められ，さらに LVEF＜45％，もしくは IVC-CI＜20％であれば強く非代償性心不全を示唆する〔*Am J Emerg Med. 2013 Aug;31（8）:1208-14*〕．

- 両側のびまん性 B line が認められる患者において，心原性肺水腫（心不全）と ARDS の鑑別には以下の所見が有用である．

- 左側に＞20 mm を超える胸水貯留，中等度～重度の左心不全のいずれかが認められる場合は心不全を疑う〔*Chest. 2015 Oct;148（4）:912-8*〕．

- 胸膜ラインの異常：B モードや M モードにおいて，胸膜が断続的に粗く描出される場合は肺病変や ARDS の存在を疑う．心原性肺水腫（心不全）では胸膜ラインはなめらかな線として描出される〔*Cardiovasc Ultrasound. 2008 Apr 29;6:16*〕〔*Chest. 2018 Mar;153（3）:689-96*〕〔*BMC Pulm Med. 2018 Aug 13;18（1）:136*〕．

- 胸膜スライディングの低下や肺浸潤影所見は ARDS を示唆する〔*Cardiovasc Ultrasound. 2008 Apr 29;6:16*〕〔*BMC Pulm Med. 2018 Aug 13;18（1）:136*〕．

感染症

表3　VPLUS-EAgram，CPIS-EAgram の VAP に対する感度，特異度

CPIS	感度 (%)	特異度 (%)	LR+	LR−
CIPS≧5	84 [72-91]	16 [5-33]	1.0 [0.8-1.2]	1.1 [0.4-2.8]
CIPS≧6	68 [55-78]	50 [32-68]	1.4 [0.9-2.0]	0.7 [0.4-1.1]
CIPS≧7	37 [25-49]	78 [60-91]	1.7 [0.8-3.5]	0.8 [0.6-1.0]
CPIS-EAgram≧5	90 [79-96]	13 [4-31]	1.0 [0.9-1.2]	0.8 [0.2-2.5]
CPIS-EAgram≧6	84 [73-93]	47 [28-66]	1.6 [1.1-2.3]	0.3 [0.2-0.7]
CPIS-EAgram≧7	67 [54-79]	63 [44-80]	1.8 [1.1-3.0]	0.5 [0.3-0.8]
VPLUS	**感度 (%)**	**特異度 (%)**	**LR+**	**LR−**
VPLUS≧1	93 [84-98]	34 [19-53]	1.4 [1.1-1.8]	0.2 [0.1-0.6]
VPLUS≧2	71 [58-81]	69 [50-84]	2.3 [1.1-3.9]	0.4 [0.3-0.7]
VPLUS≧3	41 [29-54]	84 [67-95]	2.6 [1.1-6.2]	0.7 [0.5-0.9]
VPLUS-EAgram≧2	90 [79-96]	50 [31-69]	1.8 [1.2-2.6]	0.2 [0.1-0.5]
VPLUS-EAgram≧3	78 [65-88]	77 [58-90]	3.3 [1.7-6.5]	0.3 [0.2-0.5]
VPLUS-EAgram≧4	48 [35-62]	97 [83-100]	14.5 [2.1-101.3]	0.5 [0.4-0.7]

Chest. 2016 Apr;149（4）:969-80

表4　非代償性心不全の予測

	感度 (%)	特異度 (%)	LR+	LR−
LVEF＜45%	77 [65-90]	74 [62-85]	2.96	0.31
IVC-CI＜20%	52 [38-67]	86 [77-95]	3.71	0.56
B line＞10 か所	70 [52-80]	75 [64-87]	2.80	0.40
B line＋IVC-CI	39 [24-53]	97 [92-100]	13.0	0.63
B line＋LVEF	52 [38-67]	93 [86-100]	7.43	0.52
IVC-CI＋LVEF	48 [33-62]	98 [95-100]	24.0	0.53
B line，IVC-CI，LVEF	36 [22-51]	100 [95-100]	∞	0.64
B zone*	34 [20-49]	91 [83-99]	3.78	0.73
B zone＋IVC-CI	16 [5.1-27]	97 [92-100]	5.33	0.87
B zone＋LVEF	23 [10-35]	100 [92-100]	∞	0.77
B zone，IVC-CI，LVEF	16 [7.1-31]	100 [92-100]	∞	0.84

LVEF：左室駆出率
*B zone：両側性，2 部位以上に B line が認められる所見.

Am J Emerg Med. 2013 Aug;31（8）:1208-14

体液状態の評価

- ■ 肺エコーにて両側共に A line のみであれば，感度 67％，特異度 90％で肺動脈楔入圧≦13 mmHg を示唆する（表5）〔*Chest. 2009 Oct;136（4）:1014-20*〕.
- ▪ 輸液負荷の指標として肺エコーは有用であり，両側共に A line のみであれば安心して輸液負荷が可能と判断できる．一方で両側で B line が認められる場合は輸液負荷により心不全の増悪や呼吸不全の増悪リスクがあるため，注意が必要〔*J Crit Care. 2016 Feb;31（1）:96-100*〕.
- ▪ また，B line は数が多いほど，肺水腫の程度も高度となる〔*Eur Heart J. 2016 Jul 14;37（27）:2097-104*〕.
- ▪ 経時的変化をみつつ，補液量を調節するのに有用と考えられる.

気胸のフォロー

- ■ 気胸に対するドレナージを施行し，リークが消失した後，ドレーンをクランプした後，ドレーン抜去後

表5 肺エコーが正常な場合の肺動脈楔入圧/肺血管外水分量の予測

アウトカム	感度（%）	特異度（%）	LR＋	LR－
PAOP≦13 mmHg	67	90	6.7	0.37
PAOP≦18 mmHg	50-85.7	40-93	1.43-7.14	0.36-0.54
PAOP≦18 mmHg（LVEF 正常患者群）	100	72.7	3.66	0
EVLW≦10 mL/kg	81.0	90.9	8.90	0.21

PAOP：肺動脈楔入圧，EVLW：肺血管外水分量

Chest. 2009 Oct;136（4）:1014-20／Anesthesiology. 2014 Aug;121（2）:320-7

- の気胸フォローとして肺エコーは有用．
- 胸部 X 線よりも気胸増悪，再発の検出感度は良好（52% vs 100%）〔*Chest. 2010 Sep;138（3）:648-55*〕．
- 場所を選ばず，頻回にベッドサイドで確認可能な点もメリットとなる．

■尿路感染症（腎盂腎炎や急性前立腺炎）は肺炎と並んで，外来，入院患者において，専門科を問わずに多く診療する機会がある疾患である．

■その分，対応がパターン化してしまいがちであるが，患者ごとに「患者背景」「経過」「尿 Gram 染色」を考慮し，抗菌薬選択，対応を行うことが重要．

■循環不全徴候も意識して評価する．

■感染症診療においては，抗菌薬を開始してよしとするのではなく，パラメータを設定し，フォローすることが重要である．

■排尿障害を呈する背景疾患（神経因性膀胱［脊髄疾患や糖尿病，正常圧水頭症，変性疾患］や前立腺肥大症）にも気を配る．

尿路感染症のマネジメント

チャート I　腎盂腎炎，急性前立腺炎の診断

■高齢者の発熱，若年女性の発熱では尿路感染症を想起する．発熱の原因となる尿路感染症は，主に腎盂腎炎と急性前立腺炎が挙げられる．

■腎盂腎炎では急性経過の発熱，側腹部痛，肋骨脊柱角（CVA）叩打痛が認められる．

　• 膀胱炎からの波及の場合，頻尿や排尿時痛など下部尿路症状が前駆症状として認められることもある．

　• 発熱以外の症状や所見が得られないこともあり，発熱精査では常に尿路感染症の評価は行うべき．特に膀胱留置カテーテル留置中の患者では症状や所見が生じにくいため注意が必要〔Arch Intern Med.

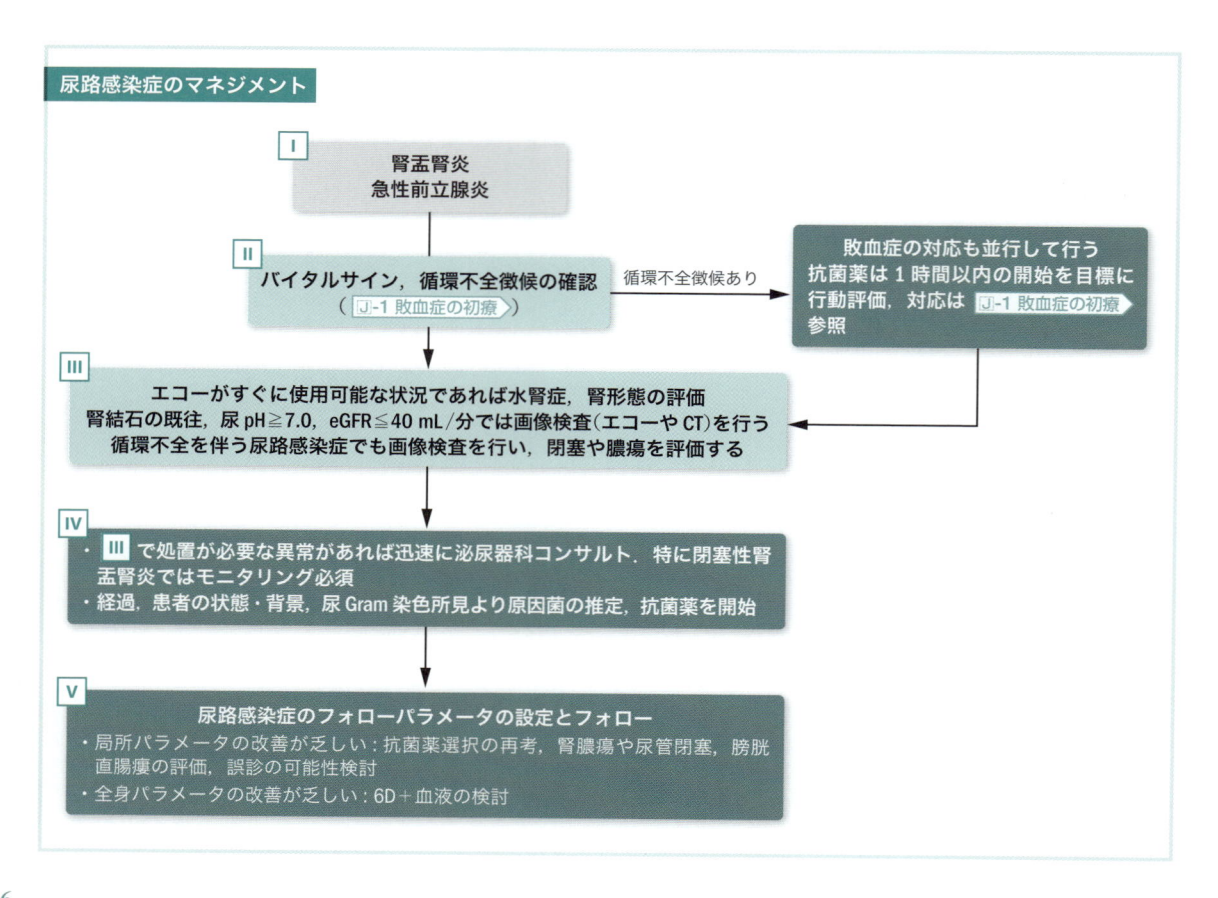

尿路感染症のマネジメント

I 腎盂腎炎 急性前立腺炎

II バイタルサイン，循環不全徴候の確認（J-1 敗血症の初療）　循環不全徴候あり →　敗血症の対応も並行して行う　抗菌薬は 1 時間以内の開始を目標に行動評価，対応は J-1 敗血症の初療 参照

III エコーがすぐに使用可能な状況であれば水腎症，腎形態の評価　腎結石の既往，尿 pH ≧ 7.0，eGFR ≦ 40 mL/分では画像検査（エコーや CT）を行う　循環不全を伴う尿路感染症でも画像検査を行い，閉塞や膿瘍を評価する

IV
　• **III** で処置が必要な異常があれば迅速に泌尿器科コンサルト．特に閉塞性腎盂腎炎ではモニタリング必須
　• 経過，患者の状態・背景，尿 Gram 染色所見より原因菌の推定，抗菌薬を開始

V 尿路感染症のフォローパラメータの設定とフォロー
　• 局所パラメータの改善が乏しい：抗菌薬選択の再考，腎膿瘍や尿管閉塞，膀胱直腸瘻の評価，誤診の可能性検討
　• 全身パラメータの改善が乏しい：6D＋血液の検討

$\boxed{2000\ Mar\ 13;160\ (5):678-82}$.

- 急性前立腺炎は，男性例の急性経過の発熱，下部尿路症状（頻尿，排尿障害，排尿時痛，骨盤痛）が認められる場合に疑う．
  - 直腸診による前立腺の触診は重要で，前立腺の圧痛は 63％ で認められる〔BMC Infect Dis. 2008 Jan 30;8:12〕．逆に言うと 1/3 は前立腺の圧痛が認められないため，所見が陰性でも前立腺炎の否定は難しい．
  - 急性前立腺炎のリスク因子としては，前立腺肥大症，他部位の泌尿生殖器感染症，性感染症既往・リスクのある行為，免疫不全，泌尿器科処置（膀胱鏡，前立腺生検，膀胱留置カテーテル挿入）〔Am Fam Physician. 2016 Jan 15;93 (2):114-20〕．前立腺肥大症既往は OR 8.0 [6.8-9.5]，前立腺癌の既往は OR 5.4 [4.4-6.6] と急性前立腺炎の強いリスクとなる〔Int J Antimicrob Agents. 2008 Feb;31 Suppl 1:S85-90〕．
  - 急性前立腺炎の評価では，PSA が有用な可能性がある．尿路感染症を疑う患者において，PSA ≧ 4 ng/mL は感度 69％，特異度 96％ で前立腺炎を示唆する〔Spinal Cord. 1998 Jan;36 (1):33-8〕．急性前立腺炎では抗菌薬を 2-4 週以上投与する必要があるため，所見で判別がつかず，かつ前立腺炎を疑う患者では PSA を評価する方法も覚えておくとよい．
- 検査については，血液検査，尿検査，尿 Gram 染色，尿培養，血液培養検査（2 セット）を行う．
- 入院となる症例では血液培養も行うべきである．外来で加療可能な症例，軽症例では尿培養のみでもよい．
  - 尿路感染症において，尿定量培養陰性（菌量＜ 10^5 cfu/mL），血液培養陽性となるのは 5％程度ある．膀胱留置カテーテル留置中（OR 2.81 [1.04-7.54]），悪性腫瘍（OR 2.72 [1.07-6.92]），尿路感染症治療中（OR 3.30 [1.53-7.13]）では尿培養陰性，血液培養陽性となるリスクが上昇する〔Clin Infect Dis. 2010 Jun 1;50 (11):e69-72〕．
  - 尿 Gram 染色は抗菌薬投与の反応性の評価にも有用．

チャート II 尿路感染症と診断もしくは疑われる状況で循環不全徴候が認められる場合は敗血症に準じて対応

- 尿路感染症の精査，治療に並行して補液負荷，1 時間以内の抗菌薬投与を目標に迅速に行動する．

$\boxed{\text{J -1 敗血症の初療}}$ を参照．

- 腹部エコーや CT 検査を行い，結石性腎盂腎炎や腎膿瘍など複雑性尿路感染症の評価も行う．

チャート III 尿路感染症の初療で画像検査を考慮すべき状況

- 尿路感染症では，救急初療室などですぐにエコーが使用可能であれば水腎症や腎形態の評価を行っておくとよい．
- 腎結石症の既往，尿 pH ≧ 7.0，eGFR ≦ 40 mL/分ではエコーや腹部 CT 検査を考慮する〔N Engl J Med. 2018 Jan 4;378 (1):48-59〕．
- 尿路感染症で救急外来を受診した患者群の評価において，画像検査で重大な尿路の異常が認められるリスク因子は，腎結石症の既往（OR12.7 [5.65-28.7]），尿 pH ≧ 7.0（OR2.61 [1.11-6.11]），eGFR ≦ 40 mL/分/1.73 m^2（OR3.42 [1.50-7.81]）の 3 項目であった〔Clin Infect Dis. 2010 Dec 1;51 (11):1266-72〕．
  - 上記のどれか 1 項目以上が認められる場合，感度 93-100％，特異度 59-62％ で緊急処置が必要な尿路異常が存在することを示唆する．
- チャート II において，循環不全徴候が認められる場合も，敗血症への対応に並行して可能であれば画像評価を行う．

チャート IV 尿路感染症の治療

- チャート III の評価において，閉塞性腎盂腎炎や膿瘍形成など処置が必要な異常が認められた場合は，抗菌薬投与，全身管理と並行して迅速に泌尿器科コンサルトを行う．
- 特に閉塞性腎盂腎炎は短時間で急激に状態が悪化し，ショックとなる可能性があり，必ずモニタリングを行いながら診療する．
- 腎盂腎炎では基本的に腸内細菌属（Escherichia coli や Klebsiella）をカバーする抗菌薬を使用する．
- 尿路感染症（腎盂腎炎）の原因菌を表 1 にまとめる．
- 入院患者ではセフトリアキソン（1 回 1 g，1 日 1 回），外来患者では ST 合剤やレボフロキサシン（ただし E. coli において耐性率が高いため注意）が使用される．
  - ESBL 産生腸内細菌のリスクが高い場合はセフメタゾールやピペラシリン/タゾバクタム，メロペネムを使用．ホスホマイシンも効果的な可能性がある〔Lancet Infect Dis. 2010 Jan;10 (1):43-50〕．現在，ESBL 産生 E. coli による菌血症を伴う尿路感染症に対して，ホスホマイシンとメロペネムの効果を

表1 尿路感染症（腎盂腎炎）の原因菌

原因菌	外来，女性	外来，男性	入院，女性	入院，男性	女性0-14歳	女性15-55歳	女性≧55歳	男性0-14歳	男性15-55歳	男性≧55歳
Escherichia coli	81.6%	74.0%	84.5%	71.0%	88.0%	82.4%	76.1%	78.0%	79.1%	67.9%
Klebsiella spp.	2.6%	6.0%	3.4%	7.3%	1.7%	1.9%	6.2%	1.7%	2.2%	10.5%
Proteus spp.	1.2%	2.2%	1.9%	1.5%	1.0%	1.1%	1.8%	1.7%	2.9%	1.6%
Enterobacter spp.	1.3%	1.9%	1.9%	0	0.7%	1.4%	1.6%	0	2.9%	1.1%
Pseudomonas spp.	0.5%	1.9%	1.2%	1.5%	2.3%	0.3%	0.4%	0	2.2%	2.1%
Citrobacter spp.	0.3%	2.2%	0.4%	2.9%	0.7%	0.2%	0.4%	1.7%	2.2%	2.6%
Enterococcus spp.	1.0%	4.4%	1.5%	4.4%	0.7%	0.6%	2.6%	1.7%	2.2%	6.8%
Staphylococcus saprophyticus	2.8%	0.9%	0	2.9%	0.3%	3.4%	0.4%	6.8%	0.7%	0
Staphylococcus aureus	0.2%	0.6%	0.4%	1.5%	0	0.3%	0.2%	3.4%	0.7%	0
その他	8.5%	5.9%	4.8%	7.0%	4.6%	8.4%	10.3%	5.0%	4.9%	7.4%

Clin Infect Dis. 2007 Aug 1;45（3）:273-80

比較したランダム化比較試験（FOREST trial）が進行中である〔*BMJ Open. 2015 Mar 31;5（3）:e007363*〕．

- 急性前立腺炎でも同様．性感染症リスクがある患者群では淋菌や *Chlamydia trachomatis* のカバーも行う（ドキシサイクリン）〔*Am Fam Physician. 2016 Jan 15;93（2）:114-20*〕．
- 尿 Gram 染色所見をもとに判断する場合：
- 中型〜大型の Gram 陰性桿菌では *E. coli* や *Klebsiella* を想定し，セフトリアキソンやセフメタゾールで治療を開始．特に ESBL 産生株のリスクが高い場合はセフメタゾールを用いる．
- 小型のグラム陰性桿菌では緑膿菌の可能性があり，セフタジジムやセフェピムを考慮．
- 短連鎖（2-3 連鎖）の大きめの Gram 陽性球菌では腸球菌（*Enterococcus* spp.）を考慮し，セフェム系での治療は行わず，ペニシリン系（アンピシリンなど）での治療を考慮．
  - 必ず Gram 染色フォローを行い，効果が乏しい場合はバンコマイシンへの変更を検討する．
- 過去の尿培養結果を参考に抗菌薬を検討するのもよい．
- 今回の尿路感染症エピソードにおける尿培養検査結果と 4-8 週間前に施行した尿培養検査結果の一致率は 57%［55-59］，>32 週前の尿培養検査結果との一致率は 49%［48-50］と，半数程度で培養結果は一致する〔*Clin Infect Dis. 2014 Nov 1;59（9）:1265-71*〕．
- 過去の尿培養において，キノロン耐性グラム陰性菌が検出された場合，再度同様にキノロン耐性菌であるリスクは上昇する（OR 1.86［1.70-2.05］）．同様

に，過去に ESBL 産生腸内細菌が検出された場合，再度検出されるリスクは上昇する（OR 3.30［2.95-3.71］）〔*Antimicrob Agents Chemother. 2016 Jul 22;60（8）:4717-21*〕．

- 特に神経因性膀胱がある患者では長期間培養検査結果は一致する〔*Neurourol Urodyn. 2018 Nov;37（8）:2645-50*〕．

チャート V　尿路感染症のフォロー

- 尿路感染症に限らず，すべての疾患はパラメータを設定し，経過をフォローすることが重要．
- パラメータとは，その疾患の病勢を反映する症状，身体所見，検査所見．より特異的な局所パラメータと非特異的な全身パラメータに分類される．
  - 尿路感染症の局所パラメータ：尿路症状（排尿時痛，頻尿，尿閉），CVA 叩打痛，骨盤痛，尿 Gram 染色所見，尿検査所見（膿尿）
  - 尿路感染症の全身パラメータ：倦怠感，発熱，CRP，白血球数・分画
- 上記のうち最も早期に反応を示すのは Gram 染色所見であり，抗菌薬投与後数時間〜半日後には尿中の細菌の変性，減少が認められる．
  - 筆者は重症度が低い患者ではあえて狭いスペクトラムの抗菌薬で治療を開始し，その数時間後に尿 Gram 染色を再評価し，抗菌薬の継続・変更を決めることもある．
  - 他のパラメータは抗菌薬開始後 48-72 時間程度で改善が認められ始めることが多く，その期間で改

表2　治療で改善しない細菌尿、膿尿の原因

耐性菌による感染	腎障害で薬剤の移行性が悪い	膿瘍形成	解剖学的異常
治療期間中に耐性を獲得 2種類以上の細菌感染 急性の再感染	抗菌薬、NSAIDsによる間質性腎炎 サンゴ状結石	腎膿瘍、腎周囲膿瘍、前立腺膿瘍	膀胱腟瘻、膀胱腸瘻

Infect Dis Clin North Am. 2003 Jun;17 (2):333-51

善が認められない症例では、尿路の閉塞、膿瘍形成、尿路感染症以外の問題、耐性菌などの評価が必要 [*Can J Infect Dis Med Microbiol. 2005 Nov;16 (6):349-60*]。

- 局所パラメータの改善が乏しい場合は尿路感染症の治療経過が不良であり、抗菌薬の種類・投与量の再考、膿瘍形成の評価、尿路感染症の診断が間違っていった可能性などを検討する（表2）。
- 局所パラメータは改善しているが全身パラメータの改善が乏しい場合は、他感染症の合併、入院患者における発熱の原因である「6D＋血液」を検討する〈J-2 細菌性肺炎〉表9）。
- 経過が良好であれば、抗菌薬の投与期間は、腎盂腎炎では7-10日間、急性前立腺炎では2-4週間程度とする。
- 腎盂腎炎では、菌血症の有無にかかわらず、抗菌薬投与期間は7日間程度で問題ない。14日間以上の投与群と比較したランダム化比較試験でも治癒率、再燃リスクに有意差は認められない [*Clin Infect Dis. 2010 Mar 1;50 (5):625-63*] [*Lancet. 2012 Aug 4;380 (9840):484-90*] [*BMC Med. 2017 Apr 3;15 (1):70*] [*Clin Infect Dis. 2018 Jan 6;66 (2):172-7*]。
- 急性前立腺炎では、軽症例では2週間程度、重症例や症状が残存している例では4週間は継続する [*Am Fam Physician. 2016 Jan 15;93 (2):114-20*]。
- 急性前立腺炎において、治療期間と予後を評価した報告はなく、明確な治療期間は不明確であるが、急性前立腺炎437例を前向きにフォローしたコホート研究では、治療期間が短い場合、慢性前立腺炎や慢性骨盤痛症候群へ移行するリスクが高い結果であった [*J Infect Chemother. 2012 Aug;18 (4):444-50*] [*Prostate Int. 2013;1 (2):89-93*]。
- 抗菌薬終了1週間後に膿尿のフォローを行うほうがよい。
- 尿路感染症患者では、その背景疾患の評価・フォローも行う。
- 神経因性膀胱や前立腺肥大症、尿路結石症と神経因性膀胱〈F-15 前立腺肥大症と神経因性膀胱〉。尿閉や残尿量の評価は行うべき。尿閉のリスクとなる薬剤の評価、変更も検討すべき。膀胱留置カテーテル留置中の患者では留置理由や抜去が可能かどうかの検討も重要。

7 髄膜炎

- 髄膜炎は脳・脊髄を覆う髄膜に炎症を来した病態である．細菌感染症，ウイルス感染症，真菌感染症，薬剤性，腫瘍性，炎症性疾患（Behçet 病，サルコイドーシス，菊池病，SLE）が原因となる．
- 細菌性髄膜炎の死亡率は 13-27％ と高く，治療開始の遅れが死亡リスクとなるため，迅速に評価，対応する必要がある．疑わしければ検査を待たずに抗菌薬を開始することも重要．

髄膜炎のマネジメント

チャート I 髄膜炎を疑う（市中発症）

- 急性〜亜急性発症の頭痛を伴う発熱では髄膜炎を念頭に置いて診察する．
  - 報告により頻度にはばらつきがあるが，発熱や頭痛は急性〜亜急性髄膜炎の 9 割近くで認められる．

髄膜炎のマネジメント

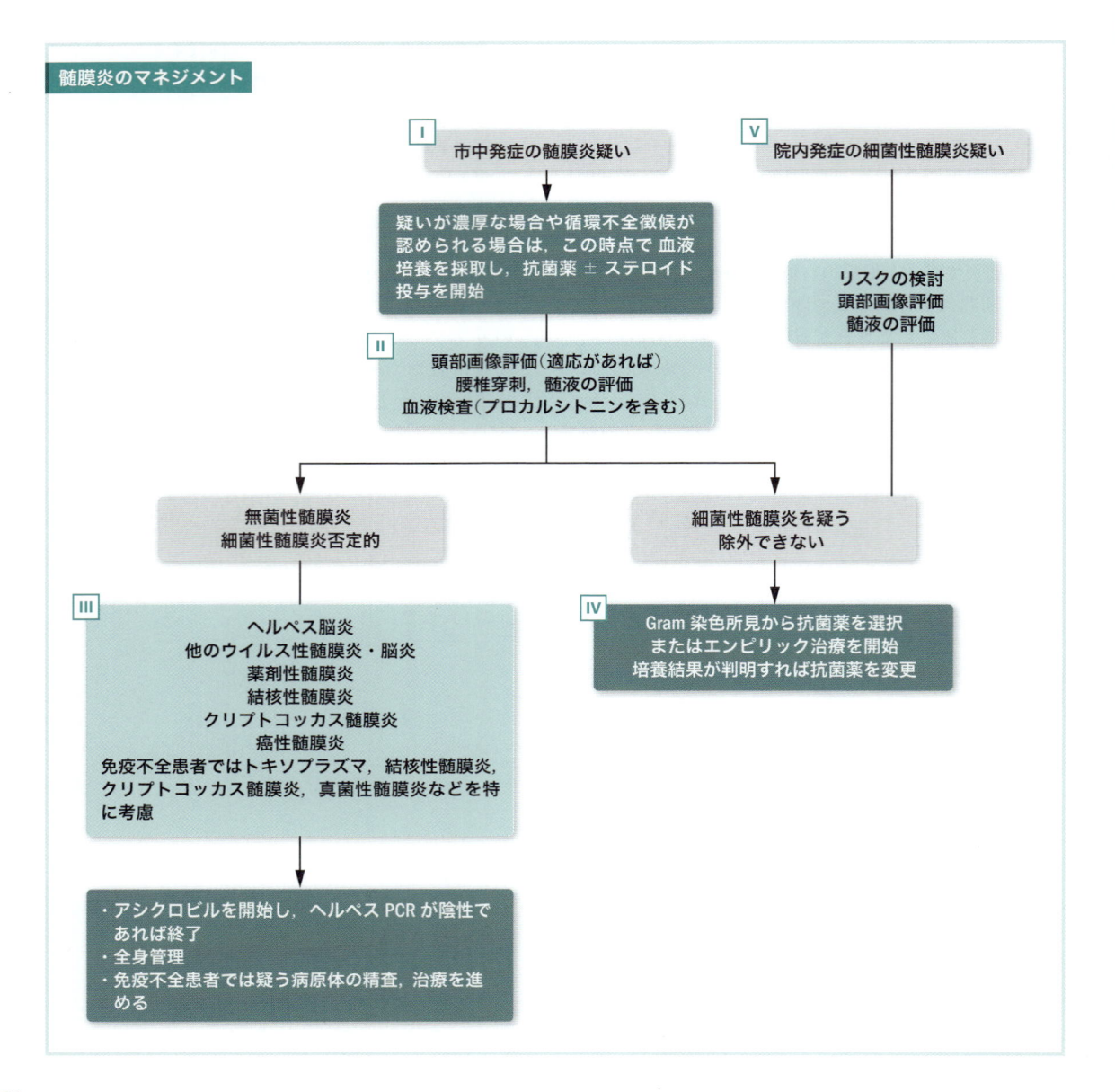

I 市中発症の髄膜炎疑い

疑いが濃厚な場合や循環不全徴候が認められる場合は，この時点で 血液培養を採取し，抗菌薬 ± ステロイド投与を開始

II 頭部画像評価（適応があれば）
腰椎穿刺，髄液の評価
血液検査（プロカルシトニンを含む）

無菌性髄膜炎
細菌性髄膜炎否定的

III ヘルペス脳炎
他のウイルス性髄膜炎・脳炎
薬剤性髄膜炎
結核性髄膜炎
クリプトコッカス髄膜炎
癌性髄膜炎
免疫不全患者ではトキソプラズマ，結核性髄膜炎，クリプトコッカス髄膜炎，真菌性髄膜炎などを特に考慮

・アシクロビルを開始し，ヘルペス PCR が陰性であれば終了
・全身管理
・免疫不全患者では疑う病原体の精査，治療を進める

V 院内発症の細菌性髄膜炎疑い

リスクの検討
頭部画像評価
髄液の評価

細菌性髄膜炎を疑う
除外できない

IV Gram 染色所見から抗菌薬を選択
またはエンピリック治療を開始
培養結果が判明すれば抗菌薬を変更

表 1　急性髄膜炎に対する身体所見の感度，特異度

所見	感度 (%)	特異度 (%)	LR+	LR−
項部硬直	46.1 [40.5-51.7]	71.3 [67.6-74.9]	1.60 [1.35-1.91]	0.76 [0.67-0.85]
Kernig 徴候	22.9 [17.9-28.0]	91.2 [88.8-93.6]	2.61 [1.83-3.71]	0.84 [0.79-0.91]
Brudzinski 徴候	27.5 [21.5-33.4]	88.8 [85.8-91.7]	2.44 [1.74-3.44]	0.82 [0.75-0.89]
JAH	52.4 [46.2-58.6]	71.1 [66.7-75.5]	1.81 [1.50-2.20]	0.67 [0.58-0.77]

Sensitivity and specificity of meningeal signs in patients with meningitis. J Gen Fam Med. DOI: 10.1002/jgf2.268.

- 他には意識障害，悪心・嘔吐，項部硬直，羞明，痙攣，神経局所症候などが認められる〔*JAMA. 1999 Jul 14;282 (2) :175-81*〕〔*Medicine (Baltimore). 2017 Sep;96 (36) :e7984*〕.
- 身体所見では，項部硬直，Kernig 徴候，Brudzinski 徴候，jolt-accentuation of headache (JAH) などが有名であるが，その有用性については議論がある.

- これらの身体所見の感度，特異度は**表 1** を参照. 報告により差があるが，陰性でも髄膜炎の否定は困難と考えておく.
- JAH については **Q&A ①** も参照. この所見も報告により結果はさまざまである. 細菌性髄膜炎の除外や診断に使用できるものではないと考えておきたい.

Q&A ①

Q JAH (jolt-accentuation of headache) の有用性はどう解釈すべきでしょうか？

A JAH は首を 2 Hz 程度の速さで左右に振ることで頭痛が増悪する所見です. 1991 年に 54 例の髄膜炎疑い患者（ウイルス性 28 例，細菌性 1 例，結核性 1 例，他 4 例）を対象として評価した報告が最初で，

この報告では感度 97 %，特異度 60 %，LR+2.4，LR−0.05 と髄膜炎除外にとても有用な検査として注目されました〔*Headache. 1991 Mar;31 (3) :167-71*〕. しかしながら，その後バリデーションがなされ，当初の報告ほど感度が高いわけでもなく，また特異度も低い報告が増えてきています（**表 2**）. 筆者はこの所見は評価しますが，参考程度としています.

表 2　JAH の髄膜炎に対する感度，特異度

文献	患者数（髄膜炎患者数）	髄膜炎の内容	感度 (%)	特異度 (%)	LR+	LR−
Headache. 1991 Mar;31 (3) :167-71	54 (34)	ウイルス 28 例 細菌性 1 例 結核性 1 例 他 4 例	97%	60%	2.4	0.05
日本頭痛学会誌 2008;35:133	44 (19)	ウイルス 15 例 細菌性 4 例	42%	56%	0.96	1.03
Clin Neurol Neurosurg. 2010 Nov;112 (9) :752-7	190 (99)	ウイルス性 62 例 細菌性 7 例 結核性 30 例	6%	99%	5.52	0.95
Am J Emerg Med. 2013 Nov;31 (11) :1601-4	193 (61)	ウイルス性 56 例 細菌性 1 例 結核性 1 例 癌性 3 例	63.9%	43.2%	1.12	0.84
Am J Emerg Med. 2014 Jan;32 (1) :24-8	230 (47)	不明	21%	82%	1.17	0.96
Headache. 2017 Apr;57 (4) :586-92	108 (52) [*1]	不明	75.0%	35.1%	1.16	0.71
	118 (58) [*2]	無菌性 56 例 細菌性 2 例	70.7%	36.7%	1.12	0.8
Emerg (Tehran). 2018;6(1):e8	120 (45)	不明	84.4%	65.3%	1.46	0.14

[*1] 意識晴明の患者群での評価，[*2] 軽度の意識障害（GCS E2，M4 以上で定義）での評価

- 神経局所症候を伴うこともある.
- 動眼神経障害が4%, 外転神経障害が3%, 顔面神経障害が2%, 内耳神経障害が7%, 失語23%, 片麻痺7%との報告がある〔*N Engl J Med. 2004 Oct 28;351(18):1849-59*〕.
- 病歴や身体所見より髄膜炎を診断する/除外することは困難であるが, 以下の場合は髄膜炎の可能性が高い/緊急性が高いと判断し, 血液培養採取後にすぐに抗菌薬, ステロイド投与を開始する（治療は チャートⅣ を参照）.
- 急性経過の頭痛を伴う発熱で,
  - 意識障害, 痙攣や神経局所症候を伴う場合.
  - 項部硬直やKernig徴候, Brudzinski徴候が認められる場合.
  - 循環不全徴候（ J-1 敗血症の初療 ）を伴い, 他の感染源の可能性が低い場合.
- 髄膜炎の可能性が高い/緊急性が高い場合は治療を優先し, その後に頭部画像検査や腰椎穿刺を行う（ チャートⅡ ）. そこまで強く疑わない場合は検査を優先する.

チャートⅡ 髄膜炎の検査

- 髄膜炎を疑った際は血液培養, プロカルシトニンを含む血液検査, 髄液検査を迅速に行う.
- 細菌性髄膜炎における血液培養陽性率は66%〔*N Engl J Med. 2004 Oct 28;351(18):1849-59*〕.
- 髄液検査で細菌性髄膜炎かウイルス性髄膜炎かの判断がつかない場合, 血清プロカルシトニン値は鑑別に有用である. メタアナリシスでは, 血清プロカルシトニン上昇は感度95% [89-97], 特異度97% [89-99], LR+31.7 [8.0-124.8], LR−0.06 [0.03-0.11] で細菌性髄膜炎を示唆する結果であった（カットオフ値0.08-15 ng/mL と幅広いが, 大半は0.50 ng/mL をカットオフ値としている）〔*Medicine (Baltimore). 2016 Mar;95(11):e3079*〕.
- 髄膜炎の診断, 除外には髄液検査が必須である. 髄液検査時の注意事項, 検査結果の解釈を以下にまとめる.

髄液検査時の注意点

- 腰椎穿刺の禁忌を表3にまとめる.
- これらを満たす場合は脳神経外科/内科コンサルトのうえで施行するか, 腰椎穿刺をせずに治療を考慮すべきである.
- 腰椎穿刺前のCT検査は以下の場合に考慮する.

表3 腰椎穿刺の禁忌

相対禁忌	絶対禁忌
・血小板 2-4万/μL ・抗血小板薬使用中*	・非交通性閉塞性水頭症 ・コントロール困難な出血素因 ・抗凝固薬使用中* ・血小板＜2万/μL ・穿刺レベルよりも高位の脊柱管狭窄, 脊髄圧迫 ・穿刺部付近の皮膚感染症 ・脊髄・脳の奇形

*腰椎穿刺時の抗血小板薬, 抗凝固薬の中止期間は以下のとおり（比較的新しい薬剤には商品名も記載した）. 各施設での推奨, 基準も参照すること.
ワルファリン：3-7日間またはPT−INR＜1.4で施行可
DOAC：48時間
未分画ヘパリン：4時間
低分子ヘパリン：24時間
アスピリン：中止の必要なし
クロピドグレル：7日間
チクロピジン：10日間
プラスグレル（エフィエント®）：10日間
チカグレロル（ブリリンタ®）：5日間
Lancet Neurol. 2018 Mar;17(3):268-78

- 新規発症の痙攣（LR4.3 [1.9-10]）, 免疫不全患者, 神経局所症候（LR 4.3 [1.9-10]）, 乳頭浮腫（LR 11 [1.1-115]）, 中等度〜重度の意識障害（LR 2.2 [1.5-3.2]）, 高齢者（＞60歳）では腰椎穿刺前の頭部CT検査を行ったほうがよい（LRは頭部CTにて異常所見が認められる尤度比）〔*Arch Intern Med. 1999 Dec 13-27;159(22):2681-5*〕.
- 頭蓋内占拠性病変の既往がある場合も画像評価を行うべきである.
- 上記が認められない場合, 頭部CTで異常所見が認められる可能性は著しく低下する（LR 0.10 [0.03-0.31]）〔*N Engl J Med. 2001 Dec 13;345(24):1727-33*〕.
- 腰椎穿刺前の頭部CTの閾値を低くすればするほど, 髄膜炎の予後が増悪するとの報告もある〔*Clin Infect Dis. 2018 Jan 18;66(3):321-8*〕. CTを評価することで腰椎穿刺や治療が遅れることが予後増悪に関連すると考えられ, 迅速にCT検査が可能な環境ならば当てはまらない可能性がある. 少なくとも治療が遅れないように配慮することは髄膜炎のマネジメントでは重要と考えていたほうがよく, CT検査までに時間がかかるのであればその時点で治療を開始するのも選択肢の1つである.
- 腰椎穿刺時の血小板数は≧4万/μL あれば可能.
- ただし, 上記に加えて血小板数が安定していること, 凝固障害がないこと, 血小板機能が正常であること, 抗凝固薬や抗血小板薬の使用がないことが条件となる.
- 血小板 2-4万/μL では患者個々のリスク−ベネフィッ

表4　髄液検体の室温放置時間と各血球成分の変化

血球成分	0.5 時間	1 時間	2 時間	3 時間	4 時間
好中球	91 ± 2%	68 ± 10%	50 ± 12%	48 ± 10%	42 ± 11%
リンパ球	94 ± 7%	91 ± 8%	88 ± 10%	69 ± 7%	66 ± 5%
単球	98 ± 10%	90 ± 7%	80 ± 8%	66 ± 7%	61 ± 8%

J Clin Microbiol. 1986 May;23（5）:965-6

表5　髄膜炎の各病態と髄液所見

所見	正常値	細菌性髄膜炎	ウイルス性髄膜炎	結核性髄膜炎	真菌性髄膜炎
初圧 cm CSF	12-20	上昇	正常～軽度上昇	上昇	上昇
見た目	無色透明	膿性, 混濁	無色透明	透明～混濁	透明～混濁
髄液中白血球数	<5/μL	>100/μL	5-1000/μL	5-100/μL	5-100/μL
優位細胞	なし	好中球	リンパ球	リンパ球	リンパ球
髄液中蛋白	正常範囲	上昇	軽度上昇	著明に上昇	上昇
糖　髄液/血液比	>0.66	著明に低下	正常～軽度低下	著明に低下	低下
髄液中糖	47-81 mg/dL	著明に低下	正常～軽度低下	著明に低下	低下

Clin Med（Lond）. 2018 Mar;18（2）:164-9

ト を考慮して適応を考える.

- 硬膜外, 脊椎麻酔では血小板≧8万/μL で可能〔*Br J Haematol. 2010 Jan;148（1）:15-25*〕.
- 腰椎穿刺後の頭痛の予防:
- より細い針ほど頭痛のリスクは少ない（26G vs 22G 針で NNT 3.8）〔*Headache. 1972 Jul;12（2）:73-8*〕.
- 針の抜去時に内筒を入れて抜去すると頭痛リスクは低下する（NNT 9.1）〔*J Neurol. 1998 Sep;245（9）:589-92*〕.

髄液検体を取り扱う際の注意点

- 血液混入時の白血球補正方法:
- 髄液中 WBC－髄液中 RBC/700 で計算する. あるいは, 髄液 RBC×血中 WBC÷血中 RBC＝⊿髄液 WBC で計算してもよい.
- 髄液を室温で放置すると好中球数は減少するため注意.
- 2 時間の放置で好中球は約半数となる（表4）〔*J Clin Microbiol. 1986 May;23（5）:965-6*〕.

髄膜炎の髄液所見：細菌性髄膜炎の診断

- 髄膜炎の各病態と髄液所見を表5にまとめる.
- 細菌性髄膜炎を示唆する髄液所見:
- 髄液の見た目が膿性の場合, 髄液中の糖が低値の場合, 髄液乳酸値が高値の場合は細菌性髄膜炎を強く疑う（表6）〔*Lancet. 2012 Nov 10;380（9854）:1684-92*〕.

- さらに髄液 Gram 染色が陰性であった髄膜炎患者群における, 細菌性髄膜炎とウイルス性髄膜炎の鑑別で有用な検査所見を表7に記載する.
- 髄液中糖の低下は細菌性髄膜炎以外に他の感染症（真菌性髄膜炎, 結核性髄膜炎, ウイルス性髄膜炎など）でも生じる. 非感染性の原因として癌性髄膜炎, くも膜下出血, 神経サルコイドーシス, 関節リウマチ, SLE, 神経 Behçet 病でも報告がある〔*Am J Med Sci. 2014 Sep;348（3）:186-90*〕〔*Int J Infect Dis. 2015 Oct;39:39-43*〕.

細菌性髄膜炎の原因菌検査

- 髄液培養の感度は 50-90％と言われている. 細菌性髄膜炎のゴールドスタンダードが培養検査であることが多いため, 正確な感度は不明.
- 抗菌薬投与下では感度は低下する.
- 髄液培養は嫌気培養も追加しておいたほうがよい.
- *Haemophilus influenzae* type b や肺炎球菌ワクチンが普及している米国の病院において, 髄液培養に Brucella Blood Agar（嫌気性菌の培養に使用）を導入した前後の比較では, 髄液培養の陽性率は約 2 倍に増加した. 特に嫌気性菌の検出が増加しており, ワクチンの普及により原因菌が変化している可能性が示唆される〔*J Clin Microbiol. 2014 Jun;52（6）:1824-9*〕.
- 髄液培養は小児用血液培養ボトルで提出すると陽性率が上昇する.
- 培地培養と小児用血液培養ボトル（BACTEC Peds

表6 細菌性髄膜炎を示唆する髄液所見

髄液所見	LR＋	LR−
髄液中白血球≧500/μL	15 [10-22]	0.30 [0.20-0.40]
髄液中糖＜39.6 mg/dL	23 [13-40]	0.50 [0.40-0.60]
糖　髄液/血液比＜0.4	18 [12-27]	0.31 [0.21-0.45]
髄液中乳酸値＞3.0 mmol/L（27 mg/dL）	2.9 [2.4-3.5]	0.20 [0.06-0.50]
髄液中乳酸値≧3.5 mmol/L（31.5 mg/dL）	21 [14-32]	0.12 [0.07-0.23]

Lancet. 2012 Nov 10;380（9854）:1684-92

表7 細菌性髄膜炎とウイルス性髄膜炎の鑑別で有用な検査所見

検査	カットオフ値	感度（%）	特異度（%）	LR＋	LR−
髄液中好中球	118/μL	80	85	5.3	0.24
髄液中蛋白	188 mg/dL	89	93	12.7	0.12
髄液中糖	40 mg/dL	97	49	1.9	0.06
髄液中乳酸値	3.8 mmol/L（34.2 mg/dL）	94	97	31.3	0.06
血清プロカルシトニン	0.28 ng/mL	97	100	∞	0.03
血清 CRP	3.7 mg/dL	86	84	5.4	0.17
糖　髄液/血液比	0.48	84	89	7.6	0.18
乳酸値　髄液/血液比	2.22	79	89	7.2	0.24

Crit Care. 2011;15（3）:R136

Plus/F bottle®）の双方で髄液 1326 検体を培養した報告では，培地培養，血液培養ボトル双方で陽性が 74 例，培地培養のみ陽性が 7 例，血液培養ボトルのみで陽性が 70 例と陽性率が著しく上昇した．ただし，血液培養ボトルを用いた場合はコンタミネーションのリスクも上昇したため，特に Gram 陽性球菌ではコンタミネーションの可能性も考慮する〔*Diagn Microbiol Infect Dis. 2016 Apr;84（4）:281-6*〕．また，血液培養ボトルでは 1-3 mL の検体が必要となる．

- ■細菌性髄膜炎における Gram 染色の感度は 50-90%，特異度 100%〔*Clin INFect Dis. 2008 Mar 15;46（6）: 926-32*〕．
- ▪肺炎球菌性髄膜炎では感度 69-93%，髄膜炎菌性髄膜炎では感度 30-89%〔*Lancet. 2012 Nov 10;380（9854）: 1684-92*〕．
- ■肺炎球菌性髄膜炎では尿中肺炎球菌抗原検査が有用．
- ▪尿中肺炎球菌抗原キットの感度は尿検体にて 70-80%，髄液検体にて 95-100% と，髄液を用いて検査することがポイントである〔*Lancet. 2012 Nov 10;380（9854）:1684-92*〕．

チャートⅢ 無菌性髄膜炎で細菌性髄膜炎の可能性が低い場合

- ■無菌性髄膜炎，細菌性髄膜炎の可能性が低い場合は

ヘルペス脳炎，他のウイルス性髄膜炎・脳炎，薬剤性髄膜炎，結核性髄膜炎，クリプトコッカス髄膜炎，癌性髄膜炎などを考慮．
- ▪免疫不全患者では特にトキソプラズマ，結核性髄膜炎，クリプトコッカス髄膜炎，サイトメガロウイルス脳炎，真菌性髄膜炎の可能性を検討する．
- ▪明確に鑑別することが困難であり，実臨床上は チャートⅢ と チャートⅣ を同時並行で行わなければならないことも多々ある．

ヘルペス脳炎の診断・対応〔*Herpes. 2004 Jun;11 Suppl 2:57A-64A*〕

- ■ヘルペス脳炎は 6 か月以上の小児，成人で最も多い脳炎の原因である．
- ▪好発年齢は二峰性であり，1/3 が 20 歳未満，1/2 が 50 歳以上で発症．
- ▪未治療では死亡率が 70% 以上と予後不良であり，治療しても後遺症を伴うことが多い．
- ■ヘルペス脳炎の評価にはリアルタイム PCR（ヘルペス DNA 定量検査）を用いる．
- ▪ヘルペス脳炎の検査にはヘルペス PCR 定性（シングル PCR）と PCR 定量（リアルタイム PCR）がある．双方とも自費検査であり，リアルタイム PCR のほうが若干費用は高い．

Q すぐに髄液検査結果が得られない環境にいるのですが，何か良い方法はないでしょうか？

A 正規の方法ではありませんが，髄液中の白血球，蛋白を尿検査試験紙法で評価する方法，髄液糖/血糖比を簡易血糖測定器にて評価する方法があります．

尿検査試験紙法により髄液中の白血球上昇（≧10/μL）を感度92%［84-96］，特異度98%［94-99］で判定可能とのメタアナリシスがあります〔*Trop Med Int Health. 2017 Sep;22（9）:1072-80*〕．

尿検査試験紙法による白血球数，蛋白，糖の値と実測値の一致率（±1SDに入る率）は蛋白が78%，糖が75%，白血球が78%となります〔*Indian J Med Sci. 2004 Feb;58（2）:62-6*〕．

試験紙法の評価とカットオフ値はキットにより異なりますが，おおよそ表8のようになります．

上記メタアナリシスでは「＋」以上を陽性，「−」を陰性と判断しています．

髄液糖の低下は試験紙法ではわかりませんが，簡易血糖測定器を使用する方法があります．172例の髄液検査（細菌性髄膜炎は17例）において，簡易血糖測定器による髄液糖/血糖比と中央検査室で検査した髄液糖/血糖比を比較した報告では，一部ばらつきはあるものの，髄液糖/血糖比＜0.5となる群での一致性は高く，細菌性髄膜炎診断能は同等でした（表9）〔*Eur J Emerg Med. 2019 Feb;26（1）:41-6*〕．

繰り返しになりますが，正規の方法ではありませんので，検査が難しく，かつ紹介も難しい場合などに，あくまでも緊急避難的に用いてください．また，結果は参考程度としておいたほうがよいでしょう．

表8　尿検査試験紙法の評価とカットオフ値

試験紙法の判定	白血球	蛋白	糖
陰性	0	＜30 mg/dL	＜100 mg/dL
1＋	15-25/μL	30-99 mg/dL	100-249 mg/dL
2＋	70-75/μL	100-299 mg/dL	250-499 mg/dL
3＋	125-500/μL	300-999 mg/dL	500-999 mg/dL
4＋	＞500/μL	≧1000 mg/dL	≧1000 mg/dL

表9　中央検査室検査と簡易血糖測定器における血糖/髄液糖比と細菌性髄膜炎診断

検査		カットオフ値	感度（%）	特異度（%）	LR＋	LR−
糖　髄液/血液比	中央検査室	0.44	94 [71-100]	92 [87-96]	12.2	0.06
	簡易血糖測定器	0.46	94 [71-100]	91 [85-95]	10.4	0.06
髄液中糖	中央検査室	34.9 mg/dL	82 [57-96]	87 [80-91]	6.1	0.20
	簡易血糖測定器	32.8 mg/dL	82 [57-96]	85 [78-90]	5.3	0.21

Eur J Emerg Med. 2019 Feb;26（1）:41-6

- シングルPCRの感度は75%のみであり，偽陰性が多い〔*J Neurol Neurosurg Psychiatry. 1999 Nov;67（5）:596-601*〕．特に発症72時間以内では偽陰性リスクが高い．
- リアルタイムPCRでは感度＞95%であり，偽陰性リスクも少ないため，基本的にはリアルタイムPCRを用いるべきである〔*J Clin Microbiol. 2003 Apr;41（4）:1565-8*〕．
- ヘルペス脳炎ではアシクロビル（ビクロックス®）10 mg/kg 8時間毎投与を14-21日間継続する．リアルタイムPCR検査結果が判明するまではアシクロビルを投与し，結果が判明し次第，継続か中断かを決める．

- アシクロビルとステロイドの併用の効果については議論があるが，予後改善効果が期待できるとする後ろ向き解析もある〔*Pediatr Neurol. 2007 Sep;37（3）:229-32*〕〔*J Neurol Neurosurg Psychiatry. 2005 Nov;76（11）:1544-9*〕．現時点では推奨も否定もできない．
- サイトメガロウイルスも髄液PCR検査があり，感度は82%，特異度99%．
- これもリアルタイムPCR（DNA定量検査）のほうが感度は良好である．

結核性髄膜炎の診断・対応
- 結核性髄膜炎の好発年齢は世界的には40歳代．43-

表 10 結核性髄膜炎の髄液所見

髄液所見	Lancet Neurol. 2005 Mar;4(3):160-70	Am J Med. 2009 Jan;122(1):12-7
初圧	50%が＞25 cmH₂O	10-25 mmH₂O
白血球数	5-1000/μL	120-500/μL
リンパ球	30-90%	70-92%
蛋白	45-250 mg/dL	50-200 mg/dL
乳酸値*	5-10 mmol/L	
糖	95%で血糖値の＜0.5 倍	
抗酸菌染色の感度	58%	13-20%
抗酸菌培養の感度	71%	10-30%

*単位 mg/dL に変換する場合は 9.1 を乗じる（1 mmol/L＝9.1 mg/dL）

表 11 結核性髄膜炎に対する髄液 ADA の感度，特異度

髄液 ADA カットオフ値	感度（%）	特異度（%）	LR＋	LR－
＞8 U/L	97	84	6.1	0.04
＞10 U/L	74	92	9.3	0.28
＞15 U/L	35	99	35	0.66

結核性髄膜炎 83 例，細菌性髄膜炎 148 例，無菌性髄膜炎 262 例における評価.
Lancet Neurol. 2013 Oct;12(10):999-1010

65％が HIV 患者で CD4 陽性細胞が＜200/μL である〔*Am J Med. 2009 Jan;122(1):12-7*〕．ただし，日本国内では高齢者や他の免疫不全患者における結核性髄膜炎が多いと考えられる．

- 基本的には亜急性経過であり，5 日以上かけて症状が出現し，受診する例が多い〔*Lancet Neurol. 2013 Oct;12(10):999-1010*〕．
- 症状は頭痛，悪心のみから，脳神経障害（動眼神経，外転神経，顔面神経麻痺），水頭症などさまざま．眼球運動障害（特に外転神経障害）が 30-40％と比較的多い〔*Lancet Neurol. 2005 Mar;4(3):160-70*〕〔*Am J Med. 2009 Jan;122(1):12-7*〕．
- 結核性髄膜炎の髄液所見：
- リンパ球優位の細胞増多が認められる．髄液の抗酸菌染色の感度は 13-58％程度と低く，また培養陽性率も 10-71％とさまざまである（表 10）〔*Lancet Neurol. 2005 Mar;4(3):160-70*〕〔*Am J Med. 2009 Jan;122(1):12-7*〕．
- 髄液中 ADA の結核性髄膜炎に対する感度，特異度：
- 髄液中 ADA ≧ 11.39 U/L としたとき，感度82％［74-90］，特異度83％［78-89］で結核性髄膜炎を示唆する〔*Cerebrospinal Fluid Res. 2006 Mar 30;3:5*〕．細菌性髄膜炎や *Brucella* 症による髄膜炎では ADA の軽度上昇が認められる〔*Swiss Med Wkly. 2011 Jun 24; 141: w13214*〕．またウイルス性髄膜炎でも ADA10 U/L 前後までは上昇する〔*Clin Neurol Neurosurg.2013 Sep;115(9):1831-6*〕．自験例では自己免疫性脳炎（抗 NMDAR 抗体脳炎）で

ADA10 U/L 程度まで上昇した例もあり，近年判明した抗 GFAP（glial fibrillary acidic protein）抗体脳炎では髄液中 ADA が上昇する（7-16.2 U/L）ことが多いため〔*J Neuroimmunol. 2019 Apr 9;332:91-8*〕，ADA10 前後は有意と捉えないほうがよいと考える．

- カットオフ値別の感度，特異度は表 11 を参照．
- 結核性髄膜炎診断の予測スコアに Vietnam rule（表 12）がある．
- 4 点以下で結核性髄膜炎を示唆する．オリジナルスタディでは感度 86％，特異度 79％〔*Lancet. 2002 Oct 26;360(9342):1287-92*〕．
- バリデーションでは感度 96-98％，特異度 68-88％とバラツキはあるが，おおむね良好な結果．ただし，HIV 患者を対象とした報告では，感度 78％，特異度 43％と診断能は低下する〔*Lancet Neurol. 2013 Oct;12(10):999-1010*〕．HIV 患者で特異度が低下する理由は，クリプトコッカス髄膜炎でも Vietnam rule ≦4 点を満たしてしまうためである〔*Trop Med Int Health. 2008 Aug;13(8):1042-6*〕．
- 結核性髄膜炎の治療はイソニアジド（INH）＋リファンピシン（RFP）＋エタンブトール（EB）＋ピラジナミド（PZA）の 4 剤療法が推奨．ステロイド投与も併せて行う．
- 投与量は以下〔*日本語版サンフォード感染症治療ガイド（アップデート版．2018 年 11 月参照）*〕．9-12 か月継続する．INH と RFP への感受性が確認されれば 2 か

表 12　Vietnam rule

項目	点
年齢≧36 歳	2
血液白血球数 ≧1 万 5000/μL	4
発症から≧6 日間経過	−5
髄液中白血球数≧900/μL	3
髄液中好中球 ≧75%	4

Lancet. 2002 Oct 26;360（9342）:1287-92

表 13　薬剤性髄膜炎の原因薬剤

分類	薬剤名
NSAIDs （8 時間[30 分～4 か月間]）	イブプロフェン，スリンダク，ナプロキセン，ジクロフェナク，ケトプロフェン，セレコキシブ，ピロキシカム
抗菌薬 （6 時間[10 分～3 か月間]）	ST 合剤，アモキシシリン，イソニアジド，ピラジナミド，リファンピシン，シプロフロキサシン，ペニシリン，メトロニダゾール，セファロスポリン，ミノサイクリン，バラシクロビル
免疫調節・抑制薬 （48 時間[3 時間～5 か月]）	セツキシマブ，インフリキシマブ，アダリムマブ，レフルノミド，メトトレキサート，サラゾピリジン，スルファサラジン，エタネルセプト
抗てんかん薬 （14 日間[1-42 日間]）	ラモトリギン，カルバマゼピン

日本国内の承認薬のみ記載.
カッコ内は潜伏期間の中央値と範囲.
JAMA Intern Med. 2014 Sep;174（9）:1511-2

月後に EB と PZA は中止可能.
- INH 5 mg/kg/日（最大 300 mg/日）
- RFP 10 mg/kg/日（最大 600 mg/日）
- PZA 15-30 mg/kg/日（最大 2000 mg/日）
- EB 15-25 mg/kg/日
- ステロイドはデキサメタゾン 0.4 mg/kg/日，0.3 mg/kg/日，0.2 mg/kg/日，0.1 mg/kg/日を 1 週間ずつ使用し，その後 3-4 週間かけて終了する．ステロイドの併用は結核性髄膜炎の死亡リスクを低下させる〔*Cochrane Database Syst Rev. 2016 Apr 28;4:CD002244*〕.

薬剤性髄膜炎の診断〔*Arch Intern Med. 1999 Jun 14;159（11）:1185-94*〕〔*Fundam Clin Pharmacol. 2018 Jun;32（3）:252-60*〕

- 薬剤性髄膜炎には，薬剤による直接的な髄膜の障害と，免疫機序による髄膜炎がある.
- 原因となる薬剤には NSAIDs，抗菌薬，免疫調節・抑制薬，抗てんかん薬がある（表 13）〔*JAMA Intern Med. 2014 Sep;174（9）:1511-2*〕.
- 薬剤性髄膜炎の髄液所見〔*Medicine（Baltimore）. 2006 Jul;85（4）:214-20*〕：
  - 髄液細胞数は 280［9-5000］/μL とさまざま．好中球優位となるのが 72.2%，リンパ球優位となるのが 20.4%で認められる.
  - 髄液中蛋白は 132［32-857］mg/dL，半数以上が＞100 mg/dL となる.
  - 髄液中糖は正常となる.
- 薬剤性髄膜炎は除外診断となる．また，薬剤中止後数日で改善することも特徴の 1 つ．髄液所見や臨床症状は 2-3 日で改善することが多い.

チャート IV　細菌性髄膜炎を疑う場合，除外できない場合

- 細菌性髄膜炎の可能性が高い場合，除外できない場合は抗菌薬を使用する.
  - 実臨床上は チャートIII と チャートIV を同時並行で行わなければならないことも多くある.
  - 細菌性髄膜炎は内科的緊急疾患であり，可能性があ

れば迅速に抗菌薬を開始する．病歴や身体所見で疑わしければその時点で治療を開始し，その後に髄液検査を行うことも重要（ チャートI ）．抗菌薬を開始してから髄液培養が陰性化するまで 2-4 時間という報告がある.

- 抗菌薬は年齢，市中感染か院内感染かなどの情報をもとに原因菌を推測して選択する．髄液 Gram 染色や髄液の肺炎球菌抗原検査（髄液検体を用いて施行可能）より原因菌が推定可能な場合は，推定菌に合わせた抗菌薬を選択する（表 14）.
  - 培養結果が判明すれば原因菌，薬剤感受性をもとに抗菌薬を変更する（表 15）.
- 市中細菌性髄膜炎では抗菌薬開始時または開始前にデキサメタゾン 0.15 mg/kg 6 時間毎投与も併用する．併用は 2-4 日間継続.
  - 抗菌薬開始前～同時の投与により，肺炎球菌性髄膜炎と，意識障害を伴う髄膜炎症例（GCS＜12）において，有意な死亡リスク，神経予後の改善効果が期待できる〔*N Engl J Med. 2002 Nov 14;347（20）:1549-56*〕.
  - ただし，その後のメタアナリシスにて死亡リスクについては有意差が認められず，生存者の難聴リスクや後遺症残存リスクが低下する結果であった〔*Lancet Neurol. 2010 Mar;9（3）:254-63*〕〔*Cochrane Database Syst Rev. 2013 Jun 4;（6）:CD004405*〕.

表14 細菌性髄膜炎における抗菌薬選択

対象	推定原因菌	薬剤選択
市中感染症 2-50歳	*Streptococcus pneumoniae*, *Neisseria menin-gitidis*	・VCM＋第三世代セフェム（CTRX または CTX）
市中感染症 ＞50歳	上記に加えて *Listeria monocytogenes*, 嫌気性 Gram 陰性菌	・上記に加えて ABPC
市中感染症 免疫抑制患者 妊婦 担癌患者 アルコール依存，肝硬変	上記に加えて *Staphylococcus aureus*, *Salmonella* spp., *Pseudomonas aeruginosa*	・VCM＋ABPC＋CFPM または MEPM
院内感染 頭蓋底骨折	*S. pneumoniae*, *H. influenzae*, A群溶連菌	・VCM＋第三世代セフェム（CTRX または CTX）
院内感染 頭部外傷，脳外科手術の術後	*S. aureus*, コアグラーゼ陰性ブドウ球菌（CNS），嫌気性 Gram 陰性菌，*P. aeruginosa*	・VCM＋CAZ，CFPM または MEPM ・ドレーンチューブやシャントチューブなど異物があれば除去する ・髄液培養陰性化後，CNS や *Propionibacterium acnes* では 7-10 日，*S. aureus* や Gram 陰性菌では 10 日以上経過して再度留置可能

VCM（バンコマイシン）：15-20 mg/kg を 8-12 時間毎に投与．トラフ値を 15-20 μg/mL を目標に調節．TDM 計算して投与量を決めるのでもよい．
CTRX（セフトリアキソン）：2 g を 12 時間毎に投与．
CTX（セフォタキシム）：2 g を 4-6 時間毎に投与．
ABPC（アンピシリン）：2 g を 4 時間毎に投与．
CFPM（セフェピム）：2 g を 8 時間毎に投与．
MEPM（メロペネム）：2 g を 8 時間毎に投与．
CAZ（セフタジジム）：2 g を 8 時間毎に投与．
腎機能低下がある場合は用量調節を行う．

Lancet. 2012 Nov 10;380（9854）:1693-702／Curr Opin Infect Dis. 2017 Feb;30（1）:135-41／Clin Infect Dis. 2017 Feb 14;64（6）:701-6

表15 培養結果，感受性結果による推奨抗菌薬

培養結果	感受性結果，他	推奨抗菌薬	治療期間
S. pneumoniae	PCG MIC ≦0.06 μg/mL	PCG または ABPC	10-14 日間
	PCG MIC ≧0.12 μg/mL CTX, CTRX MIC＜1.0 μg/mL	CTX または CTRX	
	PCG MIC ≧0.12 μg/mL CTX, CTRX MIC ≧1.0 μg/mL	VCM＋CTX または CTRX	
N. meningitidis	PCG MIC＜0.1 μg/mL	PCG または ABPC	7 日間
	PCG MIC ≧0.1 μg/mL CTX, CTRX MIC＜1.0 μg/mL	CTX または CTRX	
L. monocytogenes		ABPC または PCG	＞21 日間
Streptococcus agalactiae		ABPC または PCG	10-14 日
H. influenzae	β ラクタマーゼ陰性	ABPC	7-10 日間
	β ラクタマーゼ陽性	CTX または CTRX	
	β ラクタマーゼ陰性，ABPC 耐性	MEPM	
S. aureus	MSSA	ABPC, CTX, CTRX	10-21 日
	MRSA	VCM	
Staphylococcus epidermidis		VCM	10-14 日
腸内細菌群		CTX または CTRX	21 日
P. aeruginosa		CAZ または CFPM	21 日
Acinetobacter baumannii		MEPM	21 日

PCG：ペニシリン G，MIC：最小発育阻止濃度

Lancet. 2012 Nov 10;380（9854）:1693-702／Curr Opin Infect Dis. 2017 Feb;30（1）:135-41／Clin Infect Dis. 2017 Feb 14;64（6）:701-6 を参考に作成

チャート V　院内発症の細菌性髄膜炎の評価

■院内発症の髄膜炎は，外傷による頭蓋底骨折後，脳外科手術（開頭術，脳室シャントなど）後，脊髄麻酔後，腰椎穿刺後に生じる細菌性髄膜炎である．

■このような患者（特に頭蓋底骨折後や脳外科手術後）において，新規発症の熱源不明の発熱，炎症反応上昇，菌血症，頭痛，悪心，意識障害がみられれば常に院内発症の細菌性髄膜炎を疑う．

■院内発症の細菌性髄膜炎の評価では髄液中乳酸値の評価が重要．

■脳外科手術後の髄膜炎の 60-75％が無菌性髄膜炎となる．手術侵襲に対する反応や抗菌薬により原因菌が認められない可能性などが考えられる〔*Clin Infect Dis. 2007 Jun 15;44（12）:1555-9*〕．

■術後の細菌性髄膜炎の評価では髄液中乳酸値が有用である．髄液中乳酸値 3.5-5.4 mmol/L をカットオフ値としたとき感度 92％［85-96］，特異度 88％［84-92］，LR（＋）7.7［3.9-15.1］，LR（－）0.11［0.06-0.19］で細菌性髄膜炎を示唆する〔*BMC Infect Dis. 2016 Sep 13;16;483*〕．

■髄液中乳酸値や他のリスク因子による予測スコア

表 16　脳外科術後の細菌性髄膜炎予測スコア

項目	点	合計点数	細菌性髄膜炎（％）
動脈瘤性くも膜下出血に対する手術治療	1	0-1.5	6
髄液漏出あり	1.5	2-2.5	21.6
CRP≧6 mg/dL	1	3-3.5	42.9
髄液中好中球≧50％	1.5	4-5	82.6
髄液中乳酸値≧4 mmol/L	4	6-10	97.2
糖　髄液/血液比≧0.4	1		

J Neurosurg. 2018 Jan;128（1）:262-71

（表 16）もある．バリデーションはされていないため，適応には注意が必要だが，参考としたい〔*J Neurosurg. 2018 Jan;128（1）:262-71*〕．

■他のリスク因子として，高齢者（OR1.57），緊急手術（OR4.82），頭蓋外脳室ドレナージ（OR4.68），ICU 管理（OR2.41），ドレーン留置期間＞72 時間（OR2.66），手術時間＞4.5 時間（OR2.38），再手術（OR2.74），外傷（OR5.97）が挙げられる〔*Medicine（Baltimore）. 2016 Aug;95（31）:e4329*〕．

➕ 補足

くも膜下出血における髄液検査

■画像検査で診断のつかないくも膜下出血疑いの患者では髄液検査を行う．

■くも膜下出血に対する感度 98％［91-100］，特異度 67％［63-71］〔*Ann Emerg Med. 2008 Jun;51（6）:707-13*〕．

■評価するのはキサントクロミーと髄液中赤血球数（CSF-RBC）．

■traumatic tap があっても，キサントクロミー（－）で CSF-RBC＜2000/μL であれば感度 100％［74.7-100］，特異度 91.2％［88.6-93.3］で動脈瘤性くも膜下出血を除外可能〔*BMJ. 2015 Feb 18;350:h568*〕．

■ただし，キサントクロミーは肉眼で評価すると感度 47-67％に低下するため注意．可能であればスペクトロフォトメトリーを用いて評価するほうがよいが，施行可能な施設が限られる〔*Ann Emerg Med. 2014 Sep;64（3）:256-64.e5*〕．

■キサントクロミーが評価できない場合，くも膜下出血を除外するための髄液中赤血球数のカットオフ値は 100-500/μL 以下とする〔*Cal J Emerg Med. 2007 Feb;8（1）:3-7*〕〔*Acad Emerg Med. 2013 Mar;20（3）:247-56*〕．

■CSF-RBC clearing の有用性については一定した見解はない．

■CSF-RBC clearing とは最初に採取した髄液検体と最後に採取した髄液検体の赤血球数の差であり，基本的に 4 本のチューブで髄液を採取し，1 本目と 4 本目の赤血球数が 25％以上低下した場合，CSF-RBC clearing 陽性と判断する〔*AJNR Am J Neuroradiol. 2005 Apr;26（4）:820-4*〕．

■CSF-RBC clearing はくも膜下出血と traumatic tap との鑑別に使用できないとしている報告もあれば，＞63％の低下があればくも膜下出血に対する LR 0.1［0.03-0.4］と除外に有用としている報告もある〔*AJNR Am J Neuroradiol. 2005 Apr;26（4）:820-4*〕〔*Acad Emerg Med. 2013 Mar;20（3）:247-56*〕．

■評価に使用する場合は肉眼所見ではなく，CSF-RBC をカウントし計算するほうがよい．

［J］感染症

8　感染性心内膜炎

■感染性心内膜炎は内科的緊急疾患の1つ．発症率は3-10/10万人年で，高齢者で多い疾患〔*Can J Cardiol. 2014 Sep;30（9）:1046-57*〕．

■大半が自然弁への感染であるが，7-25％は人工弁感染が占める．他にはペースメーカーのリードなど心臓植込み型デバイスへの感染もある〔*N Engl J Med. 2001 Nov 1;345（18）:1318-30*〕．

感染性心内膜炎のマネジメント

チャート I　感染性心内膜炎を疑う状況

■新規の心雑音や不明熱，原因不明の塞栓症，感染源不明の菌血症，補足▶表8で示すような細菌の菌血症では感染性心内膜炎を考慮する．

■感染性心内膜炎を疑う状況は表1を参照．

■感染性心内膜炎の症状，所見頻度（表2）：

■発熱はほぼ全例で認められる．新規心雑音や心雑音の増悪は他所見よりも比較的感度が高いものの，

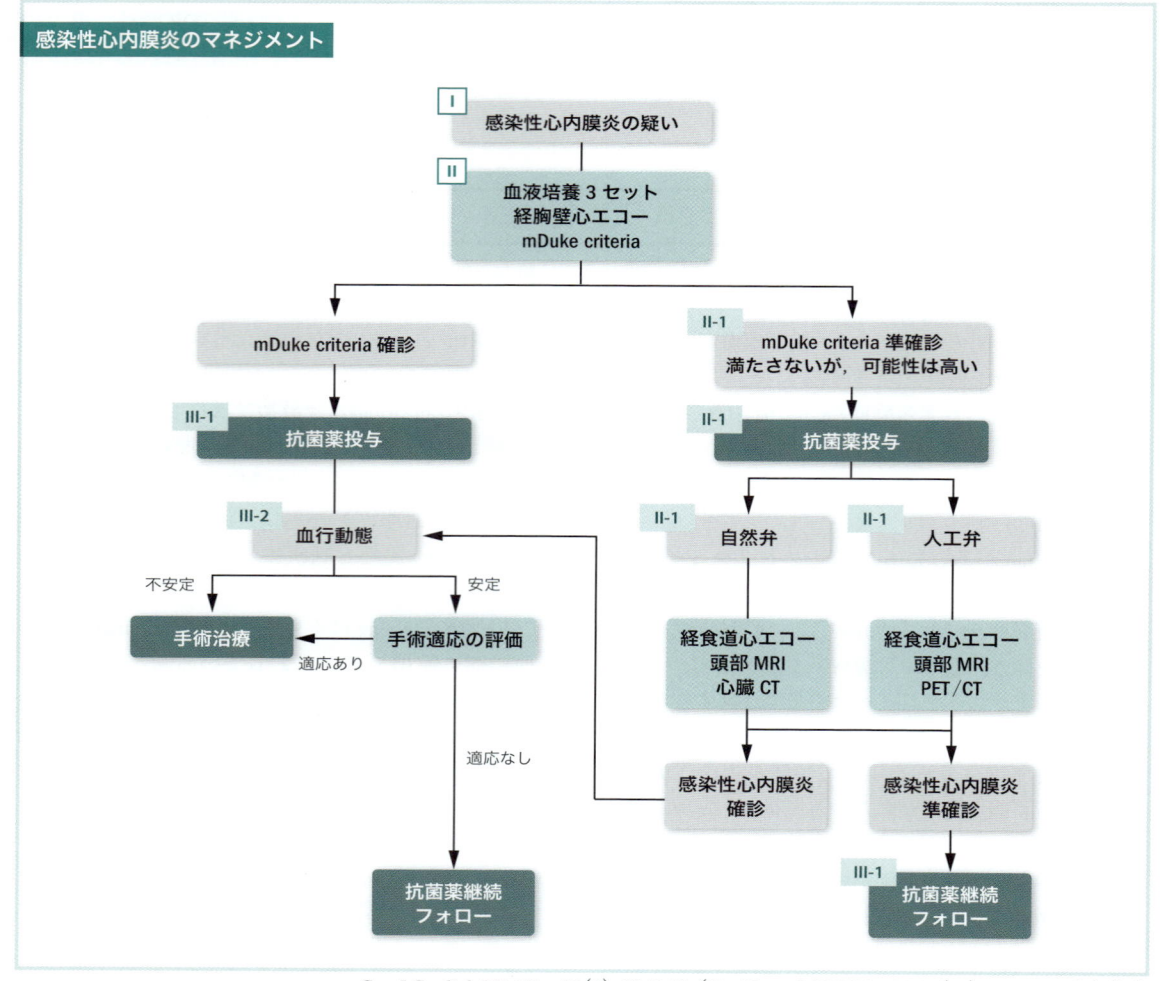

Can J Cardiol. 2014 Sep;30（9）:1046-57／Eur Heart J. 2015 Nov 21;36（44）:3075-128 より作成

表1 感染性心内膜炎を疑うべき状況

新規の心雑音	発熱を伴う以下を満たす場合 ・心臓内に人工デバイスが留置されている患者 ・感染性心内膜炎の既往歴がある患者 ・弁膜症、先天性心疾患の既往がある患者 ・免疫不全や違法薬物を使用している患者 ・菌血症リスクとなる処置を受けていた患者
塞栓源不明な塞栓症	・うっ血性心不全を伴う発熱 ・新規伝導障害（心電図変化）を伴う発熱 ・心内膜炎に典型的な菌の菌血症*
感染源が不明な敗血症	・塞栓、免疫反応に認められる症状をられる（塞栓症、Roth 斑、結膜出血、Janeway 病変、Osler 結節）
熱源不明の発熱	・多発、免疫学的所見、非特異的神経症状を伴う（腎臓、脾臓、脳、脊椎） ・肺血栓塞栓症を伴う ・末梢臓器の膿瘍を伴う（腎臓、脾臓、脳、脊椎）

* 心内膜炎の原因菌頻度は 補足 表8 を参照。
Roth 斑：網膜に認められる円形、卵円形の点状出血斑.
Osler 結節：手足の指、手掌に認められる有痛性の結節.
Janeway 病変：手掌、指先、足底に認められる圧痛のない小紫斑.

Can J Cardiol. 2014 Sep;30 (9):1046-57

表2 感染性心内膜炎の症状、所見頻度

所見	頻度		所見	頻度
発熱 >38℃	96%		脾腫	11%
線状出血	8%		新規心雑音出現	48%
Osler 結節	3%		心雑音の増悪	20%
Janeway 病変	5%	検査所見	ESR 亢進	61%
Roth 斑	2%		CRP 上昇	62%
血管塞栓症	17%		リウマトイド因子上昇	5%
眼瞼結膜出血	5%		血尿	26%

Arch Intern Med. 2009 Mar 9;169 (5):463-73

68％程度であり、心雑音の出現や増悪がなくても心内膜炎の除外は困難 [*Arch Intern Med. 2009 Mar 9;169 (5):463-73*].

■ 皮膚所見は 11.9％で認められ、最も多い所見は紫斑 (8.0％)、他は Osler 結節 (2.7％)、Janeway 病変 (1.6％)、眼瞼結膜出血 (0.6％) [*JAMA Dermatol. 2014 May;150 (5):494-500*].

II 感染性心内膜炎の評価

チャート II-1

■ 感染性心内膜炎を疑った場合はまず血液培養 (30分以上あけて2セット、さらに 1-6時間以上あけて 1セットの計3セット以上採取する)、経胸壁心エコーを評価する (表3) を評価する。mDuke criteria の特異度は良好 (99-100％) であるものの、感度は 70％程度と低く、否定には向かないため注意 [*Clin Infect Dis. 1996 Aug;23 (2):298-302*] [*J Am Coll Cardiol. 2013 Jun 11;61 (23):2374-82*].

■ 血液培養陰性の場合は 補足 を参照。

■ mDuke criteria で準確診の場合、クライテリアは満たさないものの可能性が高いと考えられる症例では、経食道心エコー、頭部MRI、心臓 CT もしくは PET/CT を考慮する

■ 感染性心内膜炎の画像診断基準は (表4) を参照。European Society of Cardiology (ESC) ガイドライン (2015) では、これらの所見を上記 mDuke criteria の大基準に加えている [*Eur Heart J 2015 Nov 21;36 (44):3075-128*].

■ mDuke criteria (表3) 大基準 (表4) に画像診断基準を用いる。

■ 感染性心内膜炎に対する経胸壁心エコー (TTE) の感度は 30-89％、経食道心エコー (TEE) は 85-95％と経食道心エコーのほうが感度は良好 [*Mayo Clin Proc. 2014 Jun;89 (6):799-805*].

■ 経食道心エコーで判定が難しい場合、所見がないが臨床上疑わしい場合は 3-5 日後に再度エコーを繰り返す [*Circulation. 2015 Oct 13;132 (15):1435-86*].

■ 心臓 CT は TEE と比較して感度 97％、特異度 88％で感染性心内膜炎を診断可能。疣贅以外にも膿瘍や仮性動脈瘤の評価も可能となる。ただし、人工弁ではアーチファクトにより評価が難しくなるため、人工弁の感染性心内膜炎では後述の PET/CT のほうが評価しやすい [*Can J Cardiol. 2014 Sep;30 (9):1046-57*].

■ PET/CT は人工弁の感染性心内膜炎に対して、感度 73％ [54-87]、特異度 80％ [56-93] と評価に有用であり、弁周囲の集積所見を mDuke criteria に加えることで、mDuke criteria の感度は 70％ [52-83] → 97％ [83-99] へ上昇する (PET/CT Duke criteria).

表3 modified Duke criteria

病理学クライテリア （1つ以上を満たす）	1）疣贅，塞栓子，心臓膿瘍からの病理組織所見，培養で細菌が証明される 2）疣贅，心臓膿瘍からの病理組織所見が活動性の心内膜炎で矛盾しない
臨床クライテリア	**大基準** 1）・2回の血液培養で感染性心内膜炎に典型的な以下の病原微生物のいずれかが認められた場合 　Streptococcus viridans, Streptococcus bovis (Streptococcus gallolytics), HACEK グループ*[1], 　Staphylococcus aureus, または他に感染巣がない状況での市中感染型 Enterococcus ・12時間以上あけて採取した血液培養が2セットとも陽性（感染性心内膜炎の原因菌は 補足▶ 　を参照） 　最初と最後を1時間あけて採取した3セットの血液培養陽性でも可 ・Coxiella Burnetii 陽性（1セットのみでよい）もしくは特異的 IgG*[2]>1：800 2）・エコーにて疣贅，心臓膿瘍，新規弁異常（人工弁の部分離解），新規弁逆流 **小基準** 1）心臓の基礎疾患，静注薬物使用 2）38℃以上の発熱 3）血管塞栓症症状（塞栓症，Janeway 病変） 4）免疫反応症状（Osler 結節，Roth 斑，糸球体腎炎，リウマトイド因子） 5）血液培養陽性だが大基準を満たさない，血清学的に活動性の炎症あり

確診：病理学クライテリアを満たす場合．
　　　臨床クライテリアでは，大基準2項目，大基準1＋小基準3項目，小基準5項目のいずれかを満たす場合．
準確診：大基準1＋小基準1，小基準3項目のいずれかを満たす場合．
*[1]HACEK グループ：*Haemophilus sp, Actinobacillus, Cardiobacterium, Eikenella, Kingella.*
*[2] 抗 I 相菌抗体価を評価．

Clin Infect Dis. 2000 Apr;30(4):633-8

表4 感染性心内膜炎の画像診断基準

検査	感染性心内膜炎を示唆する所見
心エコー	疣贅が認められる 膿瘍，仮性動脈瘤，心内瘻孔 弁穿孔または弁瘤 人工弁の新たな部分的裂開
PET/CT, シンチグラフィ	術後3か月以上経過した状態で，PET/CT，白血球シンチグラフィ，SPECT/CT において，置換人工弁周囲の取り込みがある
CT 検査	弁周囲膿瘍

Eur Heart J. 2015 Nov 21;36 (44):3075-128

〔*J Am Coli Cardiol. 2013 Jun 11;61 (23):2374-82*〕．
- ただし，日本国内では感染性心内膜炎に対する PET/CT の保険適用はないため注意．また，PET/CT の欠点としては脳の塞栓症の評価が困難な点，活動性塞栓（動脈硬化性など），血管炎，腫瘍性，術後の異物反応などとの区別が困難な点が挙げられる〔*Eur Heart J. 2015 Nov 21;36 (44):3075-128*〕．
- MRI は直接心臓を評価するためではなく，脳塞栓，感染性動脈瘤を評価する目的で使用する．感染性心内膜炎患者の82％で脳梗塞，微小出血，動脈瘤が認められる（症候性は12％のみ）．補助診断として用いる〔*Ann Intern Med. 2010 Apr 20;152 (8):497-504*〕．

チャートIII 感染性心内膜炎の治療

チャートIII-1　mDuke criteria で確診，準確診，感染性心

内膜炎の可能性が高いと判断した時点で抗菌薬を開始する

- 感染性心内膜炎の塞栓症リスクは抗菌薬開始に伴い低下する．
- 脳梗塞合併率は，抗菌薬開始後1週間以内では0.48％/日，開始後1-2週間では0.17％/日まで低下する〔*Am Heart J. 2007 Dec;154 (6):1086-94*〕．
- 原因菌が不明な場合の抗菌薬選択は**表5**を，原因菌判明後の抗菌薬選択，投与期間は**表6**を参照．
- 状態が安定すれば10-14日間の経静脈的抗菌薬投与の後に経口抗菌薬投与に切り替えることも考慮する．
- 左心系の感染性心内膜炎で10日間以上（手術治療症例では術後7日間以上）の抗菌薬の経静脈投与後に状態が安定した400例を対象とし，内服治療へ切り替える群と経静脈投与を継続する群とを比較したランダム化比較試験では，両群とも死亡リスクや心臓外科手術，塞栓症，菌血症再発リスクに有意差は認められなかった．原因菌はレンサ球菌が46-52％，腸球菌が23-25％，黄色ブドウ球菌が20-23％，コアグラーゼ陰性ブドウ球菌が5-7％であり，原因菌別の評価でも両群で有意差は認められなかった〔*N Engl J Med 2019 Jan 31;380 (5):415-24*〕．

チャートIII-2　感染性心内膜炎では手術治療の適応を評価し，適応があれば迅速に紹介

- 手術治療は早期で行うほど，心内膜炎の死亡リスクは低下する傾向がある〔*Lancet. 2012 Mar 10;379 (9819):*

表5 感染性心内膜炎の抗菌薬治療（エンピリック治療）

患者群	抗菌薬
自己弁，人工弁で術後≧12か月経過	VCM または DAP＋GM MRSA リスクが低く，ペニシリンアレルギー（−）であれば ABPC＋GM でも可
人工弁で術後＜12か月	VCM＋GM＋RFP
	VCM の代わりに DAP でも可

抗菌薬略称，投与量は表6の注釈を参照のこと．
感染性心内膜炎の予防と治療に関するガイドライン（2017年改訂版）／Eur Heart J. 2015 Nov 21;36 (44):3075-128

表6 感染性心内膜炎の原因菌別抗菌薬治療

原因菌	備考	抗菌薬
口腔内連鎖球菌，*Streptococcus gallolyticus* で PC MIC≦0.125 mg/L	4週間治療 高齢者や腎障害がある患者で適する 人工弁では6週間	PCG，ABPC，CTRX のいずれか
	2週間治療 人工弁では不可	上記治療＋GM
	ペニシリンアレルギー患者 通常4週間，人工弁では6週間	VCM または DAP
口腔内連鎖球菌，*S. gallolyticus* で PC MIC 0.25-2 mg/L		PCG，ABPC，CTRX のいずれかを4週間投与＋GM を2週間投与
	ペニシリンアレルギー患者 通常4週間，人工弁では6週間	VCM または DAP＋GM 2週間
MSSA で自己弁		CEZ 4-6週間
	ペニシリンアレルギー患者	VCM または DAP 4-6週間
MSSA で人工弁		CEZ 6-8週間＋GM 2週間
	ペニシリンアレルギー患者	VCM または DAP 6-8週間＋GM 2週間
MRSA で自己弁		VCM または DAP 4-6週間
MRSA で人工弁		VCM または DAP 6-8週間＋GM 2週間
腸球菌	人工弁や＞3か月の経過では6週間の治療を行う	ABPC 4-6週間＋GM 2-6週間
	Enterococcus faecium には不応	ABPC＋CTRX 6週間
	ペニシリンアレルギー患者	VCM＋GM 6週間

投与量は腎機能正常者での投与量．
VCM：バンコマイシン：15-20 mg/kg 1日2回，TDM を行うことを推奨
DAP：ダプトマイシン：8-10 mg/kg 1日1回
GM：ゲンタマイシン：2-3 mg/kg 1日1回
PCG：ペニシリン G：2400万単位/日を1日6回に分けて投与，あるいは持続投与
ABPC：アンピシリン：1日8-12 g を4-6回に分割，または持続投与
RFP：リファンピシン：1日450-600 mg を1-2回に分割
CTRX：セフトリアキソン：1回2 g，1日2回
CEZ：セファゾリン：2 g 1日3回
感染性心内膜炎の予防と治療に関するガイドライン（2017年改訂版）／Eur Heart J. 2015 Nov 21;36 (44):3075-128

J 感染症

965-75〕．
■ メタアナリシスにおいて propensity-score matched analysis で比較した報告では，診断20日以内の手術治療を早期手術群としたとき，晩期手術群と比較して死亡 OR 0.35［0.16-0.76］と有意に低下する結果であった〔*Heart. 2016 Jun 15;102 (12):950-7*〕．
■ 感染性心内膜炎では手術適応の評価を行い，適応があれば早期の専門科紹介が望ましい（適応の評価を

目的とした紹介も考慮すべき).
- 手術適応は，感染性心内膜炎の予防と治療に関する ガイドライン（2017 年改訂版），ESC ガイドライン（2015）における推奨を参照（表 7）.

表 7　感染性心内膜炎の手術治療の適応

状況	適応	緊急度
心不全	急性高度弁機能不全または瘻孔形成による難治性肺水腫・心原性ショック	緊急
	高度弁機能不全，急速に進行する人工弁周囲逆流による心不全	準緊急
難治性感染症	弁輪部膿瘍，仮性動脈瘤形成，瘻孔形成，増大する疣贅や房室伝導障害の出現	準緊急
	適切な抗菌薬開始後も持続する感染（投与開始 2-3 日後の血液培養が陽性，3-5 日間以上解熱傾向が認められない）があり，他に感染巣がない	準緊急
	真菌や高度耐性菌による感染	準緊急/待機的
	抗菌薬抵抗性のブドウ球菌，非 HACEK Gram 陰性菌による人工弁感染性心内膜炎	準緊急/待機的
	人工弁感染性心内膜炎の再燃	準緊急/待機的
塞栓症予防	適切な抗菌薬開始後も 1 回以上の塞栓症が生じ，＞10 mm の疣贅が残存または増大する場合	準緊急
	＞10 mm の可動性の疣贅，および高度弁機能不全がある自己弁感染性心内膜炎	準緊急
	＞30 mm の孤発性の疣贅	準緊急
	＞15 mm の可動性の疣贅	準緊急

感染性心内膜炎の予防と治療に関するガイドライン（2017 年改訂版）／Eur Heart J. 2015 Nov 21;36（44）:3075-128

Q&A

Q　疣贅の大きさをフォローする必要はありますか？

A 治療経過が不良な場合は，再度手術治療の適応を評価する目的で疣贅の大きさをフォローすることはあります．治療経過が良好であれば疣贅の大きさをフォローする必要性は乏しいです．

感染性心内膜炎患者において，治療に伴う 41 か所の疣贅の経過をフォローした報告では，治療終了後も 71％で疣贅が残存しており，そのうち 60％は初期と大きさが変わっていない結果でした．また疣贅の大きさや密度の変化と晩期の塞栓症リスクに関連性はなく，疣贅が小さくなっていないか

らといって心配する必要はありません〔Am Heart J. 1994 Dec;128（6 Pt 1）:1200-9〕.

それ以外の指標として，CRP は治療開始後 3-4 週で約 40-50％が，10 週後には 84％が正常化します．4 週の時点で陰性化した患者のなかに手術治療が必要となった例はありませんでした．低下が緩徐な患者では合併症リスクがあります〔Eur Heart J. 2005 Sep;26（18）:1873-81〕.

白血球数は，合併症（−）群では治療開始後 1 週間で 80％が正常化しますが，合併症（＋）群では 40％のみであり，経過を予測する指標としては CRP よりも鋭敏な可能性があります〔Eur Heart J. 2005 Sep;26（18）:1873-81〕.

＋　補足

感染性心内膜炎の原因菌

- 感染性心内膜炎の原因菌を表 8 にまとめる.
- S. aureus，連鎖球菌，腸球菌菌血症では感染性心内膜炎の可能性を検討することは重要.
- S. aureus 菌血症の 2-28％で心内膜炎を合併する

〔JAMA. 2014 Oct 1;312（13）:1330-41〕.
- 高リスクであるため，原則として経食道エコーによる評価が推奨されるが，以下のすべてを満たす場合は低リスク群として経胸壁エコーで除外することも許容される．この場合，経胸壁エコーによる陰性予測率は 93-100％である.

表8 感染性心内膜炎の原因菌

原因菌	自然弁 （経静脈投与 薬物使用者）	自然弁 （経静脈投与 薬物非使用者）	人工弁	心臓内 デバイス
Staphylococcus aureus	68%	28%	23%	35%
CNS	3%	9%	17%	26%
Viridans group streptococci	10%	21%	12%	8%
Streptococcus gallolyticus（*bovis*）	1%	7%	5%	3%
その他の Streptococci	2%	7%	5%	4%
Enterococcus spp.	5%	11%	12%	6%
HACEK	0%	2%	2%	0.5%
真菌	1%	1%	4%	1%
複数菌	3%	1%	0.8%	0%
陰性	5%	9%	12%	11%
その他	3%	4%	7%	6%

CNS：coagulase-negative staphylococci，HACEK：*Haemophilus*，*Actinobacillus*，*Aggregatibacter Actinomycetemcomitans*，*Cardiobacterium hominis*，*Eikenella corrodens*，*Kingella kingae*，*K. denitrificans*

Arch Intern Med. 2009 Mar 9;169（5）:463-73

表9 HANDOC score

項目	点
心雑音，弁膜症あり	1
原因菌	*S.bovis*，*S.sanguinis*， *S.mutans* は 1 *S. anginosus* は−1
血液培養陽性が 2 セット以上	1
症状の持続期間が 7 日間以上	1
血液培養で単一菌のみ検出	1
市中感染	1

Clin Infect Dis. 2018 Feb 10;66（5）:693-8

表10 NOVA score

項目	点
血液培養 3 セット以上で陽性（持続的菌血症）	5
感染源が不明	4
弁膜症の既往	2
心雑音を聴取する	1

NOVA スコアと心内膜炎の確率

スコア	心内膜炎の確率
＜4 点	0%
5 点	23.3%
6 点	45.5%
≧7 点	66.7-100%

Clin Infect Dis. 2015 Feb 15;60（4）:528-35

- 心臓内デバイスがない．
- 4 日以内に再評価した血液培養が陰性であった．
- 非透析患者である．
- *S. aureus* の院内感染例である．
- 感染の播種が認められない．
- 感染性心内膜炎の臨床所見が認められない．
- ■ 連鎖球菌で感染性心内膜炎に関連するのは非 β 溶連菌．
  - ▪ 非 β 溶連菌：Viridans group streptococci（*Streptococcus. milleri*，*S. mitis*，*S. mutans*，*S. oralis*，*S. sanguis*，*S. sobrinus*），*S. salivarius*，*S. bovis*．

- ▪ これらの細菌による菌血症では HANDOC score（表 9）を評価し，感染性心内膜炎の精査の必要性を考慮するとよい．3 点以上で感度 100％［91-100］，特異度 76％［71-81］で感染性心内膜炎を示唆する〔*Clin Infect Dis. 2018 Feb 10;66（5）:693-8*〕．
- ■ *S. bovis* の菌血症，心内膜炎では大腸癌などの消化管病変の関連も考慮する．
  - ▪ *S. bovis* にはいくつかのサブタイプ（*S. gallolyticus*，*S. infantarius*，*S. lutiensis*，*S pasteurianus*）があり，このなかで感染性心内膜炎や悪性腫瘍との関連があるのは *S. gallolyticus*〔*Clin Infect Dis. 2011 Nov;53（9）:870-8*〕．

- 腫瘍は消化管悪性腫瘍，ポリープから膵癌，胆嚢癌，肺癌，卵巣癌，血液腫瘍など，消化管外の腫瘍もある〔*Arch Surg. 2004 Jul;139*(7)*:760-5*〕．
- さらに *S. gallolyticus* による心内膜炎は亜急性経過，複数弁での心内膜炎となりやすい特徴がある〔*Curr Infect Dis Rep. 2010 Jul;12*(4)*:237-43*〕〔*Eur J Clin Microbiol Infect Dis. 2015 Aug;34*(8)*:1657-65*〕．
- 腸球菌菌血症では 4-6% で感染性心内膜炎を合併する〔*Clin Infect Dis. 2015 Feb 15;60*(4)*:528-35*〕〔*Clin Infect Dis. 2016 Sep 15;63*(6)*:771-5*〕．
- 特に *Enterococcus faecalis* では合併率 13.3% とリスクが高い〔*Clin Infect Dis. 2016 Sep 15;63*(6)*:771-5*〕．
- 腸球菌菌血症における感染性心内膜炎リスクの評価として NOVA score（表 10）がある．NOVA スコア<4 点では心内膜炎は否定．6 点以上では高リスクと言える〔*Clin Infect Dis. 2015 Feb 15;60*(4)*:528-35*〕．

培養陰性心内膜炎

- 血液培養陰性の心内膜炎は 14%［2.5-31］であり，そのうち 50% は抗菌薬投与後の評価である〔*Lancet. 2012 Mar 10;379*(9819)*:965-75*〕．
- 抗菌薬による影響以外に，培養で検出しにくい原因菌による心内膜炎，非感染性心内膜炎の可能性を考慮する（表 11）．

培養陰性心内膜炎のマネジメント

- 培養陰性心内膜炎の半数が抗菌薬投与中の患者であり，抗菌薬を継続し，改善傾向があればそのまま感染性心内膜炎として治療を継続する．
- 抗菌薬選択，想定する原因菌は培養陽性感染性心内膜炎と同様．
- 病歴，所見より旅行歴，動物（野性，ペット問わず）との接触歴，インフルエンザ様症状や肺炎，肝炎など前駆疾患があれば Q 熱（*C. burnetii*）や *Bartonella* 感染を考慮し，他の臓器症状（関節炎，消化管，神経など）があれば *Tropheryma whipplei* や Behçet 病，SLE などの非感染性心内膜炎を考慮する〔*Med Mal Infect. 2015 Jan-Feb;45*(1-2)*:1-8*〕．
- 培養陰性心内膜炎の原因と特徴は表 12 参照．
- *C. burnetii* 抗体，PCR 検査を考慮するが可能な施設が限られる．
- *C. burnetii* 抗体は抗 I 相菌抗体価を測定する．抗 I 相菌抗体は慢性感染症で評価する抗体価．急性感染症では抗 II 相菌抗体価を評価するため，検査時に確認して施行することが重要．
- 他には広域真菌遺伝子や細菌遺伝子の PCR 検査を

表 11　血液培養陰性心内膜炎の原因菌とその頻度

原因菌	頻度
Bartonella henselae, B. quintana	9.5-28.4%
Brucella melitensis, B. abortus	0-1.6%
Chlamydia psittaci	0-2.2%
Corynebacterium	0-1.6%
Coxiella burnetii（Q 熱）	3.2-37.0%
Enterobacteriaceae	0-0.5%
HACEK	0-3.2%
Staphylococcus	0-11.1%
Streptococcus	0-6.3%
Tropheryma whipplei	0-2.6%
その他	1.1-3.0%
真菌	0-6.3%
なし，不明	22.1-82.9%

頻度は 759 例の培養陰性心内膜炎患者の血液，弁組織の PCR，抗体検査による評価．
Clin Infect Dis. 2010 Jul 15;51(2)*:131-40*／*Lancet. 2012 Mar 10;379*(9819)*:965-75* を参考に作成

考慮するが，可能な施設が限られ，自費検査となる．
- 非感染性心内膜炎では悪性腫瘍の評価も必要．

非感染性心内膜炎（nonbacterial thrombotic endocarditis：NBTE）

- Behçet 病や SLE，悪性腫瘍で心臓弁に線維性，血栓性疣贅を形成する病態．大動脈弁と僧帽弁で多い〔*Rev Esp Cardiol. 2007 May;60*(5)*:493-500*〕．
- 75% は直径<3 mm 程度の小型疣贅であるが，塞栓症頻度は平均 42%［14-91］と多い〔*Oncologist. 2007 May;12*(5)*:518-23*〕．
- NBTE の 75% に悪性腫瘍が認められるとする報告もあり，NBTE では悪性腫瘍の検索は重要．また反対に担癌患者において塞栓症状が認められた場合，NBTE を考慮する〔*Oncologist. 2007 May;12*(5)*:518-23*〕．
- NBTE による塞栓症ではヘパリンによる抗凝固療法を開始する．ワルファリンは悪性腫瘍患者の塞栓症再発リスクとなるため，低分子ヘパリン（LMWH）や Xa 阻害薬の使用が推奨される〔*Oncologist. 2007 May;12*(5)*:518-23*〕．

感染性心内膜炎の予防投与

- 感染性心内膜炎のリスク患者が菌血症のリスクがあ

表 12　培養陰性心内膜炎の原因菌，疾患とその特徴

	原因菌，疾患	特徴
抗菌薬投与後	staphylococci, streptococci, enterococci を想定	感染性心内膜炎と同様
培養が生えにくい原因菌	*Abiotrophia*, *Granulicatella*, *Gemella* spp.	自然弁に長期間の感染 無症候で経過する
	Candida spp.	経静脈投与の違法薬剤 長期間の中心静脈カテーテル 悪性腫瘍がリスク
培養が生えない原因菌	*C. burnetii*（Q 熱）	人畜共通感染症
	Bartonella spp.	*B. henselae* はネコひっかき病の原因菌 *B. quintana* は Weil 病の原因菌
	T. whipplei	男性，60 歳以上，心臓以外の臓器障害，長期間の経過で考慮
非感染性心内膜炎	Behçet 病	若年の男性，大動脈異常の合併
	SLE（Libman-Sacks）	僧帽弁の肥厚，線維化 Osler 結節など免疫反応症状 抗リン脂質抗体症候群の合併
	衰弱性心内膜炎	乳癌，肺癌，前立腺癌，大腸癌，消化器癌の多発転移，リンパ腫も原因． 3 mm 程度の小型疣贅が多発
	豚組織の人工弁へのアレルギー	豚蛋白へのアレルギー

Libman-Sacks：非定型的疣贅性心内膜炎

Med Mal Infect. 2015 Jan-Feb;45（1-2）:1-8

表 13　感染性心内膜炎の予防投与の推奨

処置	予防投与の推奨	内容
歯科	必要	歯肉や歯根先端周囲部を処置する場合，粘膜を切開，傷害する場合は予防を推奨
	不要	非感染部への麻酔や抜糸，脱落した歯牙の除去や軽度な口唇部，口腔粘膜の外傷であれば不要
気道	不要	気管支鏡や喉頭鏡，気管挿管では不要
消化管，泌尿生殖器	考慮	粘膜を傷害する処置（生検やポリープ切除，尿道拡張術，人工妊娠中絶など）
	不要	消化管内視鏡，膀胱鏡，出産，帝王切開，経食道心エコーでは不要
皮膚，軟部組織	不要	基本的に不要

Eur Heart J. 2015 Nov 21;36（44）:3075-128

る手技・処置（表 13）を受ける場合に，予防的抗菌薬投与が推奨される．

■以下を満たす場合，感染性心内膜炎の高リスク患者と判断する〔*Eur Heart J. 2015 Nov 21;36（44）:3075-128*〕．

■あらゆる種類の人工弁，弁修復のために人工物が使用されている患者

■感染性心内膜炎の既往がある患者

■以下の先天性心疾患を有する患者
• チアノーゼ性先天性心疾患

• 先天性心疾患治療で人工物を使用している患者：術後 6 か月までは高リスクと判断．ただし，シャントや弁逆流が残存している場合は生涯リスクありと判断する．

■2009 年に予防投与に関する ESC ガイドラインが発表されてから英国では著しく予防的抗菌薬使用頻度が低下（月間 1 万〜1 万 2000 処方から 2000 処方未満に減少）したものの，徐々に感染性心内膜炎の頻度は上昇傾向（月間 2 例/100 万から 3 例/100 万に

J 感染症

表 14　医療処置と感染性心内膜炎のリスク

医療処置	外来		入院	
	RR	RD	RR	RD
骨髄穿刺	4.33 [1.24-15.21]	0.5% [0.01-2.3]	4.67 [1.34-16.24]	0.6% [0.5-2.3]
気管支鏡	5.00 [1.10-22.82]	0.6% [0.01-3.5]	16.00 [2.12-120.65]	2.3% [0.2-18.4]
下部消化管内視鏡	2.89 [1.35-6.17]	0.3% [0.1-0.8]	2.82 [1.42-5.61]	0.3% [0.1-0.7]
上部消化管内視鏡	2.50 [1.59-3.94]	0.2% [0.1-0.5]	3.97 [2.68-5.88]	0.5% [0.3-0.7]
維持透析	4.33 [2.10-8.95]	0.5% [0.2-1.3]	3.64 [2.02-6.58]	0.4% [0.2-0.9]
冠動脈造影	4.75 [1.61-13.96]	0.6% [0.1-2.1]	4.23 [2.93-6.11]	0.5% [0.3-0.8]
輸血	5.50 [1.22-24.80]	0.7% [0-3.8]	6.69 [4.43-10.11]	0.9% [0.5-1.4]
動脈穿刺			6.00 [0.72-49.84]	0.8% [0.1-7.5]
外来処置全般	1.98 [1.66-2.37]	0.1% [0.01-0.15]		
入院処置全般			3.86 [3.31-4.50]	0.39% [0.34-0.48]

J Am Coll Cardiol. 2018 Jun 19;71 (24) :2744-52

上昇）にある．ただし，死亡リスクは変わらない〔*Lancet. 2015 Mar 28;385 (9974) :1219-28*〕．そのため，日本の感染性心内膜炎の予防と治療に関するガイドライン（2017年改訂版）では予防投与の適応を拡大しているが，月間1万処方数を減らす一方で感染性心内膜炎が100万人に1人増える，という数字をどう解釈するかである．

- 参考として，スウェーデンにおける医療処置（歯科処置を除く）と感染性心内膜炎リスクを調べたコホート研究の結果を表14にまとめる．処置後12週以内の感染性心内膜炎の発症で関連ありと判断している〔*J Am Coll Cardiol. 2018 Jun 19;71 (24) :2744-52*〕．
- 当然ながら，予防投与により処置後の感染性心内膜炎の発症を完全に予防できるわけではない．フランスにおけるコホート研究では，侵襲的な歯科処置は有意に感染性心内膜炎のリスクを上昇させる（OR1.66〔1.05-3.27〕）が，予防的抗菌薬投与の有無でそのリスクは変わらない結果であった〔*BMJ. 2017 Sep 7;358;j3776*〕．
- 予防的抗菌薬の推奨を拡大することで予防効果があるかどうかは不明であるし，副作用のリスクは上昇する．適応範囲については今後の研究に期待したい．

心臓植込み型デバイス（cardiovascular implantable electronic device：CIED）の感染症

- CIED留置後，最初の1年間の感染率は0.2%．その後は0.5%/年〔*Medicine (Baltimore). 2012 May;91 (3) :*

123-30〕．
- 原因菌で最も多いのは*Staphylococcus*で70-95%を占める〔*Infect Dis Clin North Am. 2012 Mar;26 (1) :57-76*〕．
- CIED感染症はジェネレーターポケットの感染症（69%）と心臓内リードの感染症（23%）に分類される〔*Infect Dis Clin North Am. 2012 Mar;26 (1) :57-76*〕．
- ポケット感染では局所的な発赤，腫脹が認められることが多いが，5-11%で局所症状が認められない．また，25%が菌血症となる．
- リード感染はリードや心臓弁に疣贅が認められる．感染性心内膜炎の6.4% [5.5-7.4] がCIEDのリード感染〔*JAMA. 2012 Apr 25;307 (16) :1727-35*〕．ポケット感染との合併もあるが，27-65%はポケット感染を伴わないリード感染となる〔*Infect Dis Clin North Am. 2012 Mar;26 (1) :57-76*〕．

CIED感染症の評価

- 血液培養：
- リード感染では血液培養陽性率68-100%と良好．
- ポケット感染では血液培養陽性率は低いが，ポケット周囲の組織培養の培養陽性率は61-81%と良好〔*Infect Dis Clin North Am. 2012 Mar;26 (1) : 57-76*〕．
- 経胸壁心エコー，経食道心エコー：
- 経胸壁心エコーは弁破壊や心臓弁の疣贅評価は可能であるものの，リードの評価は困難．
- 一方で，経食道心エコーではリードの評価が可能であり，CIEDでは経食道心エコーが望ましい．ただし，感染がなくても5-10%でリードに血栓が付着しているため注意が必要である〔*N Engl J Med. 2012*

Aug 30; 367（9）:842-9].

- 他の画像検査：
  - PET/CT はポケット感染に対する感度/特異度は 100％/100％ と良好であるが，リード感染では 60％/100％ と感度は低下する〔*Clin Microbiol Infect. 2011 Jun; 17（6）:836-44*〕.

CIED 感染症の治療

〔*Eur Heart J. 2015 Nov 21; 36（44）:3075-128*〕

- 基本的に CIED 感染症ではデバイス除去が必要となる.
- 問題となるのは CIED 留置患者における *Staphylo-coccus* 菌血症，*Streptococcus* 菌血症の場合にどうするかである.

血液培養陰性の CIED 感染症の場合

〔*N Engl J Med. 2012 Aug 30; 367（9）:842-9*〕

- 血液培養陰性でポケット感染がある場合は CIED を除去し，抗菌薬を 10-14 日間投与する.
- 血液培養陰性でジェネレーターもしくはリードの浸食，障害がある場合は CIED を除去し，抗菌薬を 7-10 日間継続.

血液培養陽性例，感染症に伴う全身症状がある患者，抗菌薬投与されている患者の場合

〔*N Engl J Med. 2012 Aug 30; 367（9）:842-9*〕

- 経食道心エコーにて心臓弁に疣贅が認められる場合は CIED を除去し，感染性心内膜炎に準じて治療.
- 経食道心エコーにてリード感染が認められる場合は CIED を除去し，以下のとおり治療する.
  - 塞栓症状，感染播種（化膿性脊椎炎など）がある場合は 4-6 週間抗菌薬を継続.
  - 塞栓症状や感染播種がない場合は，*S. aureus* 菌血症では 2-4 週間，他の細菌の菌血症であれば 2 週間抗菌薬を継続する.*S. aureus* 菌血症では治療 2 週間後に再度経食道心エコーを評価.

血液培養陽性例，経食道心エコーにてリード，弁に疣贅が認められない症例の場合

- *Staphylococcus* や *Streptococcus* など感染性心内膜炎の原因となる細菌（表8）による菌血症の場合は CIED 感染症と考えて CIED を除去し，抗菌薬投与

表 15　CIED 留置患者の *S. aureus* 菌血症で CIED を除去すべき状況

明らかな熱源不明の菌血症
再発性の菌血症
24 時間持続する菌血症
人工弁を有する場合
植込み型除細動器を有する場合
CIED 留置後 3 か月以内の菌血症

Infect Dis Clin North Am. 2012 Mar; 26（1）:57-76

を考慮する.

- CIED 留置患者における *S. aureus* 菌血症では，45％ で CIED 感染症が認められる.しかしながら半分は CIED 感染症ではないため，全例で除去を行う必要もなく，表 15 の場合に除去を考慮すべきとの意見もある〔*Infect Dis Clin North Am. 2012 Mar; 26（1）:57-76*〕.
- 除去後の抗菌薬投与は *S. aureus* 菌血症では 2-4 週間，他の細菌では 2 週間.*S. aureus* 菌血症では治療 2 週間後に再度経食道心エコーにて，感染性心内膜炎，弁破壊をフォローする〔*N Engl J Med. 2012 Aug 30; 367（9）:842-9*〕.

CIED 再留置のタイミング

〔*Infect Dis Clin North Am. 2012 Mar; 26（1）:57-76*〕

- 血液培養陽性，経食道心エコーにて疣贅陽性の症例：
  - CIED 除去後に血液培養フォローを行い，弁に疣贅が認められる症例では培養陰性確認 14 日後，リードに疣贅が認められる症例では培養陰性確認 72 時間後でさらに臨床的，検査にて炎症所見が鎮静化した後に再留置を行う.
- 血液培養陽性，経食道心エコーにおいて疣贅陰性の症例：
  - CIED 除去後に血液培養フォローを行い，培養陰性確認 72 時間後でさらに臨床的，検査にて炎症所見が鎮静化した後に再留置を行う.
- ポケット感染症：
  - CIED 除去後に血液培養フォローを行い，培養陰性確認 72 時間後で，周辺組織のデブリドメント終了後に再留置を行う.

9　軟部組織感染症：蜂窩織炎，壊死性筋膜炎

- 軟部組織感染症診療では壊死性筋膜炎の鑑別が重要となる.
- 壊死性筋膜炎であれば致死率は 30-40％であり，迅速な外科処置を含めた対応が重要となる. しかしながら身体所見のみで壊死性筋膜炎を鑑別することは困難なことも多い〔*Joint Bone Spine. 2013 Mar;80（2）:146-54*〕.

軟部組織感染症のマネジメント

チャートI　壊死性筋膜炎の鑑別

- 皮膚所見で壊死性筋膜炎と蜂窩織炎の鑑別は困難.
- 壊死性筋膜炎の初期では浅筋膜に細菌感染が生じ，筋膜に沿って拡大する. その後，周囲血管の血栓性閉塞が起こり皮下組織へ炎症が波及し，皮膚所見を生じるため，初期では皮膚所見がない部位で圧痛があることがポイントとなる.
- 中期になると水疱形成，硬結が生じ，晩期には血疱，皮膚知覚低下，握雪感，壊死が生じる（表 1）〔*Curr Opin Infect Dis. 2005 Apr;18（2）:101-6*〕.
- メタアナリシスでは，低血圧，血疱の存在は強く壊死性筋膜炎を疑う所見となるが，感度が低いため，除外には使用できないことに注意（表 2）〔*Ann Surg. 2019 Jan; 269（1）: 58-65*〕.
- 血液検査による壊死性筋膜炎の評価（LRINEC［Laboratory Risk Indicator for Necrotizing Fasciitis］score）も有用（表 3）. スコア≧6 点で壊死性筋膜炎を疑うが，感度は低いため，除外には使用できないことに注意（表 2）〔*Crit Care Med. 2004 Jul;32（7）:1535-41*〕〔*Ann Surg. 2019 Jan; 269（1）: 58-65*〕.

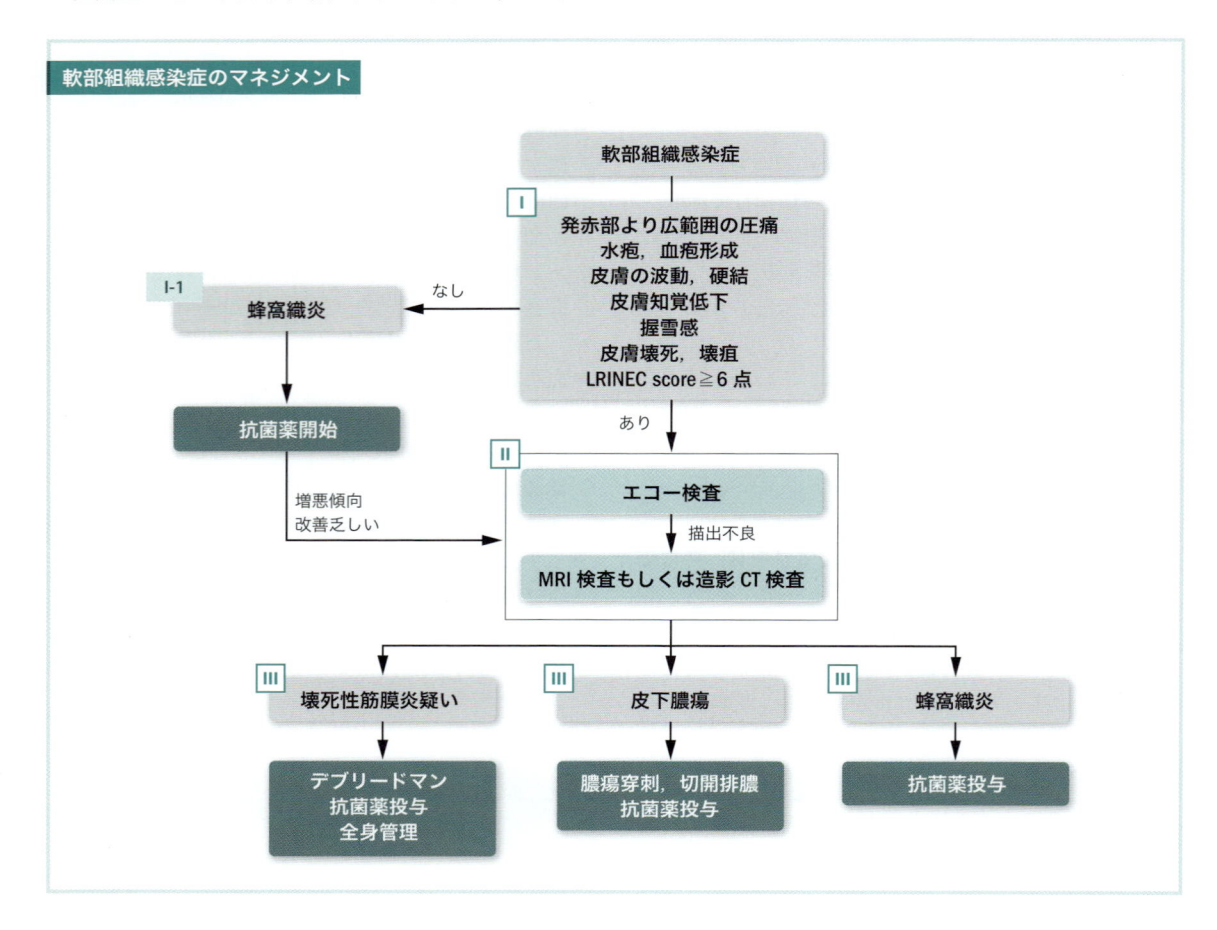

軟部組織感染症のマネジメント

軟部組織感染症

I
発赤部より広範囲の圧痛
水疱，血疱形成
皮膚の波動，硬結
皮膚知覚低下
握雪感
皮膚壊死，壊疽
LRINEC score≧6 点

I-1　蜂窩織炎　←なし

抗菌薬開始

増悪傾向
改善乏しい

あり

II　エコー検査

描出不良

MRI 検査もしくは造影 CT 検査

III　壊死性筋膜炎疑い　→　デブリードマン　抗菌薬投与　全身管理

III　皮下膿瘍　→　膿瘍穿刺，切開排膿　抗菌薬投与

III　蜂窩織炎　→　抗菌薬投与

表1　壊死性筋膜炎の経過

早期	中期	晩期
発赤，腫脹，熱感 皮膚所見よりも広範囲の圧痛が認められる	水疱形成 皮膚の波動 皮膚の硬結	血性水疱形成 皮膚知覚低下 握雪感 皮膚壊死（黒色変化，壊疽）

Curr Opin Infect Dis. 2005 Apr;18（2）:101-6

表2　壊死性筋膜炎に対する所見とLRINEC scoreの感度，特異度

所見	感度（%）	特異度（%）	LR+	LR−
発熱	46.0 [38.9-53.2]	77.0 [59.7-88.1]	1.98 [1.12-3.51]	0.70 [0.59-0.84]
血疱	25.2 [12.8-43.7]	95.8 [87.3-98.7]	5.97 [2.89-12.32]	0.78 [0.66-0.93]
低血圧	21.0 [9.4-40.4]	97.7 [91.4-99.4]	9.20 [3.87-21.86]	0.81 [0.68-0.96]
LRINEC≧6点	68.2 [51.4-81.3]	84.8 [75.8-90.9]	4.49 [2.74-7.35]	0.38 [0.24-0.60]
LRINEC≧8点	40.8 [28.6-54.2]	94.9 [89.4-97.6]	7.94 [3.44-18.32]	0.62 [0.50-0.78]

LRINEC score は表3を参照．

Ann Surg. 2019 Jan; 269（1）: 58-65

表3　LRINEC（Laboratory Risk Indicator for Necrotizing Fasciitis）score

項目	点	項目	点
CRP（mg/dL） 　＜15 　≧15	 0 4	Na（mEq/L） 　≧135 　＜135	 0 2
白血球数（/μL） 　＜1万5000 　1万5000-2万5000 　＞2万5000	 0 1 2	Cr（mg/dL） 　＜1.6 　≧1.6	 0 2
Hb（g/dL） 　＞13.5 　11-13.5 　＜11	 0 1 2	血糖値（mg/dL） 　180 　＞180	 0 1

スコア≧6で感度80%，特異度67%で壊死性筋膜炎を示唆する．

Crit Care Med. 2004 Jul;32（7）:1535-41／Anaesth Intensive Care. 2009 Jul;37（4）:588-92

チャートI-1　発赤，腫脹，熱感のみで他に壊死性筋膜炎で認められる所見がないのであれば蜂窩織炎として対応する

■ この時，病変部位をマーキングし，経過をフォローすることが大切．

□ 病変の拡大傾向がある場合，治療反応性が悪い場合，増悪傾向がある場合，経過中に壊死性筋膜炎を示唆する所見が認められる場合は画像評価を行う．

■ 抗菌薬選択は チャートIII を参照．

チャートII　壊死性筋膜炎を疑った場合は画像検査を行う

■ 画像検査はエコー，MRI検査もしくは造影CT検査を行う．

■ エコーは皮下膿瘍，壊死性筋膜炎双方の評価で有用．

□ 皮下膿瘍は単房性，多房性の低エコー領域として描出される〔*N Engl J Med. 2014 Mar 13;370（11）:1039-47*〕．蜂窩織炎と皮下膿瘍の鑑別において，身体所見は感度86%，特異度70%である一方，エコーの併用では感度98%，特異度88%と良好〔*Acad Emerg Med. 2005 Jul;12（7）:601-6*〕．エコーは研修医が行っても感度97%，特異度67%と，皮下膿瘍の除外に有用な検査である〔*Am J Emerg Med. 2012 Oct;30（8）:1569-73*〕．

□ 壊死性筋膜炎では健側と比較して，患側の筋組織表層に4mm以上の低エコー領域が認められる所見が特徴的で，感度88%［64-99］，特異度93%［82-99］

MRI 所見	感度 (%)	特異度 (%)
T2, T2 脂肪抑制で深筋膜が 3 mm 以上肥厚している	86	70
深筋膜が広範囲に障害されている	100	61
低信号域が認められる（ガス所見）	43	100
T2 脂肪抑制で高信号を示す部位が造影 MRI で造影されない（壊死組織を示唆）	86	74

Joint Bone Spine. 2013 Mar;80（2）:146-54

表5　抗菌薬選択の一例

疾患	状態	抗菌薬
蜂窩織炎，皮下膿瘍	・非重症例 ・膿瘍 Gram 染色にて Gram 陽性連鎖球菌，腸内細菌様の Gram 陰性桿菌	・セファゾリン ・セフトリアキソン
	・糖尿病，慢性肝疾患の基礎疾患 ・外傷，動物咬傷後 ・膿瘍 Gram 染色で複数菌の関与あり ・殿部，肛門周囲の感染で嫌気性菌関与の可能性がある場合	・アンピシリン/スルバクタム ・アモキシシリン/クラブラン酸
	・膿瘍 Gram 染色にてブドウ球菌様の Gram 陽性球菌が確認され MRSA リスクが高い場合 ・上記治療で改善乏しい場合	・バンコマイシン ・ダプトマイシンなど
壊死性筋膜炎		・アンピシリン/スルバクタム ・ピペラシリン/タゾバクタム ・メロペネム ・イミペネム/シラスタチンにクリンダマイシンを併用
	・MRSA リスクが高い場合	・上記にバンコマイシン，ダプトマイシンを併用
	・*Vibrio vulnificus* リスクがある場合	・セフトリアキソン＋ドキシサイクリン ・シプロフロキサシン

で壊死性筋膜炎を示唆する〔*Acad Emerg Med. 2002 Dec;9（12）:1448-51*〕.

- ■成人で皮下組織が多い場合，皮下組織の浮腫により筋膜の描出が困難な場合は，エコーによる評価はあきらめて MRI や造影 CT で評価する〔*Joint Bone Spine. 2013 Mar;80（2）:146-54*〕.
- ■MRI，造影 CT による評価：
- ■造影 CT では膿瘍，皮下のガス像，筋膜浮腫，筋膜の造影効果の評価が可能であるが，早期の壊死性筋膜炎の評価には適さない．行うのであれば MRI のほうが有用〔*Radiographics. 2007 Nov-Dec;27（6）:1723-36*〕.
- ■MRI の壊死性筋膜炎に対する感度はほぼ 100％，特異度 86％〔*AJR Am J Roentgenol. 1998 Mar;170（3）:615-20*〕. チェックすべき所見は表4 を参照.

 軟部組織感染症の治療

- ■抗菌薬は想定される原因菌に応じて選択する（表5）.
- ■蜂窩織炎，皮下膿瘍の原因菌は黄色ブドウ球菌，レンサ球菌が大半を占め，複数菌の感染症も 3 割程度で認められる（表6）〔*Clin Infect Dis. 2010 Oct 15; 51（8）:895-903*〕.
- ■壊死性筋膜炎では軟部組織感染症の原因菌に加えて，*Clostridium perfringens*，アジアでは *Klebsiella* も原因菌として多い（表7）〔*Clin Infect Dis. 2007 Mar 1;44（5）:705-10*〕〔*Clin Infect Dis. 2012 Oct;55（7）:930-9*〕.
- ■また，夏季に牡蠣などの貝類，甲殻類摂取歴や海水浴の病歴があり，さらに慢性肝疾患がある患者では *Vibrio vulnificus* 感染症を考慮する（補足▶）〔*Clin Infect Dis. 2011 Mar 15;52（6）:788-92*〕.
- ■他の治療：

表6　軟部組織感染症（皮下膿瘍，蜂窩織炎）の原因菌頻度

原因菌	頻度
黄色ブドウ球菌	62%
MRSA	41%
MSSA	18%
不明	3%
レンサ球菌	42%
黄色ブドウ球菌もしくはレンサ球菌	96%
黄色ブドウ球菌もしくはレンサ球菌のみ	71%
嫌気性菌	22%
好気性の Gram 陰性菌	14%
腸球菌	3%
その他	4%

Clin Infect Dis. 2010 Oct 15;51（8）:895-903

表7　アジア（台湾）における壊死性筋膜炎の原因菌

単一菌による感染	頻度	複数菌による感染	頻度
溶連菌	12%	嫌気/好気の混合	15%
Klebsiella pneumoniae	11%	その他	10%
MRSA	8%		
MSSA	6%	培養陰性*	10%
Vibrio vulnificus	7%		
大腸菌	4%		
Aeromonas hydrophila	4%		
その他	13%	計	100%

*全例，培養検査前に抗菌薬が開始された例.

Clin Infect Dis. 2012 Oct;55（7）:930-9

- 皮下膿瘍では切開排膿，壊死性筋膜炎ではデブリードマンが必要となる.
- 壊死性筋膜炎は重症化するため，ICU 管理，全身管理が必要. 壊死性筋膜炎に対する高気圧酸素療法の効果は報告によりさまざまである. 血行動態が安定した患者で，デブリードマン，抗菌薬投与，全身管理の妨げにならない場合は行ってもよい〔*Curr Probl Surg. 2014 Aug;51（8）:344-62*〕.

➕ 補 足

Vibrio vulnificus 感染症

- *Vibrio vulnificus* は好塩性の Gram 陰性桿菌で，海水に生息する.
- キチナーゼという酵素を産生し，キチンを破壊することで貝類や甲殻類の外骨格に生息している.
- 海水温が 22 度を超えると増殖が盛んとなるため，夏季に貝類，甲殻類を摂取することで感染リスクとなる. 最も多いのは生牡蠣摂取による感染で，菌血症の 96％に 7 日以内の生牡蠣摂取歴がある〔*Clin Infect Dis. 2011 Mar 15;52（6）:788-92*〕.

V. vulnificus 感染症の臨床経過は主に 3 タイプ

- 創傷感染症（45％），菌血症（43％），腸管感染症（5％）の 3 タイプがある.
- 非典型的なものとして髄膜炎，腹膜炎，角膜潰瘍，

表8　*V. vulnificus* 感染症のリスク

項目	菌血症のリスク	創傷感染症のリスク
生牡蠣を1週間以内に摂取	96%	
創傷部への温かい海水の曝露歴，生の海産物と創部の接触		100%
慢性疾患	97%	68%
慢性肝疾患	80%	22%
慢性アルコール依存	65%	32%
糖尿病	35%	20%
悪性腫瘍	17%	10%
慢性腎臓病	7%	7%

Am Fam Physician. 2007 Aug 15;76（4）:539-44

表9　*V. vulnificus* 感染症の症状頻度

症状，所見	敗血症	創部感染	腸管感染
全身症状	100% [91-100]	71% [46-96]	71% [30-100]
発熱	92% [77-96]	65% [39-91]	57% [13-100]
悪寒	53% [36-69]	29% [4-54]	43% [0-87]
意識障害	50% [34-60]	18% [5-45]	0 [0-44]
低血圧	32% [18-49]	12% [0.05-38]	0 [0-44]
消化管症状	71% [55-86]	12% [0-38]	100% [65-100]
下痢	42% [25-59]	6% [0-31]	100% [65-100]
腹痛	34% [18-50]	0 [0-23]	100% [65-100]
嘔吐	42% [25-59]	6% [0-31]	29% [5-70]
皮膚症状	61% [44-78]	88% [62-98]	0 [0-44]
蜂窩織炎	50% [33-67]	88% [62-98]	0 [0-44]
水疱形成	37% [21-53]	41% [15-67]	0 [0-44]
斑状出血	32% [16-48]	18% [5-45]	0 [0-44]

Ann Intern Med. 1988 Aug 15;109（4）:318-23

骨髄炎，耳炎，尿路感染症，筋炎，横紋筋融解症などの報告がある〔*Clin Infect Dis. 2011 Mar 15;52（6）:788-92*〕．

- *V. vulnificus* 感染症のリスク因子を表8に示す．
  - 創傷感染症は開放創がある状態での海水曝露で感染することで生じる．壊死性筋膜炎のリスクとなり，創傷感染症による死亡率は15%〔*Clin Infect Dis. 2011 Mar 15;52（6）:788-92*〕．
  - 菌血症は慢性疾患のある患者での貝類，甲殻類の摂取がリスクとなる．
  - 腸管感染症の予後は良く，治療なしで改善する．
- *V. vulnificus* 感染症の症状，所見の頻度は表9を参照．

V. vulnificus 感染症の治療
- 発症24時間以内の抗菌薬投与が必要であり，可能

性があればカバーする．
  - 24時間以内の抗菌薬投与群では死亡率33%であるが，それ以降では53-100%に及ぶ．
- 抗菌薬はドキシサイクリン＋セフトリアキソンを使用．
  - ドキシサイクリン 100 mg 12時間毎投与＋セフトリアキソン 1-2 g/日．
  - もしくはシプロフロキサシン 1500 mg/日 1日2回内服もしくは 400 mg を12時間毎に静注する〔*Clin Infect Dis. 2011 Mar 15;52（6）:788-92*〕．
- 肝硬変患者には生牡蠣の摂取や開放創がある状態での海水や魚介類への曝露を避けるように指導することも重要〔*Clin Infect Dis. 2011 Mar 15;52（6）:788-92*〕．

10 toxic shock syndrome

- toxic shock syndrome（TSS）は毒素による急性の発熱，びまん性の紅斑，落屑，低血圧，多臓器不全を伴う病態.
- 毒素は *Streptococcus pyogenes*，*Staphylococcus aureus* に由来するものがほとんどであるが，他に *S. agalactiae*，*S. viridans*，C群・D群・G群連鎖球菌，*Clostridium sordellii* などの報告例がある.
- 毒素（superantigen：SAgs）は抗原提示細胞とT細胞に作用し，T細胞の増加と多量のサイトカイン分泌を誘発する.
- 急速に発症，進行する．早期に対応すれば治療可能であるが，気づくのが遅れると致命的となる．死亡率は成人例で30-80%〔*Prim Care Update Ob Gyns. 2000 May 1;7（3）:85-90*〕〔*J Emerg Med. 2018 Jun;54（6）:807-14*〕.

toxic shock syndrome のマネジメント

 TSS を疑う 〔*Prim Care Update Ob Gyns. 2000 May 1;7（3）:85-90*〕〔*Crit Care Clin. 2013 Jul;29（3）:651-75*〕〔*J Emerg Med. 2018 Jun;54（6）:807-14*〕

- 以下の症状が認められた場合，TSS を念頭に置いて診療する．他疾患でも同様の症状を呈することは多いため，感染症の評価，他疾患の評価，循環不全の対応と並行して TSS の評価を行うことが重要．循環不全徴候は 〔J〕-1 敗血症の初療 を参照.
- 全身症状・循環不全徴候＋びまん性の茹でられたような紅斑
- ウイルス感染様症状（嘔吐，下痢，頭痛，筋肉痛）＋感染源不明の敗血症性ショック・循環不全徴候

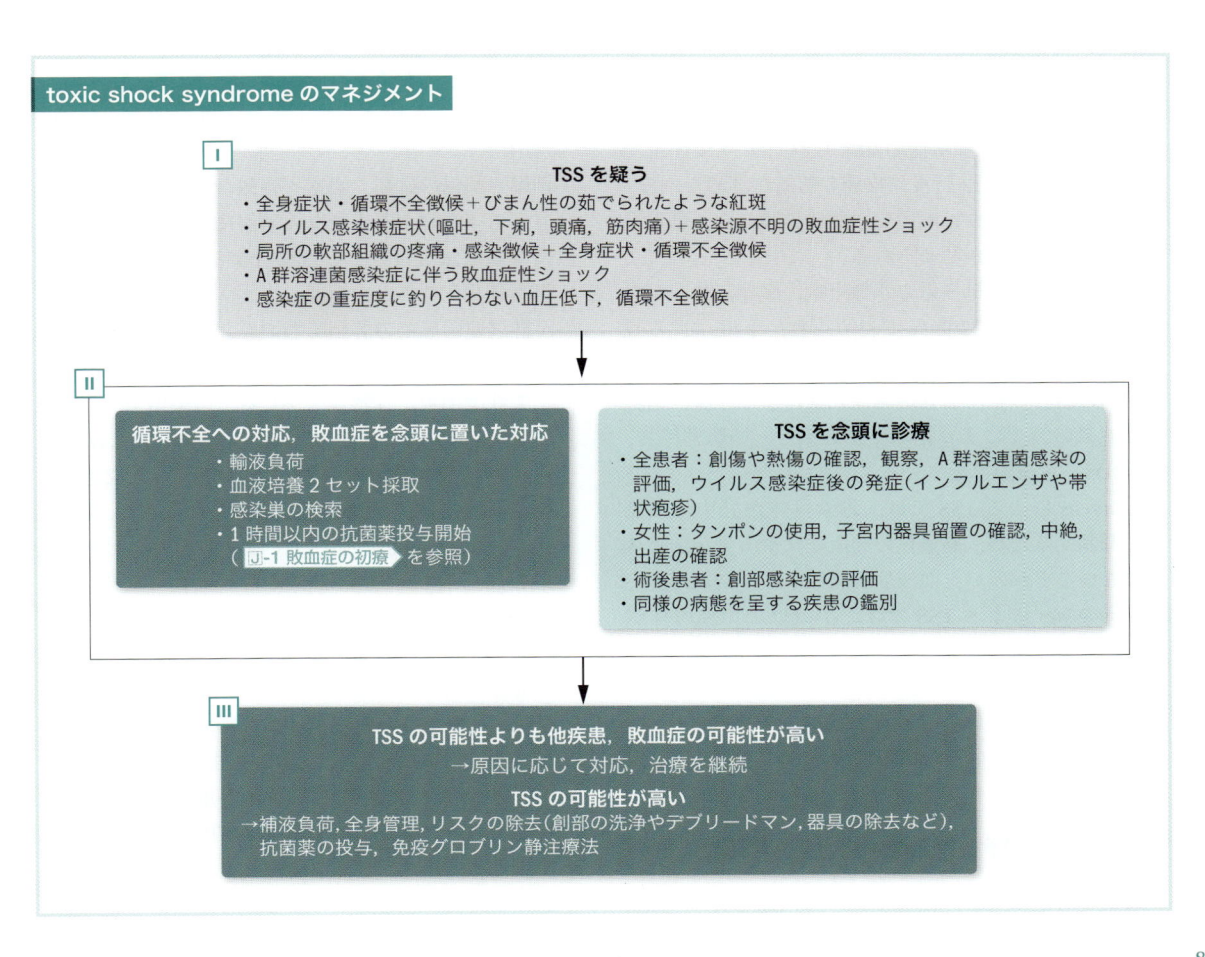

toxic shock syndrome のマネジメント

Ⅰ TSS を疑う
- 全身症状・循環不全徴候＋びまん性の茹でられたような紅斑
- ウイルス感染様症状（嘔吐，下痢，頭痛，筋肉痛）＋感染源不明の敗血症性ショック
- 局所の軟部組織の疼痛・感染徴候＋全身症状・循環不全徴候
- A群溶連菌感染症に伴う敗血症性ショック
- 感染症の重症度に釣り合わない血圧低下，循環不全徴候

Ⅱ

循環不全への対応，敗血症を念頭に置いた対応
- 輸液負荷
- 血液培養2セット採取
- 感染巣の検索
- 1時間以内の抗菌薬投与開始（ 〔J〕-1 敗血症の初療 を参照）

TSS を念頭に診療
- 全患者：創傷や熱傷の確認，観察，A群溶連菌感染の評価，ウイルス感染症後の発症（インフルエンザや帯状疱疹）
- 女性：タンポンの使用，子宮内器具留置の確認，中絶，出産の確認
- 術後患者：創部感染症の評価
- 同様の病態を呈する疾患の鑑別

Ⅲ TSS の可能性よりも他疾患，敗血症の可能性が高い
→原因に応じて対応，治療を継続

TSS の可能性が高い
→補液負荷,全身管理,リスクの除去（創部の洗浄やデブリードマン,器具の除去など）,抗菌薬の投与，免疫グロブリン静注療法

表1　TSS の鑑別疾患

症状，所見	鑑別疾患
びまん性の紅斑＋全身症状・循環不全徴候	薬疹（中毒性表皮壊死症を含む），ウイルス感染症，*Rickettsia*，Leptospirosis，チフス，髄膜炎菌感染症，熱中症，アナフィラキシー
多量の水様下痢＋全身症状・循環不全徴候	腹膜炎，中毒性巨大結腸症，コリン作動性クリーゼ，甲状腺クリーゼ，副腎不全，VIPoma（VIP 産生腫瘍），アナフィラキシー
局所の軟部組織の疼痛・感染徴候＋全身症状・循環不全徴候	壊死性筋膜炎
感染症の重症度に釣り合わない血圧低下，循環不全徴候．	副腎不全の合併

Prim Care Update Ob Gyns. 2000 May 1;7（3）:85-90 を参考に作成

- 局所の軟部組織の疼痛・感染徴候＋全身症状・循環不全徴候
- A 群溶連菌感染症に伴う敗血症性ショック
- 感染症の重症度に釣り合わない血圧低下，循環不全徴候
- TSS では原因菌による局所感染症状と，TSS による症状が混在する．TSS 症状の経過は以下のとおり．
- 前駆症状として 2-3 日前より悪寒や筋肉痛が認められ，その後に発熱を生じる．
- 発症早期に皮膚粘膜症状，筋肉痛，関節痛，消化管症状を伴う．
  - 皮膚症状はびまん性の茹でられたような紅斑であり，発症 5-12 日後に皮膚の落屑が認められる．
  - 粘膜症状としては咽頭痛や眼瞼結膜充血，結膜充血，イチゴ舌が認められる．
  - 消化管症状には多量の水様下痢，腹痛，嘔吐がある．水様下痢は 90％ で認められ，下痢による脱水，低血圧を来す．
- 末梢の血管拡張，血管透過性亢進による浮腫，循環血液量の減少により循環不全を来し，多臓器障害，ARDS，意識障害を生じる．
- *S. aureus* による TSS では，毒素自体が好中球機能を抑制するため，感染巣の局所症状や所見が認められないことが多い．血液培養陽性率も＜5％ と低い．
- *S. pyogenes* による TSS では，半数以上で局所症状が認められる．感染巣としては軟部組織感染症（主に壊死性筋膜炎）や咽頭炎，肺炎，腹腔内感染症，骨髄炎などが挙げられる〔*J Clin Microbiol. 2011 Dec;49（12）:4094-100*〕．血液培養陽性率は 60％ 程度．

チャート II　TSS を疑ったときの評価・対応

- TSS を疑った場合，循環不全への対応を行いつつ，

さらに可能性を詰めることが重要．TSS の可能性が濃厚な場合は，敗血症治療に加えてリスク因子の除去，免疫グロブリン静注療法の併用を考慮する（チャートIII）．
- 循環不全の評価，対応については J-1 敗血症の初療 の項目を参照．
- TSS の診断ではリスク因子の評価と，同様の病態を呈する疾患の除外が重要となる．TSS の疾患定義（補足）はあるが，早期の検出には向かないため参考程度としておく．
- TSS のリスク因子〔*J Emerg Med. 2018 Jun;54（6）:807-14*〕：
- 創傷や熱傷の確認，観察：軽微な外傷でも原因となりうる（洗浄が不十分な擦過傷に市販のフィルム材で湿潤療法を行っている場合など）．どのような創傷も確認することが重要．
- A 群溶連菌感染の評価：咽頭炎，皮膚・軟部組織感染症，呼吸器感染症，産褥期感染症，腹腔内感染症，化膿性関節炎，骨髄炎を生じる．感染巣不明の菌血症を呈する例もあり〔*J Clin Microbiol. 2011 Dec;49（12）:4094-100*〕．検体採取が可能であれば Gram 染色にて Gram 陽性連鎖球菌を確認する．
- *Staphylococcus* 関連の TSS では，前述のとおり感染巣の局所症状や所見が認められないことが多い．感染巣の検体が採取可能であれば Gram 染色にて集塊状の Gram 陽性球菌が認められる〔*J Emerg Med. 2018 Jun;54（6）:807-14*〕．
- ウイルス感染症の既往：インフルエンザ感染症後の肺炎や，帯状疱疹後に TSS を生じる例がある．
- 術後患者では創部感染症の評価が重要．
- 女性例ではタンポンの使用，子宮内器具留置，直前の中絶歴，出産がリスクとなる．
- TSS の鑑別疾患を表1にまとめる．

- 鑑別で重要となるのが薬剤性，感染症，内分泌疾患．TSS の診断には緊急を要するため，時間をかけて検査結果を待つ必要はない．病歴，臨床所見から可能性を検討する．
- 全身症状，水様下痢から急性腸炎と誤診され，対応が遅れる例がある．基本的に循環不全徴候を伴う下痢症において，急性腸炎は除外診断となることを覚えておく．

チャート III TSS の対応・治療
〔*J Emerg Med. 2018 Jun;54（6）:807-14*〕

- TSS の疑いが強い場合，迅速なリスク因子の除去，抗菌薬投与を行う．また，免疫グロブリン静注療法も予後を改善させる可能性があり，考慮すべき．
- リスク因子は チャートII を参照．創部の洗浄，ドレナージ，タンポンや子宮内器具の除去は重要．迅速に行う．
- 抗菌薬は *S. aureus*，*S. pyogenes* のカバーに加えてクリンダマイシンを併用する．
- *S. aureus*，*S. pyogenes* のカバーではセファゾリンが使用しやすいが，MRSA のリスクがある場合はバンコマイシンやリネゾリド，ダプトマイシンの併用も考慮する．
- クリンダマイシンは毒素産生の抑制効果が期待できるため，併用が推奨される．
  - クリンダマイシンは 1 回 900 mg を 8 時間毎に経静脈投与する．
  - 同様に毒素産生を抑制する薬剤としてエリスロマイシン，リファンピシン，キノロン系，リネゾリドがあるが，これらの薬剤は発症早期（2 時間以内）での投与が必要である．一方，クリンダマイシンは発症から 2 時間以上経過しても効果が期待できるため好まれる〔*Emerg Infect Dis. 1995 Jul-Sep;1（3）:69-78*〕．
- 免疫グロブリン（静注療法）は毒素に対する抗体が含まれ，またサイトカイン産生を低下させることで，臓器障害の増悪予防，死亡リスクの軽減効果が期待できる〔*Clin Infect Dis. 2003 Aug 1;37（3）:333-40*〕〔*Crit Care Clin. 2013 Jul;29（3）:651-75*〕．
- 免疫グロブリンは初日に 1 g/kg を投与し，2，3 日目に 0.5 g/kg/日を投与する．

TSS の疾患定義

■TSS の疾患定義を**表 2** にまとめる．

■基準項目に培養検査結果や血清学的検査，皮疹出現

から 1-2 週後に生じる表皮落屑などが含まれており，早期診断・対応において有用なものとは言いがたい．参考程度に使用する．

表 2　TSS の疾患定義

Staphylococcal TSS

臨床基準	発熱＞38.9℃ びまん性の斑状紅斑 皮疹出現 1-2 週後に皮膚落屑が認められる 低血圧（収縮期血圧＜90 mmHg） 多臓器障害（以下の 3 つ以上が認められる） ・消化管：下痢，嘔吐 ・筋肉：重度の筋肉痛，CPK 上昇（≧2×ULN） ・粘膜：陰部，口咽頭，眼球結膜の充血 ・腎臓：BUN，Cr の上昇（≧2×ULN），無菌性膿尿，円柱陽性 ・肝臓：AST，ALT，総ビリルビン上昇（≧2×ULN） ・血液：血小板≦10 万/μL ・中枢神経：局所症状は認められず，意識障害あり（発熱と低血圧がないときに評価）
検査基準	血液培養と髄液培養が陰性（血液培養は S. aureus で陽性となってもよい） *Rickettsia*，Leptospirosis，麻疹の血清学的検査が陰性
判定	準確診：臨床基準 4 項目＋検査基準を満たす 確診：臨床基準 5 項目＋検査基準を満たす

ULN：正常上限

MMWR Recomm Rep. 1990 Oct 19;39（RR-13）:1-43

Streptococcal TSS

臨床基準	低血圧（収縮期血圧＜90 mmHg） 多臓器障害（以下の 2 つ以上が認められる） ・消化管：下痢，嘔吐 ・筋肉：重度の筋肉痛，CPK 上昇（≧2×ULN） ・腎臓：Cr の上昇（≧2×ULN，≧2 mg/dL，基礎値より 2 倍以上の上昇） ・肝臓：AST，ALT，総ビリルビン上昇（≧2×ULN） ・肺：ARDS が認められる ・凝固：血小板≦10 万/μL または播種性血管内凝固症候群 ・皮膚：びまん性の紅斑，表皮の落屑が認められる ・軟部組織の壊死：壊死性筋膜炎，筋炎，壊疽
検査基準	a）無菌の部位より A 群溶連菌を検出（血液，髄液，胸腹水，非開放組織） b）咽頭，膣，喀痰から A 群溶連菌を検出
判定	準確診：臨床基準すべてと検査基準 b を満たし，他の疾患が除外される 確診：臨床基準すべてと検査基準 a を満たす

JAMA. 1993 Jan 20;269（3）:390-1／J Emerg Med. 2018 Jun;54（6）:807-14

11　*Clostridioides difficile* 感染症

■*Clostridioides difficile* は健常者の 1-4％に腸内常在菌として存在しており，入院患者では 7-14％で常在している〔*Lancet Infect Dis. 2009 Apr;9 (4) :237-44*〕〔*Infect Dis Clin North Am. 2015 Mar;29 (1) :13-28*〕.

■*C. difficile* はそもそもトキシン産生株と非産生株がおり，さらに産生株でも腸内細菌叢により増殖が抑制されるため無症候性であることが多いが，抗菌薬曝露や免疫抑制状態では増殖し，トキシンを産生，腸管粘膜の破壊，下痢，発熱を呈する.

■入院患者の 4-10％が無症候性キャリアである〔*Infect Dis Clin North Am. 2015 Mar;29 (1) :13-28*〕.

■年々，*C. difficile* 感染症（CDI）の発症率は上昇している．さらにアウトブレイクの報告も多い〔*N Engl J Med. 2008 Oct 30;359 (18) :1932-40*〕.

（OR 2.73［1.38-5.43］）〔*Am J Emerg Med. 2014 Oct;32 (10) :1195-9*〕.

■抗菌薬の種類別では，クリンダマイシン，セファロスポリン，ニューキノロン系で特にリスクが高い．また抗菌薬曝露から 20 日前後が CDI 発症リスクのピークとなり，3 か月間ほど発症リスクは上昇する〔*CMAJ. 2008 Oct 7;179 (8) :767-72*〕.

CDI の検査：GDH とトキシン A/B EIA 法，NAAT〔*Clin Infect Dis. 2013 Oct;57 (8) :1175-81*〕〔*JAMA. 2015 Jan 27;313 (4) :398-408*〕

■検査は *C. difficile* 抗原（glutamate dehydrogenase：GDH）とトキシン A，B のイムノクロマトグラフ法（EIA）による検出（*C. DIFF* QUIK CHEK コンプリート®），そして *C. difficile* のトキシン産生に関連する遺伝子を評価する nucleic acid amplification testing（NAAT）がある.

■GDH，トキシン A/B EIA 法は感度 41-92％，特異度 94-100％で CDI を評価可能.

■GDH は *C. difficile* 自体の存在を，トキシンはトキシン産生の有無を評価する.

■NAAT は感度 73-100％，特異度 91-100％で CDI を評価可能.

■まず GDH，トキシン A/B EIA 法を行い，判定困難

C. difficile 感染症（CDI）のマネジメント：①検査

CDI を疑う

■入院患者，長期施設入所中の患者における下痢症，発熱では必ず CDI を疑う.

■CDI 発症のリスク因子を表 1 に示す.

■抗菌薬は経口よりも経静脈投与でよりリスクが高い

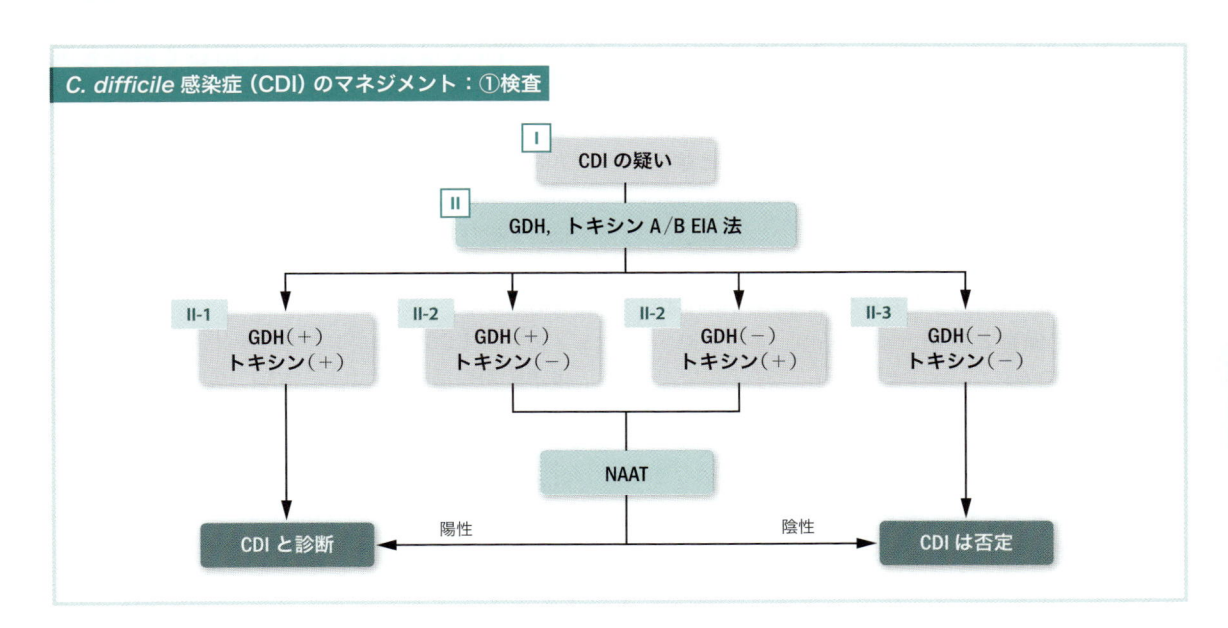

C. difficile 感染症（CDI）のマネジメント：①検査

表1 CDI 発症のリスク因子

リスク因子	RR
抗菌薬の曝露歴*¹	10.6 [8.9-12.8]
プロトンポンプ阻害薬（PPI）の投与*²	3.5 [2.3-5.2]
H₂ 受容体拮抗薬*²	1.4 [0.8-2.5]
高齢（5歳増加毎）*¹	1.4 [1.3-1.5]
2年以内の入院歴*¹	2.2 [2.0-2.4]
炎症性腸疾患*¹	4.1 [2.6-6.6]
腎不全*¹	1.7 [1.3-2.2]
抗菌薬種類別*²	**RR**
テトラサイクリン系抗菌薬	1.1 [0.1-8.6]
ST 合剤	1.2 [0.4-3.3]
マクロライド系抗菌薬	3.9 [2.5-5.9]
ペニシリン	4.3 [2.8-6.4]
セファロスポリン	14.9 [10.9-20.3]
レボフロキサシン	4.1 [2.4-7.1]
シプロフロキサシン	5.0 [3.7-6.9]
モキシフロキサシン	9.1 [4.9-17.0]
ガチフロキサシン	16.7 [9.3-33.6]
クリンダマイシン	31.8 [17.6-57.6]

*¹*CMAJ. 2006 Sep 26;175（7）:745-8／*²*CMAJ. 2008 Oct 7;179（8）:767-72*

Q&A ①

Q 抗菌薬曝露歴がなければ CDI は否定できますか？

A できません．CDI 患者のうち，90 日以内に抗菌薬曝露歴があるのは 40-60％程度のみであり，CDI 患者の半数に抗菌薬曝露歴がありません〔*J Am Coll Surg. 2014 Jun;218（6）:1141-7.e1*〕〔*CMAJ. 2008 Oct 7;179（8）:767-72*〕．

入院患者や長期施設入所者，長期間の PPI 使用患者における腸炎，発熱では CDI を鑑別に挙げる必要があります．

Q 下痢がなければ CDI は否定できますか？

A CD トキシン陽性の 35 例中，下痢は 27 例で認められ（86％），残り 8 例では下痢は認められませんでした．しかも 4 例は腸閉塞でした．したがって，下痢がないから，少ないからといって CDI を否定することはできないことを覚えておきましょう〔*Am J Med. 2003 Nov;115（7）:543-6*〕．ちなみに CDI では白血球＞1 万 5000/μL と高度に上昇する例が多く，疑うきっかけとなるかもしれません〔*South Med J. 2004 Oct;97（10）:959-63*〕．

な場合に NAAT を行う．

- NAAT ではトキシン産生に関連する *tcdB* 遺伝子を評価する．日本国内では BD マックス®CDIFF（日本ベクトン・ディッキンソン社），Xpert C. difficile「セフィエド」（Cepheid 社）で検査が可能だが，2019 年 4 月時点では保険未収載．今後承認されると予想される．

チャートII-1 GDH とトキシン陽性であれば CDI と診断．治療を行う〔*Clin Infect Dis. 2013 Oct;57（8）: 1175-81*〕．

チャートII-2 GDH，トキシンどちらかのみ陽性であれば判定保留とする〔*Clin Infect Dis. 2013 Oct;57（8）: 1175-81*〕．

- この場合，NAAT を追加する．NAAT 陽性であれば CDI と診断し，陰性であれば CDI を否定する．

チャートII-3 GDH とトキシン陰性であれば CDI は否定的．他の原因検索を行う〔*Clin Infect Dis. 2013 Oct; 57（8）: 1175-81*〕．

C. difficile 感染症（CDI）のマネジメント：②治療〔*Infect Control Hosp Epidemiol. 2010 May;31（5）:431-55*〕〔*JAMA. 2015 Jan 27;313（4）:398-408*〕〔*Clin Infect Dis. 2018 Mar 19;66（7）:987-94*〕

チャートIII CDI では重症度（表2）に応じて治療を選択する

- すべての CDI で抗菌薬の中止とプロバイオティクスの併用を考慮する
- 可能であれば抗菌薬投与を中止する．
- 抗菌薬投与時のプロバイオティクス併用による CDI 予防効果は不明であるが，副作用もないため併用を考慮する．
- メタアナリシスではプロバイオティクスによる CDI の予防効果は認められる（NNT 25）〔*Ann Intern Med. 2012 Dec 18;157（12）:878-88*〕．しかしながら，大規模二重盲検化ランダム化比較試験である PLACIDE trial では予防効果に有意差は認められなかった〔*Lancet. 2013 Oct 12;382（9900）:1249-57*〕．
- CDI に対する抗菌薬としてはメトロニダゾール，バンコマイシン，フィダキソマイシン（ダフクリア®）

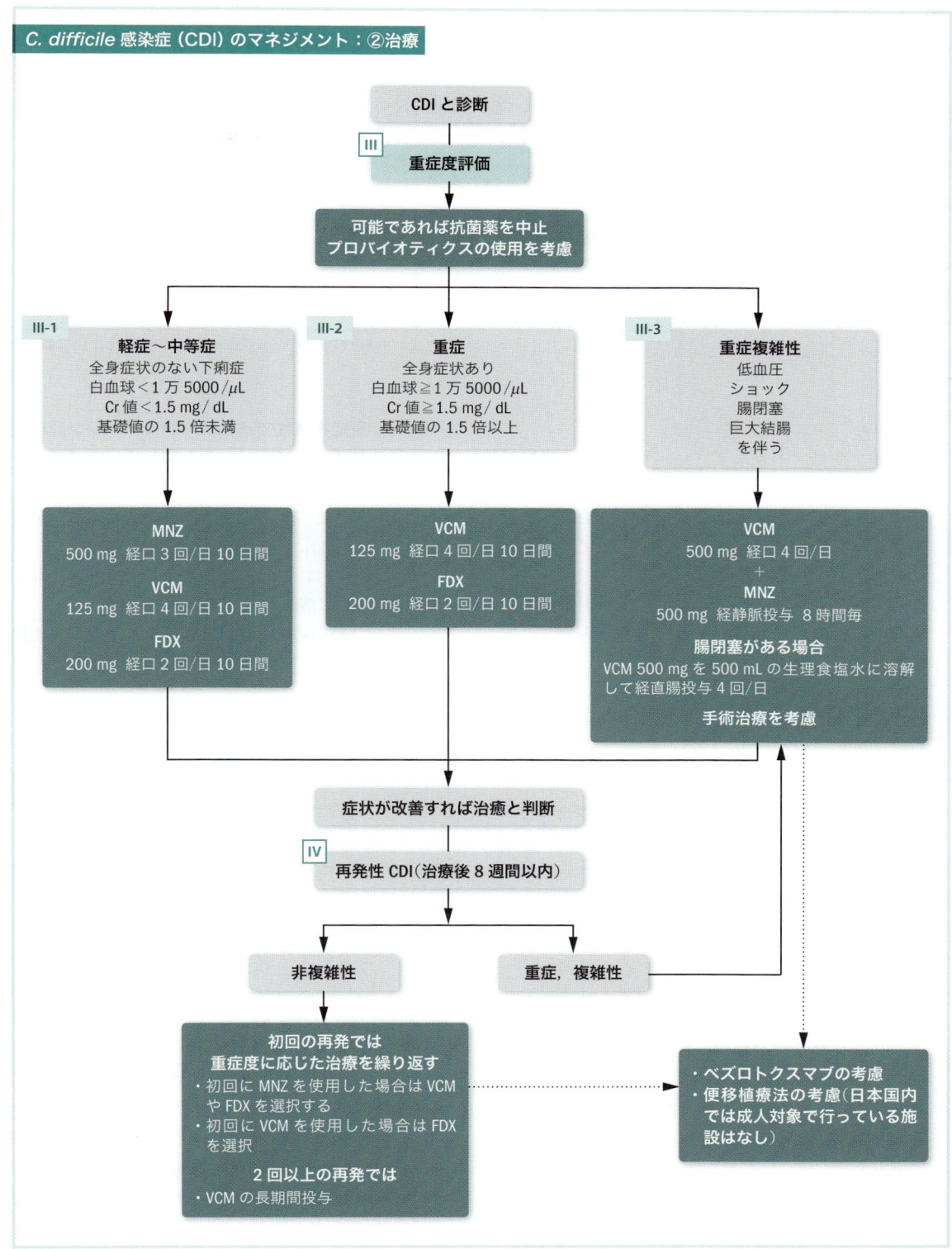

C. difficile 感染症（CDI）のマネジメント：②治療

CDI と診断

III 重症度評価

可能であれば抗菌薬を中止
プロバイオティクスの使用を考慮

III-1
軽症～中等症
全身症状のない下痢症
白血球＜1 万 5000 /μL
Cr 値＜1.5 mg / dL
基礎値の 1.5 倍未満

MNZ
500 mg 経口 3 回/日 10 日間
VCM
125 mg 経口 4 回/日 10 日間
FDX
200 mg 経口 2 回/日 10 日間

III-2
重症
全身症状あり
白血球≧1 万 5000 /μL
Cr 値≧1.5 mg / dL
基礎値の 1.5 倍以上

VCM
125 mg 経口 4 回/日 10 日間
FDX
200 mg 経口 2 回/日 10 日間

III-3
重症複雑性
低血圧
ショック
腸閉塞
巨大結腸
を伴う

VCM
500 mg 経口 4 回/日
＋
MNZ
500 mg 経静脈投与 8 時間毎

腸閉塞がある場合
VCM 500 mg を 500 mL の生理食塩水に溶解
して経直腸投与 4 回/日

手術治療を考慮

症状が改善すれば治癒と判断

IV 再発性 CDI（治療後 8 週間以内）

非複雑性

重症，複雑性

初回の再発では
重症度に応じた治療を繰り返す
・初回に MNZ を使用した場合は VCM
や FDX を選択する
・初回に VCM を使用した場合は FDX
を選択

2 回以上の再発では
・VCM の長期間投与

・ベズロトクスマブの考慮
・便移植療法の考慮（日本国内
では成人対象で行っている施
設はなし）

FDX：フィダキソマイシン，MNZ：メトロニダゾール，VCM：バンコマイシン

Infect Control Hosp Epidemiol. 2010 May;31（5）:431-55／JAMA. 2015 Jan 27;313（4）:398-408 を参考に作成

〔J〕感染症

表2　CDIの重症度分類

分類	臨床，検査所見	リスク因子
軽症〜中等症	全身症状を伴わない下痢症 白血球＜1万5000/μL，Cr＜1.5 mg/dL，Crが基礎値の1.5倍未満	抗菌薬使用，入院歴，プロトンポンプ阻害薬（PPI）使用，化学療法，慢性腎臓病，経管栄養
重症	全身症状を伴う 白血球≧1万5000/μL，Cr≧1.5 mg/dL，Crが基礎値の1.5倍以上	高齢者，BI/NAP1/027株
重症複雑性	低血圧，ショック，腸閉塞，巨大結腸を伴う	上記に加えて，外科手術歴，炎症性腸疾患，免疫グロブリン静注療法
再発性	治療後8週間以内の再発	65歳以上，抗菌薬使用，併存症多数，PPI使用，初回 C. difficile 感染の重症度が高い

Infect Control Hosp Epidemiol. 2010 May;31（5）:431-55

を用いる．

- 2000年まではメトロニダゾールもバンコマイシンも治療効果は良好であったが，近年ではメトロニダゾールによる治療失敗率が上昇しており，重症例ではバンコマイシンが第一選択となる〔*N Engl J Med. 2008 Oct 30;359（18）:1932-40*〕

- フィダキソマイシンとバンコマイシンの比較では，治療効果は両者で同等である一方で，再発リスクは有意にフィダキソマイシンで低い〔*N Engl J Med. 2011 Feb 3;364（5）:422-31*〕〔*Lancet Infect Dis. 2018 Mar;18（3）:296-307*〕．フィダキソマイシンは2018年に日本でも承認された（ダフクリア®）．

チャートIII-1　軽症〜中等症例ではメトロニダゾール，バンコマイシン，フィダキソマイシンより選択

- 薬剤の投与量，期間は以下：
- メトロニダゾール経口投与1回500 mg 1日3回を10日間継続
- バンコマイシン経口投与1回125 mg 1日4回を10日間投与
- フィダキソマイシン経口投与1回200 mg 1日2回を10日間投与
- メトロニダゾールが最も安価であり，まず選択されることが多い．
- 効果不十分であればバンコマイシンやフィダキソマイシンを使用する．

チャートIII-2　重症例ではバンコマイシンまたはフィダキソマイシンを使用する

- 投与量，期間は チャートIII-1 と同様．

チャートIII-3　重症複雑性であればバンコマイシン経口投与1回500 mg 1日4回とメトロニダゾール静注500 mg 8時間毎を併用する

- 腸閉塞を合併している例では，バンコマイシン経口投与の代わりに，500 mgの経直腸投与を選択する．経直腸投与では500 mgを生理食塩水100 mLもしくは500 mLに溶解し，6時間毎に投与する．
- 難治性では結腸切除も選択となるが，予後は悪く院内死亡率は42％〔*JAMA. 2009 Mar 4;301（9）:954-62*〕．

チャートIV　再発性CDIの治療選択

- 再発性CDIは治療後8週間以内に再度症状が出現する例で定義される．再発は治療終了後1-2週間で多い〔*JAMA. 2009 Mar 4;301（9）:954-62*〕．
- 初回の再発例であれば再度重症度に応じた治療を選択する（ チャートIII ）．
- 初回治療で使用した薬剤とは違うものを用いる（初回メトロニダゾールであればバンコマイシンやフィダキソマイシン，初回バンコマイシンであればフィダキソマイシンなど）．
- 非複雑性で複数回の再発を繰り返している例では，バンコマイシン経口投与を長期間かけて減量する方法を選択する．
- バンコマイシン経口投与1回125 mgを6時間毎1-2週間，その後8時間毎1週間，12時間毎1週間，24時間毎1週間，48時間毎1週間，72時間毎1週間投与し終了．
- まだエビデンスは乏しいが，フィダキソマイシンの長期投与もある．1回200 mg 1日2回を5日間，その後200 mgを隔日投与で20日間継続する〔*Lancet Infect Dis. 2018 Mar;18（3）:296-307*〕．
- 再発を繰り返す例ではベズロトクスマブを考慮す

Q&A ②

Ｑ 便移植はどのように実施するのですか？

Ａ 便移植ドナーは 60 歳未満で感染性疾患（HIV，HTLV，HAV，HBV，HCV，CMV，EBV，梅毒，糞線虫，赤痢アメーバ）を除外され，便中寄生虫検査でも陰性を確認されます．

移植当日に便を採取し，生理食塩水 500 mL で希釈，撹拌し，上澄み液をろ過して滅菌ボトルに採取します（便懸濁液）．

レシピエントには注入前に経口腸管洗浄剤を投与します．便懸濁液は便採取から 6 時間以内に経鼻十二指腸チューブを使用しレシピエントに注入します（50 mL/2-3 分）．注入後は経過観察ののちチューブを抜去します〔*N Engl J Med. 2013 Jan 31;368（5）:407-15*〕．

便移植の効果は非常に優秀で，1 回の投与にて 8 割が反応を示します．複数回の施行では 9 割以上で改善がみられるため，難治性症例ではかなり期待ができる治療法になります〔*N Engl J Med. 2013 Jan 31;368（5）:407-15*〕〔*Mayo Clin Proc. 2013 Aug;88（8）:799-805*〕．

米国食品医薬品局（FDA）は便移植を生物的製剤と位置づけ，施行にあたっては患者の安全を確保するように指示しています．

また，上記で作成された便細菌叢液を−20 度で凍結保存することで，混入細菌量は 30 日以上は安定するとする報告もあります．凍結便細菌叢と生便細菌叢を使用した再発性，難治性 CDI の治療効果を比較した二重盲検化ランダム化比較試験では，両者で治療効果は同等でした〔*JAMA. 2016 Jan 12;315（2）:142-9*〕．

便移植の適応は 3 回以上の軽症〜中等症の CDI で，バンコマイシン長期減量療法でも再発を繰り返す場合，入院が必要な CDI を 2 回以上発症しており ADL 障害が認められる場合，重症，複雑性の CDI で通常の治療開始後 48 時間で反応がない場合としています〔*Clin Infect Dis. 2014 Feb;58（4）:541-5*〕．

また経口からの移植だけではなく，大腸内視鏡を用いた経腸投与でも効果が認められます〔*Clin Infect Dis. 2014 Jun;58（11）:1515-22*〕．

る．

- ベズロトクスマブ（ジーンプラバ®）はトキシン B に対するモノクローナル抗体．*C. difficile* 感染症に対する抗菌薬治療に併用することで，有意に再発リスクを低下させる（12 か月における再発率 15-17% vs 27%）〔*MODIFY 1,2 trial：N Engl J Med. 2017 Jan 26;376（4）:305-17*〕．
- 投与方法：*C. difficile* 感染症に対する抗菌薬治療中に，10 mg/kg を 60 分かけて単回点滴静注する．
- ただし，1 バイアル 625 mg で 33 万円ほどかかるため，適応を吟味して使用すべき．
- 再発性，難治性の CDI では便移植療法の効果が良好であるが，現時点で日本国内に成人対象で便移植が可能な施設はない〔*N Engl J Med. 2013 Jan 31;368（5）:407-15*〕．

C. difficile 感染症（CDI）患者との接し方 〔*Clin Infect Dis. 2018 Mar 19;66（7）:987-94*〕

- *C. difficile* は医療従事者を介して感染が拡大する．そしてアルコール消毒では除菌されない．そのため，CDI 患者へ接触する際は使い捨ての手袋，エプロンを着用し，接触前後には流水，石鹸による手洗いが必須となる．
- また患者は個室隔離し，専用のポータブルトイレを使用してもらうといった配慮が必要となる．排泄介助が必要な場合は，オムツはビニール袋に入れて口を縛り処理をする．
- 個室が限られている場合は，排便コントロールができない患者を優先して隔離する（便失禁があるなど）．
- 個室隔離は下痢改善後 48 時間継続し，その後解除するが，改善後も *C. difficile* 感染リスクはあるため，接触時の手袋やエプロンの着用，手洗いは退院まで継続する（無症候性キャリアとして扱う）．
- 無症候性キャリアでも皮膚や周囲環境への汚染リスクは CDI 患者と同等であるため，CDI の既往がある患者や長期施設入所者，長期入院患者では注意すべきである．少なくとも手洗いはしっかりと意識するべきと言える〔*Infect Dis Clin North Am. 2015 Mar;29（1）:13-28*〕．
- 新規入院患者において無症候性キャリアをスクリーニング（肛門スワブによる *tcdB* 遺伝子の評価）し，キャリアと判断された患者群において接触時の手袋着用，接触前後の石鹸，流水による手洗いの徹底，専用の体温計，ポータブル便器の使用，毎日の塩素系消毒液による周辺環境の消毒を行ったところ，医療者関連 CDI のリスクは有意に低下した〔*JAMA Intern Med. 2016 Jun 1;176（6）:796-804*〕．
- CDI 既往患者で再度抗菌薬投与が必要な場合は，バ

ンコマイシンやメトロニダゾールの予防的経口投与が有用かもしれない.

- CDI 既往患者で抗菌薬を使用した 203 例を対象とした後ろ向きコホート研究では, バンコマイシンを予防的経口投与した群で有意に CDI 再発リスクが低下した (4.2% vs 26.6%, OR 0.12 [0.04-0.4]).
- バンコマイシンは 125 mg もしくは 250 mg を 1 日 2 回投与し, 抗菌薬投与期間＋1 週間程度使用する [*Clin Infect Dis. 2016 Sep 1;63 (5) :651-3*].
- 抗菌薬関連下痢症のリスクが高いと判断された患者群を対象とし, メトロニダゾール予防投与群と経過観察のみの群で比較した非盲検化ランダム化比較試験では, 抗菌薬関連下痢症は 4.9% vs 16.4%, p＝0.109, CDI は 0% vs 9.1%, p＝0.069 と有意差は認められないものの, リスクは低下する可能性が示唆されている [*Gastroenterol Hepatol. 2018 Jun - Jul;41 (6) :362-8*].
- 確立された方法ではないが, リスクが高い患者においては考慮してもよいかもしれない.

12 発熱性好中球減少症

- 発熱性好中球減少症は，好中球＜500/μL もしくは 48時間以内に＜500/μL となることが予測される患者における発熱と定義される〔*Hematology Am Soc Hematol Educ Program. 2013;2013:414-22*〕．
- 内科的緊急疾患の1つであり，早期の抗菌薬投与が重要となる．
- 重症の好中球減少症の70-90％が薬剤性，特に急性経過の場合は98％が薬剤性であり，原因薬剤となりうる薬剤を投与中，投与後の患者群における発熱には要注意〔*Curr Opin Hematol. 2008 Jan;15(1):15-21*〕．
- 薬剤性好中球減少症や他の好中球減少症については 補足 を参照．

発熱性好中球減少症のマネジメント

チャート I 発熱性好中球減少症を疑う

- 発熱性好中球減少症は好中球＜500/μL における発熱，もしくは48時間以内に好中球＜500/μL となることが予測される患者における発熱で定義される．
- 好中球減少症の原因となる薬剤，疾患は 補足 を参照．発熱性好中球減少症は薬剤性（特に化学療法）で多いため，原因となる薬剤（補足 表7）を使用中の患者における発熱や下記症状には特に注意が必要〔*Curr Opin Hematol. 2008 Jan;15(1):15-21*〕．
- 症状で多いものは，発熱，悪寒，倦怠感，筋肉痛，関節痛，咽頭痛といった非特異的な症状．これらの症状を放置すると60％以上が敗血症へ進展する．
- 腹痛や腹部膨満が認められる場合は好中球減少性腸炎を疑う．好中球減少性腸炎は腸管壊死や腸管穿孔，敗血症，多臓器不全のリスクとなり，致死率も高いため注意が必要（補足）〔*J Pak Med Assoc. 2012 Jul;62(7):718-23*〕．

チャート II 発熱性好中球減少症の熱源評価と原因菌の推定

- 発熱性好中球減少症では症状が明らかではなくても血液培養2セット，尿培養，喀痰培養，血液検査，尿検査，画像検査を行う．
- 好中球減少により炎症反応が低下するため，感染があっても局所所見が認められないことが多く，感

染巣が判明するのは30-50％のみ．
- 好中球＜100/μL では咽頭炎患者の22％しか膿性分泌物が認められず，尿路感染症患者の11％でしか膿尿が認められない〔*Hematology Am Soc Hematol Educ Program. 2013;2013:414-22*〕．
- 喀痰や尿は可能であれば Gram 染色を行い，菌体を評価する．
- *Clostridioides difficile* 感染症の評価も行う．
- 特に好中球減少性腸炎では鑑別が重要．
- 好中球＜500/μL では常在菌に対する抵抗力が低下するため，常在菌が認められる部位の感染症を特に注意する．
- 皮膚・軟部組織，肺，口腔内，消化管，泌尿生殖器，カテーテル（デバイス）には注意．
- 頭痛や意識障害があれば髄膜炎の評価も行う〔*Ann Hematol. 2014 Jul;93(7):1083-95*〕．
- 感染部位と想定する細菌は表1を参照．

チャート III 発熱性好中球減少症のリスク評価と初期治療

- 抗癌剤に伴う発熱性好中球減少症におけるリスク評価は Multinational Association for Supportive Care in Cancer risk-index score（MASCC score）（表2），Clinical Index of Stable Febrile Neutropenia（CISNE score）（表3），Ahn らの score（表4）など複数の指標を使用するほうがよい〔*J Clin Oncol. 2018 May 10;36(14):1443-53*〕．
- MASCC score ≧21点では低リスク群，それ以外を高リスク群と判断する〔*Clin Infect Dis. 2011 Feb 15;52(4):e56-93*〕．
- CISNE score は0点を低リスク，1-2点を中等度リスク，3点以上を高リスクと判断する〔*Ann Emerg Med. 2017 Jun;69(6):755-64*〕．
  - MASCC score で低リスク群と判断されても，16％で予後不良である．一方で CISNE score 低リスクの場合の予後不良は1.9％であり，低リスク群を評価するのは CISNE score のほうがよい〔*Ann Emerg Med. 2017 Jun;69(6):755-64*〕．
  - 重大な合併症をアウトカムとしたときの MASCC score，CISNE score の感度，特異度は表5を参照．
- Ahn らの score は1001例の化学療法に伴う発熱性

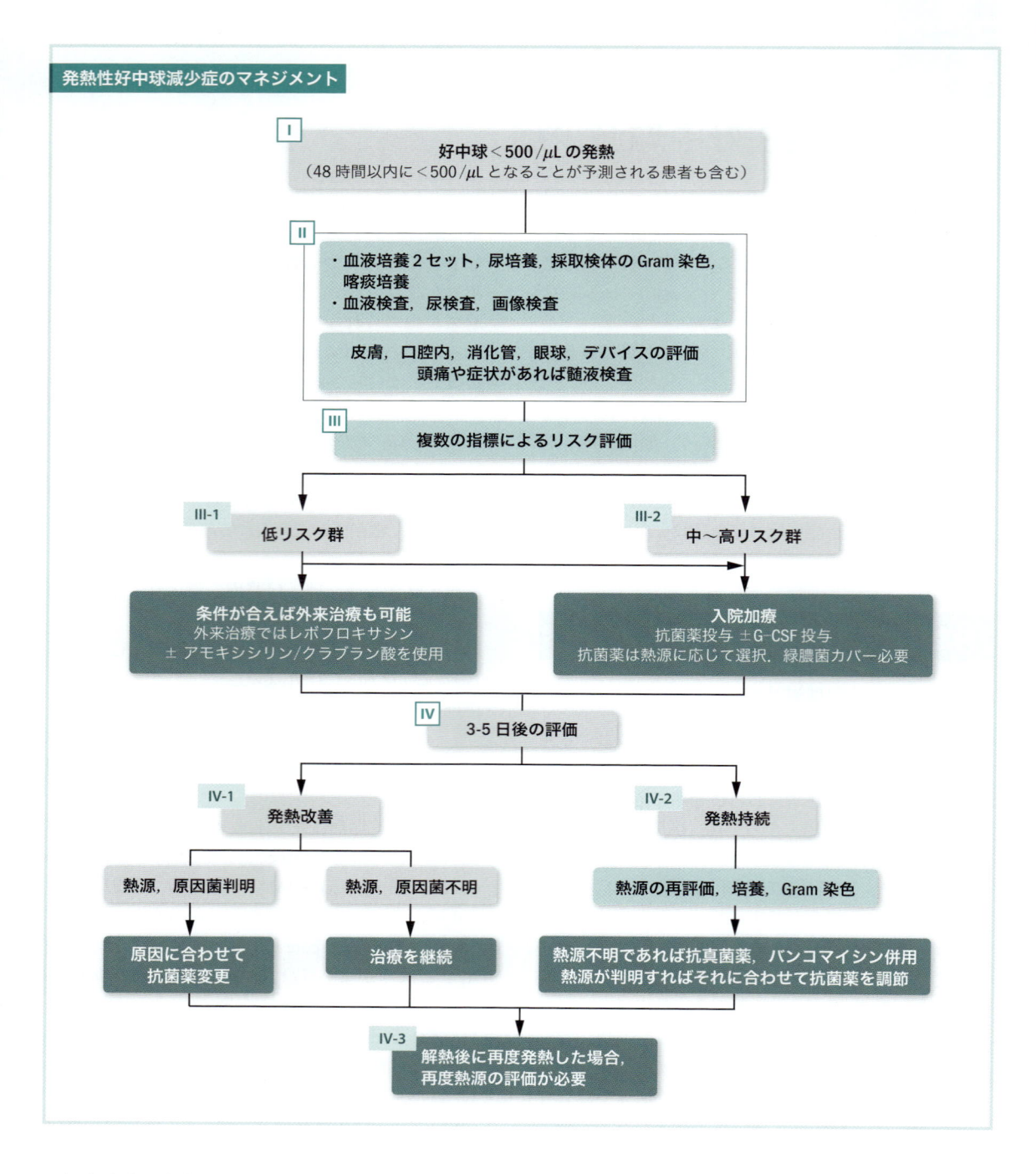

発熱性好中球減少症のマネジメント

I
好中球＜500/μL の発熱
（48 時間以内に＜500/μL となることが予測される患者も含む）

II
・血液培養 2 セット，尿培養，採取検体の Gram 染色，喀痰培養
・血液検査，尿検査，画像検査

皮膚，口腔内，消化管，眼球，デバイスの評価
頭痛や症状があれば髄液検査

III
複数の指標によるリスク評価

III-1 低リスク群

III-2 中〜高リスク群

条件が合えば外来治療も可能
外来治療ではレボフロキサシン
± アモキシシリン/クラブラン酸を使用

入院加療
抗菌薬投与 ±G-CSF 投与
抗菌薬は熱源に応じて選択，緑膿菌カバー必要

IV
3-5 日後の評価

IV-1 発熱改善

IV-2 発熱持続

熱源，原因菌判明

熱源，原因菌不明

熱源の再評価，培養，Gram 染色

原因に合わせて
抗菌薬変更

治療を継続

熱源不明であれば抗真菌薬，バンコマイシン併用
熱源が判明すればそれに合わせて抗菌薬を調節

IV-3
解熱後に再度発熱した場合，
再度熱源の評価が必要

好中球減少症症例を解析して作成．≦2 点を低リスク，3-8 点を中等度リスク，≧9 点を高リスク群と判断する〔*Int J Clin Oncol. 2016 Feb;21（1）:46-52*〕．

- リスク分類と予後不良リスク，菌血症リスクは表6 を参照．

チャート III-1　低リスク群では外来治療も考慮される
- 外来治療は患者の理解が良好で状態増悪時にはすぐに病院とコンタクトが取れることが条件となる．環境が整っていない場合，耐性菌リスクが高い場合は入院のほうが無難である．
- 抗菌薬はレボフロキサシン（クラビット®）500 mg/日を使用．
- 腸管感染や嫌気性菌の関与が疑われる場合はアモキシシリン/クラブラン酸（オーグメンチン®）1000-1500 mg/日（アモキシシリン量），1 日 2-3 回投与の併用を行う．

表1　感染部位と想定する細菌

感染巣	想定菌
皮膚・軟部組織	黄色ブドウ球菌, α溶連菌
肺	緑膿菌, 肺炎球菌, Viridans streptococci, Acinetobacter spp.
口腔内	α溶連菌
消化管	Escherichia coli, 緑膿菌, Clostridium spp. Enterococcus spp. Klebsiella spp.
泌尿生殖器	Escherichia coli, Klebsiella spp., 緑膿菌
血管内デバイス	CNS, staphylococci, coryneform bacteria, Propionibacterium spp, Candida spp, Stenotrophomonas maltophilia
不明	CNS, staphylococci, Escherichia coli, Enterococcus spp.

CNS：コアグラーゼ陰性ブドウ球菌

Ann Hematol. 2014 Jul;93（7）:1083-95

表2　MASCC score（Multinational Association for Supportive Care in Cancer risk-index score）

項目	点
症状：症状なし, 軽度	5
中等度の症状	3
重度の症状	0
低血圧なし	5
COPDなし	4
固型腫瘍によるもの, もしくは真菌感染症既往なし	4
脱水症状なし	3
発熱時に外来管理下	3
60歳未満	2

Clin Infect Dis. 2011 Feb 15;52（4）:e56-93

表3　CISNE score（Clinical Index of Stable Febrile Neutropenia）

項目	点
ECOG PS[*1] ≧2	2
COPDあり（酸素投与, ステロイド使用, 吸入薬使用）	1
慢性心血管疾患あり	1
NCI口腔粘膜病変[*2] ≧2	1
単球<200/μL	1
ストレス性高血糖（≧121 mg/dL, ステロイド使用中, 糖尿病患者では≧250 mg/dL）	2

[*1]ECOG PS 2：歩行可能で身の回りのことも行えるが, 作業は困難, 日中の≧50％はベッド外で過ごす.
[*2]中等度疼痛を伴う粘膜障害で, 食事形態によっては経口摂取可能.

Ann Emerg Med. 2017 Jun;69（6）:755-64

表4　Ahnらのscore

項目	点
年齢≧60歳	2
プロカルシトニン≧0.5 ng/mL	5
ECOG PS ≧2	2
NCI口腔粘膜病変 ≧3*	3
収縮期血圧<90 mmHg	3
呼吸回数≧24回/分	3

*高度の疼痛があり, 食事摂取が困難

Int J Clin Oncol. 2016 Feb;21（1）:46-52

表5　MASCC score, CISNE scoreによる重大な合併症の予測

	感度（%）	特異度（%）	LR＋	LR－
CISNE ≧3	77.7	78.4	3.6	0.28
MASCC<21	34.8	86.9	2.67	0.75

固形腫瘍患者で一見安定しているように見える患者群を対象.

J Clin Oncol. 2015 Feb 10;33（5）:465-71

表6　Ahnらのscoreによるリスク分類, 予後不良リスク, 菌血症リスク

リスク	予後不良（%）	菌血症（%）
低リスク（≦2点）	6.0%	1.1%
中等度リスク（3-8点）	27.3%	11.5%
高リスク（≧9点）	67.9%	29.8%

Int J Clin Oncol. 2016 Feb;21（1）:46-52

チャートIII-2　**中等度～高リスク群, もしくは低リスク群で外来治療が困難な場合は入院加療となる**

■抗菌薬は緑膿菌カバーを必ず行う. ピペラシリン/タゾバクタム（ゾシン®）4.5 g 6時間毎, セフタジジム（モダシン®）2 g 8時間毎, メロペネム（メロペ

ン®）1-2 g 8時間毎などが選択肢となる〔*Clin Infect Dis. 2011 Feb 15;52（4）:427-31*〕.

■発熱性好中球減少症での抗菌薬とG-CSFの併用は死亡リスクを改善させない〔*Cochrane Database Syst Rev. 2014 Oct 30;10: CD003039*〕.

- G-CSF（フィルグラスチム：グラン®）3-5 µg/kg/日を抗菌薬と併用することで，好中球減少の改善速度を1日短縮する効果がある（3日 vs 4日）が，死亡リスクや感染症由来の死亡リスクの改善効果は認められない．
- 実際は併用していることが多い．

チャート IV ## 抗菌薬の変更，抗真菌薬使用のタイミング

- 初期治療開始後，3-5日目における発熱や臨床症状，好中球数に応じて治療を調節する．

チャート IV-1　抗菌薬開始後 3-5 日で解熱が認められた場合は，そのまま抗菌薬は継続

- 感染巣や原因菌が判明すればそれに合わせて抗菌薬を変更する．
- 抗菌薬は好中球数が改善するまで継続することが一般的ではあるが，臨床症状・所見の改善を指標として投与期間を決める方法もある．
- 前者では，好中球＞500/µL となるまでは抗菌薬は継続．その後は臨床症状，感染巣に応じて中止のタイミングを決める〔Clin Infect Dis. 2011 Feb 15;52(4):427-31〕．
- 好中球＞500/µL を達成せずとも，臨床的に改善し，さらに 72 時間以上の解熱が認められた時点で抗菌薬終了する方法でも予後は変わらず，抗菌薬使用期間は有意に短縮される（16.1 ± 6.3 日間 vs 13.6 ± 7.2 日間，p＝0.026）〔Lancet Haematol. 2017 Dec;4(12):e573-83〕．

チャート IV-2　抗菌薬開始後 3-5 日でも発熱が持続していた場合は，再度熱源の評価，培養検査を行う

- 熱源が不明な場合は MRSA，真菌感染症カバーを考慮する．
- カテーテル感染や皮膚・軟部組織感染症が疑われる場合，喀痰 Gram 染色により集塊状の Gram 陽性球菌が認められる場合は MRSA カバーを行う．

- MRSA カバーではバンコマイシン，テイコプラニンなどを使用．
- 真菌感染症のリスク因子（以下）が認められる場合は真菌カバーを考慮〔ESMO Open. 2018 Jun 13;3(3):e000348〕．
- 臓器移植や幹細胞移植後
- ＞10 日間好中球減少が持続するような化学療法
- ＞7 日間継続しているステロイド治療
- 生物学的製剤使用中
- HIV 患者
- 以前に ICU に＞7 日間滞在している
- 副鼻腔炎では Aspergillus のカバーを考慮．
- 真菌カバーでは Candida，Aspergillus をカバー可能なリポソーマル アムホテリシン B（アムビゾーム® 2.5 mg/kg を 1-2 時間かけて投与），もしくはカスポファンギン（カンサイダス® 初日 70 mg，翌日以降 50 mg/日）を使用する〔Emerg Med Clin North Am. 2014 Aug;32(3):549-61〕．
- 解熱しない発熱性好中球減少症患者に対する抗真菌薬の投与は深在性真菌症のリスクを有意に減少させる（NNT 16）が，死亡リスクの減少効果は認められない〔Clin Infect Dis. 2009 Apr 15;48(8):1042-51〕．
- 抗菌薬，抗真菌薬は好中球＞500/µL となるまでは継続し，その後は臨床症状，原因菌，感染巣に応じて中止のタイミングを決める〔Clin Infect Dis. 2011 Feb 15;52(4):427-31〕．

チャート IV-3　いったん解熱後に再度発熱をした場合は，再度熱源の評価が必要〔Hematology Am Soc Hematol Educ Program. 2013;2013:414-22〕

- 発熱性好中球減少症で初回抗菌薬に反応し解熱したうちの 15％程度は再度発熱が認められる．その場合は細菌感染の再燃だけではなく，ウイルスや真菌感染の可能性もある．
- 好中球数の改善に伴い炎症が増悪する機序や，免疫不全状態に対する新規感染症の合併などの原因が考えられるため，再度評価を行い対応することが重要．

✚ 補足

薬剤性好中球減少症

- 薬剤性好中球減少症は，原因薬剤投与中，もしくは中止後 7 日以内に発症し，好中球＜500/µL まで減少し，薬剤中止後 1 か月以内に改善する病態と定義される〔Curr Opin Hematol. 2008 Jan;15(1):15-21〕．

薬剤性好中球減少症の原因薬剤（表7）

- 最も多いのは化学療法に伴うものである．次いで抗菌薬，抗甲状腺薬，抗血小板薬が原因として多い

表7　好中球減少症の原因となる薬剤

薬剤	報告がある薬剤
鎮痛薬，NSAIDs	アミノフィリン，ジクロフェナク，イブプロフェン，アセトアミノフェン，ナプロキセン，ペンタゾシンなど
抗不整脈薬	ジソピラミド，プロカインアミド，キニジン，アミオダロン，アプリンジン
抗菌薬	βラクタム系，アミノグリコシド系，キノロン系，イソニアジド，リファンピシン，アシクロビルなど
抗てんかん薬	フェニトイン，カルバマゼピン，ラモトリギン，バルプロ酸
化学療法	メルファラン，ボルテゾミブ，レナリドミド，プラチナ製剤，シクロホスファミド，ドキソルビシン，エトポシド，リツキシマブ，パクリタキセルなど
DMARDs	インフリキシマブ，金製剤，スルファサラジン，メトトレキサート，ブシラミン
抗甲状腺薬	プロピルチオウラシル，メチマゾール
心血管系	クロピドグレル，チクロピジン，メチルドパ，ラミプリル，カプトプリル，ベプリジル，スピロノラクトンなど
消化管系	シメチジン，ファモチジン，ラニチジン，オメプラゾール，メトクロプラミド，メサラジン
抗精神病薬	クロルプロマジン，クロザピン，フルオキセチン，アモキサピン，クロミプラミン，リスペリドン，ハロペリドールなど
その他	アロプリノール，免疫グロブリン，コルヒチン，レボドパ，タモキシフェン

DMARDs：disease modifying anti-rheumatic drugs（抗リウマチ薬）

Ann Clin Lab Sci. 2004 Spring;34（2）:131-7／Ann Intern Med. 2007 May 1;146（9）:657-65

〔*Eur J Intern Med. 2002 Aug;13（5）:324-8*〕.

- 薬剤開始から好中球減少症出現までの期間はさまざまで，短いものでは1週間未満，長いものでは2か月程度で生じるものもある．薬剤中止後は大体10日前後，長いものでも1か月以内には好中球数は上昇する（>1500/μL）〔*Ann Intern Med. 2007 May 1;146（9）:657-65*〕.

薬剤性好中球減少症の対応

- 原因となりうる薬剤の中止が最も重要.
- 発熱時には発熱性好中球減少症に準じて対応する.
- G-CSFは好中球数改善までの期間の短縮効果が見込める.
- 改善までの期間が3-5日程度短縮されるが，死亡リスク軽減効果は認められない〔*Ann Intern Med. 2007 May 1;146（9）:657-65*〕〔*Curr Opin Hematol. 2008 Jan;15（1）:15-21*〕.

他の原因による好中球減少症

- 好中球減少症は一過性と慢性経過（3か月以上持続）に分類される.
- 一過性で最も多い原因はウイルス感染症，最も問題となるのが薬剤性好中球減少症.
- 慢性経過では自己免疫性好中球減少症や骨髄疾患が問題となる〔*Semin Hematol. 2013 Jul;50（3）:198-206*〕.

好中球減少症の原因（薬剤性を除く）（表8）

- 一過性の好中球減少症ではウイルス感染症が多い.
- 好中球<500/μLの重症となることは少なく，大半が自然に改善する.
- 成人例の慢性好中球減少症では栄養障害，骨髄疾患，自己免疫疾患を考慮する.
- 好中球数1000-1500/μL程度であれば健常者でもありうるため，好中球減少単独であればそのままフォローも可能.
- 他の血球減少や症状がある場合，好中球<1000/μLとなる場合は精査が必要．栄養障害や骨髄異常が否定的であれば自己免疫性好中球減少症，もしくは特発性を考慮する.
- 自己免疫性好中球減少症は抗好中球抗体による原発性と，膠原病に伴う二次性がある.
- 二次性では原発性胆汁性胆管炎，Sjögren症候群，全身性硬化症，SLE，関節リウマチの合併が報告されており，現疾患の治療が優先される．好中球<1000/μLとなる場合はG-CSF（3 μg/kg）を使用し維持する.
- 原発性では抗好中球抗体が陽性となるが，感度，特異度は不明．コマーシャルベースでは検査できない.
- 原発性自己免疫性好中球減少症の疑いがあればG-CSFが治療となる.
- G-CSF（フィルグラスチム：グラン®）5-10 μg/kgを3日間皮下注射し，その後は必要に応じて追加投与.

表8　好中球減少症の原因

一過性	慢性
ウイルス性：CMV，EBV，HIV，インフルエンザ，パルボウイルス B19	栄養障害：ビタミン B_{12}，葉酸・銅欠乏，低栄養
細菌性：Brucella 症，パラチフス，チフス，結核，野兎病，Rickettsia	免疫性：自己免疫性好中球減少症，先天性免疫症候群，全身性自己免疫疾患[*1]
原虫症：三日熱マラリア，熱帯熱マラリア	後天性骨髄不全：骨髄異形成症候群，再生不良性貧血
薬剤性（表7参照）	先天性骨髄不全
新生児同種免疫性好中球減少症	重症先天性好中球減少症，周期性好中球減少症
自己免疫性好中球減少症	好中球減少性症候群[*2]
	特発性

[*1] 原発性胆汁性胆管炎，Sjögren 症候群，全身性硬化症，SLE，関節リウマチ
[*2] Chediak-Higashi 症候群，Cohen 症候群，Griscelli 症候群，Hermansky-Pudlak 症候群 2 型，p14 欠乏，糖原病 1b 型，Barth 症候群，Pearson 症候群，高 IgM 症候群，WHIM 症候群，軟骨-頭髪低形成，Schimke immuno-osseous dysplasia など．

Arthritis Res Ther. 2005;7(5):208-14／Semin Hematol. 2013 Jul;50(3):198-206

G-CSF は造血を促すだけではなく，好中球機能の改善効果，好中球膜の発現の抑制効果がある．したがって G-CSF 投与により抗原が減少し，自己抗体の抑制効果が期待できる．

■他に免疫抑制療法や脾摘も試されるが，治療による感染リスクもあるため，よく検討して適応を考える必要がある〔*Arthritis Res Ther. 2005;7(5):208-14*〕．

好中球減少性腸炎

〔*Hematol Oncol Clin North Am. 2010 Jun;24(3):577-84*〕〔*J Pak Med Assoc. 2012 Jul;62(7):718-23*〕

■好中球の減少に伴い腸管の細菌感染，腸管壊死，穿孔を生じる病態を好中球減少性腸炎と呼ぶ．

■病変は回盲部で多く，虫垂炎や憩室炎，感染性腸炎，C. difficile 感染症との鑑別が重要．特に C. difficile 感染症では治療方針が異なるため，必ずチェックする．

■敗血症や多臓器不全を合併することも多く，死亡率は 0.8-63% と幅がある．

■好中球減少性腸炎はさまざまな要素が関連する．

■細胞毒性のある薬剤による腸管粘膜損傷

■回盲部，盲腸の拡張による腸管壁血流還流の低下

■障害された粘膜への細菌や真菌の浸潤

■腸管を障害する悪性腫瘍とそれに対する化学療法（腸管リンパ腫など）

好中球減少性腸炎の画像評価

■好中球減少性腸炎は，好中球減少，発熱，消化管症状がある患者において，腹部 CT にて ＞4 mm の腸管壁肥厚が認められることが重要．

■好中球減少性腸炎の腸管壁肥厚は 7 mm [4-15]（最大部で評価）．鑑別疾患として重要な C. difficile 関連腸炎の壁肥厚は 12 mm [8-20] と肥厚がより高度となる．また，C. difficile 関連腸炎では小結節様の壁肥厚が認められる点も特徴的であり，両者の鑑別点となりうる〔*Radiology. 2003 Mar;226(3):668-74*〕．

好中球減少性腸炎の治療

■好中球減少性腸炎の治療は発熱性好中球減少症と同様，抗菌薬治療が基本となる．

■緑膿菌と嫌気性菌のカバーが必要．

■G-CSF は好中球＜100/μL，重度の症状，多臓器不全合併，真菌感染による肺炎を合併している場合に併用する．

■好中球減少性腸炎では好中球数の改善と臨床症状の改善は相関するため，G-CSF の投与が勧められる．ただし，エビデンスはなく，エキスパートオピニオンとして上記患者群での投与が推奨されている．

■腸管壊死を伴う場合は腸管切除により予後が改善する可能性がある〔*Am J Surg Pathol. 2015 Dec;39(12):1635-42*〕．

■ただし，周術期合併症リスク，死亡リスクも当然高いと推測されるため，注意が必要．

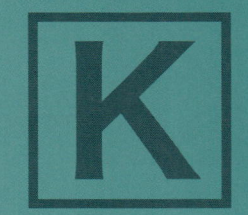

マイナー疾患，他

1 突発性難聴

■ 突発性難聴は 72 時間以内に出現し増悪する感音性難聴である．原因は不明であり，通常片側性である〔*JAMA. 2011 May 25;305 (20) :2071-9*〕．

■ 急性発症の感音性難聴のうち，85-90％が原因不明〔*Otolaryngol Head Neck Surg. 2012 Mar;146 (3 Suppl) : S1-35*〕．

■ 突発性難聴では難聴以外にめまいや眼振を伴うことがあるが，他の神経症状は認められない．

■ 難聴は低音域（125，250，500 Hz），中音域（1000，1500，2000 Hz），高音域（3000，4000，6000 Hz）のうちの 3 つの周波数で聴力低下（≧ 30 dB）が認められることで定義される〔*Otolaryngol Head Neck Surg. 2012 Mar;146 (3 Suppl) :S1-35*〕．

■ 低音域のみで聴力が低下する突発性難聴を急性低音障害型感音性難聴と呼ぶ〔*日耳鼻 2001;104:1034-43*〕．

突発性難聴のマネジメント

チャート I 突発性難聴の診断

■ 突発性難聴は 72 時間以内に発症，増悪する片側性の感音性難聴で，他に原因が認められない場合に診断される．

■ 日本国内における突発性難聴の発症率は 44.6-72.0/10 万人年であり，発症年齢は 50-70 歳代でピークとなる〔*Acta Otolaryngol. 2014 Nov;134 (11) :1158-63*〕．

■ 急性感音性難聴のうち，突発性難聴と急性低音障害型感音性難聴が 80％を占め，他の原因として Ménière 病，音響外傷，心因性，流行性耳下腺炎，聴神経腫瘍，外リンパ瘻などが挙げられる（表 1）〔*日耳鼻 2001;104:1034-43*〕．

■ 急性の両側性の難聴や，変動性の症状，低音領域のみの難聴，重度の両側性前庭神経症状を伴う場合，神経症状を伴う場合，垂直性・方向交代眼振を伴

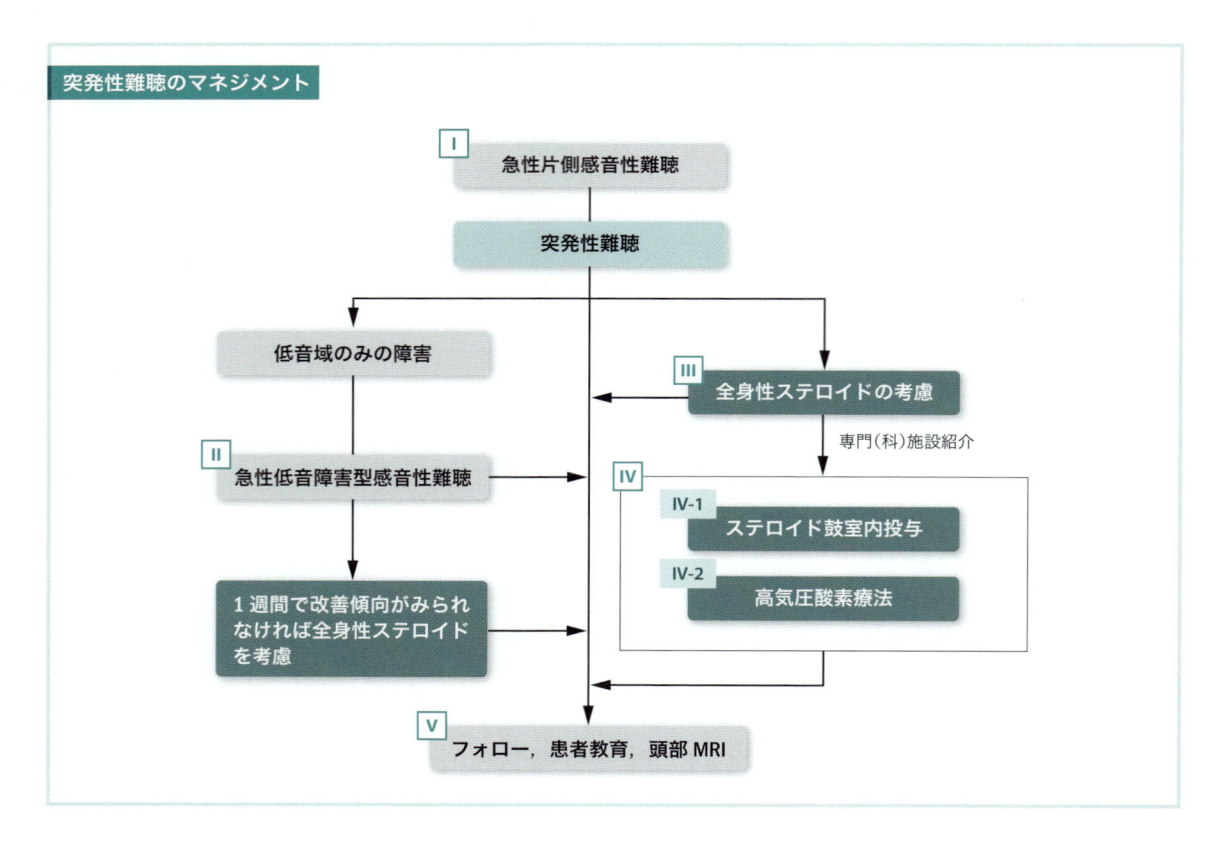

突発性難聴のマネジメント

I 急性片側感音性難聴

突発性難聴

低音域のみの障害

III 全身性ステロイドの考慮

専門（科）施設紹介

II 急性低音障害型感音性難聴

IV

IV-1 ステロイド鼓室内投与

IV-2 高気圧酸素療法

1 週間で改善傾向がみられなければ全身性ステロイドを考慮

V フォロー，患者教育，頭部 MRI

表1 突発性難聴様の症状を呈する疾患

- ・内耳梗塞を伴う脳梗塞（前下小脳動脈領域）
- ・小脳橋角部を含む脳腫瘍（髄膜腫など）
- ・聴神経腫瘍
- ・内耳出血
- ・Ménière 病
- ・感染症（梅毒，ライム病，帯状疱疹，HIV）
- ・髄膜炎（感染性，炎症性，腫瘍性）
- ・薬剤（アミノグリコシド系），毒素（鉛中毒）
- ・外傷性
- ・その他（ミトコンドリア異常症，Cogan 症候群，サルコ イドーシス，原田病など）

Otolaryngol Head Neck Surg. 2012 Mar;146（3 Suppl）:S1-35

う場合，頭部外傷後や音響外傷歴がある場合，眼痛・眼球結膜充血・流涙・羞明を伴う場合は二次性の難聴を考慮し，精査を行うほうがよい．特に2-5％で聴神経腫瘍が認められるため，頭部 MRI による評価は重要（ チャートV ）．

■ 難聴を訴えない突発性難聴もある．

■ 日常の会話や音の大半が 100-2000 Hz 程度の中音域に入るため，聴力障害が高音域や低音域に限局する場合，難聴を自覚しない可能性がある．その場合，耳鳴り，耳閉感，不快感を主訴とすることもあるため，そのような主訴があれば聴力の評価は重要となる．また，急性の聴力障害では慢性経過の場合よりも強い耳鳴りや耳閉感が出現する〔*Otol Neurotol. 2013 Oct;34（8）:1405-10*〕．

■ 突発性難聴では難聴以外にめまい（28-57％）や眼振が認められるが，それ以外の神経症状は認められない．

■ 両側性の難聴や神経症状，頭痛がある場合は他疾患を疑うべきである〔*JAMA. 2011 May 25;305（20）:2071-9*〕〔*Otolaryngol Head Neck Surg. 2012 Mar;146（3 Suppl）: S1-35*〕．

■ 突発性難聴の眼振は外側半規管型の良性発作性頭位変換性めまい症（benign paroxysmal positional vertigo：BPPV）と類似した向地性，背地性眼振となることが多い〔*Otol Neurotol. 2014 Oct;35（9）:1626-32*〕〔*Int J Audiol. 2016 Oct;55（10）:541-6*〕．

▪ 経過中に眼振の向き，タイプが変化することもある〔*Medicine（Baltimore）. 2018 Oct;97（43）:e12982*〕．

▪ BPPV との違いとして，頭位変換〜眼振出現までの潜時が認められない点，同じ姿勢を取り続けた際に眼振が改善しない点が挙げられる〔*J Audiol Otol. 2018 Jan;22（1）:1-5*〕．

- 突発性難聴では耳石が原因ではなく，半規管の炎症や虚血，浮腫が生じ，クプラと内リンパ液の比重バランスが変化することで BPPV に類似した眼

振が生じると考えられている．

■ 聴覚の評価には Weber 試験と Rinne 試験を行う．

▪ Weber 試験：

- 256-512 Hz の音叉を額の中央に置き，どこで音が聞こえるかを聞く．
- 音が正中や全体で聞こえるのであれば正常，片側に偏る場合は偏った側の伝音性難聴か，反対側の感音性難聴と判断する．

▪ Rinne 試験：

- 256-512 Hz の音叉を乳様突起に当て，その後に耳の前で音を聴かせる．もしくは乳様突起に当てて，聞こえなくなった時点で耳の前に音叉を移動させる．
- 通常であれば気道のほうがよく聞こえるため，耳の前に移動した際により音が大きく聞こえるが，それが逆の場合は伝音性難聴を示唆する．

チャートII 低音域のみの障害は急性低音障害型感音性難聴

〔*Acta Otolaryngol. 2014 Nov;134（11）:1158-63*〕

■ 突発性難聴において，低音域（125-500 Hz）のみの聴力低下が認められる場合は急性低音障害型感音性難聴と診断する．

▪ 日本国内の突発性難聴において，急性低音障害型感音性難聴の基準を満たすのは 23％であった．20-40歳代の女性に多く，ストレスや内リンパ水腫に起因すると言われているが，実際の原因は不明である〔*日耳鼻. 2001;104:1034-43*〕．

- 一方で，突発性難聴はやや男性で多いもののほぼ男女差はなく，50-60 歳代で多い点が異なる〔*Acta Otolaryngol. 2017;137（sup565）:S38-43*〕．

▪ 急性低音障害型感音性難聴では 125-500 Hz での聴力が低下するため，日常会話は可能であり，難聴を主訴とするのは 16％のみ．耳鳴（32％）や耳閉感（44％）で来院することが多い．めまいは伴わないことが多く，めまいが認められる場合は「回転性めまいを伴う急性低音障害型感音性難聴」という疾患に分類される．

- 両側性のこともある（＜10％）．また，Ménière 病の初期症状として急性低音障害型感音性難聴を生じることもある〔*Acta Otolaryngol. 2017;137（sup565）:S38-43*〕．

▪ 突発性難聴と異なり，予後は良く，経過観察により数日で改善することが多い．

- 1週間程度経過観察を行い，改善が乏しい場合に全身性ステロイド投与を考慮する．

表 2　初診時の難聴の重症度と予後

初診時	完全に改善 聴力がすべて≦20 dB, または健側と同レベル	著明な改善 PTA≧30 dB 改善	軽度改善 PTA 10-30 dB 改善	変化なし PTA＜10 dB の改善のみ
PTA＜40 dB	67%	0	29%	29%
PTA 40-60 dB	37%	6%	30%	27%
PTA 60-90 dB	32%	29%	14%	25%
PTA ≧90 dB	4%	38%	29%	29%

PTA (pure tone average)：250，500，1000，2000，4000 Hz での聴力閾値を平均した値.

Acta Otolaryngol. 2014 Nov;134 (11) :1158-63

チャートIII　突発性難聴の治療〔*Otolaryngol Head Neck Surg. 2012 Mar;146 (3 Suppl) :S1-35*〕

- 初期治療はステロイドの全身性投与.
- PSL 1 mg/kg/日（最大 60 mg）を 7-14 日間投与し，7-14 日間かけて減量.
- 2013 年の時点では突発性難聴に対する全身性ステロイド投与の効果を評価したランダム化比較試験は 3 つのみ. そのうち 2 つでは効果が認められず，1 つのみ聴力予後改善効果が認められた. それらのメタアナリシスでは聴力予後への影響は認められなかった〔*Cochrane Database Syst Rev. 2013 Jul 2;7:CD003998*〕.
- しかしながら効果がないと言い切るにもエビデンスが足りず，また短期間のステロイド投与であれば弊害も少ないため，リスク–ベネフィットを考慮して使用する.

チャートIV　専門医による治療

チャートIV-1　ステロイドの鼓室内投与

- デキサメタゾン（デカドロン® 注射液 3.3 mg/mL）0.5 mL を中耳腔に投与. 3-7 日の間に 3-4 回行う.
- 全身性ステロイド投与単独群と鼓室内投与単独群で比較したランダム化比較試験では，両者で聴力改善効果は変わらないという結果であった〔*JAMA. 2011 May 25;305 (20) :2071-9*〕.
- 全身性ステロイド投与単独群と鼓室内投与併用群を比較したランダム化比較試験では，聴力障害が高度な群では併用療法でより改善効果が認められる可能性が示唆された〔*Otol Neurotol. 2013 Jun;34 (4) :771-6*〕. また，行うのであれば発症 7 日以内のほうが効果は期待できる〔*Otol Neurotol. 2014 Jul;35 (6) :1091-8*〕. 重度の突発性難聴症例の場合，鼓室内投与が可能な専門医のいる施設があれば紹介するのも 1 つの方法である.

チャートIV-2　高気圧酸素療法

- 高気圧酸素療法は聴力改善効果が期待できる.
- 特に 50-60 歳以下の症例，発症 2 週間〜3 か月の早期例，60 dB 以上の中等度〜重度の聴力障害例で効果が期待できる.
- メタアナリシスでは，高気圧酸素療法により 25% 以上の聴力改善は有意に認められる（RR 1.39 ［1.05-1.84］）ものの，50% 以上の聴力改善については有意差が認められない結果であった. 臨床的意義についてはまだ不明確である〔*Cochrane Database Syst Rev. 2012 Oct 17;10:CD004739*〕.
- 重症例で，ステロイド治療を 1 週間程度行っても改善が乏しい場合，自施設，近隣施設の専門科において高気圧酸素療法が可能な場合は紹介するのも 1 つの方法である.

チャートV　突発性難聴の予後

- 日本国内における突発性難聴の報告より，初診時の難聴重症度と聴力改善の程度を評価した結果を表 2 にまとめる〔*Acta Otolaryngol. 2014 Nov;134 (11) :1158-63*〕.
- 突発性難聴は軽症であるほど聴力予後も良いが，どの重症度でも 3 割近くは改善が乏しい. 半数以上は聴力低下が残存するため，患者にはその点を説明しておく必要がある.
- また，5% で再発が認められるとする報告もある. 再発は特に 50-64 歳で発症した群で多い（HR 1.59 ［1.40-1.81］）〔*Otol Neurotol. 2014 Dec;35 (10) :1736-41*〕.
- 突発性難聴様の片側性感音性難聴の 2-5% で聴神経腫瘍や頭蓋内病変が認められるため，頭部 MRI 検査は行っておいたほうがよい.
- 聴神経腫瘍の部位は小脳橋角部から内耳道まで分布する. 小脳橋角部を含む脳腫瘍（髄膜腫や神経鞘腫），内耳梗塞を伴う脳梗塞，迷路出血も認められる（補足 ▶ 表 3）.
- MRI では脳幹〜内耳を含む 2-3 mm の細かいスライ

スで，可能ならば造影 MRI で評価するほうがよい

〔*Curr Opin Otolaryngol Head Neck Surg. 2016 Oct;24（5）:403-6*〕.

➕ **補 足**

表 3　突発性難聴（急性感音性難聴）と診断された患者群における頭部画像検査による評価

文献	N	MRI での異常所見（難聴との関連性のある）
Medicine（Baltimore）. 2016 Apr;95（17）:e3557	291	・聴神経腫瘍 9 例（3.1%） ・迷路内神経鞘腫，迷路出血，内耳道転移性腫瘍，皮様囊腫破裂各 1 例
Otol Neurotol. 2004 May;25（3）:245-9	82	・聴神経腫瘍 4 例（5%） ・難聴と関連性のある血管異常 4 例（5%） ・難聴と関連性のある脱髄性病変 2 例（2%）
Am J Otol. 2000 Mar;21（2）:173-80	1070	・聴神経腫瘍 56 例（5.2%） ・内耳病変（変性や迷路神経鞘腫など）29 例（2.7%） ・小脳橋角部病変（髄膜腫，顔面神経鞘腫など）27 例（2.5%） ・脳卒中 9 例（0.8%）
Skull Base. 2011 Mar;21（2）:75-8	295	・聴神経腫瘍 12 例（4%）
J Otolaryngol. 2006 Oct;35（5）:310-6	54	・迷路出血 2 例 ・蝸牛炎，聴神経腫瘍，小脳橋角部のくも膜嚢胞，橋の白質病変が各 1 例
Eur Arch Otorhinolaryngol. 2015 Apr;272（4）:839-42	542	・聴神経腫瘍 10 例（1.85%）

2 急性閉塞隅角緑内障発作の薬物治療

- 緑内障は進行性の視神経症の1つであり，40歳以上では40人のうち1人に緑内障による視野障害が認められる．
- 緑内障は無症候性であることも多く，先進国でも診断率は50％に満たない〔*Lancet. 2011 Apr 16;377（9774）:1367-77*〕．
- 緑内障には開放隅角緑内障と閉塞隅角緑内障があり，アジアでは眼圧が正常な開放隅角緑内障が多い（正常圧緑内障）．
- 救急診療において重要となる急性緑内障発作は，閉塞隅角緑内障で生じる急性の眼圧上昇であり，失明リスクも高い〔*JAMA. 2014 May 14;311（18）:1901-11*〕．
- 急性閉塞隅角緑内障はアジア人の高齢女性で多いため，高齢者の頭痛では必ず鑑別に入れる．頭痛に加えて悪心・嘔吐，腹痛が認められることもある．
- 急性閉塞隅角緑内障の治療は虹彩切除術が必要となり失明リスクも高いため，眼科コンサルトが必須であるが，ここでは眼科コンサルトまでに，また転院までに行うべき薬剤治療について記載する．
- 間欠的（数分〜数時間）な眼圧の上昇を来す亜急性

閉塞隅角緑内障という病態もある．間欠的な頭痛や複視から，しばしば片頭痛と誤診されることがあり，注意が必要．亜急性閉塞隅角緑内障は 補足▶ を参照．

急性緑内障発作に使用する薬剤 （表1）

- 初期治療：以下の薬剤を可能であればすべて併用する．
- アセタゾラミド（ダイアモックス®注射用500 mg）500 mg を静注．
  - その後，経口アセタゾラミド 250 mg を6時間毎に内服（炭酸脱水素酵素阻害）．
- ピロカルピン点眼（サンピロ®点眼液4％）1日4回点眼（コリン作動薬．縮瞳作用）．
- チモロール点眼（チモプトール®点眼）1日2回点眼（β遮断薬）．
- ベタメタゾン点眼（リンデロン®点眼）もしくはプレドニゾロン点眼（PSゾロン®点眼）3時間毎．
- 上記薬剤で初期治療を2時間行い，眼圧低下がみら

表1　急性緑内障発作に使用する薬剤

クラス	薬剤名	商品名	作用
プロスタグランジン誘導	ラタノプロスト	キサラタン®点眼液	ぶどう膜〜強膜の房水排泄を促進させる
	トラボプロスト	トラバタンズ®点眼液	
	タフルプロスト	タプロス®点眼液	
	イソプロピルウノプロストン	レスキュラ®点眼液	
	ビマトプロスト	ルミガン®点眼液	
β遮断薬	チモロール	チモプトール®点眼液，リズモン®点眼液	房水産生を減少させる
	レボブノロール	ミロル®点眼液	
α_2刺激薬	ブリモニジン	アイファガン®点眼液	房水産生の減少と排泄の促進
	アプラクロニジン	アイオピジン®点眼液	
炭酸脱水酵素阻害薬	ドルゾラミド	トルソプト®点眼液	房水産生を減少させる
	ブリンゾラミド	エイゾプト®点眼液	
	アセタゾラミド	ダイアモックス®注射薬，経口	
コリン作動薬	ピロカルピン	サンピロ®点眼液 0.5，1，2，3，4％	房水排泄を促進させる
	カルバコール	グラウマリン®点眼液	

JAMA. 2014 May 14;311（18）:1901-11

れない場合に以下の薬剤をすべて追加する.

■ 高浸透圧利尿薬：

- マンニトール（20％マンニットール®注射液）5-15 mL/kg を 30 分で点滴静注.
- もしくはグリセリン（グリセオール®）300-500 mL を 45-90 分かけて点滴静注.

■ ラタノプロスト（キサラタン®点眼薬）1 日 1 回（プロスタグランジン誘導体）.

■ ブリモニジン（アイファガン®点眼液）1 日 2 回（α_2刺激薬）.

■ 初期治療＋上記追加治療を行い，3 時間以内に眼圧正常化と症状改善が認められたのは 21.5％であった．6 時間以内では 44.6％，12 時間では 76.2％，24 時間では 89.2％で達成した．追加治療を必要とした

のは 41％であった〔*Eye (Lond). 2010 Oct;24 (10) :1599-602*〕.

■ マンニトールやグリセリンなどの高浸透圧利尿薬は眼圧効果作用が最も期待できるため，追加投与ではなく最初に投与してもよい．ただしこれらの薬剤は腎不全や心不全ではうっ血を来すために投与時に注意が必要である．また，グリセリンは 500 mL 投与で 318 kcal のカロリー負荷となるため，糖尿病患者では血糖評価も併せて行う.

■ 治療で使用する薬剤を表 1 にまとめる.

■ 開放隅角緑内障の場合もこれら点眼薬のうちから，プロスタグランジン誘導，β遮断薬，炭酸脱水酵素阻害薬など 2-3 種類の点眼薬を併用することが多い.

✚ 補 足

亜急性閉塞隅角緑内障

〔*Headache: The Journal of Head and Face Pain 2005 Feb;42 (2) :172-6*〕〔*Neurology. 2005 Sep 13;65 (5) :757-8*〕

■ 亜急性閉塞隅角緑内障は数分～数時間の間欠的な眼圧上昇を呈する緑内障.

■ 発作時は眼圧が上昇し，急性閉塞隅角緑内障と同様に複視，頭痛，結膜充血が認められる．間欠期の眼圧は正常で症状も認められない.

■ 数年の経過で徐々に視神経障害が進行し，最終的に失明に至る.

■ 間欠的な頭痛や複視から，片頭痛と誤診される例が多い.

■ 片頭痛と亜急性閉塞隅角緑内障の特徴の比較は（表 2）を参照.

■ 亜急性閉塞隅角緑内障は 50-60 歳代での発症が多い．40-50 歳以降で発症した片頭痛様の頭痛では必

表 2 片頭痛と亜急性閉塞隅角緑内障の比較

症状の特徴	片頭痛	亜急性閉塞隅角緑内障
発症年齢	通常 40 歳未満	40 歳以降 50-60 歳代が好発年齢
頭痛	中等度～重度 片側性で発作時，発作毎に左右が変わることがある	中等度の頭痛 片側性が多い
眼痛	あってもよい	多い
霧視	頭痛に先立って生じる（前兆）	頭痛時に生じる
他の視覚症状	ジグザグ，フラッシュ，視野欠損	光の周囲に halo が生じる
遠視合併頻度	一般人口と同じ	多い
悪心・嘔吐	多い	あってもよい
発作の持続時間	数時間～数日	数時間
症状の寛解因子	安静，睡眠，片頭痛に対する薬剤の使用	安静，睡眠，鎮痛薬，眼圧降下薬
根治治療	なし	虹彩切除術
家族歴	多い	あってもよい
予後	頭痛による QOL 障害	視覚障害のリスク

Postgrad Med. 2006 Sep-Oct;119 (3) :70-3／Neurol Sci. 2010 Jun;31 Suppl 1:S103-5

ずこの疾患を念頭に置く.

また，遠視は亜急性閉塞隅角緑内障の強いリスク因子となるため，病歴で確認する.

索 引

著者紹介

髙岸勝繁 Katsushige Takagishi

京都岡本記念病院 総合診療科 医長

2007 年 3 月 東京慈恵会医科大学卒業
2007 年 4 月 洛和会音羽病院 初期研修医
2009 年 4 月 飯塚病院 総合診療科 専修医
2010 年 4 月 洛和会丸太町病院 救急・総合診療科 後期研修医
2011 年11月 宇治徳洲会病院 救急総合診療科 スタッフ
2014 年10月 淀さんせん会 金井病院 救急総合診療科 スタッフ
2016 年 4 月より現職

2012 年よりブログ Hospitalist 〜病院総合診療医〜 を開始
(http://hospitalist-gim.blogspot.jp)

ホスピタリストのための内科診療フローチャート 第 2 版
——専門的対応が求められる疾患の診療の流れとエビデンス

発　行	2019 年 8 月 30 日 第 2 版第 1 刷 ©	
監　修	清田雅智	きよた まさとも
編　集	上田剛士	うえ だ たけ し
著	髙岸勝繁	たかぎしかつしげ
装　画	宿輪貴子	
装　幀	長谷川周平	
本文内イラスト	寺平京子／ミヤチヒデタカ（スタートライン）	
発行所	有限会社シーニュ	
	〒 156 - 0041 東京都世田谷区大原 2-13-10	
	TEL/FAX：03-5300-2081	
発行者	藤本浩喜	
編集協力	岡部順子	
DTP／印刷・製本	（株）双文社印刷／壮光舎印刷（株）	

ISBN 978-4-9909505-5-2